U0263361

实用骨关节结核病学

主　审　胡云洲

主　编　刘　勇　胡　豇　宋跃明

科　学　出　版　社

北　京

内 容 简 介

本书由全国40余名具有丰富临床经验的专家、教授共同编写，系统全面地阐述了骨关节结核的流行病学、病原学、病理学、临床表现、实验室检查、影像学诊断、分子生物学诊断、免疫学诊断、病理学诊断、临床综合诊断与鉴别诊断，突出系统化、规范化综合治疗。在规范化抗结核药物治疗的基础上，详细介绍了各部位骨关节结核各种手术治疗（含微创手术）的解剖基础、适应证、手术技术、并发症及疗效。本书重点介绍近年来骨关节结核的基础理论和诊治方法的最新进展，提出脊柱结核稳定性评判标准、骨关节结核病灶治愈标准和关节结核施行人工关节置换的适应证，以及关节镜下病灶清除与国内外最新诊治水平。

本书可供广大骨科及相关科室各级医师、研究生、进修生、医学生和全科医师参考，可作为骨关节结核专科医师工具书。

图书在版编目（CIP）数据

实用骨关节结核病学 / 刘勇，胡豇，宋跃明主编. —北京：科学出版社，2018.6

ISBN 978-7-03-057984-3

Ⅰ. ①实… Ⅱ. ①刘…②胡…③宋… Ⅲ. ①骨关节结核-诊疗 Ⅳ. ①R529.2

中国版本图书馆CIP数据核字（2018）第130457号

责任编辑：丁慧颖 杨小玲 / 责任校对：何艳萍

责任印制：肖 兴 / 封面设计：陈 敬

科学出版社 出版

北京东黄城根北街16号

邮政编码:100717

http://www.sciencep.com

三河市春园印刷有限公司 印刷

科学出版社发行 各地新华书店经销

*

2018年6月第 一 版 开本：889×1194 1/16

2018年6月第一次印刷 印张：37 3/4 插页：4

字数：1 060 000

定价：228.00元

（如有印装质量问题，我社负责调换）

《实用骨关节结核病学》编写人员

主　审　胡云洲

主　编　刘　勇　胡　豇　宋跃明

副主编　蒲　育　周宗科　王　清　吴桂辉　邓俊才　孔清泉

编　者　（按姓氏笔画排序）

于圣会　成都市第一人民医院
万　趸　四川省骨科医院
万　彬　成都市公共卫生临床医疗中心
马　丽　成都市公共卫生临床医疗中心
马冰峰　成都市公共卫生临床医疗中心
王　清　西南医科大学附属医院
王冬梅　成都市公共卫生临床医疗中心
王国文　天津市肿瘤医院
亢　平　成都市公共卫生临床医疗中心
孔清泉　四川大学华西医院
邓俊才　四川省人民医院
邓候富　四川大学华西医院
石华刚　四川省骨科医院
付维力　四川大学华西医院
包　蕾　四川省传染病医院
兰秀夫　陆军军医大学大坪医院
朱　帆　四川省传染病医院
朱　玛　成都市公共卫生临床医疗中心
朱　鸿　四川省人民医院
刘　林　成都市公共卫生临床医疗中心
刘　勇　四川省传染病医院
刘立岷　四川大学华西医院
李　涛　四川大学华西医院
李　海　成都市公共卫生临床医疗中心
李　棋　四川大学华西医院
李　舒　北京大学肿瘤医院
李　箭　四川大学华西医院
李邦银　四川省传染病医院
李青峰　四川省传染病医院
杨　进　西南医科大学附属医院
杨红艳　成都市公共卫生临床医疗中心

杨明礼　四川达州骨科医院
吴桂辉　四川省传染病医院
何　畏　四川省传染病医院
何　敏　成都市公共卫生临床医疗中心
何　磊　成都市公共卫生临床医疗中心
宋跃明　四川大学华西医院
张　娜　成都市公共卫生临床医疗中心
张　超　云南省第一人民医院
张国栋　成都市公共卫生临床医疗中心
陈　刚　四川大学华西医院
陈志凡　成都大学附属医院
环明苍　成都市公共卫生临床医疗中心
林　军　成都市公共卫生临床医疗中心
罗　佳　成都市公共卫生临床医疗中心
罗　梵　成都市公共卫生临床医疗中心
罗　超　四川大学华西医院
周忠杰　四川大学华西医院
周宗科　四川大学华西医院
孟增东　云南省第一人民医院
胡　骅　成都市温江区人民医院
胡　豇　四川省人民医院
胡云洲　四川大学华西医院
修　鹏　四川大学华西医院
袁海峰　宁夏医科大学总医院
徐　双　西南医科大学附属医院
唐　新　四川大学华西医院
黄　涛　成都市公共卫生临床医疗中心
黄崇新　四川省人民医院
曹　云　绵阳市骨科医院
曹　玲　成都市公共卫生临床医疗中心
蒋　曦　成都市公共卫生临床医疗中心
蒋良双　四川省传染病医院
谢　娇　成都市公共卫生临床医疗中心
曾建成　四川大学华西医院
蒲　育　成都市公共卫生临床医疗中心
蔡玉郭　成都市公共卫生临床医疗中心
熊　燕　四川大学华西医院
熊小明　四川省骨科医院
樊征夫　北京大学肿瘤医院
滕永亮　吉林大学第一医院

前　　言

骨关节结核是一种古老而顽固的慢性结核感染性疾病，至今仍危害着人类健康，它主要侵犯脊柱、髋关节和膝关节，常引起瘫痪和骨关节畸形、功能障碍，致残率高，特别是枕颈段、颈胸段和胸腰椎结核后凸畸形并截瘫，儿童和青少年陈旧性胸腰椎结核严重角状后凸畸形继发迟发性截瘫，由于病椎僵硬变形，畸形严重，部位深在，前方有大血管，后方有脊髓神经，解剖结构复杂，手术并发症风险较高，有很大的潜在危险性，过去常放弃治疗。

近年来随着科学技术的快速发展，新观点和新方法使得此病的诊治水平普遍提高，特别是在有效抗结核药物治疗的基础上，手术技术有了很大进步，使脊柱结核并截瘫特别是儿童和青少年陈旧性胸腰椎结核严重后凸畸形继发迟发性截瘫，在体感诱发电位和运动诱发电位检测下，能够通过截骨或全脊椎切除矫正严重后凸畸形，多数治疗效果良好。髋关节和膝关节结核可通过选择性做人工关节置换改善关节结核的功能。髋关节、膝关节、踝关节、肩关节、肘关节、腕关节结核可通过关节镜行病灶清除、关节融合，使手术微创化，效果可靠。

为了适应现代骨关节结核技术发展的新形势，正确而全面地反映骨关节结核诊治的新进展，非常有必要为广大骨科工作者提供一本可经常翻阅的参考书。本书编者根据临床实践经验并参考国内外资料，把近年来骨关节结核的先进基础理论、新技术、新观点和新方法，用文字和大量珍贵的临床图片呈现给广大读者。在编写过程中，强调先进性、科学性和实用性，主要反映目前骨关节结核的先进技术、先进材料与实践经验，力求叙述清楚、内容新颖、资料真实、图文并茂、重在实用，强调手术适应证的掌握和并发症的防治。

参编本书的所有专家、教授均是在临床、教学、科研之余奋笔疾书，尽管做了诸多努力，但限于水平和编写经验不足，书中疏漏之处在所难免，在此竭诚期望各位同道批评指正。

衷心感谢在百忙中参加本书编写的专家、教授及鼓励支持并为本书付出辛勤劳动的学界同道和朋友！

刘　勇　胡　豇　宋跃明

2017 年 9 月于成都

目　录

第一篇　总　论

第二篇　脊柱结核

第三篇　关节结核

第四篇 少见骨结核

第五篇　并发症和再手术与疗效

第一篇　总　　论

第一章　流行病学

第一节　结核病流行概况

一、结核病概念

结核病（tuberculosis，TB）是由结核分枝杆菌感染引起的一种慢性机会传染性疾病，潜伏期平均为 4 ～ 8 周，其中约 80% 发生在肺部，其他部位（淋巴结、骨骼、脑膜、胸膜、腹膜、肠、皮肤等）也可继发感染。人与人之间呼吸道传播是本疾病的主要传播方式，传染源主要是排菌的肺结核患者。除少数患者急性发病外，临床上多呈慢性发病过程，常有咳嗽、咳痰、咯血等呼吸系统症状和潮热、盗汗、乏力、消瘦等全身症状。

二、结核病流行概况

据世界卫生组织（WHO）发布的《2016 年全球结核病报告》显示：全球结核感染人数超过 20 亿，2015 年，全球新发结核病约为 1040 万例，其中 590 万为男性（约占 56%），350 万为女性（约占 34%），100 万为儿童（约占 10%），120 万新发结核病例合并人类免疫缺陷病毒（human immune deficiency virus，HIV）感染（约占 11%）。在新发病例中，87% 发生在 30 个结核病高负担国家。其中，印度、印度尼西亚、中国、尼日利亚、巴基斯坦和南非这 6 个国家占所有新发病例数的 60%。从地域上看，亚洲新发结核病例最多，占全球新发病例的 61%。其次为非洲，占新发病例的 26%。新发病例包括 48 万耐多药结核病（multidrug resistance-tuberculosis，MDR-TB）病例和 10 万利福平耐药结核病（rifampicin resistance-tuberculosis，RR-TB）病例。印度、中国和俄罗斯这 3 个国家占上述 58 万病例的 45%。2015 年有 140 万人死于结核病，40 万人死于人类免疫缺陷病毒相关的结核病，约有 35% 的人类免疫缺陷病毒携带者在同一年死于结核病。

我国结核病的流行病学情况可参考《2010 年全国第五次结核病流行病学抽样调查报告》结果（图 1-1-1）。流行病学调查结果显示：在 2010 年，15 岁及以上人群活动性肺结核的患病率为 459/10 万，涂阳肺结核患病率为 66/10 万。肺结核患病率男性高于女性，随着年龄增加发病率逐步增高，75 ～ 79 岁达到最高峰。东部地区活动性和涂阳肺结核患病率为 291/10 万、44/10 万；中部地区活动性和涂阳肺结核患病率为 463/10 万和 60/10 万；西部地区活动性和涂阳肺结核患病率为 695/10 万和 105/10 万。乡村活动性和涂阳患病率为 569/10 万和 78/10 万，城镇活动性和涂阳患病率为 307 /10 万和 49/10 万。耐多药率为 6.8%（19/280）。公众对结核病防治知识的知晓率仅为 57%（720 912/ 1 264 905）。66.8%的肺结核患者家庭年人均纯收入低于全国人均纯收入水平的 60%。总的来讲，

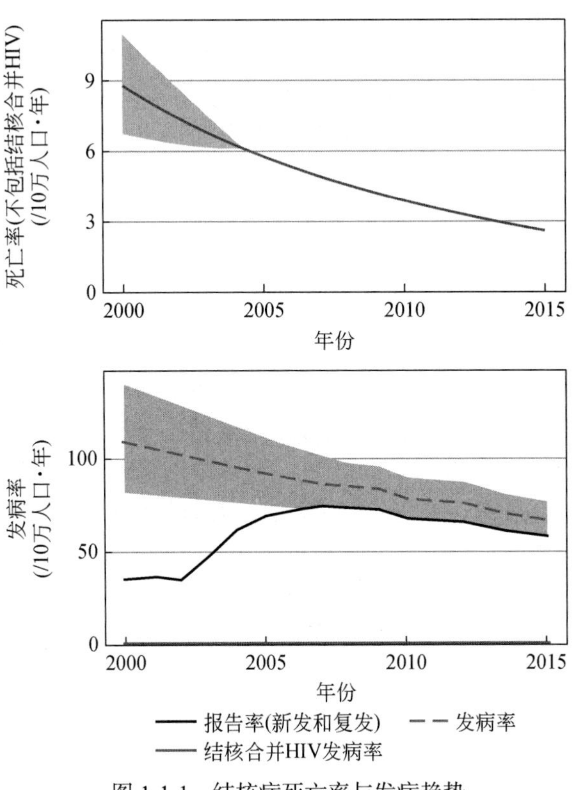

图 1-1-1　结核病死亡率与发病趋势

结核发病男性多于女性，经济欠发达地区多于发达地区，乡村多于城市。得益于党中央、国务院的高度重视及各级政府、医疗机构制定的一系列防控措施，我国结核病的发病率、涂阳肺结核患病率均呈下降趋势，但是结核病特别是耐药结核病负担仍十分严重（图 1-1-1）。

第二节　骨关节结核既往流行概况

目前，虽然我国尚无真正流行病学意义上的骨关节结核流行病学调查结果，但根据不同年代、不同地区结核病专科医院收治的骨关节结核大样本统计报道，尽管有其局限性，也能大概反映出各部位骨关节结核发病率。例如，天津医院 1947 ～ 1961 年共收治骨与关节结核患者 3587 例，其中脊柱结核患者 1696 例，占全身骨与关节结核的 47.28%；吉林省结核病医院 1986 ～ 1998 年共收治骨与关节结核患者 23 303 例，其中脊柱结核患者 14 842 例，占全身骨与关节结核的 63.69%；北京结核病研究所 1956 ～ 2004 年共收治骨与关节结核患者 6140 例，据统计，女性稍多于男性，其中脊柱结核患者最多，为 4555 例，占全身骨关节结核的 74.19%。其次为髋关节结核，为 470 例，占 7.65%，膝关节结核居第 3 位，为 250 例，占 4.07%。随后依次为骶骨结核、股骨大转子结核、踝关节结核、跗骨跖趾结核和跟骨结核。既往资料显示：85% ～ 90% 的骨关节结核继发于肺结核，骨关节结核占结核病患者的 3% ～ 5%。脊柱结核既往统计占骨关节结核的 47.28% ～ 74.19%，骨关节结核多发生在负重大、活动多、易遭受慢性劳损的部位，脊柱结核病变最多发生于腰椎，随后依次为胸椎、颈椎和骶椎。关节如髋关节、膝关节、骶髂关节、踝关节发病较多，而非负重的肩关节、肘关节和腕关节发病相对较少。

第三节　骨关节结核最新流行概况

既往对骨结核的流行概况统计分析资料较少，即使有也是更多的局限于对脊柱结核发病情况的统计，缺乏更进一步的细化统计分析资料。且随着时代的变迁，我国骨关节结核发病情况与既往发病情况发生了一些新的变化，流行概况也与既往不尽相同。成都市公共卫生临床医疗中心通过仔细查阅 2006 年 1 月至 2016 年 12 月这 10 年间收治的 2173 例骨关节结核患者病历资料，统计了其发病情况及常见合并症，并进行了归纳总结，由于来院就诊患者都具有一定的随机性，且 2000 多个样本例数属于大样本，在没有条件组织正规流行病学调查的情况下，使得该数据在临床上具有一定参考意义。

一、性别差异

从性别差异上看，男性患者 1362 例，占比 62.68%，女性 811 例，占比 37.32%（表 1-3-1），男性发病例数明显高于女性，与肺结核发病情况基本一致。

表 1-3-1　男女比例情况

性别	例数	比例（%）
男性	1362	62.68
女性	811	37.32

二、年龄分布

年龄分布按儿童（0 ～ 14 岁）、青年（15 ～ 44 岁）、中年（45 ～ 59 岁）、老年（60 岁及以上）4 个年龄段统计。统计结果显示：青年数量最多，占 54.54%。其中，3 个细分年龄段例数相当，并无明显差异，数量最少的是儿童患者，仅占 4.28%，中老年患者则处于中间位置，分别占 22.18% 和 19.01%。总的来看，15 ～ 59 岁阶段是骨关节结核高发阶段，60 岁及以上的患者有明显下降趋势（表 1-3-2，图 1-3-1）。这种年龄分布与既往统计结果有所不同，究其原因可能与我国施行计划生育和优生优育政策，小儿营养和保健都有了显著的提高，降低了小儿结核的发病率有关。相反，由于中年劳动压力的增高和社会因素，特别进入 21 世纪以后，中年发病率明显升高，随着我国人口的老龄化，我国老年人群比非老年结核患者的发病率稍有上升。

表 1-3-2 年龄分布情况

年龄段（岁）		例数	比例（%）
儿童	0～14	93	4.28
青年	15～24	398	18.32
	25～34	399	18.36
	35～44	388	17.86
中年	45～59	482	22.18
老年	60～69	264	12.15
	70～79	111	5.11
	≥80	38	1.75

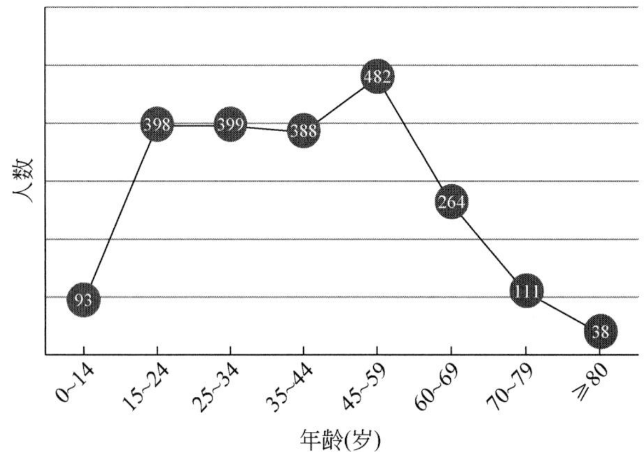

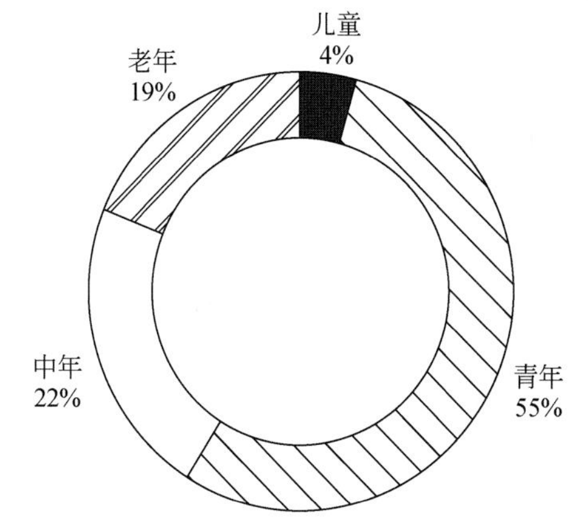

图 1-3-1 年龄分布情况

三、病灶部位

就发病部位而言，部分患者可同时合并有多个部位结核，在统计的 2173 例骨关节结核患者中，共有 2902 个发病部位，其中最多的是脊柱结核，有 2101 个部位，占所有骨关节结核总数的 72.40%；其次是关节结核，有 676 个部位，占 23.29%，而颅骨、上肢骨、下肢骨和躯干骨等 125 个部位，占 4.31%，属少见骨关节结核，数据重叠部分为同时合并有多部位结核，未进一步单独列出。

（一）2101 个部位脊柱结核

脊柱结核的发病节段按上颈椎（颈$_1$、颈$_2$）、下颈椎（颈$_3$～颈$_6$）、颈胸段（颈$_7$～胸$_2$）、胸椎（胸$_3$～胸$_{11}$）、胸腰段（胸$_{12}$、腰$_1$）、腰椎（腰$_2$～腰$_4$）、腰骶段（腰$_5$、骶$_1$）、骶椎、尾椎、椎弓分类统计（表 1-3-3）。统计结果显示：脊柱结核发病节段以腰椎最多，胸椎次之，其余依次为胸腰段、腰骶段、骶椎、下颈椎、颈胸段、上颈椎和椎弓。上颈椎和椎弓属罕见部位，仅各占总数的 0.10%（表 1-3-3）。脊柱结核病灶发生部位绝大多数为椎体结核（占 99.7%～99.9%），按椎体病灶的原发部位，可分为中心型和边缘型两种，以前者多见，椎弓因其供应的小动脉丰富，不易产生菌栓性坏死且椎弓不承担体重，松质骨含量少，其周围肌肉丰富，因而单纯的椎弓结核罕见，在全部脊柱结核中不足 1%。

表 1-3-3 2101 个部位脊柱结核节段分布情况

部位	例数	比例（%）
上颈椎	2	0.10
下颈椎	28	1.33
颈胸段	20	0.95
胸椎	607	28.89
胸腰段	346	16.47
腰椎	771	36.70
腰骶段	290	13.80
骶椎	35	1.67
椎弓	2	0.10

（二）676 个部位关节结核

关节结核的发病部位按解剖部位分类统计，分髋关节、膝关节、骶髂关节、腕关节、踝关节、肘关节、肩关节、胸锁关节。统计结果显示：在关节结核中，髋关节、膝关节、骶髂关节发病多见，其余关节结核相对少见，骨关节结核的这种发病规律考虑主要与关节所在部位的负重相关，当该部位负重多时，则该部位发病率较高；相反则较低（表 1-3-4）。

表 1-3-4　676 个部位关节结核分布情况

部位	例数	比例（%）
髋关节	195	28.85
膝关节	179	26.48
骶髂关节	108	15.98
腕关节	60	8.88
踝关节	58	8.58
肘关节	38	5.62
肩关节	31	4.59
胸锁关节	7	1.04

（三）125 个部位少见骨结核

少见骨结核按具体发病骨块统计。骨关节结核发病主要在脊柱和关节，其他骨块整体发病率极低，发病部位尚无规律可循（表 1-3-5）。

表 1-3-5　125 个部位少见骨结核分布表

部位	例数	比例（%）
肋骨	29	23.20
股骨	20	16.00
胸骨	11	8.80
腕骨	8	6.40
跟骨	8	6.40
胫骨	8	6.40
指骨	7	5.60
趾骨	6	4.80
肱骨	5	4.00
楔骨	5	4.00
尺骨	3	2.40
肩胛骨	3	2.40
跖骨	3	2.40
坐骨	2	1.60
颅骨	2	1.60
颌骨	2	1.60
桡骨	1	0.80
锁骨	1	0.80
距骨	1	0.80

（四）影响骨关节结核病灶形成的因素

骨关节结核的发病与传染源、患者全身抵抗力、营养状况、精神状态、年龄、遗传影响等因素有关外，从上述骨结核好发部位来看，可能与以下因素的影响有关。

1. 负重或慢性劳损因素　大量临床事实证明，外伤性骨折、脱位、扭伤等均不是局部诱发结核的因素，而慢性劳损或积累性损伤对促进骨结核病变的形成则有一定关系。从脊柱本身来看，腰椎负重最大，劳损机会最多，故腰椎结核病例最多；从胸椎本身来看，下胸椎较上胸椎负重多，故下胸椎病例也较上胸椎病例多，脊柱椎体的负重和劳损远大于椎弓，故脊柱结核中绝大多数为椎体结核；骶骨夹在两侧髂骨之中，几乎无活动、劳损少，发病也少。

2. 肌纤维因素　临床上可观察到另外的事实是富有血源性肌纤维的横纹肌结核非常罕见，即便是在粟粒性结核病例也很难见到。在周围附着丰富肌纤维的长骨骨干、椎弓、髂骨翼或肩胛骨等部位很少形成结核病灶；相反，没有或很少有肌肉附着的椎体、跟骨、手足短管状骨和长骨的骨端则是骨结核常见部位。

3. 血运或血管因素　脊柱结核病灶形成除与慢性劳损等因素有关外，也与脊椎供应血管和血运有关。颈椎结核患病率较低，因颈椎血运好，抵抗力强，上胸椎发病率低于下胸椎也可能与此有关。在长骨骨干除有较大口径的滋养动脉外，还有许多细小血管穿过骨外膜进入骨皮质与滋养动脉吻合，故骨皮质血管侧支循环极为丰富，血流速度快，细菌栓子不易在其中停滞而形成病灶。

四、同患艾滋病病例增多

由于艾滋病（AIDS）发病率的逐年增高，结核合并艾滋病的发病率也较高。在统计的 2173 例患者中，骨关节结核合并艾滋病 /HIV 感染的患者有 63 例，比例高达 2.89%。由于两者互为因果，相互影响，给骨关节结核的早期诊治带来了一定的难度，应引起足够的重视。

据 WHO 发布的《2016 年全球结核病报告》显示：2015 年，在全世界 HIV 携带者中，至少有 1/3 的人感染了结核杆菌，HIV 感染者发展成为活动性结核病的可能性是未感染 HIV 人群的 20 ～ 30 倍。在 HIV 携带者中估计有 120 万结核病新发病例，艾滋病和结核病的并存具有致命性，每个疾病都会加快另一个疾病的发展。2015 年，全球约有 40 万人死于与 HIV 相关的结核病，约有 35% 的 HIV 携带者在同一年死于结核病。而我国

2015年新发HIV/TB者共约15 000人，死亡2600人。

根据2010年WHO报道，全球已有1400万成人同时感染艾滋病和结核，其中70%病例在非洲，每年约有200万艾滋病患者死亡，其中25%合并TB感染，在一些社区，甚至高达80%的艾滋病患者合并TB感染。HIV感染可以加速结核病病变的进展，结核病也可使HIV感染者迅速发展为艾滋病，两者关系十分密切。究其原因可能为HIV病毒破坏人体免疫系统，对体内的γ干扰素（IFN-γ）、白细胞介素2（IL-2）等炎性细胞因子的分泌产生影响，从而降低体内的炎性细胞的分泌水平，最终导致HIV感染人群易发生结核病，而结核病患者同时又易感染HIV，随着HIV感染者免疫功能进一步降低，感染结核病的危险性也在显著增加。HIV感染时，可以使已感染结核杆菌的人发生内源性病灶再度活跃，使陈旧性结核病灶内的细菌活跃起来，发展成为新的结核病灶，也可因HIV感染者机体抵抗力降低，易再感染结核杆菌，出现耐多药结核，很快发病、恶化，并将结核菌传播给其他人。HIV与结核杆菌的双重感染，增加了两种疾病的控制难度，并最终导致全球范围内结核病疫情的回升，随着当前结核病和HIV/AIDS流行的日益严重，两者双重感染的可能性日益增加，严重威胁着人类健康和社会进步。

五、耐多药骨关节结核病例增多

术后病理标本耐药基因检测发现有相当一部分患者有不同程度的结核药耐药，术后复发患者耐药更加常见。受限于部分患者耐药基因检测为阴性，未做具体耐药率的统计，但具体耐药情况可参考WHO发布的《2016年全球结核病报告》。目前，全球耐药形势严峻。2015年，全世界约有58万人染上了耐多药结核病，耐多药结核病多出现在中国、印度和俄罗斯这3个国家，耐多药结核中又有约9.5%为广泛耐药结核病。对分离菌株检测显示：对4种一线抗结核药物的任一种耐药率为36.8%，初治患者为36.9%，复治患者为35.9%；对7种二线抗结核药物的任一种耐药率为24.6%，初治患者为25.8%，复治患者为17.9%；对11种抗结核药物的任一种耐药率为42.1%，初治患者为42.7%，复治患者为38.5%。在检测的11种抗结核药物中，耐药发生率前5位依次为异烟肼（INH）、链霉素（SM）、对氨基水杨酸（PAS）、丙硫异烟胺（Pto）和氧氟沙星（Ofx）。初治患者的耐药发生率前5位依次为INH、SM、PAS、Pto和Ofx；复治患者的耐药率前5位依次为INH、利福平（RFP）、PAS、SM和Pto，特别是初治患者耐药率的前5位中包括3种二线抗结核药品。目前，全球仅有52%的耐多药结核病患者和28%的广泛耐药结核病患者得到了治疗。我国耐多药结核病病例数仅次于印度，位居全球第二位。由此可见，我国结核病患者的耐药情况也相当严重。

六、合并症病例增多

在统计的2173例骨关节结核患者中，常有其他各种合并症。对其中发生率较高的、对骨关节结核诊断和治疗会产生一定影响的合并症进行了一些简单统计。其中，也有同时合并多种合并症的，未进一步单独列出。统计结果显示：2173例患者中有1651例患者合并肺结核，573例患者合并结核性胸膜炎，当然对于合并的肺结核而言，其中多数是陈旧性的，也有少数是活动性的或进展性的，这也印证了骨关节结核多继发于肺结核的这一说法；同时我们也发现结核病患者合并糖尿病、高血压的比例也较高，这可能与结核病后体内糖、脂代谢紊乱或免疫低下，机体自身调节功能降低相关；骨关节结核合并AIDS/HIV的患者有2.89%，比例较高，由于两者互为因果，相互影响，给骨关节结核的早期诊治带来了一定的难度，应引起足够重视（表1-3-6）。

表1-3-6　2173例骨关节结核患者常见合并症

合并症	例数	比例（%）
肺结核	1651	75.97
结核性胸膜炎	573	26.36
高血压	143	6.58
糖尿病	105	4.83
AIDS/HIV感染	63	2.89

七、非典型骨关节结核病例增加且早期诊断困难

当患者有HIV感染、糖尿病、恶性肿瘤、肾功能不全、丙种球蛋白缺乏症、药物滥用、长时

间使用抗风湿药物、免疫功能低下时，需高度警惕结核发病，并且这一部分患者呈增多趋势，但症状往往不典型。结核病是免疫抑制治疗的一个潜在的致命性的并发症，免疫功能低下时可能发病。AIDS 患者因为中性粒细胞缺乏，白细胞功能紊乱，显著提高了播散性分枝杆菌感染的风险。在结核病中，免疫不仅仅是细胞调节水平的防护机制，抗原或者分裂素的刺激导致的淋巴组织增生已经广泛用于细胞调节免疫的体外实验。在分枝杆菌感染中 T 细胞介导的反应起着重要的作用，同时在人类的结核病的病理过程中辅助性 T 细胞（Th）和抑制性 T 细胞（Ts）是不平衡的。在营养不良阶段，体液和细胞水平都可以发现免疫抑制，这种免疫抑制的特点为趋药性和吞噬作用的改变，血清蛋白水平的下调（<0.35g/L）和总淋巴细胞计数减少（$<2\times10^9$/L），蛋白质营养不良导致循环 T 细胞数量的下降同时产生受损的细胞因子。糖尿病患者免疫系统的受损与其体液及细胞免疫反应的缺陷密切相关。体液免疫的缺陷包括补体蛋白 C3 和 C4 的缺乏，抗原刺激产生抗体阶段补体蛋白 C1 的抑制和改变。细胞免疫的缺陷存在一个更加复杂的机制并且涉及细胞因子信号转导的变化，包括 TNF、IL-1β、IL-2、IL-6、IL-8 和 IGF-2，同时还涉及 T 细胞及相关 T 细胞群的直接影响。抗类风湿的药物，通过骨髓抑制和免疫系统的体液及细胞水平发挥作用，TNF-α 阻断剂抑制了淋巴细胞及巨噬细胞的活性。

骨关节结核诊断还具有以下特殊性：

1. 缺乏特异性临床表现　骨关节结核早期临床表现往往不典型，隐匿性较强，可能最早表现为局部僵硬和疼痛。

2. 常规实验室检查常为阴性　传统诊断的金标准是从患者的临床样本中涂片发现和（或）培养出结核分枝杆菌，同时存在典型的组织学特征，再结合全血细胞计数、红细胞沉降率和 C 反应蛋白等辅助检查结果来诊断。然而，由于结核杆菌生长缓慢，其培养非常困难。结核菌素皮肤试验（tuberculin skin test，TST）也常被应用，但其敏感性及特异性受限，甚至在结核病的高发区，尽管人们一直重复地接触结核杆菌，也有近似 20% 的个体终身 TST 阴性。

3. 影像学表现无特异性与其他疾病相似　早期有时难以鉴别，如结核侵袭某个椎体或多个不连续节段时，与肿瘤相似。影像学技术包括 X 线、CT、MRI 等检查，这些对于骨关节结核早期诊断有着重要价值，但都只起辅助作用，不是诊断骨关节结核的金标准。

由于结核分枝杆菌的特殊性，加之不典型骨结核的增多，骨关节结核早期诊断存在困难，骨关节结核的早期诊治还需要更多的先进技术的参与，还有待分子生物学诊断和免疫学诊断的进一步发展。

八、未治愈与复发病例增加

由于结核菌的特殊性，加之有新近发展的以上特点，使得结核的未治愈及复发病例增加。在统计的 2173 例骨关节结核患者中，有 277 例患者为术后未治愈与复发的患者，在这 277 例术后未治愈与复发的患者中，均在不同程度上存在有结核耐药或者有较多的并发症而未规律用药的情况，最终导致结核未治愈与复发。

总之，结核病的疫情会随着时代的不同而不断发生变化，但无论如何我们有理由相信，通过大家的共同努力，我们一定能更好地提高骨关节结核的治愈率。

（刘　勇　蒋　曦　李邦银）

参考文献

秦世炳，2014. 我国骨关节结核诊治的回顾与展望 . 中国防痨杂志，36（9）：788-789.

瞿东滨，金大地，2008. 非典型性脊柱结核的影像学特征 . 中国脊柱脊髓杂志，18（8）：605.

全国结核病流行病学抽样调查技术指导组，2002. 2000 年全国结核病流行病学抽样调查报告 . 中国防痨杂志，24（2）：485.

全国结核病流行病学抽样调查技术指导组，2012. 2010 年全国第五次结核病流行病学抽样调查报告 . 中国防痨杂志，34（8）：485-508.

世界卫生组织，2016. 2016 年全球结核病报告 . 153.

李婷，何金戈，张佩如，等，2013. 2012 年四川省结核病流行病学调查结果分析 . 预防医学情报杂志，29（11）：938.

唐神结，肖和平，2011. 新世纪我国结核病的新特点及防治策略 . 中国实用内科杂志，31（6）：404.

天津医院骨科，1974. 临床骨科学（2）结核 . 北京：人民卫生出版社，183.

吴启秋，林羽，2006. 骨与关节结核 . 北京：人民卫生出版社 .

夏勇，李婷，李运葵，等，2015. 2014 年四川省结核病流行现状及趋势预测 . 预防医学情报杂志，31（12）：948.

张光柏，吴启秋，关骅，2007. 脊柱结核病学 . 北京：人民军医出版社，1-2.

Dorman SE，Chaisson RE，2007. From magic bullets back to the magic mountain：the rise of extensively drug-resistant tuberculosis. Nat Med，13（3）：295-298.

WHO，2010. Global tuberculosis control WHO report. Geneva：WHO，1-3.

World Health Organization，2010. Multidrug and extensively drug-resistant TB（M/XDR -TB）2010 global report on surveillance and response. Geneva：WHO.

World Health Organization，2010. The global plan to stop TB 2011-2015：transforming the fight towards elimination of tuberculosis. Geneva：WHO.

World Health Organization，2011. Global tuberculosis control WHO report. Geneva：WHO.

World Health Organization. 2013. Guidelines for the programmatic management of drug resistant tuberculosis 2011 update. Geneva：WHO.

World Health Organization. 2013. Treatment of Tuberculosis：Guidelines. 4th ed. Geneva：WHO.

第二章 病 原 学

结核分枝杆菌（*Mycobacterium. tuberculosis*）简称为结核杆菌（tubercle bacilli）。早在1882年，德国细菌学家柯赫（Robert Koch，1843—1910）就已证明结核分枝杆菌是结核病的病原菌。本菌属归属于放线菌科，对人致病的放线菌科分为含有放线菌酸和不含放线菌酸两类，分枝杆菌属含有分枝菌酸。

第一节 分枝杆菌的分类

分枝杆菌属（*Mycobacterium*）是分枝杆菌科（Mycobacteriaceae）唯一的一个属，主要种别可分为结核分枝杆菌复合群、非结核分枝杆菌和麻风分枝杆菌三类。

结核分枝杆菌复合菌（*Mycobacterium tuberculosis* complex group）包含人型结核分枝杆菌（*M.tuberculosis*）、牛型结核分枝杆菌（*M.bovis*）、非洲型结核分枝杆菌（*M.africanum*）、卡内蒂分枝杆菌（*M.canetti*）和田鼠分枝杆菌（*M. microti*）五种，其中人型、牛型、非洲型对人致病，田鼠分枝杆菌对人畜无致病性。

人型结核分枝杆菌是人类结核病的主要病原菌，细长或略带弯曲，有时呈分枝状。菌体大小（0.3～0.6）μm×（2.5～4）μm。菌体有颗粒状结构。在人工培养基上，由于菌株、菌龄及环境条件的不同，可出现球状等多种形态。有毒力的菌株在液体培养基中呈束状排列。严格需氧，在含有血清、卵黄、马铃薯、甘油及某些无机盐类的特殊培养基上才能生长。含脂量高，耐干燥和干热，在干燥痰液中可存活6～8个月，对湿热敏感，60℃半小时死亡。本菌主要通过呼吸道、消化道或皮肤黏膜损伤进入机体，引起肺脏或其他脏器病变，其中以肺结核占多数。结核病的免疫以细胞免疫为主，通常以结核菌素试验测定机体对结核杆菌的易感性，可用卡介苗接种预防结核病。常用治疗药物有异烟肼、对氨基水杨酸、链霉素、利福平和乙胺丁醇等，但易产生耐药性。

牛型结核分枝杆菌对牛和其他家畜有致病性。形态、染色和生长特性与人型结核分枝杆菌基本相似。在抗原结构上，牛型菌株与人型菌株有共同抗原存在，因而可用减毒的牛分枝杆菌（即卡介苗）接种预防人的结核病。本菌能引起牛、马、猪的进行性和致死性结核病。对绵羊和山羊也可引起进行性结核病，但不常见。人对本菌也易感，特别是儿童，绝大多数病例受害部位为淋巴结和腹腔器官，肺部受侵害的不常见。

对人类致病的人型、牛型、非洲型三种分枝杆菌主要依靠生化试验进行区别（表2-1-1）。

表2-1-1 三种分枝杆菌生化试验的区别

生化试验类型	烟酸试验	Tween-80水解试验	耐热触酶试验	硝酸盐还原试验	尿素酶试验	T2H抗性试验
牛型结核分枝杆菌	－	－	－	－	＋	－
人型结核分枝杆菌	＋	±	－	＋	＋	＋
非洲型结核分枝杆菌	－	－	＋	－	－	＋

非结核分枝杆菌（non-tuberculous mycobacteria，NTM）是指结核分枝杆菌、牛分枝杆菌与麻风分枝杆菌以外的分枝杆菌，原称为非典型分枝杆菌（atypical mycobacteria），其特性有别于结核分枝杆菌，如对酸、碱比较敏感；对常用的抗结核菌药物较耐受；生长温度不如结核分枝杆菌严格；多存在于环境中；为条件致病菌；可以引起结核样病变；抗原与结核分枝杆菌有交叉。

非结核分枝杆菌的分类最常使用的是Runyon分类法，该分类法根据该类菌群在试管内生长温度、生长速度、菌落形态及色素产生与光反应的关系等将其分为四组。

第Ⅰ组，光产色菌（photochromogen）：本组细菌在暗处为奶油色，曝光1小时后再培养即成橘黄色。生长缓慢，菌落光滑。对人致病的有堪萨斯分枝杆菌（*M.kansas*），引起人类肺结核样病变，常有空洞形成；海分枝杆菌（*M.marinum*）在水中可通过皮肤擦伤处侵入，引起皮肤丘疹、结节与溃疡，病理检查见有抗酸菌，易被误认为麻风分枝杆菌。

第Ⅱ组，暗产色菌（scotochromogen）：这类细菌在暗处培养时菌落呈橘红色。在37℃生长缓慢，菌落光滑。对人致病的有瘰疬分枝杆菌（*M.scrofulaceum*），引起儿童淋巴结炎。

第Ⅲ组，不产色菌（nonphotochromogen）：通常不产生色素，40～42℃下生长慢，菌落光滑。鸟－胞内分枝杆菌（*M.avium-intracellulare*）可引起结核样病变，多见于肺与肾。

第Ⅳ组，迅速生长菌（rapid grower）：在25～45℃生长。生长快，培养5～7d即可见到菌落，菌落粗糙，有的能产色。对人致病的有偶发分枝杆菌（*M.fortuitum*）、龟分枝杆菌（*M.chelonei*）和溃疡分枝杆菌（*M.ulcerans*），引起皮肤病。耻垢分枝杆菌（*M.smegmatis*）不致病，但经常在外阴部皮脂中存在，检查粪、尿中结核分枝杆菌时应予以注意。

第二节 结核分枝杆菌的生物学特性

1865年，Villemin等用人型结核分枝杆菌感染家兔获得成功；1878年Baumgarten在结核组织中发现结核杆菌；1882年Koch成功进行了结核杆菌的纯培养且感染动物的试验获得成功，从而确定结核分枝杆菌为结核的病原体。

目前，全球人口中大约1/3（约19亿人）已感染结核分枝杆菌，15岁以下儿童感染者达1.8亿，每秒就有一人受结核杆菌感染。全球有2000万活动性结核病患者，每年新发病例1000万人。每年约有300万人死于结核，死于结核的人数超过AIDS、疟疾、腹泻及热带病死亡人数的总和，是单一病菌致死最多的传染病。近年来，由于AIDS的发病率呈上升趋势，而AIDS患者又极易患结核病，因此更使得结核病成为威胁人类健康的一个严重的全球性公共卫生问题。WHO已把结核病与AIDS、疟疾一起列为人类的最主要杀手。新中国成立前结核病严重流行，死亡率达(200～300)/10万，居各种病死亡原因之首。新中国成立后随着人民生活水平的提高、卫生条件的改善，特别是积极开展防结核工作，儿童普遍接种卡介苗，使结核病的发病率和死亡率大大降低，但每年仍有12.7万人死于结核病。

一、形 态

结核分枝杆菌为细长略带弯曲的杆菌，大小为（1～4）μm×0.4μm，无芽孢、无鞭毛（图2-2-1）。牛分枝杆菌较粗短。分枝杆菌属的细菌细胞壁脂质含量较高，约占干重的60%，特别是有大量分枝菌酸（mycolic acid）包围在肽聚糖层的外面，可影响染料的穿入。

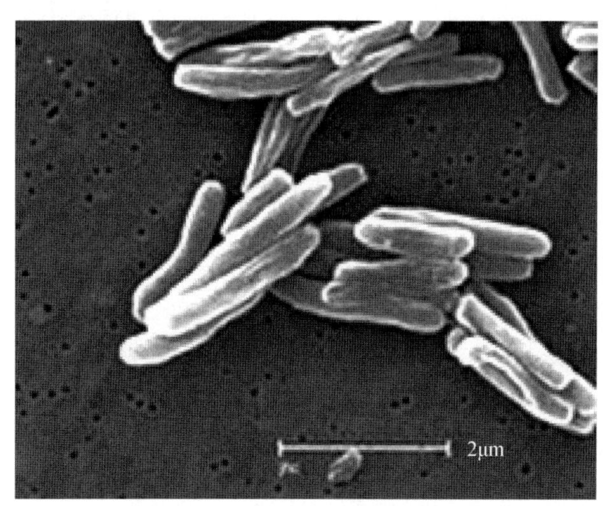

图2-2-1 电镜下结核分枝杆菌形态

近年发现结核分枝杆菌在细胞壁外尚有一层荚膜。一般因制片时遭受破坏而不易看到。若在制备电镜标本固定前用明胶处理，可防止荚膜脱水收缩。在电镜下可看到菌体外有一层较厚的透明区，即荚膜，荚膜对结核分枝杆菌有一定的保护作用。

二、菌体成分

结核分枝杆菌细胞壁含有脂质、多糖和蛋白质复合物。

1. 脂质 此菌含有大量脂质，占胞壁干重的60%，包含磷脂、脂肪酸和蜡质（waxes），都与蛋白质、多糖形成复合物。其中，蜡质所占比例最大，由分枝菌酸、索状因子和蜡质组成。

2. 蛋白质 结核分枝杆菌含有多种蛋白质成

分。结核菌素（tuberculin）就是其中之一，与蜡质结合能使机体致敏。其他蛋白质也有抗原性。

3. 多糖　结核分枝杆菌含有各种多糖，但其致病作用尚不清楚。

结核分枝杆菌具有免疫佐剂作用，其细胞壁骨架、蜡质D和核酸等均有佐剂作用。但最有效成分是胞壁酰二肽，其分子质量小、毒性低，并能人工合成。

三、染　　色

分枝杆菌一般用齐尼（Ziehl-Neelsen）抗酸染色法。以5%石炭酸品红加温染色后可以染上，但用3%盐酸乙醇溶液不易脱色。若再加用亚甲蓝复染，则分枝杆菌呈红色，而其他细菌和背景中的物质为蓝色。用荧光染料金胺“O”染色，在荧光显微镜下菌体呈橘黄色。

四、结核分枝杆菌培养特性

专性需氧。最适温度为37℃，低于30℃不生长。最适生长条件是含氧40%～50%、CO_2 5%～10%，温度为36℃ ±5℃，最适pH为6.8～7.2，结核分枝杆菌细胞壁的脂质含量较高，影响营养物质的吸收，故生长缓慢。在一般培养基中每分裂1代需时18～24h，营养丰富时只需5h。初次分离需要营养丰富的培养基。常用的有罗氏（Lowenstein-Jensen，L-J）固体培养基，内含蛋黄、甘油、马铃薯、无机盐和孔雀绿等。孔雀绿可抑制杂菌生长，便于分离和长期培养。蛋黄含脂质生长因子，能刺激生长。根据接种菌量多少，一般2～4周可见菌落生长。菌落呈颗粒、结节或花菜状，乳白色或米黄色，不透明。在液体培养基中可能由于接触营养面大，细菌生长较为迅速。一般1～2周即可生长。液体培养较固体培养更具优势。其优势主要有比固体培养的阳性率更高（15%～30%）；培养时间更短，一般固体培养需8周，液体培养为6周。

五、结核分枝杆菌生化反应

结核分枝杆菌不发酵糖类。热触酶试验对结核分枝杆菌与非结核分枝杆菌有重要意义。结核分枝杆菌大多数触酶试验阳性，而热触酶试验阴性；非结核分枝杆菌则大多数两种试验均阳性。

六、结核分枝杆菌变异性

结核分枝杆菌可发生形态、菌落、毒力、免疫原性和耐药性等变异。卡介苗（BCG）是Calmette和Guerin（1908）将牛结核分枝杆菌在含甘油、胆汁、马铃薯的培养基中经13年230次传代而获得的减毒活疫苗株，现广泛用于预防接种。结核分枝杆菌在体内外经青霉素、环丝氨酸或溶菌酶诱导可影响细胞壁中肽聚糖的合成，异烟肼影响分枝菌酸的合成，巨噬细胞吞噬结核分枝杆菌后溶菌酶的作用下可破坏肽聚糖，均可导致其变为L型，呈颗粒状或丝状。异烟肼影响分枝菌酸的合成性。这种形态多形、染色多变在肺内外结核感染标本中常能见到。临床结核性冷脓肿和痰标本中甚至还可见有非抗酸性革兰阳性颗粒，过去称为Much颗粒。该颗粒在体内或细胞培养中能返回为抗酸性杆菌，故亦为L型。

结核分枝杆菌耐药性变异：在含异烟肼1mg、链霉素10mg、利福平50mg的固体培养基中能生长的结核分枝杆菌为耐药菌。耐药菌株毒力有所减弱。异烟肼可影响细胞壁中分枝菌酸的合成，诱导结核分枝杆菌成为L型，此可能是耐异烟肼的一种原因。药物敏感试验表明对异烟肼耐药，而对利福平和链霉素大多仍敏感。故目前治疗多主张异烟肼和利福平或吡嗪酰胺联合用药，以减少耐药性的产生，增强疗效。临床上耐异烟肼菌株致病性也有所减弱。实验证明豚鼠感染结核分枝杆菌常于6周内死亡，且肝内见粟粒性病灶；而感染L型后往往要百余天才死亡，病灶缺乏典型结核结节病变。但L型有回复的特性，未经彻底治疗可导致复发。近年来世界各地结核分枝杆菌的多耐菌株逐渐增多甚至引起暴发流行。结核分枝杆菌的耐药可由自发突变产生（原发性耐药）或由用药不当经突变选择产生（继发性耐药），但多数耐药的产生主要可能由于后者。耐药基因在染色体上对不同药物的耐药基因不相连接，所以联合用药治疗有效。对异烟肼耐药与*katG*基因丢失有关。易感株有该基因，耐药株无。利福平主要作用于RNA多聚酶。编码该酶的基因（*rpoB*）突变则引起对利福平耐药。最新研究表明，利用MTB基因序列之间的多样性进行耐药监测和流行病学调查的技术明显优于普通实验室检查的特点。目前常用的技术主要有以下几种：

（1）限制性片段长度多态性分析（restriction fragment length polymorphism analysis，RFLP）。

（2）多位点数目可变串联重复元件分析（mycobacterial interspersed repetitive units-variable number of tandem repeats analysis，MIRU-VNTR）。

（3）全基因组测序（whole-genome sequencing，WGS）。

（4）焦磷酸测序（pyrosequencing，PSQ）。

（5）单链核苷酸多态性分析（single nucleotide polymorphism analysis，SNPs）。

七、结核分枝杆菌抵抗力

结核分枝杆菌细胞壁中含有脂质，故对乙醇敏感，在70%乙醇溶液中2min死亡。此外，脂质可防止菌体水分丢失，故对干燥的抵抗力特别强。黏附在尘埃上保持传染性8～10d，在干燥痰内可存活6～8个月。结核分枝杆菌对湿热敏感，在液体中62～63℃ 15min或煮沸即被杀死。结核分枝杆菌对紫外线敏感。直接日光照射数小时可被杀死，可用于结核患者衣服、书籍等的消毒。

结核分枝杆菌的抵抗力与环境中有机物的存在有密切关系，如痰液可增强结核分枝杆菌的抵抗力。因大多数消毒剂可使痰中的蛋白质凝固，包在细菌周围，使细菌不易被杀死。5%苯酚溶液在无痰时30min可杀死结核分枝杆菌，有痰时需要24h；5%来苏尔溶液无痰时5min杀死结核分枝杆菌，有痰时需要1～2h。醇脂性溶剂能渗入其酯层而发挥奇效，用75%乙醇溶液2min便可将其杀死。结核分枝杆菌对酸（3% HCl或6% H_2SO_4）或碱（4% NaOH）有抵抗力，15min不受影响。可在分离培养时用于处理有杂菌污染的标本和消化标本中的黏稠物质。结核分枝杆菌对1 ∶ 13 000孔雀绿有抵抗力，加在培养基中可抑制杂菌生长。结核分枝杆菌对链霉素、异烟肼、利福平、环丝氨酸、乙胺丁醇、卡那霉素、对氨基水杨酸等敏感，但长期用药容易出现耐药性，而吡嗪酰胺的耐药性<5%。

八、致　病　性

结核分枝杆菌不产生内毒素、外毒素及侵袭酶，其致病性可能是细菌在组织内大量繁殖引起的炎症、菌体成分和代谢物质的毒性及菌体成分产生的免疫损伤有关。结核分枝杆菌的致病物质主要是荚膜、脂质和蛋白质。

1. 荚膜　荚膜的主要成分为多糖、部分脂质和蛋白质。其对结核分枝杆菌作用：①荚膜能与吞噬细胞表面的补体受体3（CR3）结合，有助于结核分枝杆菌在宿主细胞上的黏附与入侵；②荚膜中有多种酶可降解宿主组织中的大分子物质，供入侵的结核分枝杆菌繁殖所需的营养；③荚膜能防止宿主的有害物质进入结核分枝杆菌，甚至如小分子NaOH也不易进入。故结核标本用4%NaOH消化时，一般细菌很快杀死，但结核分枝杆菌可耐受数十分钟。结核分枝杆菌入侵后，荚膜还可抑制吞噬体与溶酶体的融合。

2. 脂质　结核分枝杆菌的毒力与其所含的脂质成分有关，尤其是糖脂更为重要。①索状因子（cord factor）：存在于有毒力的结核分枝杆菌细胞壁中，是分枝菌酸和海藻糖结核的一种糖脂，使细菌在液体培养基中能形成盘旋的索状生长现象。此因子与结核分枝杆菌的毒力密切相关。它的主要毒性是损伤细胞线粒体和抑制氧化磷酸化过程，且能抑制粒细胞的游走和引起慢性肉芽肿。②磷脂：能促进单核细胞增生，并使炎症灶中的巨噬细胞转变为类上皮细胞，从而形成结核结节。③硫酸脑苷脂（sulfatides）：是有毒株细胞壁的成分，能抑制溶酶体同吞噬体的结合，减缓了溶酶体对结核分枝杆菌的分解、杀伤作用，使细菌在吞噬细胞内长期存活。④蜡质D：是一种肽糖脂和分枝菌酸的复合物，可从有毒株或卡介苗中用甲醇提出，具有佐剂作用，可激发机体产生迟发型超敏反应。

3. 蛋白质　有抗原性，和蜡质D结合后能使机体发生超敏反应，引起组织坏死和全身中毒症状，并在形成结核结节中发挥一定作用。

九、化学成分及生物活性

结核分枝杆菌可分泌几种蛋白到细胞外环境中，MPT64就是结核分枝杆菌复合体分泌的一种蛋白，可引起T细胞反应刺激淋巴细胞分泌干扰素。因此，在结核分枝杆菌分泌蛋白中其是具有较高研究价值的蛋白质之一。分子质量为24kDa，可作为结核病血清学诊断的特异性抗原之一。

近年研究表明，结核分枝杆菌酪蛋白酶蛋白水解亚基单位 2（clpP2）蛋白结构丰富，含有较多潜在细胞毒性 T 细胞和辅助 T 细胞表位，也含有较多的 B 细胞线性和构象优势表位，因此具有诱导免疫应答的潜能，可以作为结核监测、治疗、预防的新靶点。

第三节 结核分枝杆菌基因组的研究进展

一、结核分枝杆菌基因组学概述

大多数分枝杆菌普遍存在于地球的土壤和水中，其中绝大多数对人和动物无毒、无害。很多分枝杆菌由于能够固氮、分解其他有机物供其他微生物代谢使用，所以它们对其他生物是有益的，只有少数几种分枝杆菌对人和动物致病。从历史上来看，微生物被划分为分枝杆菌是由于它们生长非常缓慢并且具有抗酸染色的特性。这些特性对分类非常重要，但这些性质的内在确切机制仍不十分清楚。自从两种重要的致病分枝杆菌——麻风分枝杆菌和结核分枝杆菌被分离后，对分枝杆菌的化学组成、细胞壁结构、代谢能力、抗原决定成分、致病机制等有了一些了解。

由于分枝杆菌生长缓慢，这极大地阻碍了分枝杆菌遗传学的发展。最初的研究集中在 DNA 中鸟嘌呤 + 胞嘧啶（G+C）含量和基因组大小的确定。大多数分枝杆菌的 G+C 含量在 64% ～ 70%。与其他原核生物相比，大多数分枝杆菌的基因组较大，为（3.1 ～ 4.5）$\times 10^9$Da。有趣的是，致病性分枝杆菌的基因组比非致病性分枝杆菌的基因组要小，如麻风分枝杆菌为 2.2×10^9Da，结核分枝杆菌为 2.5×10^9Da，牛型卡介苗株为 2.8×10^9Da（表 2-3-1）。

表 2-3-1 部分分枝杆菌 DNA 的碱基组成和基因组大小

种属	G+C 含量（%）	基因组大小（Da）
A. 快速生长菌		
偶发分枝杆菌	65	2.8×10^9
草分枝杆菌	69	3.5×10^9
耻垢分枝杆菌	65 ～ 67	（4.2 ～ 4.5）$\times 10^9$
母牛分枝杆菌	65	3.1×10^9
B. 慢速生长菌		
牛型卡介苗株	65	2.8×10^9
胞内分枝杆菌	69	3.1×10^9
堪萨斯分枝杆菌	64	4.2×10^9
M. lufu	61	3.1×10^9
海分枝杆菌	65.5	3.8×10^9
副结核分枝杆菌	66	3.1×10^9
人型结核分枝杆菌 $H_{37}Ra$	65	2.5×10^9
麻风分枝杆菌	58	2.2×10^9

早期研究基因组结构的常用方法是不同种分枝杆菌之间 DNA。DNA 杂交实验证实，结核分枝杆菌复合群与结核分枝杆菌 $H_{37}Rv$ 基因组 DNA 的同源性为 78% ～ 97%，而快速生长分枝杆菌与结核分枝杆菌 DNA 的同源性为 4% ～ 26%。

Bercovier 等用大肠埃希菌的 rRNA 操纵子作为探针，与分枝杆菌的染色体 DNA 进行杂交，证实快速生长的分枝杆菌的染色体具有两个拷贝 rRNA 基因，而慢速生长的分枝杆菌只有一个拷贝 rRNA 基因。所以，分枝杆菌低拷贝的 rRNA 基因可能是其生长缓慢的原因之一。

另一种发现基因、确定序列的常用方法为限制性片段长度多态性分析（RFLP），应用 RFLP 方法发现了分枝杆菌基因组中存在大量的重复序列，RFLP 在分枝杆菌分子生物学研究中十分常用。

DNA 重组技术的发展，使人们能够发现和克隆分枝杆菌特异的基因序列。在过去的数十年里，世界各地的实验室都在克隆自己感兴趣的分枝杆菌基因，就像垂钓者各自驾着一叶扁舟在同一条河里钓着自己期望的鱼，而基因组学则像一张超级大网，将这条河里的鱼一网打尽，然后让垂钓者在这张大网里去捡自己期望的鱼。

分枝杆菌基因组学就是将分枝杆菌染色体中的 DNA 一级结构中的碱基序列全部测定出来供分子遗传学研究者使用。

应用基因组学方法研究细菌的一个重要原因是费用 - 效益比，因为我们想了解微生物的几乎所有一切，从生物学到生活行为都蕴藏在基因组中。所以，从一次投资中就可以获得海量的信息。

二、结核分枝杆菌基因组测序策略

在分枝杆菌基因组学研究中，构建完整的基因组图谱是十分重要的。这包括能反映细胞内基因组真实状态的物理图谱、多套定向黏性质粒或细菌人工染色体（BAC）的连续克隆系（contig）图谱及全部基因组序列。物理图谱是使用稀有限制性内切酶（识别稀有的 DNA 序列）切出大的 DNA 片段，再通过脉冲场电流（PFGE）分析绘制而成。通过比较研究，物理图谱可以得到独立的基因组成、大小，并且可以识别基因的重排。

在基因组测序中常用两种同样有效的策略。一种方法是全基因组鸟枪法（shotgun），它用数量巨大的小片段拼接成全部基因组的序列。另一种方法是系列测序法，这种方法是从连续克隆系图谱中排选定向黏粒或噬菌体文库对其中插入的大片段（20～45kb）的克隆进行测序。这两种方法各有优缺点，全基因组鸟枪法是将小的染色体片段（< 2kb）直接克隆到测序载体，它的优势在于其随机性。避免一些致死基因的表达，而且成本较低，缺点是有用的序列在整个测序工作完成后才能使用。相反，基于定向克隆的方法通常会提供可供分析的有用信息，但是这种方法需先绘制图谱，所以能够分离出含有重复的 DNA 序列，便于监控进度，能独立地鉴定拼接后的序列。另一个好处是这种策略能得到大片段序列的克隆和永生化的 DNA 资源，为以后的遗传学和生物学实验奠定基础。

结核分枝杆菌 $H_{37}Rv$ 基因组测序工作采用了上述两种方法相结合的策略，即通过对选定的黏粒或细菌人工染色体中插入大片段克隆的测序及测定数量是基因组序列 2～3 倍的全基因组鸟枪法文库的克隆。同时，对数千个黏粒或细菌人工染色体克隆中插入片段进行终端测序。应用这种方法不仅能够快速有效地得到数据，而且可以对由终端序列拼接的鸟枪法序列进行实时的拓扑学检查，这对于富含 DNA 重复序列的结核分枝杆菌来说尤其重要。在测序的后期阶段，细菌人工染色体克隆可以作为模板填补测序时的裂隙中断部分（Cap），因为这些序列有可能在黏粒或质粒中缺失。

经过法国巴斯德研究所和英国桑格中心的共同努力，终于在 1988 年完成了结核分枝杆菌 $H_{37}R_V$ 基因全序列的测定工作，这在结核分枝杆菌的研究中具有里程碑式的重大意义。这项工作的结果已经发表于英国著名的享有国际声誉的期刊 *Nature*。

三、 结核分枝杆菌基因组注译

结核分枝杆菌 $H_{37}Rv$ 基因组全序列共包括 4.4×10^6（4 411 532）个碱基对（base pair，bp），平均鸟嘌呤 + 胞嘧啶（G + C）含量为 65.6%。在某些区域 G + C 含量变化很大。DNA 片段的水平转移可能与致病岛（pathogicity island）相关，致病岛可通过不同的 G + C 含量和脱氧核苷的使用鉴定出来。通过对基因组序列 G + C 含量不对称性的分析可以确定复制起点和终点在细菌染色体上的准确位置，因为前导链和后续链在组成上是明显不同的，这种方法在大肠埃希菌、枯草杆菌研究中屡屡成功，但在结核分枝杆菌中却不太成功，结核分枝杆菌在复制终止处的碱基变异度不大，而其他细菌此处的变异度很大。一个可能的解释就是结核分枝杆菌染色体两条链上的基因无偏倚地均衡分布，因为 59% 的转录是从一个复制叉的同一个方向开始。相反，75% 枯草杆菌的基因位于先导链上，这种安排有利于提高基因表达水平。基因在两条链的均衡分布可能是结核分枝杆菌生长缓慢的一个原因。另一个原因可能是 rRNA 操纵子 rrn 的位置，离复制起点 oriC 较远，有 1500 个碱基对。对原核生物来说，基因的密度是比较固定的，一般是 1.1kb 对应一个基因，91% 以上的潜在编码能力被使用。

结核分枝杆菌基因组注释采用了大量的生物信息学方法和手段，其中包括密码子使用、碱基位置偏好、数据库偏好等。每个蛋白质编码序列都经过 BLASTP、FASTA 分析，用 EMBL、TrEMBL 和 SWISS-PROT 数据库做序列对比。应用 PROSITE 数据库和 TMHMM1.0、SIGNALP 程序进行亚细胞定位的预测。

所有编码序列都用 Rv 加上一个数字命名（如 Rv0001），如果可能，还会有另外一个特定的基因名称（如 *dnaA*）。最初发现具有编码多肽功能的基因共有 3924 个，随后通过基因组学和比较基因组学又发现 13 个基因。这 13 个基因都编码小于 80 个氨基酸的小分子蛋白质，与现有的数据库均无同源性，如果小基因没有同源性很难用生物信息学方法发现。如果应用功能基因组学方法会发现更多这样的小基因。应用标准程序，发现了编码 50 种稳定 RNA 的基因，这些基因编码三种 tRNA：① 10Sa RNA 主管蛋白质的分解；② RNA 酶的组分 RNA 酶 P；③ 45 tRNA。在 61 种可能的密码子中 tRNA 基因使用了 43 种，可以看出，在翻译过程中，尤其是密码子的第三位为 A 或 U 时，不稳定配对很常见。根据基因的功能，可将结核分枝杆菌的基因分为 11 个大类（表 2-3-2）。

表 2-3-2　结核分枝杆菌基因的广义分类

类别	功能	数量	比例（%）	总长度（kb）	编码能力比例（%）
1	脂类代谢	225	5.7	372	9.3
2	信息通路	207	5.2	243	6.1
3	细胞壁和细胞过程	517	13	620	15.5
4	稳定 RNA	50	1.3	10	0.2
5	插入序列、噬菌体	137	3.4	100	2.5
6	PE 和 PPE 蛋白	167	4.2	283	7.1
7	中间代谢和呼吸	877	22.0	985	24.6
8	功能未知蛋白	607	15.3	396	9.9
9	调节蛋白	188	4.7	162	4.0
10	保守推测蛋白	911	22.9	739	18.4
11	毒力、解毒、适应	91	2.3	95	2.4

1. DNA 重复序列　细菌基因组有两种主要形式的 DNA 重复序列：散在重复和串联重复。散在重复序列导致了基因重复、多拷贝的可移动遗传元件，如插入序列的存在。从表 2-3-2 可以看出，插入序列（ISs）和原噬菌体序列占总基因组的 3.4%。到目前为止，在结核分枝杆菌 $H_{37}Rv$ 基因组中发现了 56 个完整或截断的插入序列，而且还发现了许多整合酶片段的存在，它们是插入序列的遗迹。根据它们的组织结构、序列相似性和终端重复性，56 个插入序列元件分别属于 IS3、IS5、IS21、IS30、IS110、IS256、ISL3 和 IS1535 家族。

IS6110 是 IS3 家族成员之一，它不仅在结核分枝杆菌中数量最多，而且被研究得也最详尽。它的拷贝数变异很大，从 0 到大于 25kb，这种巨大差异使 IS6110 成为分型鉴定的理想之选。通过全基因组比较和生物信息学分析，发现结核分枝杆菌 $H_{37}Rv$ 基因组中的 16 个 IS6110 拷贝中的 4 个参与了序列缺失的发生。在某个阶段，两拷贝的 IS6110 位于同一方向，这就为同源重组创造了条件，致使 IS6110 之间的序列发生丢失。

2. 分枝杆菌散在重复单位　分枝杆菌散在重复单位（MIRU）大小为 46 ～ 101bp，根据其序列、长度和结构将它们划分为Ⅰ、Ⅱ、Ⅲ类。这些重复序列分布于结核分枝杆菌的 41 个部位，共有 65 个拷贝，它们大多位于基因之间的操纵子内。大多数的 MIRU 具备开放阅读框架（ORF），它的起始密码子和前一个顺式元件的终止密码子重叠，而终止密码子和下一个基因的起始密码子重叠，这些结构特点提示 MIRU 编码小的多肽，并且参与翻译的偶联。

由于 MIRU 经常以串联重复的方式出现，所以在复制过程中可通过改变重复拷贝的数量表现出多态性，MIRU 这种多变的特性已经有很多报道，而且已被应用到菌种鉴定。从目前来看，基于 MIRU 的分型法要优于基于 IS6110 和直接重复序列法。

3. 其他串联重复序列　很多结核分枝杆菌基因含有多重简短串联重复序列，长度在 9 ～ 351bp。它们绝大多数位于编码序列内，影响 53 个编码富含甘氨酸（PE）- 丙氨酸多态性 GC 序列（PE-PGRS）的蛋白质，影响 27 个编码富含甘氨酸 - 天冬素的蛋白质（PPE），影响 59 个编码其他蛋白质的基因。

由于单碱基多态性比较少见，重复序列拷贝数的变换是分枝杆菌基因组可塑性的重要源泉。结核分枝杆菌 $H_{37}Rv$ 和临床分离株 CDC1551 的全序列比较研究支持这一观点。

4. PE 和 PPE 蛋白质家族　编码 PE 和 PPE 家族的上游序列约占结核分枝杆菌基因组的 9%。牛型分枝杆菌、牛型卡介苗巴斯德株、结核分枝杆菌 CDC1551 与其类似。这两个家族的蛋白有很高的同源性，它们具有保守的 N 端结构域，但 C 端的长度和序列不同，它们具有大量的小分子量的氨基酸如甘氨酸、丙氨酸、丝氨酸、苏氨酸和天冬氨酸。这两个家族蛋白质的特征结构是在第 8、9 位为脯氨酸（P）/ 谷氨酸盐（E），因此分别被命名为 PE、PPE 家族。PE 家族包括富含 GC 主要多态性序列（PGRS）亚家族，PPE 家族包括主要多态性串联重复序列（MPTR），它们都与抗原变异和免疫反应相关。

5. ESAT-6 家族　早期分泌性抗原靶 6（early secretory antigen target 6）因其在 SDS-PAGE 上位

置接近6，故名。实际上，它的分子量为11kDa。ESAT-6采用独立多肽分泌模式，是结核分枝杆菌对数生长早期分泌至培养基的主要成分。ESAT-6是重要的T细胞抗原，也是可以刺激B细胞反应的抗原决定簇。ESAT-6基因存在于结核分枝杆菌复合群，而绝大多数环境分枝杆菌ESAT-6基因缺失，卡介苗在传代过程中丢失了编码ESAT-6的基因，这很可能是卡介苗对肺结核免疫保护效果不理想的原因之一。

四、结核分枝杆菌基因组学展望

1. 分枝杆菌转录组学 转录组是指细菌所有转录产物的总和，是基因组测序的有益补充。定制差异表达扩增文库（differential expression of customized amplification library，DECAL）法将PCR和杂交结合起来，可以检测到不同的mRNA的表达。将DECAL应用于研究异烟肼对结核分枝杆菌的作用中，发现经异烟肼处理后，结核分枝杆菌的*iniA*、*iniB*和*iniC*呈过度表达，而*asd*抑制表达。

在研究分枝杆菌和巨噬细胞间的相互作用中，应用转录序列选择捕获法（selective capture of transcribed sequences，SCOTS）得到了结核分枝杆菌在人类巨噬细胞中特异表达的基因。若干个基因的转录受到了吞噬作用的影响：SigE、SigH，参与应急生存；编码异柠檬酸裂解酶的*aceA*基因在结核分枝杆菌的持留菌感染中起重要作用；*mceIB*基因，当导入大肠埃希菌时可使大肠埃希菌侵入HeLa细胞。

2. 比较基因组学 结核分枝杆菌复合群在核酸水平上缺乏遗传多样性，这就提示结核病的流行历史不长，或者是结核菌遇到了进化上的瓶颈。这种出人意料的均一性反映了其复制机制的忠实性或者是DNA修复机制的有效性。但基因组中并未发现有错配修复系统，这些结果显示对聚合酶介导的滑动错误的修复导致了重复序列的变异。

通过DNA微阵列对结核分枝杆菌$H_{37}Rv$和卡介苗的基因组学比较发现，许多可变区的终点位于基因的内部，提示这些区域代表缺失而不是插入。比较基因组学分析显示，结核分枝杆菌基因组中存在许多序列缺失区域（称为RD区域）（表2-3-3）。RDI区在结核分枝杆菌和牛型分枝杆菌中存在，而在所有的卡介苗中都缺失。9个基因区域（RD4～RD10区，RD12区、RD13区）存在结核分枝杆菌，但在牛型分枝杆菌和卡介苗中缺失。根据以上分析，结核分枝杆菌复合群最近的共同祖先的亲缘关系顺序为最近共同祖先＞结核分枝杆菌＞非洲型分枝杆菌＞田鼠型分枝杆菌＞牛型分枝杆菌＞牛型卡介苗株。如此看来，人型结核菌就不是牛型分枝杆菌演化而来，结核病也不是来自动物源性。与结核分枝杆菌相比，卡介苗丢失了61个基因，这可能与卡介苗失去毒力有关。

表2-3-3 RD区内缺失或截断的基因

缺失区	开放阅读框或基因	功能
RD1	Rv3871～Rv3879c	PE、PPE、ESAT-6、保守的推测蛋白
RD2	Rv1978～Rv1988c	甲基转移酶、透性酶、MPT64、核糖核酸还原酶小亚基、膜分泌蛋白、LysR转录调节子
RD3	Rv1573～Rv1586c	phiRv1原噬菌体
RD4	Rv1505c～Rv1516c	膜蛋白，多糖合成酶类
RD5	Rv2346c～Rv2353c	ESAR-6、QLISS、PE、PPE、磷脂酶C
RD6	Rv3425～Rv3428c	PPE蛋白、ISI532
RD7	Rv1964～Rv1977	运出和整合膜蛋白
RD8	ephA～lpqC	环氧化物水解酶、单氧化酶、脂蛋白、ESAR-6、QLISS、PE、PPE
RD9	CobL～Rv2075	前咕啉甲基化酶、氧化还原酶、运出蛋白
RD10	Rv0221	乙酰辅酶A水合酶、醛脱氢酶（NAD^+）

3. 结核分枝杆菌耐药相关基因突变 中国科学院生物物理研究所毕利军等对来自中国12个省份的161株结核分枝杆菌（其中44株敏感菌、94株多耐药菌、23株泛耐药菌）菌株进行了全基因组测序和系统分析。通过此项研究，获得了我国临床耐药结核分枝杆菌中已知耐药相关基因的突变情况（图2-3-1），新发现了与结核分枝杆菌耐药性相关的72个编码基因和28个基因间隔区的突变。由于该研究分析的菌株来源于全国各地，其结果具有广泛的代表性。该研究的结果为结核分枝杆菌耐药性发生机制的研究和相关药物的研究提供了新的线索。该研究结果显示，中国地区的结核病患者主要受到lineage 2和lineage 4两系结核分枝杆菌的侵染，而且其中95%的lineage 2结核分枝杆菌属于国际上比较关注的北京家族。北京家族的结核分枝杆菌一直被认为有更强的毒性和更容易产生耐药性。

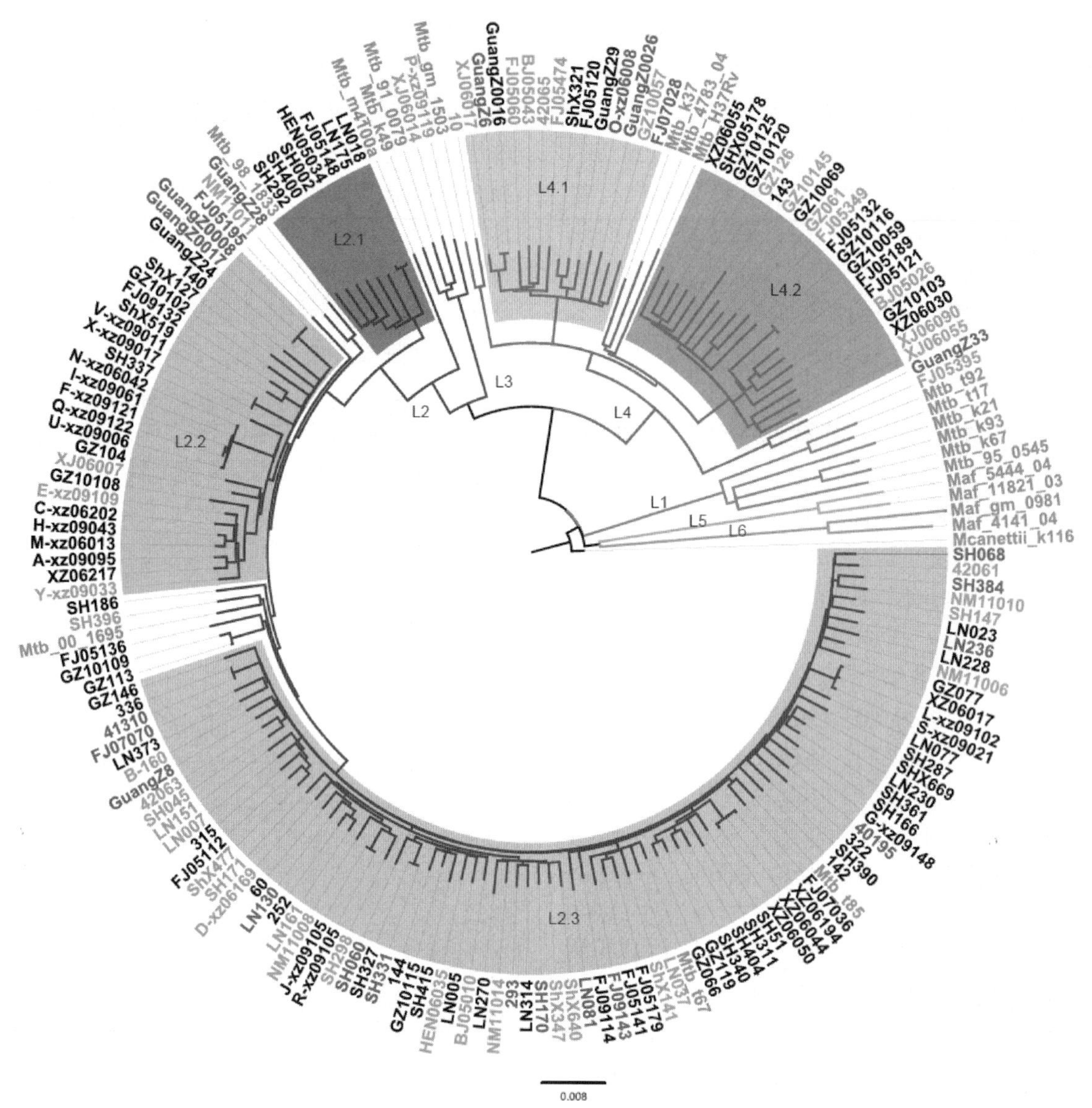

图 2-3-1　结核分枝杆菌耐药相关基因突变信息
摘自 Zhang et al，2013. Nature Genetics，45：1255-1260

第四节　非结核分枝杆菌

非结核分枝杆菌（non-tuberculous mycobacteria，NTM）是引起非分枝杆菌病的致病菌，非结核分枝杆菌是分枝杆菌属中一大群需氧的抗酸杆菌，按其生长速度又分为缓慢生长分枝杆菌（7 天以上形成菌落）和快速生长分枝杆菌（7 天以内可形成菌落）。两者的生物学特性相似，但又有一定的区别。

一、非结核分枝杆菌分类

分枝杆菌可分为结核菌群（*Mycobacterium tuberculosis* complex）和非结核分枝杆菌两大类。目前已知分枝杆菌属有 170 多个种别，新的菌种还在陆续出现。其中，只有一部分菌种对人类有致病性，近年来的研究显示，NTM 感染引起人类疾病的升高趋势已开始受到广泛关注。临床标本常分离到的分枝杆菌及其与人类疾病的相关性如下。

（一）结核分枝杆菌群

结核分枝杆菌群包括前面介绍的 5 种分枝杆菌，常见者为结核分枝杆菌和牛分枝杆菌。结核分枝杆菌是人类肺结核的主要病原菌，大约占

85%。HIV 患者大多属于肺部感染，引起淋巴结核及播散性结核为多。

（二）非结核分枝杆菌群

非结核分枝杆菌群种类繁多，其中对人类有致病性的种别，包括缓慢生长分枝杆菌和快速生长的分枝杆菌，由于非结核分枝杆菌在自然界广泛分布，可引起人类的各种感染，如肺部感染，皮肤、软组织感染等，而且有的感染，如注射部分感染、术后感染等，伤口长期不愈合，其治疗十分困难，因此必须十分注意，做好预防工作，控制非结核分枝杆菌感染的发生，特别是要控制非结核分枝杆菌感染的暴发流行。

1. 缓慢生长菌群 非结核分枝杆菌群的缓慢生长菌群依色素形成的不同而分为三个菌群，即光产色菌群、暗产色菌群和非产色菌群。

（1）缓慢生长光产色菌群：常见者为堪萨斯分枝杆菌（*M.kansaii*）、海分枝杆菌（*M.marinum*）和猿分枝杆菌（*M.simiae*）。形成的菌落于暗处培养呈灰白色，但转移到光线下培养 24h 后，菌落呈橘黄色。

（2）缓慢生长暗产色菌群：主要有瘰疬分枝杆菌（*M.scrofulaceum*）和戈登分枝杆菌（*M.gordonae*）等，偶尔可引起人类感染。

（3）缓慢生长非产色菌群：包括鸟分枝杆菌（*M.avium*）、胞内分枝杆菌（*M.intracellulare*）和蟾蜍分枝杆菌（*M.xenopi*）等。

2. 快速生长菌群 常见者为偶发分枝杆菌（*M.fortuitum*）、脓肿分枝杆菌（*M.absessus*）及龟分枝杆菌（*M.chelonae*），对人类通常引起皮肤、软组织感染，包括外科伤口或创伤后的局部皮肤感染病变。

此外，结核分枝杆菌和非结核分枝杆菌有共同的抗原成分，因而结核菌素皮肤试验呈交叉反应。与结核分枝杆菌相比，非结核分枝杆菌毒力弱，不易对实验动物特别是豚鼠致病；对常用抗结核药有天然耐药性。

二、非结核分枝杆菌形态与染色

非结核分枝杆菌属于分枝杆菌属，为抗酸性的杆菌或短杆菌，有时出现球状，通常长 2 ～ 6μm，有时达 10μm，不形成菌丝或分枝，不形成芽孢，无动力，无荚膜，分枝杆菌的细胞壁含有脂类、多糖和蛋白质复合物，其中蜡质在脂类所含比例最大，由数种成分组成，其中分枝菌酸（mycolic acid）是含有 60 ～ 90 个碳原子的 α- 分枝 -β- 羧基脂肪酸。以不同的功能基团存在。各种临床标本的涂片和抗酸染色非常重要，对于非结核分枝杆菌的龟分枝杆菌、脓肿分枝杆菌、偶发分枝杆菌，常常引起人类皮肤组织感染和伤口感染，其脓液的涂片和抗酸染色对感染的诊断与治疗具有非常重要的指导作用。还有缓慢生长的分枝杆菌，如溃疡分枝杆菌、海分枝杆菌等，也可以引起人类的皮肤和皮下组织感染，而且感染的伤口如治疗不当，伤口会逐渐扩大，因此这些感染的标本涂片和抗酸染色对其感染的诊断和治疗具有重要意义。

三、非结核分枝杆菌生化反应

典型的结核分枝杆菌在 L-J（Lowenstein-Jensen）培养基上为表面粗糙的淡黄色菌落，但有时与非结核分枝杆菌不易区别，需依靠生长试验进行鉴定。

四、非结核分枝杆菌生长特性

原核生物的分类经历了四个主要时期：分枝杆菌分类的第一时期，是从 1880 年以后至 1980 年末，以表型特征性研究为主的分类方法；第二阶段开始于 20 世纪的最后 10 年，是以基因分型研究为主要特征来进行分类。早期的基因分型研究，主要是确定表型分类的合法性，后来基因分型研究逐渐发展为具有很高分辨力的许多新技术。基因型分类的理论基础是检测基因组内种特异性的单核苷酸序列的缺失、插入或置换。16S rRNA 基因编码已用多年，但它仍然是分子分类研究的主要方法。尽管基因方法在分枝杆菌的分类上是重要的，但近年来用于分枝杆菌分类的化学分类法也是非常重要的，如分枝菌酸的检测等，近十年用上述方法对绝大多数分枝杆菌的种别均能做出比较正确的鉴定。

关于分枝杆菌的分类，1959 年 Runyon 根据在培养基上菌落生长速度和光对色素的影响将非结核分枝杆菌分为四群（表 2-4-1）。Ⅰ群：光产色菌群；Ⅱ群：暗产色菌群；Ⅲ群：不产色菌群；Ⅳ群：快速生长菌群。可用生长速度、温度和多种生化反应，以及化学和基因检测等指标做出种别鉴定。

表 2-4-1　非结核分枝杆菌主要类别及其致病性

Runyon 分类	种别	对人的致病性
Ⅰ群，缓慢生长，光产色菌（在固体培养基上接触光线后，培养 7d 以上，能生长出有色素的菌落）	堪萨斯分枝杆菌	+++
	海分枝杆菌	++
	猿分枝杆菌	+
Ⅱ群，缓慢生长，暗产色菌（在固体培养基上，在明或暗处，经培养 7d 以上，均能生长出有色素的菌落）	瘰疬分枝杆菌	++
	戈登分枝杆菌	+
	慢生黄分枝杆菌	+
	苏尔加分枝杆菌	++
Ⅲ群，缓慢生长，非产色菌（在固体培养基上，不管在有光或暗处，经培养 7d 以上，均能生长出不产色素的菌落）	鸟分枝杆菌 *	+++
	胞内分枝杆菌 *	+++
	蟾蜍分枝杆菌	+
	溃疡分枝杆菌	++
	马尔摩分枝杆菌	+
	胃分枝杆菌	+
	地分枝杆菌	+
	次要分枝杆菌	+
	嗜血分枝杆菌	+
Ⅳ群，快速生长分枝杆菌（在固体培养基上，经培养 7d 以内能生长出菌落）	偶发分枝杆菌	++
	龟分枝杆菌	++
	耻垢分枝杆菌	+

* 鸟分枝杆菌与胞内分枝杆菌极相似，不易区分，常称鸟 - 胞内分枝杆菌复合体（群）。

Ⅰ群：光产色菌群，在光线照射下形成有色素的菌体称为光产色菌（photochromogens），即在黑暗处，菌体不形成色素，但暴露于光线下经培养后，会形成色素。

Ⅱ群：暗产色菌群，在光照下与黑暗处均会形成有色素的菌体，称为暗产色菌（scotochromogens），即不论在光线下或黑暗处均会形成黄色到橘黄色的菌落，有些菌株会因连续光照而增强色素的深度。

Ⅲ群：不产色菌群，即使光照也不会产生色素，称为非产色菌（nonphotochromogens），即无论在光照下或黑暗处仍是淡黄色的菌落。

Ⅳ群：快速生长菌群。

1994 年出版的 *Bergey's Manual of Determinative Bacteriology* 将结核分枝杆菌分为缓慢生长分枝杆菌和快速生长分枝杆菌两大类。

2001 年出版的 *Bergey's Manual of Systematic Bacteriology*（第 2 版），将分枝杆菌属分类为放线菌纲的第 5 亚纲（放线菌亚纲）第一目即放线菌目，第 7 亚目（棒状杆菌亚目）第 4 科，即分枝杆菌科（Mycobacteriaceae），其第一属，即分枝杆菌属（*Mycobacterium*）。

2003 年意大利学者将 1990 年以来新定种的非结核分枝杆菌分成缓慢生长分枝杆菌和快速生长分枝杆菌两大类。两者又分为产色素的分枝杆菌和不产色素的分枝杆菌，即产色素的缓慢生长分枝杆菌；不产色素的缓慢生长分枝杆菌；产色素的快速生长分枝杆菌；不产色素的快速生长分枝杆菌；此外，还有环境中的分枝杆菌及鸟分枝杆菌的 4 个新亚种（表 2-4-2）。

表 2-4-2　1990 年以来命名的非结核分枝杆菌的分类情况

类别	菌种名称
产色素的缓慢生长分枝杆菌	波西米亚分枝杆菌、隐藏分枝杆菌、出众分枝杆菌、安格纳分枝杆菌、半岛分枝杆菌、中庸分枝杆菌、中间分枝杆菌、库必卡分枝杆菌、慢生黄分枝杆菌、托斯卡纳分枝杆菌
不产色素的缓慢生长分枝杆菌	布氏分枝杆菌、肯替分枝杆菌、日内瓦分枝杆菌、海德堡分枝杆菌、湖分枝杆菌（*M.lacus*）、邵特分枝杆菌、三重分枝杆菌
产色素的快速生长分枝杆菌	象分枝杆菌、黑森分枝杆菌（*M.hassiscum*）、新城分枝杆菌
不产色素的快速生长分枝杆菌	脓肿分枝杆菌、蜂房分枝杆菌、冬天分枝杆菌、汇合分枝杆菌、顾德分枝杆菌、赫乐斯坦分枝杆菌、免疫分枝杆菌、马德里分枝杆菌、产黏分枝杆菌、外来分枝杆菌、败血分枝杆菌、沃林斯基分枝杆菌
环境中的分枝杆菌	波特尼亚分枝杆菌（*M.botniense*）、氯酚红分枝杆菌、库克分枝杆菌、弗瑞克斯堡分枝杆菌、爱乐兰分枝杆菌、霍氏分枝杆菌、马达加斯加分枝杆菌、墙壁分枝杆菌、万巴林分枝杆菌（*M.vanbaalenii*）
新的亚种	鸟分枝杆菌鸟亚种、鸟分枝杆菌副结核亚种、鸟分枝杆菌森林亚种、鸟分枝杆菌人亚种、牛分枝杆菌山羊亚种（*M.bovis subsp.caprae*）

许多非结核分枝杆菌存在于土壤、水、污水和气溶胶中，以及鸟、鱼、家畜等均可存在，国内外研究发现，非结核分枝杆菌现有种群分布中

鸟－胞内分枝杆菌和龟/脓肿分枝杆菌是引起非结核分枝杆菌病的主要分离菌种。2015年，Yan Shao等从60株非结核分枝杆菌中分离出41株鸟－胞内分枝杆菌和6株龟/脓肿分枝杆菌。2016年王冬梅等在我国四川地区分离的125株非结核分枝杆菌种群鉴定中也是以鸟－胞内分枝杆菌和龟/脓肿分枝杆菌为主，提示在中国鸟－胞内分枝杆菌和龟/脓肿分枝杆菌可能是导致人类疾病的主要致病菌种。

五、非结核分枝杆菌致病性

非结核性分枝杆菌可侵犯全身许多脏器和组织，其中以肺部最为常见。肺外病变包括淋巴结、皮肤、软组织、骨骼等。

1. 慢性肺病　常见致病菌为MAC、堪萨斯分枝杆菌、偶发分枝杆菌、脓肿分枝杆菌及蟾蜍分枝杆菌等。上述细菌引起的肺部病变与肺结核很相似。患者常有慢性阻塞性肺疾病、肺结核、硅沉着病（矽肺）、肺脓肿、支气管扩张、囊性纤维化、糖尿病、溃疡病及应用激素、免疫抑制剂的病史。男性多于女性，症状有咳嗽、咳痰、咯血、胸痛、呼吸困难、低热、消瘦、乏力，但缺乏特异性，病情进展慢。X线胸片上病变多见于右上肺，显示浸润、空洞、结节、纤维干酪和广泛纤维收缩等多种病变。空洞发生率高达80%，呈单发或多发，胞内分枝杆菌引起的空洞多位于胸膜下，壁薄，周围渗出少。瘰疬分枝杆菌引起儿童的肺部病变表现与原发型肺结核相似。MAC感染可表现为弥漫性播散性病灶。NTM感染时，自病变初期到形成空洞常需2～4年。此外，很少发生胸膜反应渗出。

2. 淋巴结炎　由非结核性分枝杆菌引起的淋巴结炎远比淋巴结核多见。致病菌以鸟－胞内分枝杆菌、瘰疬分枝杆菌及海分枝杆菌多见。多见于12岁以下儿童，以2～4岁儿童为主，0～5岁患儿占91%，发病率10倍于结核性淋巴结炎。患儿多有玩泥土、塘水习惯。病变位于颈部、颌下、腹股沟、肱骨内上髁、腋窝，淋巴结肿大，不疼，但可有触痛，进展缓慢。淋巴结破溃后形成窦道。恶化与好转反复交替，最后以纤维化和钙化结局。

3. 脑膜炎　常见于艾滋病、背部创伤及神经外科手术后患者。以鸟分枝杆菌、偶发分枝杆菌、瘰疬分枝杆菌及堪萨斯分枝杆菌引起者多见，其临床表现颇似结核性脑膜炎，但病死率较高。

4. 皮肤和软组织感染　由海分枝杆菌感染，多见于游泳池或海水中游泳者皮肤擦伤，如肘、膝、踝、指（趾）处皮肤，开始时为红褐色小丘疹、小结节或斑块，随后软化破溃成为浅表性溃疡，常可迁延数月乃至数年，但不会形成瘘管。偶尔病变沿淋巴管呈向心性发展，病变多呈自限性。偶然分枝杆菌复合群可经局部皮肤伤口入侵形成局限性脓肿、局灶性蜂窝织炎，多为医源性感染。溃疡分枝杆菌常引起小腿和前臂无痛性皮下结节，继而形成水疱，破溃导致坏死性溃疡，表面覆盖黄色坏死物，周围皮肤隆起，色素沉着，称为Baimsdal溃疡（在澳大利亚称Searl病；在乌干达称Buruli溃疡），后期机化形成瘢痕可致畸形。瘰疬分枝杆菌也可引起皮肤肉芽肿性结节，破溃伴瘘管形成，同时伴淋巴结肿大。堪萨斯分枝杆菌感染常可引起疣状或肉芽肿样丘疹及坏死性丘疹性脓疱等。偶有隆乳术后引发乳腺NTM感染。

5. 骨骼系统病变　致病菌以堪萨斯分枝杆菌、鸟－胞内分枝杆菌、土地分枝杆菌及海分枝杆菌多见，常由伤口接触土壤、水而感染。可引起骨骼、关节、腱鞘、滑囊及骨髓感染。非结核分枝杆菌据文献报道很容易通过一些开放性创伤、外科手术或骨伤等引发二次非结核分枝杆菌感染（图2-4-1～图2-4-5，彩图1和彩图2）。我国近几年也有较多文献报道由非结核分枝杆菌引起的髋关节、膝关节、脊柱等骨伤感染。

6. 血源性播散性分枝杆菌病　血源性播散性分枝杆菌病见于严重细胞免疫抑制者，如血液系统恶性肿瘤或同时接受肾上腺糖皮质激素治疗及艾滋病患者。致病菌多为鸟－胞内分枝杆菌，其次为堪萨斯分枝杆菌及瘰疬分枝杆菌。其临床特点是病程长而有起伏，可累及各系统器官，对抗结核药物耐药，预后差，病死率高。肺部病变表现为炎性改变，其中1/4呈粟粒样改变，也可出现肝脾大。瘰疬分枝杆菌和鸟－胞内分枝杆菌可引起全身性淋巴结肿大，其组织学酷似结节病。这两种细菌还可引起广泛的多发性骨骼病变，表现为慢性骨髓炎和窦道形成，迁延多年不愈或反复发作。鸟－胞内分枝杆菌还可引起广泛性腹腔内感染，包括肠系膜、腹膜后淋巴结和内脏弥漫性粟粒性病变等。

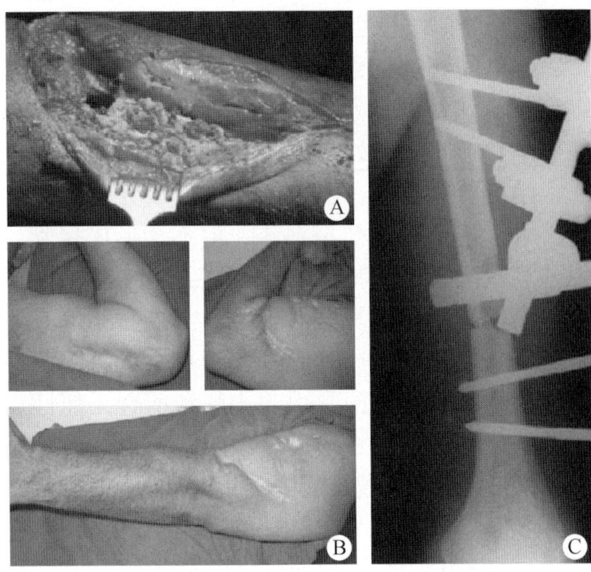

图 2-4-1　男性，32 岁。左侧肱骨开放粉碎性骨折治疗两周后由偶发分枝杆菌引起肱骨二次感染

A. 照片显示开放的伤口，广泛污染的开放骨折伤口清创术；B. 临床照片显示最终的活动范围；C. 原位 X 线片的肱骨前后的视图显示外固定器

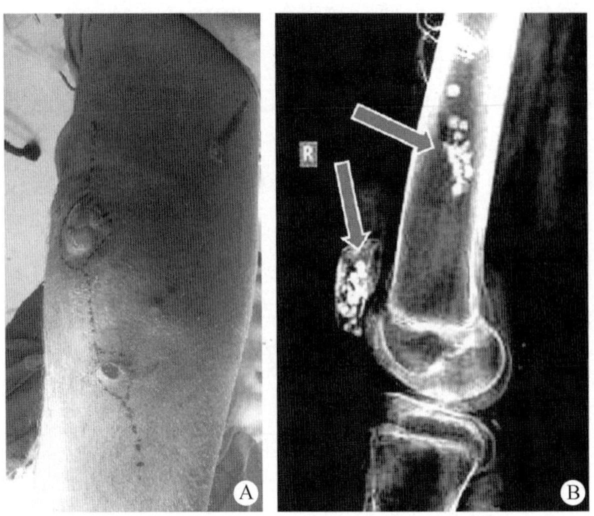

图 2-4-2　男性，15 岁。右腿开放性骨折后由非结核分枝杆菌引起的膝关节髌骨和股骨感染

A. 右膝盖多个开放性创面；B. 术后膝关节外侧视图的 X 线片显示髌骨和股骨感染（箭头）

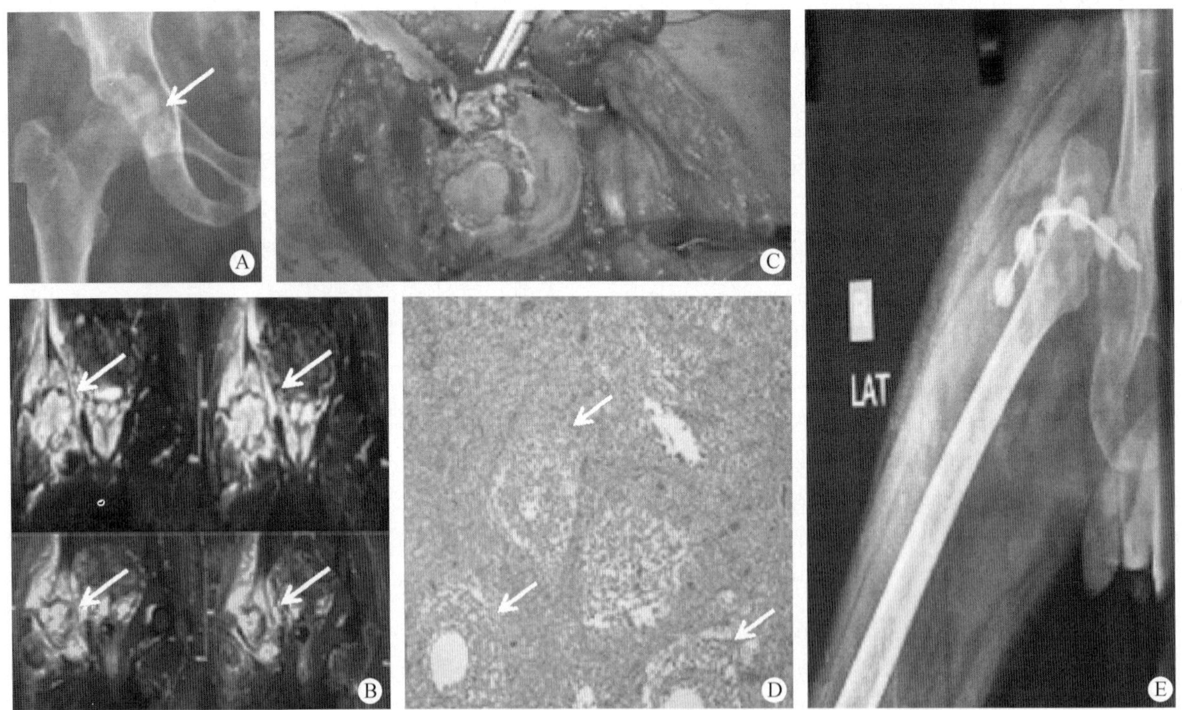

图 2-4-3　男性，42 岁。龟分枝杆菌引起的间歇性右臀部钝痛感染进一步引起骨和软骨感染

A. 臀部 X 线片显示髋关节空间和破坏性的变化（箭头）；B. 臀部磁共振成像显示关节软组织和股骨头关节内破坏；C. 术中照片显示销毁和不规则的股骨头；D. 组织病理学，缩影照片显示肉芽肿性炎症存在抗酸的细菌（箭头）；E. 术后臀部与大腿侧面 X 线片显示切除受损的股骨头和插入的抗生素黏合球

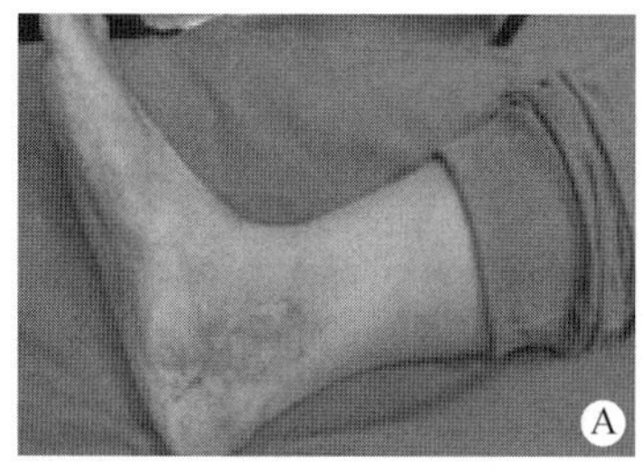
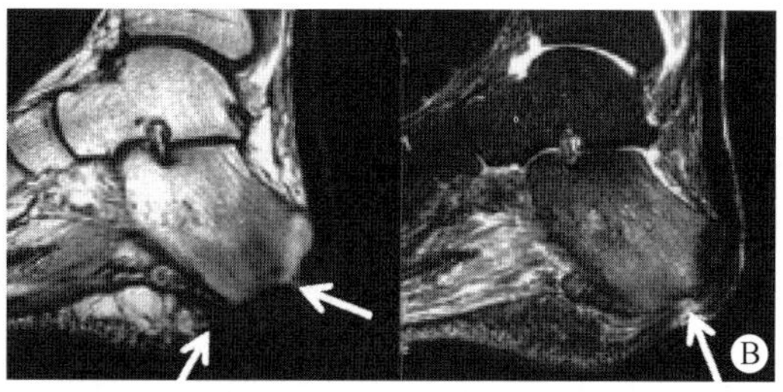
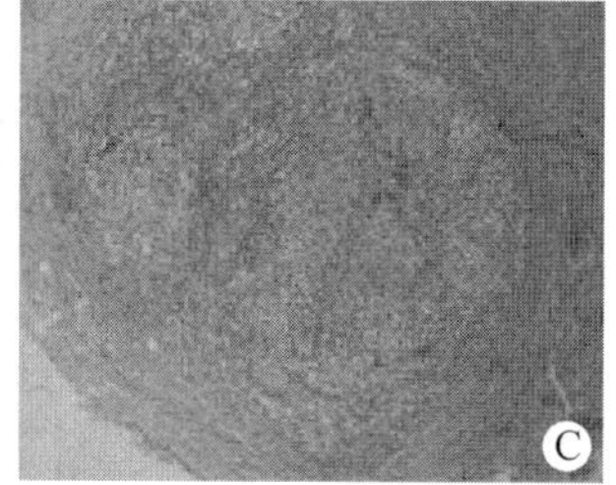

图 2-4-4　女性，36 岁。由非结核分枝杆菌引起的右侧跟骨肿痛和干酪样坏死肉芽肿性炎症

A. 临床照片显示足跟部手术瘢痕；B. 磁共振成像前后对比显示软组织足底筋膜水肿（箭头）；C. 组织病理学缩影照片显示干酪样坏死肉芽肿性炎症

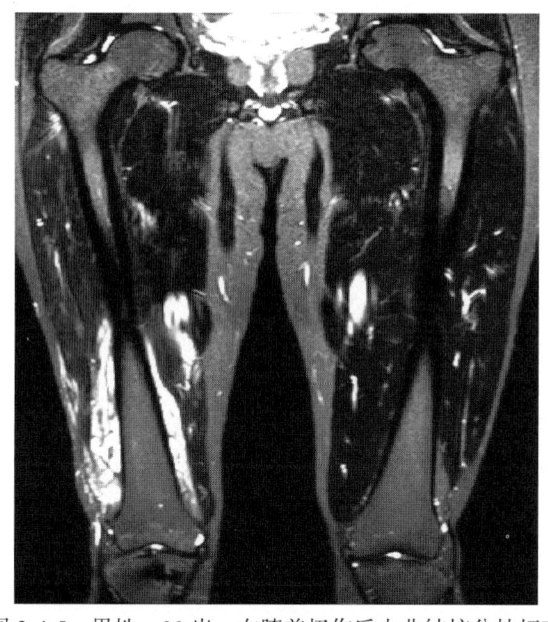

图 2-4-5　男性，30 岁。右膝盖扭伤后由非结核分枝杆菌引起的二次感染（腿部脓肿）

7. 其他部位感染　尚有 MAC 引起泌尿、生殖系统感染；偶发分枝杆菌引起眼部及牙齿感染；林达分枝杆菌（*M.linda*）引起胃肠道感染；副结核分枝杆菌和斑尾林鸽分枝杆菌（*M.wood pigeon*）与克罗恩病有关。

8. 医院感染　近年来 NTM 引起医院内感染已受到重视。世界上已有 26 起 NTM 感染的暴发流行报道，常见致病菌由快速生长的龟分枝杆菌、脓肿分枝杆菌所引起。主要发生于手术污染、介入治疗污染、插管污染、人工透析污染及心脏体外循环污染等情况下引起的感染。1998 年，我国深圳市某医院在 2 个月内因消毒液错配导致 168 例患者手术后受脓肿分枝杆菌感染的暴发流行，手术后患者发病率为 57.53%（168/292），其特点为发病人数多、发病率高、潜伏期长，是一次罕见的医院感染。

（李青峰　王冬梅　罗　佳）

参考文献

郭玲，叶丽艳，赵强，等，2012. 龟脓肿分枝杆菌引起关节感染 1 例 . 中华医院感染学杂，9（22）：1798.

李仲兴，2015. 非结核分枝杆菌与临床感染 . 北京：科学出版社 .

刘思静，蒋明娟，蒲启康，等，2017. 结核分会杆菌 clp2 抗原表位预测与分析 . 四川大学学报：医学版，2：244-247.

王冬梅，朱玛，徐园红，等，2016. 四川地区非结核分枝杆菌耐药情况与临床相关性研究 . 中华传染病杂志，9（34）520-523.

杨淑芹，梁建琴，刘桂增，等，2016. 戈登分枝杆菌广泛骨感染一例 . 中国防痨杂志，5（38）：415-417.

张微，张丽杰，齐典文，等，2017. 偶发分枝杆菌致髋关节感染一例 . 中国热带医学，1（17）：104-106.

赵娜，刘金霞，孙殿兴，等，2017. 结核分枝杆菌基因多态性研究在耐药监测和流行病学调查中的应用 . 中国基层医药，24（4）：620-625.

Alli OA，Ogbolu OD，Alaka OO，2011. Direct molecular detection of Mycobacterium tuberculosis complex from clinical samples—an adjunct to cultural method of laboratory diagnosis of tuberculosis. N Am J Med Sci，3（6）：281-288.

Blanc P，Dutronc H，Peuchant O，et al，2016. Nontuberculous Mycobacterial Infections in a French Hospital：a 12-Year Retrospective Study. PLoS One，11（12）：e0168290.

Drobniewski F，Nikolayevskyy V，Balabanova Y，et al，2012. Diagnosis of pulmonary tuberculosis and drug resistance：what can new tools bring us. Int J Tuberc Lung Dis，16（7）：860-870.

Gundavda MK，Patil HG，Agashe VM，et al，2017. Nontuberculous mycobacterial infection of the musculoskeletal system in immunocompetent hosts. Indian J Orthop，51（2）：

205-212.

Halsema CL, Chihota VN, Nicolaas C, et al, 2015. Clinical Relevance of Nontuberculous Mycobacteria Isolated from Sputum in a Gold Mining Workforce in South Africa: An Observational, Clinical Study. Biomed ResInt, 2015（9）: 959107.

Hoi YJ, Kim HJ, Shin HB, et al, 2012. Evaluation of peptide nucleic acid probe-based real-time PCR for detection of Mycobacterium tuberculosis complex and nontuberculous mycrobacteria in respiratory specimens. Ann Lab Med, 32（4）: 257-263.

Kim CJ, Kim UJ, Kim HB, et al, 2016. Vertebral osteomyelitis caused by non—tuberculous mycobacteria: predisposing conditions and clinical characteristics of six cases and a review of 63 cases in the literature. Infect Dis（Lond）, 48（7）: 509-516.

McNerney R, Maeurer M, A bubakar I, et al, 2012. Tuberculosis diagnostics and biomarkers: needs, challenges, recent advances, and opportunities. J Infect Dis, 15: 205-210.

Moure R, Torres M, Martin R, et al, 2012. Direct detection of Mycobacterium tuberculosis complex in clinical samples by a molecular method based on GenoQuick technology. J Clin Microbiol, 50（6）: 2089-2091.

Piersimoni C, Scarparo C, 2003. Relevance of commercial amplification methods for direct detection of Mycobacterium tuberculosis complex in clinical samples. J Clin Microbiol, 41（12）: 5355-5365.

Roche PW, Feng CG, Britton WJ, 1997. Human T-cell epitopes on the Mycobacterium tuberculosis secreted protein MPT64. Scand J Immunol, 45（5）: 499-503.

Rotherham LS, Maserumule C, Dheda K, et al, 2012. Selection and application of ssDNA aptamers to detect active TB from sputum samples. PLoS One, 7（10）: e46862.

Shao Y, Chen C, Song H, et al, 2015. The Epidemiology and Geographic Distribution of Nontuberculous Mycobacteria Clinical Isolates from Sputum Samples in the Eastern Region of China. PLoS Negl Trop Dis, 9（3）: e0003623.

Singh A, Kashyap VK, 2012. Specific and rapid detection of Mycobacterium tuberculosis complex in clinical samples by polymerase chain reaction. Interdiscip Perspect Infect Dis, 2012（9）: 654-694.

Tortoli E, 2003. Impact of genotypic studies on mycobacterial taxonomy: the new Mycobacteria of the 1990s. Clin Microbiol Rev, 16（2）: 319-354.

Tukvsdze N, Kempker RR, Kalandadze I, et al, 2012. Use of a molecular diagnostic test in AFB smear positive tuberculosis suspects greatly reduces time to detection of multidrug resistant tuberculosis PLoS One, 7（2）: e31563.

Velayati AA, Farnia P, Mozafari M, et al., 2015. Non-tuberculous Mycobacteria Isolation from Clinical and Environmental Samples in Iran: Twenty Years of Surveillance. Biomed Res Int, 254-285.

Wildner LM, Bazzo ML, Liedke SC, et al, 2014. Mycobacteria mobility shift assay: a method for the rapid identification Of Mycobacterium tuberculosis and nontuberculous mycobacteria. Mem Inst OswaldoCruz, 109（3）: 356-361.

Wu J, Zhang Y, Li J, et al, 2014. Increase in Nontuberculous Mycobacteria Isolated in Shanghai, China: Results from a Population-Based Study. PLoS One, 9（10）: e109736.

Zar HJ, Workman L, Issacs W, et al, 2012. Rapid molecular diagnosis of pulmonary tuberculosis in children using nasopharyngeal specimens. Clin Infect Dis, 55（8）: 1088-1095.

Zhang H, Li D, Zhao L, et al, 2013. Genome sequencing of 161 Mycobacterium tuberculosis isolates from China identifies genes and intergenic regions associated with drug resistance. Nature Genetics, 45（10）: 1255-1260.

第三章　病　理　学

结核病是由结核分枝杆菌引起的一种慢性传染病。致病的结核分枝杆菌主要是人型结核分枝杆菌，少数是牛型分枝杆菌。结核病通常以吸入带菌的飞沫或灰尘微粒等，而在人与人之间传播。呼吸道传播是最常见和最重要的途径，也可因饮用带菌牛奶或经创口入侵人体等途径传播。结核病曾经是世界人口死亡的重要原因之一，后随着居住条件改善及药物应用其发病率大大下降，然而20世纪80年代之后随着艾滋病和结核耐药问题的出现，再次将结核病引入公众的视野。

结核病的发生主要取决于感染细菌的数量及其毒力的大小和机体的反应性，即免疫反应和变态反应。对人体致病的主要物质是菌体和细胞壁内的某些致病物质，包括脂质、蛋白质和多糖，这些致病物质作为抗原，刺激不同的T淋巴细胞产生不同的细胞因子，或引起机体的变态反应，或引起机体的免疫反应。结核病的免疫反应和变态反应（Ⅳ型）常同时发生和相伴出现。结核分枝杆菌进入人体后被巨噬细胞吞噬，活化的巨噬细胞形成早期感染病灶。结核分枝杆菌在巨噬细胞内生长，形成中心为干酪样坏死的结核灶，能限制结核分枝杆菌继续复制。干酪样坏死灶中包含具有生长能力但不繁殖的结核分枝杆菌，干酪样坏死灶一旦液化便给结核分枝杆菌提供理想的繁殖环境。由T细胞介导的免疫反应和Ⅳ型变态反应在此期形成。从而对结核病的演变、转归起决定性的影响。

第一节　结核病基本病理变化

结核病无论发生在什么器官和组织，基本病变均为渗出性病变、坏死性病变和增生性病变。这三种病变通常共存于病灶中，但是常以一种病变为主。

一、以渗出为主的病变

出现在结核性炎症的早期或机体免疫力低下、变态反应较强时，表现为浆液性或浆液纤维素性炎（图3-1-1，彩图3），并可见巨噬细胞增生，渗出液和巨噬细胞中可查见结核分枝杆菌。此型病变好发于肺、浆膜、滑膜和脑膜等处。渗出物可完全吸收不留痕迹，或转变为以增生为主或以坏死为主的病变。

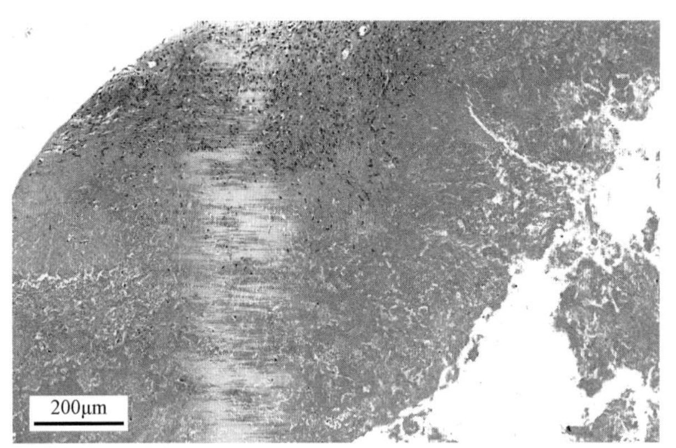

图3-1-1　滑膜结核，见大片纤维素性渗出病变（HE×100）

二、以增生为主的病变

以增生为主的病变是结核病组织形态学较为特征性的病变，主要表现为结核结节，当感染的结核分枝杆菌数量少、毒力低、免疫反应较强时，出现以增生为主的病变。结核结节中心常为干酪样坏死，坏死周围为上皮样细胞、散在多少不等的朗汉斯巨细胞，结节的外周为淋巴细胞及少量反应性增生的成纤维细胞。上皮样细胞呈梭形或多边形，核呈圆形或卵圆形，染色质稀少甚至可呈空泡状，核内有1～2个小核仁，胞质丰富，HE染色呈淡伊红色，境界不清，而朗汉斯巨细胞由多数上皮样细胞互相融合而成（图3-1-2、图3-1-3，彩图4、彩图5）。朗汉斯巨细胞为一种多核巨细胞，直径可达300μm，细胞核的数目为数个至数十个不等，呈花环状、马蹄状排列在胞质周边区或密集于胞体的一端，其细胞质丰富，细胞质突起常和上皮样细胞的细胞质突起相连接。

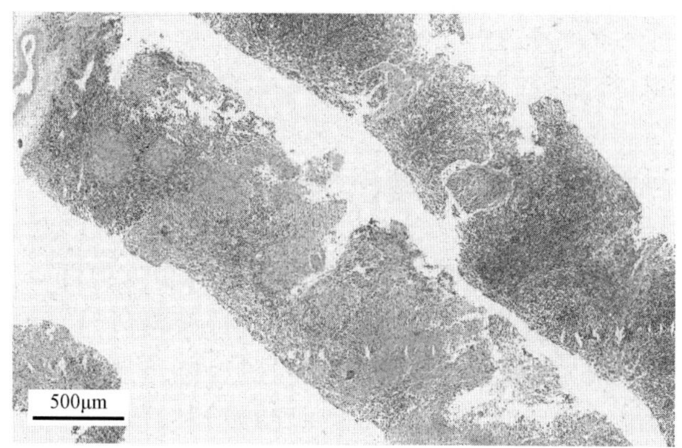

图 3-1-2　淋巴结结核（增生为主型）低倍镜下见多个结核结节（HE×40）

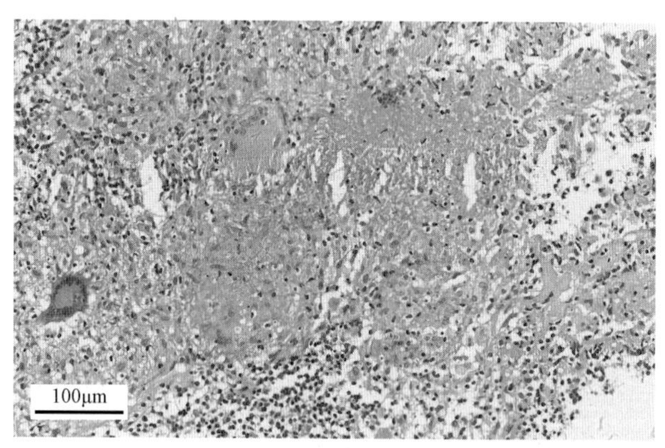

图 3-1-3　与图 3-1-2 为同一病例，结核结节由上皮样细胞、朗汉斯巨细胞及淋巴细胞等组成，结节中央可见干酪样坏死（HE×200）

三、以坏死为主的病变

在结核分枝杆菌数量多、毒性强，机体抵抗力低或变态反应强烈时，上述以渗出为主或以增生为主的病变均可继发干酪样坏死（图 3-1-4、图 3-1-5，彩图 6、彩图 7）。坏死组织中含有结核分枝杆菌的脂质和巨噬细胞在变性坏死中所产生的细胞内脂质，这种坏死组织淡黄色，均匀细腻，细颗粒状，状似奶酪，又称干酪样坏死，镜下为红染无结构的颗粒状物。干酪样坏死对结核病病理诊断具有一定的意义。以上三种病变随着机体的免疫反应与变态反应的强弱变化而相互转化。

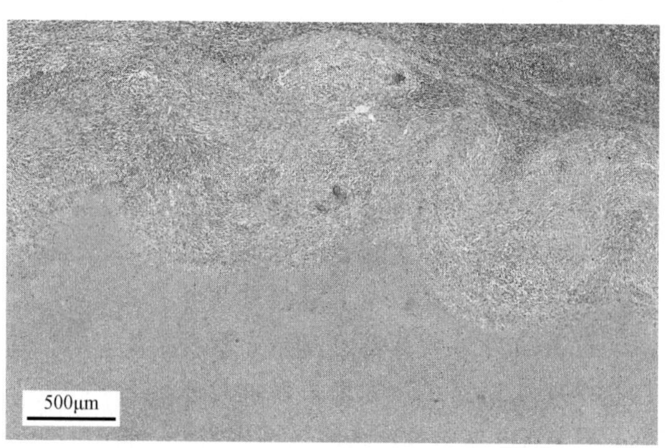

图 3-1-4　淋巴结结核（坏死为主型）低倍镜见大片干酪样坏死（HE×40）

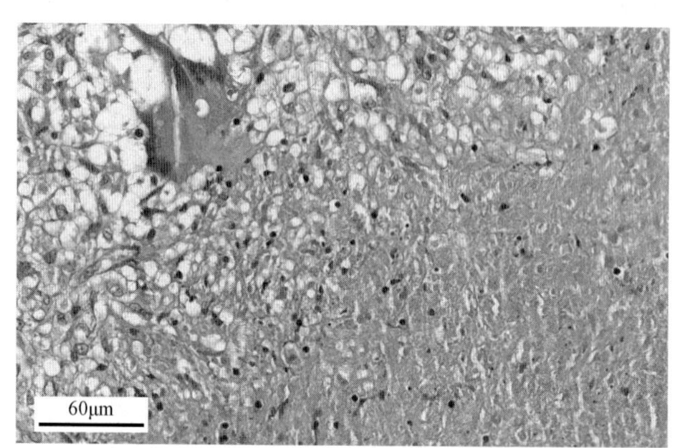

图 3-1-5　与图 3-1-4 为同一病例，干酪样坏死组织周边可见朗汉斯巨细胞（HE×400）

第二节　骨关节结核病理特征

骨与关节结核是继发性病变，多见于儿童和青少年，约 80% 以上的原发病灶在肺和胸膜。原发病灶中的结核分枝杆菌一般是通过血流到达骨与关节，并引起发病（血源性感染）；少数由邻近结核病灶蔓延而来。骨结核多侵犯脊椎骨、指骨及长骨骨骺（股骨下端和胫骨上端）等处。病变常由松质骨内的小结核病灶开始，以后发展为干酪样坏死型或增生型。结核分枝杆菌首先在骨或滑膜繁殖，形成单纯骨与滑膜结核，此时关节功能受影响较轻。如病变继续发展，可形成全关节结核，使关节功能部分或全部消失（图 3-2-1）。

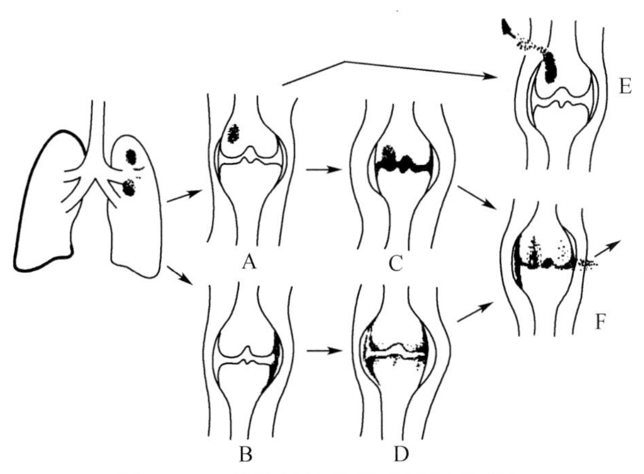

图 3-2-1　骨关节结核病理发展示意图

A. 单纯骨结核；B. 单纯滑膜结核；C. 由骨结核引起的全关节结核；D. 由滑膜结核引起的全关节结核；E. 单纯骨结核穿破皮肤形成窦道；F. 全关节结核穿破皮肤形成窦道

病理改变表现为以下几方面：

1. 骨结核　按骨的致密程度可分为松质骨和密质骨。松质骨结核可分为中心型结核和边缘型结核两种。中心型结核以浸润及坏死为主，坏死骨组织游离后形成死骨，死骨吸收后遗留骨空洞；边缘型结核不易形成大块死骨，小块死骨也常被吸收，故仅形成局限性骨质缺损。密质骨结核多自髓腔开始，以局限性溶骨性破坏为主，一般不形成大块死骨。所生脓液沿 Volkmann 管汇流到骨膜下，将骨膜掀起，并刺激骨膜形成新骨。脓液多次外溢，将骨膜多次掀起，则新骨呈葱皮样外观。管状骨干骺端具有松质骨和密质骨两种成分，因而该处病变也同时具有两种病变特点（图 3-2-2 ～图 3-2-4，彩图 8 ～彩图 10）。

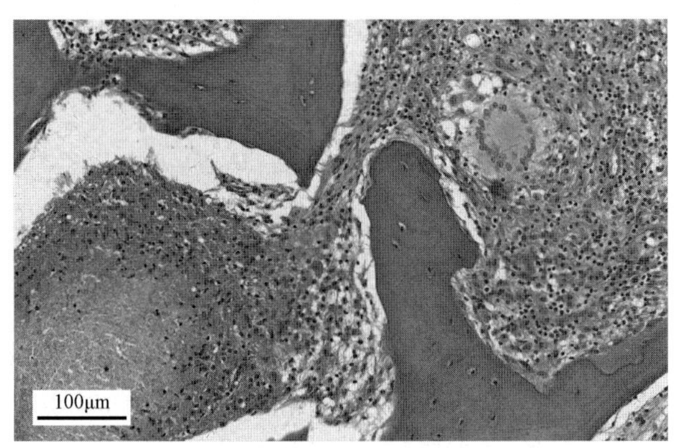

图 3-2-2　椎体结核，骨髓内可见干酪样坏死及朗汉斯巨细胞（HE × 200）

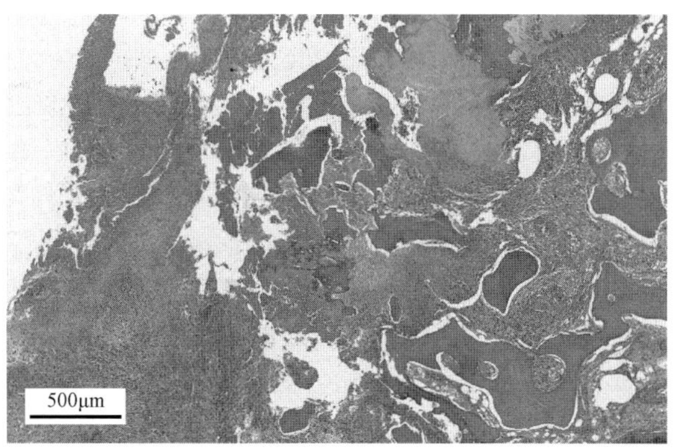

图 3-2-3　左膝关节结核，低倍镜可见骨小梁破坏，并见渗出、干酪样坏死及朗汉斯巨细胞（HE × 40）

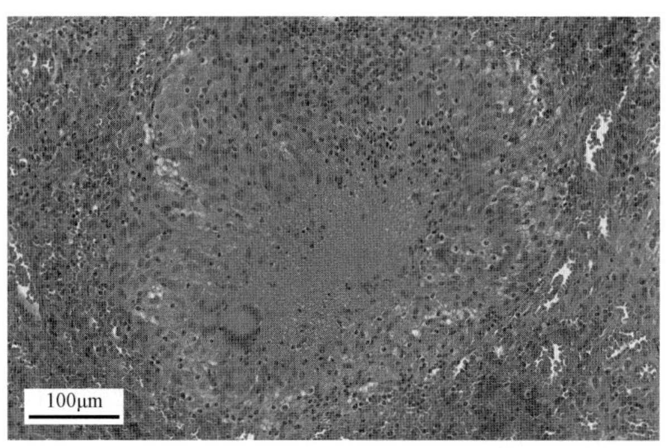

图 3-2-4　与图 3-2-3 为同一病例，高倍镜骨髓内可见典型的结核结节：中心干酪样坏死周围围绕上皮样细胞、淋巴细胞，并见散在的朗汉斯巨细胞（HE × 200）

2. 滑膜结核　滑膜分布于关节、腱鞘和滑囊的内面。滑膜感染结核后则滑膜肿胀、充血，炎性细胞浸润，渗液增加（图 3-1-1）。滑液内凝固的纤维蛋白块经关节或肌腱的滑动作用可造成瓜子仁样、白色、有光泽的米粒体。晚期滑膜增生肥厚。

3. 全关节结核　关节主要由骨端松质骨、关节软骨面和滑膜三种组织构成。软骨本身血运很少，因而血源性软骨结核极少见。骨端松质骨与滑膜同时感染的也很少见。因此，最早的关节结核都是单纯骨结核或单纯滑膜结核。此期病变就称为单纯结核阶段。单纯结核进一步发展，滑膜结核的肉芽组织可侵入关节软骨面的上方和下方，使关节软骨面坏死脱落，并破坏骨端松质骨。骨端松质骨结核的脓液亦可穿破关节软骨面进入关节腔，累及滑膜组织。两种单纯病变的发展结果相同，即构成关节的三种组织都被累及，就称为全关节结核。此期病变也就称为全关节结核阶段。软骨面小部分被破坏，如病变及时停止，再经过积极的功能锻炼，尚能保存大部分关节功能。此期病变就称为早期全关节结核阶段。如软骨面大部分被破坏，则关节活动的基础丧失，病变虽然停止，关节功能将大部分丧失甚至发生纤维性或骨性强直，此期病变就称为晚期全关节结核阶段。

第三节　结核病变的转化规律

一、转向愈合

1.吸收消散　为渗出性病变的主要愈合方式，渗出物经淋巴道吸收而使病灶缩小或消散。X线检查可见边缘模糊、密度不匀、呈云絮状的渗出性病变的阴影逐渐缩小或被分割成小片，以致完全消失，临床上称为吸收好转期。较小的干酪样坏死灶及增生性病灶，经积极治疗也有吸收消散或缩小的可能。

2.纤维化钙化　增生性病变和小的干酪样坏死灶可逐渐纤维化，最后形成瘢痕而愈合，较大的干酪样坏死灶难以全部纤维化，则由其周边纤维组织增生将坏死物包裹，继而坏死物逐渐干燥浓缩，并有钙盐沉积。钙化的结核灶内常有少量结核分枝杆菌残留，此病变临床虽属愈合，但是当机体抵抗力降低时仍可复发进展。X线检查，可见纤维化病灶呈边缘清楚、密度增高的条索状阴影；钙化灶为密度甚高、边缘清晰的阴影，临床称为硬结钙化期（图3-3-1，彩图11）。

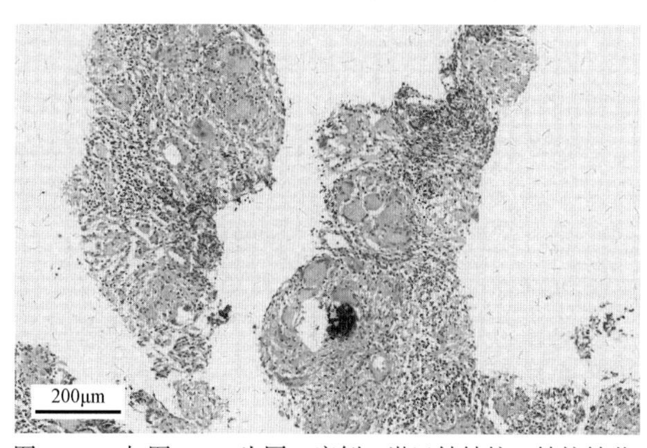

图3-3-1　与图3-1-2为同一病例，淋巴结结核，结核结节内见钙化（HE×100）

二、转向恶化

1.浸润进展　疾病恶化时，病灶周围出现渗出性病变，范围不断扩大并继发干酪样坏死。X线检查可见原病灶周围出现絮状阴影，边缘模糊，临床上称为浸润进展期。

2.溶解播散　疾病恶化时，干酪样坏死物可发生液化，形成的半流体物质可经体内的自然管道排出，致使局部形成空洞。空洞内液化的干酪样坏死物中含有大量结核分枝杆菌，可通过自然管道播散到其他部位，形成新的结核病灶。X线检查可见病灶阴影密度高低不一，出现透亮区及大小不等的新播散病灶阴影。临床称为溶解播散期。此外，结核分枝杆菌还可随血液循环及淋巴播散至全身各处。

第四节　骨关节结核病变的分型

根据不同学科，骨关节结核病变分型主要有病理分型、部位分型、影像学分型。按病理分型对于脊柱结核的诊断及预后有重要意义，按病变部位及CT检查的骨破坏分型对于了解病情有较大帮助，按病灶边缘是否有硬化分型则对于手术方案的制订、术后的抗结核治疗有重要的指导意义。

一、病理分型

1.骨结核　多侵犯脊椎、长骨骨骺及指骨等处，病变从松质骨内的结核病灶开始，逐渐进展为干酪样坏死型或增生型。

（1）干酪样坏死型：可见明显的干酪样坏死和死骨形成。病变常累及周围软组织，可引起干酪样坏死和结核性肉芽肿形成。坏死物液化后可在骨旁形成“冷脓肿”，病变穿破皮肤可形成窦道。

（2）增生型：比较少见，主要形成结核性肉芽组织，病灶内骨小梁逐渐被侵蚀、吸收、消失，但无明显的干酪样坏死和死骨形成。

2.关节结核　多继发于骨结核，以髋、膝、踝、肘等关节结核多见。病变常起自骨骺或干骺端，发生干酪样坏死，进一步侵犯关节软骨和滑膜时则形成关节结核。

（1）滑膜型：滑膜受侵犯时出现渗出及增生性病变，早期关节积液，滑膜表面形成结核性肉芽组织，侵蚀破坏关节软骨、骨质；常侵蚀关节边缘的非承重面，关节软骨破坏出现较晚且比较缓慢。后期出现纤维组织增生导致滑膜增厚。

（2）骨型：结核分枝杆菌侵入血流丰富的骨骺、干骺端形成骨结核后，继而蔓延至关节，造成关节软组织肿胀，造成关节间隙不对称、狭窄。

二、部位分型

骨结核中最常见的发病部位为脊椎，并以腰椎及胸椎多见，颈椎次之，病变起自椎体，常发生干酪样坏死，以后破坏椎间盘及邻近椎体。脊柱结核以初期病变所在部位不同可以分为以下四型（图 3-4-1）。

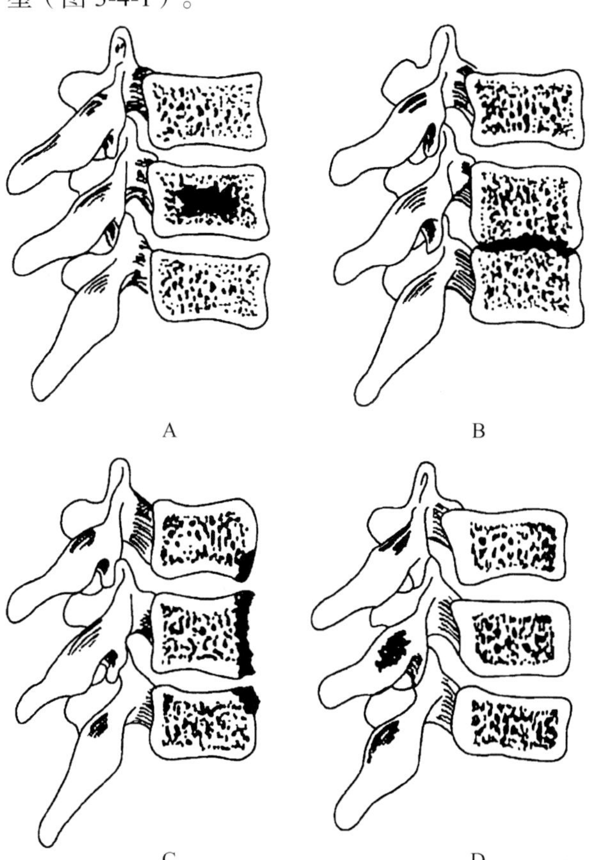

图 3-4-1　脊柱结核按病变部位分型
A. 椎体中心型；B. 椎体边缘型；C. 骨膜下型；D. 椎弓型

1. 椎体中心型　病变起于椎体中心松质骨，此型发生于儿童时，由于儿童椎体小，病变发展快，很快累及整个骨化中心，穿破周围软骨，侵犯椎间盘及邻近椎体。成人因椎体大，病变进展缓慢，多数逐渐涉及整个椎体，侵犯椎间盘与邻近椎体，有少数椎体中心型病变长期局限于一个椎体内，早期椎间隙尚在，此型应与椎体肿瘤特别是转移癌相鉴别。

2. 椎体边缘型　又称骨骺型或成人型，最常见，发生于较大儿童或成人，起于椎体上缘或下缘的骨骺，往往相邻的椎体骺部同时受累，椎体软骨板与椎间盘坏死、椎体破坏、相邻两个或多个椎体被压缩在一起呈楔形，使椎间隙狭窄或消失，难以分辨，此型约占脊柱结核的 75%。

3. 骨膜下型　常见于胸椎椎体前缘，成人多见，脓肿在椎前韧带和骨膜下，纵向广泛剥离，常扩散至上下邻近脊椎。多椎体前缘破坏，这类结核主要与胸主动脉瘤侵蚀椎体相鉴别。

4. 椎弓型　椎体后半部分的横突、关节突、椎板、椎弓根和棘突结核，小于 1%。

三、影像学分型

1. 骨碎片型　此型是最具特征性也是最常见的骨破坏类型（47%），表现为数量多的残留骨片及游离死骨形成。也可见于椎体附件和肋骨区内破坏。这些碎骨片常侵入椎旁软组织和硬膜外间隙内。Jain 认为这种现象可能与炎性渗出物内无针对骨的蛋白溶解酶有关。此类型出现伴有残留骨片，尤其是伴有软组织肿块，提示脊柱结核而非其他感染或肿瘤。如果在软组织内出现钙化或碎骨片，则进一步明确脊柱结核的诊断。

2. 溶骨型　表现为骨的溶解范围大，在 CT 中的表现为圆形或者类圆形的低密度区，位于中央或者偏位，侵入 1～2 个椎体，矢状位重建后可发现以椎间盘为中心的破坏性空洞。

3. 骨膜下型　表现为沿椎体前缘不规则骨侵蚀，可延及椎体前段。椎间盘向前膨隆和前纵韧带下脓肿为常见征象。

4. 局限溶骨边缘硬化型　此类型可能与长期感染造成的缓慢破坏及患者有较好的免疫反应有关。可在病变区域有反应性新骨形成，此新骨形成在未抗结核中少见。

第五节　骨关节结核的组织形态学表现

形态学上结核是一种肉芽肿性病变，且各部

位结核的组织形态学改变亦都离不开结核的基本病理变化，即渗出、增生、坏死等变化，以及结核转归时引起的继发改变如纤维化、钙化等。形态学上比较特异的一种结构是形成结核结节，结节中心为干酪样坏死，坏死周边围绕上皮样细胞、淋巴细胞，以及散在的朗汉斯巨细胞和少量反应性增生的成纤维细胞。

其他非特异性表现，如骨小梁及骨关节面的破坏、骨髓的累及等，合并感染时可见到较多中性粒细胞浸润甚至脓肿形成，感染严重时，结核性肉芽肿形态可变得不典型甚至被掩盖。

需要强调的是，有些非结核分枝杆菌病与结核病变形态类似，仅靠形态学不能直接诊断为结核病。

第六节　骨关节结核各部位流注脓肿与窦道的特征

骨结核脓肿形成后，脓肿继续膨胀扩大，压迫并破坏骨质而进入周围软组织，脓肿液包括坏死碎屑物质一并沿着阻力最小的筋膜间隙及周围血管神经间隙流向相应远隔部位形成流注脓肿，若穿破皮肤则形成窦道。关节结核多继发于骨结核。骨结核中不同解剖水平的脊柱结核感染其脓肿流注有其相应的特征（图 3-6-1）。

脊柱结核多为椎体结核，并以腰椎及下位胸椎多见，结核脓肿常越过椎间盘从椎体前或后间隙向下流注，也可破坏椎间盘，若进入椎管内压迫脊髓引起相应脊髓压迫症状，硬膜外感染易引起神经功能持续障碍。下面从颈椎、胸椎、腰椎、骶椎及尾椎五个水平分别介绍其流注脓肿特征。

1. 颈椎　上位颈椎结核引起的脓肿多位于咽后壁，即咽后壁脓肿。脓肿巨大时可影响吞咽与呼吸功能，脓肿向前破入口腔后可吐出脓液、干酪样坏死物及死骨等。脓肿向下可流向锁骨上区域，向后破入椎管可形成脊髓压迫症状，向颈部体表突出可形成一侧颈部包块。下位颈椎结核引起的脓肿可沿椎前筋膜间隙向下流注形成纵隔脓肿或食管后脓肿。

2. 胸椎　以形成椎旁脓肿多见，脓肿可将骨膜掀起，上下蔓延腐蚀多个椎体边缘，向后进入椎管可产生脊髓压迫症状或脊神经根受压症状。脓肿穿破骨膜破入周围软组织，可沿肋间血管神经束向肋间隙远端流注或突向体表，穿破胸膜可形成脓胸，破入肺部可咳出脓液及死骨等。

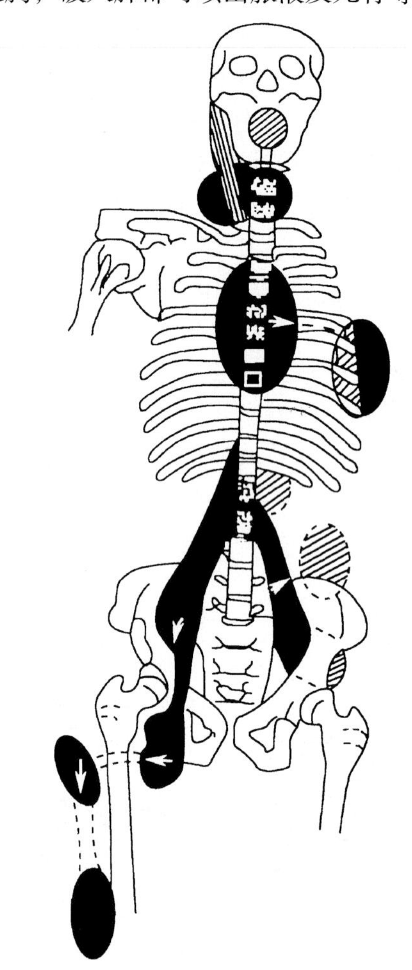

图 3-6-1　脊柱结核脓肿主要流注途径

3. 腰椎　下位胸椎及腰椎结核所致椎旁脓肿穿破骨膜后，在腰大肌及其腱鞘内聚集形成腰大肌脓肿。脓肿可穿破腰背筋膜进入腰三角形成腰三角脓肿，可沿腰大肌下行形成髂窝脓肿及腹壁脓肿，沿髂腰肌下行至股骨小转子形成腹股沟深部脓肿，向后蔓延可形成臀部脓肿，还可绕过股骨上端后方至大腿外侧形成大腿外侧脓肿，经股鞘沿股深动脉走行可在大腿内侧形成大腿内侧脓肿，甚至可沿阔筋膜下行至膝关节部位形成脓肿。

4. 骶椎　结核累及下腰段和腰骶部区域时，软组织脓肿可因重力作用进入盆腔，在骶骨前形成骶前脓肿，向下流注可形成小腿内侧脓肿及踝部脓肿，向后可沿梨状肌经坐骨大孔至臀部形成臀部脓肿，或经骶管流至骶骨后方形成脓肿，甚至可向下出盆腔到达会阴部形成会阴部脓肿。这些软组织脓肿也可到达大腿前表面皮肤形成窦道，或与空腔脏器如结肠、直肠、膀胱等粘连，并腐蚀、穿入这些空腔脏器形成内瘘。

5. 尾椎 可形成肛周脓肿。

（马冰峰 滕永亮 朱 鸿）

参考文献

郭瑞珍，2012. 传染病与寄生虫病病理学彩色图谱 . 贵阳：贵州科技出版社 .

瞿东滨，金大地，2008. 非典型性脊柱结核的影像学特征 . 中国脊柱脊髓杂志，18（8）：605.

马远征，王自立，金大地，等，2013. 脊柱结核 . 北京：人民卫生出版社 .

饶书城，宋跃明，2007. 脊柱外科手术学 . 第 3 版 . 北京：人民卫生出版社 .

吴启秋，林羽，2006. 骨与关节结核 . 北京：人民卫生出版社 .

张光柏，吴启秋，关骅，等，2007. 脊柱结核病学 . 北京：人民军医出版社 .

中华医学会结核病学分会，结核病病理学诊断专家共识编写组，2017. 中国结核病病理学诊断专家共识 . 中华结核和呼吸杂志，40（6）：419-425.

Azar FM，Beaty JH，Canale ST，2016. Campbell's Operative Orthopaedics. 13th ed. Philadelphia：Elsevier.

Hogan JI，Hurtado RM，Nelson SB，2017. Mycobacterial Musculoskeletal Infections. Infectious Disease Clinics of North America，31（2）：369-382.

NICE，2016. Tuberculosis. National Institute for Health and Care Excellence（NICE）. 1.

Riede UN，Werner M，2004. Color Atlas of Pathology. New York：University of Freiburg.

Tellez-Rodriguez J，Lopez-Fernandez R，Rodriguez-Jurado R，et al，2016. Mycobacterium tuberculosis as a cause of mandibular osteomyelitis in a young woman：a case report. J Med Case Rep，10（1）：366.

WHO，2010. Global tuberculosis control WHO report. Geneva：WHO.

WHO，2011. Global tuberculosis control WHO report. Geneva：WHO.

第四章　诊断与鉴别诊断

第一节　诊断依据与原则

一、诊断依据

为了提高骨关节结核治疗效果，应做到早期诊断与早期治疗。早期治疗的前提是早期诊断，只有熟悉、掌握骨关节结核的病理和临床特点及常用的诊断方法，才能做出正确的诊断。早期正确的治疗不但可以制止病变的迅速发展，保存骨关节功能，还能大大缩短疗程、减轻经济负担、避免或减少畸形的发生。

由于骨关节结核早期症状、体征及实验室检查缺乏特异性，目前骨关节结核的诊断标准不一，国内外尚缺乏统一、规范及实用的诊断标准。临床常用的骨关节结核诊断依据是临床表现（病史、全身症状、局部症状与体征），影像学检查（X线、CT、MRI、B超等），实验室检查（ESR、CRP、MTB检测等），分子生物学诊断（DNA探针技术、PCR技术等），免疫学检测（特异性抗体、抗原检测、皮肤试验等）及病理检查（穿刺与手术活检等）。

手术探查如发现有典型的脓液或干酪样物质时临床常可确诊为结核病，如仍怀疑最后的确诊结果则有赖于进行细菌学和组织病理学检查。

二、诊断原则

临床表现、实验室检查、影像学检查与病理学检查相结合综合分析确定诊断，是骨关节结核经典的诊断原则，病理学诊断只是骨关节结核诊断中的一个组成部分，骨病变的诊断一定要坚持临床、影像及病理三结合的诊断原则，不能单纯依靠病理学诊断。而传统的结核杆菌培养及药敏试验检测阳性率低且耗时长，一般需要1个月以上，不能满足早期诊断与治疗的要求。近年来，结核病的发病率无下降趋势，如不能及时诊断，将使病变持续发展，关节和脊柱畸形加重甚至出现脊髓神经功能不可逆性损害，延误手术时机，影响治疗效果。目前，很多医院已经在临床应用结核杆菌快速培养系统进行初步菌种鉴定和部分药物的药敏试验，时间可缩短至3周左右。近期出现的分子生物学检查方法Xpert MTB/RIF和免疫学检查方法T-SPOT试验使结核病的诊断时间大为缩短。T-SPOT快速、较好的灵敏度可以为骨关节结核的辅助诊断提供依据，特别是患者的病灶无法获得及细菌学结果暂未获得时，有利于骨关节结核的早期诊断。

骨关节结核患者就诊时常伴有局部寒性脓肿或流注脓肿，关节部位脓肿表浅容易获得。体表出现的寒性脓肿常被误诊为脂肪瘤或囊肿，有经验者穿刺抽出典型的稀薄脓液，即可诊断为结核性脓肿，行影像学检查即可找到骨关节结核的骨病灶，早期临床诊断即可确定。

脊柱寒性脓肿常沿软组织流注，在腰椎常表现为腰大肌脓肿或腰部三肌脓肿；在胸椎常表现为椎旁脓肿或背部脓肿，或腰大肌脓肿，均可行B超定位抽脓获得。潜行穿刺寒性脓肿抽脓：①以防自行破溃形成窦道，引起混合感染；②穿刺排脓，可缓解临床症状；③诊断不确定者，需行培养加药敏或Xpert MTB/RIF检测快速诊断；④关节腔与脓腔注射抗结核药物；⑤获得的脓液是临床重要的标本，使快速诊断成为可能，临床工作中骨关节结核患者的脓液标本通常为最容易获得的标本。

（胡　豇　杨明礼）

第二节　骨关节结核的临床表现

尽管目前有先进的现代化的影像学检查、生化检查和病理学检查等，但仔细的病史询问、认真的体格检查仍然是临床医师获得临床第一手资料的重要手段。同时如何询问病史，怎样检查患者仍然是一个临床医师必须掌握的基本功，也是建立正确诊断的第一步。

一、现病史和既往史

骨关节结核是慢性病，绝大部分病例为单发病灶，一般起病缓慢、隐匿而渐进，开始症状少而轻微，患者常不能说出是哪天起病，病程长，发展缓慢，常为数月到数年，甚至十余年。有的病灶未治愈，反复发作，病程达数十年。早期大多伴有低热，有时患者本人并不感到发热，只是测体温时发现在一天的某个时段，多在午后体温不正常。四肢某个关节或腰背部不适、酸痛或钝痛。部分患者有结核病接触史、过去或现在同时有肺结核、结核性胸膜炎、淋巴结核或泌尿系统结核等。女性患者常伴原因不明的月经不调或闭经。

二、全身症状

早期无全身症状或症状不明显，常被患者忽略而发现较晚。部分患者感全身无力，有午后低热、盗汗、消瘦、食欲缺乏、性情急躁、精神不振、贫血、慢性病容、体重减轻、持续疲倦或不适感等全身症状。儿童常有易哭、夜啼、呆滞、不爱活动或性情急躁等。当患者抵抗能力低下或结核病灶播散，如脓肿增大、扩展到新的肌间隙，滑膜结核累及关节腔，椎旁脓肿穿入胸腔等，则会出现急性发病，伴有高热，症状出现急性加剧等情况。病情好转后，全身症状又以慢性过程出现。

三、局部症状和体征

1. 疼痛与叩压痛　疼痛往往是最早出现的症状，通常为轻微疼痛，性质多以钝痛或酸痛为主，很少有急剧性剧痛，伴有局部压痛及叩击痛，常局限于单关节，休息后疼痛缓解，劳累、咳嗽、打喷嚏或负重时则加重，早期疼痛不会影响睡眠。叩痛对确定病变部位，为进一步影像学检查建立依据。但本病和急性化脓性炎症相比，压痛和叩痛比较轻微，特别是由于脊椎的解剖部位深在，有时不易找到压痛点，只在病变相关的棘突部位，用诊锤或用拳头叩击时，可有轻微疼痛。

脊柱结核病程长者或病变压迫脊髓和神经根，疼痛会沿脊神经放射。颈椎结核放射到后枕部、肩部或上肢；胸椎结核放射至胸背部或腹部；腰椎放射至双下肢甚至会阴部，夜间也会疼痛，并且程度加重。髋关节结核初期疼痛较轻，休息时可缓解，常诉同侧膝关节内侧疼痛，因而误认为膝关节疾病。发展为全关节结核时全身症状明显，局部疼痛加重，日夜不能平卧，不敢移动患肢，髋前方叩压痛。肩关节最早出现肩部隐痛，休息后减轻，劳动后加重，一般无放射性疼痛。由单纯骨结核发展为全关节结核时，疼痛加剧，由于炎性渗出液增加，关节腔内压力升高，疼痛比较严重，以后关节内脓液穿破关节囊，并向周围软组织间隙流窜，关节腔内压力降低，疼痛随着减轻。膝关节、踝关节、肘关节、腕关节位置均表浅，关节积液使肿胀十分明显，局部常呈梭形肿胀。由于疼痛和肌痉挛，关节呈半屈曲状态，活动受限，叩压痛明显。

2. 局部僵硬与姿势异常　脊柱最早出现的阳性体征是局部僵硬和姿势异常，均由疼痛使椎旁肌肉痉挛引起局部僵硬与姿势异常。颈椎出现斜颈，颈短缩，手托住下颌，胸腰椎或腰骶椎结核患者站立或走路时喜欢尽量将头及躯干后仰，坐位或由坐位起立时喜欢先用手扶椅，以减轻体重对受累椎体的压力，由蹲位站起时常用手扶大腿前方，走路时用手叉腰方式，出现挺胸凸腹姿势，以减轻腰部活动带来的疼痛。髋关节、膝关节、踝关节最早出现跛行，肩关节、肘关节、腕关节出现各方向活动受限。

3. 关节肿胀活动受限　肘、腕、膝、踝及手足等病变位置表浅，肿胀容易发现。位置深、周围肌肉丰富的脊柱、肩、髋等病灶，早期局部肿胀或脓肿不易发现。由病灶周围肌肉保护性痉挛所致的脊柱前屈后伸、侧弯和旋转活动均受限。腰骶椎结核不敢弯腰拾物，常采取挺腰，屈膝屈髋下蹲代替弯腰，并用一手撑于大腿前部，一手拾物，即拾物试验阳性（图 4-2-1）。下肢关节各方活动受限，行走困难，需扶拐；上肢关节，穿衣脱衣均感困难。髋关节活动受限以跛行最显著，患者仰卧，充分显露两侧肢体和骨盆两下肢伸直并拢。观察两侧股三角，病侧有时可见稍饱满隆起，早期由于髋关节积液、肿胀，肢体往往外旋、外展，显示较健侧长；晚期肢体内收、内旋显得短缩。压痛点的部位可能就是单纯骨结核的部位。髋关节活动障碍是早期征象之一，检查时应与健侧比较，早期病变使髋关节后伸和内旋受限是最为常见的体征。

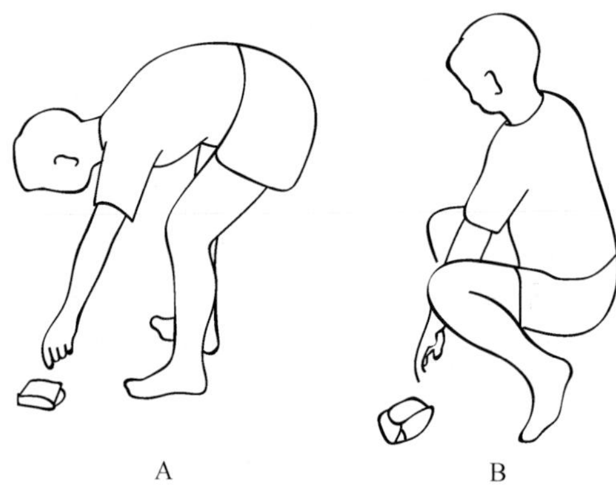

图 4-2-1　拾物试验
A. 阴性；B. 阳性

4. 骨关节畸形　疾病初期为了减轻患部的疼痛，患病关节被迫处于特殊的位置，如膝关节、肘关节处于半屈曲位；踝关节处于下垂位；髋关节处于外展外旋位的容量最大的位置，晚期呈屈曲内收位置。当病变转变为全关节结核时，可因关节结构的严重破坏而继发病理性脱位（图 4-2-2）或半脱位；即使未发生脱位，也可因保护性肌肉痉挛而使受累关节长期处于非功能位，产生各种畸形，如髋关节常多见屈曲、内收、内旋畸形，膝关节多见屈曲和后脱位畸形。关节活动进一步受限出现固定性畸形。髋关节可见屈曲畸形，Thomas 征阳性；膝关节屈曲不能伸直；踝关节可有下垂内翻畸形。肩关节可有方肩畸形；肘关节可强直于非功能位畸形。青少年脊椎结核未得到及时而有效治疗，早期脊柱望诊和触诊可发现脊柱病灶棘突后凸和侧凸（驼背），晚期可出现严重后凸畸形，最常见的是胸椎后凸畸形（图 4-2-3），严重者呈鸡胸，影响外观和心肺功能（图 4-2-4）；其次是胸腰段和腰椎后凸。腰椎后凸畸形使生理前凸消失，变成明显后凸或呈后弓状（图 4-2-5），有的后凸合并有侧凸畸形。

5. 寒性脓肿与窦道　寒性脓肿常是就诊的最早体征，是由骨关节结核病灶所产生的，无红肿、无发热、无压痛的脓肿，因而称为寒性脓肿或冷脓肿。当脓肿向表层发展侵犯局部皮肤时也可出现局部红、肿、热及皮肤变薄等现象，它是脓肿即将破溃的征兆，溃破形成窦道，日久可合并继发感染。由于脊柱结核脓肿位置深在隐蔽，常不被患者所察觉，或把脓肿当作结核而第一次就诊，较大而浅在的脓肿可摸到波动感，其张力较大时需与脂肪瘤、脂肪纤维瘤或肌肉的假性波动相鉴别。脂肪瘤或脂肪纤维瘤波动较弱甚至呈实质感，其基底常能移动。肌肉的假性波动具有方向性，检查者双手在与肌纤维垂直方向交替按压时，有波动感，但当双手与肌纤维走行方向一致交替按压时，则无波动感。有的将寒性脓肿误认为结核，甚至切开才发现是结核性脓液。若寒性脓肿部位较深，有时不易早期发现，应当在寒性脓肿的好发部位去寻找，以便及时发现骨关节结核。

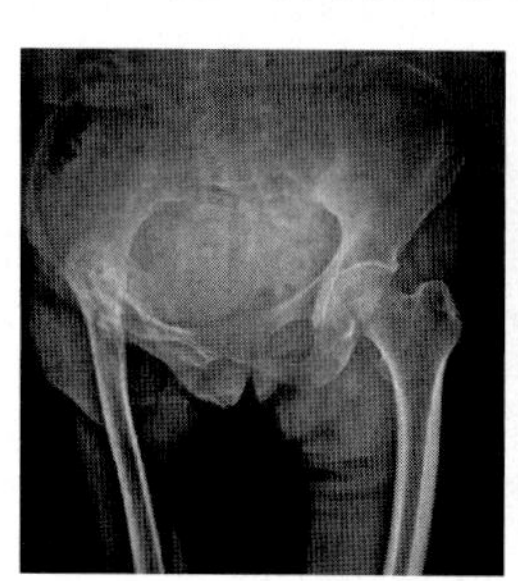
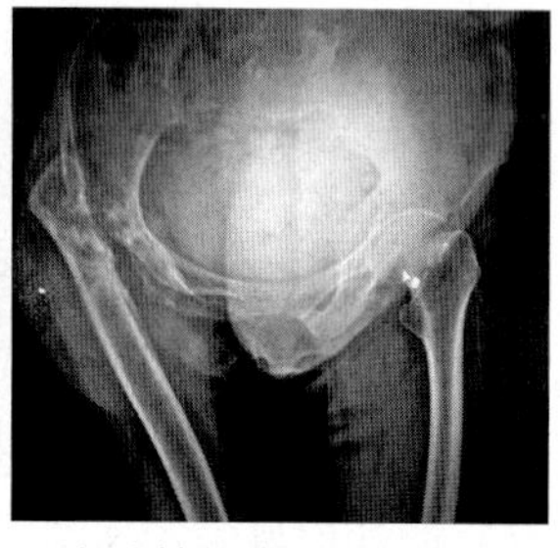

图 4-2-2　女性，60 岁。右髋结核病理性脱位

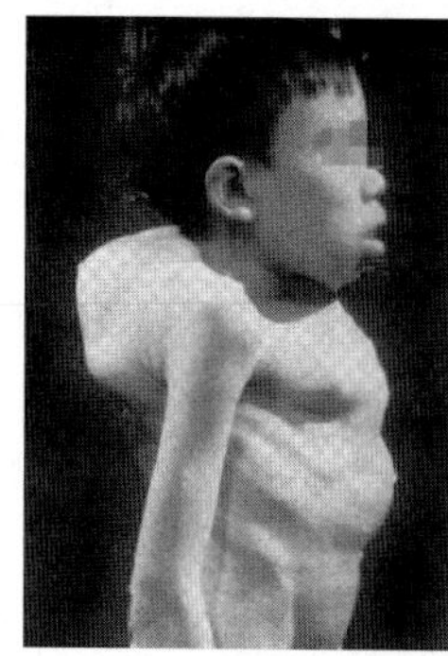
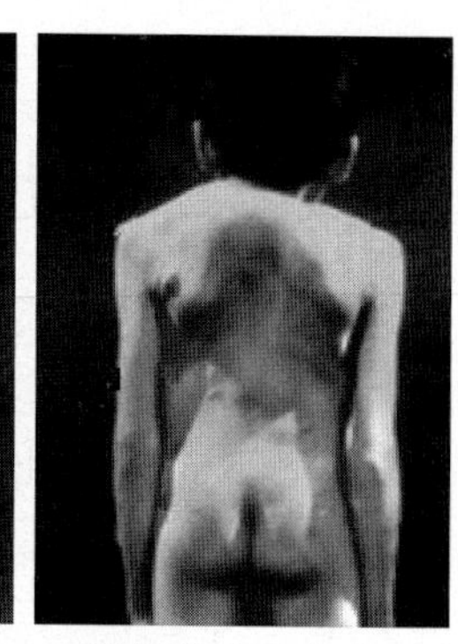

图 4-2-3　男性，17 岁。胸 $_{2\sim4}$ 椎体结核重度后凸畸形，胸腰段代偿性前弓

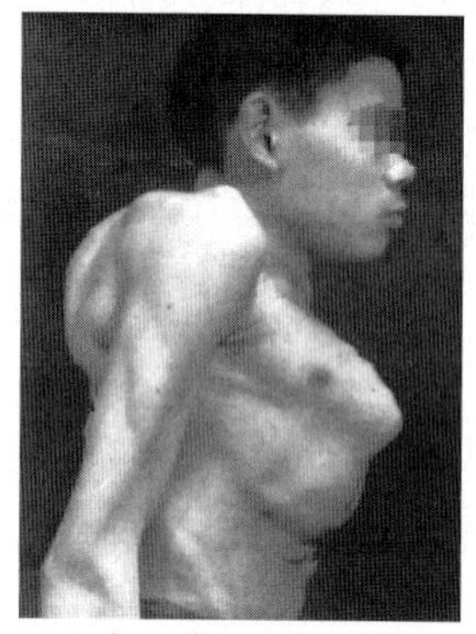

图 4-2-4　男性，21 岁。胸 $_{4\sim7}$ 结核重度后凸，鸡胸畸形

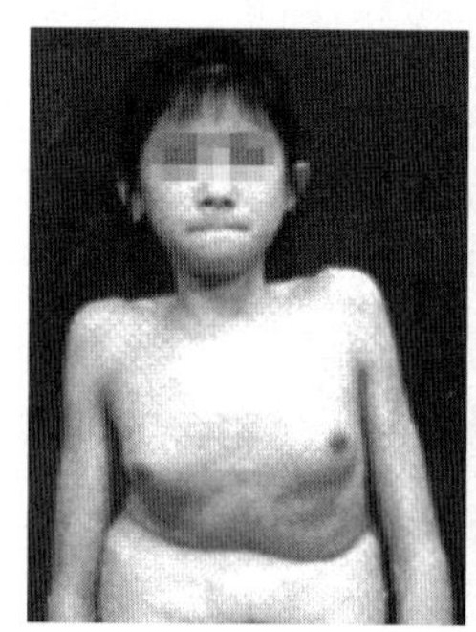
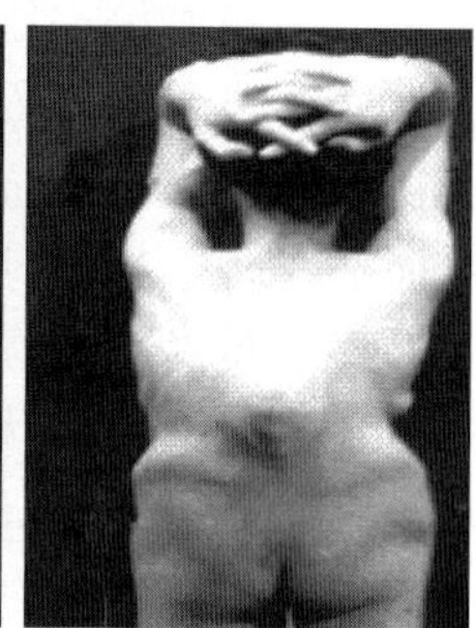

图 4-2-5　女性，15 岁。腰 $_{1\sim3}$ 椎体结核重度后凸畸形

脊柱结核脓肿稍大时常有流注，因此临床医师寻找有无结核脓肿存在时应熟悉脊柱结核脓肿好发的部位和流注的途径。不同节段椎体结核寒性脓肿的蔓延和流注途径有一定的规律。颈椎：脓液常突破椎体前方的骨膜和前纵韧带，汇集在颈长肌及其筋膜后方。C_4 以上的病变的脓肿多位于咽腔后方，称为咽后壁脓肿；C_5 以下病变的脓肿多位于食管后方，称为食管后壁脓肿。颈椎体侧方病变的脓液可出现在颈部两侧，或沿椎前筋膜及斜角肌向锁骨上窝流注，出现颈前或两侧锁骨上窝不对称。颈胸段：可沿颈长肌向下至纵隔两侧，类似纵隔肿瘤。胸椎：常局限于椎旁，也可经肋横突间隙向背部延伸，进入肌间隙或皮下形成脓肿，或沿肋间神经血管束流向肋间隙远端，形成胸壁脓肿。胸腰段：可同时有椎旁脓肿和腰大肌脓肿。形成两侧髂骨上窝不对称或髋关节不能完全伸直。腰椎：脓液穿破骨膜后，汇集在腰大肌鞘内，可表现为一侧或两侧腰大肌鞘内脓肿。腰大肌脓肿浅者位于浅层肌纤维之间或腰大肌前方筋膜下，不致妨碍患肢髋关节伸直；位于腰大肌深层者，紧张的腰大肌可妨碍腰大肌伸直。腰大肌深层脓肿也可以穿破腰筋膜而流窜到两侧腰三角，脓液也可沿腰大肌下坠至股骨小转子处，再经过股骨上端后方到大腿外侧，沿阔筋膜流窜到膝关节附近。也可向下流注形成髂窝脓肿，继续向下流注可在髋关节前方形成脓肿。腰骶段：可同时有腰大肌脓肿和骶前脓肿。骶椎：常汇集在骶椎前方，称为骶前脓肿，脓肿可沿梨状肌经坐骨大孔流窜到大转子附近，或经骶管流窜到骶骨后方，或下坠到坐骨肛门窝及肛门附近，可采用直肠指诊检查。

髋臼结核产生的脓液可向下穿破软骨而侵入髋关节，向后汇集在臀部，形成臀部脓肿；也可向内穿破骨盆内壁，形成盆腔内脓肿。股骨颈结核的脓液穿破股骨颈的骨膜和滑膜，进入髋关节，或沿股骨颈髓腔流注到大粗隆或大腿外侧，因该处关节囊较薄弱，且常与髂腰肌滑囊相通。脓肿破溃后，形成经久不愈的窦道（图 4-2-6）。窦道往往是由寒性脓肿自行破溃，或因切开引流而形成，多者达数个。窦道的内容物为稀薄的脓液、水肿的肉芽、干酪样碎块及死骨的碎片。偶见贫困地区髋关节结核患者，髋部肿痛反复穿破流脓，跛行数十年从未摄 X 线进行检查和正规治疗。患者病情时好时坏，在全身抵抗能力下降时，窦道继发化脓感染，体温有升高，全身不适，髋部数个窦道周围皮肤软组织红肿（图 4-2-7），疼痛难忍方来就医。

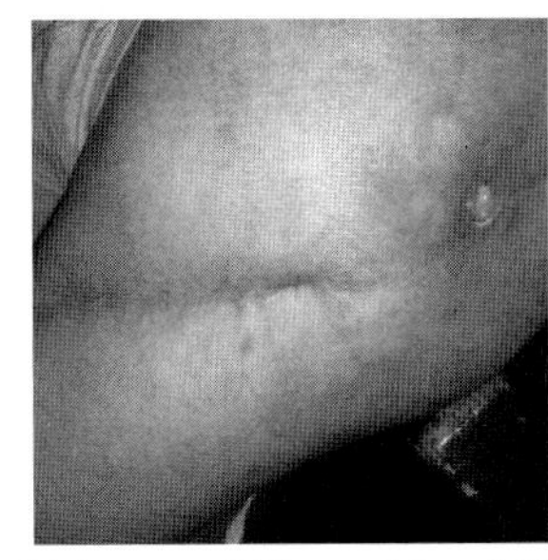
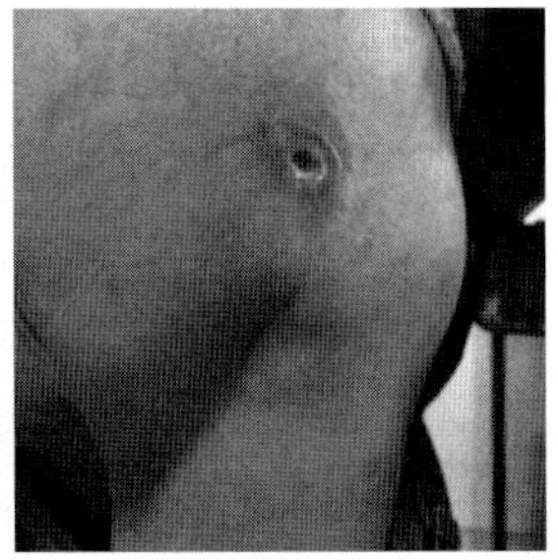

图 4-2-6　女性，60 岁。右髋结核后上脱位，屈曲内收内旋短缩畸形跛行 50 年，右大转子外侧穿破流脓，窦道经久不愈

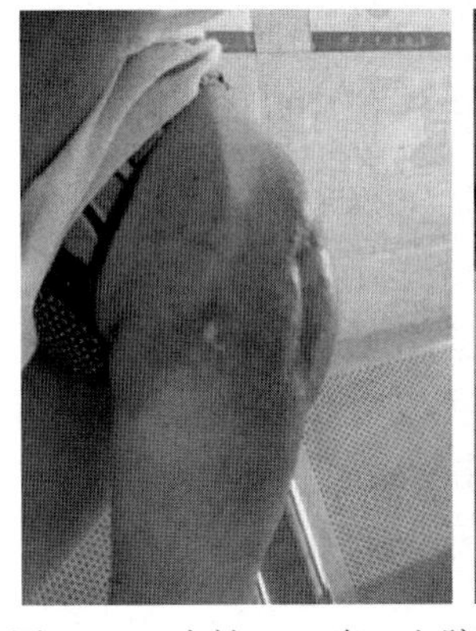
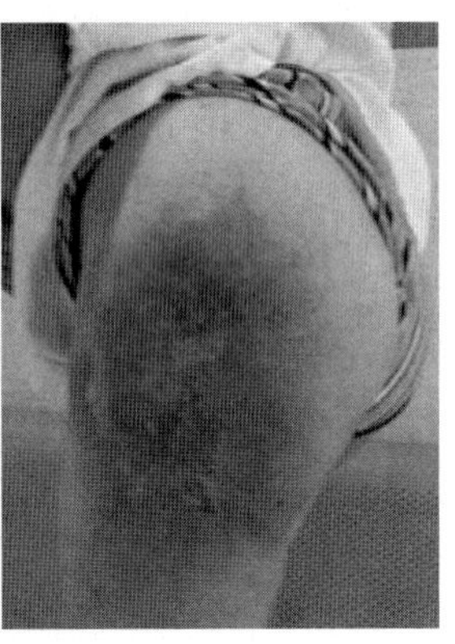

图 4-2-7　女性，54 岁。左髋肿痛，反复穿破流脓，左下肢跛行 40 年，左髋数个窦道周围红肿

6. 脊髓神经功能障碍　常发生较晚，通常是先有脊柱结核后出现脊髓神经功能障碍，少数病例以神经功能障碍为首发症状来就诊。许多患者先有与病变节段一致的束带感，以后才出现截瘫现象，通常先有运动障碍，感觉变化发现较晚。起初表现为肢体无力、肌力下降、走路不稳、易跌倒、小便困难、大便秘结，逐渐出现肢体感觉减退、麻木、肢体僵硬。即使患者无神经功能障碍的主诉，也要常规检查四肢的神经系统情况，以便早期发现脊髓或神经根受压体征。脊柱结核患者中约 10% 并发截瘫，其中胸椎结核占 85%，是胸椎结核最严重的并发症之一。胸椎结核截瘫通常发病比较缓慢，早期可有下肢无力、步态不稳、动作笨拙、皮肤感觉异常。后期行走可呈剪刀步、痉挛状态，需拐杖或轮椅辅助生活。皮肤感觉迟钝或有疼痛过分敏感和皮肤瘙痒等神经根刺激症状。晚期甚至可有排尿困难、尿潴留甚至闭尿和尿失禁。

感觉障碍轻者有感觉过敏，如患肢冷、热、痛觉过敏，较重的有感觉迟钝，严重的有感觉消失。感觉平面的确定很重要，可用以明确脊髓受压的平面。颈$_{2\sim4}$椎构成颈丛，支配枕部、颈部、颈前部及前胸第2肋骨。胸$_3$、胸$_4$感觉障碍平面在乳头水平，胸$_6$病变平面在剑突，胸$_9$在脐孔，胸$_{12}$病变在腹股沟。膀胱和肛门括约肌功能障碍，肢体远端位置觉和震动觉最后消失。

截瘫进展多较缓慢，早期先是脊髓传导束障碍，表现为下肢肌肉自发抽动，步态笨拙，无力、易跌倒。颈椎和上胸椎病变所产生的脓液、干酪样物质、肉芽组织、坏死间盘或死骨可压迫神经根而引起相应平面的根性反射痛，压迫脊髓造成截瘫，同时由于椎体严重破坏，椎体塌陷形成后凸畸形，严重的后凸畸形及增厚的硬膜可使该处脊髓紧张、变扁受压，逐渐发生晚发性截瘫，均造成病理反射阳性，腱反射亢进，髌腱和跟腱阵挛，上肢和胸壁肌肉瘫痪，肋间肌麻痹后胸式自主呼吸减弱，靠膈肌活动维持气体交换。患者长期平卧，排痰无力，年长者易并发肺不张或肺炎，应该予以预防。截瘫多由痉挛性轻瘫进展为痉挛性伸直型截瘫，随后转变为痉挛性屈曲型截瘫。腰椎结核病变产物可压迫神经根，从而引起坐骨神经症状。

（胡　豇　杨明礼　胡云洲）

第三节　影像学诊断

骨关节结核疾病是生活中常见的疾病，涵盖的年龄范围比较广泛。最常用的影像学检查手段就是X线检查、CT检查和磁共振检查，这三者之间各有利弊。在临床选择时，要根据不同的病情选择相对应的检查。对于骨关节结核应首选X线检查。

一、X线检查

（一）X线成像基本原理

X线是一种波长很短的电磁波，X线成像的原理一方面是基于X线的穿透性、荧光作用和感光作用；另一方面是基于人体组织结构之间的厚度和密度差别。当X线穿过人体不同组织结构时，X线被吸收的程度不同，到达后方显像接收载体上的X线量就会有差异，从而形成黑白对比不同的灰阶影像。人体不同的组织结构由于其密度、厚度的不同及其对X线吸收的不同，在X线影像上，其图像特点大致分为以下三种。

1. 高密度影　如骨骼和钙化等，密度大，吸收的X线量多，在X线影像上显示为白色。手术采用的金属内固定器、金属夹等吸收的X线量更多，在X线影像上为均匀致密的白色影，在影像上一般称为致密影。

2. 中等密度影　如皮肤、肌肉、实质器官及体液等，密度中等，X线影像上显示为灰白色。

3. 低密度影　如脂肪、气体，密度低，在X线影像上显示为灰黑色和深黑色。

（二）X线检查技术

1. 透视　透视简便易行，并对于高密度的脊柱显示较好，传统的透视技术对影像细节显示不够清晰，X线剂量大，不利于防护。现在的数字化透视技术较过去传统透视提高了影像细节的显示，明显降低了X线剂量，提高了患者及医疗人员的防护安全。数字化透视技术可以观察并保存脊柱活动的动态影像，可以对脊柱结核治疗前后的脊柱形态学和生物力学改变进行对比。而且脊柱外科各种介入操作也需要在透视下进行。

2. X线摄影

（1）普通X线摄影：即传统X线屏－片系统，是过去临床最常用和最基本的影像检查手段。优点是空间分辨率高，图像清晰，接受的X线剂量较传统透视小；缺点是检查区域受胶片大小限制，不能观察脊柱运动功能，并且胶片冲洗质量受人为因素影响很大，不能保证稳定的图像质量。

（2）计算机X线摄影（CR）：CR以影像板（IP）作为记录信息的载体，经X线曝光后，由激光读出X线影像信息形成数字式平片影像。CR的空间分辨率低于传统的X线片，但密度分辨率明显高于传统X线片，因此对脊柱病变的显示优于传统的X线片。CR实现了常规X线影像信息的数字化，能够提高图像的分辨和显示能力，可实施各种图像后处理功能，增加显示信息的层次；降低X线剂量，曝光剂量减少至传统屏－片系统的50%以下；影像信息读出后转化为数字信息可以进入图像存档与传输系统（PACS）。但是CR成像速度慢；无透视功能；显示脊柱细微结构较普通X线平片差。

（3）数字X线摄影（DR）：平板探测器将X线信息直接转换成电信号，再行数字化，X线信息损失少，噪声小，图像质量好，图像质量优于电视影像增强系统及CR系统。因成像时间短，可用于透视和进行时间减影的DSA。DR图像具有较高的空间分辨率和时间分辨率，图像锐利度好，细节显示清楚；放射剂量小，只有传统摄影的1/30，也小于CR剂量；曝光容度大；可以进行各种图像后处理；能够直接进入PACS，便于临床应用、教学与远程会诊。

（4）床旁X线摄影：脊柱结核患者手术后由于体位明显受限，移动困难，为了及时了解患者脊柱术后的改变及恢复情况，临床上常常需要进行床旁X线摄影检查。床旁X线摄影从最开始的屏－片床边摄影到之前使用的CR床边摄影，都需要在曝光后将胶片或IP板进行处理才能得到图像。现在的床旁DR在曝光后仅需数秒就可以显示在显示屏上，时间上明显缩短，并且通过科室内的医院信息系统（HIS）网络接口图像即刻传输到PACS，帮助了脊柱外科医师与放射科医师的会诊。床旁DR可以明显降低患者的辐射量，比常规床旁屏－片及CR系统摄影降低30%～70%。在提高图像分辨率的同时大大降低了患者辐射伤害。

（5）体层摄影：常规的X线摄影是X线投照路径上所有影像重叠在一起的总和投影，一部分结构因与前后影像重叠而不能显示。体层摄影通过特殊的装置和操作，获得某一选定层面上组织结构的影像，而不属于选定层面的结构则被模糊处理掉。因此，过去体层摄影常用于常规平片上重叠较多、部位较深而难以显示的病变，对一些位置较深的脊柱结核及病变椎体小的骨质破坏等情况有一定应用价值。不过自多层螺旋CT出现后，其强大的多平面后处理功能已经基本替代了体层摄影的作用。

（6）平板X线摄影：当脊柱结核跨椎体生长，特别是位于脊柱序列生理弧度转折处的结核，术前为了了解脊柱形态学的改变及后续的矫形治疗，常常需要进行全脊柱摄影，过去不能在一张X线片上显示完整的脊柱影像，需要进行多次摄影，然后将图像拼接，此容易出现误差，给术前计划的制订带来困扰，而且射线剂量也较大。现在新的平板X线机技术使得辐射剂量降低，图像分辨率提高，断层后处理时间明显缩短，并且17英寸×17英寸（1英寸=2.54cm）的超大视野平板探测器更方便进行全脊柱摄影，其脊柱完整形态的显示对手术的价值也接近多层螺旋CT三维后处理的效果，但与多层螺旋CT相比，其射线剂量明显小，因此今后基于超大视野平板的体层摄影可能会重新回到脊柱X线检查的常用手段中。

二、CT 检 查

CT检查属于传统X线的进一步检查手段，其检查成像原理同样是利用人体组织结构不同的密度差异。所显示的是断面解剖图像，其密度分辨率明显优于普通X线检查，其断层显像的特点可以更清晰地显示病变及病变与周边的情况。大数据的断层扫描可以任意不同方位的数据重建，得到多种不同方位的图像，极大地提升了诊断率及病灶的检出率。

（一）CT成像基本原理

CT检查是用X线束对人体检查部位一定厚度的层面进行扫描，由探测器接收到该层面各个不同方向的人体组织透过的X线，经模/数转换输入计算机，通过计算机处理后得到扫描层面的组织衰减系数的数字矩阵，再将矩阵内的数值通过数/模转换，用黑白不同的灰度等级显示出来，即CT图像。CT图像与X线图像一样以不同的灰度来反映器官和组织对X线的吸收程度，但CT图像灰度又受窗宽、窗位调节的影响。

（二）CT成像的基本概念

1. 窗宽和窗位　窗宽是指CT图像上所包括的CT值范围。窗位是窗宽的中心CT值。同样的窗宽，由于窗位不同，其所包括的CT值范围不同。窗宽内所有的CT值用16个灰阶显示，小于窗宽的组织结构影像能清晰显示，大于窗宽的组织结构则没有灰度差别而不能显示。

2. 层厚　为扫描时选择的层面厚度，是影响图像分辨率的一个重要因素。层厚小，图像空间分辨率好，密度分辨率下降。层厚大，密度分辨率提高，空间分辨率下降。

3. 层距　指相邻两个层面的中点之间的距离。若层距与层厚相等，则为连续扫描，各层之间无间隙。层距大于层厚，则为不连续扫描，各层之间有一定间隙的组织没有被扫描到。层距小于层厚则为重叠扫描，相邻层间有重叠。

4. 分辨率

（1）密度分辨率：指可区分最小密度差的能力。

（2）空间分辨率：指图像可鉴别物体大小、微细结构的能力，以每厘米几个线对（Lp/cm）来表示。

5. CT 值　反映组织对 X 线的吸收值（衰减系数 u）。

6. 伪影　CT 图像上非真实的阴影或干扰称为伪影。

（三）CT 扫描检查技术

1. CT 平扫　是不注入对比剂的常规检查。平扫是脊柱结核 CT 检查最基本的手段，它弥补了 X 线摄影中脊柱骨结构的重叠及软组织结构分辨不清的缺点，密度分辨率也较 X 线摄影明显提高，即使是微小的脊柱结核骨质破坏也可以很好地被检出，并且可以很好地显示骨质破坏的范围和脊柱结核软组织肿块影。

2. CT 增强扫描　指在血管内注入对比剂后进行扫描的检查方法，目的是提高病变组织同正常组织的密度差，显示病灶内的血供情况，通过病变不同强化方式，确定病变的性质。根据注射对比剂后扫描方法的不同，可分为常规增强扫描、动态增强扫描、延迟增强扫描和多期增强扫描。增强扫描在平扫基础上更好地显示了结核的软组织实质成分及结核在椎旁侵犯的范围。并且增强扫描可以显示结核的血供、供血动脉等生物学特点，有助于手术切除和术后放化疗计划的制订。

（四）CT 特殊扫描

1. 薄层扫描　扫描层厚小于等于 5mm。其优点是减少了部分容积效应，能更好地显示病变的细节，缺点是信噪比降低。需要进行三维重建的后处理，层面越薄，重建图像的质量越高。

2. 高分辨率扫描　采用薄层扫描、高空间分辨率的算法重建及特殊的过滤处理，取得有良好空间分辨率的 CT 图像。对显示小病灶及细微结构优于常规 CT 扫描。薄层扫描和高分辨率扫描有助于检出脊柱结核早期很微小的骨质破坏灶。

3. 容积扫描　指在检查范围内，连续的一边曝光一边进床，并进行该部位容积性数据采集的检查方法。其采集的无间隙容积数据可以进行任意层面、任意层距的图像重建，可变换算法进行重建图像，进行相关的图像后处理。由于扫描速度快，还增加了时间分辨率。容积扫描获得信息量大，是脊柱结核的 CT 三维重建基础。

（五）双源 CT

双源 CT 是近年来 CT 最重大的进步，虽然其最主要是对心血管系统影像质量的明显提高，但双源 CT 对脊柱结核成像也有相当大的提升，能显示过去 CT 无法清楚显示的韧带、肌腱和软骨。在常规 CT 及螺旋 CT 这样的单源 CT 中，由于韧带、肌腱及软骨的 X 线衰减系数相互之间差异较小，因此无法区别显示。但在这些结构的成分中胶原分子侧链中有密实的羟（基）赖氨酸和羟脯氨酸，对不同能量的 X 线有较明显的衰减差异，因此在双源 CT 高、低能 X 线同时扫描后，运用后处理技术就可以将脊柱与这些附属结构较清楚地区别显示，弥补了以往 CT 检查的不足。另外，还可用来进行骨密度测定，反映病变区骨骼的代谢情况。

三、磁共振检查

磁共振利用人体不同物质的弛豫时间差异，以及多加权、多参数、多方位成像技术为临床诊断及治疗提供极大的帮助。高分辨率的软组织成像，尤其在了解骨关节结核病变中侵及软组织的程度方面优于 CT 检查。

（一）MRI 成像原理

磁共振成像是利用原子核在磁场内共振所产生的信号经重建成像的一种成像技术。含单数质子的原子核的质子有自旋运动，带正电，产生磁矩，其磁矩自旋轴的排列无一定规律，但如在均匀的强磁场中，则小磁体的自旋轴将按磁场磁力线的方向重新排列。在这种状态下，用特定频率的射频脉冲进行激发，作为小磁体的氢原子核吸收一定量的能量而共振，即发生了磁共振现象。停止发射射频脉冲，则被激发的氢原子核把所吸收的能量逐步释放出来，其相位和能级都恢复到激发前的状态。这一恢复过程称为弛豫过程，而恢复到原来平衡状态所需的时间则称为弛豫时间。

弛豫时间有两种，一种是自旋－晶格弛豫时间，又称为纵向弛豫时间，反映自旋核把吸收的能量传给周围晶格所需要的时间，也是 90° 射频脉冲质子由纵向磁化转到横向磁化之后再恢复到纵向磁化激发前状态所需要的时间，称为 T_1。另一种是自旋－自旋弛豫时间，又称为横向弛豫时间，反映横向磁化衰减、丧失的过程，也是横向磁化所维持的时间，称为T_2。T_2衰减由共振质子之间相互磁化作用所引起，与T_1不同，它引起相位的变化。一种组织的弛豫时间是相对固定的，不同组织之间弛豫时间有一定的差别，而这种差别，正是MRI的成像基础。人体内氢核丰富，而且用它进行磁共振成像的效果最好，因此目前MRI常规用氢核来成像。

（二）MRI检查的优点

1. 无辐射损伤 MRI所用的射频脉冲属于电磁波，但所用的射频波的波长达数米以上，其能量不会切断生物体中的C—H键。因此，MRI被认为是没有辐射损伤的安全检查手段。

2. 软组织分辨率高 MRI比CT具有更高的软组织分辨率，可更清楚地显示椎旁软组织及椎管内的如脊髓、神经根等。

3. 多参数成像提供更多信息 MRI可以采用不同的技术来反映组织多参数信息，如组织的T_1值、T_2值、质子密度、流动、水分子扩散等信息，MRS技术还可提供组织代谢产物的信息，因此MRI所能得到的组织信息远比CT多得多。获得多参数信息有利于病变的显示和定性诊断。

4. 多方位直接成像 CT脊柱扫描只能进行横断面扫描，其他方位的图像必须经过后处理重组技术才能获得，而MRI可以直接进行任意方位的断面成像，有助于解剖结构和病变的显示。

5. 无骨伪影 CT检查时在骨与软组织的界面上，特别是在骨突起的部位将产生严重的骨伪影，严重影响局部结构的显示，因此MRI对椎管内病变的检查明显优于CT。无须对比剂就可进行血管成像和脊髓成像。

（三）MRI检查的缺点

1. 成像时间相对较长 CT的成像速度较快，采用多层螺旋CT平均每层的采集时间更短。MRI的采集时间要慢得多，目前已经开发了很多MR超快速成像技术，但有些技术图像质量还欠佳，尚不能完全取代常规序列。

2. 钙化显示不佳 MRI对钙化不敏感，主要因为钙化在MR图像上的表现比较复杂。

骨性结构显示相对较差：骨结构的质子含量很低，并且MRI图像矩阵较小使得空间分辨率相对CT较低，因此骨结构在MR上显示较CT差。不过MRI对骨髓内病变特别是骨髓水肿、骨髓内肿瘤浸润等的显示优于CT。

3. 伪影相对较多 由于MRI多参数成像可以得到较多的信息，同时图像质量受影响的因素也增多，且MR成像时间相对较长，更容易产生运动伪影。

4. 信号变化改变复杂 MRI属多参数成像，可以为诊断提供更多的信息。但多参数成像带来的问题是影响MRI信号的因素较多，同一种信号变化可由不同的原因引起。

5. 禁忌证较多 由于MRI采集时间相对较长，危重患者及幽闭恐惧症的患者一般不宜进行MRI检查，安装有心脏起搏器或体内有金属异物的患者不适合行MRI检查。

（四）脊柱MRI检查常规技术

MRI成像技术有别于CT扫描，它不仅可行横断面，还可行冠状面、矢状面及任意斜面的直接成像。同时还可获得多种类型的图像，如T_1WI、T_2WI等。若要获取这些图像必须选择适当的脉冲序列和成像参数。

1. 扫描序列 是指射频脉冲、梯度场和信号采集时刻等相关参数的设置及其在时序上的排列。应用不同的磁共振扫描序列可以得到反映这些因素不同侧重点的图像。

2. MRI扫描技术

（1）MRI普通扫描：MR普通扫描最常用的序列是矢状位SE T_1WI，矢状位FSE T_2WI，轴位FSE T_2WI。根据需要可增加冠状面扫描、脂肪抑制技术等。由于是多参数成像，MR普通扫描就可以对肿瘤内部的成分、周围软组织的改变进行很好显示。

（2）MRI增强检查：为了使组织结构之间的对比、正常组织与病变组织之间的对比更明显，提高特异性，更好地反映病变组织的实际形态、影像特征，除了选择适当的脉冲序列和成像参数，还可以使用MRI对比剂人为地改变组织和病变的T_1和T_2弛豫时间，从而提高组织与病变间的对比。MR增强扫描的目的和CT增强扫描一样，不过MR增强扫描对肿瘤内部的成分、周围软组织的改变显示比CT增强扫描更好。

（3）MRI非常规应用技术：近年来国内外学者在脊柱常规的成像技术上开展了成像技术新的应用研究，在以后的脊柱MRI成像上可能会成为常规扫描技术。

1）同 / 反相位成像（IP/OP）：选择不同的回波时间使水和脂肪的氢质子磁化矢量处于一致为同相位，两者磁化矢量相加，信号强度增加；磁化矢量处于相反时为反相位，两者磁化矢量相减，信号强度减低。IP/ OP 除回波时间不同外，其他参数均相同。

2）弥散加权成像（DWI）：利用体内水分子的随机运动特性进行成像，主要显示细胞外水分子的弥散，以及细胞内水分子的弥散、跨膜运动、微灌注等。

3）动态增强磁共振成像（DCE-MRI）：动态增强扫描是在注射顺磁性对比剂后对病灶显影的前期、中期、后期进行快速连续扫描，显示对比剂进、出肿瘤区域的血流动力学过程。可用来评价组织的微循环、灌注和毛细血管通透性的变化。在既往的研究显示出早期动态增强斜率值与微血管密度之间呈线性正相关，表明肌骨系统肿块早期快速强化与血管生长程度有关，反映了肿瘤组织的血管化程度。

4）MRI 全景扫描：将全身由头至足分成五个部分，将全脊柱分成两个或三个部分，一次定位，扫描过程中自动移床跟进，扫描完成一段后，自动移床跟踪扫描下一段，不需要重复移动患者，重复定位，分别完成全身冠状位及全脊柱矢状位扫描。MRI 全景扫描主要应用在脊柱转移瘤的检出上。脊柱转移瘤通常为多椎体跳跃性受累，可以发生在脊柱的任何部位，因此扫描范围越大对降低转移瘤检出漏诊率越有帮助。MRI 全景扫描提供了高质量的全脊柱及全身软组织图像，并且明显缩短了检查相同范围的时间，而图像质量并没有降低，可以良好地显示了脊柱转移瘤的部位、数目及邻近组织结构侵犯的程度和范围，并且可以同时观察全身软组织情况，便于发现原发病灶。

5）高场强及超高场强 MR 的应用：3.0T 磁共振在近几年来开始应用于临床，3.0T 磁共振较目前主流的 1.5T 磁共振场强增加了 1 倍，提高了信噪比和空间分辨率，扫描层厚更薄，增强效果更佳，血管成像效果较 1.5T 磁共振佳，同时扫描时间缩短。因此，脊柱在 3.0T 磁共振图像上更清晰，显示微小解剖结构和微小病变能力明显提高，更有利于发现早期微小的脊柱肿瘤病灶。

6）动态增强 MRI 检查：近年来有学者提出，对于脊柱转移癌和骨关节结核的鉴别，如传统影像学检查提供的诊断依据有限，也可通过动态增强 MRI（dynamic contrast-enhanced MRI）行进一步鉴别诊断。肿瘤生长伴随着大量不成熟血管增生，这些血管可促进造影剂局部沉积，从而造成了与骨关节结核的参数差异，可提高诊断准确性和敏感性。这种方式目前尚未有报道应用于四肢骨关节肿瘤与四肢骨关节结核的鉴别，未来需要进一步的研究。

四、骨关节结核的影像学特点

（一）骨关节结核的影像特点

1. 骨病灶局部征象　骨结核病灶易出现在干骺端或骨骺部，以溶骨破坏为主。而骨增生硬化则不明显。最初，表现为骨结构不清、骨小梁模糊；继之，骨小梁受侵蚀溶解；最后，形成不规则、大小不等、数量不等的骨破坏区，周围无硬化环。破坏区内可能存在小的密度较淡的砂粒状死骨。

2. 骨轮廓的改变　此种改变易见于年幼者的短管状骨结核或长管状骨的囊状结核。骨内病变的膨胀性破坏及骨膜性新生骨沉着是骨轮廓改变的原因。增厚的骨膜可为单层或分层状，骨结核虽有骨膜反应，但并不像化脓性骨髓炎那样明显。

3. 骨质疏松　在早期表现为多数小点状透亮区，均匀分布在骨海绵质部，斑点状骨质疏松是弥漫性骨质疏松的开始阶段，以后就变为弥漫性骨质疏松。与肢体不活动导致失用性萎缩有关。

4. 软组织改变　由于病变邻近软组织的非特异性周围炎症反应而致局部肿胀，它与正常软组织间的界限不清。而当结核病变累及邻近关节时又可出现关节及黏液囊的肿胀。病程长者可显示出病变邻近的肌肉萎缩。

（二）脊柱结核的影像

1. 脊柱结核三种影像的优势

（1）X 线平片：因其简单易行、经济、应用广泛，仍然是目前诊断脊柱结核最常用及首选检查方法。当投照条件恰当，照片质量优良时，大多数脊柱结核都能够得到全面而正确的诊断。

1）骨质的破坏：边缘型典型表现为相邻椎体上、下缘模糊，密度减低，椎体前部塌陷。中心型是椎体中央骨性结构受到破坏，表现为椎体中心部分破坏，椎体中央松质骨出现破坏透亮区。椎体呈向心性塌陷、变扁，因此多无后凸畸形，在侧位片较易观察。早期邻近椎间盘多没有累及，椎间隙正常，也没有明显椎旁脓肿。骨质破坏穿透椎体皮质后，即出现椎间盘的破坏和椎旁脓肿。

2）椎体和脊柱变形：主体骨质破坏后失去力学强度，在椎体重力作用下椎体发生楔形变或变扁，脊柱的生物力学发生改变，可导致多种畸形。在颈椎，变形为颈椎曲度反张；在胸椎和胸腰段，由于生理性向后弯曲，中心在胸段椎体前，椎体前方受累大而发生楔形变，脊柱呈角状后凸畸形；在腰椎，由于没有胸壁的限制，活动度大，根据椎体破坏的部位和程度不同，可出现后凸、脊柱侧弯、椎体侧方移位或旋转等畸形。

3）椎间隙变窄：椎体上面及下面受破坏时，椎间盘的血液供应受到阻碍，发生退行性变和破坏，即可出现椎间隙变窄。椎间盘破坏是脊柱结核与脊柱肿瘤的重要鉴别诊断之一。

4）寒性脓肿形成：寒性脓肿的X线表现依发生部位与脓液流注方向而有不同表现。在颈椎易形成咽后壁和食管后脓肿；在胸椎脓肿多局限于椎旁；在腰椎脓肿多流注到腰大肌内而形成腰大肌脓肿。

（2）CT检查：由于CT具有较高的密度分辨率，横断面图像显示解剖关系清楚，能提供详细的骨质情况，显示早期脊柱结核病灶轻微的骨质破坏，明确椎体骨质破坏范围、程度及死骨形成情况。

脊柱结核最基本的CT表现为溶骨性或虫蚀状骨破坏，表现为斑片状、蜂窝状低密度灶，边界清楚。椎体中前部可呈典型的“碎裂”型破坏，表现为骨破坏区内出现小片状的点状高密度灶。CT三维重建能直观地了解脊柱的矢状面、冠状面的情况和脊柱的整体印象。

（3）MRI检查：是评价椎体结核最有效的方法之一。早期脊柱结核病变一般不累及椎间隙，主要累及椎体骨质和椎旁软组织，MRI可显示椎体结核的椎体信号改变及椎旁软组织的轻微肿胀，大多数椎体骨质破坏 T_1WI 呈均匀的低信号，少数病灶为混杂低信号，T_2WI 多呈混杂高信号。受累椎间盘 T_1WI 呈低信号，T_2WI 常为不均匀混杂高信号。MRI具有直接的三维成像功能和较高的组织结构分辨能力，增强扫描能够直观地显示脊柱结核病变的椎管内侵犯。

MRI在脊柱结核诊断中的优点：①早期诊断，MRI对比脊柱结核的早期诊断比其他任何检查影像学检查更为敏感。MRI由于对组织水含量和蛋白质含量多少的变化非常敏感，可在病变早期其他影像检查结果为阴性的情况下发现病变。②MRI的多平面成像有利于观察脊柱和椎间盘细微的病理改变，如病变范围、病变在三维屏幕上的变化。③能确定病变的性质，确定是液体还是组织水肿，对脊柱的鉴别诊断非常有帮助。④能确定椎管内侵犯的范围，以及压迫的组织是脓液、肉芽组织，还是死骨等。⑤MRI详细了解脓液流注的范围、脓腔内是否有分隔及其与毗邻结构关系。

2.颈椎结核　脊柱结核发生于颈椎较为少见，仅占2.2%～6.3%。颈椎结核可引起脊髓压迫而导致高位截瘫，所造成的病残十分严重，故对本病的早期诊断十分重要。临床表现为发病隐袭，病程缓慢，症状较轻。全身症状可有低热、食欲差和乏力。

其影像学特点，X线表现为骨质破坏、椎间隙变窄或消失、后突畸形、冷性脓肿、死骨等。CT影像表现为骨质破坏、椎间隙变窄或消失、后突畸形、冷性脓肿、死骨等（图4-3-1）。

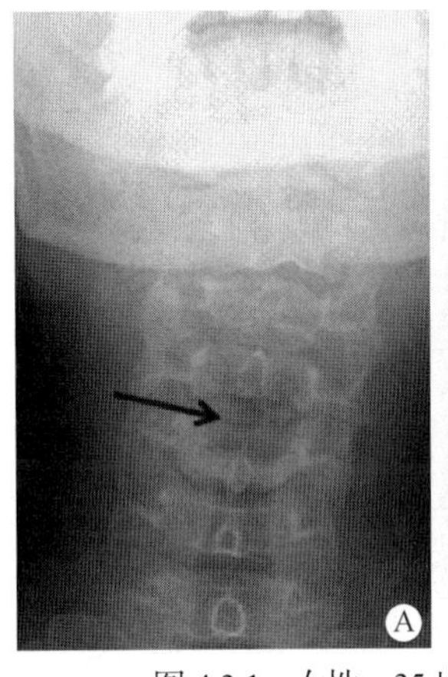

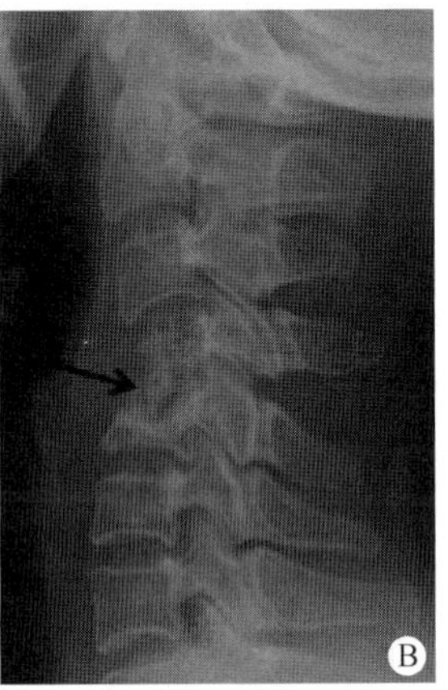

图4-3-1　女性，35岁。颈$_{4\sim5}$椎体结核

A、B.颈椎正侧位：正位相显示颈$_{4\sim5}$棘突间距增大，颈$_5$椎体上缘骨质破坏；侧位相显示颈$_{4\sim5}$局限性后凸，棘突间距增大，小关节半脱位，颈$_{4\sim5}$椎间隙变形

CT成像技术可以多方位重建，能更清楚显示隐蔽的较小的骨质破坏，更容易发现死骨及病理骨折的碎片，帮助了解脓肿的位置、大小及周围组织的境界。显示椎管内脓肿和碎骨片突入椎管的情况（图4-3-2）。MRI表现的特点为显示早期破坏区内的水肿范围和破坏区内的情况；软组织内脓肿的蔓延情况。被破坏的椎体、椎间盘 T_1WI 呈较低信号，T_2WI 多呈混杂高信号，增强扫描不均匀强化。脓肿、肉芽肿 T_1WI 呈低信号，T_2WI 呈混杂高信号，增强检查呈不均匀、均匀或环状强化，脓肿壁薄且均匀的强化是其特点（图4-3-3）。

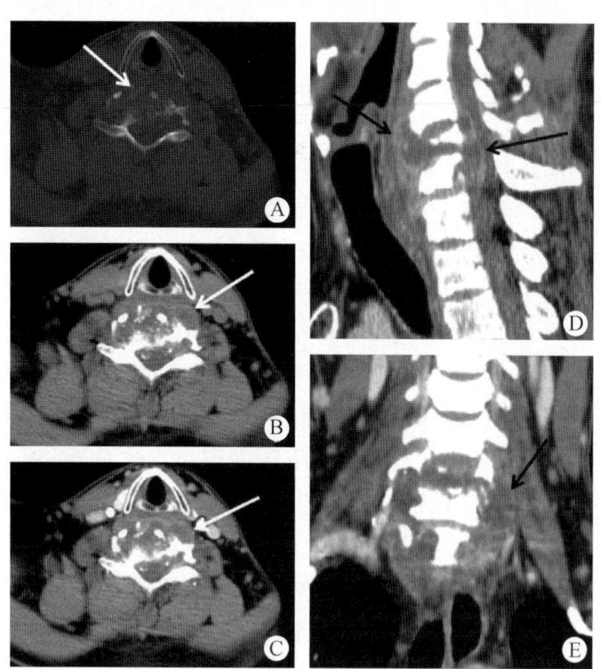

图 4-3-2　男性，56 岁。颈 $_{6、7}$ 椎体结核（边缘型）

A.CT 骨窗：显示颈 $_7$ 椎体和双侧横突骨质破坏，累及双侧椎间孔。注意大小不等、密度不一的砂粒状死骨。B.CT 软组织窗：显示同骨窗，同时因为解剖上椎旁间隙存在丰富的脂肪间隙，即使平扫椎旁冷脓肿的范围也得以清楚显示。注意大小不等、密度不一的砂粒状死骨。C ～ E.CT 增强软组织窗及 MPR：增强扫描后脓肿壁有较明显强化。椎管内硬膜外冷脓肿的范围在增强扫描后隐约可辨。MPR 图像上清楚地显示椎管内脓肿边缘及砂粒样死骨

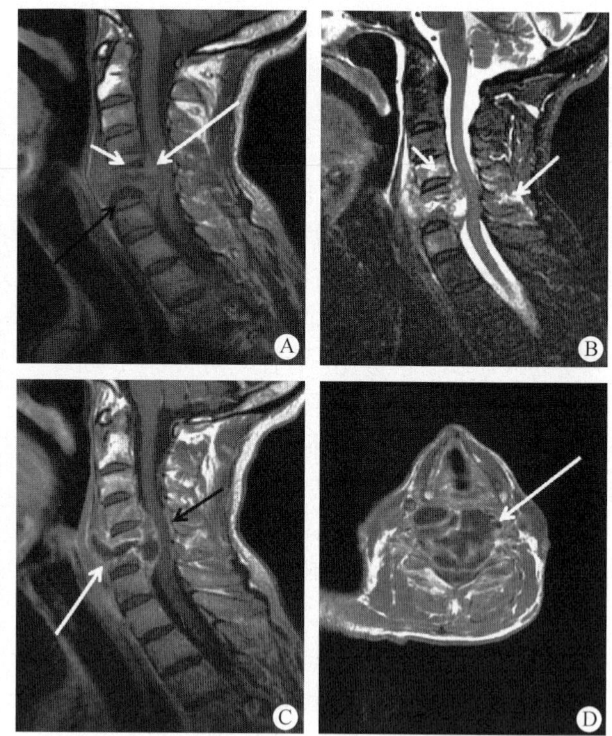

图 4-3-3　男性，44 岁。颈 $_{4～6}$ 结核（边缘型）

A. 矢状位 T_1WI：颈 $_{5、6}$ 椎体分别残余上缘终板、下缘终板；椎间盘和其余椎体呈混杂信号并可见稍短 T_1 信号，椎管内硬膜外间隙的梭形冷脓肿，后者明显压迫脊髓前缘。B. 矢状位 T_2WI 压脂相（T_2WI-FS）：颈 $_{4、7}$ 椎体的骨髓水肿征象和椎管后颈 $_{4～6}$ 的附件及其之间的椎旁软组织水肿征象。C.Gd-DTPA 静脉注射后矢状位非压脂相 T_1WI（T_1WI-NFS）。D.Gd-DTPA 静脉注射后横断位非压脂相 T_1WI（T_1WI-NFS）：病变椎体的病变边缘和冷脓肿的壁呈现明显边缘强化，并可见冷脓肿液化坏死的典型“复杂地道”样不规则形状，并可见分隔。椎管后部的脊膜不均匀增厚和明显强化

3. 胸椎结核　胸椎结核以韧带下型和中心型为主。X 线影像学表现为骨质破坏、椎间隙变窄或消失、后突畸形、冷性脓肿、死骨等，更容易形成冷脓肿（图 4-3-4）。胸椎结核以韧带下型和中心型为主。中心型骨质破坏波及椎体大部甚至导致椎体崩塌消失（图 4-3-5）。韧带下型骨质破坏开始于椎体前部上下缘，并形成明显冷脓肿，脓液沿着椎体前纵韧带蔓延，累及数个椎体前部，但椎间盘破坏不明显（图 4-3-6）。CT 征象表现为骨质破坏，了解是边缘性还是中心性。平扫结合增强检查及 MPR 等技术的运用可帮助了解脓肿位置及大小，与周围大血管、组织器官的关系，显示椎管内受累情况，如脊膜、脊髓受累程度和范围。MRI 影像学表现为骨质病变区域呈现长 T_1 长 T_2 信号影，T_2 压脂呈高信号，可清楚地显示脊椎结核沿前纵韧带下蔓延的特点。椎旁软组织包括脓肿和肉芽肿，T_1 呈低信号，少数呈等信号；T_2 多呈混杂高信号，部分呈均匀高信号；增强检查强化有三种形式，即不均匀强化、均匀强化及环状强化，脓肿壁薄而且均匀是结核特点。

因为普遍性骨质疏松和脊柱后凸畸形的影响，CT 对受累椎体数目的显示远不如磁共振，尤其是 T_2WI-FS 序列及增强扫描。MRI 矢状位的整体性显示能力最强。注意附件和椎管内硬膜外冷脓肿不规则的地道状结构，增强扫描显示冷脓肿壁厚薄较均匀，尽管可见许多分隔或分房样结构。与 CT 比较，磁共振显示冷脓肿的液化坏死信号不均匀，对特征性的砂粒状的死骨显示能力很差，但其对于 CT 表现的形态和密度改变不明显的骨质结构的炎性浸润和骨髓水肿显示能力要强大得多，因此对于病变累及范围的显示能力强于 CT。有趣的是，对于在增强扫描是否使用压脂技术，我们发现对于病变的显示能力各有优劣，可能需要更多的病例资料来证实（图 4-3-6）。

4. 腰椎结核　在脊柱结核中最多见，约占 46%，多发生于胸腰椎交界处，其次为腰骶椎交界

处。成人脊柱结核好发于腰椎，且以边缘型为主，也可以为中心型。X线影像学表现：骨质破坏、椎间隙变窄或消失、后突畸形、冷性脓肿、死骨等，椎间隙明显狭窄和相邻椎体相互镶嵌为腰椎结核典型表现（图4-3-7）。腰椎结核边缘型破坏开始于椎体的上下边缘部，范围局限，容易累及椎间盘进而破坏相邻椎体（图4-3-8）。部分腰椎结核也可表现为中心型（图4-3-9）。

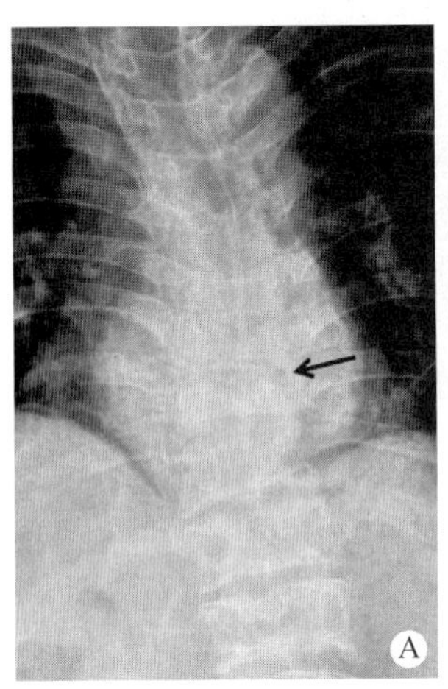

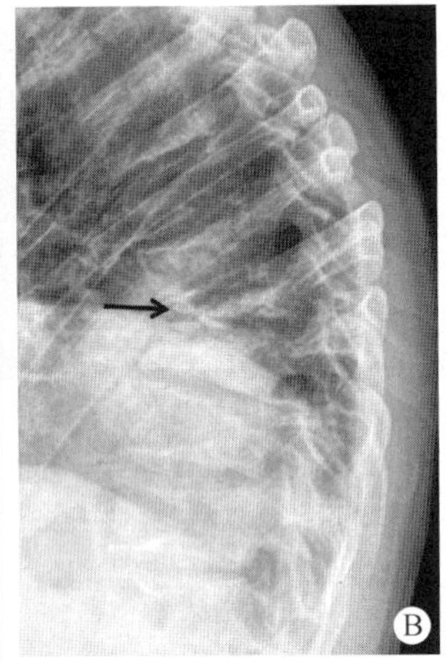

图4-3-4　女性，38岁。胸$_{8、9}$椎体结核

A、B.胸椎正侧位：胸段脊柱呈后凸畸形，胸$_{8、9}$椎体骨质破坏，呈楔形改变，注意正位相椎弓根模糊

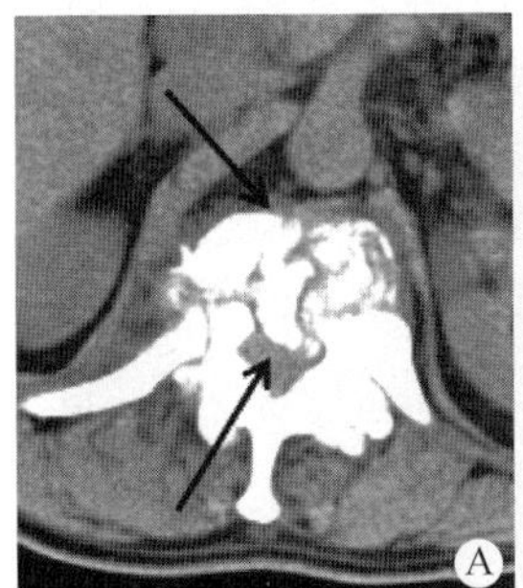

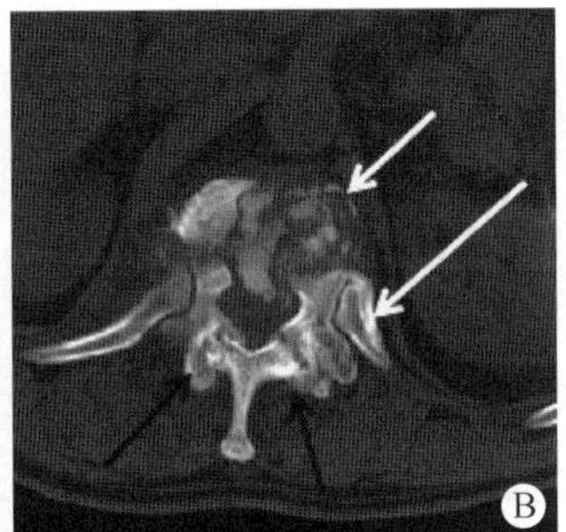

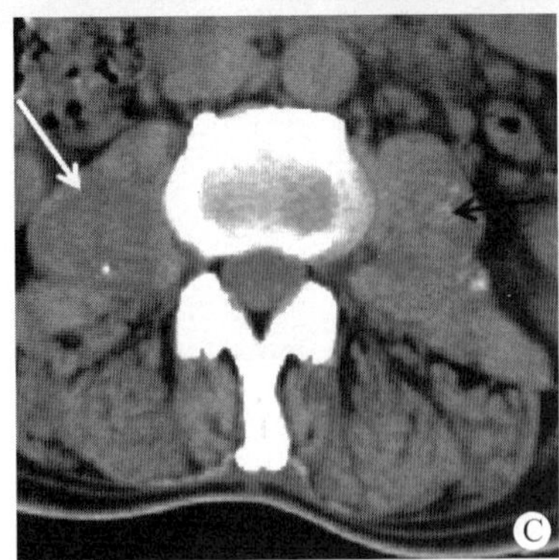

图4-3-5　女性，40岁。胸$_{12}$椎体结核（中心型）

A. CT平扫软组织窗：胸$_{12}$椎体“崩裂”，累及椎管，周围软组织肿胀不明显，主动脉裂孔和左侧膈脚处的脂肪间隙尚可辨。B.CT骨窗：胸$_{12}$椎体“崩裂”，累及椎管，大小不等、密度不一的死骨，部分呈砂粒状。注意骨窗清楚显示双侧椎板的病理性骨折，小关节间隙部分消失、骨性融合，右侧的肋骨小头骨皮质部分缺损、肋椎关节前部受累。C. CT软组织窗：腰$_{2、3}$椎间盘平面示双侧腰大肌肿胀、不均匀低密度区（冷脓肿）中含有砂粒状死骨

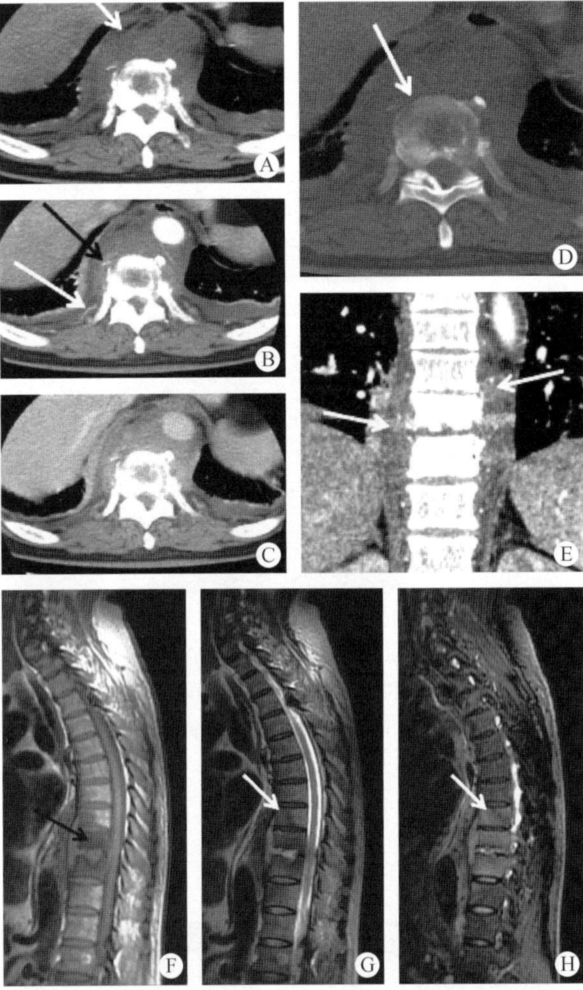

图4-3-6　男性，48岁。胸$_{9\sim12}$椎体结核（韧带下型）

A、D. CT平扫软组织窗和骨窗显示胸$_8$椎体前缘骨质破坏，椎旁冷脓肿；B、C、E. CT增强软组织窗及MPR显示冷脓肿沿椎旁向下蔓延呈梭形，累及数个椎体；F、G、H.分别显示MRI矢状位图像T_1WI-NFS、T_2WI-NFS、T_2WI-FS：胸$_{9\sim12}$椎体病变在T_1WI呈稍长T_1信号，T_2WI呈稍长T_2信号。T_2WI-FS和T_1WI-NFS较T_2WI-NFS对于确定骨质受累的情况更好。椎间隙的宽度基本正常

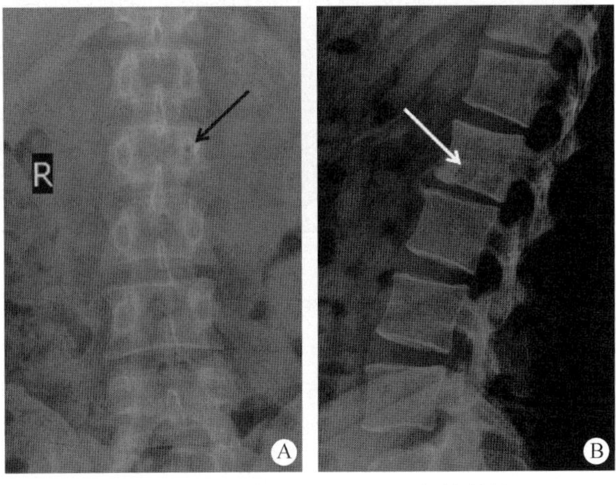

图4-3-7　男性，30岁。腰$_2$椎体结核

A、B.腰椎正侧位摄片：腰$_2$椎体左侧稍变扁，可见斑片样骨质破坏（白色箭头）。腰$_{2、3}$椎间隙狭窄。注意腰椎前后位片上腰$_2$椎体左侧椎弓根形态不规则（黑色箭头）

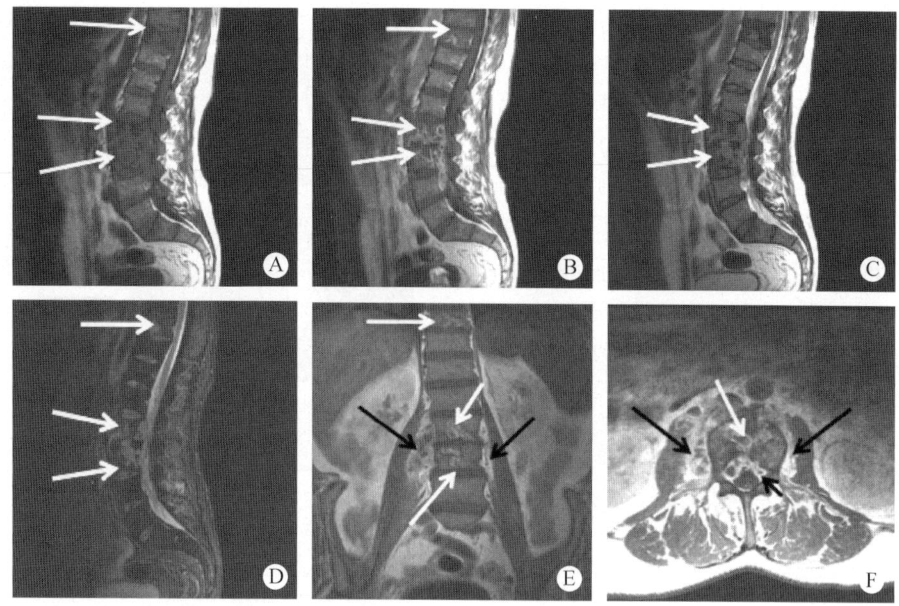

图 4-3-8　男性，59 岁。腰$_{2、3}$椎体结核（边缘型）

A ～ D. 分别显示 MRI 矢状位图像 T_1WI、T_1WI-NFS、T_2WI-NFS、T_2WI-FS：腰$_{2、3}$椎体骨质破坏并椎间盘狭窄，尽管脊柱结核具有累及椎间盘相邻的两个椎体的特点，但是多个节段的跳跃性分布并不少见。此例患者胸$_{10}$、腰$_{2、3}$椎体骨质破坏（白色箭头）；E、F. 分别显示 MRI 冠状位和横断位图像 T_2WI-NFS：骨质破坏（白色箭头），注意冷脓肿（椎旁冷脓肿：黑色长箭头；椎管内硬膜外冷脓肿：黑色短箭头）的范围

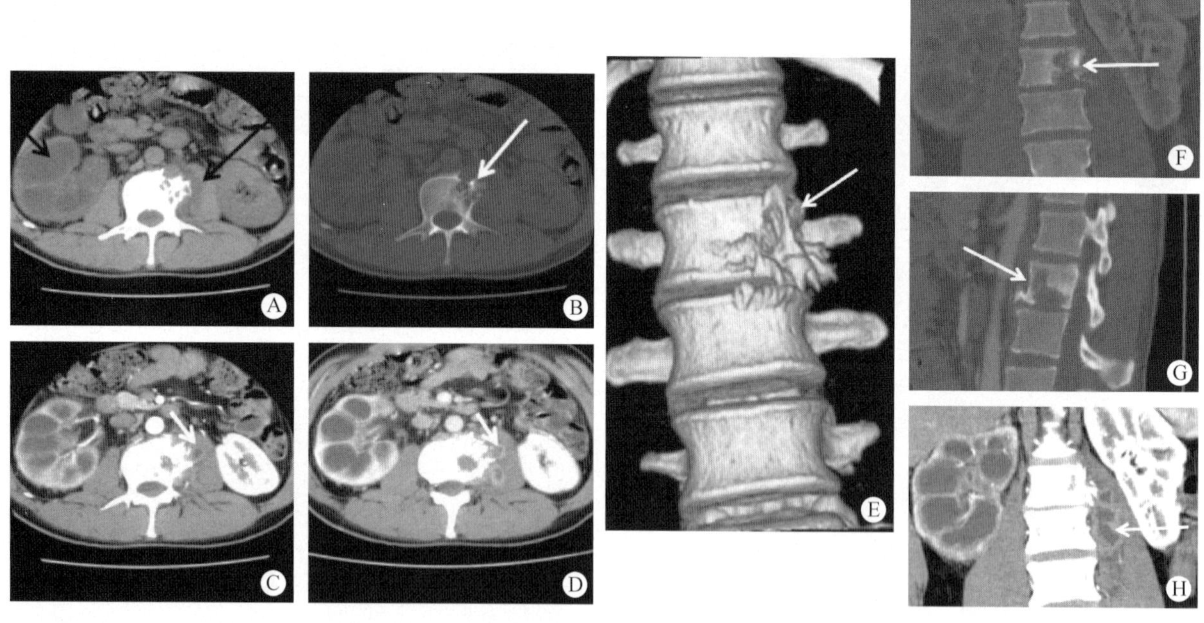

图 4-3-9　男性，30 岁。腰$_2$椎体结核（中心型）

A、B. CT 平扫（NCE-CT）软组织窗（A）注意右肾结核性脓肿（黑色短箭头），左侧腰大肌冷脓肿（黑色长箭头）；骨窗（B）：腰$_2$椎体偏心性骨质破坏（白色长箭头）。C、D. CT 增强扫描（CE-CT）动脉期（C）和静脉期（D）：左侧腰大肌脓肿见环形强化（冷脓肿壁形成，白色短箭头），注意静脉期较动脉期对于冷脓肿壁的强化特征显示更好，动脉期对于主动脉的壁支显示较静脉期好；E ～ H. MPR（CE-CT）及 VR（NCE-CT）：各种 CT 后处理成像技术（E. VR；F. MPR，冠状位，骨窗；G. 矢状位，MPR，骨窗；H. 冠状位，软组织窗）可以更清楚、更直观地显示骨质破坏及冷脓肿的范围和特征（空心箭头）

5. 骶尾骨结核　单纯的骶尾骨结核少见，据文献报道多由腰椎结核冷脓肿感染引起，并侵犯骶髂关节。MRI 影像学表现：早期未形成大量积液，骶髂关节见点状 T_1 低信号影，T_2 压脂呈高信号，

关节面模糊，边缘糜烂，T_2压脂边缘呈高信号。往后演变成骨质内见片状T_1低信号影，部分可呈长T_2信号囊变，盆腔内见冷性脓肿，累及相邻的肌层组织结构，骶孔病变时可以清楚地显示神经受侵及的程度（图 4-3-10）。X 线影像学表现：境界不清的骨质破坏，可形成囊样空洞。也可沿骶孔破坏，使骶骨孔扩大。CT 影像学表现：骨质破坏，死骨形成，骶骨孔骨质受累的范围，冷脓肿的位置关系（图 4-3-11）。

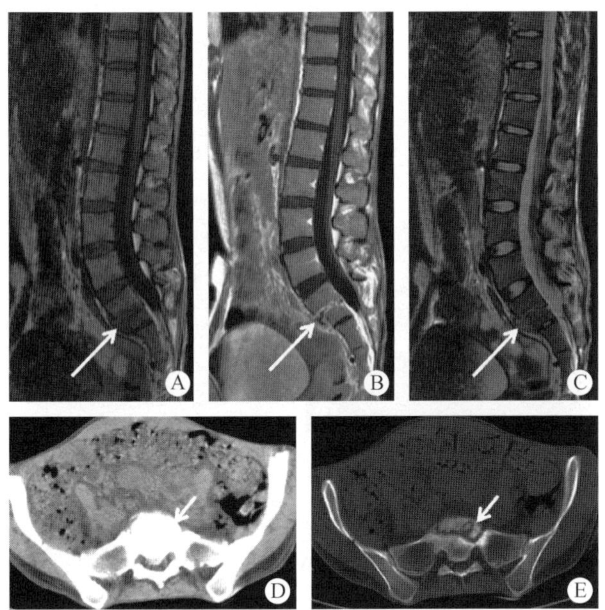

图 4-3-10　女性，24 岁。骶$_{1、2}$椎体结核

A~C. 分别为 MRI 平扫（NCE-MRI）矢状位图像 T_1WI-NFS、MRI 增强扫描（CE-MRI）T_1WI-NFS、T_2WI-NFS：骶$_{1、2}$骨质破坏伴椎间隙狭窄，注意对比三个不同序列的骨质破坏和椎间盘破坏及椎旁冷脓肿的信号特征，局部椎前冷脓肿强化后的薄壁强化特征（图 B 中白色长箭头）；D、E. 分别为 CT 平扫软组织窗和骨窗：骶$_{1、2}$骨质破坏，部分边缘硬化，注意骨窗上显示的死骨片（图 E 中白色短箭头）

6. 不典型椎体结核和儿童椎体结核　椎体结核是较严重的骨关节疾病，近年发病率有上升趋势，治疗不及时可导致椎体严重破坏、脊柱畸形和神经损害。其早期诊断和治疗显得尤为重要。不典型椎体结核容易漏诊，不典型椎体结核分为五型：椎间盘型、椎体型、椎弓型、跳跃型、多发骨结核型。MRI 检查在脊柱结核的早期诊断中优于 X 线平片、CT 和 ECT 检查，有 50% 以上的脊柱结核在平片发现有椎体破坏前半年左右即可在 MRI 显示有椎体改变。其 X 线与 CT 影像学特点与前面章节介绍无殊，但 MRI 表现具有特异性，其影像学表现为椎体骨质破坏和骨髓炎性水肿。T_1WI 病变椎体局部或全部呈低信号，椎体有病理性压缩骨折，呈轻度楔形；T_2WI 信号混杂，椎间盘改变，且椎间盘髓核内“裂隙”样结构消失。周围少量冷脓肿。我们在这里介绍的是多节段受累的脊柱结核的 CT 和 MRI 影像表现（图 4-3-12 ～图 4-3-14）。儿童脊柱结核发病率较高，成人脊柱结核多为自幼发病。儿童脊柱结核以胸椎多见，亦可累及多个节段（图 4-3-15 ～图 4-3-17）。

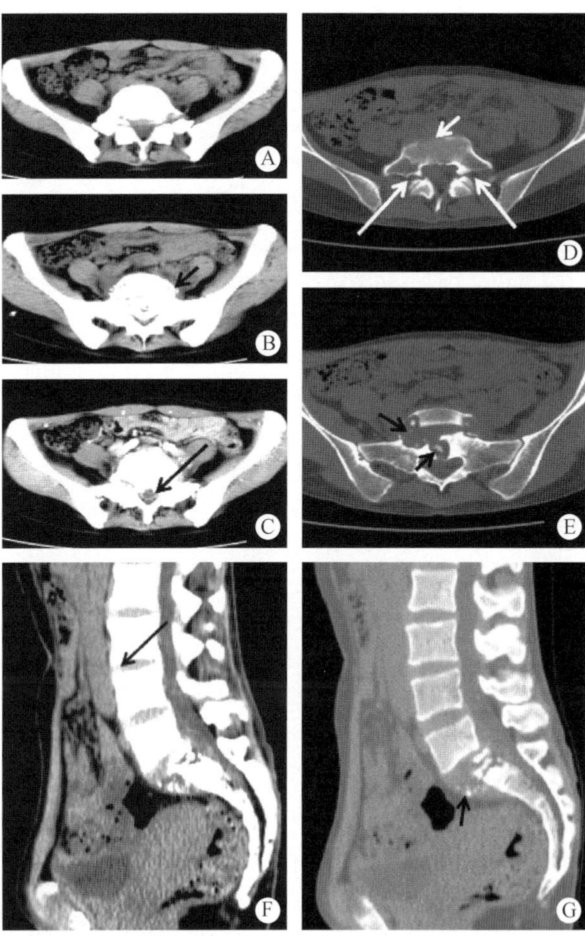

图 4-3-11　女性，30 岁。L_5 椎体、S_1 椎体结核伴 L_5 真性前滑脱

A、D. CT 平扫（NCE-CT）软组织窗（A）和骨窗（D）：L_5 椎体边缘骨皮质破坏（白色短箭头）伴偶然发现的腰$_5$双侧椎弓峡部裂（白色长箭头，代表真性脊椎滑脱症）；B、E. CT 平扫软组织窗（B）和骨窗（E）：$S_{1、2}$椎体可见斑片状骨质破坏及砂粒样死骨（黑色短箭头）形成，累及椎间盘；C. CT 增强（CE-CT）扫描：显示凸入骶管内硬膜外的冷脓肿增强扫描后的线状强化的薄壁（黑色长箭头）；F. CT 平扫（NCE-CT），MPR，矢状位，软组织窗：CT 平扫也能显示椎管内硬膜外冷脓肿的薄壁特征（黑色长箭头），但是增强扫描后显示得更加清晰；G. CT 平扫（NCE-CT），MPR，矢状位，骨窗：$S_{1、2}$椎体骨质破坏并椎间隙受累，注意显示腰$_5$椎体轻度前滑脱（黑色短箭头，砂粒样死骨）

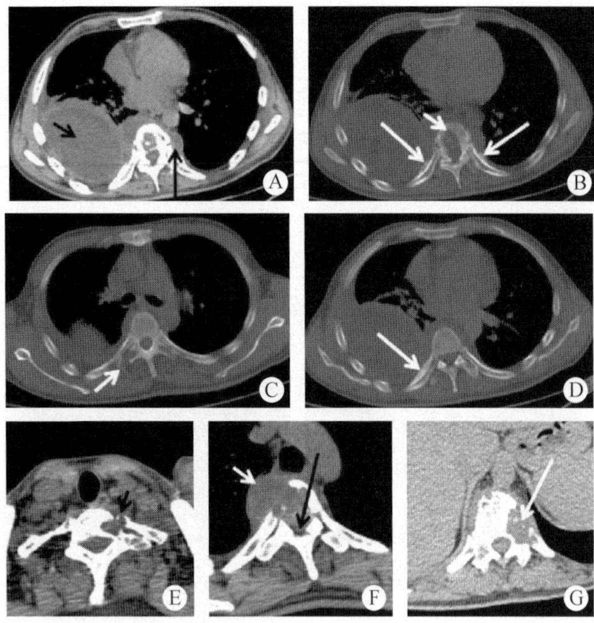

图 4-3-12　男性，36 岁。颈胸腰骶椎多节段椎体和附件不典型结核，并累及肋椎关节、肋骨

A、B. CT 平扫（NCE-CT）软组织窗（A）和骨窗（B）：T_7 椎体骨质破坏（白色短箭头）、椎旁冷脓肿（黑色长箭头）、右侧包裹性胸膜腔积液（黑色短箭头），注意双侧第 7 后肋前缘骨膜增生（白色长箭头）显著；C. CT 平扫（NCE-CT）骨窗：T_5 右侧横突骨质破坏（白色短箭头），注意部分边缘轻度硬化、轻度膨胀性改变的特征；D. CT 骨窗：右侧后肋前缘的多层状骨膜反应（白色长箭头），呈"葱皮"样，这种特征性骨膜反应代表良性慢性临床病程，对于诊断和鉴别诊断有重要意义；E～G.CT 平扫（NCE-CT）软组织窗：分别显示 T_1、T_4 和 T_{11} 多节段多个椎体、附件骨质破坏，并部分累及肋骨小头（黑色短箭头）和肋椎关节（肋头椎关节和肋横突关节）骨质破坏。注意砂粒状死骨（白色长箭头）、椎旁软组织肿胀（白色短箭头）和椎管狭窄硬膜囊受压（黑色长箭头）

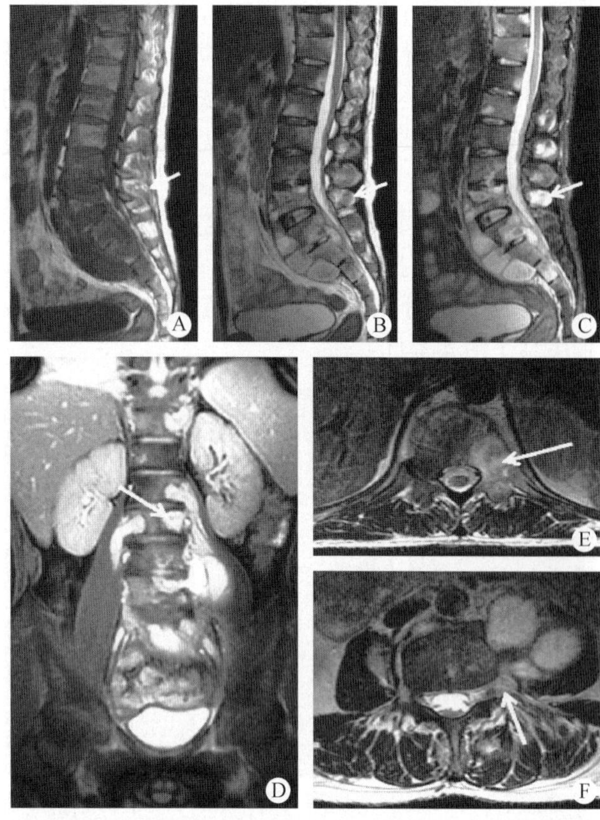

图 4-3-14　（与图 4-3-12 为同一患者）男性，36 岁。颈胸腰骶椎多节段椎体和附件不典型结核，并累及肋椎关节、肋骨

A、B. 分别为 MRI 矢状位图像 T_1WI、T_2WI：腰$_1$至骶$_4$椎体骨质破坏；C. MRI 矢状位 FSE T_2WI：腰椎$_{2\sim5}$椎体棘突见稍长 T_2 信号，提示棘突受累；D. MRI 冠状位 FSE T_2WI：椎体边缘性骨质破坏和邻近冷脓肿的紧密关系都是结核的重要证据；E、F. MRI 横断位 T_2WI：分别显示胸$_{11}$左侧附件和对应肋骨小头骨质破坏，冷脓肿沿左侧的椎间孔侵蚀椎管内硬膜外间隙

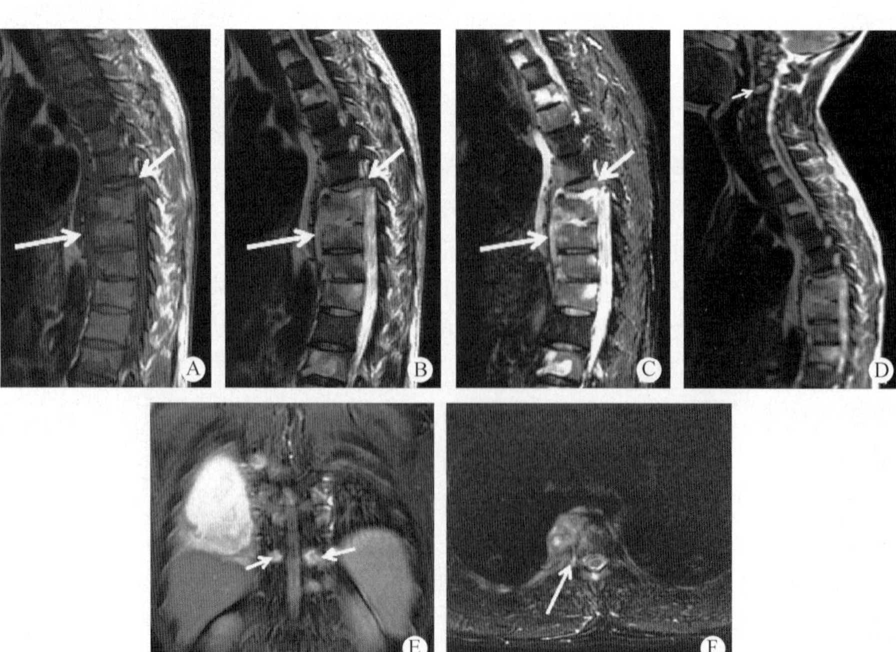

图 4-3-13　（与图 4-3-12 为同一患者）男性，36 岁。颈胸腰骶椎多节段椎体和附件不典型结核，并累及肋椎关节、肋骨

A～C. 分别为 MRI 平扫（NCE-MRI）矢状位 T_1WI-NFS、T_2WI-NFS、T_2WI-FS 图像：胸椎第 1、2、4、5、7~12 椎体骨质受累，注意椎前前纵韧带下冷脓肿（白色长箭头），第 8 胸椎椎体仅仅"残留"薄楔形片状（白色短箭头）；D.MRI 矢状位定位像：颈椎第 3 椎体亦受累（白色短箭头）；E.MRI 平扫（NCE-MRI）冠状位 T_2WI-FS：多个胸椎横突病变，累及双侧的胸椎横突（白色短箭头）；F.MRI 平扫（NCE-MRI）轴位（横断）T_2WI-FS：胸椎第 5 椎体右侧肋椎关节（肋头椎关节）异常（白色长箭头）

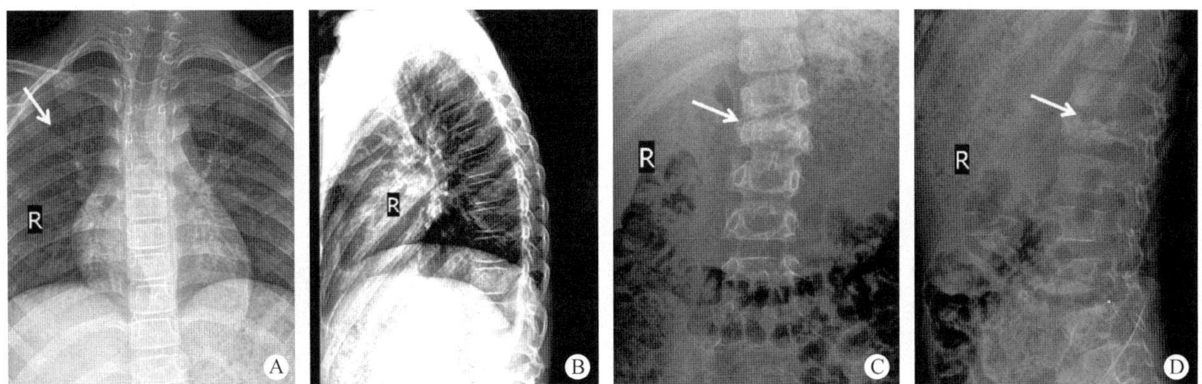

图 4-3-15　男性，10 岁。儿童 $L_{1、2}$ 椎体结核

A ～ D. 分别为胸椎正侧位和腰椎正侧位摄片：$L_{1、2}$ 边缘性结核，注意胸椎正位相的双肺粟粒型结核灶

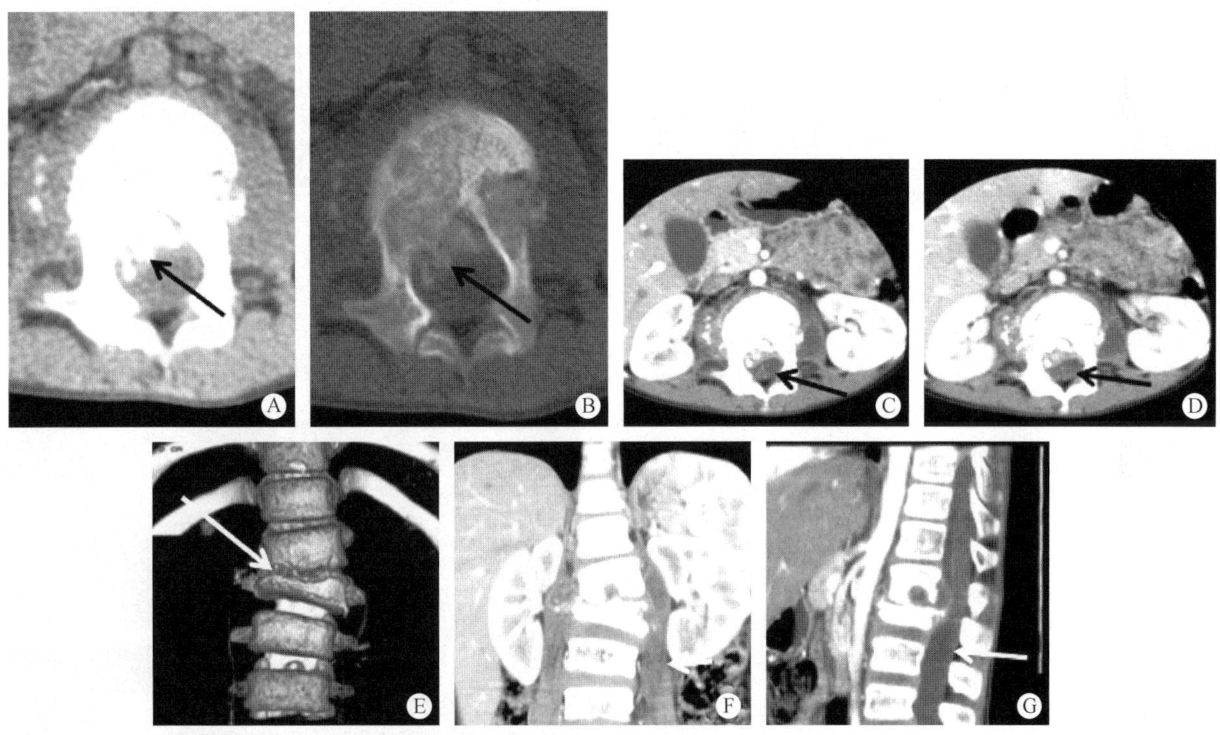

图 4-3-16　男性，10 岁。儿童 $L_{1、2}$ 椎体结核 CT 平扫及增强

A、B. CT 平扫软组织窗和骨窗：椎体骨质密度不均匀，累及整体边缘并有斑点状死骨，椎体余部的骨质密度也显示增高，周围软组织肿胀；C、D. CT 增强动脉期和静脉期：动脉期示椎旁冷脓肿累及腰大肌及其内的钙化，另外，需要关注病变累及椎管内硬膜外间隙致使椎管变形的形态学改变。静脉期对左侧的冷脓肿中心液化坏死显示较动脉期好；E.VR 重建：VR 对于骨质破坏的空间整体构型观察尤具有优势；F. MPR 冠状位重建：$L_{1、2}$ 结核累及椎间盘的冠状位整体观和双侧冷脓肿累及腰大肌的分布状况，注意冷脓肿的中心液化坏死、薄壁强化和软组织内钙化；G. MPR 矢状位重建：$L_{1、2}$ 结核累及椎间盘的矢状位整体观，注意局部椎管内硬膜外间隙的冷脓肿形态学特征，另外向其上方层面沿后纵韧带下（硬膜外间隙）蔓延，呈带状低密度并后缘线状强化

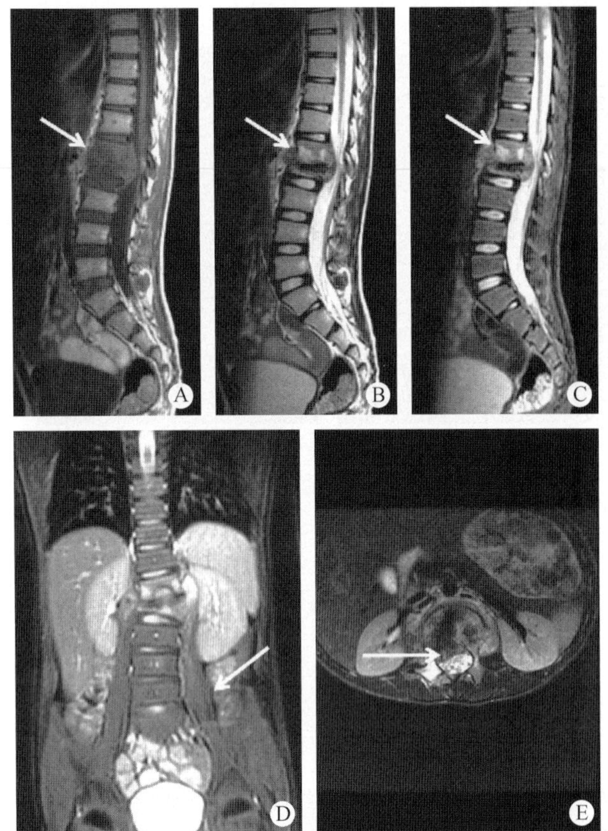

图 4-3-17　男性，10 岁。儿童 $L_{1、2}$ 椎体结核 MR

A ～ C、E. 分别是 MRI 矢状位 T_1WI、T_2WI、FSE T_2WI 和横断位 FSE T_2WI：$L_{1、2}$ 椎体骨质破坏，椎间盘狭窄，FSE T_2WI 示椎体附件受累、椎管内硬膜外间隙和脊髓圆锥本身受累；D. MRI 冠状位 FSE T_2WI：L_5 附件受累且周围冷脓肿形成

7. 脊柱结核的鉴别诊断

（1）化脓性脊柱炎：起病急，临床症状重，椎体骨质破坏的同时可见增生、硬化及死骨形成，椎旁脓肿少见，椎间隙不窄。

（2）转移瘤：常见于老年人，多有原发肿瘤病史，椎体破坏多见中后部呈跳跃性，除椎体破坏。

（3）低毒性感染所致的骨关节改变：这里介绍一例比较罕见的鸟分枝杆菌所致的全身多处骨质破坏（图 4-3-18、图 4-3-19）。

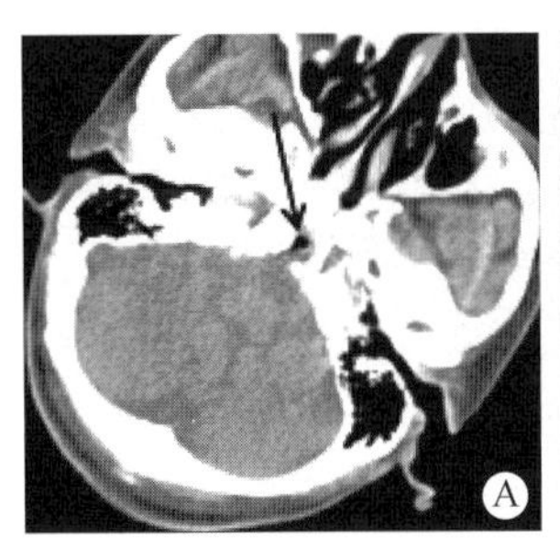

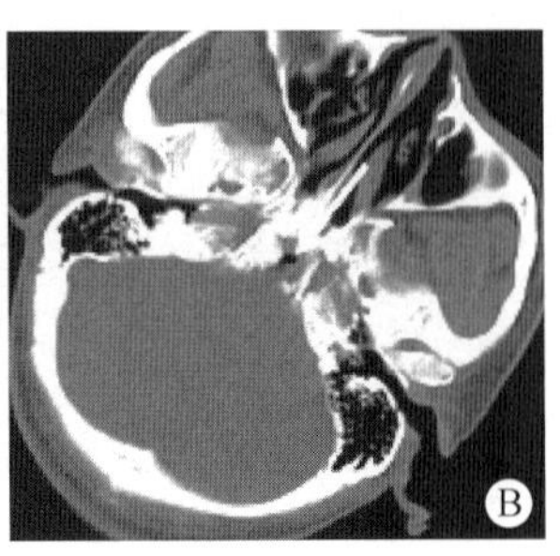

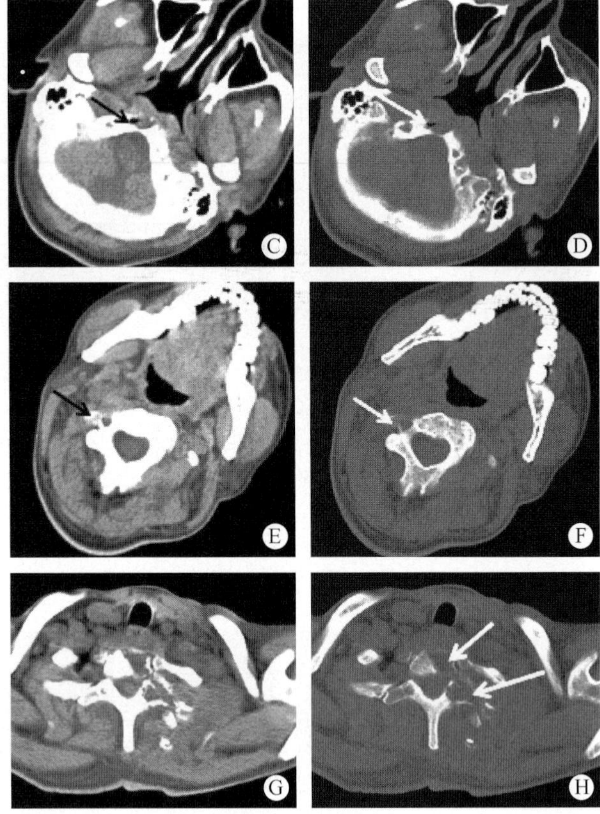

图 4-3-18　男性，46 岁。颅骨、颈椎和胸椎鸟分枝杆菌感染 CT 平扫

A ～ F. CT 平扫软组织窗和骨窗：从蝶骨体枕骨斜坡及枢椎右侧横突骨质破坏；G、H. CT 平扫软组织窗和骨窗：T_1 椎体及其左侧附件、左侧第 1 肋骨头、第 2 肋骨骨质破坏

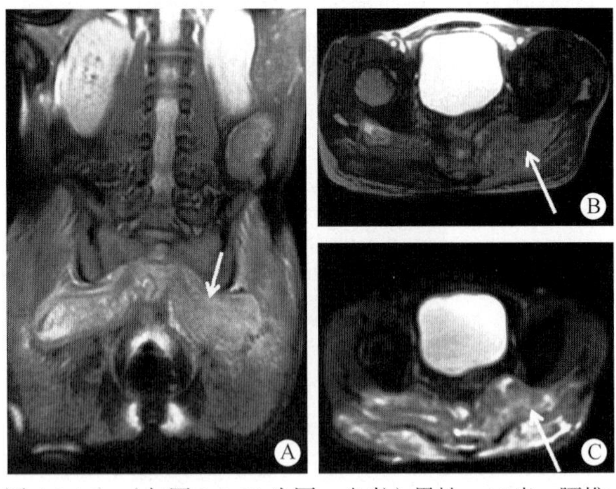

图 4-3-19　（与图 4-3-18 为同一患者）男性，46 岁。腰椎、骶尾椎鸟分枝杆菌感染 MRI

A. MRI 冠状位 FSE T_2WI：L_5、S_1 结核，注意骶髂关节下呈“八”字形的软组织肿块斜穿双侧坐骨大孔；B、C. MRI 横断位 T_2WI 和 DWI：DWI 比 T_2WI 对软组织肿块浸润的敏感性更高。对于病变范围，尤其是软组织肿块浸润范围的显示，MRI 多参数、多方位的技术优势明显

（张　娜　陈志凡）

（三）关节结核的影像特点

1. 髋关节结核　下肢关节中发病率居第一位，儿童及青壮年多见，单侧发病多，发病部位以髋臼最好发，股骨颈次之，股骨头最少。早期以单纯滑膜性结核多见。单纯性骨结核：好发于股骨头边缘或髋臼的髂骨部分。X线影像表现：早期表现为局限性骨质疏松、关节囊肿胀、进行性关节间隙变窄、边缘性骨破坏病灶，随着病变加重出现空洞和死骨，严重者股骨头破坏消失，也可出现病理性后脱位（图4-3-20）。CT影像学表现：早期表现为局部骨质侵蚀糜烂，之后逐渐发展出现骨质破坏或骨质缺损，可伴有薄层硬化边，少数骨质边缘破碎（图4-3-21），儿童型髋关节结核CT表现需要关注骺软骨板的情况（图4-3-22）。MRI影像学表现：早期表现为单纯渗出性病变。MRI表现为长T_1、长T_2异常信号，信号较混杂，以肉芽肿为主的病变，T_1呈低信号，T_2呈混杂信号，病灶周围常包绕薄层长T_1、长T_2信号水肿带。以干酪坏死为主病变，T_1呈低信号，T_2呈高信号，T_2压脂为高信号。

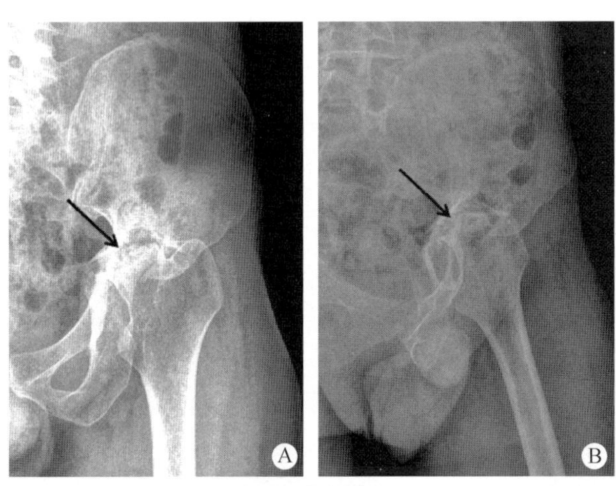

图4-3-20　男性，40岁。左髋关节结核

髋关节正斜位摄片显示左侧股骨头"自截"伴中心型脱位。左侧股直肌的冷脓肿伴内砂粒状钙化密度、左侧的肌肉较对侧萎缩，表明长期慢性病程

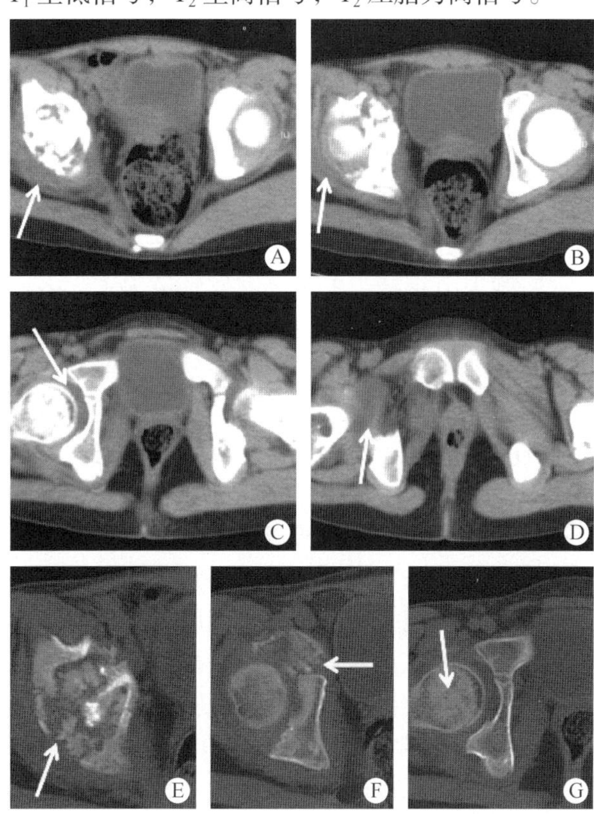

图4-3-22　女性，17岁。右侧髋关节结核

A~G. CT平扫软组织窗和骨窗：病变主要累及髋臼缘，髂骨部分受累及，跨越骺软骨板，股骨头主要是骨质疏松。关节间隙显著增宽，同侧闭孔外肌冷脓肿

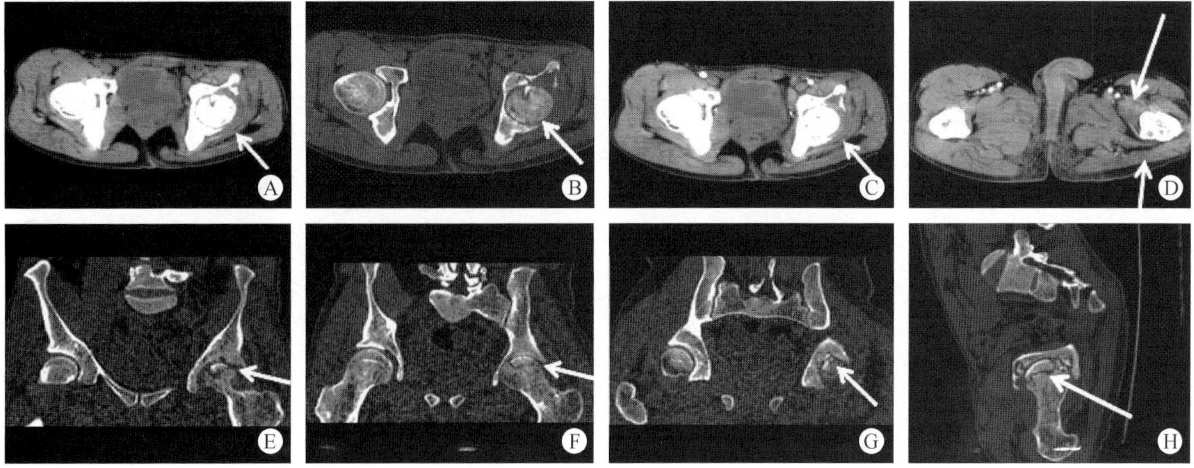

图4-3-21　男性，32岁。左髋关节结核CT平扫、增强及MPR

A~D. 分别是CT平扫软组织窗、骨窗、CE-CT：均可显示左髋关节囊积液（冷脓肿），增强CT上对于冷脓肿的范围强化特征显示较佳。左髋关节周围肌肉较对侧明显萎缩。E~H. CT MPR冠状位和矢状位：多方位地显示了在左股骨头及髋臼关节面均可见骨质破坏、局部斑片状死骨。关节间隙变窄、骨质破坏边缘部分硬化、部分毛糙模糊。与缺血性坏死的关节面皮质较完整的形态学区分和邻近软组织的肿胀不仅仅局限在关节囊

髋关节结核鉴别诊断：髋关节结核需同强直性脊柱炎髋关节病变、类风湿关节炎、股骨头坏死等鉴别。强直性脊柱炎虽然与髋关节结核临床症状相似，但影像学检查以髋关节间隙狭窄、囊变和骨赘为主要表现，并且有明显的骶髂关节炎表现。类风湿髋关节炎、股骨头坏死影像学表现均以骨质侵蚀破坏为主，但临床表现也有区别。类风湿关节炎外尚有其他关节受累，多为对称性、多发性，临床可伴有类风湿皮下结节，血清类风湿因子阳性，HLA-B27 抗原常阳性。股骨头坏死既往有创伤、嗜酒或应用激素等病史，MRI 检查可以发现早期股骨头坏死。

2. 膝关节结核　主要以继发感染为主，多继发于肺结核，但大部分患者肺部病变已经吸收、纤维化或钙化，原发病灶一般在幼年时期形成，通过原发病灶进入血运的结核杆菌形成极多的细菌栓子，这些栓子被血液运送到全身各组织中，膝关节滑膜组织丰富，故滑膜结核的患病率较高。膝关节滑膜面积大，松质骨丰富，下肢负重大、活动多且易扭伤等因素，因此患病率较高。仅次于脊椎结核和髋关节结核，居四肢关节结核第二位。患者多为儿童或青壮年。传播途径：绝大部分经血液，少数经淋巴结或直接蔓延。

（1）影像学特点：①关节肿胀、积液，滑膜增生；②骨质疏松；③关节面骨质侵蚀，非持重面骨表面溶解即边缘糜烂或向软骨下组织蔓延，呈砂粒状死骨；④关节软骨破坏，关节间隙变窄、消失、融合；⑤关节脱位（膝关节很少发生）、肌肉萎缩（图 4-3-23）。CT 表现：骨质破坏，软组织肿胀，发现关节积液、增厚的滑膜（增强扫描）及骨性关节的侵蚀（图 4-3-24）。MRI 表现：MRI 对软组织分辨率高，敏感性强，因此能早期发现关节内病变。早期滑膜增厚，不均匀的条状、结节状突起，T_1WI 呈低信号，T_2WI 稍高或接近于骨髓信号片状模糊影。长 T_1、T_2 信号关节软骨：表面毛糙不平，局部缺损变薄，全程缺失剥脱骨质异常，演变成骨质破坏（虫蚀样）、骨髓水肿、T_2WI 呈高信号，稍强化关节周围脓肿，窦道形成（膝内侧、膝外侧、腘窝、大腿内侧等），T_1 呈较均一低信号，T_2 呈混杂信号，早期扫描窦道壁强化（图 4-3-25）。

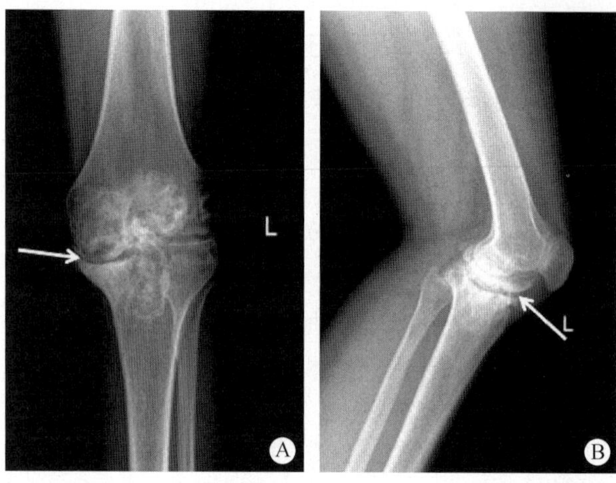

图 4-3-23　女性，33 岁。左膝关节结核 X 线片膝关节正侧位摄片

软组织肿胀，关节变窄，累及股骨下端、胫骨上端，累及关节面

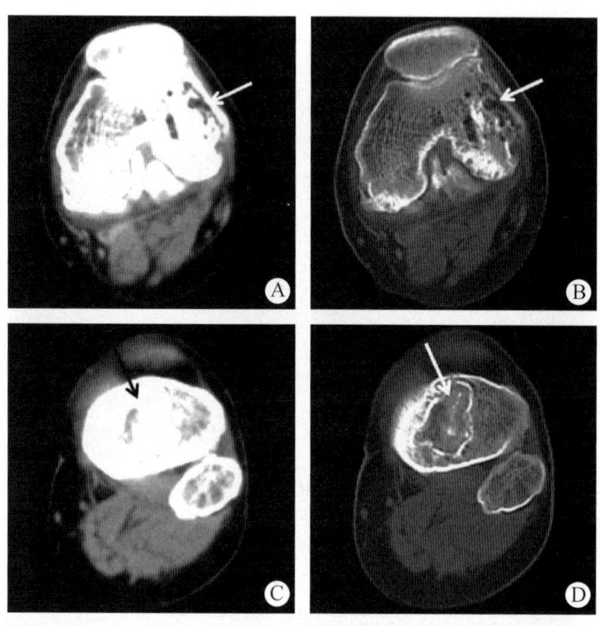

图 4-3-24　（与图 4-3-23 为同一患者）女性，33 岁。左膝关节结核 CT 平扫

CT 平扫软组织窗、骨窗：膝关节结核，累及股骨下端、髌骨和胫骨上端。典型表现包括关节间隙变窄、关节面下骨质破坏，斑片状死骨、砂粒状死骨和棺柩征。变窄的股骨－胫骨平台关节的骨性融合

（2）膝关节结核的鉴别诊断：①类风湿关节炎，早期侵犯单侧膝关节时，鉴别较难，可做血清类风湿因子和结核菌素试验或穿刺活检以资鉴别。②创伤性滑膜炎，有创伤史，除局部肿痛外无全身症状。X 线早期可显示软组织肿胀或有关节囊积液，慢性者可有滑膜增厚，无骨质稀疏和骨质破坏。③化脓性关节炎，低度感染、起病缓

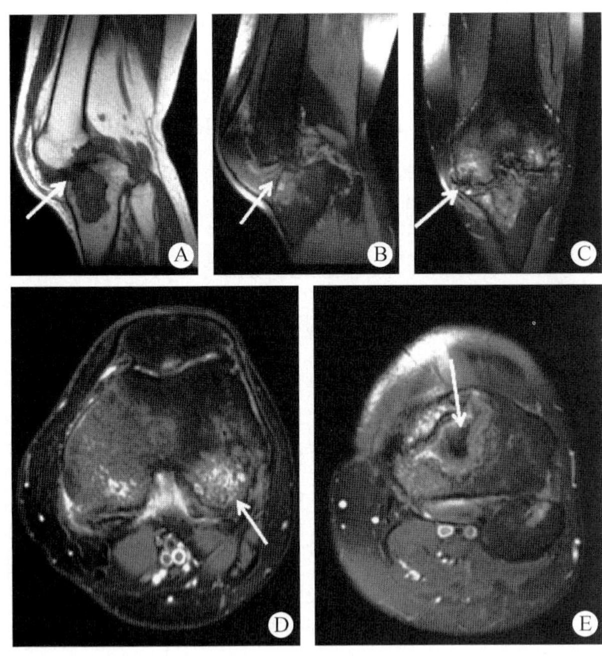

图 4-3-25　（与图 4-3-23 为同一患者）女性，33 岁。左膝关节结核 MRI 影像

MRI 矢状位 T_1WI、FSE T_2WI、冠状位 FSE T_2WI、横断位 FSE T_2WI：关节骨质破坏、关节结构紊乱，关节呈现半脱位征象，各个韧带、关节软骨及关节面下骨皮质均显示结构不完整

慢者鉴别较难，但常有活动时疼痛重，不堪过重负荷的特点。必要时需穿刺做细菌学检查。④增生性关节炎合并腘窝囊肿，临床上易误为结核合并冷脓肿，X 线片上有增生性关节炎的表现，无骨质破坏，腘窝囊肿内偶有钙化小体，亦有相应的临床体征，不难鉴别。⑤色素绒毛结节性滑膜炎，关节肿胀明显，密度增高（含铁血黄素沉着），扪之有面团感，有时可触及大小不等的结节。累及骨骼时可有边缘硬化的囊状影。关节充气造影显示关节囊扩大及结节状影。关节穿刺可抽出血性或咖啡色液体，可含有胆固醇。⑥血友病性关节病，虽有关节边缘侵蚀和关节面不规则，但有股骨髁间凹增深加宽的特征，关节积液为反复性发作，且密度较浓（含铁血黄素沉着），并有出血倾向和家族史。⑦沙尔科关节病，关节破坏虽明显，但临床症状轻微，不难鉴别 。⑧骨脓肿，为干骺端的低毒感染，X 线表现为厚壁空洞，无死骨。症状轻微，可有骨膜反应。⑨原发性亚急性骨骺骨髓炎，多为葡萄球菌感染，有疼痛和跛行症状。骨骺呈溶骨性破坏，不侵入软骨，确诊靠穿刺做细菌培养。

3. 肩关节结核　是结核杆菌定植于肩关节而造成的感染和破坏。本病多合并肺结核感染。肩关节结核比较少见，只占全身骨关节结核的 1.15%，成人比儿童较多见，以 21 ～ 30 岁最多。男性略高于女性。结核原发病灶原发于关节滑膜，发展缓慢，可数月或数年后出现骨破坏。发病之初，滑膜结核性炎症表现为充血、增生、肥厚、结核肉芽结节，产生浆液性渗出、关节积液，纤维素沉着成为纤维素块，结核性脓液形成，侵犯关节边缘骨质（软骨下潜行性破坏、软骨坏死脱落），骨质破坏，导致全关节结核。关节积脓可穿破关节，形成结核窦道或瘘管，进而继发感染。

（1）影像学特点：早期可见肱骨头骨质疏松萎缩，中后期可见肱骨头类圆形骨吸收及破坏区，或肱骨头上局限性骨缺损，关节面粗糙，关节间隙狭窄，少数可在关节附近有软组织肿大阴影，并在其中心钙化。CT 影像学表现：有关节腔内积液，并可早期发现关节边缘骨破坏；后期病例则显示出明显的骨破坏与死骨，还可显示出关节外软组织间隙内寒性脓肿大小（图 4-3-26）。MRI

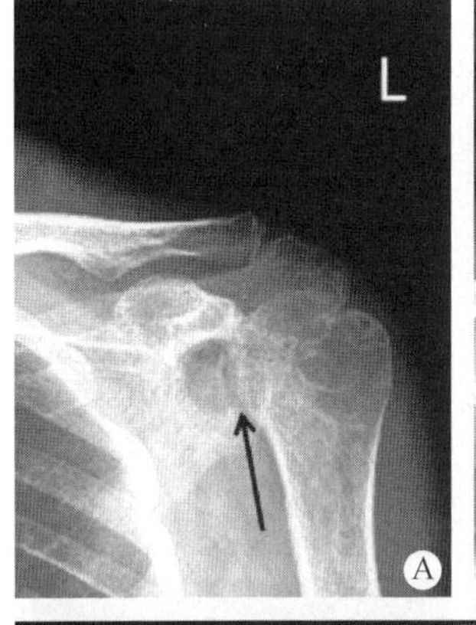

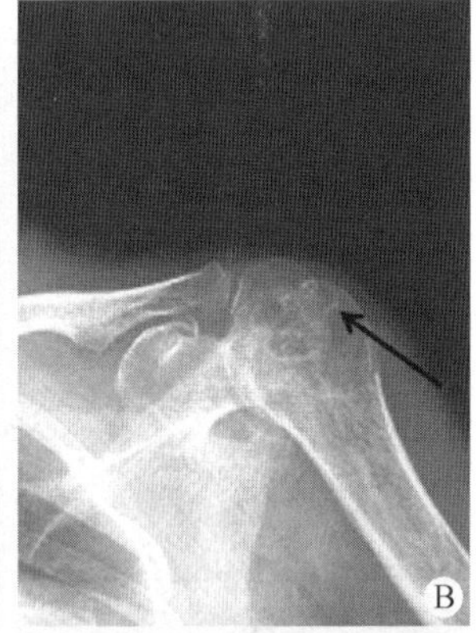

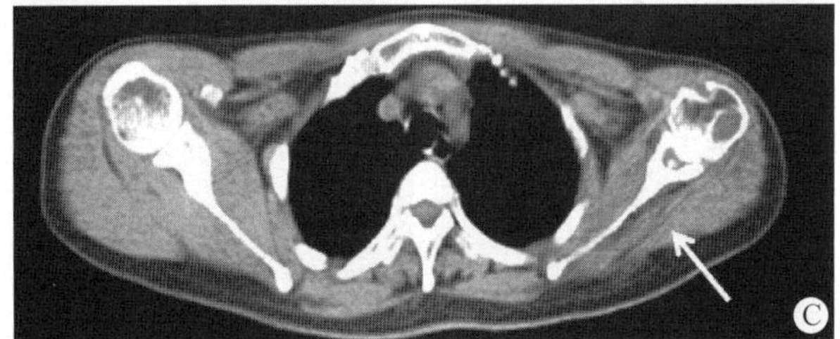

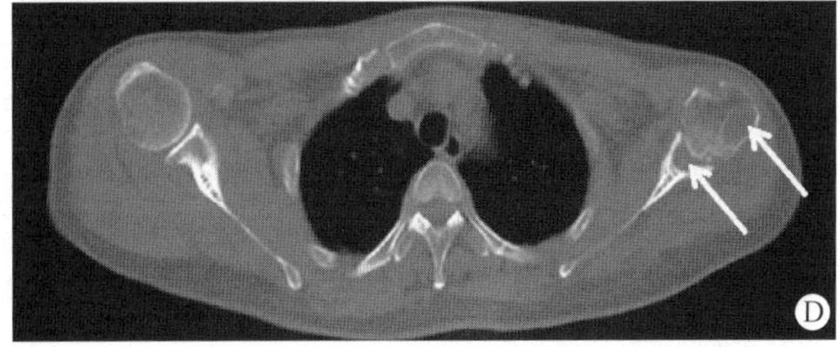

图 4-3-26　女性，51 岁。左肩关节结核 DR 摄片及 CT 平扫

肩关节正斜位摄片及 CT 平扫软组织窗和骨窗：左侧盂肱关节间隙变窄，肱骨头和肩胛盂骨质破坏伴局部斑点状的死骨。肱骨头关节面外形不规整，肱骨头骨质破坏可见边缘硬化，同时肩胛骨的骨质破坏边缘相对毛糙，但是周围骨质密度不均匀增高；左侧的三角肌、冈下肌、肩胛下肌较对侧萎缩，表明临床慢性病程

影像学表现：早期发现关节内积液与骨内炎性浸润的异常信号，骨质异常呈现点状或片状信号，T_1 呈低信号，T_2 呈压脂呈高信号，增强扫描不均匀强化，坏死区不强化，囊性脓肿呈边缘性强化（图 4-3-27）。

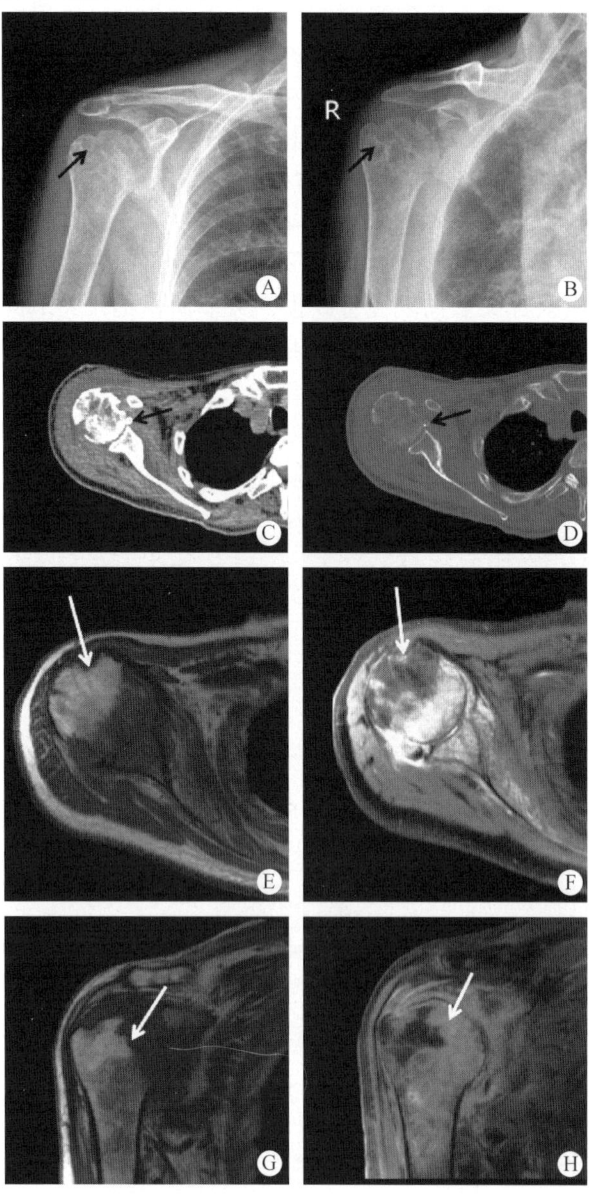

图 4-3-27　男性，80 岁。右肩关节结核

肩关节正斜位摄片、CT 平扫软组织窗、骨窗和 MRI 横断位 T_1WI、FSE T_2WI 及冠状位 T_1WI、FSE T_2WI：右侧肩关节结核主要累及肱骨头颈部，主要以骨质破坏为主，伴有关节腔和周围冷脓肿，经皮盂肱关节腔内引流管置入的阴影与关节腔积液和周围冷脓肿形成相反的肩胛下肌等肌肉萎缩征象

（2）肩关节病变的鉴别诊断：主要应与肩周炎鉴别，肩周炎亦称肩关节周围炎，多发生在 50 岁以后，主要临床特征为肩臂疼痛，活动受限，是肩关节周围肌肉、肌腱、韧带和滑囊等软组织的慢性无菌性炎症。X 线表现主要是肩关节骨质疏松，大结节或与肩峰端相对的部分发生囊性变、增生硬化，周围软组织钙化。MRI 早期表现主要为关节囊积液稍多，滑膜不光整，肩袖有可能呈现 T_2 压脂高信号影。早期肩关节结核与肩周炎无论从临床表现还是 X 线表现上均无特征性，容易混淆。

4. 肘关节结核　肘关节结核在上肢三大关节中居首位，占全身骨关节结核的 0.92%，患者以青壮年最多，男女患者及左右侧发病率大致相等。有报道同一患者双侧肘关节均受累。多数患者合并其他器官结核。X 线影像表现：局限性骨质破坏，累及关节面，关节间隙变窄，关节囊肿胀（图 4-3-28）。CT 影像表现：骨质破坏，呈虫蚀样改变，死骨形成，缺乏血供从而引起钙性物质沉积，关节腔积液，关节囊肿胀，严重者可形成窦道（图 4-3-29）。MRI 影像学表现：早期未形成大量积液，点状 T_1 低信号影，T_2 压脂呈高信号，关节面不光整。进展期滑膜形成结核性肉芽肿时，可见增厚的滑膜呈条状、团块状混杂在一起，信号不均匀。往后演变成骨质内见片状 T_1 低信号影，部分可呈长 T_2 信号囊变，关节腔脓性积液，关节腔肿胀，累及相邻的肌层组织结构等征象（图 4-3-30）。

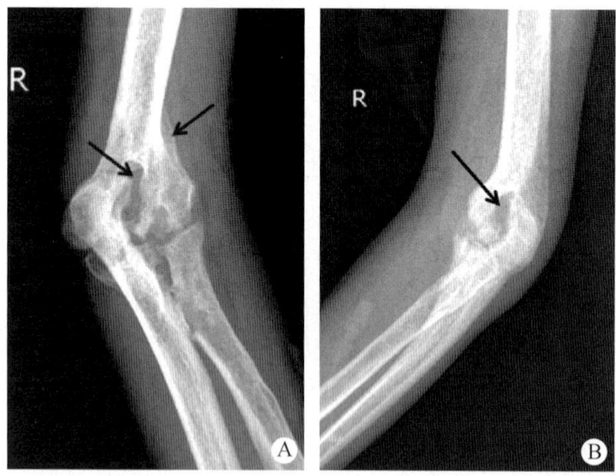

图 4-3-28　男性，42 岁。右肘关节结核

右肘关节正侧位摄片示右侧肘关节各个骨端骨质破坏，骨质破坏的边缘部分清晰、光滑、锐利，表示有硬化，部分边缘模糊、毛糙，肱骨下端鹰嘴窝直接呈类圆形透亮阴影（骨质缺损），关节结构紊乱，关节间隙部分增宽、部分狭窄，关节面骨皮质仅见少量残余。周围软组织可见肿胀。肱骨下端的层状骨膜反应、桡骨近段骨干的不均匀骨质密度改变

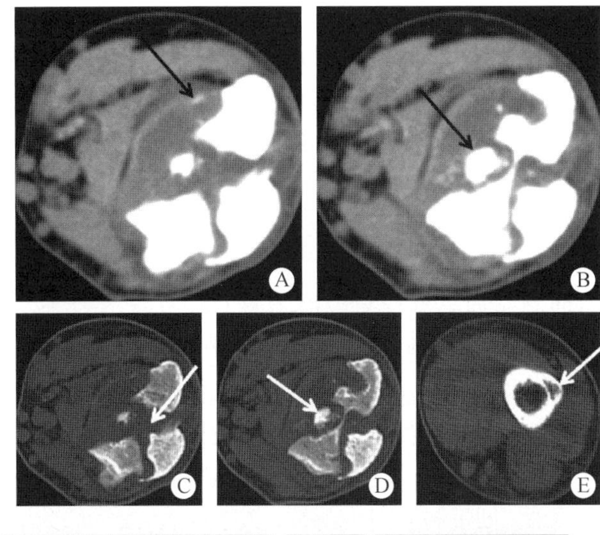

图 4-3-29　（与图 4-3-28 为同一患者）男性，42 岁。右肘关节结核

A、C. CT 平扫软组织窗和骨窗：肱骨下端鹰嘴窝和冠突窝因为骨质破坏而“贯穿”。B、D. CT 平扫软组织窗和骨窗：肱骨小头和冠突窝、鹰嘴窝、尺骨鹰嘴的关节面下的骨质破坏。注意冠突窝处较大的不规则高密度死骨片及散在分布的砂粒状死骨。E. CT 骨窗：肱骨下端外侧的慢性层状骨膜反应。A、B. CT 平扫软组织窗：显示冷脓肿的范围、壁钙化（箭头）

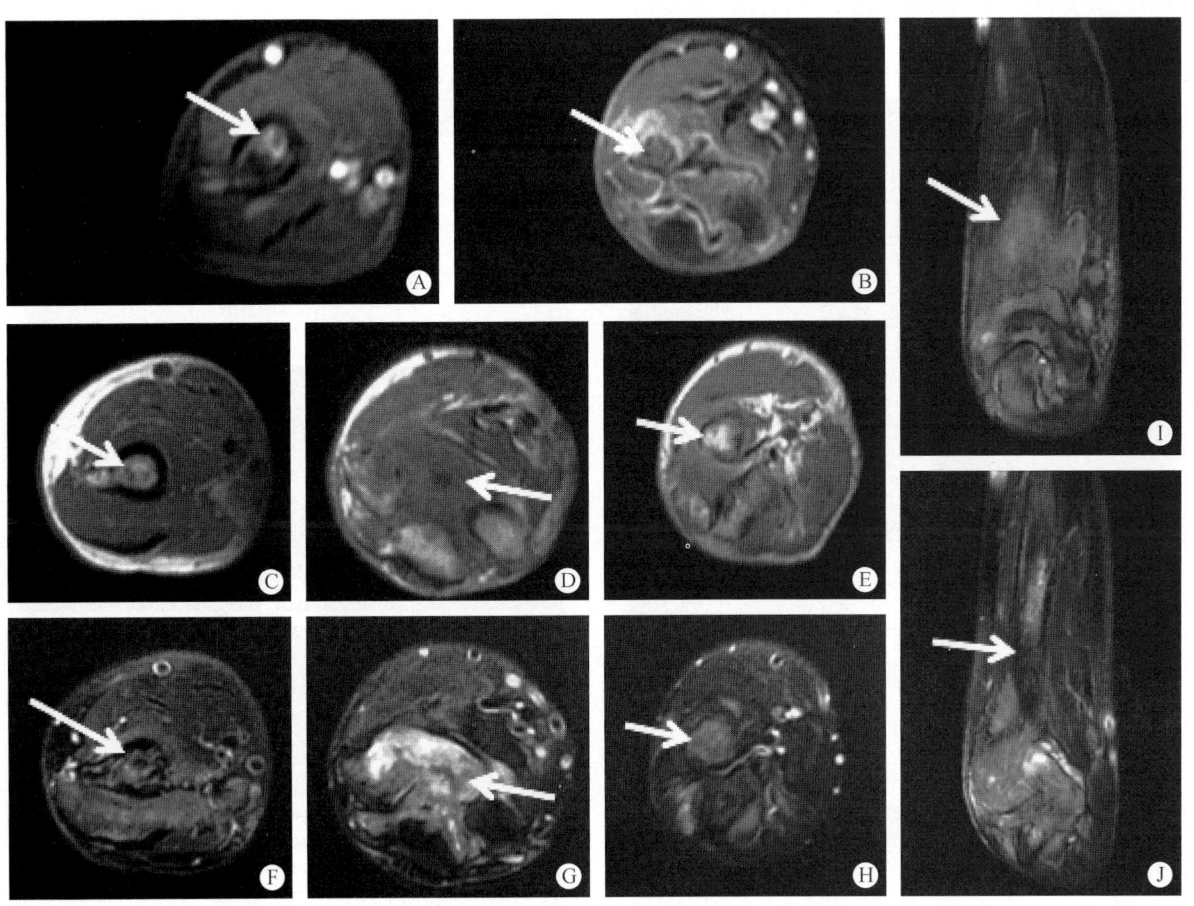

图 4-3-30　（与图 4-3-28 为同一患者）男性，42 岁。右肘关节结核

A ～ J. 分别为 MRI 横断位 CE T_1WI、T_1WI、FSE T_2WI 和冠状位 FSE T_2WI：骨干的浸润明显优于 CT，尤其是 T_2WI-FS 序列和增强后扫描的序列；骨髓含脂肪量较多，病变导致的骨质 T_1 信号减低在不压脂序列中也十分明显。增强扫描后的序列对于特征性的冷脓肿“隧道征”显示较好

5. 腕关节结核　骨骺、干骺端结核是长骨结核中最常见的，由结核杆菌经血行进入血管丰富的长骨干骺端骨松质内，引起结核性骨髓炎，并易侵及邻近骨骺和关节。早期局部肿胀、疼痛、关节功能障碍，局部形成脓肿，可穿破皮肤后形成窦道。多为骨源性干酪样坏死结核。X 线表现：早期，干骺端常见局限性骨质疏松；类圆形骨质破坏区，边缘较清楚，有时见斑点状死骨。病变

发展，穿过骨骺板侵及骨骺和关节。晚期，病灶可破坏骨皮质和骨膜，进入软组织穿破皮肤形成窦道（图 4-3-31、图 4-3-32）。CT 表现与 X 线所见相似，清楚地显示较小的、较隐蔽的骨质破坏，小的死骨及周围软组织的改变（图 4-3-33）。MRI 影像学表现：骨质破坏在 T_2WI 上表现为低信号，早期的骨髓炎水肿为长 T_1、长 T_2 信号，T_2WI 脂肪抑制序列呈高信号，但不具有特异性，对于显示周围软组织的改变具有一定优势（图 4-3-32、图 4-3-33）。

腕关节结核的鉴别诊断：类风湿关节炎，普遍性骨质疏松，滑膜增厚且增强后强化明显，关节积液，韧带肿胀但少断裂，关节肿大，活动受限，有风湿结石形成。

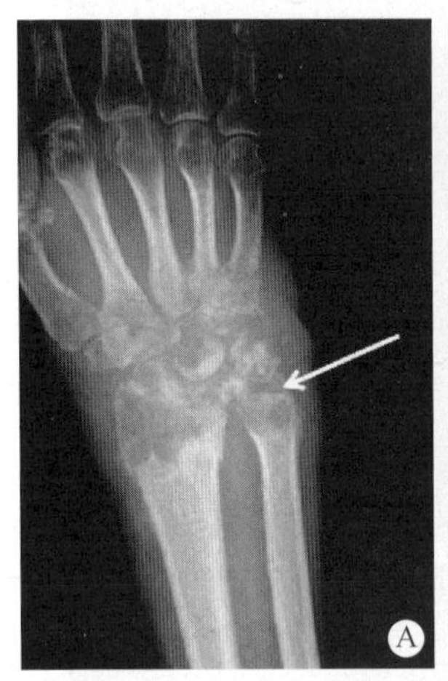

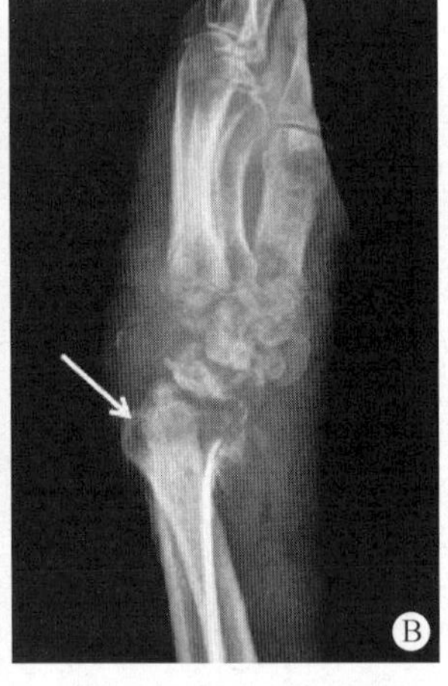

图 4-3-31　男性，63 岁。右腕关节结核

右腕关节正侧位显示腕关节诸骨包括尺桡骨远端、近远排腕骨和部分掌骨近端的以溶骨为主的改变，大小不等的砂粒状死骨和软组织的显著肿胀。平片由于整体成像的优点对于腕关节的严重致残、畸形显示有较大价值

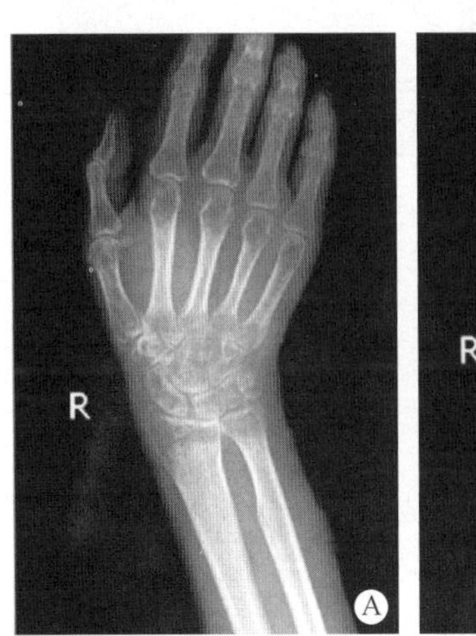

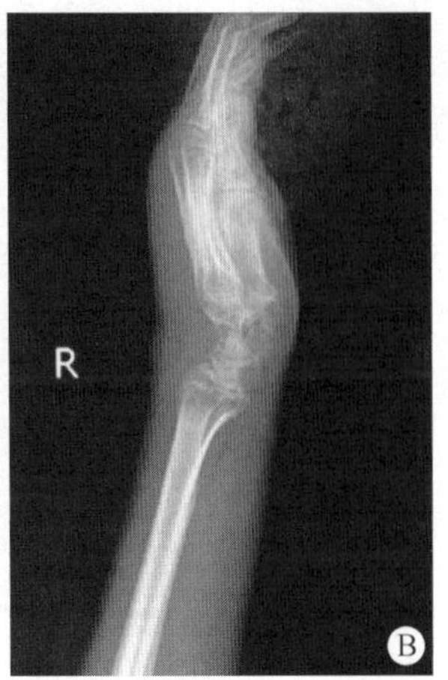

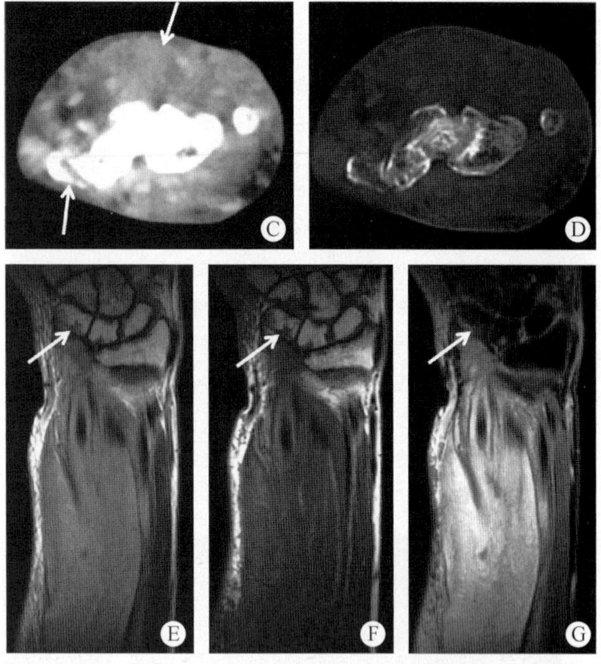

图 4-3-32　男性，51 岁。右腕关节结核伴前臂巨大冷脓肿

A~G. 分别为 DR 右腕关节正侧位、CT 平扫软组织窗、骨窗和 MRI 冠状位 T_1WI、FSE T_2WI：近排舟骨、月骨、三角骨和远排小多角骨、头状骨和钩骨的受累在 T_1WI 显示最好。注意前臂桡侧的巨大冷脓肿

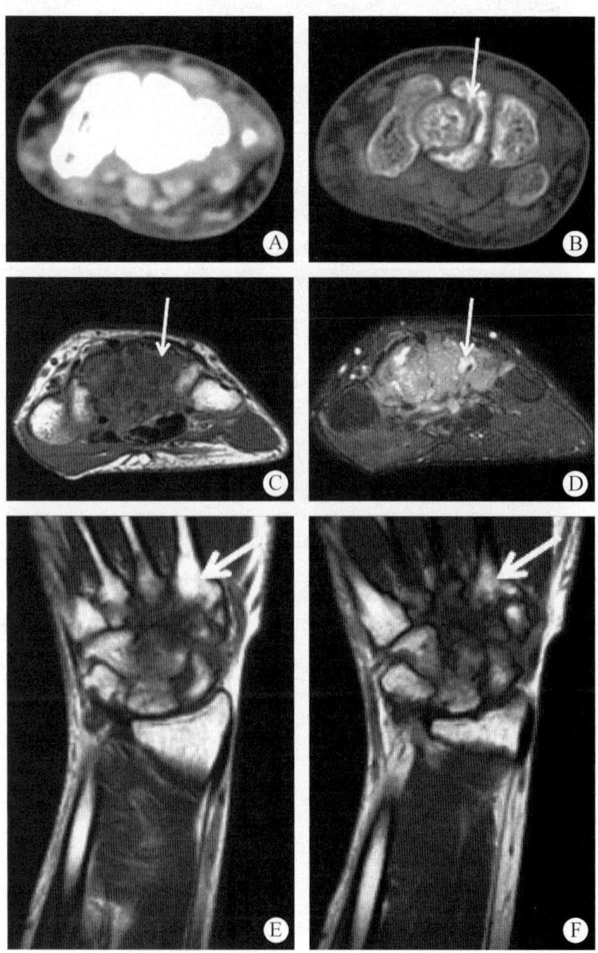

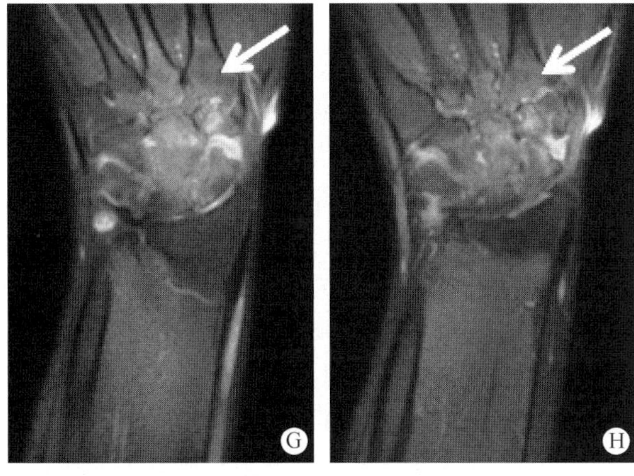

图 4-3-33　男性，25 岁。右腕关节结核

A~H. 分别为 CT 平扫软组织窗、骨窗和 MRI 横断位 T_1WI、FSE T_2WI 和冠状位 T_1WI、FSE T_2WI：近远排多个腕骨包括月骨、头状骨、小多角骨和多个掌骨近端，主要是第 2 ～ 4 掌骨及其之间的关节受累。周围没有形成明确的冷脓肿；对于骨质解剖结构的显示，T_1WI 不压脂序列有不可取代的优势

6. 踝关节结核　踝关节结核不常见，发病年龄常见于 20 ～ 30 岁，发病缓慢，早期表现为关节局部肿胀、疼痛和功能障碍。晚期表现为寒性脓肿形成，窦道形成，肌肉萎缩，关节畸形。本病主要分为滑膜型关节结核和骨型关节结核两大类。滑膜型关节结核：病变侵及滑膜，主要病理改变为充血水肿，表面有小结节。关节腔有渗出，关节囊肿胀。长期充血可促使骨骺增生和骨化。骨型关节结核：关节滑膜、软骨和软骨下骨均受到破坏，即全关节结核。其可由滑膜结核或骨结核发展而来。X 线影像学表现：干骺端常见局限性骨质疏松，类圆形骨质影像学表现破坏区，边缘较清楚，有时见斑点状死骨。病变发展，穿过骨骺板侵及骨骺和关节。晚期，病灶可破坏骨皮质和骨膜，进入软组织穿破皮肤形成窦道（图 4-3-34）。图 4-3-34 和图 4-3-35 展示动态观察踝关节结核骨质破坏在 CT 扫描中的进展情况。

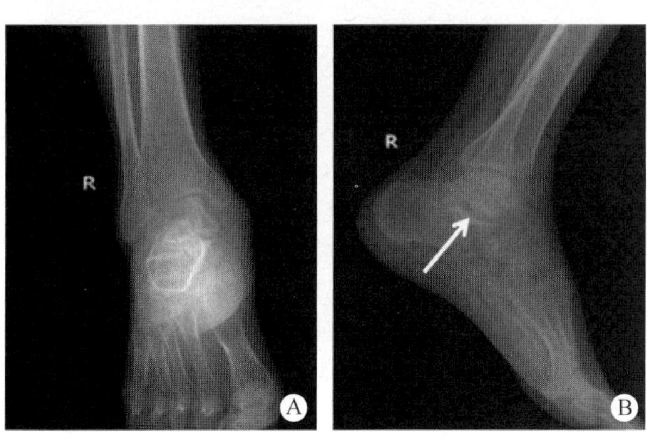

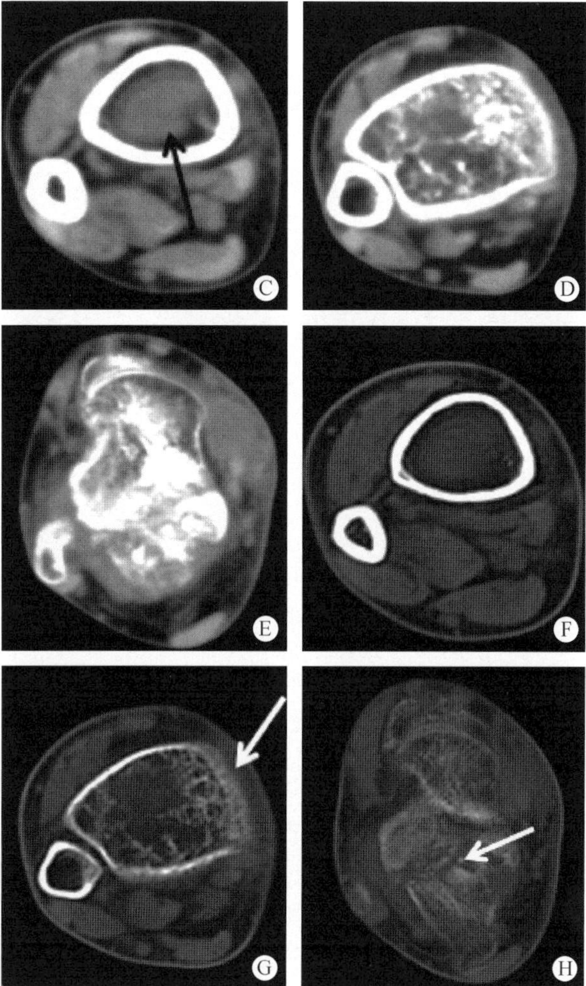

图 4-3-34　男性，25 岁。右踝关节结核（2016 年 12 月）DR 及 CT

A、B. 右踝关节正侧位：踝关节以骨质疏松症为主伴周围软组织肿胀显著；注意跟距关节增宽；C、F. CT 平扫软组织窗和骨窗：胫骨下端髓腔磨玻璃密度阴影、骨皮质菲薄；D、G. CT 平扫软组织窗和骨窗：胫骨下端髓腔磨玻璃密度阴影和网点状阴影，类似于丝瓜瓤的征象，注意内侧骨皮质的高密度被边缘模糊的不均匀密度阴影替代；E、H. CT 平扫软组织窗和骨窗：跟距关节面骨质破坏伴砂粒状死骨

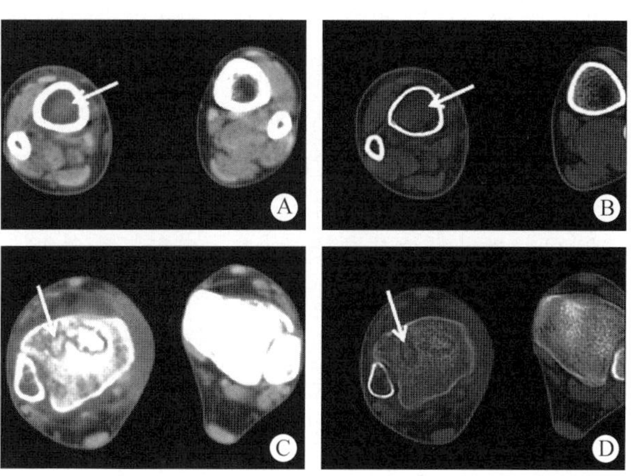

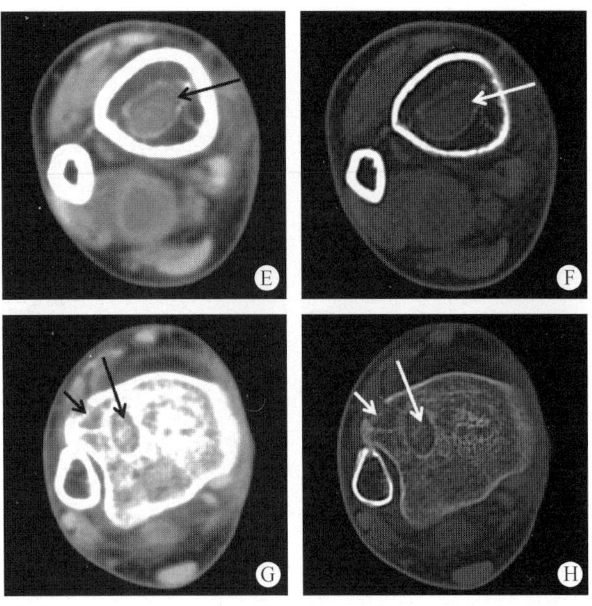

图 4-3-35　男性，25 岁，右踝关节结核（2017 年 2 月和 2017 年 5 月）CT

A~D. CT 平扫软组织窗和骨窗为 2017 年 2 月图像，与 2016 年 12 月图像相比出现两处死骨，类似“棺柩征”；E~H. CT 平扫软组织窗和骨窗：2017 年 5 月图像与 2017 年 2 月图像比较，胫骨骨干髓腔内磨玻璃密度阴影也开始呈现“棺柩征”。动态观察说明病情进展

踝关节结核与骨关节炎鉴别诊断：①风湿性关节炎，是由溶血性链球菌毒素引起的一种变态反应。多见于儿童和青年。以急性发病和关节肿痛起病。本病主要侵犯大关节：膝关节、踝关节、腕关节、肘关节、肩关节等，表现为红肿热痛、功能障碍。其特点为游走性，一处炎症消退，另一处关节起病。有些患者可出现皮下结节。X 线片显示骨质无异常。②类风湿关节炎，是一种慢性多关节炎症为主的全身性疾病。其分为中枢型和周边型两型，中枢型以侵犯脊柱和大关节为主；周边型以侵犯手、足小关节为主，常呈对称性，早期为受累关节肿、痛、发僵、功能障碍。X 线表现为骨关节边缘侵蚀，关节周边骨质疏松。③色素沉着绒毛结节性滑膜炎，是一种炎性物造成的增殖性反应。临床上分为弥漫型、局限型两种。病因目前尚不明确，常发生在膝关节滑膜、鞘膜和滑囊。X 线显示膝关节周围软组织密度升高，以髌上囊、髌下囊为甚，典型者呈结节分叶状。

7. 骶髂关节结核　不多见，临床上骶髂关节结核约占全身骨关节结核的 8%，多见于青壮年，女性稍多，儿童少见。常侵犯一侧骶髂关节，偶有双侧者。结核杆菌经污染的空气感染呼吸系统或消化道，再经血循环导致骨感染。骶髂关节常破坏严重，患侧骶骨上移，发生病理性脱位，女性患者脱位较多，有时耻骨联合脱位，与女性骨盆生理性结构有关。X 线影像学表现：骶髂关节面模糊，关节间隙改变，发展为骨质破坏的 X 线表现为局部囊状或不规则状低密度改变，破坏波及关节面后可表现为关节面模糊与糜烂，有骨质硬化征象（图 4-3-36）。CT 影像学表现：单纯的滑膜结核早期 CT 检查无明显异常，发展为骨结核时，关节面模糊，边缘糜烂，关节间隙增宽，随后出现骨质破坏，呈长圆形骨质缺损，可有死骨形成，病变关节附近骨质疏松，可见骨质硬化，关节周围冷脓肿形成和窦道形成（图 4-3-36、图 4-3-37）。MRI 影像学表现：早期未形成大量积液，骶髂关节见点状 T_1 低信号影，T_2 压脂呈高信号，关节面模糊，边缘糜烂，T_2 压脂边缘呈高信号。往后演变成骨质内见片状 T_1 低信号影，部分可呈长 T_2 信号囊变，盆腔内见冷性脓肿，累及相邻的肌层组织结构（图 4-3-38）。

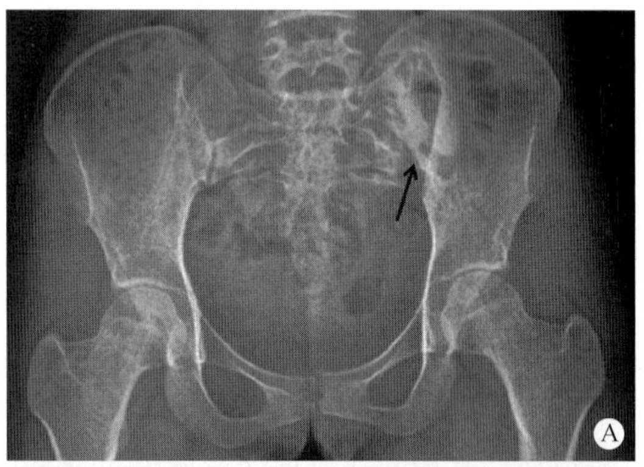

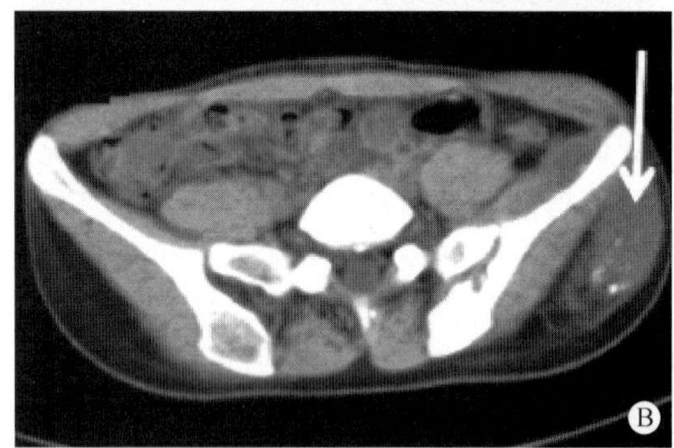

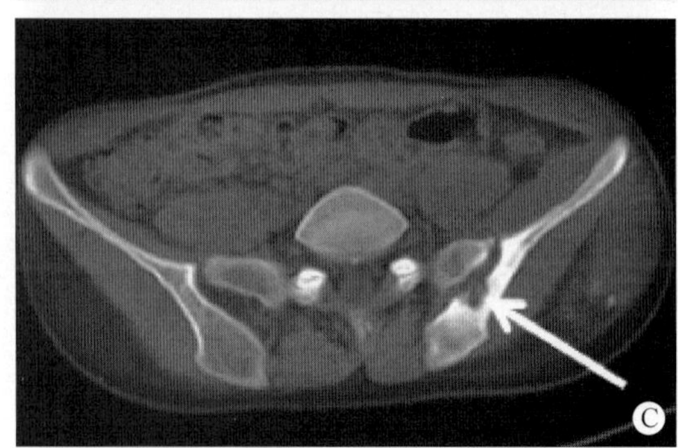

图 4-3-36　女性，23 岁。左侧骶髂关节结核

骶髂关节正位、CT 平扫软组织窗和骨窗：左侧骶髂间隙增宽、髂骨侧骨质破坏伴砂粒状死骨。左侧臀部皮下含钙化的冷脓肿

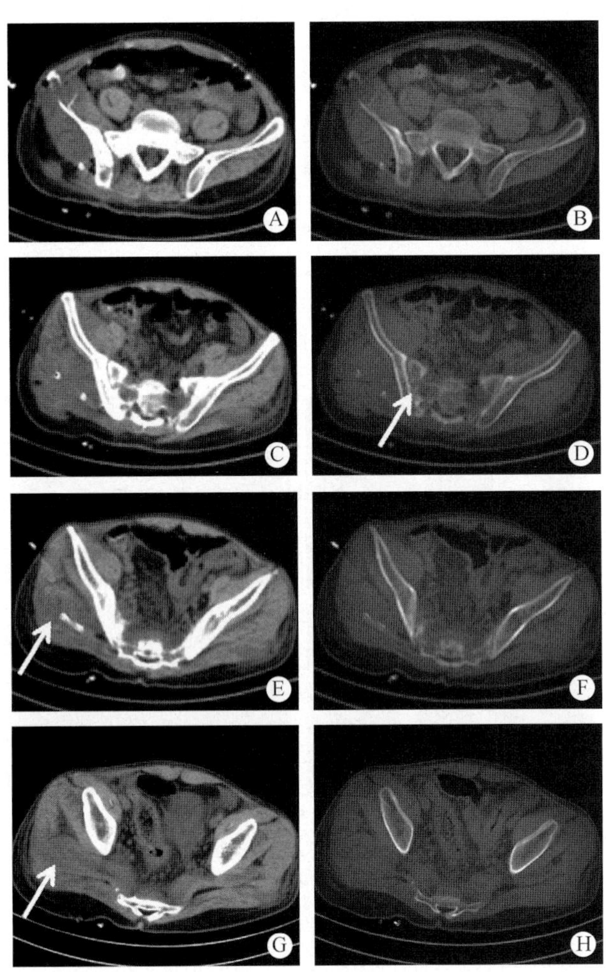

图 4-3-37　男性，32 岁。右侧骶髂关节结核

CT 平扫软组织窗和骨窗：右侧骶髂关节结核，骶髂关节间隙部分增宽，部分狭窄，部分可见骨性融合，累及右侧髂骨和骶骨，并累及双侧坐骨大孔，梨状肌边缘模糊并有低密度冷脓肿，骶骨的骶骨孔骨质破坏

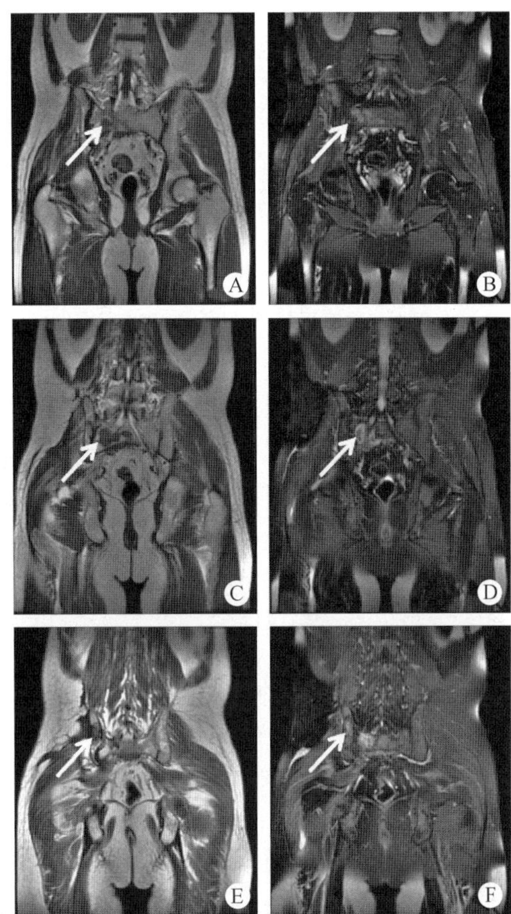

图 4-3-38　（与图 4-3-37 为同一病例）男性，32 岁。右侧骶髂关节结核

A、B. MRI 冠状位 T_1WI、FSE T_2WI：右侧骶髂关节增宽并可见不均匀的稍长 T_2 信号和对侧正常的骶髂关节；C、D. MRI 冠状位 T_1WI、FSE T_2WI：右侧的骶孔骨质破坏并可见边缘稍长、中心稍短 T_2 信号的冷脓肿；E、F. MRI 冠状位 T_1WI、FSE T_2WI：右侧臀部和双侧梨状肌沿肌束分布的索条状边缘模糊的稍长 T_2 信号，分别代表臀部的冷脓肿和骶前冷脓肿沿双侧坐骨大孔梨状肌间隙浸润、延展的状况

（四）少见骨结核

1. 胸肋骨与坐耻骨关节结核　X 线影像学表现：肋骨、坐耻骨关节表现为多囊状膨胀性骨质破坏，周边骨质硬化伴少量骨膜增生。CT 影像学表现：在早期表现为多数小点状透亮区，均匀分布在骨海绵质部，斑点状骨质疏松是弥漫性骨质疏松的开始阶段，以后就变为弥漫性骨质疏松，而后演变为骨质破坏，死骨形成，局部软组织肿胀，而当结核病变累及邻近关节时又可出现关节及黏液囊的肿胀。病程长者可显示出病变邻近的肌肉萎缩（图 4-3-39 示胸骨结核，图 4-3-40 示肋软骨结核，图 4-3-41 示肋椎关节结核，图 4-3-42 示耻骨结核，图 4-3-43 示坐骨结核）。MRI 影像学表现：病变早期骨质 T_1 信号不均匀，见点状低密度影，T_2 信号略高，T_2 压脂呈现高信号，以及显示侵及软组织的范围、冷脓肿的位置及流动方向（图 4-3-44 示肋椎关节结核）。

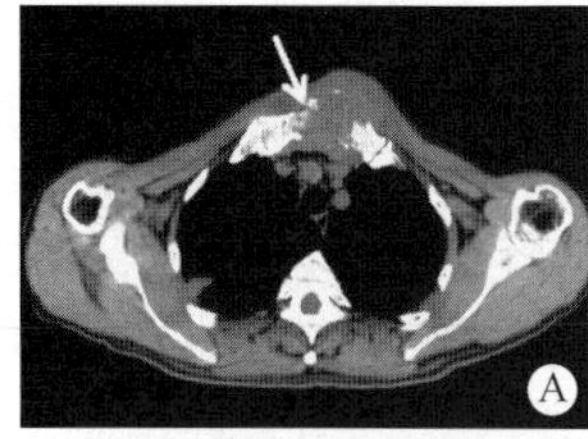
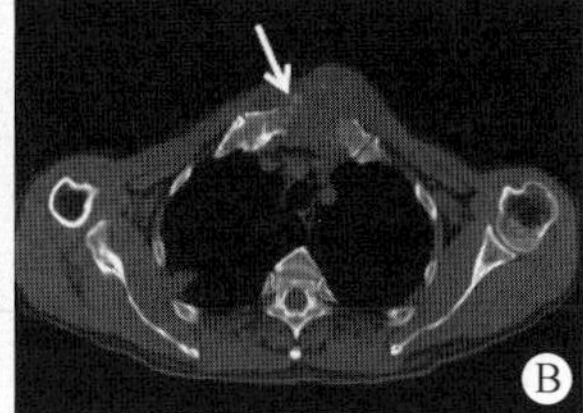

图 4-3-39　男性，60 岁。胸骨柄结核

CT 平扫软组织窗和骨窗：胸骨柄骨质破坏、软组织肿块、砂粒状死骨，局部可见不均匀磨玻璃密度阴影

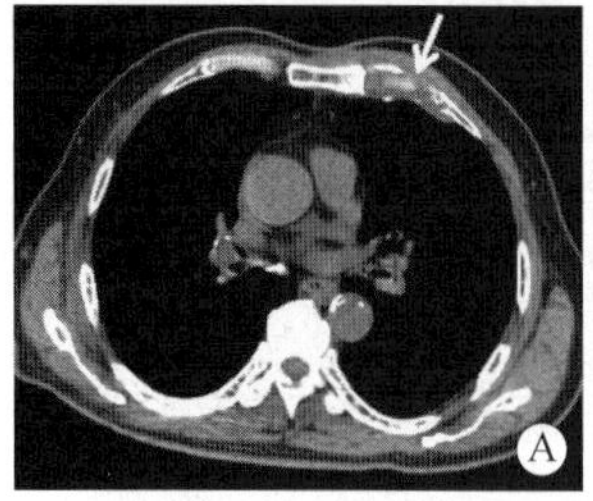
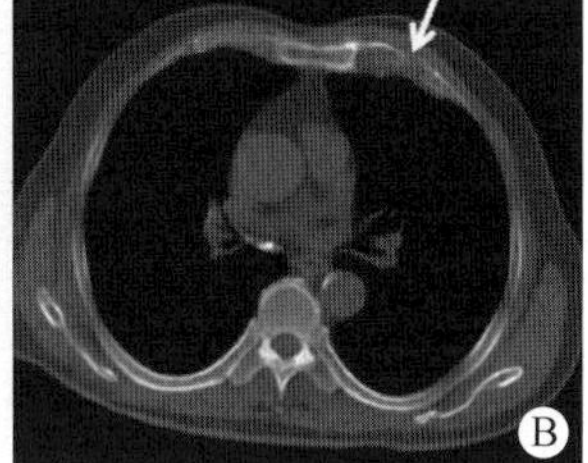

图 4-3-40　男性，71 岁。左侧第 4 肋软骨结核

CT 平扫软组织窗和骨窗显示左侧第 4 肋软骨结核累及肋骨前端伴软组织肿胀：局部显著膨大，内部不均匀磨玻璃密度钙化伴肋骨前端骨皮质破坏并砂粒状死骨

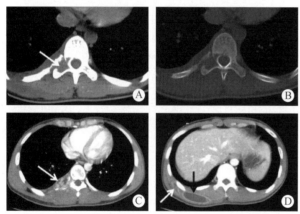

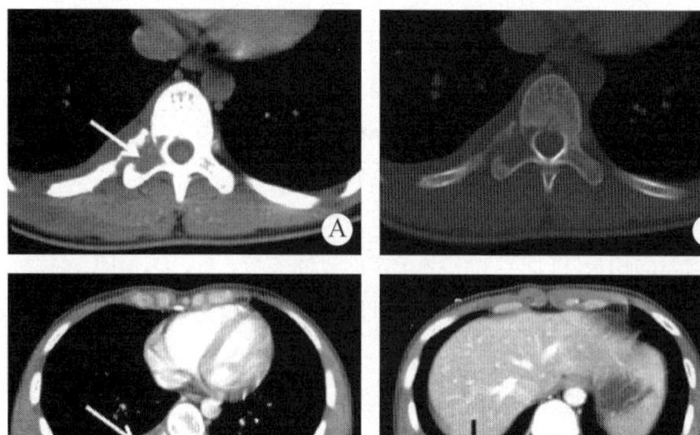

图 4-3-41　男性，26 岁。右侧第 9 肋椎关节结核

A、B. CT 平扫软组织窗和骨窗显示右侧第 9 肋椎关节包括肋头关节和肋横突关节的骨质破坏及周围软组织肿胀；C. CE-CT 软组织窗静脉期：局部的胸廓浅筋膜内冷脓肿的不均匀强化模式；D. CE-CT 软组织窗静脉期：更远的下部层面背部右侧背阔肌巨大冷脓肿，邻近前锯肌和肋间肌冷脓肿及椎旁右侧的较小冷脓肿

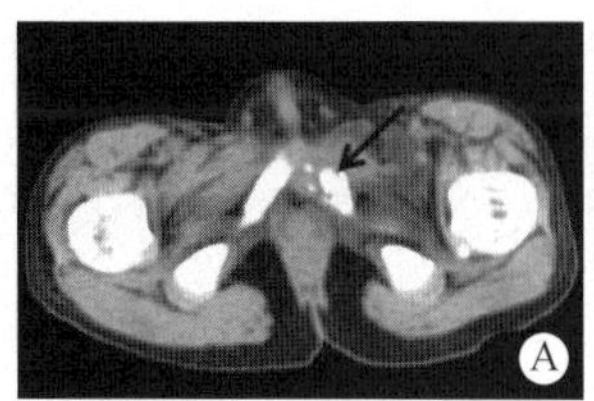
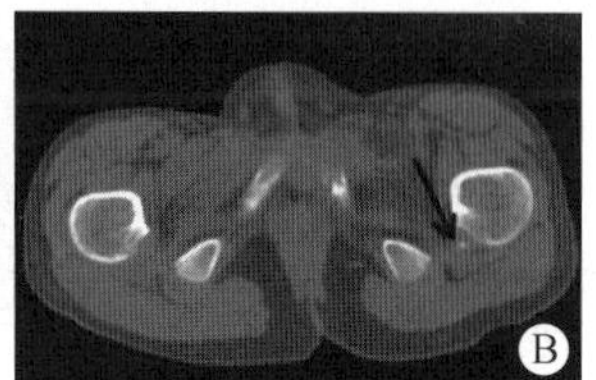

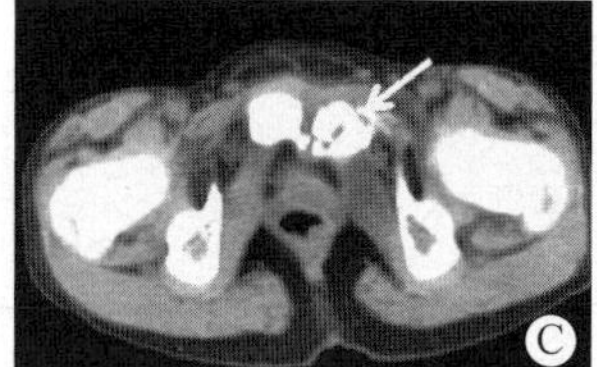
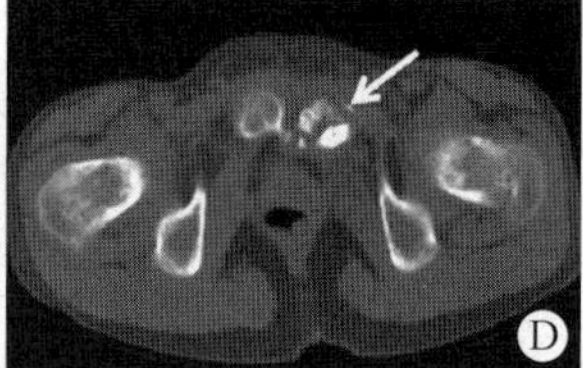

图 4-3-42　男性，10 岁。左耻骨结核

CT 平扫软组织窗和骨窗显示左侧耻骨下支前端骨质破坏伴斑片状死骨、周围软组织肿胀。左侧股骨小转子处的斑片状骨质密度阴影不是二次骨化中心。左侧的闭孔外肌萎缩，表明疾病的慢性进程。左侧耻骨联合骨质破坏和成骨性改变，累及对侧耻骨联合

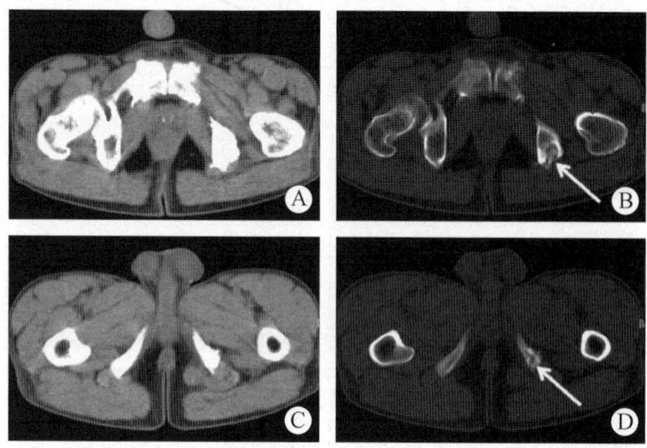

图 4-3-43　男性，52 岁。左坐骨结核

A、B. CT 平扫软组织窗和骨窗显示左侧坐骨结节局限性骨质破坏，有边缘硬化和内部的斑片状高密度“死骨”形成的“棺柩”样改变。注意局部“棺柩”内的砂粒状死骨、周围软组织肿胀、双侧的耻骨结节斑片状不均匀的成骨改变。C、D. CT 平扫软组织窗和骨窗显示坐骨支的不均匀骨质破坏，低密度骨质破坏区内砂粒状死骨和边缘不均匀成骨改变致使其毛糙、不规整

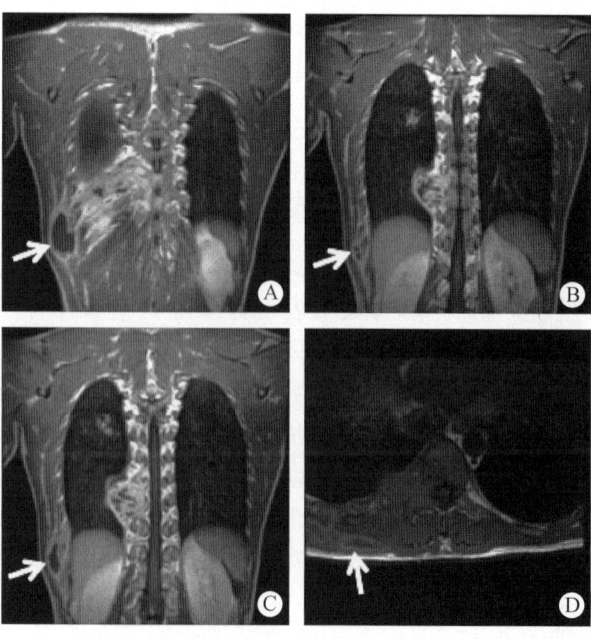

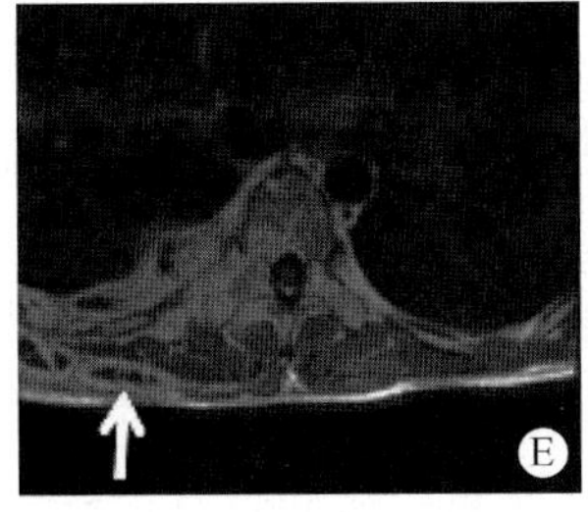
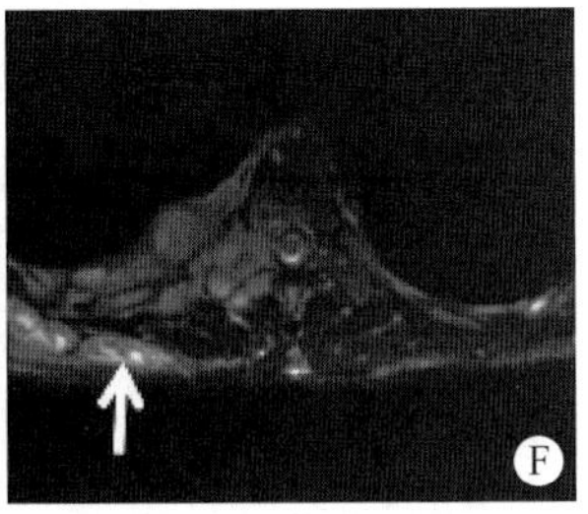

图 4-3-44　男性，26 岁。右侧第 9 肋椎关节结核

MRI 冠状位 CE T_1WI、横断位 T_1WI、CE T_1WI、FSE T_2WI：对于邻近的椎体、附件的浸润，以及病变的范围，特别是冷脓肿的范围、隧道征的特征显示具有明显的临床意义。增强扫描后冠状位对于冷脓肿如何沿肋间肌延展至下胸背部背阔肌的显示尤其清楚

2. 股骨大转子结核　X 线影像学表现：早期 X 线检查无特异性征象，中期股骨头皮质塌陷的早期征象期内可见死骨、裂隙、硬化和透光区，股骨头压缩变扁平、轮廓不规则，关节腔最初因股骨头变扁而增宽。股骨颈下方出现皮质增厚或骨膜增生。CT 影像学表现：股骨头呈虫蚀状、片状骨质破坏，关节腔隙增宽，软组织见残留小骨片、周围脓肿形成（图 4-3-45）。MRI 影像学表现：早期单纯渗出性病变，骨质未见异常改变。逐渐演变骨质破坏时，MRI 表现为长 T_1、长 T_2 异常信号，信号较混杂，以肉芽肿为主的病变，T_1 呈低信号，T_2 呈混杂信号，病灶周围常包绕薄层长 T_1 长 T_2 信号水肿带。以干酪样坏死为主要病变，T_1 呈低信号，T_2 呈高信号，T_2 压脂为高信号。

3. 管状骨结核　四肢长管状骨结核比较少见，好发于骨骺、干骺端，发生于骨干者少见，仅占骨关节结核的 1.0%。X 线影像学表现：早期，干骺端常见局限性骨质疏松；类圆形骨质破坏区，边缘较清楚，有时见斑点状死骨（图 4-3-46）。病变发展，穿过骨骺板侵及骨骺和关节。晚期，病灶可破坏骨皮质和骨膜，进入软组织穿破皮肤形成窦道。CT 影像学表现：CT 表现与 X 线检查所见相似，清楚地显示较小的、较隐蔽的骨质破坏，以及小的死骨与周围软组织的改变（图 4-3-47 ～图 4-3-49）。MRI 影像学表现：骨质破坏在 T_2WI 上表现为低信号，早期的骨髓炎水肿为长 T_1、长 T_2 信号，T_2WI 脂肪抑制序列呈高信号，对于显示周围软组织的改变具有一定优势。

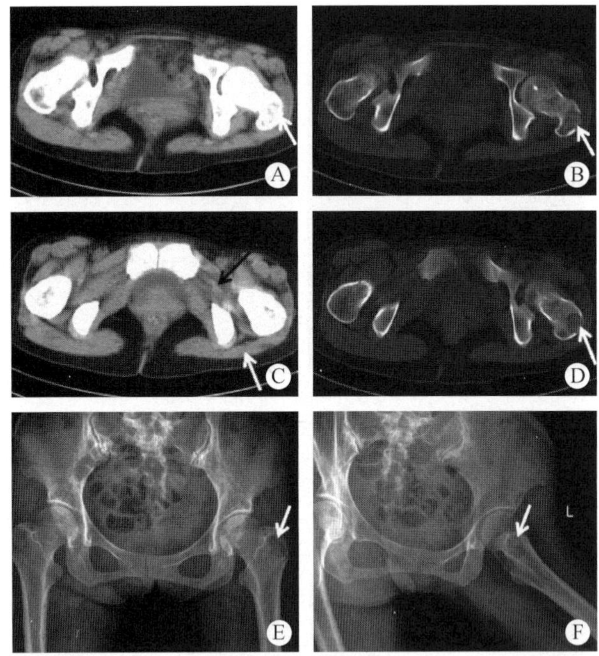

图 4-3-45　女性，38 岁。左侧大转子结核

A~D. CT 平扫软组织窗和骨窗为大转子骨质缺损内部的磨玻璃密度阴影特点，同侧的臀肌、缝匠肌、髂腰肌和闭孔内、外肌等萎缩，另外，腹膜呈不均匀斑片状密度增高改变。骨质缺损区类似“棺柩”样；E、F. 左侧股骨正斜位：左侧大转子不均匀溶骨性改变，部分边缘有硬化，内部的密度不均匀，呈斑片状不均匀磨玻璃密度改变

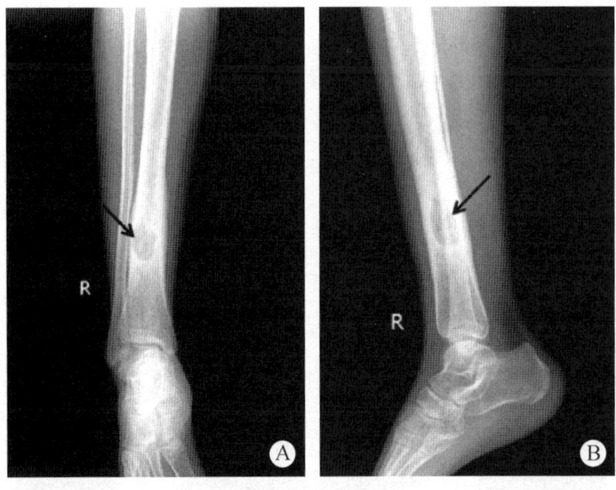

图 4-3-46　女性，20 岁。右胫骨下段骨干结核

胫腓骨中下段正侧位显示右侧胫骨下段中心略偏外侧的以髓腔为主累及周围皮质的卵圆形骨质缺损，有轻度膨胀（增粗），缺损区呈较均匀的磨玻璃密度阴影，内侧可见多层层状骨膜反应增生、骨皮质增厚，侧位像亦可见骨皮质增厚。侧位像显示病变近侧骨髓腔硬化，正位像示外侧缘骨皮质密度不均匀，可见小低密度阴影。骨质缺损的边缘类似于左胫骨上端病灶

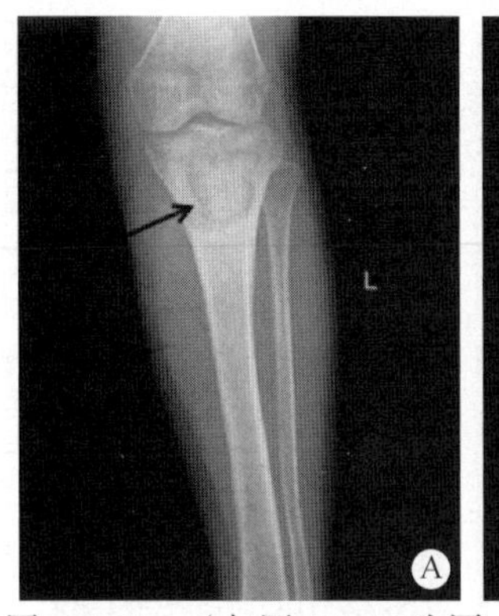
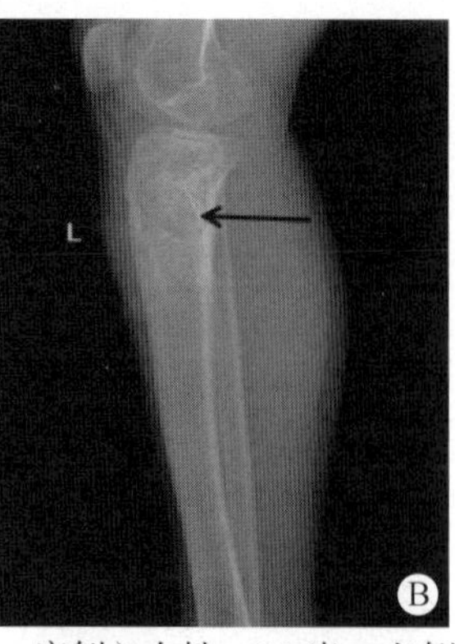

图 4-3-47 （与图 4-3-46 为同一病例）女性，20 岁。左侧胫骨上段干骺端结核

左侧胫腓骨中上段正侧位：左胫骨近端干骺端中心性不规则骨质缺损，伴其内与之内缘相适的不规则小片状磨玻璃密度阴影，两者构成了“棺柩”征。注意骨质缺损的边缘形态不规则，部分有轻度硬化，部分光滑、部分欠光整的特点及病变部位外形略显增粗（膨胀）的特点

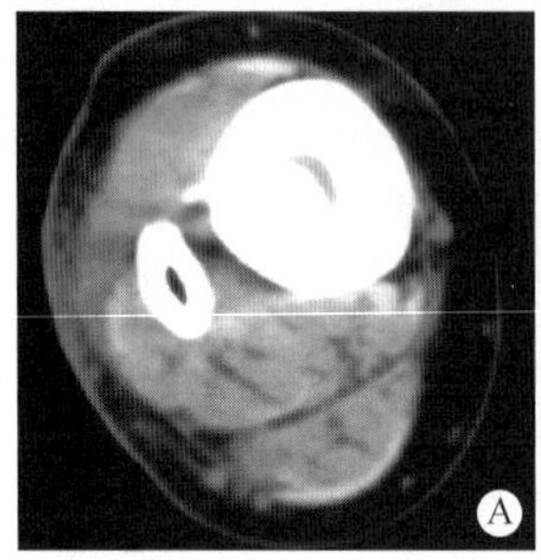
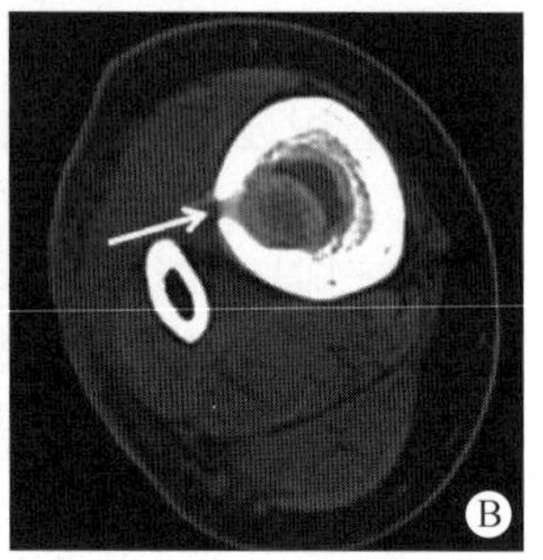

图 4-3-48 （与图 4-3-46 为同一病例）女性，20 岁。左侧胫骨上段干骺端结核（2016 年 5 月 19 日）

CT 平扫软组织窗和骨窗显示前、内、后方骨皮质增厚，外侧骨皮质变薄并局限性缺损；髓腔偏心性缩小。骨皮质 - 髓腔可见移行的带状磨玻璃密度阴影和髓腔内的小片状磨玻璃密度阴影。CT 对于外侧缘的骨皮质缺损（破坏）显示远较 X 线平片直观、清晰

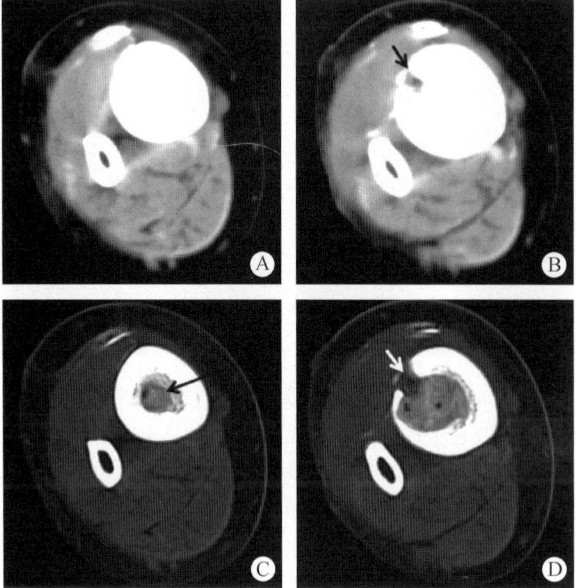

图 4-3-49 （与图 4-3-46 为同一病例）女性，20 岁。左侧胫骨上段干骺端结核 CT 表现

A、C. CT 平扫软组织窗和骨窗显示髓腔几乎“闭塞”，骨窗显示被磨玻璃密度阴影替代，注意“棺柩”征改变；B、D. CT 平扫软组织窗和骨窗显示偏心性骨质病变，骨皮质缺损累及外侧缘皮质

4. 跗骨结核（跟骨、距骨、舟骨、骰骨、楔骨统称为跗骨） 跗骨与跗间关节结核并不少见，其患病率和踝关节相似，但要比跖趾骨多一倍。足骨患结核最多的是跟骨、舟骨、距骨，其次是骰骨和楔骨。这可能与负重大小有关，而且足骨结核的发生与外伤有一定联系，发病者大多数是农村劳动者。跗骨结核有以下特殊性：①跗骨都是松质骨，体积小，跗间关节滑膜少，各跗间关节都很靠近，有的互相连通。故滑膜结核少见，临床上以单纯骨型及全关节结核常见，病变极易扩散，发展为全足结核。②跗骨结核的脓液如向附近腱鞘穿破，可引起腱鞘结核。③跗骨周围肌肉组织很少，脓肿容易穿破皮肤，形成窦道。④幼年的跗骨结核因有骨骺软骨的隔离，病程进展缓慢，成人则进展迅速。⑤跗骨及跖趾骨共同构成足弓，发病时跛行明显。⑥跗骨结核早期诊断困难，常常误诊为踝关节扭伤、类风湿关节炎、平足症等。X 线影像学表现：跗骨结核骨破坏最多见，呈虫蚀状、融冰状及大片状骨质破坏区，形态不规则，边缘模糊，常有死骨形成。跗间关节面破坏，关节间隙狭窄或模糊不清。骨质稀疏发生率高。关节软组织肿胀，常见低密度脓肿影（图 4-3-50）。CT 表现与 X 线检查所见相似，清楚地显示较小的、较隐蔽的骨质破坏，小的死骨及周围软组织的改变和寒性脓液位置（图 4-3-51、图 4-3-52）。MRI 影像学表现：骨质破坏在 T_1WI 上表现为低信号，早期的骨髓炎水肿为长 T_1、长 T_2 信号，T_2WI 脂肪抑制序列呈高信号。对于受侵及韧带破坏及骨间软骨受累程度，以及周围软组织病理性改变等评价，磁共振具有极大的意义。

鉴别诊断方面，足跗骨及关节结核应与化脓性骨髓炎、骨肉瘤及跟骨骨母细胞瘤、良性骨皮质缺损相鉴别。足跗骨结核与化脓性骨髓炎经 X 线检查鉴别困难，往往只能根据临床过程和复查手段来鉴别，结核往往病程慢，死骨形成小而少；当足跗关节结核合并特异性感染，引起明显放射状骨膜反应时，与骨肉瘤表现相仿，但结核骨质破坏区并无恶性肿瘤向周围侵袭现象，骨膜反应也比较局限；当跟骨结核 X 线表现为囊状破坏区时与骨母细胞瘤及良性骨皮质缺损鉴别困难，应充分利用 FSR、PCR 及痰抗酸杆菌等辅助检查手段或进一步行 CT 或 MRI 检查。

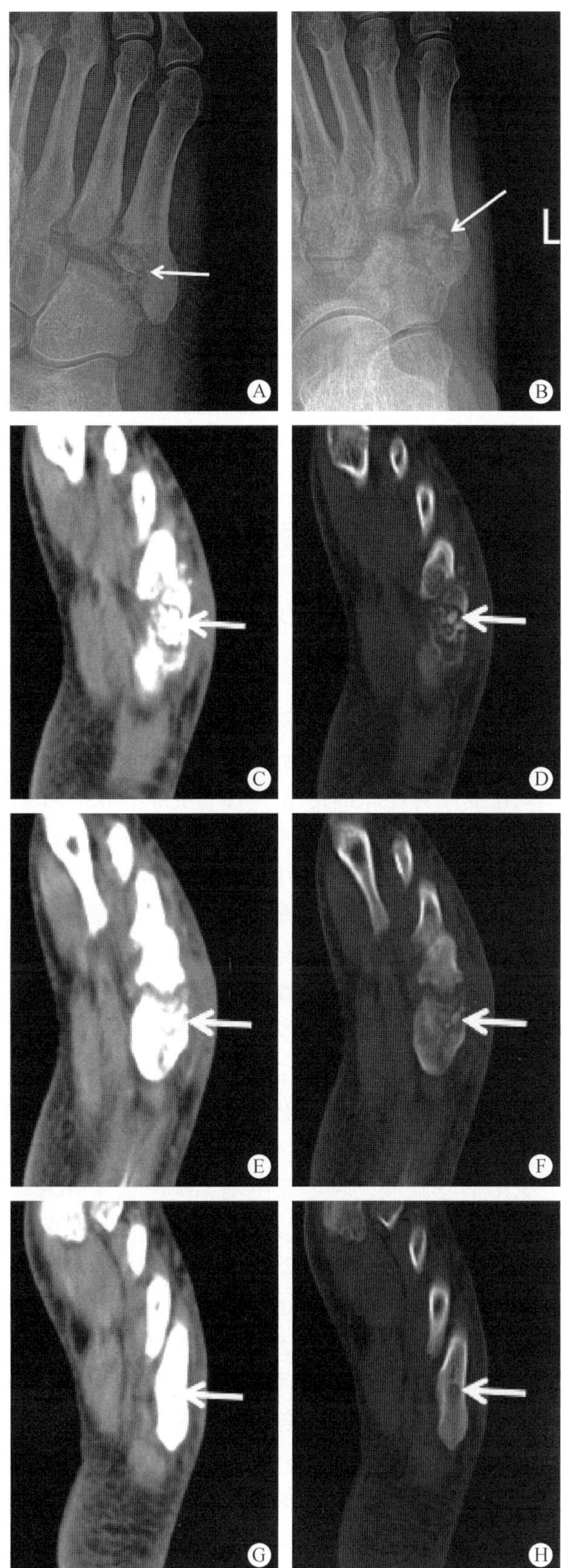

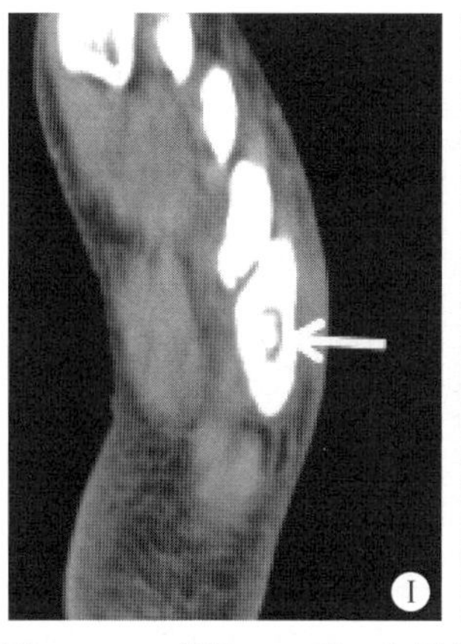

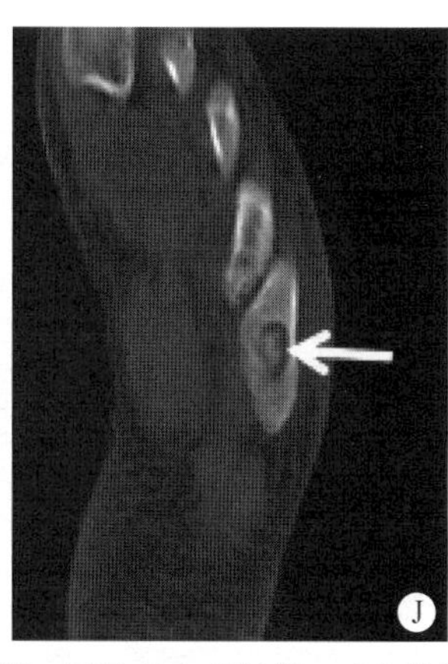

图 4-3-50　男性，30 岁。左足第 5 跖骨基底部结核，“穿越”近端与骰骨的关节面并累及骰骨的关节面和关节面下骨质，内侧第 4 跖骨近端亦可见受累及。注意长白箭头显示的局限性骨质破坏区内的斑片状和砂粒状死骨

A. 斜位相平片；B. 正位相平片；C ~ J. 分别为不同层面的 CT 平扫软组织窗和相对应的骨窗

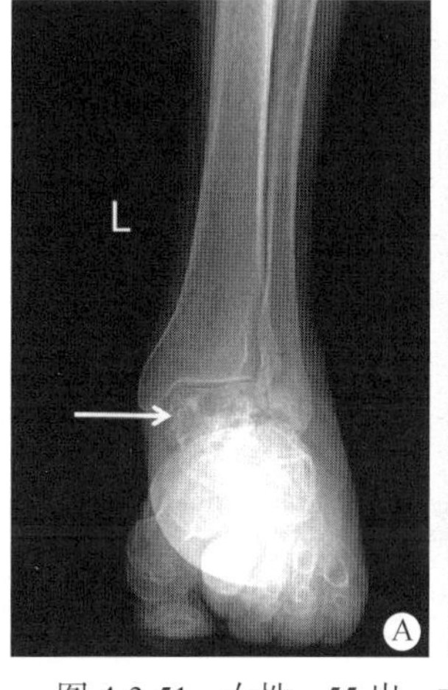

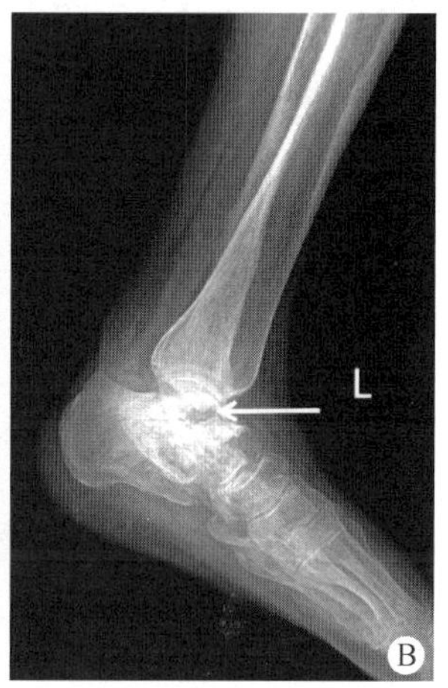

图 4-3-51　女性，55 岁。左踝关节结核主要累及距骨

A. 踝关节正位相；B. 踝关节侧位相。注意左侧距骨变形、骨质密度不均匀，不规则低密度阴影中可见斑点状、斑片状高密度影；侧位相对跟距关节等结构显示不清，失去正常解剖关系

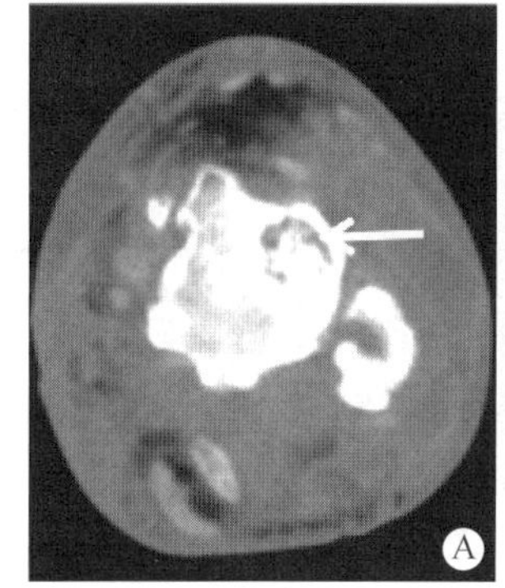

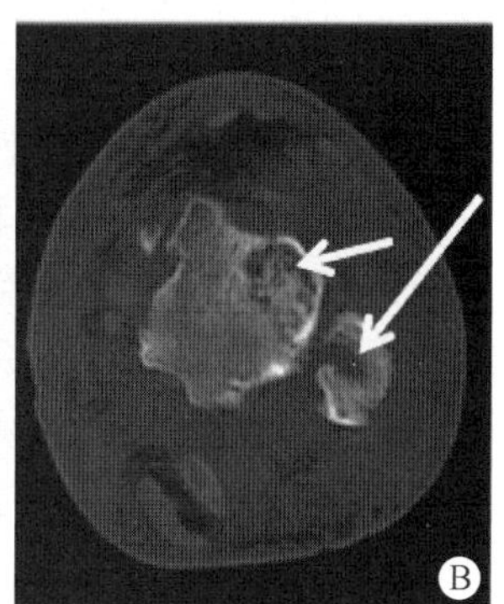

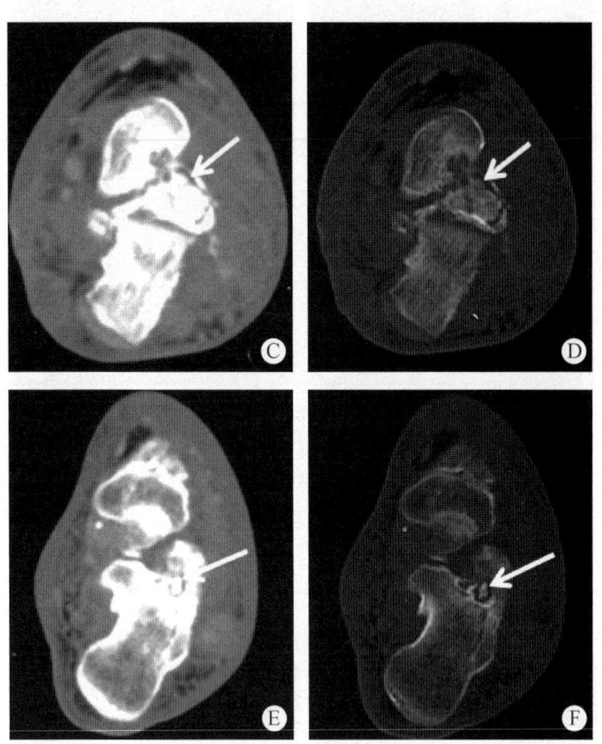

图 4-3-52　女性，55 岁。CT 平扫横断面软组织窗（图 A、C、E）和对应的骨窗（图 B、D、F），对于距骨、跟骨和外踝的骨质破坏、死骨和关节面受累状况及周围软组织的冷脓肿显示较 X 线平片更加清晰

（张　娜　张国栋　罗　梵）

五、核素骨显像

核素骨显像敏感性高，对于结核髓腔侵犯较 X 线片敏感，一般可较 X 线片早 3 ～ 6 个月，甚至更长的时间，且能覆盖全身，有利于发现病变。其可以较真实地显示原发性骨结核的实际范围，以作为手术切除和放疗布野的依据。恶性结核放疗后影像范围缩小，说明疗效较好，恶性结核全身骨显像出现多发性散在热区时，骨转移的概率很高，“超级显像”常提示广泛弥漫骨转移瘤的可能，好发部位为胸部、脊柱和骨盆（图 4-3-53）。目前全身骨显像已成为恶性结核患者治疗前后随访的常规定期检查项目。核素骨显像的缺点是易出现假阳性，因为骨与软组织的任何病理变化都可能增加血流量或使骨代谢加快，包括结核引起的充血和水肿也可以使核素浓聚。骨显像特异性低，对单发病灶骨良性病变难以做出准确诊断。

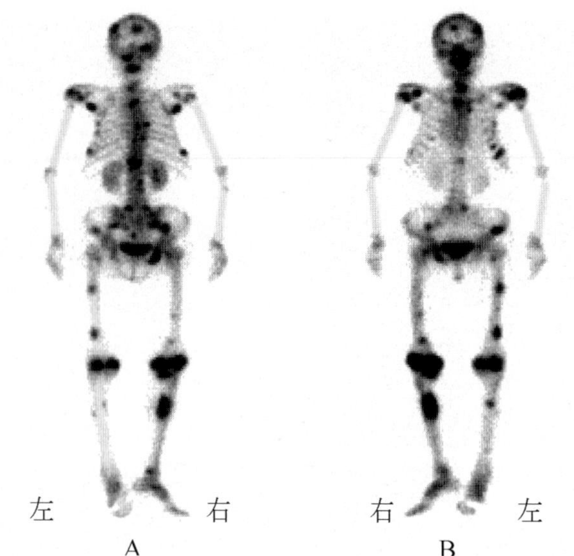

图 4-3-53　男性，52 岁。骨显像发现颅骨、脊柱、骨盆、肋骨、四肢骨等广泛性骨转移

A. 后面观；B. 前面观

（一）骨显像的放射性药物

1. 骨显像剂　自从 1971 年 Subramanian 和 McAfee 等介绍 ^{99m}Tc- 磷酸盐化合物用于骨骼显像以后，以氯化亚锡为还原剂，用 ^{99m}Tc 标记的磷酸盐和膦酸盐两大类骨显像剂在临床核医学中得到了广泛的应用，其中以焦磷酸（PYP）、乙烯羟基二膦酸（EHDP）、亚甲基二膦酸（MDP）和亚甲基羟基二膦酸（HMDP）使用最为广泛。膦酸盐具有无机的 P—O—P 键，而二膦酸盐具有有机的 P—C—P 键。后者在体内极为稳定，且在活体内对酸水解作用有抵抗性。亚甲基二膦酸盐（MDP）和亚甲基羟基二膦酸盐（HMDP）从血中清除最快，因而是比较理想的骨显像剂。焦磷酸盐由于其在软组织中清除较慢，较之亚甲基二膦酸盐（MDP）和亚甲基羟基二膦酸盐（HMDP）为差。^{99m}Tc 标记二膦酸盐注入机体后 2 ～ 3h，大部分的放射性物质出现在骨中，余下的由肾脏排除。MDP 和 HMDP 从肾脏排除率大于焦磷酸盐从肾脏的排除率，因而在注射 2 ～ 3h 后靶和非靶组织比值较高。

2. 骨骼摄取酸盐化合物的原理　骨骼与酸盐化合物的结合原理目前仍不十分清楚。但与下列因素有关：①骨的晶体结构中的膦酸盐化合物是一种化学吸附。②离子交换，发现呈疏松状态结合的 Ca^{2+}，PO_4^{3-} 和 OH^-，这些离子能很快地与血清中的离子进行交换。③与血流有关，静脉注射二膦酸盐后，从血管到血管外间隙的半清除时间是2～4min。正常水化3h后，有30%～40%的放射性物质与骨结合，约35%由肾排泄，其他组织内的含量占10%～15%，还有5%～10%的剂量仍然残留在血中。残存在血中的显像剂大部分与蛋白质结合，被结合后又有少部分很快从血中被清除掉。注射骨显像剂65min后，骨摄取达到较大值，较好的显像时间是2～3h后。④显像剂的分布特点，膦酸盐化合物在骨骼的分布是骨小梁多于骨皮质，干骺端及关节周围积聚特别多，骶髂关节附近尤甚。⑤其他如毛细血管通透性、局部酸碱平衡、骨中的液压、激素水平、骨中矿物质的量和骨中放射性药物的转换率等也具有重要的作用。上述任一因素作用的加强均会导致骨中放射性的增加，如血流量增加导致放射性药物在骨中的累积增加。相反，上述任一因素作用的减弱，也会导致骨中放射性的降低。例如，心排血量降低，骨中放射性药物的累积也降低，骨显像的质量也较差。

（二）骨显像的方法

1. 平面显像 除了患者的主诉、病史以外，对于使用最适当的准直器、患者体位、每帧的计数密度等问题也都应该周密考虑。中轴骨病变的显像，推荐需要采集8×10^5或1.5×10^6计数/每帧。四肢则需要采集（4～5）$\times10^5$计数/每帧。全身显像时，每次计数可换算成为（2.5～3.5）$\times10^6$计数，用256×256矩阵采集。

2. 动态显像 弹丸式静脉注射^{99m}Tc-MDP或^{99m}Tc-HMDP 15～20mCi（555～740MBq），立即以3～5秒/每帧的速度连续收集60s，再以每分钟1帧的速度收集16～32min信息储存于计算机内。重放处理时可以计算出股骨头与股骨干的计数比，并可显现出某骨骼区域内的时间-放射性曲线，以观察该放射性药物在该区浓集及清除的情况。

3. 三时相骨显像和四时相骨显像 第一相为动态血流显像，弹丸静脉注射^{99m}Tc-MDP或^{99m}Tc-HMDP 15～20mCi(555～740MBq)后，立即以3～5秒/每帧的速度连续摄像，采集60s。第二相为血池显像，即注射后1～2min影像，一般30～60秒/每帧，反映局部血供的情况。第三相为延迟显像，即注射后2～4h的静态显像。注射后24h的静态显像加上三时相骨显像称为四时相骨显像。

4. SPECT断层显像 骨的单光子发射型计算机断层显像（SPECT）最适合用于评价如颅骨、脊柱、髋和膝等较为复杂的骨结构。SPECT显像也应注意质量控制。显示腰椎时，让患者俯卧，可能会更好地显示损害部位而获得较好的对比度（图4-3-54）。

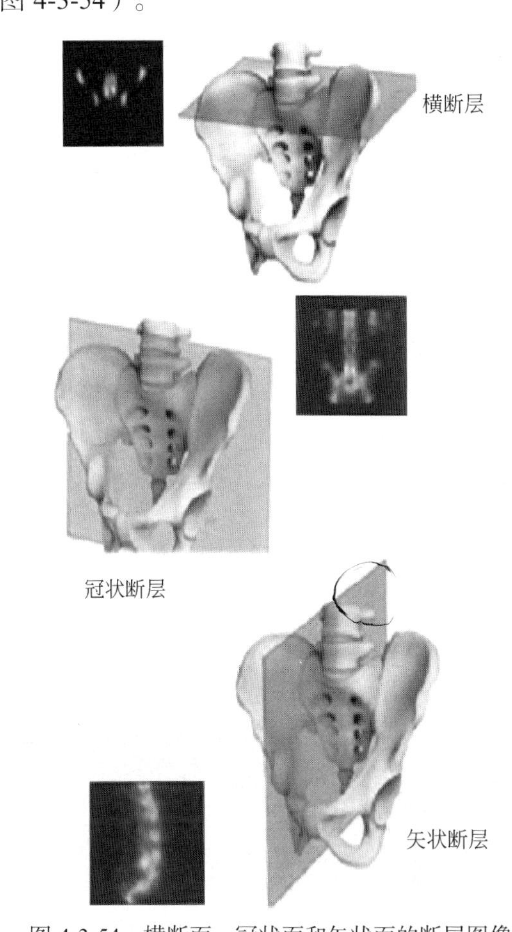

图4-3-54 横断面、冠状面和矢状面的断层图像

5. SPECT/CT SPECT的图像缺乏对应的解剖位置，即使发现病灶却无法精确定位；而CT影像的分辨率高，可发现精细的解剖结构变化。为了准确诊断，常用各种方法将SPECT图像和CT图像互相比较，反复对照分析。由于SPECT/CT由SPECT和CT结合而成，两者轴心一致，共用一个扫描床，这样就使得在一次检查中可以获得同一部位的功能图像和解剖图像，进而实现图像的融合。除了图像融合外，SPECT/CT中的CT还可为SPECT提供衰减和散射校正数据，提高SPECT图像的视觉质量和定量准确性。

融合显像是将不同图像经过处理，使它们的空间位置、空间坐标达到匹配后进行叠加，获得互补信息，主要是增加信息量。融合显像的优势是同机采集，定位精确，明显改善了对骨性病变的检出率及鉴别诊断能力，降低了骨显像诊断骨转移的假阳性，提高诊断特异性（图 4-3-55）。尤其是对诊断骨转移的类型如成骨型、溶骨型和混合型病灶有较大价值。

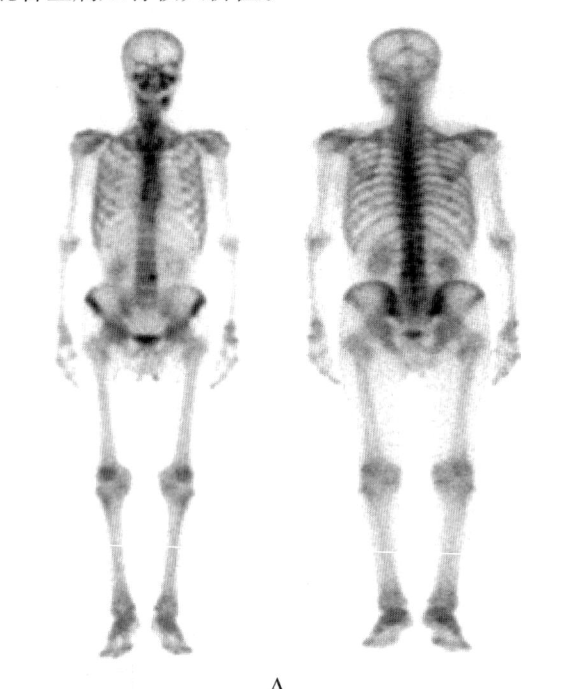

A

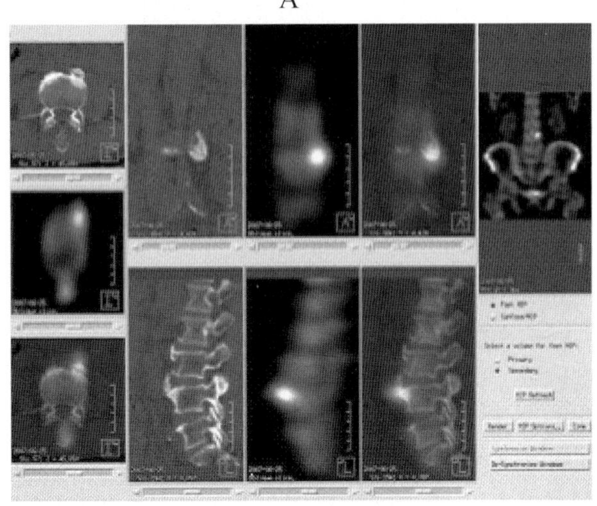

B

图 4-3-55　融合显像

A. 普通平面骨显像，腰 4 椎体浓聚灶；B. 同机 CT 及融合影响显示的病灶与图 A 相同，为同一患者

骨显像特异性较低，难以对非典型表现做出准确诊断。SPECT 可提高诊断准确性，但其解剖定位能力有限，对脊柱单发病灶的准确诊断仍有困难。CT 有良好的解剖分辨率，特异性高，对溶骨性改变和骨良性病变等均具有特征性的影像学表现，有较好的诊断准确性，但敏感性较低，且受检查视野的限制。

SPECT/CT 融合显像可以提高诊断的准确性，解决了常规骨显像对阳性病灶精确解剖定位的问题，降低了骨显像诊断骨转移的假阳性，提高了诊断特异性，减少了溶骨性病灶的假阴性，对诊断脊柱骨转移瘤的成骨型、溶骨型或混合型有较大价值。对未明确原发瘤的脊柱转移，有助于寻找原发肿瘤。骨显像可灵敏地发现小及早期病变，弥补 CT 的不足。早期且准确诊断是临床工作者长期追求的目标，因此更多的使用融合显像将成为必然趋势。

（三）正常骨显像

静脉注射磷（膦）酸盐放射性药物 1 ～ 3h 后进行骨显像，观察图像的清晰度和对比度，药物分布的均匀性和对称性是骨显像最重要的标准。清晰度和对比度的降低和年龄、骨显像剂血中清除延迟、肾功能受损及全身骨质疏松等有关；而清晰度和对比度的增高则和普遍骨代谢加速、肺肥大性骨关节病变、原发性或继发性甲状旁腺功能亢进及高钙血症等有关。

在正常骨显像中（图 4-3-56），由于对称性和均匀性的骨摄取能清晰显示颅骨、颅底，上颌和下颌，脊柱和椎体，有时还能见到椎弓、胸骨、锁骨、肩胛骨、肋骨、骨盆和骶骨，长骨和关节。尺桡骨单独的分辨开来是不可能的，除非出现如上述清晰度和对比度增加的病变，可能清楚显示尺桡骨。

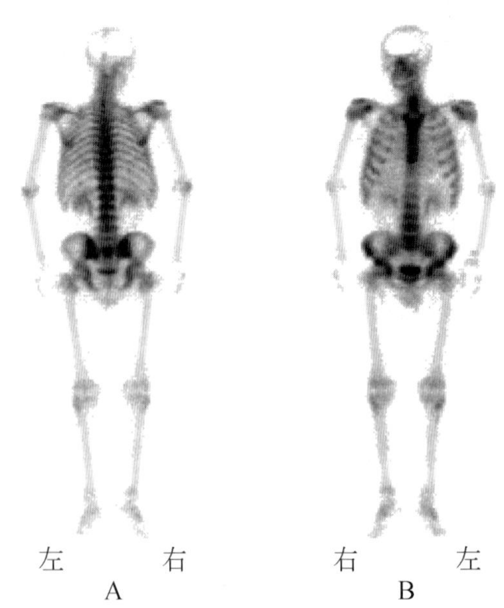

A　　B

图 4-3-56　正常人后位、前位骨显像

A. 后面观；B. 前面观

正常成人和儿童的骨显像征象有明显的差异。在儿童，骨骺的骨生长区有明显的骨显像剂累积。在成人，骨显像的质量和年龄有关，年龄越大，质量越差。一般颅骨均显示较好，鼻咽部累积较高的放射性，可能和这个区域的高血流量有关。在正常成年人颅骨的放射性常为斑点状，故在评价颅骨病变时必须充分注意。整个脊柱的放射性不是一致的，在颈椎下段出现放射性增高是经常见到的征象，常常表示退行性变而不代表甲状腺软骨和甲状腺本身。肌腱附着，承重和骨形成等区域也常出现放射性增高。在前位骨显像图上，胸骨、胸锁关节、肩、髂嵴和髋部均显示很清楚，老年人膝部放射性相对较高。在后位骨显像图上，胸椎和肩胛下角显示很清楚，老年人膝部放射性相对较高。脊椎常在肥大性退行性变的区域出现放射性增高，骶髂关节出现类似的变化也并非少见。

因为骨显像剂均经肾脏排泄，因而肾脏、膀胱甚至输尿管均能在常规的全身骨显像图上见到，因而能确定这些器官的相对位置和骨显像剂在它们中的分布，若见到分布明显的不对称则表明肾功能障碍。

（四）异常骨显像

1. 局部放射性增高　放射性较对侧和邻近骨组织增高的区域称为“热区”。热区见于各种骨骼疾病的早期破骨、成骨过程和相伴的进行期，是最常见的骨骼影像异常表现。恶性骨肿瘤较良性肿瘤的放射性聚集增高。

2. 局部放射性减低　放射性较对侧和邻近骨组织减低的区域称为“冷区”。冷区较少见，可见于骨囊肿等缺血性病变、溶骨性病变和病变进展迅速而成骨反应不佳者。

3. “超级显像”　指肾不显影的骨骼影像，是显像剂聚集在骨组织明显增加的表现。这种影像常提示广泛弥漫骨转移瘤的可能。

（五）骨显像的临床应用

1. 早期诊断转移性骨肿瘤　骨显像对探测恶性肿瘤骨转移有较高的敏感性，对研究全身骨骼系统的受累状况最有价值。骨显像与X线片比较，具有明显的优势。X线片所显示的损害区骨显像完全能够发现，不能够显示者不足5%；有10%～40%的骨转移，X线片正常，骨显像则为异常。还有大约30%的恶性肿瘤患者有骨疼痛，X线片正常，但显像则证实有转移。虽然骨显像对骨肿瘤显示的影像质量不算最佳，但是其能够显示骨中肿瘤的存在且早于X线出现的变化。放射性核素显像的敏感性是基于骨的病理生理性摄取，这种摄取可以在有5%～15%的局部骨代谢变化时即能显示出来。常规X线检查能显示溶骨性病变的最小直径为1cm或局部骨丢失至少50%的矿物质，而显示骨硬化型损害时，骨矿物质含量至少增加3%。虽然CT和MRI检查也能显示骨骼的转移，但是需要做多体位，且MRI检查费时较长，价格高。正好相反，骨显像检查价廉，时间短，一次成像，是一种最简便的方法。

2. 判断原发性骨肿瘤的范围和观察疗效　用以评价原发骨肿瘤病灶良恶性、肿瘤大小范围和肿瘤治疗前后疗效。

3. 用于骨关节结核的鉴别诊断　一般骨局部血流增强、钙磷代谢活跃、成骨细胞生长和新骨形成时可浓集更多的显像剂，当骨血流量减少、破骨细胞增生、溶骨明显增加，显像可出现放射性减少或缺损，据此可作为疾病诊断的基础。通常患者注射后2h成像，检查前多饮水和排尿。正常时中轴骨浓集的放射性较多，但均匀分布，四肢骨以骨骺端有较多浓集，胸骨及肩胛骨尖端也有浓集，由于多余的^{99m}Tc经肾排出，故肾和膀胱显像。脊柱结核时由于椎体炎症的存在而呈现热区，表现为单椎体、多椎体或多处放射性浓聚，通常为连续两个或多个椎体的核素浓集，如果出现“跳跃征”，则应首先考虑椎体转移瘤或多发骨髓瘤可能，并与脊柱结核的跳跃性病灶鉴别，如果出现四肢骨或扁骨的同时受累，则脊柱结核的可能性很小。

^{67}Ga是由加速器生产的药物，在骨炎症的病变处出现摄取增加，且和血流量关系不大，能早期诊断骨的炎症，而^{99m}Tc用于早期诊断骨的炎症则敏感性不高。因在骨炎症早期，骨髓内压力较高，骨内小血管闭塞，血流量并不增加，病变区^{99m}Tc的沉积也不会增高，因此疑为骨炎症而用^{99m}Tc做骨显像结果正常时，并不能排除早期炎症的存在，而恰是应用^{67}Ga的指征。与^{99m}Tc-MDP相比，^{67}Ga能提供疾病的范围，但特异性较低，图像的干扰因素多（肝及肠道等）且注射至显像间隔的时间较长等。

核素骨显像的敏感性很高，仅次于 MRI 检查，但特异性很低，因此仅在以下情况使用：①怀疑骨关节结核或与转移瘤或多发性骨髓瘤鉴别困难时；② X 线片不能明确骨关节结核而怀疑有结核病变存在时；③怀疑有多发性骨关节结核时。

（邓候富　胡云洲）

六、B 型超声波

超声波对骨骼的穿透能力较差，同时受患者体型如肥胖、肠气、肺气及解剖位置和结构等因素影响，在诊断骨关节结核方面，目前尚难以取代 X 线摄片及 CT 检查。但超声对于液性物质具特殊敏感性，可确定骨关节结核有无冷脓肿和（或）关节积液（脓），可清楚观察到有无窦道形成及脓肿形成的部位、大小和数目，对临床决定治疗方案、选择手术入路和指导病灶清除有重要价值。与其他影像诊断方法比较，超声探头小巧，可按要求灵活放置，能对病灶进行静态、实时动态结合的全面扫查，对局部病灶穿刺引导有明显优势；另外，超声波在检查的无创性、便宜的价格、诊断的快速等方面也有突出的优势，故超声波在骨关节结核的影像诊断、治疗方面的辅助作用越来越受到重视。

（一）脊柱结核

（1）临床概述：99% 为椎体结核，1% 为椎弓结核，以腰椎体最多，胸椎次之，其次为胸腰段，腰骶段、颈椎、骶尾椎较少见。椎体结核按病灶位置可分为中心型和边缘型。前一种发生在椎体中央，没穿破椎体前超声难以探查到，后一种发生在椎体表面，易于被超声发现；但附件结核引起的骨质破坏超声难以显示。椎体结核病理表现以溶骨性骨破坏为主，骨破坏容易被吸收，形成骨质缺损；骨结核在骨膜下形成脓肿后穿透骨膜，脓液可沿一定的解剖途径扩散，形成流注脓肿。脊柱结核合并流注脓肿时随局部解剖的不同，脓液可沿筋膜间隙流注到各远离病灶的部位。颈椎结核可形成咽后壁或食管后壁脓肿；胸椎结核易形成椎旁脓肿，脓液可经横突肋骨颈间隙流注至背部，形成背部皮下脓肿，有时也可沿肋骨流注到肩胛窝，但 $T_{1\sim10}$ 椎体前外侧脓肿受前方肺气和心脏的遮挡，超声难以显示；腰椎结核形成的椎旁脓肿累及范围更为广泛，汇聚于腰大肌鞘内形成腰大肌脓肿，可随重力作用向下延伸至髂窝，并继续向下沿阔筋膜延伸至大腿根部、臀部。

（2）超声声像图表现：①椎体改变，椎体前缘强回声带变形，正常弧度消失，有时可见骨质边缘连续性中断、缺损，似“挖空样”改变，其内可见点状或斑片状强回声（游离死骨）。②流注脓肿，脓肿的声像图表现为梭形、长条形、类圆形或不规则形状的不均质混合回声团，脓肿壁较厚且厚薄不一，内壁不光滑，脓液一般透声性差，少数脓腔内呈密集等弱光点回声，多数呈不均质混合回声，内可见液性无回声，也可见片絮状、条状或团状等弱回声及散在少许斑点状强回声，这与脓腔内含有脓液、干酪样肉芽组织、坏死物、死骨等成分有关。实时动态下，探头对脓肿加压时可观察到脓腔部分光点回声移动（图 4-3-57 ～图 4-3-60）。与 X 线、CT 比较，超声能很好反映上述脓肿形成的过程，能准确显示脓肿大小、范围，有极高的敏感性和特异性。但超声扫查时，要注意扩大扫查范围，以免漏诊。

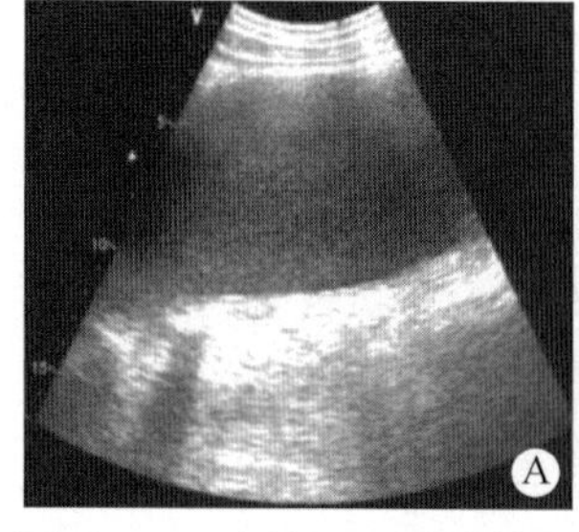

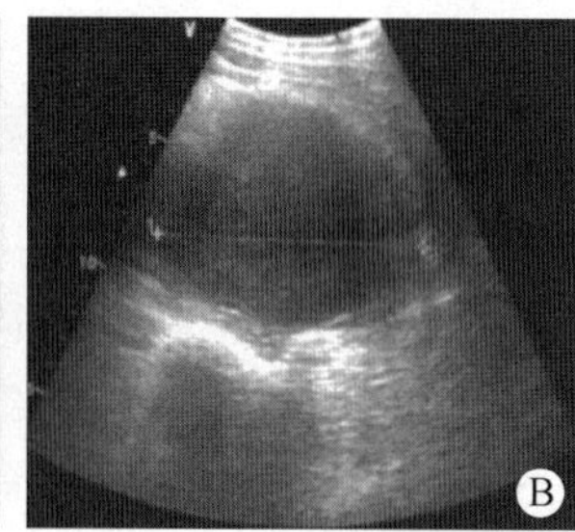

图 4-3-57　男性，29 岁。T_6、T_7、$T_{10\sim12}$ 椎体结核伴椎旁与左侧腰大肌脓肿

左侧腰大肌、髂窝冷脓肿呈椭圆形，脓液呈密集等弱光点回声（A、B 为脓肿长、短轴面）

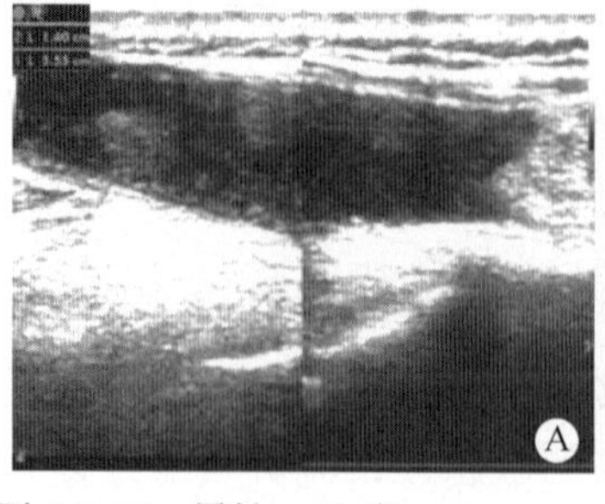

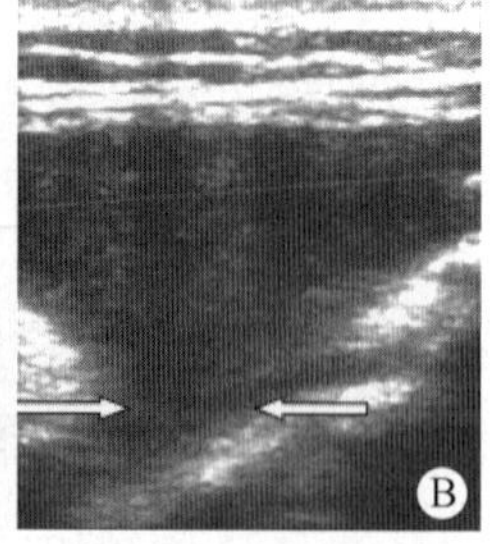

图 4-3-58　男性，30 岁。$T_{11、12}$，$L_{3、4}$ 椎体结核伴冷脓肿，骶后脓肿

左侧臀部肌间冷脓肿呈不规则形，脓腔内容物呈液性无回声及片絮状等回声，脓肿深面窦道见箭头（A、B 为脓肿长、短轴面）

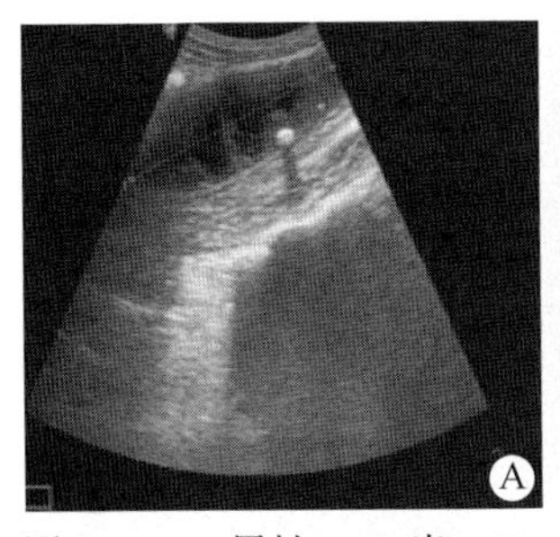
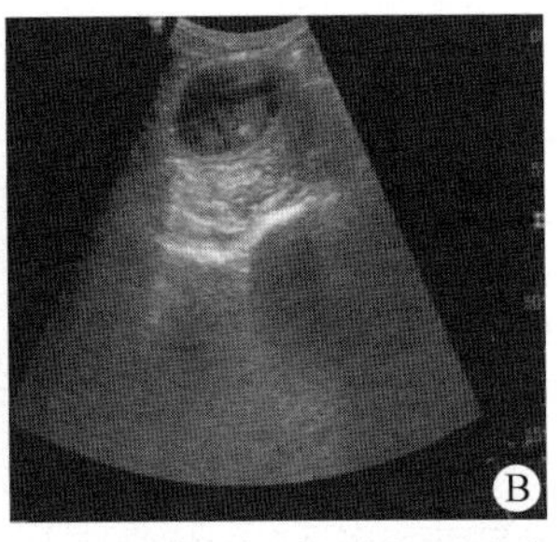

图 4-3-59　男性，29 岁。T_{12}，$L_{2、3}$ 椎体结核伴腰大肌脓肿
右侧腰大肌冷脓肿呈梭形，脓腔内容物为液性无回声、条索状和片团状等回声及斑点状强回声并存（A、B 为脓肿长、短轴面）

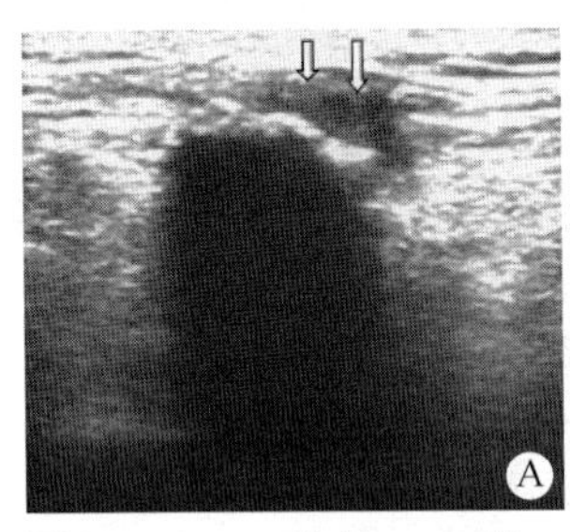
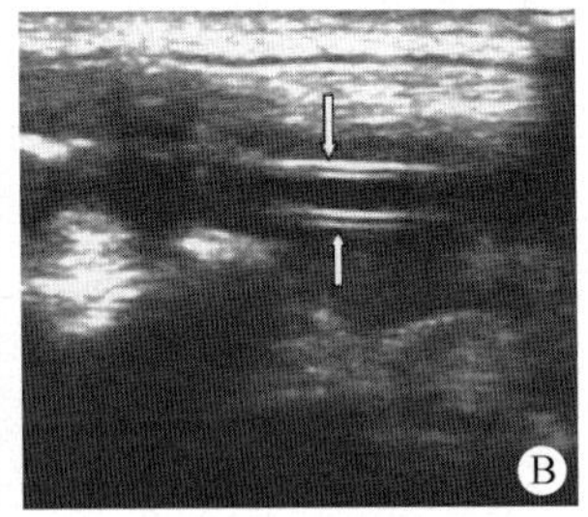

图 4-3-60　A. 女性，82 岁。T_9~L_3 椎体结核：椎体右后方软组织内病灶（箭头）；B. 男性，28 岁。L_3~S_2 椎管内结核性脓肿，左竖脊肌结核性脓肿穿刺引流术后：脓腔内放置的引流管（箭头）

（二）关节结核

1. 临床概述　关节结核好发部位依次为膝关节、髋关节与肘关节，骶髂关节、肩关节、踝关节较少见。临床病理过程分为单纯性骨结核、单纯性滑膜结核和全关节结核，临床病理时期不同关节结核声像图表现不同。

2. 超声声像图表现　早期骨关节结核可表现为关节滑膜增厚、关节腔积液等。进展期可合并有骨质破坏，表现为关节骨质光滑强回声带连续性中断或呈“虫蚀样”破坏，附近可见斑片状强回声（游离死骨碎片），关节周围软组织肿胀，关节腔脓液穿破进入软组织可形成关节周围冷脓肿，表现为关节周围软组织内不规则的无至低回声团块，脓液透声性差，光点回声密集，可见散在斑点状强回声，软组织内冷脓肿与关节腔之间有时可见窦道相通，关节周围有多个脓肿时也可观察到脓肿间有窦道相连，超声实时动态下，探头给病灶区域加压时可观察到黏稠脓液光点回声在窦道内往复移动。表浅的关节结核形成周围冷脓肿后，易破溃形成窦道与皮肤相通（图 4-3-61 ～图 4-3-73，彩图 12、彩图 13）。

超声对关节周围软组织病变或冷脓肿、窦道的形成较为敏感，但对骨质病变显示较差；超声对单纯滑膜结核比 X 线更容易显示其病变。同时，超声便于了解晚期结核有无肝、肾、脾及淋巴结等其他器官并发症及其改变。超声实时动态显像能对关节腔积液（脓）进行超声引导穿刺，能提高穿刺的成功率和安全性。

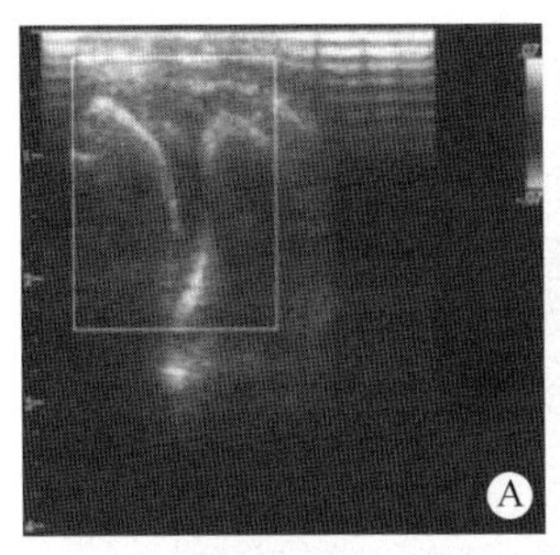
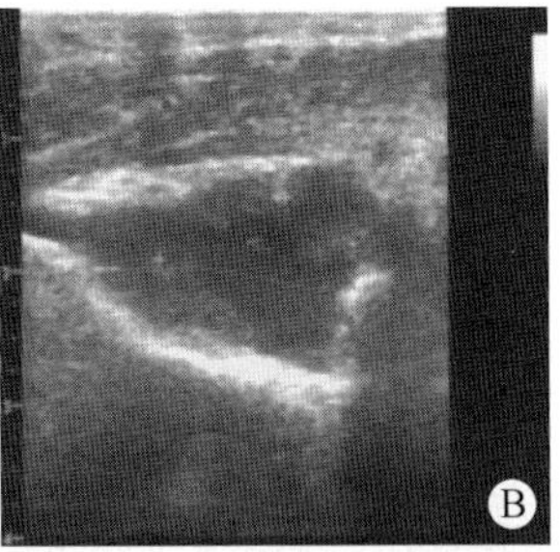

图 4-3-61　女性，59 岁。右肘关节结核
A. 右肘关节积液（透声性差）；B. 右肘关节旁软组织内冷脓肿

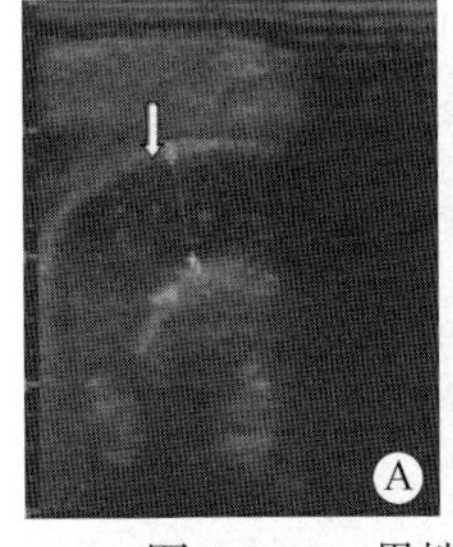
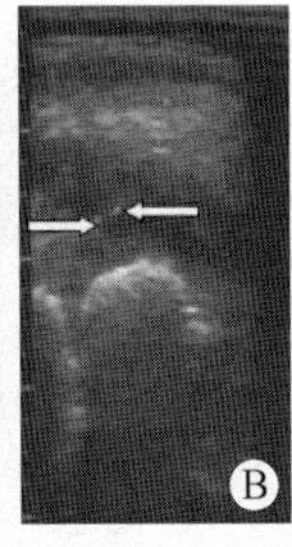
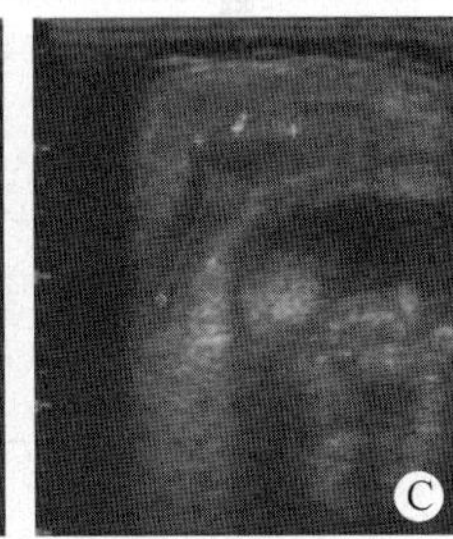

图 4-3-62　男性，1 岁 11 个月。右膝关节结核
A. 右膝关节积液（透声性差），滑膜增厚（箭头）；B. 关节腔与冷脓肿间窦道（箭头）；C. 右膝关节外上方软组织内冷脓肿

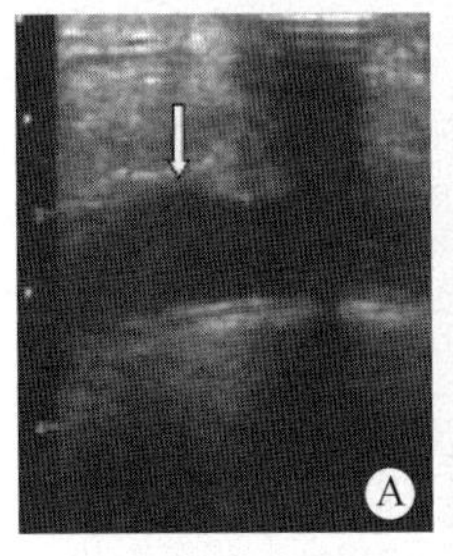
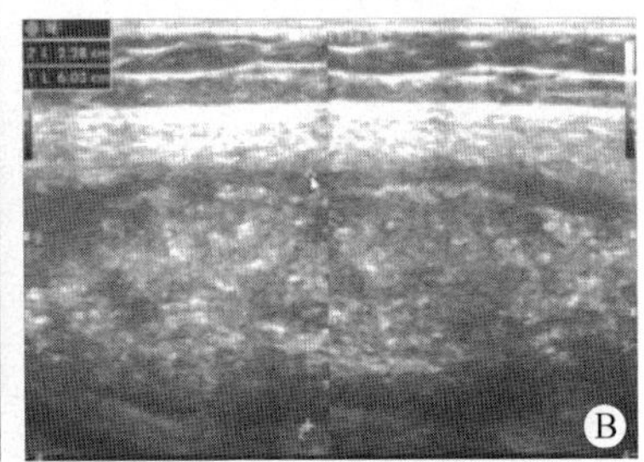

图 4-3-63　女性，67 岁。右全膝关节结核并脓肿形成
A. 右膝关节积液，滑膜不均匀增厚（箭头）；B. 以腘窝为中心的关节周围冷脓肿（脓液极黏稠，含大量干酪样肉芽组织及少许脓液）

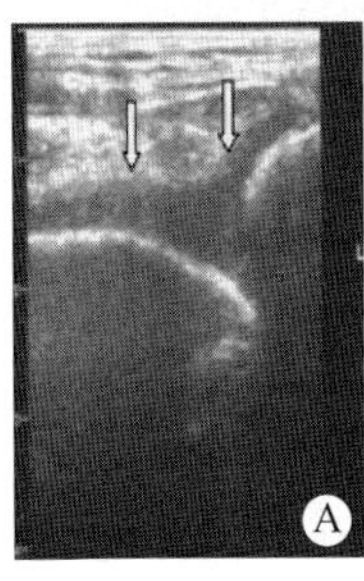
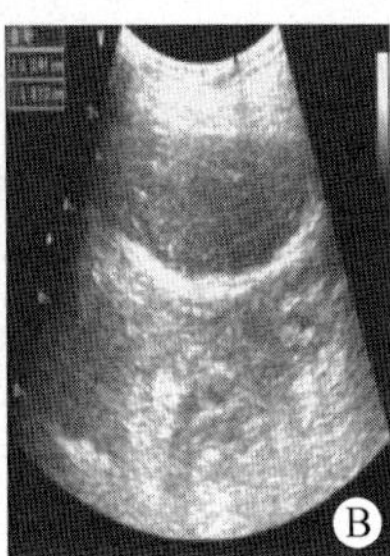
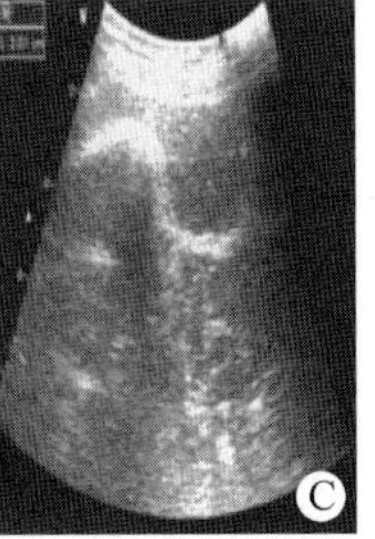

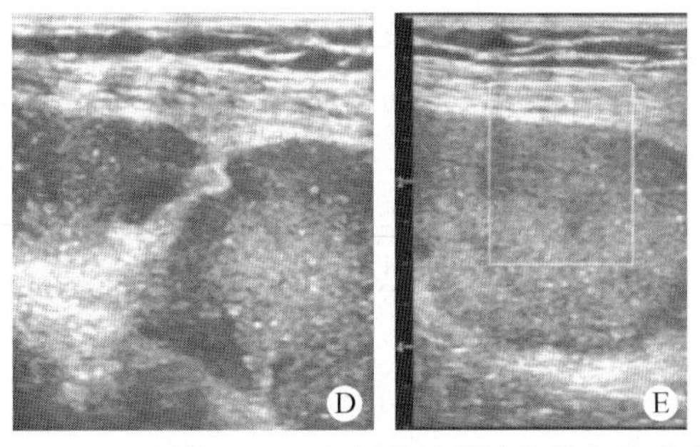

图 4-3-64　男性，67。左侧膝关节结核伴脓肿形成
A. 左膝关节积液，滑膜增厚（箭头）；B、C. 左膝关节周围冷脓肿（长、短轴面）；D、E. 左膝关节周围另一个较大冷脓肿，脓液黏稠（E. 脓肿周围及内部无血流）

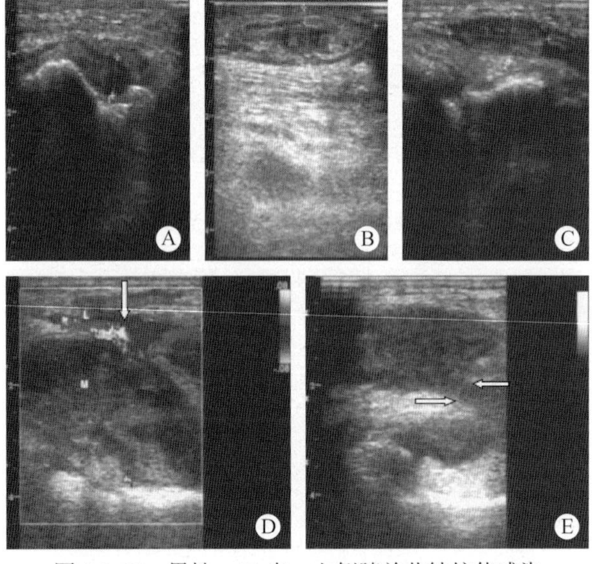

图 4-3-65　男性，65 岁。左侧膝关节结核伴感染
A. 左膝关节积液；B ～ D. 分别显示关节周围三个大小形态不同的脓肿；D. 脓肿浅面可见一条血管；E. 脓肿间窦道（箭头）

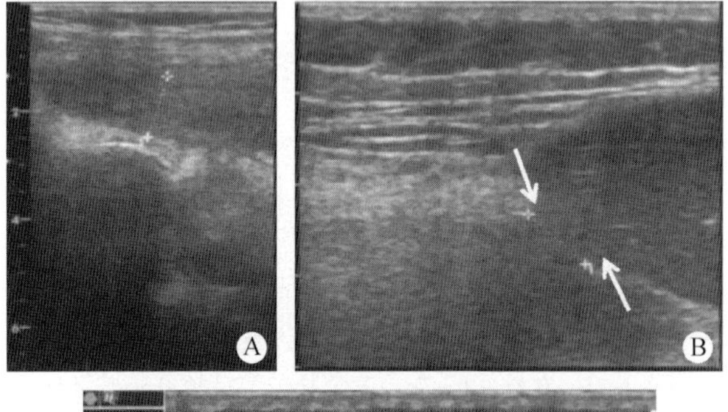

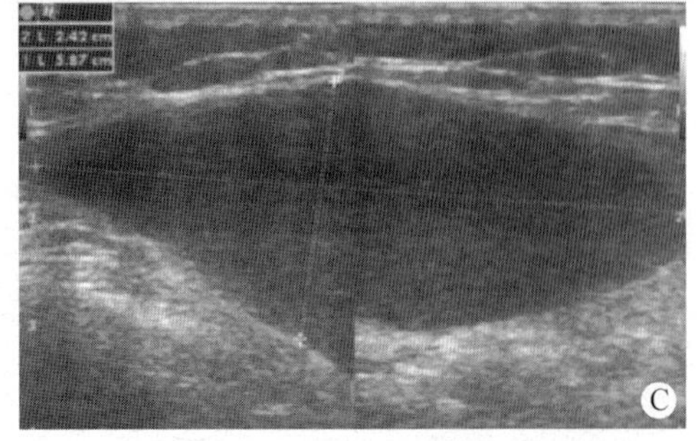

图 4-3-66　女性，33 岁。左侧髋关节结核性脓肿伴窦道形成，左侧腰大肌脓肿形成
A. 左髋关节积液（十字标线）；B. 脓肿深面窦道（箭头）；C. 左侧臀部皮下梭形冷脓肿

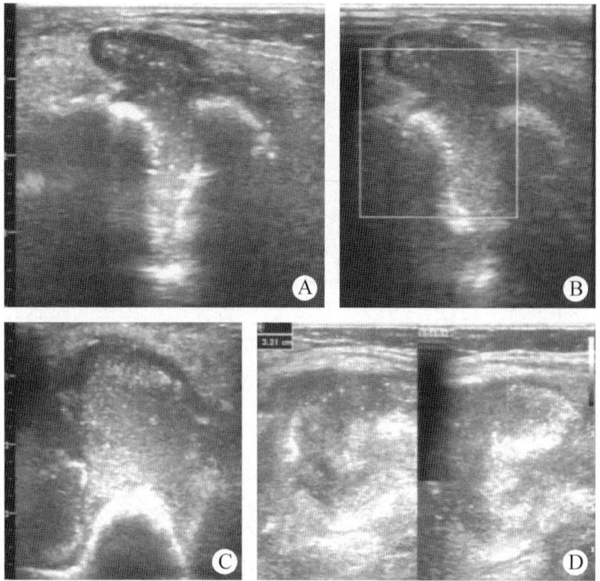

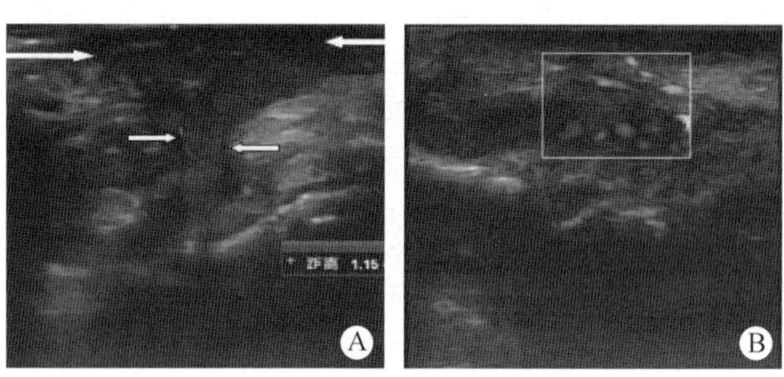

图 4-3-67　女性，50 岁。左肘全关节结核性冷脓肿形成
A、C. 左肘关节积脓（脓液黏稠含大量干酪样肉芽组织）；B. 关节周围无血流分布；D. 关节周围皮下冷脓肿（含大量干酪样肉芽组织及少许脓液）

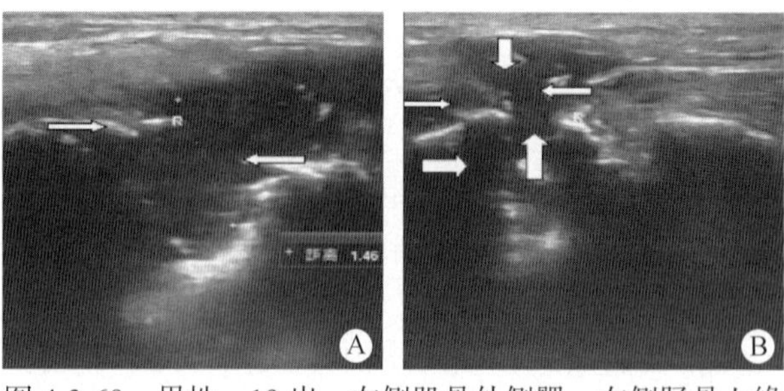

图 4-3-68　男性，50 岁。右侧腕关节、右侧手掌结核伴冷脓肿形成
A. 右手腕部皮下冷脓肿（长箭头），脓肿深部窦道（短箭头）；B. 脓肿周围血流较丰富

图 4-3-69　男性，19 岁。右侧股骨外侧髁、右侧胫骨上缘结核性骨质破坏
A、B. 骨质缺损处（细箭头）和游离死骨片（粗箭头）

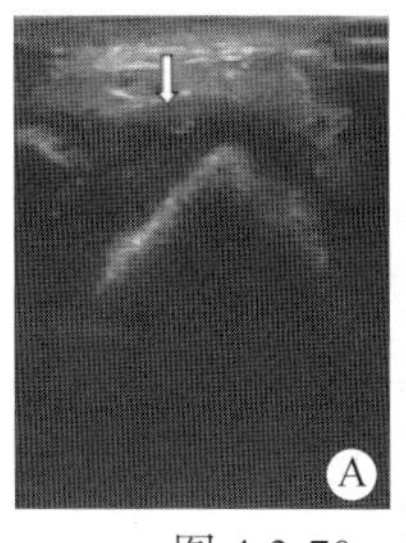
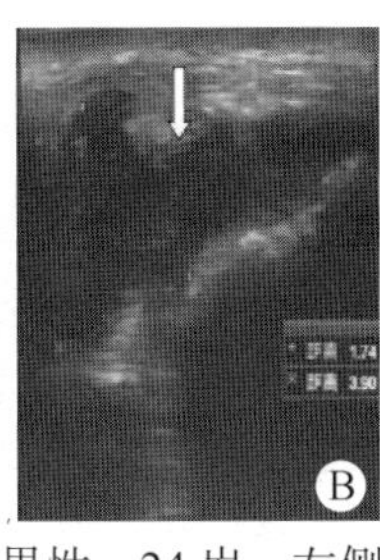
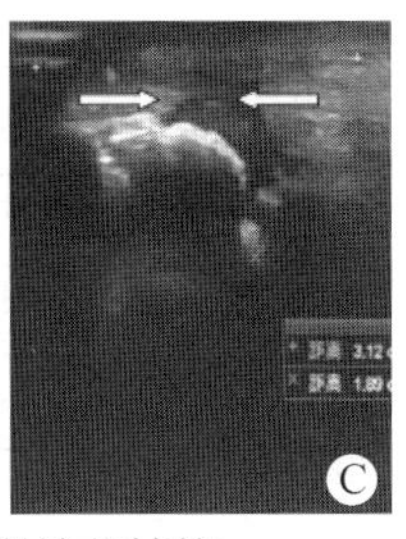

图 4-3-70　男性，24 岁。左侧踝关节结核
A、B. 左踝关节少许积液，滑膜明显增厚；C. 皮下软组织回声减弱，结构不清，深面的窦道（箭头）与关节腔相通

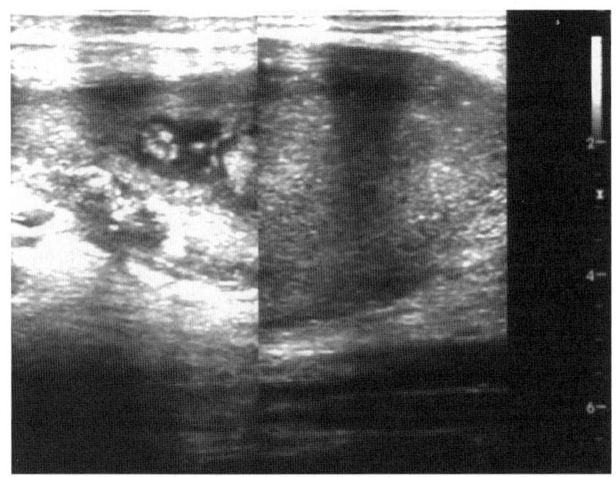

图 4-3-71　男性，69 岁。左侧坐骨、左髋关节结核伴脓肿
超声显示左侧大腿内侧冷脓肿（脓腔壁较厚，含大量干酪样肉芽组织及少许脓液）

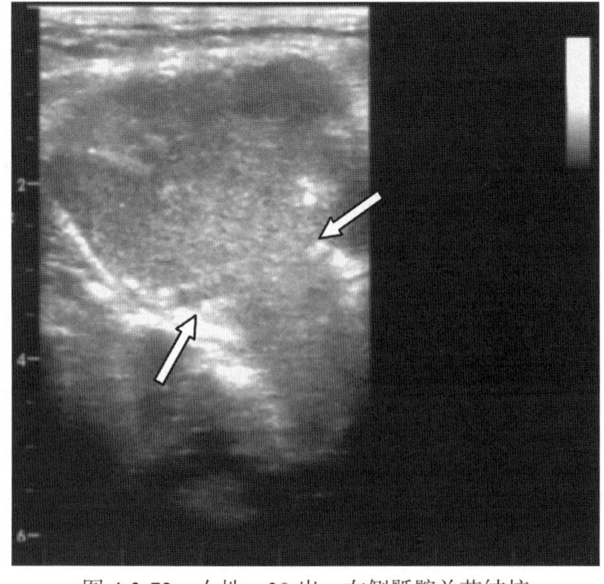

图 4-3-72　女性，30 岁。右侧骶髂关节结核伴脓肿形成
右侧臀部软组织内可见较大冷脓肿和脓肿深面窦道（箭头）

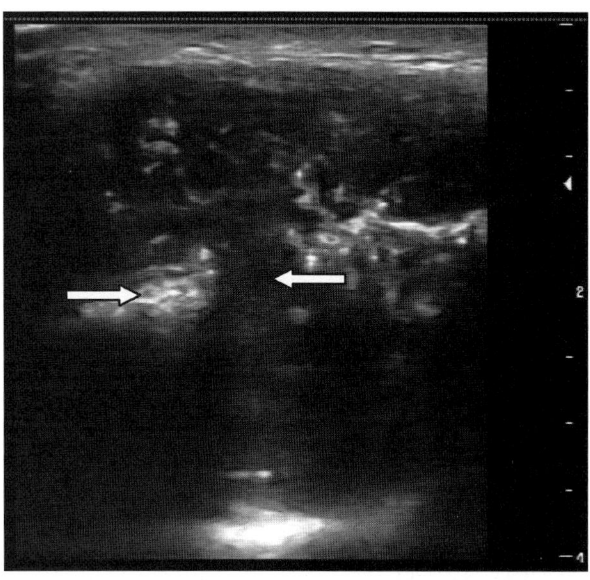

图 4-3-73　男性，31 岁。胸壁结核，胸骨后脓肿
胸骨骨质破坏并缺失（箭头），胸壁脓肿与胸骨后脓肿相通（箭头）形成"哑铃"状

（三）骨关节结核的鉴别诊断

脊柱结核与原发性和转移性骨肿瘤鉴别，两者都有椎体形态异常、骨质破坏及周围软组织肿块，但后者肿块血流丰富，不形成脓肿；与化脓性脊柱炎鉴别，后者局部临床症状较重，表现为发热、局部剧痛、白细胞计数升高等。骨关节结核应与类风湿关节炎、化脓性关节炎、慢性骨髓炎、骨肿瘤等相鉴别，关节结核声像图表现为骨破坏和冷脓肿共存，还可合并窦道等特点，结合患者结核病史或接触史，全身症状较轻，病程缓慢等与之不难鉴别；骨关节结核表现为单纯滑膜增厚或关节积液，一般无特异性，需要结合患者病史及其他辅助检查结果综合考虑。关节周围脓肿应与血肿相鉴别，血肿一般有外伤史，局部疼痛，早期新鲜出血可呈混合回声团块，与冷脓肿声像图类似，随着时间推移血肿内部回声可变清亮，出血停止后血肿逐渐缩小甚至机化或消失。

（林　军）

第四节　实验室检查

骨关节结核诊断和治疗前后，为判断病情的发展、好转或治愈，应行血常规、红细胞沉降率、C 反应蛋白、肝肾功能，乙型、丙型肝炎病毒和人类免疫缺陷病毒（HIV）检查。

一、常规检查的临床意义

（一）血常规、红细胞沉降率和 C 反应蛋白

外周血白细胞是临床初步鉴别感染与否的最基本、最常用的指标，白细胞计数升高合并中性粒细胞比例升高常提示急性细菌性感染，白细胞升高合并嗜酸性粒细胞比例升高常提示寄生虫感染，也可见于结核，白细胞检查虽然特异性不强，却是感染性疾病重要且不可缺少的实验室检查项目。骨关节结核患者多有轻度贫血、血红蛋白<100g/L，多发病灶或合并继发感染者贫血加重，白细胞计数升高。

红细胞沉降率增快在临床上更为常见，魏氏法不论男女其红细胞沉降率值达 25mm/h 时，为轻度增快；达 50mm/h 时为中度增快；大于 50mm/h 则为重度增快。

（1）生理性增快：红细胞沉降率生理性增快，见于妇女月经期、妊娠期、小儿和 50 岁以上的老人。妇女月经红细胞沉降率略增快，可能与子宫内膜破伤及出血有关，妊娠 3 个月以上红细胞沉降率逐渐增快，可达 30mm/h 或更多，直到分娩后 3 周，如无并发症则逐渐恢复正常。其增快可能与生理性贫血、纤维蛋白原量逐渐增高、胎盘剥离、产伤等有关。60 岁以上的高龄者因血浆纤维原蛋白量逐渐增高等，也常见红细胞沉降率增快。

（2）病理性增快：①各种炎症，细菌性急性炎症时，血中急性反应相物质迅速增多，包括 α_1 抗胰蛋白酶、α_2 巨蛋白、C 反应蛋白、肝珠蛋白、运铁蛋白、纤维蛋白等，主要因有释放增多甚至制造加强所致。以上成分或多或少地均能促进红细胞的缗线状聚集，故炎症发生后 2 ～ 3d 即可见红细胞沉降率增快。风湿热的病理改变为结缔组织性炎症，其活动期红细胞沉降率增快。慢性炎症如结核病时，纤维蛋白原及免疫球蛋白含量增加，红细胞沉降率明显增快。临床上最常用红细胞沉降率来观察结核病及风湿热有无活动性及其动态变化。②各种原因导致的高球蛋白血症，亚急性感染性心内膜炎、黑热病、系统性红斑狼疮等所致的高球蛋白血症时，红细胞沉降率常明显增快，各种原因引起的相对性球蛋白增高如慢性肾炎、肝硬化时红细胞沉降率亦常增快。多发性骨髓瘤、巨球蛋白血症时，浆细胞的恶性增殖致使血浆病理性球蛋白高达 40 ～ 100g/L 或更高，故红细胞沉降率增快。巨球蛋白症患者，血浆中 IgM 增多，其红细胞沉降率理应增快，但若 IgM 明显增多而使血浆黏稠度增高即高黏综合征时，反而抑制红细胞沉降率，可得出一个正常甚至减慢的结果。另外，恶性肿瘤、组织损伤及坏死、贫血、高胆固醇积压症均可导致红细胞沉降率增快。

C 反应蛋白是在机体受到感染或组织损伤时血浆中一些急剧上升的蛋白质（急性蛋白），激活补体和加强吞噬细胞的吞噬而起调理作用，清除入侵机体的病原微生物和损伤、坏死、凋亡的组织细胞。其是一种非特异的炎症标志物，在急性创伤和感染时其血浓度急剧升高。C 反应蛋白是临床上最常用的急性时相反应指标。正常值为 0.068 ～ 8.2mg/L。常见以下情况导致 C 反应蛋白异常升高：①急性炎症或组织坏死，如严重创伤、手术、急性感染等。C 反应蛋白常在数小时内急剧显著升高，且在红细胞沉降率增快之前即升高，恢复期 C 反应蛋白亦先于红细胞沉降率之前恢复正常；患者术后 7 ～ 10d C 反应蛋白浓度下降，否则提示感染或并发血栓等。②急性心肌梗死，24 ～ 48h 升高，3d 后下降，1 ～ 2 周后恢复正常。③急性风湿热、类风湿关节炎、系统性红斑狼疮、细菌性感染、肿瘤广泛转移、活动性肺结核。④病毒感染时 C 反应蛋白多不升高。⑤ C 反应蛋白可作为风湿病的病情观察指标，以及预测心肌梗死的相对危险度。在结核病变活动期 C 反应蛋白一般都有升高，但也可正常，病变静止或治愈者红细胞沉降率将逐渐趋于正常。

骨关节结核在诊疗过程中，定期复查红细胞沉降率和 C 反应蛋白有助于判断病情发展、好转或治愈；对于非特异性炎症、结核或胶原组织疾病等红细胞沉降率检查或C反应蛋白亦均可升高，因此仅凭实验室血常规和红细胞沉降率检查，无法鉴别结核性感染、化脓性感染及其他疾病。

（二）肝肾功能等检查

骨关节结核患者多有肝、肾功能损害，化疗开始之前及治疗过程中，应常规检查肝功能、肾功能、血糖，乙肝、丙肝相关项目。我国一般人群中的 HBsAg 阳性率约为 9.09%；有 1.2 亿丙型肝炎病毒（HBV）携带者，抗结核药物对肝肾功能

多有损害，应定期检查。艾滋病患者最常见的感染是结核病，占所有艾滋病患者的20%～50%，且其中有1/3死于结核病，故应警惕艾滋病和结核病双重感染的可能。此外，我国已进入老年社会，60岁以上的患者糖尿病发病率高达11.34%。糖尿病和结核病两病并存并相互影响，结核病情多较为严重；抗结核药物中异烟肼对胰岛素有拮抗作用，糖尿病血糖高不易控制；具有以上危险因素的人群在骨关节结核化疗中，应注意检测有关检验项目，以免影响疗效。

（吴桂辉　胡　骅）

（三）细菌涂片检查

1. 标本的收集与处理　正确的标本采集、运送、保存及处理对于保证分枝杆菌实验室的检验工作质量至关重要。为准确检出病原菌，避免漏诊及误诊，临床医护人员及实验室工作人员应掌握检验标本的采集、运送、保存及处理的一般原则。临床采集送检的各种用于结核分枝杆菌检测的原始标本应采用防漏可密封的无菌管或杯盛装，并注明标本的相关信息。外加防漏可密封塑料袋，再将标本放专用标本运送箱中运送。在其显著位置印有生物安全标志。

用带针头的注射器采集的标本应转移至无菌管内或用保护性装置套住针头，再置于密封、防漏的塑料袋内送检。不要将泄露的标本送到实验室或随意处理，及时通知临床医护人员，并要求重新送检标本。呼吸道标本、体液标本、脑脊液标本、尿液标本、粪便标本、生殖道标本、伤口脓液及组织标本均可用于抗酸杆菌涂片镜检，也可用于结核分枝杆菌分离培养和核酸检测。分离培养阳性的可用于结核分枝杆菌药物敏感试验，核酸检测阳性的还可进行菌种鉴定和耐药基因检测。血清可用于结核抗体的检测。肝素锂抗凝血可用于IFN-γ释放实验检测和T-spot检测。

2. 标本采集及保存原则

（1）呼吸道标本：上呼吸道标本包括鼻前庭、鼻咽、喉、口腔及鼻窦来源的标本，通常用拭子获取分泌物作为标本送检。下呼吸道标本：①咳出痰，患者于清水漱口，深咳出的痰液，收集3份（当日即时痰、夜间痰和次日晨痰）；②诱导痰，在医护人员指导下，用3%NaCl诱导咳出痰液；③吸出痰，由医护人员操作经管道吸出的痰；④支气管肺泡灌洗液（BALF）、支气管保护性毛刷（PBSB）、肺穿刺组织或手术取出肺组织的呼吸道标本，均由临床医师经特殊操作获得。痰液均置于带螺纹盖的容器中送检，标本采集量应在1ml以上，上呼吸道拭子和下呼吸道痰液应在2h内送到实验室，肺组织标本应在15min内送实验室，BALF和PBSB在4℃保存不超过24h，其他呼吸道标本在室温保存不超过24h。

（2）体液标本：指除血液、骨髓和脑脊液以外的心包液、关节液、胸腔积液、腹水、羊膜液、阴道穹后部穿刺液。采用无菌穿刺技术采集体液标本，注明标本类型，如“胸腔积液”、“腹水”或“关节液”，而不能写成“穿刺液”。送检的胸腔积液和腹水标本量应在5～10ml，尽可能快地运送到实验室。

（3）脑脊液标本：通常经腰椎穿刺获得脑脊液标本，用于检测抗酸菌的脑脊液量应为5ml或大于5ml。

（4）尿液标本：尽可能留取晨尿或膀胱内停留4h以上的尿液，留尿前，尽可能减少因液体摄入稀释尿液所致的尿菌减低，推荐连续采集3d清晨中段尿于无菌容器中，用于培养的尿液标本至少需要40ml。

（5）粪便标本：粪便标本应采集自然排出的新鲜粪便标本约2g收集于清洁、干燥广口容器中。由于涂片敏感性低，不能根据涂片结果决定是否进行培养。

（6）伤口、脓液及组织标本：开放性伤口用无菌盐水或70%乙醇擦去表面渗出物，采集深部伤口或溃疡基底部分泌物，或剪取深部病损边缘的组织。

封闭的脓肿用注射器抽取脓液并放入无菌容器内，及时送检。引流液标本常来源于胸腔、腹腔或手术后的置管引流患者。来自身体不同部位的组织可以经注射器穿刺或手术活检获得。采集标本应进行无菌操作，放置于无菌容器中，重量不少于1g。迅速送达实验室，如需长时间的运输，为防止脱水可加入无菌盐水，保持4～15℃。采集标本后无论运送距离远近都应按要求进行包装和标识。标本应附有与标本唯一性对应的送检单（受检者姓名、样品种类、检测项目等信息）。运送标本应遵守国家、区域和地方相关法规的要求，保证送检者、接收实验室的生物安全。

3. 标本的前处理　实际工作中一些标本可以直接进行检查，而一些标本在检查前，需要进行前处理。前处理包括下列情况：①混匀，一些均相标本放置一段时间后，可能会因为重力等因素导致不再均匀，如尿液标本、全血标本等。②离心，是最常见的前处理，如脑脊液标本、尿液标本等涂片或结核培养前都需要离心浓缩释放，当菌体被裹挟或黏附在其他物质内时，需要将菌体释放出来。例如，咳痰标本往往含有很多黏液，致病菌体会被裹挟其中。培养前，需要加入消化液，将蛋白和纤维成分消化水解，让菌体释放出来，提高阳性率。而组织标本中的菌体，往往用机械研磨的方式释放菌体。③减少干扰，有些前处理是为了减少背景、杂菌等的干扰。例如，原始标本直接涂片，往往加入 KOH，将人体细胞溶解一些，以减少干扰。临床分离培养结核分枝杆菌前，标本可以酸碱处理。这么做的好处包括液化标本、杀死杂菌减少干扰、浓缩集菌。前处理和实际检验步骤往往连贯在一起。很多前处理是检查步骤之一。实际工作中不太好严格区分。前处理的目的有两个：去除杂菌污染和液化，去除痰液中某些抑制因子。同时要避免对分枝杆菌的损害，严格控制前处理的浓度和时间。具体方法如下：①碱处理（直接法），视标本黏稠程度，加入 1 ～ 2 倍体积 4% NaOH，振荡混匀，室温放置。20min 内完成接种。②碱处理（中和离心沉淀法），上述方式混匀后放置 15 ～ 20min。加入 pH 6.8 磷酸缓冲液至 20 ～ 40ml，混匀（从加入 NaOH 到加入磷酸缓冲液应控制在 20min 内）。离心 3000r/min，20 ～ 30min。去上清液，沉淀物加磷酸缓冲液 0.5ml 混匀，接种，涂片。③酸处理，标本加入 1 ～ 3 倍 4% H_2SO_4，混匀静置 20 ～ 25min，期间振荡数次。酸处理时间不超过 25min。④ NALC-NaOH 法（*N*-乙酰半胱氨酸 -NaOH 法），等比例的标本 + 消化液，振荡 30s，室温 15min。加 PBS 缓冲液 20ml，混匀，离心 3000r/min，20 ～ 30min。去上清液，加入 PBS 缓冲液 20ml，洗涤 2 次后接种，涂片。⑤黏液溶解剂，各种蛋白水解酶制剂，TPS-1 型痰液溶解剂等也可以用于痰液的均值化。

4. 细菌染色　结核病是由结核分枝杆菌引起的传染病。结核分枝杆菌检测阳性是临床诊断结核病的金标准。近年来，细菌学检测方法的不断改进和完善为结核病的诊断提供了重要的手段。目前，结核分枝杆菌染色的检测方法主要有齐 - 内染色法（Ziehl-Neelsen staining method，Z-N 染色法）、荧光（金胺 O）染色法等。

（1）齐 - 内染色法：齐 - 内染色法即抗酸染色法，它是一种特殊的染色方法，主要用于抗酸杆菌的识别，是最古老也是目前仍在广泛使用的结核病诊断技术，具有价廉、快速、方便、简便等优势。

染液的配制：①碱性复红乙醇储存液，8g 碱性复红溶于 95% 乙醇溶液 100ml 中；②碱性复红 5% 苯酚水溶液：5g 苯酚溶于 100ml 蒸馏水中；③碱性复红染色应用液，10ml 碱性复红乙醇储存液与 5% 苯酚水溶液 90ml 混合。5% 盐酸乙醇脱色液：将 5ml 浓盐酸与 95ml 95% 乙醇混合。0.06% 亚甲蓝复染液。

制片：将前处理沉渣约 0.1ml 均匀涂在玻片上，大小 10mm × 20mm 左右的卵圆形膜，厚薄以能透光量为宜，自然干燥，准备进行抗酸染色。

染色方法：涂片自然干燥后，放置在染色架上，火焰固定；滴加苯酚复红染液，盖满玻片，火焰加热至出现蒸汽，保持染色 5min；流水冲洗玻片；加脱色液布满玻片，脱色 1min；如有必要，需流水洗去脱色液后，再次脱色至膜无可视红色为止。流水自玻片一端轻缓冲洗，冲去脱色液，沥去玻片上剩余的水。滴加亚甲蓝复染液，染色 30s。流水自玻片一侧轻加缓冲洗，冲去复染液，沥去玻片上剩余的水，待玻片干燥后镜检。

镜检及报告：取染色完毕且已干燥的玻片，放置在玻片台上并以卡尺固定。在玻片上滴 1 ～ 2 滴镜油，使用 100× 油镜进行观察。严禁镜头直接接触玻片上的痰膜。读片方法：首先应从左向右观察相邻的视野；当玻片移动至膜一端时，纵向向下转换一个视野，然后从右向左观察，依此类推。仔细观察完 300 个视野。齐 - 内染色镜检结果分级报告标准：抗酸染色阴性（-），300 个视野未见抗酸杆菌；抗酸染色弱阳性（±），1 ～ 8 条抗酸杆菌 /300 个视野，直接报告抗酸杆菌数；抗酸染色阳性（1+），3 ～ 9 条抗酸杆菌 /300 个视野；抗酸染色阳性（2+），1 ～ 9 条抗酸杆菌 /10 个视野；抗酸染色阳性（3+），1 ～ 9 条抗酸杆菌 / 每个视野；抗酸染色阳性（4+），>9 条抗酸杆菌 / 每个视野。

（2）荧光（金胺 O）染色法：金胺 O 是一种荧光染料，它利用结核杆菌的嗜酸性和对荧光染料亲和性的特点，可以染上荧光。即使某些长期服药患者结核杆菌的抗酸性被破坏，但荧光性仍然保留，使得抗酸染色为阴性，而金胺 O 染色仍阳性。相对于齐 - 内染色法，荧光染色法的灵敏度高，可以减少假阴性，对于那些病情轻，菌量少的患者可以减少漏诊的机会。

染液的配制：金胺 O 荧光染液，金胺 O 1g，5% 苯酚 50ml，无水乙醇 100ml 加蒸馏水至 1000ml，脱色液为 3% 盐酸乙醇，复染液为 0.5% 高锰酸钾水溶液，玻片的制备参照 Z-N 染色。

染色方法：① 涂片固定后加金胺 O 染色液，室温染色 15min 后，用水缓慢冲去染色液。② 用脱色液脱色 1 ～ 2min，水洗；如有必要，再脱色一次，直到肉眼观察无色为止。③用复染剂复染 2 ～ 4min（复染时间不可过长，以免荧光亮度减弱），水洗。干燥后镜检。

镜检及报告：荧光染色法镜检时抗酸杆菌在暗视野背景下呈明亮的黄色杆状略弯曲，与黑背景反差很大，对比鲜明，很容易被发现。荧光染色读片以 10× 物镜、20× 目镜进行镜检，发现疑为抗酸杆菌的荧光杆状物质，使用 40× 物镜确认。所观察的视野面比较大，因此一般阴性报告观察 50 个视野。其报告方式如下：荧光染色抗酸杆菌阴性（-），0 条 /50 视野，报告荧光染色抗酸杆菌数：1 ～ 9 条 /50 视野；荧光染色抗酸杆菌阳性（1+），10 ～ 99 条 /50 视野；荧光染色抗酸杆菌阳性（2+）：1 ～ 9 条 / 视野；荧光染色抗酸杆菌阳性（3+），10 ～ 99 条 / 视野，荧光染色抗酸杆菌阳性（4+），≥ 100 条 / 视野。荧光染色镜检应在染色后 24h 内进行，如需放置较长时间后镜检，应将涂片放置于 4℃保存，及时镜检。

二、细菌学检查及临床意义

（一）分枝杆菌培养

1. 固体分离培养法

（1）培养基的制备：制备培养基所需化学试剂应使用高纯度。制备培养基时另准备 70% ～ 75% 乙醇溶液约 200ml 用于鸡蛋表面消毒。① L-J 培养基中的甘油有利于结核分枝杆菌的生长，若丙酮酸替代甘油则有利于牛分枝杆菌和一些结核分枝杆菌分离物的生长。在牛分枝杆菌高发病率地区可以使用这种培养基，同时也可在接种甘油培养基同时接种此种培养基以增加结核分枝杆菌的分离率。②鸡蛋应该新鲜，无抗生素，暂不使用的鸡蛋应 4℃冷藏保存。一个全量的培养基约 1.5kg，约 25 个。③孔雀绿水溶液配制方法：称取孔雀绿染料 2g，加蒸馏水或去离子水至 100ml，使用无菌技术溶解染料于灭菌的蒸馏水或无菌去离子水中（放置于 37℃温箱中 1 ～ 2h）或在水浴中加热。配制好的溶液储存于深色瓶中。此溶液长时间放置并不稳定，如果发生沉淀，应丢弃并重新配制。培养基无菌测试合格后，将培养管直立放在塑料袋或容器内后扎紧密封，置于冷藏环境中避光保存。

（2）固体分离培养法：分枝杆菌的细胞壁脂质含量高，具有耐受酸碱的特点，能耐受碱性消化液的处理，消化液直接接种于酸性培养基上，酸性培养基能中和碱性标本处理液，分枝杆菌能在酸性培养基上生长。样本范围：痰、支气管灌洗液、体液（尿液）、穿刺液（脑脊液、胸腔积液、腹水、关节腔液等）及分泌物（前列腺液、皮肤黏膜分泌物等），除非脓性的脑脊液标本采用直接离心接种外，其他标本通常需要进行标本前处理。

1）痰液：① 简单法，碱处理直接接种酸性罗氏培养基。根据标本的体积及黏稠程度，加 1 ～ 2 倍体积的 4% NaOH 溶液，涡漩振荡器振荡 30 ～ 60s，使标本匀化，室温放置 15min（其间振荡数次）。如果标本数量较多，应分批进行操作，保证自加入 4% NaOH 溶液到接种培养基的时间控制在 20min 内。② 浓缩法，碱处理中和离心法。根据标本的体积及黏稠程度，加 1 ～ 2 倍体积的 4% NaOH 溶液于 50ml 离心管中，涡旋振荡器振荡 30 ～ 60s，使痰液充分匀化，室温放置 15min（其间振荡数次）后加入 1/15mol/L pH 6.8 磷酸盐缓冲液至 40ml 并混匀（自加入 4% NaOH 溶液到与缓冲液混合应在 20min 内完成）。3000g 离心 20min，弃上清液，沉淀物加入磷酸盐缓冲液 0.5ml 混匀，接种。自加入消化液起，处理时间不得超过 20min。样本数较多时，应分批处理。沉淀物可同时进行涂片，染色镜检。

2）脓液：采用 6%H_2SO_4 处理。无菌接种 0.1ml 经处理的标本至改良 L-J 培养基，每份标本接种 3 支培养基。

3）病理组织或干酪块：标本切碎后置于无菌组织研磨器，然后加入适量（0.5 ～ 1 体积）生理盐水成混悬液；混悬液经 3000*g* 离心 20min 后，沉淀物进行碱处理后接种。

4）尿液：取清晨中段尿，3000*g* 离心 20min，取沉淀进行酸处理后接种。

5）胸腔积液、腹水与支气管灌洗液标本：参照痰标本前处理方法。

6）脑脊液：无菌操作收集的脑脊液，置冰箱或室温 24h，待薄膜形成后将薄膜接种到中性改良罗氏培养基。或将脑脊液在无菌操作环境中 3000*g* 离心 20min，取沉淀直接接种到中性改良罗氏培养基。非无菌操作采集的脑脊液标本，离心后的沉淀进行碱处理后接种。

7）咽喉棉拭子：将棉拭子放入一无菌试管，加入适量生理盐水浸泡，进行碱处理后接种。

8）血液：使用肝素和聚回香脑磺酸钠（SPS）的静脉血标本 3 ～ 5 ml，进行碱处理后接种。

（3）操作步骤：对照标记的患者信息，在生物安全柜内将约 2ml 标本置于相应前处理管中；旋紧痰标本容器螺旋盖；使用吸管，将与痰标本等体积 4% NaOH 加入前处理管中；旋紧处理管螺旋盖，将处理管置于试管架内；接通涡旋振荡器电源，将处理管在涡旋振荡器上涡旋震荡 30s 左右；如果以手持拿处理管，持拿方法是以拇指、环指分别持拿处理管外壁，示指、中指按处理管螺旋盖。将前处理管置于试管架内，置于生物安全柜内，室温静置 15min；拧开罗氏培养管螺旋盖，检查培养基斜面底部的凝固水，如果凝固水过多，则沿着斜面相对的一面的培养管内壁，将凝固水弃去；以无菌吸管吸取前处理后的标本，吸取接近结束时，将吸管口移出液面，使吸管前端一段不含液体，避免液体意外滴落；保持培养基斜面水平或底端略低，均匀接种至罗氏培养基斜面上，每支培养基使用接种 2 滴（0.1 ～ 0.15ml），接种时第一滴液体接种至斜面中部，第二滴接种到培养基上部；将用过的吸管置于废液缸内；旋上培养管螺旋盖，不要太紧；轻轻转动并放低培养管底部，使接种的液体均匀地在斜面上铺开；将培养基放置在斜面放置架上，保持培养基斜面水平向上；当标本数量较多时，应分批处理；连同斜面放置架将培养基置于恒温培养箱内，36℃ ±1℃孵育；24h 后，拧紧培养管螺旋盖，直立放置，36℃ ±1℃条件下继续孵育。

（4）结果登记与报告：①接种后第 3d 和第 7d 观察培养情况，此后每周观察一次，直至第 8 周末。每次观察后要在培养结果记录本上记录观察结果。② 肉眼判定，结核菌的典型菌落形态为不透明淡黄色、粗糙、干燥、凸起于培养基。

以药物敏感性测试为目的（包括耐药性诊断和耐药监测等），不需要对培养物进行涂片检查，只需将培养物送至进行药物敏感性测试的实验室，并附培养物生长情况的报告单。

以培养作为诊断或评价疗效为目的，需要对培养物进行涂片显微镜检查、鉴定，根据涂片和鉴定结果进行报告。

培养物经涂片显微镜检查确定为抗酸菌后，结合菌落形态、生长时间，报告罗氏培养抗酸菌阳性。经菌种初步鉴定，证实为结核分枝杆菌复合群后，报告罗氏培养结核菌阳性。

按生物学分类规则，结核菌属于分枝杆菌属，具有生长缓慢、抗酸阳性等特性。结核菌是结核分枝杆菌复合群的笼统称呼。它们的生长速度、菌落形态、生化特性、天然耐药属性非常相近，是结核病的病原菌。

从患者的标本中分离培养出结核菌，对诊断和评价治疗效果具有重要意义。

如果发现有黄色、光滑、湿润的菌落，可能为非结核分枝杆菌，即除结核菌以外的分枝杆菌。如果发现这类菌应送上级实验室进行菌种初步鉴定，并通知医师，嘱患者再留取一份标本，进行培养。如果再次非结核分枝杆菌培养阳性，将对非结核分枝杆菌病的诊断和治疗具有重要意义。

如果发现典型结核菌菌落形态的细菌和污染菌并存，或者结核菌和非结核分枝杆菌并存，应立即将培养管送上级实验室进行分离。

2. 液体培养法

（1）培养基的制备：①生长添加剂，BACTEC^{TM} MGIT^{TM} 960 Growth Supplement（生长添加剂）为 15ml 液体试剂，可直接使用；于 2 ～ 8℃冰箱保存，避免冰冻或过热。生长添加剂打开后应尽快用完，尽量避光保存。②杂菌抑制剂，BACTEC^{TM} MGIT^{TM} 960 PANTA 为冻干试剂，以 15ml BACTEC^{TM} MGIT^{TM} 960 Growth Supplement（生长添加剂）溶解并颠倒混匀后使用；溶解后于 2 ～ 8℃冰箱保存，可保存 5d。③ 7ml 培养管，BBL MGIT^{TM} 7ml 培养管于 2 ～ 25℃保存备用。④在 MGIT 7ml 培养管中先加入 0.8ml 以 Growth

Supplement（生长添加剂）溶解后的 PANTA（杂菌抑制剂）。

（2）液体分离培养法

1）原理：液体培养基较固体培养基能更好地分离 MTBC 和绝大多数的非结核分枝杆菌，能提高阳性分离率。报阳时间短于固体培养基。某些快速生长分枝杆菌（如 *M.genavense*）仅能在液体培养基中生长。大部分液体培养基的有效期较长，并可在室温储藏。不需要额外的 CO_2 进行孵育。

目前应用最广泛的是 BACTEC™ MGIT™ 960 液体快速培养系统。BACTEC™ MGIT™960 是通过检测液体培养基中消耗 O_2 的量来确定是否有细菌生长。MGIT 培养管底部的硅树脂中含有氧猝灭荧光剂（氧抑制性），当细菌生长过程中消耗培养管中的 O_2，排出 CO_2。随着管中 O_2 的逐渐消耗，荧光剂不再被抑制，当使用紫外光进行观察时，MGIT 培养管便会发出荧光。BACTEC™ MGIT™ 960 荧光强度探测器将每隔 60min 连续测定培养管内荧光强度，从而判断管内分枝杆菌的生长情况。并且，荧光强度直接与 O_2 的消耗量成正比。对于分枝杆菌来说，在阳性情况下，每毫升培养基中有 10^5 ～ 10^6 个菌落构成单元（CFU）。如果 6 周之后，该仪器仍为阴性，则表示培养管为阴性。

2）样本范围：痰液、咽拭子、支气管灌洗液、脑脊液、胸腔积液、腹水、尿液、粪便、病理组织、其他体液及非血液样本。

3）方法：中和离心沉淀法。

痰液：挑取约 5ml（不超过 10ml）痰液置入 50ml 已标记的离心试管中；加等量的 4% NaOH 前处理液（不超过 10ml），强力旋涡振荡 20s。如果痰液很黏稠，可多加入一些前处理液，并重复振荡；室温静置 15 ～ 20min；请勿超过 20min（以防杀死结核菌）；加无菌 PBS（pH 6.8）至约 50ml，盖紧盖子；离心 3000*g*，15min；倒掉上清液；添加 1 ～ 3ml PBS（pH 6.8）以中和 pH 至 6.8；中和后标本接种 0.5ml 至 MGIT 培养管内进行液体培养，同时可接种在中性罗氏培养基上，亦可进行涂片染色。

胃液：取 <10ml 胃液置 50ml 已标记的离心试管中，如标本量 >10ml，则标本需离心后，在沉淀液中加 5ml 无菌生理盐水，标本含黏液时可添加 NALC 液化；然后参照痰液前处理方式进行。

体液（包括脑脊液、腹水、胸腔积液）：若体液为无菌的，可直接接种至 MGIT 培养管内；若检体量 >10ml，离心 3000*g*，15min，取沉淀液接种；若检体受其他菌污染时，须参照痰液前处理方式进行。

尿液：收集清晨中段尿（12h 及 24h 尿液视为不合格标本）；3000*g* 离心 15min，弃去上清液；加等量的 6% H_2SO_4 前处理液去污染后，加无菌 PBS（pH 6.8）至约 50ml；后续步骤参照痰液的处理方式进行。

病理组织：加 1g NALC 至组织上，溶解组织；加 5ml 无菌生理盐水，以剪刀或研磨器将组织均匀碾碎；挑取约 5ml 碾磨液至 50ml 已标记的离心试管内；后续步骤参照痰液的处理方式进行。

4）临床意义：液体培养阳性一般作为快速培养分枝杆菌的方法，为临床诊断结核病缩短了时间。

（二）分枝杆菌菌种鉴定试验

根据分枝杆菌对某些化学试剂的耐受性不同，将待检分枝杆菌制成菌悬液，接种于含某种化学试剂的鉴别培养基上，根据细菌的生长情况即可初步鉴定为结核分枝杆菌和非结核分枝杆菌。

（1）鉴别培养基的种类：包括对硝基苯甲酸（PNB）鉴别培养基和噻吩 -2- 羧酸肼（TCH）鉴别培养基。

（2）鉴别试验：将待鉴定菌株传代培养 2 ～ 3 周，刮取生长良好的菌落制成 1mg/ml 的菌悬液，并稀释 100 倍，用无菌吸管吸取稀释后的悬液 0.1ml 分别接种于 PNB 和 TCH 培养基斜面上，同时接种改良罗氏培养基作为对照，37℃培养 4 周。

（3）结果与报告：每周观察结果一次，直至 4 周报告结果。若 1 周内出现菌落生长，为快速生长型分枝杆菌，1 周以后生长的为缓慢生长型分枝杆菌。根据分枝杆菌在鉴别培养基上的生长情况，即可报告菌种初步鉴定结果（表 4-4-1）。

表 4-4-1　分枝杆菌菌种初步鉴定

	PNB	TCH	改良罗氏培养基
结核分枝杆菌	－	＋	＋
牛分枝杆菌	－	－	＋
非结核分枝杆菌	＋	＋	＋

（4）质量控制：主要包括以下几点，①鉴别培养基的制备和保存；②菌株的保存和转种；③菌悬液的浓度和接种剂量；④无菌操作程度与污染率；⑤培养的温度和时间。为保证菌种鉴定的质量，每批菌株鉴定时应以结核分枝杆菌标准株（$H_{37}Rv$）和其他几种主要分枝杆菌作为对照，在标准菌株各种试验结果正确的情况下，方可确定待鉴定菌株的结果。

（三）分枝杆菌敏感性试验

近年来，结核分枝杆菌耐药性问题日趋严重，已经成为国内外结核病控制中亟待解决的问题。我国是结核病高耐药国家，第五次全国结核病流行病学抽样调查报告显示：肺结核患者痰标本的分离菌株对4种一线抗结核药物的任一耐药率为36.8%，耐多药率为6.8%。由于不规范的治疗是产生耐多药结核病的根本原因，而规范化的治疗方案又取决于准确快速的分枝杆菌药敏试验。因此，分枝杆菌药敏性试验显得尤为重要。目前，结核病实验室常用的细菌学药敏试验方法仍主要是固体药敏试验（比例法及绝对浓度法）和液体药敏试验（BACTEC 960系统药敏等）。近年来，一些新型的快速药敏方法如MODS、微量药敏MIC检测、噬菌体药敏试验等也发展迅速。

1. 固体药敏试验 固体药敏试验方法包括传统的绝对浓度法和比例法，绝对浓度法是我国30多年来各级实验室普遍沿用的方法；比例法是世界卫生组织（WHO）推荐的结核分枝杆菌药物敏感性检测的金标准。无论绝对浓度法还是比例法，都可以使用直接法和间接法的药敏试验。直接法是将临床标本进行前处理后，直接接种到对照和含药培养基上的药敏试验方法，它适用于标本经抗酸涂片镜检含菌量较大的标本，由于直接法药敏影响因素较多，现在越来越少使用。间接法是先对临床标本进行分离培养，得到菌株后再进行药敏试验的方法。虽然间接法的获得结果的时间比直接法长，但间接法对菌量控制较容易，结果也比较准确，污染率低，故本节主要介绍比例法药敏试验和绝对浓度法药敏试验。

（1）比例法药敏试验：比例法是1996年世界卫生组织在我国开展耐药监测以来在结核病实验室广泛使用的方法。该方法是接种两种不同浓度的菌液在两支同一罗氏培养基上，计数对照培养基和含药培养基上细菌生长的菌落数，计算耐药百分比，从而确定测试菌株对该药的耐药性。由于比例法是通过计算耐药菌比例来解释结果的，对药敏试验中的重要变异因素——接种量进行了一定程度的校正，故结果较绝对浓度法更为稳定。

1）试验原理：药敏试验在含一定药物的固体培养基上接种一定数量的分枝杆菌，当分枝杆菌能在抑制其生长的最低药物浓度（MIC）下生长时被界定为耐药菌株，反之则定为敏感，比例法是通过计算耐药菌比例来解释结果。

2）菌株选择：应尽量选择新鲜的原代纯培养物进行药敏试验，若培养物老化或有污染，不能直接用于药敏试验操作。生长老化的菌落需要进行传代，待菌株重新恢复到对数生长期方可进行药敏试验；有部分杂菌污染的菌落，需要对菌株进行去污染前处理，然后传代，待获得纯培养物之后才能进行药敏试验。

3）操作方法：先在磨菌瓶中加入1～2滴10%的吐温生理盐水，用无菌接种环刮取2～3周的新鲜菌落，置于磨菌瓶中；在旋涡振荡器上振荡10～20s，静止5min，用生理盐水悬浮，静止片刻取上清比浊至1mg/ml菌液，将该菌液稀释为10^{-2}mg/ml菌液和10^{-4}mg/ml菌液；用22 SWG标准接种环将不同浓度菌液均匀接种一满环（即0.01ml）至对照及含药培养基表面，37℃恒温培养，4周后报告结果。

4）结果判读：根据含药培养基和对照培养基上菌落生长的数量来计算耐药百分比，若耐药百分比大于1%，则受试菌对该抗结核药耐药；≤1%则为敏感（耐药百分比=含药培养基上菌落数/对照培养基上菌落数 ×100%）。

（2）绝对浓度法药敏试验：19世纪60年代以来我国各级实验室普遍沿用的方法，该法是在对照和两支含高低浓度药量的罗氏培养基上接种一定量同一浓度（10～20mg/ml）的菌液，最后计数对照、含药培养基上菌落的数量，对照培养基菌落生长良好的前提下，含药培养基上菌落数量大于20个即为耐药。该法操作及结果判读简单，而且可以判定高低药物浓度耐药，在医院实验室得以广泛应用。但对接种量及菌悬液的制备浓度要求较高，不同操作者的操作可能差异较大。

1）试验原理：是在含一定药物浓度的固体培养基上接种一定数量的分枝杆菌，当分枝杆菌能在抑制其生长的最低药物浓度（MIC）下生长时被界定为耐药菌株；反之则定为敏感菌株，绝对浓度法接种含高低浓度药量的培养基。

2）操作方法：将试验菌株磨菌比浊得到1mg/ml菌液（同比例法），用0.5ml无菌吸管吸取0.5ml该菌液，移至预先准备好的4.5ml灭菌生理盐水试管中，即稀释为10^{-1} mg/ml菌液；用相同方法再进行10倍稀释，即为10^{-2}mg/ml菌液。用一次性无菌吸管准确吸取0.1ml菌悬液分别接种于对照、高浓度和低浓度含药培养基斜面上，旋转培养基使菌液铺满整个斜面，每管接种菌量约为10^{-3}mg。置37℃孵箱保持斜面水平放置24h后，直立继续培养至4周后观察结果。

3）结果报告及解释：根据培养基上菌落生长情况按下列方式报告。

分枝杆菌培养阴性：斜面无菌落生长。

分枝杆菌培养阳性（1+）：菌落生长占斜面面积的1/4。

分枝杆菌培养阳性（2+）：菌落生长占斜面面积的1/2。

分枝杆菌培养阳性（3+）：菌落生长占斜面面积的3/4。

分枝杆菌培养阳性（4+）：菌落生长布满整个斜面。

报告菌落数：培养基斜面上菌落数少于20个时。

耐药判定：在对照培养基菌落生长良好的情况下，以低浓度含药培养基菌落生长数大于20个判断为耐药。

比例法和绝对浓度法是目前普遍应用的分枝杆菌药物敏感性测定常规方法。有文献报道，比例法和绝对浓度法对链霉素（SM）、异烟肼（INH）、利福平（RFP）、乙胺丁醇（EMB）4种一线抗结核药物的检测，其两种方法检测的耐药率没有显著性差异；也有研究者报道，INH、EMB两种方法的符合率均为80%以上，而SM和RFP的符合率均为90%以上，但比例法检测出的耐药率明显高于绝对浓度法，并发现两种方法的临界药物浓度不同是造成两种方法结果差异的主要原因。因此，为了更好地与国际接轨，便于信息交流，建议有条件时实验室可以开展比例法药物敏感性试验。传统固体药敏方法的主要问题是需时久，4周才能获得结果；准确性低，与临床符合率差；操作烦琐，传播风险大。

2. 液体药敏试验

（1）BACTEC MGIT 960系统：是由美国BD公司研究开发的，是集分枝杆菌快速生长培养、检测及药敏技术为一体的全自动分枝杆菌培养仪。该仪器通过连续监测接种标本的MGIT分枝杆菌生长指示管所显示的荧光强度的变化从而判断是否有分枝杆菌生长。该方法是用类似于1/100比例法的原理进行分枝杆菌的药物敏感性试验，其试验判断的临界度也为1%（吡嗪酰胺药敏判断临界度为10%），该方法药敏试验平均所需时间为7～10d。与BACTEC 460TB 系统比较，BACTEC MGIT 960系统具有无放射性污染，可做二线抗结核药物的药敏试验等优点。

1）试验原理：BACTEC MGIT 960系统包含一种分枝杆菌培养管（MGIT），管内为Middle brook 7H9液体培养基，其原理是在培养管内的液体培养基中加入一种O_2敏感的荧光钌复合物，正常情况下管内的荧光能被溶解于培养基中的O_2所抑制。若培养管内有细菌生长时，培养管中的O_2将被细菌消耗，同时荧光被激发。在长波紫外灯或紫外透射仪365nm处可观测产生的荧光，如加入药物到培养管内的培养基中，若药物对分离的分枝杆菌有抗菌活性，则它会抑制细菌的生长并因而抑制荧光，而无药对照的细菌生长不受抑制并会有荧光增加的现象。通过仪器来监测生长情况，该仪器会自动将结果解释为敏感或耐药。

2）试验方法：在其中一个MGIT管内加入已知浓度的供试药物，将管内菌生长的情况与接种1/100稀释菌液的无药MGIT管（生长对照）进行比较。将接种后的含药培养管和对照管按照BACTEC MGIT 960仪器操作步骤放入仪器，进行培养。仪器自动监测各管内分枝杆菌生长情况（GU值），自动报告敏感或耐药。

Siddiqi等报道用传统比例法与BACTEC MGIT 960系统药物敏感性试验检测SM、RFP、INH、EMB的符合率分别为92.5%、100.0%、99.2%、93.3%，BACTEC MGIT 960系统药物敏感性试验报告时间为4～13d。我国陈忠南等以比例法为金标准，得到BACTEC MGIT 960法检测链霉素、异烟肼、利福平、乙胺丁醇、卷曲霉素、卡那霉素、氧氟沙星、乙硫异烟胺的准确度分别为99.0%、96.0%、99.0%、96.0%、100.0%、99.0%、96.0%、94.0%。

全自动 BACTEC MGIT 960 系统是目前较为理想的快速培养系统，也是目前国际公认的液体培养耐药性检测系统，该检测系统具有敏感性高、仪器化、准确、快速等优点，但该系统所用的仪器价格昂贵，试剂只能使用进口厂家的专利试剂，检测成本太高限制了其在基层单位的应用。目前，我国的结核病专科医院一般都使用了该系统检测分枝杆菌耐药性，但综合性医院使用的比较少。

（2）其他非放射性检测系统：近年来，除上述提到的 BACTEC MGIT 960 系统外，还有许多新的自动化检测系统（非放射性的）不断涌现，这些新的检测系统不断在临床推广应用。例如，阿克苏公司开发的 Bact/Alert 3D 系统、B-D 公司开发的 BACTEC 9000 MB 系统和 DIFCO 公司开发的 ESP Ⅱ 培养系统，这些系统均是使用液体培养基和非侵入性的自动化检测仪器，且都不使用放射性试剂。

Bact/Alert 3D 系统是利用分枝杆菌在生长过程中会消耗 O_2 释放 CO_2 的原理，利用颜色感应器通过颜色的变化来判断分枝杆菌的生长状况，颜色感应器的工作原理是颜色感应器会随着 pH 的改变而由绿色变为黄色，培养管 CO_2 浓度随着细菌耗 O_2 的增加而升高，H^+ 浓度又随着 CO_2 浓度的升高而升高，从而使 pH 改变。印度学者 Nair 等报道 Bact/Alert 3D 系统与罗氏比例法检测利福平、异烟肼、乙胺丁醇、氨基糖苷类、环丙沙星的符合率分别为 100.0%、91.5%、72.4%、100.0%、100.0%。其检测时间明显快于罗氏比例法，约为 10d。目前，该系统是我国微生物培养系统中使用最多的一种，同样由于仪器及试剂的价格昂贵，其推广应用也受到限制。

BACTEC 9000 MB 系统是采用液 / 固双相系统，利用氧特异性的感应器监测分枝杆菌生长过程中 O_2 浓度的变化来判断其生长情况。EPS Ⅱ 系统是利用密封培养瓶中气体压力的变化，使用压力感应器来监测其变化，从而反映细菌生长情况，EPS Ⅱ 自动化检测系统应用于各类微生物（包括分枝杆菌）的是美国 FDA 认可的。

3. 微量 MIC 药敏检测方法

（1）不依赖显色剂 MIC 快速检测法：微量 MIC 药敏检测技术是一种新的耐多药结核病的快速检测方法。该法是一种基于在液体培养基中进行的比例法以测定药物的最低抑菌浓度（MIC），是将一定量的结核分枝杆菌接种于 96 孔微培养孔内，孔内分别包被有连续稀释的不同抗结核药物，培养 7d 后，观察微孔内形成的细菌颗粒，从而判断结核杆菌对不同药物的 MIC 值，准确获得药物敏感性结果。日本结核病研究所已将该技术成功地用于结核分枝杆菌的耐药性测定；我国上海市肺科医院上海市结核病（肺）重点实验室也建立了用微量 MIC 值判断结核分枝杆菌药物敏感性的方法，并进行初步临床应用评价。专家也推荐非结核分枝杆菌（NTM）在缺乏肯定的体外药敏试验方法前，建立体外药敏试验以 MIC 值检测菌株的耐药程度，因此微量药敏 MIC 检测技术也是目前较认可的一种检测非结核分枝杆菌的药敏试验方法（图 4-4-1、图 4-4-2）。

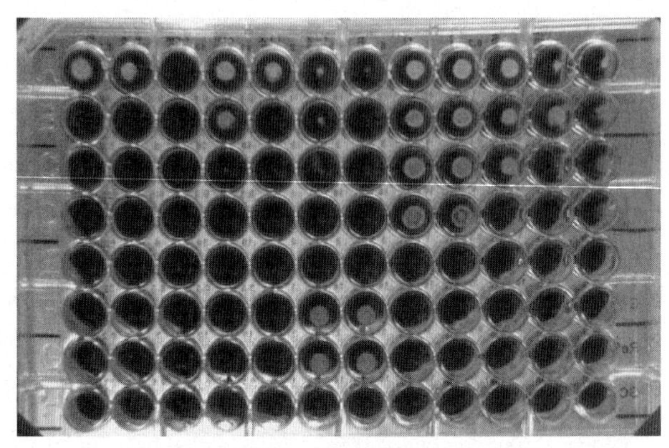

图 4-4-1　临床一株 MTB 的 MIC 结果

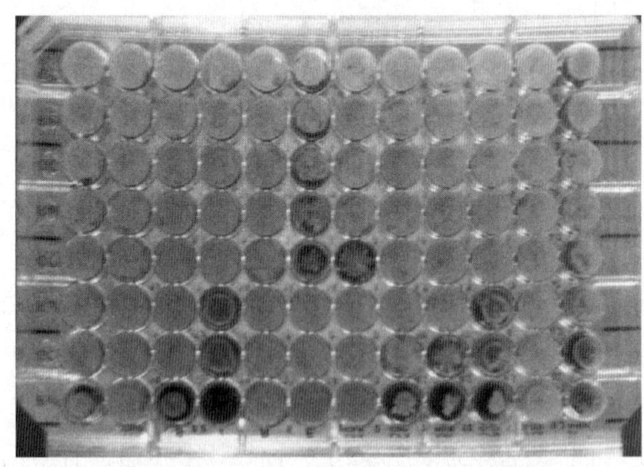

图 4-4-2　临床一株 NTM 的 MIC 结果

微量 MIC 药敏检测技术操作简单，无须特殊仪器设备，7 ～ 10d 就可获得 10 余种抗结核药物的 MIC 测定结果，较常规药敏快速、简便、成本更低，能在各基层单位推广应用。但是该法结果判读存在较大的主观性，且分枝杆菌是否生长及生长的速度直接受液体培养基质量影响，生物安全隐患较大，这影响了其商品化试剂的生产和研发。徐园红等以绝对浓度法为金标准，评价微量药敏检测法检测四川 192 株临床 MTB 的链霉素、异烟肼、利福平、乙胺丁醇、左氧氟沙星、阿米卡星和卷曲霉的准确性分别达 85.9%、72.9%、97.4%、85.9%、84.9%、83.9% 和 72.9%。王芝等报道微量 MIC 药敏检测法与比例法检测链霉素、异烟肼、利福平、乙胺丁醇、氧氟沙星、左氧氟沙星、莫西沙星、卷曲霉素、阿米卡星和卡那霉素的一致率分别为 95.0%、95.9%、98.6%、94.5%、94.5%、95.9%、99.1%、95.0%、93.2% 和 98.2%，是目前较理想的一种快速检测结核分枝杆菌药物敏感性的方法，具有较高的临床应用价值。

（2）依赖显色剂 MIC 快速检测方法：依赖显色剂 MIC 快速检测方法的原理为在 MIC 测定体系中加入某些显色剂，只要有细菌生长显色剂即发生颜色变化，因此是否有细菌生长可以根据颜色变化来判断，同样也判断细菌的耐药性。

传统的结核分枝杆菌药物敏感性检测——快速显色法有三种。

1）刃天青显色法（resazurin microtitre assay）：在不依赖显色剂 MIC 快速检测法结果判读前，加入指示剂刃天青，当细菌生长时，指示剂由蓝色变为粉色。

2）阿拉莫尔蓝显色法（Alamar blue microtitre assay）：结果判读前加入指示剂阿拉莫尔蓝，该指示剂是一种氧化还原指示剂，如果其颜色由蓝色变为粉色则说明有细菌生长（图 4-4-3，彩图 14）。

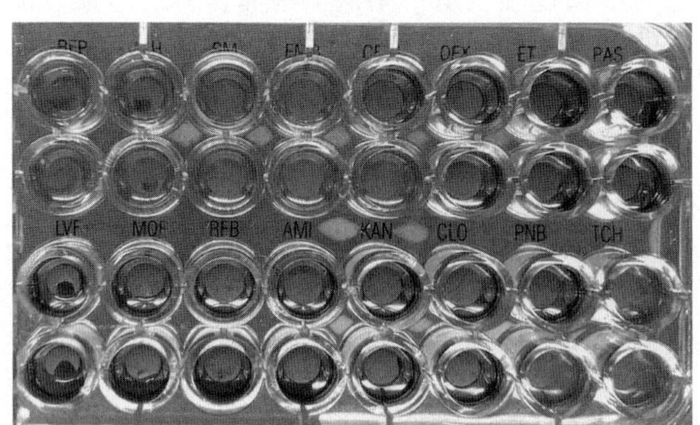

图 4-4-3　临床一株 MTB 的阿拉莫尔蓝法药敏结果

3）MTT 显色法（MTT microtitre assay）：也是培养结束后加入氧化还原指示剂 MTT，当有细菌生长时，指示剂颜色从黄色变为紫色。这些方法不需要特殊的仪器，操作简单。已有很多成功应用显色法检测药物敏感性的报道。

（3）显微镜观察药物敏感度性（microscopic observation drug susceptibility，MODS）技术：是近年来建立的一种新的 MTB 耐药性检测技术，其原理是利用 MTB 在适宜的液体培养基中生长会形成索状结构，且生长速度比固体培养基上快，把抗结核药物加入到液体培养基中作为含药孔，未加入药物的液体培养基作为对照孔，耐药性判断依据是对照孔和含药孔中有无 MTB 索状结构，使用倒置显微镜观察索状结构，其特征为索状结构（图 4-4-4）。国内外开展了该法的临床应用研究，显示了良好的前景，但目前该方法还未用于常规的临床检测。

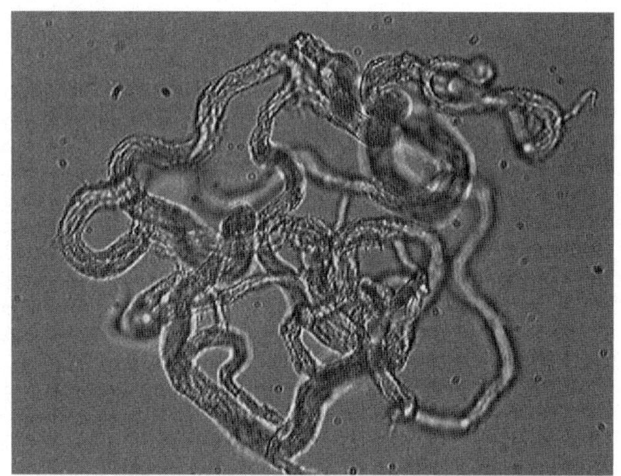

图 4-4-4　MTB 在显微镜下的特征索状结构

该法既可用于菌株的药敏检测，也可用于痰标本的快速培养，7d 即可获得结果。但是药敏结果的时间和准确性受液体培养基质量的影响，早期索状结构不典型时，观察结果受人为因素影响较大，不容易质控及标准化。另外，由于生物安全柜内无法使用倒置显微镜，故每天观察结果都只能在生物安全柜外，生物安全隐患较大。

（4）噬菌体生物扩增法：是近年来建立的一种细菌学快速诊断新技术，该技术可用于 MTB 的耐药性检测，其原理是活的结核分枝杆菌能被分枝杆菌噬菌体感染，如菌株为耐药株，即可被噬菌体感染，噬菌体进入感染的菌体内，被随后加入的杀毒剂杀死，但无法杀死菌体内的噬菌体；敏感株则相反。在感染的菌体内噬菌体大量繁殖，并将菌体裂解，随后加入的指示细胞被释放出的噬菌体感染，被感染的指示细胞裂解，即有肉眼可见的噬菌斑出现在培养皿上，其噬菌斑形态如

图 4-4-5 所示。因此，菌株的耐药性只要根据噬菌斑的有无即可判断。

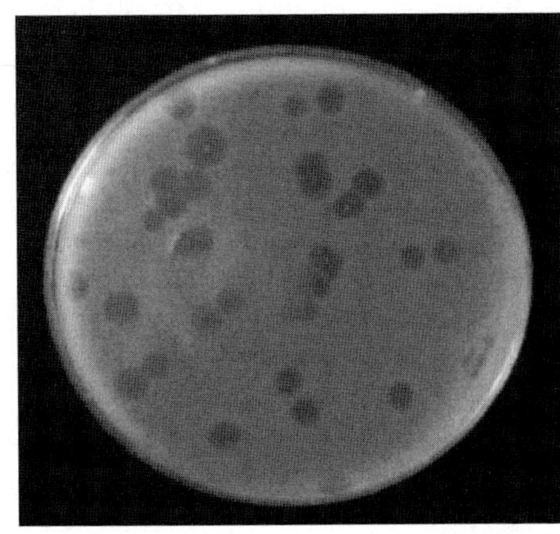

图 4-4-5　培养皿上噬菌斑的形态

在 MTB 表型药敏检测方法中，该法是目前最快的方法，2 ～ 3d 可获得药敏检测结果，而且该法不需要特殊仪器、检测成本低，与常规方法符合率达 85% 以上。该方法除可用于涂阳痰标本的直接药敏检测，也可用于临床菌株的耐药性检测。该法的生物安全性高，可降低操作者被感染的风险，因为该法是将耐药菌裂解；但是该法容易污染、操作烦琐。

（李青峰　朱　玛）

三、心肺功能测定的临床意义

肺功能检查是运用呼吸生理知识和现代检查技术探索人体呼吸系统功能状态的检查，是一种物理检查方法，对身体无任何损伤，无痛苦和不适；具有敏感度高、重复检测方便和患者易于接受等优点；与 X 线胸片、CT 等检查相比，肺功能检查更侧重于了解肺部的功能性变化，肺功能检查是呼吸内科学的关键技术，是外科手术风险评估的良好手段。

（一）肺功能测定在外科手术中的应用

肺功能检查具有快捷、准确、无创性，可重复等特点，术前肺功能检查不再是胸外和非肺切除性胸内手术的常规检查。骨关节结核患者大多合并肺结核，故骨关节结核患者术前行肺功能检查，对评估手术适应证，评估患者是否有手术风险、风险程度；明确是否耐受全身麻醉及安全度过围术期；对术后康复的选择有指导意义。所以，外科医师及麻醉科医师充分评估患者术前肺功能是很重要的。

1. 影响肺功能的因素

（1）年龄因素：肺功能值受年龄因素的影响较大，以肺活量（VC）为例，18 岁前随着年龄的增加，VC 增加，在 18 ～ 25 岁达到最大值，25 岁后随年龄的增加，VC 减少。

（2）身高因素：身高与肺功能参数多呈直线正相关，以 VC 为例，身高越高，VC 越大。

（3）体重：体重对肺功能预计方程式贡献不尽相同。部分预计值中有引入体重作为自变量，但其作用不及身高。部分预计方程式中共同引入体重与身高，与引入体表面积的作用相似。

（4）性别：性别差异在许多肺功能参数的存在已得到确认，不同的性别需用不同的方程式计算。

（5）种族：由于肺功能正常参考值建立于不同的受试种族、对象，种族差异引起的肺功能值差异不应忽视。

（6）环境因素：包括吸烟等，环境因素的恶化可加重肺功能损害，导致肺功能数值的减退。

2. 肺功能检查的禁忌证

（1）绝对禁忌证：①严重低氧血症患者；②气胸及气胸愈合 1 个月内的患者；③不稳定型心绞痛患者、4 周内的心肌梗死患者、高血压危象或顽固性高血压患者；④近期（一般指 1 个月内）脑卒中、眼睛手术、胸腔或腹腔手术的患者；⑤ 2 周内有咯血史或有活动性消化道出血的患者；⑥肺功能检查当天已进行内镜检查及活检的患者；⑦有活动性呼吸道传染病的患者；⑧有习惯性流产的妊娠妇女；⑨已确诊患胸腔动脉瘤、主动脉瘤或脑动脉瘤，且未进行有效治疗的患者。

（2）相对禁忌证：①张力性肺大泡患者；②严重心血管疾病患者，如严重胸腹主动脉瘤患者、严重主动脉瓣狭窄患者、心绞痛患者、严重高血压患者、频发性室性期前收缩及严重心房颤动患者；③颞颌关节易脱臼患者；④严重疝气、痔疮、重度子宫脱垂患者；⑤中晚期妊娠妇女；⑥插胃管患者；⑦气管切开患者；⑧鼓膜穿孔患者；⑨配合较差或体弱无力的患者；⑩明显胸痛、腹痛、面痛、头痛的患者，剧烈咳嗽的患者，压力性尿失禁患者。

3. 术前肺功能的目标及目的

（1）目标：①建立肺结核合并高危因素患者

的评估体系；②建立肺结核合并高危因素患者术肺康复训练方案；③分析术前评估体系及训练方案的临床应用效果并不断优化。

（2）目的：①肺结核患者合并高危因素人群术前评估方法的建立；②术前评估与筛选肺结核患者合并高危因素的人群；③肺结核合并高危因素人群术前肺康复训练方法的建立；④术前肺康复训练方法临床应用的效果分析。

（二）术前肺功能评估常用指标及其评价

1.肺容积检查　肺容积是指肺内气体的含量，即呼吸道与肺泡的总容量，反映了外呼吸的空间。呼吸过程中，随着呼吸肌肉运动、胸廓扩张和回缩，肺容量随之发生变化。肺容量是肺通气和换气功能的基础，具有重要的临床意义。当胸肺疾病和累及呼吸肌的疾病引起肺体积改变、胸廓和肺弹性回缩力变化时，肺容量也会发生变化。肺量计可检查不含残气的容量（如肺活量）等指标，但完整的肺容量检查需要通过体积描记法或气体稀释法进行测定。对不能配合肺功能检查的患者，放射影像或肺核素检测也可用于肺容量的估算。

常用指标：肺容量指标可包括4个基础容积，即潮气容积（VT）、补吸气容积（IRV）、补呼气容积（ERV）和残气容积（RV），基础肺容积互不重叠且不可分解。基础肺容积的组合则构成4个常用的肺容量，即深吸气量（IC）、肺活量（VC）、功能残气量（FRC）和肺总量（TLC）（图4-4-6和表4-4-2）。

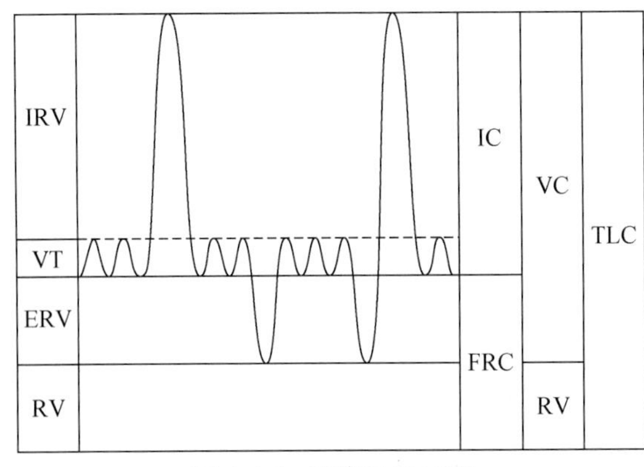

图4-4-6　肺容量的过程

表4-4-2　肺容量的常用指标

分类	指标	缩写	含义	计算公式
基础肺容积	潮气容积	VT	平静呼吸时每次吸入或呼出的气体容积	无
	补吸气容积	IRV	平静吸气后用力吸气所能吸入的最大气体容积	无
	补呼气容积	ERV	平静呼气后用力呼气所能呼出的最大气体容积	无
	残气容积	RV	深呼气后肺内剩余的气体容积	无
组合肺容量	深吸气量	IC	平静呼气末所能吸入的最大气量	IC ＝ VT ＋ IRV
	肺活量	VC	最大吸气末所能呼出的最大气量	VC ＝ IRV ＋ VT ＋ ERV 或 VC ＝ IC ＋ ERV
	功能残气量	FRC	平静呼气末肺内所含的气量	FRC ＝ ERV ＋ RV
	肺总量	TLC	最大深吸气后肺内所含总的气体容量	TLC ＝ IRV ＋ VT ＋ ERV ＋ RV 或TLC＝RV＋VC 或TLC＝FRC＋IC

2.通气功能常用指标及评价　肺通气功能常用指标包括用力肺活量（FVC）、第1秒用力呼气容积（FEV_1）、1秒率（FEV_1/FVC）、最大分钟通气量（MMV）、呼气峰流量（PEF）。用力肺活量是指完全吸气至肺总量（TLC）位后，做最大努力、最快速度呼气，直至残气量（RV）位的全部肺容积，反映机体呼气肺活量的多少。正常情况下，VC与FVC相等。但在气流阻塞的情况下，用力呼气可至气道陷闭，VC可略大于FVC。时间肺活量是指用力呼气时单位时间内所呼出的气量，可以反映较大气道的呼气期阻力。第1秒用力呼气容积（FEV_1）是指在完全吸气至TLC位后再1秒以内的快速用力呼气量。FEV_1既是容积检查，也是流量检查，是判断通气功能障碍类型和损害程度的常用参数，FEV_1下降预示术后并发肺部感染概率增加。

1秒率（FEV_1/FVC）是FEV_1与FVC或VC的比值，一般用百分数（%）表示，是判断气流阻塞的主要指标。1秒率与年龄呈负相关，年龄越大，1秒率越低。年幼者正常可大于90%，而高龄年长者也可能低于70%，需注意鉴别。大部分正常人

1 秒能呼出 FVC 的 70% ～ 80%。气流阻塞时，给予充足的呼气时间可充分呼出气体，FVC 可基本正常或轻度下降，但呼气速度减慢，FEV_1/FVC 下降；随着阻塞程度的加重，1 秒率进一步下降；当严重气流阻塞时，难以完成充分呼气，FVC 也明显下降，1 秒率反而有所升高。因此，1 秒率可反映气流阻塞的存在，但不能准确反映阻塞的程度。

最大呼气中期流量（MMEF）又称用力呼气中期流量（FEF 25% ～ 75%）是指用力呼出 25% ～ 75% 肺活量时的平均呼气流量，反映机体呼气流量，是早期发现小气道疾患的敏感指标。低肺容积位的流量受小气道直径所影响，流量下降反映小气道的阻塞。FEV_1/FVC 均正常者，其 MMEF 值确可低于正常，常见于小气道疾患。

呼气峰值流量（PEF）是指用力呼气时的最高气体流量，反映气道通畅性及呼吸肌肉力量的一个重要指标，与 FEV_1 呈高度直线相关。

最大通气量（MVV）指 1min 内以尽快的速度和尽可能深的幅度进行呼吸所得到的通气量，即潮气量与呼吸频率的乘积。它是一项简单的负荷试验，MVV 的大小与呼吸肌力量、胸廓弹性、肺组织弹性和气道阻力均相关，是一项综合评价肺功能通气储备量的指标。

呼气峰流量（PEF）又称最大呼气流量，是指在用力肺活量的测定过程中，呼气流量最快时间的瞬间流速。其主要反映呼吸机的力量及气道有无阻塞。PEF 下降见于阻塞性或限制性通气障碍。

肺通气功能障碍异常的类型主要分为阻塞性通气功能障碍、限制性通气功能障碍及混合性通气功能障碍。不同类型的通气功能障碍的基本区别见表 4-4-3。

表 4-4-3　不同类型通气功能障碍的基本区别

类型	VC	FEV_1	FEV_1/FVC	RV	TLC	RV/TLC
阻塞性	–/↓	↓↓	↓↓↓	↑↑	↑	↑↑
限制性	↓↓	↓/–	–/↑	↓/–	↓↓	–/↓/↑
混合性	↓↓	↓↓	↓	?	?	↑

通常认为，FVC 占预计值的百分数 >60%，FEV_1 占预计值的百分数 >60%，FEV_1/FVC>50%，MMV 占预计值的百分数 >50% 是耐受胸部手术最低标准。若患者肺功能能耐受胸部手术，那就一定能耐受非胸部手术。国外学者对单纯 MVV 的意义颇为重视：MVV%>70% 时无手术禁忌；50% ～ 59% 者应慎重考虑；30% ～ 49% 者应保守或避免手术；<30% 者为手术禁忌。另外，国外研究认为 PEF<3L/s，则被认为术后排痰困难，我国的研究表明，PEF<250L/min，则存在术后排痰困难，需要进行肺康复训练。

3. 换气功能常用指标　肺的弥散是指氧和二氧化碳通过肺泡及肺毛细血管壁在肺内进行气体交换的过程。弥散功能是换气功能中的一项测定指标，常用一氧化碳弥散量测定，用于评价肺泡毛细血管膜进行气体交换的效率。对于早期检出肺、气道病变，评估疾病的病情严重程度及预后，评定药物或其他治疗方法的疗效，鉴别呼吸困难的原因，诊断病变部位、评估肺功能对手术的耐受力或劳动强度耐受力及对危重患者的监护等方面有重要的指导意义。

DLCO 水平的高低能反映患者肺泡毛细血管膜面积与厚度、肺毛细血管床容积改变的程度，即更直接地反映肺换气功能的损害程度，是影响患者预后的重要指标。

对骨关节患者而言，合并肺结核、胸椎结核患者，大多数可出现弥散功能异常，可导致术后发生呼吸衰竭及肺部感染的风险。一氧化碳弥散率（DLCO）是预测肺切除术后并发症发生率和病死率的独立指标。DLCO<60% 的患者术后病死率增加。对于 FEV_1>80% 的患者而言，如果 DLCO<50%，手术风险大，需要进一步动脉血气分析、运动心肺试验等来进一步评价手术风险。PaO_2<50mmHg 或 $PaCO_2$>45 mmHg 者均会增加术后并发症的发生率。单一测量结果不能否定手术，需综合评估。

（三）术前肺功能测定的意义

肺功能检测在手术风险评估，术前工作准备，手术方案的设计，术后并发症预测和预防，术后处理和监测预案制订，术后肺功能和活动能力的预计方面有一定意义。目前没有一个确切的单一的检测指标来评估患者能否耐受手术，特别是骨科的患者，尤其是椎体结核患者，很可能无法配合完成肺功能检查，故需结合血气分析的指标，以便外科医师对手术进行综合判断，同时评估是否需要术前肺康复治疗。

（四）术前肺功能评估方法

术前肺功能评估方法主要包括病史、静态肺

功能、心肺运动试验等项目。

（1）病史：主要包括患者的出生地及工作所在地，年龄，职业（尤其是有无有害工种，如煤矿、石棉等接触史），吸烟史，基础疾病史。

（2）肺功能检测（静态肺功能）：通过 FEV_1 实测值、预计值及比值（$FEV_1/FVG<0.7$），即可诊断慢性阻塞性肺疾病（COPD）。

（3）6min 运动试验和症状限制性爬楼梯试验等简易运动测试。

（4）若简易运动测试高危患者，行心肺运动试验，根据峰值耗氧量最终确定手术风险。

（五）心肺运动功能检查

运动可以激活正常生理功能的很多方面，包括通气和气体交换、心血管、神经肌肉和体温调节功能。运动过程中，人体需要动用心肺功能来满足代谢增快的要求，围术期的患者同样也需要动用心肺功能来满足手术和创伤应激所引起的代谢增加。运动能力的好坏，一个人能跑多快、多远与耐受氧代谢增加的能力及术后维持各器官系统功能的能力相关。运动能力越强，说明心肺功能越强，就越有可能耐受手术的打击。通过心肺运动试验可以评估患者运动能力的强弱，评价耐受手术应激的能力。运动试验，尤其是峰值和无氧阈点（AT）的 VO_2 值等指标，对于确定高风险的手术患者很有作用，尤其是对于老年、肿瘤等存在未知心肺疾病、器官功能处于临界状态的患者。

1. 心肺运动试验的适应证　因为临床体格检查和静态心肺功能测试无法预测受试者的运动能力，所以运动试验是非常有价值的。美国心脏病学院和美国心脏协会已经制定了指南，对运动试验在已知或可疑心肺疾病患者的诊断或治疗中的合理应用提出了建议。运动试验的适应证如下：

（1）诊断手段：评估呼吸困难、特殊疾病诊断及鉴别诊断、客观评估伤残能力。

（2）确定已知疾病的严重程度和功能影响。

（3）判断预后。

（4）治疗性干预措施的结果评估。

（5）临床试验结果评估。

（6）协助改善健康和疾病人群的健康状况。

2. 运动心肺试验的类型　心肺运动试验包括许多类型，测试类型包括步行试验、阶梯试验及功率自行车和平板运动。

（1）6min 步行试验：6min 步行试验就是测量 6min 内所行走的距离（通常是在已知长度的走廊里来回走动）。6min 步行试验可以可靠地评估健康儿童的运动能力及老年人，特别是不能耐受肺功能检查的，有已知肺疾病的患者。

（2）阶梯试验：3min 阶梯试验适用于 6 岁以上儿童，是一种评估次极量运动耐量的简单方法。该试验由 20 年代以来就使用的成人心脏试验改编而来，要求受试者在有氧健身踏板上上下跳踏 3min。阶梯试验对 VC 和简单的 SaO_2 监测进行了补充，更重要的是，阶梯试验能敏感地反映干预措施的疗效。

（3）极量运动 - 功率自行车和平板：极量运动试验即鼓励受试者达到其最大耐量水平，是大多数成人和儿童运动试验的基础。从静息状态收集数据（≥ 3min）后，先做无功率负荷热身运动（≥ 3min），再根据性别、年龄、功能状态等选择 10 ～ 50W/min 的功率递增速率进行症状限制性最大负荷运动至运动受限，并随后继续记录≥ 5min 的恢复情况。

在静息状态下测定全套肺功能之后，在不同负荷下连续动态监测进出气流、O_2 和 CO_2，实时检测机体 O_2 摄取量和 CO_2 排出量、心电图、血压、脉搏氧饱和度甚至动静脉和肺动脉置管直接测压及抽取血液样本（血气分析和各种化学成分）的动态变化。运动试验强调运动时心肺功能的相互作用和气体交换作用，强调外呼吸和细胞呼吸相耦联，对外呼吸与细胞呼吸不同水平的功能状况进行分析评价，从而用运动外呼吸状态来反映体内各器官系统的功能状况。

功率自行车和平板运动试验可以从运动过程中反映出的模式特征、运动终止原因及连续监测的心电图、血压等指标检测出静息时所不能发现的器官功能状态。其检测指标丰富且全面，可分别对机体在运动耐力、心脏功能、肺通气、气体交换功能等方面的功能状况进行评价。

3. 心肺功能试验常用指标及其意义　手术使人体处于应激状态，术中或术后可能原有的心肺功能将进一步减退，因此患者术前心肺功能评价是决定麻醉方式、手术预后的重要参考指标。有学者对 ASA 评分和运动试验预测手术危险的敏感性进行了比较，结果发现运功试验具有更高的敏感性。术前静态肺功能、核素扫描、动脉血气不能确定高危患者，且容易漏掉心血管疾病患者。对于静态肺功能显示为高危，认为不宜手术但又必须行手术的处于“边缘状态”的患者，心肺运动试验能够通过对心肺功能进行综合判断，对是否能行手术提供很好的判断。老年、心肺功能处于临界状态、手术风险高的患者是心肺运动试验最合适的受试者。对于拟进行心脏移植、心瓣膜手术等心功能不佳的患者，可通过对 VO_2 最大值的测定，有效指导患者术前麻醉风险的评估。

常用指标有以下几个：

摄氧量（VO_2）：经肺泡与肺血流摄取的氧量称为摄氧量（VO_2）；机体一定时间内消耗的氧量称为耗氧量（QO_2），反映细胞中氧的利用程度；通常情况下供氧需氧平衡，QO_2 即为 VO_2。

最大摄氧量（VO_{2max}）：指在运动的最后阶段，循环和呼吸系统发挥最大作用时每分钟所能摄取的氧量。

无氧阈（AT）：运动时有氧供能尚未需要无氧代谢补充供能时的最大 VO_2 值，即尚未发生乳酸酸中毒时的最高 VO_2，反映了机体耐受负荷的潜能。

CO_2 通气当量（VE/VCO_2）：指排出 1L CO_2 所需的通气量，反映肺通气 / 血流匹配状况。

O_2 通气当量（VE/VO_2）：指摄入或消耗 1L O_2 所需的通气量，反映氧提取的效率；运动时最低点反映 AT 的位置，是确定 AT 的敏感指标。

呼吸储备（BR）：用（$MVV-VE_{max}$）或（$MVV-VE_{max}$）/MVV（%）表示，反映最大运动时的最大呼吸能力；BR 降低常为运动受限的因素之一。

心率储备（HRR）：预计最大心率与实测最大心率的差值，正常情况下，HRR<15 次 / 分，反映了最大运动时心率增加的潜能。

氧脉搏（O_2 pulse，VO_2/HR）：等于每搏量与动静脉血氧含量差的乘积；运动中随功率的增加，动静脉血氧含量差逐渐增加，因而氧脉搏也逐渐增加。

呼吸交换率（RER，VCO_2/VO_2）：表示外呼吸过程中肺内每分钟 CO_2 排出量与 O_2 摄取量之比；递增运动初始阶段，随运动负荷的增加，VCO_2 也不断增加，增加幅度近似于（或稍低于）VO_2 的增加，此阶段 RER 和 RQ 之值均<1；达到 AT 时，VCO_2 增加比 VO_2 快，因而此阶段的 RER 和 RQ 之值均>1，即由静息时的 0.8 增加到 1 以上的水平，最高可达 1.5。

4. 运动方案的选择　按功率递增方式分为递增功率运动和恒定功率运动。递增功率运动包括阶梯式递增（1 ～ 6min 间隔增加）和斜坡式（ramp）递增（参数连续变化）；恒定功率运动是指功率不变，测定稳定代谢条件下心肺功能。

按运动器械分类分为功率自行车和平板。功率自行车安全、噪声低、功率准确，但参与运动肌肉较少；平板试验是全身运动，符合日常生理，缺点是功率不易准确计算，安全性较低。

5. 禁忌证和并发症　功率自行车和平板运动试验较为安全，死亡率在 0.01% 以下。但是，对于肺疾病和心血管疾病患者，运动前需要仔细评估以保证试验的安全性和有效性，特别要注意隐匿性的疾病。

（1）禁忌证：吸入室内空气时 PaO_2<45mmHg，$PaCO_2$>70mmHg; FEV_1<30% 预计值; 近期心肌梗死、不稳定型心绞痛、二度至三度房室传导阻滞、快速室性 / 房性心律失常；急性肺栓塞或者肺梗死、严重肺动脉高压；严重主动脉狭窄、室壁动脉瘤；严重身体畸形未纠正者；充血性心力衰竭、未控制的高血压；神经系统疾病所致的运动受限。

（2）并发症：心动过缓的心律失常，猝死（室性心动过速 / 心室颤动），心肌梗死，充血性心力衰竭，低血压和休克，肌肉骨骼损伤，严重疲劳、头晕、乏力、全身不适、身体疼痛等。

6. 终止运动的指征　试验过程中，即使未达到其预计运动量，若出现以下症状，均应及时终止运动。中枢神经症状，如头晕或接近晕厥；疲乏、气促、喘息、腿痉挛或间歇性跛行；新出现或加重的心绞痛，心电图出现异常改变；末梢低灌注情况，如发绀、苍白；运动中收缩压较基础值下降 >10mmHg 或功率增加而血压不升，并伴有缺血症状；高血压反应［收缩压 >250mmHg 和（或）舒张压 >115mmHg］；较严重的心律失常、室上性心动过速、高度室性心律失常如多源性等。

（六）肺功能在麻醉科的应用

1. 术前呼吸功能评估　呼吸系统的功能随年龄增长而减退，特别是呼吸储备和气体交换功能下降。骨关节结核患者大部分合并肺结核，肺结核可造成肺部结构破坏，影响肺功能，尤其是老年人导致患者肺泡表面积、肺顺应性及呼吸中枢对低氧和高二氧化碳的敏感性均下降，因此在围术期易于发生低氧血症、高二氧化碳血症和酸中毒。另外，老年患者呛咳、吞咽等保护性反射下降，易发生反流误吸性肺炎。所以，对于合并肺部疾病的患者，术前应做肺功能和血气分析检查。如患者处于急性呼吸系统感染期间，建议择期手术推迟到完全治愈 1～2 周后，因为急性呼吸系统感染可增加围术期气道反应性，易发生呼吸系统并发症。术前呼吸系统有感染的病例术后并发症的发生率可较无感染者高出 4 倍。戒烟至少 4 周可减少术后肺部并发症，戒烟 3～4 周可减少伤口愈合相关并发症，但不是影响手术时机的理由。

术前肺功能与血气检查结果对老年患者手术麻醉风险评估具有重要意义，若 $FEV_1 \leqslant 600$ ml、$FEV_1\% \leqslant 50\%$、$FRV_1 \leqslant 27\%$ 正常值、$VC \leqslant 1700$ ml、FEV_1/VC 比率≤ 32.58%、$PaO_2 \leqslant 60$ mmHg 或呼气高峰流量（PEFR）≤ 82L/min，则提示患者存在术后通气不足或咳痰困难，易发生术后坠积性肺炎、肺不张，可能出现呼吸衰竭，尤其是高龄老年患者不可太苛求术前达到正常水平。由于气管、支气管黏膜纤毛运动减弱，咳嗽反射动力不足，加之既往存在 COPD 病史、吸烟史者，手术时间拟超过 180min，易导致坠积性肺不张，该类老年患者术后出现呼吸衰竭风险加大。手术麻醉前必须评估患者的心肺功能，仔细评估风险，权衡利弊，必要时进行呼吸功能锻炼。

2. 术中肺通气与换气功能监测　通过术中气道压力，潮气末二氧化碳波形及分压监测，吸气呼气流量环，配合肺部检查，可对患者的肺通气功能进行监测与病因判定。肺部的换气功能是肺通气与肺血流状态交互作用的结果，心脏的功能状态对于肺部换气功能的影响不可忽视，尤其是老年人。衡量老年患者换气功能的指标，临床常用指标为氧合指数，如果 PaO_2/FiO_2 小于 300mmHg，应分别对患者的通气功能，肺血管阻力及肺动脉压，心功能状态进行分析和处理。

3. 影响术后肺部并发症的因素　术后肺部并发症是指发生于呼吸系统的、可能对手术患者预后造成不良影响、需要医学干预的情况。术后肺部并发症可以是短暂、自限性、临床影响较小的情况，如肺炎、COPD 急性加重、气胸、急性呼吸衰竭。术后急性呼吸衰竭通常指拔除气管导管后需要再插管或机械通气超过 48h 情况。术后肺部并发症的发生会导致预后恶化。

（1）患者因素：高龄、ASA 分级≥ 2 级、肥胖、心肺基础疾病、吸烟者、阻塞性睡眠呼吸暂停、营养不良等。

（2）手术因素：手术部位是最重要的危险因素，原则上切口距横膈越近，手术对呼吸肌肉和横膈的功能干扰越大。因此，胸腹部手术是术后肺部并发症的重要危险因素。其次是手术过程，特别是手术时间（>3～4h），以及术前准备不足、急诊手术、麻醉方式等。

（3）麻醉因素：方法［全身麻醉风险最高，其次是蛛网膜下隙麻醉（腰麻）、硬膜外间隙阻滞麻醉，局部麻醉最低］，用药（镇静剂、麻醉剂、肌松剂、镇痛剂），体位手术危险因素。

（包　蕾）

第五节　分子生物学诊断

分子生物学诊断是指利用现代分子生物学技术对结核杆菌的核酸序列或分枝杆菌耐药位点突变片段进行检测以获得确定是否存在结核分枝杆菌感染或是耐药基因突变的证据而对疾病做出诊断。核酸分子具有半保留复制及碱基互补配对的高度精确性的特性，这是分子生物学诊断方法的理论基础。聚合酶链反应（polymerase chain reaction，PCR）方法是目前应用最广的方法，还包括 DNA 线性探针测定法、环介导等温扩增、实时荧光核酸恒温扩增检测技术、交叉引物恒温扩增技术及高分辨率熔解曲线分析等。

随着分子生物学、计算机生物信息技术的创新发展，极大地扩展了分子生物学与临床诊断技术运用空间，过去十分繁杂的操作和浩瀚的数据处理变得简便易行，其内涵和外延都在深度和广度上不断地扩展。近年来兴起的数字 PCR 及微滴数字 PCR、微流控芯片技术等新技术使分子生物学诊断的灵敏度和特异性大大提高，另外基于针对不同患者体内存在的特有基因序列，如 *NAT2* 基因分型、miRNA 或全血 RNA 序列分析及结核杆菌宿主整合等检测也属于分子生物学诊断的范畴，对于人与细菌之间的细微关系，如患者个体的易感风险及疾病的转归差异等也得到深入研究。当今的分子生物学技术的发展呈现四大趋势。

1. 高精度 高灵敏度、精密度的优势得以延续。

2. 标准化 日趋完善的质量控制措施，减少了实验室、仪器、试剂及人员之间的误差，结果更加准确可靠。

3. 自动化 不断推出的自动化检测系统，减少了烦琐的操作，也减少了人为影响，节约了时间。

4. 简便化 仪器设备的小型化自动化程度不断提高，既减少了对实验室环境和人员的依赖，又降低了费用，易于普及，大有替代传统方法的趋势。

但必须明确指出的是，任何核酸检测方法同样都存在敏感性和特异性的问题，环境和人员对检测结果的影响必须考虑，其中标本的采集和处理是重要的影响因素，对于骨关节标本来说更是如此。必须结合患者的实际情况对检测结果进行综合分析，并与实验室人员进行良好的沟通，避免造成漏诊与误诊。

一、PCR 技术与定量 PCR

PCR 技术原理：利用核酸分子碱基互补配对的高度精确性的特性，在含有引物、多种单核苷酸、DNA 酶及适宜的缓冲体系中，模拟核酸在体内复制的过程，通过 DNA 分子变性、退火、延伸等过程对标本中存在的特异性核酸序列进行半保留复制。接着又从第一步开始，新增的两条 DNA 均可作为模板，经过 25 ～ 30 次循环，最初的两条 DNA 模板可得到 2^n 倍的扩增，因而具有较高的灵敏度和特异性，见图 4-5-1。

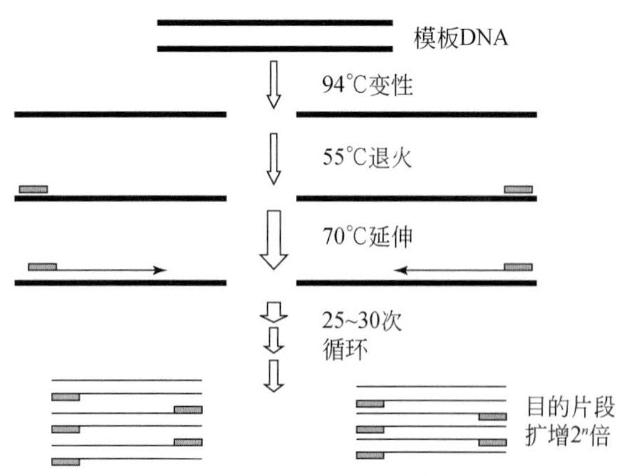

图 4-5-1 PCR 原理示意图

第一步：在 94℃双链模板 DNA 变性成为两条单链；第二步：在 55℃退火，两条单链分别结合两条引物；第三步：在有 DNA 聚合酶的作用下 70℃延伸

实时荧光定量 PCR（realtime fluorescence quantitative PCR，RTFQ-PCR）是通过荧光标记的 DNA 分子序列对 PCR 产物进行标记跟踪，利用荧光信号积累实时监测整个 PCR 过程，可以得到一条或多条反应曲线，通过标准曲线进行定量分析，对样品模板的初始浓度进行计算实现其定量功能，避免了传统 PCR 主要针对线性增长期或平台期的种种缺陷。

因 PCR 方法灵敏度明显高于培养和痰涂片，当对 PCR 结果质疑时，应重复检测。三项试验的相互关系及结果解释见表 4-5-1。

表 4-5-1 痰涂片镜检、结核菌培养及 PCR 检测结果的相互关系及结果解释

模式	痰涂片镜检	结核菌培养	PCR 检测	结果解释
1	+	+/−	+	可确诊结核分枝杆菌感染
2	−	−	−	可排除结核分枝杆菌感染
3	−	−	+	可确诊结核分枝杆菌感染
4	+	+	−	可能为非结核分枝杆菌感染
5	+	−	−	可能为棒状杆菌或奴卡菌等其他抗酸菌的感染
6	−	$+^{\triangle}$	−	有污染可能；若再次培养阳性并经鉴定证实，可判断为结核分枝杆菌感染

注：“+”为阳性结果；“−”为阴性结果；“+/−”表示阳性或阴性结果；“$+^{\triangle}$”表示培养阳性，但菌落数少。

二、DNA 探针技术

线性探针技术（LPA）是指利用人工合成的带有荧光标记的一段核酸分子序列，能与待测的结核分子杆菌的核酸产生互补性特异结合，从而推断有相应的感染。

图 4-5-2 是 DNA 荧光探针原理示意图。带有荧光标记的 DNA 探针含有两个功能基团分别称为荧光基团（F）和猝灭基团（Q），通常设计为发卡型结构，当两个基团空间接近时，F 基团的荧光信号被 Q 基团吸收，荧光信号不能被检测到。检测时通过热变性，使 DNA 双股螺旋结构被打开变为两条单链，接着降温度退火，单链核酸重新互补结合成双链，此时探针与目标 DNA 序列结合，其原有的结构被破坏，当探针序列被水解后，游离的 F 基团荧光信号就能被检测到，表明有目标 DNA 存在。上述过程反复进行，最后通过检测荧光信号的强度可以推测样本中是否存在结核分枝杆菌。

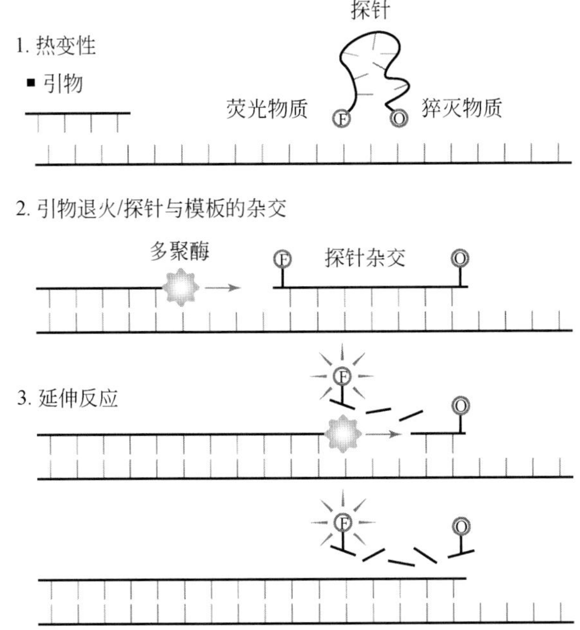

图 4-5-2　DNA 荧光探针原理示意图

1. 热变性时双链 DNA 解旋，引物与模板结合；2. 在多聚酶的作用下荧光探针改变结构与模板序列杂交；3. 荧光探针被水解，荧光信号能被检测到

将多条 DNA 探针固化于同一支持物表面，形成特定位置排布二维探针阵列，即为基因芯片，根据不同阵列的检测结果就可以推断出被测细菌的菌种或抗结核菌药物是否敏感的信息，可实现快速、并行、高效的检测。

使用晶芯®分枝杆菌菌种鉴定试剂盒（DNA 微阵列芯片法）只需 6h 就可检出结核分枝杆菌复合群和临床常见群非结核分枝杆菌（non-tuberculous mycobacteria，NTM），包括胞内分枝杆菌、鸟分枝杆菌、戈登分枝杆菌、堪萨斯分枝杆菌、偶然分枝杆菌、瘰疬分枝杆菌、浅黄分枝杆菌、土分枝杆菌、龟分枝杆菌、脓肿分枝杆菌、草分枝杆菌、不产色分枝杆菌、海分枝杆菌、溃疡分枝杆菌、金色分枝杆菌、苏尔加分枝杆菌、玛尔摩分枝杆菌、蟾蜍分枝杆菌、耻垢分枝杆菌。较之传统的生化鉴定方法，此检测具有耗费时间短，操作简单，结果准确性高的优点。

使用晶芯®结核分枝杆菌耐药基因检测试剂盒（DNA 微阵列芯片法）也可对利福平（RFP）、异烟肼（INH）两种一线药物的多个耐药位点进行检测。临床标本中若检出的结核分枝杆菌为野生株，表示细菌未发生突变，对 RFP、INH 抗结核药物敏感；若检出菌为突变株，则对 RFP、INH 耐药。各个位点突变的临床意义可参考本节中“五、分子药敏试验”的相关内容。

三、扩增结核分枝杆菌直接试验

（一）交叉引物恒温扩增检测

交叉引物恒温扩增技术（CPA）是一种新的恒温扩增技术，利用两对结核分枝杆菌的特异性引物、一对特异性探针及 Bst DNA 聚合酶，在恒温条件下一次性完成结核分枝杆菌 DNA 扩增和杂交过程，然后利用免疫层析乳胶标记试纸条进行检测的技术。

核酸序列 IS6110 仅在结核分枝杆菌复合群中存在，特异性较好，拷贝数较高（一般为 5 ～ 20 个拷贝），是临床上用核酸扩增方法来检测结核分枝杆菌的良好模板。末端含有 28bp 的不完全重复序列和 3bp 的征信重复序列，有两个开放性阅读框架，隶属 IS3 家族。选择该片段作为靶序列，与常见非结核分枝杆菌如鸟分枝杆菌、土地分枝杆菌、亚洲分枝杆菌、堪萨斯分枝杆菌、戈登分枝杆菌、龟脓分枝杆菌、施氏分枝杆菌、偶然分枝杆菌，草分枝杆菌、胞内分枝杆菌、微黄分枝杆菌、海分枝杆菌、溃疡分枝杆菌、龟分枝杆菌、脓肿分枝杆菌、蟾蜍分枝杆菌无交叉反应。

结果解释：阳性表示标本中含有结核分枝杆菌；阴性表示无结核分枝杆菌检出或细菌含量低于检测灵敏度，见图 4-5-3。该方法特异性高、灵敏度高、适应性强，检测结果可靠，时间短、成本低，操作简单是其主要优点。由于其模板 DNA 提取简便，不需要复杂的仪器设备，且可以通过肉眼判读结果，操作人员易于掌握，非常适用于基层小型的医院。

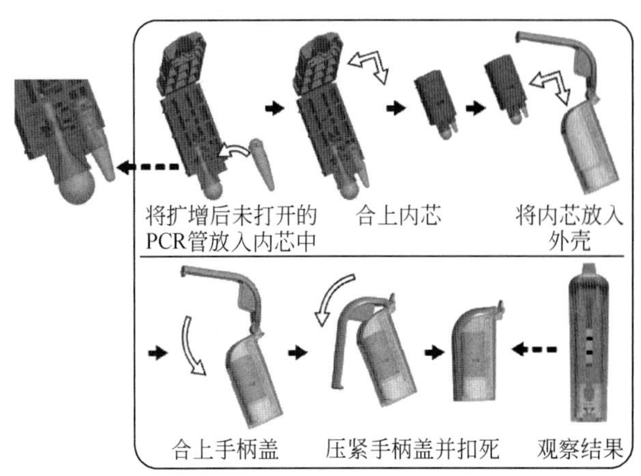

图 4-5-3　CPA 检测装置结构及操作示意图

（二）环介导等温扩增检测

环介导等温扩增法（LAMP）是利用链置换型DNA聚合酶在恒温条件下进行扩增反应，对结核分枝杆菌目的DNA片段进行检测。所需仪器设备有恒温设备，如金属浴、水浴或PCR仪及环介导等温扩增检测试剂盒。现在已经有小型的配套的一体机，使操作和结果判读更为简便，非常适合基层使用。在仪器自备的荧光灯下肉眼判读结果。当阳性对照显示蓝绿色荧光，阴性对照无荧光显示时，为可接受的检测结果，否则为无效，需要重新检测。结果判读：检测标本显示绿色荧光为阳性；无荧光显示为阴性，也可用机器判读（图4-5-4），结果解释同CPA。在检测过程中要特别注意防止样品间的交叉污染。

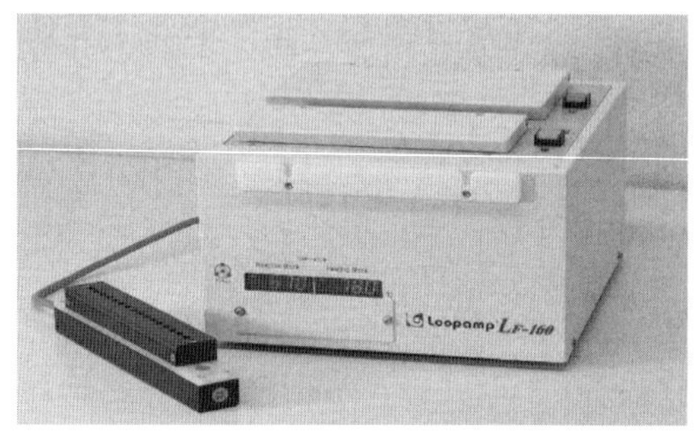

图4-5-4　恒温荧光核酸扩增仪LoopampLF®-160

LAMP技术主要优点在于对实验室仪器的依赖程度较小，标本前处理简便，结果准确，灵敏度和特异性较高，而且试剂成本较低，冻干试剂常温保存，无须冷链运输，操作相对简单，易于在基层开展。其主要用于涂阴患者的痰标本检测。该方法还可用于支气管灌洗液、胃液、胸腔积液、腹水、脑脊液、血液和粪便等其他标本，只是标本前处理过程更要复杂一些。

四、分枝杆菌分子菌种鉴定

菌种鉴定对于临床诊断和疾病的转归及深入研究细菌与人体之间的细微关系十分重要。常用分子生物学技术有DNA测序和质谱鉴定，但都属于比较昂贵的方法，目前在临床上普及还有一定的困难。

（一）DNA测序技术

DNA测序技术是通过测序仪器对DNA分子碱基序列分析，真实地反映基因组上的遗传信息。自第一代的Sanger测序技术诞生以来，DNA测序技术经历了三代变革，产生了第二代到第四代测序技术，统称为新一代测序技术，具有高通量、低成本、长读取长度的优点，目前该技术已用于分枝杆菌的菌种鉴定。

测序仪通过比较同源基因/序列差异来进行菌种鉴定，是目前分枝杆菌菌种鉴定技术中分辨率最高、结果最可靠的技术，可作为其他鉴定技术的参考标准。用纯分离培养物作为检测样本，提取DNA，扩增，电泳回收产物进行序列测定，用专用的分析软件进行与数据库同源序列比对，根据产物序列与数据库中已知靶序列的差异百分比，可产生一系列比对结果。数据库中序列相似性最高的菌种定义为未知菌种的归属菌种。

因16S rRNA编码基因序列保守性高，结果可靠，最常用于分枝杆菌菌种鉴定，但对于种间序列高度同源的一些菌种（如鸟分枝杆菌与胞内分枝杆菌、脓肿分枝杆菌和龟分枝杆菌等）则需要增加其他菌种鉴定分子标识（如*ITS*、*hsp60*、*ropB*等）以提高鉴别可靠性。随着更多分子标识的出现和联合使用，可能将同一种分枝杆菌菌种分为更多的亚型。更细致的分型不仅有助于流行病学研究，而且对临床诊断和治疗具有重要的参考价值。

（二）质谱鉴定技术

发展最快且在临床应用较多的是基质辅助激光解吸电离飞行时间质谱（MALDI-TOF MS），该技术在微生物鉴定方面不仅快速准确，而且自动化程度高。除常见细菌外，对于难以鉴定、培养困难的细菌，如结核杆菌、厌氧菌、真菌等，具有独特优势。

方法原理：MALDI-TOFMS主机由两部分组成，即基质辅助激光解吸电离源（MALDI）和飞行时间质量分析仪（TOF）。不同种类的微生物具有其独特的蛋白质指纹图谱。其工作原理和主要流程是将待测样品与基质分别点加在样品靶板上，溶剂挥发后形成样品与基质的共结晶；用激光照射样品与基质形成的共结晶薄膜，基质从激光中吸收能量传递给样品使样品解吸，基质和样品之间发生电荷转移并电离，电离后不同的离子具有不同的质量/电荷比（M/Z），离子的M/Z与离子的飞行时间成正比，在相同电场作用下会以不同的飞行速度经过飞行时间检测器。M/Z 最小的蛋白质最先被检测到，而后依据 M/Z 大小依次被检测，采集到达检测器飞行时间的不同数据，制成特异性蛋白质指纹质谱图谱，通过数据库处理软件，自动匹配株数据库中的已知菌株图谱，根据比对分值的高低，鉴定待测菌的属、种及株。鉴定微生物的基础是要有丰富而完整的蛋白质指纹图谱数据库。数据库应包含该微生物所有的属，也应包括种甚至株。有时细菌未能被鉴定出来就是因为它是新的物种或新的分类，因而利用庞大的数据处理系统使那些遗传背景很相近、亲缘性高、同源性高度相近的微生物鉴别成为可能。另外，来自不同地域，不同分离培养基或者不同分离年限等因素都有可能使微生物的蛋白质构成产生差异。

目前全球主要有 4 种 MALDI-TOF MS 系统：分别为 MALDI Biotyper 系统（Bruker Daltonics，德国）、VITEK MS 系统（BioMé rieux，Marcy l，Etoile,法国）、AXIMA@SARAMIS 数据库（Anagnos Tec，德国）和 Andromas（Andromas，法国）。不同系统在微生物鉴定结果上有所差异。各型号质谱仪的数据库资源都是有限的，但都在不断地扩充之中。

分枝杆菌数据库的建立或扩充意义十分重要。有研究表明，分枝杆菌在数据库扩充前后的鉴定正确率从 79.3% 提高到了 94.9%。扩充数据库必须遵循几个基本原则：①仪器必须经过标准品校正；②待入库细菌经过分子生物学、生化代谢精准鉴定；③培养分离获得单个菌落，制备菌株蛋白质；④多次重复能够得到相同的检测结果，菌株必须是已经用“金标准”方法（通常使用 16S rRNA 测序，也可以使用 *ITS*、*hsp60* 和 *ropB* 基因等）鉴定无误。生物信息技术的不断发展也使得数据收集处理方式更科学，分辨更准确，效率更高。

五、分子药敏试验

利用分子生物学技术对结核分枝杆菌耐药突变进行检测。产生耐药的机制：①细胞壁结构与组成发生变化使细胞壁通透性改变，药物通透性降低，产生降解或灭活酶类，改变了药物作用靶位；②结核分枝杆菌中存在活跃的药物外排泵系统，外排泵将菌体内药物泵出，使得胞内药物浓度不能有效抑制或杀死结核分枝杆菌从而产生耐药性；③结核分枝杆菌基因组上编码药物靶标的基因或药物活性有关的酶基因突变，使药物失效从而产生耐药性，这是结核分枝杆菌产生耐药性的主要分子机制。

1. 利福平耐药机制 利福平（RFP）是结核病化疗方案中的一个关键药物。其作用机制为通过与结核分枝杆菌 RNA 聚合酶的 β 亚单位结合，干扰细菌 RNA 的合成。编码 RNA 聚合酶的 β 亚单位的基因被命名为 *rpoB* 基因。其耐药机制有两种可能，一是药物作用靶分子 RNA 聚合酶 β 亚单位的编码基因突变所致；二是细胞壁渗透性改变导致药物摄入减少，因为鸟胞内分枝杆菌复合群耐利福平就是由细胞壁的渗透屏障所致，并不存在 *rpoB* 基因突变的因素。

耐利福平分离菌株中 90% 以上存在不同部位 *rpoB* 突变，通常发生在基因 507~533 位 27 个氨基酸密码子（81bp）组成的区域内，该区域称为利福平耐药决定区，其中最常见的突变位点是 531 位的丝氨酸、526 位的组氨酸、516 位的天冬氨酸，常导致高水平耐药，而 511 位、516 位、522 位、533 位突变一般导致低水平耐药。通过对结核患者在出现 *rpoB* 突变耐药前后的分离株进行药敏试验分析后认为耐药突变是在治疗过程中原始感染的敏感株逐渐演变成耐药株。

2. 异烟肼耐药机制 异烟肼（INH）是一种酰胺类化学合成药，其抗菌作用是抑制分枝杆菌酸合成，使细菌丧失耐酸性、疏水性和增殖能力而死亡。结核分枝杆菌对其高度敏感。但单药治疗和不适当治疗则很容易产生耐药性，其作用机制及耐药机制还不是很清楚。异烟肼本身无抗菌活性，它在进入菌体后，在分枝杆菌过氧化氢 - 过氧化物酶的作用下氧化脱氢生成亲电子的活性形式，这种形式能与分枝菌酸生化合成途径中的烯酰基还原酶——NADH 复合体结合，从而抑制分枝杆菌酸的合成，造成细胞壁破损而杀菌。最新研究表明，结核分枝杆菌耐 INH 可能与过氧化物酶编码基因、烯酰基还原酶编码基因 *inhA* 有关，10%～35% 的分离株在 *inhA* 启动子区域发生突变，最常见的突变位点是 15 位；*inhA* 编码基因突变率较低；还与烷基过氧化物酶还原酶 C 或 β- 酮酰基运载蛋白合成酶编码基因 *KasA* 改变有关，*KatG* 基因在结核分枝杆菌中只有一个拷贝，常见的突变位点是315位，发生率约为60%。但有5%～10%的耐药分离株未发现上述耐药性改变。INH可抑制分枝杆菌分枝菌酸生化合成途径中烯酰基还原酶而阻断其合成，但烯酰基还原酶似乎不是INH作用的主要靶标。

3. 链霉素耐药机制　链霉素（SM）是一种氨基糖苷类抗生素，是结核病治疗的一线药物，主要用于复治结核病的治疗。它主要作用于结核分枝杆菌的核糖体，诱导遗传密码的错误，抑制mRNA的翻译，从而抑制蛋白质的合成。但结核分枝杆菌耐链霉素的机制尚未完全清楚，主要认为大多数耐链霉素的产生是由核糖体蛋白S12编码基因*rpsl*和（或）16S rRNA编码基因*rrs*突变所致。

4. 乙胺丁醇耐药机制　乙胺丁醇（EMB）是一种具有抗结核分枝杆菌活性的合成药物，也是治疗AIDS鸟分枝杆菌复合群机会感染的药物之一，其作用机制和耐药机制还不十分清楚。EMB是一种阿拉伯糖类似物，与RFP联合使用时具有协同作用。大部分研究认为，结核分枝杆菌耐EMB与阿拉伯糖基转移酶的编码基因*embABC*操纵子表达增高或突变有关，表达增高导致低度耐药，基因突变导致高度耐药。

5. 吡嗪酰胺耐药机制　吡嗪酰胺（PZA）是一种烟酰胺类似物。它与INH和RFP联合治疗结核病可显著缩短化疗时间。PZA进入患者体内后，在结核分枝杆菌吡嗪酰胺酶的作用下转化为吡嗪酸，它可以结合结核分枝杆菌的核糖体蛋白S1，并把S1作为靶标，不让其发挥作用。正是因为PZA阻止了结核分枝杆菌产生维系其生存的蛋白，所以可将通常持续9～12个月的抗结核病疗程缩短数月。

众多的研究表明，结核分枝杆菌耐PZA是由其PZA编码基因（*pncA*）突变、PZA活性丧失或降低所致。72%～95%的耐PZA分离株含有*pncA*突变，这种突变分布于编码基因和启动子，大多数为点突变，少数为插入或缺失突变，目前已经证实的突变形式至少有175种，相对集中的突变区域位点有132～142位、69～85位和5～12位等。

6. 喹诺酮类药物的耐药机制　氟喹诺酮药物包括环丙沙星（Cpfx）、氧氟沙星（Ofx）、诺氟沙星（Nfx）、左氧氟沙星（Lfx）、莫西沙星（Mfx）、加替沙星（Gfx）等药物。对氟喹诺酮的耐药包括靶蛋白的突变，药物主动外排泵的过度表达及孔道蛋白的减少，药物作用靶标为细菌DNA旋转酶、拓扑异构酶。而MTB中只有DNA旋转酶，该酶由2个A和2个B亚单位组成，分别有*gyrA*和*gyrB*编码。在临床MTB耐FQs分离株中，*gyrA*的突变可以占到42%～85%，未发现*gyrB*突变。

7. 卡拉霉素、卷曲霉素和阿米卡星的耐药机制　卡拉霉素（Km）、卷曲霉素（Cm）和阿米卡星（Am）是用于治疗MDR-TB重要的三种二线抗结核药物，它们均抑制翻译，关于它们之间的交叉耐药性目前尚有争议。关于耐药性产生的原因一般认为有三种：一是编码16S或23S rRNA的基因发生突变；二是编码rRNA修饰酶-*tlyA*基因突变；三是结核分枝杆菌本身存在的药物作用靶标发生改变。其中，第二种原因是耐药性产生的重要原因。结核分枝杆菌耐是由于*rrS*基因突变所致，突变率为67.4%；最常见的突变是A1410G，突变率为60.5%，少数为C1402T或A、G1484T，这些突变发生在高水平耐药株。

8. 耐多药和广泛耐药的分子耐药机制　结核分枝杆菌染色体多个独立基因自发突变逐渐累加是产生耐多药和广泛耐药的分子基础。目前已有多种结核分枝杆菌耐药性检测的分子生物学方法在临床上应用，如线性探针、基因芯片检测方法等，但这些方法均是根据结核分枝杆菌基因突变的分子机制建立的，而基因突变介导的分子机制仅是引起结核分枝杆菌耐药的一部分原因。通过对结核分枝杆菌耐药机制的研究，基本认为抗结核药物作用的靶分子突变是引起结核分枝杆菌耐药的主要方面，其次是物理屏障，细胞壁结构减少抗菌药物的摄取而产生耐药性，药物外排泵系统是结核分枝杆菌耐药机制的重要补充。

9. 非结核分枝杆菌药敏试验

（1）缓慢生长分枝杆菌药敏试验：鸟分枝杆菌和胞内分枝杆菌有许多相似之处故合起来称之为鸟－胞内分枝杆菌复合群（*M.avium* complex，MAC）。MAC常可以从多种类型的临床标本中分离得到，是最常见一种，血液或其他无菌部位分离到的MAC几乎均有临床意义。大多数MAC对现用的抗结核药物不敏感或耐药，特别是对异烟肼和吡嗪酰胺天然耐药。野生型MAC对大环内酯类药物敏感，但单独使用很快发展为耐药，95%的耐药是由其23S rRNA基因的第Ⅴ结构域发生突变所致。目前，还没有关于MAC药敏试验的通用指南，常参考美国第九版《临床微生物手册》中描述的方法和加拿大多伦多大学基因分子实验室所使用的MAC进行改良的方法。然而，已经开始广泛研究MAC疾病的研究人员建议下列情况下应进行该菌株的药敏试验：①用大环内酯药物治疗过的患者具有临床意义的菌株；②用大环内酯药物治疗菌血症患者的菌株；③使用大环内酯药物治疗复发患者的菌株；④具有基础实验数据，来自血液或组织（播散性疾病的患者）或具有临床意义呼吸系统的标本（如痰或支气管肺泡灌洗液）的菌株。如果未能开展基础实验，强烈建议应保留这些菌株以备将来检测。

播散性疾病患者治疗3个月及患有慢性肺病的患者治疗6个月之后，治疗效果不佳或恶化及培养仍为阳性，应当重复检测药敏试验。如果基础实验未能开展，所有初始和近期菌株应当同时被检测。

当医师对MAC病的治疗具有丰富经验或要进行科研工作时，可对MAC进行其他类抗生素（如阿米卡星、环丙沙星、阿莫沙星）的药敏试验。乙胺丁醇或利福平的MIC值不一定与临床反应相关，因此不建议进行这两种药物敏感性试验。非大环内酯类的药物敏感试验结果只需列出MIC值即可。播散性MAC患者的血液、骨髓、脾或其他组织中的巨噬细胞被MAC感染，因此抗菌药物是否有效取决于组织或细胞中蓄积的药物浓度是否超过了MIC水平及药物潜在的活性和效力。

（2）堪萨斯分枝杆菌药敏试验：常规用于堪萨斯分枝杆菌的临床药物有异烟肼、利福平和乙胺丁醇，一般情况下不需要常规药敏试验。但在发生治疗失败或首选方案疗效不理想的情况下，有必要做药敏试验。目前推荐初次药敏试验时只测定利福平即可。若菌株对1μg/ml利福平耐药，即应当对8种二线药物（利福喷汀、乙胺丁醇、异烟肼、链霉素、克拉霉素、阿米卡星、环丙沙星、磺胺甲噁唑）进行药敏试验。推荐采用微量肉汤稀释法。

（3）海分枝杆菌药敏试验：海分枝杆菌感染所致疾病通常很局限，在器官中数量低（95%组织活检抗酸杆菌涂片阴性），广泛使用单一药物（利福平、多西环素、米诺环素、磺胺异噁唑和克拉霉素）治疗，也可将利福平和乙胺丁醇联合使用。海分枝杆菌对以上任何一种药物的MIC范围均很窄，故一般不推荐常规药敏试验。如确有必要时，可采用比例法检测利福平和乙胺丁醇。

（4）快速生长分枝杆菌药敏试验：快速生长分枝杆菌药敏试验流程是参考美国第九版《临床微生物手册》中描述的方法和加拿大多伦多大学基因分子实验室所使用的MAC进行改良的方法。这种方法不仅适用于偶然分枝杆菌、龟分枝杆菌和脓肿分枝杆菌，理论上也适用于其他快速生长分枝杆菌的药敏试验。本实验的MIC检测方法是经过修订而成的，但药敏试验的药物种类及其浓度范围仍然参考微量肉汤稀释法。龟分枝杆菌还需要进行妥布霉素的检测；若治疗需要使用利奈唑胺或一种新的氟喹诺酮（如莫西沙星）时，还应该考虑到对此药物进行药敏试验。阿米卡星≥64μg/ml时应当重做。

快速生长非结核分枝杆菌是环境中常见的细菌，一般是条件致病菌，可引起肺部疾病（特别是脓肿分枝杆菌），但也可仅是一过性感染和短暂寄居即可恢复。并不是所有的快速生长非结核分枝杆菌都有临床意义。目前认为对人类致病仅有脓肿分枝杆菌、龟分枝杆菌和偶然分枝杆菌三种。这三种菌能引起皮肤及软组织感染，造成穿透性创伤。严重的感染常发生于免疫力低下的患者（如HIV感染者或大量使用糖皮质激素患者），且引起机会性感染的病原菌的菌种就会更多一些。该群细菌生长速度比结核分枝杆菌快，对抗结核药物天然耐药，故不适合常规的结核分枝杆菌药敏方法。多份痰标本中只有一份有低量细菌生长，一般不考虑为病原菌，没必要做药敏试验。但当多份标本或多次分离到同一种菌时，则应考虑为病原菌，有必要做药敏试验。临床上分离到的快速生长非结核分枝杆菌需要鉴定到种，非结核分枝杆菌的骨关节感染、损伤也需要鉴定到种，因为不同菌种药物敏感性是不同的，如脓肿分枝杆菌和龟分枝杆菌对磺胺甲噁唑耐药，而偶然分枝杆菌则对磺胺甲噁唑敏感。

10. 高分辨率熔解曲线分析　高分辨率熔解曲线分析（high resolution melting curve analysis，HRM）技术常用于检测单核苷酸多态性（single nucleotide polymorphism，SNP），无须使用序列特异性探针，而是利用一种饱和染料对PCR反应产物进行分析。多应用于单核苷酸多态性检测分析。其实质是在常规PCR的基础上加入饱和染料，在PCR反应扩增完后进行熔解分析而得到检测结果，温度升高能使DNA解旋，解旋后的DNA分子不能与荧光染料结合，荧光消失。而每个核酸分子的GC核苷酸的含量、分布及核酸长度都是不同的，温度升高能使DNA解旋所需的能量温度也就不同。若DNA序列发生碱基突变，其解旋所需的温度也会发生偏离，HRM技术正是利用核酸分子的这种物理性质。通过实时监测升温过程中染料与DNA分子分离后形成独特的熔解曲线，根据其性质、位置与标准状态相比较而做出判断（图4-5-5）。图中通过仪器收集这些信息并进行数据分析，可以发现基因的突变。目前的研究发现导致结核分枝杆菌发生耐药主要是药物相关基因发生突变所致。HRM能有效地检测结核耐药的发生情况。当细菌的*rpoB*、*katG*、*ahpC*、*mabA*、*inhA*基因发生突变时，会出现RFP和INH的耐药，熔解曲线温度会出现偏移，根据检测位点的突变情况来判断其耐药性。HRM技术具有高通量、高灵敏度、高特异性，具有快速、操作简单、重复性好、成本低廉、使用范围和检测范围广等优点。

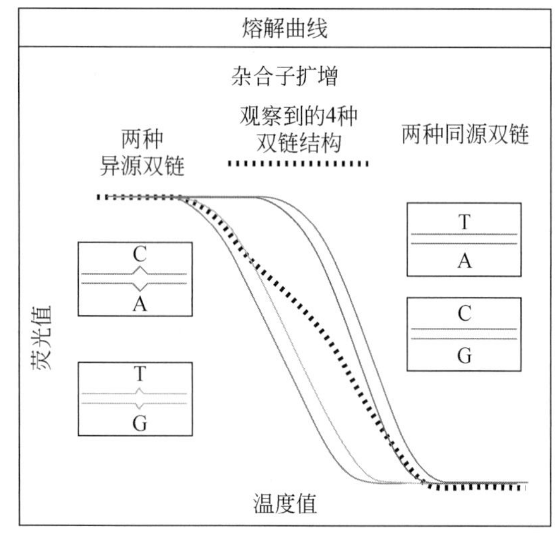

图4-5-5　HRM高分辨熔解曲线示意图

不同的基因型表现为不同的HRM熔解曲线形状；黑色虚线表示野生型DNA分子熔解曲线；左侧两条曲线表示两种异源突变DNA，溶解线温度降低；右侧两条曲线表示两种同源突变DNA双链，熔解温度增高

六、NAT2基因型分析

N-乙酰基转移酶（NAT）是一类具有同样生物化学功能酶类的总称，系统酶学名称为乙酰辅酶A-芳香胺N-乙酰基转移酶（E.C.2.3.1.5），该酶存在于真核细胞的染色体上，参与核酸的代谢。此类酶主要催化乙酰基从乙酰辅酶A转向芳香族伯胺或肼的功能基团，生成乙酰胺或乙酰肼，是大多数哺乳动物体内所具有的一种参与Ⅱ相乙酰化反应的代谢酶，在芳香胺类外源化合物代谢中起重要作用。

乙酰化是目前研究得较早和较清楚的一种组蛋白修饰。组蛋白乙酰化是一个动态的和可逆的过程，由组蛋白乙酰基转移酶（histone acetyltransferase，HAT）和组蛋白去乙酰化酶（histone deacetyltransferase，HDAC）共同调节。HAT能够将乙酰辅酶A的乙酰基（CH_3COO—）转移到核心组蛋白（主要是H_3和H_4）N端特定的赖氨酸残基的ε-氨基基团（NH_3^+）上。组蛋白乙酰化能够中和赖氨酸残基上的正电荷，减弱组蛋白与DNA的结合作用，使染色质结构松散，有利于转录因子或转录调节蛋白与DNA结合，从而促进基因的转录。而HDAC使组蛋白去乙酰化，与带负电荷的DNA紧密结合，染色质致密卷曲，基因的转录受到抑制。

人类NAT广泛分布于胃、小肠、结肠和肝脏，多态性是普遍存在的一种现象，因编码基因不同而将其分为NAT1和NAT2二个亚类。NAT2基因定位于人类第8对染色体的短臂2区2带(8p22)上，全长1096 bp，有870bp基因区段的变异。NAT2的基因型与表型有着良好的相关性。NAT2基因编码区存在多处单核苷酸多态性，所有变异的等位基因均是1～3个核苷酸联合突变的结果。目前已发现有26种等位基因，常见的等位基因突变主要发生在191、282、341、481、590、803、857等7个位点。其中，亚洲人以481（M_1）、590（M_2）、857（M_3）和191（M_4）等位点的基因突变为常见。研究不同人群或个体的NAT2多态性具有非常重要的意义。

研究表明，NAT2的基因多态性在人群中的分布存在种族和地域的差异，其活性也有明显的个体差异，直接影响芳香胺及杂环胺类物质在人体内的代谢。其中，NAT2的基因多态性与某些药物的临床疗效和不良反应的个体差异及一些疾病的遗传易感性相关，如结核病易感性、肺癌发生、阿尔茨海默病、抗结核药物肝脏损害等，但原因尚不明了，还需要大量样本做进一步研究。

表现型多态性由 NAT 催化的异烟肼乙酰化作用是最早在科学上确定的具有人群多态性特征的药物代谢过程。1952 年 Bonicke 等发现，在接受 INH 治疗的肺结核患者群体中，外周神经副作用症状与患者异烟肼母体化合物血清浓度直接有关。1957 年人们发现根据异烟肼体内清除速度可将人群分为快酰化者和慢酰化者两大类，而现在使用 NAT2 等位基因序列测定，根据基因表型的乙酰化代谢能力的不同可分为快乙酰化型、中间型、慢乙酰化型三种。快乙酰化型是野生纯合子型（NAT2*4/4），中间型是野生型和突变型的杂合子型（NAT2* 4/5、NAT2*4/6、NAT2*4/7），而慢乙酰化型是纯合突变型，指突变中含有 NAT2*5、NAT2*6、NAT2*7 中的任意 2 个或 3 个等位基因突变。 NAT2 基因的多态性具有显著的种族和地区差异，其等位基因突变的发生导致酶活性下降、稳性降低及表达量减少，使得乙酰化代谢能力受损，造成个体对疾病易感性的差异。

NAT2 基因多态性分布与结核病的遗传易感性之间有着密切的关系。Graoa 等研究发现，在俄罗斯本土人群中，NAT2*5/5 基因型在结核患者中出现的频率显著高于健康对照人群；而 Adams 等研究则显示，南非人群中 NAT2 快基因型占有很高比例，这可能与南非人群结核病易感性有关。李昕洁等研究发现，我国汉族结核病患者 NAT2 基因表型则以中间型最为常见。

NAT2 在体内参与 INH、肼屈嗪、磺胺类等 20 多种药物的代谢。许多研究表明，某些不明性外源胺类、芳香胺类或肼类物质如β-萘胺、联苯胺、2-胺芴等经乙酰化作用代谢可产生细胞毒性物质，引起某些自身免疫性疾病和药源性疾病的发生。

目前，用于检测 NAT2 多态性的方法包括直接测序、PCR 结合限制性片段长度多态性（PCR-RFLP）、等位基因特异性扩增、熔解曲线对比及反向点杂交等多种方法。也有采用高效液相色谱法测定血浆中抗结核药物 INH 代谢产物浓度、时间等参数，研究不同基因型对药物有效性及副作用对人体的影响。

采用 PCR-DNA 测序技术对结核病患者外周血淋巴细胞基因组 NAT2 基因的特定序列进行测定。对比分析常见位点的单核苷酸突变，可以了解结核病患者 NAT2 基因多态性分布特征，并为进一步研究 NAT2 基因多态性与结核病易感性、抗结核药物肝损害的关系等提供资料。

（朱　帆　曹　玲）

七、骨关节结核的快速诊断

骨关节结核为常见的肺外结核，病变组织由于处于循环终末端，病灶中结核分枝杆菌数量少，病变位置深，组织标本不易获取，传统的培养及涂片法面临阳性率低、时效性差等劣势，直至目前骨关节结核的早期诊断仍面临挑战。虽然诊断方法很多，但缺乏有效的快速诊断方法，传统实验室诊断方法中脓液涂片抗酸染色阳性率为 10% ～ 30%，脓液结核分枝杆菌培养阳性率为 10% ～ 60%，而且耗时较长，不能满足骨关节结核快速诊断的需要，导致骨关节结核的诊断延误，使患者不能得到及时治疗，致使病变进展，最终导致残疾。 骨关节结核病灶中结核杆菌含量少，使得抗酸染色、罗氏培养、快速培养的敏感度低（<48%），造成高漏诊率。以 PCR 技术为基础的分子诊断技术在快速诊断结核病及其耐药性中发挥着重要作用，且仍在不断改进和发展中，使其操作更加简便、成本更加低廉。

骨关节结核病灶位置深，给穿刺活检等病理检查带来一定困难，且穿刺标本体积有限，穿刺位置可能不是典型病变，易造成漏诊。因而，临床工作中需要一些既敏感又特异且快速的检验方法来指导临床工作。

（一）Xpert MTB / RIF 技术

2010 Xpert MTB / RIF 问世并得到 WHO 的推荐应用于肺内及肺外结核的诊断，但肺外以淋巴结结核、结核性胸膜炎及结核性脑膜炎为主，用在骨关节结核快速诊断的应用报道相对较少。Xpert 技术作为全球第一套全自动一体化半巢式荧光 PCR 检测系统，以 *rpoB* 基因为靶基因，将 PCR 检测的 3 个步骤（样品准备、DNA 扩增和检测）集成于一体。该技术在专有的反应盒中完成核酸提取、扩增与荧光检测，在 100min 内即可报告结核分枝杆菌复合群是否感染和对利福平的耐药情况。

1. Xpert MTB / RIF 的技术原理　Xpert MTB / RIF 试验是以半巢式 PCR 技术为基础的全自动扩增核酸检测的技术，其原理是以结核分枝杆菌的利福平耐药基因 *rpoB* 作为靶基因。依据靶基因的

81bp核心区设计出5条重叠的探针，同时根据球芽孢杆菌的基因组设计1条对照探针，通过这6条探针的荧光显示结果对标本中的结核分枝杆菌进行检测，当5条检测探针未能与检测基因配对结合，全部无荧光释放，只有第6条探针显示荧光，结果判定为阴性；当5条检测探针能特异的与目标基因序列配对结合，5条检测探针均发出荧光，结果判定为阳性且利福平敏感；当5条检测探针不能完全与目标基因序列配对结合，5条检测探针中有1条或多条探针未显示出荧光，结果判定为阳性且利福平耐药。

研究显示，95%以上的利福平耐药结核分枝杆菌有*rpoB*基因突变，同时所有的利福平敏感结核分枝杆菌（如*rpoB*基因）都有相同的核酸序列，说明通过检测*rpoB*基因可以判断是否存在结核分枝杆菌及利福平耐药，故Xpert MTB / RIF检测考虑到大多数的利福平耐药性结核分枝杆菌也对异烟肼耐药，所以在一定程度上可以通过Xpert MTB / RIF检测出的利福平耐药结果推测出结核分枝杆菌是否为耐多药结核分枝杆菌。

2. Xpert MTB / RIF的优缺点

（1）Xpert MTB / RIF的优势

1）模块化的平台，操作简单易掌握。

2）较高的结核病诊断准确率。

3）快速出结果（2h）。

4）同时检测结核分枝杆菌和利福平耐药性。

5）密闭的系统，交叉污染率低。

（2）Xpert MTB / RIF的缺陷

1）仪器设备和检测试剂匣较为昂贵，普及有一定难度。

2）检测菌种单一，限制其使用范围。

3）有时出现利福平耐药性的假阳性结果。

4）只能检测到是否存在结核分枝杆菌的DNA，不能用于检测治疗效果和复发病例。

5）对于细菌含量极少的标本（如脑脊液）检出率很低。

3. Xpert MTB / RIF在骨关节结核领域的应用　骨关节结核属于肺外结核常见的一种。其在临床上的诊断是一个难点，很多患者从出现不适症状到最终确诊往往需要数月到数年的时间，严重影响了治疗的及时性，Xpert MTB/RIF通过对脓液和肉芽组织检测能较快得到检测结果，同时也能对抗结核药物的耐药情况做出初步判断。需要特别注意的是，其与检测痰标本不同，对检测标本还必须进行预处理。

（1）粉碎：使用无菌钳和剪刀在一个无菌的研钵中或在均质器或组织磨床中将组织标本切成小块。

（2）洗涤：减少杂质和血红蛋白的干扰。

（3）均质化：研磨得到均匀悬浮液。

（4）消化：使细菌从组织包裹中释放出来。

（5）检测：操作同痰标本。在操作过程中要特别注意防止标本被污染。

4. Xpert MTB / RIF在骨关节结核的应用前景　2013年WHO推荐Xpert MTB / RIF用于诊断肺外结核。2014年Denkinger对18项研究，共计4461例样本进行了综述和Meta分析，由于各个研究中样本类型和前处理措施差异较大，致Xpert MTB / RIF检测的敏感度亦差异较大；在淋巴结或其他穿刺组织中，Xpert MTB / RIF与罗氏固体培养法相比的总敏感度为83.1%，与复合参考标准CRS（包括Xpert之外的其他核酸扩增实验、组织学、痰涂片、生化检测、症状或诊断性治疗的反应等）相比的总敏感度为81.2%。在脑脊液标本中，Xpert MTB / RIF与培养相比的总敏感度为80.5%，与CRS相比的总体敏感度为62.8%；与CRS相比，Xpert MTB / RIF对各类样本的总特异度均>98.7%。

2014年李力韬等开展了Xpert MTB / RIF对脊柱结核临床标本行结核分枝杆菌与利福平耐药性检测的验证性研究，实验以细菌培养及表型药敏试验为参考标准。结果显示，在140例临床诊断的脊柱结核标本中，Xpert MTB / RIF检测的阳性检出率为63.57%（89/140）。其中，在64份培养阳性标本中，Xpert MTB / RIF的敏感度为98.44%（63/64）；在76份培养阴性标本中，Xpert MTB / RIF的敏感度为34.21%（26/76）。在表型药敏试验判断的耐药结核中，Xpert MTB / RIF对利福平耐药性检测的敏感度为93.33%（28/30），特异度为94.12%（32/34）。得出的结论是Xpert MTB / RIF能够同时对脊柱结核标本行结核分枝杆菌检测与利福平耐药性检测，且具有很好的临床应用价值。

2015年秦世柄等比较了Xpert MTB / RIF和分子线性探针技术（MTBDR plus）在骨关节结核的诊断价值，根据复合参考标准（composite reference standard，CRS），Xpert MTB / RIF、MTBDR plus 检测的敏感度分别为 82%（41/50）、72%（36/50），而特异度均为 100%。其中对于 24 例确诊骨关节结核，Xpert MTB / RIF 和 MTBDR plus 的敏感度分别为 100.00%（24/24）、87.50%（21/24）；22 例高度疑似骨关节结核中，Genexpen MTBT/RIF 和 MTBDR plus 的敏感度分别为 72.73%（16/22）、63.64%（14/22）；对于疑似骨关节结核患者，Xpert MTB / RIF 和 MTBDR plus 检测的敏感度均为 25.00%（1/4）；对 24 例罗氏固体培养基培养阳性的标本进行绝对浓度法药物敏感性试验（DST），并以 DST 为参考，Xpert MTB/RIF 检测利福平耐药符合率为 100%。从上述研究结果中可以得出，Xpert MTB/RIF 有较一致的高特异度，但敏感度有差异且不理想；高特异度表明 Xpert MTB/RIF 技术在肺外结核快速诊断中发挥重要作用，然而不理想的敏感度可能妨碍 Xpert MTB/RIF 技术在肺外结核中的作用，特别是对于罗氏固体培养基培养阴性、临床怀疑骨关节结核且 Xpert MTB / RIF 检测结果为阴性标本时，还不能完全排除骨关节结核的可能性，需要进一步做其他相关检测以明确诊断。

2015 贾文韫等，使用 Xpert MTB / RIF 对 49 例骨关节结核患者及 32 例非结核性骨关节病患者的脓液标本进行检测中发现 Xpert MTB / RIF 检测结核分枝杆菌的敏感性优于抗酸染色及结核分枝杆菌快速培养（$P<0.05$），特异性与抗酸染色及结核分枝杆菌快速培养无明显差异（$P>0.05$），进一步说明 Xpert MTB / RIF 在骨关节结核患者的快速诊断中具有较高的诊断效能，其耗时短、敏感性高、特异性强，与抗酸染色及结核分枝杆菌快速培养比较具有明显优势。由此可见，Xpert MTB/RIF 技术对于骨关节结核的诊断效能与其在各类肺外结核的总体诊断效能相似，说明了在临床上应用 Xpert MTB / RIF 诊断骨关节结核的可行性，Xpert MTB / RIF 技术对于骨关节结核的快速诊断有至关重要的作用。

（二）基因芯片技术

1. 基因芯片的技术原理　基因芯片技术的基本原理是通过微阵列技术将多种 DNA 探针有序、高密度地排列在玻璃片或纤维膜等载体上，然后与标记的样品杂交，通过检测每个探针分子的杂交信号强度，进而获取样品分子的数量和序列信息。基因芯片技术作为一种高通量自动化检测技术，在病原微生物分子诊断方面可用于菌种鉴定、分型、诊断、耐药性检测等多个领域，具有快速、准确、高通量、自动化程度高等优点。

2. 基因芯片的优缺点

（1）基因芯片的优势：特异度强、敏感度高、检测快速、可实现高通量检测。

（2）基因芯片的缺陷：需要特殊仪器及相关软件分析系统、结果判断需要较高水平的专业人员、自动化程度不够易造成交叉污染等。与痰标本和结核分枝杆菌临床分离菌株相比，骨关节结核临床标本具有异质性大、标本含菌量少、标本处理难度大等特点，因此应用基因芯片技术诊断骨关节结核及其耐药性时，标本的处理较复杂。目前，分子检测技术在结核病尤其是耐药结核病的诊断中获得越来越多的重视，然而分子检测技术仍无法完全代替传统方法。基因芯片技术可与传统方法结合使用，指导临床开展早期、有效化疗。

3. 基因芯片在骨关节结核领域的应用　Zhang 等评估了 CapitalBio™ 基因芯片诊断脊柱结核及其对利福平和异烟肼的耐药情况，结果表明与 BACTEC MGIT 960 系统相比，CapitalBio™ 基因芯片诊断脊柱结核的敏感度为 93.55%，检测利福平耐药的敏感度为 88.9%，特异度为 90.7%；检测异烟肼耐药的敏感度为 80.0%，特异度为 91.0%。刘军兰等报道基因芯片检测关节液中结核分枝杆菌的准确率为 86.44%。程鹏等报道采用基因芯片技术对脊柱结核临床分离株进行检测，发现对链霉素、乙胺丁醇、左氧氟沙星、阿米卡星和卷曲霉素耐药的敏感度分别为 90.36%、61.90%、94.59%、66.00% 和 65.52%，其对应的特异度分别为 70.37%、58.11%、58.00%、91.95% 和 80.56%；在 26 株全敏感菌株中，对 5 种抗结核药物耐药检测的特异度均为 100%。可见基因芯片法诊断骨关节结核及结核分枝杆菌对一线、二线抗结核药物耐药检测的敏感度、特异度均较高。

（三）线性探针技术

1. 线性探针的技术原理　线性探针技术（line probe assay，LPA）的原理是通过应用生物素标记的特异引物进行靶核酸（DNA）的扩增，并将扩增产物变性后与固定在尼龙膜上的特异寡核苷酸探针杂交，通过酶联免疫显色法显示结果，1 次杂交可以检测多种靶序列。比较有代表性的线性探针技术试剂盒有 INNO-IPA（Innogenetics、Zwijnaarde、Belgium），Geno Type MTBDR plus（Hain Lifescience、Nehren、Germany），Geno Type MTBDRsl（Hain Lifescience、Nehren、Germany），AID（AID Diagnostika、Germany）等。

2. 线性探针的优缺点

（1）线性探针的优势：具有较高的敏感度和特异度，并可同时检测结核分枝杆菌及其耐药性，而且有些试剂盒可检测二线药物的耐药情况。

（2）线性探针的缺陷：LPA 所含探针数量有限，不能检测出一些基因区（如 *ahpC*、*kasA*、*furA*）的突变，可能出现假阴性结果；对实验室环境及工作人员水平要求较高。LPA 技术检测骨关节结核标本中结核分枝杆菌及其耐药性的敏感度和特异度高，检测时间短，并且可同时检测结核分枝杆菌及其耐药性，可用于早期诊断骨关节结核及其耐药性。由于骨关节结核临床标本与痰标本性质差异较大，尽量留取多种骨关节结核标本，并优化标本前处理过程，可获得较好的检测结果。

3. 线性探针在骨关节结核领域的应用　INNO-IPA 是最早应用于临床的 LPA 试剂盒，可用于结核分枝杆菌临床分离株和涂阳痰标本的结核分枝杆菌及其利福平耐药检测。Geno Type MTBDR plus 试剂盒可用于检测结核分枝杆菌及异烟肼和利福平耐药，2008 年 WHO 推荐 Geno Type MTBDR plus 试剂盒用于涂阳肺结核患者的结核分枝杆菌及其耐药性检测。Geno Type MTBDR plus 试剂盒可检测结核分枝杆菌对氟喹诺酮类和二线注射类抗结核药物耐药情况。AID 试剂盒含有 3 个独立的检测模块，模块 1 可同时检测利福平和异烟肼是否耐药，模块 2 可同时检测氟喹诺酮类和乙胺丁醇是否耐药，模块 3 可同时检测卡那霉素、阿米卡星和链霉素是否耐药。Meta 分析显示 Geno Type MTBDR plus 试剂盒检测利福平耐药的敏感度为 98.1%，特异度为 98.7%；检测异烟肼耐药的敏感度为 84.3%，特异度为 99.5%。Gu 等的研究结果显示，以临床诊断参考标准为金标准，Geno Type MTBDR plus 试剂盒诊断骨关节结核的敏感度为 72%，特异度为 100%；以药敏试验结果为金标准，Geno Type MTBDR plus 试剂盒检测利福平和异烟肼的敏感度分别为 83.3% 和 85.7%，特异度均为 100.0%。Molina-Moya 等的研究结果显示，AID 试剂盒与 BACTEC MGIT 960 系统检测异烟肼、利福平、氟喹诺酮类、乙胺丁醇、卡那霉素或卷曲霉素、链霉素耐药的一致性分别为 98.3%（59/60）、100.0%（60/60）、91.5%（54/59）、72.9%（43/59）、100.0%（51/51）和 98.0%（50/51）。Brossier 等报道 Geno Type MTBDRsl 试剂盒检测氟喹诺酮类、卡那霉素、阿米卡星、卷曲霉素耐药的敏感度分别为 94.8%、90.5%、91.3% 和 83.0%。

（四）骨关节结核脓液标本与快速诊断

骨关节结核患者就诊时常伴有局部寒性脓肿或流注脓肿，关节部位脓肿表浅容易获得。脊柱脓肿常沿软组织流注，在腰椎常表现为腰大肌脓肿或腰部三肌脓肿；在胸椎常表现为椎旁脓肿或背部脓肿或腰大肌脓肿，均可行 B 超定位抽脓获得。潜行穿刺寒性脓肿抽脓：①以防自行破溃形成窦道，引起混合感染；②穿刺排脓，可缓解临床症状；③诊断不确定者，需行培养加药敏或快速诊断；④关节腔与脓腔注射抗结核药物；⑤获得的脓液是临床重要的标本，使快速诊断成为可能，临床工作中骨关节结核患者的脓液标本通常为最容易获得的标本。

（王冬梅）

第六节　免疫学诊断

世界各地结核病的发病率和死亡率仍较高，由于耐药菌株不断出现和免疫抑制患者数量不断增长，患结核病的风险也不断增加。结核分枝杆菌可以侵犯多种器官，主要引起肺部感染，而肺外结核是指任何发生在肺部以外器官的细菌学确诊或临床诊断结核病例，通常涉及骨骼、关节、淋巴结、胸膜、泌尿生殖道、脑膜、腹膜和心包。骨关节结核是结核分枝杆菌感染骨与关节、滑膜、肌肉、腱鞘及滑囊等所引起的一种常见的慢性骨关节疾患，也是最常见的一种肺外继发性结核病，患病率约占所有肺外结核的 10%。

对于骨关节结核的诊断，主要是细菌学检查，虽然是金标准，但涂片检查阳性率较低，培养时间长，而且存在取样的困难；近年来，结核病的免疫学实验室诊断方法发展较快，其操作简便、时间短，可以高通量对大规模样本进行快速检测，血清样本易得，特异性与敏感性均较高。因此，免疫学诊断可弥补骨关节结核细菌学诊断的不足。结核病免疫学检测方法较多，主要分为体液免疫诊断和细胞免疫诊断。

一、体液免疫诊断

体液免疫诊断是通过检测体液免疫功能来对疾病进行诊断，包括体液中抗体、抗原。

（一）抗结核抗体检测

免疫球蛋白（immunoglobulin，Ig）是由机体B淋巴细胞（简称B细胞）产生的具有免疫活性的特定蛋白质，在机体接受抗原刺激后形成的具有与该抗原产生特异性结合的抗体，是一类重要的免疫效应分子。其主要作用是与抗原特异性结合，生成抗原-抗体复合物，从而阻断病原体对机体造成的危害，抗体在抗结核免疫中也起了一定的作用。

1. 抗体检测类型 根据抗体的结构分为IgG、IgA、IgM、IgD、IgE五种类型。

（1）抗结核抗体IgG的检测：IgG是血清中主要的Ig，占成年人血清中总Ig的70%～75%，是唯一能通过胎盘屏障从母体进入胎儿血液的抗体，在机体免疫中起重要抗感染作用。在临床诊断中，结核抗体IgG是检测的主要抗体类型，其对结核病尤其是肺外结核具有辅助诊断价值。

（2）抗结核抗体IgM的检测：IgM占血清总Ig的5%～10%，是抗体进化的第一种类型，当原初B细胞第一次被激活时就主要产生IgM，是最早出现在初次体液免疫应答过程中的抗体，在感染早期防御中发挥重要的作用，其主要用于感染早期的筛查，因其半衰期约为5.1d，在血清中持续时间短，故在活动性结核病患者中的阳性率较低。

（3）抗结核抗体IgA的检测：IgA占总Ig的15%左右。在血清中常为单体，半衰期为5.8d，出生后4～6个月才开始形成。其可介导、调理吞噬抗体依赖性细胞介导的细胞毒作用（antibody-dependent cell-mediated cytotoxicity，ADCC），目前也有抗结核抗体IgA检测的试剂盒，在活动性结核病患者中阳性率低，对结核病的辅助诊断价值不大。

（4）抗结核抗体IgE、IgD的检测：IgE在血清中的含量很低，主要参与Ⅰ型变态反应，在肥大细胞、嗜碱性粒细胞、嗜酸性粒细胞与巨噬细胞表面均存在IgE受体。在初治肺结核患者中，IgE水平增高的患者菌阳率、肺空洞发生率、重症患者的比率较高，随着病情好转，肺结核患者血清总IgE水平下降。IgD在血清中的含量甚微，半衰期短（3d左右）。有发现其存在于脐带血的B细胞表面，认为是早期受体，可能与B细胞分化成熟有关。但因其结构不稳定，提取时易被血清中溶纤维蛋白酶降解，所以研究进展很慢。抗结核抗体IgE和IgD在活动性结核病患者中的阳性率较低，故其检测试剂盒未在临床推广应用。

1）原理：抗结核抗体是人体感染结核分枝杆菌后机体产生的特异性抗体，常称为结核抗体。其检测原理是用已知结核杆菌特异性抗原检测待检样本中所含的特异性抗体。当待检样本中含有与特异性结核抗原相结合的抗体时，则出现阳性结果；反之，则为阴性结果。

2）抗体检测所用的抗原：目前用于检测结核抗体使用较多的结核杆菌特异性抗原有脂阿拉伯甘露糖（lipoarabinomannan，LAM），早期分泌抗原靶6（early secretory antigenic target-6，ESAT-6）、16kDa抗原、38kDa抗原，因其仅存在于MTB菌群及其他某些致病性分枝杆菌中，而不存在于卡介苗及其他非致病性分枝杆菌中，故在鉴别诊断中发挥重要作用。另外，研究较多的MTB蛋白抗原有Rv2654c、Rv1985c 、Rv3868、Ag85A、Ag85B等，在进行诊断效能评价研究中，提示抗原组合检测具有较高的诊断效能，有较好的潜在应用价值。结核分枝杆菌TB-SA蛋白抗原，仅存在于MTB和与其紧相关的致病性分枝杆菌中，包括牛结核分枝杆菌、鸟-胞内分枝杆菌、海鱼分枝杆菌、副结核分枝杆菌；不存在于环境中非致病分枝杆菌，如耻垢分枝杆菌、龟分枝杆菌和任何其他细菌、真菌、病毒等微生物中，因此特异度高。

2. 抗体检测的方法

（1）金标免疫法检测方法：常用的金标免疫法包括斑点免疫胶体金渗滤试验与斑点免疫层析试验。斑点免疫胶体金渗滤试验（dot immunogold filtration assay，DIGFA）的基本原理是在点有结核抗原的微孔膜上加入待测样本，再加入金标记抗体，渗入后滴加洗涤液，洗涤后观察结果，在膜上出现红色斑点者为阳性，否则为阴性。斑点免疫层析试验（dot immunochromatographic assay，DICA）的反应物与 DIGFA 基本相同，只是将反应物固定在一条微孔膜上。金标抗人 IgG 固定在微孔膜一端的样本垫上，在膜的中段上点有特异性结核抗原，膜的末端点有人 IgG。测定时，将少量待测样本滴在微孔膜的样本垫上，如待测样本含有结核抗体，即与金标抗人 IgG 结合形成复合物，此复合物随液体利用膜的毛细管作用向另一端移动，当移动中段区域时，即与结核抗原发生特异性结合而形成抗原 - 抗体 - 金标抗体复合物，聚集在检测带上，出现红色条带为阳性结果。反之，则在测试区无条带出现。因本法简便、快速，已广泛应用于结核抗体检测。

（2）酶联免疫吸附试验（enzyme linkedimmunosorbent assay，ELISA）：此间接法是检测结核抗体和报道中应用最多的方法。其基本原理是将结核特异性抗原吸附于固相载体，待测样本中的结核抗体与抗原结合，形成抗原 - 抗体复合物，再与酶标记的抗人 IgG 结合，形成抗原 - 抗体 - 酶标抗体复合物，酶使加入的底物显色。颜色的深浅与待测样本中的结核抗体含量成正比。优点：可批量检测；除了对于肺外结核和菌阴结核的诊断优势外，还适用于各种社会群体（新生、新兵、从业人员）的健康体检。缺点：与金标法免疫法相比，步骤相对烦琐，需要酶标仪。

（3）结核诊断蛋白芯片法：结核诊断蛋白芯片法以微孔滤膜为载体，利用微阵列技术将纯化的 LAM、基因工程生产并纯化的结核分枝杆菌蛋白 16kDa（rTPA16）和 38kDa（rTPA38）三种抗原固相于同一膜片上，在加入待检血清后利用微孔滤膜的浓缩、凝集和渗滤作用，使抗原抗体反应在固相膜上快速进行，再以免疫金作为显色剂直接在膜上显色。反应后的反应板放入生物芯片识别仪，在专门软件的支持下对不同点阵的灰度值进行分析。实现了对这三种抗原的抗体进行同步检测，从而可对 MTB 的感染情况做出辅助诊断。

3. 抗体检测的样本　抗体检测最常见的样本类型是血清，也可用于检测血浆或全血样本。而其他体液样本，如关节腔液、胸腔积液、腹水、脑脊液、淋巴结穿刺液等，因其中免疫球蛋白含量明显低于血清，因此会影响检测结果的准确性，故需要严格按照试剂盒说明书上的样本要求准备样本。

4. 抗体检测的临床意义　①可作为肺外结核诊断的参考指标。②若结核抗体检测结果阳性，提示机体感染过结核分枝杆菌或正处于感染期；需同时参照结核分枝杆菌细菌学检查的结果并结合临床表现及其他检查结果进行综合判断。③免疫功能低下的患者由于机体无法产生足量的结核抗体，因此其检测结果阴性也不能排除活动性结核。④某些接种过卡介苗的人体也会出现结核抗体检测阳性，在诊断时需要注意鉴别。⑤由于方法的局限性，结核抗体检测存在一定的假阳性和假阴性，因此在判断其临床意义时需要综合考虑。

由于抗体检测试剂盒的灵敏度和特异性差异很大，2011 年 WHO 不推荐将血清学检测结果作为可疑肺结核或肺外结核的诊断依据（HIV 感染除外），但我国研究的结果表明抗体 IgG 对结核病尤其是肺外结核病和菌阴肺结核病具有一定的辅助诊断与鉴别诊断价值。因此，目前我国临床上仍然广泛开展抗结核抗体的检测。

（二）结核特异性抗原的检测

20 世纪 80 年代以来，一些研究者一直在探索机体在受到 MTB 感染后，体内的结核抗原的检测诊断价值。

1. 检测方法

（1）ELISA 双抗体夹心法：其原理是吸附在固相载体上的结核抗体可与待测样本中的结核抗原结合，形成抗体 - 抗原复合物，后者与酶标记的结核抗体结合，形成抗体 - 抗原 - 酶标抗体复合物，酶使底物显色，颜色的深浅与待测样本中的结核抗原含量成正比。

（2）金标免疫层析法检测结核特异性分泌抗原 MPT64：可定性检测标本培养物、痰液、组织液等标本中的 MTB MPT64 抗原，从而鉴别 MTB 和非结核分枝杆菌（NTM）。该法操作简便，快速，只需 15min，灵敏度为 99.3%，特异性为 100%。

2013 年，出现了一项基于 LAM 抗原的免疫层析法试纸，可用于 HIV 合并感染 TB 患者床旁尿检。该方法直接检测患者尿标本，加入试纸条后，无须做任何处理，即可在 25min 判读结果。操作步骤见图4-6-1，据报道，在HIV合并感染TB患者、免疫缺陷（CD4<200/μl）人群，其诊断敏感性达到72.2%。WHO推荐用于HIV阳性住院患者有结核病症状，伴CD4 ≤ 100/μl或重症HIV阳性患者。

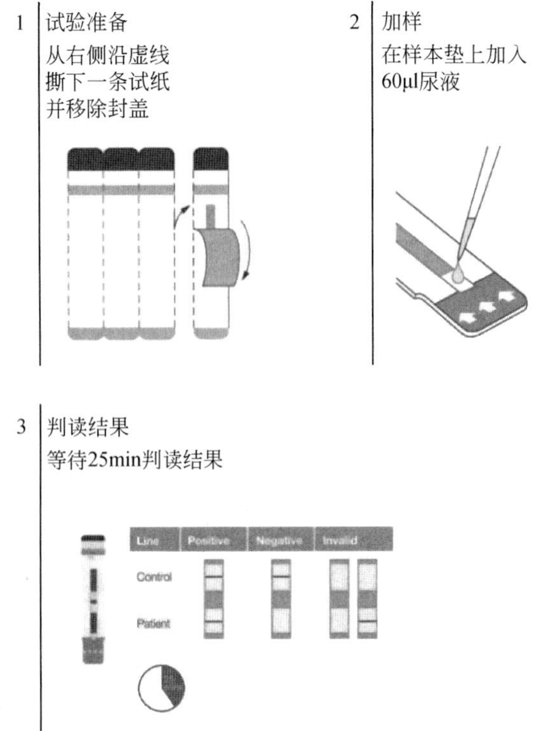

图4-6-1　LAM抗原免疫层析法操作步骤

2. 优点　①操作简便快速，可床旁检测；②样本（尿）易取。

因目前该试剂盒尚未在我国上市，暂无我国的研究报道，对我国结核病患者尤其是肺外结核病患者的诊断价值评估还有待进一步研究。

（三）循环免疫复合物

MTB抗原与其特异性抗体可形成免疫复合物（immunocomplex，IC）。正常情况下，这是机体清除抗原的生理机制，循环在血液里的IC即循环免疫复合物（circulating immunocomplex，CIC）。这些CIC通过经典途径使补体活化，可激活载有Fc受体的免疫活性细胞，是机体排除抗原的一种保护性反应。在结核病患者血清、脑脊液等体液中均可形成CIC，血清中CIC检测的阳性率达77.3%，且与患者是否为痰菌阳性无明显相关性。由此可见，CIC可作为诊断结核病的辅助诊断。检测CIC常用方法为ELISA法和聚乙二醇（PEG）沉淀浊法。

（四）α1-酸性糖蛋白

α1-酸性糖蛋白（α1-acid glycoprotein，AGP）是一种急性时相反应蛋白，在感染时由肝脏产生，检测血清中AGP浓度可用于炎症与肿瘤的鉴别诊断。

（五）血清透明质酸

血清透明质酸（hyaluronic acid，HA）是一种大分子葡萄胺多糖，主要由各组织内间质细胞合成。庄桂龙等的研究显示，浸润型肺结核活动期、慢性纤维空洞型肺结核及结核性胸膜炎血清含量较健康对照组明显升高，尤其是以慢性纤维空洞型肺结核升高最为显著，浸润型肺结核稳定期的HA含量与健康对照组比较差异无统计学意义。由此可见，血清中HA含量可作为监测肺纤维化严重程度的指标。

目前常用方法为化学发光法。在临床诊断中，因患者肝纤维化后HA会明显升高，需注意鉴别。

二、细胞免疫诊断

（一）皮肤试验

1. 结核菌素的简介　1890年首先公布发现结核菌素，同年4月4日罗伯特·柯赫在第10届世界医学会上演讲称发现一种可以预防豚鼠结核病并有治疗作用的物质。1891年柯赫明确这种液体是结核菌的培养滤液，并命名为结核菌素。1908年发现结核菌素试验方法（*C.Mantoux*）。结核菌素皮肤试验（tuberculin skin test，TST）是应用结核菌素进行皮肤试验来测定机体对结核杆菌是否能引起变态反应的一种皮肤试验。结核菌素（OT）或纯化蛋白衍生物（PPD）是结核分枝杆菌的菌体蛋白成分。敏感的受试者体内存在已致敏的T细胞，接受注入皮内的OT或PPD刺激后可发生一系列的反应过程，于注射后48～72h在注射部位的皮肤出现红肿和硬结，据此可判断机体的致敏情况和细胞免疫功能。其原理是人体感染结核分枝杆菌（MTB）后，体内会产生效应性T细胞，当人体皮内注射PPD后，由于迟发型超敏反应的存在，效应性T细胞会与特异性抗原结合，引起以单核细胞浸润和组织损伤为特征的炎症反应，导致注射局部形成红肿或硬结，通过测量注射PPD后注射局部红肿或硬结的大小来判断是否有MTB感染。

（1）旧结核菌素（old tuberculin，OT，简称旧结素）：结核菌素皮肤试验最早是OT实验。旧结素是人型结核杆菌在甘油肉汤或综合液体培养基中生长和溶解的可溶性产物的浓缩液，其主要含结核菌体蛋白，尚有菌体自溶成分、菌体代谢产物，培养基成分，这些非活动性物质是非特异性反应的原因。目前旧结素在我国仍在使用。其优点：制备容易，性质稳定，有效期5年。其缺点：效价不稳定，不易标准化，成分复杂，非特异性反应较多，稀释后效价迅速下降，有效期6周。起初液体浓度不易，使用比较混乱，1952年WHO将旧结素标准化，规定原液每毫升含10万结素单位（TU），相当1000mg。在应用时，可将原液稀释成所需要的单位，结素浓度以稀释度或0.1ml稀释液中含量表示。OT原液为棕色，10万U/ml，含1000mg，1U=0.01mg国际标准结素，即1mg=100U。旧结素在结核病流行病学调查和卡介苗接种工作中，一般都使用1 ∶ 2000（5U/0.1ml）的稀释液；在临床上，主要应用于结核病的诊断及鉴别诊断，过去多采用分次试验法：1 ∶ 10 000、1 ∶ 1000、1 ∶ 100（相当于1U、10U、100U），现均采用一次法1 ∶ 2000（5U）。OT除结核蛋白外，还存在很多非活性成分，其敏感性和特异性较低，而且副作用相对较多，逐渐被纯度更高、敏感性和特异性更高、安全性更高的PPD所代替。

（2）人型纯蛋白衍化物（purified protein derivative，PPD）：PPD的主要成分为结核蛋白，少量多糖、核酸等。其优点：纯度高，非特异反应少，有效期长，可达一年（有的为6个月）。在应用时，根据需要要求生产，单位稀释成所需单位，在国际上一般应用2U/0.1ml或5U/0.1ml。在流行病学调查和卡介苗接种时应用2U/0.1ml或5U/0.1ml。在临床上，过去一般采用分次实验法，1U、10U、100U、250U。目前采用一次实验法5U/0.1ml。经中国药品生物制品检定所多年的研究，于1983年研制成功并通过检定，我国自己研制成功的为PPD-C（C代表中国），已应用于临床和流行病学调查。

（3）新抗原皮肤试验：在OT的基础上纯化的PPD作为皮试试剂提高了诊断的特异度，但由于PPD与卡介苗及非结核分枝杆菌（NTM）之间存在有较多的交叉抗原，导致其特异度低，MTB特异性抗原替代PPD能够明显提高诊断的特异度。

最早发现的RD蛋白为主要分泌的免疫原性蛋白MPT64，即MPB64，由*RD2*基因编码，但随后的研究发现MPB64仅在部分BCG菌株中缺失，其诊断特异度未得到肯定。随着研究的进展，RD1抗原慢慢进入人们的视野，其在所有BCG菌株中均缺失。*RD1*基因开放阅读框为Rv3871 ～ Rv3879c，其中ESAT6和CFP10就是由*RD1*基因Rv3875和Rv3874编码，通过ESAT-6分泌系统1（ESAT-6 secretion system 1，ESX-1）分泌，在宿主和病原体相互作用的过程中起重要作用。① ESAT-6（early secretory antigenic target-6，ESAT-6）是一种特异性低分子质量分泌性蛋白，仅存在于致病性结核杆菌中，如人型、牛型、非洲及某些非典型分枝杆菌（如堪萨斯分枝杆菌、苏尔加分枝杆菌和海水分枝杆菌），而BCG及其他非致病性分枝杆菌则不含有。ESTA-6能刺激机体产生特异性免疫球蛋白，因此利用其结合特性，采用ELISA方法检测患者血清抗原和抗体含量就可以区分感染MTB还是接种了BCG。② CFP-10（culture filtrate protein-10）是1998年鉴定出来的低分子质量蛋白，能被特异性识别并释放γ干扰素。因此，CFP-10可作为T细胞诊断抗原。

ESAT6和CFP10是MTB致病性的关键抗原，具有高免疫原性，人体感染MTB后，两者是重要的T细胞刺激因子，能够下调人体内活性氧的产生，并在巨噬细胞的凋亡中发挥作用，ESAT-6和CFP-10联合可使敏感性提高到90%，特异性提高到97%。因此，这两种抗原可作为MTB感染诊断的优势抗原。

2. 结核菌素试验的临床意义

（1）为接种卡介苗提供依据：PPD阳性表明体内已感染过结核杆菌，无须再接种卡介苗。阴性者是卡介苗的接种对象。阳性反应仅表示结核感染，并不一定患病。我国城市成年居民的结核感染率在60%以上，故用5IU结素进行检查，其一般阳性结果意义不大。但如用高稀释度（1IU）做皮试呈强阳性者，常提示体内有活动性结核灶。结素试验对婴幼儿的诊断价值比成年人大，因为年龄越小，自然感染率越低；对3岁以下的婴幼儿未接种过卡介苗而结核菌素反应阳性者，应考虑有活动性结核病。强阳性反应：注射部位反应较强烈或硬节直径超过1.5cm以上。强阳性反应则表明可能有活动性感染，应进一步检查是否有结核病。

（2）为测定免疫效果提供依据：一般在接种卡介苗3个月以后，应做结核菌素试验，了解机体对卡介苗是否产生免疫力。假如结核菌素试验阳性，表示卡介苗接种成功；反之，则需重新再进行卡介苗接种。

（3）用于诊断与鉴别诊断：结核菌素试验对青少年儿童及老年人的结核病的诊断和鉴别诊断有重要作用。

（4）测定肿瘤患者的非特异性细胞免疫功能：因为结核病的免疫是细胞免疫，结核菌素反应是一种细胞免疫在皮肤局部的反应，临床作为测定细胞免疫功能的一项指标，5TU结素，72h硬结直径>1.0mm表示免疫功能降低。

3. 结核菌素试验的应用范畴

（1）结核病的流行病学调查。

（2）筛选患者：如结核菌素试验阳性或强阳性儿童，再进一步行X线检查，结核菌素试验是主动发现患者的一种方法。

（3）用于诊断及鉴别诊断：结核菌素试验是诊断结核病的一种常用方法，特别对儿童结核病、老年结核病、脊柱结核病或疑难病例常用作鉴别诊断。

（4）选择卡介苗接种对象和考核其接种效果：在推行卡介苗接种的国家和地区，应用结核菌素试验，选择接种对象；在接种后，用结核菌素试验来考核卡介苗接种效果和接种质量。

（5）选择化学预防对象：根据结核菌素试验的结果，阳转的儿童或强阳性的儿童或成人可视为预防治疗的对象。

（6）了解细胞免疫功能：因为结核病的免疫是细胞免疫，结核菌素反应是一种细胞免疫在皮肤局部的反应，所以结核菌素试验远远超出了结核病流行病学调查与鉴别诊断的范畴。

4. 结核菌素的试验方法

（1）试验用具：75%乙醇；专用刻有0.02ml的1ml蓝心针管；专用小号针头；砂钜；镊子数把，治疗巾；观察反应的透明塑料米度尺。

（2）试验方法：采用WHO推行的皮内注射方法。部位：左前臂掌侧中部，无血管及瘢痕处。方法：用75%乙醇消毒后，1ml蓝心针管吸入适量的结核菌素（一定浓度的稀释液），皮内注入0.1ml，72h观察反应结果。

（3）结果：①时间，一般在72h查验反应，在特殊情况下可为48～96h。②测量及计算，测量硬结的横径、纵径，记录为横径、纵径以毫米（mm）为单位。如有水疱、丘疹、坏死、双圈、淋巴管炎记录在后面。例如，15mm×18mm、20mm×18mm水疱；23mm×24mm、15mm×17mm双圈。计算公式：以硬结平均直径（均径）来判断结果。硬结平均直径（mm）=（横径+纵径）÷2。

（4）结果的判断：在流行病学调查中一般记录阳性或阴性即可。阴性反应：硬结均径<5mm，包括无硬结；阳性反应：硬结均径≥5mm；强阳性反应：硬结均径≥20mm或硬结均径<20mm，但有水疱、坏死、丘疹、双圈、淋巴管炎者。在诊断与鉴别诊断中结核菌素试验作为一种结核病特异性诊断方法，有一定的临床价值，结核菌素反应强度越大，临床意义越大，特别是15岁以下儿童更有意义。3岁以下儿童15mm可认为强阳性反应，说明已受结核杆菌感染，应当药物预防治疗；成人强阳性表示有活动性结核病的可能。阴性者应多考虑非结核疾病，肺癌的阴性率高达75%以上。

（二）T淋巴细胞亚群分析

T淋巴细胞是人体免疫系统的重要组成部分，对维持机体免疫功能具有重要的作用。伴随检测技术的革新，特别是流式细胞术的发展使得T淋巴细胞的分类和功能也在不断丰富。依据T淋巴细胞上CD_4和CD_8分子表达差异可分为CD_4^+T淋巴细胞和CD_8^+T淋巴细胞两大类。CD_4^+T淋巴细胞包括辅助性T细胞（Th）和迟发型超敏反应性T细胞（TDTH）两类，且以Th为主。根据CD_4^+T细胞分泌的细胞因子的不同，Th细胞又可分为Th1、Th2和Th0等亚型。Th1细胞主要分泌IL-2、IFN-γ、TNF-α等细胞因子，这些细胞因子能够激活巨噬细胞并提高其杀伤细菌的功能，也可诱发迟发型变态反应；Th2细胞主要分泌IL-4、IL-5、IL-6和IL-10等细胞因子，这些细胞因子能够激活体液免疫系统，包括B细胞，嗜酸性细胞和嗜碱性细胞等，正常人体外周血Th1/Th2约为3/10；Th0细胞是Th1和Th2细胞的前提细胞，可以向这两种细胞转化。Th17和Treg细胞是在自身免疫性疾病模型中发现的表达 CD_4 分子的 T 淋巴细胞亚群，其在慢性感染性疾病中的作用正逐渐被认识。CD_8^+T 淋巴细胞包括抑制性 T 淋巴细胞（Ts）和细胞毒性 T 淋巴细胞（Tc）两类，受其自身 MHC Ⅰ类分子限制，是执行细胞免疫的主要效应细胞。下面介绍几种常见的 T 淋巴细胞亚群检测。

1. 四色 T 淋巴细胞表型分析

（1）原理：用四种荧光素标记的单克隆抗体同时进行免疫荧光染色，以 CD_{45}/SSC 设门法分析血液中 T 淋巴细胞免疫表型。

（2）操作步骤：①用 EDTA- K2/K3 真空采血管采集静脉血 2ml，新鲜标本 6h 内进行免疫荧光染色。② 样本制备：取流式专用样品管，依次加入四色抗体（CD_{45}-FITE/CD_4-RD1/CD_8-ECD/CD_3-PC5）10μl，抗凝血或全血质控 100μl，混匀后室温避光反应 15min；再加入红细胞溶解液（1×FACS）450μl，充分混匀，室温避光反应 15min；加入绝对计数微球 100μl，充分混匀后 2h 内上机检测。③上机：按操作流程打开仪器预热 10min，以同型对照和单染管进行阈值和补偿设置，质控管确保试验在控后检测样本管。

（3）临床意义：T 淋巴细胞表型分析是临床开展最成熟的免疫系统评价指标，包括 CD_4#、CD_4%、CD_8#、CD_8%、CD_3#、CD_3% 及 CD_4/CD_8 等指标。不同病原微生物感染及不同感染阶段 T 淋巴细胞表型分析的上述指标会出现不同的变化。结核等胞内菌及病毒感染后 CD_4# 通常不同程度下降；CD_4% 下降、升高或者不变；CD_8# 通常升高；CD_4/CD_8 下降但不如艾滋病患者下降严重。

2.Th1/Th2 测定

（1）原理：依据 Th1/Th2 细胞产生 IFN-γ/IL-4 不同，利用四种荧光素标记的单克隆抗体同时进行免疫荧光染色，以 CD_{45}/SSC 设门法分析血液中 Th1/Th2 淋巴细胞免疫表型。

（2）操作步骤：①样本采集，用 EDTA-K2/K3 真空采血管采集静脉血 2ml，新鲜标本 6h 内进行免疫荧光染色；②样本制备，取流式专用样品管，依次加入四色抗体（IFN-γ-FITC/IL-4-PE/CD_3-ECD/ CD_4-PC5）10μl，抗凝血或全血质控 100μl，混匀后室温避光反应 15min；再加入红细胞溶解液（1×FACS）450μl，充分混匀，室温避光反应 15min；加入绝对计数微球 100μl，充分混匀后 2h 内上机检测；③上机，按操作流程打开仪器预热 10min，以同型对照和单染管进行阈值和补偿设置，质控管确保试验在控后检测样本管。

（3）临床意义：Th1/Th2 因其产生不同的效应分子而调控不同的细胞亚群，结核分枝杆菌感染后 Th1 细胞及其分泌的细胞因子上调，Th2 细胞及其分泌的细胞因子变化随着病程发生变化。Th1、Th2 及 Th1/Th2 比例检测对于评估结核感染患者的免疫状态及治疗效果有重要意义。

3.Th17 和 Treg 细胞检测

（1）原理：依据 Th17/Treg 特征性表面标志对外周血 Th17/Treg 淋巴细胞进行荧光标记并用流式细胞仪对其分析。

（2）操作步骤

1）样本采集：用 EDTA- K2/K3 真空采血管采集静脉血 2ml，新鲜标本 6h 内进行免疫荧光染色。

2）流式检测 Th17 细胞：抗凝全血与 RPMI1640 培养液以 1 ∶ 1 比例稀释后加入佛波酯（PMA）、离子霉素、蛋白转运抑制剂（BFA）混匀后在 37℃、5% CO_2 浓度的细胞培养箱中培养 4h。取培养后的全血 100μl 于流式上样管中，加入 500ml PBS 液混匀，1000*g* 离心 5min 后弃上清液，细胞重悬于 100μl PBS 液中，加入 20μl CD_3-FITC/CD_4-PE/IL-17-Alexa Fluor647、CD_8-PE-Cy5 流式抗体或同型对照试剂，避光室温孵育 30min，PBS 液洗涤两遍后重悬于 500μl PBS 液中并转移至流式管中，上机检测。以 CD_8 反标 CD_4^+T 淋巴细胞，分析 IL-17^+ 细胞占 CD_4^+ 细胞比例。

3）流式检测 Treg 细胞：取抗凝全血 100μl 于流式上样管中，加入 500ml PBS 液混匀，1000*g* 离心 5min 后弃上清液，细胞重悬于 100μl PBS 液中，加入 20μl CD_4^+-PE-Cy5/CD_{25}-PE 流式抗体或同型对照，避光室温孵育 20min，PBS 液洗涤后重悬，加入 5μl Foxp3-Alexa Fluor 488 避光室温孵育 30min。PBS 液洗涤两遍后重悬于 500μl PBS 液中并转移至流式管中，上机检测。以 CD_4^+ 细胞设门法分析 Foxp$3^+CD_{25}^+$ 细胞占 CD_4^+ 细胞比例。

（3）临床意义：Treg 细胞是一类负向调节机体免疫反应的 T 淋巴细胞亚群，既能够抑制不恰当的免疫反应，又能够限定免疫应答的范围、程度及作用时间。根据其来源、表位特性及作用机制不同，将 Treg 分为两类：天然 Treg 和诱导型 Treg。目前认为 $CD_4^+CD_{25}^+$Foxp3^+ 细胞为 Treg 细胞的特征性表型。Th17细胞具有特异性分泌IL-17（通常IL-17即指IL-17A）的特性，另外还能够分泌IL-17F、IL-21、IL-22、IL-6、IL-17A/F异二聚体等细胞因子。Th17细胞能与广泛存在的IL-17受体结合，上调免疫应答，产生促炎症反应，并表达转录因子ROR-γt为Th17细胞的特征性表型。

结核分枝杆菌感染后，患者Th17/Treg平衡被破坏，表现为外周血Th17细胞表达水平低于健康人群，而Treg细胞表达水平高于健康人群。此外，在接受有效治疗后Th17细胞表达水平逐渐上升，Treg细胞及Th17/Treg平衡逐渐恢复，动态监测外周血Th17/Treg变化对评价结核患者的免疫状态及疗效评估具有重要意义。

（三）γ干扰素释放试验

在免疫诊断方面，PPD试验已经沿用了100余年，而γ干扰素释放试验（interferon-γ release assay，IGRA）的出现似乎带来了新的希望。人体感染结核分枝杆菌后，产生记忆T淋巴细胞。当再次受到感染后，这些记忆T淋巴细胞增殖为效应T淋巴细胞，结核分枝杆菌蛋白质的多肽抗原刺激效应T淋巴细胞分泌以INF-γ为主的细胞因子，通过计数有效释放INF-γ的T细胞或定量分析γ干扰素的浓度，就可以判断是否存在结核分枝杆菌特异性细胞免疫反应。干扰素释放试验有两种方法，一种是QFT（QuantiFERON-TB GOLD）实验，采用酶联免疫吸附试验（ELISA）检测全血中致敏T细胞再次受到MTB特异性抗原刺激后释放的γ干扰素水平，称之为全血检测或结核感染T细胞免疫检测；另一种是T-SPOT.TB试验，采用酶联免疫斑点（ELISPOT）法测定在MTB特异性抗原刺激下，外周血单个核细胞中能够释放γ干扰素的效应T细胞数量，称之为细胞检测或结核感染T细胞检测。两种检测方法的原理类似，检测技术和操作程序略有不同，以下介绍我国常采用的T-SPOT.TB试验。

（1）检验目的：采用酶联免疫斑点法检测并计数人新鲜外周静脉抗凝血分离所得淋巴细胞中结核特异抗原刺激活化的效应T细胞，适用于临床疑似结核病的辅助诊断。

（2）检验原理：所有的BCG菌株及绝大部分的非分枝杆菌都不含这三种蛋白质（ESAT-6、CFP-10和TB7.7）。利用酶联免疫试验，定量检测人体外周抗凝全血中受结核杆菌特异混合多肽抗原刺激细胞因子干扰素的效应T淋巴细胞数量。工作原理如图4-6-2所示。

（3）检测方法：将PBMC、结核特异的混合抗原A和B（分别为ESAT-6和CFP-10的部分多肽片段）与对照试剂一起加入预先包被抗IFN-γ抗体的微孔培养板进行培养。当PBMC中存在结核特异T细胞时，培养液中加入的结核特异混合抗原A和B将刺激其分泌IFN-γ。分泌的IFN-γ与捕获IFN-γ结合，滞留在微孔板表面，显色底物在反应部位被酶分解形成不溶性色素的斑点。每一个斑点代表一个结核特异的效应T细胞，根据斑点数可以推测体内是否存在结核分枝杆菌反应的效应T细胞。

酶联免疫斑点法（ELISPOT）

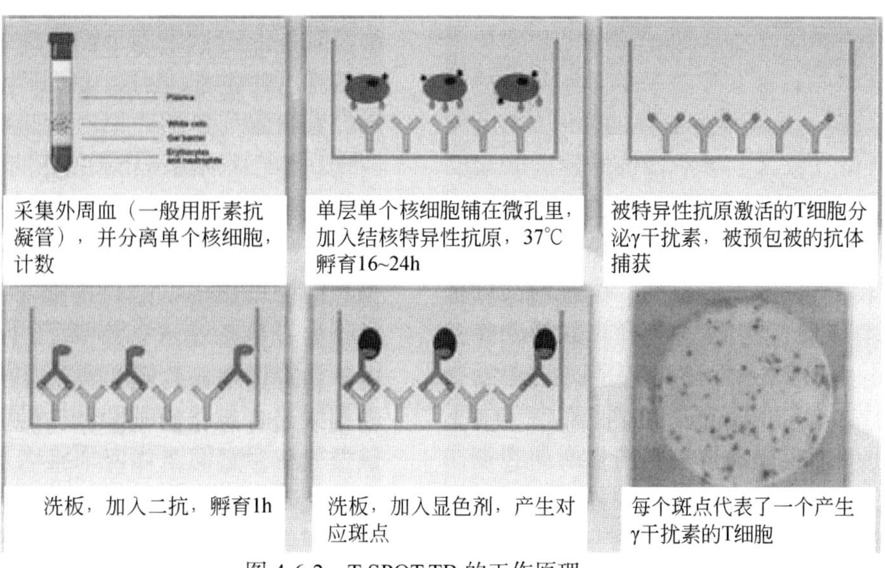

采集外周血（一般用肝素抗凝管），并分离单个核细胞，计数
单层单个核细胞铺在微孔里，加入结核特异性抗原，37℃孵育16~24h
被特异性抗原激活的T细胞分泌γ干扰素，被预包被的抗体捕获
洗板，加入二抗，孵育1h
洗板，加入显色剂，产生对应斑点
每个斑点代表了一个产生γ干扰素的T细胞

图4-6-2　T-SPOT.TB的工作原理

（4）报告解读：①阳性，A 孔结果或 B 孔结果 >8spots；②阴性，A 孔结果或 B 孔结果 <4spots；③不确定，A 孔或者 B 孔结果为 5spots、6spots 或 7spots（建议重做）；④无效，可能为细胞数不够完成试验，阳性孔无反应。

（5）临床意义：①结核潜伏感染检测；②活动性结核病诊断；③密切接触者及高危人群筛查，如医务工作者、HIV 患者、风湿患者等；④菌阴肺结核、肺外结核、儿童结核辅助诊断；⑤结核病疫情监测和流行病学调查；⑥疑似结核病的鉴别诊断、诊断或排除结核病及评估是否有结核感染的可能性时，需结合流行病学、病史、医学和其他诊断结果一起考虑；⑦阴性检测结果不能排除结核分枝杆菌感染或结核病的可能性。导致假阴性结果的原因可能是感染阶段（如在发生细胞免疫反应之前采集标本）、患有影响免疫功能的疾病、静脉穿刺后血液培养管的操作不正确、检测操作不正确或其他免疫学改变；⑧阳性检测结果不能作为判定结核菌感染的唯一或绝对依据，虽然所有种类的 BCG 疫苗及大部分已知的非结核分枝杆菌并不含有 ESAT-6、CEP-10 及 TB-7.7（P4），但是 *M.kansasii*、*M.szulgai* 或 *M.marinum* 感染可使检测结果呈阳性。若怀疑有这些细菌感染，则应该用其他方法进行检测。

（6）结果解读：①敏感性和特异性，因 ESAT-6 和 CFP-10 是由 MTB 基因组 RDI 区编码的低分子蛋白，只存在于 MTB 复合群中，而在卡介苗菌株和大部分分枝杆菌中则缺乏，因此 T-SPOT 不受注射卡介苗的影响。国外有研究表明，T-SPOT.TB 试验应用在骨结核的辅助诊断上，取得了良好的临床应用价值。Lai CC 等报道应用 T-SPOT.TB 试剂盒对骨结核的诊断，阳性率为 86.7%，特异度为 61.9%。② IGRA 产生变异性的原因，无反应性，患者本身免疫原因，对结核特异性抗原无反应。免疫因素，正在接受免疫抑制治疗，如激素、单抗、DM 或之前接受过 PPD 试验。分析前因素，标本量不足，转运时间太长，采血–孵育存在延迟，孵育时间不够等。分析时误差，操作时加样误差，离心操作错误，吸光度检测不精确等。③ γ 干扰素释放试验在中国应用的建议，各国指南对 IGRA 应用的意见也明显不同。归纳不同指南的观点，主要有以下相对一致或相近的建议：① IGRA 不能有效区分活动性结核病和 LTBI，因此 IGRA 对活动性结核病的诊断价值有限。②无论是特异度还是敏感度，ESAT-6 和 CFP-10 作为抗原相对于 PPD 试验要高，因此在诊断 LTBI 方面，发达国家多推荐单独或联合应用 IGRA。

γ 干扰素释放试验是检测 MTB 特异性抗原刺激 T 细胞产生的 γ 干扰素，以判断是否存在 MTB 的感染。IGRA 可弥补 PPD 试验的不足，目前多个国家已将其用于诊断 MTB 潜伏感染（latent tuberculosis infection，LTBI），我国部分医院也已常规开展此项检测。LTBI 是宿主感染 MTB 后的一种特殊状态，感染者体内的 MTB 处于持留状态，不能诊断为活动性结核病，但具有发展为活动性结核病的风险。IGRA 可以对活动性结核病进行辅助诊断，对 LTBI 的高危人群进行早期诊断和适当干预，在结核病控制中具有积极意义。T-SPOT.TB 试剂盒的加测试剂较贵，限制了其进一步在发展中国家的推广应用。如果能开发利用新抗原将其应用在 ELISPOT 技术之上，相信能使成本进一步降低。

（四）细胞因子检测

1. 细胞因子的基本概念　细胞因子是由免疫原、丝裂原或其他因子刺激细胞所产生的低分子量的可溶性蛋白质，为生物信息分子，具有调节固有免疫和适应性免疫应答，促进造血，以及刺激细胞活化、增殖和分化等能力。目前可将细胞因子分为白细胞介素、干扰素、肿瘤坏死因子超家族、集落刺激因子、趋化因子、生长因子等。淋巴细胞、单核–吞噬细胞、树突状细胞、粒细胞及其他非造血细胞（如成纤维细胞和内皮细胞等）均可产生细胞因子，其中辅助性 T 淋巴细胞是产生细胞因子最多的免疫细胞。

2. 与结核病免疫相关的细胞因子　近些年来，随着细胞和分子免疫学的发展，有关细胞因子在结核病免疫学诊断中的作用有了广泛而深入的研究。这些细胞因子包括肿瘤坏死因子 -α（tumor necrosis factor-α）、白细胞介素（interleukin，IL）和干扰素，其中 TNF-α 和可溶性白细胞介素 2 受体（soluble-interleukin-2 receptor，SIL-2R）备受关注，它们是体内细胞因子网络的重要组成部分。下面我们介绍这几种细胞因子的临床作用和意义。

TNF分为两大类：由活化的巨噬细胞产生的成为TNF-α，由活化的T细胞产生的称为TNF-β。TNF-α是启动抗菌炎症反应的关键细胞因子，是由157个氨基酸组成的非糖基化蛋白质，分子质量为17kDa，它同其他细胞因子共同参与维持机体内环境等生理过程，同时又介导感染、创伤及免疫应答反应。在正常情况下，血液中的TNF-α水平较低，正常参考值为0～8.1pg/ml，在外伤、炎症及应激条件下增加。一般来讲，适度的增加可提高机体的防御功能，表达下降则会造成结核分枝杆菌的大量繁殖，过度的增加则会引起组织细胞的病理损害，机制不明。Price等对此进行了研究，发现TNF-α能够通过自分泌和旁分泌的方式上调基质金属蛋白酶9的分泌，后者会造成组织的破坏。TNF-α是一类能引起肿瘤组织出血坏死的因子，也是重要的前炎症因子和免疫调节因子，同时与发热和恶病质形成有关。TNF-α在抗结核感染中的作用为增强机体的细胞免疫水平；促进结核性肉芽肿的形成；诱导感染结核菌的巨噬细胞凋亡；维持结核分枝杆菌的休眠状态。TNF-α还是一种关键的负调控因子。它通过抑制T细胞增殖、限制活化T细胞数目，控制细胞免疫水平，避免宿主对结核分枝杆菌做出过激反应。TNF-α不仅参与结核病的病理过程，还与结核病炎症反应程度相关。国内外的研究报道表明，结核病活动期患者TNF-α血清中水平明显高于健康对照组。也有报道称，TNF-α的基因参与了脊柱结核的发生发展过程，其基因多态性和结核易感性有关，其中-308A等位基因和-238位点*GA*基因可能参与了脊柱结核的发生。

sIL-2R是一种重要的免疫抑制因子，与白细胞介素2（IL-2）介导的免疫反应密切相关。IL-2是一种促人T淋巴细胞生长和繁殖的细胞因子，各种细胞表面均有能与IL-2结合的蛋白，称为IL-2受体。IL-2受体有两种：表达在细胞膜表面的膜结合型受体mIL-2R和游离于血清中的sIL-2R。sIL-2R由IL-2诱导产生，它作为一种低亲和力受体可与mIL-2R竞争结合IL-2，通过结合活化T细胞周围的IL-2，从而抑制已活化的T细胞扩增，从而抑制机体的免疫反应。有研究发现，不同浓度的sIL-2R显示不同的效应，浓度高于5mg/L可抑制IL-2依赖性增殖，而浓度低于2.5mg/L时则有促进作用。故sIL-2R有双向免疫调控作用。sIL-2R作为一种细胞免疫因子，在人体免疫应答中起重要的调节作用，结核病患者sIL-2R水平与机体所处的免疫状态及病情严重程度密切相关。sIL-2R作为循环中单个细胞活化的敏感定量指标，也有助于肺结核活动病情的判别。国内外的研究报道表明，结核病活动期患者血清中sIL-2R水平明显高于健康对照组。在结核患者的治疗过程中，全程检测血清sIL-2R水平并进行疾病动态监测，根据血清sIL-2R水平的变化来有效评价疾病的发展和预后。

白细胞介素6（IL-6）是B细胞刺激因子，能够激活巨噬细胞。它不仅仅由T细胞产生，而且也可由巨噬细胞、成纤维细胞、上皮细胞等及其他非淋巴系统细胞产生。无论是在急性还是慢性结核分枝杆菌感染中，它能提供一种非T细胞依赖性的抗结核分枝杆菌感染方式。IL-6可以作用于B细胞和肝细胞、杂交瘤细胞、浆细胞等多种细胞，并通过它的促炎症反应活性和对其他细胞因子产生的影响来增加机体的抵抗力。在结核分枝杆菌感染中，IL-6不仅为分泌IFN-γ的T细胞的激活所必需，而且是一种主要的诱导保护性T细胞的分子，加强IFN-γ的作用。Ladel等研究发现感染结核分枝杆菌后，与野生型的对照组小鼠相比，IL-6缺陷的小鼠体内IFN-γ产生减少且寿命减短。虽然很多研究发现IL-6诱导抗结核分枝杆菌感染的保护性免疫反应，但是也有报道称IL-6有抑制巨噬细胞对IFN-γ的反应性的不良作用。

除此之外，转化生长因子-β（TGF-β）、IL-1、IL-10、IL-12、IL-17、IL-19等细胞因子也被报道与结核病相关。有研究表明，活动期肺结核患者外周血高表达IL-10、TGF-β；在有效抗结核治疗6个月后，IL-10、TGF-β水平均明显下降。此外，通过实验，在肺外结核、炎症部位和病变组织（胸腔积液和腹水）中，也得到相同的结果。IL-12、IL-17、IL-19也在结核病患者血清或结核病患者胸腔积液中，被报道有显著性差异。系统、全面地了解这些细胞因子及其作用的方式，有助于对结核病的辅助诊断。

3. 细胞因子免疫学检测方法和原理　①方法：目前细胞因子的免疫学检测方法主要包括化学发光法和酶联免疫吸附剂测定法。②原理：化学发光免疫分析（CLIA）是用化学发光剂直接标记抗原或抗体的免疫分析方法。化学发光免疫分析法根据标志物的不同可分为三大类，即化学发光免疫分析法、化学发光酶免疫分析法和电化学发光免疫分析法。化学发光免疫分析仪是通过检测患者血清从而对人体进行免疫分析的医学检验仪器。将定量的患者血清和辣根过氧化物（HRP）加入到固相包被有抗体的白色不透明微孔板中，血清中的待测分子与辣根过氧化物酶的结合物和固相载体上的抗体特异性结合，分离洗涤未反应的游离成分。然后加入鲁米诺（luminol）发光底液，利用化学反应释放的自由能激发中间体，从基态回到激发态，能量以光子的形式释放。此时，将微孔板置入分析仪内，通过仪器内部的三维传动系统，依次由光子计数器读出各孔的光子数。样品中的待测分子浓度根据标准品建立的数学模型进行定量分析。最后，打印数据报告，以辅助临床诊断。酶联免疫吸附剂测定法简称酶联免疫法或ELISA法，是把抗原抗体的免疫反应和酶的高效催化作用原理有机地结合起来的一种检测技术。该技术主要的依据有三点：第一，抗原（抗体）能结合到固相载体的表面仍具有其免疫活性；第二，抗体（抗原）与酶结合所形成的结合物仍保持免疫活性和酶的活性；第三，结合物与相应的抗原（抗体）反应后，结合的酶仍能催化底物生成有色物质，而颜色的深浅可定量抗体（抗原）的含量。酶联免疫吸附分析法主要有三种测定方法：间接法、抗体夹心法和竞争法。前两种方法主要用于测定抗体和大分子抗原，适用于临床诊断，竞争法是测定小分子抗原的方法。

4. 方法性能　①化学发光法，灵敏度高（可达pg级），常用于定量检测；检测线性范围宽；检测过程自动化程度高，结果稳定，精密度高，误差小；检测快速简便，受人为因素影响小。化学发光法是目前免疫诊断方法中发展得最快的一种方法。该方法缺点是试剂成本相对较高。②酶联免疫吸附剂测定法，灵敏度也高，但常用于定性或半定量检测；检测线性范围相对要窄；检测过程手工操作步骤更多，操作与反应时间均较长，结果受人为因素影响大，但是该方法试剂成本相对较低。

（五）红细胞免疫功能检测

1981年Siegel提出了红细胞免疫系统概念，并指出红细胞免疫黏附（red cell immune adhesion，RCIA）是红细胞发挥免疫功能的主要手段。RCIA的分子基础则是红细胞膜上的补体受体（complement receptor，CR）。红细胞在天然免疫中的作用及对适应性免疫的调控作用已逐渐被揭示。目前，已明确红细胞膜上的补体受体有Ⅰ型（CR1）和Ⅲ型（CR3），主要为CR1。CR1属于补体调控蛋白，分子质量为160～260kDa，是一种单链膜结合蛋白，能与补体系统中C3b、C4b高亲和性地结合。人体内约90%的C3b受体存在于红细胞膜上。CR1与血液循环中带有C3b的免疫复合物（IC）结合，并运送至巨噬网状内皮系统予以清除，红细胞从IC上解离并无任何损伤再度进入循环，而捕获IC的巨噬细胞则通过膜表面CR1受体再与IC补体C3b结合，Fc受体与CR1受体的协同作用使巨噬细胞的吞噬作用加强，而将IC吞噬并清除到体外。CR1与其他抗原或抗体以双特异性单抗异聚体（HP）的形式在红细胞表面稳定存在且不需要补体的存在，从而实现对抗原或抗体的有效清除。另外，红细胞通过体内高浓度的过氧化氢酶（Cat）及超氧化物歧化酶（SOD）在清除吞噬过程中产生氧化代谢产物（ROM），促进吞噬作用。除上述免疫清除机制外，红细胞通过其表面的CD_{58}、CD_{59}等分子与辅助性T淋巴细胞上的CD_2黏附实现激活T淋巴细胞的免疫调控功能。研究显示，红细胞与B细胞作用亦能促使其增殖、分化产生免疫球蛋白；调控淋巴细胞产生干扰素，增加淋巴细胞转化率；通过红细胞膜上的趋化因子受体（ECKR）广泛参与炎症反应和细胞因子调控，在抗炎症、抗肿瘤、抗感染免疫反应中具有重要作用。

结核分枝杆菌进入血液循环后，红细胞通过上述机制激发一系列的天然免疫反应和适应性免疫反应。结核分枝杆菌作为病原微生物侵入人体后，补体系统会迅速对其发生旁路等多种途径的连锁识别、激活、效应等系列免疫反应，红细胞利用其膜表面的CR1受体与结核分枝杆菌锚定并将其携带至巨噬网状内皮系统销毁。此外，红细胞可将结核分枝杆菌的相关抗原递交给T、B淋巴细胞激活适应性免疫反应。一方面，红细胞携带的结核分枝杆菌占据其表面的CR1位点；另一方面，CR1因反复携带和释放致病原导致其活性降低，造成红细胞CR1在结核病患者中表达降低。血清中除了存在抑制红细胞免疫黏附功能的因子外，我国学者郭峰团队研究发现还存在促进红细胞免疫黏附功能因子。结核病患者促进因子的活性降低，抑制因子活性增高，造成红细胞免疫功能障碍。另外，在核酸水平方面的研究发现，结核病患者存在 CR1 数量基因型表达缺陷；结核分枝杆菌感染患者红细胞免疫功能降低，与遗传因素有关，是否跟红细胞表面 CD 家族基因相关，有待进一步探讨研究。

红细胞免疫功能检测主要围绕其天然免疫功能和免疫调控功能展开。CR1 数量及其活性是红细胞免疫功能的重要指标，检测方法包括红细胞 CR1 密度相关基因组多态性测定、红细胞 CR1 单抗酶联免疫法、多种花环试验及流式细胞仪法等。红细胞上的 CD_{58}、CD_{59}、CD_{55}、CD_{44} 及 ECKR 等分子水平检测是了解红细胞免疫调控功能的重要参数，检测方法主要有多种花环试验、酶联免疫法及流式细胞仪法等。下面从免疫黏附和免疫调控两个方面介绍临床常见的红细胞免疫功能检测试验。

1. 红细胞免疫黏附能力测定

（1）流式法红细胞 CR1 表达水平测定

1）原理：采用直接或间接荧光标记法对红细胞上的 CR1 标记，根据同型对照确定阴性细胞，通过流式细胞仪检测红细胞上 CR1 表达的平均荧光强度。

2）操作步骤：取流式细胞仪专用试管加入已采集的抗凝血 5μl，加入 20μl CD_{35} 荧光抗体，加入 200μl PBS 液，混匀，室温避光反应 30min；1500r/min 离心 5min，弃上清液，加 500μl PBS 液，重悬；1500 r/min 离心 5min，弃上清液，重复 4 次；加 300μl PBS 液，混匀，上机检测并分析。

3）意义：CD_{35}（即 CR1）广泛表达在红细胞、粒细胞、淋巴细胞、树突状细胞等，对红细胞上黏附的抗原或免疫复合物在巨噬网状内皮系统内清除有重要作用。对 CD_{35} 表达水平检测是评估受试者红细胞黏附功能的客观指标，与 CD_{35} 活性联合测定能更好地反映红细胞的免疫功能。结核杆菌感染患者表现为红细胞 CD_{35} 平均荧光强度低于健康人群，而骨关节结核患者与一般结核杆菌感染患者间红细胞 CD_{35} 表达无差异。

（2）花环试验法红细胞 CR1 免疫活性测定

1）原理：红细胞膜上 C3b 受体（CR1）可与补体致敏的酵母菌黏附形成花环（RBC-C3bR 花环）；红细胞膜上黏附的 IC 中的 C3b 分子或抗原补体复合物中的 C3b 分子与未致敏酵母菌的酵母多糖黏附形成花环（RBC-IC 花环）。

2）操作步骤：待测红细胞悬液，取肝素抗凝静脉血与等体积生理盐水混匀后，2000r/min 离心 3 ～ 5min，弃上清液；洗涤 3 次，用生理盐水重悬并配成 1.25×10^7/ml 红细胞悬液备用。

3）补体致敏酵母试剂：酵母菌生理盐水洗涤 3 次后，配成 1% 悬液，水浴煮沸 20min 后混匀，并用双层滤纸滤去小凝块，显微镜下观察呈单个酵母分散状态。加等量小鼠血清，混匀后置 37℃水浴致敏 15min。加入等体积生理盐水，混匀后 2500r/min 离心 10min，弃上清液，重复 2 次；用生理盐水配成 1×10^8/ml 酵母悬液备用。也可直接购买商品化的补体致敏酵母和酵母多糖冻干试剂。

取两只试管编号为 1 号和 2 号，两管中加入待测红细胞悬液 50μl；1 号管中再加入补体致敏酵母试剂 50μl，2 号管中再加入未补体致敏酵母 50μl，混匀，置 37℃水浴 30min；取出后轻轻摇匀，加生理盐水 100μl；混匀后加 0.25% 戊二醛 25μl 轻轻混匀；取适量涂片，自然干燥后甲醇固定；瑞氏染色（或者瑞氏吉姆萨染色），显微镜下观察计数 200 个红细胞及其花环红细胞个数，计算花环阳性细胞百分率。2 个及 2 个以上红细胞黏附酵母菌即为花环。1 号管为 RBC-C3bR 花环率，2 号管为 RBC-IC 花环率。

4）临床意义：红细胞 C3bR 和 RBC-IC 花环率可作为红细胞天然免疫黏附功能的指标，如两项指标均降低，判为原发性红细胞免疫功能低下，为红细胞膜 C3b 受体受到破坏或遗传基因缺陷及其他因素影响所致。如两项指标均升高，判为原发性红细胞免疫功能亢进与紊乱。临床最为常见的是继发性红细胞免疫功能低下，结核分枝杆菌感染后红细胞通过其膜上的 CR1 分子实现黏附功能，CR1 的消耗及 IC 和抗原的结合占据使得其数量和活性下降，表现为 C3bR 花环率下降而 RBC-IC 花环率升高。

2. 红细胞免疫调控能力测定

（1）红细胞 C3b 受体花环促进与抑制试验

1）原理：血清中存在促进和抑制红细胞免疫功能的物质，前者耐热（58℃，30min 不被灭活），后者不耐热（58℃，30min 被灭活），可促进或抑制红细胞 C3bR 花环率。

2）操作步骤

A. 58℃灭活血清组花环率：试管内加入 75μl 待测血清，置 58℃水浴 30min，加入洗涤 3 次的正常人 O 型红细胞悬液（1.25×10^7/ml）50μl，再加补体致敏酵母菌悬液（1×10^3/ml）50μl，37℃水浴 30min 后加 7 滴生理盐水和 2 滴 0.25% 戊二醛溶液混匀，取适量涂片，干燥后甲醇固定并染色镜检，计数 200 个红细胞中发生酵母菌黏附 2 个及以上的红细胞花环阳性率。

B. 室温血清组花环率：试管内加入 75μl 待测血清，置室温 30min，加入洗涤 3 次的正常人 O 型红细胞悬液（1.25×10^7/ml）50μl，再加补体致敏酵母菌悬液（1×10^3/ml）50μl，37℃水浴 30min 后加 7 滴生理盐水和 2 滴 0.25% 戊二醛溶液混匀，取适量涂片，干燥后甲醇固定并染色镜检，计数 200 个红细胞中发生酵母菌黏附 3 个及以上的红细胞花环阳性率。

C. 生理盐水组花环率：试管内加入 75μl 生理盐水，加入洗涤 3 次的正常人 O 型红细胞悬液（1.25×10^7/ml）50μl，再加补体致敏酵母菌悬液（1×10^3/ml）50μl，37℃水浴 30min 后加 7 滴生理盐水和 2 滴 0.25% 戊二醛溶液混匀，取适量涂片，干燥后甲醇固定并染色镜检，计数 200 个红细胞中发生酵母菌黏附 2 个及以上的红细胞花环阳性率。

红细胞 C3bR 花环促进率 =（58℃灭活血清组花环率 − 生理盐水组花环率）/ 生理盐水组花环率 ×100%。红细胞 C3bR 花环抑制率 =（58℃灭活血清组花环率 − 室温血清组花环率）/58℃灭活血清组花环率 ×100%。

3）临床意义：红细胞 C3b 受体花环促进与抑制试验是了解受试者红细胞自身调控机制的简便而有效的试验方法。结核感染人群红细胞 C3bR 花环促进率低于健康人群，而红细胞 C3bR 花环抑制率两者无差异。

（2）红细胞 CD_{58}、CD_{59} 流式细胞仪测定法

1）原理：用 CD_{58} 和 CD_{59} 的标有荧光素的单克隆抗体对红细胞上的 CD_{58} 和 CD_{59} 分子染色，在流式细胞仪上分析 CD_{58} 和 CD_{59} 结合的单抗上的荧光强度。

2）操作步骤：分设实验管和阴性对照管，实验管内分别加入荧光抗体 CD_{58}-FITC 和 CD_{59}-PE 各 10μl，对照管加入相应的同型对照小鼠 IgG1-FITC 和 IgG1-PE，每管内加入 5μl 抗凝全血，补充 45μl 磷酸盐缓冲液（PBS），充分混匀，室温避光孵育 20min；加入 PBS 2ml 300*g* 离心 5min，弃去上清液，每管加入 0.5ml 的 PBS，4℃避光 1h 内上机检测。流式细胞仪（BD Calibur）检测，CellQuest 软件分析，在 FSC-SSC 散点图上设门选定红细胞进行分析。每管收集 30 000 个细胞，通过荧光散点图和荧光直方图分析红细胞上 CD_{58}、CD_{59} 的表达。

3）临床意义：CD_{58} 分子又称淋巴细胞功能相关性抗原 3（LFA-3），是一种细胞表面糖蛋白，属于免疫球蛋白超家族成员，与 CD_2 具有高度同源性和结构相似性，是非常重要的黏附分子之一。CD_{58} 在红细胞上表达数量是 CD_{59} 的 5 ～ 20 倍，是 CR1（即 CD_{35}）的 3 ～ 10 倍，是红细胞参与调控 T、B 淋巴细胞的重要物质基础。红细胞 CD_{58} 对整体免疫功能的平衡具有重要的“稳态作用”：CD_{58} 升高，提示机体免疫系统的激活；CD_{58} 降低，提示机体免疫系统的抑制。结核感染患者不同阶段 CD_{58} 水平的变化，有助于评估结核感染患者的免疫状态和治疗效果。

CD_{59} 又称 MAC 抑制蛋白（MAC-IP），广泛分布于红细胞、粒细胞、内皮细胞及心肌细胞等多种细胞上，能阻止膜攻击复合物（MAC）的装配，从而防止补体对自身细胞的攻击。CD_{59} 对 T 细胞的活化具有增强作用，但 CD_{59} 和 CD_{58} 与 CD_2 结合的部位仅有部分相同。红细胞 CD_{59} 通过与补体 C9 结合而抑制 MAC 的形成，从而抑制细胞被补体激活后溶解。骨关节结核患者红细胞 CD_{59} 降低，提示感染结核导致血细胞溶解破坏增加。

（李青峰）

第七节　临床病理学诊断

一、病理学检查技术与方法（穿刺活检与手术探查活检）

临床从患者身体取出的标本应及时固定，并全部送检至病理科，同时应详细填写病理申请单，有特殊要求时应注明。送检标本的容器上标签应准确无误，并与申请单内容一致。同一患者同时取数种组织或不同部位的组织均应分开送检并注明。切忌将不同患者标本置于同一容器内。病理

科接收人员在接收标本时要核对申请单及标本，核对无误后方能登记接收。

1. 大体检查 典型的大体标本呈灰黄色，质地细腻且形似奶酪的坏死组织（干酪样坏死），对结核病的诊断具有提示作用。

2. 细胞学检查 穿刺液体可进行细胞学涂片及抗酸染色检查。

3. 组织学检查

（1）组织获取方法：可在X线或CT引导下经皮穿刺获取穿刺组织。

（2）可应用胸腔镜或腹腔镜经皮活检获取活检组织。

（3）可经开放式手术获取手术切除标本。通常在病变部位如滑膜、骨、软骨或脓肿旁获取的物质可以提供组织学诊断的有效组织。显微镜下，典型的结核病变为肉芽肿性炎症伴干酪样坏死，可见结核结节。同时加做抗酸染色，提高诊断精度。

4. 免疫组织化学 是利用抗原－抗体的特异性结合反应原理，检测病理组织标本中是否有目的蛋白的表达。目前在结核病病理学诊断上应用不多。

（1）适当应用有助于鉴别诊断，如与转移癌鉴别时，应用CD_{68}及CK等抗体可鉴别来源于上皮样细胞还是上皮细胞。

（2）针对结核分枝杆菌特异抗原的抗体，对结核病的诊断有帮助，但我国尚无可应用于临床诊断的抗体及相应判读标准，需开展更多的临床转化及评估研究。

5. 特殊染色

（1）抗酸染色是结核病诊断最为主要的染色方法。目前最常用的抗酸杆菌染色方法是Ziehl-Neelsen法，其次是苯酚品红快速抗酸杆菌染色法。油镜下查见抗酸杆菌对结核病诊断有重要意义。

（2）网状纤维染色可显示网状纤维在凝固性坏死中明显减少，在干酪样坏死中可完全消失，有助于干酪样坏死的判定，对结核病的诊断有一定帮助。

（3）六胺银（GMS）及过碘酸希夫（PAS）染色有助于与真菌病鉴别，真菌病是除结核病外最为常见的感染性肉芽肿疾病。

6. 分子病理学检测 包括PCR检查、原位杂交及DNA序列测定，可以对结核病与非结核分枝杆菌病进行菌种鉴定及耐药相关基因突变的检测。但因其实验条件及人员要求较高且价格贵等，目前我国大多数病理科难以开展。

（1）实时荧光定量PCR技术：聚合酶链反应（polymerase chain reaction，PCR）又称体外基因扩增。该技术是目前临床应用最为广泛的分子病理检测技术，其主要优势在于操作简便、成本低廉、快速及敏感等。MTB特异序列IS6110是目前最常用的检测靶点，该序列只存在于MTB复合群，且是多拷贝，对于结核病诊断的敏感度和特异度较高，可用于鉴别诊断结核病与非结核分枝杆菌病。需要注意的是要预防污染，以防产生非特异性结果（假阳性或假阴性）。

（2）原位杂交：该技术比PCR技术具有更高的检测通量，一次实验可以检测多个基因位点。具体应用是利用MTB特异的基因序列设计探针，如mpt64、16s RNA、23s RNA序列，将探针进行生物素或Dig标记，将切片标本处理后，用合成好的探针与切片进行杂交，最后通过显微镜观察结果。根据切片中是否有阳性标记点判断有无MTB。由于NTM（非结核分枝杆菌）种类繁多，而不同非结核分枝杆菌病治疗方案不尽相同，该技术在分枝杆菌菌种鉴定中亦具有独特优势。

（3）DNA序列测定：原理是建立在变性聚丙烯酰胺凝胶电泳技术的基础上，将待测DNA片段用放射性标记而形成单链寡核苷酸，使其一端为固定末端，而另一端成为一系列相差一个碱基的连续末端。寡核苷酸产物在4种不同双脱核苷的反应体系中分别终止于不同位置的A、T、C或G碱基上，将产物于聚丙烯酰胺凝胶电泳重分离，放射自显影后从4种末端寡核苷酸梯子性图谱中就可以直接读出DNA的核苷酸顺序。DNA序列测定技术已应用于以下方面：

1）结核分枝杆菌耐药基因型鉴定：不仅能用于细菌基因突变的检测，而且能够确定其突变的部位与性质，是检测基因突变的最可靠方法。目前，DNA序列测定已作为从基因水平进行MTB耐药性测定的金标准。

2）结核分枝杆菌菌种鉴定：利用PCR-DNA序列分析技术，即利用PCR扩增待测基因，以荧光素为标志物，然后用测序仪测序，根据所得结果即可将待测菌株分型。PCR-DNA可灵敏、快速、可靠地测定分枝杆菌菌种特异性核苷酸序列。目前，用于菌种鉴定的核苷酸序列主要有16S rRNA

和 65kDa 蛋白编码基因。

二、病理学诊断

结核病病理学诊断分为四个基本类型。

Ⅰ类：明确结核病诊断，病变组织及细胞病理变化符合结核病病理变化特征，且具有结核病病原学证据，可明确诊断。

Ⅱ类：提示性诊断，病变组织及细胞病理变化具备结核病病理变化特征，但没有明确结核病病原学证据，不能排除结核病可能性的可做提示性诊断；如“符合结核”“考虑为结核”“提示为结核”“疑诊为结核”“不能排除（除外）结核”等。

Ⅲ类：描述性诊断，指检材切片或涂片所显示的病变组织或细胞不足以提示诊断为结核病，只能进行病变的形态描述。

Ⅳ类：无法诊断，送检标本过小、破碎、固定不当、自溶、严重变形等无法做出病理学诊断。

结核病的病理学诊断主要依据形态学表现、抗酸杆菌染色及基因检测。

（1）形态学表现：主要是结核的渗出、增生及坏死基本病理改变，以及转归引起的继发改变，较特异的是看到结核结节（详见第三章）。

（2）抗酸杆菌染色：在病变或坏死组织内找到抗酸杆菌具有重要的诊断意义，结核分枝杆菌常存在于干酪样坏死中。油镜下杆菌为（0.3 ～ 0.6）μm×（1 ～ 4）μm 的稍弯曲杆菌，红色，略呈串珠样（图 4-7-1，彩图 15）。

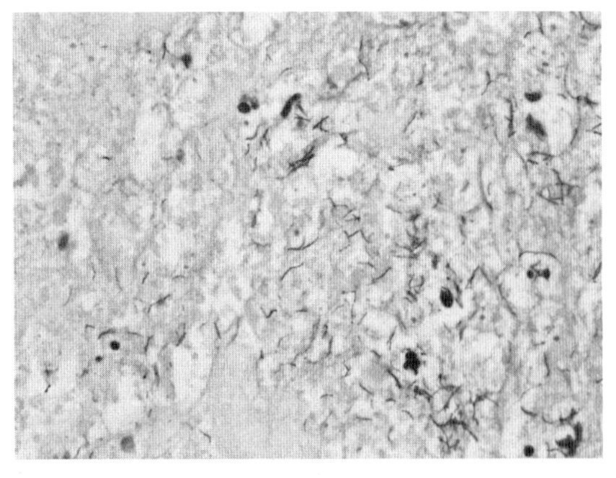

图 4-7-1　抗酸杆菌
油镜下呈红色，稍弯曲，略呈串珠样

但找到抗酸杆菌并非等同于结核杆菌，有些非结核分枝杆菌病抗酸染色也阳性，还有诊断人员经验不足或操作技术等原因造成的假阳性结果，因此找到抗酸杆菌后，如需确定是否为结核分枝杆菌则需要进一步行菌种鉴定。

（3）基因检测：培养出结核分枝杆菌是诊断的金标准，但由于培养周期长（通常 4 ～ 6 周）且有时可能还是阴性结果，与临床医师及患者要求急需明确诊断并治疗之间有着明显时间上的矛盾，因此基因检测目前被认为是一种能够精确诊断并快速解决这种矛盾的好办法。有报道称 PCR 对结核分枝杆菌检测的敏感性为 94.7%，特异性为 83.3%，甚至在某些怀疑结核但培养阴性的病例中也可检测到结核分枝杆菌。文献报道一例 15 岁墨西哥女孩下颌骨结核最终就是靠病变部位结核分枝杆菌 DNA 鉴定而明确诊断。直接核酸扩增还可以用来评估结核用药耐药情况，进行药敏试验，指导临床治疗。

然而在培养阴性的结核病例中，PCR 检测的敏感性及特异性目前几乎没有什么可用的数据。而且由于环境中广泛存在结核分枝杆菌，在进行 PCR 检测时务必要防止污染问题，否则检测结果阳性时难以分辨是感染还是污染造成的阳性结果。也有文献称虽然分子检测结核分枝杆菌的方法已被证明非常有用，但在骨关节感染的病例中，目前其作用还不是十分有效。

三、鉴别诊断

1. 非结核分枝杆菌病　非典型分枝杆菌（atypical mycobacterium，AM）是指除结核杆菌和麻风杆菌以外的所有其他分枝杆菌，又称为非结核分枝杆菌（NTM），AM 可分成许多亚型，不同亚型所致的感染在病理组织学上特异性不强，易误诊。AM 主要通过污染水源而引起感染，是一种条件致病菌，在艾滋病患者中有较高的发病率。肉眼观察：主要引起皮肤、腱鞘、滑膜和深部软组织的感染，临床表现为腱鞘炎、滑膜炎和骨关节炎等。镜下改变：该病病理诊断依据强调的是难以解释的化脓性肉芽肿改变。肉芽肿性病变在受感染组织中可见巨噬细胞和多核巨细胞，这些细胞或散在分部或形成明显的肉芽肿结节。非干酪样坏死受感染组织内见不同程度的、似干酪样坏死的病灶。化脓性坏死性病灶的受感染组织内见由大量中性粒细胞组成的、大小不等的脓性坏死灶。

抗酸杆菌染色呈红色。

2. 真菌病　真菌（fungus）根据形态结构分为放线菌、酵母菌和霉菌等，真菌在机会性感染中占有重要地位。

（1）慢性脓肿形成：脓肿可在感染的早期就形成。脓肿灶可大可小，其内常可查见真菌菌丝或孢子，或一些特殊的真菌结构；晚期脓肿灶内可见肉芽组织增生及慢性炎细胞浸润。

（2）肉芽肿形成：组成肉芽肿的细胞成分包括组织细胞及其演变而成的上皮样细胞、多核巨细胞，有的肉芽肿中央可发生坏死，在肉芽肿病灶或多核巨细胞内可见真菌菌丝或孢子。

（3）慢性炎细胞浸润或纤维组织增生：真菌病的诊断，必须是在病变组织中发现真菌。确定有无真菌及鉴别是哪一种类型的真菌则需要特殊染色的帮助，常用的是 GMS 染色和 PAS 染色。

3. 结节病（sarcoidosis）　结节病是一种尚未明确病因的全身性疾病，累及多个系统与器官。病变特点是由非干酪样坏死性上皮样细胞构成的肉芽肿。结节大小近似，各结节很少融合，结节外周界线清楚，通常由成纤维细胞围绕，散在慢性炎细胞浸润。结节中纤维组织玻璃样变甚至全部为玻璃样变结节。此外，在肉芽肿多核巨细胞内有包涵体、星形体（asteroid）、绍曼体（Schaumann bodies）等，但它们不是特异性的。因为在一些结核病灶周围亦可见到星形体、绍曼体改变。用苯酚品红抗酸染色和（或）罗达明荧光染色法均无抗酸杆菌，近年采用分子生物学方法做结核菌 DNA 检测，均为阴性。Kveim-Siltzbach 试验呈阳性反应。应用免疫组化抗 Kveim 单克隆抗体上皮样细胞呈阳性反应。

4. 骨脓肿　患者多起病急骤，全身中毒症状明显，受累部位疼痛明显，活动受限等。肉眼观察：干骺端可见灰黄色脓液、脓性肉芽组织和纤维化坏死骨组织，死骨呈灰黄色或灰褐色，质稍松脆，骨膜纤维性增厚，骨质增厚，表面粗糙。镜下改变：急性期可见大量中性粒细胞弥漫浸润和死骨片；慢性期可见肉芽组织、纤维组织、死骨片及新生骨形成。

5. 骨肿瘤　重点需要鉴别的是转移瘤，多见于中老年患者，也有少见的儿童转移性神经母细胞瘤、肾母细胞瘤，转移瘤的上皮性肿瘤比间叶性肿瘤更多见。约 70% 的转移瘤发生在中轴骨，如脊柱、颅骨、肋骨和骨盆等，也可见于长骨的干骺端。临床表现为多发性骨破坏，有的甚至表现为成骨、溶骨性破坏，患者常以患部疼痛、病理性骨折就诊。大约 80% 的骨转移瘤来自乳腺、肺、前列腺、甲状腺或肾脏，少见的还有胃肠道肿瘤、肝癌、卵巢癌等。上皮性抗原是癌细胞的标志物，用以区分原发骨肿瘤与骨转移癌，常用的有细胞角蛋白、EMA、CEA。其他鉴别诊断还包括上皮样肉瘤、霍奇金淋巴瘤等。

2017 年中国结核病病理学诊断专家共识中推荐了病理学诊断结核病的流程及结果解读（图 4-7-2）。

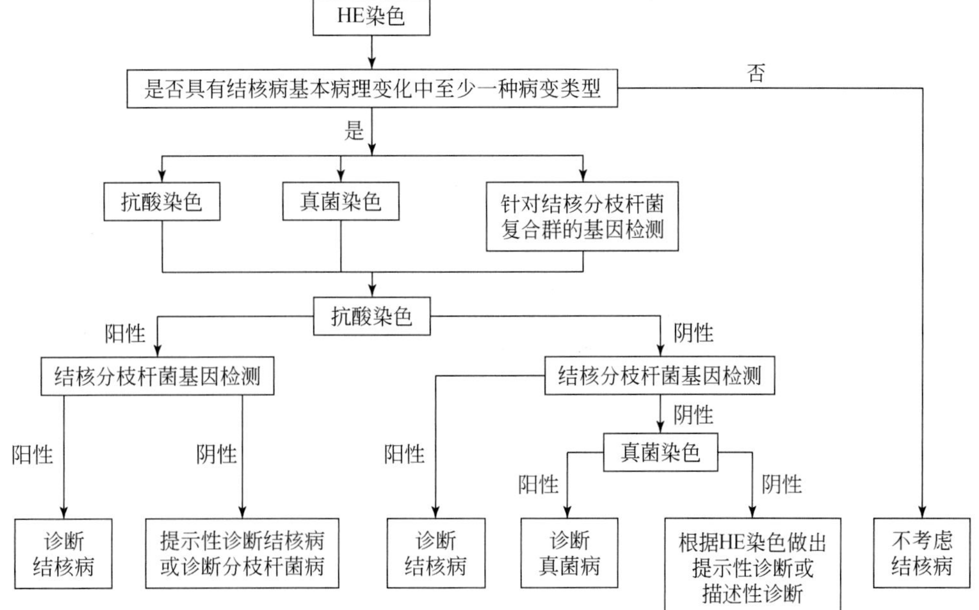

图 4-7-2　病理学诊断结核病推荐流程及结果解读

在英国国家卫生与服务优化研究院（NICE）2016年1月出版的结核病临床指南中，推荐用部位特异性研究来诊断和评估骨关节结核(表4-7-1)。

表 4-7-1　诊断和评估骨关节结核

可疑病变部位	影像学检查	标本	常规检测
骨关节结核	X线	活检或脓肿穿刺	培养
	CT	关节活检	
	MRI	关节液穿刺	

最后需要强调的是，病理学诊断只是骨关节结核诊断中的一个组成部分，骨病变的诊断一定要坚持临床、影像及病理三结合的诊断原则。

（马冰峰　滕永亮　朱　鸿）

第八节　鉴别诊断

一、脊柱结核的鉴别诊断

（一）脊柱结核与脊椎炎症的鉴别诊断

1.化脓性椎骨炎　起病多急骤，有持续高热、寒战、脉块、烦躁、神志模糊、昏迷、呕吐、腹胀等急性全身严重中毒症状。腰部剧痛、椎旁肌痉挛因疼痛严重，患者多卧床不起。病变累及神经根或交感神经时，可出现反射痛。有的可表现为髋关节痛，也可有急腹痛和腹胀；有的表现为坐骨神经痛。脊柱活动受限、棘突叩击痛和压痛明显。髋关节屈曲畸形，不能伸直，Thomas征阳性；直腿上抬试验阳性。病变严重者，特别是椎弓病变容易压迫脊髓或马尾神经根，起病数天后即发生瘫痪甚至完全截瘫。化脓性脊椎炎易蔓延至前侧硬膜囊，急性硬膜外脓肿常在数天内进入瘫痪期。有的出现脑膜刺激症状，部分病例形成软组织脓肿，脓肿穿破皮肤，形成窦道。急性期：多数起病表现为败血症，呈急骤高热寒战、全身疼痛和中毒症状，可有明显的脓毒败血症。局部疼痛剧烈，肌痉挛，活动受限，明显叩压痛。亚急性期：出现于急性期之后，有时少数发病即是亚急性，多数为葡萄球菌所致，全身中毒症状较轻、局部压痛、活动受限。慢性期：多数由急性期而来，少数病例发病可呈慢性，全身与局部症状均较轻微，体温正常或轻度升高，主要表现为腰痛，椎旁肌痉挛，脊柱僵硬，活动受限，棘突叩痛和压痛轻。可有脓肿形成，如未控制，可发生病理性骨折，脊髓神经根受压，形成硬膜外脓肿或蛛网膜炎，骨质硬化明显，骨破坏少，一般不形成死骨。

早期白细胞计数增加，可达(20～40)× 10^9/L；中性粒细胞计数升高。红细胞沉降率增速，C反应蛋白升高，血培养可为阳性，穿刺液涂片可查见脓细胞，穿刺的脓液可培养出致病菌。慢性期白细胞计数、红细胞沉降率和C反应蛋白可正常和略有升高。大部分血培养阴性。MRI可对感染进行早期诊断，在T_1加权像，椎间盘周围呈低信号，椎间盘与椎体连接处显示不清。T_2加权像椎间盘呈高信号。几乎所有病例都可利用MRI来区分肿瘤和感染，肿瘤很少侵犯椎间盘。在感染中脂肪层常由于水肿而变得模糊，而肿瘤则很少侵犯脂肪层或仅有病灶性改变。

早期鉴别的主要依据是起病急骤，全身中毒症状明显；患部剧痛，肿胀，活动障碍，叩痛、压痛明显；白细胞计数和中性粒细胞增加；血培养可阳性；MRI的信号改变均有助于本病的早期诊断。血和脓液培养查到致病菌或病理检查可确诊。起病缓慢，中毒症状不明显，白细胞和中性粒细胞计数正常，血和脓培养阴性者，容易与脊柱结核和布鲁杆菌性脊柱炎相鉴别。

2.强直性脊柱炎　是慢性全身性疾病，首先侵犯身体中轴骨骼，以骶髂关节炎为特征。除髋或肩关节外，其他关节很少受累。滑膜、关节软骨及肌腱和韧带的骨骼附丽点受累后，常导致纤维性和骨性强直。本病多发生在青春期或20岁前后，40岁以后不多见，男女比约为5∶1，初期为间隙性下腰钝痛，位于臀部深处或一侧骶髂关节。数月后为持续性双侧骶髂关节痛，下腰僵直，继而出现背部僵硬，早晨尤为明显，受冷或受潮时疼痛加重，活动或热水淋浴后减轻。可伴有全身不适、厌食和低热，早期的病例，特别是少年患者，易与结核混淆。75%的病例红细胞沉降率加快，血中IgA浓度轻度或中度增加，HLA-B27检查有助诊断，但阴性不除外本病，阳性者发生本病的危险性可能是20%。类风湿因子和抗结核抗体检验阴性，关节液检查与其他炎症性关节病无明显差异。病变进展缓慢，经多年后，骶髂关节X线正位片见双侧、对称性关节软骨下骨板模糊，呈锯齿状破坏、侵蚀和硬化，关节间隙假性增宽或变窄。脊柱变形和脱钙，脊柱椎间盘纤维环表面有反应性骨硬化，随着出现“方形椎体”，胸腰椎和腰椎常有骨桥相连接，脊柱后部小关节及韧带骨化融合，发病10年左右可形成“竹节样”脊柱。髋关节则表现为关节间隙变窄，软骨下骨板不规则破坏和硬化，股骨头和髋臼边缘可见骨赘。

3. 布鲁杆菌性脊柱炎　布鲁杆菌病是由布鲁杆菌引起的人畜共患的系统性变态反应性乙类传染病，人类及家畜、动物普遍易感，易侵袭骨与关节引起感染性病变。布鲁杆菌感染的家畜（羊、牛、猪）等是人感染的主要传染源，人经过消化道、皮肤、黏膜及呼吸道等多种途径接触患病家畜及其产品或污染物而发病，农牧民、兽医、屠宰工、挤奶工等是感染布鲁杆菌的高危职业，但目前临床已出现非职业感染的趋势。

布鲁杆菌病临床表现形式多样，如发热、寒战、盗汗、头痛及周身痛、乏力，也可引起骨、关节、心脏、肝、脾、肺、眼、皮肤软组织或中枢神经系统感染，并以这些部位或脏器组织为主要首发临床表现。布鲁杆菌病诊治指南指出，本病病情复杂，临床症状与多种疾病相似，应注意与伤寒、副伤寒、风湿热、风湿性关节炎、脓毒症、结核病及其他关节损害等鉴别。睾丸炎是布鲁杆菌病的特征性表现之一，但常被临床医师忽视，易误诊为急性睾丸炎。布鲁杆菌病又称地中海弛张热或波浪热，典型表现为波状热，但退热药及抗生素的应用使热型表现为不规则热，增加了鉴别诊断的难度。随着布鲁杆菌病从一种主要职业相关性疾病变成主要由食物引起的疾病，布鲁杆菌病患者均有不同程度的羊、牛接触史或饮用过未经消毒灭菌的乳品和涮牛羊肉史。

当布鲁杆菌侵袭脊柱引起椎间盘炎或椎体炎时称为布鲁杆菌病感染性脊柱炎或布鲁杆菌病性脊柱炎。其临床表现为弛张热、乏力、盗汗、食欲缺乏、贫血。可伴有其他脏器感染，以呼吸系统和生殖系统感染为多，肝脾淋巴结肿大。多发性、游走性全身肌肉和大关节痛。持续性腰痛及下背痛，局部压缩、叩击痛，伴相应神经根放射痛或脊髓受压症状，肌肉痉挛，但无脊柱后凸畸形，较少形成腰大肌脓肿，极少发生寒性脓肿，极少因硬膜外脓肿而致截瘫。

血液、骨髓或其他组织和体液中培养出病原体是确诊布鲁杆菌病的金标准。但体液培养的阳性率受病程的影响，阳性率为10%～85%，差异颇大。如果急性期（感染症状出现7d内）行血培养，阳性率可达82%，如果慢性感染或单个器官局部感染，阳性率仅为10%。布鲁杆菌病骨髓培养较血培养诊断灵敏度高，检测时间短，且接受抗菌药物治疗后行骨髓培养仍然有较高的阳性检出率。临床标本中分离出的布鲁杆菌生长非常缓慢，往往需要数天到数周。鉴于布鲁杆菌培养阳性检出率较低，临床常通过血清学检测对本病做出诊断。血清凝集试验对布鲁杆菌病诊断的灵敏度和特异度均较高。根据流行病学史、临床症状、体征、影像学表现、实验室检查及局部的活组织病理检查进行综合诊断。有以下三点的患者为疑似病例。

（1）有弛张型低热（体温不超过38.5℃）、乏力、多汗，或伴有肝、脾、淋巴结和睾丸肿大，全身肌肉和大关节痛，以脊柱受侵最常见；持续性腰痛及下背痛，局部压痛、叩击痛，伴相应神经根放射痛或脊髓受压症状，肌肉痉挛，但无脊柱后凸畸形。

（2）发病前与家畜或畜产品、布鲁杆菌培养物等有密切接触史，或生活在布鲁杆菌病流行区的居民；有不同程度的牛、羊接触史或饮用过未经消毒灭菌乳品和涮牛羊肉史。

（3）MRI影像学检查证实脊柱受累，符合布鲁杆菌性脊柱炎改变特点，表现为厚而不规则增强的脓肿壁和界限不清的脊柱旁异常信号，T_1WI呈低信号，T_2WI呈高信号，至骨破坏明显时，T_2WI高信号，抑脂像椎体、椎间盘、附件及椎管内呈不均匀的高信号（图4-8-1、图4-8-2）。

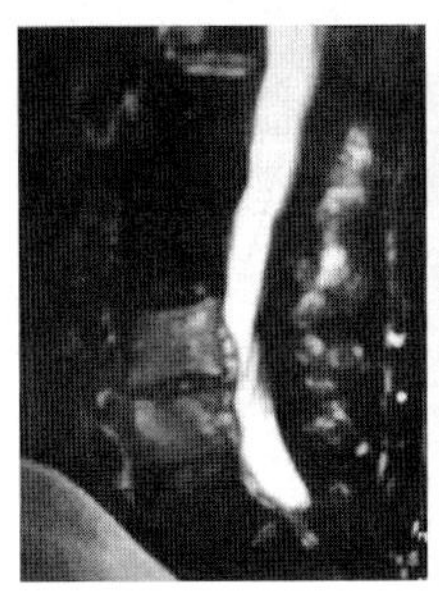
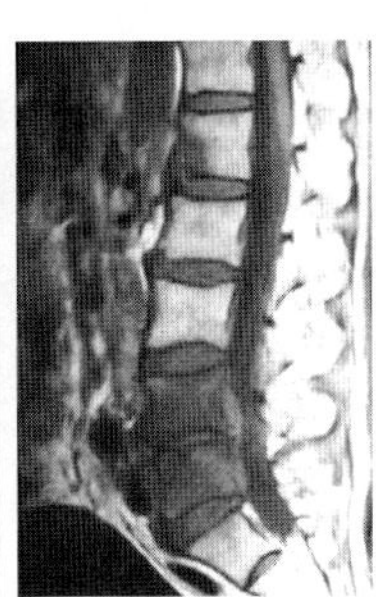
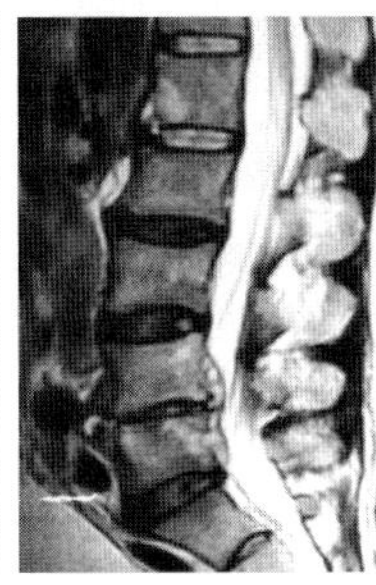

图4-8-1　男性，38岁。$L_{4、5}$布鲁杆菌性脊椎炎MRI表现

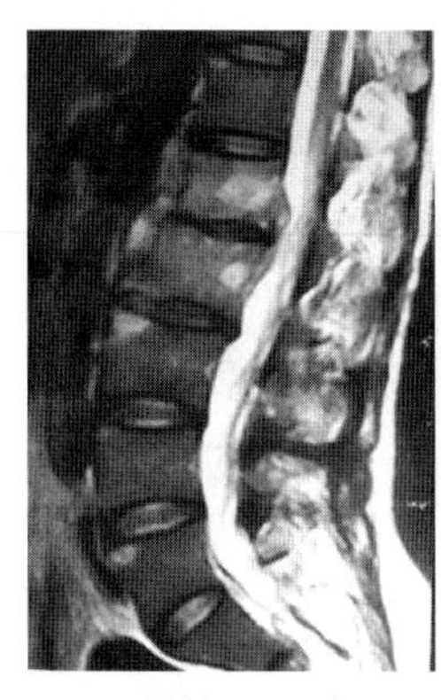
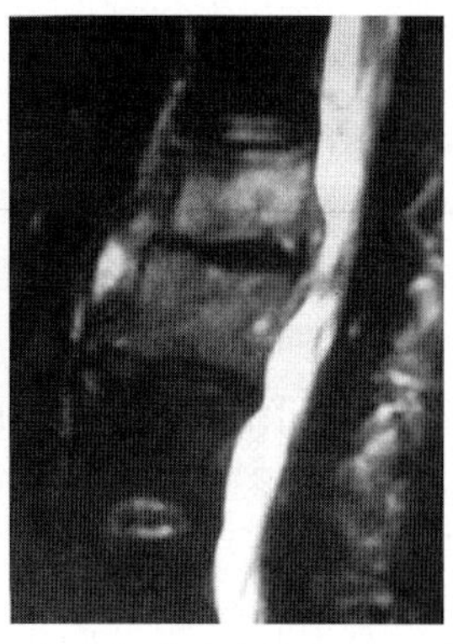

图 4-8-2　男性，42 岁。$L_{1、2}$ 布鲁杆菌性脊椎炎 MRI 表现

布鲁杆菌性脊柱炎在临床和影像学方面与脊柱结核有许多相似的表现，极易误诊为脊柱结核，鉴别较困难。布鲁杆菌和结核杆菌感染均可以侵及脊柱的任何部位，但脊柱结核以胸腰段居多，其中 $L_{1、2}$ 发病率最高，以椎体骨质破坏和死骨形成为特征，常累及 2 个或 2 个以上椎体，引起椎体塌陷，椎间隙变窄；易形成椎旁脓肿或腰大肌脓肿。而布鲁杆菌性脊柱炎常见于腰椎，其中 $L_{4、5}$ 发病率最高（图 4-8-3）。以椎间盘炎症改变为特征，无死骨且较少椎体破坏及椎旁脓肿出现，目前国内外学者普遍认为 MRI 影像具有特征性表现，在诊断和治疗方面有重要参考价值。MRI 检查可以明确发病的部位、脊柱的稳定性、椎体及椎间盘炎症浸润及破坏的程度。是否伴有椎旁脓肿或腰大肌脓肿，椎管内脊髓、马尾或神经根是否受压等，可为布鲁杆菌性脊柱炎、脊柱结核、化脓性脊柱炎等提供可靠的鉴别。然而最终的鉴别诊断需要流行病学史、实验室检查和病理检查证实。

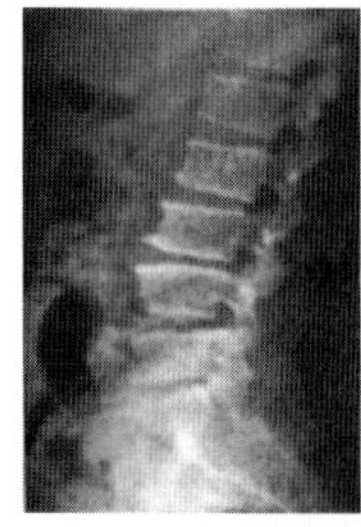
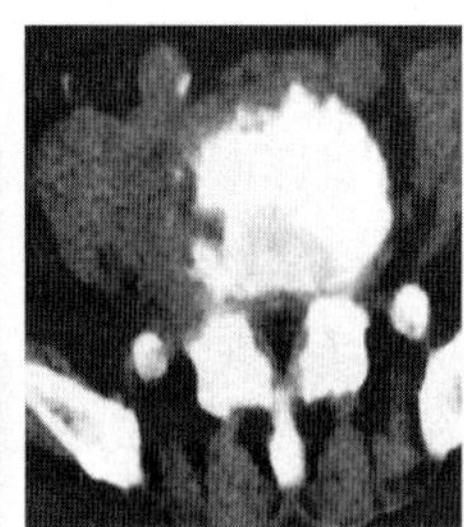
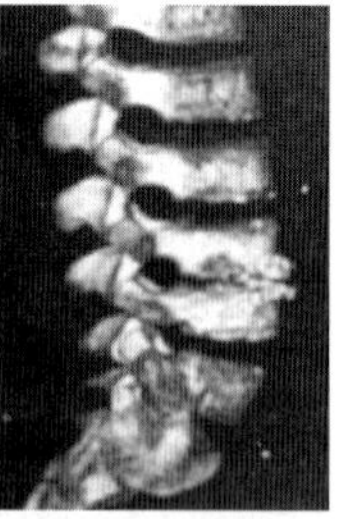

图 4-8-3　男性，47 岁。$L_{4、5}$ 布鲁杆菌性脊椎炎 X 线片与 CT 表现

（二）脊柱结核与脊柱肿瘤的鉴别诊断

脊柱结核的表现具有特征性，主要表现为椎体骨质破坏、椎间隙变窄、椎旁脓肿及钙化灶。但多数脊柱结核早期临床及影像表现缺乏特异性，CT、MRI 检查的综合应用有利于脊柱结核的早期和鉴别诊断。脊柱结核的 CT 表现分为五型，即碎骨片型、骨膜下型、局限溶骨边缘硬化型、椎旁脓肿阴影型和椎体终板破坏型 。MRI 根据病灶表现特征分为五型，即信号改变型、脓肿形成型、椎体破坏型、椎管占位型和后凸畸形型。CT 检查为显示死骨及钙化形成的首选影像检查方法。CT 影像表现为碎片状的骨质破坏伴椎旁软组织肿块，常提示结核病变，尤其软组织肿块伴钙化或骨质破坏。MRI 对椎旁、硬膜外及骨内的脓肿显示，脊髓压迫范围的评估和髓内病变的显示更有价值。当脊柱结核影像表现不典型时，需与下列病变鉴别：

1. 脊柱转移瘤　常见的脊柱转移癌多原发于肺癌、乳腺癌、肾癌、前列腺癌、甲状腺癌及胃癌。脊柱转移癌多见于老年人，常伴有原发肿瘤病史，但也偶有无法明确原发病灶的脊柱转移癌。患者常因腰背部疼痛就诊，X 线片或 CT、MRI 发现脊柱骨破坏或压缩骨折。影像学检查提示病变多位于椎体中后部及附件，常破坏椎弓根，有明显椎间盘回避现象，椎间盘呈嵌入征象。多个椎体破坏时呈跳跃式分布，椎旁软组织肿块为结节状，一般不超过病变椎体范围，钙化少见（图 4-8-4、图 4-8-5）。怀疑脊柱转移癌时需行骨扫描进一步确诊，但骨扫描有 10% ～ 20% 的假阳性结果。PET/CT 可同时发现原发病灶和除骨骼外的其他脏器转移，是更准确的检查。脊柱骨转移癌的确诊需要行 CT 引导下穿刺活检，若骨破坏突入软组织，也可行简单的超声引导下穿刺活检。血清学检查可同时发现相应癌症的标志物升高，这可以帮助推断骨转移癌患者的原发灶。

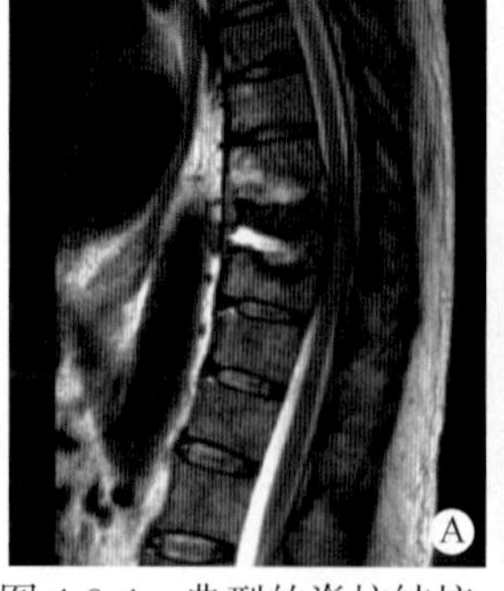

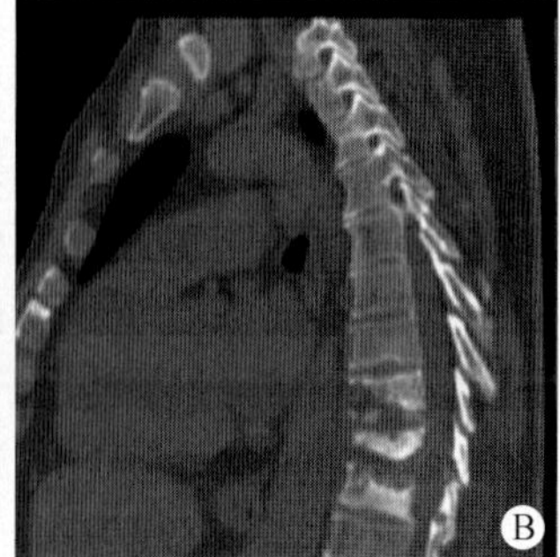

图 4-8-4　典型的脊柱结核，相邻的三个椎体呈不规则溶骨性破坏且侵犯椎间盘

A. MRI 矢状位影像；B. CT 矢状位影像

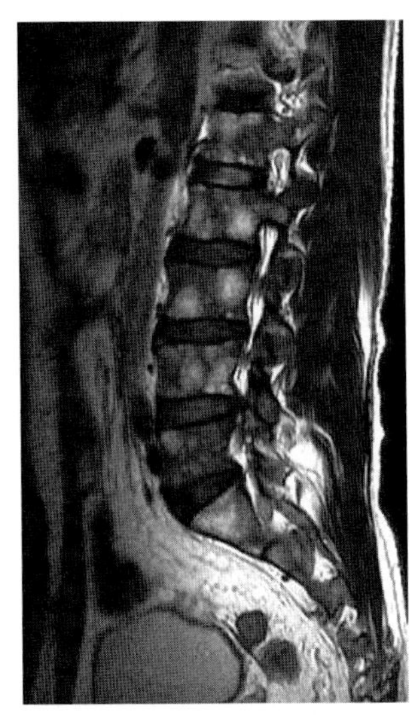

图 4-8-5　典型的腰椎转移瘤
MRI 示腰椎多发高信号灶，椎间盘未受侵

2. 脊柱血管瘤　多无症状，多由影像学检查偶然发现，常见侵犯部位依次为胸椎、颈椎、腰椎。病变多为单个椎体，偶尔侵犯相邻 2 个节段，也可侵犯椎弓甚至侵入椎管。血管瘤 CT 或 MRI 扫描断面呈“网眼状”或“蜂窝状”改变。穿刺病理可确诊，免疫组化 CD_{31}、CD_{34}、Ⅷ因子阳性可帮助确诊。

3. 脊柱脊索瘤　脊索瘤可发生于脊柱的任何节段，据统计颅底占 35%，骶尾部占 50%，骶尾部脊索瘤最常见，以肿块为主，症状出现较晚，主要的症状为远端肢体乏力、局部肿块、局部疼痛、大小便功能改变。局部溶骨性骨质破坏、软组织肿块并有钙化是诊断脊索瘤的重要依据，瘤内低信号的纤维分隔将高信号的肿瘤基质及肿瘤细胞分隔成多个小叶状，由此形成的 MRI T_2WI“蜂房征”是脊索瘤的特征性改变，发生在典型部位的脊索瘤的 MRI 检查基本可据此正确诊断，另与 CT 结合分析肿瘤对周围软组织及骨质的侵犯情况可做出合理的分期。

4. 脊柱骨巨细胞瘤　好发于 20 ～ 45 岁，男女发病比率相当，但是脊柱骨巨细胞瘤仅占所有骨巨细胞瘤的 2% ～ 4%。侵犯部位依次为胸椎、腰椎、骶椎、颈椎。最常见的症状是局部疼痛及叩痛，肿瘤侵犯或压迫脊髓可引起相应的神经症状。骨巨细胞瘤病变在影像上呈侵袭性、膨胀性、偏心性椎体溶骨破坏，内常见短小粗大骨嵴分隔、囊变、坏死，血供丰富，无骨质硬化，周围正常骨髓无水肿，瘤体常有扩张性单层或多层骨包壳，它是刺激骨膜形成的反应性新骨。根据影像学表现可将脊柱骨巨细胞瘤分为Ⅰ级（静止性病变）、Ⅱ级（活跃性病变）及Ⅲ级（侵袭性病变）。确诊依靠穿刺病理诊断，镜下可见单核的肿瘤细胞和破骨样巨细胞。

5. 脊柱淋巴瘤　淋巴瘤可伴有发热、盗汗、体重减轻、皮肤瘙痒、全身浅表淋巴结肿大等全身症状，脊柱淋巴瘤可伴有骨痛。淋巴瘤的骨质破坏在影像学上表现为可仅有虫噬状或穿凿样骨皮质破坏，而松质骨破坏不明显，也可呈明显溶骨性骨质破坏。部分病例表现为成骨性改变，主要为脊椎骨质密度不均匀增高，但大片状或普遍性硬化较少见，少数可呈典型的“象牙椎”改变。淋巴瘤对椎体的侵犯并不以压缩骨折为主要表现，但当病变溶骨性破坏明显时，较易发生病理性骨折，椎弓可受累，椎旁常伴有范围广泛的软组织肿块呈分叶状或团块状。实验室检查可出现红细胞沉降率增快、C 反应蛋白升高、全血细胞减少。脊柱淋巴瘤诊断依靠穿刺活检，但诊断的准确性不如淋巴结病理活检的准确性高。

6. 脊柱浆细胞骨髓瘤　浆细胞骨髓瘤起源于骨髓造血组织，是浆细胞过度增生所致的恶性肿瘤，由于其产生多发性骨损害，故习惯称为多发性骨髓瘤，好发于 40 ～ 60 岁中老年人，男性多于女性，症状包括骨痛、骨质疏松、溶血性骨破坏、血尿、蛋白尿、肾功能不全和贫血等。常有多个椎体受累，骨质破坏以松质骨为主，骨皮质破坏较晚，软组织肿块亦局限，典型的 CT 表现为多发性溶骨性破坏及广泛的骨质疏松，溶骨性破坏呈囊状或虫蚀样改变。骨髓瘤的诊断需依据患者的临床表现、骨髓涂片、血清 M 蛋白、骨骼的影像学检查。骨髓涂片是诊断骨髓瘤的主要方法，绝大多数可通过骨髓检查确诊，但其骨髓象变化较大，也有个别病例或疾病早期病例的单部位穿刺不一定检出骨髓瘤，应多部位穿刺检查，若骨髓恶性浆细胞≥ 10% 和尿中出现单克隆 M 蛋白即可确诊。

（三）脊柱结核与其他脊柱疾病的鉴别

1. 骨质疏松性椎体压缩骨折　老年腰背痛患者当 X 线片发现有胸腰段椎体压缩骨折时，特别是绝经后妇女的骨质疏松性骨折容易与脊柱结核、脊柱骨髓瘤和转移瘤混淆，主要鉴别要点：①椎体骨质疏松性骨折是椎体内的小梁骨折，多见于 50 岁以上的中老年女性，多有长期慢性腰背痛伴腿痛，无进行性加重，多无脊髓神经功能障碍；②血生化检查与骨髓涂片检查正常；③X线片上广泛性骨小梁模糊、疏松、骨小梁减少与变细、小梁间连接减少，间隙增宽。也可表现为多椎体或单椎体双凹形或楔形改变，椎体后缘相对较直，椎间隙一般不变窄。CT影像显示椎体无骨破坏，椎旁软组织不肿；MRI影像显示椎体后缘骨皮质不后凸，硬膜外与椎旁无肿胀和肿块，T_1加权像无椎体或椎弓根弥漫性低信号，T_2加权像或增强无高信号或不均匀信号改变。

2. 青年性驼背（Scheumann's disease）　是少年时期椎体骺板软骨的疾病，男性比女性多4～5倍，好发于12～16岁，过早负荷体力劳动的少年，病变多见于胸椎中段，次见于胸腰段，累及3～5个相邻椎体，椎体的第二化骨中心坏死碎裂，碎裂的椎间盘向椎体上下突出，在椎体内形成Schmorl结节，椎体软骨的骨化发生障碍，而患病椎体后方的骨骼仍旧生长，使椎体前窄后宽，形成圆形驼背。临床表现为腰背痛，久立或劳动后加重，卧床休息后减轻。X线片脊椎侧位片呈弧形后凸，前侧骨骺致密不规则，有时被误诊为脊椎结核，特别是青年驼背发生在胸椎上段的治愈的胸椎结核是锐角后凸畸形，而不是圆背。本病体温正常，红细胞沉降率正常，患椎无明显破坏，相邻椎间隙正常，无椎旁软组织改变（图4-8-6）。

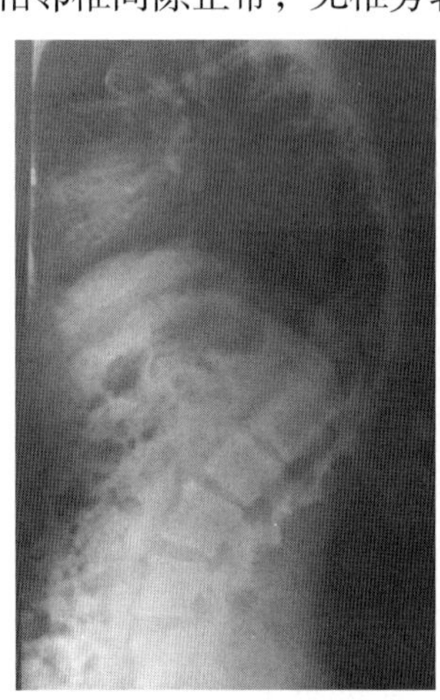
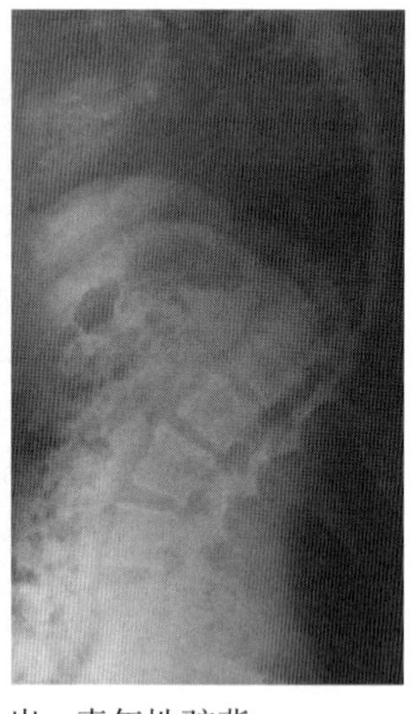

图4-8-6　男性，12岁。青年性驼背

X线片示胸腰段呈弧形后凸，椎体骨骺致密不规则，椎间隙正常

（樊征夫　李　舒）

二、关节结核的鉴别诊断

（一）关节结核与关节炎症的鉴别

1. 局限性骨脓肿（Brodie's abscess）　也称慢性局限性骨髓炎，是一种侵犯长骨干骺端的孤立性慢性骨髓炎。一般认为低毒性细菌感染所致，或因机体对细菌抵抗力较强，使骨髓炎局限于骨髓部分所致。多见于儿童和青少年。发病部位依次为胫骨下端、胫骨上端、腓骨下端、股骨下端、肱骨上端和桡骨下端的干骺区。起初症状多不明显，全身症状轻微，局部肿胀和阵发性疼痛。疼痛一般较轻，夜间加重。血液白细胞及中性粒细胞略有升高。病灶位于长骨干骺端松质骨区域，范围局限于髓腔，可于中央，常偏于一侧。病灶中心为椭圆形低密度骨质破坏区，边缘整齐周围骨质硬化增生，硬化增生骨与正常骨质无明显界线，病灶内时有小死骨发生。一般不侵及骺板或破坏关节。

2. 化脓性关节炎　是关节及其组成部分的化脓性细菌感染。临床上多为急性过程，可发生于任何年龄段，但儿童及婴儿多见。常有身体其他部位原发感染灶，致病菌以金黄色葡萄球菌、溶血性链球菌最为多见，次为肺炎双球菌、脑膜炎球菌、淋病球菌、埃希菌属等。病变呈慢性过程者，易与骨关节结核混淆。多因机体内组织器官炎症感染经血液循环侵袭关节所致，如皮肤疖肿、蜂窝织炎、中耳炎、咽炎、上呼吸道感染、伤寒病和猩红热等。发病急骤，高热寒战，发热可达40℃以上，呈败血症或菌血症。关节疼痛，关节肿胀，皮温升高，触之有柔韧感和压痛。关节周围肌肉痉挛，主动、被动活动均受限。病程较长者可有肌肉萎缩，关节畸形或脱位。白细胞总数及中性粒细胞多核细胞增多，血培养可阳性。抗感染治疗前的血培养有助于诊断。关节穿刺抽液涂片可发现大量白细胞和脓细胞。普通培养随病变进展而阳性率升高。早期骨与软骨无明显改变，可有关节间隙增宽，关节周围软组织肿胀，关节囊边界模糊。随后关节区及周围密度增高，关节膨胀，关节附近骨质脱钙疏松。晚期关节间隙狭窄消失，软骨下骨质硬化增生。

（二）关节结核与关节肿瘤的鉴别

骨关节肿瘤和骨关节结核都是骨科临床较为常见的骨关节病变。随着医疗技术的发展和肿瘤患者生存期的延长，临床上骨转移癌的发病率也随之提高。四肢骨关节肿瘤极大程度地限制了患者的活动和生存质量，近年来，其引起了广泛学者的关注，报道也逐渐增多。由于人体对结核杆菌的易感性，骨关节结核在发展中国家的发病率一直居高不下，四肢骨关节结核的诊断与防治也受到全球学者的关注。

四肢骨关节肿瘤常好发于膝关节、髋关节、肩关节等多个部位。按照发病位置分类，可以分为原发性骨关节肿瘤与转移性骨关节肿瘤。原发性骨关节肿瘤多见于青少年患者，转移性骨关节肿瘤多见于老年患者。原发性骨关节肿瘤以良性肿瘤为主，多为骨软骨瘤，还包括非骨化纤维瘤、纤维性骨皮质缺损、骨样骨瘤、成骨细胞瘤、骨囊肿、软骨黏液样纤维瘤、成软骨细胞瘤、巨细胞瘤、朗格汉斯细胞组织细胞增生症等，恶性肿瘤发病多以骨肉瘤居多，还包括尤因肉瘤、淋巴瘤、多发性骨髓瘤等。

四肢骨关节结核是一种继发性病变，其作为肺外结核的一种，在所有结核病变中仅占 1% ～ 5%，临床上较脊柱结核少见，四肢骨关节结核具有结核临床特征不典型的特点，极易发生漏诊与误诊。按照发病位置分类，可以分为滑膜性关节结核、骨性关节结核、全关节结核。其中，滑膜型结核在临床上相较骨型结核多见，早期以关节滑膜充血水肿、渗液为主，随后逐渐形成结核性肉芽肿、干酪性坏死与关节边缘部位软骨破坏，最后出现骨质破坏。骨型结核感染往往始于骨骺、干骺端、骨端，骨质破坏较滑膜型出现早。四肢结核中以髋关节发病率最高，其次为膝关节、肘关节、腕关节和踝关节。其中，手足短管状骨结核易与内生软骨瘤和骨样骨瘤混淆，膝关节结核易与膝关节色素沉着绒毛结节滑膜炎混淆。

目前，越来越多的国内外学者报道了骨关节肿瘤与骨关节结核的误诊经历，能够在第一时间鉴别全身骨转移癌和多发性骨结核也逐渐成为一项热点与难点问题，笔者结合国内外学者的报道和自身临床经验，将两者的鉴别诊断要点概括如下：

1. 病史 在四肢骨关节肿瘤与四肢骨关节结核的鉴别诊断过程中，应注意挖掘患者的病史和生活状况，对于结核致病高危因素应格外注意，包括结核病史、与结核病患者有密切接触史、经济情况不佳、高龄、免疫力低下、器官移植史、病毒感染史、吸毒史等。骨关节肿瘤方面，应注意患者是否有肿瘤患病史和肿瘤家族遗传史。

2. 临床症状及体征 四肢骨关节肿瘤临床表现往往没有特异性，多表现为疼痛、畸形、活动受限、肿胀、骨折等症状，同时也可见低热、盗汗、乏力、短时间内体重减轻等表现。这一系列临床表现易与骨关节结核临床表现相混淆。四肢骨关节结核临床可有关节局部疼痛、肿胀、局部皮温升高及寒性包块形成，活动受限和骨折等表现，同时合并持续性低热、夜间盗汗、食欲缺乏、全身乏力、消瘦等症状，部分病例可见脓肿破溃，并在局部形成窦道。

3. 血液及微生物学检查 对于具有上述症状的患者，宜行血常规检查，结果对于提示患者机体是否存在感染有重要作用，四肢骨关节结核患者常见贫血和红细胞沉降率加速，部分患者可见感染征象。对于疑为四肢骨关节结核患者，宜行结核菌素试验和痰结核菌培养作为补充诊断的方法，需要注意的是，即使该两种方法结果为阴性，也不能除外活动性结核，需与其他检查结果进行综合考虑。对于四肢骨关节肿瘤患者，虽然大多数患者无感染征象，但是部分恶性肿瘤也可导致红细胞沉降率加速。碱性磷酸酶的变化情况是骨关节肿瘤诊治过程中应关注的指标之一，碱性磷酸酶的增高往往提示恶性肿瘤生骨现象较为活跃，同时也可提示儿童正处于发育阶段，部分发展缓慢的低度恶性肿瘤，碱性磷酸酶也可在正常范围内，因此碱性磷酸酶需结合其他检查结果进行综合考虑。

4. 组织学检查 骨关节肿瘤与骨关节结核难以区分时，需采用组织活检或组织切检的方式行进一步明确诊断，病理组织学检查是目前准确率最高的诊断方法。值得注意的是：①对于高度怀疑恶性骨关节肿瘤的病例，为避免针道种植，不宜采用穿刺活检；②对于怀疑骨关节结核的病例，可同时进行结核菌培养和病理组织学检查，互为补充核对，结核确诊率可提高 70% ～ 90%；③选择正确的取材部位，取材操作时应结合临床体格检查及 X 线检查结果，否则易造成误诊、漏诊。

5. 影像学检查

（1）X 线检查：具有较高的普及性，对于无禁忌证患者，可常规进行。X 线对于四肢骨关节肿瘤的性质、种类、位置和侵袭范围均能提供较有价值的诊治依据。良性骨肿瘤 X 线可呈形态规则，可见瘤体与正常骨组织存在清晰的界线，可见瘤体具有完整骨皮质，膨胀处骨皮质变薄，一般不可见骨膜反应。恶性肿瘤形状往往不规则，边缘模糊不清，可见较为明显的溶骨和骨质破坏的现象。骨膜反应常提示原发性恶性肿瘤，其形状可呈阳光放射状、葱皮样改变及典型的 Codman 三角征。四肢骨关节结核 X 线可见局部或多处骨质破坏、关节间隙狭窄、周围软组织肿胀，较少见骨质硬化。如结核始发于骨骺、干骺端，则可见病变累及区域出现碎屑状死骨，部分死骨成“泥沙”状。骨型关节结核具有关节周围软骨组织肿胀的特点，同时可见关节间隙不对称性狭窄。滑膜型关节结核可见关节面边缘虫蚀样破坏，上下骨面对称受累及。同时结合临床特点，对于滑膜型关节结核，关节软骨破坏和关节间隙狭窄现象较骨型关节结核出现得晚。

（2）CT 检查：可辅助确定四肢骨关节肿瘤在关节内病变的范围和侵袭程度。CT 软组织窗适合评价肿瘤在骨髓内、外的范围，CT 骨窗适合评价骨皮质内缘侵犯或皮质内病灶，400Hu 以上的骨窗位则适合评价髓腔内的肿瘤。针对不同肿瘤，选择合适的 CT 窗对于诊断病变局部发生的液囊性改变、钙化与骨化改变具有较好的意义。四肢骨关节结核 CT 检查可见多发骨破坏和边缘环绕骨硬化现象，软组织内常可见形成钙化及死骨，也可见冷脓肿形成，部分脓肿边缘可见钙化，增强扫描后可见“边缘”征。

（3）MRI 检查：在四肢骨关节肿瘤诊治中起着非常重要的指导作用，可起到进一步明确肿瘤在骨内病变范围和肿物软组织侵袭情况，并能较好地明确肿物与周围血管、神经的关系。四肢骨关节结核 MRI 检查可见早期滑膜结核病变、滑膜弥漫增生、关节软骨破坏、骨质异常、关节积液等改变。

（4）动态增强 MRI 检查：近来有学者提出，对于脊柱转移癌和骨关节结核的鉴别，如传统影像学检查提供的诊断依据有限，也可通过动态增强 MRI 行进一步鉴别诊断。肿瘤生长伴随着大量不成熟血管增生，这些血管可促进造影剂局部沉积，从而造成了与骨关节结核的参数差异，可提高诊断准确性和敏感性。这种方式目前尚未有报道应用于四肢骨关节肿瘤与四肢骨关节结核的鉴别，未来需要进一步的研究。

（三）关节结核与其他疾病的鉴别

1. 痛风性关节炎　是由血尿酸增高，尿酸结晶沉积于滑膜、软骨、骨关节所致的急性关节炎，若反复发作，可形成慢性痛风性关节炎。原发性痛风多见于 30 ～ 60 岁男性，少数病例为绝经期妇女。尿酸是人体内嘌呤类化合物分解的最终产物，尿酸代谢异常使尿酸以钠盐的形式沉积于关节及皮下组织和肾脏而发病。继发性痛风为高尿酸血症的合并症，发生于真性红细胞增多症、白血病、多发性骨髓瘤等，特别是化疗后，由于大量细胞破坏，核酸分解使尿酸生成过多，某些药物抑制尿酸排出也可造成高尿酸血症。急性关节炎常于夜间突然发作，因外伤、饮酒过度和感染等诱发。初期在第一跖趾关节为好发部位，次为手足小关节、踝关节、膝关节、腕关节和肘关节等。全身有发热、头痛和脉搏加快等。急性发作数周后，症状可完全自行缓解。某些患者可于耳郭及手指小关节的皮下出现痛风石。血清尿酸高达 298 ～ 471μmol/L 以上，红细胞沉降率加快，白细胞数增多，但也有的患者急性期检验结果正常。急性期关节穿刺液检查可见针状尿酸结晶体。早期骨关节无明显变化，晚期关节端可见圆形或不规则穿凿样透亮区。

2. 类风湿关节炎　是原因不明的自身免疫障碍的全身性疾病，其特征为慢性、全身性、周围关节侵袭性滑膜炎，关节肿胀疼痛。由于关节肌肉、肌腱及韧带痉挛和短缩，骨与软骨不同程度破坏，致使受累关节畸形和功能障碍，有时伴有关节外病变，如皮下结节、脉管炎、心包炎、肺结节病或间质性病变等。起病隐匿，可经历数周出现关节肿痛，或是数日内多关节发作，病变局限于单关节者较罕见。多为多关节对称性受累，病变缓解与加重呈波浪式交替进行，晨起关节僵硬，且持续 1h 以上。急性期红细胞沉降率加快，C 反应蛋白阳性，85% 的患者类风湿因子阳性。除某些关节外表现，具有关节滑膜炎是诊断确立必不可少的。此外还有以下检查依据：①关节滑液白细胞增多（WBC ＞ 2000/mm^2）；②滑膜组织学表现为慢性滑膜炎；③ X 线摄片示骨骼破坏，滑液检查除外晶体存在；④非负重关节如肘关节或腕关节无外伤史，这说明关节畸形可能由滑膜炎引起。但在起病初 1 ～ 2 个月，血清学检查可能阴性。

3. 致密性骶髂关节炎　多见中年妇女，多发生于妊娠或泌尿系统感染后，呈持续性下腰痛或腰骶痛，向两侧臀部和大腿后侧放射，与根性疼痛有区别。骶髂关节部有压痛，骨盆分离和挤压试验阳性，直腿抬高有时可阳性。X线正位片多数单侧发病，有时可见双侧，患侧骶髂关节耳状面部分致密度增高，骨质硬化，骨小梁消失，边缘模糊，无骨破坏，关节面不受累。

4. 色素性绒毛结节性滑膜炎　为原因不明的滑膜腱鞘呈绒毛样和结节状增生的良性疾病，多发年龄为20～50岁，偶见少年和老年人。本病好发在膝关节，少见于髋关节、踝关节和肘关节。患者局部症状表现较轻，症状进展缓慢，有关节肿胀、僵直不适、关节积液等，通常无固定压痛点，病变在膝关节髌上囊时可扪及组织块，仅有轻度压痛，关节穿刺有黄色或浆液性关节液。X线摄片示早期软组织肿胀，关节积液征，后期关节面侵蚀性改变是由组织块挤压所致，在髋膝关节软骨下可见囊样改变，关节间隙变窄。

（王国文　张　超）

参考文献

陈忠南，赵丽丽，易松林，等，2013.BACTEC MGIT960在结核分枝杆菌药物敏感性试验中的临床研究.中国人兽共患病学报，29（2）：166-170.

成瑞明，徐静，刘罩明，等，2011.超声对踝关节结核诊断价值初步探讨.第二军医大学学报，32（3）：345-346.

董春富，朱以军，2010.多黏菌素对耐亚胺培南鲍氏不动杆菌的体外抗菌活性.中华医院感染学杂志，20（3）：388-390.

杜鑫，杨新明，2015.腰椎布鲁氏杆菌性脊柱炎一期后路病灶清除短节段内固定术可行性分析.实用骨科杂志，21（2）：110-114.

端木宏谨，屠德华，张培元，等，2014.临床诊疗指南•结核病分册.北京：人民卫生出版社，29-31

傅先水，张卫光，2015.肌骨关节超声基础教程.北京：人民军医出版社.

骨关节结核临床诊断与治疗进展及其规范化专题研讨会学术委员会，2013.正确理解和认识骨关节结核诊疗的若干问题.中国防痨杂志，35（5）：384-391.

官泳松，2000.介入影像学临床应用.中国临床医药研究杂志，23（12）：3598.

郭峰，2002.现代红细胞免疫学.上海:第二军医大学出版社，1-2，24-25.

郭瑞珍，2012.传染病与寄生虫病病理学彩色图谱.贵阳：贵州科技出版社.

郭卫，2010.中华骨科学-骨肿瘤卷.北京：人民卫生出版社.

侯代伦，朱艳艳，张旭，等，2016.骨关节结核影像学诊断现状及展望.诊断学理论与实践，15（1）：80-84.

胡家美，乐敏莉，徐新华，等，2014.脊柱布鲁氏菌属感染与脊柱结核的鉴别诊断.中华医院 感染学杂志，24(22)：5601-5603.

胡云洲，宋跃明，曾建成，2015.脊柱肿瘤学.北京：人民卫生出版社.

胡忠义，2007.噬菌体生物扩增法检测结核分枝杆菌及其耐药性方法评价.中华检验医学杂志，30（7）：821-823.

胡忠义，2014.实验结核病学.北京：军事医学科学出版社，8-9，351-362.

胡忠义，蔡慧梅，屠梅欣，1999.比例法和绝对浓度法测定结核分枝杆菌耐药性.临床肺科杂志，4：167-167.

黄依莲，2013.脊柱结核的分型及影像学诊断与鉴别诊断.现代医用影像学，2（22）：121-122.

黄自坤，熊国亮，姜碧霞，等，2013.显微镜观察药敏检测技术检测结核分枝杆菌耐药性研究.重庆医学，42(19)：2194-2197.

贾文祥，2010.医学微生物学.成都：四川大学出版社，125-130.

贾文韫，李元，2015.Xpert MTB/RIF在骨关节结核患者快速诊断中的应用.中国脊柱脊髓杂志，3（25）：208-212.

康斌，朱通伯，杜清远，等，1993.骨与关节结核B超诊断价值的研究.中国超声医学杂志，9（1）：32-34.

蓝旭，高杰，许建中，等，2017.布氏杆菌性脊柱炎的影像学分型与治疗方案选择.中国骨与关节损伤杂志，32（01）：40-43.

雷建生，胡靖，2011.髋关节结核的影像学诊断与鉴别诊断.现代医药卫生，27（14）：2106-2107.

李国利，赵铭，张灵霞，等，2012.免疫层析法检测MPT64蛋白在结核与非结核分枝杆菌鉴定中的临床应用价值.中国医药导报，9（31）：152-153.

李晶，张继军，张建，等，2017.布氏杆菌性脊柱炎与脊椎结核的MRI表现及鉴别诊断.新疆医学，47（2）：135-139.

李坤，宋波，段忠玉，等，2013.骨关节结核发病机制的初步研究.现代生物医学进展，13（11）：2022-2025.

李力韬，李洪敏，马远征，等，2014.应用Xpert MTB／RIF对脊柱结核临床标本行结核分枝杆菌与利福平耐药性检测的验证性研究.中华骨科杂志，34（2）：211-215.

李强，王茂强，敖国昆，等，2007.踝关节结核的X线及CT诊断.中国矫形外科杂志，15（19）：1489-1490.

林军，任明香，张正兰，2009.15 例脾结核的超声声像图特征分析 . 中国现代医生，47（11）：142-143.

林楠，余琴，刘英杰，等，2016.Ag85A、Ag85B、16kDa 和 38kDa 用于结核病血清学诊断的评价 . 中国卫生检验杂志，（18）：2585-2586.

刘超，邹月芬，2014. 肘关节疾病的 MRI 研究 . 医学影像学杂志，2（24）：300-301.

刘金花，彭泽华，2006. 血清结核抗体与特异性 CIC 测定综合诊断肺结核病 163 例 . 江西医学检验，（05）：441-442.

刘力，李瑞珍，李婕，等，2002. 超声诊断脊柱结核的临床应用 . 医学临床研究，19（10）：385-386.

刘宇红，王更民，那希宽，2002. 比例法测试结核分枝杆菌药物敏感性的探讨 . 中华结核和呼吸杂志，23（2）：89-92.

卢锦标，王国治，2014. 我国结核病疫苗和诊断制剂概述 . 中华结核和呼吸杂志，37（6）：461-463.

罗粿，徐园红，朱玛，等，2016. 结核分枝杆菌蛋白抗原诊断试剂的临床价值研究 . 检验医学与临床，26（19）：1917-1918.

罗燕萍，王雪英，沈定霞，等，2008. 多黏菌素 B 与美罗培南对 110 株多药耐药鲍氏不动杆菌联合药敏研究 . 中华医院感染学杂志，18（9）：1312 -1314.

马远征，王自立，金大地，等，2013. 脊柱结核 . 北京：人民卫生出版社 .

倪语星，2010. 临床微生物学与检验 . 北京：人民卫生出版社，241-248.

宁尚丰，2005. 脊柱结核的 MRI 表现和诊断 . 陕西医学杂志，3（34）：298-299.

齐花蕊，王春芳，钱爱东，2014.Th17 和 Treg 在结核分枝杆菌感染中的研究进展 . 中国预防兽医学报，36（12）：985-987.

乔宁宁，2016. 红细胞补体受体 1 基因单核苷酸多态性及表达水平与骨关节结核的相关性研究 . 桂林：桂林医学院 .

乔宁宁，唐毓金，陈文成，等，2016. 桂西地区骨关节结核患者 T 细胞亚群及红细胞表面免疫分子表达的研究 . 重庆医学，（2）：196-198.

尚红，王毓三，申子瑜，等，2015. 全国临床检验操作规程 .4 版 . 北京：人民卫生出版社，421-436.

孙小芹，2008.CT 对骨关节结核的诊断价值 . 实用放射学杂志，10（24）：31398.

唐神结，李亮，高文，等，2017. 中国结核病年鉴（2016）. 北京：人民卫生出版社，73-85.

王彩芬，蒋天安，2015. 高频超声对膝关节结核的诊断价值 . 中国超声医学杂志，31（4）：363-365.

王冬梅，孙琦，杨献峰，等，2010. 脊索瘤的影像诊断及分期 . 中国临床医学影像杂志，21（12）：863-866.

王洁，陆俊梅，黄晓辰，等，2010. 微量 MIC 检测判断结核分枝杆菌药敏的方法学研究 . 中华医学检验杂志，33（4）：315-319.

王丽蓉，2007. 脊柱结核的影像诊断及鉴别诊断 . 医用放射技术杂志，1：51-52.

王淑英，汪德清，2010. 红细胞膜上 CR1 分子的研究进展 . 中国输血杂志，23（2）：143-145.

王文红，许秋桂，焦志军，2015. 结核分枝杆菌感染的免疫学诊断技术进展 . 临床检验杂志，33（10）：721-723.

王芝，崔振玲，马晓莉，等，2014. 微量 MIC 检测结核分枝杆菌药物敏感性的应用评价研究 . 现代预防医学，41（8）：1487-1489.

魏龙晓，王玮，魏经国，等，2005. 脊柱结核的 MRI 表现 . 实用放射学杂志，21（6）：609-611.

文亚名，陈伟，2005. 低场强磁共振梯度回波脂肪抑制在膝关节骨挫伤中的应用 . 放射学实践，20（6）：514.

吴恩惠，2001. 医学影像学 .4 版 . 北京：人民卫生出版社 .

吴雪琼，2009. 结核病的免疫学诊断 . 中国防痨杂志，31（2）：46-50.

武洁，桂晓虹，李静，2011. 比例法与绝对浓度法检测结核分枝杆菌药敏试验的比较 . 中华医学检验杂志，34（2）：137-138.

武忠长，2016. 抗结核治疗对肺结核患者 Th17/Treg 的影响 . 临床肺科杂志，21（11）：2101-2104.

夏远志，王雪枝，刘海灿，等，2016. 结核分枝杆菌 Rv2654c、Rv1985c 和 Rv3868 的克隆表达及血清诊断学初步评价 . 疾病监测，31（4）：272-277.

徐建平，李军，张文智，等，2017. 超声在肋骨结核诊断中的应用价值 . 中国超声医学杂志，33（4）：332-334.

徐文莽，李霞，王媛媛，等，2012. 腕关节结核性滑囊炎伴“米粒体”形成 1 例 . 临床与实验病理学杂志，28（3）：349-350.

徐园红，崔振玲，胡忠义，等，2012. 四川地区 200 例随机临床分枝杆菌分离株耐药状况的分析研究 . 中华微生物学和免疫学杂志，32（6）：555-560.

杨高怡，2016. 临床结核病超声诊断 . 北京：人民卫生出版社，240-254.

杨新明，左宪宏，贾永利，等，2014. 两种术式治疗胸腰椎布鲁杆菌性脊柱炎的疗效比较 . 中国修复重建外科杂志，

28（10）：1241-1247.

余建明，2009. 医学影像技术学 . 2 版 . 北京：北京科学出版社 .

岳炫彤，邬颖华，王晓玲，2015.45 例脊柱结核的 CT、MRI 对比研究 . 中国 CT 和 MRI 杂志，13（1）：86-89.

岳跃兵，沈杰，2016. 腕关节结核误诊为痛风 1 例 . 广东医学，37（20）：3156.

张缙熙，姜玉新，2000. 浅表器官及组织超声诊断学 . 北京：科学技术文献出版社，211-212.

张玉坤，周纲，黄卫民，2017. 脊柱结核患者 TNF-α 基因多态性研究 . 实用骨科杂志，23（1）：25-27.

章淑梦，周华，符一骐，等，2014. γ- 干扰素释放试验在活动性结核病诊断中的临床价值 . 中华结核和呼吸杂志，37（5）：372-373.

赵红梅，张放，2015. 结核分枝杆菌特异性抗原检测在临床诊断中的意义 . 中国卫生标准管理，（1）：36-37.

赵雁林，2015. 分枝杆菌实验室检测及鉴定; 批准指南 . 北京: 中华医学电子音像出版社，21-22.

赵雁林，2015. 结核病实验室检验规程 . 北京：人民卫生出版社，32-38.

赵雁林，逄宇，2015. 结核病实验室检验规程 . 北京：人民卫生出版社，170-177.

赵一冰，陈涛，郭稳，2016. 超声对儿童早期骨关节结核的诊断价值 . 中国超声医学杂志，32（9）：861-863.

赵毅，1986. 骶骨结核一例报告 . 铁道医学，（4）.

中国医药教育协会感染疾病专业委员会，2017. 感染相关生物标志物临床意义解读专家共识 . 中华结核和呼吸杂志，40（4）：243-254.

中华医学会结核病学分会，非结核分枝杆菌病实验室诊断专家共识编写组，2016. 非结核分枝杆菌病实验室诊断专家共识 . 中华结核与呼吸杂志，39（6）：438-443.

中华医学会结核病学分会，结核病病理学诊断专家共识编写组，2017. 中国结核病病理学诊断专家共识 . 中华结核和呼吸杂志，40（6）：419-425.

钟平勇，2011. 脊柱结核的 CT 及 MRI 影像诊断价值 . 当代医学，17（20）：79-80.

周利君，李峰，卢水华，2015. 以结核分枝杆菌特异性抗原为基础的皮肤实验研究进展 . 中国结核和呼吸杂志，38（08）：619-622.

竹青，2009. 脊柱骨髓瘤和脊柱结核的 CT 鉴别诊断 . 实用医学影像杂志，10（3）：176-178.

庄桂龙，李国航，瞿志军，等，2012. 肺结核患者血清透明质酸测定 . 河北医学，18（1）：75-77.

Abdelwahab IF，Kenan S，Hermann G，et al，1991. Atypical skeletal tuberculosis mimicking neoplasm. Br J Radiol，64（762）：551-555.

Azar FM，Beaty JH，Canale ST，2016. Campbell's Operative Orthopaedics. 3th ed. Amsterdam：Elsevier.

Bari V，Murad M，2003. Accuracy of magnetic resonance imaging in the knee. J Coll Physicians Surg Pak，13（7）：408.

Bwanga F，Haile M，Joloba M L，et al，2011. Direct nitrate reductase assay versus microscopic observation drug susceptibility test for rapid detection of MDR—TB in uganda. Plos One，6（5）：e19565.

Chen ST，Zhao LP，Dong WJ，et al，2015. The clinical features and bacteriological characterizations of bone and joint tuberculosis in China. Sci Rep，8（5）：e11084.

Coban AY，Cekic CC，Bilgin K，et al，2006. Rapid susceptibility test for Mycobacterium tuberculosis to isoniazid and rifampin with resazurin method in screw—cap tubes. Journal of Chemotherapy，18（2）：140-143.

Denkinger CM，schumacher SG，Boehme CC，et al，2014. Xpert MTB/RIF assay for the diagnosis of extrapulmonary tuberculosis：a systematic review and meta-analysis. Eur Respir J，44（2）：435-446.

Go SW，Lee HY，Lim CH，et al，2012. Atypical disseminated skeletal tuberculosis mimicking metastasis on PET-CT and MRI. Intern Med，51（20）：2961-2965.

Gui T，Chen C，Zhang Z，et al，2014. The disturbance of TH17-Treg cell balance in adenomyosis. Fertility & Sterility，101（2）：506-514.

Hanly JG，Mitchell MJ，Bames DC，et al，1994. Early recognition of sacroiliitis by magnetic resonance imaging and single photon emis-Sion computed tomography. J Rhcumatol，21（11）：2008.

Hogan JI，Hurtado RM，Nelson SB，2017. Mycobacterial musculoskeletal infections. Infectious Disease Clinics of North America，31（2）：369-382.

Jo VY，Fletcher CD，2014. WHO classification of soft tissue tumours：an update based on the 2013（4th）edition. Pathology，46（2）：95-104.

Kerkhoff AD，Lawn SD，2016. A breakthrough urine-based diagnostic test for HIV-associated tuberculosis. Lancet，387（10024）：1139-1141.

Kolls JK，Khader SA，2010. The role of Th17 cytokines in primary mucosal immunity. Cytokine & Growth Factor

Reviews, 21 (6): 443-448.

Kulchavenya E, 2014. Extrapulmonary tuberculosis: are statistical reports accurate? Ther Adv Infect Dis, 2 (2): 61-70.

Lang N, Su MY, Yu HJ, et al, 2015. Differentiation of tuberculosis and metastatic cancer in the spine using dynamic contrast-enhanced MRI. Eur Spine J, 24 (8): 1729-1737.

Lemme SD, Kevin Raymond A, Cannon CP, et al, 2007. Primary tuberculosis of bone mimicking a lytic bone tumor. J Pediatr Hematol Oncol, 29 (3): 198-202.

Limaye K, Kanade S, Nataraj G, et al, 2010. Utility of Microscopic Observation of Drug Susceptibility (MODS) assay for Mycobacterium tuberculosis in resource constrained settings. Indian Journal of Tuberculosis, 57 (57): 207-212.

Mahajan RC, Narain K, Mahanta J, 2011. Anaemia & expression levels of CD35, CD55 & CD59 on red blood cells in Plasmodium falciparum malaria patients from India. Indian Journal of Medical Research, 133 (6): 662-664.

Martin A, Morcillo N, Lemus D, et al, 2005. Multicenter study of MTT and resazurin assays for testing susceptibility to first-line anti-tuberculosis drugs. International Journal of Tuberculosis & Lung Disease, 9 (9): 901-906.

Martin A, Paasch F, Docx S, et al, 2011. Multicentre laboratory validation of the colorimetric redox indicator (CRI) assay for the rapid detection of extensively drug-resistant (XDR) Mycobacterium tuberculosis. Journal of Antimicrobial Chemotherapy, 66 (4): 827-833.

Martìnez Cordero E, Gonzàlez MM, Aguilar LD, et al, 2008. Alpha-1-acid glycoprotein, its local production and immunopathological participation in experimental pulmonary. Tuberculosis, 88 (3): 203-211.

Matsuyama M, Ishii Y, Yageta Y, et al, 2014. Role of Th1/Th17 balance regulated by T-bet in a mouse model of Mycobacterium avium complex disease. Journal of Immunology, 192 (4): 1707-1717.

Maynard-smith L, Larke N, Peters JA, et al, 2014. Diagnostic accuracy of the Xpert MTB / RIF assay for extrapulmonary and pulmonary tuberculosis when testing non respiratory samples: a systematic review. BMC Infect Dis, 14: 709.

Minion J, Pai M, 2010. Bacteriophage assays for rifampicin resistance Detection in Mycobacterium tuberculosis: updated meta-analysis. Int J Tuberc Lung Dis, 14 (8): 941-951.

Morten R, Joan AC, Henrik A, et al, 2016. Diagnostic Accuracy of the Novel C-TB Skin Test for Latent M. tuberculosis Infection; Result from Tow Phase III Clinical Trials. American Journal of Respiratory and Critical Care Medicine, 193: 76-84.

Musser JM, 1995. Antimicrobial agent resistance in mycobacteria: molecular genetic insights. Clin Microbiol Rev, 8 (4): 496-514.

Nair D, Capoor MR, Rawat D, et al, 2009. Standardization of first and second-line antitubercular susceptibility testing using BacT Alert 3D system: a report from a tertiary care centre in India. Braz J Infect Dis, 13 (6): 422-426.

Sadeghi S, Sanati MH, Taghizadeh M, et al, 2015. Study of Th1/Th2 balance in peripheral blood mononuclear cells of patients with alopecia areata. Acta Microbiologica Et Immunologica Hungarica, 62 (3): 275-285.

Samala G, Kakan S S, Nallangi R, et al, 2014. Investigating structure-activity relationship and mechanism of action of antitubercular1- (4-chlorophenyl) -4- (4-hydroxy-3-methoxy-5-nitrobenzylidene) pyrazolidine-3, 5-dione [CD59]. International Journal of Mycobacteriology, 3 (2): 117-126.

Shi R, Otomo K, Yamada H, et al, 2006. Temperature-mediated heteroduplex analysis for the detection of drug-resistant gene mutations in clinical isolates of Mycobacterium tuberculosis by denaturing HPLC, SURVEYOR nuclease. Microbes Infect, 8: 128-135.

Siddiqi S, Ahmed A, Asif S, et al, 2012. Direct drug susceptibility testing of Mycobacterium tuberculosis for rapid detection of multidrug resistance using the Bactec MGIT 960 system: a multicenter study. J Clin Microbiol, 50 (2): 435-440.

Sreevatsan S, Pan X, Stockbauer KE, et al, 1997. Restricted structural gene polymorphism in the Mycobacterium tuberculosis complex indicates evolutionarily recent global dissemination. Proc Natl Acad Sci USA, 94 (18): 9869-9874.

Talaat RM, Mohamed SF, Bassyouni IH, et al, 2015. Th1/Th2/Th17/Treg cytokine imbalance in systemic lupus erythematosus (SLE) patients: correlation with disease activity. Cytokine，72（2）：146-153.

Tellez-Rodriguez J，Lopez-Fernandez R，Rodriguez-Jurado R，et al，2016. Mycobacterium tuberculosis as a cause of mandibular osteomyelitis in a young woman：a case report. J Med Case Rep，10（1）：366.

Theron G，Zijenah L，Chanda D，et al，2014. Feasibility，accuracy，and clinical effect of point of-care Xpert MTB/RIF testing for tuberculosis in primary—care settings in Africa：a multicentre，randomised controlled trial. Lancet，383（9915）：424-435.

Tuberculosis Research Committee，2007. Anti-tuberculosis drug resistance survey in Japan，2002：external quality assessment of results. Kekkaku，82：155-164.

Török K，Dezs B，Bencsik A，et al，2015. Complement receptor type 1（CR1/CD35）expressed on activated human CD4+ T cells contributes to generation of regulatory T cells. Immunology Letters，164（2）：117-124.

Wang T，Lv M，Qian Q，et al，2011. Increased frequencies of T helper type 17 cells in tuberculous pleural effusion. Tuberculosis，91（3）：231-237.

Wang L，Turner MO，Elwood RK，et al，2002. A metaanalysis of the effect of Bacille Calmette Guerin vaccination on tuberculin skin test measurements. Thorax，57（9）：804-809.

WHO/IUATLD global working group on anti-tuberculosis drug resistance surveillance，1997. Guidelines for surveillance of drug resistance in tuberculosis. Geneva：WHO.

World Health Organization，2013. Automated Real-Time Nucleic Acid Amplification Technology for Rapid and Simultaneous Detection of Tuberculosis and Rifampicin Resistance：Xpert MTB / RIF Assay for the Diagnosis of Pulmonary and Extrapulmonary TB in Adults and Children. policy update. Geneva：World Health Organization.

World Health Organization，2014. Xpert MTB / RIF implemetation manual：technical and Operational “How-to”：Practical Considerations. Geneva：World Health organization.

Yan L，Wei CD，Chen WC，et al，2015. Association of the single-nucleotide polymorphism and haplotype of the complement receptor 1 gene with malaria. Yonsei Medical Journal，56（2）：332-339.

Ye C，Hu X，Yu X，et al，2017. Misdiagnosis of cystic tuberculosis of the olecranon. Orthopade，46（5）：451-453.

Ye M，Huang J，Wang J，et al，2016. Multifocal musculoskeletal tuberculosis mimicking multiple bone metastases：a case report. BMC Infect Dis，16：34.

第五章　骨关节结核的治疗

骨关节结核是最常见的肺外结核病之一，占全部结核病的5%～10%，是结核菌全身感染的局部表现，易导致骨关节畸形及神经损害，致残率极高，严重影响健康和生活质量，其治疗方法应该是综合性的治疗方法，包括休息、营养、规范药物化疗和系统性的手术治疗。其中，抗结核药物化疗贯穿整个治疗的始终，在骨关节结核治疗中占据主导地位，是骨关节结核治疗的基础。

第一节　休息与营养

充分的休息，减少体力消耗；良好的外部自然环境，充足的日照，正确对待结核病，心态良好；合理的膳食，增进食欲，加强营养等均是改善和控制结核病变的基础。

临床营养治疗是现代综合治疗的重要组成部分。它是根据疾病病理生理特点，按不同疾病制订符合其特征的饮食治疗方案，达到辅助治疗，增强机体抵抗力，促进组织修复，恢复代谢功能，纠正营养不良，增强体质的目的。合理的营养治疗，饮食中的营养素应种类齐全、比例合适、色香味俱全，能增进患者食欲，对恢复患者健康可起药物不能达到的作用。全天食物分配比例合适，早餐、中餐和晚餐应按一定比例，必要时增加餐次。烹调方法应使饭菜美味可口，尽可能照顾不同的饮食习惯。经烹调加工后，食物中的营养素变得很容易消化吸收，营养价值提高。食物能提供患者所需的一切营养素，包括蛋白质、脂肪、糖类、微生物、矿物质和一切微量元素等。

骨关节结核病是慢性消耗性疾病，患者常处于一种营养失衡状态，致免疫功能下降且不易恢复，常出现全身不适、疲惫乏力、食欲减退、身体消瘦、贫血或低蛋白血症，甚至病情进一步恶化，使得治疗失败，而全身状况与疾病的好转或恶化有密切关系。因此，在采用有效抗结核药物治疗的同时，必须强调营养支持治疗，以减少负氮平衡，使细胞获得所需的营养物质进行正常的代谢以维持基本功能，从而提高机体抵抗能力。改善包括免疫功能在内的各种生理功能，使抗结核药物发挥更好作用，以利于机体恢复。

营养治疗的重点在能量和蛋白质的补充，改善负氮平衡情况。饮食原则为高热量、高蛋白、易消化，补充足够的维生素和矿物质，补偿疾病所致的高消耗。对于营养状况差的患者，建议进食高蛋白、高热量、富含维生素的食物；营养情况特别差、重度营养不良者，可补充氨基酸、脂肪乳等高营养液来改善体质，必要时通过少量多次输新鲜血、白蛋白及血浆等以矫正营养不良、贫血和低蛋白血症。

第二节　局部制动

局部制动可减少因脊柱或关节运动而产生的疼痛和减轻病变周围肌肉痉挛；保护病变部位免受进一步的损伤，防止进一步发生病理性骨折或加大成角畸形；通过支具对脊柱或关节的支持，减少脊柱与关节的纵向负荷；局部制动时随时提醒患者注意对脊柱或关节的保护和减少脊柱或关节的活动；为脊柱或关节的修复创造一个稳定的内环境，有利于治愈结核。

1. 卧床休息　患者需卧平板床休息。脊椎结核腰背疼痛或是髋关节、膝关节、踝关节结核疼痛，有低热、盗汗等全身中毒症状，局部肌肉痉挛的患者，提示病变处于急性炎症期，虽无骨骼破坏，但也应卧平板床休息，腰椎卧位时负荷最小。脊椎结核在4岁以前的患儿，皮质骨未完全发育成熟，骨质易被破坏，为预防畸形应卧床休息，起床时佩戴支具。卧床期间老年人应预防压疮、肺炎和下肢静脉血栓形成。

2. 脊柱制动　对于术前和非手术治疗等患者则需给予制动。由于现代脊柱外科内固定的迅速发展，脊柱结核的内固定较为可靠，但对于骨质疏松和自制能力差的患者术后仍需行局部制动处理。

（1）枕颌带牵引：用于颈椎结核。简单易行，易于脱卸，根据需要可以调节，牵引重量 2 ～ 3kg。

（2）颈围领：①软式颈围领，可用橡胶海绵和泡沫塑料外包以棉纱套，尼龙搭扣束紧，是最简单的颈部固定措施。该围领通过感觉反馈达到对颈部活动的限制，固定作用较差。可在夜间睡眠时用，以减少夜间用硬式围领的不适；②硬式颈围领，由前后两片塑料板组成，前后有下颌托，通过尼龙搭扣或金属带扣将两片塑料板连接，并可进行大小调节。该支具可限制颈前屈和后伸，对侧屈和旋转也有一定限制作用。由前后两片塑料板构成筒式颈围，适用于轻型颈椎结核制动用。

（3）颈支具：包括塑料颈支具与支柱式颈胸支具。从下颌至上胸部的制动可限制颈椎的活动。

（4）Halo-Vest（头颈胸外固定支架）：该装置由一个固定颅骨的头颅环和一个带有衬里的塑料背心组成。首先进行头颅环安装：患者取坐位或仰卧位。行头颅及眉弓部皮肤灭菌，确定四个螺丝固定点，前方两点位于头颅最大直径下方眉弓外 1/3，外上各 0.5cm 处。后方两点在耳尖后上方各 1cm 处，经局部浸润麻醉后，助手保持头颅环位置，两位术者成对角线方向同时用 3 个手指拧紧相对的两枚螺钉，直至 3 个手指拧不动为止，然后穿好背心，再用前后 4 个支撑干将头颅环与背心连接。

（5）脊柱支具：系用塑料及金属材料制成的与身体躯干曲线相适应的支架，制动脊柱结核患病的节段，达到制动辅助治疗的作用。

3. 关节制动　采用石膏绷带、上下肢各部位的支具或牵引等制动措施来完成，一般需 4 ～ 6 周。畸形严重者可采用骨牵引以矫正关节畸形或脱位，通常需 8 ～ 12 周。

（胡　豇　胡云洲）

第三节　抗结核药物治疗

一、化学治疗理论

（一）结核病化疗的生物学基础

结核病是世界上最古老的疾病之一，人们对结核病的认识经历了漫长而困难的过程。在结核病的化学治疗（简称化疗）发现前，人们多采取疗养、营养、外科等治疗方法，但肺结核患者的死亡率仍然很高，“白色瘟疫”真实反映了当时人们对结核病的恐惧和无奈。1943 年，Selman A.Waksman 及其同事发现了链霉素具有抗结核作用，翌年链霉素即被用于结核病患者并取得良好效果，这无疑是结核病治疗史上具有里程碑意义的事件，成为化疗时代开始的标志。控制结核病传染源最直接、最有效的措施就是化疗。结核病化疗是一个极其复杂的过程，它的疗效受结核分枝杆菌生物学特性、抗结核药物性能、药物与结核分枝杆菌作用环境条件的直接影响，并与人体器官功能状态、免疫状态形成有机的联系。

1. 结核分枝杆菌的生物学特性　结核分枝杆菌复合群包括种类繁多的分枝杆菌，它们的性状相似并具有基因组的高度同源性。但对人类致病的主要是人型结核分枝杆菌、牛型结核分枝杆菌和非洲结核分枝杆菌。

（1）菌体结构：结核分枝杆菌的菌体结构复杂，细胞壁异常坚固和致密，因此通透性减低，药物难以渗入，使菌体得到保护；结核分枝杆菌的生长依赖于氧气，当各种原因使之处于低氧环境时，促使它进入休眠状态，对药品失去敏感性；结核分枝杆菌还具有生长缓慢的特点，生长缓慢就意味着分裂增殖能力低，因此只有极少数药物发挥杀菌作用；结核分枝杆菌还具有药物外排系统，即便是有效的药物也会被不同程度地降解使之失活。

（2）菌种变异：结核分枝杆菌具有野生菌株变异特性，这是结核分枝杆菌赖以生存并不断延续的重要原因。基因突变是结核分枝杆菌产生耐药的主要方式，药物作用靶位酶基因突变可表现为碱基错配、丢失。结核分枝杆菌在复制过程中靶基因突变的频率无异于其他细菌，但是因缺乏错配的修复功能而更容易导致耐药。

2. 细菌数量和代谢状态　结核病灶中分布着数量、毒力各不相同的结核分枝杆菌。处于不同代谢状态的细菌对抗结核药物有不同的反应。异烟肼、利福平及链霉素可以迅速杀死快速生长菌；利福平对炎症环境下酸性条件生长受到抑制的菌群的作用优于异烟肼；在酸性环境下活性最强的吡嗪酰胺对代谢缓慢菌效果最好；目前尚无药物针对休眠菌。因此，临床医师制订抗结核方案时应充分考虑不同药物的杀菌或抑菌作用。

3. 环境对结核分枝杆菌和抗结核药物的影响　结核分枝杆菌所在部位的理化因素：寄生于巨噬细胞内的结核分枝杆菌由于受低氧和酸性环境的限制，生长、繁殖缓慢；而聚集于急性进展病灶内和空洞内的结核分枝杆菌往往因能得到充分氧气和其他必要条件而生长、繁殖旺盛。

（1）氧分压：结核分枝杆菌为需氧菌，人型结核分枝杆菌在氧分压 100 ～ 140mm H_2O、pH 7.35 ～ 7.45、37℃的条件下 15 ～ 20h 增殖一代。存在于巨噬细胞内和干酪病灶内的结核分枝杆菌处于酸性低氧环境，因此生长缓慢。而大多数抗结核药物在这样的环境中难以发挥作用，但吡嗪酰胺除外，因此该药物成为抗结核治疗方案中的重要组成部分。

（2）酸碱度：当结核分枝杆菌处于 pH 6.8 ～ 7.2 的环境中时，最适宜其生长繁殖。以异烟肼、利福平为主的多数抗结核药物对这组菌群均有杀抑作用。当某些病灶的环境发生改变，结核分枝杆菌的生长代谢很可能受到干扰，同时也直接影响药物发挥抗结核作用。

（3）结核分枝杆菌所在部位与抗结核药物的抗菌作用：各种抗结核药物的分子量不同，理化性质不同，对不同组织、不同细胞生物膜的穿透性有很大差异。如异烟肼、利福平和吡嗪酰胺在脊柱结核患者正常骨与病椎非硬化骨中可达到有效治疗浓度，而在硬化骨及其包壳内的结核坏死物中浓度极低，远低于治疗浓度水平。硬化骨的存在成为抗结核化疗药物难于在椎体病灶内渗透的主要原因，故手术治疗时应将该部分全部切除。根据结核分枝杆菌的生存状态具有多样化的特征，其治疗必须采用作用机制不同的杀菌药和抑菌药联合应用，对各种生长状态的结核分枝杆菌均能起杀灭作用。

（二）抗结核药物对结核分枝杆菌的作用

1. 药物作用于结核分枝杆菌的方式　抗结核药物通过不同作用方式，分别以一种或多种机制干扰结核分枝杆菌的代谢过程，从而发挥杀菌、抑菌和灭菌作用。

（1）阻碍细胞壁合成：菌体的细胞壁是由磷脂、黏多肽、分枝菌酸、肽聚糖多聚阿拉伯糖、葡萄糖等多种成分构成。多种抗结核药物通过破坏菌体内酶的活性而影响细胞壁某一成分的合成，使细胞壁失去其韧性、坚固性，造成通透性增加，进一步导致菌体破裂、死亡。异烟肼、吡嗪酰胺、乙硫异烟胺、丙硫异烟胺均可干扰烟酰胺腺嘌呤二核苷酸脱氢酶的活性。异烟肼还可与铜、铁及金属卟啉类络合而影响氧化还原酶的活性。环丝氨酸抑制 D- 丙氨酰合成酶而妨碍 D- 丙氨酸的合成，从而破坏菌体细胞壁的合成。

（2）阻碍结核分枝杆菌蛋白质合成：氨基糖苷类和环型多肽类抗结核药通过干扰氨基酸合成蛋白质过程的信息传递和密码错译等方式影响其蛋白质的合成。噁唑酮类的利奈唑胺主要抑制信息核糖核酸 mRNA 信息传递和与核糖体核糖核酸结合，影响蛋白质合成。

（3）阻碍核糖核酸和脱氧核糖核酸合成：利福平及其他利福类药物通过与 RNA 聚合酶的 β 亚基结合，干扰三磷酸腺苷聚合作用而阻碍核苷酸合成核糖核酸，从而抑制蛋白质的合成，起杀菌作用。乙胺丁醇通过干扰聚胺和金属离子，影响核糖核酸的合成。氟喹诺酮类药物主要通过作用于结核分枝杆菌 DNA 旋转酶，阻止 DNA 复制、转录而杀菌。

（4）干扰菌体代谢

1）影响结核分枝杆菌氧的运输和传递：异烟肼、链霉素、吡嗪酰胺均有干扰这一运输系统的作用，导致结核分枝杆菌摄氧减少，干扰细菌正常代谢。

2）阻碍叶酸合成：在代谢中对氨基水杨酸钠取代对氨基苯甲酸而影响叶酸的合成，干扰结核分枝杆菌生长素的供给和利用。

3）阻碍糖和脂肪代谢：乙胺丁醇妨碍细菌戊糖的合成，从而干扰核苷酸的生成，亦可抑制甲硫氨酸与脂类结合而影响脂类代谢。

2. 抗结核药物血药浓度对结核分枝杆菌的影响　抗结核药物能否发挥杀菌、抑菌作用，关键取决于药物在组织器官能否达到有效的浓度。任何抗结核药物在高浓度状态下都可发挥杀菌作用，但浓度的无限提高必然导致严重的药物中毒。因此，判断药物的有效与否是以治疗剂量药物的实际浓度与药物最低抑菌浓度的比值为标准的。由于结核分枝杆菌在人体存在的状态有细胞内外之分，因此细胞内外药物浓度均是最低抑菌浓度（minimum inhibitory concentration，MIC）的 10 倍，即为杀菌药，不足 10 倍则为抑菌药。异烟肼和利福平在细胞内外的浓度均高出 MIC 50 ～ 90 倍，故此二药为全效杀菌药。

3. 抗结核药物的早期杀菌活性　早期杀菌活性是指在治疗的最初2d，结核分枝杆菌大量被消灭，痰中的菌落数下降的速率。在各种抗结核药品中异烟肼的早期杀菌活性最好，利福平次之，早期杀菌活性意味着可杀灭快速生长、代谢旺盛的细菌，使之失去传染性，减少诱发耐药的概率。因此，化疗选择具备早期杀菌活性的药品组成方案也是化疗获得成功的关键。

4. 结核分枝杆菌的生长延迟　细菌和药物短暂接触后，去除药物，细菌并不能立即恢复生长，需要经过一段时间调整后才能再度生长。这个时间即为该药生长延迟时间。长的生长延迟时间和长的半衰期成为间歇用药的重要依据。

5. 耐药性与联合用药　突变是由于基因结构改变而引起的细菌遗传性表型变化，是导致结核分枝杆菌耐药的原因。不过这种突变是随机、自发的，概率极低。联合用药后，其耐药突变频率是各自突变概率的乘积。因此，联合用药可以减少耐药概率。

（三）抗结核药物的用法

1. 分服与顿服　结核病化疗时代后，人们长时间认为抗结核药物的作用与血药浓度有关，分次服用可以维持抗结核药物的有效血药浓度，有利于抗结核药物的疗效。但经过以后的研究发现，抗结核药物发挥作用不在于维持一定的血药浓度，而是在短时间内达到较高的药物峰浓度。药物峰浓度越高，药物接触结核分枝杆菌的时间越长，杀菌或抑菌效果就越好。抗结核药物每天1次顿服，提高了峰浓度，且简化了服药次数，有利于患者坚持治疗。

2. 间歇疗法　间歇疗法的理论依据是结核分枝杆菌与抗结核药物接触后的延迟生长。延迟生长后，细菌生长缓慢或不生长，对抗结核药物不敏感。此时即使用药也不会增加疗效，因此可以停止用药；生长延迟结束后，结核分枝杆菌恢复生长，对抗结核药物重新敏感，此时用药可以最大限度地杀死结核分枝杆菌。每种药物的生长延迟时间不同决定了该药是否能够被间歇给药。

药品剂量和接触时间与疗效有关。药物浓度越高，细菌产生生长延迟时间与药物接触时间就越短。因此，间歇用药时应该增加药物剂量。

3. 两阶段疗法　第一阶段为强化期。采用多种药物联合使用快速杀死繁殖期的细菌，使细菌量明显减少，并预防耐药产生；第二阶段为继续期，采用2～3种药物，继续杀伤处于代谢低下或半静止状态的细菌。

二、化疗药物的概况

（一）WHO抗结核药物分类

传统上，按作用效果与副作用大小将抗结核药品分为两类：即一线和二线抗结核药物，异烟肼、利福平、利福喷丁、利福布汀、吡嗪酰胺、乙胺丁醇和链霉素等因其疗效好、副作用小归为一线抗结核药品，其余则归为二线抗结核药物。在2011年WHO出版的《耐药结核病管理规划指南》中，在原有传统分类的基础上主要根据疗效、使用经验和药物分类将抗结核药物分为五组（表5-3-1），这种分组法对耐药结核病化学治疗方案的设计十分有用。鉴于近年来耐药结核病疫情的严峻形势及其基础与临床等多方面的进展和成就，2016年WHO将耐多药结核（MDR-TB）方案中的抗结核药物进行了重新分组和分类（表5-3-2）。将抗结核药物分为A、B、C、D四组，其中A、B、C组为核心二线药物，D组为非核心的附加药物。这种分类更有利于制订有效的利福平耐药结核病（RR-TB）和MDR-TB治疗方案。

表5-3-1　2011年WHO抗结核药物五组分类法

组别	药物（缩写）
第1组：一线口服抗结核药物	异烟肼（INH）、利福平（RFP）、乙胺丁醇（EMB）、吡嗪酰胺（PZA）、利福布汀（Rfb）、利福喷丁（Rft）
第2组：注射用抗结核药物	卡那霉素（Km）、链霉素（Sm）、阿米卡星（Am）、卷曲霉素（Cm）
第3组：氟喹酮类药物	氧氟沙星（Ofx）、左氧氟沙星（Lfx）、莫西沙星（Mfx）
第4组：口服抑菌二线抗结核药物	乙硫异烟胺（Eto）、丙硫异烟胺（Pto）、环丝氨酸（Cs）、对氨基水杨酸（Pas）、对氨基水杨酸钠（Pas-Na）、特立齐酮（Trd）
第5组：疗效和安全性证据不充分的抗结核药物	贝达喹啉（Bdq）、德拉马尼（Dlm）、氯法齐明（Cfz）、利奈唑胺（Lzd）、阿莫西林/克拉维酸钾（Amx/Clv）、氨硫脲（Thz）、亚胺培南/西司他丁（Ipm/Cln）、美罗培南（Mpm）、大剂量异烟肼（high-dose INH）、克拉霉素（Clr）

表 5-3-2 WHO 2016 年《耐药结核病治疗指南》推荐的 MDR-TB 抗结核药物的分组

组别	药物（缩写）
A 组：氟喹酮类药物（FQs）	左氧氟沙星（Lfx）、莫西沙星（Mfx）、加替沙星（Gfx）
B 组：二线注射类抗结核药物	卡那霉素（Km）、链霉素（Sm）、阿米卡星（Am）、卷曲霉素（Cm）
C 组：其他二线核心药物	乙硫异烟胺（Eto）、丙硫异烟胺（Pto）、环丝氨酸（Cs）、特立齐酮（Trd）、利奈唑胺（Lzd）、氯法齐明（Cfz）
D 组：可以添加的药物（不能作为 MDR-TB 的核心治疗药物）	D1 组：吡嗪酰胺（PZA）、乙胺丁醇（EMB）、大剂量异烟肼（high-dose INH） D2 组：贝达喹啉（Bdq）、德拉马尼（Dlm） D3 组：阿莫西林 / 克拉维酸钾（Amx/Clv）、氨硫脲（Thz）、亚胺培南 / 西司他丁（Ipm/Cln）、美罗培南（Mpm）、对氨基水杨酸（PAS）

（二）常用抗结核药物的特性

1. 异烟肼（isoniazid，INH）

（1）作用机制：异烟肼的作用机制未明，其杀菌作用可能通过多种方式进行。

1）阻碍结核分枝杆菌细胞壁中磷脂和分枝菌酸的合成，致细胞壁通透性增加，细菌失去抗酸性而死亡。

2）异烟肼在菌体内被氧化为异烟酸，从而取代烟酰胺，形成烟酰胺腺核苷酸（NAD）的同系物，干扰酶的活性，使之失去递氢作用，结果氢自身氧化成过氧化氢，因而抑制结核分枝杆菌的生长。

3）异烟肼可使 NAD 降解而影响脱氧核糖核酸（DNA）的合成。

4）异烟肼与结核分枝杆菌的某些酶所需的铜离子结合，使酶失去活性而发挥抗菌作用。

（2）特点：异烟肼是目前使用的重要抗结核药，对结核分枝杆菌有高度选择性抗菌活性。异烟肼对生长旺盛的结核分枝杆菌呈杀菌作用，对静止期结核分枝杆菌仅有抑菌作用。异烟肼易渗入吞噬细胞，对细胞内外的结核分枝杆菌均有杀菌作用，故称全效杀菌药。

（3）适应证：异烟肼是各类型结核病和结核病预防治疗的首选药物，适用于初治、复治的各型肺结核病及不耐异烟肼的耐药肺结核病，各种肺外结核如骨关节结核、结核性胸膜炎、腹膜炎、心包炎及消化道、泌尿生殖系统结核，淋巴结结核等，也是结核性脑膜炎的必选药物。单用易出现耐药，故需联合利福平（或利福喷丁），吡嗪酰胺和乙胺丁醇治疗初治病例，亦可联合除上述药物以外的其他抗结核药物用于复治病例的治疗。

（4）用法：本药属于浓度依赖性药物，并且具有明显的抗生素后效应，一般采用早餐前空腹顿服；如果胃肠反应剧烈，不能耐受，可在早餐后服用。

1）口服：WHO 推荐每天疗法剂量为 4 ～ 6mg/（kg · d），每天最大剂量 300mg；间歇疗法为每次 8 ～ 12mg/（kg · d）。急性粟粒性肺结核或结核性脑膜炎，每次 0.2 ～ 0.3g，每天 3 次。

2）静脉注射或静脉滴注：对较重浸润性肺结核、肺外活动性结核等，每次 0.3 ～ 0.6g，加入葡萄糖注射液或等渗氯化钠 250 ～ 500ml 中静脉滴注，或 20 ～ 40ml 缓慢静脉注射。

3）儿童剂量：WHO 推荐口服给药剂量为 10 ～ 15mg/（kg · d）顿服，每天最大剂量 300mg。严重结核患儿（如结核性脑膜炎）剂量可增加至 30mg/（kg · d），但每天最大剂量为 500mg。

（5）不良反应

1）精神神经系统：可引起中枢神经系统症状和周围神经炎，如头痛、失眠、记忆力减退、精神兴奋、抽搐、幻觉、关节软弱、手脚疼痛、麻木针刺感或烧灼感、视神经炎等。服用维生素 B_6 可预防神经系统发生反应［10 ～ 20mg/（kg · d），分 1 ～ 2 次服用］。如遇异烟肼中毒时，可用大剂量维生素 B_6 对抗，同时需要进行其他对症治疗。

2）肝功损害：可使血清氨基转移酶及胆红素升高。

3）过敏反应：可见皮疹发生。

4）代谢 / 内分泌系统：可见男子乳房女性化、泌乳和库欣综合征等。

5）胃肠道反应：恶心、食欲减退、便秘等。

6）血液系统：白细胞减少、嗜酸性粒细胞增多、贫血等。

7）心血管及泌尿生殖系统：较少见，可表现为心动过速、月经不调、勃起功能障碍等。

（6）注意事项

1）与利福平合用时，对结核分枝杆菌有协调抗菌作用，但肝毒性增加。

2）抑酸药，尤其是氢氧化铝可抑制本药吸收，不宜同服。

3）本药可引起糖代谢紊乱，联用降糖药时应调整剂量。

4）本药可增强某些抗癫痫药物（丙戊酸钠、卡马西平）、降压药（普萘洛尔）等作用。

5）与左旋多巴合用，可使帕金森症状恶化。

6）酰胺类食物（红葡萄酒、奶酪、海鱼）与本药联用时可发生皮肤潮红、头痛、呼吸困难、恶心等。

7）乳糖类食物完全阻碍消化道对本药的吸收。

8）服药期间饮茶或咖啡可发生失眠和高血压；不能和高脂肪食物一起服用。

2. 利福平（rifampicin，RFP）

（1）作用机制：本药与依赖于 DNA 的 RNA 多聚酶的β亚单位牢固结合，抑制细菌 RNA 的合成，防止该酶与 DNA 连接，从而阻断 RNA 转录过程。

（2）特点：利福平为脂溶性，故易进入细胞内杀灭其中的敏感细菌，因此对革兰阳性菌、革兰阴性菌和结核分枝杆菌等均有抗菌活性。

（3）适应证：主要用于各类型初治、复治肺结核病，及不耐利福平菌的耐药肺结核病、肺外结核病（骨关节结核、结核性胸膜炎、腹膜炎、心包炎、淋巴结核、泌尿生殖器结核等）和各种非结核分枝杆菌病的治疗，但必须与异烟肼等其他抗结核药物联合应用，以提高疗效，延缓耐药的发生。亦可用于骨关节结核和淋巴结结核伴有瘘管者的局部用药。

（4）用法：本药属于浓度依赖性药物，并且具有明显的抗生素后效应，一般采用早餐前空腹顿服。

1）成人：WHO 推荐每天疗法剂量为 8～12mg/（kg·d），每天最大剂量 600mg；间歇疗法为每次 8～ 12mg/（kg·d），隔日一次，每天最大剂量 600mg。

2）儿童：WHO 推荐口服给药 12～17mg/（kg·d），每天最大剂量 600mg。

（5）不良反应

1）消化系统：可见食欲缺乏、恶心、呕吐、腹痛等，本药有肝毒性，多发生在与其他抗结核药物合并使用时。

2）血液系统：可见白细胞、血小板、血红蛋白减少，嗜酸性粒细胞增多，甚至可能出现溶血性贫血、DIC 等。

3）精神系统障碍：可出现头痛、嗜睡、眩晕、疲乏、肢体麻木、视力障碍、共济失调等症状。

4）过敏反应：如药物热、皮疹、荨麻疹、急性肾衰竭等。

5）肌肉骨骼系统：长期应用可出低钙血症，儿童可发生佝偻样改变。

6）本药可出现类流感样综合征（表现为寒战、高热、头痛、全身酸痛等）和类赫氏反应（治疗 2～3 个月可发生渗出性胸膜炎或纵隔淋巴结肿大）。

（6）注意事项

1）必须空腹服用，宜于用药后 2h 进餐。

2）严重肝病患者，胆道梗阻者和妊娠 3 个月以内禁用利福平，慢性肝病、肝功能不全者和 3 个月以上妊娠妇女亦需慎用。并定期检查肝功能。

3）利福平为肝微粒体酶诱导剂，可加速双香豆素类抗凝血药、降糖药、洋地黄类、皮质激素、氨苯砜及避孕药的代谢，使作用降低，与上述药物并用时，需调整其剂量。

4）使用利福平时应视情况每月检查肝功能。

5）氨基水杨酸钠、巴比妥类、氯氮䓬等药物，可降低利福平的吸收和血浓度，同时并用宜相隔 8h。

6）由于利福平单用时迅速发生耐药，不宜做一般抗生素应用。

7）服药后，尿、唾液、汗液等排泄物可呈橘红色，尤以尿液更加明显，但无害。

3. 利福喷丁（rifapentine，Rft）

（1）作用机制：与利福平相同。

（2）特点：本药体内外抗菌活性与利福平相仿，但由于其半衰期及抗生素后效应较长，更适合间歇化疗。

（3）适应证：主要用于治疗各系统、各种类型的初治、复治的结核病和非结核分枝杆菌病，亦需与其他抗结核药物配伍用，对骨关节结核的疗效肯定，并可治疗对利福类以外的其他抗结核药物耐药病例。

（4）用法：成人，每次 450～600mg，每周 2 次；本药在 5 岁以下儿童应用的安全性尚未确定。

（5）不良反应：同利福平，但较轻微，且与利福平之间无明显交叉过敏反应。

（6）注意事项

1）与利福平有交叉耐药性，对利福平产生耐药的病例亦对利福喷丁耐药。

2）可空腹或进食后服用。因其具有脂溶性的特点，因此进餐高脂食物后有利于促进药物的吸收。

3）肝功能不良和妊娠3个月以上妊娠妇女需慎用，3个月以内妊娠妇女禁用利福喷丁。

4）其余注意事项同利福平。

4. 利福布汀（rifabutin，Rfb）

（1）作用机制同利福平。

（2）特点：利福布汀是由利福霉素衍生而来的半合成的抗生素，具有高亲脂性，因此分布广泛，在组织细胞内易吸收。利福布汀能穿透细胞膜进入细胞内而不损伤其吞噬功能，并在细胞内保持较高的药物浓度，因此有很强杀菌力，比利福平高3～5倍。

（3）适应证：主要用于复治结核病和非结核分枝杆菌病的治疗。在美国其被用于晚期HIV或AIDS患者合并鸟－胞内复合分枝杆菌感染的治疗。由于世界上除极少数实验室开展利福布汀药物敏感试验外，其他实验室均难以确定该药的敏感性，故目前WHO主张该药不用于耐多药结核病治疗。

（4）用法：成人口服150～300mg/d，每天1次；若有胃肠道反应，可分两次服用，每次150mg。儿童常用量5mg/（kg • d），口服。

（5）不良反应：同利福平。应注意肝功能损害和白细胞减少的发生。

（6）注意事项：同利福平。

5. 乙胺丁醇（ethambutol，EMB）

（1）作用机制：本药可渗入分枝杆菌体内，干扰RNA的合成从而抑制细菌的繁殖，但是作用机制尚未完全阐明。

（2）特点：本药对结核分枝杆菌和非结核分枝杆菌中的堪萨斯分枝杆菌和鸟分枝杆菌等有抑菌作用，在pH中性环境中作用最强。

（3）适应证：各型肺结核和肺外结核，尤其适用于不能耐受链霉素注射的患者。近年来，经大面积人群临床试验已证明与异烟肼、利福平、吡嗪酰胺联合应用于结核病化疗的强化期有取代链霉素的作用，联合用药可增强化疗疗效和延缓耐药性的发生。也可被选择用于治疗各种耐药肺结核。

（4）用法：本药属于浓度依赖性药物，并且具有明显的抗生素后效应，一般采用早餐前空腹顿服。

1）成人：WHO推荐每天疗法剂量为15～20mg/（kg • d），每天1次；间歇疗法为每次25～35mg/（kg • d），每周3次。

2）儿童：WHO推荐口服给药剂量为15～25mg/（kg • d），每天最大剂量1000mg。

（5）不良反应

1）神经系统：常见神经损害，如视神经炎、视物模糊、视野缩小等。早期发现及时停药可自行恢复，永久性视觉功能丧失少有发生。

2）肌肉骨骼系统：关节肿大，病变关节表面皮肤发热，可能出现痛风、高尿酸血症。

3）其他：如肝功能损害、胃肠道反应、皮疹、药物热等，也有报道出现过敏性休克、剥脱性皮炎、间质性肾炎等。

（6）注意事项

1）抗结核治疗中需与其他抗结核药物联用，以增加疗效，减少耐药性的发生。

2）定期做视力、视野、眼底、色视的检查，老年人和糖尿病患者，营养不良者增加检查次数。治疗中出现视觉障碍应视情况减量或停药，发生视神经炎时立即停药，并给予大剂量B族维生素治疗。

3）糖尿病已发生眼底病变者禁用乙胺丁醇，肾功能不良者、慢性酒精中毒者，高尿酸血症、痛风患者，糖尿病患者、孕妇、老年人、儿童应慎用，婴幼儿禁用。

4）氢氧化铝能减少乙胺丁醇的吸收，并具有抗甲状腺素的作用，可引起其功能低下，故两药不宜同时应用。

6. 吡嗪酰胺（pyrazinamide，PZA）

（1）作用机制：可能与吡嗪酸有关，吡嗪酰胺渗透入吞噬细胞后并进入结核分枝杆菌菌体内，菌体内的酰胺酶使其脱去酰胺基，转化为吡嗪酸而发挥抗菌作用。

（2）特点：本药在体外抗结核活性很弱且受pH影响很大，酸性环境（pH ≤ 5.6）增强其抗菌作用。本药主要是在细胞内抗菌。

（3）适应证：用于治疗各系统、各类型的结核病。常与异烟肼、利福平联合用于初治结核病的强化期，起到协同杀菌作用，是短程化疗的主要用药之一。亦是结核性脑膜炎除异烟肼以外的必选药物；与其他抗结核药物无交叉耐药，可被选择用于治疗各种耐药肺结核。

（4）用法：每天疗法剂量为20～30mg/（kg·d），顿服，每天最大剂量为2g；间歇疗法为每次30～40mg/（kg·d），每周3次。儿童：口服给药20～40mg/（kg·d），每天最大剂量为2000mg。

（5）不良反应

1）代谢/内分泌系统：可引起高尿酸血症、痛风性关节炎等。

2）肝：可引起肝损害，长期大剂量应用可发生中毒性肝炎等。

3）其他：如胃肠道反应、溶血反应、过敏出现药物热、皮疹、光敏反应等。

（6）注意事项

1）吡嗪酰胺必须与异烟肼、利福平等药物联合应用，单用易产生耐药性。与异烟肼合用有促进和加强其杀菌、灭菌作用，使组织中结核分枝杆菌失去增殖能力，与氟喹诺酮类药物联合应用有协同杀菌作用。

2）慢性肝病、高尿酸血症、糖尿病患者、肾功能不全、血卟啉症患者慎用，妊娠妇女和痛风患者禁用。

3）吡嗪酰胺的毒性作用与药物剂量相关，故成人每天剂量以不超过1.5g为宜。

4）定期检测肝功能和做血尿酸检查。

7. 注射用抗结核药物

（1）链霉素（streptomycin，Sm）

1）作用机制：本药主要作用于结核分枝杆菌的核糖体，诱导遗传密码的错读，抑制信使RNA转译，干扰转译过程中的校对，从而抑制蛋白质合成。

2）特点：链霉素属氨基糖苷类抗生素，为半效杀菌药，对多种革兰阴性杆菌及葡萄球菌的某些菌株有效，对结核分枝杆菌的作用最为突出，呈强抑菌作用，高浓度有杀菌作用。碱性环境可增强其抗菌作用。

3）适应证：主要用于治疗各系统的各类型结核病，采用短程化疗时多用于强化期。链霉素与β-内酰胺类抗生素、大环内酯类抗生素合用，治疗革兰阴性杆菌引起的败血症、肺炎、尿路感染、肠道感染等。对鼠疫、布鲁杆菌病有良好的效果。

4）用法

A. 成人每天疗法剂量为12～18mg/（kg·d），肌内注射；间歇疗法每次12～18mg/kg，肌内注射，每天最大剂量1g。

B. 儿童：10～15mg/（kg·d），肌内注射，每天最大剂量不超过1g。

C. 老年人：10mg/（kg·d），肌内注射，每天最大剂量不超过1g。

5）不良反应

A. 耳：主要损害前庭和耳蜗神经，表现为眩晕、头痛、平衡失衡、听力减退甚至失聪。

B. 肾脏：其损害程度随药物剂量和疗程的增加而增大，可引起蛋白尿、血尿、血尿素氮及肌酐升高等。

C. 神经肌肉阻滞：本药可引起面部、口唇、四肢麻木，嗜睡等。

D. 过敏反应：如皮疹、瘙痒、药物热等。

E. 其他：也可发生肝功能损害、视神经炎、电解质失衡等。

6）注意事项

A. 用于抗结核治疗时必须与其他抗结核药物联用，以延缓耐药性的产生，多用于强化期的抗结核治疗。

B. 链霉素不易透过血脑屏障，禁止鞘内注射，避免引起椎管的粘连和堵塞。

C. 妊娠妇女应慎用，妊娠3个月以内禁用链霉素。防止造成婴幼儿先天性耳聋。

D. 老年人和慢性肾功能不全者易造成蓄积中毒，需慎用，必须应用时酌情减少用量或间歇应用，并定期检查尿常规和测定肾功能。

E. 由于链霉素在碱性条件下有较好的杀菌、抑菌作用，故可在经碱性溶液冲洗后的胸腔内注入，治疗结核性脓胸。

F. 与卡那霉素、卷曲霉素有单向交叉耐药，对上述药物已耐药者，慎用链霉素。

G. 用药前必须做链霉素皮肤过敏试验，有链霉素过敏史者禁用。

H. 用药期间严密观察头晕、耳鸣、听力减退等反应。

（2）阿米卡星（amikacin，Am）

1）作用机制：本药通过干扰蛋白质的合成阻止细菌生长。

2）特点：本药为氨基糖苷类广谱抗生素，具有较强的抗结核分枝杆菌作用，治疗各类型结核病，主要用于链霉素耐药者。

3）适应证：治疗各类型结核病，主要用于对链霉素耐药者。适用于复治、耐药结核病的治疗，可作为各类型耐药结核病的选择用药。

4）用法：WHO 推荐成人 15mg/（kg • d），每天最大剂量为 1g。儿童 15 ～ 30mg/（kg • d），每天最大剂量不超过 1g。肾功能减退者：肌酐清除率 >50ml/min 者，每 12h 给予正常剂量（7.5mg/kg）的 60% ～ 90%；肌酐清除率为 10 ～ 50ml/min 者，每 24 ～ 48h 给予正常剂量（7.5mg/kg）的 20% ～ 30%。

5）不良反应：同链霉素。但听力减退会很突然。

6）注意事项

A. 本药与链霉素等氨基糖苷类药物有单向交叉耐药，故需注意临床用药顺序。链霉素耐药时再考虑采用本药。

B. 用于抗结核治疗时，需与其他抗结核药物配伍。

C. 使用本药需注意定期做尿常规和肾功能检测。

D. 对本药或其他氨基糖苷类过敏的患者禁用本品。

E. 不宜用于妊娠妇女、糖尿病肾病及各种原因所致的肾功能不良者。慎用、禁用于肾功能减退、脱水、使用强利尿剂的患者，特别是老年患者。

（3）卷曲霉素（capreomycin，Cm）

1）作用机制：为环多肽类药物，其化学结构不同于氨基糖苷类，但抗菌机制类似，多肽的作用是抑制肽基 -tRNA 的转移和蛋白质合成，为杀菌药。

2）特点：适用于复治、耐药结核病治疗。对耐链霉素、卡那霉素或阿米卡星的结核分枝杆菌仍然敏感或部分敏感，是治疗耐药结核病的重要药物之一。

3）适应证：适用于复治、耐药结核病治疗。用于对链霉素、卡那霉素、阿米卡星已耐药患者。可作为各类型耐药结核病选择用药。

4）用法：WHO 推荐成人 15mg/（kg • d），每天最大剂量为 1g，我国多采用每次 0.75g，每天 1 次。儿童 15 ～ 30mg/（kg • d），每天最大剂量不超过 1g。

5）不良反应：同链霉素。

A. 发生率相对较少者：血尿、尿量或排尿次数显著增加或减少，食欲减退或极度口渴。

B. 发生率较少者：过敏反应、耳毒性、肾毒性、电解质紊乱、神经肌肉阻滞等。

6）注意事项

A. 必须与其他抗结核药物联用。

B. 禁止应用于有听力障碍或肾功能障碍、重症肌无力、帕金森病的患者。禁用于妊娠和哺乳期妇女。禁用于对本药过敏者。

C. 有电解质紊乱的患者需在电解质获得纠正后使用。

D. 治疗中需监测肾功能、电解质变化。

E. 本药与阿片类镇痛药并用，有抑制呼吸的作用。

F. 其他注意事项同氨基糖苷类药物。

8. 氟喹酮类药物　氟喹诺酮类抗结核药物包括氧氟沙星、左氧氟沙星、加替沙星和莫西沙星。氧氟沙星的生物活性低，WHO 推荐不再使用；由于加替沙星可引起血糖的波动，WHO 已不主张该药作为耐药结核病治疗的首选药物；同时鉴于环丙沙星的抗结核活性较低，也已主张不再用于结核病的治疗。

（1）作用机制：氟喹诺酮类药物对结核分枝杆菌具有不同程度的杀菌活性，主要通过作用于结核分枝杆菌脱氧核糖核酸（DNA）旋转酶（拓扑异构酶Ⅱ），阻止 DNA 的复制、转录而杀菌。莫西沙星、加替沙星是氟喹诺酮类药物中抗结核分枝杆菌活性最强的药物，与其他抗结核药无交叉耐药性。其中，莫西沙星对于缓慢生长的结核分枝杆菌及滞留菌的作用最强。

（2）特点：本类药物适用于各类型复治、耐药结核病的治疗。

（3）适应证

1）氟喹诺酮类药物如氧氟沙星、左氧氟沙星、莫西沙星适用于各类型的复治、耐药肺结核病的治疗。氟喹诺酮类药物与其他抗结核药物联用产生相加效应。

2）适宜非结核分枝杆菌病的治疗。

（4）用法：值得注意的是，氟喹诺酮类药物治疗耐药结核病的疗效与其剂量有较大关系。WHO 建议，左氧氟沙星治疗结核病的剂量为 10 ～ 15mg/（kg • d），但在治疗耐药结核病时建议剂量为每日 750（体重≤ 45kg）～ 1000mg（体重 >46kg）。莫西沙星：一日量 0.4g，一次口服。对于儿童耐药结核病，氟喹诺酮类药物的使用让广大临床医师仍存在争议或疑虑。WHO 指出，在动物实验中发现该类药物可以使软骨发育延迟，但在人类中并没有得到证实，因此使用氟喹诺酮类药物治疗儿童耐药结核病收益大于风险，推荐应用。当然，对于小于5岁或体重低于10kg的儿童，应谨慎使用或不用。

（5）不良反应

1）胃肠道反应：恶心、呕吐、不适、疼痛等。

2）中枢反应：头痛、头晕、睡眠不良、精神异常、意识混乱、幻觉、癫痫样发作。

3）其他：光敏反应、关节损害、结晶尿、肝损害、心脏毒性（QT间期延长）、干扰糖代谢等。

（6）注意事项

1）用药后避免日光照射，也可涂抹防晒霜预防光敏毒性。

2）避免与含铝、镁、铁、锌制剂同服，防止干扰喹诺酮类药物的吸收。

3）禁止非甾体抗炎药与喹诺酮类药并用，防止加剧中枢神经系统毒性反应和诱发癫痫发作。

4）同时应用茶碱、咖啡因等药物时，喹诺酮类药干扰细胞色素P450系统而减少茶碱在体内的消除，故需注意调整剂量或做血药浓度监测，预防茶碱中毒。

9. 丙硫异烟胺（protionamide，Pto）

（1）作用机制：本药主要通过阻碍结核分枝杆菌细胞壁的合成而抑菌。

（2）特点：丙硫异烟胺是异烟酸的衍生物，对结核分枝杆菌有杀菌作用，能抑制异烟肼在肝内的乙酰化，增加异烟肼的抗结核作用。若结核分枝杆菌存在*inhA*基因突变时表现为对低水平异烟肼耐药与高水平乙硫异烟胺耐药，因此一旦出现*inhA*基因突变，乙硫异烟胺（或丙硫异烟胺）仍可选入耐多药结核病治疗方案中，但不能作为可能有效的二线抗结核药。

（3）适应证：与其他抗结核药物联合应用，治疗各类型的结核病。适用于复治、耐药肺结核的治疗和非结核分枝杆菌病的治疗。

（4）用法：成人，口服给药，WHO推荐10～15mg/（kg·d），每天2～3次；儿童，口服给药10～20mg/（kg·d），每天最大剂量500mg。

（5）不良反应

1）中枢神经系统：常见精神抑郁、步态不稳、麻木、周围神经炎、失眠、精神错乱等。

2）代谢/内分泌系统：月经失调、甲状腺功能减退等。

3）肝脏：丙氨酸氨基转移酶、胆红素升高。

4）肌肉骨骼系统：关节疼痛、僵直、肿胀。

5）皮肤：皮肤干而粗糙、色素沉着、紫癜等。

（6）注意事项

1）因胃肠反应不能耐受者，可酌情减量分次服用或从小量开始，逐步递增用量。同时采用抗酸药、解痉药等可减轻胃肠反应。

2）丙硫异烟胺可引起烟酰胺的代谢紊乱，部分患者宜适当补充B族维生素，尤其需维生素B_6、维生素B_2。

3）营养不良、糖尿病和酗酒者需慎用，长期服用者定期测定肝功能。

4）慢性肝病、精神病、妊娠妇女禁用。

10. 对氨基水杨酸钠（sodium aminosalicylate）

（1）作用机制：本药的结构类似对氨基苯甲酸，通过对结核杆菌叶酸合成的竞争性抑制作用而抑制结核分枝杆菌的生长繁殖。

（2）特点：对氨基水杨酸钠对结核分枝杆菌有抑菌作用，与异烟肼、链霉素联合应用可加强后两者的抗结核作用；必须与其他抗结核药物配伍应用，与杀菌药联合有延缓耐药产生的作用，适用于复治、耐药结核病。

（3）适应证

1）与其他抗结核药物联合应用治疗各种类型的初治、复治结核病，但不作为首选药。在与异烟肼、利福平或链霉素组成的联合治疗中，已被乙胺丁醇所取代。但在药源较困难的地区及对部分复治、重症病例患者来说，其仍是异烟肼、利福平、链霉素等较好的配伍用药，有增加疗效、延缓产生耐药的作用。亦可用于治疗耐药、耐多药结核病。

2）静脉滴注有减轻结核中毒症状的作用。

3）在脑脊液中维持较高浓度，可用于治疗结核性脑膜炎，亦可胸腔注入治疗结核性脓胸。

（4）用法：成人，口服，WHO推荐150～200mg/（kg·d），我国一般推荐8～12g/d，分3～4次服用，服用前需将本品溶于酸性饮料中；静脉为4～12g/d，用5%葡萄糖注射液500ml稀释，2～3h避光滴完。儿童，WHO推荐0.2～0.3g/（kg·d），分3～4次服用，每天最大剂量不超过10g；静脉滴注：0.2～0.3g/（kg·d），用5%葡萄糖注射液500ml稀释。

（5）不良反应

1）中枢神经系统：头痛。

2）肝：氨基转移酶升高、黄疸。

3）胃肠道反应：食欲缺乏、恶心、呕吐等。

4）其他：如结晶尿、皮疹、药物热等。

（6）注意事项

1）需与异烟肼、链霉素等其他抗结核药物配伍应用。

2）可干扰利福平的吸收，与之联用时两者给药时间宜相隔 8 ～ 12h。

3）静脉滴注时应在避光下进行，药液变色后不宜使用。溶液需新鲜配制并避光保存，避免分解成间位氨基酸而引起溶血。

4）肝、肾功能减退者慎用。

5）发生过敏反应，需立即停药并进行抗过敏治疗。

6）定期做肝、肾功能检查。

11. 环丝氨酸（cycloserine，Cs）

（1）作用机制：环丝氨酸的化学结构类似 D- 丙氨酸。本药干扰细菌细胞壁合成的早期阶段，它通过竞争性抑制 L- 丙氨酸消旋酶和 D- 丙氨酸合成酶抑制细菌细胞壁的合成。

（2）特点：本药能抑制结核分枝杆菌生长，作用较一线药物较弱，单用可产生耐药性，但耐药性比其他抗结核药发生缓慢，与其他抗结核药之间无交叉耐药性。广泛分布于人体组织和体液，在关节滑膜液中也有较好的分布，特别是具有良好的脑脊液渗透。

（3）适应证

1）本药与其他抗结核药联合主要用于复治、耐药结核病的治疗。

2）本药还可用于治疗非结核分枝杆菌感染，如鸟复合分枝杆菌病。

（4）用法：成人，10 ～ 15mg/（kg · d）。首次剂量为 0.25g/12h，连用 2 周；根据需要浓度和反应增加药量，12h 内最大给药剂量 0.5g，每天最大剂量为 1g。儿童，10 ～ 20mg/（kg · d），分 2 次服用，首剂半量。

（5）不良反应

1）中枢神经毒性：头晕、震颤、感觉异常、意识混乱、定向力障碍伴随记忆力丧失、抑郁、攻击行为，甚至出现自杀倾向。

2）其他：如皮疹、变应性皮炎、氨基转移酶升高等。

（6）注意事项

1）禁忌证：禁用于对本药过敏者，有严重神经精神症状者（焦虑、精神抑郁或精神病者）；肾功能减退者（肌酐清除率 <50ml/min）及酗酒者。

2）环丝氨酸能通过胎盘，胎儿的血药浓度与母体血药浓度相近；环丝氨酸可进入乳汁，浓度接近或超过母体血药浓度。故妊娠妇女和哺乳期妇女用药应充分权衡利弊。

3）服用本品每天剂量超过 500mg 时，应密切观察中枢神经系统毒性症状。

4）与异烟肼或乙硫异烟胺联用，可增高中枢神经系统不良反应的发生率，故应调整剂量，并密切观察。

5）环丝氨酸为维生素 B_6 的拮抗剂，可引起贫血或周围神经炎；服药期间，需增加维生素 B_6 的用量。

6）有条件者应监测血药浓度，浓度应维持在 25 ～ 30μg/ml，应避免高于 30μg/ml。

7）治疗期间需进行下列项目监测：血红蛋白、血清肌酐和尿素氮、血清环丝氨酸浓度。

8）肾功能减退者，如每天剂量超过 500mg，或有毒性症状的表现，需至少每周检测一次肾功能。

9）逾量的处理：洗胃。洗胃后给予活性炭糊以吸收肠道内残余的环丝氨酸。癫痫发作时用抗惊厥药物控制。每天服维生素 B_6 200 ～ 300mg 以预防和治疗神经毒性。必要时可进行血液透析。

12. 氯法齐明（clofazimine，Cfz）

（1）作用机制：本品抗菌作用可能通过干扰麻风杆菌的核酸代谢，与其 DNA 结合，抑制依赖 DNA 的 RNA 聚合酶，阻止 RNA 的合成，从而抑制细菌蛋白的合成，发挥其抗菌作用。主要用于麻风病的治疗。

（2）特点：本药不仅对麻风杆菌有缓慢杀菌作用，与其他抗分枝杆菌药合用对结核分枝杆菌、溃疡分枝杆菌亦有效。优点是可进入巨噬细胞，但往往因皮肤红染而不易被患者所接受。

（3）适应证：本药主要用于各类型麻风病治疗，对有红斑结节性Ⅱ型麻风反应的瘤型麻风有较好作用。因具有抗结核活性，与其他抗结核药合用治疗耐药结核病。

（4）用法：在复治或多次复治的耐多药结核病及广泛耐药结核病患者组成化疗方案时建议应包括氯法齐明，氯法齐明剂量为 100 ～ 200mg/d，WHO 建议，开始 2 个月时采用 200mg/d，以后 100mg/d 直至疗程结束。儿童剂量缺乏数据。

（5）不良反应

1）最易发生皮肤光敏反应。皮肤黏膜着色（呈粉红色、棕色甚至黑色），着色程度与剂量、疗程成正比。停药数月或数年后可消退。本药可使尿液、汗液、乳汁和唾液呈淡红色。

2）较常见的有胃肠道不适、腹痛、腹泻、恶心、呕吐。

3）皮肤干燥、粗糙或脱屑。

4）少见的有味觉改变、食欲减退、胃肠道出血、肝损伤、晕眩、嗜睡，眼干燥、刺激感、视力减退、光敏反应，皮肤瘙痒。

（6）注意事项

1）妊娠和哺乳期妇女禁用本品。

2）每天剂量超过 100mg 时应密切观察，疗程应尽可能短。

3）对诊断的干扰：血红细胞沉降率可能加快；血糖、白蛋白、丙氨酸氨基转移酶、胆红素可能增高；血钾可减低。

4）以下情况需权衡利弊后做出处理：有胃肠疾患或胃肠疾患史、肝功能损害及对本药不能耐受者慎用；用药期间患者出现腹部绞痛、恶心、呕吐、腹泻时应减量或停药。

13. 阿莫西林克拉维酸钾（amoxicillin/clavulante，Amx/Clv）

（1）作用机制：本药的抗结核作用机制尚不明确。

（2）特点：可作为二线抗结核药物用于耐多药结核病的治疗，但疗效不确切。

（3）适应证：治疗各种产酶耐药菌引起的各种感染。可用于治疗初治、复治结核病。

（4）用法：成人及大于 12 岁儿童：1 次 1g，每天 2 ～ 3 次。肾功能不全者一般不要减少剂量，但严重肾功能受损应适当减少剂量，延长给药间隔。血液透析患者在透析结束后应加服一次。

（5）不良反应：与青霉素、头孢菌素有交叉过敏反应；少数患者可出现恶心、呕吐、荨麻疹；极少数患者可出现过敏性休克、药物热及哮喘等。

（6）注意事项

1）需询问青霉素过敏史，禁用于青霉素过敏者，用前需做青霉素过敏试验。

2）临床应用于抗结核治疗时需注意：该药对结核分枝杆菌仅有抑菌作用；与 EMB、Ofx 联合应用时，能增强它们的杀菌作用；多以静脉滴注方式用药，价格昂贵。

14. 亚胺培南 / 西司他丁（imipenem/cilastatin sodium hydrate，Ipm/Cln）**和美罗培南**（meropenem，Mpm）

（1）作用机制：属于 β- 内酰胺 - 碳青霉素类药物，可以与结核分枝杆菌中 PBP 中的 94kDa、82kDa、52kDa、35kDa 结合，造成细胞壁缺失。

（2）特点：本药体内分布广泛，但只能静脉用药，且价格昂贵，在资源有限地区不推荐使用。亚胺培南 - 西司他丁在治疗儿童结核性脑膜炎时可引起惊厥，由于美罗培南很少致惊厥，因此在治疗结核性脑膜炎时常选用美罗培南。由于亚胺培南很快会被远端肾小管的二肽酶所降解，故常与二肽酶抑制剂西司他丁混合使用。相反，美罗培南对肾二肽酶稳定而无须与西司他丁合用。

（3）适应证

1）耐多药肺结核患者，在二线抗结核药物无法组成有效治疗方案时应用。

2）病原菌多重耐药，而对本药呈现敏感的需氧革兰阴性杆菌所致的严重感染。

3）用于对脆弱拟杆菌等厌氧菌与需氧菌混合感染的重症患者。

4）病原菌尚不明的严重感染、免疫缺陷者感染的经验治疗。

（4）用法

1）亚胺培南 - 西司他丁：一般为静脉滴注给药，亦可肌内注射，严禁静脉注射给药。①静脉给药：成人 1000mg/12h；每天最大剂量不得超过 50mg/kg 或 4g。②肌内注射：剂量为 1 次 0.5 ～ 0.75g，每 12h 给药 1 次。

2）美罗培南

A. 成人：常用剂量为 500 ～ 1000mg，每 8h 1 次。WHO 推荐 1000 mg/d，3 次 / 天；或 2000mg/d，2 次 / 天。

B. 儿童：小于 3 月龄和体重不足 50kg 的儿童给药 10 ～ 20mg/kg，每 8h 1 次；脑膜炎患儿可增至 40mg/kg，每 8h 1 次。

C. 肾功能不全：肾损伤的患者需要减少美罗培南的用量，根据肌酐清除率（Ccr）调整。① Ccr 为 26 ～ 50ml/min：每 12h 给 1 次常用量；② Ccr 为 10 ～ 25ml/min：每 12h 给半剂用量；③ Ccr<10ml/min：每 24h 给半剂用量。

D. 缓慢注射给药，每次需 3 ～ 5min 以上，静脉滴注需要 15 ～ 30min 以上。

（5）不良反应：本品静脉输入时速度过快可引起血栓性静脉炎；其他也可引起氨基转移酶升高，血肌酐及尿素氮升高，肌肉痉挛、精神障碍等。

（6）注意事项

1）对亚胺培南或西司他丁，或对本药的其他任何成分过敏者禁用。对青霉素类、头孢菌素类、其他 β- 内酰胺类抗生素有过敏性休克史者禁用本药。例如，过敏反应不属过敏性休克，而患者又有明确指征需用本药时，则在严密观察下慎用。

2）有中枢神经系统疾病患者宜避免应用，确有指征使用时，应在严密观察下慎用。

3）肾功能减退患者需根据其减退程度慎用。

4）妊娠期间本品应用需充分权衡其利弊，考虑母体及胎儿的受益大于其潜在的危险性时方可慎用本药，该药属妊娠期间用药 C 类。

5）哺乳期妇女如必须使用本药时，应暂停授乳。

6）使用本药物期间可出现 Coombs 试验阳性，血清丙氨酸氨基转移酶（ALT）、天冬氨酸氨基转移酶（AST）、碱性磷酸酶、乳酸脱氢酶、血清胆红素、血尿素氮、肌酐等测定值呈一过性上升；此外可出现血红蛋白暂时性减低。

7）我国缺乏美罗培南治疗耐多药和广泛耐药结核病的临床经验及资料，有关数据仅供参考。

15. 固定剂量复合剂　WHO 对全球结核病的治疗一直主张采用 DOTS 治疗策略，为便于这一策略实施，WHO 和国际防痨和肺部疾病联合会（UNION）积极主张采用固定剂量复合剂（FDC）代替单药制剂。自 20 世纪 80 年代以来，二联和三联的 FDC 片剂已广泛使用，并已在 40 多个国家注册，该制剂有不同含量的多种组合，WHO 于 1997 年基本药物目录中记载了二联和三联固定剂量复合剂。为确保治疗的充分，1999 年又推荐四联固定剂量复合剂并记入 WHO 基本药物目录。固定剂量复合剂是将两种以上的抗结核药物按固定剂量组合成一种药，其每种药物的生物利用度不能低于相对应的单药，进入体内后其溶出度较好，可使每一药物成分均达有效血药浓度，其中利福平的生物利用度决定着复合剂的质量。

（1）异烟肼 + 利福平

1）作用机制：参考异烟肼、利福平。

2）适应证：适用于各种敏感结核病。

3）剂量、剂型

A. 异福片：450mg（含异烟肼 150mg、利福平 300mg）。

B. 异福胶囊：225mg（含异烟肼 75mg、利福平 150mg）；250mg（含异烟肼 100mg、利福平 150mg）。

4）用法、用量：饭前 30min 或饭后 2h 服用。体重大于 50kg 者，每天 1 次，一次口服相当于异烟肼 300mg 的药量。

5）禁忌证：参考两种组分的禁忌证。

6）不良反应：参考两种组分的禁忌证。

7）注意事项：本药为异烟肼、利福平的固定剂量复合剂，请分别参考两种组分的注意事项，由于任何一组分都可致肝损害，所以用药期间应严密监测肝功能。

（2）异烟肼 + 利福平 + 吡嗪酰胺

1）作用机制：参考异烟肼、利福平、吡嗪酰胺。

2）适应证：主要用于结核病短程化疗的强化期。

3）剂量、剂型

A. 异福酰胺片：450mg（含异烟肼 80mg、利福平 120mg、吡嗪酰胺 250mg）。

B. 异福酰胺胶囊：225mg（含异烟肼 40mg、利福平 60mg、吡嗪酰胺 125mg）；450mg（含异烟肼 80mg、利福平 120mg、吡嗪酰胺 250mg）。

4）用法、用量：饭前 1 ～ 2h 顿服，每天 1 次。体重 30 ～ 39kg，1 天口服相当于异烟肼 240mg 的药量；体重 40 ～ 49kg，1 天口服相当于异烟肼 320mg 的药量；体重 50kg 以上，1 天口服相当于异烟肼 400mg 的药量。

5）禁忌证：参考三种组分的禁忌证。

6）不良反应：参考三种组分的禁忌证。

7）注意事项：本品为异烟肼、利福平、吡嗪酰胺的固定剂量复合剂，请分别参考三种组分的注意事项。由于任何一组分都可致肝损害，所以用药期间应严密监测肝功能。

（3）异烟肼 + 利福平 + 乙胺丁醇 + 吡嗪酰胺

1）作用机制：参考异烟肼、利福平、吡嗪酰胺、乙胺丁醇。

2）适应证：适用于各种敏感结核病。

3）剂量、剂型：乙胺吡嗪利福异烟片 900mg（含异烟肼 75mg、利福平 150mg、吡嗪酰胺 400mg、乙胺丁醇 275mg）。

4）用法、用量：口服，体重 30 ～ 37kg 的患者每天 2 片，体重 38 ～ 54kg 的患者每天 3 片，体重 55 ～ 70kg 的患者每天 4 片，体重 70kg 以上的患者每天 5 片，饭前 1h 顿服。本药不适用于体重 30kg 以下的患者。

5）禁忌证：参考四种组分的禁忌证。

6）不良反应：参考四种组分的禁忌证。

16. 抗结核板式组合药　板式组合药将每次顿服的多种抗结核药的片剂或胶囊，按规定方案和一定剂量压在同一片泡眼上。患者每次服药将组合板上的各种药片全部服下即为组合药。该药有助于保证患者联合、足量，不易发生药物配伍及剂量错误，有利于广大农村推广应用和便于开展直接面视下短程化疗管理等优点。但当患者出现不良反应时，要先全部停药后再进行排查。

（1）异烟肼 + 利福平：异烟肼 600mg，利福平 600mg，置同一塑封板上，用药方便，避免漏服。通常用于结核病急性期治疗后的巩固治疗。其作用机制、注意事项、不良反应与各组分相同。

（2）异烟肼 + 利福平 + 乙胺丁醇：异烟肼 120mg，利福平 120mg，乙胺丁醇 250mg，置同一塑封板上，用药方便，避免漏服。通常用于结核病急性期治疗后的巩固治疗。其作用机制、注意事项、不良反应与各组分相同。

（3）异烟肼 + 利福平 + 乙胺丁醇 + 吡嗪酰胺：异烟肼 600mg，利福平 600mg，乙胺丁醇 1250mg，吡嗪酰胺 2000mg，置同一塑封板上，用药方便，避免漏服，保证疗效，通常用于结核病强化期治疗。其作用机制、注意事项、不良反应与各组分相同。

（三）抗结核药物的新药进展

1. 利奈唑胺（linezolid，Lzd）

（1）作用机制：与核糖体 50S 亚基结合，抑制 mRNA 与核糖体连接，阻止 70S 起始复合物的形成，从而在翻译的早期阶段抑制细菌蛋白质合成。利奈唑胺作用的靶位点为 23S rRNA、核糖体 L4 和 L22、Erm-37 甲基转移酶及 WhiB7 调节蛋白等。由于该药独特的作用特点，故与其他的蛋白合成抑制剂间无交叉耐药发生。在体外也不易诱导细菌耐药性的产生。

（2）特点：利奈唑胺为杀菌药，目前很少产生耐药性。

（3）适应证：根据以上的基础和临床研究结果，结合 WHO 及我国相关指南，利奈唑胺的治疗适应证如下：①利福平耐药结核病；②耐多药结核病；③广泛耐药结核病；④耐药、重症及难治性结核性脑膜炎：包括利福平耐药 / 耐多药 / 广泛耐药结核性脑膜炎患者、病原学确诊或临床诊断高度怀疑的重症（意识障碍或局灶神经症状）结核性脑膜炎患者或常规抗结核方案治疗效果不佳的难治性结核性脑膜炎患者。

（4）用法：根据 WHO 和我国相关指南及临床研究资料，建议利奈唑胺剂量和用法如下：

1）成人利福平耐药 / 耐多药 / 广泛耐药结核病

A. 降阶梯疗法：利奈唑胺初始剂量为每次 600mg，每天 2 次，4 ～ 6 周后减量为每次 600mg，每天 1 次。如果出现严重不良反应还可以减为 300mg/d 甚至停用。口服或静脉滴注均可，同服维生素 B_6。总疗程为 9 ～ 24 个月。

B. 中低剂量疗法：利奈唑胺剂量为 600mg/d。如果出现严重不良反应还可以减为 300mg/d 甚至停用。口服或静脉滴注均可，同服维生素 B_6。总疗程为 9 ～ 24 个月。

2）儿童利福平耐药 / 耐多药 / 广泛耐药结核病

A.12 岁以上儿童建议利奈唑胺剂量为每次 10mg/kg，每 8h 1 次，不宜超过 900mg/d；10 ～ 12 岁儿童建议利奈唑胺剂量为每次 10mg/kg，每 12h 1 次，不宜超过 600mg/d；总疗程为 9 ～ 24 个月。口服或静脉滴注均可。目前尚无 10 岁以下儿童长期使用利奈唑胺的报道。

B. 耐药、重症及难治性结核性脑膜炎：利福平耐药 / 耐多药 / 广泛耐药结核病参照以上推荐。重症及难治性结核性脑膜炎利奈唑胺的推荐剂量为成人、12 岁及以上儿童患者建议予以利奈唑胺 600mg 每 12h 1 次静脉滴注或 600mg 每天 2 次口服；小于 12 岁儿童建议按每次 10mg/kg，每 8h 1 次，静脉滴注或口服，不宜超过 600mg/d。总疗程不超过 2 个月。

（5）不良反应：利奈唑胺常见不良反应有胃肠道反应（恶心、呕吐、腹泻）、骨髓抑制（血小板减少、贫血、白细胞减少，尤其是贫血出现在用药 2 ～ 8 周）、周围神经炎和视神经炎（视神经炎出现较晚，在 5 ～ 6 个月）。骨髓抑制可能会很严重甚至威胁生命，但在减少剂量或停药后是可逆的。周围神经炎和视神经炎在减少剂量或停药后恢复很慢。少见的不良反应有前庭功能毒性（耳鸣、眩晕）、抑郁、乳酸性酸中毒、腹泻、头痛、口腔念珠菌病、阴道念珠菌病、味觉改变、肝功能异常（包括丙氨酸氨基转氨酶升高、天冬氨酸氨基转氨酶升高、碱性磷酸酶升高、总胆红素升高等）、肾功能损害、5-羟色胺综合征等。

（6）禁忌证：参照 WHO 相关指南及利奈唑胺说明书（2013 年 9 月版），利奈唑胺的禁忌证及相对禁忌证如下：

1）禁忌证：①对利奈唑胺或含有的其他成分过敏者。②正在使用任何能抑制单胺氧化酶 A 或 B 的药物（如苯乙肼、异卡波肼）的患者，或两周内曾经使用过这类药物的患者。

2）相对禁忌证：考虑到利奈唑胺的常见不良反应，下列情况属于相对禁忌证，需谨慎使用。①利奈唑胺有引起骨髓抑制的风险，如果有潜在的骨髓抑制性病变，如造血系统疾病、肿瘤化疗后，或明显的白细胞、血小板减少，或中、重度贫血。②利奈唑胺可引起视神经炎，患者如果存在视力损害、视物模糊、视野缺损等情况，需经眼科专家评估后情况允许时方可使用。③利奈唑胺尚未在妊娠妇女中进行充分的、严格对照的临床研究，只有潜在的益处超过对胎儿的潜在风险时，才考虑在妊娠妇女中应用。利奈唑胺及其代谢产物可分泌至哺乳期大鼠的乳汁中，乳汁中的药物浓度与母体的血药浓度相似，利奈唑胺是否分泌至人类的乳汁中尚不明确，因此利奈唑胺应慎用于哺乳期妇女。④尚无资料将利奈唑胺用于控制的高血压、嗜铬细胞瘤、类癌综合征和未经治疗的甲状腺功能亢进的患者，因此此类患者需慎用。

2. 贝达喹啉（bedaquiline，Bdq）

（1）作用机制：贝达喹啉属于二芳基喹啉类抗生素，对结核分枝杆菌属杀菌剂，主要作用机制是抑制结核分枝杆菌的三磷酸腺苷（ATP）合成酶，阻断细菌的能量供应。

（2）特点：贝达喹啉对普通及耐药（包括耐多药）的结核分枝杆菌菌株均有同等的杀菌活性，与现有抗结核药物无交叉耐药，且对休眠菌同样有效。

（3）适应证

1）耐多药肺结核（MDR-PTB）不能组成有效的化疗方案时，吡嗪酰胺体外耐药或出现药物不良反应、耐受性差或禁忌证。

2）广泛耐药肺结核前期（Pre-XDR-PTB）：WHO 认为，由于氟喹诺酮类药物和氨基糖苷类药物是治疗 MDR-TB 最有效的两类二线药物，在这种情况下，贝达喹啉对加强方案可能具有至关重要的作用，它使可能有效的药物的数量达到 4 种或 4 种以上，从而避免了患者耐药程度进一步加重，不至于发展成为 XDR-TB。

3）WHO 也指出，虽然在临床试验中未包括肺外结核病患者，但在实际应用中贝达喹啉也可考虑用于治疗肺外结核病。

（4）贝达喹啉的用法及方案制订

1）剂量与用法：第 1 ～ 2 周，每次 400mg，每天 1 次，与食物同服。第 3 ～ 24 周，每次 200mg，每周 3 次，与食物同服；两次用药之间至少间隔 48h，每周的总剂量为 600mg。

2）含贝达喹啉化疗方案的制订：在具有可靠药敏试验结果的情况下，贝达喹啉应与至少 3 种对患者分离菌株具有体外敏感性的药物联合组成化疗方案。在缺乏可靠药敏试验结果时，贝达喹啉至少与 4 种可能对患者分离菌株敏感的药物联合组成化疗方案。WHO 强调，贝达喹啉不能单独添加至一种已经失败的化学治疗方案中。

（5）不良反应：常见的不良反应是恶心、头痛、关节痛、食欲减退、恶心和呕吐，其次为皮疹、头晕、氨基转移酶升高、血淀粉酶升高、肌肉疼痛、腹泻和 QT 间期延长等。同时 WHO 提醒，在本药临床试验中发现，贝达喹啉治疗组的死亡风险高于安慰剂组，但具体原因尚不清楚。

（6）禁忌证

1）对本药过敏者。

2）有高风险的心脏并发症，如患者的 QT 间期 >500ms，或有尖端扭转型室性心动过速、室性心律不齐或严重的冠状动脉疾病等。

3）严重肝脏、肾脏、呼吸等功能不全者。本药对妊娠妇女、哺乳期妇女、儿童、65 岁以上老年人，以及合并 HIV 感染者的安全性和有效性尚未确定，列为相对禁忌，不推荐使用。

3. 德拉马尼（delamanid，Dlm）

（1）作用机制：新的硝基 - 二氢 - 咪唑并噁唑药物，抑制分枝菌酸的合成。

（2）特点：对敏感性和耐药性MTB均具有很好体内外活性的优秀代表药物。

（3）适应证

1）耐多药肺结核（MDR-PTB）不能组成有效的化疗方案时，如对A组、B组和C组二线药物中的某种药物或吡嗪酰胺体外耐药或出现药物不良反应、耐受性差或禁忌证。

2）对氟喹诺酮类和（或）二线注射药物（卡那霉素、阿米卡星、卷曲霉素）耐药的MDR-PTB（Pre-XDR）或XDR-TB。

3）耐多药的骨关节结核患者，如果使用德拉马尼的收益大于风险，也可以考虑使用。

（4）德拉马尼的用法及方案制订

1）剂量与用法：每次100mg，每天2次，疗程6个月。

2）含德拉马尼化疗方案的制订：在具有可靠药敏试验结果的情况下，德拉马尼应与至少3种对患者分离菌株具有体外敏感性的药物联合组成化疗方案。在缺乏可靠药敏试验结果时，德拉马尼至少与4种可能对患者分离菌株敏感的药物联合组成化疗方案。WHO强调，德拉马尼不可单独添加至一种已经失败的化学治疗方案中。

（5）不良反应：有头痛、失眠、关节痛、食欲减退、上腹部疼痛、恶心和呕吐、皮疹、头晕、氨基转移酶升高、贫血、腹泻和QT间期延长等。

（6）禁忌证

1）对本药过敏者。

2）有高风险的心脏并发症，如患者的QT间期>500ms，或有尖端扭转型室性心动过速、室性心律不齐或严重的冠状动脉疾病等。

3）严重肝脏、肾脏、呼吸等功能不全者。

4）合并中枢神经系统结核病时，不建议使用。本药在妊娠妇女、哺乳期妇女、儿童、65岁以上老年人中列为相对禁忌，不推荐使用。

三、骨关节结核化疗方案

（一）骨关节结核的化疗原则

骨关节结核是一种常见肺外结核，目前被认为是一种迟发型超敏反应，由T细胞介导。绝大部分骨关节结核是继发性的，肺是主要的原发病灶，少数经淋巴结、胸膜、结核性脓肿直接蔓延到骨与关节所致。因此，其化疗原则与肺结核相同，一样应遵循“早期、规律、全程、适量和联用”的原则。因骨关节特殊的病灶组织结构及生理特征与肺组织不同，通过血液进入骨关节病灶的药物浓度远低于肺组织，因此大多数学者认同骨关节结核的化疗疗程应相应延长。

药物治疗目的是通过抗结核药物杀灭病灶的结核杆菌、恢复受损的神经功能及防止畸形。对于早期症状不重，病灶破坏轻，不伴脊柱畸形或不稳或神经功能受损的脊柱结核患者无须手术，手术治疗是整个治疗过程中的辅助手段，绝不能替代药物治疗。

（二）初治骨关节结核的化疗

1. 参照结核病诊疗指南　新确诊的肺外结核病的疗程为12个月，可采用下述标准化疗方案。

（1）2HRZE/10HRE强化期：异烟肼、利福平、吡嗪酰胺、乙胺丁醇每天1次，共2个月；巩固期：异烟肼、利福平、乙胺丁醇每天1次，共10个月。

（2）3HRZE/9HRE强化期：异烟肼、利福平、吡嗪酰胺、乙胺丁醇每天1次，共3个月；巩固期：异烟肼、利福平、乙胺丁醇每天1次，共9个月。

2. 目前国内外尚有文献报道　①短程化疗方案［3HRZ（E或S）/6HR（E或S）］：一般用于早期非手术治疗的骨关节结核；②超短程化疗方案［2HRZ（E或S）/2HR（E或S）］：疗程为4～6个月，一般需联合手术治疗，但远期疗效及复发率仍值得继续探讨（详见本节“四、骨关节结核短程及超短程化疗的基础与临床研究探索”）。目前标准化疗方案仍是国内外采用最多的方案。

3. 目前我国骨关节结核相对标准化疗方案　经过多年临床应用和疗效观察研究，逐渐形成了目前我国骨关节结核相对标准化疗方案为INH、RFP、EMB和Sm联合应用，强化治疗3个月后停用Sm，继续用INH、RFP、EMB 9～15个月（3SHRE/6～15HRE），总疗程为12～18个月。具体用药剂量和方法：INH 300mg，RFP 450mg，EMB 750mg，每天用药，Sm 750mg，肌内注射，每天1次。该方案疗效好，但疗程长，用药不易坚持，影响疗效。

（三）复治骨关节结核的化疗

1. 概念　复治的骨关节结核一般指不正规

化疗超过3个月或正规化疗超过6个月，但骨质破坏持续进展；处于活跃期的结核合并持续窦道；手术治疗失败或临床治愈后复发的骨关节结核。

2. 治疗方案

（1）复治的骨关节结核常伴有较大脓肿、明显死骨。单纯抗结核化疗效果不够理想，且在化疗过程中容易产生继发性耐药、畸形等风险。此时辅以手术治疗旨在彻底清除无血运结核病灶、解除神经压迫和恢复骨质稳定性。坚强的内固定利于彻底清除无血运结核病灶，进而提高化疗效果和缩短化疗时间。重点是可以通过手术获得结核标本和药敏试验结果，制订个体化的诊疗方案，进而提高抗结核用药的针对性。

（2）对于未知耐药者目前我国常规使用1.5年（3HREZS/12-15HRE）方案，但仍需积极获得药物敏感试验结果后及时调整。有药敏试验结果者可根据药敏试验结果和既往用药史制订治疗方案。若患者为初治治疗失败者，可根据患者既往治疗史制订经验性治疗方案，获得药敏试验结果后及时调整方案。

（四）耐药骨关节结核的化疗

1. 耐药结核病（drug resistance-tuberculosis，DR-TB）　是指由耐药结核分枝杆菌所引起的结核病。根据耐药种类的不同，将耐药结核病分类如下：

（1）单耐药结核病（monoresistance-tuberculosis，MR-TB）：是指结核病患者感染的结核分枝杆菌体外地塞米松抑制试验（DST）证实对1种一线抗结核药物耐药的结核病。

（2）多耐药结核病（polydrug resistance-tuberculosis，PDR-TB）：是指结核病患者感染的结核分枝杆菌体外DST证实对1种以上一线抗结核药物耐药（但不包括同时对异烟肼和利福平耐药）的结核病。

（3）耐多药结核病（multidrug resistance-tuberculosis，MDR-TB）：是指结核病患者感染的结核分枝杆菌体外DST证实至少同时对异烟肼和利福平耐药的结核病。

（4）广泛耐药结核病（extensive drug resistance-tuberculosis，XDR-TB）：是指结核病患者感染的结核分枝杆菌体外DST证实除至少同时对异烟肼和利福平耐药外，还对任何氟喹诺酮类抗菌药物产生耐药，以及3种二线注射类药物（卷曲霉素、卡那霉素和阿米卡星）中的至少1种耐药的结核病。

（5）利福平耐药结核病（rifampicin resistance-tuberculosis，RR-TB）：是指结核病患者感染的结核分枝杆菌体外DST证实对利福平耐药的结核病，包括任何耐利福平的结核病，即利福平单耐药结核病（rifampicin mono-resistant tuberculosis，RMR-TB）、利福平多耐药结核病（rifampicin poly-drug resistant tuberculosis，RPR-TB）、MDR-TB和XDR-TB等。以上分类与定义适合于所有的初治和复治结核病患者，包括肺结核病和肺外结核病。

2. 耐药结核的严峻性　2015年全球1040万结核病新发病例，48万新发耐多药结核病患者。随着人口增长和流动性增加，结核病患者逐年增多，耐药骨与关节结核尤其是脊柱结核的发病率亦明显增加。脊柱结核若不及时诊治，其病死率及致残率较高，预后不佳，对患者和社会造成沉重负担，成为当今结核病治疗领域的难点。因而耐药骨关节结核应引起全社会高度重视。

3. 我国目前骨关节结核耐药的情况　首都医科大学附属北京胸科医院2013年回顾性收集1057例确诊为脊柱结核患者，通过穿刺或外科手术获得骨病灶中的脓液及干酪样物质，进行结核分枝杆菌培养和药敏试验，分析耐药情况如下：1057例患者中结核杆菌培养阳性者有128例，其中初治患者有78例，复治患者有50例，耐药患者有65例，而MDR-TB者有21例。128例结核杆菌培养阳性者耐S者有27例，耐R者有16例，耐H者有22例。目前我国脊柱结核病灶中结核分枝杆菌耐药仍以常规药物（异烟肼、利福平、链霉素、利福喷丁）为主，耐多药脊柱结核多为复治患者，即以获得性耐药为主。因此，早期获得患者药敏结果，并给予合理的抗结核治疗并结合合理的手术方法是治愈骨关节结核病的关键，对防止耐多药发生有重要意义。

4. 耐药结核病化疗方案的制订原则　根据2015年中国防痨协会制定的《耐药结核病化学治疗指南》中推荐化疗方案的制定原则，仅供选用时参考（表5-3-3）。

表 5-3-3 耐药骨关节结核病不同耐药种类的化学治疗方案推荐表

耐药种类	推荐方案	备注
单耐异烟肼	9～12 R-Lfx-Z-E	
含异烟肼耐 2 种药	3 S-R-Lfx-Z-E/9 R-Lfx-Z-E	
含异烟肼耐 3～4 种药	3 S-R-Lfx-Pto-Z/15 R-Lfx-Pto-Z	
单耐利福平	3 S-H-Lfx-Z-E/15 H-Lfx-Z-E	
含利福平耐 2 种药	6 S-H-Lfx-Z-E/12 H-Lfx-Z-E	
含利福平耐 3～4 种药	6 S-H-Lfx-Z-E/14 H-Lfx-Z-E	
MDR-TB	6 Cm（Am）-Lfx（Mfx）-Pto（PAS、E）-Cs（PAS、E）-Z/18 Lfx（Mfx）-Pto（PAS、E）-Cs（PAS、E）-Z	病变范围广泛的复治患者或合并肺结核者痰菌治疗 6 个月末仍阳性者，强化期注射用药可延长至 8 个月
XDR-TB	12Cm（Am）-Mfx-Pto（PAS）-Cs（PAS）-"Amx-Clv"-Z/18 Lfx-Pto（PAS）-Cs（PAS）-"Amx-Clv" -Z	经济条件许可或患者耐受的情况下，尤其是无二线口服药选择时，建议选用利奈唑胺或氯法齐明或两者并用

5. 耐药化疗方案制订的注意事项

（1）关于交叉耐药性问题。利福霉素类药物之间的交叉耐药性基本上是完全性，若利福平耐药时，建议不用利福喷丁和利福布汀。关于氟喹诺酮类药物，研究显示，在 MDR-TB 中氧氟沙星的耐药率最高，其次为莫西沙星，而左氧氟沙星的耐药率最低，因此若氧氟沙星耐药，可考虑选用大剂量左氧氟沙星（800～1200mg/d），纳入顺序建议：高剂量左氧氟沙星、莫西沙星、加替沙星。具完全性双向交叉耐药的抗结核药物类如氨基糖苷类中的卡那霉素和阿米卡星，硫胺类中的乙硫异烟胺和丙硫异烟胺及环丝氨酸和特立齐酮，当其中任一药物耐药时，不能再选用同组中的另一药物。卷曲霉素为多肽类，和氨基糖苷类药物的交叉耐药性是不完全的，耐卷曲霉素并不一定耐阿米卡星，而耐阿米卡星也不一定耐卷曲霉素。

（2）儿童的方案制订原则基本和成人相同，但在疾病较轻且 B 组药物（二线注射药物）相关危害超过潜在益处的情况下，可以不用 B 组药物。

（3）避免向失败的化疗方案中添加单药。

（4）可能不清楚某一药物是否有效时，这种药物可以放入方案中，但不能作为核心药物。

（5）不建议因手术而缩短化疗时间，18～24 个月的化疗仍是针对耐多药结核的标准方案。

（6）因二线药物较一线药物药效更差，易引起不良反应且价格昂贵，因此加强患者教育、实施直接督导下的化疗、密切监测不良反应对提高患者依从性非常关键。

6. 2016 年 WHO《耐药结核病治疗指南》更新版的要点 2015 年 11 月，WHO 召集了多学科的结核－耐药结核病专家，对耐药结核病的治疗策略进行了更新，推出了 WHO《耐药结核病治疗指南》（2016 更新版）。该版指南主要提出了 RR-TB 和 MDR-TB 治疗方案分为传统 RR-TB 与 MDR-TB 个体化方案和短程 RR-TB 与 MDR-TB 标准化方案，笔者结合我国结核病学专家的解读将骨关节结核的特点总结如下：

（1）2016 年 WHO 耐药结核病指南指出，对于之前未接受二线药物治疗的 RR-TB 和 MDR-TB 患者，可以采用 9～12 个月的短程方案替代 20 个月的传统个体化方案。但该方案并不适用于肺外结核（包括骨关节结核）。

（2）所有 RR-TB 患者，无论其是否耐异烟肼，均推荐使用 MDR-TB 方案，即推荐在强化期应用包含至少 5 种有效抗结核药物的方案，包括吡嗪酰胺及 4 个核心二线抗结核药物：A 组 1 个，B 组 1 个，C 组至少 2 个（一定条件下建议，证据质量极低）。如果以上选择仍不能组成有效方案，可加入 D2 组药物，再从 D3 组选择其他有效药物，从而组成含 5 种有效抗结核药物的方案。若因耐药（可靠的药敏试验或充分的证据）或药物不良反应不能继续使用吡嗪酰胺，可以从 C 组或 D 组中选择替代药物（首选 D2，次选 D3）。D1 组药物的选择必须衡量其加入效益。

（3）高剂量异烟肼和（或）乙胺丁醇可以进一步加强治疗方案（一定条件下建议，证据质量极低）：无论是传统或短程 MDR-TB 方案，若无异烟肼耐药依据或异烟肼耐药情况不确定时，在治疗方案中都应该加入异烟肼。

（4）对于新的抗结核药物如贝达喹啉和德拉马尼，仍然参照 2014 年 WHO 指南应用。

（五）骨关节结核的术前和术后的治疗

手术治疗是骨关节结核的重要手段，可以减轻患者病痛、缩短疗程、利于受损功能恢复。术前应用抗结核药物控制和稳定病变，同时加强全身治疗改善机体状况，为手术创造条件，以保证手术的正常进行和达到预期疗效。

1. 术前治疗

（1）术前化疗

1）时间：骨关节结核手术前使用抗结核药物已被广泛学者认同，用药的目的在于稳定病情，准备手术条件。术前准备不充分则可能导致治疗失败及复发。特别是术前处于结核活动状态的患者，病情发展快，若在此时急于手术，很容易治疗失败及复发，因此时间不宜过短。目前我国学者广泛认同术前规范的抗结核药物化疗一般大于 4 周，对于存在压迫症状者，可视为紧急或限期手术，如无绝对禁忌，在 1 ～ 2 周内手术。但上述理论并无基础研究证实其必要性。目前我国有学者通过 PCR 技术检测外周血结核杆菌 DNA 含量，发现抗结核治疗小于 2 周的脊柱结核患者，手术对结核杆菌在体内播散的程度没有明显影响；动态监测结果也发现，术前抗结核治疗 3 ～ 7d 后施行手术的患者，其外周血中结核杆菌无明显播散，随着术后持续抗结核治疗，结核杆菌数量在术后 1 ～ 2 周逐步减少。这些结果提示在使用敏感抗结核药物的前提下，术前短期化疗安全、1 ～ 2 周的有效抗结核治疗即可明显降低结核杆菌全身播散的风险。但仍需大规模临床研究，方能确定其确切效果。

2）方案：参照初治、复治及耐药结核方案制定原则。但需注意，对于术前抗结核治疗效果不佳的患者，可能存在以下两方面原因：结核杆菌耐药；由于病灶局部组织坏死、血流供应障碍、硬化骨的存在而使全身用药时病灶内药物达不到有效的杀菌或抑菌浓度。病灶内的药物浓度如长期达不到有效浓度，不但容易产生耐药突变，而且会使耐药菌选择性扩增。对于这些患者，一方面要积极取得细菌学证据和药敏试验结果，及时调整抗结核化疗方案；另一方面可以提高病灶内的局部药物浓度。耐药结核菌存在对抗结核药物浓度低水平耐药、高水平敏感的特点，即提高病灶内的药物浓度，即可杀灭或抑制耐药结核杆菌。因此，对怀疑耐药的患者，如能找到敏感药物和持续保持局部药物高浓度的方法或许就无须过度延长术前抗结核治疗时间，可及早进行手术。

3）骨关节结核合并结核性脑膜炎等重症结核，病情多较重，病死率及致残率高，术前可在标化方案基础上联合氟喹诺酮类及氨基糖苷类药物（建议使用阿米卡星，文献提示我国目前脊柱结核链霉素耐药率高达 21.2%）强化抗结核治疗大于 6 周，评估治疗效果后，再进行手术治疗，较为稳妥。

（2）术前营养状况：骨关节结核术中血浆白蛋白可随血液流失，术后分解代谢增强进一步减低，加重了低蛋白血症，将影响伤口愈合。纠正营养不良可以通过改善机体的负氮平衡，增强免疫力，以保证术后抗结核药物的有效杀菌浓度，同时可以维持细胞、器官与组织的代谢，使之发挥正常的功能，加速组织的修复，促进患者康复。目前对于营养风险的筛查可以参照并采用“营养风险筛查 2002”（nutritional risk screening 2002，NRS2002）进行评分。及早进行围术期患者营养风险筛查，积极进行营养干预：对存在高营养风险的患者，护士与医师及营养师共同制订规范的饮食计划；给予个性化营养支持，进行有效的营养干预措施，以降低患者的营养风险，改善其临床结局。

（3）术前结核感染中毒症状：结核患者若中毒症状及局部混合感染得到控制，则生命体征正常或仅有低热，营养状态好，C 反应蛋白、红细胞沉降率呈明显下降趋势。目前，我国一般建议控制红细胞沉降率 <40mm/h、C 反应蛋白 <30mg/L，方可手术治疗。当然，上述标准无绝对可言，红细胞沉降率、C 反应蛋白等都只是相对指标，片面关注红细胞沉降率和 C 反应蛋白，忽视症状、体征和影像学的变化极易导致判断错误。手术时机的选择应遵循个体化原则，治疗过程中应有预见性，以免延误最佳治疗时机。

2. 术后治疗

（1）术后化疗：药物治疗贯穿骨关节结核治疗的全过程，为提高疗效，防止出现耐药性，降低复发率，术后应不间断、规律地继续抗结核治疗满疗程。服药期间，应定期监测血常规、生化指标等，若出现抗结核药物不良反应，及时停药或调整抗结核方案。经过抗结核药物治疗后，全身症状与局部症状都会逐渐减轻。用药满 1 ～ 1.5 年后能否停药的标准：①全身情况良好，体温正常，食欲良好。②局部症状消失，无疼痛，窦道闭合。③ X 线表现脓肿缩小乃至消失，或已经钙化；无死骨或仅有少量死骨，病灶边缘轮廓清晰。④每次间隔 1 个月以上、连续 3 次红细胞沉降率检查，结果都在正常范围。⑤患者起床活动已 1 年，仍能保持上述 4 项指标。符合标准者可以停止抗结核药物治疗，但仍需定期复查。

（2）术后坚持病变部位的严格制动。脊柱稳定性的重建是植骨融合和结核愈合的条件，只有达到结核病变部位的稳定，骨关节结核才能静止直至愈合。

（3）术后继续加强营养支持治疗。提高机体细胞免疫功能是除药物之外杀灭结核分枝杆菌的重要方式。没有良好的营养支持，仅治疗结核是徒劳的。故营养支持治疗对于减少术后复发具有重要意义。

（4）术后定期随访，及时了解患者病情变化和指导患者定期复查相关实验室及影像学的检查，内外科综合随访，减少和预防骨关节结核的复发。

（5）加强对患者的健康教育和督导。部分患者对结核病的治疗不了解甚至误解，在脊柱结核术后，部分患者自认为已痊愈，不规律执行术后化疗方案及定期随访，有的甚至自行停止用药，这些都大大增加了其复发率，因此提高患者对本病的认识，坚持完成抗结核治疗才能提高骨关节结核的治愈率，减低复发率。

四、骨关节结核短程及超短程化疗的基础与临床研究探索

目前我国针对骨关节结核常用的治疗方案一般采取 9 ～ 18 个月的标准化疗方案，如果感染耐药结核分枝杆菌，则需延长至 24 个月。其缺点在于用药时间长，患者常难以坚持；用药时间过长使得督导费时费力；长期联合用药容易导致药物不良反应的发生，增加组织器官损害的发生率。抗结核药物引起的不良反应不仅给患者带来新的痛苦，而且影响患者化疗的依从性甚至导致化疗失败。面对长程化疗造成的一系列问题，进一步缩短脊柱结核的化疗时间在临床上显得十分必要。因此，如何在确保疗效的前提下尽可能缩短化疗疗程成为临床探讨的重点。

20 世纪 70 年代英国医学研究学会协作组的短程化疗方案充分证明，可将肺结核的化疗期限缩短为 6 ～ 9 个月，短程化疗用于肺外结核同样获得了较好的疗效及低复发率。超短程化疗在肺结核中目前已有探索应用，其为少于 6 个月的化疗方案。采用以 2HRZ（E/S）/4HR（E/S）为基础的平均 4.7 个月的超短程化疗方案，结果提示肺结核痰涂片转阴率达 98.3%，随访 2 年细菌学复发率仅为 1.9%；用于初治菌阳肺结核的 5 个月的超短程化疗方案亦取得转阴率达 97.0%、3 年复发率达 2.2% 的优良结果。因此，有学者大胆推论，短程及超短程化疗在肺外结核的治疗中一样可行。

（一）短程化疗方案的临床研究探索

（1）短程化疗的理论基础：短程化疗目前主要适用于早期骨关节结核患者。早期骨关节结核患者的全身及局部症状轻，以腰背僵、疼痛为主要症状；未出现窦道、明显的脓肿、较大的死骨及空洞；骨质稳定性好、骨缺损较小；同时无合并神经功能障碍。

（2）有学者提出，针对早期单纯脊柱结核是否可以行短程化疗以达到相同疗效，同时远期复发率较低。Bakhsh 等在巴基斯坦进行的一项前瞻性研究：收集 26 例临床诊断脊柱结核，病灶呈早期改变，进行 9 ～ 12 个月抗结核药物治疗，取得了 85% 治愈率，但其适应证较窄，而且具有晚期并发畸形的风险。我国施建党等回顾性分析了 36 例单纯应用抗结核药物治疗早期脊柱结核患者，治疗方案为 3HRZS/1 ～ 15HRZ。其中，16 例完成 3HRZS/1HRZ 达到治愈标准，停药；14 例完成 3HRZS/6HRZ 达到治愈标准，停药；6 例完成 HRZS/15HRZ 达到治愈标准，停药。上述病历均随访 3 ～ 5 年，均未复发。

但上述两项研究病例数均较少，早期轻症骨关节结核是否可行短程治疗，其确切疗效和远期复发率仍需进行大样本、多中心的前瞻性研究来评估疗效。

（3）另有学者提出，初期骨关节结核表现轻，但随着治疗时间推移，病情可能恶化，从而无法避免手术。如果强化期内在标化方案的基础上加强抗结核治疗，是否可以缩短化疗疗程，避免手

术率同时降低保守治疗的失败率。

肖和平教授等对126例临床诊断脊柱结核并拟采取保守治疗的患者随机分组，治疗组在HREZ基础上强化期3个月加用左氧氟沙星[15mg/(kg·d)，最大量达600mg/d]，经过4～12周治疗后，治疗组有6例患者因疗效欠佳至骨科进行手术，其中3例患者椎旁冷脓肿吸收不良，2例有新出现的下肢疼痛麻木，影像学提示椎旁脓肿范围扩大，1例为骨质破坏加重。对照组中有17例患者因疗效欠佳至骨科进行手术，其中8例患者椎旁冷脓肿吸收不良，6例有新出现的下肢疼痛麻木，影像学提示椎旁脓肿范围扩大，3例骨质破坏加重。两组手术率相比较差异有统计学意义。

高剂量的左氧氟沙星可迅速杀灭结核分枝杆菌，直接预防可能出现的耐药菌株，降低了因保守治疗失败而产生的手术率。但是将作为二线药物的左氧氟沙星单独应用于初治早期脊柱结核的可行性和远期效应仍有争议。

综上，针对短程化疗的实施首先应在提高早期骨关节结核的诊断率基础上进行大规模的临床研究，方能确定其确切疗效及远期复发率。

（二）骨关节结核彻底病灶清除术和超短程化疗的临床研究探索

1. 超短程化疗的理论基础　目前国内外关于骨关节结核的超短程治疗文献报道较少，从现有的文献报道，我们概括出其理论基础有以下几个方面：

（1）所有肺结核的化疗方案均适用于肺外结核的化疗；肺外结核的短程化疗效果与肺结核相似；作为肺外结核常见类型的骨关节结核，超短程化疗理应有同样的效果。

（2）脊柱结核病灶中的结核杆菌含量比肺结核病灶中的结核杆菌要少。为期4～6个月的化疗应该能够有效地治疗脊柱结核。

（3）脊柱结核手术加化疗应更优于肺结核单纯化疗的疗效。

（4）彻底病灶清除术剔除了药物进入病灶的机械屏障，抗结核药物能更有效地进入病灶区域杀灭残留的结核杆菌。

基于以上理论基础，我国学者施建党等采取手术合并超短程化疗治疗脊柱结核的5年以上观察中发现：超短程化疗组（方案为2SHRZ/2～4HRZ）疗程为4～6个月，平均5.5个月；其与标准化疗组（为2SHRZ/7～16HRZ）5年以上的观察相比，两组患者均进行术前化疗2～4周，平均3.1周。化疗至患者结核中毒症状改善、全身情况好转、可以耐受手术时进行手术。在随访的5年中，对比畸形矫正、神经功能改善、植骨愈合、红细胞沉降率和C反应蛋白恢复等方面无显著性差异。但两组共226例患者在化疗结束时，总共有25例疗程延长，其中超短程化疗组19例（13.9%）、标化组6例（6.7%），两组比较有统计学差异（$P<0.05$）。疗程延长原因：超短组病灶未愈5例，合并其他部位结核11例，严重肝肾功能障碍1例，糖尿病1例，风湿病1例；标化组病灶未愈2例，合并其他部位结核1例，严重肝肾功能障碍2例，糖尿病1例。

2. 超短程化疗的分子生物学基础　近年来随着检测技术的发展，基因水平的检测不断应用到脊柱结核的诊疗中，并取得了良好的效果。Ag85B（antigen 85 complex B）是结核分枝杆菌的特异性分泌蛋白，是在液体培养基和巨噬细胞系统中最丰富表达的蛋白之一，与结核分枝杆菌的细胞壁合成有关，分子量为30kDa，其编码基因*fbpB*（fibronectin-binding protein B）为978bp。Ag85B是结核分枝杆菌分泌的保护性蛋白，对于结核病病情好转有一定的预警作用，可作为结核治疗监测的指标。国内外研究发现，有应用RT-PCR方法作为结核分枝杆菌活菌检测及药敏检测的成功报道。

我国学者通过检测27例脊柱结核患者外周血Ag85B mRNA的变化，结果发现抗结核治疗前、治疗5～6个月及治疗后1～2年外周血Ag85B mRNA检测阳性率分别为74.07%（20/27）、22.22%（6/27）、18.52%（5/27），抗结核治疗前与治疗5～6个月、治疗1～2年的阳性率比较，差异均有统计学意义（$P<0.05$），治疗5～6个月与治疗1～2年阳性率比较，差异均无统计学意义（$P>0.05$）。结果表明治疗5～6个月的超短程化疗与治疗后1～2年的化疗效果是一样的，提示超短程化疗治疗脊柱结核的有效性及可行性。

3. 影响超短程化疗方案应用的因素

（1）病灶清除不彻底。过度清除可能影响脊柱稳定性及对结核病灶内固定时使用，如果仅进行有限的病灶清理，可能因结核病变范围广泛或隐匿未充分暴露，导致病灶反复。

（2）如果合并其他部位结核，甚至是全身结核，结核中毒症状重，超短程化疗疗程短，可能无法达到最佳治疗效果，此时合并手术，可能导致结核病情进一步加重，治疗失败。

（3）对于合并糖尿病、HIV感染等免疫功能低下者。由于易反复感染，局部病灶不易愈合，短程化疗可能因疗程短，无法达到最佳杀抑菌疗效。

（4）合并初始耐药及继发耐药者。建议对脊柱结核患者尽早进行药敏试验，根据药敏试验结果制订个体化的化疗方案及疗程。

（5）合并器官功能不全者，常规化疗方案患者可能难以依存，超短程化疗可影响疗效。

（6）基因芯片技术广泛应用的局限性。

4. 超短程化疗的适应证　结合我国目前文献资料的结论，提示超短程化疗的适应证如下：

（1）初治病例，脊柱结核病变节段较少。

（2）不合并肺结核或其他肺外结核。

（3）脊柱结核病灶清除彻底。

（4）对异烟肼和利福平等一线抗结核药敏感的患者。

（三）总结

短程及超短程化疗的确可以提高患者化疗的依从性，但上述两项理论应用具有一定的局限性。针对早期轻症骨关节结核的短程治疗，早期轻症结核存在隐蔽性，不易确诊，当患者出现临床症状就医时，多合并有骨质破坏、脓肿等，需手术治疗，故进行大规模的临床研究存在一定困难，其远期疗效及复发率仍值得商榷。而对于彻底病灶清除术合并超短程化疗的理论，虽然具备临床研究及分子生物学研究的支持，但是其适应证较局限。对于合并明显的肺或肺外结核，脊柱结核病灶清除不彻底或二次手术者，病变严重或节段过长，合并严重肝肾功能损害及化疗不依从者，应格外慎重。

总之，在抗结核治疗中，DOTS策略的应用仍是保障化疗成功的关键。DOTS策略是WHO总结的行之有效的、提高结核化疗治愈率的策略。如何将其策略变通并用于脊柱结核的短程及超短程化疗之中，需要继续研究探索。但需要强调的是，抗结核药物治疗是骨关节结核治疗的根本，早期、联合、适量、规律、全程是首要遵循的原则。

五、常见化疗药物的不良反应及处理

（一）不良反应的定义和分型

1. 不良反应　是指合格药物在正常用法和用量时出现的与用药目的无关的或不期望的有害反应。

2. 分型　按与药理作用有无关联可将药物不良反应分为两型：A型不良反应和B型不良反应。A型不良反应又称“剂量相关的药物不良反应”，常和剂量相关。它是药物常规药理作用的延伸，由药理作用的增强所致，它的发生与药物在体内浓度的高低密切相关，一般容易预测。其特点有发生率高而死亡率低；药物的副作用、毒性反应均属于A型不良反应；继发反应、首剂反应、撤药综合征等也属于A型不良反应范畴。B型不良反应又称“剂量不相关的药物不良反应”，是一种和正常药理作用无关的异常反应，难以预测，发生率低而死亡率高，药物变态反应和特异质反应均属B型不良反应。

3. 药物不良反应的严重程度

（1）轻度：不良反应较轻，症状不发展，一般无须特殊治疗，可继续服药观察。

（2）中度：症状明显，重要器官或系统有损害。需要进行相应治疗或停用相关药物。

（3）重度：即严重不良反应，指具有下列情形之一者。

1）引起死亡。

2）致畸形、致癌、致出生缺陷。

3）生命有危险并可导致人体永久或显著伤残。

4）对器官功能产生永久损伤。

5）导致住院或住院时间延长。

（二）不良反应的临床表现

抗结核药物引发的药物不良反应在临床上常见表现包括副作用、毒性反应、过敏反应、特异质反应、后遗效应、致畸作用及二重感染。常见抗结核药物可能引起的不良反应如表5-3-4所示。

表5-3-4　常见抗结核药物可能引起的不良反应

不良反应	可疑药物
胃肠道反应	丙硫异烟胺、对氨基水杨酸钠、吡嗪酰胺、乙胺丁醇、利福平、氯法齐明、对氨基水杨酸异烟肼

续表

不良反应	可疑药物
电解质紊乱	卷曲霉素、阿米卡星、链霉素
肝脏毒性	丙硫异烟胺、吡嗪酰胺、对氨基水杨酸钠、利福平、异烟肼、乙胺丁醇、氟喹诺酮类
耳毒性和前庭功能障碍	链霉素，卡那霉素、阿米卡星、卷曲霉素
肾脏毒性	链霉素、阿米卡星、卷曲霉素、利福平
关节痛或肌肉痛	吡嗪酰胺、氟喹诺酮类、乙胺丁醇
血液系统	利奈唑胺、利福类、氟喹诺酮类
神经系统症状	环丝氨酸、异烟肼、氟喹诺酮类
视神经炎和周围神经炎	利奈唑胺、乙胺丁醇、异烟肼、氟喹诺酮类
精神症状	环丝氨酸、异烟肼、氟喹诺酮类、丙硫异烟胺
心血管系统	莫西沙星、氯法齐明、利奈唑胺、贝达喹啉、异烟肼
内分泌系统（甲状腺功能及糖代谢等）	对氨基水杨酸钠、丙硫异烟胺、乙胺丁醇、吡嗪酰胺、卷曲霉素
过敏反应和光敏反应	乙胺丁醇、吡嗪酰胺、异烟肼、利福平、链霉素、阿米卡星、对氨基水杨酸钠、氯法齐明等

（三）常见各脏器、系统不良反应的处理

1. 抗结核药物出现不良反应的处理总原则

（1）去除可能诱因。

（2）完善实验室检查，以便及时发现不良反应所波及的系统和不良反应的程度。

（3）应用抗组胺类药物。

（4）解毒：应用特异性解毒药物对抗药物的毒性反应，如异烟肼中毒应选用大剂量维生素 B_6 等。

（5）补充输液量，促进药物排泄，尽可能降低损耗药物的血药浓度。静脉补液以 5% 或 10% 葡萄糖溶液为主，适量加入维生素 C 2 ～ 3g/d。

（6）应用肾上腺皮质激素：小剂量肾上腺皮质激素能抑制细胞免疫，大剂量则能抑制 B 细胞转化成浆细胞而使抗体生成减少。原则应早期、足量、短程。

2. 常见各脏器、系统不良反应的处理

（1）肝脏损害：药物性肝损伤（drug induced liver injury，DILI）指由各类处方或非处方的化学药物、生物制剂、传统中药（TCM）、天然药（NM）、保健品（HP）、膳食补充剂（DS）及其代谢产物乃至辅料等所诱发的肝损伤。其主要与患者肝脏的健康状态和肝脏本身的遗传特异质有关。我国报道有关抗结核药物所致不良反应中，以肝损害报告的发生率最高，为 10% ～ 20%，占所有药物性肝炎的 8% ～ 13%，从而影响了化疗，导致结核病治愈率的下降，同时也增加了耐药性的发生，严重者可危及生命。

1）发生机制：非免疫性肝损伤，药物或其代谢产物直接损伤肝脏（A 型）；免疫性肝损伤，特异体质性肝损伤（B 型）。

2）病理分型：肝炎型、胆汁淤积型及兼有两者特征的混合肝炎型。

3）诊断与鉴别诊断：药物性肝损伤需与各型病毒性肝炎、巨细胞病毒或 EB 病毒感染、自身免疫性肝炎、肝豆状核变性（铜代谢紊乱）、酒精性肝病等各种原因引起肝脏损伤相鉴别，当排除其他可能的病因后才是诊断药物性肝损伤的重要依据。严重不良反应恢复后不主张再试可疑药物。

4）肝损害的分级：参照 2015 年中华医学会制定的《药物性肝损伤诊治指南》中的 DILI 分级。

0 级（无肝损伤）：患者对暴露药物可耐受，无肝毒性反应。

1 级（轻度肝损伤）：血清 ALT 和（或）ALP 呈可恢复性升高，TBIL<2.5×ULN（2.5mg/dl 或 42.75μmol/L），且 INR<1.5。多数患者可适应。可有或无乏力、虚弱、恶心、厌食、右上腹痛、黄疸、瘙痒、皮疹或体重减轻等症状。

2 级（中度肝损伤）：血清 ALT 和（或）ALP 升高，TBIL ≥ 2.5×ULN，或虽无 TBIL 升高但 INR ≥ 1.5。上述症状可有加重。

3 级（重度肝损伤）：血清 ALT 和（或）ALP 升高，TBIL ≥ 5×ULN（5mg/dl 或 85.5μmol/L），伴或不伴 INR ≥ 1.5。患者症状进一步加重，需要住院治疗或住院时间延长。

4 级（ALF）：血清 ALT 和（或）ALP 水平升高，TBIL ≥ 10×ULN（10mg/dl 或 171μmol/L）或每天上升 ≥ 1.0mg/dl（17.1μmol/L），INR ≥ 2.0 或 PTA<40% 可同时出现腹水或肝性脑病或与 DILI 相关的其他器官功能衰竭。

5 级（致命）：因 DILI 死亡或需接受肝移植才能存活。

5）临床处理

A. 肝功能异常：1×ULN<ALT ≤ 2×ULN，

无临床症状时，可继续原方案抗结核治疗，密切观察肝功能情况。

B. 轻度肝功损害：2×ULN<ALT ≤ 3×ULN和（或）2×ULN<TBIL ≤ 3×ULN，患者无症状或仅有轻微症状时，可建议停用吡嗪酰胺、利福平。

C. 中重度肝功损害甚至肝衰竭：停用所有可能引起肝损害的药物，积极保肝治疗。目前临床上常用的保肝药物有抗炎保肝类：双环醇、甘草酸制剂、水飞蓟宾等；中药：护肝片、复方益灵等；解毒保肝类：*N*-乙酰半胱氨酸（*N*-acetylcysteine，NAC）、还原型谷胱苷肽、硫普罗宁；解毒利胆类：腺苷蛋氨酸、熊去氧胆酸、茵栀黄；促进肝细胞修复再生类：促肝细胞生长素、前列腺素E。

6）肝脏损害的预防

A. 严密监测：建议开始使用抗结核药物1～2周复查一次肝肾功能、血常规、尿常规；若患者出现消化道症状，及时复查。

B. 对已具有高危险因素者，如老年人，营养不良、乙型肝炎、丙型肝炎、嗜酒者等，宜于化疗开始即采取干预性预防措施，制订合理的个体化抗结核治疗方案，使化疗能够顺利进行到疗程结束。

7）再次给药方案：一般不选用吡嗪酰胺和丙硫异烟胺；若患者非耐药，可选用异烟肼、利福喷丁、乙胺丁醇、链霉素、阿米卡星、左氧氟沙星；若系耐药患者可选莫西沙星、卷曲霉素、阿米卡星、环丝氨酸、对氨基水杨酸钠。

重视药物的再激发效应：与初始肝损伤相比，药物再激发所致的肝损伤更为迅速，常伴黄疸（64%）及超敏反应的临床特征（39%），大部分患者需要住院治疗（52%）。药物再激发可无临床症状，也可致命。一项前瞻性研究显示，DILI中可疑药物再激发与13%患者死亡率相关。再激发DILI需与慢性肝损伤（17%）、中毒性表皮坏死松解征和自身免疫性肝炎等鉴别。因此，应尽可能避免药物再激发，仅在利益明显大于风险时才考虑运用。

8）肝衰竭：急性肝衰竭（acute liver failure，ALF）是抗结核治疗中少见却最严重的药物性肝损伤，病情凶险，进展迅速，病死率极高。据报道，未经肝移植的抗结核药物相关性ALF患者的病死率达67.1%。

A. 抗结核药物相关性急性肝衰竭（antituberculosis therapy-associated acute liver failure，ATT-ALF）：使用抗结核药物后出现的ALF，且除外其他可能导致ALF的病因。美国肝病研究学会（American Association for the Study of Liver Disease，AASLD）将ALF定义为无肝硬化病史的患者在发病26周以内出现凝血功能障碍（国际标准化率INR ≥ 1.5）及任何程度的意识改变（肝性脑病）。我国现行指南根据发病时间将AASLD定义的ALF划分为急性肝衰竭（发病<2周）和亚急性肝衰竭（发病2～26周）。但AASLD认为发病时间的长短并不会给ALF患者带来不同的预后和结局。

B. 诊断标准：①有超过1周的抗结核药物服药史；②发病26周内出现任何程度的意识障碍（Ⅰ～Ⅳ度肝性脑病表现）；③伴有明显的凝血功能障碍（国际标准化率INR>1.5或血小板≤ 40%）；④患者既往无肝硬化病史，肝炎病毒血清学实验阴性，且除外其他原因导致的ALF；⑤乏力，伴有明显的厌食、恶心、呕吐、腹胀、腹泻等消化道症状；⑥黄疸迅速进行性加深。以上6条标准中同时满足①～④即可诊断ATT-ALF，⑤和⑥不是诊断ATT-ALF的必备条件。

C. 治疗原则：ATT-ALF一经确诊应立即停用抗结核药物并及时住院治疗，严密监测和评估病情变化。其治疗以综合内科最佳支持治疗和重症监护为主，停用所有非必需药物，以防进一步加重肝衰竭，同时注意防治各种并发症。*N*-乙酰半胱氨酸、人工肝支持系统及肝移植治疗是目前明确能够延长ATT-ALF患者生存周期或显著改善预后的有效治疗措施。

a. 乙酰半胱氨酸：静脉滴注乙酰半胱氨酸可以延长早期药物性肝衰竭患者的生存期，使患者有更多机会获得与之匹配的肝源，但目前仍缺乏有关乙酰半胱氨酸最佳用法和剂量的报道及单独针对ATT-ALF患者的研究。

b. 人工肝支持系统：利用体外装置暂时替代部分肝脏功能，清除、吸附蓄积的毒性代谢产物，补充营养必需物质，维持水电解质平衡，为肝细胞的恢复和再生创造稳定的内环境，同时为早期ATT-ALF患者提供良好的生命支持，使其有机会等待肝移植。

c. 肝移植：目前唯一能显著改善预后、提高ALF患者存活率的挽救性措施（存活率>80%），未经肝移植治疗患者的病死率为67.1%～69.6%。

预后评估存在高死亡风险的患者是紧急肝移植的指征，对于这一类患者，病情评估阶段即应积极联系肝移植中心。

D. 预防：由于大多数 ATT-ALF 发生于抗结核药物治疗后 1 周至 3 个月，且病初患者常无明显症状，建议在抗结核治疗的前 3 个月内，至少每 2 周复查 1 次肝功能，以后可以适当延长间隔。早期监测是目前预防 ATT-ALF 发生的最佳策略，临床医师应明确告知患者 ATT-ALF 的危害性及实验室监测的必要性。高龄、营养不良、酗酒、遗传易感因素、肝炎病毒感染或合并其他急慢性肝病、人免疫缺陷病毒感染及重症结核病是 ATT-ALF 的危险因素，对于这一部分存在危险因素的患者，更应积极加强肝功能监测：在抗结核治疗的前 2 个月，每 1 ～ 2 周监测肝功能 1 次，若肝功能正常可延长至每月监测 1 ～ 2 次。此外，对于存在危险因素的患者，可于抗结核治疗开始的同时，给予预防性保肝治疗，无危险因素的患者是否应常规预防性给予保肝治疗尚存在争议。

（2）肾脏功能损害

1）抗结核药物引起的肾损害，多为间质性肾炎和急性肾小管坏死。易引起间质性肾炎的抗结核药物有利福平、乙胺丁醇、异烟肼、对氨基水杨酸钠、氟喹诺酮类；易引起肾小管坏死的为氨基糖苷类。

2）肾脏损害的常见临床表现：临床早期无表现，肾毒性最早表现为蛋白尿、管型尿。此时尿量可无明显改变，可无明显症状和体征。继而尿中出现红细胞，并发生尿量改变（增多或减少）、尿 pH 改变（大多自酸性转为碱性）、氮质血症、肾功能减退等。一般于给药 3 ～ 6d 后发生，及时停药后 5d 内消失或逐渐恢复。少数患者可出现急性肾衰竭、尿毒症等。

3）肾功能损害处理原则：对于肾功能不全、肾功能减退及老年患者，使用主要经过肾脏排泄的药物（如乙胺丁醇、左氧氟沙星等）应适当减量；氨基糖苷类药物慎用或禁用。

4）肾功能损害的处理方法

A. 立即停用可疑引起肾损害的抗结核药物，如氨基糖苷类、RFP、PZA；同时排除其他引起肾损伤的原因（如糖尿病、脱水、充血性心力衰竭、尿道梗阻、泌尿系感染，其他药物如磺胺类药、利尿剂等）。

B. 给予适量补液、加速体内残余药物的排泄，要注意出入量平衡。

C. 在随后的抗结核治疗中，要密切观察肾功能和尿常规。避免再次应用对肾损害的药物。

D. 肾功能损害严重者如少尿、全身水肿、恶心、呕吐等，应立即就诊并住院治疗。监测血中尿素氮、肌酐水平，对尿常规及尿沉渣进行分析，并采取相应对症治疗措施（必要时行血液透析等）。维持水电解质平衡、酸碱平衡等。

E. 正在应用的抗结核药物中虽对肾功能无损害，但主要经过肾脏排泄，如 EMB 和 Lfx 应适当减量。

F. 饮食上注意每天适量进食优质（动物）蛋白，尽可能不食植物蛋白。

（3）血液系统损害处理：多种抗结核药物对骨髓造血系统有影响，因此在应用抗结核药物治疗时应监测骨髓造血功能，在排除其他诱因的情况下，应考虑由药物不良反应所致。

1）临床表现：早期可无症状，仅见皮肤有出血点、瘀斑、白细胞或血小板减少；可表现为乏力，恶心；极个别严重者因皮下和内脏大出血而致死。实验室检查以粒细胞减少最常见，其次是血小板减少，贫血、出 / 凝血时间和凝血酶原时间延长少见，偶见再生障碍性贫血。

2）常见药物：利奈唑胺、利福类、氟喹诺酮类药物，其他如异烟肼、乙胺丁醇、氨基糖苷类、丙硫异烟胺、对氨基水杨酸钠等。高危人群：老年人、使用时间长者（耐药患者）、有过敏反应史者、血液系统疾病患者等。

3）处理方法

A. 白细胞计数大于 $3.0 \times 10^9/L$、血小板正常，可应用口服升白细胞药物 + 原方案治疗，观察血常规的变化。

B. 白细胞计数在（2.0 ～ 3.0）$\times 10^9/L$、血小板较前降低 [如从正常降至（50 ～ 70）$\times 10^9/L$]，应谨慎小心，立即停用利福类、氟喹诺酮类药物，必要时全部停药。给予升血细胞等辅助治疗。密切动态观察血常规，必要时调整治疗方案。

C. 白细胞计数小于 $2.0 \times 10^9/L$ 或血小板较前继续降低小于 $30 \times 10^9/L$，则病情严重，暂停所有抗结核药物，卧床休息，防止内脏出血，给予重组人粒细胞集落刺激因子、升血小板等治疗，必要时输入血小板，做骨髓穿刺，排除有无合并血液系统疾病。

D. 当白细胞计数恢复至 4.0×10^9/L，且中性粒细胞恢复至 2.0×10^9/L 时可在严密监测血常规的情况下，逐步恢复抗结核治疗，但尽量避免使用可能引起骨髓抑制的药物。

（4）超敏反应

1）超敏反应（变态反应）：指有特异体质的患者使用某种药物后所产生的轻重不一的变态反应，它本质上属于一类免疫反应，主要是由抗原和相应的抗体相互作用而引起的变态反应。

2）临床表现：抗结核药物引起的过敏反应多种多样，常见的表现为皮肤瘙痒、皮疹和药物热。重者可发生急性溶血或过敏性休克等。个别严重者，特别是老年人可很快导致死亡。因此，严重者不能观察，应立即救治。

3）临床处理

A. 过敏轻者，停用引起过敏的药物后症状迅速消失，无须任何治疗。

B. 过敏反应严重或持久者，可给予相应药物如钙剂、维生素 C、抗组胺类药物等。特别严重者，在严密监测下应用肾上腺皮质激素。

C. 出现喉头水肿时可以出现窒息，应及时进行气管切开；出现过敏性休克时应立即皮下注射肾上腺素 0.5 ～ 1ml。对于低血压或休克者，应及时扩容，使用升压药物；出现酸中毒者，应及时使用碳酸氢钠治疗。

4）脱敏治疗：脱敏疗法是采用非常小量的致敏抗原，以后逐渐增加剂量直至达到治疗需要量为止。脱敏治疗成功后中断应用，如需继续用药，则必须重新进行脱敏。

5）再次治疗：重新开始化疗时，一定待皮疹完全消退后，各脏器功能恢复正常，再逐一试药。试药时应从产生不良反可能性小的药物或该患者未曾经使用过药物开始小剂量加起。怀疑利福平引起的过敏反应恢复后，不建议再试用利福类药物，避免再次引起严重不良反应的发生。

（5）脑神经损害：第Ⅷ对脑神经损害和前庭损害为氨基糖苷类的重要毒性反应之一。其中，对耳蜗毒性较强的药物是链霉素和卡那霉素；对前庭损害较明显者为链霉素。

1）临床表现

A. 耳蜗损害的先兆表现有饱满感、头晕、耳鸣等，也可无预兆。高频听力往往先有丧失，继以耳聋；妊娠妇女应用氨基糖苷类药物时，该药可通过胎盘而影响胎儿耳蜗，可导致出生后先天性耳聋。

B. 前庭损害的表现为眩晕和运动失调、头痛，动作急剧时可发生恶心、呕吐，伴眼球震颤；严重者可致平衡失调，步态不稳大多为暂时性，少数可持续较长时间。

2）处理方法

A. 耳毒性多为不可逆的，应事先向患者交代清楚可能出现的症状，如听力减退等，应立即告知或就诊，及时采取停药措施，避免因自行观察而延误并加重听神经损害。

B. 轻者仅有耳鸣症状，排除听力损害后，可调整用药剂量和方法，如将氨基糖苷类改为隔日应用；若辅以对症治疗，如耳鸣症状无改善或有进展者，则停用此类药品，如 Sm、Am 和 Cm。

C. 给予积极对症治疗和支持治疗，一般可给予多种维生素、氨基酸、ATP、辅酶 A 等治疗，防止进一步发展。

D. 新的检测方法，判定是否可用氨基糖苷类药（通过基因方法的检测）。

（6）代谢 / 内分泌系统

1）临床表现：卷曲霉素引起的低血钾最多见，卡那霉素较罕见，可表现为全身乏力、腹胀、心悸等。异烟肼引起 B 族维生素缺乏而导致男性乳房发育（增大）。

2）常见药物及高危人群：常见药物有卷曲霉素、卡那霉素、异烟肼、对氨基水杨酸钠、丙硫异烟胺、利福平、吡嗪酰胺和加替沙星等。高危人群：老年人、使用上述药的患者、内分泌代谢系统疾病患者等。

3）处理方法

A. 甲状腺功能减退早期临床症状多不典型，常易忽略，应引起重视。当血清中促甲状腺激素浓度高于 10μU/ml 时可以诊断为甲状腺功能减退症（请内分泌专科医师诊治）。造成甲状腺功能减退的原因是患者联合使用 Pto 和 PAS。甲状腺功能减退症可以用左甲状腺素替代治疗，继续监测甲状腺素功能，抗结核药物可以继续使用；当完成疗程，停用抗结核药物后，甲状腺功能可有改善。

B. 轻度低钾症状和体征可不明显，严重者可危及患者生命，所以接受 Cm 治疗时应经常监测血钾水平。如有轻度低钾血症时（3.3 ～ 3.5mmol/L），可给予天冬氨酸钾镁或氯化钾缓释片预防性治疗。

（7）神经精神系统损害

1）常见药物：异烟肼、环丝氨酸、氟喹诺酮类药物，链霉素、卷曲霉素，乙胺丁醇等。

2）高危人群：肾功能减退者、妊娠妇女、老年人、脑结核，既往有癫痫病史者及神经精神疾病患者等。

3）中枢神经损害

A. 症状轻者引起一些脑膜刺激征，如头痛、颈强直、呕吐、感觉过敏、尿频、发热、背部和下肢疼痛。氟喹诺酮类药物使 1% ～ 5% 的患者可出现头痛、焦虑烦躁、失眠等症状；发生惊厥、癫痫者约 <0.5%。鞘内或脑室局部注入氨基糖苷类药物时，即使为常用量也可能直接造成脊髓神经不同程度的损伤，所以改变给药途径要合理。

B. 处理原则及方法

a. 癫痫发作：保护患者头部、身体和舌头，移开患者附近可能会导致伤害的物品，在口腔放置一个较大的不会吞下的软物，观察直至患者癫痫发作停止。待癫痫症状缓解后检查颅内有无病变。根据患者病情需要，适当减少异烟肼用量，并给予抗癫痫药物直至抗结核治疗结束。头痛、头晕、失眠和记忆力下降较少见。一线药物很少引起难以忍受的头痛。当头痛发生时，应首先排除其他病因，如发热、感冒、脑膜炎或偏头痛。必要时做相关的辅助检查（如腰椎穿刺测颅压和检验脑脊液，进行脑电图和磁共振等检查）。

b. 处理方法：注意休息，轻者可对症使用 B 族维生素、地西泮等，在不影响药效情况下，根据患者的具体对可疑药物酌情减量。观察 3 ～ 5d。

4）视神经损害

A. 视神经损害可表现为眼睛不适、异物感、疲劳、视物模糊、眼睛疼痛、畏光、流泪等，严重失明罕见。轴型视神经炎为中央纤维受损，表现为视力减退。视力减退可为单侧或双侧，中心盲点红绿色视觉丧失。轴旁型视神经炎即周围纤维受损，表现为视野缺损、缩小（管状视野）。视网膜炎表现为视力下降、黄斑病变、视网膜下出血。

B. 常见药物有利奈唑胺、乙胺丁醇、异烟肼。重者视网膜出血及色素层变化甚至失明。异烟肼、链霉素等引起的视神经炎及视神经萎缩也曾有报道。尚有文献报道对视神经有影响的还有卡那霉素，但非常罕见。

C. 处理方法：应注意早期、全程监测眼睛情况。应早期发现及时停药，可用大剂量 B 族维生素、烟酸、复方丹参、硫酸锌等辅助治疗。一般及时停乙胺丁醇或利奈唑胺，眼睛症状可好转，如患者出现眼睛症状而不予重视，不停药可导致失明。

5）周围神经损害

A. 常见药物有利奈唑胺、异烟肼，其他包括乙胺丁醇、链霉素等。

B. 临床表现：患者先有趾、足的感觉异常，逐渐波及上肢，肢体末端感觉麻木，常为双侧对称；重者呈手套和（或）袜套样麻木感，也可表现为刺痛、烧灼感等。进而出现肢体远端肌力减退和腱反射消失；链霉素等注射后可引起口唇及手足麻木，严重者伴头晕、面部和头皮麻木、舌颤等。

C. 处理方法：用维生素 B_6（100 ～ 200mg/d）和多种维生素、腺苷谷胺等对症治疗；可适当减少异烟肼用量；积极治疗或控制原发病；利奈唑胺减量或停用。

6）精神异常

A. 常见药物有环丝氨酸、异烟肼等，有时可引起精神症状。

B. 临床表现：幻视、幻听、定向力丧失、狂躁、失眠、猜疑等，或表现为抑郁症，可有自杀倾向。氟喹诺酮类药物广泛应用，该类药引起的精神症状已越来越受到人们的关注，如幻听、幻觉、抑郁症、失眠等；这些反应常见于肾功能减退而药物未减量或原有中枢神经系统病变者。

C. 处理方法：首先应对患者进行相关精神症状评估，同时停用可能导致精神异常的药物；给予适当的干预性治疗，密切观察，保证患者人身安全。

（8）其他系统损害

1）运动系统：氟喹诺酮类药物对成人可引起骨关节及全身肌肉疼痛，重者可发生跟腱断裂。对于痛风样关节疼痛和（或）关节功能障碍等症状，吡嗪酰胺的发生率要明显高于乙胺丁醇。当由吡嗪酰胺引起高尿酸血症时，首先调整饮食，不食用引起尿酸增高的嘌呤食品和（或）给予别嘌醇等治疗，如仍不缓解则需停药。氟喹诺酮也可引起关节、肌肉疼痛，必要时减量或停药。

2）循环系统：常见药物有氟喹诺酮类（加替沙星、司帕沙星、莫西沙星）、卷曲霉素、氯法齐明、利奈唑胺、贝达喹啉、异烟肼等。对有心脏病患者，特别在应用抗心律失常药物时，要密切观察心电图 QT 间期的变化。对无心脏病患者，特别是高龄老年患者，动态观察心律和心电图的 QT 间期的变化。对血管产生影响时，放慢滴注速度。必要时，检测血钾浓度（如 Cm）。

（9）抗结核药物对胎儿的影响：按 FDA 分类风险等级分级抗结核药物。

A 级：抗结核药物目前没有。

B 级：EMB 和 Amx/Clv。

C 级：INH、RFP、PZA、Ofx、Lfx、PAS、Pto、Mfx、Cm、Cs、Cfz、Clr、Lzd。

D 级：Sm、Km、Am。

X 级：抗结核药物目前没有。

所以，抗结核治疗前应该对患者进行全面评估，根据患者结核病的严重程度，制订出个体化的、相对安全、有效的抗结核治疗方案。同时服用抗结核药物后应定期监测，对高危人群更应增加监测频率，一旦发现，及时做出相应处理，方能减少不良反应发生的概率。

（吴桂辉　黄　涛　何　畏）

第四节　骨关节结核的免疫应答及免疫治疗

一、结核病的特异性免疫和非特异性免疫应答

结核分枝杆菌是胞内寄生菌，机体抗结核的保护性免疫可分为非特异性免疫和特异性免疫两种，后者以特异性细胞免疫为主。α/β、γ/δT 细胞的激活、增殖在机体抗结核分枝杆菌感染的免疫应答中起重要作用（图 5-4-1）。

（一）特异性免疫在抗结核中的作用

1. 特异性细胞免疫的作用 MTB 作为一种胞内寄生菌，机体的抗结核免疫主要依赖于特异性的细胞免疫。机体的细胞免疫可分为抗原呈递，T 细胞的识别、活化、应答两个阶段。

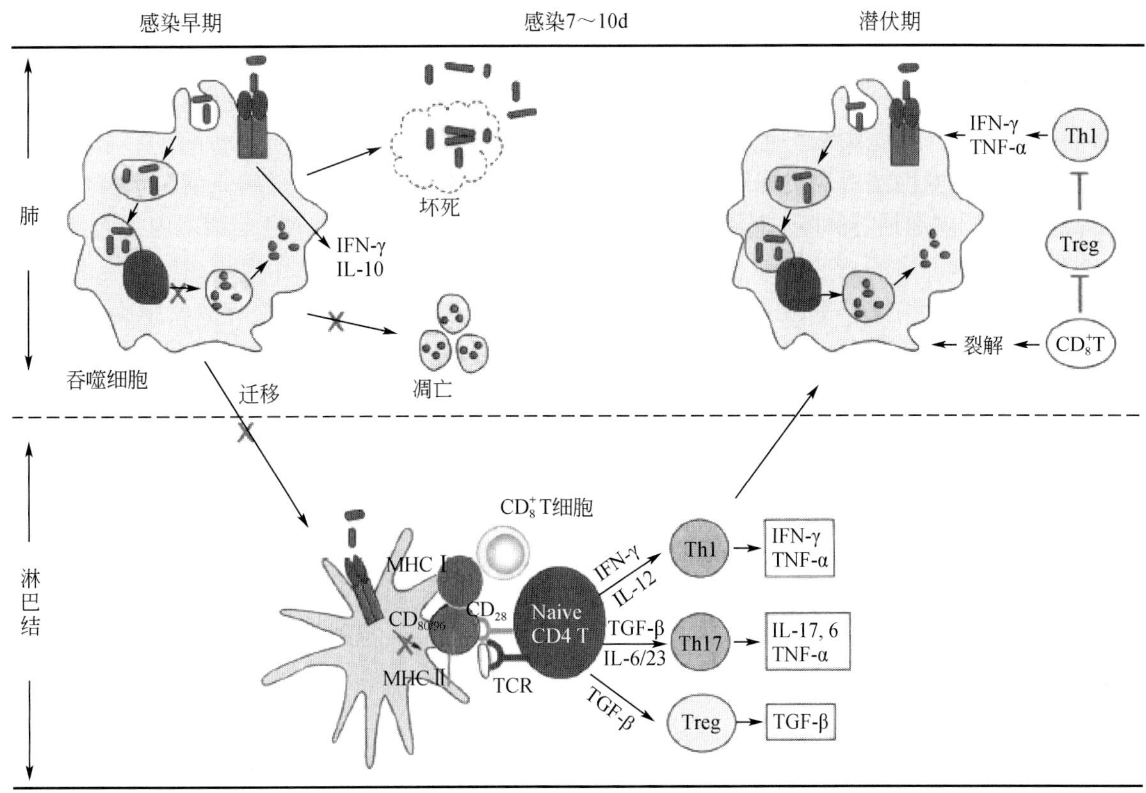

图 5-4-1　MTB 感染发病的免疫机制

（1）抗原呈递

1）抗原呈递细胞（antigen presenting cell，APC）：抗原呈递是产生有效免疫应答所必需的。机体对 MTB 产生细胞免疫必须由 APC 介导。APC 是一类具有加工颗粒抗原，并表面呈递抗原 / 主要组织相容性复合体分子信息能力的细胞，主要包括巨噬细胞和肺内树突状细胞（dendritic cell，DC）。DC 是最有效的 APC 细胞。机体感染 MTB 后，未成熟的 DC 大量出现，它们是专门呈递和处理抗原的细胞。吞入抗原后，DC 逐渐成熟（IL-12p40 在 MTB 感染后 DC 的成熟中发挥重要作用），迁移至次级引流淋巴结，在迁移过程中趋化因子及其受体发挥重要作用，到达引流淋巴结后，它高度表达主要组织相容性复合物Ⅰ（major histocompatibility complex，MHC Ⅰ）和 MHC Ⅱ 分子，呈递抗原（图 5-4-2）。Bhatt 等研究发现，只有迁移至引流淋巴结，DC 才能诱导 Th1 细胞发挥免疫反应。成熟的 DC 释放大量 IL-12 诱导 Thl 反应，Tian 等在小树体内去除 DC，发现延迟了 CD_4^+T 细胞对 MTB 的反应，加重感染。

2）抗原加工和呈递抗原加工的概念是指改变外源性自然抗原的构象或表面和间位的二级结构。只有加工抗原才可和 MHC 分子结合。结合后的加工抗原 /MHC 分子转运和跨膜表达，活化 T 细胞。抗原的加工有两种途径：非溶酶体加工和溶酶体 / 内体加工。大多数内源性抗原通过非溶酶体途径加工，外源性抗原则多通过溶酶体 / 内体加工降解为多肽片段（图 5-4-2）。

（2）T 细胞活化：T 细胞根据其抗原识别受体的不同，分为包含 α、β 链的 α/βT 细胞和包含 γ、δ 链的 γ/δT 细胞。根据 T 细胞分泌细胞因子功能的不同，又将 α/βT 细胞中的 CD_4 细胞分为 Th1、Th2 和 Th0 细胞。Th1 细胞分泌 TL-2、INF-γ 和 TNF-β 等细胞因子，这些细胞因子能激活巨噬细胞提高巨噬细胞杀伤细菌的功能，也引起迟发型变态反应；Th2 细胞分泌 IL-4、IL-5、IL-6、IL-10 等细胞因子，这些细胞因子主要激活体液免疫系统。Th0 是 Th1、TH2 的前提细胞。γ/δT 细胞绝大多数表达 CD_3^+、CD_4^-、CD_8^-。γ/δT 细胞的结构与功能目前还不清楚，但该细胞在淋巴细胞表面抗原识别受体（TCR）结构、识别抗原并活化及产生细胞因子等方面与 α/βT 细胞亚群有着许多共同特征。根据分泌细胞因子的不同，γ/δT 细胞也分为 Th1 和 Th2 细胞。在细胞内细菌感染时，如结核杆菌，γ/δT 细胞产生 IL-2 和 INF-γ，表现 Th1 的作用；而在细胞外寄生虫感染时，γ/δT 细胞则产生 IL-4、IL-5 和 IL-10，刺激 B 细胞，表现 Th2 的作用。IL-10 反过来也可抑制 γ/δT 细胞的增殖和产生 INF-γ。因此，γ/δT 细胞在抗感染中的作用是双向的。

1）CD_8^+T 细胞在细胞免疫中的作用：CD_8^+T 淋巴细胞在组织相容性白细胞抗原Ⅰ（histocompatibility leukocyte antigen，HLA-Ⅰ）分子环境中识别胞质抗原。CD_8^+T 细胞活化后介导对靶细胞的杀伤，因此又被称为细胞毒性 T 淋巴细胞，细胞毒性 T 淋巴细胞主要是通过胞质颗粒酶的释放和 Fas/FasL 诱导靶细胞凋亡来杀灭病原菌。颗粒酶仅能溶解细胞外的 MTB，不能进入细胞内，而细胞毒性 T 淋巴细胞可以分泌穿孔素，在靶细胞上打孔将颗粒酶释放入靶细胞，最终导致靶细胞死亡。CD_8^+T 细胞亦可以分泌 INF-γ，通过细胞因子介导的巨噬

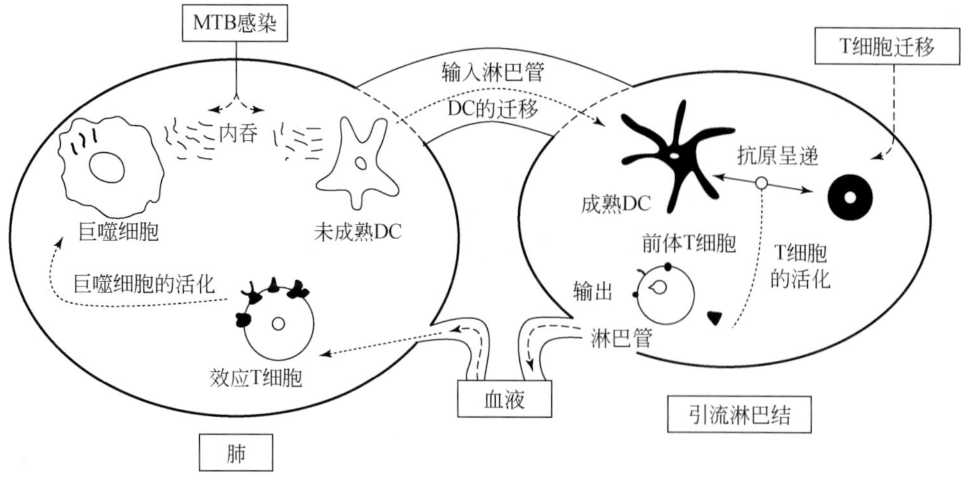

图 5-4-2　感染结核分枝杆菌后细菌的内吞、运输及呈递示意图

细胞活化作用来清除 MTB。

2）CD_4^+ T 细胞在细胞免疫中的作用：CD_4^+ Th 细胞可以分为 Th0、Th2 和 Th1 三种细胞，其中 Th0 是 Th1、Th2 的前提细胞。APC 处理的 MTB 抗原与 MHC Ⅱ类分子形成的抗原复合物呈递给 CD_4^+ T 细胞，活化 CD_4^+ T 细胞，使 Th0 转化为 Th1、Th2 细胞。Th1、Th2 细胞的作用是互相拮抗的，Th1、Th2 细胞的协调平衡，在抗结核中发挥重要作用。

2. 特异性体液免疫的作用　机体受 MTB 抗原刺激后，机体产生 IgM、IgG、IgA 三种免疫球蛋白，可以反映机体抗结核的体液免疫的应答水平。IgM 是最早出现的巨球蛋白，IgG 则是占主导作用的免疫球蛋白，IgA 反映了机体抗结核的免疫情况。活动性结核病患者细胞免疫减损而体液免疫亢进，血液及其他体液中 TB-Ab 升高，患者通常显示强 IgG 反应和弱 IgM、IgA 反应体液免疫应答会根据分枝杆菌抗原感染状态的不同而有差异，如潜伏结核感染（latent tuberculosis infection，LTBI）个体相对活动性 TB 患者而言，体内抗体随存在的 MTB 抗原不同而不同；此外，抗体滴度高低也与机体的载菌量存在一定的相关性。

（1）IgG 与结核分枝杆菌感染：IgG 是体液免疫应答产生的主要免疫球蛋白（Ig）类型，多为单体形式存在，其在体内含量高、分布广，在血浆和组织液中各约占 50%。在人类中，它是唯一能从母体通过胎盘转移到胎儿体内的 Ig，且较其他 Ig 更易透过毛细血管壁弥散至组织间隙，从而发挥重要的抗感染、中和毒素及调理作用。一般情况下，活动性 TB 患者体内的抗 MTB IgG 水平升高，且相较于 IgM 和 IgA，其阳性率最高，是最广泛的抗体亚型。但对于早期 TB 患者而言，血清 TB-Ab IgG 阳性率低。

（2）IgM 与结核分枝杆菌感染：IgM 是初次体液免疫应答早期阶段产生的主要 Ig，抗多糖抗原，不嗜细胞，可结合补体，抗全身感染的作用较强。它是五聚体，是分子量最大的 Ig，又称巨球蛋白，可被二巯基乙醇分解而失去凝集活性。IgM 属于高效能抗微生物抗体，其杀菌、溶菌、溶血、促吞噬及凝集作用比 IgG 强，可中和毒素和病毒，人体缺乏 IgM 可发生致死性败血症。IgM 抗体主要在 TB 感染初期产生，且它的产生与临床和放射学因素不相关，可用于传染病的早期诊断。对于非初次感染的 TB 患者而言，感染早期和晚期的 IgM 产生无差别。此外，抗 MTB IgM 抗体可以通过活化补体发挥促炎症反应，从而影响 MTB 感染结果。这是因为 IgM 具有低亲和性和除五聚体结构外的交叉反应性，无法在结核感染中反映出特异性免疫，因此在 TB 患者体内 IgM 对抗该类抗原的作用是可忽略不计的。长期感染 TB 的老年患者，体内 IgM 水平会逐渐衰退，这可能与免疫系统老化有关。

（3）IgA 与结核分枝杆菌感染：IgA 多为单体，具有抗细菌、抗病毒、抗毒素的作用，有多种抗体活性，参与机体局部免疫，在呼吸道、消化道黏膜防御机制中发挥重要作用。外分泌液中 IgA 含量高，且不易被一般蛋白酶破坏，故成为机体抗感染、抗过敏的重要免疫“屏障”。它的免疫学效应主要包括阻止病原微生物黏附于黏膜上皮细胞，溶菌，中和病毒和毒素，介导 ADCC 效应及免疫消除作用。结核患者体内的 IgA 水平一般和 IgG 平行，但水平低，检测困难。

（二）非特异性免疫在抗结核中的作用

非特异性免疫也称固有免疫，固有免疫应答通过固有免疫屏障成为抵御病原微生物入侵的第一道防线；免疫细胞启动和参与了适应性免疫应答。固有免疫应答首先通过模式识别受体识别病原微生物的特定成分。

固有免疫屏障能维持内环境稳定和抵抗 MTB 等有害物质入侵，保持机体生理平衡的保护机制。屏障结构是保护机体的重要组成部分，根据所在部位的不同可以分成四部分：皮肤、黏膜的作用；淋巴循环中淋巴组织的滤过作用；血液循环中脾的滤过屏障作用。

1. 固有免疫分子　体表分泌液、血浆和其他体液中含有能够识别或攻击病原体的可溶性分子，其中包括补体、溶酶菌和细胞因子等物质，是一类重要的固有免疫分子，有利于机体杀伤清除病原体。

2. 固有免疫细胞　固有免疫细胞包括吞噬细胞、树突状细胞、自然杀伤细胞、自然杀伤 T 细胞等，是固有免疫的主要执行者。其中，吞噬细胞是十分重要的固有免疫细胞，如单核细胞、巨噬细胞和中性粒细胞在抵御 MTB 的作用中发挥重要作用。

（1）巨噬细胞：具有较强的变形运动和吞噬与消化异物的能力，是 MTB 感染过程中的主要靶细胞。巨噬细胞是通过传统的受体介导方式识别 MTB。①直接识别：巨噬细胞通过其表面的凝集素样受体直接识别寡糖结构，如甘露糖受体与MTB表面的脂阿拉伯糖甘露聚糖相结合，Toll样受体能够识别MTB分泌的抗原分子量为19kDa的脂蛋白、脂阿拉伯糖甘露聚糖和MTB菌体。脂蛋白家族是Toll样受体2重要的配体，目前发现的有LpqH和LprG。②间接识别：巨噬细胞通过表达补体受体间接识别MTB。巨噬细胞还通过氧依赖杀伤作用杀灭吞入的MTB，在吞噬作用激发下，发生呼吸暴发，产生活性氧中间体和活性氮中间体，这些物质有强的氧化作用和细胞毒作用，对MTB有强的杀伤作用。但是MTB可以通过降低磷脂酶D的活性，抑制活性氧中间体和活性氮中间体的产生，下调MHC Ⅱ的表达，抑制吞噬溶酶体的成熟。巨噬细胞亦可以通过自身凋亡来消除MTB赖以生存的环境，抑制其在宿主体内的进一步生长和繁殖。

（2）中性粒细胞（polymorphonuclear leukocyte，PMN）：具有趋化和吞噬功能，构成了机体防御外来细菌入侵的首道防线。目前的研究发现PMN主要通过两种机制介导对MTB的吞噬：直接识别和调理作用。直接识别机制主要通过模式识别受体介导。PMN还能通过调理作用识别和吞噬MTB，研究提示这种作用与抗分枝杆菌抗体相关，如de Valliere等的研究发现，注射BCG疫苗的志愿者体内的PMN吞噬BCG的能力明显增强。目前，对参与MTB调理作用的具体抗体并不是很清楚，对PMN在MTB感染过程中所发挥作用的研究和认识仍存在很大争议，但越来越多的研究证实，PMN在结核病免疫中扮演了重要的角色。虽然PMN在MTB感染过程中表现出功能复杂且充满不确定性，不过已有研究提示PMN的功能具有很大可塑性，这为以PMN为靶标进行结核病的治疗、延缓或逆转结核病过程中的组织免疫损伤提供了可能。

结核分枝杆菌携带庞大的生命信息，迄今人类所了解的只是冰山一角，还未认识其核酸、蛋白质组成的许多基本规律，还未彻底搞清楚这些基因产物的功能、调控、基因间的相互关系和协调，尚需深入研究蛋白质与蛋白质之间、蛋白质与其他生物大分子之间的相互作用和作用方式，以进一步揭示结核分枝杆菌的致病机制、耐药机制，阐明人类对结核菌的免疫清除机制，发现新的抗结核靶标和结核病诊断的分子标志物，为研制新型诊断试剂、抗结核药物和结核病新疫苗奠定基础。

二、骨关节结核的免疫治疗

凡是通过免疫系统直接或间接增强机体的抗结核作用，并对结核病有治疗效果的制剂或方法，均属于免疫治疗的范畴。结核病的免疫治疗的目的旨在提高宿主细胞的结核特异性免疫保护功能及免疫细胞的杀菌能力，协助一般抗结核治疗的疗效，提高细菌的清除率，加速空洞的闭合，促进结核病灶的吸收，进一步缩短化疗的疗程。骨关节结核的免疫治疗参照肺结核的免疫治疗原则。

结核病的免疫治疗主要包括两方面的内容：一是免疫调节，即通过免疫制剂调节机体的免疫功能，使原有的抗结核免疫功能增强，有害的病理反应减轻或消除；二是免疫重建，即通过干细胞抑制技术恢复或增强患者的细胞免疫功能。国外最新的免疫治疗提出了宿主导向治疗（host directed therapy，HDT）的概念，HDT可能对未来的结核病免疫治疗提供可选的方法，尤其是对耐多药、广泛耐药的肺结核患者。目前国际一致认为HDT理念中的T细胞治疗在传统抗结核治疗失败后耐多药肺结核的管理及治疗中具有潜在的应用前景。大量的HDT治疗方案仍需要在未来十年内通过随机临床试验来进行评估。

（一）免疫治疗的适应证

（1）初治、复治结核病伴免疫功能低下者。

（2）重症结核病，多耐药和耐多药结核病，无反应性结核病。

（3）结核病伴免疫缺陷病者。

（二）免疫治疗制剂的分类及常用免疫制剂的用法

1. 免疫治疗制剂的分类　根据免疫治疗制剂的性质和对免疫系统作用的特点，可将其分为微生物制剂、免疫系统产物、治疗性疫苗、抗体治疗、免疫阻滞剂、化学制剂、干细胞、中草药。

1）微生物制剂：目前已商品化的主要有灭活母牛分枝杆菌制备的微卡菌苗、灭活草分枝杆菌制备的乌体林斯、卡介苗多糖核酸制备的斯奇康注射液等。但它们在应用后，临床疗效存在争议。究其原因主要是临床应用不规范，有的患者每天注射1针，大多数每周1～2次；免疫治疗制剂不是化疗药物，应用不能太频繁，这不符合免疫规律，会诱导免疫耐受、治疗无效，甚至可能会诱发Koch现象，导致病理损伤。因此建议每3～4周注射1次，3～5次为1个疗程，疗程间隔3个月。此外，也可能是灭活的细菌成分只能诱导短暂的Th1型细胞免疫应答，不能诱导特异的CTL应答，而不能像活疫苗那样刺激机体产生持久、有效的具有免疫保护力的细胞免疫反应。目前，有几个新的免疫治疗制剂在开展临床实验，如热灭活的非致病性NTM免疫治疗制剂MIP（*M. indicus pranii*）用于治疗TB、癌症等多种疾病，且已进入Ⅲ期临床实验；由减毒MTB的细胞片段制备的治疗性疫苗——MTB特异性片段疫苗（RUTI）目前也已进入Ⅲ期临床实验。

2）免疫系统产物：应用细胞因子（如IL-2、IFN-γ、IL-12等）、小分子免疫肽（如胸腺素或胸腺因子D、转移因子等）、高剂量免疫球蛋白协同化疗进行非特异性免疫治疗，取得良好疗效。李湘武等观察IL-2辅助治疗对结核性胸膜炎患者免疫功能的影响。结果观察提示结核性胸膜炎患者在常规治疗的基础上，在抽取胸腔积液的同时注射IL-2可以提高疗效。但这些免疫调节剂半衰期短、费用高，贫穷的TB患者难以承担；部分免疫系统产物的直接应用可能会产生不良反应，如应用IFN-γ可能产生发热、寒战、疲劳、头痛等不良反应，大剂量IL-12治疗时的不良反应较大。

3）治疗性疫苗：是指治疗已经受MTB感染个体的疫苗，包括潜伏感染及活动性结核病患者，同样可作为结核病辅助治疗提高患者的疗效。其是基因工程技术表达的蛋白抗原纯化后制成的疫苗，其优点是产量大、纯度高、安全性好、无组织损伤，可反复应用、增强注射以维持效应T细胞记忆，但其免疫效果较差，需添加佐剂以增强其免疫原性。

A. DNA疫苗：亦称基因疫苗，原理是将具有免疫保护性的特异抗原编码基因植于真核表达载体调控元件下。通过特异目标蛋白的持续表达，诱导机体产生持久的保护性免疫效力，尤其是细胞毒性特异性T淋巴细胞能够识别、杀伤被感染的细胞及清除细胞内的病原体，这对于清除巨噬细胞内的MTB具有重要作用。梁艳等使用基础研究技术构建质粒载体Pvax1表达结核分枝杆菌RV1419抗原的DNA疫苗，评价其免疫原性和治疗效果。给健康及结核感染的模型小鼠分别肌内注射生理盐水、质粒载体Pvax1-rv 1419 DNA疫苗，间隔两周一次，共注射3次。结果提示免疫接种后3周，与注射生理盐水和载体组比较，接种疫苗组的小树呈现较高免疫反应，病理损伤减少，结果表明Pvax1-rv 1419 DNA疫苗可成为结核病的治疗学疫苗的DNA候选疫苗之一。TB DNA疫苗是20世纪90年代发展起来的新型疫苗，近年来已经取得了可喜的进展，其可作为预防性疫苗，也可作为治疗性疫苗，被认为在TB防治中占有很大的优势。但同时也存在着一些问题：一是目前TB DNA疫苗的研究主要局限于小鼠和豚鼠模型，很少用灵长类动物模型，所以要想在临床试验中取得突破，还有很长的一段路要走；二是疫苗的安全问题，疫苗应用中不良反应的报道越来越多，主要包括免疫抑制、超敏反应及自身免疫等。

B. 重组蛋白疫苗：重组蛋白疫苗（包括佐剂）是将基因工程表达的蛋白抗原纯化后制成的疫苗。其优点是产量大、纯度高、安全性好、无组织损伤，可以反复使用、增强注射以维持效应T细胞记忆。

4）结核特异性抗体治疗：抗体在宿主抗结核中的作用尚存在争议，主要认为抗体不能进入细胞内而作用于细胞内致病菌。但细胞内致病菌在进入细胞前是存在于细胞外空间的，而且一些识别细菌表面抗原决定簇的抗体是能够进入和（或）介导细胞内有益的生物学作用，也可通过介导细胞因子释放而发挥作用，从而影响细胞内致病菌的感染过程。例如，抗肝磷脂结合血凝素黏附素IgG3 McAb 4057D2、IgG2a McAb 3921E4和抗LAM IgG均可干预分枝杆菌播散。但抗体反应是复杂的，并非所有识别细菌表面抗原决定簇的抗体均具有治疗作用。

5）免疫阻滞剂

A. 抗IL-4抗体治疗：Th1和Th2免疫应答可相互调节，IL-4属于Th2细胞因子，应用抗IL-4抗体治疗可阻断IL-4的分泌，促使免疫应答向Th1应答方向偏离，有利于机体产生有效的抗结核免疫应答。应用抗IL-4抗体治疗小鼠结核模型，可以显著降低小鼠肺、脾中细菌数。

B. 靶向TGF-β1的siRNA治疗：由于细胞因子TGF-β在肺结核慢性感染期间抑制Th1型免疫

应答，2011 年 Rosas-Taraco AG 等首次报道应用靶向 TGF-β1 的小干扰 RNA（siRNA）对慢性结核感染的小鼠模型进行局部的肺免疫治疗，结果显示小鼠 TGF-β1 转录和活性 TGF-β1 蛋白产生均减少，抗微生物介质（NO 和 iNOS）表达增高，Th1 型免疫应答增强，最终导致肺细菌数减少。

C. 抗 TNF-α 抗体治疗增加结核病的风险：TNF-α 拮抗剂会破坏 CD_8^+ 效应记忆 T 细胞，抑制机体的抗结核免疫力，长期应用会增加患结核病的风险，易导致结核病复发，需遵照相关指南预防结核。

D. 激酶抑制剂：激酶 AKT1 可以延缓吞噬小体与溶酶体的融合，在 MTB 细胞内生长中起了重要的作用，其抑制剂可以拮抗 MTB 对巨噬细胞信号通路的修饰，诱导吞噬小体与溶酶体的融合，促进吞噬溶酶体形成，从而抑制 MTB 在细胞内的生长。

6）化学制剂：合成的 HE2000（16α- 溴 - 异雄酮）可抑制炎症细胞因子（IL-1β、TNF-α、IL-4、IL-6、IL-8 等）产生，增加淋巴细胞、抗原递呈细胞、循环树突状细胞、CD_8^+ T 细胞和 T 自然杀伤细胞的数量，使 Th1 免疫向 Th2 转化，HE2000 用于 AIDS 治疗可使结核共感染的发生率减少 42.2%。目前正在进行Ⅱ期临床实验。

7）干细胞治疗：间充质干细胞具有很强的再生和修复能力，应用间充质干细胞联合治疗难治性 TB、MDR-TB、XDR-TB、免疫缺陷并发播散性 TB 的成功，开创了 TB 治疗的新模式，但大量干细胞输注、给药途径及时机等复杂问题尚需深入研究。

8）中药治疗：许多中草药（如黄芪、灵芝、大蒜、夏枯草、穿心莲、白头翁、猫爪草、牛蒡子等）具有明显的非特异性免疫调节作用，可提高机体免疫力而发挥抗结核作用；临床上已联合应用一些中成药制剂（如芪贝胶囊、黄芪胶囊、百令胶囊等）以“扶正固本”。但中医药的挖掘、普及还有待加强。

2. 常用免疫调节剂的用法及注意事项

（1）母牛分枝杆菌菌苗：母牛分枝杆菌经高温灭活后制成母牛分枝杆菌菌苗，具有独特的生物学、免疫学特性，是 20 世纪 90 年代 WHO 推荐的免疫调节剂。

用法用量：化疗开始后，每周 1 次，每次 22.5μg，深部肌内注射，总疗程为 2 ～ 6 个月。对耐药及重症结核病患者可延长 3 个月。

不良反应：①过敏反应，药物热，皮疹；②注射局部可出现红肿、硬结和疼痛。

禁忌证：①对本品过敏或过敏体质者；②严重心脏病、心肌损害、显著血管硬化、心内膜炎、急性实质性肝炎及其他有肝功能损害的肝脏疾病患者；③妊娠期妇女；④极度衰弱及重症贫血者。

（2）白细胞介素 -2（IL-2）：是保障机体正常免疫功能的重要生物活性物质，由活化的 T 细胞产生，相对分子质量为 15 000。

用法用量：结核病强化期，20 万 U，肌内注射，每天 1 次，连续 30d 为 1 周期。休息 1 个月后，再重复 1 周期。

不良反应：①过敏反应，药物热，皮疹；②少数患者出现恶心，呕吐；③注射局部可出现红肿、硬结和疼痛。④大剂量可引起毛细血管渗漏综合征，需立即停药处理。

禁忌证：①对本品成分有过敏史的患者；②严重低血压，心、肾功能不全者，高热者忌用；③妊娠期妇女慎用。

（3）卡介菌多糖核酸（BCG-PSN）：卡介菌多糖核酸的主要成分是多糖、核酸等具有免疫活性的物质，为免疫调节剂，可作为结核病的辅助治疗。

用法用量：卡介菌多糖核酸肌内注射。每次 1ml，隔日 1 次，18 ～ 24 支为 1 个疗程。

不良反应：①低热；②个别患者在注射第 1、2 次后出现急咳现象，再次用药逐渐好转；③偶见红肿、结节，皮疹。

禁忌证：①患急性传染病、急性结膜炎、急性中耳炎者；②对本品过敏史者。

（4）草分枝杆菌（*M.phlei*）：为草分枝杆菌 F.U.36（=DSM4817）的生物制剂，具有调节机体细胞免疫功能的作用。其可用于辅助治疗结核病。

用法用量：草分枝杆菌每支 1.72g/ml，每次 1 支，深部肌内注射。一般 10 支为 1 个疗程。

不良反应：①注射局部可出现红肿、硬结和疼痛；②少数患者出现恶心，呕吐；③过敏反应，药物热，皮疹。

禁忌证：①过敏体质患者；②高热者。

（5）重组人 γ 干扰素（recombinant human interferon γ）：γ 干扰素具有较强的免疫调节功能，

我国推荐作为耐多药结核病或伴有免疫力低下结核病者的辅助用药之一。

用法用量：本品应在临床医师指导下使用。每瓶制品用灭菌注射用水 1ml 溶解，皮下或肌内注射。开始时每天注射 50 万 IU，连续 3 ～ 4d 后，无明显不良反应，将剂量增到每天 100 万 IU，第 2 个月开始改为隔天注射 150 万～ 200 万 IU，总疗程为 3 个月，如能延长疗程为 6 个月效果更好或遵医嘱。

不良反应：①发热，常在注射后数小时出现，持续数小时自行消退，多数为低热（38℃以下），但也有少数发热较高，发热时患者有头痛、肌肉痛、关节痛等流感样症状。一般用药 3 ～ 5d 后即不再有发热反应。②其他不良反应，疲劳、食欲缺乏、恶心等。③常见的检验异常有白细胞、血小板减少和丙氨酸氨基转氨酶升高。一般为一过性，能自行恢复。如出现上述患者不能耐受的严重不良反应，应减少剂量或停药，并给予必要的对症治疗。

禁忌证：①已知对干扰素制品、大肠杆菌来源的制品过敏者；②有心绞痛、心肌梗死病史及其他严重心血管病史者；③有其他严重疾病，不能耐受本品可能有的不良反应者；④癫痫和其他中枢神经系统功能紊乱者。

（6）考核标准：生物制剂疗效评价指标总体上以免疫功能测定为主。

1）有效：① T 淋巴细胞亚群，测定 CD_3^+T 细胞、CD_4^+T 细胞，治疗后较治疗前增高或恢复正常。CD_4/CD_8，治疗前低下，治疗后恢复正常。② NK 细胞，治疗前低于正常，治疗后恢复正常。③白细胞介素 -2 可溶性受体（IL-2sR），治疗后较治疗前降低。④巨噬细胞的吞噬功能测定，吞噬指数和吞噬百分数治疗后较治疗前增高。

2）无效：①白细胞介素 -2 可溶性受体（IL-2sR），治疗后较治疗前不降低；②其余项目，治疗后未恢复至正常或治疗后无变化。

免疫治疗作为一种疾病治疗手段，在结核病辅助治疗方面取得了突破性进展，结核病辅助治疗也逐渐被临床所接受，但在临床治疗上并未发生显著变化，并未达到“超短程化疗”的目的。其原因可涉及三方面：一是尚未阐明结核病的免疫调节机制；二是临床应用研究不够深入；三是临床医师对免疫治疗制剂的认识不够。我们要充分认识到它是辅助治疗，主要是改善症状，促进痰菌阴转和空洞闭合，对于消灭潜伏菌是有益的。随着分子生物学和免疫学的发展，免疫治疗手段的逐渐增多，将能够从分子和细胞水平上深入揭示人类结核病的免疫应答机制，解决临床应用的实际问题，免疫治疗学将得到进一步的发展，必将对结核病的防治产生深远的影响。

（黄　涛　吴桂辉）

第五节　寒性脓肿的处理

一、寒性脓肿潜行穿刺术

骨关节结核形成的寒性脓肿或流注脓肿，大多数在行骨病灶清除术的同时予以清除。

1. 寒性脓肿潜行穿刺术的适应证

（1）脓肿即将破溃时应在破溃前行潜行穿刺，以防自行破溃而引起混合感染者。

（2）全身结核中毒表现明显且存在较大脓肿，穿刺排脓可以缓解临床症状者。

（3）远离骨病灶部位的流注脓肿，在术中或术后，经穿刺排脓，可减少一个手术切口者。

（4）诊断不能确定，需行培养＋药敏试验者。

2. 寒性脓肿潜行穿刺术的穿刺方法　多选择 1% 利多卡因局部浸润麻醉。在脓肿范围以外的正常皮肤进针，在皮下潜行通过一段正常皮下组织后进入脓腔，以免穿刺后针孔流脓形成窦道。如脓腔大并有大量干酪样坏死物不易抽取，或表面潮红有继发感染自溃难免时，在无菌技术下可置硅胶管行闭式引流。深在脓肿因体表定位困难，需经 C 形臂机或 B 超引导下穿刺。

二、关节腔脓肿穿刺与注药

1. 适应证

（1）关节腔大量积液，脓肿明显时，为缓解疼痛，可行关节腔穿刺抽脓，同时行关节腔注药。

（2）诊断不明确，穿刺抽脓行细菌培养以确定诊断，培养后可行药敏试验，指导用药。

（3）适用于膝、踝、肘、腕、手、足等部位单纯滑膜结核的治疗。

2. 穿刺方法　以 1% 利多卡因局部浸润麻醉。

根据各关节穿刺常规部位选择进针点。局部抗结核药物一般选用异烟肼，每周注射1次，每次注射200～300mg，一般3个月为1个疗程，用药1～2个疗程。链霉素剂量为0.5～1g，儿童用药酌减。链霉素局部反应大，表浅关节可选用异烟肼。

（胡　豇　胡云洲）

第六节　关节镜在关节结核诊治中的应用

关节镜外科技术是从盆腔、腹腔等体腔镜技术得到启示后衍生并发展起来的一项微创技术。19世纪初，前辈们即开始了关节镜的早期探索和研究。1912年初，丹麦奥胡斯市外科医师Severin Nordentoft在第41界外科医师学会会议上报道了“膝关节镜”系统观察膝关节内结构，为关节镜的发展带来划时代的影响。到20世纪，随着科学技术及医疗技术飞速发展，关节镜器械不断更新换代，关节镜技术也随之飞速发展。关节镜从最初只进行简单的镜检，到现在可进行复杂的高难度修复重建手术；从最开始简陋的膝关节镜设备，发展到髋关节镜、腕关节镜及指间关节小关节镜设备；从开始的只能进行膝关节疾病诊治，到现在能开展任何大、小关节疾病的诊治。21世纪初至今，关节镜已经成为骨关节外科领域重要的微创治疗手段，微创及快速康复已经成为医学领域新的趋势（图5-6-1）。

我国关节镜的发展总体滞后于世界医学发达国家。到20世纪80年代前后，我国率先在经济较发达、学术较开放的北京、上海、广州等城市大医院开始关节镜的临床应用。随着国家经济的飞速发展及我国关节镜技术水平的提高，到20世纪末至21世纪初，我国的关节镜技术得到飞速的发展，关节镜技术逐渐在我国全面铺展开来，并逐渐缩减与国际先进国家的差距。越来越多的我国运动医学专家进入国际运动医学及关节镜协会组织，并承担重要工作。我国关节镜医师正逐步得到世界认可，尤其2017年ISAKOS顺利在中国上海召开，高标准的办会理念，国内外同行高水平的学术交流，标志我国运动医学、关节镜技术成功迈入世界前列，中国医师的创新性观点正在影响着国际关节镜理念。

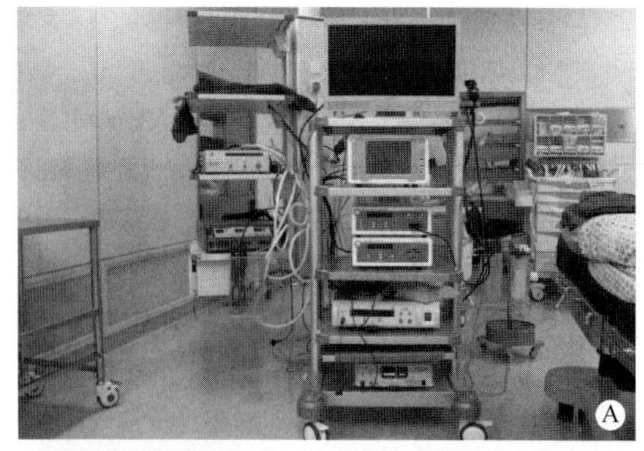

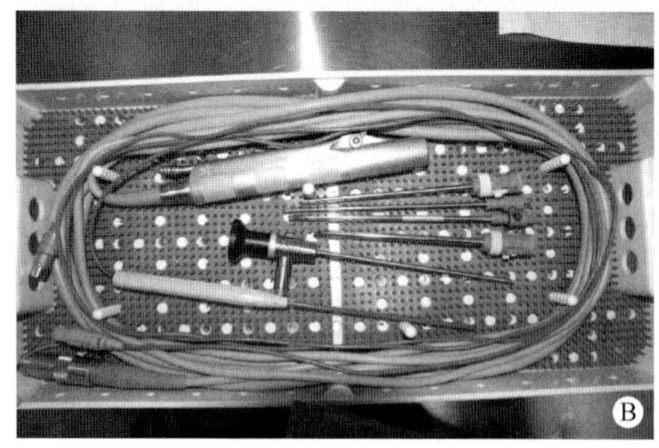

图5-6-1　关节镜器械系统

A.膝关节镜摄像及光源系统；B.膝关节镜及镜鞘器械

骨关节结核多发生于发展中国家或地区。在我国多发生于中西部边远山区和卫生条件相对较差的贫困地区，但这些地区也是我国医疗技术水平相对落后的区域，尤其关节镜技术的开展，很多市级、县域医院关节镜应用一片空白。这样的医患市场供需矛盾促使骨关节结核得不到早诊早治，严重影响当地人民的健康，甚至致残、致畸。

骨关节结核作为一种古老的疾病，在其诊治进展中，关节镜技术起到举足轻重的作用。最早的报道要追溯于1918年，日本东京大学Kenji Takagi教授用膀胱镜为一膝关节结核患者进行检查，第一次描述了镜下膝关节结核病变情况。现今关节镜已经作为骨关节结核诊治的重要手段。总的来说，关节镜手术的适应范围较广，其适应证包括：①诊断性关节镜术；②切开手术前的检查；③术前评价；④术后再观察；⑤关节镜下手术。对关节结核而言，适用于单纯关节滑膜结核、单纯关节骨结核、早期全关节结核及晚期全关节结核关节镜手术治疗。禁忌证包括：①关节周围或身体其他部位存在活动性感染者；②关节骨内有瘤样病变者；③凝血功能障碍者；④关节间隙严重狭窄者；⑤全身情况差和伴有严重疾病难以耐受较大手术者；⑥患者及家属拒绝接受关节镜治疗等情况。

关节镜在骨关节结核诊断方面，关节镜检查能直观地观察关节内病变，关节镜下取样病检极大地提高了骨关节结核确诊率，文献报道其确诊率可以达到97%以上。在治疗方面，与开放手术相比，关节镜手术在骨关节结核治疗中具有微创、治愈率高、并发症少等特点。在早期关节滑膜结核阶段，关节镜优势明显，在关节腔狭小空间内通过关节镜器械能达到关节腔任意地方，可以清除病变滑膜；在骨关节结核中、后期阶段，关节镜技术也为其诊治提供了有力的手段。

（熊　燕　李　箭）

第七节　骨关节结核合并症的治疗

一、骨关节结核合并糖尿病

结核病和糖尿病的相关性早已被人们认识，随着胰岛素和抗结核药物的问世，对其关系又有所忽视。直到20世纪80年代，糖尿病发病率逐年增加。结核病和糖尿病之间的关联又再次引起人们关注，尤其是在中低收入结核流行地区。与HIV/AIDS相比，在个体水平，HIV/AIDS可将结核发病危险性增加20多倍，但由于糖尿病患者人群巨大，因此其对结核的影响更加广泛。Jeon和Murray的系统性综述中提到，2型糖尿病可将患结核的风险提高大约3倍，世界范围内15%的结核负担都是由2型糖尿病导致的。据WHO 2016年报告，目前全球有4.22亿糖尿病患者，有1000万新发糖尿病患者，46.5%从未被诊断。Kamper Jorgensen报道提示糖尿病患者在确诊1～2年内患结核的风险最大。一般认为糖尿病先于肺结核者占多数，占70%～85%，其次为同时发现或肺结核先于糖尿病。我国两病并发率为16.0%～24.0%。

肺外结核是糖尿病合并结核感染最常见的一种类型，但目前还不清楚糖尿病患者较非糖尿病患者是否更易感染肺外结核，关于这方面的研究较少。Magee等回顾性研究了1325例确诊为结核病的患者，其中369例患有肺外结核，包括258例单纯肺外结核和111例伴有肺结核者。所有结核患者中，158例患有糖尿病。在多变量分析中，糖尿病肺外结核的死亡风险是23.8%，而无糖尿病者为9.8%，故作者认为肺外结核患者中糖尿病很常见并且死亡风险更高。骨关节结核是常见的肺外结核，糖尿病与骨关节结核常同时存在。糖尿病患者组织修复能力差，易发感染，且糖尿病影响抗结核药物的效能发挥，这给骨关节结核合并糖尿病患者的药物及手术治疗提出了严峻挑战。

（一）糖尿病易于并发结核病的可能机制

1. 糖代谢紊乱　已证实慢性高血糖可影响白细胞的吞噬能力，刺激白细胞的胞吐作用。电镜下显示糖尿病患者的白细胞形态不规则，少突起，变形活动不活跃，较少吞噬现象，胞质内细胞器稀少、溶酶体反应低下。因此，糖尿病患者对感染的易感性高于一般人群。此外，组织内含糖量高不仅有利于普通细菌繁殖，对结核分枝杆菌的生长可能也是其需要的重要碳源。

2. 脂肪代谢紊乱　糖尿病患者常伴有高脂血症，三酰甘油增高，作为三酰甘油的代谢产物之一，甘油也是结核分枝杆菌繁殖生长的重要碳源。糖尿病患者血浆内丙酮酸水平高于正常人，2型糖尿病尤为明显。研究表明，丙酮酸有促进结核分枝杆菌生长的作用。

3. 蛋白质代谢紊乱　可引起低蛋白血症、营养不良而降低机体防御功能。长期高血糖可促进体内多种蛋白质非酶性糖基化而形成高级糖基化终末产物，从而导致许多病理生理变化，包括免疫球蛋白生物活性下降、免疫功能降低等。

4. 机体免疫功能低下　早有研究证明，糖尿病并发结核病患者的T淋巴细胞计数低于正常人，且淋巴细胞转化功能降低。糖尿病合并结核患者，血清中IL-1、TNF-α及IL-6的水平明显低于单纯结核病患者和正常人。

（二）骨关节结核病合并糖尿病的临床特点

合并糖尿病的骨关节结核特点有抗感染及组织修复能力降低、多合并脏器功能受损、多合并骨质疏松。同时合并糖尿病的骨关节结核者病灶破坏严重，局部病灶不易愈合。而高血糖也可使结核病情加重，影响抗结核药物疗效及手术治疗效果。

1. 抗感染及组织修复能力降低 糖尿病患者成纤维细胞成熟和胶原合成受抑制，影响切口愈合。高浓度葡萄糖组织有助于结核菌生长和繁殖，同时周围血管病变造成组织缺血缺氧，局部抵抗力降低，这既是结核发病的重要因素，又容易导致窦道形成或切口感染。

2. 伴发疾病较多 糖尿病患者常伴心、脑、肾等重要脏器病变，其增加了治疗难度。糖尿病患者主要表现为冠状动脉及周围血管的粥样硬化。故术前除控制血糖外，还应对此类并发疾病做相应治疗。

3. 多合并骨质疏松 糖尿病患者骨骼系统内糖蛋白和Ⅰ型胶原合成减少，肾小管对磷的重吸收减少，肠钙吸收也减少，最终导致负钙平衡。

4. 药物疗效差，不良反应发生率高 抗结核药可引起肝、肾功能损害，加重糖代谢紊乱。高血糖也可使骨关节结核病情加重，影响抗结核药物的疗效。

（三）骨关节结核合并糖尿病的抗结核治疗

总体治疗仍参照本书第五章第三节的骨关节结核的治疗原则，但仍需注意以下几个方面。

1. 药物之间的相关作用

（1）异烟肼可干扰正常糖类的代谢，加重糖尿病患者的末梢视神经炎。

（2）利福平对肝药酶C族酶系的影响导致了其对这类药物产生诱导代谢作用，会加速磺脲类、噻唑烷二酮类等降糖药物的代谢与排泄。

（3）吡嗪酰胺与口服降糖药同时使用可降低口服降糖药的疗效，故需要适当提高降糖药物的剂量。吡嗪酰胺同时可抑制肾小管对尿酸的排泄，可加重血尿酸的增高，并可使糖尿病难以控制，而糖尿病又可加重部分患者的关节痛。

（4）TH-1314有降糖作用，与降糖药物并用时可能发生低血糖。

（5）氨硫脲与磺脲类药物均可引起粒细胞和血小板减少，两者联用时注意观察血常规。

（6）链霉素、卡那霉素、阿米卡星及卷曲霉素等有一定肾毒性，对糖尿病肾病、肾功能受损者有明显的不利影响，应避免使用。如临床治疗十分需要，在密切观察肾功能、尿常规条件下，根据肾功能酌情减量。

（7）糖皮质激素可使血糖上升及波动，当需要用糖皮质激素时，注意调整胰岛素剂量，并缩短糖皮质激素的疗程。

2. 抗结核治疗的方案与疗程 初治的骨关节结核合并糖尿病患者，方案参考初治肺结核的方案，疗程一般应超过1年，并强调监督服药。至于复治病例，则应选用敏感药物的联合方案，疗程不定，视病情变化而定。耐药骨关节结核合并糖尿病者，与耐药肺结核相同，但需要注意对糖尿病并发症的不良影响。

（四）骨关节结核合并糖尿病患者的手术时机的选择

合并糖尿病的骨关节结核患者局部病灶不易愈合，其手术治疗及围术期处理一直是临床棘手问题。经过多年的临床研究证明，在积极控制血糖、处理合并症、营养支持和抗结核治疗的前提下进行手术治疗，患者同样可以获得良好的预后。所以，糖尿病不是骨关节结核的手术禁忌证。

1. 围术期血糖控制水平 糖尿病患者围术期血糖需控制在什么范围，目前并无统一标准。普遍认为术前血糖基本正常即可，由于围术期患者创伤修复需要葡萄糖分解产生能量，在可控制情况下适当放宽血糖水平，有利于术后恢复。但由于患者个体情况不同采用的标准也不同。李元、董伟杰等对腰椎结核合并糖尿病患者围术期的血糖控制进行研究分析提示，腰椎结核合并糖尿病患者术前空腹血糖控制在（7.5±1.7）mmol/L，术前餐后血糖控制在（9.3±1.4）mmol/L；术后空腹血糖控制在（8.3±1.7）mmol/L；术后餐后血糖控制在（9.4±1.5）mmol/L，即围术期空腹血糖控制在5.8～10.0mmol/L，餐后血糖控制在7.9～10.9mmol/L，术中血糖控制在（9.6±1.3）mmol/L，行手术治疗是安全的，术中及术后未发生低血糖现象、未发生糖尿病酮症酸中毒及高渗性非酮症糖尿病昏迷，术后未发生切口感染、切口不愈合现象，随访12个月和18个月未发生结核复发现象，无死亡患者，术后植骨融合率为94.6%。

2. 降糖药物的选用 糖尿病影响抗结核药物效能的发挥，高血糖水平不利于结核病的控制，因此提出积极控制血糖的建议。两病并存时抗结核化疗的疗效在很大程度上取决于血糖的控制情况。结核患者胰岛素受体或受体后功能下降，血糖不容易控制到理想水平。因此，宜选用胰岛素为主要药物治疗糖尿病，待血糖稳定、结核病灶好转后，可逐步改用一般口服降血糖药物。术中及术后禁食期间不能口服降糖药物，为维持血糖稳定，对于骨关节结核合并糖尿病患者围术期建议使用胰岛素控制血糖。

3. 术前抗结核治疗的时间　对于无合并糖尿病的骨关节结核患者，目前我国学者广泛认同术前规范的抗结核药物化疗一般大于4周，对于存在压迫症状者，可视为紧急或限期手术，如无绝对禁忌，在1～2周内手术。但针对合并糖尿病的骨关节结核术前抗结核治疗时间，目前国内外报道较少。我国薛海滨、马远征等对42例合并糖尿病的脊柱结核患者进行回顾性分析提示，术前给予标准化疗方案3～4周，结核中毒症状减轻，红细胞沉降率<60mm/h，合并窦道者连续2次细菌培养阴性者行手术治疗，也可获得较好的疗效。手术时机的选择应遵循个体化原则，治疗过程中应有预见性，以免延误最佳治疗时机。

4. 围术期抗结核治疗标化方案的强化　骨关节结核合并糖尿病围术期是否需要在标化方案基础上强化治疗，目前国内外研究较少，大多数文献报道均以标准化疗方案为主。孙雯雯等运用600mg/d左氧氟沙星3个月强化期内联合标准方案对拟行保守治疗的初治无合并糖尿病的脊柱结核患者进行治疗，与对照组的标准治疗方案相比，能够有效控制骨关节结核疼痛的症状和血红细胞沉降率，降低了因保守治疗失败而产生的手术率，且未见明显不良反应增加，值得临床进一步研究探索。该方案虽然可能具有一定的疗效，但仅适用于早期轻症单纯骨关节结核患者。而骨关节结核合并糖尿病的患者病灶往往破坏严重，易合并脓肿，局部病灶不易愈合。吴启秋等采用高效液相色谱法检测患者寒性脓肿中的药物浓度，发现除利福平外，链霉素、异胭肼、利福喷丁、乙胺丁醇和氧氟沙星均易渗入病灶并达到有效抑菌浓度。所以，对于存在脓肿的骨关节结核合并糖尿病者，围术期在标准化疗方案基础上加用氟喹诺酮类药物值得我们关注。

5. 围术期糖尿病合并症的处理　病程较长的糖尿病患者往往合并冠心病、高血压、脑血管疾病及糖尿病肾病等并发症，手术耐受性较差，手术意外和麻醉风险均显著高于非糖尿病者。应激、失血、麻醉、酮症倾向及低血糖反应等均可使糖尿病患者处于边缘状态的心肾功能失代偿，导致围术期死亡率升高。另外，合并糖尿病会增加患者术后并发症，如酮症酸中毒、非酮症高渗性昏迷、感染及伤口不易愈合等。患者细胞免疫和体液免疫功能低下，白细胞趋化及吞噬作用下降，机体抵抗力降低，而高糖环境特别适宜细菌生长，致使术后容易感染。同时，伤口感染、营养及血运欠佳、组织修复能力较差导致术后切口不易愈合。故术前需要评估患者重要脏器的功能，并进行针对性的治疗。其中，心血管并发症是我国致残、危害最大的慢性并发症。糖尿病患者由葡萄糖代谢障碍而引起脂肪动员分解加速，血脂浓度增高、存在高凝状态，血管栓塞、心肌缺血、心肌梗死等风险明显增加，甚至可威胁生命。早期规范化治疗、控制血糖，加上他汀类药物处理血脂，可减少心血管相关并发症和降低病死率。

（五）骨关节结核合并糖尿病的营养支持治疗

骨关节结核合并糖尿病是一个慢性消耗性疾病，再加上手术的创伤打击，如果缺乏良好的营养支持，不仅手术可能失败，还有可能导致结核的全身扩散。有效的营养支持有利于减轻手术和结核杆菌造成的机体营养不良，有助于增强手术和抗结核药物的疗效。两病并存时，饮食控制应适当放宽，总热量及蛋白质的摄入量应较单纯糖尿病多。原则是在满足总热量恒定下，采用高糖、高纤维、中蛋白、中脂肪饮食。

二、骨关节结核和艾滋病

（一）结核病合并艾滋病的流行状况与临床特点

1. 流行状况及感染机制　结核分枝杆菌感染是人类免疫缺陷病毒（HIV）感染者最常见的机会性感染之一，也是获得性免疫缺陷综合征（AIDS）患者死亡的重要原因。WHO 2016年全球结核病报告显示，2015年，据估计全世界新发结核病数量约为1040万例，120万新发结核病例为HIV病毒感染者（占11%）。约有180万人死于结核病，其中40万人合并感染了HIV病毒。而我国2015年新发HIV/TB者共约15 000人，发病率为1.1/10万；

死亡 2600 人，死亡率有 0.19/10 万。故 HIV/AIDS 合并结核病双重感染患者治愈率低、死亡率高是双重感染防治工作面临的一个主要困难。

HIV 感染者由于机体免疫力的下降，免疫系统逐渐不能阻止结核分枝杆菌的生长与局部传播；此外，HIV 感染对体内的 γ 干扰素（IFN-γ）、白细胞介素 -2（IL-2）等炎性细胞因子的分泌产生影响，从而改变体内炎性细胞的分泌水平，导致 HIV 感染者容易感染结核分枝杆菌。HIV 阴性者感染结核分枝杆菌后，一生中有 5% ～ 10% 的机会发生结核病，而 HIV 阳性患者感染结核分枝杆菌后，一生中有 50% 的机会发生结核病。同时，结核分枝杆菌可以在 HIV 侵入靶细胞、前病毒的转录、潜伏及传播这几个关键的阶段起促进作用，缩短 HIV 感染的潜伏期，加速发展为 AIDS。

2. 临床特点 HIV 感染与结核杆菌感染两者相互影响，相互促进疾病发展，HIV 阳性者并发结核病的临床表现、治疗、预防也有其特点。MTB/HIV 双重感染者的临床表现常常不典型：①症状不典型，艾滋病患者易发生多种机会感染，如细菌、病毒、真菌等，而且两种以上病原体混合感染常见，患者症状、体征复杂多样，相互重叠；②肺部 X 线表现不典型，肺内病灶广泛，常有纵隔淋巴结肿大、胸膜和心包渗出，空洞形成相对少，缺乏继发性肺结核的好发部位和典型表现；③结核菌素试验多为阴性；④易发生肺外结核和全身播散；⑤痰结核菌检出率较低；⑥抗结核治疗效果不满意，药物不良反应多见。因此，艾滋病并发结核病的诊断需要考虑上述特点，结合临床表现、实验室检查、影像学检查等结果进行综合判断。

（二）HAART 治疗和抗结核治疗时机的选择

WHO 建议所有结核病并发 HIV 感染者均应给予高效抗反转录病毒治疗（highly active antiretroviral therapy，HAART），无论其 CD_4^+ T 淋巴细胞计数值是高还是低，均应在抗结核药物治疗（antituberculosis therapy，ATT）8 周内尽快进行 HAART。对于免疫功能严重低下者（CD_4^+ T 淋巴细胞 <50/μl）应在抗结核药物治疗后 2 周内进行 HAART 治疗。在抗结核治疗的同时 HAART 首先选用非核苷反转录酶抑制剂依非韦仑（efavirenz）。CD_4^+ T 淋巴细胞计数 >350/μl 的患者可推迟使用 HAART 治疗，但应每个月对患者进行评估，并每 3 个月进行一次 CD_4^+ T 淋巴细胞计数检测并及时调整治疗方案。HAART 能够显著改善患者的生存率。研究显示，HIV 感染并发 MTB 患者早期启动 HAART 能够通过重建免疫功能及预防机会感染使死亡率降低 64% ～ 95%。但也有研究显示，对未接受 HAART 的患者，在 8 个月抗结核治疗过程中监测患者 CD_4^+ T 淋巴细胞计数、HIV RNA 水平均未发现明显变化，表明抗结核治疗对于未接受 HAART 治疗的 MTB 与 HIV 双重感染患者进展为 AIDS 的病程无明显影响。

对于 HAART 治疗期间被诊断为结核病的患者，首先要考虑是否由药物的相互作用或潜在的重叠毒性所致，是否需要调整 HAART 治疗方案；其次要考虑结核病是否与 HAART 治疗失败有关。如果已经确定 HAART 治疗失败，在开始 HAART 治疗的开始阶段不推荐同时使用新的二线 HAART 治疗方案，应继续目前的 HAART 治疗方案，并在 ATT 开始后的 2 ～ 8 周调整为二线 HAART 治疗。

（三）骨关节结核合并 HIV 感染患者的抗结核治疗

结核分枝杆菌是 HIV/AIDS 最常见的机会性感染致病菌，在 HIV 感染者死亡患者中，50% 的患者死于结核病。而在 MTB/AIDS 患者中，70% 合并有肺外结核。骨关节结核是常见的肺外结核，艾滋病与骨关节结核相互影响促进病变进展、恶化并缩短死亡时间。因此，MTB 与 HIV 双重感染患者的治疗较单纯结核病患者更为复杂，科学、规范、高效地对 MTB 与 HIV 双重感染患者进行抗结核治疗显得尤为重要。

MTB/HIV 患者强调抗结核治疗优先。但仍需要考虑下列问题：①药物选择要考虑 HAART 与 ATT 药物之间的相互作用；②结核杆菌的耐药性；③ ATT 治疗的疗程；④免疫重建炎症综合征的影响；⑤ ATT 与 HAART 的间隔时间。

1. 疗程 MTB 与 HIV 双重感染患者的抗结核治疗原则与非 HIV 感染结核病患者相同，由于结核病进展迅速，HIV 阳性患者一旦确诊为潜伏结核感染或结核病均应当立即开始抗结核治疗，若治疗不及时，可导致死亡率增加。目前，MTB/HIV 双感患者的抗结核治疗方案与非 HIV 感染肺结核患者的方案基本一致，但抗结核治疗的疗程、剂量、给药频率等尚存在争议。国外有研究显示，标准的 6 个月抗结核治疗方案（2HRZE/4HR）也适用于敏感肺结核与 HIV 双重感染患者，但强化期间歇给药应当避免，否则会增加获得性利福平耐药结核病复发的风险，推荐每天给药。骨关节受累者疗程应延长，至少 9 个月；依从性不佳者也应酌情延长。

2. 药物的选用

（1）因某些抗结核药物与抗病毒药物相互作用有所叠加，故尽量不选择与抗病毒药物有毒性叠加的抗结核药物（表 5-7-1）。

1）利福霉素类药物与抗病毒药物通过诱导细胞色素 P450-3A 系统而相互作用，可使治疗无效或不良反应增加。依据诱导作用强弱，利福霉素类药物选用次序为利福布汀、利福喷丁、利福平。

2）尽量避免氟喹诺酮类药物与去羟肌苷联用。若必须联用，应在服用氟喹诺酮类药物前 6h 或 2h 后服用去羟肌苷。

3）鉴于克拉霉素与多种抗病毒药物存在相互作用，应尽量避免使用。

4）应避免使用氨硫脲，因为可能导致 HIV 感染者发生 Stevens-Johnson 综合征。

5）MTB 与 HIV 感染高流行的地区，鉴于注射器感染和 HIV 患者过于消瘦，在可能的情况下，应避免给患者肌内注射链霉素。

6）非核苷反转录酶抑制剂（奈韦拉平）、蛋白酶抑制剂与二线抗结核药物（如丙硫异烟胺、对氨基酸水杨酸）合用可出现肝损害。

7）核苷反转录酶抑制剂（齐多夫定）与利奈唑胺同用可以增加骨髓抑制的风险。

8）替诺福韦与氨基糖苷类药物同用可导致严重的肾毒性。

表 5-7-1　对利福平敏感的人类免疫缺陷病毒 / 结核分枝杆菌合并感染者常用联合治疗方案和药物相互作用

联合治疗方案	方案内容	药物相互作用
EFV+R 方案	ART：TDF+3TC/FTC+EFV ATT：HREZ/HR 不需要调整药物剂量	R 诱导 CYP2B6，但 H 抑制 CYP2A6，综合作用的结果是 EFV 剂量不需要调整
NVP+R 方案	ART：TDF+3TC/FTC+NVP 或 AZT+3TC+NVP ATT：HREZ/HR NVP 给药不需导入期（开始即按 200mg，每天 2 次给药）	R 诱导 CYP2B6 和 CYP3A4，降低 NVP 血药浓度，但影响程度有限，省略导入期可部分抵消该影响，且增加 NVP 剂量，可能增加药物不良反应，因此维持原剂量不变
克力芝 +R 方案	ART：两种核苷类药物 + 克力芝 ATT：HREZ/HR 克力芝剂量加倍（洛匹那韦 / 利托那韦 800mg/200mg，每 12h 1 次）	R 诱导 CYP3A4，增加克力芝清除率，因此后者必须加倍剂量给药，以抵消该影响
PI/r+Rfb 方案	ART：两种核苷类药物 + PI/r ATT：HRfbEZ/HRfb Rfb 剂量调整为 150mg，每天 1 次或每周 3 次	PI/r 可减少 Rfb 清除率，增加其血药浓度，因此 Rfb 给药剂量应减少 50% ～ 75%
三种核苷类药物 +R 方案	三种核苷类药物应包括 TDF 或 ABC 不需要调整药物剂量	R 对 TDF 血药浓度影响很小，对 ABC 和 AZT 的葡萄糖醛酸化过程有一定影响，但临床意义有限

注：ART. 抗反转录病毒治疗；ATT. 抗结核治疗；TDF. 替诺福韦；3TC. 拉米夫定；FTC. 恩曲他滨；EFV. 依非韦伦；H. 异烟肼；R. 利福平；E. 乙胺丁醇；Z. 吡嗪酰胺；NVP. 奈韦拉平；AZT. 齐多夫定；Rfb. 利福布汀；PI/r. 利托那韦增加的蛋白酶抑制剂；ABC. 阿巴卡韦；CYP. 细胞色素 P450。

（2）不良反应的监测（表 5-7-2）

表 5-7-2　抗病毒药物及抗结核药物常见的不良反应

不良反应	抗结核药物	抗反转录病毒药物
胃肠道反应	利福平、异烟肼、吡嗪酰胺、对氨基水杨酸、乙硫异烟胺、氯法齐明、利奈唑胺	齐多夫定、去羟肌苷、蛋白酶抑制剂
肝损伤	利福平、异烟肼、吡嗪酰胺、对氨基水杨酸、乙硫异烟胺、氟喹诺酮类药物	奈韦拉平、依非韦伦、蛋白酶抑制剂、司他夫定、去羟肌苷

续表

不良反应	抗结核药物	抗反转录病毒药物
周围神经病变	异烟肼、乙硫异烟胺、特立齐酮/环丝氨酸、利奈唑胺	司他夫定、去羟肌苷
神经精神症状	特立齐酮/环丝氨酸、乙硫异烟胺、氟喹诺酮类药物、异烟肼	依非韦伦
肾损伤	氨基糖苷类药物、卷曲霉素	替诺福韦
皮疹	利福平、异烟肼、吡嗪酰胺、乙硫异烟胺、链霉素、氟喹诺酮类药物、对氨基水杨酸、氯法齐明	奈韦拉平、依非韦伦、阿巴卡韦
骨髓抑制	利奈唑胺、利福布汀、异烟肼、利福平	齐多夫定、拉米夫定
心脏传导异常	贝达喹啉、氟喹诺酮类药物、氯法齐明	蛋白酶抑制剂
胰腺炎	利奈唑胺	司他夫定、去羟肌苷
乳酸酸中毒	利奈唑胺	司他夫定、去羟肌苷

对于某些患者，若使用不良反应叠加的2种药物获得的好处大于风险，这种情况下应严密加强对不良反应的监测，而不是简单地不使用这种药物组合。抗病毒药物应该毫无例外地每天服用，而二线抗结核药物更应强调在直接面视下服药。联合治疗的患者相比HIV阴性患者，对于治疗效果和不良反应监测的要求都大为不同，需要对更多的指标和更全面的情况进行评估。另外，由于坚持治疗困难程度高、社会上存在歧视、患者死亡率高等因素，接受联合治疗的患者往往更需要额外的社会经济、营养、心理支持才能帮助他们完成疗程。同时新型抗HIV药物与抗结核药物之间的相互作用及其对于ATT疗效和HAART疗效的影响仍有待我们继续探讨。

3. 结核相关免疫重建炎性反应综合征（TB-associated immune reconstitution inflammatory syndrome，TB-IRIS）

（1）定义：IRIS是指免疫功能不全进展状态下，应用HAART药物治疗数周内出现的具HIV特征的机会性感染的病症，是HAART的主要并发症之一。本病表现为难以解释的临床症状恶化，常常伴随先前亚临床的或未发现的机会感染。TB-IRIS是指HIV感染者开始HAART后，结核病炎性反应迅速发生、发展的病理现象，出现与目前抗结核治疗相矛盾的结核病恶化，或既往未发现的潜伏结核感染转变为活动性结核病，两种现象都使患者对于结核病的炎症反应加重或恶化。出现上述现象时应当首先排除是否有药物不良反应、艾滋病进展引起的临床恶化、新发生的机会感染或抗结核治疗失败后才能诊断为TB-IRIS。

（2）危险因素：TB-IRIS的危险因素包括有低基线CD_4^+ T淋巴细胞计数、低体重指数、高HIV载量、高MTB载量、耐多药结核分枝杆菌、肺外结核、其他机会感染、ART后快速病毒学应答及短ATT-ART间隔。约1/3的MTB与HIV双重感染患者发生IRIS。有研究表明，体内IL-6和C反应蛋白水平升高能够一定程度地预测TB-IRIS的发生，从而及早采取免疫干预预防其发生，HAART治疗前血浆CC趋化因子配体2（CCL2）的水平也能作为TB-IRIS的标志物，HAART治疗前CCL2越低，发生TB-IRIS的风险越大。

（3）治疗及预防：对于TB-IRIS的管理也是复杂的，取决于患者的临床状况、病变部位和广泛程度。迄今为止，IRIS的治疗仍无诊疗指南可循，治疗的关键是早期诊断、鉴别药物不良反应和新的机会性感染。对于TB-IRIS，应积极针对病原体治疗，以减轻体内的抗原负荷，减轻HIV和MTB引起的免疫反应。对于严重的TB-IRIS，如出现淋巴结肿大压迫气道、难治性淋巴结炎、严重的呼吸系统症状，包括喘鸣或急性呼吸窘迫综合征，可使用激素和非甾体抗炎药物控制炎性反应，尤其适用于重症（包括中枢神经系统疾病、阻塞性淋巴结病及严重的呼吸症状）患者，但需注意评估其安全性和有效性，权衡利弊。治疗方法包括对于轻症患者使用非甾体抗炎药（NSAID），一般不需要中断抗病毒治疗，对中度患者使用糖皮质激素。而对于重度免疫重建炎症综合征患者可使用泼尼松或甲泼尼龙［1.5mg/（kg·d）、2周，之后减量为 0.75mg/（kg·d）、2 周］进行治疗。目前普遍认为，中断 ART 将会增加其他机会性感染的风险。因此，除非 IRIS 引起严重疾病，甚至有致命性风险或永久性后遗症，否则应尽量坚持进行 ART。

TB-IRIS 的预防可以通过积极治疗机会性感染、适当推迟 ART 或使用免疫调节剂，预防或抑制导致免疫病理反应的免疫应答。多项研究表明，异烟肼预防治疗（isoniazid preventive therapy，IPT）可以减少艾滋病患者 MTB 的感染，并具有与 ART 联合治疗的叠加效应，其已被确认为一种安全、有效的预防措施。此外，尽管短 ATT-ART 间隔是发生 IRIS 的危险因素之一，但对 HIV/MTB 合并感染、CD_4^+ T 淋巴细胞计数 <50/μl 者仍可在 ATT 2 周左右启动 ART；在 CD_4^+ T 淋巴细胞 >50/μl 患者中，ART 可延迟至 ATT 8 周后，以减少 IRIS 的发生。

（四）骨关节结核合并艾滋病的手术时机的选择

骨关节结核合并艾滋病患者多伴有较大的寒性脓肿、严重的脊柱及关节功能障碍甚至发生截瘫，具备手术指征。但由于两种疾病均可导致患者免疫功能下降，手术风险较单纯骨关节结核明显增加，尽管外科手术干预治疗结核病已有 100 年的历史，但对骨关节结核合并 HIV 特殊感染下的外科治疗，目前研究和报道尚少。

骨关节结核合并艾滋病的手术适应证目前缺乏循证医学依据。骨关节结核合并艾滋病确定能否手术应首先符合单纯骨与关节结核的手术指征：①骨与关节结核有明显的死骨及大脓肿形成；②窦道经久不愈者；③单纯性骨结核髓腔内积脓压力过高者；④单纯性滑膜结核经药物治疗效果不佳，即将发展为全关节结核者；⑤脊柱结核有脊髓受压、神经根刺激症状者。

合并艾滋病时，患者术前 CD_4^+ T 淋巴细胞计数对手术时机选择变得尤为重要，但依据患者术前 CD_4^+ T 淋巴细胞计数选择合理的手术时机实施手术对患者预后的意义，国内外相关报道较少。HIV 主要侵犯人体的 CD_4^+ T 淋巴细胞，引起其数量减少和功能缺陷，使机体免疫功能低下，导致各种机会性感染发病率增加，术后各种并发症比例明显升高，增加了手术风险，而术后切口感染率也远高于正常人，是导致 HIV 与 MTB 双重感染患者死亡的主要相关危险因素。因此，HIV 感染者外周血 CD_4^+ T 淋巴细胞、全身营养状态是评估疾病的预后及治疗效果的主要参考指标，在患者 CD_4^+ T 淋巴细胞≤ 200/μl 时行手术需谨慎对待。若非急症手术，经积极抗病毒治疗待 CD_4^+ T 淋巴细胞 >200/μl 后再行手术，可能可以改善患者的预后。延缓手术的同时需考虑术后功能改善不良的潜在风险。但是 CD_4^+ T 淋巴细胞计数并不是唯一的判断骨关节结核病合并艾滋病手术时机的标准，也就是说单纯的 CD_4^+ T 淋巴细胞计数并不能完全代表患者的机体免疫状态。CD_4^+ T 淋巴细胞计数 >200/μl 时施术，切口感染等并发症发生率确实很低，但是这并不意味着 CD_4^+ T 淋巴细胞计数 <200/μl 时施术，切口感染等并发症发生率就很高。这可能与结核病本身的特点、手术时机、手术方式选择也有一定的关系。

因此，对于合并艾滋病的骨关节结核病患者，除非是急症手术，尽量选择 CD_4^+ T 淋巴细胞计数 >200/μl，术前应进行规律抗结核药物治疗 4～12 周，术前积极纠正电解质紊乱，纠正贫血及低蛋白血症，无严重的全身其他部位感染，待一般情况改善、结核中毒症状减轻、红细胞沉降率下降后可考虑手术；另外，应评估艾滋病病情是否稳定，心、肺、肝、肾等重要脏器功能是否基本正常，预估生存期 >6 个月。若术前患者 CD_4^+ T 淋巴细胞计数 <200/μl，但骨关节结核所导致的感染是威胁和损害患者身体的主要原因，非手术无法解除患者的主要病灶和临床症状，经规律抗结核药物治疗 4 周以上，骨关节病灶经影像学评估未得到改善且仍符合单纯骨关节结核手术指征，同时患者存在手术意愿，应根据具体情况，向患者及家属充分说明接受手术治疗的危险性及其可能的预后，方考虑实施手术治疗。

总之，HIV/AIDS 并发结核病的治疗复杂，在药物种类、剂量和治疗时机选择及疗程制订等方面均面临诸多问题，针对性地评估疾病进程和风险、药物的相互作用和免疫重建炎症综合征的影响等，权衡利弊，并在积累临床资料的基础上提炼和总结经验，有助于做出恰当的治疗决策。

三、骨关节结核合并血行播散型肺结核及结核性脑膜炎

骨关节结核常合并其他脏器结核病，如结核性脑膜炎、血行播散型肺结核等。病情多较重，致残率及病死率高。如临床工作中未能及时发现，可导致严重并发症如瘫痪甚至危及患者生命。

1. 血行播散型肺结核　马俊等对上海肺科医院2013年收集的332例骨关节结核患者进行回顾性分析发现：骨关节结核合并血行播散型肺结核者占11.4%，但目前骨关节结核合并血行播散型肺结核的临床报道较少。血行播散型肺结核是结核病中较为急重的临床类型，结核菌可经由淋巴、血行播散至肝、肾、脑膜及骨等多处。对于此类患者，抗结核药物选用、疗程及术前准备较单纯脊柱结核者会有所不同。目前国内外针对骨关节结核合并血行播散型肺结核围术期的报道较少。秦世炳等收集脊柱结核合并血行播散型肺结核患者23例，术前抗结核治疗时间1～8个月，平均3.7个月；随访24～120个月，平均36.3个月，脊柱结核均治愈，无复发病例；但2例术前抗结核治疗时间1个月的术后均出现不同程度并发症，1例术后1个月切口破溃出现窦道，1例术后切口积液伴肺部感染，提示脊柱结核合并血行播散型肺结核手术干预时间不同于单纯脊柱结核患者，术前化疗疗程不足可能是导致手术失败的重要因素。建议若无紧急手术指征术前抗结核治疗时间需适当延长，以3个月为宜，坚持18～24个月化疗方案，可能可以降低治疗失败率及复发率。

2. 结核性脑膜炎（tuberculous meningitis，TBM）　是由MTB引起的脑膜非化脓性炎症，是神经系统结核病最常见的类型，约占全身结核病的6%，常合并其他脏器结核。而骨关节结核中的脊柱结核可导致肢体特别是下肢的功能障碍、大小便失禁或截瘫等严重并发症，脊柱结核病变如破溃入椎管，还可直接播散至颅内，导致患者结脑病情加重甚至死亡。

（1）脊柱结核合并结核性脑膜炎患者病情重，有文献报道病死率可达30%。死亡率较高的原因：一是两者合并病情多较重；二是早期不易发现，延误最佳诊疗时机。脊柱结核合并结核性脑膜炎患者，容易误诊及漏诊，其原因可能有以下两方面。

1）临床表现不典型：脊柱结核病变早期可无明显症状，疼痛多较轻微，休息后症状多可减轻，一旦造成椎体破坏、刺激神经根、局部形成脓肿甚至截瘫后才出现典型的临床症状。另外，部分结核性脑膜炎患者由于脊髓膜病变也可表现为下肢无力、大小便障碍等脊髓损伤表现，临床医师如未进行相关检查，易忽视脊柱结核，造成误诊。

2）缺乏特异性实验室检查方法：腺苷脱氨酶作为一种核酸代谢酶，结核性脑膜炎患者脑脊液中含量升高。但结核性脑膜炎合并脊柱结核患者脑脊液检查较单纯的结核性脑膜炎患者并无特异性，均表现为腺苷脱氨酶升高，脑脊液细胞数升高，以单核细胞为主，蛋白升高，糖及氯化物减低。因而单纯依靠脑脊液检验则很容易造成脊柱结核的漏诊。

（2）骨关节结核合并结核性脑膜炎的手术时机：初治骨关节结核合并结核性脑膜炎如何选择合适的手术时机并无明确结论。一般认为，无合并截瘫的患者，术前抗结核治疗3周为最佳手术时机。

针对脊柱结核截瘫合并结核性脑膜炎的患者的治疗应需手术，只有手术解除脊髓压迫，终止病灶进展才可能减少椎体坏死及后凸畸形的发生，防止发展为终身瘫痪。但对合并TBM的脊柱结核截瘫患者，如何选择合适的手术时机，文献报道并无明确结论。如果尽力追求脊髓神经功能恢复，过早施行手术则可造成MTB沿血行播散至全身，造成结核病病情加重；但如果手术时间过晚，脊髓受压时间过长，又不能达到预期的治疗效果，且患者既要承担手术的风险与费用，又不能改善截瘫的症状。如何在控制好结核病的情况下尽早行脊髓神经减压术是这类患者手术时机选择的难点。在抗结核药物控制下早期手术治疗是改善此类患者预后的关键，截瘫持续时间越长，则恢复越慢；持续时间越短，则恢复越快。目前广泛认为对于合并截瘫患者，可以根据情况适当增加用药时间，抗结核治疗6～12周综合评估结核的治疗效果后，再考虑手术治疗较为稳妥。

但近年来陆续有报道提示，正规抗结核治疗2～3周后手术治疗脊柱结核并截瘫患者，也可以改善患者预后情况，提高患者生存质量。扈文海等认为对于截瘫症状进行性加重或抗结核化疗后无明显改善及化疗中出现截瘫的患者，手术时机

选择应更为宽松。考虑其病变往往处于活动期，病变范围较大，只要没有明显的手术禁忌证，应尽早做病灶清除和脊髓减压术，不应拘泥于术前长时间化疗。未能及时行手术治疗者预后较差，即使给予有效的抗结核药物治疗，但仍可伴随终身残疾，严重者可致生命危险；而如能适时行手术治疗，解除脊髓压迫，固定已破坏的椎体，则可能减少残疾的发生；同时清除病灶内坏死组织、抽出脓液、减轻病灶局部 MTB 的负荷，有利于 TBM 的治疗。所以，当患者 TBM 病情相对稳定，应尽快行手术治疗解除脊髓压迫并尽早进行功能锻炼，以期最大限度地减少残疾的发生。而如果患者 TBM 病情重，则应先以稳定生命体征为主，一旦病情平稳则应尽快手术。因此，针对每一患者的个体化治疗还应由结核内科医师及骨科医师共同协商决定。

（3）脊柱结核合并结核性脑膜炎的化疗：目前关于骨关节结核合并 TBM 患者的治疗时间并无统一标准，但不应短于 12 个月，应根据患者结核性脑膜炎及脊柱结核恢复情况而定。脊柱结核截瘫合并 TBM 的患者首先应行规律的抗结核治疗，其治疗时间亦应适当延长（>18 个月）。而治疗方案参照肺外结核抗结核治疗原则。初治患者可在标准化化疗的基础上根据患者病情加用氟喹诺酮类或阿米卡星药物强化化疗疗效。

（吴桂辉　何　畏）

四、骨关节结核合并多脏器结核

1. 典型病例　骨关节结核常合并肺结核和其他肺外结核，多脏器结核。

（1）病史：女性，50 岁，汉族，农民，因腰背部胀痛 1 月余，加重伴活动受限 20 天，于 2012 年 2 月以 T_{12}、L_1 椎体结核伴左侧腰大肌冷脓肿形成收入院。患者于 2 年前出现咳嗽、咳痰，在当地县医院诊断为肺结核，接受药物化疗。规律服药 1 年余，复查提示肺结核得到控制，停药 1 月余后出现腰背部胀痛、腹胀。2010 年 10 月到重庆大坪医院就诊，腰椎 CT 示 T_{12}、L_1 椎体结核伴左侧腰大肌冷脓肿形成，未做特殊处理。前往重庆市肺科医院住院治疗，规律服用吡嗪酰胺、丙硫异烟胺肠溶片及对氨基水杨酸异烟肼片，腰背部胀痛未得到有效控制。到当地县中医院再次行 CT 检查示 T_{12}、L_1 椎体改变较前无变化。

（2）体格检查：患者慢性痛苦病容，消瘦，扶入病房。右侧下腹部偏外侧可扪及一长条形包块，大约 5cm × 5cm × 8cm，表面光滑，囊性感，与周围组织粘连不明显，脊柱正常生理弯曲存在，腰背部未见局部窦道形成，胸腰段棘突叩压痛，腰椎生理前凸稍大，腰骶部压痛，腰椎活动受限，翻身活动疼痛加剧，伸屈髋关节时感腰部疼痛，双侧腹股沟平面以下及会阴部浅感觉减退。双侧髂腰肌、股四头肌、胫前肌、踇背伸肌肌力 4 级，双侧膝、跟腱反射亢进，病理反射未引出。

（3）实验室检查：ESR 46mm/h，CRP 4.0mg/L，HGB 95.0g/L，ALB 36.6g/L。

（4）影像检查：腰椎 X 线片显示 T_{12}、L_1 椎体破坏，椎间隙消失（图 5-7-1）；胸部、腹部及胸腰椎 CT 显示肝、脾、肾结核（图 5-7-2）；胸腰椎 MRI 显示 T_{12}、L_1 椎骨破坏，冷脓肿形成，脊髓受压（图 5-7-3）。

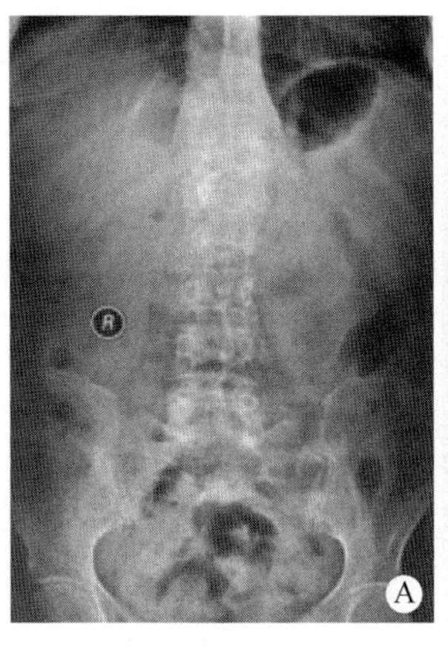

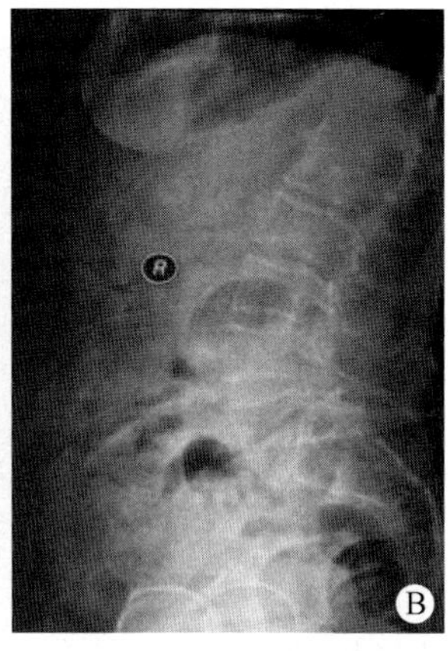

图 5-7-1　T_{12}、L_1 结核
X 线片显示椎体破坏，椎间隙消失

2. 临床诊断

（1）T_{12}、L_1 椎体结核伴双侧腰大肌冷脓肿形成。

（2）双下肢不全瘫 ASIA 分级为 D 级。

（3）双上肺结核，肝、脾、肾结核。

3. 治疗方法与疗效　此患者虽合并肺结核，肝、脾、肾结核，但 T_{12}、L_1 椎体结核伴双侧腰大肌冷脓肿形成与双下肢不全瘫 ASIA 分级为 D 级，脊柱结核的损害是危害患者的主要疾病，是主要矛盾，是治疗的主要方向。肺结核，肝、脾、肾结核是次要矛盾，可同时抗结核药物治疗，延长抗结核药物治疗时间，即是充分术前准备，也是进行多脏器结核的抗结核药物治疗，使病情逐渐趋于平稳，手术更安全，因此治疗方法如下：

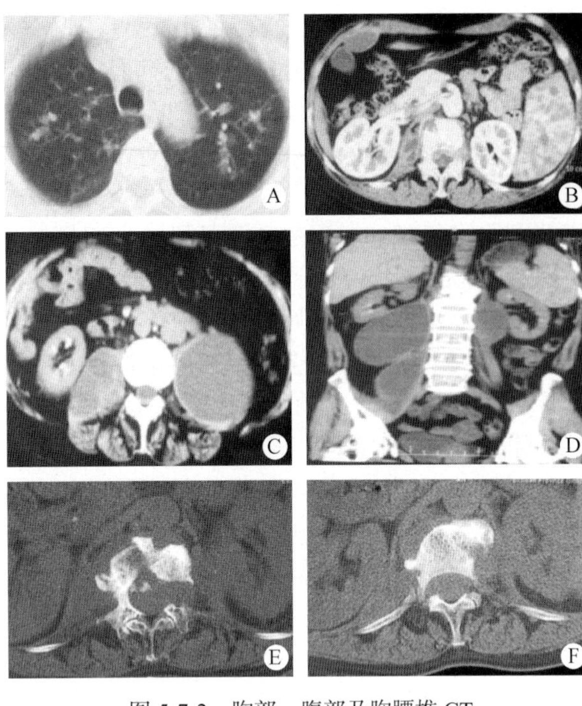

图 5-7-2　胸部、腹部及胸腰椎 CT

A. 肺结核；B. 肝结核；C. 肾结核；D. 脾结核；E、F. T_{12} 结核

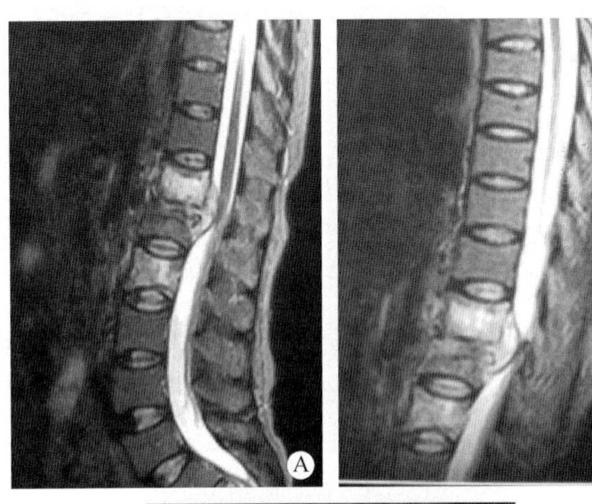

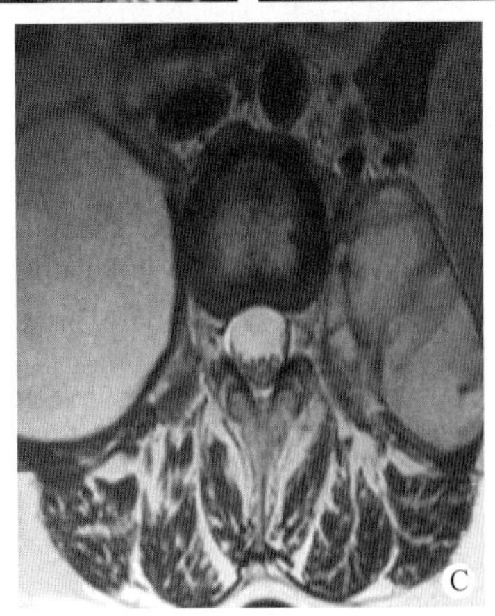

图 5-7-3　胸腰椎 MRI

T_{12}、L_1 椎骨破坏，冷脓肿形成，脊髓受压

（1）充分的休息，减少体力消耗；良好的外部自然环境，充足的日照，正确对待结核病，心态良好；合理的膳食，增进食欲，加强营养等，均是改善和控制结核病变的基础。

（2）局部制动，可减少因脊柱运动而产生的疼痛和减轻病变周围肌肉痉挛；保护病变部位免受进一步的损伤，防止进一步发生病理性骨折或加大成角畸形。

（3）抗结核药物治疗方案：异烟肼 0.5g，每天 1 次；对氨基水杨酸钠 10g，静脉滴注，每天 1 次；莫西沙星 0.4g，口服，每天 1 次；阿米卡星 0.4g，静脉滴注，每天 1 次；阿莫西林克拉维酸钾 0.75g，每天 2 次。术前治疗 60d。

（4）手术治疗：经休息、营养、全身支持疗法和抗结核药物治疗后，全身情况好转，体温正常，红细胞沉降率下降，心肺肝肾功能正常，在全身麻醉下行 T_{12}、L_1 椎体结核后路椎弓根螺钉内固定植骨，右侧前路病灶清除，取髂骨植骨融合内固定术（图 5-7-4），术中失血 2000ml；手术时间为 10h 9min；输红细胞悬液 6U+ 血浆 400ml；术中使用神经电生理监测，行体感诱发电位 15 次。

（5）术后继续抗结核治疗：两周后第二次手术行左侧前路病灶清除术（图 5-7-5），失血量 100ml，手术时间 90min。

（6）出院情况：一般情况良好，各项生命体征平稳，无潮热盗汗，神清语晰，精神较好，睡眠可，大小便正常。手术切口甲级愈合拆线，局部无红肿，无压痛，未见冷脓肿及窦道形成。实验室检查示 HGB 125g/L，CRP 2.9mg/L，ESR 30mm/h，肝肾功能无异常。双下肢感觉运动恢复正常，ASIA 分级恢复到 E 级。

（7）随访：术后 6 个月与 1 年 X 线照片（图 5-7-6），复查肝肾功能正常，术后 18 个月多脏器结核已治愈，脊柱病变稳定，植骨融合，故停抗结核药物；术后 3 年复查，全身情况良好，无腰痛症状，生化指标正常，脊柱病灶治愈，内固定螺钉无松动（图 5-7-7），恢复正常活动。

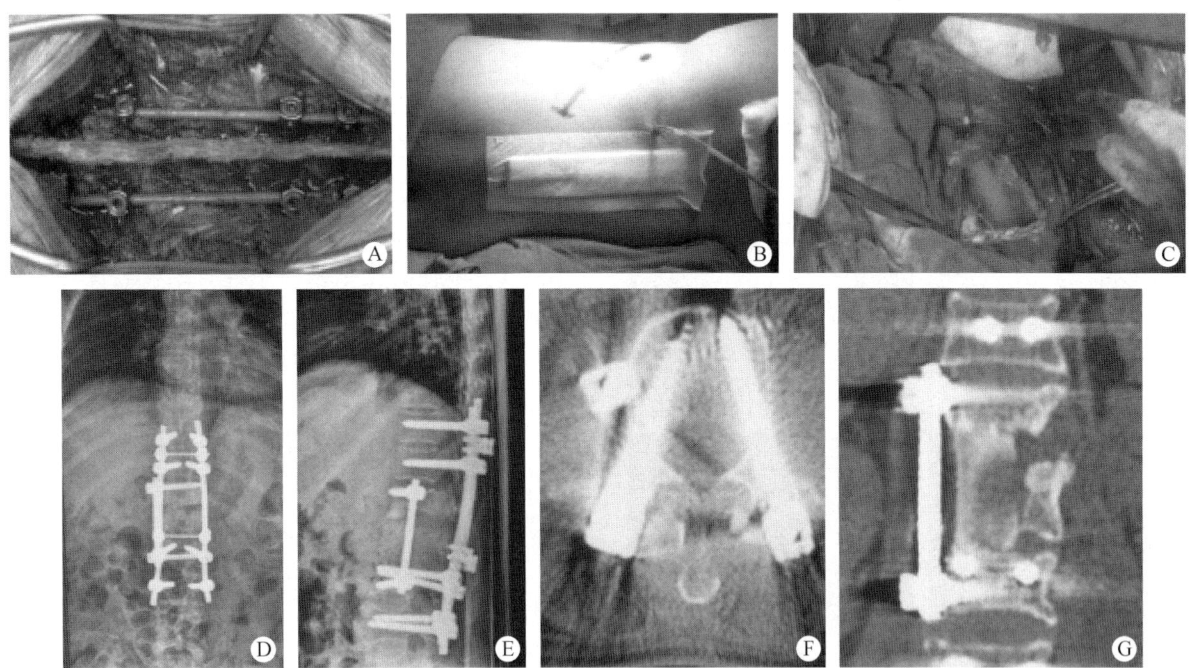

图 5-7-4　T_{12}、L_1 椎体结核并截瘫

A、B. 后路椎弓根螺钉内固定；C. 右前路病灶清除植骨内固定；D ～ G. 术后 X 线片与 CT 显示内固定物位置良好

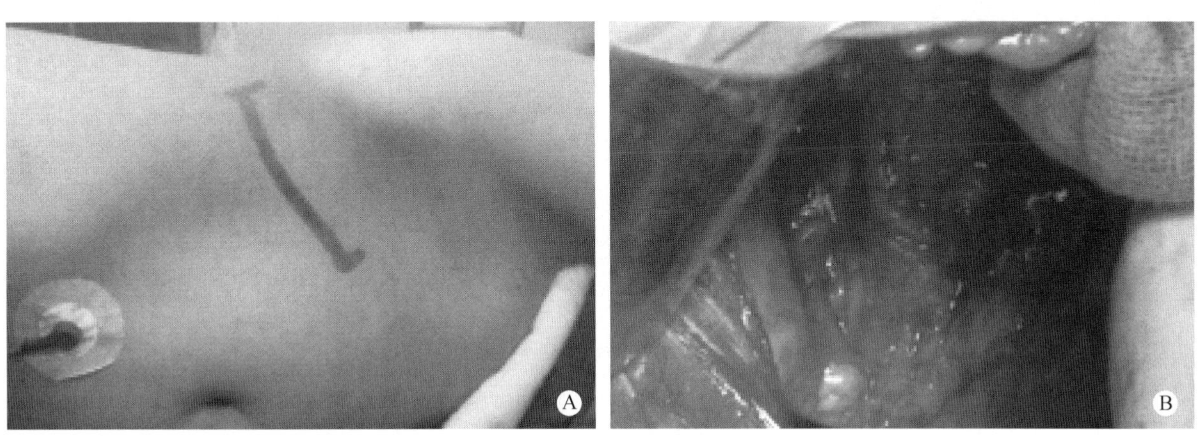

图 5-7-5　左侧前路病灶清除术

A. 切口；B. 腰大肌脓肿

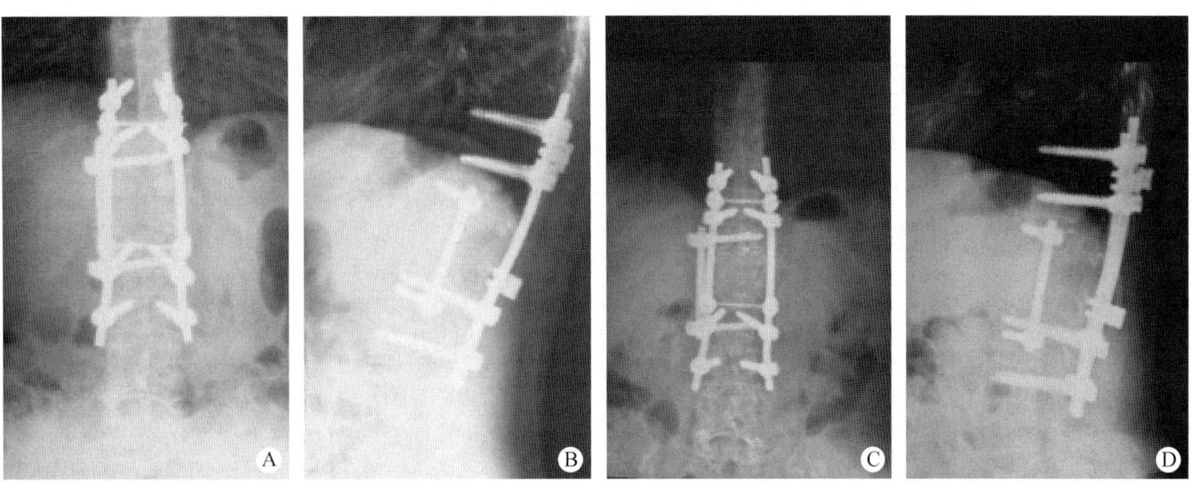

图 5-7-6　T_{12}、L_1 椎体结核病灶清除术后

A、B. 术后 6 个月；C、D. 术后 1 年 X 线片显示内固定良好

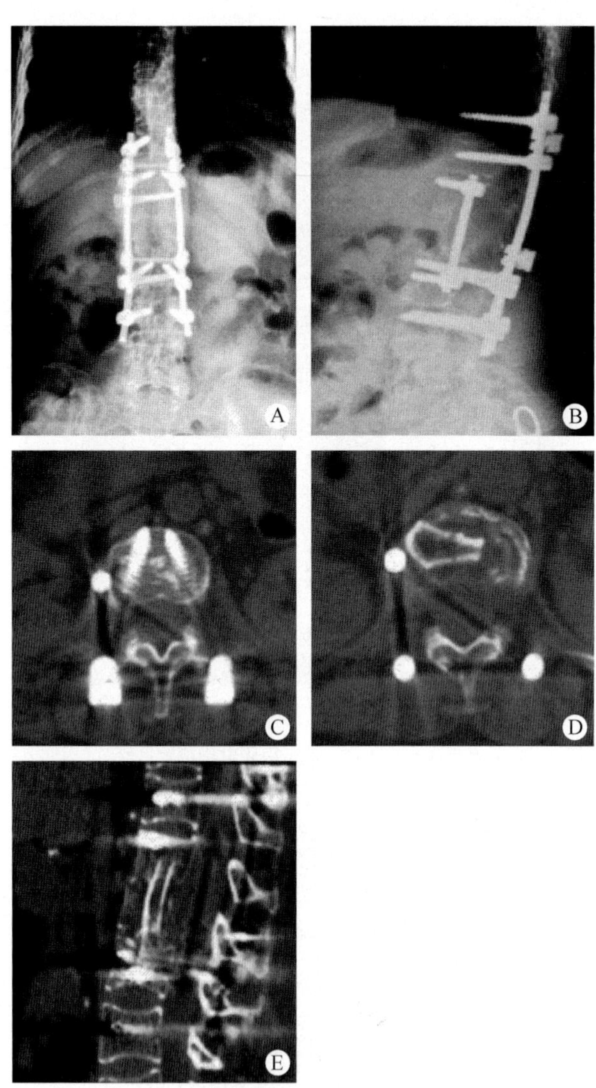

图 5-7-7　T_{12}、L_1 结核病灶清除术后
A、B. 术后 3 年 X 线片；C ~ E. 术后 3 年 CT 显示植骨愈合，内固定螺钉无松动折断与移位

（熊小明　万　趸　石华刚）

第八节　骨关节结核的手术治疗

一、骨关节结核的手术适应证

（1）随着时代的进步，现代医学全面发展，手术方式与手术技术也更完善，骨关节结核患者对治疗的目的要求越来越高，目前学者们认为骨关节结核手术治疗可以达到的目的如下：

1）彻底病灶清除，治愈病灶。

2）矫正骨关节的畸形，重建骨关节功能。

3）重建骨关节稳定性，改善骨关节功能，提高生活质量。

4）尽快恢复患者的日常活动和工作能力。

（2）严格掌握手术适应证是治愈骨病，避免各种并发症的关键。综合众多学者的研究结果，目前认为手术治疗骨关节结核的适应证如下：

1）单纯滑膜结核与单纯骨结核经保守治疗无效者及早、晚期全关节结核为保留关节功能者。

2）骨关节病灶内有较大死骨、较大的寒性脓肿、较大的空洞、经久不愈的窦道者。

3）合并脊髓或马尾神经、神经根受压，经影像学证实致压物为死骨或坏死椎间盘者，或致压物为脓肿，非手术治疗无效者。

4）骨关节严重破坏致病骨缺损较大、有脊柱重度后凸畸形或严重关节畸形，并有渐进性加重或影响功能者。

5）骨关节严重破坏造成骨关节不稳定引起剧烈疼痛者。

6）一线药物治疗失败，耐药特别是耐多药，抗结核治疗效果差，需手术切除病灶或通过手术获取标本明确诊断者。

7）骨关节结核病灶清除术后未治愈或术后复发非手术治疗无效者。

手术方式应根据病灶部位、骨关节破坏程度、椎管受累程度、脓肿部位及大小等个体化选择手术方式：①病灶清除、椎管解压、畸形矫正、植骨融合、器械内固定；②病灶清除、关节融合、关节成形、关节置换与畸形矫正。除骨病灶治愈或骨病灶静止期后遗严重畸形，功能障碍，严重影响生活质量，需畸形矫正者外，其余各种手术方式中，彻底病灶清除术是治愈骨病灶的基础，在此基础上完成各种术式。

（胡　豇　胡云洲）

二、骨关节结核病灶清除术

1. 病灶清除手术适应证　综合众多研究及临床治疗结果，目前认为骨关节结核病灶清除术的手术适应证包括以下五方面。

（1）单纯滑膜结核、单纯骨结核保守治疗无效及早、晚期全关节结核为保留关节功能者。

（2）病灶内有较大的死骨、较大的寒性脓肿、较大的空洞和经久不愈的窦道形成者。

（3）合并脊髓神经受损，经影像学证实致压物为死骨或坏死椎间盘者，或致压物为脓肿，非手术治疗无效者。

（4）单耐药、多耐药、耐多药，抗结核治疗效果差，需手术切除病灶或通过手术获取标本辅助诊断者。

（5）骨关节结核病灶清除不彻底，术后未治愈或术后复发需再手术清除者。

2. 结核病灶清除术的时机　由于罹患骨关节结核的患者全身情况往往较差，特别是合并明显中毒症状的患者，行骨关节结核病灶清除术前须进行必要的术前准备，以防止术后出现结核播散及全身情况的恶化，因此必须掌握影响结核病灶清除术手术时机的因素。

（1）术前化疗时间的长短：一般认为，在行结核病灶清除术前应正规抗结核治疗 2 ～ 4 周以上，并且改善全身的营养状况。近年来有学者比较了术前抗结核治疗 1 ～ 2 周与 2 ～ 4 周的比较发现，两组对手术安全性的影响无明显差异，并建议不必经过 4 周的抗结核治疗才施行手术，认为彻底的病灶清除和术后有效抗结核治疗是关键。尽管如此，除非出现进行性脊髓神经损害等须紧急处理的情况，术前还是应该进行足够疗程的抗结核治疗，以减少术后结核播散、结核毒性反应的危险。

（2）红细胞沉降率与 C 反应蛋白的高低：红细胞沉降率和 C 反应蛋白是用于判断结核活跃程度最常用的炎性指标，其中 C 反应蛋白的可靠性较好，可用于评估结核的活跃程度和判断结核治疗的疗效，应尽可能将红细胞沉降率与 C 反应蛋白控制在一个较低的水平再施行手术，一般认为术前应将 C 反应蛋白控制在 40mg/L 以下；对于有明显的瘫痪进展的病例，并不绝对要求红细胞沉降率和 C 反应蛋白控制到一定水平，全身情况改善是决定手术时机的主要参考。

（3）早期诊断的需要：骨关节结核如不能及时诊断，将使病变持续发展，关节和脊柱畸形加重甚至脊髓神经功能不可逆性损害，延误手术时机，影响治疗效果。由于诊断不清，特别是与其他疾病鉴别困难，如骨肿瘤、风湿类疾病等，为了早期诊断和治疗，进行病灶清除、活检也是手术指征之一。

（4）寒性脓肿的大小：结核寒性脓肿较大，有明显的中毒症状，也是结核病灶清除术的指征之一，此外对于脊柱椎管内的冷脓肿，为了防止脊髓神经功能的受损，应进行积极的外科干预，清除冷脓肿，解除对神经的压迫。

（5）出现脊髓神经损害：骨与关节结核出现神经损害被认为是早期进行手术干预的重要指针，特别是面临进行性的神经功能丧失是积极外科干预的绝对指征。但传统的观念认为，不管是否合并神经损害都应该继续给予抗结核治疗和卧床制动。近年来，有学者则推崇较为激进的方案，不管是否合并神经功能障碍，应立即进行彻底的病灶清除以解除对神经的压迫，防止神经功能的丧失。传统方案可能耽误神经功能的挽救，而立即进行彻底的病灶清除可能带来更高的手术负担和并发症，因此一个折中的方案是，进行有效的化疗、卧床制动并严密观察治疗的反应，如果出现以下情况，再进行手术干预：①经过 3 ～ 4 周的抗结核治疗和卧床制动，神经功能不恢复；②无神经症状的结核患者在保守治疗期间出现神经症状；③原有的神经症状加重；④神经症状缓解后又复发；⑤出现严重的神经损害表现，如明显的感觉障碍、括约肌功能障碍、软性瘫痪或严重的屈曲痉挛。

（6）老年与儿童的耐受性：老年与儿童患者由于体质较弱，对手术的耐受性差，应严格掌握手术适应证，特别是儿童患者修复能力较强，应尽可能采取保守治疗。必要行结核病灶清除术前应尽可能地改善全身情况，改善患者的营养状况，对于老年人还应注意内科合并症的处理。一般说来，老年脊柱结核患者，一旦确诊后应开始抗结核治疗，同时积极处理内科合并症，请相关科室会诊，使病情稳定。如术前合并贫血、低蛋白血症、电解质紊乱、低氧血症、严重骨质疏松症等情况，应加强支持治疗，必要时输血、输注白蛋白，改善肝、肾、心、肺等脏器功能。只要抗结核治疗后结核中毒症状减轻，红细胞沉降率下降或稳定，患者食欲、体重增加，贫血、低蛋白血症、电解质紊乱得到纠正，内科病情稳定，即可进行手术，如一般情况或内科病情不允许，应努力改善至可耐受手术。

（7）耐药菌的检测：多重耐药结核（MDR-TB）被定义为对异烟肼和利福平均耐药的结核杆菌，研究显示原发性的耐药结核占 3.4%，而获得性的耐药结核占 25%，因此耐药结核的出现主要是由于不规范用药的结果；耐药结核的出现增加了骨与关节结核治疗失败的风险，对于采用一线抗结核治疗反应较差的病例应该想到耐药结核的可能，最常用于耐药结核的检测是结核菌株的培养，在 CT 引导下穿刺活检进行分离培养是获得结核菌检查最有效的方法，通过药敏试验确定耐药结核的存在，同时帮助二线药物的筛选。为了获得耐药结核的诊断和病原学证据，进行病灶清除、结核菌的分离培养也是手术干预的指征之一，但术后对耐药结核的治疗应该参照药敏试验进行选择抗结核方案，此方案应至少包括 4 种未使用过的抗结核药物，可注射氨基糖苷类抗生素治疗 6 个月以上，而抗结核疗程应在 18 ～ 24 个月。

3. 病灶清除术的基本原则　病灶清除术是手术治疗骨关节结核的最基本手术方法，其他手术方法均基于成功的病灶清除术。单纯骨结核、单纯滑膜结核经保守或关节腔穿刺、注药治疗无效者可分别行骨病灶清除术或滑膜切除术，多可保留正常或基本正常的关节。早期全关节结核亦可行骨病灶清除术、滑膜切除术，可保留大部分关节功能。晚期全关节结核破坏严重，则需较大范围的彻底病灶清除术，关节功能基本或全部丧失。近年来，通过关节镜行病灶清除术临床应用较多，效果可靠，有条件者可行此手术治疗。病灶清除术的基本原则如下：

（1）要彻底清除寒性脓肿、死骨、干酪样物质、肉芽组织、坏死的椎间盘，切除肥厚的滑膜组织，切除或刮除窦道，凿除硬化的空洞壁及多发空洞、病变性的骨桥等，既要彻底清除病变组织，减少复发的风险，又不过多的切除亚健康骨组织，造成太多的骨缺损给植骨重建带来困难。

（2）术者应追求一次性病灶清除成功，在彻底病灶清除的基础上，对骨关节的完整性和稳定性进行可靠的植骨重建，以尽可能恢复骨关节的功能。对于关节功能难以重建或为了提高治愈率，可施行关节融合术，但对于病灶清除较为彻底，有更高的重建要求可考虑行关节置换或内固定术。

4. 病灶清除术前准备与术后处理

（1）术前准备：骨关节结核患者全身情况一般较差，为了提高手术安全性，增加手术疗效，须做好充分的术前准备，除一般的常规术前准备外，骨关节结核行病灶清除术还须做以下的术前准备。

1）良好的健康教育、提高患者的依从性：骨关节结核是一种慢性的感染性疾病，除手术治疗外，主要还需长期、有效的抗结核治疗和随访，术前须做好健康教育，让患者了解疾病的特点和治疗的计划，让患者及家属充分理解手术在疾病治疗中的作用及手术治疗相关的风险，取得患者的合作，提高术后治疗和随访的依从性。

2）全身情况的评价和处理：术前应充分了解患者的心、肺、肝肾功能，血液系统及全身营养状况，对于合并内科疾病、营养功能障碍的患者应进行必要的治疗，提高患者手术和麻醉的耐受性。

3）局部病灶情况的了解和准备：应采用多种手段对病灶的部位、累及的范围和邻近部位的重要解剖结构进行了解，帮助手术入路和病灶清除范围与方法的设计，防止病灶清除不彻底及术中损伤重要结构。

4）抗结核药物治疗：术前抗结核治疗是术前准备的重要环节，诊断明确后应立即开始抗结核治疗，常用的药物包括链霉素、异烟肼、利福平、吡嗪酰胺、乙胺丁醇等，抗结核治疗 1 ～ 2 周后，结核中毒症状即开始改善，抗结核治疗 2 ～ 4 周，多数患者症状改善，可以手术。此外，合并窦道的患者，术前还需应用一般抗生素，如青霉素或一二代头孢菌素类以控制混合感染，防止术后切口感染。

5）局部制动：脊柱结核患者应卧床休息，特别是合并瘫痪及脊柱不稳者应绝对卧床，防止瘫痪加重；四肢结核，特别因肌肉痉挛而致关节畸形者，应做外固定或牵引，以减轻疼痛、痉挛，使患者得到充分休息，并可预防病理性脱位或减轻畸形，减少手术操作难度。

6）对于脊柱和髋膝关节结核，病灶清除手术创伤较大，术前应配血备用。

（2）术后处理：术后 24 ～ 72h 使用抗生素预防感染，加强营养支持，严密观察生命体征、神经功能和切口及引流的情况。术后一般在 72h 内拔除引流管，术后继续抗结核治疗 9 ～ 12 个月，每月复查红细胞沉降率、C 反应蛋白、肝肾功能等，关节及脊柱结核病灶清除术后根据局部的稳定情况佩戴支具或扶拐起床活动，局部制动 3 ～ 4 个月，术后 3 个月、6 个月、12 个月复查病灶的愈合情况，根据情况实施康复计划和停用抗结核药物。

（修　鹏　李　涛）

三、关节功能重建术

1. 关节融合术　又称关节固定术，是通过手术将严重病变的关节永久骨性融合于功能位，以获得控制疾病发展、稳定关节、缓解疼痛和部分恢复肢体功能，从而提高患者劳动能力和生活质量。换句话说，关节融合术是以丧失关节活动功能为代价，来换取治愈关节疾病、消除关节不稳和疼痛的一种治疗方法。

随着关节置换技术的出现和成熟，关节融合术遭遇极大的挑战和质疑。应该说，人工关节的出现是骨科治疗技术的一项重大突破。它的应用不仅可解除病患关节的疼痛，而且能在维持关节稳定的同时，保持关节的大部分活动功能。因此，很多以往的关节融合术适应证已不再适用。当然，人工关节置换术也有其局限性，如费用昂贵、适用期限有限。对于神经肌肉麻痹导致的极度关节不稳，仍有关节融合的需要。例如，对于体力劳动者，往往更强调术后关节的稳定性。因此，关节融合术作为一种最后的补救治疗手段，仍具有一定的临床应用价值。

（1）适应证

1）结核引起的严重关节破坏，功能障碍伴有疼痛，影响正常生活与工作，经保守治疗无效，又不适合实行其他手术者。

2）人工关节置换失败又不宜实行翻修手术的患者。

（2）禁忌证

1）一般情况差，重要脏器功能不全，不能耐受手术者。

2）病变关节邻近的关节已存在骨性强直，不宜再施行关节融合术者。

3）如一侧关节强直，对应关节一般不宜再行融合术。

4）由于儿童的关节大多由软骨构成，融合不易成功，且可能影响肢体发育，最好推迟到12岁以后施行关节融合术。

（3）手术分类：关节融合术方法大致分为四种，即关节内融合术、关节外融合术、关节内外融合术和加压融合术。

1）关节内融合术：凿除关节软骨面和部分皮质骨，使粗糙的健康松质骨表面能相互匹配并紧密接触，同时还可通过修整截面以矫正畸形。空隙处可采用自体松质骨或异体骨移植，以促进关节的融合。

2）关节外融合术：于关节外跨越关节植骨，通过相邻骨性结构的融合而达到关节融合的目的。

3）关节内、外融合术：联合应用上述两种方式进行关节固定，增加融合的骨接触面，提高融合效果。

4）加压融合术：通过外固定的加压装置对所融合关节进行加压，使融合骨面紧密接触，提高融合率。在临床中，有些病例往往需联用两种或多种方法。

2. 人工关节置换术　人工关节的发展史也可看作一部生物材料和工程技术发展史，骨科医师在进行人工关节置换手术前，必须对人工关节的设计和假体选择有基本的了解。不同关节假体的设计具有各自的特点。

（1）人工关节材料：作为永久性植入物，人工关节的材料必须具有高度组织相容性，并同时具有良好的力学相容性，即具备适当的弹性模量、优良的屈服强度、抗腐蚀、耐磨损等性能。而随着假体生物学固定理论的发展，更提出了材料的骨长入和骨整合性能。目前已被广泛采用的关节假体材料有三类：金属、生物陶瓷和高分子有机材料。三类材料各有优缺点，三者间的合理搭配可最大限度地提高假体寿命。人工关节常涉及多种材料的复合应用，因此材料间的配伍也是一个重要的考虑因素。

1）金属材料：目前主要采用钛合金，钛合金的弹性模量约为110GPa，极限强度为960MPa。从第一代的Ti-6A1-4V开始，目前已发展到第三代即β钛合金。其进步主要体现在弹性模量进一步接近骨皮质，有毒金属成分更少，以及有良好的极限强度。由于摩擦系数高，不耐磨损，因此主要用于制作假体的非关节部分。钽为惰性金属，具有很强的抗腐蚀能力，可以制成孔隙率高达75%～85%的金属骨小梁结构，微孔内连接率为100%，有利于骨长入。主要用于生物型假体表面，以利于骨长入，提高假体与骨的骨整合，也被用作各种形状的骨缺损充填块以代替结构性植骨。

2）陶瓷：目前主要有氧化铝和氧化锆两种。其具有强度极高、可进行良好的表面处理、具有高度的表面亲水性和极度惰性、耐磨损、不释放金属离子、无过敏反应、生物相容性较好等优点。陶瓷对陶瓷的离体磨损率是所有人工关节假体中最低的。但陶瓷脆性高、弹性模量高、抗裂纹扩展能力差、陶瓷部件接口处理困难，从而影响了它的使用。目前主要用于制作髋臼、股骨头假体和表面涂层。

3）高分子材料：目前在临床最常用的是超高分子量聚乙烯。使用超高分子量聚乙烯制作关节内衬，具有生物相容性好、质轻、强度较高等优点。

（2）关节摩擦副的选择：影响关节磨损率的主要因素包括假体材料的耐磨性能及摩擦副之间的相对摩擦率和摩擦方式，因此材料的耐磨性能和低摩擦设计师选择关节摩擦副的基础。只有解决了人工关节的磨损问题，才有可能从根本上提高人工关节的远期效果。

1）金属对聚乙烯。

2）陶瓷对聚乙烯。

3）金属对金属。

4）陶瓷对陶瓷。

（3）假体的固定方式

1）骨水泥固定。

2）生物学固定。

（4）人工关节稳定性和活动度：关节的稳定性和活动度始终是一对矛盾，关节稳定常意味着关节活动度的限制，而增加关节活动度又常意味着关节稳定性的减少。而且关节的稳定性和活动类型还会影响关节的磨损。因此，在人工关节设计中，必须重视稳定性和活动性的平衡，必须因关节、因病情而异。

1）限制型假体：稳定性主要依赖假体的机械结构，由于易形成应力集中，可致磨损发生快且严重，松动率高。

2）非限制型假体：关节假体间活动度大，需要有较好的关节周围韧带和肌腱等软组织的制约，其缺点是易出现线性磨损和关节失稳。

3）部分限制型假体：兼顾假体的稳定性和活动度。

（5）手术目的：人工关节置换术的目的是消除或减轻疼痛，改善功能。但决定或评估哪些患者能从中受益，有时仍有一定难度。全髋或全膝关节置换术最重要的适应证是关节的严重病废疼痛，医师的职责正是要从疼痛症状中区分出哪些患者的疼痛可通过手术干预而得到解除。

（6）适应证：所谓手术适应证是指个体从手术干预中获得利益，而且超过在手术干预中可能带来的风险。与之相反，禁忌证意味着充满风险、手术干预不能获得理想结果或达不到患者及其家属所期望的水平。因此，具体掌握手术适应证、避免手术禁忌证是术前评估的重要环节，骨科医师必须仔细倾听患者的申述，深入了解患者全身情况，明确病变部位病理全过程及全面评估和权衡各种可能性。

晚期关节结核静止期，因疼痛、功能障碍而严重影响生活质量者是关节置换的适应证，这是大家公认的，但对于晚期关节结核活动期是否行关节置换，目前仍存在争议。主流观点认为晚期关节结核人工关节置换的适应证如下：

1）晚期关节结核活动期破坏了关节结构，引起关节疼痛和严重功能障碍，显著影响生活质量者。

2）抗结核药物治疗有效，强化治疗2周后原有症状体征明显减轻，红细胞沉降率下降至50mm/h以下，体温下降至37.5℃以下者。

3）影像学证实病灶稳定或有吸收好转者。

4）关节成形术失败而需行翻修术者。

（7）禁忌证

1）窦道形成并混合感染者。

2）全身情况较差或有严重伴发病，无法耐受人工关节置换手术者。

3）关节周围和身体其他部位有活动性感染病灶者。

4）骨骺尚未封闭者。

5）神经性关节疾病者。

6）关节动力肌肌力不足者。

3. 关节成形术与畸形矫正术　当关节结构缺失或处于非功能状态，可采用关节成形术及畸形矫正术，使之建立部分功能。

（1）肘关节结核病灶清除并关节成形术：适应证为14岁以上的晚期关节结核、关节结构破坏严重、畸形或强直于非功能位患者；晚期全关节结核，不需要做体力劳动的老年患者。

彻底病灶清除后叉状成形，将肱骨下端内、外髁之间做关节叉状切除。肱骨下端切除应于肱骨内、外上髁最宽处连线以下行骨质弧形切除。

切除面不超过两髁扩张部，以免影响屈、伸总肌腱的附着，否则会影响屈、伸肌腱以致肘关节屈、伸无力。

（2）髋关节结核病灶清除并关节成形术：髋关节融合术虽然提供稳定无痛的支撑，但强直的关节给生活带来诸多不便，对于某些病变相对静止，而且关节破坏尚不严重，患者非重力劳动或非长时间站立行走者，或者患者年纪较轻、身体状况好者，可行关节成形术，保持一定运动度的髋关节。关节成形术作为过渡，也可以待日后结核病变痊愈，行人工髋关节置换。

彻底清除关节内肉芽、干酪样物质、脓液、坏死关节软骨及死骨等，在病灶清除完毕，将髋臼窝修成杯状，再将股骨头或股骨颈修小修圆，使修整后的股骨头直径略比颈粗，在其回纳髋臼后，头与臼的接触面较小，减少粘连以利于活动。

（3）髋关节结核股骨转子下截骨术：股骨转子下截骨术的目的在于矫正晚期全关节结核合并关节纤维或骨性强直遗留的屈曲、内收畸形，增加髋关节稳定性和承重功能，减少髋部、腰部疼痛。

适应证为病变已治愈的晚期全关节结核，关节纤维性或骨性强直、屈曲、内收畸形患者。

截骨方法有两种：斜面插入截骨法；转子下楔形截骨法。

（刘　勇　李　海　周宗科）

四、麻醉与围术期管理

骨关节结核在结核病中占5%～10%，其中脊柱结核占骨关节结核首位。骨关节结核患者常合并有其他组织、器官结核，因其病程长，属慢性消耗性疾病，常合并肺结核、抗结核药物的毒副反应等。患者多伴有肺功能障碍、营养不良、低血容量、低蛋白血症、酸碱失衡、肺功能损害、肝肾功能不全、贫血等合并症，围术期管理显得尤其重要，术前应针对患者不同情况予以少量输血，补充蛋白、葡萄糖、维生素，纠正酸碱和电解质失衡，改善肝肾功能，抗结核治疗，预防静脉血栓栓塞等措施。非急诊患者尽量将其身体调整到最佳状态，可以降低术中、术后并发症，加速围术期康复。

（一）术前准备

1. 术前评估　麻醉术前评估目的是获取患者现病史和既往史中有价值的信息，对患者及家属进行教育以减少其焦虑和恐惧，讨论围术期护理和术后镇痛的选择；决定进行合适的、有针对性的与病史、预期的手术方式及术中失血的风险相关的术前诊断和实验室检查，交代麻醉风险，并获取知情同意，此是制订患者围术期管理的基础。由麻醉医师综合评估术中风险，优化麻醉方案，可降低患者术中并发症的发生率并改善预后。

（1）麻醉分级：美国麻醉医师协会（ASA）于麻醉前根据患者体质状况和对手术危险性进行分类，将患者共分为六级。一、二级患者麻醉和手术耐受力良好，麻醉经过平稳。三级患者麻醉有一定危险，麻醉前准备要充分，对麻醉期间可能发生的并发症要采取有效措施，积极预防。四级患者麻醉危险性极大，即使术前准备充分，围术期死亡率仍很高。五级为濒死患者，麻醉和手术都异常危险，不宜行择期手术（表5-8-1）。

表5-8-1　美国麻醉医师协会健康状况分级（ASA分级）

分级	患者体质状况
ASA 1	无器质性、生化或心理疾病的健康人
ASA 2	有轻度全身疾病，如轻度哮喘或控制较好的高血压。对日常生活无严重影响。对麻醉和手术无影响
ASA 3	严重的全身疾病限制正常活动，如需要透析的肾衰竭或2级充血性心力衰竭。显著影响日常生活。对麻醉和手术很可能有影响
ASA 4	有严重疾病，威胁生命或需要强化治疗，如急性心肌梗死，需要机械通气的呼吸衰竭。日常生活严重受限。对麻醉和手术有重要影响
ASA 5	危重患者，手术与否都将在24h内死亡
ASA 6	脑死亡的器官捐献者

（2）心血管系统评估

1）美国纽约心脏病协会（NYHA）分级：一般将心功能分为四级，心力衰竭分为三度（按NYHA分级略加增补）。

Ⅰ级：体力活动不受限，日常活动不引起过度的乏力、呼吸困难或心悸。即心功能代偿期。

Ⅱ级：体力活动轻度受限，休息时无症状，日常活动即可引起乏力、心悸、呼吸困难或心绞痛。亦称Ⅰ度或轻度心力衰竭。

Ⅲ级：体力活动明显受限，休息时无症状，轻于日常的活动即可引起上述症状。亦称Ⅱ度或中度心力衰竭。

Ⅳ级：不能从事任何体力活动，休息时亦有充血性心力衰竭或心绞痛症状，任何体力活动后加重。亦称Ⅲ度或重度心力衰竭。

2）六分钟步行试验：是一项简单易行、安全、方便的试验，可综合评估慢性疾病患者运动能力，是对中重度疾病的全身功能状态的综合评价，重点是运动能力，包括心肺功能、骨骼肌肉功能、营养水平。用以评定慢性心力衰竭患者的运动耐力的方法。要求患者在平直走廊里尽可能快地行走，测定6min的步行距离，若6min步行距离<150m，表明为重度心功能不全；150～425m为中度；426～550m为轻度心功能不全。本试验除用以评价心脏的储备功能外，常用以评价心力衰竭治疗的疗效。

3）高血压：两次及两次以上测得血压高于140/90mmHg可诊断为高血压。缺血性心脏病是高血压相关的最常见器官损伤类型，高血压和围术期心脏风险相关性的比值为1.31，心力衰竭、肾功能不全和脑血管疾病在高血压患者中很常见。一般推荐严重高血压患者（舒张压>115mmHg，收缩压>200mmHg）推迟行择期手术，直至血压降至180/110mmHg以下。如果有严重的终末器官损伤，术前应尽可能将血压降至正常。有效的降压需要6～8周治疗，以减少血管压力并改变内皮细胞状况，但是过快或过低的降压会增加大脑和冠状动脉的缺血，因此延迟手术治疗高血压应权衡利弊。如果手术不能推迟，目标则为勿过快降低慢性高血压患者的血压。严重升高的血压需要数周来逐渐降低。研究表明，术中高血压更为危险。血压低于180/110mmHg时，没有证据支持推迟手术，需将血压控制不佳的患者与疼痛、焦虑、压力引起的发作性血压升高鉴别开来。

（3）糖尿病：合并糖尿病的骨关节结核患者术前应详细了解糖尿病类型，有无糖尿病的并发症及对全身脏器的影响，是否合并高血压、肾功能不全及自主神经病变。抗结核药物如异烟肼会引起糖代谢紊乱，利福平可加速降糖药的代谢，使降糖药作用降低，应根据抗结核药物的特点调节好血糖。术前血糖不要求控制到完全正常，以免发生低血糖。一般认为择期手术患者术前空腹血糖应控制在8.3mmol/L以下，最高不应超过11.1mmol/L，或餐后血糖不超过13.9mmol/L；尿糖检查为阴性，24h尿糖在2.8mmol/L以下；尿酮体阴性。合并糖尿病的骨关节结核患者至少应于术前一天改用胰岛素控制血糖，手术应安排在早晨第一台进行。合并酮症酸中毒及高渗性昏迷骨关节结核患者应禁止行择期手术，对于急诊手术，应考虑是否有酮症酸中毒及酸中毒的程度。在病情允许的情况下应抓紧时间做必要的术前准备和处理，尽可能在术前纠正酮症酸中毒和高渗性昏迷，血糖控制在8.3～11.1mmol/L、尿酮体消失、酸中毒纠正方可手术。如病情需要立即手术，应边控制病情，边实施麻醉和手术。

（4）呼吸系统：骨关节结核常合并肺结核，有慢性的肺部疾病，并有不同程度的肺功能异常，术前患者应根据情况选择计算机X线（CR）或CT检查以了解患者双侧肺部情况。

当胸段脊柱手术，患者有肺部损害，运动后有呼吸困难等情况时，则应评估肺功能，为术前准备及术中术后呼吸管理提供可靠的依据。肺功能检测对于配合度差的患者可能导致肺功能检查结果不够准确，很难为手术提供正确的指导依据。一侧肺毁损的患者，因慢性病程健侧肺的代偿已能维持全身组织细胞的氧供，肺功能监测结果不理想，但患者实际运动耐受性好，可参考代谢当量（metablic equir lent，MET）简易的6min步行试验协助评估心肺功能。动脉血气分析也可以了解患者的通气和换气功能。有条件的医院行心肺功能联合运动试验更能做出准确的评估与判断。

胸椎结核经胸腔前路手术，术中需要萎肺以利于手术操作，术后肺部并发症的发生率较一般手术高，术后肺部并发症对骨科患者是一种重要的危险因素，尤其是长期卧床的老年患者，比心脏并发症更能预示长期的死亡率，术前积极控制呼吸道感染，解除支气管痉挛，呼吸锻炼，提倡术前1～2个月戒烟，可有效减少术后呼吸系统的并发症。

（5）肝肾功能与电解质：骨关节结核患者术前抗结核治疗，会出现药物性肝肾损害。关节手术对肝血流及腹腔脏器血管阻力影响较小，因此手术的影响多是一过性的。麻醉前准备应注意对肝肾功能的维护和改善，术中选择性应用对肝功能影响小的药物，肝功能异常虽然增加麻醉的难度，但尚不成为麻醉和手术的禁忌。但重度肝功能不全则危险性极高，不宜行任何择期手术。肝病急性期除急诊之外，禁忌手术。

多数情况下，麻醉和手术对肾功能的影响是完全可逆的，无并发症的短小手术后，肾血流量和肾小球滤过率在数小时内即可恢复至术前或正常水平，大手术和长时间麻醉后则可由神经－内分泌方面的影响而致尿浓缩和尿稀释功能受损，可持续数天。若肾功能原已受损，则麻醉和手术对肾功能的影响更为显著、严重。故麻醉前对肾情况进行检测和评估至为重要。对老年人或伴有高血压、动脉硬化、糖尿病、严重肝病、前列腺肥大等患者应特别注意，因其较易并发肾功能不全。

2. 术前禁食禁饮　术前6h禁食固体食物，术前2h禁水。术前禁食太久，会诱发胰岛素抵抗，增加术后并发症。不仅不需要长时间禁食禁饮，对于非糖尿病患者，术前2h饮用400ml含糖类的饮料可以减缓饥饿，降低术后胰岛素抵抗和高血糖的发生。

3. 麻醉方式的选择

（1）麻醉方式的选择根据手术部位、手术时间、是否需要止血带、患者紧张程度及配合度等而定，可选择椎管内麻醉、神经阻滞麻醉、静脉麻醉、局部麻醉、全身麻醉及联合麻醉。

（2）上肢关节手术均可在不同种类的臂丛神经阻滞下完成，但因止血带疼痛问题及患者对于手术的恐惧心理，建议采用神经阻滞配合不同程度的镇静麻醉或浅全身麻醉。手指的末梢神经丰富，臂丛神经阻滞失败率较高，建议追加指根阻滞或腕阻滞以保证麻醉效果。

（3）下肢关节手术可在椎管内麻醉下完成，也可采用神经阻滞或神经阻滞复合浅全身麻醉。如果患者术前进行抗血栓预防及治疗，术前严格掌握椎管内麻醉的适应证。外周神经阻滞没有凝血功能异常带来的高风险，目前下肢手术的麻醉更趋向于神经阻滞复合浅全身麻醉。

（4）全身麻醉的安全性和舒适性已经被大多数患者所接受，完善的镇痛和肌松作用，便于术中操作，对呼吸的有效控制可确保氧供、血流动力学的稳定。全身麻醉特别适用于凝血功能障碍者或椎管内麻醉难度较大者，也可应用于所有骨关节结核类手术。

全身麻醉患者术后呼吸系统的并发症明显高于非全身麻醉患者；下肢深静脉血栓形成及肺栓塞的发生率高于非全身麻醉患者；苏醒延迟、苏醒躁动增加了管理难度。

（5）椎管内麻醉和神经阻滞要求穿刺点和穿刺点附近没有感染病灶，因骨关节结核患者并非单一关节结核，还可能合并多器官、多组织、多部位结核，如果合并有脊柱结核、椎管内麻醉穿刺点周围区域结核，慎用椎管内麻醉，神经阻滞点有结核病灶，禁用神经阻滞。

（二）术中监测与管理

1. 术中监测　随着术中监测技术的发展，手术、麻醉的安全系数得以大大地提高，除了常规的心电图、无创血压、SPO_2等监测之外，对于合并有心脑血管疾病、手术时间长、大出血的手术、术前基础情况差及危重患者，还应该选择性地进行体温监测、直接动脉血压监测、无创血流动力学监测、直接中心静脉压（central venous pressure，CVP）监测、呼气末二氧化碳监测、脑功能监测和肌松监测等。

（1）直接（有创）动脉血压监测：适应证为复杂、重大手术需要连续监测血压者；老年人合并有高血压等疾病者；血流动力学不稳定的患者，如严重创伤、各类休克、术中出血量较大的患者；术中需要进行血液稀释、控制性降压的患者；无法测量无创血压者；需要反复采取动脉血样本进行血气分析者。

（2）直接（有创）CVP监测：CVP适应证为需要监测中心静脉压力者；经静脉心内起搏者；需要临时血液稀释者；创伤或大型手术需要快速输注液体者（配合大内径导管）；抽吸气栓；外周静脉血管条件差，穿刺困难者；需要反复采取血液样本者。

（3）呼气末二氧化碳（$PETCO_2$）监测：$PETCO_2$是目前全身麻醉下常用的监测手段，可间接反映全身麻醉患者的呼吸、循环、代谢等情况，降低可预防性麻醉事故的发生。术中肺栓塞$PETCO_2$可迅速下降直至消失，为诊断肺栓塞提供强有力的证据，$PETCO_2$正常值为35～45mmHg，一般$PETCO_2$较实际血液中的$PaCO_2$低1～5mmHg。

（4）脑功能监测（麻醉深度监测仪、脑电双频指数、熵值、听觉诱发电位）有助于调整麻醉药物用量以使中枢神经系统达到一定程度的抑制。

2. 术中麻醉管理

（1）采用全身麻醉行关节手术，建议行麻醉深度监测和管理：术中需达到适合的麻醉深度。既要避免术中知晓，也要避免麻醉过深；既有利于快速苏醒，也有利于减少麻醉不良反应。①吸入麻醉：维持吸入麻醉剂呼气末浓度 0.7 ～ 1.3 个最低肺泡有效浓度，或脑电双频指数 40 ～ 60；②静脉麻醉：维持脑电双频指数 40 ～ 60；③老年患者避免长时间脑电双频指数 <45。

（2）呼吸管理：控制吸入氧浓度至动脉氧分压与氧饱和度正常即可，尽可能避免长时间高浓度氧（FiO_2>80%）吸入；采用肺保护性机械通气策略。

（3）肌松监测和术后残余肌松作用的预防：①髋关节结核患者术中使用足量肌松药以确保外科术野的暴露，创造良好的手术条件，术中评估神经肌肉阻滞程度，推荐进行肌松监测，避免肌松药过量，并有助于指导气管拔管；②术毕可在机械通气的保护下等待肌松药作用的自然消失，方可拔除气管导管。

（4）术中保温：术中监测体温，可采用预加温提高手术室室温，使用液体加温装置、加温毯、暖风机等措施维持患者术中中心体温 >36℃。

（5）液体治疗：液体治疗的目的是通过优化循环容量以改善组织灌注，应使患者的血容量和心血管功能相匹配，避免容量不足及容量过负荷。①使用血管活性药物治疗区域阻滞后血管扩张导致的低血压；②现有证据表明，术中首选补充平衡盐晶体溶液。

（6）控制血糖：术中使用胰岛素控制血糖接近正常，并注意避免低血糖。

（7）预防下肢深静脉血栓形成：建议术中使用下肢加压装置预防下肢深静脉血栓形成。

（8）预防术后恶心呕吐：患者发生术后恶心呕吐的因素包括女性、吸烟、有晕动症病史、ASA 分级低，高度紧张、焦虑、偏头痛；使用吸入麻醉药、氧化亚氮、阿片类药物，手术时间长等。应用局部麻醉，避免全身麻醉；避免使用吸入麻醉药；静脉麻醉药首选丙泊酚；适当水化；尽量限制使用阿片类药物，预防性地应用止吐药等降低术后恶心呕吐的风险。

3. 术中及术后常见并发症与处理

（1）肺部并发症：脊柱结核、髋关节结核、膝关节结核手术因术后制动，肺部感染是其常见并发症，特别是胸椎结核经胸腔前路手术需开胸操作者、老年患者、术前有并存肺部疾患者更易发生术后肺部感染。术后肺部感染是手术患者的一种重要的危险因素，尤其是长期卧床的老年患者，肺部并发症比心脏病并发症更能预示长期的死亡率。术前要积极改善心肺功能，尽量降低患者术后肺部并发症的发生率。

1）胸部体疗：指导患者咳嗽、做深呼吸动作，增加无效腔锻炼，锻炼腹式呼吸，锻炼患者深慢吸气及吸气屏气，协调患者的呼吸动作。良好的术前胸部体疗可以大大降低术后肺部并发症（postoperative pulmonary complication，PPC） 的发生。

2）用敏感抗生素控制肺部感染。

3）化痰治疗：口服或静脉注射氨溴索，每天雾化吸入。

4）气道解痉治疗。

5）戒烟 1 ～ 2 周。

6）适当的体能训练：最简易的训练可以让患者做症状自限的登楼运动，一般要求一次能登四个阶层以上。通过锻炼可以起到一部分协调呼吸动作的目的；另外，通过锻炼可以适当地提高无氧阈，从而相对地增加心肺储备功能。

7）适应性无创正压通气（non-invasive positive，NPPV）训练：对心肺运动试验提示术后有发生呼吸系统并发症高危因素的患者来说，还应进行适应性的 3d 左右的 NPPV 训练，目的在于让患者熟悉术后可能遇到的医疗环境和适应加压面罩的感觉。

（2）急性肺栓塞（pulmonary embolism，PE）：深静脉血栓（deep vein thrombosis，DVT）是骨科手术创伤患者围术期常见疾病，是引起 PE 的主要血栓来源，多发生于下肢或骨盆深静脉，也可发生于上肢。血栓脱落后随血流循环进入肺动脉及其分支，PE 常为 DVT 的合并症。

1）临床表现及快速判断：PE 的临床表现无特征性，取决于肺血管阻塞的范围，原有心肺功能状态及是否发展为肺梗死。小的栓塞往往无症状，巨块型栓塞常常引起急性右心衰竭、休克甚至猝死。一般说来，栓塞的症状往往在数分钟内突然出现，而梗死的表现则需数小时。

最先出现的临床表现是突然出现的不明原因的呼吸困难或同时伴循环不稳定，或原来呼吸困难的患者突然不明原因加重，或者在心功能稳定的患者突然心功能不全加重。但对于全身麻醉患者，术中出现不明原因的严重低血压、呼气末 CO_2 浓度急剧下降，应高度怀疑严重肺栓塞的发生。床旁经胸壁，最好经食管超声心动图可以发现肺动脉内血栓（PE 直接征象）及肺动脉高压（PE 的间接征象）。

2）DVT 基本预防

A. 手术操作精巧、精细，避免损伤静脉内膜，规范使用止血带。

B. 术后抬高患肢，防止深静脉回流障碍。

C. 对患者进行预防静脉血栓知识教育，鼓励患者勤翻身、早期功能锻炼、下床活动及做深呼吸和咳嗽动作。

D. 术中和术后适当补液，避免脱水而增加血液黏度。

（3）手术出血：骨组织血运丰富，骨关节手术时骨断面和骨髓腔的渗血不易控制，由于止血带的使用，一般四肢远端的手术出血较少，而在脊柱、骨盆、髋关节等无法使用止血带的手术，会导致术中术后失血较多。预防措施如下：

1）手术技术

A. 合理的手术方式的选择和良好的外科止血。

B. 提高手术技巧，尽可能缩短手术时间。

C. 止血带的应用。

D. 骨科微创技术的应用，包括关节镜、椎间盘镜、影像导航复位、胸腔镜辅助脊柱手术等。

E. 手术器械的进步和发展。

F. 手术体位的调整以使手术部位静脉引流通畅。

G. 血管介入术的应用，如选择性靶动脉栓塞术、低位腹主动脉内球囊阻断术。

2）麻醉技术

A. 控制性降压。

B. 血液稀释，包括急性等容量血液稀释、急性高容量血液稀释和急性非等容量血液稀释。

C. 自体输血技术，包括储存式自体输血和回收式自体输血。

D. 维持体温正常。

E. 对一些创伤大、出血多的手术，必要时可使用低温技术。

3）止血药物的应用：根据作用机制的不同，临床常用的止血药物一般分为三类。

A. 促进凝血过程的止血药，包括维生素 K、凝血酶原复合物、冻干人纤维蛋白原、凝血酶等。

B. 抗纤维蛋白溶解的止血药，包括氨甲环酸、抑肽酶等。

C. 影响毛细血管通透性的止血药，包括卡络磺钠、酚磺乙胺、垂体后叶素等。根据不同的出血部位、出血量等，在不同的时机合理地选择止血药物以达到减少出血的目的，并减少用药并发症（过敏、血栓形成等）的发生。

（4）骨水泥反应综合征：是指在骨水泥型假体植入过程中出现的急性低血压、低氧血症、心律失常、心搏骤停等并发症的总称。

术中骨水泥反应综合征的处理：预防性使用升压药，补充血容量及充分吸氧。血容量不足和高血压患者应用骨黏合剂，更易出现低血压。植入骨水泥前使用多巴胺、甲泼尼龙琥珀酸钠或 H_1、H_2 受体拮抗剂可有效防治心血管反应。

（5）止血带并发症

1）止血带麻痹发生的原因：①压力过大造成神经干挤压伤；②压力过低，使神经干内静脉血滞及出血浸润；③止血带时间过长。

2）一过性血压下降：多发生在放松止血带之后，系因肢体于血液循环停止后，组织缺氧而产生一些血管扩张性物质，止血带放松后，患肢的毛细血管床呈反应性扩张，血液大量流入患肢内，即可引起血压下降。如放松止血带之前患者已有血容量不足，则更易发生血压下降。

预防：在放松止血带之前，适当加快输血补液的速度，两个肢体同时使用止血带时，不可同时放松。

3）止血带应用注意事项：止血带的部位为上肢应置于上臂上 1/3 处，下肢应置于大腿上 1/3。气囊之下的衬垫要平整，无皱褶，避免表皮压伤。气囊止血带充气之前，应抬高患肢并使用驱血带，驱血必须彻底，否则静脉淤血达不到止血目的。患肢恶性肿瘤及感染性病变禁忌用驱血带，可仅抬高患肢数分钟，将止血带充气。心功能不良者，抬高患肢和驱血均应慎重，因静脉回流突然增加可导致心力衰竭。

（6）骨科手术体位引起的并发症：骨关节手术中因手术部位特殊要求患者的体位多样化，如仰卧位、侧卧位、俯卧位、沙滩位等，甚至一个手术变换多种体位，不同的体位可能导致不同的问题，术中管理不当可能造成术中及术后不良事件的发生。

1）当手术部位高于心脏时可能发生空气栓塞。如沙滩位的肩关节手术、俯卧位的脊柱手术、侧卧位的髋关节手术等。术中如果出现顽固性循环功能障碍，应当高度怀疑空气栓塞的发生。

2）俯卧位的患者要注意避免眶周软组织受压导致的视网膜动脉闭塞或外周神经受压导致的术后视神经功能障碍。术中可导致气管导管打折、扭曲、异位，长时间俯卧位也可导致上呼吸道黏膜水肿，从而形成术后气道梗阻。

3）侧卧位患者应避免静脉长时间受压导致的静脉闭塞，这种情况可能导致术后筋膜室综合征、肢体水肿、神经麻痹等一系列问题。可在上胸部下面放置腋垫来缓解对腋动脉、腋静脉的压迫。长时间侧卧位手术的患者，固定架必须仔细安置，以免影响静脉回流。肢体动脉阻塞可通过氧饱和度监护仪和触摸动脉来监测。静脉栓塞可导致静脉栓塞综合征，表现为下肢水肿、功能性麻痹、术后血中肌酸磷酸激酶增高和肌红蛋白尿。

4）颈椎手术患者须防止颈部的过度屈曲与后仰导致的术后脊神经损伤、关节脱位或肌肉损伤等并发症。

（三）术后镇痛与围术期快速康复

1. 术后镇痛 手术后疼痛是临床最常见和最需紧急处理的急性伤害性疼痛，如果不能在初始状态下充分被控制，急性疼痛可能发展为慢性疼痛。术后镇痛充分缓解术后疼痛以减少手术应激反应，促进术后康复，是实施ERAS的先决条件。

手术后的疼痛刺激会使体内各系统均产生不良影响，延缓了身体的复原。术后疼痛不仅仅给患者带来身体上的痛苦和心理上的负担，还可能会使患者的胃肠道功能、心肺功能、凝血功能及内分泌代谢功能等出现异常，引起各种并发症，严重影响患者的术后康复，而术后镇痛能改善这类情况。有效的镇痛还可以改善睡眠，增强术后免疫功能，使患者敢于咳嗽排痰，提前下床活动等，从而加快术后康复，有效减少肺部感染、下肢静脉栓塞及肠粘连等术后并发症。研究证实，围术期优化镇痛管理可加速患者康复、缩短住院时间。

优化镇痛方案是加速康复的先决条件，多模式镇痛是优化镇痛方案的基础。

多模式镇痛（multi-modal analgesia）：采用多种药物不同途径给药，可以在获得镇痛效果的同时，减少阿片类镇痛药的不良反应。多模式镇痛是术后镇痛的趋势。

2. 加速康复外科（enhanced recovery after surgery，ERAS） 采用有循证医学证据的围术期处理的一系列优化措施，以减少或降低手术患者的生理及心理的创伤应激，达到患者快速康复。

ERAS理念的实施是一项系统工程，ERAS的宗旨是减少围术期创伤和应激，涉及诊疗活动的各个环节，提倡由外科医师、麻醉医师、护士、理疗师甚至心理专家共同参与，既要遵循循证医学证据，也要尊重医院特别是患者的客观实际。坚持个体化原则，以使患者最大获益。

完善的术前准备可使患者具有充分的心理准备和良好的生理条件，包括术前宣教，营养筛查，预防性应用抗菌药物及抗血栓治疗，个体化的血压和血糖控制及相应的管理方案等。

减少手术应激是ERAS理念的核心原则，也是患者术后康复得以加速的基础。手术创伤、术中失血、低温、不适当的液体治疗、术后疼痛及患者长期不活动等引起的应激反应是发生术后并发症的重要病理生理基础。减少手术应激的基本原则为精准、微创及损伤控制。术后相关问题处理原则包括术后监测、导管管理、切口管理、促进肠功能恢复及早期活动等，是连接术前准备、手术与术后康复的桥梁。处理得当，能够使手术应激反应减轻到最低程度，缓解术后焦虑，减少并发症，有助于促进患者快速康复，缩短住院时间。

促进术后康复的麻醉管理是加速康复外科的重要组成部分。麻醉医师在ERAS的工作中涉及围术期的方方面面，合理调节应激反应，使用各种已证实有效的方法降低手术伤害性刺激反应，维持重要器官功能，最小化不良反应，减少并发症，提高康复质量。具体内容包括术前用药种类和剂量的调整，术前禁食时间的改变，麻醉方法的优化，麻醉管理的改进，手术患者的快速苏醒，防止手术后不良反应和早期并发症，良好术后镇痛促进功能康复等。

（亢 平 马 丽）

参考文献

阿力，林文茂，李波，2008. 膝关节结核全膝人工关节表面置换术疗效分析. 新疆医学，38（4）：46-47.

蔡道章，陈燕涛，戎利民，1998. 滑膜结核的关节镜诊断和治疗. 中华呼吸及结核病杂志，21（5）：276-277.

董伟杰，秦世炳，兰汀隆，等，2013. 脊柱结核合并血行播散型肺结核的手术治疗. 北京医学，35（9）：767-770.

端木宏谨，陆宇，2008. 抗结核药不良反应概述. 医药导报，3：245-249.

范磊，黄野，于晓巍，等，2010. 脊柱结核伴截瘫的手术时机和疗效分析. 国际骨科学杂志，31（1）：52-54.

骨关节结核临床诊断与治疗进展及其规范化专题研讨会学术委员会，2013. 正确理解和认识骨与关节结核诊疗的若干问题. 中国防痨杂志，35（5）：384-392.

郭立新，马远征，陈兴，等. 2010. 复治的脊柱结核外科治疗加短程化疗的临床研究. 中国骨伤杂志，23：491-494.

郭培宇，李佩明，张春强，等，2015. 改良标准化疗方案治疗脊柱结核的疗效分析. 昆明医科大学学报，36（2）：54-57.

霍震宇，郭述良，彭丽，2015. 抗结核药物相关性急性肝衰竭研究进展. 中华结核和呼吸杂志，38（12）：921-924.

金大地，2002. 值得骨科医生重新正视的疾病——骨关节结核. 中国脊柱脊髓杂志，12（4）：6-7.

金关甫，林明贵，2003. 糖尿病合并肺结核. 人民军医，46（7）：418-420.

荆玮，王庆枫，初乃惠，2016. 氯法齐明治疗耐药结核病的研究进展. 中华结核和呼吸杂志，39（5）：396-399.

李峰，范达文，崔志强，2007. 单侧外固定支架在膝关节结核关节融合术中的应用. 新疆医学，37（3）：64.

李亮，2015. 中国结核病的诊疗现状及展望. 中国实用内科杂志，35：643-646.

李亮，李琦，许绍发，等，2013. 结核病治疗学. 北京：人民卫生出版社，2-19.

李同心，周刚，王静，等，2015. 人类免疫缺陷病毒感染/艾滋病合并肺结核患者与无 HIV 感染肺结核患者分枝杆菌药敏结果对比分析. 临床肺科杂志，20（10）：1756-1760.

李湘武，2016. 白细胞介素 -2 辅助治疗对结核性胸膜炎患者免疫功能影响的临床观察. 结核病与肺部健康杂志，5（2）：1441-1447.

李雪莲，陈红梅，张立群，等，2015. 结核性脑膜炎合并脊柱结核 21 例临床分析. 中华结核和呼吸杂志，38（4）：307-309.

李雪莲，高孟秋，董伟杰，等，2015. 五例脊柱结核截瘫合并结核性脑膜炎患者的临床分析及手术时机对预后的影响. 中国防痨杂志，37（9）：938-942.

李雪莲，张立群，高孟秋，等，2015. 五例脊柱结核截瘫合并结核性脑膜炎患者的临床分析及手术时机对预后的影响. 中国防痨杂志，37（9）：938-942.

李元，董伟杰，秦世炳，2015. 腰椎结核合并糖尿病患者围手术期的血糖控制. 北京医学，37（11）：1081-1083.

李月翠，周晶，李成行，等. 2015. 糖尿病患者合并肺结核患者补充维生素 D3 的临床价值. 国际流行病学杂志，42（5）：306-309.

梁艳，吴雪琼，2011. 结核病 DNA 疫苗研究进展. 中国现代医学杂志，21（13）：1489-1500.

廖燚，白靖平，锡林宝勒日，等，2006. 扩髓与非扩髓髓内钉固定术治疗成人股骨干骨折的系统评价. 中华骨科杂志，26（6）：404-408.

卢水华，2017. 必须高度重视结核病疫苗临床试验研究. 结核病与肺部健康杂志，6（1）：1-2.

卢水华，肖和平，2012. 艾滋病并发结核病的治疗策略. 医药导报，31（3）：271-274.

马丙乾，2016. 耐多药肺结核患者使用环丝氨酸的不良反应观察及处理. 中国防痨杂志，38（2）：156-158.

马东升，盛海英，2010. 膝关节融合术的临床应用. 中外健康文摘，7（21）：5.

马皎洁，贺红，李宝月，等，2014. 骨结核住院患者的营养风险筛查分析. 中国防痨杂志，36（8）：691-695.

马俊，肖和平，尹洪云，2016. 332 例骨关节结核的临床特点分析. 中国防痨杂志，38（2）：129-132.

买尔旦. 买买提，胡建华，邓强，等，2008. 脊柱结核再次手术原因分析. 中国脊柱脊髓杂志，18：584-588.

孟丽娜，于景刚，2011. 抗结核药物致超敏综合征 1 例分析. 临床肺科杂志，9：1477-1478.

牛宁奎，王自立，施建党，等，2012. 结核分枝杆菌 Ag85B mRNA 在超短程化疗治疗脊柱结核中的应用价值. 吉林医学，33（18）：3819-3820.

秦世炳，2006. 骨关节结核的诊断和治疗. 结核病与胸部肿瘤，3：232-234.

秦世炳，2013. 重视结核病诊治和脊柱结核手术时机的选择. 中国骨伤，26（7）：533-535.

秦世炳，董伟杰，周新华，等，2013. 正确理解和认识骨与关节结核诊疗的若干问题. 中国防痨杂志，35（5）：384-392.

邱贵兴，戴克戎，2016. 骨科手术学 . 4 版 . 北京：人民卫生出版社 .

阮开亮，2014. 正规抗结核治疗 3 周前后手术方法治疗脊柱结核并截瘫患者临床效果对比观察 . 中外医学研究，12（16）：40-42.

沈洪波，陈维政，2014. 结核病疫苗研究进展 . 生命的化学，3（1）：39-45.

施建党，王自立，耿广起，等，2013. 手术并超短程化疗治疗脊柱结核的5年以上的疗效观察. 中国脊柱脊髓杂志，23（6）：481-487.

孙雯雯，肖和平，吴福蓉，等，2013. 强化期含左氧氟沙星方案保守治疗脊柱结核近期疗效分析 . 中国防痨杂志，35（10）：840-842.

唐强，钟泽沛，1998. 半环槽外固定架用于膝关节融合 12 例的治疗体会 . 中国修复重建外科杂志，12（1）：22.

唐神结，李亮，高文，等，2016. 中国结核病年鉴（2016 年）. 北京：人民卫生出版社，121-123，320-323.

屠重棋，饶书城，胡云洲，等，1997. 髋关节加压融合术 . 中华骨科杂志，17（2）： 147-148.

王勍，李敬朝，王传庆，等，2015. 手术并超短程化疗治疗脊柱结核的临床研究 . 中国中药杂志 .

王晓蕾，雷建强，王洪海，2003. 巨噬细胞社区结核分枝杆菌相关的受体 . 中华结核和呼吸杂志，26：297-299.

王永清，毕红宾，赵志辉，等，2013. 晚期活动性全髋关节结核一期病灶清除全髋关节置换术的中远期疗效 . 中华骨科杂志，33（9）： 895-900.

王自立，戈朝晖，魏敏吉，2004. 脊柱结核患者体内三种抗结核药物浓度的测定其及临床意义 . 2004 年全国脊柱四肢骨关节结核病诊治研讨会论文汇编，63-70.

吴启秋，林羽，2006. 骨与关节结核 . 北京： 人民卫生出版社，320-321.

吴雪琼，2017. 重视并进一步探索结核病的免疫治疗 . 中国防痨杂志，39（2）：111-113.

吴雪琼，吴长友，梁艳，等，2016. 结核病免疫学 . 北京：人民卫生出版社 .

夏露，李锋，卢水华，2015. 对 WHO《德拉马尼治疗耐多药结核病指南》出台的基本认识与建议 . 中国防痨杂志，37（10）：1021-1023.

夏愔愔，詹思延，2007.　国内抗结核药物不良反应发生率的综合分析 . 中华结核和呼吸杂志，30（6）：419-423.

肖东楼，马屿，2009. 抗结核药品不良反应诊疗手册 . 北京：人民卫生出版社 .

肖桂荣，吴逢波，2014. 抗结核药物不良反应管理的国内外指南综述分析 . 药物流行病学杂志，7：444-449.

肖和平，顾瑾，2013. 抗结核药物性肝损伤的临床特点 . 中国防痨杂志，7：485-487.

谢莉，高微微，2008. 702 例抗结核药物所致不良反应分析 . 中国防痨杂志，4：275-278.

徐启明，李文硕，2000. 临床麻醉学 . 北京：人民卫生出版社，17.

许建中，2006. . 对脊柱结核手术指征和手术方式的再认识 . 中国脊柱脊髓杂志，16（12）：889-890.

薛海滨，马远征，王亮，等，2010. 合并糖尿病脊柱结核的外科治疗 . 中国修复重建外科杂志，24：1345-1349.

严碧涯，端木宏谨，2003. 结核病学 . 北京：北京出版社，1281-1284.

杨宗强，施建党，何胤，等，2015. 脊柱结核治疗失败、复发的原因及防治措施 . 骨科，6（5）：277-280.

姚黎明，赵茜，刘丰胜，等，2016. 复治脊柱结核的治疗方案及疗效观察 . 河北医科大学学报，37：550-554.

于俊，陈珊珊，2010.　高危人群抗结核方案的探讨 . 临床肺科杂志，15（7）：969-970.

于志勇，李金戈，尹红义，2010. 活动期髋、膝关节结核一期人工关节置换术的远期疗效观察 . 中国骨与关节损伤杂志，25（6）：535-536.

张宏伟，高志东，贺晓新，等，2016. 个体化方案治疗耐多药肺结核患者不良反应分析 . 中国防痨杂志，38（2）：133-138.

张勇，2012. 保留髌骨法膝关节融合术与三维多功能骨科外固定架（普通型）的联合应用 . 当代医学，18（32）：87.

赵涛，姚林明，陈其亮，2011. 外支架固定加压融合治疗晚期全膝关节结核疗效分析 . 陕西医学杂志，40（6）：747.

中国防痨协会，2015. 耐药结核病化学治疗指南（2015）. 中国防痨杂志，37（5）：421-469.

中国医师协会麻醉学医师分会，2015. 促进术后康复的麻醉管理专家共识 . 中华麻醉学杂志，35（2）：141-148.

中华医学会肝病学分会药物性肝病学组，2015. 药物性肝损伤诊治指南 . 中华肝脏病杂志，23（11）：810-820.

中华医学会感染病学分会肝衰竭与人工肝学组，中华医学会肝病学分会重型肝病与人工肝学组，2013. 肝衰竭诊疗指南（2012 版）. 实用肝脏病杂志，16（3）：210-216.

中华医学会结核病学分会，2013. 抗结核药物所致药物性肝损伤诊断与处理专家建议 . 中华结核和呼吸杂志，36（10）：732-736.

周劲松，潘显明，康复，等，2009. 脊柱结核围手术期处理策略 . 华西医学，24（9）：2283-2285 .

朱辉，董伟杰，秦世炳，等，2015. 骨关节结核合并艾滋病患者 CD4+T 淋巴细胞计数对术后生存时间的影响 . 中国防痨杂志，37（8）：848-852.

庄心良，曾因明，陈伯銮，2010. 现代麻醉学 . 3 版 . 北京：人民卫生出版社，1548.

Miller RD，2011. Miller's Anesthesia. 7 版 . 邓小明，曾因明，译 . 北京：北京大学医学出版社，1016.

Adams J，Schick C，2016. Diagnostic and therapeutic arthroscopy for wrist. Principles of Hand Surgery and Therapy E-Book，144.

Adjrad A，Martini M，1987. Tuberculous osteoarthritis of the hip in adults. Int Orthop，11（3）：227-233.

Ahmad S，Mokaddas E，2014. Current status and future trends in the diagnosis and treatment of drug-susceptible and multidrug-resistant tuberculosis. Journal of Infection and Public Health，7（2）75-91.

Altman R D，Gray R，1983. Diagnostic and therapeutic uses of the arthroscope in rheumatoid arthritis and osteoarthritis. The American journal of medicine，75（4）：50-55.

Andersson M，Lutay N，Hallgren N，et al，2012. Mycobacterium bovisbacilli Calmette-Guerin regulates leukocyte recruitment by modulating alveolar inflammatory responses. Innate Immun，18（3）：531-540.

Angel K R，Hall D J，1989. The role of arthroscopy in children and adolescents. Arthroscopy：The Journal of Arthroscopic & Related Surgery，5（3）：192-196.

Babalik A，Ulus IH，Bakirci N，et al，2013. Plasma concentrations of isoniazid and rifampin are decreased in aduh pulmonary tuberculosis patients with diabetes mellitus. Antimierob Agents Chemother，57：5740-5742.

Babhulkar S，Pande S，2002. Tuberculosis of the hip. Clin Orthop Relat Res，398：93-99.

Bakhsh A，2010. Medical management of spinal tuberculosis：an experience from Pakistan. J Spine（Phila Pa 1976），E787-791. 2.

Ballow M，2011. The IgG molecule as a biological immune response modifier：mechanisms of action of intravenous immune serum globulin in autoimmune and inflammatory disorders. J Allergy Clin Immunol，127：315-323.

Bhatt K，Hickman SP，Salgame P，2004. Cutting edge：a new approach to modeling early lung immunity in murine tuberculosis. J Immunol，172（5）：2748-2751.

Bold TD，Emst JD，2012. CD4+T cell-dependent INF-γ production by CD8+ effect T cell in Mycobacterium tuberculosis infection. J Immunol，189（5）：2530-2536.

Brigden G，Nyang'wa B T，du Cros P，et al，2014. Principles for designing future regimens for multidrug-resistant tuberculosis. World Health Organization. Bulletin of the World Health Organization，92（1）：68-74.

Briggs MA，Emerson C，Modi S，et al，2015. Use of isoniazid preventive therapy for tuberculosis prophylaxis among people living with HIV/AIDS：a review of the literature. J Acquir Immune Defic Syndr，68（Suppl 3）：297-305.

Cervantes-Villagrana AR，Hernandez-Pando R，Biragyn A，et al，2013. Prime-boost BCG vaccination with DNA vaccines based in β -defensin-2 and mycobacterial antigens ESAT6or Ag85B improve protection in a tuberculosis experimental model. Vaccine，31（4）：676-684.

Chen W S，Wang C J，Eng H L，1998. Tuberculous arthritis of the elbow. International orthopaedics，21（6）：367-370.

Cheng W，Xu H，Xiao Z，et al，2014. Effect of autologous drained blood reinfusion on hidden blood loss and limb swelling following rivaroxaban anticoagulation for primary total hip arthroplasty. J South MedUniv，34（3）：438-440.

Churchyard GJ，Snowden MA，Hokey D，et al，2015. The safety and immunogenicity of an adenovirus type 35-vectored TB vaccine in HIV-infected，BCG-vaccinated adults with CD4（+）T cell counts>350 cells/mm（3）. Vaccine，33（15）：1890-1896.

Cummings I，O' Grady，Pai V，et al，2012. Surgery and tuberculosis. Curr Opin Pulm Med，18（3）：241-245.

Dai LY，Jiang LS，Wang YR，et al，2010. Chemotherapy in anterior instrumentation for spinal tuberculosis：highlighting a 9-month three-drug regimen. World Neurosurg，73（5）：560-564.

Daniel DS，Dai G，Singh CR，et al，2006. The reduced bactericidal function of complement C5-deficient murine macrophages is associated with defects in the synthesis and delivery of reactive oxygen radicals to mycobacterial phagosomes. J Immunol，177（7）：4688-4698.

Darrah PA，Bolton DL，Lackner AA，et al，2014. Aerosol vaccination with AERAS-402 elicits robust cellular immune responses in the lungs of rhesus macaques but fails to protect against high-dose Mycobacterium tuberculosis challenge. J Immunol，193（4）：1799-1811.

de Backer AI, Mortele KJ, Vanhoenacker FM, et al, 2006. Imaging of extraspinal musculoskeletal tuberculosis. Eur J Radiol, 57（1）: 119-130.

de Haan J, Vreeling AW, van Hellemondt GG, 2008. Reactivation of ancient joint tuberculosis of the knee following total knee arthroplasty after 61 years: a case report. Knee, 15（4）: 336-338.

de Vallière S, Abate G, Blazevic A, et al, 2005. Enhancement of innate and cell-mediated immunity by antimycobacterial antibodies. Infec Immun, 73（10）: 6711- 6720.

de Vries FM, Denig P, Pouwels KB, et al, 2012. Primary prevention of major cardiovascular and cerebrovascular events with statins in diabetic patients: a meta-analysis. Drugs, 72（18）: 2365-2673.

Devarbhavi H, 2012. An update on drug-induced liver injury. J Clin Exp Hepatol, 2（3）: 247-259.

Devgan A, Batra A, Rohilla R, et al, 2016. Journal of arthroscopy and joint surgery. Official Journal of the International Society for Knowledge for Surgeons on Arthroscopy and Arthroplasty（ISKSAA）, 3: 61-65.

Domb BG, Gui C, Lodhia P, 2015. How much arthritis is too much for hip arthroscopy: a systematic review. Arthroscopy: The Journal of Arthroscopic & Related Surgery, 31（3）: 520-529.

Domingo A, Nomdedeu M, Tomás X, et al, 2005. Elbow tuberculosis: an unusual location and diagnostic problem. Archives of orthopaedic and trauma surgery, 125（1）: 56-58.

Dorhoi A, Reece ST, Kaufmann SH, 2011. For better or for worse: the immune response against Mycobacterium tuberculosis balances pathology and protection. Immunol Rev, 240（1）: 235- 251.

Durovni B, Saraceni V, Moulton LH, et al, 2013. Effect of improved tuberculosis screening and isoniazid preventive therapy on incidence of tuberculosis and death in patients with HIV in clinics in Rio de Janeiro, Brazil: a stepped wedge, clusterrandomised trial. Lancet Infect Dis, 13（10）: 852-858.

Eliopoulos GM, Dooley KE, Mitnick CD, et al, 2012. Old Drugs, new Purpose: retooling existing drugs for optimized treatment of resistant tuberculosis. Clinical Infectious Diseases, 55（4）: 572.

Eskola A, Santavirta S, Konttinen YT, et al, 1988. Cementless total replacement for old tuberculosis of the hip. J Bone Joint Surg Br, 70（4）: 603-606.

Feng XY, Yang XQ, Xiu BS, et al, 2014. IgG, IgM and IgA antibodies against the novel polyprotein in active tuberculosis. BMC Infect Dis, 14（1）: 336.

Fleisher LA, Beckman JA, Brown KA, et al, 2007. ACC/AHA 2007 guidelines on perioperative cardiovascular evaluation and care for noncardiacsurgery. J Am Coll Cardiol, 50: e159-e241.

Furia JP, Box GG, Lintner DM, 1996. Tuberculous arthritis of the knee presenting as a meniscal tear. Am J Orthop（Belle Mead NJ）, 25（2）: 138-142.

Gray JM, Cohn DL, 2013. Tuberculosis and HIV coinfection. Semin Respir Crit Care Med, 34（1）: 32-43.

Griffith JF, Kumta SM, Leung PC, et al, 2002. Imaging of musculoskeletal tuberculosis: a new look at an old disease. Clin Orthop Relat Res,（398）: 32-39.

Guo L, Yang L, Duan XJ, et al, 2010. Arthroscopically assisted treatment of adolescent knee joint tuberculosis. Orthopaedic surgery, 2（1）: 58-63.

Habaxi KK, Wang L, Miao XG, et al, 2014. Total knee arthroplastytreatment of active tuberculosis of the knee: a review of 10cases. Eur Rev Med Pharmacol Sci, 18（23）: 3587-3592.

Havlir DV, Kendall MA, Ive P, et al, 2011. Timing of antiretroviral therapy for HIV-1 infection and tuberculosis. N Engl J Med, 365（16）: 1482-1491.

Howell SJ, Sear JW, Foex P, 2004. Hypertension, hypertensive heart disease and perioperative cardiac risk. Br J Anaesth, 92: 570-583.

Hwang TJ, Dotsenko S, Jafarov A, et al, 2014. Safety and availability of clofazimine in the treatment of multidrug and extensively drugresistant tuberculosis: analysis of published guidance and metaanalysis of cohort studies. BMJ Open.

Jeon CY, Murray MB, 2008. Diabetes mellitus increases the risk of activetuberculosis: a systematic review of 13 observational studies. PLoS medicine, 5（7）: e152.

Joshi AB, Markovic L, Hardinge K, et al, 2002. Conversion of a fused hip to total hip arthroplasty. J Bone Joint Surg Am, 84-A（8）: 1335-1341.

Kagina BM, Tameris MD, Geldenhuys H, et al, 2014. The novel tuberculosis vaccine, AERAS-402, is safe in healthy infants previously vaccinated with BCG, and induces dose-dependent CD4 and CD8T cell responses. Vaccine, 32 (45): 5908-5917.

Kamper-Jorgensen Z, Carstensen B, Norredam M, et al, 2015. Diabetes-related tuberculosis in Denmark: effect of ethnicity, diabetes duration and year of diagnosis. Int J Tuberc Lung Dis, 19 (10): 1169-1175.

Kandil A, Safran MR, 2016. Hip arthroscopy. Clinics in sports medicine, 35 (3): 321-329.

Kassa D, Ran L, Geberemeskel W, et al, 2012. Analysis of immune responses against a wide range of mycobacterium tuberculosis antigens in patients with active pulmonary tuberculosis. Clin Vaccine Immunol, 19 (12): 1907-1915.

Katz JN, Brownlee SA, Jones MH, 2014. The role of arthroscopy in the management of knee osteoarthritis. Best practice & research Clinical rheumatology, 28 (1): 143-156.

Khoury T, Rmeileh AA, Yosha L, et al, 2015. Drug induced liver injury: review with a focus on genetic factors, tissue diagnosis, and treatment options. J Clin Transl Hepatol, 3 (2): 99-108.

Kim YH, Han DY, Park BM, 1987. Total hip arthroplasty for tuberculous coxarthrosis. J Bone Joint Surg Am, 69 (5): 718-727.

Kumar D. Nath L, Kamal MA, et al, 2010. Genome wide analysis of the host intracellular network that regulates survival of My-Cobacterium tuberculosis. Cell, 140 (5): 731-743.

Kumar D, Rao KV, 2011. Regulation between survival, persistence, and elimination of intracellular mycobacteria: a nested equilibrium of delicate balances. Microbes Infect, 13 (2): 121-133.

Kumar V, Garg B, Malhotra R, 2015. Total hip replacement for arthritis following tuberculosis of hip. World J Orthop, 6 (8): 636-640.

Lancioni CL, Li Q, Thomas JJ, et al, 2011. Mycobacerium tuberculosis lipoproteins directly regulate human memory CD4+ T cell activation via Toll-Like Receptors 1 and 2. Infect Immum, 79 (2): 663-673.

Lee M, Lee J, Carroll MW, et al, 2012. Linezolid for treatment of chronic extensively drug-resistant tuberculosis. The New England Quarterly, 367 (16): 1508.

Lia D, Rosella C, Giovanni S, et al, 2015. New anti-tuberculosis drugs and regimens: 2015 update. ERJ Open Res, 1 (1): 10.

Liang Y, Bai X, Zhang J, et al, 2016. Ag85A/ESAT-6 chimeric DNA vaccine induces and adverse response in tuberculosis-infected mice. Mol Med Rep, 14 (2): 1146-1152.

Liu P, Zhu Q, Jiang J, 2011. Distribution of three antituberculosis drugs and their metabolites in different parts of pathological vertebrae with spinal tuberculosis. Spine (Phila Pa 1976), 36 (20): E1290-E1295.

Lonnroth K, Roglic G, Harries AD, 2014. Improving tuberculosis preventionand care through addressing the global diabetes epidemic: from evidence to policy and practice. Lancet Diabetes Endocrinol, 2 (9): 730-739.

Ludwig B, Lazarus AA, 2007. Musculoskeletal tuberculosis. Dis Mon, 53 (1): 39-45.

Ma ZK, Lienhardt C, Mcilleron H, et al, 2010. Global tuberculosis drug development pipeline: the need and the reality. The Lancet, 375 (9731): 2100-2109.

Magee MJ, Foote M, Ray SM, et al, 2016. Diabetes mellitus and extrapulmonary tuberculosis: site distribution and risk of mortality. Epidemiol Infect, 144 (10): 2209-2216.

Malaysia Health Technology Assessment Section, 2012. Management of Tuberculosis. Medical Development Division, Ministry of Health Malaysia.

Masala S, Fiori R, Bartolucci DA, et al, 2010. Diagnostic and therapeutic joint injections//Seminars in interventional radiology. Thieme Medical Publishers, 27 (2): 160-171.

Matteelli A, Carvalho AC, Looley KE, et al, 2010. TMC207: the first compound of a new class of potent anti-tuberculosis drugs. Future Microbiology, 6: 849-858.

Mcshane H, Brookes R, Gilbert SC, et al, 2001. Enhanced immunogenicity of CD4+ t-cell responses and protective efficacy of a DNA-modified vaccinia virus Ankara prime-boost vaccination regimen for murine tuberculosis. Infect Immun, 69 (2): 681-686.

Meintjes G, Wilkinson RJ, Morroni C, et al. 2010. Randomized placebo-controlled trial of prednisone for paradoxical tuberculosis-associated immune reconstitution inflammatory syndrome. Aids, 24 (5): 2381-2390.

Miller BS, Hobgood ER, 2015. Diagnostic Elbow Arthroscopy and Arthroscopic Anatomy//MRI-Arthroscopy Correlations. New York: Springer, 263-277.

Narendran G, Andrade BB, Porter BO, et al, 2013. Paradoxical tuberculosis immune reconstitution inflammatory syndrome (TB-IRIS) in HIV patients with culture confirmed pulmonary tuberculosis in India and the potential roJe of IL-6 in prediction. Plos One, 8 (5): e63541.

Neogi DS, Yadav CS, Kumar A, et al, 2010. Total hip arthroplasty in patients with active tuberculosis of the hip with advanced arthritis. Clin Orthop Relat Res, 468 (2): 605-612.

Nichols SJ, Landon GC, Tullos HS, 1991. Arthrodesis with dual plates after failed total knee arthroplasty. J Bone Joint Surg (AM), 73 (7): 1020-1024.

Ozdemir HM, Yensel U, Cevat Ogün T, et al, 2004. Arthrodesis for tuberculous coxarthritis: good outcome in 32 adolescents. Acta Orthop Scand, 75 (4): 430-433.

Oztürkmen Y, Karamehmeto lu M, Leblebici C, et al, 2010. Cementless total hip arthroplasty for the management of tuberculosis coxitis. Arch Orthop Trauma Surg, 130 (2): 197-203.

Pang X, Shen X, Wu P, et ağ, 2013. Thoracolumbar spinal tuberculosis with psoas abscesses treated by one-stage posterior transforaminal lumbar debridement, interbody fusion, posterior instrumentation, and postural drainage. Arch Orthop Trauma Surg, 133 (6): 765-772.

Rajasekaran S, Khandelwai G, 2013. Drug therapy in spinal tuberculosis. Eur Spine J, 22 (4): 587-593.

Rangaka MX, wilkinson RJ, 2013. Isoniazid prevention of HIV-associated tuberculosis. Lancet Infect Dis, 13 (10): 825-827.

Rangaka MX, Wilkinson RJ, Boulle A, et al. 2014. Isoniazid plus antiretroviral therapy to prevent tuberculosis: a randomised double-blind, placebo controlled trial. Lancet, 384 (9944): 682-690.

Rasouli M R, Maryam M, Vaccaro A R, et al, 2012. Spinal tuberculosis: diagnosis and management. Asian Spin e Journal, 6 (4): 294-308.

Reich KM, Fedorak RN, Madsen K, et al, 2014. Vitamin D improves inflammatory bowel disease outcomes: basic science and clinical review. World J Gastroenterol, 20 (17): 4934-4947.

Rooyakkers AW, Stokes RW, 2005. Absence of complement receptor 3 results in reduced binding and ingestion of Mycobacterium tuberculosis but has no significant effect on the induction of reactive oxygen and nitrogen intermediates or on the survival of the bacteria in resident and interferongamma activated macrophages. Microb Pathog, 39 (3): 57-67.

Salamon H, Bruiners N, Lakehal K, et al, 2014. Cutting edge: Vitamin D regulates lipid metabolism in Mycobacterium tuberculosis infection. J Immunol, 193 (1): 30-34.

Smaill F, Jeyanathan M, Smieja M, et al, 2013. A human type 5 adenovirus-based tuberculosis vaccine induces robust T cell responses in humans despite preexisting anti-adenovirus immunity. Sci Transl Med, 5 (205): 205.

Smaill F, Xing Z, 2014. Human type 5 adenovirus-based tuberculosis vaccine: is the respiratory route of delivery the future? Expert Rev Vaccines, 13 (8): 927-930.

Soares DBJ, Tirado A, Fernandes P, 2014. Surgical treatment of spinal tuberculosis complicated with extensive abscess. Iowa Orthop J, 34 (4): 129-136.

Tameris M, Hokey DA, Nduba V, et al, 2015. A double-blind, randomised, placebo-controlleddose-finding trial of the novel tuberculosis vaccine AERAS-402, an adenovirus-vectored fusion protein, in healthy, BCG-vaccinated infants. Vaccine, 33 (25): 2944-2954.

Tan SM, Chin PL, 2015. Total hip arthroplasty for surgical management of advanced tuberculous hip arthritis: case report. World J Orthop, 6 (2): 316-321.

Tian T, Woodworth J, Sköld M, et al, 2005. In vivo depletion of CD11c+ cells delays the CD4+T cell response to mycobacterium tuberculosis and exacerbates the outcome of infection. J Immunol, 175 (5): 3268-3272.

Tiberi S, Carvalho AC, Sulis G, et al, 2017. The cursed duet today: tuberculosis and HIV-coinfection. Presse Med, 46 (2).

Tornheim JA, Dooley KE, 2017. Tuberculosis associated with HIV infection. Microbiol Spectrum, 5 (1): TNM17-0028-2016.

Tuli SM, 2002. General principles of osteoarticular tuberculosis. Clin Orthop Relat Res, 398: 11-19.

van Deun A, Aung KJ, Bloa V, et al, 2013. Rifampin drug resisstance tests fortuberculosis: challenging the glod standard. Clin microbial, 51: 2633-2640.

van Loenhout-Rooyackers J H, Verbeek A L M, Jutte P C,

2002. Chemotherapeutic treatment for spinal tuberculosis. International Journal of Tuberculosis and Lung Disease, 6（3）：259-265.

Vernier R, 1973. Controlled clinical trial of short-course（6-month）regimens of chemotherapy for treatmen of pulmonary tuberculosis. Lanced, 1（7816）：1331.

Walker NF, Scriven J, Meintjes G, et al, 2015. Immune reconstitution inflammatory syndrome in HIV-infected patients. HIV AIDS（Auckl）, 7：49-64.

Wang Y, Wang J, Xu Z, et al, 2010. Total hip arthroplasty for active tuberculosis of the hip. Int Orthop, 34（8）：1111-1114.

Wang Z, Ge Z, Jin W, et al, 2007. Treatment of spinal tuberculosis with ultrashortcourse chemotherapy in conjunction with partial excision of pathologic vertebrae. Spine J, 7（6）：671-681.

Wejse C, Furtado A, Camara C, et al, 2013. Impact of tuberculosis treatment on CD4 cell count, HIV RNA, and p24 antigen in patientswithHIV andtuberculosis. Int JInfectDis, 17（10）：e907-912.

World Health Organization, 2012. WHO policy on collaborative TB/HIV activities Guidelines for national programmes and other stakeholder. Genava：World Health Organization.

World Health Organization, 2014. HIV-Associated Tuberculosis. Geneva：World Health Organization.

World Health Organization, 2014. Companion handbook to the WHO guidelines for the programmatic management of drug-resistant tuberculosis. Geneva：World Health Organization.

World Health Organization, 2016. Treatment guidelines for drug-resistant tuberculosis. Geneva：World Health Organization.

World Health Organization, 2016. Global tuberculosis report 2016. Genava：World Health Organization.

Xing Z, Jeyanathan M, Smaill F, 2014. New approaches to TB vaccination. Chest, 146（3）：804-812.

Xu ZZ, Chen X, Hu T, et al, 2016. Evaluation of immunogenicity and protective efficacy elicited by mycobacterium bovis BCG overexpressing Ag85A protein against mycobacterium tuberculosis aerosol infection. Front Cell Infect Microbiol, 6：3.

Yang L, Liu Z, 2013. Analysis and therapeutic schedule of the post operative recurrence of bone tuberculosis. J Orthop Surg Res, 8（1）：47.

Yew WW, Cynamon M, Zhang Y, 2011. Emerging drugs for the treatment of tuberculosis. Expert OpinEmerg Drugs, 16：1-21.

Yoon TR, Rowe SM, Santosa SB, et al, 2005. Immediate cementless total hip arthroplasty for the treatment of active tuberculosis. J Arthroplasty, 20（7）：923-926.

Zeng M, Hu Y, Leng Y, et al, 2015. Cementless total hip arthroplasty in advanced tuberculosis of the hip. Int Orthop, 39（11）：2103-2107.

Zhang HQ, Li JS, Zhao SS, et al, 2012. Surgical management for thoracic spinal tuberculosis in the elderly：Posterrior only versus combined posterior and anterior approaches. Archives of orthopaedic and trauma surgery, 132：1717-1723.

第二篇　脊柱结核

第六章　脊柱结核的手术治疗

第一节　脊柱稳定性及脊柱结核稳定性评价

一、脊柱的正常功能及脊柱运动稳定的维持

（一）脊柱的结构和功能

脊柱为人体中轴骨，具有支持躯干、减缓震荡、保护内脏和脊髓及运动的功能，脊柱上段承接头颅，在胸部构成胸廓，借上、下肢带骨与骨盆和上下肢相接，脊柱及其周围软组织共同维持整个躯干平衡，并调节四肢的各种活动。脊柱的四个生理性弯曲使其具有较强的吸收震荡的能力，降低脊髓、颅脑损伤的机会，并增加躯干直立体位的稳定。

1. 椎体骨　由于人类直立行走的特点，脊柱承担的载荷主要是轴向载荷，而主要承担者是椎体骨。椎体骨由外层的致密皮质骨和大部分中间的松质骨组成。正常的椎体松质骨中，骨质体分比为 15% ～ 18%，松质骨的强度和弹性模量等力学性能直接受到体分比的影响，当椎体松质骨的骨质体分比降到一定程度时，即为骨质疏松，骨密度随着骨质疏松逐渐降低时，外部皮质骨所承担的载荷逐渐增加。

2. 脊柱周围软组织　软组织提供脊柱的稳定装置和动力基础，其性能和健康情况对于维持脊柱的稳定性至关重要。椎间盘在脊柱运动、承载中起到非常重要的作用。椎间盘占脊柱整个高度的近 1/3，主要由终板、纤维环与髓核组成。终板由一层致密的松质骨和一层透明软骨组成。一个健康的椎间盘是人体中最大的无血管器官，软骨终板随着年龄的增加而逐渐钙化，终板的钙化阻碍了营养的输送，从而导致椎间盘随着年龄的增加而逐步退变。椎体终板起着对抗压力及均匀分布压力的作用。一般来说，当压缩过载时，首先破坏的结构是终板。纤维环位于椎间盘的周缘，由纤维软骨组成，纤维环的纤维在椎体间斜行，在横切面上排列成同心圆状，相邻环的纤维具有相反的斜度而互为交叉。纤维环前部的模量总是大于后部，这说明后部的刚度较低，椎间盘更易突出。退变的椎间盘的拉伸破坏强度同样低于正常椎间盘。髓核是一种富含水分的凝胶团块，由大量亲水性氨基酸葡萄糖聚糖的胶原凝胶组成，位于椎间盘的中部，由于其含有很高的蛋白多糖，髓核具有 0.1 ～ 0.3MPa 的基本膨胀压。在步行或爬楼梯等中等强度的活动时，产生的椎间盘内压是单纯的直立体位的两倍，当负担 20kg 载荷时，椎间盘内压升高 4 倍。髓核的位置可随脊柱运动的方向而改变，脊柱后伸，髓核前移，椎间盘前部压力增加，脊柱前屈，髓核后移，椎间盘后部压力增加，由于椎间盘的结构特点，髓核所承受的压力比整个椎间盘的压力大 50%。退变性疾病或机械性损伤造成椎间盘力学性能的降低是许多脊柱疾病发病的诱因之一。

3. 肌肉　脊柱背侧主要为肌肉，肌肉是椎体骨运动的原动力，同时也是保持体位、保证脊柱稳定的必须条件。不同的姿态和运动方式对肌肉的活动性有不同的要求。躯干肌肉的共同作用可能可以改变内部压缩载荷矢量的方向，从而使得压缩力沿着脊柱前凸后凸曲线穿过每个节段的瞬时旋转中心，这个理论将最小化压缩载荷导致的弯曲力矩和剪切力。因此，脊柱可以承受载荷，而不会屈曲，从而防止失稳和组织伤害提供更大的安全空间。

4. 脊柱周围韧带　脊柱韧带就像身体其他软组织一样，由胶原纤维组成，是天然的黏弹性材料，具有非线性弹性力学行为。运动节段间的韧带包括前纵韧带、后纵韧带、黄韧带、棘间韧带、棘上韧带、椎间横韧带、关节囊韧带。其中，前纵韧带（anterior longitudinal ligament，ALL）、后纵韧带（posterior longitudinal ligament，PLL）和纤维环对稳定性的维持起非常重要的作用，任何

原因导致的 ALL 和 PLL 的损伤都将导致脊柱完整性的丧失，出现继发的不稳定。ALL 附着于脊柱的每一节段的前缘，韧带强韧类似张力带作用，力学作用强大，抵抗脊柱后伸，如其损伤将借助后方张力带结构来平衡脊柱；PLL 的力学作用小于前纵韧带，位于瞬时旋转轴（IAR）的后方，主要作用为限制脊柱过度屈曲。纤维环的作用是加强 ALL 和 PLL 在椎体间的薄弱环节。脊柱韧带的功能随着年龄的增加而减退。荷尔蒙水平的变化也可影响韧带的松弛度，如妊娠可以提高身体韧带的松弛度。

（二）脊柱的运动形式

脊柱基本的运动单位是运动节段，由骨、软骨、关节、椎间盘、韧带、肌肉共同构成，骨性结构提供结构基础，软组织提供活动的稳定装置和动力来源，共同实现脊柱的运动和稳定。脊柱运动复杂，常使用笛卡尔三维空间坐标系加以描述，每个脊柱节段都有三维、六自由度的运动形式，由于其不同的运动功能需求，各自由度的活动度也不同，其解剖结构为实现相应功能的基础。脊柱的运动单位为多关节复合运动，从颅椎、颈椎到胸腰椎、腰骶椎又各有不同，特殊关节包括寰枕关节、寰枢关节，下颈椎的五关节复合体到胸腰椎的三关节复合体，以及与胸骨、肋骨、髋骨共同形成的胸廓、骨盆等。

（三）脊柱的生理载荷及载荷传递

人体脊柱每天都受到很大的压缩预载荷，不同的体位、体重及肌肉韧带承载能力造成不同的脊柱内压缩载荷。人体脊柱的负重可以用简单的杠杆原理结合数学模型进行研究。一般情况下，脊柱总是受到动力学或静力学载荷和（或）交替作用。研究表明，腰椎在俯卧和平躺时承受的压力为 200 ～ 300N，站立并前屈 30° 时，压力上升到 1400N，静止站立并持重物时，压缩载荷显著增加，当动态提升重物时，腰椎压力进一步增加。对于正常个体来说，这些载荷不会给脊柱带来巨大损伤或引起失稳，但伴随着年龄的增长，压缩载荷会加速脊柱的损伤和退变。

脊柱承受的基本载荷的形式主要有五种：弯曲、压缩、牵张、扭转、剪切，载荷从形式、速率和大小三方面对其施加影响，脊柱的载荷往往是多种载荷的联合作用。脊柱和大多数生物材料一样具有黏弹性，所以脊柱对载荷的反应因加载速度的快慢而不同。大多数情况下，压缩载荷主要由椎体承担，随着年龄的变化，椎体松质骨和皮质骨承担的载荷略有不同；后方关节突关节承担 0 ～ 33% 的压缩载荷，在抗扭转方面，椎间盘和前、后纵韧带与两侧的关节突关节及其关节囊的作用相当，各占 45% 左右，剩余的 10% 抗扭转强度由棘间韧带提供。能量在脊柱的消散有数种形式，一部分能量在骨的变形过程中消失，如载荷及能量超过局部骨质的断裂强度，将造成骨折，剩余能量将被骨周围软组织吸收，如能量超过软组织的承受限度，将会导致软组织损伤，其中前纵韧带、后纵韧带、纤维环的损伤将导致明显的脊柱不稳定。

（四）脊柱平衡、稳定性及损害因素

脊柱失去平衡易产生脊柱不稳定，这既是多种脊柱疾病的共同临床表现，也是多种脊柱疾病的诱发因素。从生物力学的角度，脊柱平衡的丧失是脊柱某个或某几个元素（如椎体、肌肉、韧带、椎间盘等）力学性能不足而导致的脊柱承载能力缺失。脊柱失平衡可分为下述情况，根据影响的范围分为局部的失平衡和整体失平衡，如 Labelle H. 等提出的重度滑脱 SDSG 分型中的 5 型，其存在翻转骨盆，有局部的不平衡，但脊柱的整体仍然是平衡的，而 SDSG 6 型也存在翻转骨盆，既有局部的不平衡，但还伴有脊柱整体的失平衡；根据脊柱的冠状面、矢状面可分为冠状面失平衡和矢状面失平衡，冠状面失平衡最常见的是严重的脊柱侧凸；各种原因导致的脊柱后凸、侧后凸畸形都会导致躯体矢状面失衡，如先天性脊柱畸形、Sheuermann 病、强直性脊柱炎、脊柱退变性疾病、创伤性后凸畸形、脊柱结核后遗畸形、手术后医源性畸形等，其中最常见的是严重的骨质疏松性压缩骨折伴矢状面失平衡，重度滑脱 SDSG 6 型也是一种矢状面失平衡。脊柱在失去平衡后，脊柱节段活动范围超过正常，躯体需要做出一定的代偿来维持躯体的直立状态，同时给肌肉、韧带等带来较大的负荷，导致疲劳、疼痛、活动障碍及生活质量下降，如病变进展，载荷在节段之间的传递无法顺利完成，从而导致神经损害和畸形的进一步发展。

脊柱结核的破坏始于局部，随着病变的发展，可以从局部的不稳定（失衡）进展到对整体的影

响（全脊柱失衡）。脊柱失衡可以出现在病变活跃期，也可以出现在病变静止后的数年。常用的局部和整体脊柱平衡参数同样将有助于临床脊柱稳定的判断。

（1）脊柱参数的测量：颈 7 铅垂线（C_7PL），经 C_7 中点作一与水平面垂直的直线；矢状面偏移（SVA），C_7PL 与 S_1 后上角的距离；胸椎后凸角（TK），胸 4 上终板和胸 12 下终板向前延长线的夹角；胸腰后凸角（TLK），T_{11} 椎体上终板和 L_1 下终板向前延长线的夹角；腰椎前凸角（LL），L_1 椎体上终板和 L_5 下终板向前延长线的夹角。

（2）骨盆参数的测量：目前研究较多的骨盆矢状面参数有骨盆投射角、骨盆倾斜角、骶骨倾斜角。骨盆入射角（PI）：经 S_1 上终板中点做该终板的垂线，该垂线和 S_1 上终板的中点与股骨头中心连线的夹角；若双侧股骨头不重叠，取两股骨头中心连线的中点作为中心点测量。骶骨倾斜角（SS）：S_1 上终板和水平线的夹角。骨盆倾斜角（PT）：S_1 上终板中点和股骨头中心连线与垂直线的夹角。上述 3 个骨盆参数的几何关系为 PI=SS+PT。

（3）脊柱－骨盆参数的测量：T_1 脊柱骨盆倾斜角（T_1-SPI），经过 T_1 椎体中点和股骨头的中点作一直线，测量该直线与经 T_1 中点的垂线之间的夹角；T_9 脊柱骨盆倾斜角（T_9-SPI），经过 T_9 椎体中点和股骨头的中点作一直线，测量该直线与经 T_1 中点的垂线之间的夹角；脊柱－骨盆角（SSA），C_7 中点与 S_1 终板中点的连线与 S_1 终板之间的夹角；C_7 倾斜角（C_7T），C_7 中点与 S_1 终板中点的连线与水平线之间的夹角。此外，还有一些局部测量的参数用来反映局部畸形和不稳定的情况，如脊柱胸腰段的后凸角度测量，局部后凸 >30° 提示明确的后凸畸形，如合并局部症状常被视为具备手术指针。脊柱腰骶部的测量，SDSG 提出的腰骶角，用来反映局部的骨盆翻转情况，当腰骶部为前凸时，为负值；当腰骶为后凸时，为正值。脊柱冠状面失衡的主要指标是在全脊柱前后位片上，骶骨中垂线（CSVL）与 C_7PL 之间的距离，一般认为距离超过 3cm 提示失衡存在。对于结核造成的脊柱失衡，多以局部失衡和矢状面失衡为主。在制订脊柱结核的治疗计划中，应同时将脊柱的平衡作为一种重要因素考虑其中。

将脊柱视为三柱的承载结构有助于在临床和生物力学上更好地认识稳定性丧失的严重性。前柱由前纵韧带、前方椎间盘、前方椎体组成，中柱由后纵韧带、后方椎体、后方椎间盘组成，后柱包括椎弓，棘上、棘间韧带，关节骨关节，黄韧带。脊柱的平衡是脊柱正常承受载荷的保证。平衡稳定的脊柱通过脊柱正常的生理曲线体现。当脊柱发生畸形，正常的脊柱曲线发生改变时，可能引起功能紊乱和各种内脏疾病，力学手段常用来干预脊柱畸形并达到矫形的作用，并重建脊柱平衡。从生物力学角度，脊柱矫形可以通过不同的加力方式，分别是直接施加轴向力和横向力。由于脊柱曲度的存在，这三种方式施加的力都在脊柱上产生一定的弯矩，通过作用在脊柱的弯矩进行矫形。脊柱曲度的大小决定了不同加力方向产生弯矩的大小。因此，应根据脊柱曲度来选择合适的加力方式。

从临床的角度，脊柱的稳定是指在内源性稳定因素和各种生理外力载荷下脊柱能够维持其正常的位置关系及运动功能，它包括以下三方面：

（1）不会造成神经结构的损伤。

（2）能够维持正常或相对正常的脊柱序列，预防畸形进展及相应损伤。

（3）没有因正常位置变化而出现相应症状，如疼痛等。

脊柱基本的运动单位是实现脊柱运动和稳定的基础，承受生理性载荷并维持其稳定。和人体其他器官一样，脊柱随着年龄增加而逐渐退变，甚至早于其他大部分器官开始退变。据报道，脊柱从 18 岁开始退变，退变往往开始于椎间盘，进而导致关节突增生，韧带松弛、肥厚，局部生物力学环境改变，出现脊柱的不稳。所以，年龄带来的退变是一个生理性的脊柱不稳定的危险因素，但不是每个退变的个体或脊柱节段均会出现临床的不稳定，机体自身的修复机制贯穿稳定性损害、不稳、稳定自我重建的过程，而最终呈现出稳定或不稳定的表现。

何为脊柱不稳，从生物力学角度来讲，脊柱不稳指运动节段的刚度下降、活动度增加，与正常的结构相比，不稳的脊柱在负荷下发生更大的位移；从临床的角度，不稳定脊柱的过度活动可导致疼痛、进展性的脊柱畸形和神经损害的危险。稳定性损害因素包括以下方面：

1. 创伤性损害　创伤和急性损伤可以造成部分、完全的脊柱稳定结构的损害（图 6-1-1）。这和退变所带来的脊柱稳定性下降不同（图 6-1-2），这是一种瞬时的暴力带来的急性损伤。

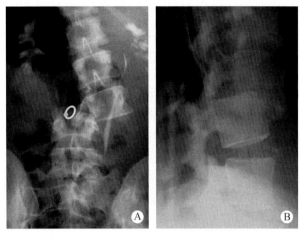

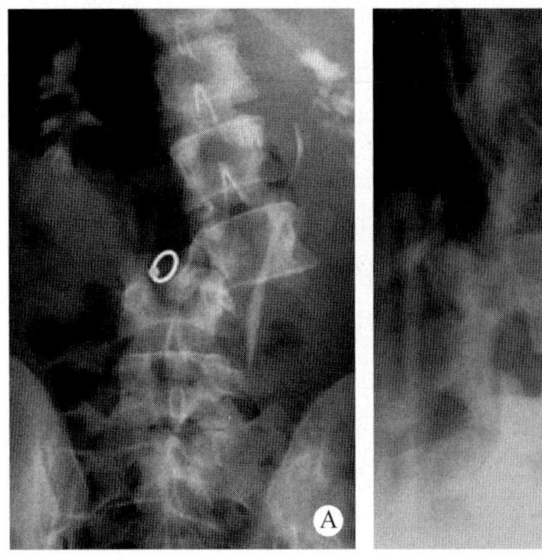

图 6-1-1　高暴力损伤所致的脊柱骨折脱位（急性不稳定）
A. 腰椎正位片示腰$_3$至腰$_4$椎体侧方旋转移位；B. 腰椎侧位片示腰$_3$至腰$_4$椎体前后移位

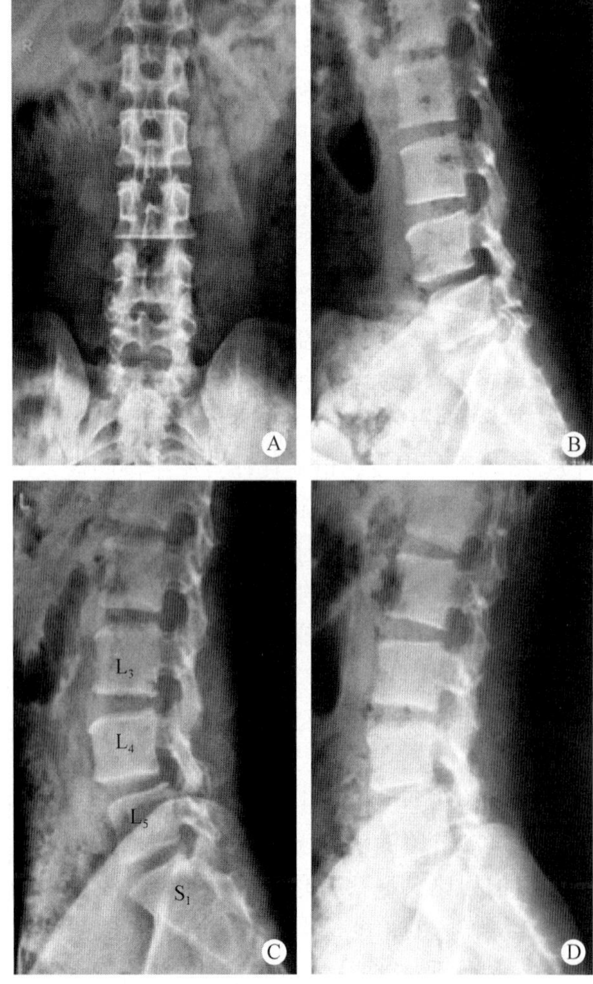

图 6-1-2　脊柱退变导致脊柱节段间不稳定（慢性不稳定）
A. 腰椎正位片未见明显异常；B. 腰椎前屈动力位示 $L_{4、5}$ 节段间不稳定；C. 腰椎中立侧位片示 L_4 椎体轻度向前滑脱；D. 腰椎后伸动力位示 $L_{4、5}$ 节段间不稳定

2. 退变性损害　由于脊柱生理退变带来的慢性损害，脊柱的稳定性下降，如腰椎退变性节段不稳。

3. 病理性损害　包括感染和肿瘤，它和前两者均有不同，这是一种病理性的破坏，往往呈现一种介于急性和慢性之间的一种亚急性的过程（图 6-1-3），但也可呈现出急性的过程（如出现病理性骨折时）。其中，结核可能又具有特殊性，由其基本的病理过程可知，结核的病变是一种破坏和修复同时进行的疾病，临床上也常见到结核病灶周围的增生硬化的表现（图 6-1-4、图 6-1-5），所以脊柱结核稳定性的改变有其特点。

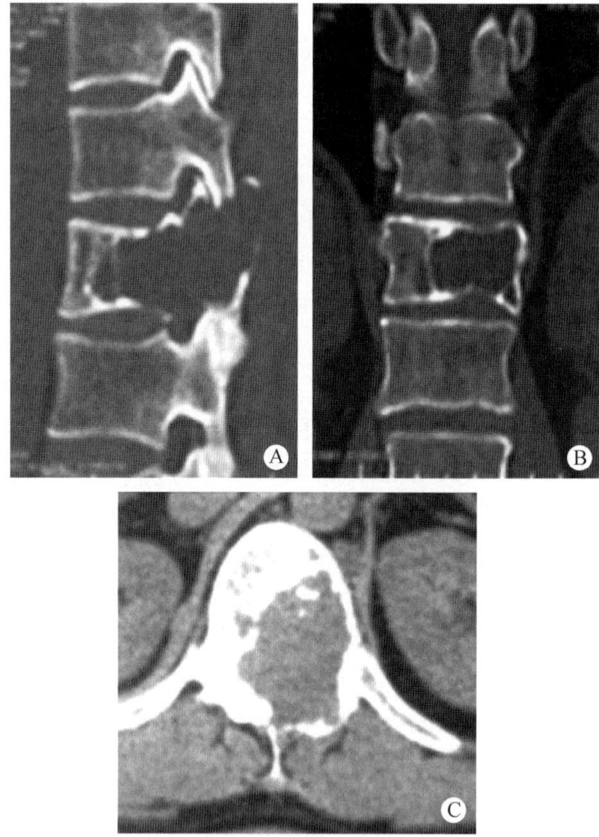

图 6-1-3　肿瘤所致的脊柱破坏（亚急性不稳定，可合并病理性骨折呈现急性不稳定）
A. 胸椎 CT 矢状面二维重建示椎体三柱破坏；B. 胸椎 CT 冠状面二维重建示椎体大部分破坏；C. 胸椎轴状面 CT 示椎体三柱破坏，累及椎管

4. 医源性损害　医源性不稳主要是脊柱手术所带来的一些急性或慢性的不稳定。在一些脊柱疾病的治疗过程中，如在 20 世纪流行的后路全椎板切除治疗颈椎管狭窄或者颈椎髓内肿瘤切除后出现的鹅颈畸形，或者在神经外科行颅椎区畸形减压后未行稳定性重建手术后出现的颈椎畸形，

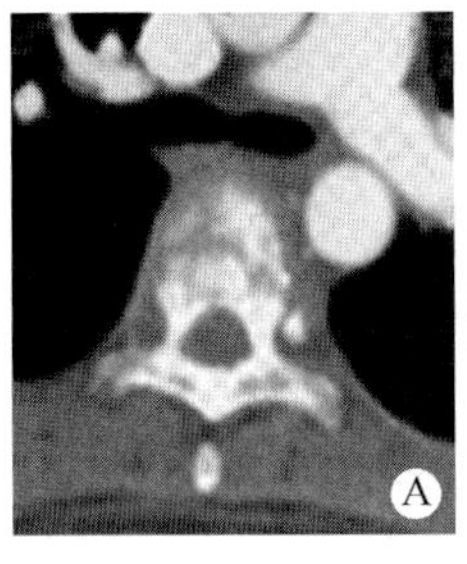
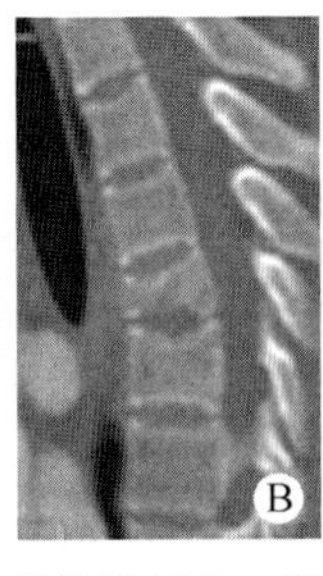
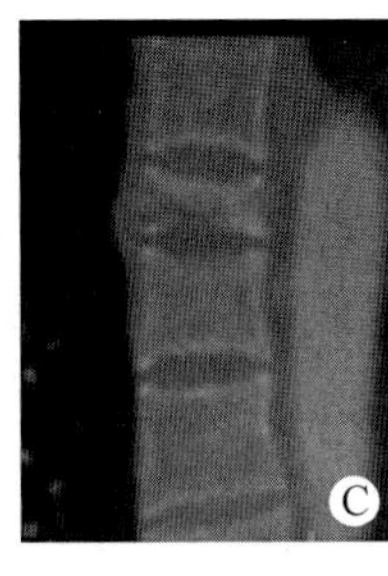

图 6-1-4　结核所致的脊柱椎间盘、椎体破坏，畸形形成（亚急性不稳定）

A. 胸椎轴状面 CT 示椎体破坏，死骨、椎旁脓肿形成；B. 胸椎 CT 矢状面二维重建示椎体大部分破坏，椎体前中柱高度丢失，局部后凸；C. 胸椎冠状面 CT 示椎体破坏，高度丢失

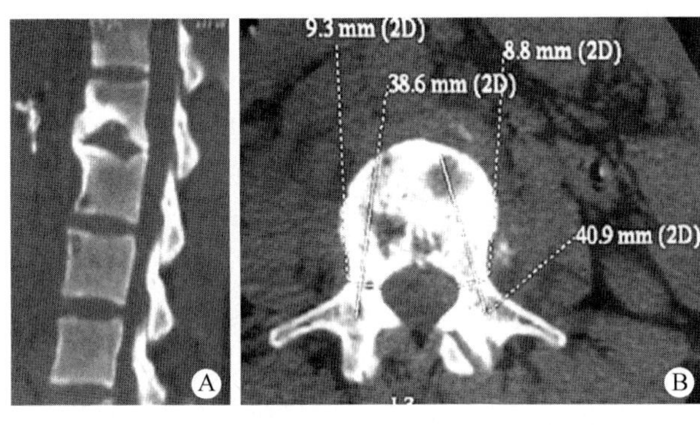

图 6-1-5　结核所致的脊柱破坏伴有明显成骨

A. 胸椎 CT 矢状面二维重建示椎间隙破坏，上下椎体骨质增生硬化，椎体前缘骨桥形成；B. 胸椎轴状面 CT 示椎体破坏、死骨形成、椎体骨质增生硬化

腰椎管狭窄单侧广泛减压后的脊柱不稳、顽固性下腰痛，爆裂骨折伴椎间盘损伤时未行损伤节段的椎间融合后的矫正度丢失、断钉、断棒、背痛等，还比如在长节段固定融合术后发生的交界性后凸等。

二、稳定性的评估

（一）脊柱不稳定分类

脊柱不稳定分为临床不稳定和影像学不稳定，这两种不稳定可能都存在着生物力学方面的不稳定，前者指脊柱运动节段存在影像学不稳定并出现临床症状、体征，如伴有明显下腰痛的腰椎节段间不稳定（图 6-1-2），这往往需要医疗干预，部分需要手术治疗；后者仅存在影像学不稳定而无临床症状、体征，往往无须医疗干预，如无症状的颈椎、腰椎节段不稳定。

临床脊柱不稳定又可分为机械性不稳定和神经性不稳定，前者指存在影像学不稳定和出现临床症状、体征，但仅仅为局部机械性颈、腰、背痛，而不合并神经损害，根据其严重程度和保守治疗的效果决定是否需要手术治疗；后者指存在脊柱局部不稳定和出现临床症状、体征，神经损害为其主要表现，伴或不伴有局部机械性颈、腰、背痛，这种情况往往在稳定脊柱后神经症状缓解，从而多需要稳定手术治疗。

Edward C. 和 Benzel 等在其专著《脊柱稳定的生物力学》（*Biomechanics of Spine Stabilization*）中根据其时限将临床脊柱不稳定分为急性、慢性。创伤往往导致急性不稳定，在急性不稳定中又可以分为明显不稳定和有限不稳定，明显不稳定的定义是不能够完成正常的脊柱功能活动的一种失能状态，往往发生在下述情况：严重创伤、手术导致医源性不稳和快速进展的退变性疾病、感染、肿瘤等，最常见于严重创伤或手术导致的骨性结构的完全损伤或合并软组织损伤，在这种情况下，明显失稳的脊柱不足以控制畸形脊柱的不正常活动。有限不稳定的定义为脊柱腹侧或背侧的稳定结构之一受到损伤，其未损伤部分仍能够完成某些正常的脊柱活动。如腹侧、背侧稳定结构的完整性均受到了破坏，那么将会呈现出脊柱的明显不稳定。腹侧损伤往往呈现为一个孤立的椎体终板损伤或椎体的骨折，如椎体爆裂骨折导致的椎体塌陷往往为这类损伤，背侧的损伤有两种情况，一种是以韧带结构为主的损伤；另一种是骨性的损伤，如椎板或关节骨骨折。

慢性不稳定也分为两种，一种是缓慢进展性不稳定，另一种是失功能的节段不稳定。缓慢进展性不稳定，其原文为 glacial instability，定义为一种脊柱非显性不稳定的损伤，并且没有明显的危险因素，可能会快速进展为后凸、侧凸或旋转畸形，认为这类损伤就像冰川的活动一样是一种逐渐、缓慢的进展，即使在相当的外力作用下也不会导致，如畸形迅速的加重等表现。MRI 检查无急性损伤的证据，但动态的影像学（往往需要持续数月或数年）检查可以显示一些病变进展的证据。失功能的节段不稳定是一种节段间的退变、肿瘤或感染相关的不稳，其会导致脊柱源性的疼痛。对于它的诊断往往是基于一些推断，很少发现一些客观、确切的依据。这种失功能的节段不稳定是一种机械性不稳定，代表着一种病理的活动。机械性腰背痛往往是由此引起的，这种疼痛定位深在，令人烦恼，且在负重时加重，卧位或休息可缓解。疼痛是失功能的节段不稳定的主要临床表现，但其往往难以准确定义和定量。笔者在区分这四种不稳定的同时，也认为这四种不稳定并不是截然分开的，在某些时候是相互交织和互相转换的。

明显不稳定是重建脊柱稳定性的绝对指针，而韧带复合体的损伤往往在早期易被忽略，从而导致后期或晚期的不稳定，如出现受伤部位的局部疼痛、活动受限，如椎体骨折伴有椎间盘损伤的病例由于没有早期准确的诊断和正确的处理，如行损伤节段的融合，而后期出现局部疼痛、活动受限、矫正度丢失、椎间隙塌陷等。随着 MRI 等检查技术的普及和临床医师对韧带复合体损伤的认识与重视，有限不稳定损伤的诊断准确率明显提高，而随正确处理所带来的是更加满意的临床疗效。

慢性不稳定往往以退变为主，其对于患者生活工作和生活质量的影响是衡量是否需要治疗的主要依据，而其对于保守治疗的反应是决定是否手术干预的重要指标。对于慢性不稳定手术治疗的准确或精确的诊断又是其诊治的重中之重，并有别于急性不稳定，急性不稳定损伤的定位往往容易，而慢性不稳定的定位诊断往往较复杂，有时需要借助一些有创的手段，如椎间盘造影、神经根封闭、关节突封闭等，才能达到诊断准确，这是手术治疗取得良好效果的基础，也是目前退变性疾病高龄化、患者合并多种内科疾病、患者微创治疗需求而实施微创精准治疗的必要条件。

在急性和慢性脊柱不稳给予明确定义后，事实上，根据时限，还有一种亚急性不稳定，它的病理改变的速度介于急性不稳定和慢性不稳定之间，病理性破坏如肿瘤、感染多为亚急性不稳定，在出现病理性骨折时也可呈现急性不稳定的表现，但目前针对以上不稳定的时限（急性、慢性、亚急性）并无明确的定义。

（二）脊柱不稳定的研究

目前更多的是集中在脊柱退变（如 Panjabi 的脊柱不稳定的定义动力位上前、后椎体的滑移超过 3mm，椎体间的成角 >11°）、急性损伤（如 Vacarro 等对于胸腰椎骨折提出的 TLICS 评分）及颈椎损伤的 SLIC 评分等（从损伤的形态学、后方韧带复合体的状况、神经损害的程度三方面进行综合的评价）。近年来，脊柱肿瘤研究协会也从多维度对于脊柱肿瘤做出了稳定性评估，包括肿瘤的部位、是否合并局部疼痛、骨的破坏情况、椎体的塌陷情况、脊柱的序列及后方结构的破坏等，并且进行了相应的赋值来量化稳定性，这些均对治疗具有一定的指导意义。

脊柱不稳定是脊柱结核疾患的一个关键手术指针，但目前对于脊柱结核的稳定性认识仍缺乏相应研究。结核性疾患所导致的脊柱不稳定，具体判断标准与其他疾患导致的脊柱不稳定标准是否一致，以及其规范的治疗原则，尚需大量的研究明确统一。从病变位置来看，在力学交界区的破坏对脊柱稳定性影响较大，如胸腰段、颈胸段、腰骶段；在病变节段方面，多节段的破坏对于脊柱的稳定性影响可能高于单节段（图 6-1-6）；病理特点上，某些脊柱结核表现出非常明显的成骨反应（图 6-1-5），这种成骨现象是否合并低毒力细菌感染目前尚无定论，但这种修复过程可能提供一些局部的稳定性；病变的分区，单柱的病变对于脊柱稳定性的损害低于双柱和三柱，且双柱和三柱的损害往往伴有神经损害（图 6-1-7）；椎体塌陷和脊柱序列改变，椎体破坏、椎体高度低于 50% 对于脊柱的稳定性会带来明显的损害，其异常的脊柱序列会带来力学环境的改变，当脊柱的适应性改变超过其代偿能力后导致局部或整体稳定性的丧失（图 6-1-8）；局部疼痛，伴有活动受限的局部轴性疼痛可能代表局部不稳，而疼痛

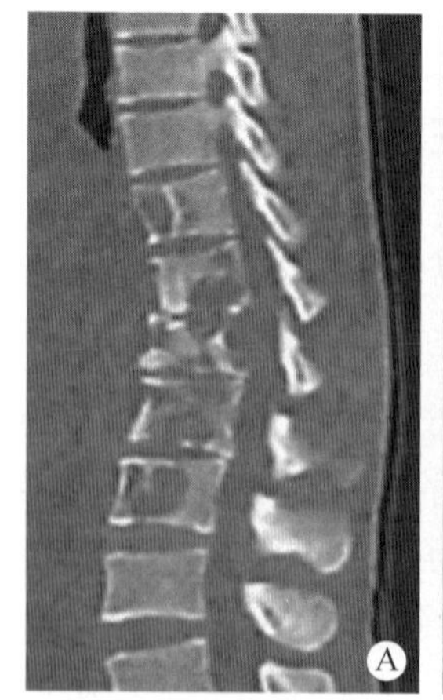

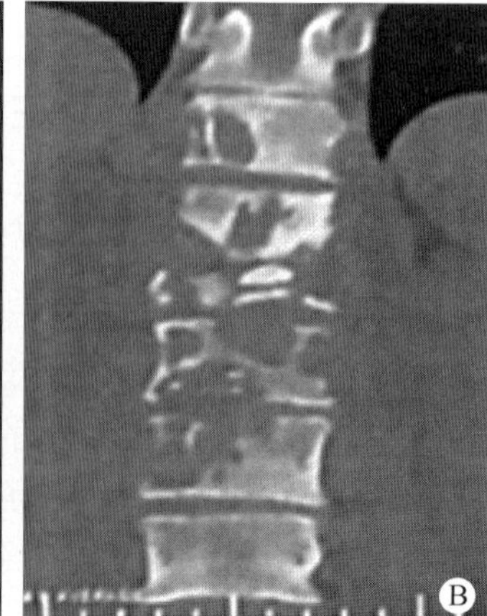

图 6-1-6　多节段结核破坏

A. 胸腰椎 CT 矢状面二维重建示多个椎体、椎间隙破坏，脊柱序列不良，呈后凸畸形；B. 胸腰椎冠状面 CT 示多个椎体、椎间隙破坏，死骨形成

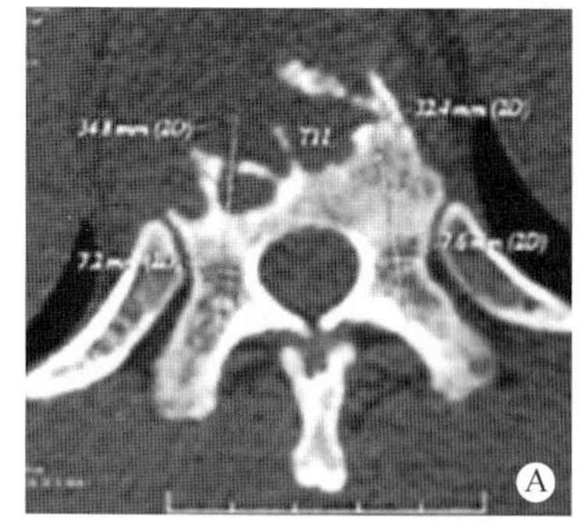
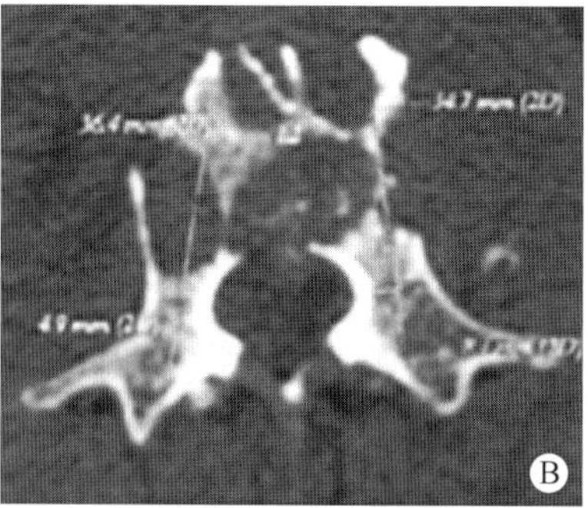
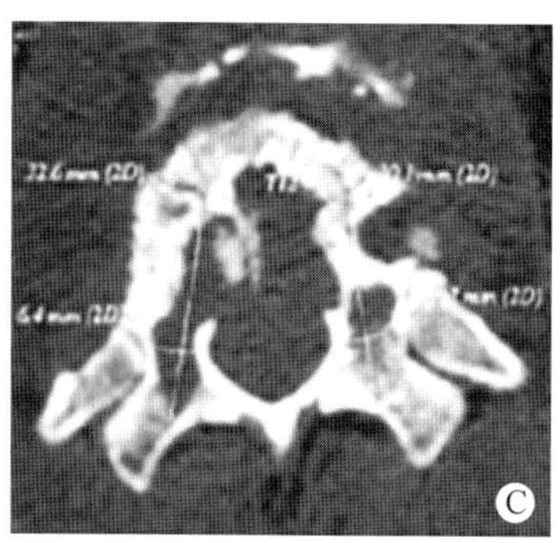

图 6-1-7　脊柱结核的各柱破坏
A. 结核的脊柱前柱破坏；B. 双柱破坏；C. 三柱破坏

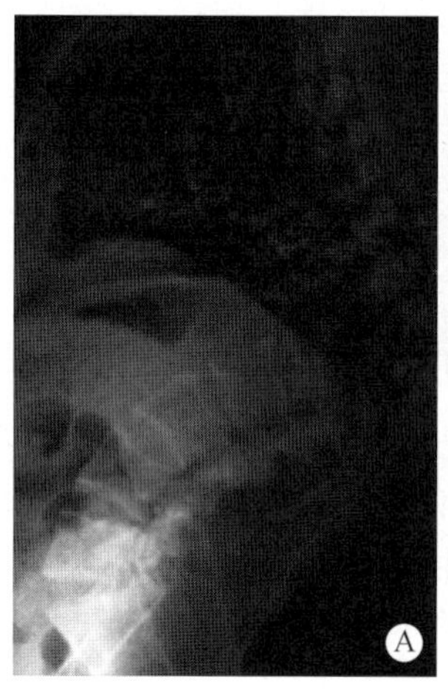
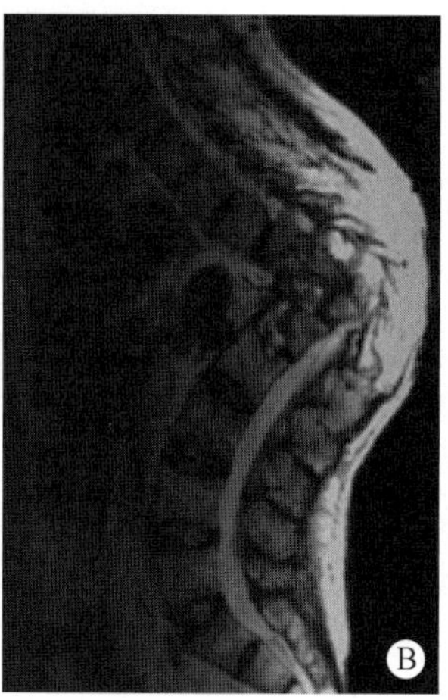
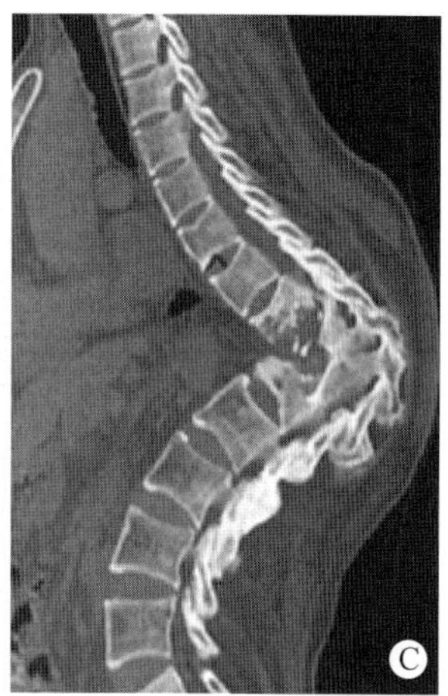

图 6-1-8　多节段结核破坏，形成严重的脊柱后凸畸形
A. 胸腰椎 X 线示多个椎体、椎间盘破坏，局部角状后凸；B. 胸腰椎 MRI 示多个椎体、椎间盘破坏，椎体前中柱高度丢失严重，局部角状后凸，神经受压明显；C. 胸椎 CT 矢状面二维重建示多个椎体、椎间盘破坏，椎体前中柱高度丢失严重，局部呈角状后凸

的程度可能对于脊柱不稳定程度的判断具有一定的指导价值；神经损害，提示脊柱对神经系统保护的功能丧失，即神经稳定性的丧失，存在极大的可能需要手术重建脊柱稳定。

（三）脊柱结核稳定性评价标准

根据目前的一些认识，结合多年脊柱外科临床实践，回顾分析了既往病例的特点，总结归纳了四川大学华西医院骨科用于评估结核性脊柱不稳定评分（spinal instability tuberculosis score，SITS）系统以评估结核所致脊柱不稳定的严重程度。结核性脊柱不稳定评分（SITS）系统包括病变特点、脊柱序列、局部疼痛、神经损害、病变节段、病变部位等六项因素，各项因素的相对重要性被给予相应的评分（表 6-1-1）。

1. 病变活动期　症状和体征：潮热、盗汗、消瘦、局部疼痛、活动受限、可有或无神经功能障碍。实验室检查：CRP/ESR 升高，可有贫血。影像学检查：椎体、椎间盘破坏，脓肿，死骨，后凸、侧凸等畸形。

后凸畸形测量病变节段相邻上椎体上终板和下椎体下终板的延长线的 Cobb 角。

VAS（visual analogue score）：视觉模拟评分，评价疼痛严重程度。

2. 病变静止期　多数无上述情况，少数可有局部疼痛或神经功能障碍，影像学上骨与椎间盘破坏静止，但可有后凸、侧凸等残留畸形。

3. 分区　根据改良 Danis 三柱理论。

4. 判断稳定的量化标准　评分结果由 6 项因素得分相加而成，最高评分 14 分，最低评分为 0 分，得分越高，结核性脊柱不稳定程度越重，基于上述评分的治疗建议：

1）<5 分（稳定）：非手术治疗。

2）5 分（濒临不稳定）：非手术或手术治疗。

3）>5 分（不稳定）：手术治疗。

表 6-1-1　结核性脊柱不稳定评分（SITS）系统

评分因素	评分
结核病变	
静止	0
活动	1
脊柱序列	
正常	0
病变局部后凸 <30°	1
病变局部后凸 >30°	2
局部疼痛	
无	0
VAS<4	1
VAS 为 4 ～ 6	2
VAS>6	3
神经损害	
无	0
根性刺激	
VAS<4	1
VAS 为 4 ～ 6	2
VAS>6	3
不全瘫	2
急性截瘫或马尾综合征	3
病变节段	
下颈椎、胸椎、腰段、骶骨	1
颅椎区、颈胸段、胸腰段、腰骶段	2
病变部位	
单柱	1
双柱	2
三柱	3

SITS 评分结果是一个初步量化评价标准，旨在为结核性脊柱不稳的诊断和手术指针的评估提供依据，详见具体病例（图 6-1-9）。

具体病例评分：活动期结核（1 分），局部后凸 40°（2 分），局部疼痛 VAS 评分 4 ～ 6 分（2 分），肋间神经刺激 VAS 评分 2 ～ 3 分（1 分），病变位于胸腰段（2 分），双柱破坏（2 分），总分 10 分，脊柱结核不稳定，应予以手术治疗，给予病灶清除、椎管减压、截骨矫形、植骨融合内固定术。

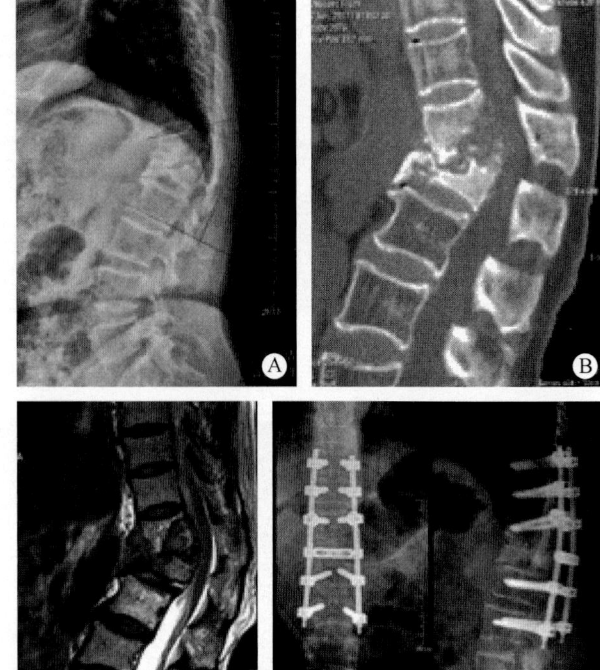

图 6-1-9　女性，67 岁。胸 $_{12}$ 腰 $_{1}$ 结核

A. X 线示椎体与椎间盘破坏，后凸畸形；B. CT 矢状面重建示两个椎体前中柱破坏，后凸畸形，脊髓受压明显；C. MRI 示椎体与椎间盘破坏，后凸畸形，脊髓受压；D. 术后 X 线示脊柱序列恢复，内置物位置良好

三、脊柱结核手术与脊柱稳定性的重建

结核的治疗目前趋向于进行正规的内科药物治疗，骨结核也不例外，但骨关节为运动系统并具有支持功能，其破坏会对稳定性造成影响，从而影响其运动和支持功能。脊柱结核导致的不稳定更是会对神经系统构成威胁，所以对于脊柱结核的稳定性需要更加深入的理解和认识。也许，在脊柱结核的手术指针中，稳定性的判断将会扮演越来越重要的角色。

1779 年，Pott 等对脊柱结核脓肿进行引流手术，并描述称这个最可怕疾病的治疗方法仅仅需要获得大量的引流物，在脓腔的每个边的包膜下方将脓液引出来，持续引流直到患者完全恢复腿的功能。1882 年，McCuen 描述第一例应用椎板切除术治疗结核性脊柱炎的患者。1894 年，

Menard 首次通过肋横突入路，对胸椎结核病灶行椎旁切开引流术，缓解脓肿对脊髓的压迫，患者症状得到改善。19 世纪初期，Hadra BE 首次将两个椎体的棘突绑起来治疗结核菌感染所致的脊柱后凸畸形。1911 年，Fred Albee 和 Rusell Hibbs 分别报道了第一次尝试脊柱融合术。20 世纪初期，椎板切除术成为治疗脊柱截瘫的常规术式。1935 年，Seddon 认为该术式破坏后柱的完整性，导致脊柱的不稳定，并可能引起神经损害。1956 年，Hodgson 和 Stock 发现，在抗结核治疗的同时行前路根治性病灶清除并植骨融合与单纯手术清除病灶和单纯药物治疗相比，可以早期融合，同时脊柱畸形发生的可能性小。Hodgson 病灶清除的原则与方法被学界称为“香港术式”，该术式强调对脊柱结核病灶的彻底清除，但并未界定手术切除的范围。香港术式采用前方入路，可以最直接地处理受累节段，病灶内的死骨和干酪样物质需要被清除，直到上下骨面渗血及暴露后纵韧带。如果具有神经损害，那么减压的范围应达到硬脊膜。香港术式的出现及随着 20 世纪后期内固定技术的不断完善，奠定了现代脊柱结核手术治疗的基础。人们也逐渐认识脊柱稳定性的维持和重建决定了脊柱结核远期的疗效，也是防止脊柱结核复发的重要因素之一。

在脊柱结核的手术治疗方面，多数学者认为，脊柱结核的治疗除了治愈结核病灶，更重要的是恢复脊柱的运动功能和神经功能。而在具体的手术指针方面，目前认为的绝对手术指针包括：①脊髓受压、神经功能障碍；②脊柱稳定性破坏；③脊柱严重或进行性后凸畸形。人们对脊柱稳定性的定量研究则将有助于对于脊柱稳定性损害程度的具体分析。

目前，对于脊柱结核的手术治疗的主流观点由结核病灶清除、植骨融合和内固定三部分组成。其目的为在有效的抗结核化疗的基础上，尽可能减少局部病灶，减少局部细菌数量，使用内固定对于畸形和不稳定的脊柱进行矫正和初期的稳定性重建，使用植骨对病变节段进行融合旨在重建其长期稳定性。在植骨材料的选择中，大部分学者建议使用自体髂骨块进行结构性植骨，使前中柱重建，其理论依据为大块髂骨可提供较好的初始抗压强度，降低内固定物的载荷传递，减少其衰竭概率，适宜的压应力下的前中柱植骨更易融合，大块自体骨在感染病灶中不易被吸收破坏，故其成功率相对较高，但也有部分学者使用金属钛笼内填充自体骨或者使用捆绑肋骨或者自体颗粒骨进行植骨重建，其疗效有待长期随访验证。

根据其手术入路，脊柱结核手术又可分为单纯前路结核病灶清除植骨融合内固定术（图 6-1-10）、单纯后路手术、后路固定加前路病灶清除植骨融合手术（图 6-1-11）；根据其是否微创，又分为微创手术和开放手术，微创手术中又有单纯的内镜下植管冲洗引流术。结核手术由于其病变的特殊性和个体性差异较大，目前没有标准的手术治疗指南，主要基于手术医师对于病例的具体情况和本人的技术掌握情况，在遵循结核病灶清除、植骨融合和内固定的原则下实施个体化的治疗。

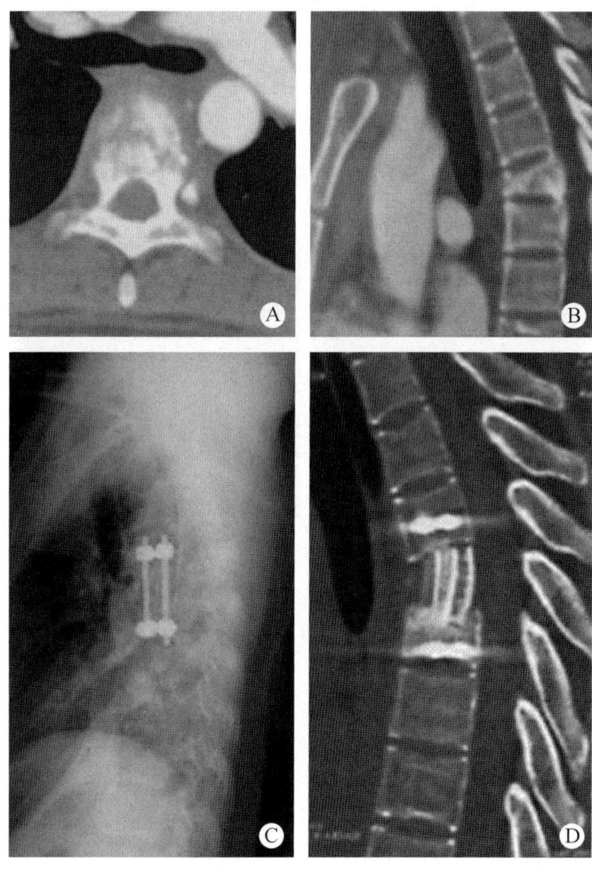

图 6-1-10　单节段胸椎椎体结核，伴有椎体大于 50% 的高度塌陷，采用单纯前路病灶清除自体肋骨植骨重建内固定术

A. 胸椎轴状面 CT 示椎体破坏，死骨、椎旁脓肿形成；B. 胸椎 CT 矢状面二维重建示椎体大部破坏，椎体前中柱高度丢失，局部后凸；C. 术后复查 X 线示脊柱序列改善，内置物位置良好；D. 胸椎矢状面 CT 二维重建示脊柱序列恢复，椎体间行结构性植骨重建

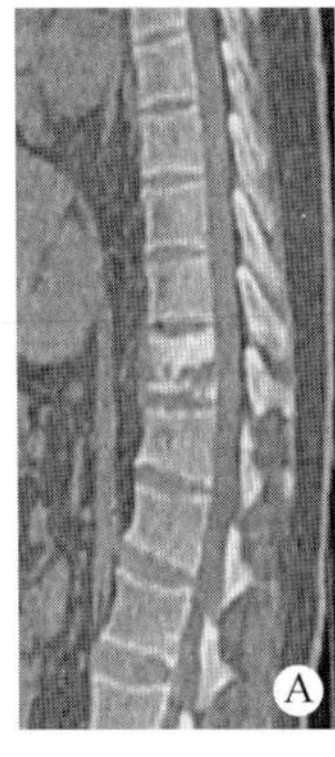
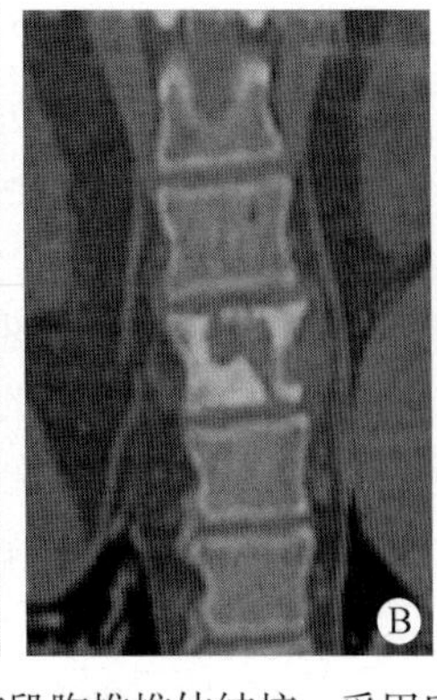
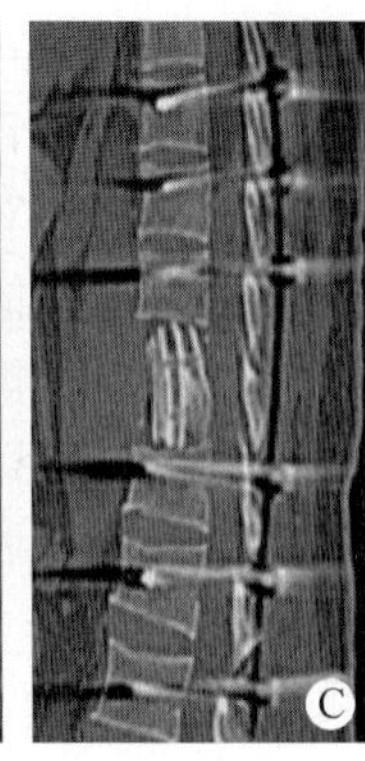

图 6-1-11　单节段胸椎椎体结核，采用后路植钉内固定、前路病灶清除自体髂骨植骨重建术

A. 胸椎 CT 矢状面二维重建示椎体大部分破坏，局部呈成骨反应；B. 冠状面 CT 二维重建示椎体破坏并成骨；C. 术后复查胸椎矢状面 CT 二维重建示脊柱序列恢复，椎体间行结构性植骨重建，后路椎弓根螺钉固定可靠

脊柱结核的稳定性重建需要多方面的协同。患者的基础状态、对抗结核药物的敏感性、营养、良好的休息均是有效治疗的基础，手术的良好病灶清除，正确的内固定带来的即刻（早期）的脊柱稳定性重建，良好的植骨融合（病灶控制、骨愈合）是长期的脊柱稳定性的保证，否则可能导致稳定性重建失败（图 6-1-12）。

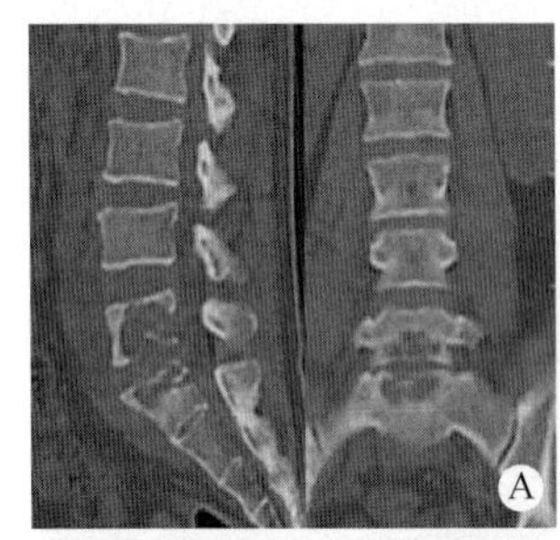
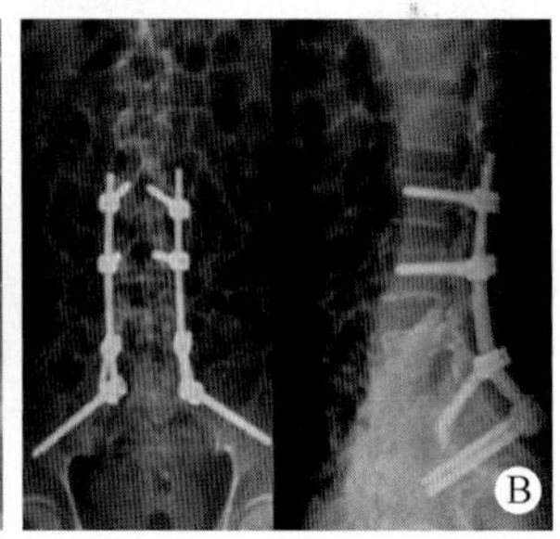
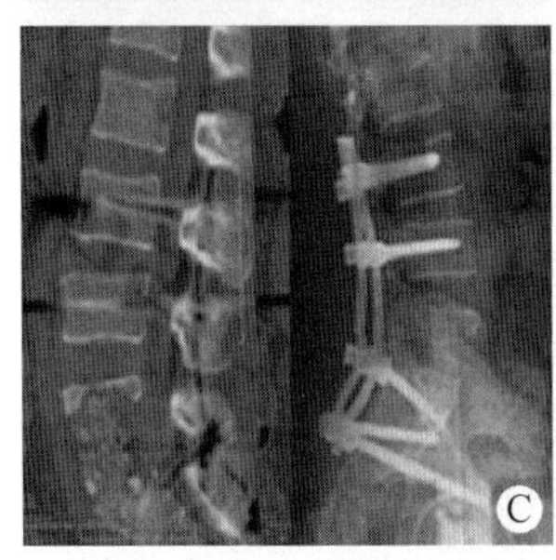
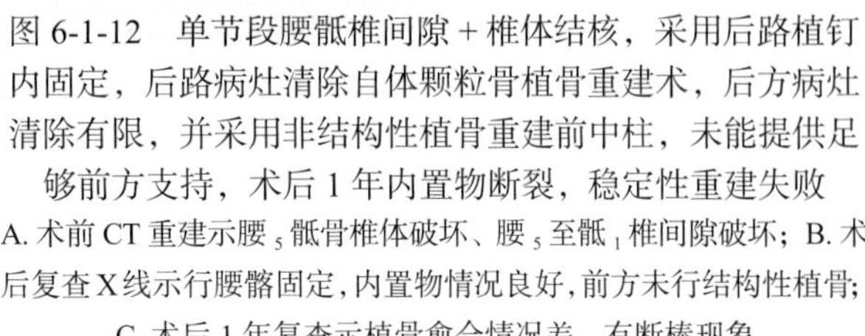

图 6-1-12　单节段腰骶椎间隙 + 椎体结核，采用后路植钉内固定，后路病灶清除自体颗粒骨植骨重建术，后方病灶清除有限，并采用非结构性植骨重建前中柱，未能提供足够前方支持，术后 1 年内置物断裂，稳定性重建失败

A. 术前 CT 重建示腰$_5$骶骨椎体破坏、腰$_5$至骶$_1$椎间隙破坏；B. 术后复查 X 线示行腰髂固定，内置物情况良好，前方未行结构性植骨；C. 术后 1 年复查示植骨愈合情况差，有断棒现象

（杨　进　孔清泉）

第二节　脊柱结核手术适应证

脊柱结核是结核菌全身感染的局部表现，其治疗方法应为综合的治疗方法，包括手术治疗和非手术治疗，并不是所有脊柱结核患者都需要手术治疗，脊柱结核是否需要手术应考虑以下方面：病灶破坏程度、脊柱畸形及稳定性情况、神经功能受损程度、非手术治疗效果等。对于诊断确切、临床症状不重、骨破坏轻、不伴脊柱畸形、脊柱不稳定和神经功能受损、对抗结核药物敏感的病例，可采用非手术治疗。选择非手术治疗，不仅仅是因为经济或医疗技术条件的考虑。单纯从病灶愈合的角度来讲，绝大多数脊柱结核都可通过保守治疗治愈。因此，清理病灶已不是手术的主要目的，手术的目的是针对因病灶破坏所造成的并发症，如后凸畸形、脊髓或神经根受压、脊柱不稳定等。脊柱结核的手术适应证包括以下方面：

（1）脊柱结核合并截瘫经 Frankel 分级为 A 级或 B 级。

（2）不完全截瘫经 Frankel 分级分为 C 级或 D 级者，CT 或 MRI 检查显示脊髓致压物为死骨或坏死椎间盘者应尽早手术；致压物为脓肿，抗结核治疗 1 个月后无缓解者则手术治疗。

（3）严重的或逐渐加重的后凸畸形。

（4）椎体破坏继发脊柱不稳定。

（5）患者局部疼痛加剧，不能下地行走，常规止痛药物无效者。

（6）抗结核治疗效果差，需手术切除病灶或通过手术获取标本辅助诊断者。

（7）脓肿不是手术绝对适应证，绝大多数脓肿可通过抗结核治疗吸收，若脓肿引起剧烈疼痛或髋关节屈曲，还可在 CT 引导下行置管引流术。

第三节　脊柱结核局部病灶清除术

早在 1934 年日本学者 Ito（伊藤）等报道采用病灶清除治疗腰椎结核，因没有可选用的抗结核药物作为基础治疗，效果不佳而终止。随着链霉素等抗结核药物的广泛运用，骨关节结核的治疗得到了发展。自19世纪50年代开始，天津医院方先之、郭巨灵等开始采用病灶清除的方法治疗骨关节结核，在有效的抗结核治疗的保障下，患者的病变骨质逐渐愈合，效果得到公认。1957年，方先之等编写的《骨关节结核病灶清除疗法》一书中指出，早期采用适当的外科手术直接进入结核病灶，清除寒性脓肿、结核肉芽组织和死骨，几乎可以完全彻底清除结核病灶，终止结核病变的进一步发展并防止治愈后的复发，保留了关节的残余功能，畸形患者可以进行矫形，需固定者进行了固定，被誉为方先之术式，以后在全国进行了推广。其造福广大患者，并因此获得了1978年全国科学技术奖。病灶清除术成为脊柱结核外科治疗的基础术式，以后出现的植骨融合、内固定均是在病灶清除术基础上发展起来的。

随着现代脊柱外科的迅猛发展及对脊柱结核病认识的加深，国内外许多学者认为，脊柱结核的治疗不仅满足于结核病灶的治愈，而且还要考虑到脊柱运动功能与脊髓神经功能的康复。结核病灶治愈后所遗留的脊柱后凸畸形及迟发性神经障碍受到诸多学者的重视。手术方式日趋完善，对前路、后路及前后联合入路，手术如何做到彻底病灶清除，椎管减压，畸形矫正，植骨融合内固定等问题有了更深刻的理解。现代脊柱结核手术治疗的目的是治愈病灶、稳定脊柱、稳定脊髓和早日恢复正常活动。

一、脊柱结核病灶清除手术适应证

脊柱结核病灶清除术的适应证：

（1）有较大的不易吸收的冷脓肿形成者。冷脓肿的存在说明结核病变还在进展，局部仍处于渗出、炎变进展期，它的存在可能导致椎体血供障碍和局部血药浓度无法达到所需的有效浓度，进而导致椎体骨质进一步破坏。

（2）有明确的死骨或骨空洞形成者。死骨常常与脓肿并存，由于无法再次形成活骨，并且易引起复发，所以死骨必须清除，空洞必须清理。

（3）有经久不愈的慢性窦道形成者。窦道形成后局部病灶与外界相通，容易发生继发性感染，出现结核和致病菌的二重感染；窦道形成要尽早切除窦道，切断与外界相通的途径。

（4）合并有脊髓或马尾神经压迫症状的患者。尽早解除脊髓或马尾的压迫，对于脊柱结核出现神经功能障碍是十分紧迫的。Moon认为早期清除结核冷脓肿造成的压迫与保守治疗最终的结果是一致的，但是行病灶清除，可以缩短患者的卧床时间，较快地改善功能，其疗效确切，应该尽早手术。

（5）闭合穿刺阴性需开放活检的患者。不典型结核常与转移性肿病难以鉴别，所以需要行病灶清除病理检查。

（6）经过正规抗结核治疗效果不佳、疼痛持续、免疫功能低下者，进行病灶清除对患者的治疗是有帮助的。目前单纯的结核病灶清除术仅限于骨质破坏不明显、稳定结构影响不大的结核，如腰大肌脓肿、胸椎椎旁脓肿形成等患者，这类患者术前影像学检查显示结核对骨性结构破坏不多，病灶清除后也不会损坏脊柱的稳定性，相对来说手术的创伤也比较小，不会对患者全身造成太多影响。

二、病灶清除术的手术时机

手术时机的选择决定于患者全身情况、神经损害情况及抗结核治疗的有效性等。

手术治疗应在一阶段抗结核药有效治疗之后进行。

（1）规范抗结核治疗2～4周，纠正患者的贫血和低蛋白血症，患者红细胞沉降率和CRP有明显下降，而不必等到红细胞沉降率降至正常。

（2）肺结核和其他肺外结核处于静止或相对稳定。

（3）骨病灶基本稳定，脓肿不再增大，普通细菌培养阴性，混合感染得到控制。

（4）结核中毒症状得到控制，体温基本正常，无高热。

（5）其他合并内科疾病如高血压、糖尿病得到控制。

（6）心、肺、肝、肾功能及水电解质平衡无异常。但是对于急性进行性脊髓神经功能障碍的患者应强调进行急诊手术。虽然手术创伤可能干扰细胞沉降率和CRP数值，以及会影响术后抗结核药物有效性的判断，但是脊髓神经的安全高于其他，应以挽救脊髓功能为主，宜行急诊手术减压，不可消极等待。

三、病灶的显露和方法

局部病灶是否彻底清除是脊柱结核手术治疗成功的关键，而影响病灶能否彻底清除的主要因素是病灶的显露。术前应根据影像学资料对疾病充分了解，对术中可能会遇到的困难进行预判，设计手术切口，进行暴露。

脊柱结核最常见的是椎体结核，就清除病灶而言，应以前路手术为首选。所以前路病灶清除、植骨、前路内固定是目前较常用的术式。颈、胸、腰段脊柱结核的手术入路在相应章节有详细描述。

脊柱结核病灶清除术是脊柱结核手术治疗的基本术式，应该正确认识彻底清除病灶的概念，根据不同的破坏情况，采用不同的手术方法和技巧，既达到彻底清除病灶，又保留更多的正常、可以存活的组织，以达到创伤小、并发症少、愈合快，提高生活质量的目的。

彻底的病灶清除已被广大脊柱外科医师认可，但是对于彻底的理解各不相同。脊柱结核病变中包括死骨、干酪样坏死物质、椎旁脓肿、肉芽、邻近的坏死椎间盘甚至椎管内结核性肉芽组织或骨块压迫脊髓，还有可能是后凸的椎体骨嵴或瘢痕组织。在行病灶清除术中要仔细、彻底地清除上述结核病灶。彻底是针对病变组织而言，病变组织清除了即为彻底，所以彻底是相对的；在这个过程中，亚健康和健康的组织应该保留。另外，病灶清除过程中，清除的是病变组织，但无法达到无菌状态，因此彻底也是相对的。有效的抗结核药物治疗与良好的稳定性重建仍然是脊柱结核治疗的主要方面。多数学者都认为“彻底”是相对彻底清除死骨、坏死髓核、干酪坏死组织及椎旁脓肿，而不是彻底清除硬化骨和亚健康骨。清理亚健康骨是为了准备植骨床。脊柱结核常为多椎体破坏，大多数椎体只需要清除病灶而不是做椎体次全切或全切。应当注意的细节有充分引流脓液，去除死骨和肉芽，消灭骨质中的无效腔，刮除死骨至骨面有渗血为止；脓腔壁可用纱布进行擦拭，去除更多脓腔壁上的脓苔和坏死组织；3%过氧化氢溶液（双氧水）浸泡冲洗创面，辅以大量生理盐水冲洗。

病灶清除时应当正确处理彻底清除和保留正常骨质的关系。要区分硬化骨是静止期硬化骨还是活动期硬化骨。对于夹杂有脓液、死骨、肉芽的硬化骨，应予以清除；而稳定的、静止期硬化骨予以最大限度的保留。

术前CT三维成像二维重建检查对于判断需要清除的死骨有很好的帮助。术中对于清除硬化骨只需要将硬化骨切至有渗血，成为良好的植骨床即可。

安置引流，保证局部积血和渗出有效离开病灶也是非常重要的。

第四节　病灶区植骨

植骨融合术是脊柱外科稳定脊柱的根本方法，是脊柱结核手术治疗的重要环节。脊柱结核在有效的抗结核治疗，彻底的病灶清除，最后稳定性完全重建使植骨区骨性融合。但是，脊柱结核治疗过程中的病损多样，可为连续性、跳跃性或单个骨破坏，造成的骨缺损也各不相同，所以植骨材料的选择也较为困难。

修复骨缺损的材料最佳是自体骨，仍是植骨的金标准，但是自体骨供骨区受限，给患者带来新的损伤，是制约这类植骨材料使用的因素；同种异体骨作为替代材料也有应用。合成人工骨也可选择。但是不管怎样，植骨材料要求具有成骨性、骨诱导性和骨传导性，良好的生物相容性，低的免疫原性和高的安全性才能成为好的植骨材料。

一、自　体　骨

自体骨移植是评价其他植骨技术的金标准，新鲜自体骨比同种异体骨更容易发生融合。常用的自体骨有髂骨、肋骨、腓骨等。

1. 髂骨　可选择髂前上棘后方的三面皮质骨髂骨作结构移植，有较强的支撑作用和抗结核病灶的侵蚀性，质量较优。也可以选择髂后上棘处的松质骨，但缺点是仅为松质骨，支撑能力不强，容易被结核病灶侵蚀。

2. 肋骨　通常是在开胸做胸椎结核病灶清除时切下的肋骨重新利用。肋骨较薄弱、易断；可用线锯锯成所需长短多根并联植入骨缺损区，也可以获得良好的支撑效果。

3. 腓骨　有一定的强度，但是可能存在一定的供骨区并发症。

4. 吻合血管的自体骨移植　需要血管外科医师的协助。由于受区合适的血管较难选择，目前未见有应用于脊柱结核的报道。

二、同种异体骨或人工骨运用

骨替代物能够取代自体骨实现骨缺损填充、桥接和融合，且供给量较大，并可避免取骨部位并发症的产生。目前也得到了较多的应用，但骨替代物往往无法同时具备骨诱导、骨传导和骨生成的特质。

同种异体骨的优点是减少了供骨区的并发症。但是同种异体骨移植可能存在着与输血相类似的被传染疾病的风险。由于同种异体骨植骨后需要爬行替代成为自体骨才能成功地融合，对于长段的骨缺损，不建议使用同种异体骨于脊柱结核患者。

其他人工骨替代材料包括脱钙骨基质（DBM）和骨形态发生蛋白（BMP）及羟基磷灰石、磷酸三钙等。

DBM是具有骨诱导能力的脱钙同种异体骨。DBM利用酸性溶液提取同种异体骨，使用同种异体骨的矿物质成分丢失，但保留了包括生长因子在内的胶原及非胶原蛋白。DBM作为自体骨替代物，其作用效果与其含有BMP的剂量及BMP各亚型的比例密切相关。它具有骨诱导能力，可促进骨形成，但结构完整性差，单独BMP无骨传导性。

羟基磷灰石、磷酸三钙这些替代物主要作为骨缺损的填充物，具有骨传导能力，持久稳定，供给不受限制，但无骨诱导能力及生成能力。

三、钛网植骨

填充骨质的钛网可通过钛网与骨质交界面形成广泛生物整合性，而不需要通过钛网内骨质形成彻底的骨性结构即能获得稳定。使用钛网加异体松质骨进行前路支撑植骨后，钛网获得稳定的时间可能远比我们估计的异体骨松质骨被完全爬行替代的时间要短。我国张强等认为一期前路病灶清除钛网植骨内固定治疗相邻多椎体结核（椎体间缺损6～9cm）可彻底清除病灶，矫正后凸畸形，重建脊柱稳定性。虽然钛网植骨具有一定的优越性，但对早期骨质疏松的患者应慎用，对严重骨质疏松者应禁用，以免出现早期内固定松脱及钛网下沉。另外，钛网植骨会明显增加医疗费用，因此对椎体横截面破坏不超过2/3的短节段缺损（长度小于6cm）并不提倡钛网植骨。

采用钛网骨笼重建椎体缺损时存在的主要问题：①钛网严重沉降现象。钛网严重沉降的发生与钛网锯齿端插入终板造成的尖端负荷及终板的结构性质有密切关系，尤其在严重骨质疏松患者，同时还受到钛网位置不良、钛网本身长度、内固定方法和下床负重时间等因素影响。②钛网断裂移位。有文献报道少数病例出现钛网断裂，主要与单纯采用钛网重建而未进行适当内固定及应用较薄的钛网有关。③植骨未融合。常用Bridwell标准判断骨融合情况，植骨周围与骨接触面有骨小梁形成或无透明带可以证明有骨融合发生，但对于钛网内骨融合的判断则较为困难。一般临床上应用钛网骨笼时，要辅助有效的内固定，以减少钛网沉降和移位，促进骨融合。

四、植骨融合的方式

脊柱结核手术治疗的目的是填充因病灶清除后的骨缺损，重建脊柱的稳定性、经典的手术方法是病灶清除与植骨融合。随着脊柱外科技术的进步方法得以改进，可以做前后路的融合。

（一）脊柱前路椎体的植骨融合术

由于脊柱结核以前中柱破坏为主，经前路行病灶清除，前路椎体间植骨融合可一期完成手术，重建前中柱稳定性。

1. 适应证　①脊柱结核前中柱破坏严重，病灶清除后必须植骨修复骨缺损；②脊柱后凸畸形严重，需手术矫正；③病灶清除后对脊柱稳定性有明显损害。

2. 禁忌证　①病灶经前路不能充分显露，病灶清除不彻底，植骨块易形成死骨者；②严重的混合感染者；③椎体硬化或者严重骨质疏松的患者；④全身情况不好的老年人。

3. 前路植骨融合的方式　①填充式植骨：适用于椎体内有较大骨缺损而稳定性较好，植骨椎体边缘完整者；②支撑柱骨：适用于椎体缺损较大，脊柱不稳定的患者；③镶嵌式植骨：在椎体表面做长方形的骨槽或骨缺损，再将植骨块纵行放在骨槽或骨缺损处。这三种植骨方式可根据骨缺损区情况进行单一方式植骨，也可以同时选用进行植骨。

（二）脊柱后路植骨融合术

和前路植骨融合术相比，脊柱后路植骨融合术的特点是手术操作简单，容易开展。但由于植骨位于脊柱的张力侧，缺少力学刺激，融合失败率较高。因此，单纯后路植骨融合术目前较少使用。

后路植骨融合术的适应证：①椎体病变处于静止期，但存在脊柱不稳；②前路融合失败或者前路稳定重建不够坚强，需要后路融合作补充；③前路无法作植骨融合的患者；④儿童做了前路融合手术需手术做后路生长阻滞者，以防止生长期发生或加重后凸畸形。

后路植骨融合可选用 Hibbs 融合术，融合椎板和关节突，也可以采用棘突间“H”形植骨。

（三）脊柱后外侧融合术

脊柱后外侧融合术是指把骨移植物放在后方一侧的椎板、小关节的外侧缘和横突的基底部，植骨于关节突和横突间，但融合率不高。

第五节　内固定器械的应用

在脊柱结核的治疗过程中，脊柱病变部位的稳定是影响脊柱结核愈合的重要因素。只有达到局部结核病变部位稳定时，脊柱结核病变才能静止直至最终愈合。以往脊柱结核治疗过程中强调的长期卧硬板床、石膏床、石膏背心或支具固定均坚持了稳定性这一原则。

早期达到脊柱病灶区域内骨性融合是脊柱结核治疗的最终目的。许多学者认为脊柱结核是结核杆菌感染的慢性炎症性疾病，前路内固定是在病灶区域植入内固定物，有可能产生异物反应，造成植骨溶解，加剧结核病灶蔓延等现象。所以至今在脊柱前路根治术中是否应用内固定仍存在争议。

金大地及 Ha 等从细菌黏附的角度探讨了脊柱结核内固定的安全性问题。研究发现，生物材料相关感染的原因和难治性在于细菌体内细胞外基质可黏附于材料表面形成一层生物膜，细菌得以逃避机体免疫及抗菌药物的作用，从而造成感染持久不愈。用扫描电镜观察结核分枝杆菌对内植物的黏附情况，以表皮葡萄球菌为对照，发现后者可分泌较多细胞外黏质并大量黏附于材料表面形成厚的膜样物，而结核分枝杆菌黏附极少，并且结核分枝杆菌对表面粗糙的材料吸附能力高于光滑表面。钛合金生物相容性较好，结核分枝杆菌对金属异物的亲和力小，对内植物黏附性较小，产生的生物膜既小又薄。此类研究为脊柱结核放置内固定材料的安全性提供了重要的理论依据。

1984 年饶书城等首先在我国开展脊柱结核前路一期病灶清除、椎体钉内固定技术。报道 41 例患者，术后切口愈合良好，脓肿和窦道消失，神经症状改善，术后卧床小于 3 个月。随访时优良率达到 90%，后凸畸形术后即时矫正 14°，术后 3 ～ 18 个月一直保持 10° 的矫正角度，丢失仅 4°，提高了结核病灶的愈合率（图 6-5-1）。1986 年 Moon 报道随访时间最长达 14 年的使用 Harington，Rush 加钢丝、TSRH、CD 等后路内固定治疗脊柱结核的临床效果，后凸畸形即时矫正 60% 以上，随访时矫正角度丢失仅为 2° ～ 3°。随后，许多新型脊柱前路内固定物，如 Kanada、Orion、Z-Plate、Ventrifix 等随之应用于临床。Vilmaz 报道 38 例脊柱结核经前路病灶清除并钢板内固定，术后无 1 例复发。椎弓根螺钉技术出现后，在脊柱结核后路内固定中又广泛采用椎弓根螺钉后路固定。很明显，后路内固定克服了单纯前路病灶清除植骨融合的许多不足。

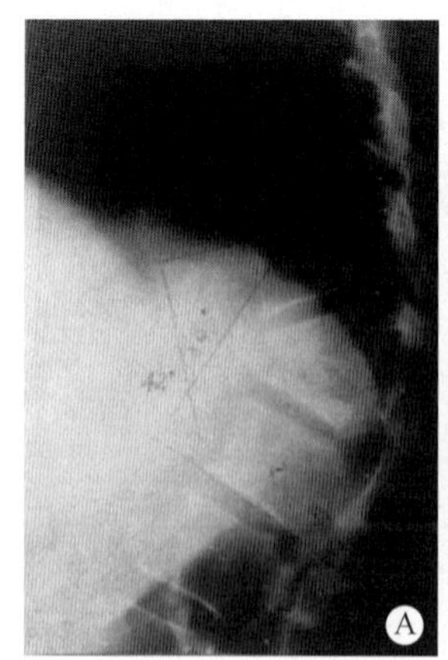

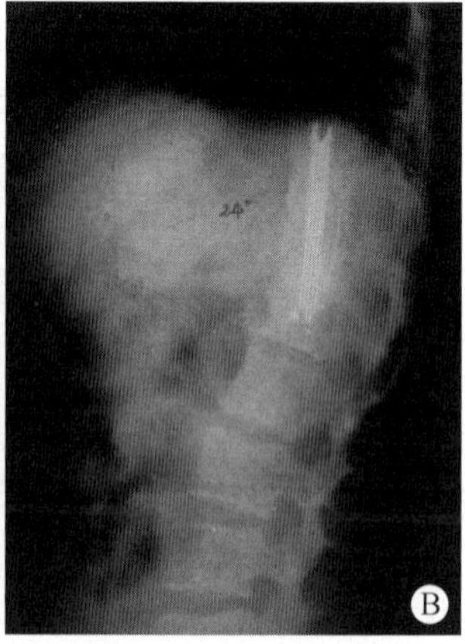

图 6-5-1　女性，30 岁。胸 $_{11、12}$ 椎体结核

A. 术前侧位 X 线片示 Cobb 角 42°，1985 年 1 月行前路病灶清除髂骨植骨椎体钉内固定术；B. 术后 21 个月椎间植骨融合良好，Cobb 角为 24°

自1997年以来，金大地等采用一期手术治疗脓肿形成的脊柱结核，其中主要是胸腰椎结核经前路病灶清除、椎体间植骨融合并前路内固定术；经后路病灶清除并后路内固定术；经后路内固定并前路病灶清除、椎体间植骨融合术。认为一期手术治疗脊柱结核疗效可靠，其可以有效清除结核病灶，解除脊髓的压迫，保证后凸畸形矫正效果，促进植骨融合，具有明显的优越性。而在结核病灶局部植入钛合金材料或不锈钢材料都是安全的。

2000年，金大地等报道采用前路钢板治疗胸腰椎结核11例，术后病灶平均3.8个月愈合，后凸畸形矫正10°±6°。脊柱结核在有效抗结核药物治疗和彻底病灶清除的基础上，脊柱结核病灶内使用内固定物的安全性已经得到实验及临床研究的证实。对于大多数脊柱结核病例均可采用一期手术治疗，避免二次或多次手术，减轻患者痛苦，降低医疗费用。

随着脊柱外科手术技术的发展。内固定技术在脊柱结核手术治疗中得到广泛的运用，临床实践证明，它可以预防和矫正脊柱的后凸畸形，增加病灶清除及减压后的稳定性，缩短患者的卧床时间，促进植骨融合，有利于结核病灶的治愈和患者的早期康复。

目前脊柱结核内固定的适应证应从以下几方面考虑：

（1）稳定性丧失，脊柱结核破坏了脊柱稳定性结构，如椎间盘、椎体骨质、椎弓，需要内固定器械维持脊柱稳定性者。

（2）彻底病灶清除后骨质缺损进行融合后需要维持植骨的稳定性环境者。

（3）脊柱结核后凸畸形的矫形及维持矫形效果者。

（4）长节段结核手术治疗后避免进一步出现脊髓损伤风险者。

（5）出现脊髓损伤症状需行减压后可能破坏更多的骨性结构，需要内固定进行稳定性重建者。

一、内固定入路与固定节段

脊柱结核内固定方式分为前路固定和后路固定。选择前路固定方式还是后路固定方式应根据病变的节段、受累的范围、病变椎体破坏的严重程度、患者全身情况、年龄等因素来决定。

1. 前路内固定术　前路固定术的最大优势在于行病灶清除的同时一起同一切口完成内固定。手术时间短，损伤相对较小，内固定操作简单。但缺点是长节段固定较为困难，甚至不可能达到坚强的固定；如果合并后凸畸形则矫形效果可能不如后路内固定好；有骨质疏松的患者前路固定可能效果不佳。

2. 后路内固定术　后路固定术的优势在于固定可靠，对病椎的干扰小，矫形效果好。缺点是不能与前路病灶清除术一起一次性的固定，需后路另行切口手术固定，时间较长，需要与前路病灶清除、植骨融合联合治疗脊柱结核。

二、脊柱结核固定节段的选择

脊柱结核固定范围的选择，目前常用的有以下几种：

1. 短节段固定　即跨越上下各一个正常运动单元的内固定。分为前路短节段（图6-5-2）固定和后路短节段固定。

2. 长节段固定　即跨越病椎上下各两个或两个以上的运动单元的固定（图6-5-3）。

3. 单节段固定　仅固定病变的运动单元（图6-5-4）。

在固定强度足够的情况下，固定的运动单元越多，对脊柱活动的影响越大，可能产生邻椎病（adjacent segment disease，ASD），生物力学研究表明，融合、固定节段越长，邻近节段的活动和椎间盘的应力随之增大，越容易引起邻近节段的退变。Gillet等通过长期的临床观察证实，融合、固定节段越长，邻近节段退变发生率越高，程度也越重，单节段、双节段、3～4个节段固定后因ASD引起的再手术率呈依次递增趋势。Bastian认为固定节段越长，其邻近节段小关节也越容易退变，并认为患者术后出现腰痛的症状与此也有密切关系。这主要是由于固定融合节段越长，邻近节段的运动代偿就越大，应力也越集中，椎间盘的压力也随之增加，最终加速了邻近节段的退变；反之，减少融合、固定节段可减少邻近节段的退行性变。

在固定强度足够的情况下，固定节段越多，假关节的发生率越高，术后出现内固定断裂、脱出的风险也相应增高。

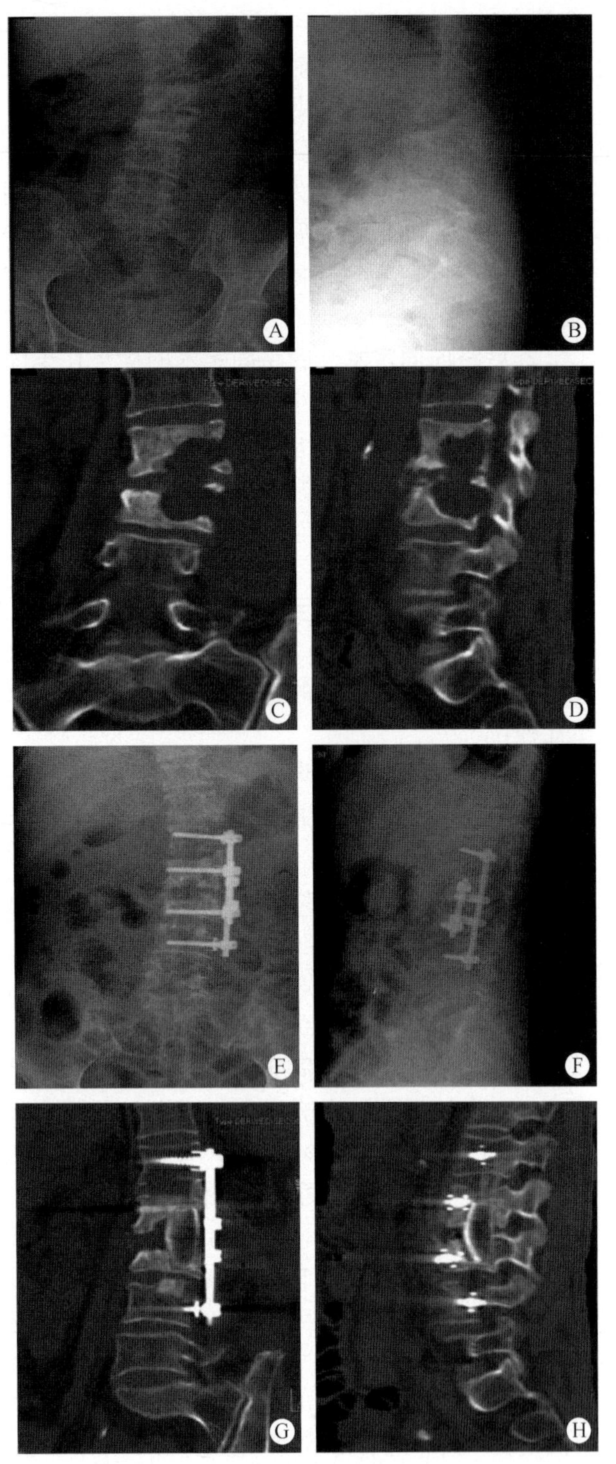

图 6-5-2　前路短节段固定

A ~ D. 腰$_{2、3}$椎严重骨质破坏，在病椎间植入髂骨块，单节段固定基础上给予相邻节段短节段固定以增加稳定性。值得注意的是，$L_{1、2}$及$L_{3、4}$之间也采用髂骨植骨以重建腰椎稳定

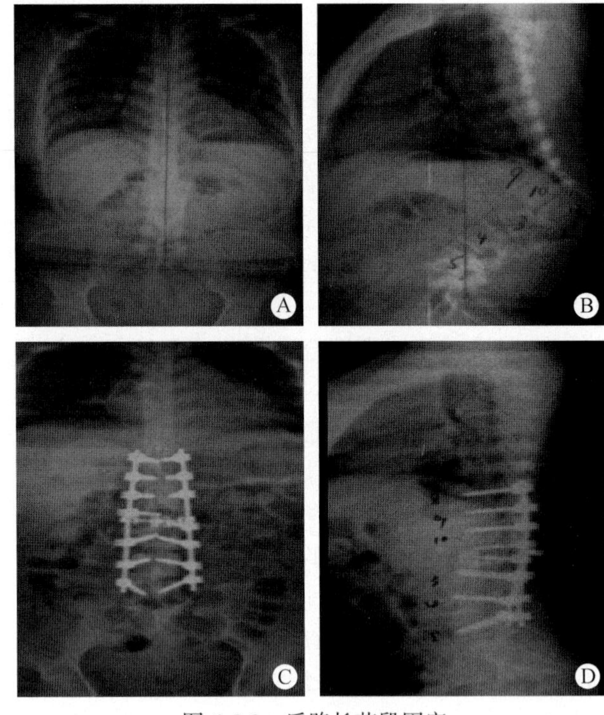

图 6-5-3　后路长节段固定

胸腰段结核伴后凸畸形，采用后路长节段内固定并椎间植骨融合矫正后凸畸形

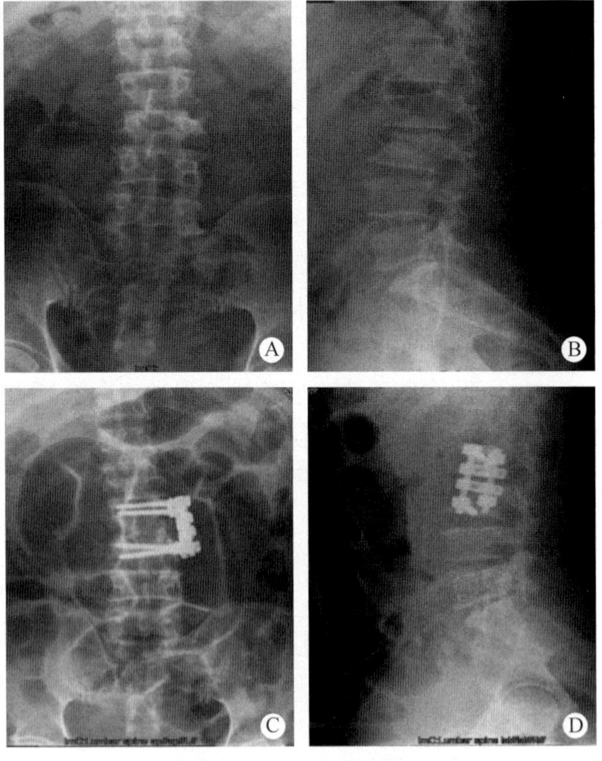

图 6-5-4　前路单节段固定

腰$_{2、3}$椎骨质破坏小于 1/3，行病椎间单节段固定

三、病椎间内固定手术适应证

临床应用时应该严格把握适应证才能最大限度地发挥其优势，目前认为病椎间内固定手术适应证：①椎弓根、椎板、关节突骨质条件较好者，病椎间固定置入内植物较少，故应力较大，骨质条件不好者容易失效。②内植物能够置入相邻脊椎者，在病灶清除之后，病椎间的相邻椎体或椎弓根、椎板、横突上能够置入各自相应的内固定材料。如果在病灶清除之后，一个运动单元相邻两个脊椎的前方椎体和后方附件无法置入内植物，则不适于单节段固定。③椎间能够支撑植骨者，椎间缺损最好能支撑植骨，以增加内固定器械的即时稳定性。

不适用于病椎间固定病例：①后凸畸形严重者；②老年人或骨质疏松的患者；③骨病治愈型与骨病静止型结核伴脊柱后凸畸形的截骨矫形、内固定手术的患者。

四、病椎间内固定方式的选择

由于脊柱结核累及椎体可能不是整个椎体，而只是围绕病变椎间隙上下两个椎体相应的部分，因而病灶清除时可能残余的椎体还可以作为内固定置入的部位，对于这类患者，可以选择做病椎间的内固定。

1. 剩余椎体高度 >2/3 者　可在病灶清除、支撑植骨后完成前路病椎间的内固定。但是前路固定置入螺钉时如果残余椎体不能把持螺钉，则需延长固定并行固定内所有节段的融合，避免内固定失败。

2. 剩余椎体位于 1/3 ~ 2/3 者　残余椎前路钢板已无法植入，可以做前路支撑植骨，后路病椎椎弓根固定。

3. 椎体高度 <1/3 者　残余椎体高度太低，前路椎体无法进行内固定，如行后路常规椎弓根钉内固定，钉的前段势必裸露在缺损区内，宜用短椎弓根螺钉，长度为 20 ～ 30mm，使螺钉前端仅达椎弓根前缘附近，不进入缺损区。

4. 多节段病椎间内固定

（1）连续多节段脊柱结核行病椎间内固定比单一节段病变者更稳定，可在病椎间椎弓根植入较多的椎弓根钉，有较好的矫形与固定作用。

（2）跳跃性脊柱结核的病椎间内固定：若两处结核病椎间相隔仅一个正常运动单元，则可将此正常运动单元固定和融合，上、下两处病变全部融为一体，以免应力集中，过早发生 ASD；若两处病变之间相隔两个以上正常运动单元，则应保留此正常运动单元，不要将其融合，按两处病变分别进行内固定。

（李　涛　胡云洲　宋跃明）

参考文献

方先之，陶甫，郭巨灵，等，1957. 骨关节结核病灶清除疗法 . 北京：人民卫生出版社，1-68.

方先之，陶甫，尚天裕，等，2005. 骨关节结核病灶清除疗法：941 例临床报告（节选）. 中华外科杂志，43（12）：830-832.

冯大雄，宋跃明，2004. 前后路联合手术治疗胸、腰、骶椎脊柱结核 . 中国脊柱脊髓杂志，14（12）：754-756.

胡豇，王跃，刘仲前，等，2014. 胸腰椎结核重度后凸畸形并截瘫的手术治疗 . 中国修复重建外科杂志，28（9）：1110-1114.

胡云洲，沈怀信，饶书城，等，1981. 脊柱结核截瘫 259 例治疗方法的选择与疗效分析，中华骨科杂志，1（4）：195-199.

胡云洲，宋跃明，曾建成，2015. 脊柱肿瘤学 . 北京：人民卫生出版社，418-425.

瞿东滨，金大地，2008. 正确认识脊柱结核病灶清除术（述评）. 中国脊柱脊髓杂志，18（8）：565-567.

瞿东滨，金大地，陈建庭，等，2005. 脊柱结核外科治疗的术式选择 . 中华骨科杂志，25（2）：74-78.

蓝旭，许建中，刘雪梅，等，2011. 前后联合入路病灶清除植骨融合内固定治疗腰骶椎结核 . 中国修复重建外科杂志，（10）：1176-1179.

蒲育，何敏，胡云洲，等，2011. 腰骶段脊柱结核的手术治疗 . 中国骨肿瘤骨病，10（4）：351-354.

饶书城，宋跃明，2007. 脊柱外科手术学 .3 版 . 北京：人民卫生出版社，335-343.

施建党，王骞，王自立，2016. 胸、腰椎结核融合及内固定范围的合理选择 . 中华骨科杂志，36（11），745-752.

姚建强，李晶，冯俊祥，等，2015. 腰骶段结核治疗进展 . 中华临床医师杂志（电子版），（9）：1719-1723.

郑晨希，饶书城，牟至善，等，1992. 椎体钉在胸腰椎结核手术治疗中的应用 . 中华骨科杂志，12：401-404.

周忠杰，李涛，宋跃明，等，2016. 旁正中腹膜后入路病灶清除植骨融合内固定治疗腰5骶1结核 . 中华骨科杂志，36（11）：691-698.

周忠杰，宋跃明，刘立岷，等，2015. 后路闭合张开式截骨治疗儿童青少年静止期胸腰椎结核后凸畸形 . 中国脊柱脊髓杂志，25（1）：27-33.

Abumi K，Panjabi MM，Kramer KM，et al，1990. Biomechanical evaluation of lumbar spinal stability after graded facetectomies. Spine，15（11）：1142-1147.

Benzel EC，2015. Biomechanics of spine stabilization. Stuttgart：Georg Thieme Verlag.

Denis F，1984. Spinal instability as defined by the three-column spine concept in acute spinal trauma. Clin Orthop Relat Res，（189）：65-76.

Fisher CG，Dipaola CP，Ryken TC，et al，2010. A novel classification system for spinal instability in neoplastic disease：an evidence-based approach and expert consensus from the Spine Oncology Study Group. Spine，35（22）：E1221-1229.

Ito H，Tsuchiya J，Asami G，1934. A new radical operation for Pott's disease：report of ten cases. J Bone Joint Surg Am，16：499-515.

Kifune M，Panjabi MM，Arand M，et al，1995. Fracture pattern and instability of thoracolumbar injuries. Eur Spine J，4：98-103.

Kodil K，Alan MS，Bilge T，2007. Medical management of Pott disease in the thoracic and lumbar spine：a prospective clinical study. J Neurosurg Spine，6：222-228.

Mimura M，Panjabi MM，Oxland TR，et al，1994. Disc degeneration affects the multidirectional flexibility of the lumbar spine，Spine，19（12）：1371-1380.

Moon MS，Moon YW，Moon JL，et al，2002. Conservative treatment of tuberculosis of the lumbar and lumbosacral spine. Clin Orthop Relat Res，398：40-49.

Myung SM，Young KW，Kyu SL，et al，1995. Posterior instrumentation and anterior interbody fusion for tuberculosis kyphosis of dorsal and lumbar spine. Spine，17：1910-1916.

Oguz E，Sehirlioglu A，Altinmakas M，et al，2008. A new classification and guide for surgical treatment of spinal tuber culosis. Int Orthop，32（1）：127-133.

Panjabi MM，1992. The stabilizing system of the spine. Part I. Function，Dysfunction，Adaptation，and Enhancement. J Spinal Disord，5（4）：383-389.

Panjabi MM，1992. The stabilizing system of the spine. Part II. Neutral zone and instability hypothesis. J Spinal Disord，5（4）：390-396.

Panjabi MM，2003. Clinical spinal instability and low back pain. J electromyoqr Kinesiol，13（4）：371-379.

Panjabi MM，Lydon C，Vasavada A，et al，1994. On the understanding of clinical instability. Spine，19（23）：2642-2650.

Pope MH，Panjabi MM，1985. Biomechanical definitions of spinal instability. Spine，10（3）：255-256.

Thomas MC，Eldin K，Robert W，et al，1994. The load sharing classification of spine fractures. Spine，19（15）：1741-1744.

Vaccaro AR，Lehman RA，Hurlbert RJ，et al，2005. A new classification of thracolumbar injuries：the importance of injury morphology，the integrity of the posterior ligamentous complex，and neurologic status. Spine，30（20）：2325-2333.

Yasuoka S，Peterson HA，MacCarty CS，1982. Incidence of spinal column deformity after multilevel laminectomy in childrenand adults. J Neurosurg，57（4）：441-445.

Zhao F，Plllintine P，Hole BD，et al，2005. Discogenic origins of spinal instability. Spine，30（23）：2621-2630.

第七章　脊柱结核手术中神经电生理监测

第一节　概　　述

神经电生理（electrophysiology）是利用电生理记录与分析的专用电子仪器记录或测定整体神经系统或单通路神经通道的神经电位变化、传导速度和电活动的方法。临床神经电生理学技术包括神经传导检查（神经电图）、肌电图、感觉诱发电位和运动诱发电位等。

诱发电位是指神经系统某一特定位置接受刺激后，在中枢或外周，感觉或运动神经系统的相应部位记录到与刺激有固定潜伏期关系即锁时关系的生物电反应。在感觉系统中，包括感受器、感觉神经和感觉传出通道受到刺激后，从脊髓和脑部引出的电位称为感觉诱发电位，主要包括躯体感觉诱发电位、视觉诱发电位、听觉诱发电位等。在运动系统中，刺激脑和脊髓的运功中枢或传出通道，在刺激点下方的传出通道和效应器——肌肉记录的电位称为运动诱发电位。

肌电图是通过电极加以拾取，利用电子放大记录装置对肌肉的电生理活动进行检测放大，以定性定量的方式将不同情况下的肌肉收缩时发生的神经生物电活动显示在阴极射线示波器上，也可以经扬声器转变成音响记录下来。记录到肌电图后可以对肌电位的单个或整个图形进行分析，以了解运动单位的状态，评定和诊断神经肌肉功能。

基本方法：

（1）感觉诱发电位——监测脊髓背索上行感觉神经（传递本体感觉和一部分精细触觉）传导系统的功能。

（2）运动诱发电位——监测脊髓腹索下行运动神经传导系统的功能。

（3）脑干听觉诱发电位——通过听觉传导通路监测脑干功能状态及听神经功能。

（4）肌电图及神经肌肉激发电位——监测支配肌肉活动的脑神经、脊髓神经根丝及外周神经的功能。本章中所涉及的肌电图记录仅限于手术中监测应用，主要监测不同肌肉组的整体肌电活动，而不包括临床上用于诊断神经肌肉病变的单一肌纤维和肌束的神经电图记录的内容。

（5）经颅脑血管多普勒超声波——直接显示大脑基底动脉环各大血管及压力状态，了解大脑供血状态。

（6）脑电图——显示大脑半球皮质功能。

（7）脑局部血氧饱和度测定——了解大脑皮质血氧代谢状态。

在脊柱手术中由于手术部位、解剖等原因目前运用最多的是感觉诱发电位、运动诱发电位和肌电图三种监测方法。

第二节　感觉诱发电位

感觉诱发电位，简单地说就是记录感觉传导系统对于刺激（通常是电刺激）引发的反应。刺激外周神经引发的感觉冲动经脊髓上传至大脑，在整个传导通路上的不同部位，记录电极所记录的神经传导信号经过监测仪放大器放大后的波形就是感觉诱发电位。按记录部位的不同分为皮质体感诱发电位（CSEP）、脊髓体感诱发电位（SSEP）、节段性体感诱发电位（SegSEP）。

感觉诱发电位的波形是由不同反应时间、不同幅度的电压形成的系列波峰、波谷组成的，通常以波幅和刺激 - 反应时间或称潜伏期来记录波形。在手术监测中的波幅是指峰 - 谷的电压差值，刺激 - 反应时间则是指从刺激到反应波形高峰的时间。峰 - 峰反应时间又称峰间潜伏期，是指两个不同的波幅之间的反应时间的长短（图 7-2-1）。

诱发电位波形的标记：目前还没有统一的波形命名，临床实践中对诱发电位波形的命名方法大致有三种：第一种方法是以波峰的位相（P 代表正相，N 代表负相）附加各波形出现的先后顺序以数字表示，如 N_1、N_2、N_3……P_1、P_2、P_3 等。第二种方法以波形的位相（P 代表正相，N 代表负相）附加各波形的正常潜伏期来表示，如 N_{20}、N_{45}……

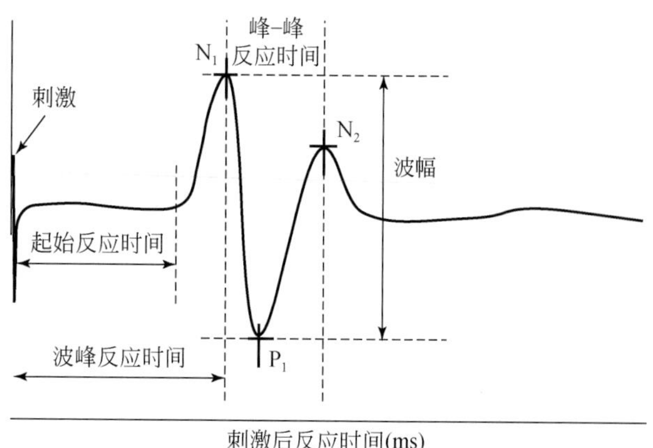

图 7-2-1　诱发电位反应波形、波幅、潜伏期反应时间及标记示意图

P_{25}、P_{37} 等。第三种方法以诱发电位的特征波形成分所反映的神经生理意义来命名，如 MEP 中的 D 波和 I 波。诱发电位的波形可以是单相波、双相波、三相波，多为双相波和三相波。双相波有开始的正相（波形向下偏折），随之为较大的负相（波形向上偏折）；三相波则开始为正相波，随之为负相波，继而出现终末的正相波（图 7-2-2）。

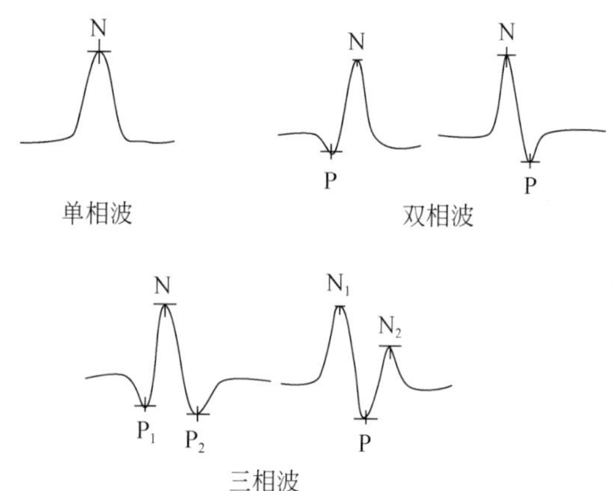

图 7-2-2　诱发电位不同反应波形示意图

如果从刺激到向下的反应波峰潜伏期的时间为 37ms，则反应波峰的标记为 P_{37}。同理，负相波的反应时间约为 45ms，标记则为 N_{45}（图 7-2-3）。

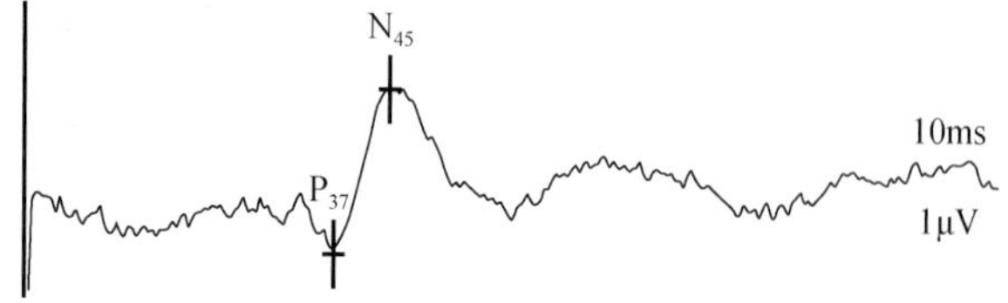

图 7-2-3　诱发电位以潜伏期时间为波峰波谷标记图

皮质体感诱发电位（CSEP）：是由刺激神经（上肢：正中神经、尺神经；下肢：胫后神经、腓总神经）在脑皮质感觉区所记录到的电位。1947 年 Dawson 首先在人头皮上记录 CSEP，1954 年采用计算机叠加技术，20 世纪 60 年代后在临床上被广泛应用。

脊髓体感诱发电位又称皮质下体感诱发电位，是由刺激周围神经或脊髓远端，在相应脊髓近端侧记录到与刺激有锁时关系的节段性和传导性电位。节段性指记录电极邻近脊髓后角的突触后电位，表示该节段的神经功能。传导性则指经后索传导的动作电位，表示脊髓的传导功能。自 1946 年 Pool 首先测定截瘫患者的脊髓电位变化，20 世纪 70 年代开始应用于临床。

节段性体感诱发电位（SegSEP）是通过刺激脊神经后根感觉纤维特定的皮肤感觉分布区即皮节，在皮层记录到皮节体感诱发电位（DSEP）或直接刺激感觉皮神经或混合神经的皮节即皮神经干，在头皮记录的 SegSEP。前者 DSEP 的波幅较低，波形也欠清晰，颈髓和腰髓电位难于检出，并由于皮节受邻近神经根的重叠支配，故对神经根功能障碍定位欠准确；后者的图像较前者清晰，也同时记录感觉神经动作电位和脊髓诱发电位，对神经根、脊髓等节段性感觉损害的定位有独特的作用，但是皮神经多涉及 2 条神经根，有时对刺激点的准确定位较难。

值得注意的是，在临床工作中，主刀医师在手术时往往都是避免对脊髓、神经根的直接刺激，尽量减少对其刺激干扰，这些监测都是方便服务于临床工作的，协助医师安全有效地进行手术。因此，对于技术要求高，刺激脊髓而获得的 SSEP 和 SegSEP 在临床工作中实际很少使用。本章节重点讲述在实际临床工作中使用最广泛成熟的感觉诱发电位是皮质体感诱发电位。

（一）正中神经、尺神经感觉诱发电位监测

1. 刺激部位　阴极（刺激）电极放置在掌长肌和尺侧腕屈肌的肌腱之间，约在腕褶上 3cm 处，阳极（参考电极）放置在离阴极电极 2～3cm 的掌侧，接地电极放在前臂肩头或头皮处，如若外伤或其他原因不能放在腕部放置电极，可将肘部内侧中央部位作为正中神经的刺激点，同样也可以在尺骨内上髁附近作为尺神经的刺激部位（图 7-2-4）。

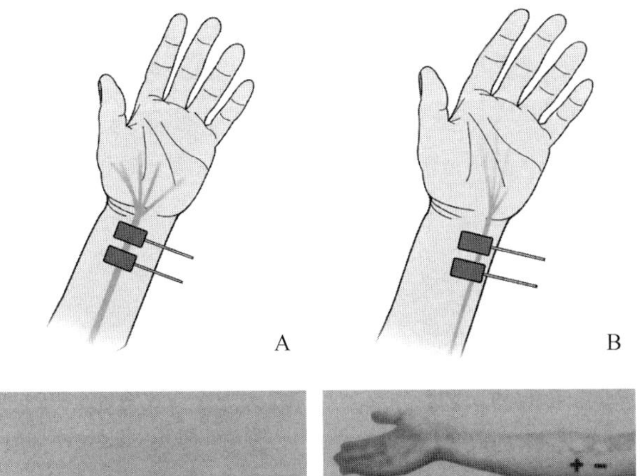

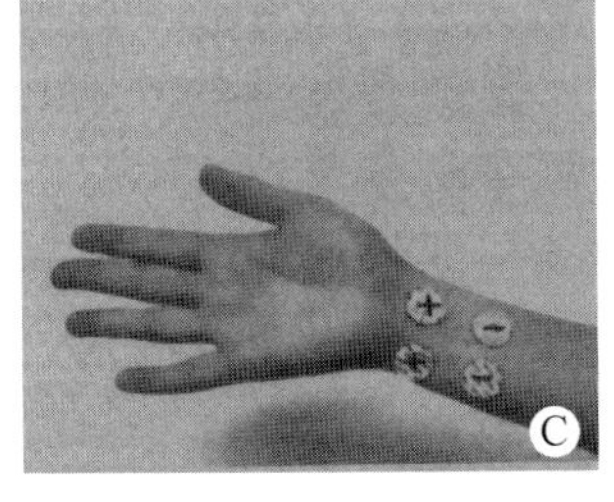

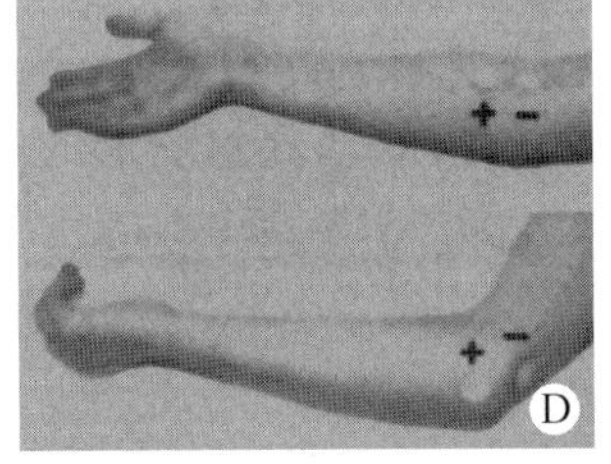

图 7-2-4　正中神经、尺神经刺激部位

2. 刺激参数　包括刺激强度、刺激频率和刺激间期。

（1）刺激强度：对于体感诱发电位来说，没有一个绝对固定的刺激强度，能否成功地引出体感诱发电位受很多因素的影响，如患者的胖瘦、脊髓病变、刺激电极的种类、麻醉药物的使用及麻醉深浅等。一般来说刺激时引起远端指（趾）微动为止。通常不超过 40mA。

（2）刺激频率：是指在单位时间内重复刺激发生的次数。一般为 2.1 ～ 4.7Hz。

（3）刺激间期：是指单个电刺激所持续的时间。每个刺激间期的时间越长，所提供的刺激量就越大。通常使用间期为 100 ～ 300μs。

3. 记录部位　正中神经、尺神经感觉诱发电位的记录部位是沿着整个外周及中枢神经传导途径上不同部位安置电极的，以记录各节段神经电位的反应。根据解剖结构，上肢感觉神经诱发电位的记录部位包括锁骨上窝处的 Erb 点，记录从刺激点到锁骨上窝处外周神经产生的神经电位反应；颈$_{2\sim5}$椎体水平（C2S）放置颈部电极，记录颈电位；头皮电极记录点位为 C_3' 和为 C_4'，记录中央区感觉皮质产生的皮质电位。颈部电极、头皮电极常选用 Fz 作为参考电极。

最常用的头部电极安放法是根据国际会议所建议的 10/20 系统（图 7-2-5），测量方法是前后方向从鼻根部到枕外粗隆的中央连线，在这条线上定出额极（Fp）、额（F）、中央（C）、顶（P）和枕（O）五点，其间距离各为 1/5，头的两侧是以左右耳屏前点通过中央的连线，在这条线上也定出五点，其间的距离也是各为 1/5，离耳屏前点线上 1/10 为颞点（T），在颞叶上安放电极的前后连线，是从中线上的 Fp 点经过中央线上的 T 点，再回到中线额 O 点连线。Fp 就在前端离开线 1/10 距离的位置上，O 点也在后端离开中线 1/10 的距离处，其余各点相距均为 1/5。其中 C_3' 是选在距 C_3 2cm 之后，C_4' 选在距 C_4 2cm 之后。

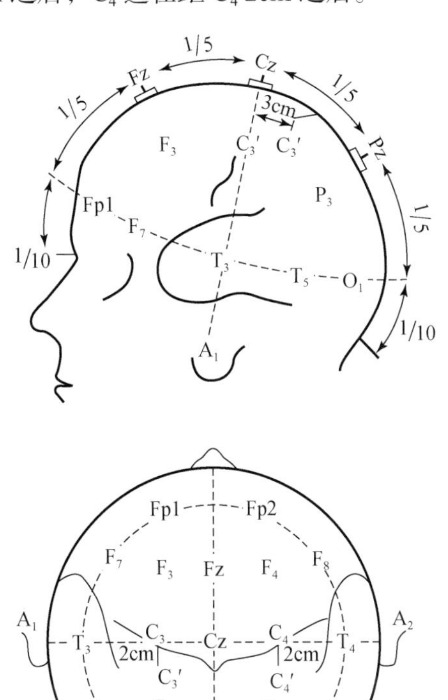

图 7-2-5　头皮电极安放位置图解

记录导联：

导联 1：EPi（－）～ EPc（＋）为 Erb 点电位，记录外周神经动作电位。

导联 2：C2S（－）～ Fz（＋）为颈部电位，记录脊髓灰质的突出后电位。

导联 3：C_4'（－）～ Fz（＋）为皮质电位，记录对侧皮质突触后电位。

导联 4：C_4'（－）～ C_3'（＋）为皮质电位，记录皮质的突触后电位。

EPi——同侧（左）Erb 点，EPc——对侧（右）Erb 点。右侧正中神经感觉诱发电位的记录，导联 3 应为 C_3'(－)～ Fz(＋)，导联 4 为 C_3'(－)～ C_4'（＋）。

刺激正中神经或尺神经后的传入冲动，可以在不同记录点上记录到诱发电位。神经冲动从腕部到达臂丛（记录点是 Erb 点）的时间是 9 ～ 11ms，随后是神经冲动由脊神经根进入脊髓引发的颈电位，记录点在颈 $_{2\sim5}$，神经冲动传导时间是 13 ～ 16ms，上传的感觉纤维在薄束核交叉后的纤维经丘脑最后传到中央后回感觉皮质，引发皮质电位，记录点在 C3′、C4′，传导时间为 20 ～ 22ms（图 7-2-6）。

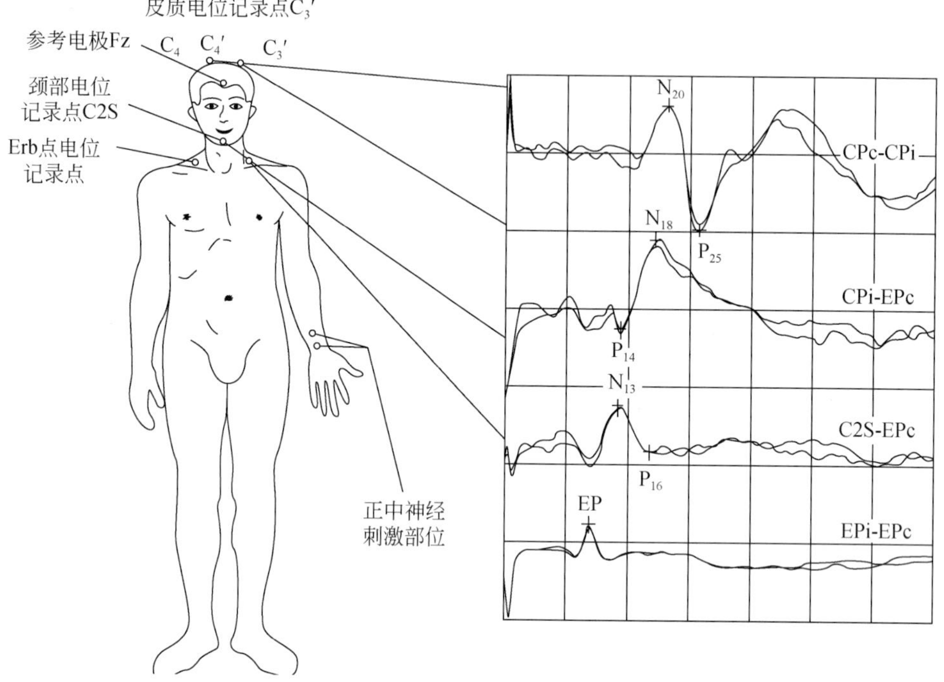

图 7-2-6　正中神经刺激点、记录部位和反应波形示意图

（二）胫后神经感觉诱发电位

1. 刺激部位和刺激参数　下肢感觉神经刺激通常采用内踝部胫后神经和膝部后外侧腓总神经作为刺激点，由于胫后神经相比腓总神经来说，解剖部位个体差异小，也可以采用腘窝部位记录腘窝电位，作为外周神经刺激的对照，因此胫后神经是手术监测最常用的刺激点。胫后神经刺激的刺激电极（阴极电极）放在跟腱与内踝之间的部位，靠头侧，阳极电极（参考电极）放在离阴极 3cm 处的尾侧（图 7-2-7）。刺激参数与正中神经刺激参数大体相同，由于传导的距离较上肢远，刺激强度要稍高于上肢神经刺激。

2. 记录部位　记录胫后神经诱发电位，通常需要有 3 ～ 4 个导联，即外周神经的腘窝电位、颈部记录的皮质下电位及皮质电位。

（1）腘窝电位：在腘窝处放置 2 个电极，记录电极（负极）在远端，参考电极（正极）在近端，记录刺激胫后神经后在腘窝处产生的外周神经电位，传导时间约 10ms。

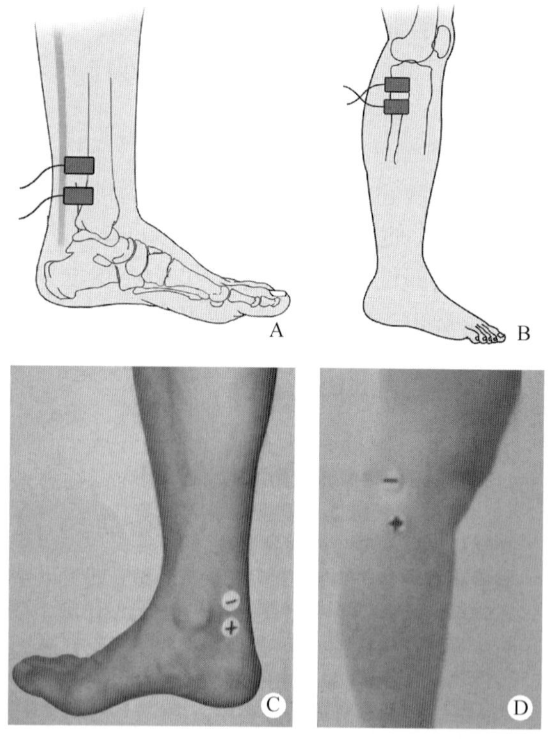

图 7-2-7　胫后神经刺激部位

（2）腰电位：刺激反应信号继续上传经坐骨神经分出的不同的神经根从腰$_2$到骶$_1$的椎间孔进入脊髓的不同节段。在下胸部（T_{12}）上腰部（L_1）用记录电极和髂前上棘的参考电极为导联可以记录到腰电位，传导时间约为20ms。记录电极（阴极）放置在腰$_1$水平，参考电极（阳极）放置在髂嵴处。由于腰电位记录电极放置位置限制，通常胸腰部手术不用记录此电位。

（3）皮质下电位：上传的神经到达脑干、皮质下结构的时间为28～30ms。与正中神经颈电位不同的是，由于皮质下电位是"远场电位"，因此放置在颈$_2$（C2S）水平的颈部电极相对而言是作为参考电极（阳极），而记录电极（阴极）通常采用额部的Fz。波形标记为P_{31}、N_{34}。

（4）皮质电位：刺激胫后神经产生的神经冲动传至延髓下部楔束核，交换神经元后，传入纤维交叉到对侧，经丘脑传至大脑中线对侧皮质下肢感觉代表区，传导时间为37～40ms。皮质电位通常采用Cz作为记录电位，以Fz作为参考电极。

3. 记录导联

导联1：PF（-）～PF（+）为腘窝电位，记录外周神经动作电位。

导联2：LP（-）～LP（+）为腰电位。

导联3：C2S（-）～Fz（+）为皮质下电位，记录脑干、丘脑的突触后电位。

导联4：Cz（-）～Fz（+）为皮质电位记录皮质的突触后电位（图7-2-8）。

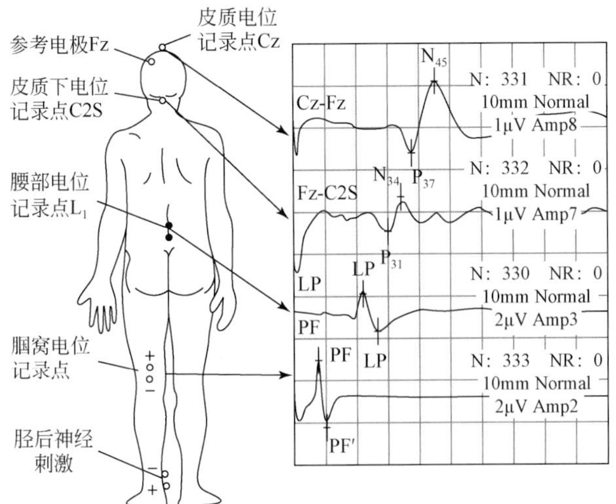

图7-2-8 胫后神经刺激点、记录部位和反应波形示意图

（三）影响感觉诱发电位的因素

1. 麻醉对感觉诱发电位的影响 由于全身麻醉对神经传递有抑制作用，特别是对大脑皮质细胞传递有明显的抑制作用，所以对感觉诱发电位也有明显的抑制。麻醉对突触传递的抑制作用比对轴突传导的抑制作用大，因此记录的皮质电位远比记录的脊髓、皮质下电位受到麻醉抑制的影响要大得多。

感觉诱发电位的影响与麻醉深度、麻醉用药种类及用量有关。通常是氟烷类>N_2O>异丙酚>芬太尼>肌松剂。对于术中的监测，我们则是关心术中诱发电位的变化，麻醉药物虽说是会削减诱发电位的波幅和潜伏期，乃至整个波形的形态，但只要在整个监测过程中麻醉的深度、用药、用量没有明显的变化，那么单纯对于麻醉来讲我们的诱发电位是没有变化的。如果监测者没有及时了解麻醉的变化及认识麻醉剂的影响作用，那么就无法合理、正确地解释诱发电位的变化，甚至导致监测失败。

鉴于麻醉的影响，诱发电位监测在麻醉师的密切配合下进行，通常就能记录到恒定、可靠的诱发电位。比较理想的全身麻醉方案是使用纯静脉麻醉或者是按照一定比例复合麻醉，并加用人工控制性降压。有许多文献报道了麻醉对感觉诱发电位（SEP）的影响，回顾这些研究结果可以归纳多种适用SEP监测的麻醉方案。有的研究认为，对SEP监护影响最小的麻醉方案是一氧化氮、氧气、麻醉镇痛药与异丙酚按一定配比使用，但是在许多场合下需要吸入麻醉剂如氟烷、安氟醚、异氟烷等。从以往的经验看，低于1MAC的吸入麻醉剂可以进行SEP的监护，但是在手术过程中难以维持稳定。麻醉剂的选择不能取决于诱发电位监护的要求，还要考虑患者的自身情况、手术时间及其他因素。监护人员可以要求麻醉医师尽可能地减低麻醉剂的变化以维持稳定，从而减小对SEP的影响。监护人员需要了解各种麻醉剂的使用情况，根据麻醉的变化情况及时调整对诱发电位监测值的判断，避免由麻醉影响造成的假阳性或假阴性的监护结果。

2. 温度对感觉诱发电位的影响 一般来说，当体温低于32℃时，神经功能活动会降低，这是由于减少了神经递质的释放和降低了突触传递过程。在神经电生理方面的变化表现为静息膜电位的降低、波幅降低、神经动作电位反应时间增加和神经传导速度减少。突触传递（大脑神经元）比轴突传导（皮质下、脊髓）对低温的反应更敏感。

体温每下降1℃，外周神经传导和中枢神经传导都会相应地延迟5%和15%。

降低体温时所引起的感觉诱发电位潜伏期的变化发生比较快，一般是随着体温的下降，诱发电位的潜伏期也随之延长。低温对感觉诱发电位潜伏期的延长是非常明确的，但对波幅的影响无明确的报道。

3. 动脉血压的变化及缺血对感觉诱发电位的影响　血压的变化，特别是平均动脉压的降低到自动调节阈值水平以下，就会引起感觉诱发电位波幅的进行性降低，但是一般不会引起潜伏期的延长，这种波幅的降低可以是可逆性的，也可是不可逆性的。这就取决于血压降低造成脊髓缺血的程度和时间。往往在临床操作中平均动脉压低于50mmHg，可造成感觉诱发电位波幅的降低，此时监测者应引起注意，尽快提高患者的平均动脉压，避免平均动脉压的继续下降而加重脊髓缺血程度和时间，造成脊髓不可逆的损伤。对此，大量的临床工作证实在手术中最低应维持患者的平均动脉压在60mmHg以上。

（四）感觉诱发电位的报警标准和诠释

手术中监测患者的感觉诱发电位波幅及潜伏期的数值，要以该患者在麻醉平稳后的基数值为准，衡量手术中躯体感觉诱发电位的变化。正确地解释手术中体感诱发电位的变化，来自于完整的、清晰的、可靠的诱发电位反应的记录。将脊柱外科手术过程分为五个时相：第一个时相是在手术准备阶段，对患者施行诱导麻醉，尚未切皮之前；第二个时相是脊柱暴露阶段，术野内椎旁肌肉及软组织被剥离后，尚未进行器械操作及脊柱和脊髓操作时；第三个时相是放置内固定器械阶段；第四个时相是涉及脊柱、脊髓及椎管内操作，包括撑开加压、去旋转、截骨、椎管减压等；第五个时相是手术结束、伤口缝合阶段。首先要在第二个时相切口完全暴露后建立诱发电位的基准线（在实际操作中，患者体位完全确定后，手术开始时麻醉医师都会加深插管时麻醉状态以维持整个手术过程，此时如果按照传统的在插完管、体位确定好后设定基线的方法，我们的监测将会失败。因为开始手术时麻醉加深，导致暴露过程中诱发电位的波幅和潜伏期与基准线不一致，实际此时主刀医师还没有操作到脊髓，误导手术的节奏，出现假阳性的结果），这一基线应该清晰地显示各诱发电位的波形，并在整个监测过程中保留在显示屏上以作比较（图7-2-9）。

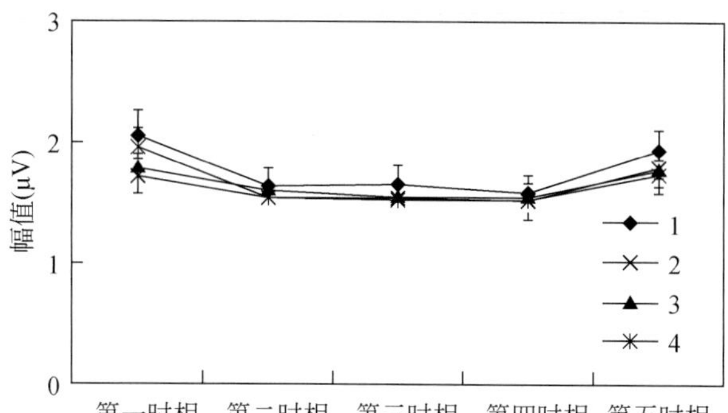

图7-2-9　SEP波幅值随手术过程各时相的变化趋势

1. 左侧刺激的Cz′SEP；2. 右侧刺激的Cz′SEP；3. 左侧刺激的Cv SEP；4. 右侧刺激的Cv SEP

手术中体感诱发电位发生实质性改变的辨别标准是与基线数值相比较的，波幅和潜伏期有明显的变化。这些变化必须是可靠的，而且信号的变化是可以重复获得的（也就是说，在其他记录参数一致的情况下，多次重复获得并储存的波形）。在此条件下，如果反应波幅降低>50%和（或）潜伏期延长>10%则为报警标准。即所谓的经典的50/10法则。

由于波幅及潜伏期的变化可能来自多方面的原因，因此正确地诠释体感诱发电位的变化还应综合考虑其他因素的影响。①变化的类型：是急速变化还是渐进性的变化，变化仅涉及皮质电位还是累及皮质下电位及外周神经电位的变化，是单侧的变化还是两侧的变化。②变化的相应因素：手术操作的影响、血压的变化、麻醉因素、体温的变化及各种技术上的原因造成的假象影响。一般来说，由于手术操作（如脊髓受到牵拉或挤压），或是急性脊髓缺血造成的躯体感觉诱发电位的改变多数是急速的变化，通常仅影响一侧性的变化，或是一侧先改变，继而发展成两侧的变化。麻醉或体温等因素引起的变化则是全身性的变化，同时影响两侧躯体感觉诱发电位的变化，而且相对的比较缓慢。因此，要正确认识到体感诱发电位在监测中的重要性，又要考虑到它的局限性。在解释它的变化时，更要综合考虑多种因素。

第三节　运动诱发电位

运动诱发电位（MEP）是用电或磁刺激大脑

运动区或其传出通路，在刺激下方的传出通路及效应器——肌肉所记录的电反应，称为运动诱发电位。它是继体感诱发电位监测感觉神经系统后进一步检查运动神经系统的功能，更好地确保了脊髓传导功能的完整性。

运动诱发电位主要有经颅（头皮）和经脊髓刺激两种方法：经颅（头皮）电刺激运动皮质产生肌肉动作电位的方法称为经颅（头皮）电刺激运动神经诱发电位（TES-MEP）；经颅（头皮）磁性刺激运动皮质产生肌肉动作电位的方法称为经颅（头皮）磁刺激运动神经诱发电位（TMS-MEP）；经硬膜外或硬膜下直接刺激脊髓，并在手术区域下段脊髓记录诱发电位的方法称为脊髓刺激运动诱发电位；经椎板、椎间盘、棘间韧带间接刺激脊髓，在外周神经干记录神经诱发电位的方法称为下行神经源性诱发电位（DNEP）。

记录电极放置于肌肉上所记录的反应称为肌肉发生性、肌源性的，所记录的电位称为复合性肌肉动作电位（CMAP）；记录电极放置于外周神经干上所记录的反应称为神经发生性、神经源性的，所记录的电位称为复合性神经动作电位（CNAP）。

（一）经脊髓刺激——运动神经诱发电位

1. 直接刺激脊髓——记录脊髓的诱发电位　直接刺激脊髓上端，在脊髓下端记录的诱发电位反应称为脊髓诱发电位，该监测技术是将刺激电极和记录电极放置在硬膜外或硬膜下（图 7-3-1）。刺激手术部位以上脊髓，记录手术部位以下的脊髓引发出的电位反应。由于脊髓上行和下行的传导束，从脊髓下段接收的反应电位可能是来自于下行和上行传导束的动作电位，即下行的传导束引发的顺行反应电位和上行的传导束所引发的逆行下传的反应电位的电活动的总和。由于上行和下行的传导束有不同的传导特性，从脊髓所记录的反应电位显示出两种明显不同的波形：一种为较短反应期，振幅较高的单相波形称为 D 波，又称直接波；而另一种为反应期稍长的，振幅较小的多相波称为 I 波，又称间接波（图 7-3-2）。

D 波现在认为是来自下行的皮质脊髓束所产生的，因此它的波幅较高，反应期较短。I 波则可能是由上行感觉传导束逆行传导产生的，因此波形呈多相而分散，振幅较小，潜伏期也稍长。但是，这一推论还没有得到临床大量患者及相关病例的完全证实。此法不能明确辨别所记录的反应电位是来自感觉的后索电位还是运动的皮质脊髓束所产生的，还有的报道认为此法对髓内肿瘤切除的术中监测缺乏明确的指导意义。

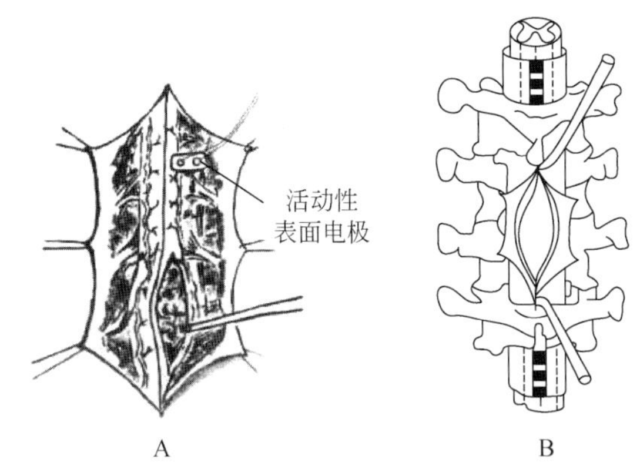

图 7-3-1　经脊髓硬膜外或硬膜下刺激脊髓，记录运动诱发电位示意图，记录电极的部位也可放置在脊髓硬膜外或硬膜下

A. 硬膜外刺激；B. 硬膜下刺激

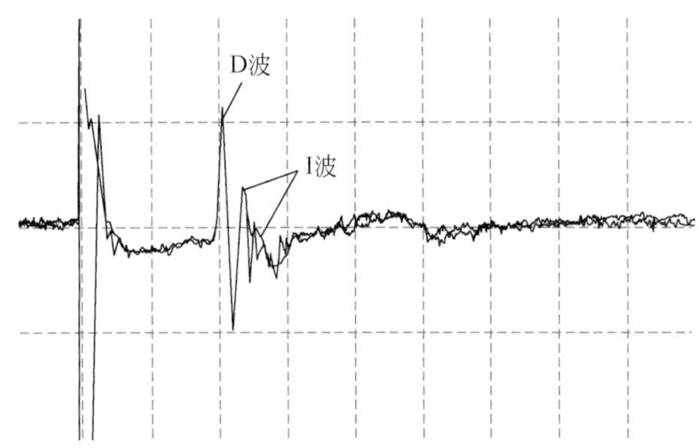

图 7-3-2　此波形为典型的脊髓诱发电位反应波形，通过放置手术部位之上的硬膜外的电极刺激脊髓，并在手术部位以下硬膜外记录的诱发电位反应波形，其中较短反应期、振幅较高的单相波形称为 D 波，即直接波，而随后反应期稍长的、振幅较小的多相波则称为 I 波，即间接波

2. 间接刺激脊髓——记录外周神经和肌肉的反应电位　间接刺激脊髓法是以插入两个邻近的椎骨水平的椎板、脊突、脊间韧带或椎间盘上的刺激针电极（图 7-3-3、图 7-3-4），非选择性地通过骨性组织或软组织间接刺激脊髓。记录电极通常放置在外周神经干通过的皮肤上，如放在腘窝处以接收来自脊髓——胫神经的动作电位，或放置在上肢或下肢肌肉上，以接收来自不同肌肉组的肌肉诱发电位。

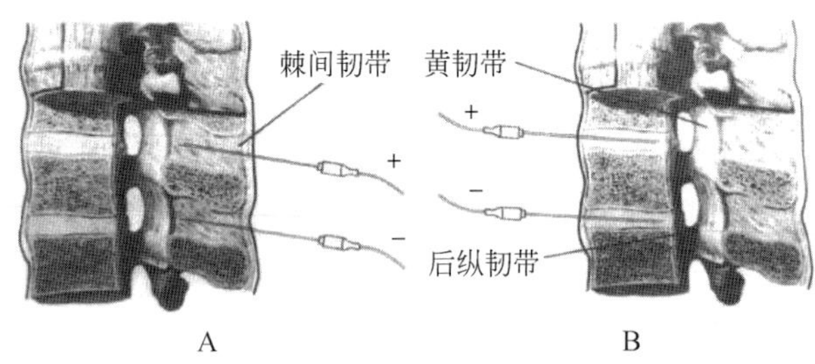

图 7-3-3　间接刺激脊髓法中，脊髓棘间韧带和椎间盘的针电极插入部位示意图

A. 棘间韧带刺激针插入部位；B. 椎间盘刺激针插入部位

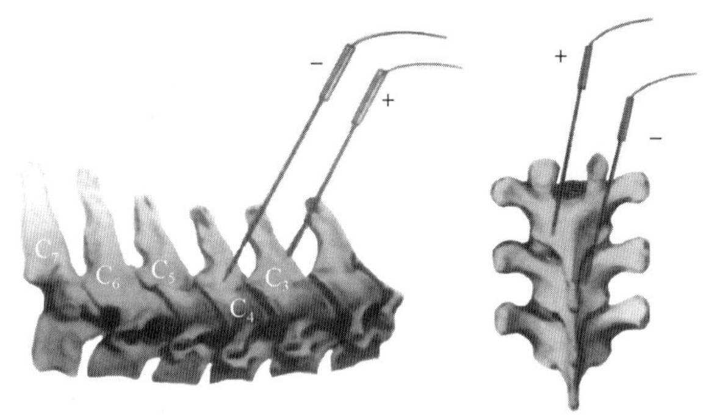

图 7-3-4　经椎板间接刺激脊髓法示意图

阴极（刺激电极）插在近手术侧，阳极（参考电极）插在上一节段的椎板上

值得注意的是，经脊髓刺激运动神经诱发电位监测上的技术要求较高，如需要手术医师帮助放置在硬膜外或硬膜下，多数情况下刺激和（或）记录电极放置在手术视野范围内影响手术进行或手术造成电极移动而影响记录反应的电位，并且刺激和（或）记录电极的位置相对不易固定，造成不必要的脊髓损伤。因此，在实际应用中受到一定限制。

（二）经颅（头皮）刺激运动皮质引发的运动诱发电位

经颅（头皮）刺激运动皮质引发的运动诱发电位即经颅（头皮）电刺激运动神经诱发电位（TES-MEP）和经颅（头皮）磁刺激运动神经诱发电位（TMS-MEP）。两者的原理、操作方式基本相同，但在实际临床应用中，由于磁刺激器设备笨重，价格昂贵，刺激位置很难准确定位，使用最多、最便捷的是经颅（头皮）电刺激运动神经诱发电位（TES-MEP）。

对于运动诱发电位，阳极是有效电极，即刺激电极，阴极则是参考电极。

1. 刺激电极安放　①阳极（刺激极）放在脑皮质手部和足部的投射区，即在 10/20 系统中 C_3、C_4 和 Cz 点的前方 2cm 处，阴极则放在头部的一侧任意部位。②单一阳极在 Cz，阴极在 Fz。③阳极在 C_3 ～ C_4 或 C_1 ～ C_2，其中 C_3 ～ C_4 互相作为对侧的参考电极，C_1 ～ C_2 互相作为对侧的参考电极，而阳极（刺激极）总是放在记录肢体肌肉反应的对侧（图 7-3-5）。

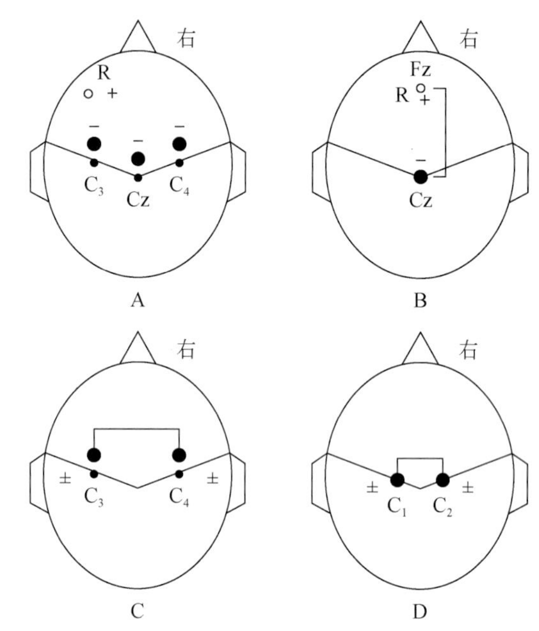

图 7-3-5　四种不同头皮电极刺激部位示意图

颈部手术多选用 C_3、C_4 作为头皮刺激点，因为比较接近中央前回上肢部位；胸腰部手术多选用 C_1、C_2 作为头皮刺激点，因为比较接近中央前回下肢部位

2. 记录电极安放　电刺激大脑中央前回皮质引起的肌肉收缩反应，理论上讲，可以在身体的任何部位记录，但是由于监测仪器导联数目的限制，一般只记录几组主要的肌肉组。例如，颈椎的手术，以上肢的拇短展肌、掌长肌、尺侧腕屈肌肱桡肌作为直接监测的肌肉组。胸腰部的手术，只需以下肢的股直肌、胫前肌、腓肠肌、踇展肌作为直接监测的肌肉组。两者可相互作为参考电位（图 7-3-6）。

3. 刺激参数与记录参数

（1）刺激参数

刺激部位和导联：C_3、C_4（阳极为刺激极，放在记录部位的对侧）。

刺激强度：100 ～ 400V。

刺激间歇时间：1 ～ 10ms。

刺激间期：0.1 ～ 0.5ms。

系列刺激：2 ～ 10 次。

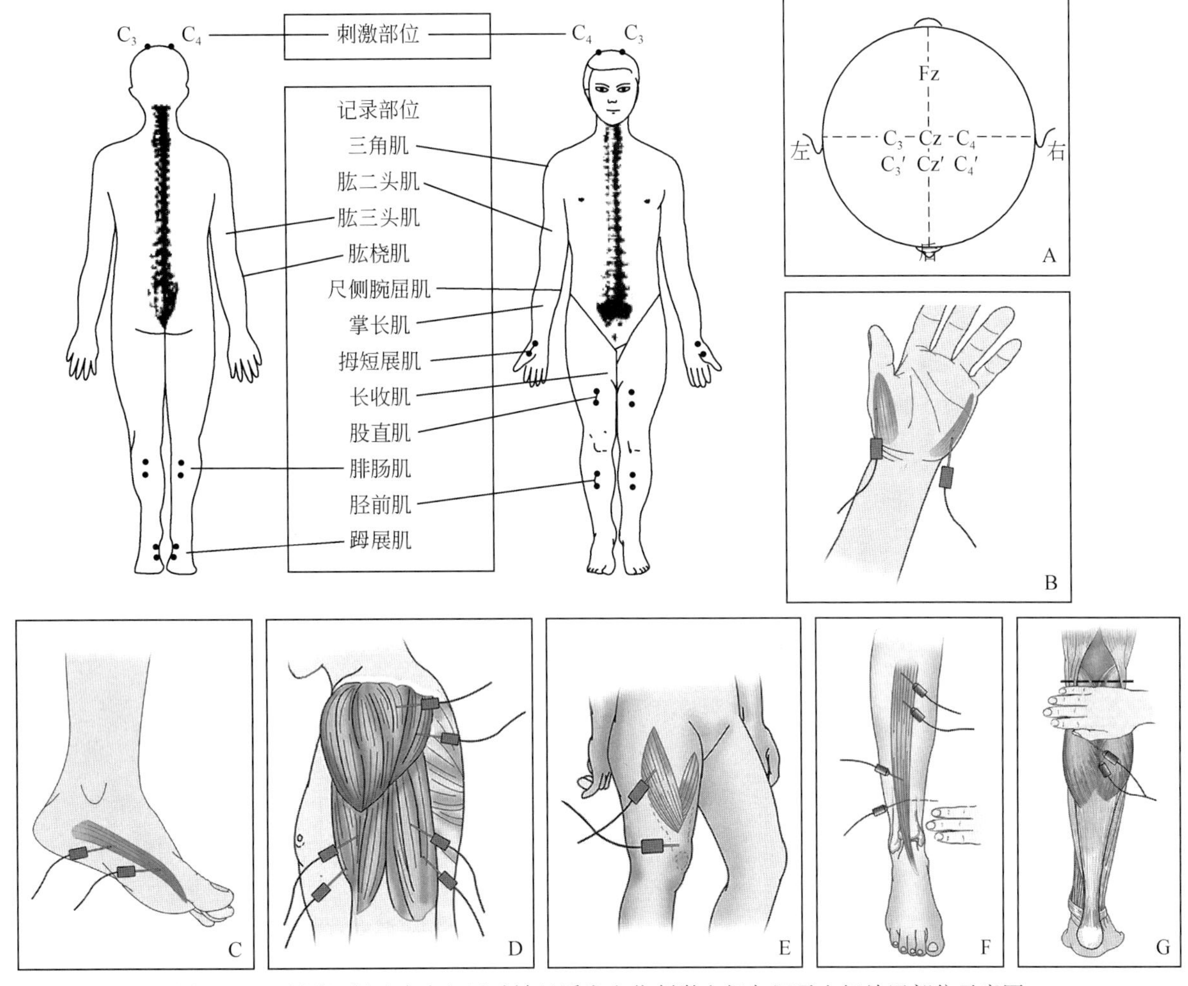

图 7-3-6　监测经颅（头皮）运动神经诱发电位刺激电极与记录电极放置部位示意图

刺激部位常选用 C_3/C_4 或 C_1/C_2，记录电极常放在上肢手部的拇短展肌和下肢胫前肌、腓肠肌和踇展肌等肌肉组

（2）记录参数

滤波范围：30 ～ 2000Hz。

信号平均次数：1 次（运动诱发电位不需要多次平均）。

信号分析时间：100ms。

4. 经颅刺激脑皮质中麻醉的影响及使用　经颅刺激脑皮质对麻醉剂的使用要求较高，多种吸入性的麻醉剂都可明显减少甚至安全抑制大脑皮质神经元的活动，从而影响诱发电位的产生。麻醉过深会造成复合性肌肉动作电位反应波幅降低。术中平均动脉压降低到 60mmHg 以下，也会造成复合肌肉动作电位反应波幅降低。运动诱发电位的监护效果与肌松剂的用量有很大的关系，如果术中采用完全的肌肉松弛，就不可能记录到运动诱发电位，这就要求麻醉师必须保持 1/2 ～ 3/4 的肌纤维可以收缩，比较客观的监测肌肉收缩的试验是四联刺激肌肉收缩试验（TOF）。

TOF 是指每间隔 0.5s 的连续 4 个 2Hz 电刺激神经所引发的肌肉收缩试验，以检测神经 - 肌肉接头处的乙酰胆碱耗竭水平。有两种 TOF 肌肉收缩的反应形式，如果使用非去极化的神经 - 肌肉阻断剂（大多数肌松剂属于此类），TOF 反应的第四个波形的波幅低于第一个波形。因而可以根据 1/4 波形高度比率得知恢复情况。比率 >0.7 视为完全恢复。如果使用去极化的神经 - 肌肉阻断剂如琥珀酰胆碱，TOF 的 1/4 波形高度比率接近 1.0，即 4 个刺激后肌肉反应波形基本一样，使用神经 - 肌肉阻断剂后，只是波幅同时降低（图 7-3-7）。

TOF 刺激部位和记录部位可根据手术体位情况选择以下两种常用部位。

（1）一侧的内踝部胫后神经，同一刺激电极即可作为体感诱发电位的刺激电极，又可同时用作 TOF 刺激，记录电极则放置在足背踇伸肌肌肉和肌腱上。

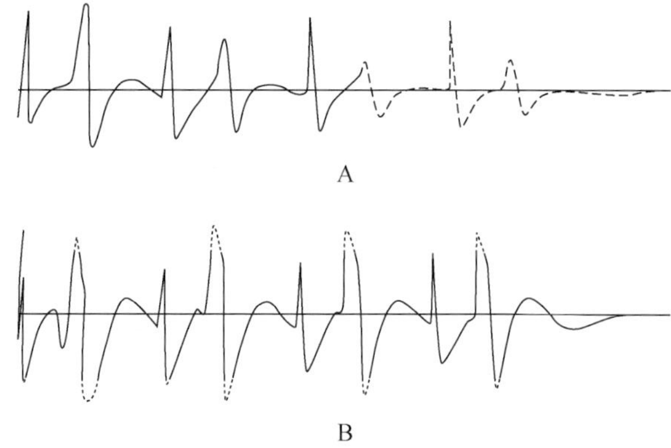

图 7-3-7　TOF 图

A. 肌肉未完成恢复收缩；B. 肌肉收缩完全恢复

（2）一侧的腕部正中神经，同样，一对刺激电极可兼两个作用——体感诱发电位和 TOF。记录电极则放置在大鱼际肌上（图 7-3-8）。

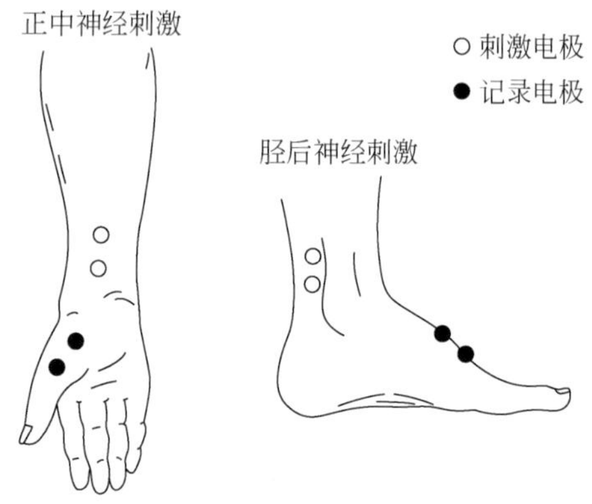

图 7-3-8　TOF 刺激部位和记录部位示意图

在具体临床手术监测中，没有一个固定的麻醉模式，每个医疗单位有自己的麻醉习惯和方式，肌松剂的使用要更仔细斟酌，与麻醉师协商，保持合适稳定的肌松水平，要根据自己的具体情况，找出一套适合本院的麻醉组合方案。

5. 经颅刺激脑皮质诱发肌电位的报警标准　总体上讲，经颅刺激脑皮质诱发运动电位的方法，对于监测神经损伤和估计预后是非常敏感的，对脊髓运动传导损伤的预报则比躯体感觉诱发电位、下传神经源性诱发电位和脊髓诱发电位更敏感，根据传统报警标准，经颅刺激脑皮质在脊髓硬膜外腔记录的诱发电位的报警标准是与改变之前的波幅相比，波幅降低大于 50% 则为报警标准。波幅降低 20% ～ 30% 应高度重视，严密观察，检查波幅降低的原因，波幅降低是否为进行性，以便综合考虑提高警惕。目前，对于经颅刺激脑皮质在肌肉接受复合肌肉诱发电位反应时，尚没有非常明确的报警标准线。有人建议用波幅降低大于 50% 的相同标准作为警报标准。但是，有人报道波幅降低基线 80% 与手术后的神经损伤没有相关的联系。由于这一原因，大量的临床工作表明，采用“全或无”的标准作为报警的标准，在同样麻醉的情况下能否引出运动诱发电位作为判断标准。

第四节　肌　电　图

观察肌肉中自由产生的或由随意收缩所引起的动作电位，并记录肌肉电活动的方法称为肌电描记法，所描记的肌电波形称为肌电图（EMG）。其主要监测不同肌肉组的整体肌电活动而不包括临床上用于诊断神经肌肉病变的单一肌纤维和肌束的肌电图记录。肌电图包括自由肌电图和激发性肌电图。

（一）自由肌电图

通常自由肌电图又称自发性肌电图，是指在正常状态下，通过表面电极或针电极连续记录肌肉静息电活动，所记录的肌电图为“平线”。当手术操作过程中碰到神经或因牵拉、分离等因素造成对神经根机械性的刺激时，其受到刺激的神经所支配的肌肉就会产生动作电位而收缩，此时表现为平静的肌电图基线上突然出现一个或多个突发的肌肉收缩的电活动（图 7-4-1）。操作方法是直接将针式或皮肤表面电极插入所监测神经支配的肌腹内。

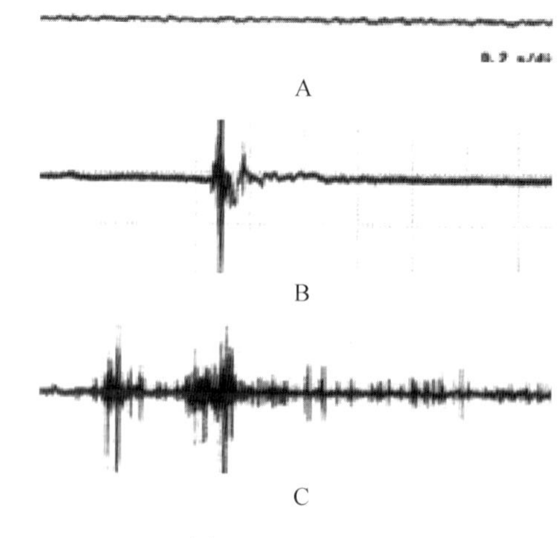

图 7-4-1　肌电图

A. 正常情况下肌肉的静息状态的肌电图；B. 单个爆发的肌电图；C. 多个爆发的肌电图

（二）激发性肌电图

激发性肌电图是指有目的地用电刺激外周或脊髓神经根的方法，使该神经所支配的肌肉组收缩，通过肌电图描记的记录结果得到肌肉产生的诱发电位。

1. 直接刺激法　通常用小量的电流对正在分离或已经分离暴露出的外周神经根（干）的电刺激，记录特定神经所支配肌肉的诱发电位反应（图7-4-2）。其适用于神经根减压，术后脊髓及神经根瘢痕粘连松解，椎弓根螺钉内置，臂丛神经根损伤探查确定运动神经纤维。刺激强度是以恒定脉冲电流刺激并见轻微肌肉收缩为宜。

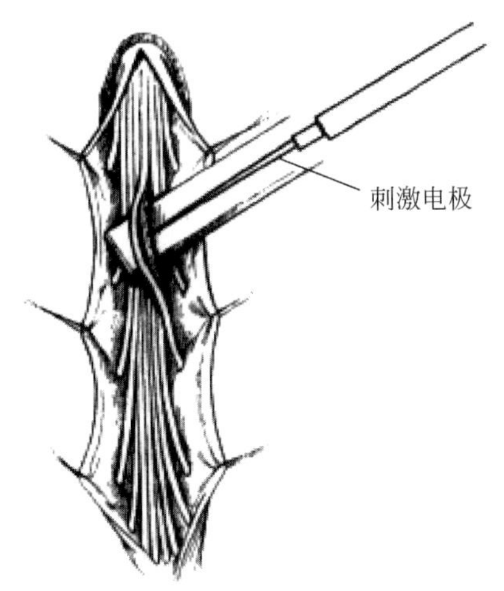

图7-4-2　用Prass电极直接刺激脊髓神经根丝

2. 间接刺激法　指通过特殊刺激电极，采用逐渐增大的刺激电量，刺激已经植入体内的金属物体后试图刺激神经根（图7-4-3）。其适用于椎弓根螺钉置入过程中保护神经根。其设想是基于结构完整的骨组织是电流的相对绝缘体，实质性骨组织的电阻抗要比软组织高25～100倍。当椎弓根因植入金属螺钉而破裂，而使电流很容易通过破裂的骨组织兴奋周围的神经结构。因此，需要引发肌电反应的刺激电流越大，椎弓根结构破裂可能性越小，植入金属螺钉安全系数越高。

3. 刺激参数及记录参数

（1）刺激参数

1）刺激电极：Prass电极（图7-4-2），参考电极为针电极。

2）刺激频率：2.1～4.7Hz。

3）刺激强度：从0开始，逐渐增大刺激电量至肌肉出现诱发电位反应。

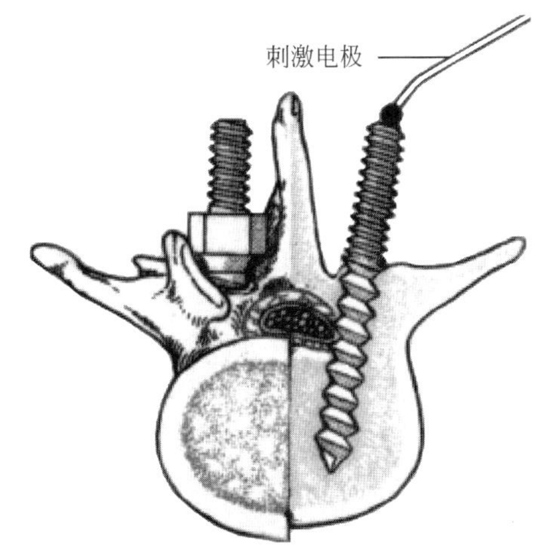

图7-4-3　用NP电极间接刺激已植入的椎弓根螺钉示意图

（2）记录参数

1）滤波范围：30～3000Hz。

2）时基：500ms/Div。

3）显示敏感度：50～100μV/Div。

4）记录部位：记录电极置入被刺激神经根支配的肌肉，可采用针式或皮肤表面电极，正负电极相距约5cm。

（三）自由肌电图和激发肌电图的报警标准

1. 自由肌电图的诠释及报警标准　手术中自由肌电图正常反应是没有任何肌肉收缩反应的直线静息波形，如果监测中出现任何形式的肌电反应均说明神经受到一定程度的激惹或损伤。肌肉收缩反应的形式是“全或无”式的。在手术中无论哪个阶段出现肌肉收缩反应，特别是出现了连续的爆发性肌肉收缩反应，都应及时告之手术医师，防止出现不可逆的神经损伤。应当强调的是，肌电图记录的是神经受到刺激后的肌肉收缩反应，因此要特别注意神经肌肉接头阻断剂（肌松剂）的使用，如果术中使用肌松剂后肌肉完全松弛，则不可能记录到任何肌肉反应活动。

2. 激发肌电图的报警阈值标准　根据文献的综合报道，金属螺钉刺激安全阈值的参考标准为8.2mA，也就是说，刺激金属螺钉的电流小于8mA，则金属螺钉有可能植入椎弓根之外。1995年，Lenke等综合报道实验室和临床研究结果，建议下列金属螺钉刺激阈值的参考标准。

（1）刺激阈值>8mA，表明固定螺钉完全植入在椎弓根内。

（2）刺激阈值 4 ～ 8mA，显示植入的固定螺钉可能造成椎弓根破裂。

（3）刺激阈值 <4mA，强烈显示植入的固定螺钉已造成椎弓根破裂，并可能与神经根或硬膜接触。

在肌电图操作过程中，均会涉及肌松剂的问题。监测者需要肌肉保持一定的紧张度以便于监测神经肌肉的功能活动，而手术医师要求放松肌肉以利于手术的操作需要，怎样才能平衡这样的关系呢？以笔者所在医院为例：在暴露开始时追加肌松剂，然后至手术结束不再加肌松剂，在暴露完后，主刀医师主要操作脊柱和神经，对肌松剂的要求低，仅需打断患者呼吸以满足基础的麻醉，同时也达到监测的要求。

总结：上述监测方法都具有自身的优缺点（表 7-4-1），为保证脊髓、外周神经功能的完整性，多种监护方法的联合应用是术中神经电生理监护发展的趋势，虽然目前尚未正式统一联合监护方法和监护标准，术中神经电生理联合监护的选择仍然有其选择策略：①结合手术部位，考虑损失风险较高的脊髓节段；②感觉神经传导通路和运动神经传导通路联合监护；③监测易损伤部位的远近端；④注意选择监测神经对应的肌肉；⑤两侧躯体、上下肢的联合监护；⑥各种监护方法敏感性、特异性的综合判断；⑦考虑术中麻醉，要求影响、麻醉和监护的相互配合。

表 7-4-1　常用各种监测方法的优缺点对比

监测方法	优势	不足
体感诱发电位（SEP）	1. 适用手术种类广、监护要求条件相对宽松 2. 容易获得波形，能连续监护 3. 受肌松剂影响小 4. 有较为一致的监护标准	1. 对运动神经传导通路损伤不敏感 2. 对神经根刺激不敏感 3. 假阴性率较高
运动诱发电位（MEP）	1. 对运动神经传导通路损伤高度敏感 2. 对危险手术操作可及时评估	1. 连接监护难度大 2. 受麻醉药物影响大 3. 部分患者不能获得监护信号 4. 有一定的假阳性率 5. 尚无统一的监护标准
肌电图（EMG）	1. 对神经根机械性损伤敏感 2. 能获取持续性信号	1. 假阳性率高 2. 特异性不高 3. 受肌松剂影响

第五节　脊柱结核手术中诱发电位的监测

一、颈椎结核手术中诱发电位的应用

颈椎手术一般分为上颈椎（$C_{1、2}$）和下颈椎（$C_{3\sim7}$）手术两个部分。

（一）上颈椎（$C_{1、2}$）的监测

手术因为解剖结构的原因，相对来说危险性较大。高位颈椎与脑干延髓相邻，手术中可能造成延髓受累，造成生命体征的变化。因此，在这类手术中，神经监测通常采用上肢正中神经、下肢胫后神经的体感诱发电位和经颅电刺激运动诱发电位。由于手术部位较高，正中神经体感诱发电位中的颈电位（Fz ～ C_2S）一般可作为正常对照电位，因为此电位产生低于手术部位，如术中颈电位有变化，则应检查刺激电极是否正常，观察上肢体感诱发电位的变化主要是根据皮质电位（Fz ～ C_3'、Fz ～ C_4'）波幅的变化，下肢胫后神经体感诱发电位的变化则依据皮质下电位（C2S ～ Fz）和皮质电位（Cz ～ Fz）振幅的变化，与正中神经中颈电位不同的是，胫后神经诱发电位中颈部电极记录的是由皮质下结构产生的电位，高于手术部位，因此胫后神经的皮质下电位和皮质电位是检测衡量电位而不是对照电位，胫后神经刺激的对照电位通常采用腘窝电位。

体感诱发电位的敏感性一般来说在高位颈椎手术监测中是非常敏感的，尽管体感诱发电位是监测的脊髓后索感觉功能，但是由于椎管比较狭窄，当脊髓腹面或侧面刺激时，同时也会影响脊髓背侧后索的感觉功能，从而引起体感诱发电位的变化（图 7-5-1）。当然会有假阴性的结果出现，

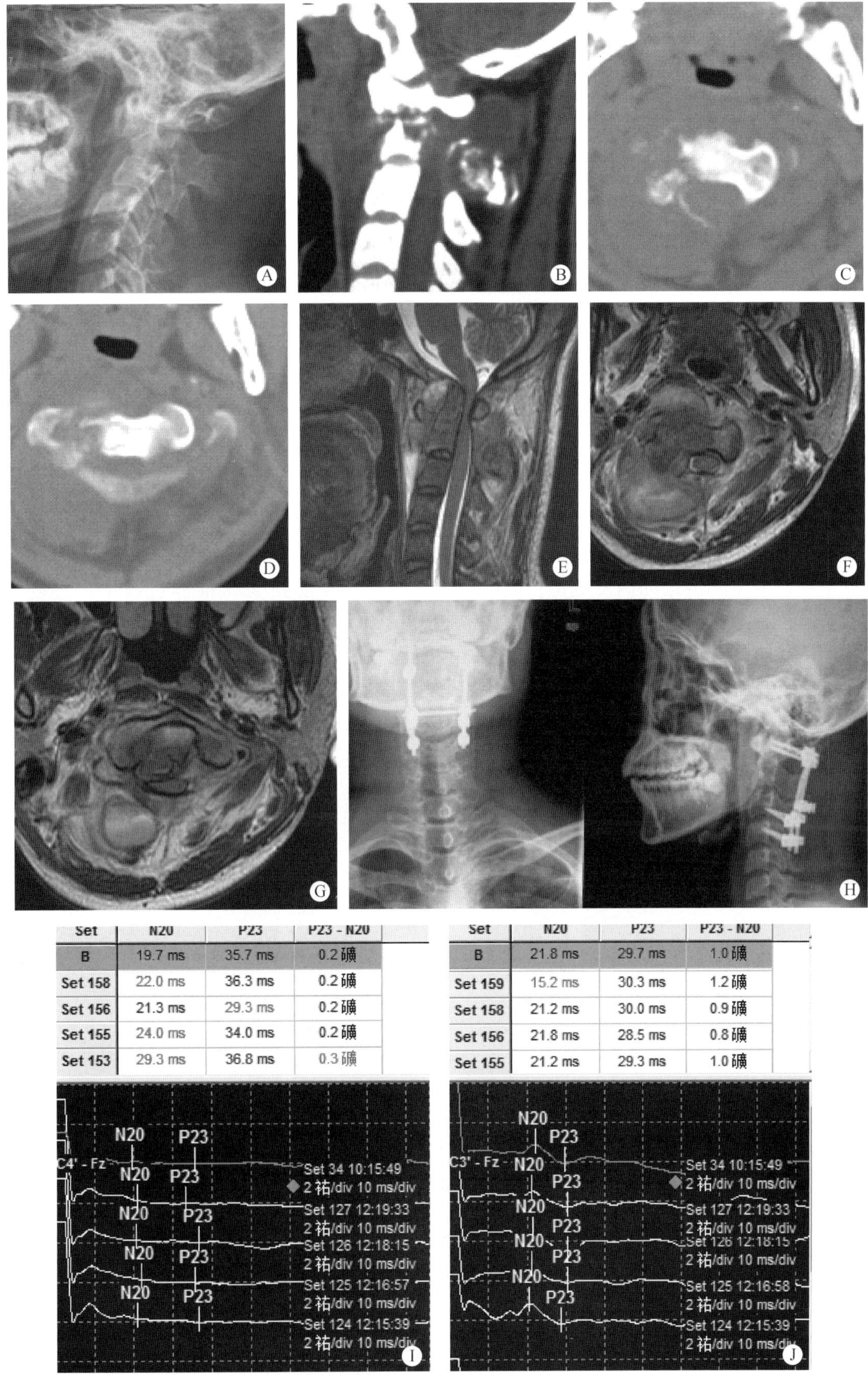

图 7-5-1　男性，20 岁。寰枢椎结核经后路病灶清除，椎管减压，$C_{1\sim4}$ 植骨融合内固定术

A. 术前 X 线片示寰枢椎破坏继发寰枢脱位；B ～ D. 术前 CT 示寰枢椎破坏；E ～ G. 术前 MRI 示寰枢椎破坏，脓肿形成，脊髓受压明显；H. 后路植骨融合内固定术后；I、J. 术中双上肢正中神经 SEP 示双侧无明显异常变化

即患者术中监测上下肢体感诱发电位正常无变化，而术后患者出现运动功能障碍，因此也就产生了高位颈椎手术中监测是否使用经颅电刺激运动诱发电位的问题。

经颅电刺激运动诱发电位本身是比较安全有效的术中监测运动神经功能的方法，但是每个刺激都会使头面部、颈部、上肢等肌肉有收缩运动，从而造成患者的抖动，这对于高位颈椎的术中操作是非常不利的。因此，对于一些上颈椎结核患者，在手术医师的配合下，经颅电刺激运动诱发电位结合体感诱发电位监测才是最佳的监测选择。

上颈椎后路手术可能累及到后组脑神经（Ⅸ、Ⅹ、Ⅹ、Ⅺ、Ⅻ）时，手术监测还可以使用肌电图监测（图 7-5-1）。

（二）下颈椎（$C_{3\sim7}$）的监测

同样采用上肢正中神经、下肢胫后神经的体感诱发电位和经颅电刺激运动诱发电位。同时可以监测相应节段神经根支配肌肉的自由肌电图。对于在分离切除一些和神经根粘连在一起的病灶组织时，避免了神经根的不可逆损伤，最大限度地保留了脊髓和神经根的完整性（图 7-5-2）。

值得注意的是，对于一些过于肥胖、颈部粗短需要宽胶布将患者的双肩向脚侧牵拉，尽可能暴露颈部时，由于一侧或双侧牵拉过重，造成臂丛神经受压，影响外周神经感觉传递功能，出现尺神经的感觉诱发电位的改变，如果持续时间过长就会引起臂丛神经的损伤。因此，可以在外周神经的 Erb 锁骨上点电位作为上肢正中神经体感诱发电位的参考电位。但是应先排除刺激电极的因素，因为有时在固定患者体位时，无意中将刺激电极碰落，也会出现诱发电位的改变，通常电位波幅为直线。这样体感诱发电位和 Erb 参考电位就可辨别究竟是否是机器（或刺激电极）的问题，还是手术操作引起的问题。若 Erb 电位下降，正中神经体感诱发电位必然下降；而正中神经体感诱发电位下降，Erb 电位不一定下降。

在经前路暴露椎体过程中，过度、过久牵拉颈动脉或颈静脉窦，偶尔可能造成脑缺血性改变，尽管出现率低，仍要引起注意，特别是一侧的皮质电位波幅降低、颈电位正常时，在

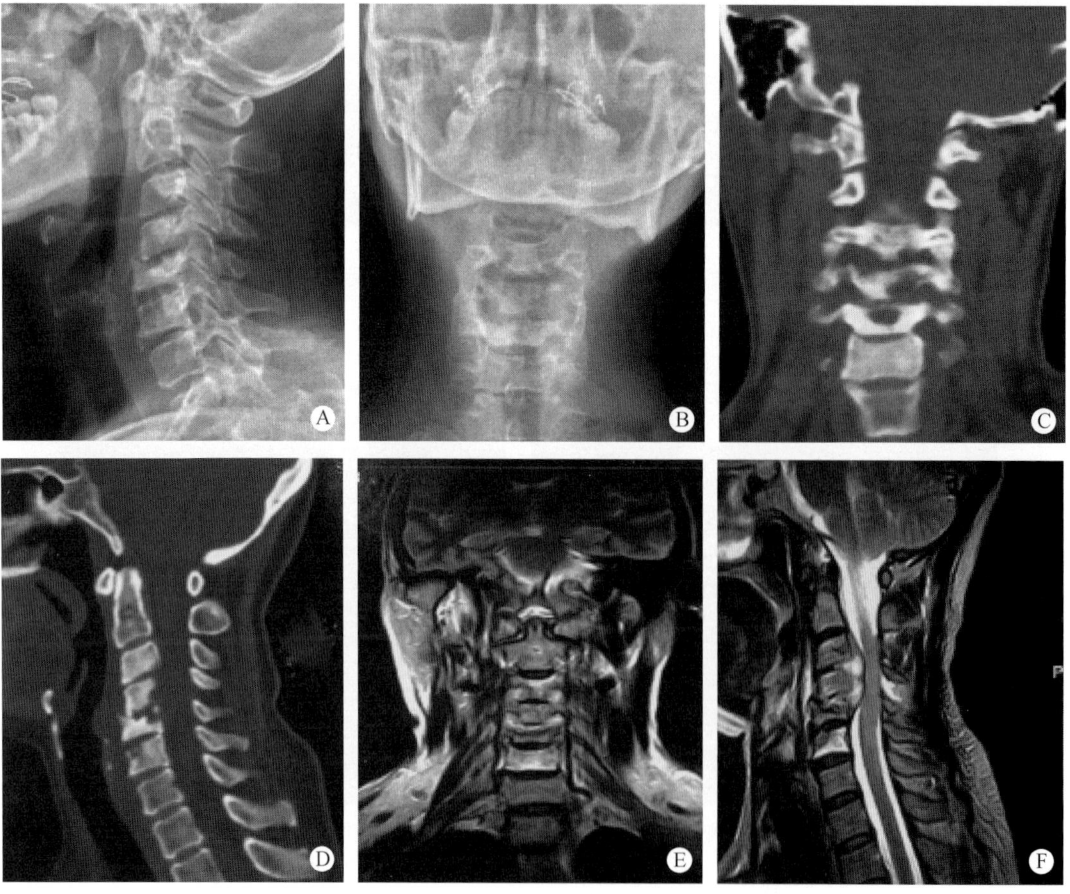

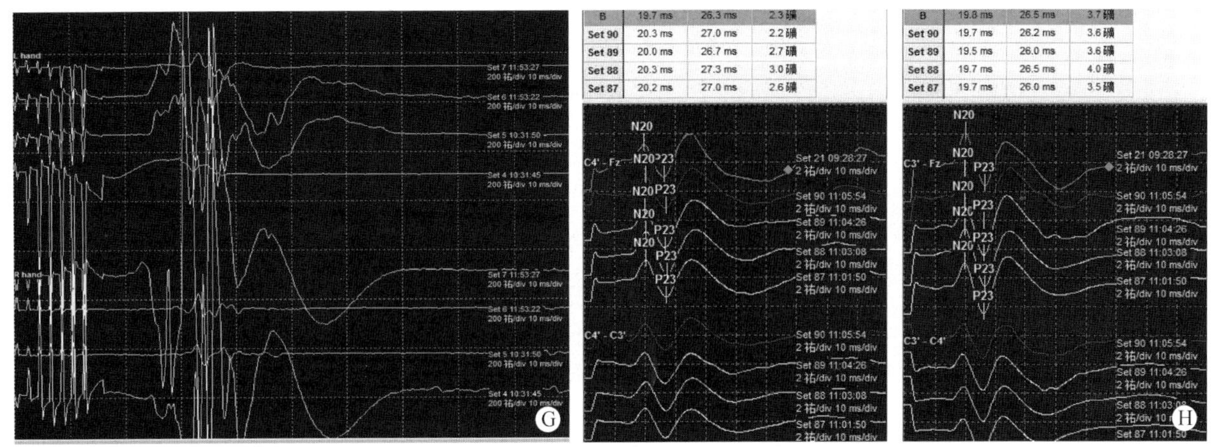

图 7-5-2　女性，48 岁。颈椎 $_{3\sim6}$ 结核伴脓肿形成

A、B. 术前 X 线片示 $C_{4、5}$ 骨质破坏；C、D. 术前 CT 示 $C_{3\sim6}$ 骨质破坏；E、F. 术前 MRI 示骨质破坏并椎管内脓肿形成；G、H. 可见在手术减压后双侧正中神经的体感诱发电位波幅与术前无明显异常的变化，双上肢运动诱发电位在肌松恢复后可正常引出

排除麻醉因素的影响后，需考虑有脑缺血的可能性（图 7-5-3）。

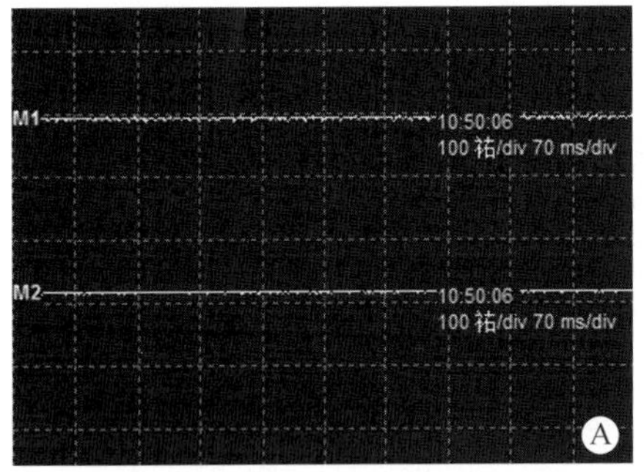

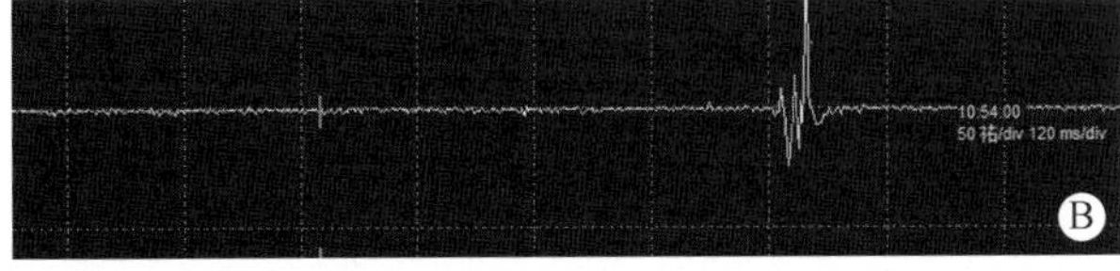

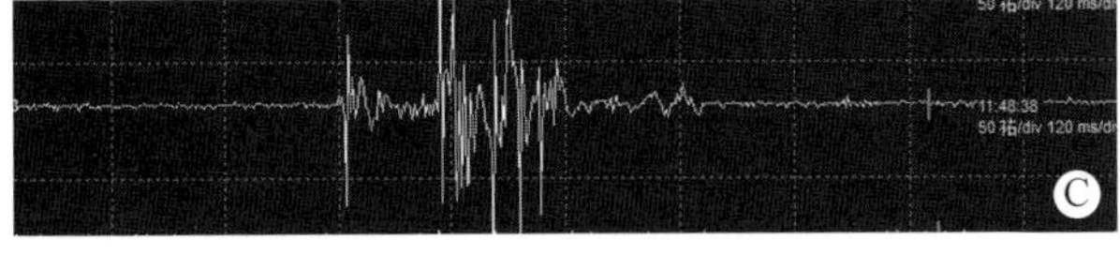

图 7-5-3　上肢 SEP

A. 正常暴露中上肢 SEP 与基线比较无异常；B. 牵拉一侧颈静脉窦引起的上肢 SEP 下降；C. 放松后 SEP 很快恢复正常

对于颈胸交界的结核，我们则通常要监测正中神经、胫后神经感觉诱发电位和运动诱发电位以了解脊髓本身功能的完整性，以及通过监测上肢主要肌肉群（三角肌、肱二头肌、肱三头肌）的肌电图以了解神经根功能的完整性。在分离粘连病灶组织过程中可能伤及神经根，一个神经根可支配多组不同的肌肉，因此术中应尽可能地监测多组功能不同的肌肉，在分离粘连的病灶时，如对要切断的组织有疑问，应使用激发电刺激的方法加以鉴别，避免伤害神经组织。

二、胸椎结核手术中诱发电位的应用

在胸椎结核中的监测和颈椎结核监测一致，但是由于操作节段的缘故，通常可以只做下肢胫后神经的体感诱发电位和运动诱发电位，而上肢的正中神经体感诱发电位和运动诱发电位仅作为下肢监测的一个参考电位。监测技术人员应清楚地了解手术步骤，知道具体哪个步骤会更容易损伤神经，对其相应的步骤做更严密的监测。例如，在前路手术过程中，需要结扎脊髓节段动脉，结果可能因为脊髓缺血造成感觉和运动功能诱发电位的变化，阻断脊髓节段动脉引起的缺血性改变可以发生在任何节段，尤其是胸 $_4$ 至胸 $_9$ 节段最常见。由于解剖结构的关系，自髓前动脉发出的脊髓前动脉头侧远较尾侧细，更容易发生缺血性改变，其变化可能表现为诱发电位迅速的改变，但多数情况下，这种缺血性改变产生诱发电位的变化相对是比较缓慢的。有文献报道，夹闭脊髓节段动脉 5min 之内，感觉诱发电位的皮质电位完全消失，放松动脉夹后平均 11min 左右（5 ～ 19min）皮质电位完全恢复到夹闭前水平。在后路截骨手术过程中，需要紧邻脊髓操作，否则容易造成机械性的脊髓损伤，这种损伤造成诱发电位的变化相对比较快，往往诱发电位都是突然下降至临界点或消失，多数都是 MEP 较 SEP 敏感（图 7-5-4）。

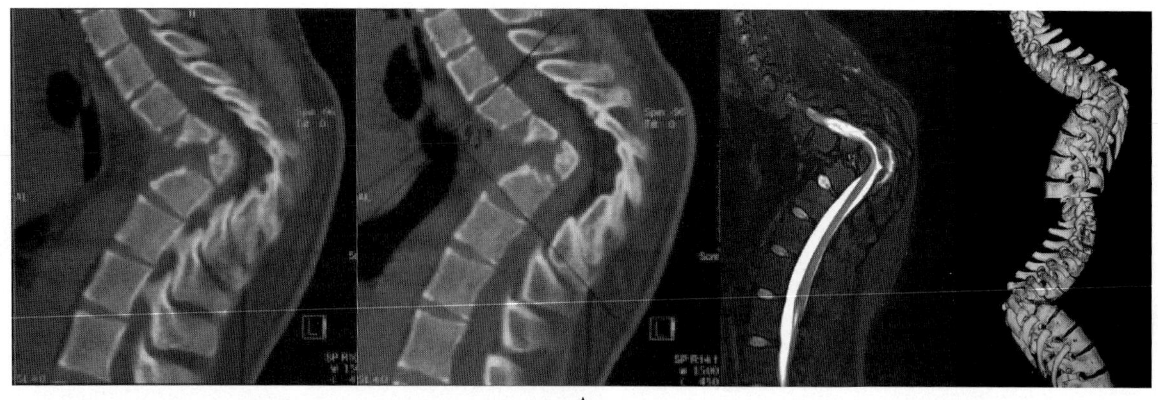

A

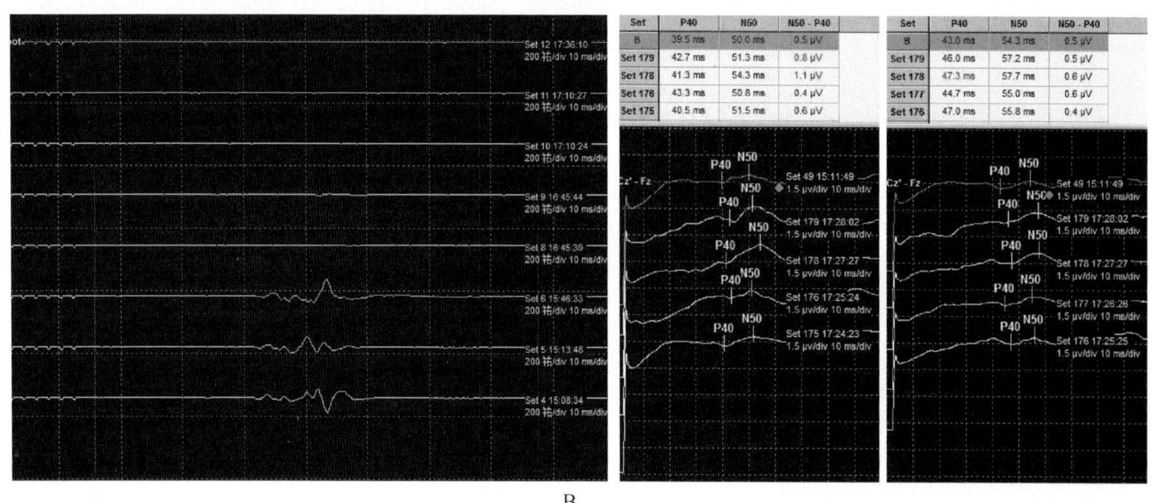

B

图 7-5-4　男性，26 岁。$T_{4\sim7}$ 陈旧性结核并后凸畸形不全截瘫（Frankel D 级）

A. 术前 CT 及 MRI 示陈旧性结核畸形愈合，后凸明显，脊髓前方受压；B. 在截骨矫形过程中，双下肢胫后神经 SEP 未见有明显的异常变化，而双下肢 MEP 突然消失

（罗　超）

参考文献

党静霞，2013. 肌电图诊断与临床应用 . 北京：人民卫生出版社 .

胡勇，沈慧勇，2015. 脊柱外科术中神经电生理监护 . 北京：人民卫生出版社 .

刘屹林，王利民，宋跃明，2007. 经胸骨上段显露颈胸段脊柱的应用解剖 . 中国临床解剖学杂志，5（6）：611-614.

马越，党耕町，刘忠军，等，2006. 神经电生理检查对神经根型颈椎病与肘管综合症的鉴别诊断价值 . 中国脊柱脊髓杂志，16（9）：652-654.

邱贵兴，戴尅戎，2016. 骨科手术学 . 4 版 . 北京：人民卫生出版社，1283-1284.

饶书成，宋跃明，2007. 脊柱外科手术学 . 北京：人民卫生出版社，126-148.

肖增明，贺茂林，詹新立，等，2007. 前方经胸骨入路治疗上胸椎结核 . 中华骨科杂志，27（9）：657-661.

肖增明，詹新立，宫德峰，等，2006. 经改良的胸骨柄入路治疗上胸椎结核 . 中华外科杂志，44（12）：817-818.

张泽华，许建中，谭祖键，等，2006. 改良前方入路结核病灶清除、同种异体骨移植、内固定治疗颈胸段结核 . 中国脊柱脊髓杂志，16（1）：41-44.

郑超君，姜建元，2004. 神经电生理技术在颈椎退变性疾病诊疗中的应用进展 . 中国脊柱脊髓杂志，24（1）：77-79.

周琪琪，张小锋，2005. 神经监测技术在临床手术中的应用 . 北京：中国社会出版社 .

Aage R. Moller，2009. 窦万臣，译 . 术中神经电生理监测 . 北京：人民卫生出版社 .

Goyal T，Tripathy SK，Bahadur R，2014. Tuberculosis altantoaxial subluxation：a case report with review of literature. Musculoskelet Surg，98（1）：67-70.

Hou K，Yang H，Zhang L，et al，2015. Stepwise therapy for treating tuberculosis of the upper cervical spine：a retrospective study of 11 patients. Eur Neurol，74（1-2）：100-106.

Jayaswal A，Upendra B，Ahmed A，et al，2007. Video-assisited thoracoscopic anterior surgery for tuberculous spondylitis. Clin Orthop Relat Res，（460）：100-107.

Kawakami M，Tamaki T，Yoshida M，et al，1999. Axial symptoms and cervical alignments after cervical anterior spinal fusion for patiens with cervical myelopathy. J Spinal Disord，12：50-56.

Korovessis P，Petsinis G，Koureas G，et al，2006. Anterior surgery with insertion of titanium mesh cage and posterior instrumented fusion performed sequentially on the same day under one anesthesia for septic spondylitis of thoracolumbar spine：is the use of titanium mesh cages safe? Spine，31（9）：1014-1019.

Raja RA，Sheikh AU，Hussain M，et al，2012. Early recovery and stabilisation with instrumentation in anterior cervical spine tuberculosis. J Ayub Med Coll Abbottabad，24（3-4）：93-96.

Troyanovich SJ，Stroink AR，Kattner KA，et al，2002. Does anterior plating maintain cervical lordosis versus conventional fusion techniques? A retrospective analysis of patients receiving single-level fusions. J Spinal Disore，15：69-74.

van Middendorp JJ，Slooff WB，Nellcstein WR，et al，2009. Incidence of and risk factors for complications associated with halo-vest immobilization：a prospective cohort study of 239 oatients. J Bone Joint Surg Am，91（1）：71-79.

Vives MJ，Yalamanchili PK，Garfin SR，2011. Spinal orthoses for traumatic and degenerative disease：Rothman simeone the spine. Amsterdam：Elsevier.

第八章 上颈椎结核手术治疗

发生在枕骨、寰椎、枢椎及周围韧带、软组织的结核称为上颈椎结核或寰枢椎结核，其发生率少于脊柱结核的1%。上颈椎（颈$_{1、2}$）形状结构特殊，部位关键，活动度大，对稳定性要求高。上颈椎骨质结构发生破坏可造成相关韧带结构松弛或破坏，从而造成寰枢不稳定。寰枢椎结核还可累及枕骨髁，引起枕颈不稳定。因此，上颈椎结核造成的广泛骨和韧带破坏进而导致的压迫和不稳定性将严重威胁到延髓，造成四肢瘫、延髓性麻痹和呼吸功能障碍。

第一节 解剖概要

上颈椎结核是一个涉及结构比较特殊而复杂的部位，在设计手术入路时必须考虑脑干、脊髓、脊神经、椎动脉及其分支，枕骨、寰椎和枢椎，以及附着在它们上面的韧带。

一、骨关节与韧带

枕骨大孔呈卵圆形，前窄后宽。后方较宽的部分穿行延髓，前方较窄部分的下方正对齿突。枕骨大孔将枕骨分为位于上方和后方的鳞部，前方的基底部和两侧的枕骨髁。基底部又称枕骨斜坡，是枕骨大孔向前向上45°方向延伸的厚骨板并与筛骨相连接。枕骨髁位于枕骨大孔的两侧前方，与寰椎相关节。在枕骨髁内侧缘有一突起，是翼状韧带的附着点，枕骨髁的前上方有一骨管，其内走行舌下神经。

颈$_1$称为寰椎，上方与枕骨髁形成关节。由2个侧块和前后弓组成，无椎体、椎弓根、椎板和棘突，前弓中央突起称为前结节，是颈长肌的附着点。前弓的后方是卵圆形的关节面，与枢椎齿状突形成关节。后弓的正后中突起是后结节，相当于其他椎的棘突。侧块较大，上下各有一个关节面，上关节面为长椭圆形，为凹面，与枕骨髁关节面相对应。下关节面为圆形凹面，面向下方，轻轻向内倾斜，与枢椎侧块的上关节面形成关节。位于上关节突后方的浅沟是椎动脉沟，1%～15%的人群形成骨环，从颈$_1$横突上行的椎动脉经此和第一脊神经一起入颅。寰椎两侧侧块内侧边缘各有一结节，是横韧带的附着点。侧块的外侧是横突，横突孔呈卵圆形，其内走行椎动脉，伴行静脉和交感神经末梢（图8-1-1、图8-1-2）。

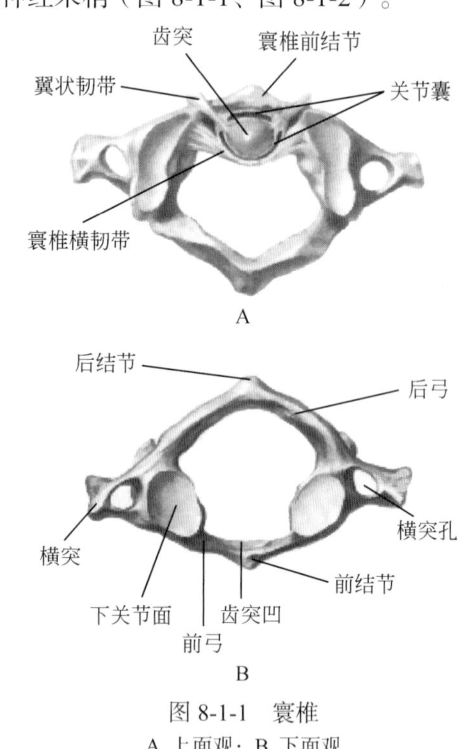

图8-1-1 寰椎
A.上面观；B.下面观

颈$_2$的椎体较下颈椎稍小，自椎体垂直向上的突起是齿状突，齿状突的大小变异很大，平均高度37.8mm，外横径9.3mm，平均前后径10.5mm。其基底部稍细也被称为颈部，可见一很浅的沟，是寰椎横韧带的附着部。齿状突的前方是椭圆形的关节面，与寰椎形成关节。侧块位于侧方，上关节面朝向上方，轻度向外，与寰椎侧块的下关节面形成关节。下关节面比上关节面小，向下轻度向外，与颈$_3$侧块的上关节面形成关节。棘突宽大分叉，在颈椎中是最大的，可以作为重要的体表定位标志，颈$_2$的横突较小，其内走行椎

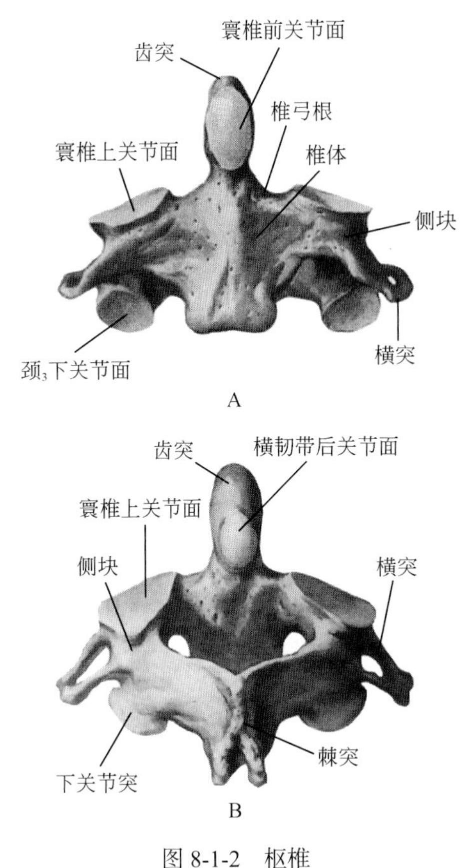

图 8-1-2 枢椎
A. 前面观；B. 后面观

动脉，伴行静脉和交感神经末梢。在颈$_2$的椎体和侧块之间没有椎弓根。但侧块体积大，是强有力的内固定骨结构。齿突的尖端和两侧分为齿突尖韧带与翼状韧带并提供附着点。

寰椎和枢椎之间由四个滑膜关节组成，包括齿突前后各一个及两侧寰枢椎侧块关节之间的滑膜关节。寰枢椎由横韧带、前后纵韧带及双侧的关节囊连接。寰枢椎的前方由前纵韧带连接，宽大的韧带附着于寰椎前弓和枢椎椎体的前表面。后纵韧带附着于横韧带和斜坡上。在椎管的后方，寰枢椎之间由起止于寰椎后弓和枢椎椎板的黄韧带连接。寰椎和枕骨由包绕在关节表面的关节囊及前后寰枕膜连接。

二、神经与血管

枕骨大孔区的神经结构包括脑干末端、小脑和第四脑室，脊髓的头端部分，下位脑神经和上位的颈神经根。脊髓和延髓的界线不是很清晰，大概位于颈$_1$神经根腹侧支和背侧支汇合部位的上极。因此，在脊髓腹侧比在背侧更容易辨别脊髓和延髓的分界，因为颈$_1$神经根的腹侧支是恒定的，而背侧支经常缺如。脊髓和延髓的交界处位于颈$_1$神经根的上极意味着位于枕骨大孔内的是延髓而非脊髓。

齿状韧带是白色的片状纤维结构，内侧附着于脊髓，外侧附着于硬膜。内侧缘呈直线状附着于神经根腹侧支和背侧支中点位置的脊髓表面。齿状韧带的外缘在硬膜表面每间隔一段距离就有一个三角形的纤维附着点。最头端的附着点位于枕骨大孔水平。第二处附着于椎动脉硬膜内起始阶段的后下方。头端两处附着点之间的齿状韧带附着于椎动脉、脊髓后动脉和颈$_1$神经根表面，使得此处的结构非常难于分离。

下 4 对脑神经距离枕骨大孔很近，极有可能被枕骨大孔附近的病变累及。①舌下神经：沿着橄榄前缘出延髓经椎动脉下方进入舌下管出颅，继而在颅内动、静脉之间弓形向前下走行，达舌骨肌浅面，在舌神经和下颌下管下方穿颏舌肌入舌。舌咽神经、迷走神经和副神经经颈静脉孔出颅。②舌咽神经：出颅后先在颈内动、静脉间下降，继而弓形向前，经舌骨舌肌内侧达舌根。③迷走神经干：出颅后在颈部下行于颈动脉鞘内，位于颈内静脉与颈内动脉或颈总动脉之间的后方至颈根部。④副神经：由脑根和脊髓根两部分组成。脑根起自延髓，自橄榄后沟峡部，迷走神经根丝下方出脑，与副神经的脊髓根同行，一起经颈静脉孔出颅，此后加入迷走神经内，随其分支支配喉部肌肉。目前认为组成副神经颅外段的纤维来自脊髓根。副神经的脊髓根起自颈部脊髓节段，自脊髓前、后根之间出脊髓，在椎管内上行，经枕骨大孔入颅，再与脑根一起经颈静脉孔出颅，此后又与脑根分开，绕颈内静脉行向外下方，进入胸锁乳突肌。

颈$_1$神经根经寰椎与枕骨之间穿出椎管，颈$_2$至颈$_7$神经根均经同序数颈椎上方的椎间孔穿出。

椎动脉在前斜角肌内缘起自锁骨下动脉，向上穿过颈$_6$至颈$_1$的横突孔，经枕骨大孔入颅腔，左右汇成基底动脉。椎动脉按其行程可分 4 段。第 1 段：起自双侧锁骨下动脉，经颈$_6$椎间孔进入颈椎，并在颈$_2$至颈$_6$横突孔内上行，位于颈神经根腹侧支前方；第 2 段（横突部）：即上行穿过横突孔部分；第 3 段（寰椎部）：位于枕下三角；第 4 段：即颅内区（图 8-1-3）。

在寰椎水平，椎动脉经横突孔后向后内经颈$_1$

侧块关节后方达到颈$_1$后弓上方，穿过后寰枕膜两侧的椎动脉汇合成基底动脉。椎动脉在椎间孔水平发出分支进入椎管并与脊髓前动脉汇合。还发出分支供应椎体，前、后纵韧带，椎板和后方结构。椎动脉还发出前后升动脉供应齿突。

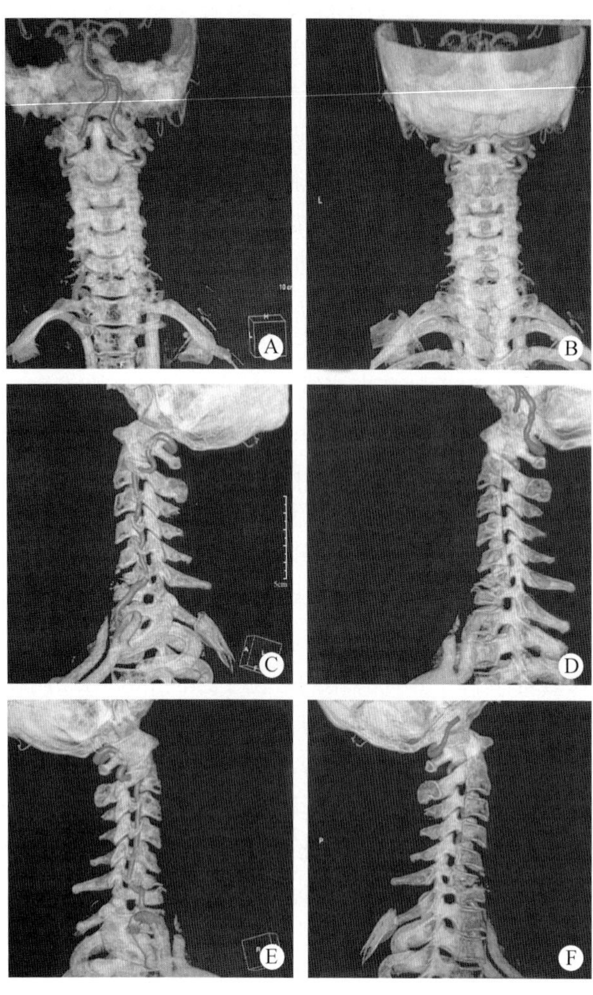

图 8-1-3　女性　67 岁。颈$_{6、7}$结核
术前 CTA，显示正常椎动脉

第二节　临床表现及诊断

上颈椎结核起病隐匿，初期表现并不特异，缺乏结核病典型的低热、盗汗、乏力和体重下降等全身反应，因此早期容易漏诊。无明显诱因的持续性枕颈部疼痛、头痛是上颈椎结核最主要的临床表现，有些患者不得不用手托住下颌以缓解疼痛。其他症状还包括颈部僵硬、活动受限、口咽部异物感、咽部肿痛、吞咽困难，部分患者有四肢麻木、无力、大小便功能障碍等脊髓功能损害表现。体格检查可发现患者体温升高、上颈椎局部压痛、头部旋转受限、颈部僵直、上颈椎后凸畸形、斜颈、咽后壁肿胀等。脊髓功能受损表现为上运动神经元损害，即腱反射活跃或亢进，病理征阳性。

上颈椎结核患者的红细胞沉降率、C 反应蛋白等感染性指标有不同程度的升高。结核菌素试验阳性也仅能提示感染过结核或接种过卡介苗，并不具备确诊意义，除非结果为 4+，则提示有活动性结核存在。因此，上颈椎结核的确诊有赖于组织学活检。可在 CT 引导下从破坏的骨质内或椎旁脓肿内取得标本。如果患者有咽后壁脓肿，也可以直接经口做脓肿穿刺活检。做抽吸物的培养可以获得病原学结果。上颈椎结核的典型病例表现为干酪样坏死、结核结节及可见朗汉斯巨细胞。而非典型上颈椎结核的病理表现包括急性炎性反应、炎性肉芽肿、骨纤维性修复改变、骨细胞变性坏死及新骨形成等。病理的多样性变化主要取决于细菌毒力、人体的免疫力及反应。细菌毒力强、机体超敏反应强和（或）机体抵抗力弱时，以干酪样坏死病变为主。而在上颈椎结核的病理诊断中，存在一定比例缺乏典型干酪样坏死、结核结节及朗汉斯巨细胞等表现。结核具有渗出、增殖和变性坏死三种基本病理变化。这三种变化在特定阶段可以以某一种为主，但往往三种同时存在，且彼此之间可以互相转化。早期病变多以骨质破坏及脓肿形成为主，后期多以死骨形成、纤维化及钙化为主。

上颈椎 X 线平片上最早期的表现是骨质疏松。椎间盘周围型，可见椎间隙狭窄、骨质破坏。前方型，可见上颈椎前方的软组织影增宽，可累及多个节段，累及节段的椎体前缘可有骨质破坏。中心型，通常表现为骨质稀疏、破坏甚至塌陷，可伴有寰枢椎脱位。上颈椎 CT 检查有助于确定上颈椎周围组织受累的范围，特别有助于确定骨质破坏的范围及程度。上颈椎 MRI 检查能够确定骨和软组织受累的情况，特别是能够直接反映上颈椎平面上病变的范围。

第三节　手术技术

一、手术入路

（一）经口咽入路

颅骨牵引或用头架置头颈部于后伸位。经鼻气管插管全身麻醉，取仰卧位，头颈部轻度过伸。

安置自动开口牵开器，最大限度将口张开，从舌根部将舌从下方拉开，显露硬腭、软腭、腭垂与咽后壁。

显露 C_1 与 C_2，经鼻插入两根细软乳胶管悬吊腭垂。以压舌板将舌根压下，用细纱布条堵塞食管和气管入口处，防止血液或脓液流入。用 9 号针头试行穿刺脓肿。在咽后壁脓肿隆起正中处以尖刀先纵行切开 1cm，吸尽脓液，然后再将切口延长 3 ～ 4cm。手术切开脓肿后，吸尽脓液，刮除死骨、肉芽和干酪样坏死组织。在骨膜下分别向两侧剥离，注意不要超过寰椎侧块，以免损伤椎动脉。中线切口长 5 ～ 6cm，切开咽后壁的黏膜，上端自寰椎前弓，下端可到 $C_{2、3}$ 椎体，牵开黏膜层后，下方位于中线的是颈长肌，自中线继续切开颈长肌并向两侧牵开。上端可显露到前方的寰枕膜，下端可达 C_3 椎体前缘，术者可以清晰地看到寰椎前弓及寰枢椎的侧块关节。病灶清除后，用可吸收线分别缝合肌层和黏膜层（图 8-3-1）。寰椎前弓可以自中线向两侧各剥离 2cm，而枢椎和 C_3 的椎体只能自中线向两侧各显露 1cm，以免伤及椎动脉，枢椎下缘处应特别小心。拉钩向两侧牵开肌肉黏膜显露寰椎侧块关节时，可能穿透后下颌窝，容易损伤舌咽神经与舌下神经。

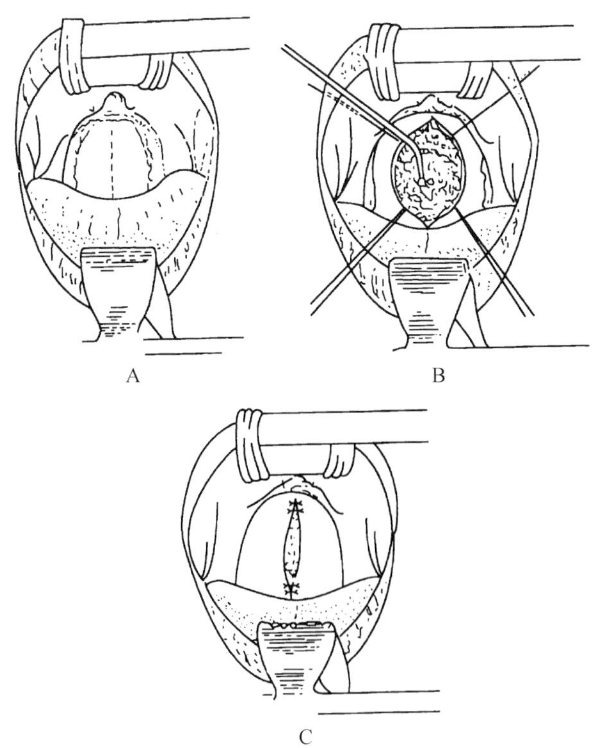

图 8-3-1　颈$_{1、2}$结核病灶清除术
A. 切开咽后壁；B. 吸出脓液，清除病灶；C. 缝合咽后壁

（二）上颈椎前内侧入路（高位咽后入路）

患者取仰卧位，肩下垫枕，颈部轻度后伸。下颌转向入路对侧 30°，于一侧颌下两横指沿胸锁乳突肌前缘切口，上端斜向乳突，切开皮肤、皮下组织，保护颌下神经边缘支，向头尾两侧游离颈阔肌瓣。辨认并保护胸锁乳突肌表面的耳大神经。结扎面静脉，可结扎切断二腹肌和舌骨肌以帮助显露。沿胸锁乳突肌内缘切开颈深筋膜，并在颈动脉鞘的内侧向椎前与咽后间隙方向经自然的筋膜间隙做钝性分离，达到显露的目的。在二腹肌下方可见舌下神经向内上方行走。可将舌下神经拉向上方，将颈动脉鞘拉向外侧。可结扎颈内动静脉的横向分支以便显露，有时必须切断这些横行的血管才能够游离喉上神经，上颈椎重要的神经多是横向走行的。将喉上神经和舌下神经游离后，剥离颈长肌，显露 C_1 ～ C_3 椎前筋膜，到达病灶（图 8-3-2）。

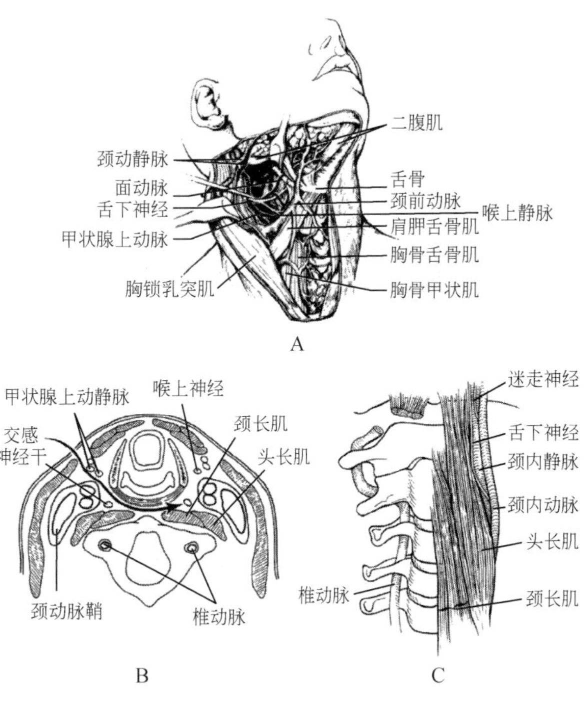

图 8-3-2　经颈咽后入路病灶清除＋前路减压术
A. 颈咽后入路显露上颈椎；B. 上颈椎横截面显示前内入路；C. 上颈椎前面观

（三）枕颈区后方入路

气管插管全身麻醉后，在颅骨牵引与医师保护下，将患者置俯卧位，头颅置头架上，头颈呈

屈位。自枕外粗隆至C_4或C_5棘突做后正中线切口，切开皮肤皮下、项背筋膜，向两侧牵开斜方肌，近端自中线向两侧剥离枕骨上附着的头半嵴肌，远端沿C_2棘突向两侧关节突剥离回旋肌和多裂肌。切开C_2棘突附着的头后大直肌和头下斜肌。触及寰椎后弓的后结节，沿后弓做骨膜下剥离，切开寰椎后弓上附着的头后小直肌向两侧骨膜下剥离显露枕骨隆突下方的枕骨鳞部，自中线向两侧剥离1.5cm，再向外需小心剥离，椎动脉沟多位于中线旁2cm处。寰椎后弓下方存在较多的静脉丛，此处的出血一般用吸收性明胶海绵压迫止血。$C_{1\sim3}$脊神经后支自关节突关节囊外缘穿过浅层肌肉到皮下，其中枕大神经绕行头下斜肌下缘自颈半棘肌穿出，较为粗大，可以分离并加以保护。剥离深层所有肌肉后调整自动牵开器牵开，可很好显露颈枕区的枕骨、寰枕膜、寰椎后弓、寰枢膜、寰枢侧块关节和枢椎椎板。

二、病灶清除减压内固定术

上颈椎毗邻延髓和脊髓，上颈椎结核可引起寰枢椎脱位，脊髓受压即可来源于脓肿、肉芽组织和死骨，也可以来自寰枢椎脱位。凡有神经功能障碍者，应分清压迫的来源。对来自脓肿、肉芽组织或死骨者，立即行手术减压。由于寰枢椎结构复杂、深在，周围邻近重要的脊髓神经和血管组织，手术难度大、风险高。寰枢椎病灶清除手术应力求简单。手术入路可采用经口入路或高位咽后入路。手术目的是引流脓液，刮除死骨及干酪样组织，解除脓肿或肉芽组织对脊髓的压迫，反复用异烟肼或链霉素盐水冲洗病灶，无须像切除肿瘤一样将病灶彻底切除。压迫来自寰枢椎脱位者，则行颅骨牵引，脱位复位即可达到脊髓减压的目的。复位后可实施手术内固定或Halo架外固定。对于寰枢椎脱位而无神经损害表现的患者，先行颅骨牵引闭合复位，而后既可以手术内固定，也可以实施保守治疗，单纯给以Halo架外固定，这样可以保留节段间的活动。

椎前脓肿巨大影响患者呼吸或吞咽是手术的适应证，可采取经口抽吸或切开病灶清除的方法解除对呼吸道的压迫，然后行Halo架外固定。而脓肿不大的患者，经抗结核药物治疗后，脓肿都可以吸收而无须手术。Halo架是公认的最为坚强的颈椎外固定器，能够消除颈椎96%的屈伸、侧屈及99%的旋转活动。在Halo架的稳定保护下，结核病灶可以得到有效控制，寰枢椎顺列维持正常。Halo架长期固定可能会出现头钉松动、钉道感染、颅内硬膜穿透、神经损害、吞咽困难甚至吸入性肺炎等并发症。如果出现头环钉道感染并螺钉松动现象，可以另选入钉点更换螺钉，感染钉道可在拆除螺钉后换药治愈。

上颈椎结核前路病灶清除脊髓减压植骨融合后是否需要同期进行固定，需结合具体病例个体化分析，骨骼尚未发育成熟的儿童和青少年不宜内固定。从维持稳定性的角度来说，采用Halo架能够维持稳定直至骨质愈合。对于那些对Halo架不适应的成年人或老年人，可以考虑行内固定以缩短外固定时间。根据情况行前路固定，也可以同期行后路枕颈或寰枢椎间的固定、植骨融合术，一般多行后路枕颈融合术（图8-3-3）。

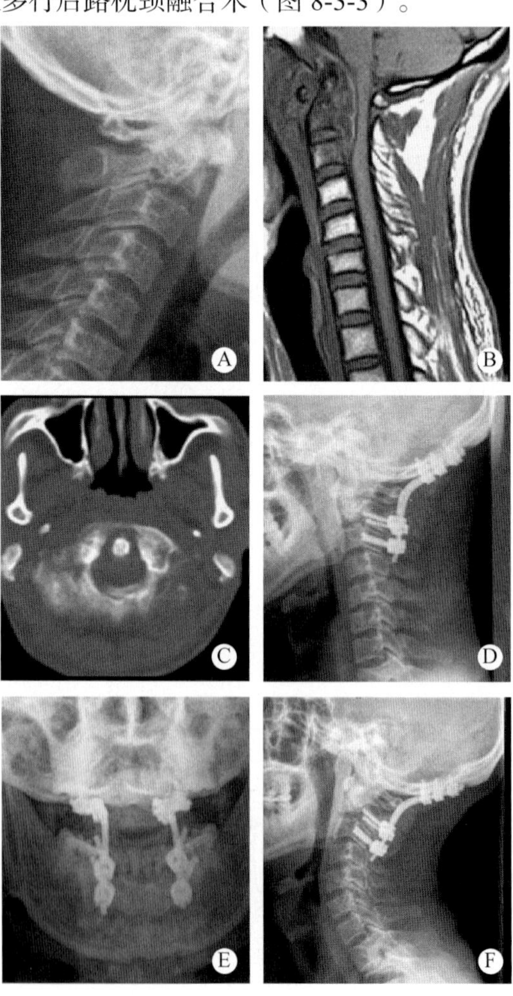

图8-3-3　男性，20岁。寰枢椎结核前路病灶清除减压同期行后路枕颈固定植骨融合术

A. 术前X线片示寰枢椎破坏；B. 术前MRI示寰枢椎破坏、脓肿形成、脊髓受压；C. 术前CT示寰枢椎破坏；D、E. 枕颈内固定植骨融合；F. 术后6个月植骨愈合内固定器位置良好

后路植骨融合内固定术：维持颅骨牵引，取俯卧位，枕后正中切口，长 8 ～ 10cm，切开皮肤、皮下组织与双侧椎旁肌，充分显露枕骨、寰椎后弓及枢椎侧块。枕颈融合者固定枕骨到枢椎，枕骨放置枕骨板，枢椎置入椎弓根螺钉或椎板螺钉，枕颈间自体髂骨植骨。寰枢椎及寰椎至第 3 颈椎固定融合者在寰椎植入椎弓根螺钉，颈 $_{2、3}$ 采用椎弓根螺钉或椎板螺钉，并在固定区域行自体髂骨植骨（图 8-3-4）。

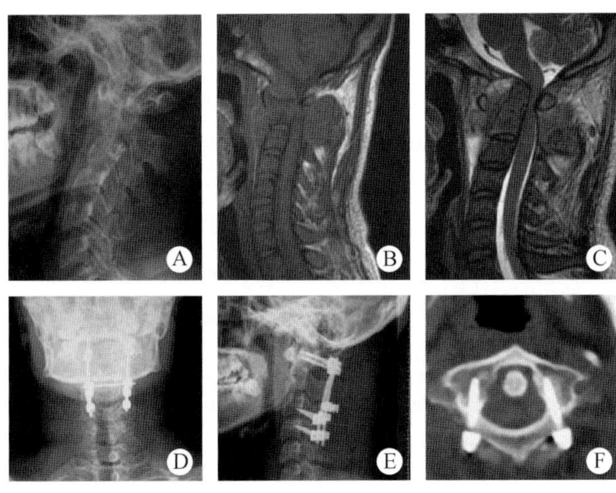

图 8-3-4　男性，28 岁。寰枢椎结核后路病灶清除减压同期行后路枕颈固定植骨融合术

A. 术前 X 线片示寰枢椎破坏、病理性脱位；B、C. 术前 MRI 显示寰枢椎破坏、脓肿形成、脊髓受压；D、E. 术后 X 线片示内固定位置良好；F. 术后 CT 示寰椎螺钉位置良好

枕颈融合术会严重限制头颈部的旋转及屈伸活动功能，因此应严格掌握手术适应证，它仅适合于寰椎侧块或寰枕关节严重破坏，保守治疗无效的患者。对于病变主要位于枢椎椎体及颈 $_2$ 或颈 $_3$ 侧块的患者可行颈 $_{1～4}$ 融合术，重建局部稳定性。

（胡　豇　曾建成　胡云洲）

参考文献

陈树金，马向阳，杨进城，等，2017. 经口咽病灶清除联合后路融合内固定治疗上颈椎结核 . 中国脊柱脊髓杂志，27（5）：406-411.

程宏，吴启秋，1994. 寰枢椎结核的诊断和治疗 . 中国防痨杂志，（1）：32-33.

高延征，邢帅，高坤，等，2015. 颈前咽后入路病灶清除联合后路枕颈融合固定术治疗上颈椎结核 . 中国脊柱脊髓杂志，25（7）：637-642.

胡云洲，宋跃明，曾建成，2015. 脊柱肿瘤学 . 北京：人民卫生出版社：373-389.

刘晓光，王超，刘忠军，等，2007. 寰枢椎结核的定性诊断和治疗 . 中华外科杂志，45（6）：409-411.

马向阳，尹庆水，吴增晖，等，2006. 枢椎椎板落定固定的解剖学马行性研究 . 中国脊柱脊髓杂志，16（1）：48-51.

马远征，胡明，才晓军，等，2005. 脊柱结核外科治疗探讨 . 中华骨科杂志，25（2）：68-73.

马远征，王自立，金大地，等，2013. 脊柱结核 . 北京：人民卫生出版社：225-236.

邱贵兴，戴尅戎，2016. 骨科手术学 . 4 版 . 北京：人民卫生出版社：1283-1284.

谭明生，2010. 上颈椎外科学 . 北京：人民卫生出版社 .

王建华，夏虹，尹庆水，等，2012. 经口咽寰枢椎侧块关节复位块状骨支撑植骨治疗颅底凹陷症并寰枢椎脱位 . 中国脊柱脊髓杂志，22（9）：786-791.

韦峰，刘晓光，刘忠军，等，2011. 上颈椎结核的诊断与治疗 . 中国脊柱脊髓杂志，（10）：802-806.

吴启秋，林羽，2006. 骨与关节结核 . 北京：人民卫生出版社：168-171.

张光铂，吴启秋，关骅，等，2007. 脊柱结核病学 . 北京：人民军医出版社：300-302.

张西峰，王岩，刘郑生，等，2005. 微创手术与传统开放手术治疗脊柱结核的疗效比较 . 中国脊柱脊髓杂志，15(3): 156-158.

Allali F，Benomar A，EI Yahyaoui M，et al，2000. Atlantoaxial tuberculosis：three cases. Joint Bone Spine，67（5）：481-484.

Arora S，Sabat D，Maini L，et al，2011. The resules of non-operative treatment of craniovertebral junction tuberculosis：a review of twenty-six cases. J Bone Joint Surg Am，93（6）：540-547.

Behari S，Nayak SR，Bhargava V，et al，2003. Craniocervical tuberculosis：protocol of surgical management. Neurosurgery，52（1）：72-80，discussion 80-81.

Chaudhary K，Potdar P，Bapat M，et al，2012. Structural odontoid lesions incraniovertebral tuberculosis：a review of 15 cases. Spine，37（14）：E836-843.

Desai SS，1994. Early diagnosis of spinal tuberculosis by MRI. J Bone Joint Surg Br，76（6）B：863-869.

Edwards RJ，David KM，Crockard HA，2000. Management of tuberculosis of the craniovertebral junction. Br J Neurosurg，14（1）：19-22.

Goyal T, Tripathy SK, Bahadur R, 2014. Tuberculosis altantoaxial subluxation: a case report with review of literature. Musculoskelet Surg, 98（1）: 67-70.

Gupta SK, Mohindra S, Sharma BS, et al, 2006 . Tuberculosis of the craniovertebral junction: is surgery necessary? Neurosurgery, 58（6）: 1144-1150.

Hou K, Yang H, Zhang L, et al, 2015. Stepwise therapy for treating tuberculosis of the upper cervical spine: a retrospective study of 11 patients. Eur Neurol, 74（1-2）: 100-106.

Kukreja S, bekar S, Sin AH, et al, 2015 . Occipitocervical fusion surgery: Review of operative techniques and results. J Neurol Surg B Skull Base, 76（5）: 331-339.

Limpaphayom N, Skaggs DL, McComb G, et al, 2009. Complications of halo use in children. Spine, 34（8）: 779-784.

Majercik S, Tashjian RZ, Biffl WL, et al, 2005. Halo vest immobilization in the elderly: a death sentence? J Trauma, 59（2）: 350-358.

Molina C, Kretzer RM, Hu N, et al, 2014. Comparative in vitro biomechanical analysis of a novel posterior cervical fixation technique versus conventional posterior-based constructs. J Spinal Disord Tech, 27（1）: 40-47.

Raja RA, Sheikh AU, Hussain M, et al, 2012. Early recovery and stabilisation with instrumentation in anterior cervical spine tuberculosis. J Ayub Med Coll Abbottabad, 24（3-4）: 93-96.

Sharma A, Chhabra HS, Mahajan R, et al, 2016. Magnetic resonance imaging and genexpert: a rapid and accurate diagnostic tool for the management of tuberculosis of the spine. Asian Spine J, 10（5）: 850-856.

Southwick WO, Robinson RA, 1957. Surgical approaches to the vertebral bodies in the cervical and lumbar regions. J Bone Joint Surg Am, 39（3）: 631-644.

van Middendorp JJ, Slooff WB, Nellestein WR, et al, 2009. Incidence of and risk factors for complications associated with halo-vest immobilization: a prospective cohort study of 239 oatients. J Bone Joint Surg Am, 91（1）: 71-79.

Wang L, Liu L, Song Y, et al, 2014. Cervical tuberculosis associated with cervical pain and neurologic deficit: a case report and literature review. Spine J, 14（5）: 13-18.

第九章　下颈椎结核手术治疗

下颈椎结核是指在 $C_{3\sim7}$ 椎体、附件及其邻近椎间盘发生的脊柱结核。其中，单纯位于颈椎者仅占脊柱结核的 3% 左右。颈椎结核发病以儿童、青少年及壮年多见，年龄越高，发病越少，这可能与儿童和青少年机体免疫功能尚未发育好、青壮年期男子劳动强度较大、妇女生育等原因造成体质较差而易感染有关。下颈椎结核神经压迫症状出现较早，位于椎体后方的脓肿可致脊髓受压造成截瘫。

第一节　解剖概要

颈椎前面呈弧状隆起，上、下缘有前纵韧带附着，颈椎椎体后面平坦，有滋养孔供血管出入。上、下缘有后纵韧带附着。椎体外侧缘有与下位椎体相接的唇样突起，构成 Luschka 关节或椎体间侧关节，它的增生可导致椎间孔狭窄，压迫神经根。第 7 颈椎棘突较其他颈椎棘突长，几乎与第 1 胸椎棘突相当，易于触及，其末端不分叉，常作为计算椎体序数的标志（图 9-1-1、图 9-1-2）。

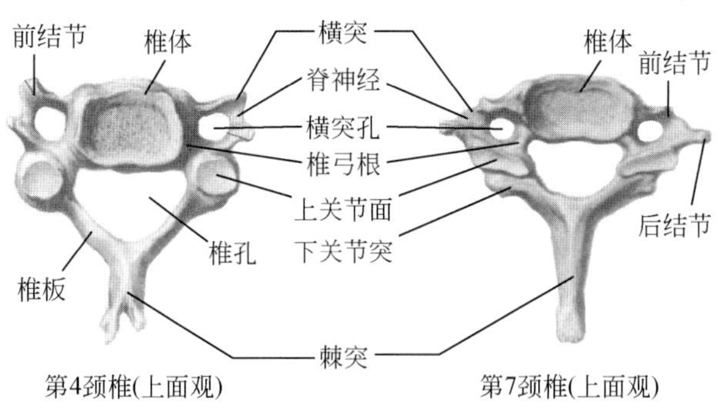

图 9-1-1　第 4 颈椎与第 7 颈椎

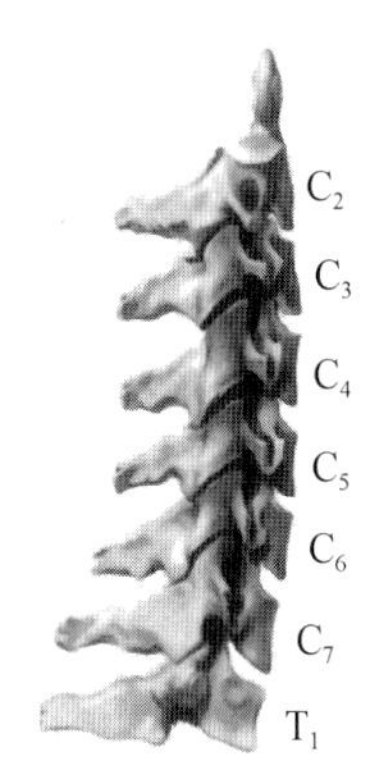

图 9-1-2　颈椎（C_2 ～ T_1 右侧面观）

一、颈前路应用解剖

下颈椎是指颈 $_{3\sim7}$ 椎体及其椎间盘为颈椎结核好发部位。结核脓肿多位于椎旁和软组织中，颈 $_4$ 以上病变的脓肿多位于咽喉后方，称为咽后脓肿。颈 $_5$ 以下病变的脓肿多位于食管后方，也称为食管后脓肿。巨大脓肿可使咽后壁和舌根靠拢，以致睡眠时鼾声如雷，严重者可引起呼吸与吞咽困难。咽后脓肿和食管后脓肿明显增大时，可致颈部两侧隆起，或沿椎前筋膜向上流窜。脓肿能流向咽腔或食管后壁，并将其穿破。椎体侧方病变的脓液也可在颈部两侧形成脓肿或沿椎间筋膜及斜角肌向锁骨上窝流注。以上两种情况需与颈部淋巴结结核所形成的脓肿相鉴别。脓液继续增加时，其出路为：①脓液继续剥离椎体骨膜，不仅病椎的骨膜和邻近椎体的骨膜被掀起，一侧的椎体骨膜、椎体前方和对侧的骨膜也被掀起；最后形成广泛的椎旁脓肿。②脓液突破椎体骨膜，沿组织间隙向远方扩散，在较远的地方形成脓肿。因重力作用而向身体下方流窜，称为下坠性脓肿。脓液若向体外破溃，则形成流脓窦道。若向口腔、食管、胸腔、肺等穿破则形成内瘘。内瘘的性质一般比较严重，治疗也比较困难。下颈椎结核脓肿常沿覆盖于颈椎体、颈长肌等深层结构前方的椎前筋膜流注，导致椎前血管、神经等重要组织不易辨认。了解该部位应用解剖对于熟练掌握手术入路有重要意义。

1. 表面　舌骨位于甲状软骨上方，舌骨体向后平对第 3、第 4 颈椎之间。甲状软骨位于舌骨下方，其上缘平对第 4 颈椎。环状软骨弓平对第 6 颈椎及其横突（上有颈动脉结）。在颈椎横突的前方可触及颈动脉搏动。胸锁乳突肌由外上到内下对称于颈部两侧，体表轮廓清晰，为颈椎前侧入路的重要标志。

2. 浅层　颈部皮肤薄，移动性大，皮纹横行。皮下组织中有菲薄的颈阔肌（强壮男性该肌肉亦相对发达），术后关闭切口时应仔细以单独层次缝合该肌。颈外静脉位于胸锁乳突肌表面的浅筋膜中，如妨碍术野可向外分离。沿胸锁乳突肌与舌骨下肌群之间纵行分离颈深筋膜浅层，暴露颈动脉鞘，在颈动脉鞘与内侧的气管、食管之间，纵行切开颈深筋膜中层（气管前筋膜），将其分向两侧达颈深筋膜深层（椎前筋膜）。此入路中，在环状软骨平面以上，从上至下分别有舌动脉、喉上神经及甲状腺上动脉由外侧走向内侧；在环状软骨平面下方，分别有舌下神经袢分支（浅面）、甲状腺下动脉及喉返神经（深面）越过手术野。术中要注意保护喉返神经（图 9-1-3）。

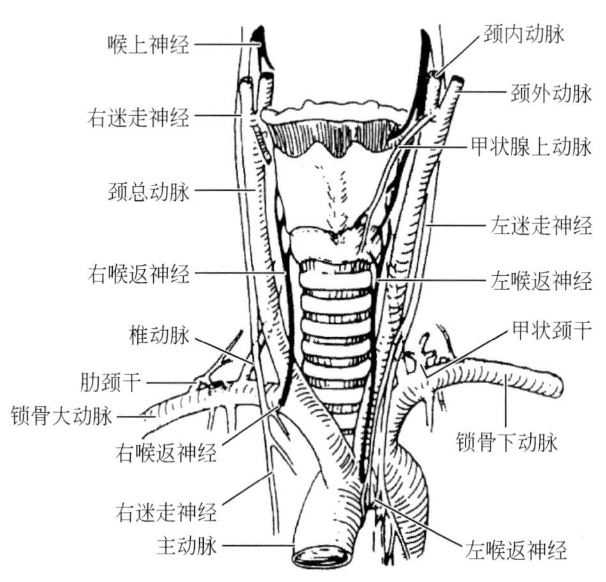

图 9-1-3　颈椎前路的主要血管和神经

3. 深层　显露气管、食管后面的椎旁筋膜后，其深面即颈椎体及前纵韧带、颈长肌及颈交感干。颈交感干位于颈椎体两旁，颈长肌表面。颈长肌自 $C_1 \sim C_3$ 椎体前外侧面中线逐渐向两侧分离下行。沿中线纵行切开椎前筋膜及骨膜，于骨膜下向外侧剥离并牵开颈长肌及颈交感干；向内侧剥离并牵开前纵韧带，即可显露其深面的颈椎体及椎间盘。

4. 易损伤结构　①颈动脉鞘位于胸锁乳突肌深面。只要连同该肌一同牵向外侧，保护鞘的完整性。鞘内的血管和神经即不会受累。②左喉返神经较长，绕主动脉弓上行于气管和食管之间的沟中，位置偏内侧（较深），下颈椎、颈胸段手术中一般不会损伤；右喉返神经较短，绕右锁骨下静脉（位置较高），由下外侧斜向上内侧，约 T_1 椎体平面前方走行于气管右侧面，位置偏外侧（较浅）。故临床可考虑采用左侧入路治疗颈胸段结核。作者个人经验认为 $C_7 \sim T_1$ 节段的前路手术亦可慎重选择右侧入路。③食管颈段位于气管后方略偏左侧，组织脆弱，行左侧入路向右侧牵拉食管时更易损伤。均应事先予以保护。

二、颈后路应用解剖

颈椎后方由数层纵行肌肉覆盖。颈后正中线入路，经项部皮肤、皮下组织、项韧带、棘间韧带等直达椎板。

1. 表面　颈椎棘突（$C_2 \sim C_6$）分叉伸向后方，为项韧带和肌肉附着。第 7 颈椎棘突最大，不分叉而隆起称为隆椎，皮下容易触及，是计数椎骨的重要骨性标志。

2. 浅层　项部皮肤厚，直接附着于深筋膜，移动性小。项部浅筋膜致密，借纤维束与深筋膜相连。浅筋膜内有颈神经后支及浅血管走行。项部深筋膜分层包裹项部诸肌。项韧带位于后中线呈三角形分布，将肌肉分割于棘突两旁。两侧椎旁肌分别由左右颈神经后支呈节段分配。项部肌肉由浅入深分为三层：浅层为斜方肌，中层为头夹肌，深层为横突棘肌，包括头半棘肌浅面、颈半棘肌及多裂肌和回旋肌深面。

3. 深层　向外侧剥离深层肌肉，便可显露颈椎椎板及其外侧的椎间关节囊。相邻上下椎板间有黄韧带连接，棘间韧带位于棘突之间。椎动脉在前斜角肌内缘起自双侧锁骨下动脉，经 C_6 椎间孔进入颈椎，向上穿过 $C_6 \sim C_1$ 的横突孔，经枕骨大孔入颅腔，左右汇成基底动脉。起自双侧锁骨下动脉。

4. 易损伤结构　①椎动脉通行于第 1 ～ 6 颈椎横突孔，位置偏外侧，一般不易伤及。但如横突有结核病变侵蚀，则在暴露及病灶清除时有损伤风险。在行颈椎后路内固定时，如置钉过程中失误则易导致椎动脉的医源性损伤，应尽量缝合，万不得已的情况下只好将其结扎，如恰为优势侧椎动脉则易引发临床症状。②颈神经根较短，呈近水平位走向两侧出椎间孔。行侧块螺钉固定时如螺钉过长亦可能损伤，将导致相应神经根症状。

第二节　临床表现及诊断

下颈椎结核起病隐袭，病程进展缓慢，早期症状轻微不易发现，成年患者常误诊为风湿和劳损，儿童的轻微症状易被忽视，有些患者早期无自觉症状，可在体格检查时偶然发现。有些直到发现寒性脓肿、颈椎畸形以致截瘫方就诊，只有少数患者发病急骤，全身和局部症状明显。

1. 全身症状　早期症状不典型，可有持续发热、盗汗等，典型患者常有全身不适、倦怠乏力、食欲减退、身体消瘦、午后低热、夜间盗汗、脉率加快、心悸和月经不调等轻度中毒及自主神经功能紊乱的症状。可同时合并有肺、胸膜结核。例如，脓肿发生混合感染时可出现高热。儿童患者发热可能比较明显，常有性情急躁、不喜玩耍、抱时啼哭和夜间惊叫。大部分患者有营养不良及贫血。

2. 局部症状　①疼痛：程度不一，多为轻微持续性钝痛，局限在颈肩部或双上肢，后伸则加剧，劳累时加重，卧床休息后减轻，患者多能较好地睡眠，可与恶性肿瘤鉴别。咳嗽、打喷嚏会加重疼痛。颈部后伸可引起双上肢麻木、疼痛。脊髓神经受压时，疼痛剧烈，患椎棘突有压痛及明显叩击痛。②活动受限：颈部僵硬、斜颈，头颈转动受限或明显障碍，各方向的运动都受限制。头不能抬起，眼睛不能平视，头颈部失去正常运动功能，多由疼痛后患椎周围肌群的保护性痉挛所致。③畸形：下颈椎结核引起的颈椎后凸畸形较轻，多为生理曲度变平，不易被发现，侧凸畸形更少见。有些患者常有斜颈畸形，部分患者头部前倾、颈部缩短、喜用双手托住下颌部以免在行动中加剧疼痛。④寒性脓肿与窦道：下颈椎结核常形成寒性脓肿，脓肿大都位于椎旁和软组织中，C_4 以上病变的脓肿多位于咽喉后方，称为咽后脓肿；C_5 以下病变的脓肿多位于食管后方，也称为食管后脓肿。巨大脓肿可将咽后壁推向前方，与舌根靠拢，可出现咽部不适感，发音声调改变，睡眠时鼾声甚大，严重者可引起吞咽和呼吸困难。下颈椎病变的脓液可沿颈长肌下垂到上纵隔的两侧，使上纵隔的阴影扩大，有如肿瘤的外观。咽后脓肿和食管后脓肿明显增大时，可致颈部两侧隆起或沿椎前筋膜向上流窜。脓肿破溃可形成窦道或瘘管，少数能穿破咽腔或食管，形成内瘘，使脓液、死骨片由口腔吞下或吐出。体检时可在咽喉部及颈两侧看见或触及波动性脓肿。⑤脊髓受压症状：下颈椎结核发生脊髓受压的机会较多，患者乳头以下痛觉减弱或消失，双下肢肌力明显减弱，上肢乏力。浅反射消失，深反射活跃或亢进，肛门括约肌收缩消失，可出现病理反射阳性。压迫较重者，可出现完全截瘫。

3. 实验室检查　常有贫血、低蛋白血症、红细胞沉降率增快。对脓肿穿刺液或瘘道分泌物进行涂片、细菌培养可查到抗酸杆菌。

4. 影像学检查　下颈椎 X 线平片上最早期的表现是骨质疏松。椎间盘周围型，可见椎间隙狭窄，骨质破坏。前方型，可见下颈椎椎体前方的软组织影增宽，可累及多个节段，累及节段的椎体前缘可有骨质破坏。中心型，通常表现为骨质稀疏、破坏甚至塌陷，可伴有下颈椎脱位。CT 检查有助于确定下颈椎椎体及周围组织受累，特别有助于确定骨质破坏的范围及程度。MRI 检查能够确定骨和软组织受累的情况，特别是能够直接反映下颈椎多个平面上病变的范围。

手术探查如发现典型的脓液或干酪样物质时临床常可确诊为结核病，如仍有怀疑，最后的确诊有赖于细菌学和组织病理学检查。

第三节　手术技术

一、前路病灶清除减压矫形植骨内固定术

（一）麻醉与体位

气管插管全身麻醉，患者取仰卧位，肩胛部垫薄枕，颈中立位略后伸。体位摆放与麻醉插管时防止颈部过伸、过屈与左右摆动。头两侧各放置一个小沙袋固定，有神经症状或截瘫者术前行枕颌带或颅骨牵引，上半身抬高约 15°，以减轻头颈部静脉充血。

（二）操作步骤

1. 切口

（1）颈前斜切口：为了便于手术操作，不易误伤喉返神经，多取右侧胸锁乳突肌内缘斜形切口，胸骨柄切迹为基线，沿右侧胸锁乳突肌前缘下行，以骨病灶为中心，切口可上下移动。病灶和寒性脓肿偏左者，则选择左侧斜切口。

（2）横切口：切口水平高度根据 X 线片病灶的部位而定。起自手术侧胸锁乳突肌后缘中点越过颈中线达到对侧 2cm，全长 5 ～ 7cm。颈部短、粗者应适当延长（图 9-3-1）。

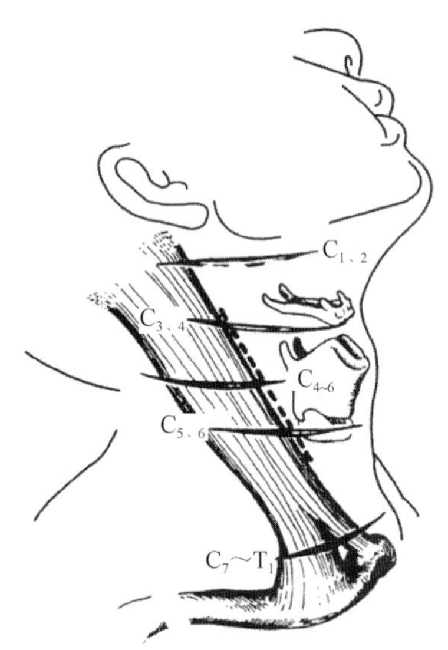

图 9-3-1　颈部斜与横切口

2. 暴露　切开皮肤、皮下组织、颈阔肌后，沿颈血管鞘与气管食管内脏鞘间隙钝性分离进入颈椎前方；取横切口时，切口纵向松解范围一定要大于横向，否则影响椎体前方的显露，显露颈中部筋膜时，游离甲状腺前侧肌群和胸锁乳突肌之间的肌间隙，将胸锁乳突肌向外牵拉，即可见由内上斜行至外下方的肩胛舌骨肌。在胸锁乳突肌的深面有搏动感即为颈动脉鞘，内包含颈动、静脉及迷走神经等（图 9-3-2）。因脓肿及炎症反应可造成颈前组织粘连，显露过程中应仔细分离；显露病变节段及上下各 1 个正常椎体，充分显露病灶。C_3 ～ C_6 病灶显露，将甲状腺、咽缩肌和喉头等向中线牵拉，将颈动脉鞘、胸锁乳突肌牵向外侧，注意勿损伤穿入该肌上 1/3 的副神经，后者支配肩胛提肌。随即可显露前斜角肌、颈长肌和隆起的椎前脓肿（图 9-3-3）。C_7 ～ T_1 病灶显露，C_7 横突无前结节，C_6 横突前结节较明显，是深部主要标志之一。特别是小儿患者，勿将横突前结节误认为椎体，无脓肿者或病灶过小时可用 C 形臂机确定病变位置。

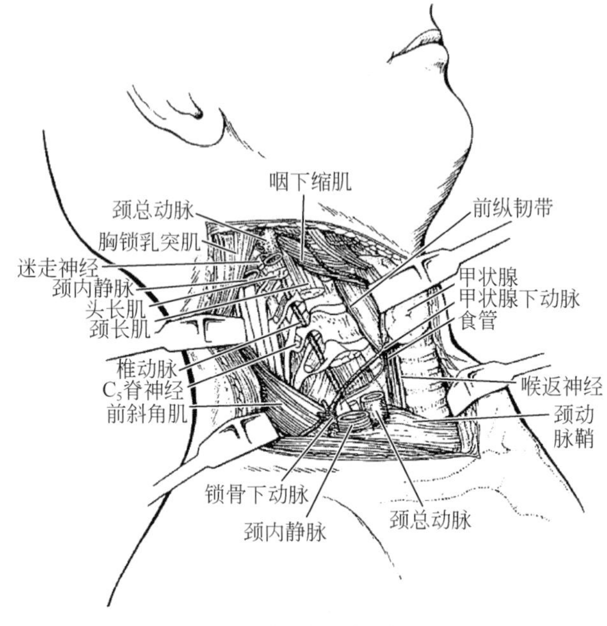

图 9-3-2　颈椎前入路解剖（一）

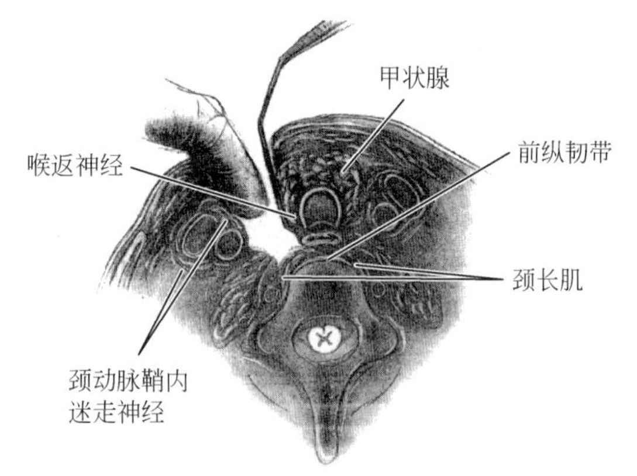

图 9-3-3　颈椎前入路解剖（二）

3. 病灶清除减压　椎前有脓肿者，局部隆起，其表面多见有水肿和出血点，可试行穿刺抽脓，以确定病灶的位置。于椎前筋膜脓肿最明显处尖刀切一个小口，有脓液溢出，吸尽脓液，将椎前筋膜向近远端分离，显露病灶后，直视下将死骨、结核性肉芽及坏死椎间盘用刮匙和髓核钳彻底清除椎前与颈长肌脓肿，并将脊髓前方致压物彻底清除，充分减压椎管。于上下正常椎体中部拧入撑开螺钉，将 Caspar 撑开器螺钉平行置入病变椎体相邻的上下正常椎体中，并适度撑开，矫正颈椎后凸畸形，恢复生理曲度，再用刮匙沿椎体前方向上、向下清除椎前间隙脓液、肉芽组织及炎性病变组织，并将一导尿管置入脓肿累及的椎前间隙，用异烟肼生理盐水通过导尿管反复冲洗，直至液体清亮。

4. 植骨与内固定　凿出减压节段上下椎间植骨槽，测量椎体骨缺损的长度，取合适长宽的自体髂骨块嵌入植骨槽内，植入骨块的前方应低于椎体前缘 1 ～ 2mm，注意骨块后方不压迫脊髓。取出 Caspar 撑开器，取合适长度的颈前路锁定钛板确定其位置良好后用螺钉固定于上下椎体间，或保留融合节段上下相对椎体骨性终板，凿出植骨床，取适合长度的髂骨块嵌入椎间大块植骨或钛网充填异体骨粒或自体髂骨粒后，嵌入减压节段的椎体缺损处，用合适长度与曲度的颈椎前路锁定钛板螺钉固定于上下椎体（图 9-3-4 ～图 9-3-7），用生理盐水冲洗伤口，病灶处放置 2g 链霉素，留置引流管，接引流袋，逐层缝合伤口。近来王清等行前路病灶清除后，取胸骨柄结构性植骨钢板内固定术，比取髂骨植骨更具有优点（图 9-3-8）。

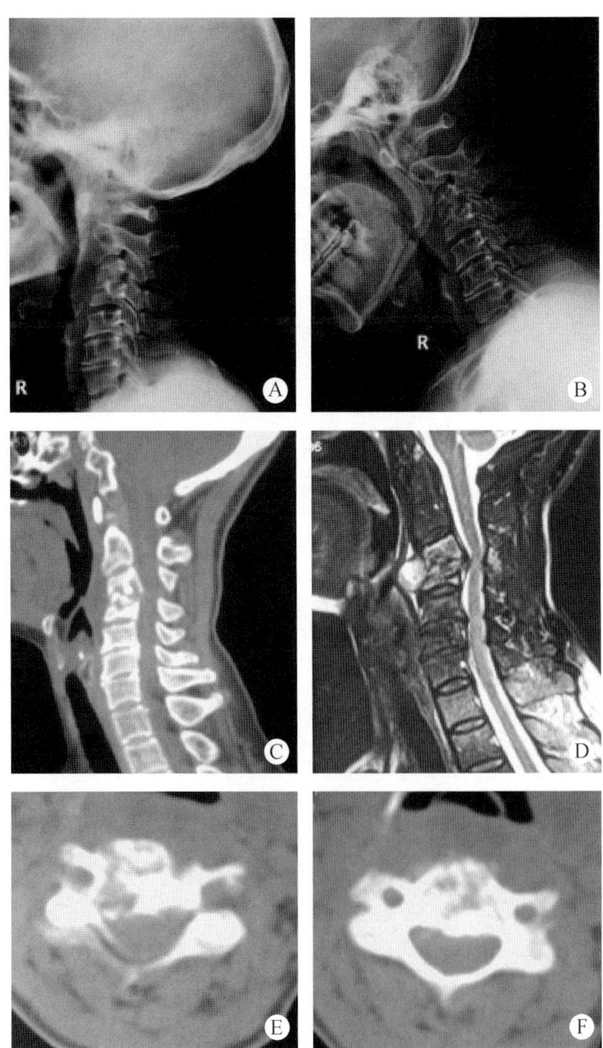

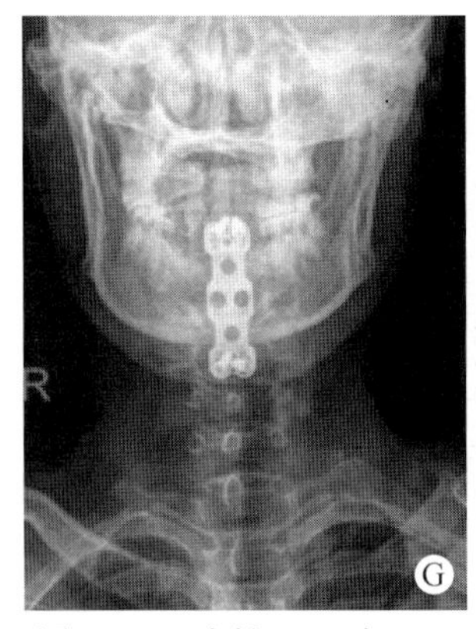

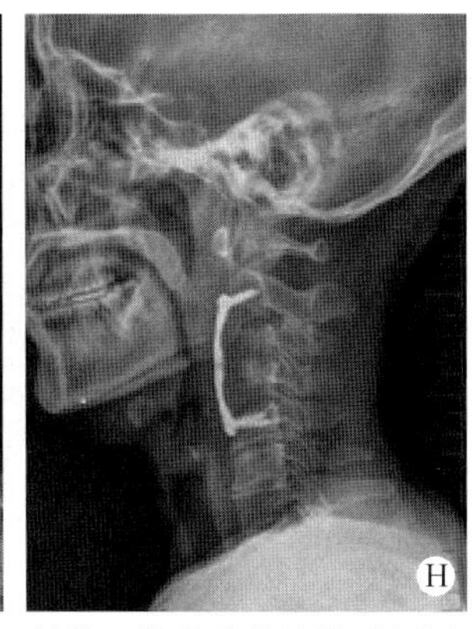

图 9-3-4　女性，53 岁。$C_{3、4}$ 结核，前路病灶清除减压矫形植骨内固定术

A、B. 术前 X 线片；C、D. 术前 MRI 影像；E、F. 术前 CT 影像；G、H. 术后 X 线片示内固定位置良好

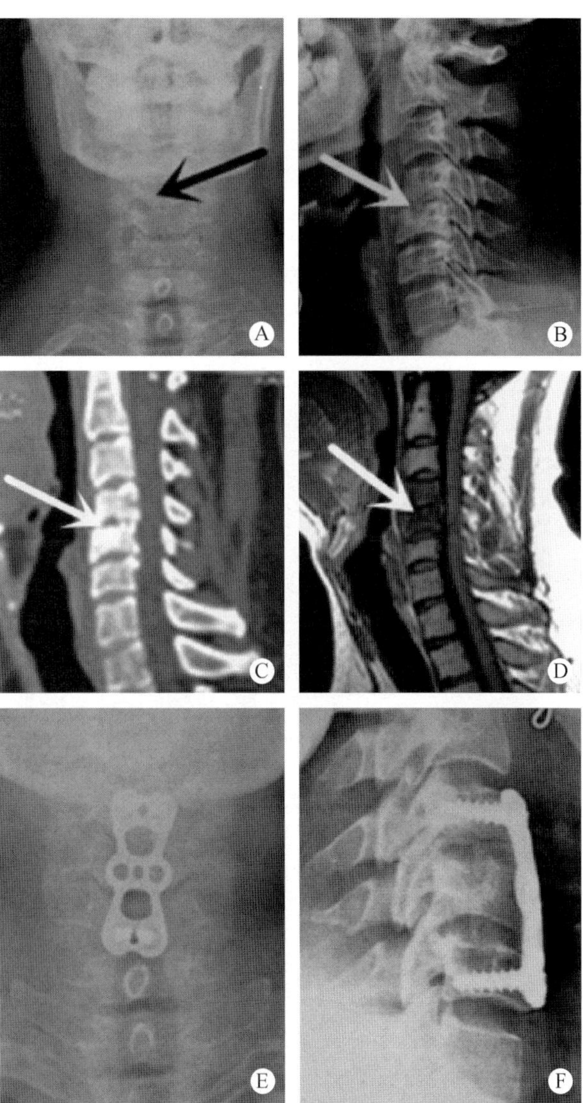

图 9-3-5　女性，40 岁。$C_{4、5}$ 椎体结核，前路病灶清除减压矫形植骨内固定术

A、B. 术前 X 线片显示 $C_{4、5}$ 椎骨破坏，椎间隙变窄；C、D. 术前 MRI 影像显示 $C_{4、5}$ 椎骨破坏，椎间隙变窄；E、F. 前路病灶清除、自体髂骨块植骨钛板内固定术后 X 线片示内固定位置良好

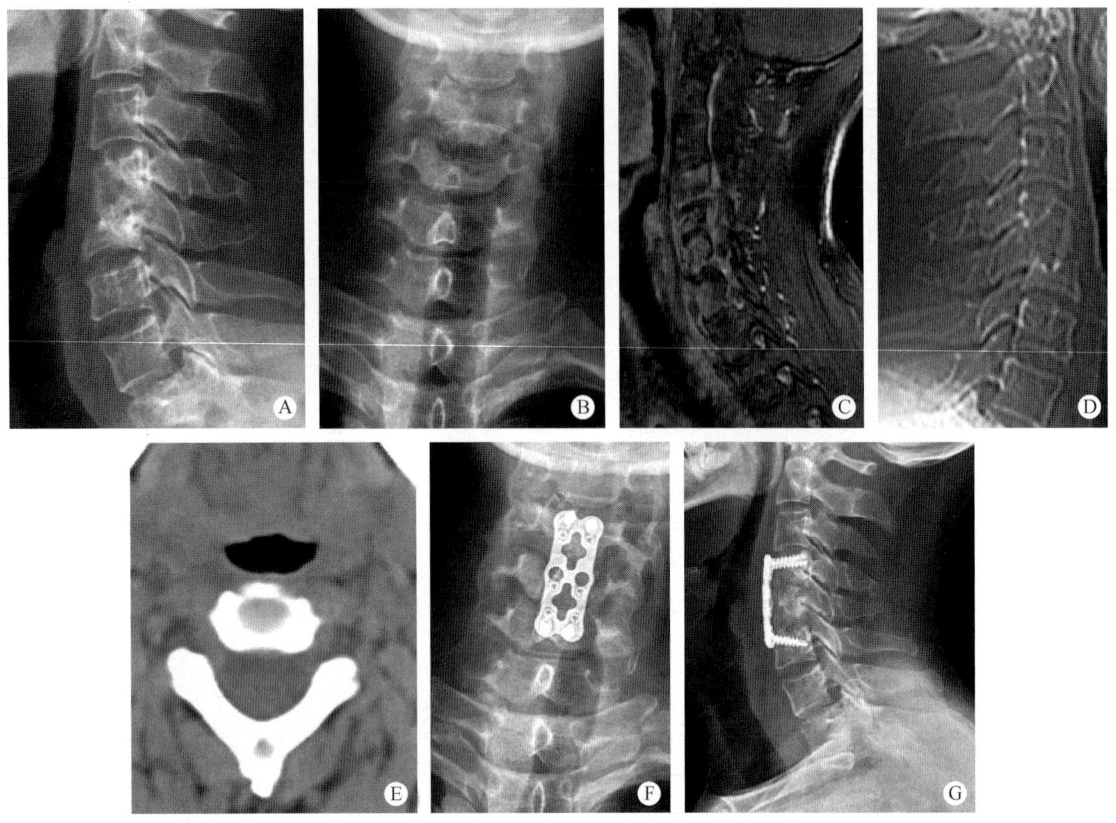

图 9-3-6　男性，29 岁。$C_{4、5}$ 结核，前路病灶清除减压矫形植骨内固定术

A、B. 术前 X 线片；C. 术前 MRI 影像；D、E. 术前 CT 影像；F、G. 术后 X 线片示内固定位置良好

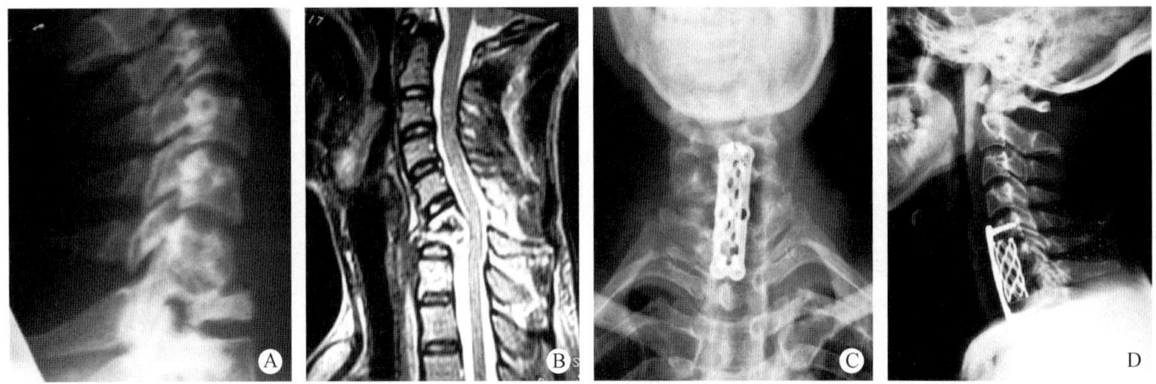

图 9-3-7　男性，39 岁。$C_{6、7}$ 结核前路病灶清除矫形钛网植骨钢板螺钉内固定术

A. 术前 X 线片示 $C_{6、7}$ 破坏、塌陷、移位；B. 术前 MRI 影像示 $C_{6、7}$ 破坏脊髓受压；C、D. 术后 X 线片显示内植物位置良好

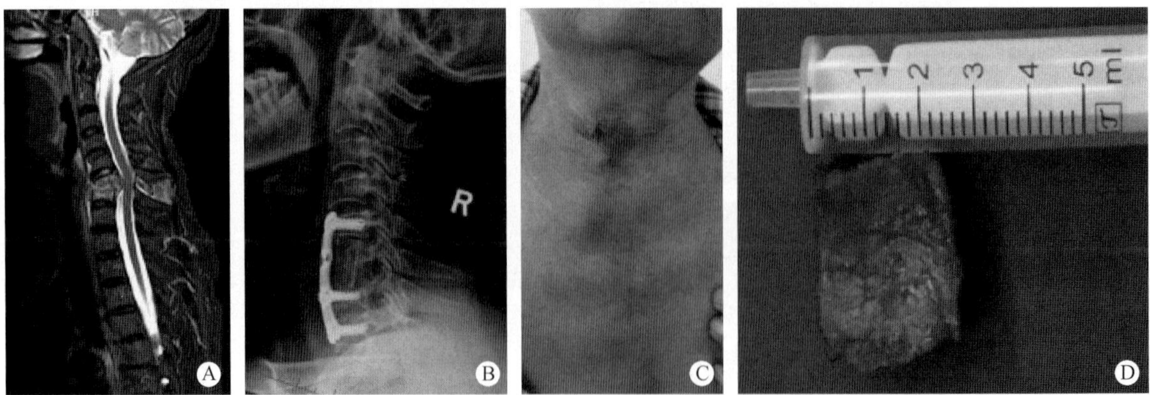

图 9-3-8　女性，67 岁。$C_{6、7}$ 结核伴不全瘫痪

A. 术前 MRI 影像显示 $C_{6、7}$ 椎体信号异常，椎管内脓肿形成；B. 行前路病灶清除、取胸骨柄结构性植骨钢板内固定术；C. 术后患者颈部切口；D. 术中切取的胸骨柄骨块

（三）颈椎前路接骨板内固定操作技术

颈前路接骨板内固定系统由接骨板、椎体螺钉及两者之间的锁定系统组成。根据接骨板、螺钉锁定后，相互之间的位置、角度是否可变，有固定、半固定、动态等多种设计，以半固定设计目前应用最多。

螺钉在钉孔内角度在一定范围内可变，螺钉有5°可变角度。不同产品可变角度不一样，但一般不超过15°。前路接骨板商品众多，设计特点各异，但操作基本相同。临床医师在选择前路接骨板时应注意：①大小合适。接骨板上下缘均不应超过固定椎体的边缘，不应延伸到未手术节段椎间盘。②接骨板切迹。颈椎节段越高，椎前间隙越小。固定节段到C_2或C_3的接骨板应考虑到接骨板切迹，尽可能选用小切迹接骨板。

接骨板长度22～111mm，不需要区分头尾端，所有的螺孔均轻度内聚。螺钉长度12～26mm，以不同颜色直观区分；直径4.5mm或4.8mm，以着色部位区分。配有持板器、临时固定钉及相应持钉器、开口器、两种攻丝导向器、不同长度钻头一套、可调丝锥、螺钉改锥等。

选择合适长度的接骨板，接骨板两端不应超出所固定椎节。选好接骨板后，根据颈椎表面的弧度适当预弯接骨板。以持板器夹持接骨板，以双侧颈长肌为参照，将接骨板置于颈椎正前方；头尾的钉孔位于椎体高度的中部；接骨板头尾端不进入相邻椎间隙区域。接骨板位置调整满意后，以临时固定钉固定。开口时注意规避椎间撑开器椎体钉的钉孔。钻孔，连接导向器，普通导向器紧密贴合接骨板后，旋转尾端固定，枪钳式导向器捏紧把手固定。以适合长度钻头沿导向器进行攻丝。螺钉改锥将螺钉旋入钉道，确保螺帽与接骨板平齐。同法拧入所有螺钉。头尾4个钉孔应全部置钉。长节段接骨板中间的钉孔如果处于下方椎体已切除或正好位于椎间隙位置，不应再置钉；如有椎体结构可供置钉，可增加数颗螺钉提高稳定性。置钉过程根据需要及时透视，确认螺钉位置。待所有螺钉均已拧紧，旋转凸轮装置，锁定螺钉。C形臂机正侧位透视以确定接骨板的位置是否正确。

二、后路病灶清除植骨内固定术

颈椎后路病灶清除植骨内固定术仅用于罕见（<1%）的椎弓结核和颈椎椎体结核累及椎板与关节突者，故颈椎后入路主要用于行颈椎后路侧块螺钉或后路椎弓根螺钉固定及植骨融合术。

患者取俯卧位，头部稍屈曲，胸腹部悬空降低其压力以减少术中出血。应用头架固定确切，以免术中位置改变，并注意防止眼部受压。C_2～T_1棘突连线后正中切口，并可根据手术范围适当延长或缩短。切开皮肤、皮下组织、项韧带，自棘突、椎板上剥离椎旁肌（图9-3-9），压迫止血后用梳式拉钩将椎旁肌向两侧牵开，显露C_3～C_7椎板和关节突，结核病灶清除。

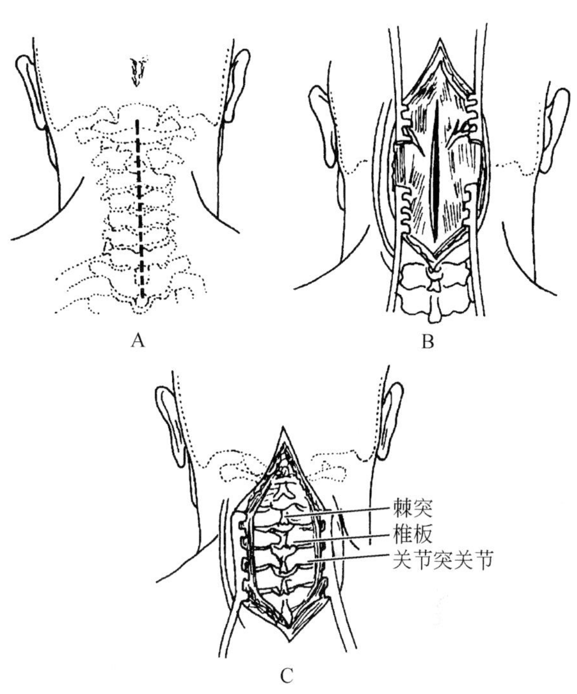

图9-3-9　颈椎后入路
A.颈后正中纵切口；B.切开皮肤、皮下组织和项韧带；
C.颈后部结构完全显露

（一）颈椎后路侧块螺钉钉棒内固定术

钉棒系统可延伸至枕及胸锁交界处，有效适应不同大小、形态的侧块，且具有更好的生物机械稳定性。我国常用的侧块螺钉系统包括Cervifix和Axis，适用于C_3～C_7节段。

充分显露拟固定节段两侧侧块，依Magery技术确定螺钉置入点；用尖椎刺破骨皮质并进入松质骨3～4mm，用手钻按照螺钉置入方向在侧块上钻孔，限深从10～12mm开始逐渐增加，直至恰好抵达对侧皮质。测深、攻丝后也选取合适长度和直径的螺钉缓慢拧入；将准备融合的小关节面软骨彻底清除，并将软骨下皮质骨和侧块皮质骨粗糙化。将自体松质骨或同种异体骨制成颗粒状植入小关节间隙；钛板或钛棒预弯、置入及锁紧。

术中要点：熟悉解剖，严格掌握置钉方向、深度，避免损伤椎动脉、神经根、小关节面等。不熟悉此类内固定的医师，应严格遵照本部分步骤，先弯棒、组装钉棒，放入术野比对进钉点位置，然后进行置钉，否则多个螺钉植入时，可能出现螺钉不在一条线上而无法装棒的情况。有经验的医师直接置钉时，也应注意保持多根螺钉在一条直线上。切忌弯棒，以免认为造成颈椎正常曲度丢失。术中需复位可根据复位要求弯棒。但需注意侧块螺钉仅固定于颈椎后结构，复位能力有限，进行撑开、加压、提拉等操作都要轻柔，不可像胸腰椎椎弓根螺钉那样操作，否则造成螺钉移位、断裂，甚至骨折、脊髓神经损伤。

（二）颈椎椎弓根螺钉钉棒内固定术

椎弓根螺钉钉棒系统与侧块螺钉钉棒系统设计基本相同，唯一的区别在于螺钉置入的位置。椎弓根螺钉贯穿椎体前后结构，较侧块螺钉更为稳定，具有更好的复位功能。下颈椎所有节段均可行椎弓根螺钉固定；C_2 没有侧块结构，行常规椎弓根固定；C_1 亦有“椎弓根”螺钉置钉法。颈椎椎弓根螺钉的适应证和侧块螺钉一样，但由于颈椎椎弓根细小、变异较大且周围均为重要结构，手术风险大，而侧块螺钉可满足颈椎固定需要，因而临床应用中以侧块螺钉为主，而椎弓根螺钉应用较少。

依据术前 X 线片及 CT 片上椎弓根轴线的延长线在侧块表面的交点作为螺钉入点，一般取上关节突关节面最低点下方 3mm 处，即侧块中点上方或内上方。依据术前影像学资料及术中透视所见，调整各个节段的螺钉方向；用尖椎在入点处刺破表面皮质骨，应用相应直径的钻头按照预先设计的角度和方向缓慢以手动方式钻入侧块松质骨（或以高速磨钻开窗），然后用手钻向椎弓根内钻入（术中透视确认或借助导航技术）。测深、攻丝后选取合适长度和直径的螺钉缓慢拧入。以下步骤同侧块螺钉固定。

（胡　豇　邓俊才　王　清）

参考文献

鲍达，马远征，陈兴，等，2010. 钛网充填异体骨植骨在颈椎结核治疗中的应用 . 中华外科杂志，48（2）：112-115.

陈德玉，2003. 颈椎伤病诊断新技术 . 北京：科学技术文献出版社，483-486.

陈华江，王建喜，滕红林，等，2014. 一期病灶清除术治疗颈椎结核 . 中华骨科杂志，34（2）：149-160.

陈兴，鲍达，马远征，等，2008. 颈椎结核耐药性观察及个体化治疗 . 脊柱外科杂志，6：284-287.

邓盎，王锡阳，张宏其，等，2015. 一期前后联合手术治疗生长期儿童下颈椎结核并后凸畸形 . 中国骨与关节损伤杂志，30（1）：1-3.

郭世绂，1986. 临床骨科解剖学 . 天津：天津科学技术出版社，1-78.

胡云洲，沈怀信，饶书城，等，1981. 脊柱结核截瘫 259 例治疗方法的选择与疗效分析 . 中华骨科杂志，1（4）：195-199.

胡云洲，宋跃明，曾建成，2015. 脊柱肿瘤学 . 北京：人民卫生出版社，389-400.

刘浩，宋文凯，宋跃明，等，2002. 小儿下颈椎稳定性的外科重建 . 中国修复重建外科杂志，16：188-190.

刘志雄，2005. 骨科常用诊断分类方法和功能结果评定标准 . 北京：北京科学技术出版社，319-320.

刘忠军，2009. 脊柱外科手术操作与技巧 . 北京：人民卫生出版社，60-69.

陆宁，卢世璧，王岩，等，2005. 异体冷冻干燥骨在脊柱结核手术治疗中的应用 . 中国修复重建外科杂志，19：420-423.

马远征，王自立，金大地，等，2013. 脊柱结核 . 北京：人民卫生出版社，237-244.

苗华，周建生，1999. 骨科手术入路解剖学 . 安徽：安徽科学技术出版社，254-257.

邱贵兴，戴尅戎，2016. 骨科手术学 . 4 版 . 北京：人民卫生出版社，1283-1320.

饶书城，宋跃明，2007. 脊柱外科手术学 . 3 版 . 北京：人民卫生出版社，335-343.

余希临，沈天涛，桂彤，等，2006. 一期前路病灶清除植骨融合治疗儿童颈椎结核 . 中国脊柱脊髓杂志，16：313-314.

袁文，王新伟，贾连顺，2006. 颈椎病手术治疗的相关问题探讨 . 中国脊柱脊髓杂志，16：325-329.

张英泽，2011. 骨科手术径路 . 北京：人民卫生出版社，261.

张永刚，王岩，2003. 脊柱 . 沈阳：辽宁科学技术出版社，17.

张泽华，许建忠，谭祖键，等，2005. 同种异体骨移植联合内固定治疗脊柱结核 . 脊柱外科杂志，3：154-157.

Jayaswal A，Upendra B，Ahmed A，et al，2007. Video-assisited thoracoscopic anterior surgery for tuberculous spondylitis. Clin Orthop Relat Res，（460）：100-107.

Kawakami M，Tamaki T，Yoshida M，et al，1999. Axial symptoms and cervical alignments after cervical anterior spinal fusion for patiens with cervical myelopathy. J Spinal Disord，12：50-56.

Troyanovich SJ，Stroink AR，Kattner KA，et al，2002. Does anterior plating maintain cervical lordosis versus conventional fusion techniques? A retrospective analysis of patients receiving single-level fusions. J Spinal Disore，15：69-74.

第十章　颈胸段脊柱结核的手术治疗

颈胸段通常是指 $C_7 \sim T_3$ 的椎体节段，它是颈椎生理性前凸和胸椎生理性后凸的转折点。发生于此节段的结核并不常见，占脊柱结核的1%～5%。颈胸段结核有以下特点：① X 线片常显示不清，易被漏诊；②颈胸段脊柱使头颅的重量从脊柱后柱转为前柱的应力部位，当椎体破坏时，易塌陷和后凸畸形；③颈胸段椎管相对狭窄，易导致脊髓损伤；④上胸髓的血供差，当病灶压迫硬膜囊时，脊髓血循环易受影响；⑤颈胸段前方有众多的血管、神经、骨性结构等阻挡，增加了病灶显露的困难。

第一节　解剖概要

颈胸段解剖结构复杂，前方有胸骨、纵隔阻挡，椎体部位深在，手术显露此部位是脊柱外科难点之一。若不了解相关解剖，将增加手术难度和风险甚至造成灾难性后果。

颈胸段前方重要结构包括骨性结构，如胸骨和胸锁关节；血管，如颈总动脉、主动脉、头臂干、无名静脉和甲状腺下动静脉；神经，如喉返神经、交感神经和膈神经；肌肉，如颈阔肌和胸锁乳突肌；其他结构，如气管、食管、甲状腺和胸导管等。

在下颈部，颈阔肌是最表浅的肌肉。胸锁乳突肌大部分被颈阔肌覆盖，起自胸骨柄前面和锁骨中 1/3，两部分会合向后上方止于颞骨乳突。甲状腺下动脉是锁骨下动脉甲状颈干的分支，沿前斜角肌内侧缘上行至 C_6 水平，经颈动脉鞘深面达甲状腺侧叶后，在侧叶下极与喉返神经相交叉。甲状腺中静脉短粗且壁薄，在颈总动脉前方横过，汇入颈内静脉。前路手术中，若其妨碍显露，可结扎切断，否则术中牵拉甲状腺时可能将其拉断甚至导致颈内静脉的撕裂，造成严重出血。

前方入路最大的障碍是胸廓。胸廓入口由胸骨柄上缘、第 1 肋和 T_1 椎体围成。胸廓上口窄且较固定，手术时操作空间较小。胸骨是胸廓重要结构，分为胸骨柄、胸骨体及剑突。胸骨柄上缘有胸骨上切迹，一般平 T_3、T_4 平面。切迹两侧是胸锁关节。胸骨柄外缘上部与第 1 肋相连。胸骨角是胸骨柄与胸骨体的交界，平 T_5 平面，是计数肋骨的重要标志。在第 2 ～ 4 胸肋关节水平双侧胸膜前界高度靠拢，而在其上段和下段则彼此分开。其中，上段的位于胸骨柄后方的三角形无胸膜覆盖区称为胸腺区。故胸骨柄劈开时一般不伤及胸膜。另外，胸骨血供来自胸廓内动脉形成的骨膜血管丛，与长骨比无髓内营养支存在，劈开胸骨后有明显出血点时，胸骨用骨蜡封闭止血，骨膜宜电凝止血。烧灼骨膜忌过度广泛，否则影响术后胸骨愈合。胸骨前方肌肉组织缺乏，血运差，若将皮肤切口稍向中线旁将会减少术后感染及胸骨不愈合风险。

胸骨和肋骨后方是纵隔。通常以胸骨角和 T_4 椎体下缘构成的假想平面将其分为上、下纵隔，上纵隔分为前、中、后三层，前层结构有胸腺、无名静脉和上腔静脉（图 10-1-1）。左无名静脉在 $T_1 \sim T_2$ 上方，有时上突至颈部，不可忽视。中层结构有主动脉弓及其三大分支（从右向左依次为头臂干、左颈总动脉和左锁骨下动脉），迷走神经，膈神经（图 10-1-2）。头臂干在右胸锁关节后方发出右颈总动脉和右锁骨下动脉。左迷走神经在左颈总动脉与左锁骨下动脉之间下降至主动脉弓前面，经左肺根后方，分出数小支加入左肺丛，然后在食管前面分成若干细支参与构成食管前丛，并向下延续成迷走神经前干。右迷走神经经右锁骨下动脉前面，沿气管右侧下降，在右肺根后分出数支，参加右肺丛，然后在食管后面构成食管后丛，在食管下端合成迷走神经后干。后层结构有气管、食管、胸导管和喉返神经（图 10-1-3）。胸导管是重要的淋巴管，在 $T_2 \sim T_3$ 高度于食管与左纵隔胸膜之间上行，在 $C_7 \sim T_1$ 椎体高度逐渐向左呈弓状越过胸膜顶，向下内注入左静脉角。左喉返神经起始于主动脉弓前，绕主动脉弓下方，沿气管、食管间沟上行，至环甲关节后方入喉。

右喉返神经发出位置较高，右锁骨下动脉前方由右迷走神经分出向下。前入路手术中，由于左喉返神经部位较恒定，且左侧更容易对大血管牵拉保护，故更推荐左侧入路。

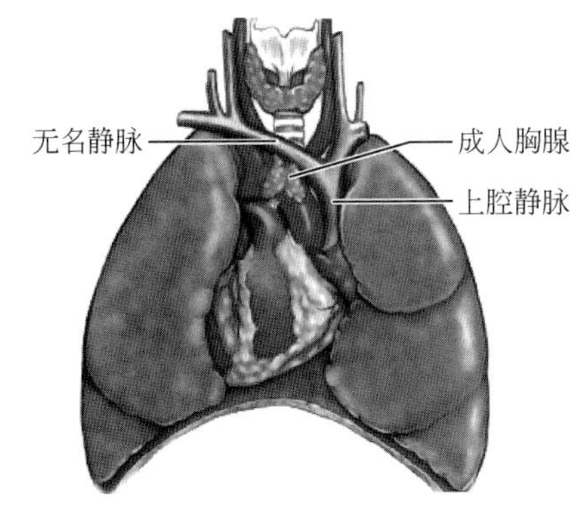

图 10-1-1　上纵隔前层结构

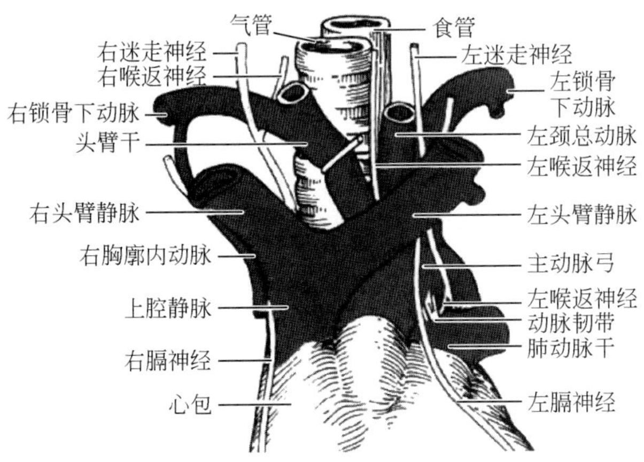

图 10-1-2　上纵隔中层结构

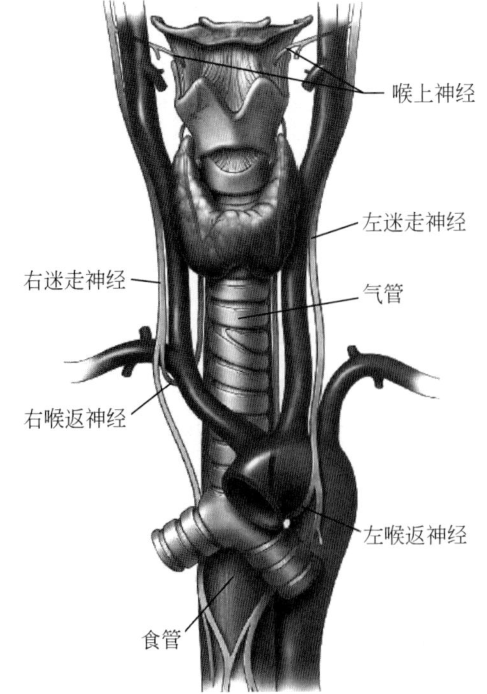

图 10-1-3　上纵隔后层结构

颈胸段背部肌肉可分浅层为斜方肌和背阔肌；中层为肩胛提肌、菱形肌和后锯肌；深层为夹肌、骶棘肌和横突棘肌（图 10-1-4）。肩胛骨是位于胸廓后面的三角形扁骨，介于第 2 ～ 7 肋。肩胛冈是其背面高起的骨嵴，内侧连线平 T_3 棘突。侧方入路（肩胛下入路）常需分离肩胛周围背部浅层和中层肌肉及相关腱性组织，然后掀开肩胛骨以暴露上胸椎。其中，背阔肌位于背下部，起于下胸椎及腰椎的棘突和髂嵴等处，向外上方止于肱骨上段前面。斜方肌位于项部及背上部，起于颈胸椎的棘突处，止于锁骨外侧及肩峰、肩胛冈，由肩胛背动脉的分支供血。脊髓副神经位于斜方肌深面和肩胛提肌浅面，注意保护。斜方肌深面是大、小菱形肌及肩胛提肌。大菱形肌起于 T_1 ～ T_4 棘突，小菱形肌起于 C_6 ～ C_7 棘突，均止于肩胛骨脊柱缘。肩胛提肌是一带状长肌，起于上部颈椎横突，斜向后下止于肩胛骨上角和肩胛骨脊柱缘上部。上后锯肌起于项韧带下部 C_6 ～ T_2 棘突，止于第 2 ～ 5 肋骨肋角的外侧面，上提肋骨助吸气。

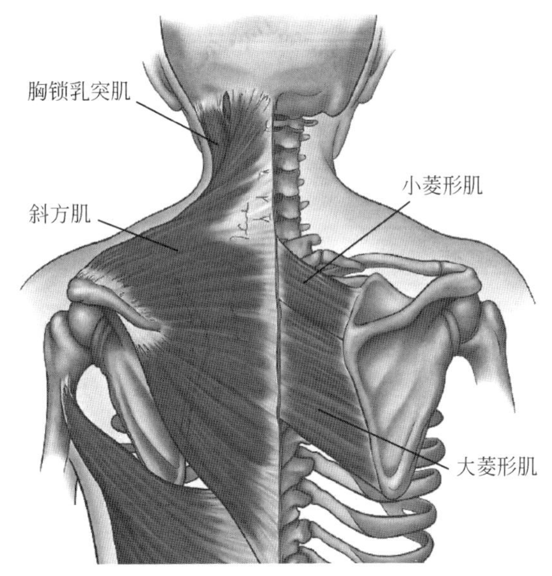

图 10-1-4　颈胸段背部部分肌肉解剖

掀开肩胛骨后，分离前锯肌，可显露上胸椎肋骨床，此过程中注意保护胸长神经。术中需要计数后清除部分肋骨时，注意第 1 肋在第 2 肋深面，计数时不要遗漏。一般每一肋骨后面与相应胸椎椎体、部分上位椎体及之间的椎间盘相关节，而第 1 肋仅与 T_1 相关节。肋骨头也与对应的脊椎横突相关节，分别形成独立的滑膜关节并有关节囊围绕，通过肋头相关韧带连于椎体前侧。清除肋骨并移除时，涉及一些重要韧带（图 10-1-5）的处理。显露和清除肋骨时注意保护肋骨血管、神经。

切开壁胸膜后可显露其覆盖的脊柱及一些纵隔血管结构，具体位置关系参见前入路解剖。交感神经干位于脊柱两侧，神经节一般位于肋骨头前方。右侧除第 1 肋间静脉注入右无名静脉外，其他静脉均注入奇静脉。而左侧除第 1 ～ 3 肋间静脉注入左无名静脉外，其他静脉均注入半奇静脉。奇静脉、半奇静脉及胸主动脉位于胸椎椎体前方。

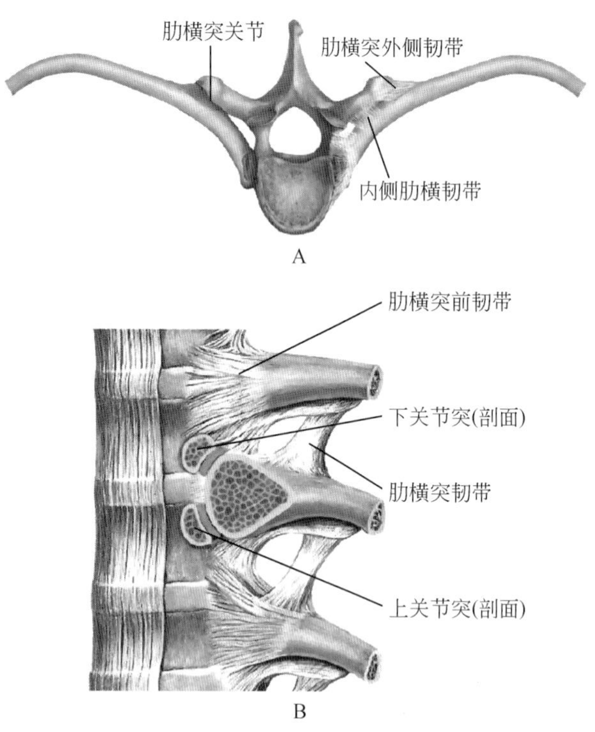

图 10-1-5　肋骨相关重要韧带

第二节　手 术 技 术

颈胸段经后方可显露椎弓与脊髓，经胸腔侧前方途径与经胸骨前途径显露椎体与脊髓腹侧。颈胸联合切口，切开胸骨，经上部纵隔达 C_7 ～ T_3 的前方是比较困难的显露途径。切开胸骨有三种方法：一是纵行劈开胸骨；二是倒“T”形切开胸骨上段；三是切除一侧胸锁关节及胸骨柄的半侧。三种方法各有优缺点，都曾被应用。

一、颈胸段前入路

（一）低位下颈椎前方入路病灶清除矫形植骨内固定术

低位下颈椎前方入路病灶清除矫形植骨内固定术适用于 C_7 ～ T_1 椎体结核，椎体结核病灶位于胸骨柄上缘水平切迹之上者。常规的颈椎前入路向下的延长，不需要劈开胸骨或切掉部分锁骨，相对其他术式创伤小，术后恢复快。

患者取仰卧位，肩背部垫枕使颈部充分后仰，头稍偏向左侧，做下颈椎右侧斜形切口，切口自右侧胸锁乳突肌前缘下 1/3 处斜向内下至胸骨柄切迹中点（图 10-2-1）；在胸锁乳突肌与舌骨下肌群间隙分离，向左侧牵开气管、食管和甲状腺，向外牵开右颈动脉鞘、胸锁乳突肌；必要时可结扎甲状腺下动脉及甲状腺中静脉，注意保护右侧喉返神经；显露椎前筋膜，C 形臂机透视确定椎体位置，暴露病变椎体及椎间盘（图 10-2-2、图 10-2-3）。清除病灶，脊髓彻底减压后，凿出骨槽，

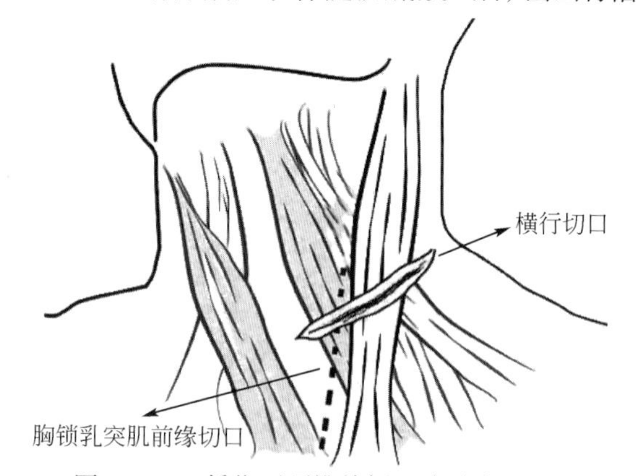

图 10-2-1　低位下颈椎前侧入路手术切口

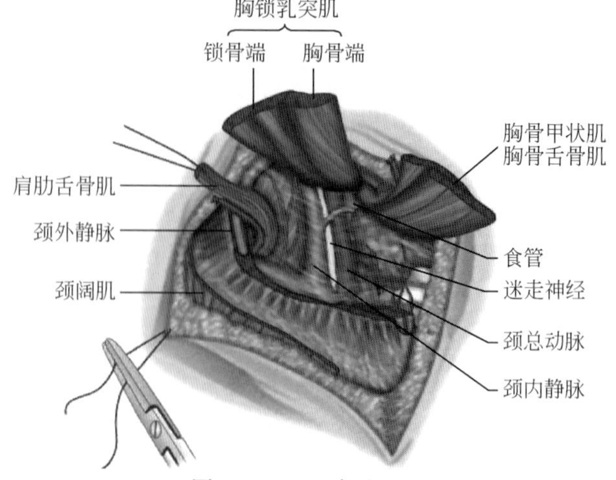

图 10-2-2　肌肉的处理

植入自体髂骨或异体骨块，给予颈椎前路钛板固定（图 10-2-4、图 10-2-5）。

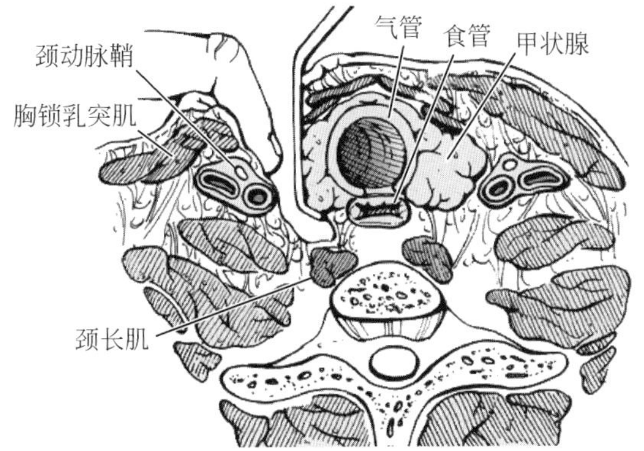

图 10-2-3　椎体的显露
分别向两侧牵开气管食管鞘和颈动脉鞘

（二）低位下颈椎前方入路联合劈开胸骨柄病灶清除矫形植骨内固定术

低位下颈椎前方入路联合劈开胸骨柄病灶清除矫形植骨内固定术适用于 T_2、T_3 椎体结核，椎体结核病灶位于胸骨柄上缘水平之下或平齐于胸骨柄上缘水平切迹者。

气管插管全身麻醉，患者取仰卧位。肩下垫枕以使颈部轻度后仰；切口沿右胸锁乳突肌下 1/3 的前内侧缘，至胸骨柄前方中点，然后纵行沿胸骨角下 5cm 处；在胸骨柄上端向下钝性分离胸骨后疏松结缔组织，以胸骨锯劈开胸骨，以小型胸骨撑开器撑开胸骨 5 ～ 7cm（图 10-2-6）。

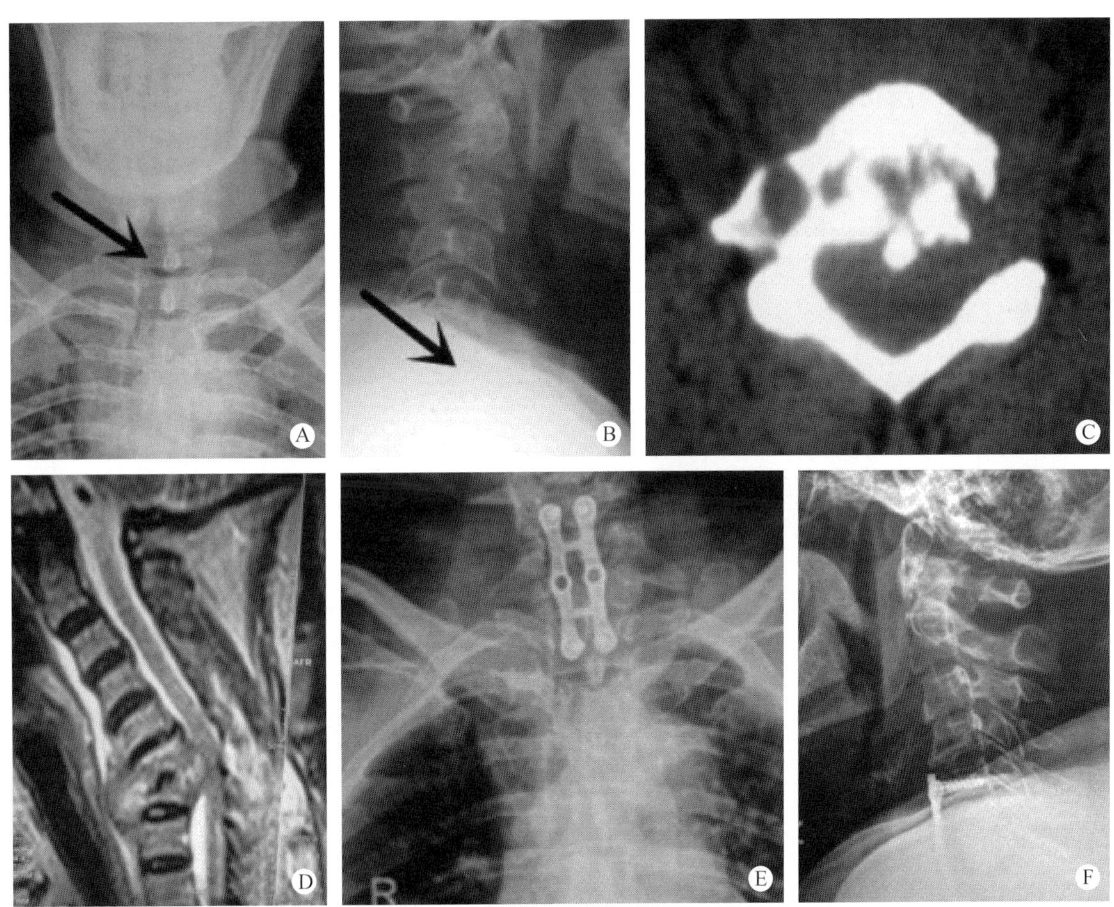

图 10-2-4　女性，29 岁。C_6、C_7 椎体结核，低位下颈椎前方入路病灶清除矫形植骨钢板螺钉内固定术
A、B. 术前 X 线片显示 C_6、C_7 破坏；C、D. 术前 CT 与 MRI 影像显示 C_6、C_7 破坏塌陷，椎间隙消失，脊髓受压；E、F. 术后 X 线片显示内固定位置良好

对于 T_2 椎体病灶，采用头臂干内侧间隙进入；将头臂干、右颈总动脉牵向右侧，将气管、食管牵向左侧；对于 T_3 椎体病灶，采用头臂干外侧间隙，其底部为左头臂静脉，左侧为头臂干，右侧为右头臂静脉，该间隙的优点是受主动脉弓及其分支的影响较小，左头臂静脉斜行走向左上，

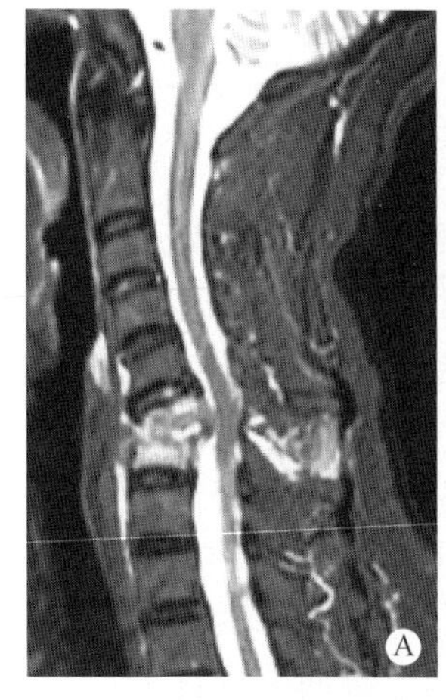

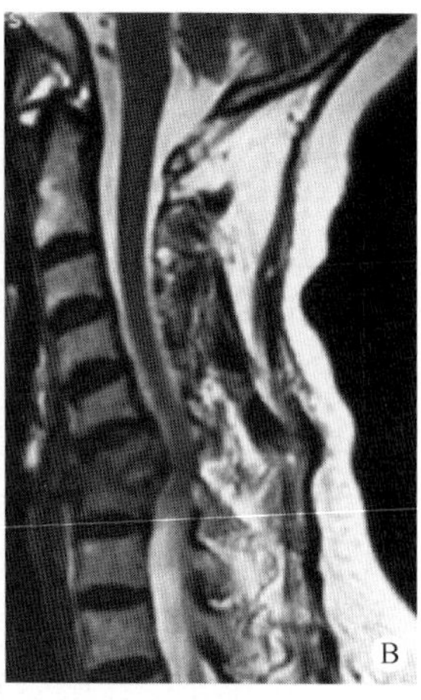

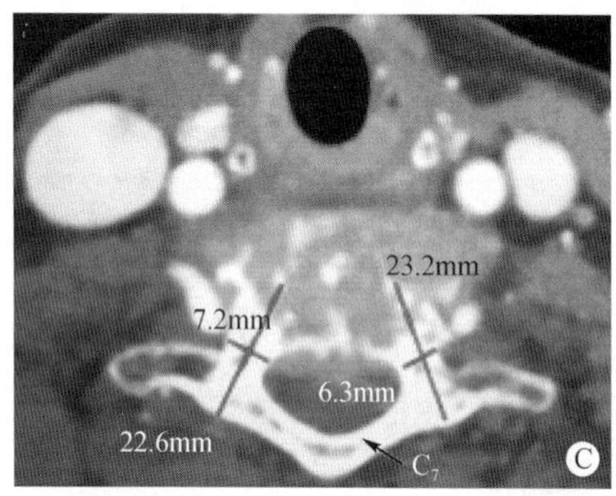

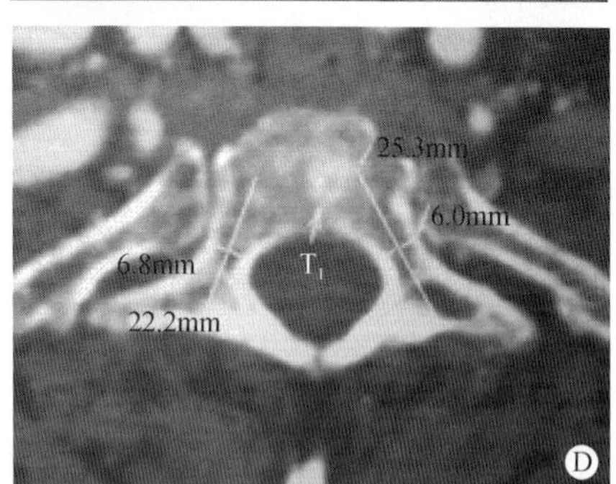

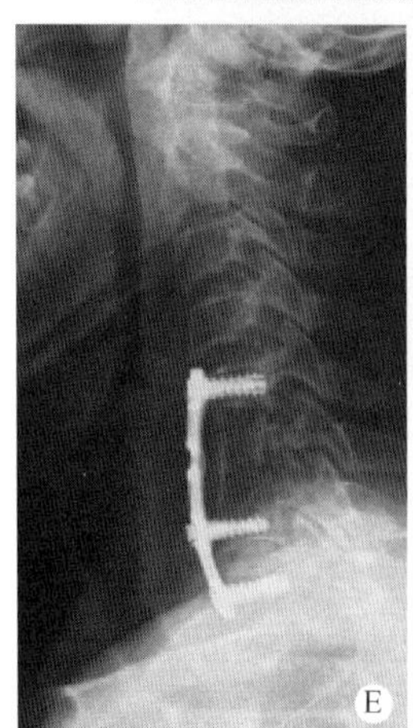

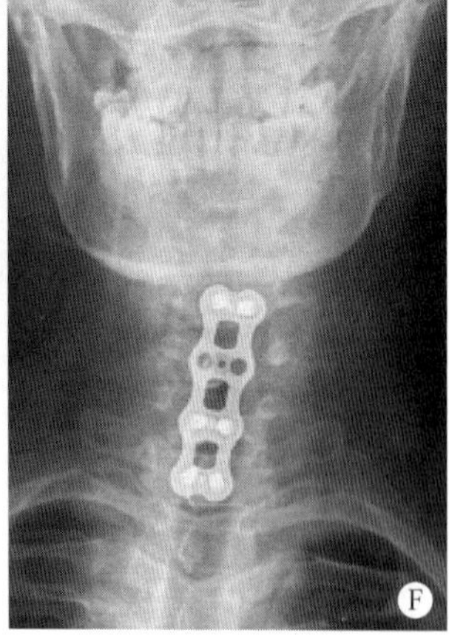

图 10-2-5　女性，67 岁。颈$_6$、颈$_7$结核，低位下颈椎前方入路病灶清除矫形植骨钢板螺钉内固定术

A、B. 术前 MRI 影像显示颈$_6$、颈$_7$破坏；C、D. 术前 CT 影像示颈$_6$、颈$_7$破坏；E、F. 术后 X 线片示内固定位置良好

根部位置较低，通过此间隙能够很好地显露胸$_3$和胸$_4$椎体；将气管、食管和头臂干牵向左侧，右头臂静脉的基底部向右侧牵开，左头臂静脉向下牵拉；充分显露椎前筋膜，切开椎前筋膜和脓肿壁，吸除脓液；分别用刮匙、磨钻和骨刀逐步彻底清除脓液、干酪样组织、肉芽组织、死骨和坏死的椎间盘，充分解除脊髓压迫；将骨质破坏严重的椎体进行彻底清除，并将其上下椎间盘组织彻底刮除；适当撑开以矫正后凸畸形。测量椎体间距后，切取合适大小的自体髂骨块行椎间植骨融合，选取长度合适的颈椎前路钛板，进行牢固内固定；留置引流管，胸骨柄用钢丝缝合固定，关闭切口。近来王清等行病灶清除脊髓减压后取整块胸骨柄支撑植骨钢板内固定术，效果良好，术后 6 个月三维 CT 示椎体间胸骨柄骨块与相邻椎体发生骨性融合（图 10-2-7）。

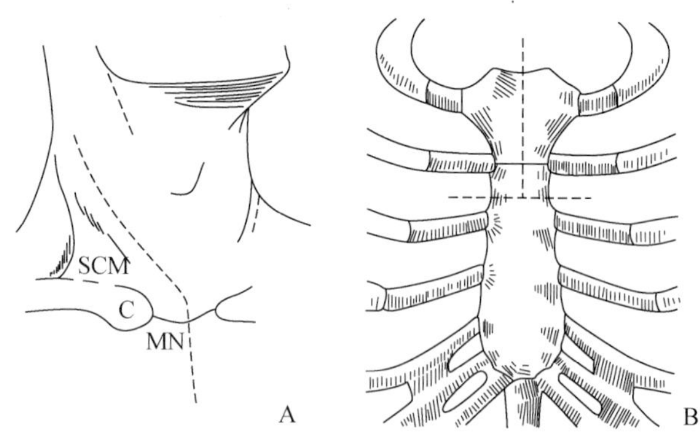

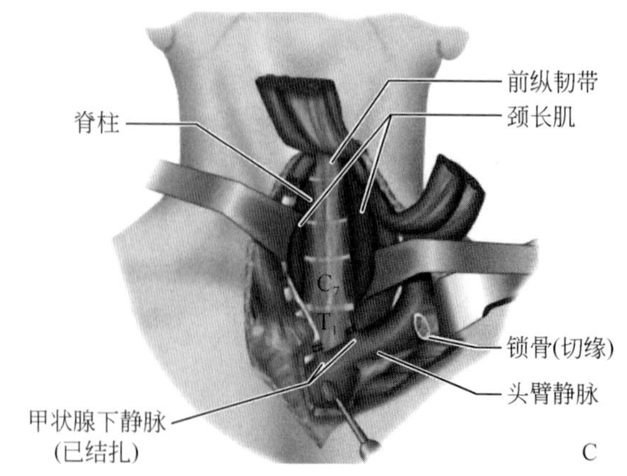

图 10-2-6　胸骨柄劈开示意图

A. 手术切口；B. 胸骨沿正中线纵行劈开；C. 显露 $C_7 \sim T_3$

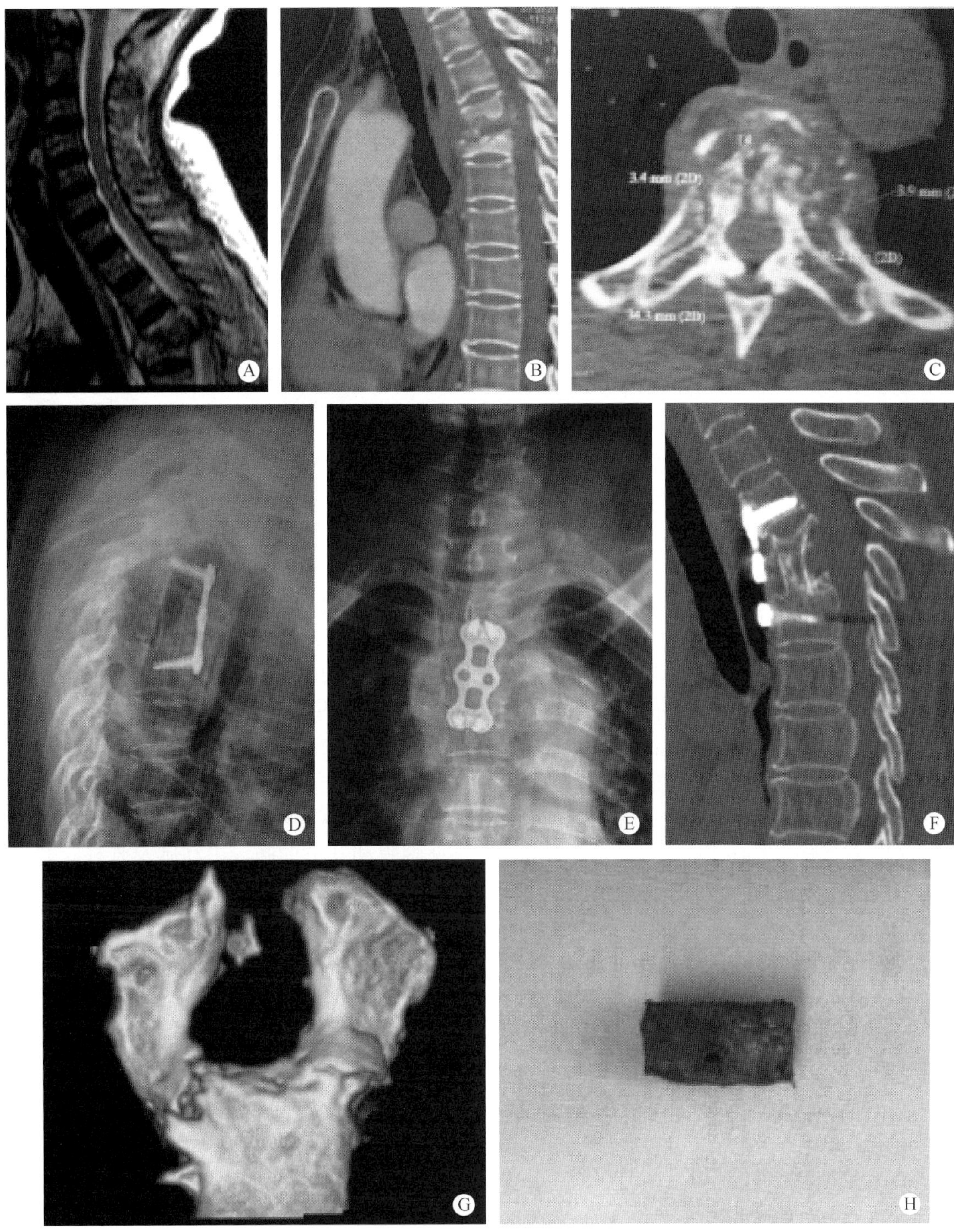

图 10-2-7　女性，57 岁。$T_{3、4}$ 脊柱结核伴不全瘫 Frankel C 级

A. 术前 MRI 影像示 $T_{3、4}$ 椎体破坏，椎管内脓肿形成压迫脊髓；B、C. CT 影像显示 $T_{3、4}$ 椎体破坏，椎旁脓肿形成；D、E. 术后 X 线片示取整块胸骨柄支撑植骨钢板内固定；F、G. 术后 6 个月三维 CT 影像示椎体间胸骨柄骨块与相邻椎体发生骨性融合，胸骨柄三维 CT 影像示胸骨柄右侧骨折不愈合，患者持续存在右上肢用力时胸部疼痛；H. 术中取出胸骨柄骨块

（徐　双　王　清）

二、颈胸段侧方入路

1. 适应证 颈胸段前入路结核显露要求术者熟悉复杂的纵隔解剖，而且多数需要劈开胸骨，手术时间长，创伤大，并发症较多，术后难以恢复，部分患者难以耐受。必要时需根据结核特点尝试选择侧方入路，即前外侧高位经胸腔或经胸膜肋骨切除入路（肩胛下入路）。

Hodgson 等首先报道了切除第 3 肋显露脊椎前部和侧方的前外侧高位经胸入路以治疗 Pott 病。与后外侧入路不同的是，前外侧入路可为 T_2、T_3 及以下椎体前外侧区域提供最佳显露，但出口狭窄的胸腔则限制了 T_1 及以上椎体的显露，而且也无法同时完成后路内固定操作。无法耐受胸骨劈开术创伤而结核位于 T_2、T_3 及以下椎体的病例，有时可考虑使用这一术式。其优点：①从侧前方直接显露上胸椎结构，并且通过切除第 4 ～ 8 肋骨可以显露 T_4 ～ T_{10} 椎体，视野清晰，减少纵隔重要血管、神经的牵拉，风险较小；②能在直视下充分进行椎管前方减压；③清除相关结核后适于安放内植物，可直接撑开相邻椎体进行植骨。其缺点：①暴露椎体范围有限，难以暴露 T_1 及以上椎体；②影响肩胛骨活动。

2. 前外侧高位经胸入路切口手术技术

（1）麻醉：气管插管全身麻醉，双管气管插管利于实现单肺通气，使术侧肺远离术野，留置经口胃管。

（2）体位：由于左侧有心脏、主动脉弓等大血管的阻挡，优先采取左侧卧位，这也要视结核位置及范围而定。腋窝下垫物体保护臂丛神经，大腿之间垫枕，所有受压部位垫物保护。

（3）手术步骤

1）切口：起于大约 T_1 水平的棘突旁，沿着肩胛骨内侧缘至第 7 肋水平，越过肩胛下角，再向前止于第 3 肋与肋软骨相接处（图 10-2-8）。

2）肌肉的处理：切开皮下组织后，沿着皮肤切开方向依次将斜方肌、背阔肌切断，切开后标记清楚便于后续修复，显露菱形肌、冈下肌、前锯肌和大圆肌。切断肩胛骨内下缘附着的肌腱和肌肉组织，而后将大圆肌切断，再用肩胛拉钩向内上侧牵开肩胛骨。

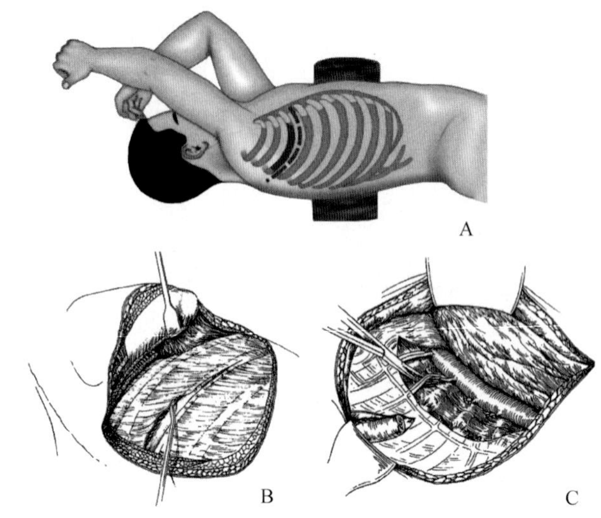

图 10-2-8 前外侧高位经胸入路

A. 沿肩胛骨后下缘做皮肤切口；B. 切断肩胛骨后下肌肉，将肩胛骨向前上拉开，切除第 3 肋骨；C. 显露 $T_{2\sim4}$ 椎体侧方、前方节段发出的血管

3）肋骨的切除：一般根据显露范围需要决定清除的肋骨，切除第 3 肋较多。先辨认第 3 肋，游离附着于其上的前锯肌，骨膜下剥离第 3 肋后，从肋骨与肋软骨相接处将其分开并清除。必要时，也可考虑清除其他肋骨或多肋骨清除，颈胸段一般涉及第 2 ～ 4 肋。

4）显露椎体和椎间隙：放置肋骨牵开器，可见胸膜和其下的肺、主动脉及脊柱。此时实行单肺通气，使右侧肺瘪陷。或仅仅将右侧肺向前方牵开。从肋软骨至椎体旁切开壁胸膜即可显露下面的椎体和椎间隙，吸净椎体周围脓液，清理坏死组织、死骨和破坏的椎间盘，切开的胸膜边缘缝线利于后续的胸膜关闭。必要时结扎越过椎体的血管，肋间静脉在此注入右奇静脉，必要时结扎（图 10-2-9）。侧方入路显露范围较广，一般可同时显露上胸椎的椎管、椎体、一侧关节突及椎板。

5）病灶清除减压植骨融合内固定：通过单一手术入路就可达到病灶清除椎管减压、植骨融合、内固定的目的，无须再做切口。内固定置入时损伤纵隔重要神经、血管的概率比前入路小，且最大限度减少了椎体前方血管损伤的危险。肋骨切除后可用作自体骨植骨，清除后形成的窗口也便于钻孔和螺钉置入的操作。另外，椎体一般主要支撑压缩载荷，承重主要来源于脊柱前中柱。椎体清除后行侧前方内固定是固定在运动节段的负重区，利于植骨融合；而植入物一般置于中柱可

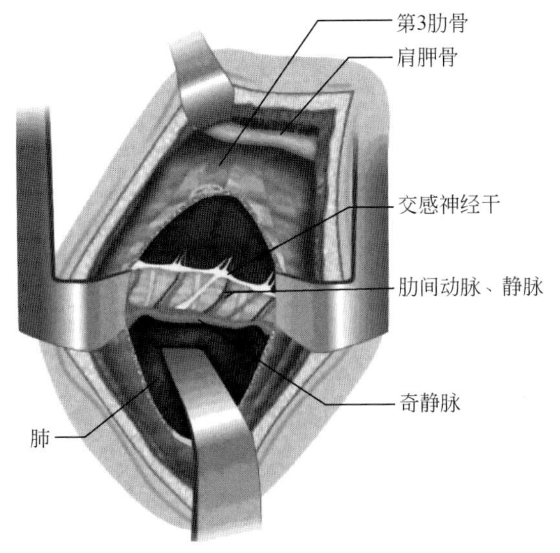

图 10-2-9　切除第 3 肋后显露椎体

起支持带作用，能更有效维持前柱、中柱高度。因此，相对主要起张力带的后路内固定而言，侧前方内固定具有坚强牢固，椎体承重轴和矢状面序列恢复良好，假关节形成少，钉棒不易断等优点。但是，侧入路对椎体前部的显露欠佳，所以对前柱重建操作有些不便。侧入路内固定主要涉及钉板系统和钉棒系统。

（4）术中注意事项：开始的胸腔结构显露过程术者可站在患者背侧操作，当进行脊髓减压、结核清除时位于患者腹侧视野更好。术中患者若出现血压骤降，可能为主动脉受压或刺激到迷走神经所致；若麻醉监测仪显示术中气道阻力有所增加，应谨防气道受压。这时应暂停手术，放松切口周围牵引，等到患者生命监测体征恢复后再继续操作。

（5）术后处理：术后留置胸腔闭式引流。严密观察生命体征、胸腔闭式引流液体量。硬板卧床。

（6）手术并发症的防治：单肺通气可能引起术后肺不张，但利于术野的显露和肺脏的保护。一旦损伤肺组织应立即修补，以免造成气胸。为避免大出血，术中仔细处理任何垂直走行或走行变异的静脉。注意辨认和保护胸长神经。

三、颈胸段后入路

颈胸段后入路适用于病灶主要位于椎体侧后方侵犯椎管或体质差的患者及多节段椎体病变，后凸畸形严重的患者。后方的钉棒系统固定能够起到很好稳定脊柱的作用，同时还可以较好地矫正后凸畸形，避免了对纵隔或胸腔的干扰，但是椎体前方病灶直视困难，清除与减压不彻底，而且后路固定需要跨越正常椎体节段，易造成较多运动单位的丢失。

（一）后正中入路病灶清除减压矫形植骨内固定术

患者取俯卧位，以病椎棘突为中心做后正中切口，暴露病椎及相邻正常椎的棘突、椎板、关节突、横突，于受累脊椎邻近上、下节段脊椎置钉。其中，颈 3 ～ 6 进钉点为上关节突下 2mm 与侧块外缘内 5 ～ 6mm 的交点；在颈 $_7$ 为横突中线下 1mm 与侧块表面成 53° ～ 94° 角；胸 $_{1、2}$ 节段进钉点应位于椎弓根峡部外侧缘垂线和中份横突水平线的交点。脊柱节段越靠下，进钉点越靠近中间；根据椎体病灶破坏大小、位置，可以采用切除半侧椎板或全椎板的方法，也可采用切除部分椎板及关节突关节的方法，也可采用经椎弓根进入的方法。首先，显露并直视下保护硬膜囊，继续向前方显露椎管侧前方，尖刀切开后纵韧带显露病变椎体及椎间盘的后方。适当向中线牵开硬膜囊，可以增加病灶显露，但切记过度牵拉，以防造成脊髓损伤。椎前组织采用钝性分离，用特殊拉钩保护椎前血管及其他软组织。其次，处理椎体病灶，用不同角度的刮勺从侧前方彻底清除干酪样组织、肉芽组织、死骨及坏死的椎间盘，然后用锐利骨刀直视下将椎体病灶硬化骨质切除至无死骨、空洞的骨面，修整好病椎上下对应骨面，为前路植骨做好植骨床。最后，待病灶清除干净、椎管减压彻底，确保椎管通畅，无硬膜囊受压，并上棒撑开矫形固定，完成后凸畸形的矫正后，生理盐水反复冲洗术野至液体清亮。椎体间置入修整好的髂骨骨块。后路锁紧钉棒（图 10-2-10），必要时行椎板间、横突间植骨。恢复颈胸段的生理曲度；取髂骨做椎间植骨后，留置引流管，关闭切口。

（二）后外侧入路病灶清除减压矫形植骨内固定术

1. 经椎弓根入路　经椎弓根入路能在直视下显露脊椎侧块和有限的前方脊髓，适用于存在前柱结核而无法耐受前路手术或其他较为广泛结构暴露的后入路的患者。根据结核特点，可行单侧

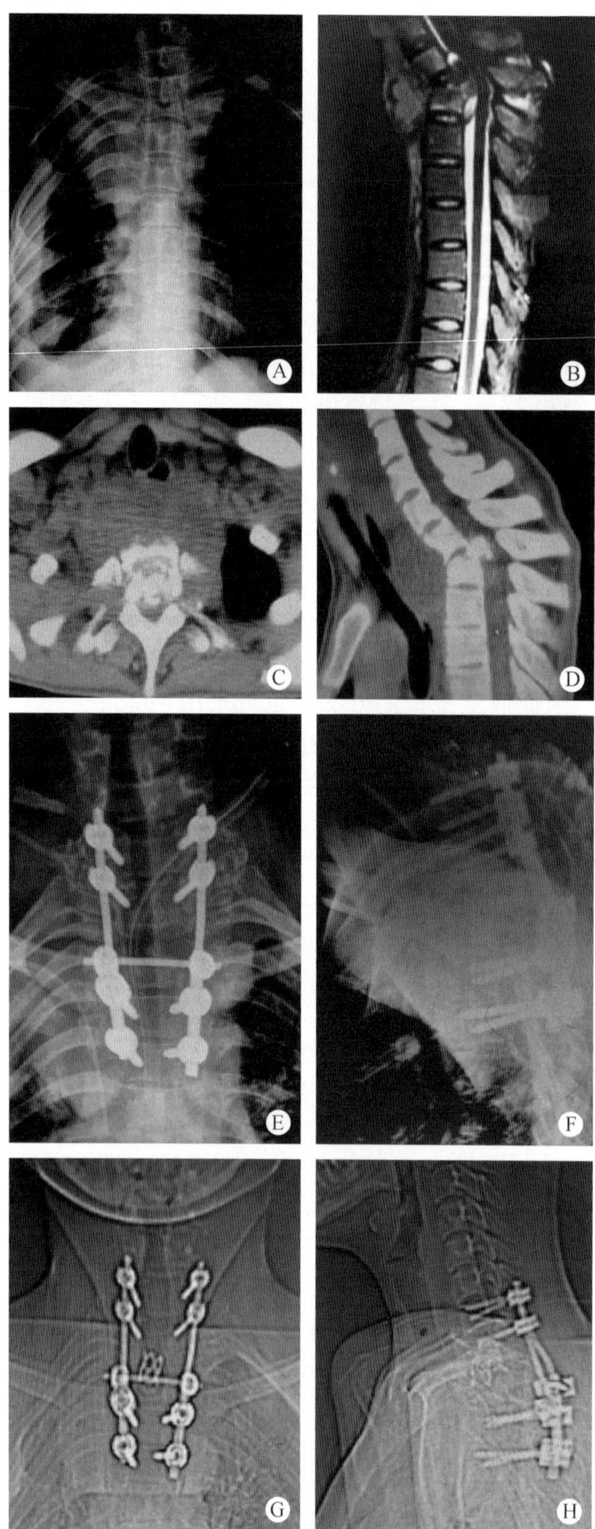

图 10-2-10　男性，17 岁。胸$_2$结核后凸畸形并截瘫，一期后路病灶清除减压矫形植骨内固定术

A、B. 术前 X 线与 MRI 影像；C、D. 术前 CT 影像；E、F. 术后 X 线片；G、H. 术后半年 X 线片显示骨愈合

或双侧经椎弓根入路。双侧可增加脊髓前外侧的显露范围，便于部分椎体清除、前柱重建。对来自腹侧硬膜外的压迫性病变，此入路可行环式脊髓减压。另外，也可进行后入路重建。但对于前柱的病变，仅能分块清除，不能行椎体整块清除；重建也往往仅限于 Steinmann 钉和骨水泥。病变位于 T_2 椎体及以下时，一种开窗式肋骨清除使放入小的可膨胀式 Cage 成为可能，这取决于个人解剖特点和椎体大小及后凸畸形的程度。

（1）手术优点：此入路需清除的脊椎侧块骨最少，减少了胸膜损伤和气胸的风险。

（2）手术缺点：视角有限，难以直视下完成腹侧脊髓减压操作，增加了神经损伤的风险；坚固的、骨性的或钙化的前柱病变难以去除。

（3）手术技术：①术前准备、麻醉，同后正中入路。可留置双腔气管，以免出现胸膜损伤；②体位，取俯卧位或斜卧位，背部与水平面约成 120°；③手术步骤，以病变节段为中心，行后正中切口或旁开棘突中线 5 ～ 6cm 做纵行直切口，一般上下均延长 1 ～ 2 个节段或根据手术需要延长（图 10-2-11）。初始显露步骤同后正中入路，但横突处软组织也要剥离。注意，欲行单侧减压时，做后正中切口，分离一侧椎旁肌肉并向内牵开。此入路一般保留肋横突关节，但为了便于后续结核清除，应行半椎板及横突内侧端清除，从而形成骨窗利于操作和控制出血，清除结核病变严重侧与病椎相连的肋骨近端、肋横突关节、横突及关节突，吸净椎体周围脓液，清理坏死组织、死骨和破坏的椎间盘。结核患者往往需要广泛减压，此时经常使用“彻底”的经椎弓根入路，即清除横突内侧端及双侧椎弓根。这样可以行后路椎骨清除而无须清除肋骨及肋横突关节（图 10-2-12）。

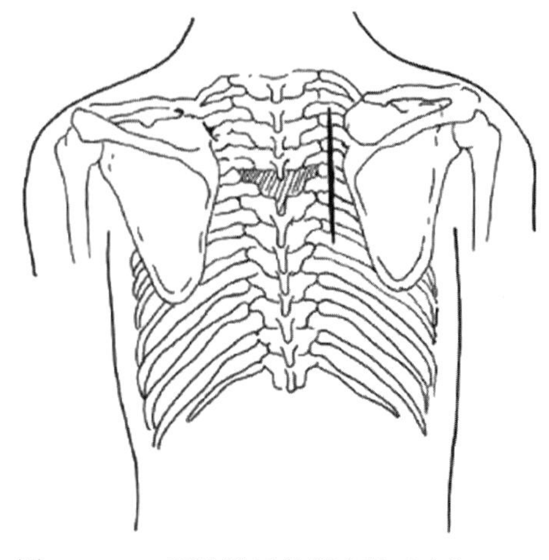
图 10-2-11　颈胸段后外侧入路手术切口

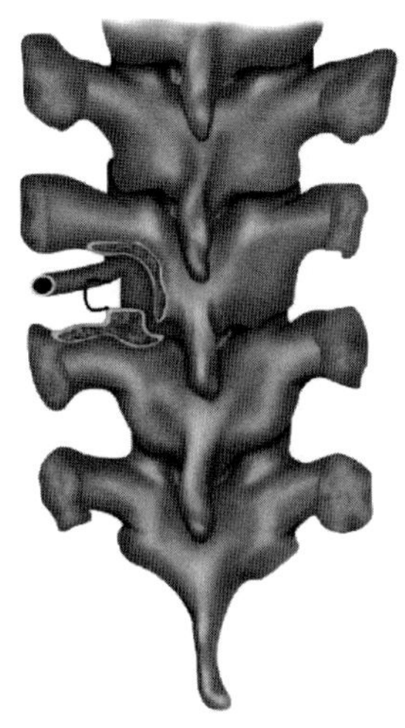

图 10-2-12　经椎弓根入路（椎板、界面、椎弓根已清除）

2. 经肋骨横突清除入路　Menard 等于 1894 年提出经肋骨横突清除入路行颈胸段结核脓肿的引流。此术式术野及椎体的显露长度大于经椎弓根入路，但小于侧方经胸入路及肩胛旁入路（图 10-2-13），一般主要用于椎体侧前方和侧后方的减压。

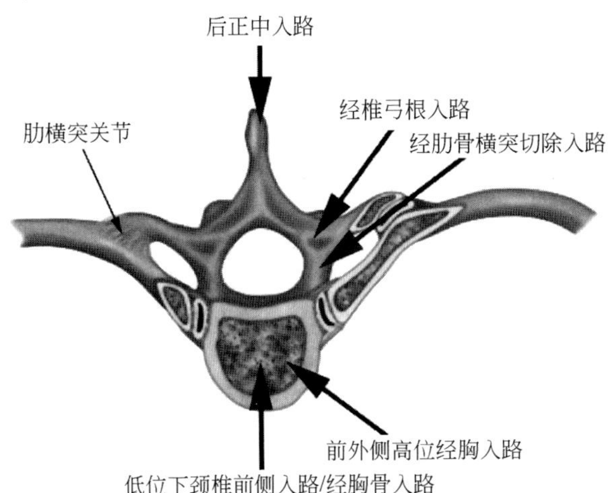

图 10-2-13　颈胸段主要手术入路显露脊椎的对比

（1）手术优点：①创伤较小；②不打开胸膜，一般不影响心肺功能，适用于肺功能差的难以耐受其他入路者；③侧方和侧前方显露范围大于经椎弓根入路。

（2）手术缺点：①显露胸椎结构有限，不如经胸腔显露彻底；②行旁正中切口难以完成后路重建操作；③显露下颈椎困难。

（3）手术步骤：①切口，同经椎弓根入路。注意切口应位于椎旁肌和肋骨角后侧突起间凹陷形成的沟上，或者行顶端指向外侧的弧形切口。②肌肉的处理，切开皮下组织及深筋膜，依次切断斜方肌、菱形肌及上后锯肌，显露骶棘肌。锐性分离并向内侧牵开附着在肋骨和横突上的椎旁肌。③肋骨和横突的清除，骨膜下、胸膜外剥离显露至少两个横突及肋骨的头和颈。注意保护肋间神经血管束。切断肋骨横突韧带和关节囊，再用咬骨钳在基底部切断横突。横突前方是椎弓根。肋骨角处用肋骨清除 6 ～ 8cm 长的肋骨（可留作植骨用），再清除肋骨头、肋骨颈。④显露脊椎，椎体侧边小心地钝性分离壁胸膜，避免进入胸膜腔。牵开胸膜和肺后，沿着相对无主要血管神经的途径向前显露椎体侧前方及椎间盘。⑤吸净椎体周围脓液，清理坏死组织、死骨和破坏的椎间盘。

（4）手术注意事项：清除横突及肋骨时注意保护胸膜，尽量保存肋间神经并保护肋间血管。

（三）单纯后路重建（经椎弓根内固定术）

多数情况下，小关节因被结核浸润予以清除，固定点需向相邻节段移动，故颈胸段的长节段固定较常见。而行 T_1 全脊椎清除前路重建时，后路椎弓根固定仅采取单节段固定也能获得较高的稳定性，不必强求长节段固定，否则一定程度上影响脊柱的运动。长节段固定方式较多，很多改良后的下颈椎的内固定技术在颈胸段得以应用，如钩 - 棒、钉 - 棒系统等，主要包括：①椎弓根螺钉 - 棒（钉 - 板）系统；② Mossmiami，CDH，Cervifix 钉 - 棒系统；③颈椎侧块螺钉；④万向螺钉、双直径棒；⑤ Cotrel-Dubousset（CD）系统。后路钩棒系统对颈胸段的稳定作用比前路接骨板强 6 倍之多，若使用钉棒系统则效能更强。

椎弓根螺钉使用较多。颈胸段选用椎弓根螺钉的原因较多，具体包括下颈椎椎弓根较上颈椎逐渐变短粗，椎弓根外侧宽高比增加；上胸椎椎弓根高而宽，容积较大，所以适合椎弓根螺钉的植入。另外，椎动脉在 C_7 和 T_1 水平位于横突孔外，置入螺钉时损伤椎动脉风险较小。C_7 侧块较薄，平均厚度约 9mm，是脊椎侧块至横突的过渡区，不能为侧块螺钉提供足够长度的骨道，如在下颈椎使用侧块固定则易松动、不稳定，轴向压缩刚度达不到，且螺钉置入时易伤及 C_8 神经根。而椎板螺钉固定不适于椎板清除的患者，仅作为椎弓根固定的补充。

置入椎弓根螺钉时，因颈胸段椎体较深，必

要时可将椎体向对侧牵拉或适当扩大切口以提供足够操作空间。颈胸段 X 线透视定位常不清楚，此时可行椎板或椎间孔切开术，以便触到椎弓根，引导椎弓根螺钉的置入。置入角度必须仔细计算。例如，C_7 椎弓根平均直径大，内倾角度在颈椎中最小，且向下倾斜，角度不对易伤及椎动脉。T_1、T_2 椎弓根螺钉置入时，偏内侧 5° ～ 10°，偏尾侧 10° ～ 20°。对于 T_3 椎弓根，偏内侧的角度减小。C_7 ～ T_3 可容纳 3.5 ～ 4.0mm 的椎弓根螺钉。操作时有损伤硬膜可能，若发现损伤，应立即修补，所以应准确定位进钉点，越靠下的节段越往中间选取进钉点。在上胸椎可取横突上 1/3 处水平线与贯穿上关节中部的竖直线的交点。角度和进钉点选好后，用 3.5mm 磨钻磨去进钉点处皮质，用可调式导向器逐步增加钻孔深度，进入松质骨后用 2mm 胸椎开口器插入椎弓根内，探子探测椎弓根四壁，克氏针置入，X 线确定位置无误后，置入椎弓根螺钉。

（四）术后处理

（1）卧硬板床休息，给予镇痛药和祛痰药，协助患者排痰，保持呼吸道通畅，预防肺部感染和肺不张，可嘱患者吹气，常规使用抗生素 48h，使用激素、脱水药物治疗 3d。

（2）注意保持引流管通畅，观察引流量，术后一般于 48 ～ 72h，引流量≤ 50ml 拔管，拔除引流管后，可佩戴头颈胸支具下床，出院后继续佩戴头颈胸支具 3 个月。

（3）继续全身治疗及抗结核药物治疗，根据术后结核菌 Xpert 快速检测、分枝杆菌 DNA 和 BAC 培养结果调整抗结核药物方案。

（4）术后每 2 ～ 3 个月复查血常规、肝肾功能、红细胞沉降率、C 反应蛋白，直到连续 3 次复查红细胞沉降率、C 反应蛋白均正常，复查 X 线片或 CT 直到病灶静止、植骨融合。

（胡　豇　邓俊才　胡云洲）

参考文献

郝定均，吴永涛，郭华，等，2007. 低位颈前入路病灶清除植骨内固定治疗颈胸段椎体结核 . 中华骨科杂志，27（9）：654-656.

胡云洲，沈怀信，饶书城，等，1981. 脊柱结核截瘫 259 例治疗方法的选择与疗效分析 . 中华骨科杂志，1（4）：195-199.

胡云洲，宋跃明，曾建成，2005. 脊柱肿瘤学 . 北京：人民卫生出版社，401-417.

李宏伟，余方圆，马远征，等，2008. 颈胸段脊柱结核的手术入路选择 . 军事医学科学院院刊，32（1）：27-30.

刘屹林，王利民，宋跃明，2007. 经胸骨上段显露颈胸段脊柱的应用解剖 . 中国临床解剖学杂志，5（6）：611-614.

马远征，王自立，金大地，等，2013. 脊柱结核 . 北京：人民卫生出版社，250-257.

邱贵兴，戴尅戎，2016. 骨科手术学 .4 版 . 北京：人民卫生出版社，1972-1973.

饶书城，宋跃明，2007. 脊柱外科手术学 .3 版 . 北京：人民卫生出版社，335-343.

王彪，郝定均，郭华，等，2017. 颈胸段脊柱结核的手术治疗 . 中国脊柱脊髓杂志，27（2）：97-103.

肖增明，贺茂林，詹新立，等，2007. 前方经胸骨入路治疗上胸椎结核 . 中华骨科杂志，27（9）：657-661.

肖增明，詹新立，宫德峰，等，2006. 经改良的胸骨柄入路治疗上胸椎结核 . 中华外科杂志，44（12）：817-818.

薛海滨，马远征，李宏伟，等，2007. 颈胸段脊柱结核的手术治疗 . 中华骨科杂志，27（9）：648-653.

闫亮，贺宝荣，刘团江，等，2017. 颈胸段脊柱疾病的手术治疗策略 . 中国骨与关节损伤杂志，32（1）：10-13.

张宏其，胡雄科，尹新华，等，2015. 分期后前路联合手术治疗老年颈胸段长节段脊柱结核 . 中国骨与关节损伤杂志，30（1）：14-16.

张泽华，许建中，谭祖键，等，2006. 改良前方入路结核病灶清除、同种异体骨移植、内固定治疗颈胸段结核 . 中国脊柱脊髓杂志，16（1）：41-44.

An HS，Gordin R，Renner K，1991. Anatomic considerations for plate screw fixation of the cervical spine. Spine，16（10）：S548-551.

Birch R，Bonney G，Marshall RW，1990. A surgical approach to the cervicothoracic spine. J Bone Joint Br，72（5）：904-907.

Cohen ZR，Fourney DR，Gokaslan ZL，et al，2004. Anterior stabilization of the upper thoracic spine via an "interaortocavalsubinnominate window"：case report and description of operative technique，J Spinal Disord tech，17（6）：543-548.

Darling GE，McBroom R，Perrin R，1995. Modified anterior approach to cervicothoracic junction. Spine，20（13）：1519-1521.

Garg RK, Somvanshi DS, 2011. Spinal tuberculosis: a review. J Spinal Cord Med, 34(5): 440-454.

Hong JT, Sung JH, Son BC, et al, 2008. Significance of laminar screw fixation in the subaxial cervical cervical spine. Spine (Phila Pa 1976), 33(16): 1739-1743.

Hu H, Winters HA, Paul RM, et al, 2007. Internal thoracic vessels used as pedicle graft for anastomosis with vascularized bone graft to reconstruct C7-T3 spine defects: a new technique. Spine, 32(5): 601-605.

Jain AK, 2010. Tuberculosis of the spine: a fresh look at an old disease. J Bone Joint Surg Br, 92(7): 905-913.

Kaya RA, Turkmenoglu ON, Koc ON, et al, 2006. A perspective for the selection of surgical approaches in patients with upper thoracic and cervicothoracic junction instabilities. Surg Neuro, 65(5): 454-463.

Kurz L, Stewart P, Herkowitz H, 1995. Modified anterior approach to cervicothoracic junction. Spine, 20(13): 1519-1521.

Le Huec JC, Lesprit E, Guibaud JP, et al, 2001. Minimally invasive endoscopic approach to the cervicothoracic junction for vertebal metastases: report of two cases. Eur Spine J, 10(5): 421-426.

Mihir B, Vinod L, Umesh M, et al, 2006. Anterior instrumentation of the cervicothoracic vertebrae: approach based on clinical and radiologic criteria. Spine, 31(9): E244-E249.

Prabhakar MM, Thakker T, 2006. Anterior decompression for cervicothoracic pathology: A study of 14 patients. J Spinal Cord Med, 29(2): 163-166.

Resnick DK, 2002. Anterior cervicothoracic junction corpectomy and plate fixation without sternotomy. Neurosurg Focus, 12(1): 1-6.

Sar C, Hamzaoglu A, Talu U, et al, 1999. An anterior approach to the cervicothoracic junction of the spine (modified osteotomy of manubrium sterni and clavicle). J Spinal Disord, 12(2): 102-106.

Sharan AD, Przybylski DJ, Tartaglino L, 2000. Approaching the upper thoracic vertebrae without sternoyomy or thoracotomy: a radiographic analysis with clinical application. Spine, 25(8): 910-916.

Tamura M, Saito M, Machida M, et al, 2005. A transsternoclavicular approach for the anterior decompression and fusion of the upper thoracic spine: technical note. J N eurosurg Spine, 2(2): 226-229.

Vincent P, Nicolas A, Nicolas G, 2007. Anterior approach to the cervicothoracic Junction without sternotomy: a repot of 37 cases. Spine, 32(25): 2875-2879.

Xiao ZM, Zhan XL, Gong de F, et al, 2007. Surgical managenment for upper thoracic spine tumors by a transmanubrium approach and a new space. Eur Spine J, 16(3): 439-444.

Xu R, Ebraheim NA, Ou Y, et al, 2000. Anatomic considerations of costotransverse screw placement in the thoracicspine. Surg Neurol, 53(4): 349-355.

Xiao Z, He M, Zhan X, et al, 2010. Anterior transsternal approach in the upper thoracic vertebral body. J Neurosurg Spine, 13(4): 461-468.

Zhang HQ, Hu X, Yin X, et al, 2015. One-stage combined anterioposterior approach treatment of multiple cervicothoracic spinal tuberculosis with kyphosis. Int Orthop, 39(8): 1605-1610.

第十一章　胸椎结核手术治疗

第一节　解剖概要

一、胸椎前入路解剖

1. 肌肉层次　背部及胸后外侧肌肉可分为深浅两层。浅层主要是斜方肌和背阔肌；深层为菱形肌、前锯肌、后锯肌及竖脊肌。做胸椎前外侧切口时，切口前缘略超过腋前线，后端距棘突约5cm。切开斜方肌、背阔肌、竖脊肌。切除第8肋及以上肋骨时，需切开前锯肌；切除第6及以上肋骨时，菱形肌被切开，掀起肩胛骨才能完成。

2. 胸椎的解剖　胸椎由椎体及椎弓两部分组成，体积介于颈椎与腰椎之间。胸椎一般为12节，与相应的12对肋骨连接。胸椎椎体呈圆柱形，其左前部分有较为明显的血管压迹，与其紧邻搏动的降主动脉有关。胸椎的椎板厚度和高度均较颈椎明显增加，但其宽度变窄，胸椎椎管呈圆形，椎管直径较颈椎狭窄。胸椎的关节突关节方向较为直立，上关节突稍有内倾，且基本与胸椎的椎弓根垂直（图 11-1-1）。中上胸椎的棘突斜下方走向，术中如果需要采用棘突定位时则应注意这种位置关系。胸椎的横突向后外侧方向延伸，近端横突较长，越向远端，横突越短，T_{11}、T_{12} 横突已经较短，椎体的形态逐渐向腰椎过渡（图 11-1-2）。

3. 肋骨与胸椎的关系　肋骨与胸椎的椎体、椎弓根形成肋椎关节；肋骨与同节段的脊椎横突形成肋横突关节。肋椎关节由肋骨头的上下关节面与相邻胸椎体的上下肋凹及其间的椎间盘构成。但第1及第10～12肋只有一个关节面，它们仅与相应的胸椎相关节。肋横突关节是肋结节关节面与胸椎横突肋凹连接而成。胸廓的存在可以提升胸椎30%的稳定性。

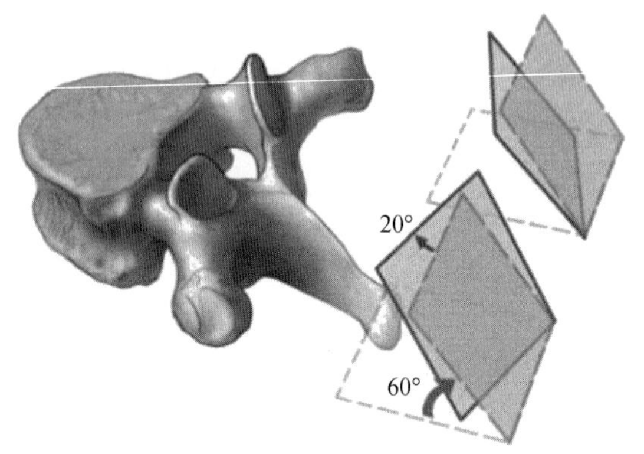

图 11-1-1　胸椎关节突方向

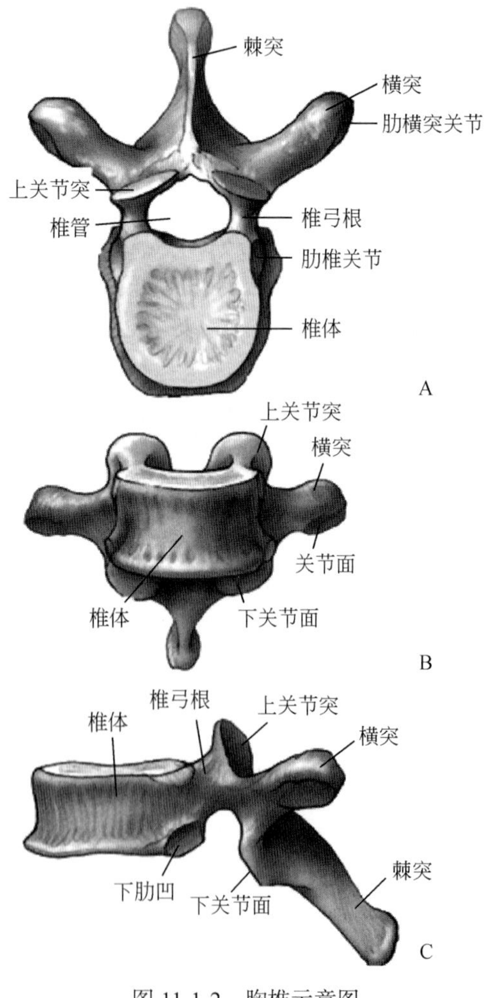

图 11-1-2　胸椎示意图
A. 上面观；B. 正面观；C. 侧面观

4. 胸腔与纵隔和胸椎　胸壁与膈围成的腔即为胸腔，胸腔内包含有双侧的肺、几乎为“肺”充满的胸膜腔及介于两侧胸膜腔之间的纵隔。胸椎位于纵隔后方，是纵隔的后界。

（1）纵隔右侧面观（图 11-1-3）：纵隔右侧面中部有右肺根，肺根前下方是心包形成的隆突，心包隆突向上续连上腔静脉及右头臂静脉；向下续连下腔静脉。奇静脉沿胸椎椎体右侧上行，在 T_4 水平，由后向前呈弓形跨过右肺根上方，注入上腔静脉。右膈神经及心包膈血管自上而下沿右头臂静脉及上腔静脉的右侧下降，行经右肺根前方，继续沿心包右侧及下腔静脉的右侧下降，终止于膈。交感神经节及内脏神经（起自 T_6 水平，沿交感干内侧下行）位于肋椎关节的侧方。

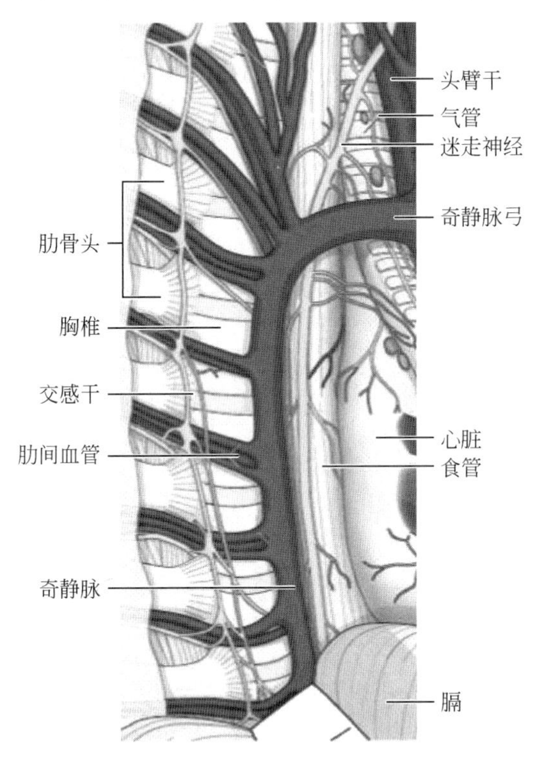

图 11-1-3　纵隔右侧面观

（2）纵隔左侧面观（图 11-1-4）：纵隔左侧面中部有左肺根，左肺根前下方为心包形成的较右侧者大的隆突。隆突上延呈弓形的主动脉弓，主动脉弓位于 T_4 水平。降主动脉位于胸椎的前方，肋间动脉发自主动脉的后外侧方，其中上位肋间动脉斜行向上走行，中间的肋间动脉水平方向走行，下位肋间动脉斜向下走行。肋间血管束附于胸椎表面，半奇静脉及副半奇静脉跨越肋间血管束的左侧面，于 T_6、T_7 水平从主动脉后方穿过，汇入奇静脉。交感神经干和内脏神经于肋骨头的侧方走行。

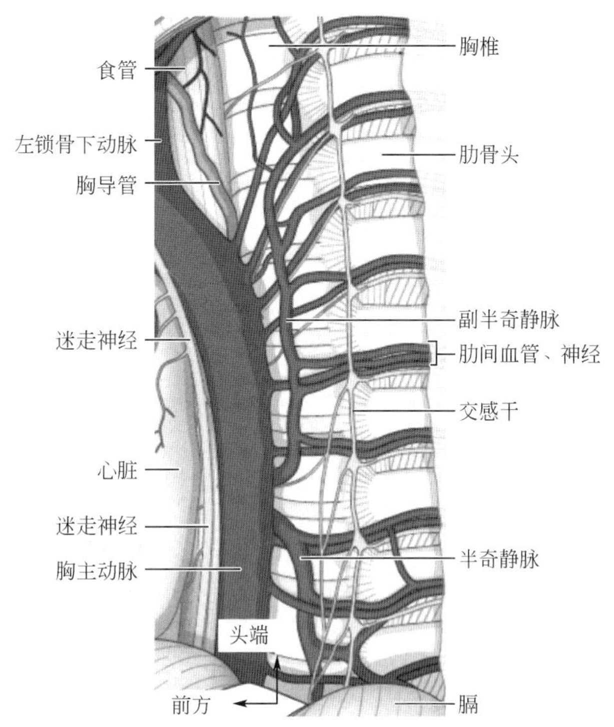

图 11-1-4　纵隔左侧面观

二、胸椎后入路解剖

1. 后方入路的肌肉层次及血管神经束　胸椎后路相关解剖需要了解如下肌肉的解剖层次：斜方肌、菱形肌、上后锯肌及下后锯肌、竖脊肌等（图 11-1-5）。

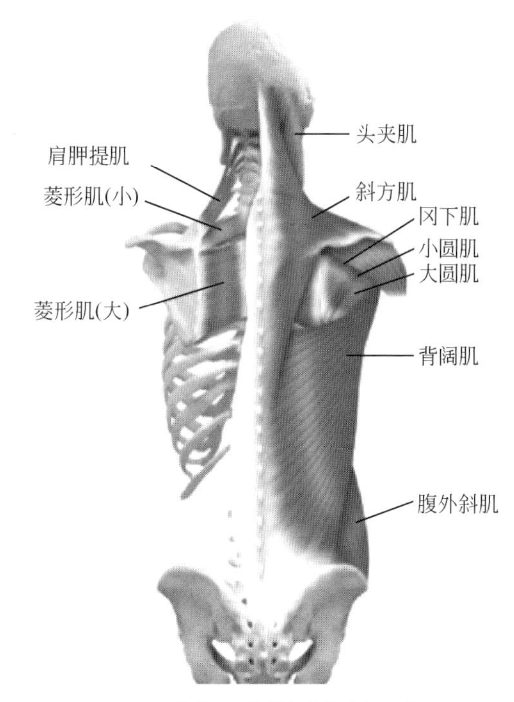

图 11-1-5　背部肌肉的解剖层次示意图

血管神经束：在各节段，由肋间动脉分支、肋间静脉属支和肋间神经后支组成的血管神经束，经由横突下方向后走行，支配和营养前述的肌肉。

2. 椎板切除术相关解剖　椎板切除术是指切除棘突及椎板的中央部分。胸椎椎管相对比较狭窄，在合并脊柱脊髓病变情况下常常更是如此。因此，进行椎板切除时需要小心，不要损伤脊髓。另外，在不准备做内固定的情况下，需要注意保护双侧关节突关节。

3. 椎弓根螺钉的相关解剖　首先需要做的是评估拟固定节段的椎弓根条件是否适合椎弓根螺钉的植入。其次，要了解和设计良好的参照点，明确螺钉的进钉点和进钉方向。

椎弓根的评估：首先需要评估椎弓根的大小、连续性。椎弓根的大小需要评估其矢状径和横径。由于一般椎弓根冠状面上均为椭圆形，矢状径相对较大，横径的大小是制约椎弓根螺钉安放的主要限制因素。评估椎弓根的大小可以通过前后位及侧位的X线片进行初步评估，另外，三维CT可以辅助进一步进行准确的定位和评估。

进钉点的选择：主要依靠邻近椎弓根的表面标识进行定位。一般常用的标志包括上、下关节突的外缘或中线，横突的上缘或中线等。这些标识容易辨认，且邻近椎弓根的表面定位点（图 11-1-6）。

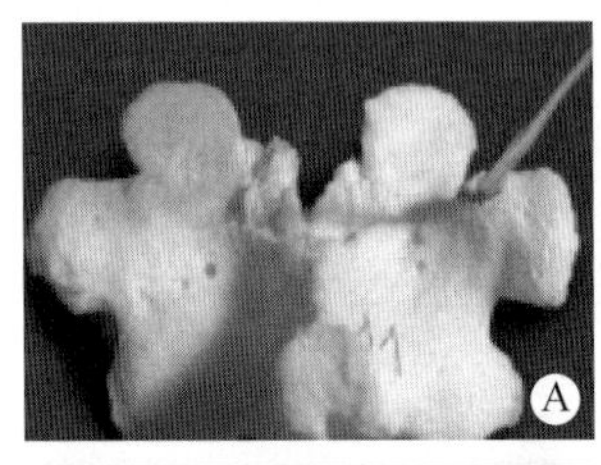

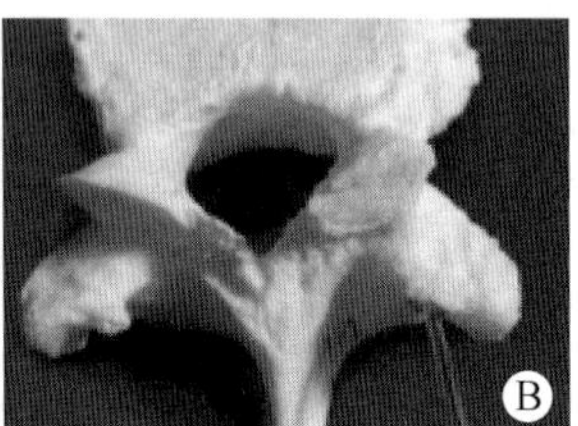

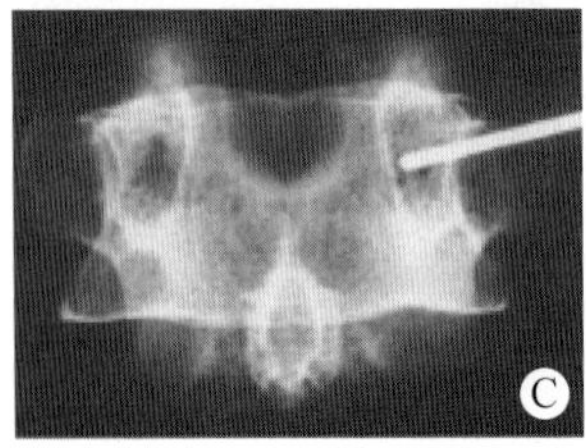

图 11-1-6　T_{11} 的后面观

A. 上面观；B. 正位X线片；C. 显示椎弓根螺钉进钉点

胸椎的椎弓根定位可选择通过上关节的中点或中外 1/3 的垂线与横突上缘的水平线交点。T_{12} 缺少横突，但是有类似于腰椎的“乳突”，其下方有副突结构，其进钉点可选在这两点之间的部位（图 11-1-7）。

进钉方向：矢状面上可以采用垂直椎板或是垂直于固定节段的生理弯曲。横断面上，参照术前 CT，保持 5° ～ 10° 的内向倾斜。

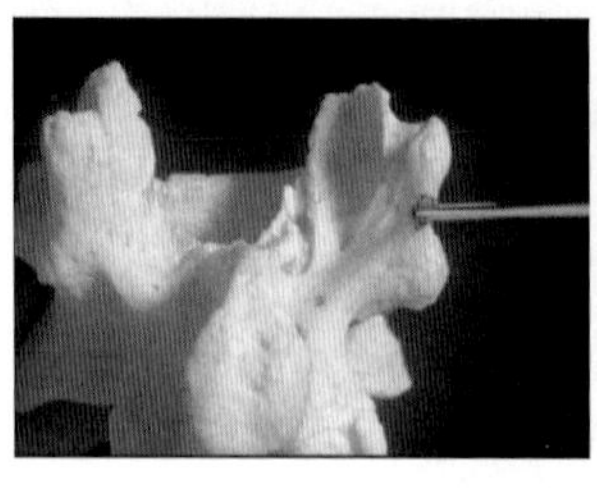

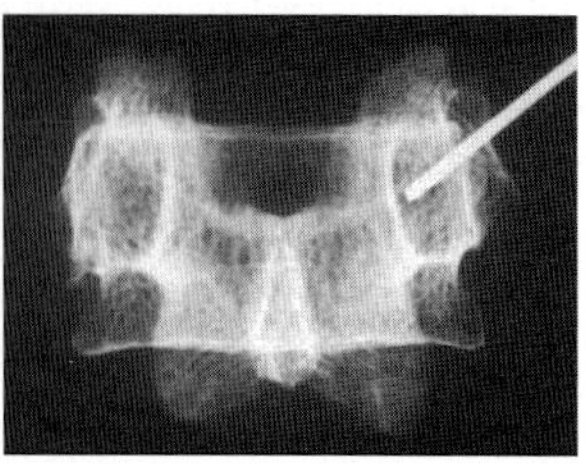

图 11-1-7　T_{12} 后面观及正位 X 线片，显示其椎弓根进钉点

4. 椎弓根与横突周围毗邻关系　横突的下方即为椎弓根，周围有节段血管及神经根通过。

5. 重要血管处理及脊髓保护　节段血管中需要注意的是 Adamkiewicz 动脉（图 11-1-8），该血管通常位于 T_8 ～ L_2 水平。当其被结扎时，有导致脊髓缺血的风险，术前需要仔细评估。

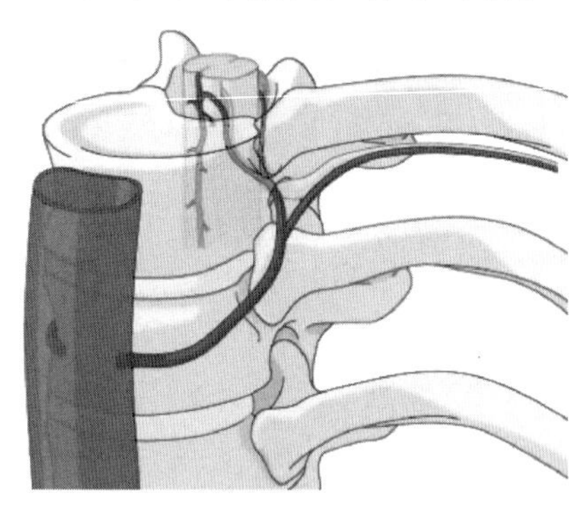

图 11-1-8　Adamkiewicz 动脉

第二节　手 术 技 术

椎体病灶所产生的脓液可汇集于椎体前方、后方或两侧的骨膜下，形成局限性椎旁脓肿，随着脓液的聚集增多，将病椎与相邻椎体骨膜掀起，形成广泛性椎旁脓肿，也可穿破骨膜，沿筋膜组织间隙向远处扩散，形成流注脓肿。由于胸椎椎体前方有坚强的前纵韧带，后方有后纵韧带，结核性脓液难以向前或向后扩散，而多突向椎体两侧，汇集形成广泛的椎旁脓肿。椎旁脓肿若向胸膜内或肺内穿破形成内瘘，则可在肺野内出现与椎旁阴影相连的球形阴影。椎旁脓肿的脓液可沿肋间神经血管的后支，向背部流注，形成背部脓肿，脓肿溃破，形成窦道。胸椎上段脓肿可向上达颈根部，而下段脓肿可下降至腰大肌。随着病情进展，脓肿可破溃进入胸腔或肺脏。椎旁脓肿因部位不

同而形态亦各有不同。有的呈球形，多见于儿童或脓液渗出较快的早期病例。这种脓肿的张力较大，称为张力性脓肿。有的呈长而宽的烟筒形，多见于病期较长者。有的脓肿介于上述两者之间，呈梭形，其左侧因受主动脉搏动的冲击，使上下扩展较远。这种脓肿的边缘需与心脏及主动脉阴影相鉴别。

一、经胸腔病灶清除减压矫形植骨内固定术

1. 适应证　适用于全身情况和肺功能比较好的患者，从肺功能较差、病变较重、脓肿较大的一侧进入，$T_{1\sim4}$ 结核采用切除第 3 肋的肩胛骨牵开入路，$T_{4\sim12}$ 采用标准开胸入路。

2. 切除第 3 肋肩胛骨牵开入路病灶清除减压矫形植骨内固定术　患者年龄 60 岁以下，为减少手术后并发症，术前应无上呼吸道感染，检测肝、肾、心肺功能正常。高位截瘫者，肺功能要求最大通气量的实测值比预测值 >50% 以上，并参阅患者的胸部摄片，选肺功能较差的一侧为手术侧。

双腔支气管插管全身麻醉，使术侧肺萎陷。采用右侧入路以避开左侧纵隔上部的颈总动脉和锁骨下动脉。患者取左侧卧位，整个左上肢用无菌巾包裹。自 T_1 棘突旁，沿肩胛下角内侧缘，绕肩胛下角至第 3 肋软骨，切开背阔肌、斜方肌、前锯肌、菱形肌和上后锯肌，将肩胛骨向头侧牵开，向头侧触摸确认第 3 肋骨。用肋骨骨膜剥离器剥离骨膜，切除从肋软骨到肋骨角之间的肋骨。切开肋骨床，胸腔有粘连时，以钝性和锐性交替地将肺脏层与壁层分离，妥善止血。显露胸腔后肺脏自然萎陷，也可以采用支气管单腔通气使肺脏萎陷，但术中持续通气有利于防止术后肺不张。用宽拉钩将肺脏拉向中线，显露脓肿，纵行切开胸膜，用“小花生米样纱布球”将其向两侧推开，用长直角血管钳结扎切断节段血管。穿刺定位脓肿，脓肿较大时节段血管即在脓肿壁，应避免在靠近主动脉或椎间孔处结扎节段血管。彻底清除病灶，肋骨头的位置有利于术中确认椎管的方位，伴有椎管侵占者进行椎管减压。凿出植骨床，根据缺损区大小采用充填或支撑植骨，植骨材料采用三面皮质的髂骨、自体肋骨、钛网填塞自体或异体骨粒。病灶清除后剩余椎体达到 1/2 时，于病椎上置钉，否则延长固定间隙，但固定最好不超过 3 个间隙，采用钉棒或钉板系统固定。病灶内放链霉素粉剂 1g，肺充分扩张后，于第 7、8 肋间置胸腔闭式引流管，关闭切口。

3. $T_{4\sim12}$ 标准的开胸入路病灶清除减压矫形植骨内固定术　双腔支气管插管全身麻醉，患者取侧卧位，病变严重侧在上（图 11-2-1），切口起于肩胛骨内侧和棘突间的第 2 肋骨平面，向下沿肩胛骨内缘绕过肩胛下角，止于侧胸壁腋前线。依次切断背阔肌、斜方肌、大菱形肌，将肌肉向上下拉开，显露肋骨，从第 12 肋往上计数，确定需要切除的肋骨。从肋骨角到肋软骨用电刀切开并剥离肋骨骨膜，尽可能向后在肋横突关节和肋骨角处骨膜下切断肋骨。切下的肋骨备植骨用，断端修平，用骨蜡止血。胸腔有粘连时，以钝性和锐性交替地将肺脏胸膜与壁胸膜分离，妥善止血。用宽拉钩将肺拉向中线，支气管插管者，这时术侧肺可萎陷，直视下触到椎前脓肿，右侧 $T_{3、4}$ 水平后纵隔处可见奇静脉，奇静脉在 T_4 高度，绕过食管后方，跨过右支气管的背侧合成奇静脉弓，注入上腔静脉。奇静脉弓一般不妨碍手术，奇静脉分支可以结扎。经左侧胸腔时，在 T_4 平面以下可见胸降主动脉，进胸后胸降主动脉随着纵隔移向对侧，不妨碍手术进行。半奇静脉多由胸主动脉覆盖，用撑开器牵开胸壁显露脓肿，穿刺脓肿定位，在脓肿周围用盐水纱布保护好，纵行切开脓肿壁，吸净脓液，刮除破坏的椎体及椎间盘组织，彻底清除结核病灶，伴有椎管侵占者进行椎管减压。骨缺损处在椎体上开骨槽，凿出植骨床，根据缺损区大小采用充填或支撑植骨，植骨材料采用三面皮质的髂骨、自体肋骨、钛网填塞自体或异体骨粒，若取自身大块髂骨嵌入，植入骨块长 4cm 以上时，爬行替代较慢，约需 4 个月以上。或以两段肋骨植入骨槽，如仅植入单根肋骨，日后多折断、滑脱或下沉于椎体松质骨中，不能达到预期的目的。植骨完成后，植入接骨板或钉棒系统，若椎体小，可植入单枚螺钉固定。若病灶清除后剩余椎体达到 50% 时，于病椎上置钉，采用撑开器撑开，钉棒（图 11-2-2、图 11-2-3）或钉板系统固定，术毕用生理盐水冲洗病灶，有些医师在局部放异烟肼 200mg 吸附于吸收性明胶海绵上。据报道局部异烟肼可维持有效浓度 1 个月左右，通常放置硫酸链霉素粉剂 1g。切开的椎前脓

肿壁用 7 号线全层间断紧密缝合，冲洗胸腔后，在腋后线第 7 ～ 8 肋或第 8 ～ 9 肋间放置胸腔闭式引流管，闭合胸腔，分层间断缝合胸膜、肋间肌、胸壁诸层肌肉和皮肤。

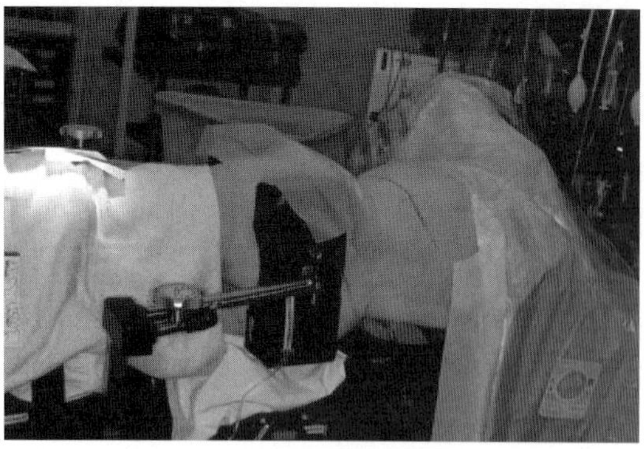

图 11-2-1　患者取侧卧位

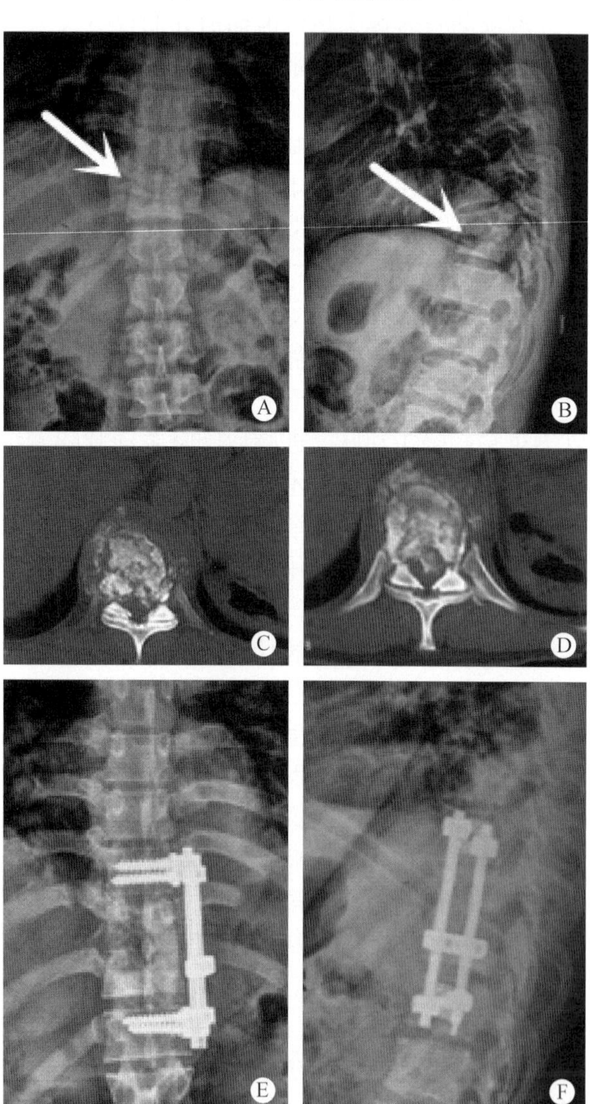

图 11-2-2　男性，39 岁。$T_{10、11}$ 椎体结核，经胸病灶清除脊髓减压撑开植骨钉棒系统内固定术

A、B. 术前 X 线片显示椎骨破坏塌陷，椎间隙消失（箭头）；C、D. 术前 CT 影像显示死骨突入椎管，压迫脊髓；E、F. 术后 X 线片示内固定位置良好

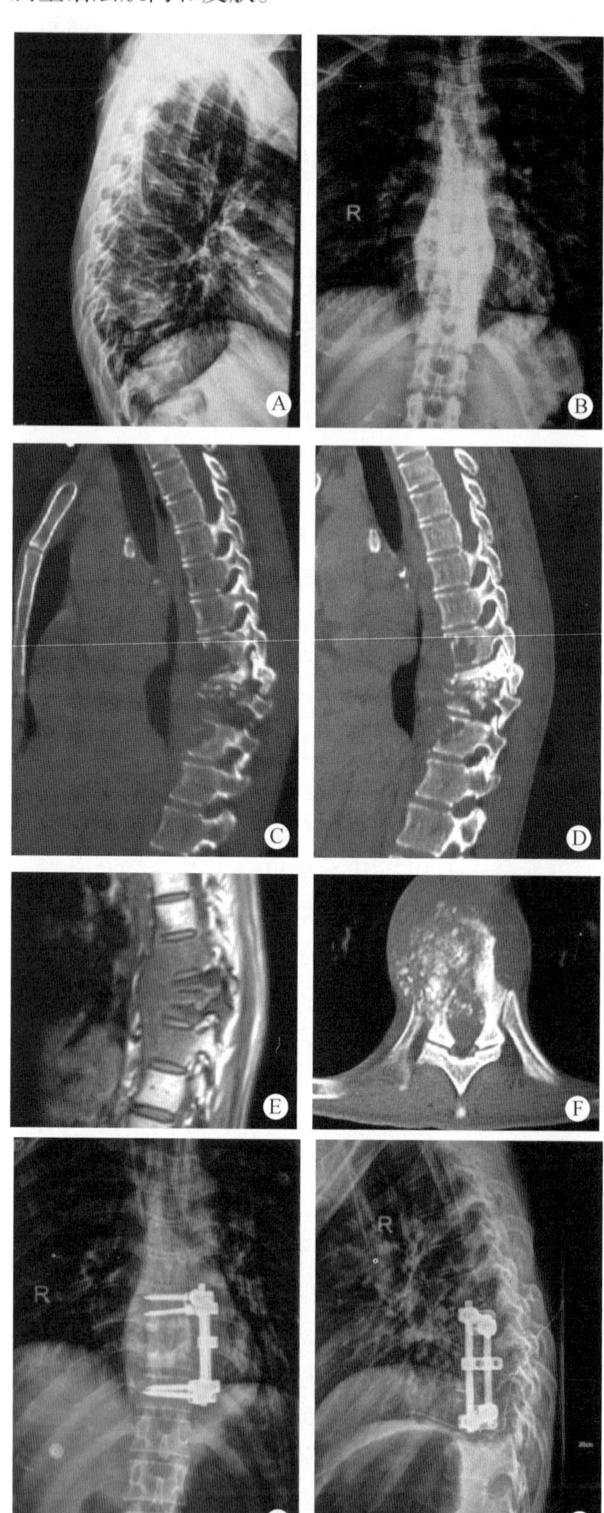

图 11-2-3　女性，30 岁。$T_{7～10}$ 结核，经胸病灶清除椎管减压椎间植骨钉棒内固定术

A、B. 术前 X 线片；C、D. 术前 CT 影像；E、F. 术前 MRI 影像；G、H. 术后 X 线片示内固定位置良好

二、经胸胸膜外病灶清除植骨内固定术

经胸胸膜外病灶清除植骨内固定术适用于全身情况和肺功能差，不宜开胸手术，病变位于 $T_{4\sim12}$ 者。

气管插管全身麻醉。患者取侧卧位，病变严重侧在上，如果单椎体结核切除同一平面的肋骨，如果多椎体结核则切除拟显露平面的上位肋骨，因为胸椎的生理后凸，向下方解剖比较容易。切口起于椎旁肌外缘，沿肋骨延伸到锁骨中线。对于 $T_{4、5}$ 结核，切口起于肩胛骨内侧和棘突间的第 2 肋间平面，向下沿肩胛骨内缘绕过肩胛下角，止于侧胸壁腋前线。依次切断背阔肌、斜方肌、大菱形肌，将肌肉向两侧拉开，显露肋骨，从第 12 肋往上计数，确定需要切除的肋骨。从肋骨角到肋软骨用电刀切开并剥离肋骨骨膜，尽可能向后在肋横突关节和肋骨角处切断肋骨。切下的肋骨备植骨用，断端修平，骨蜡止血。以组织钳夹住上下肋间肌，向上、下两侧牵开，用纱布包手指在胸膜外脂肪层做钝性剥离，肋间胸膜与肋骨和肋骨之间有胸内筋膜的存在，故较易剥离，壁胸膜剥离的范围至少应包括切口上、下各 1 根肋骨，内侧应达脊柱中线，如椎旁脓肿大者还应扩大剥离范围。胸椎结核患者胸膜一般炎性增厚，尤其靠近胸椎的部分，相对容易剥离。但也有粘连严重者，容易撕裂，遇到这种情况，索性变为经胸入路，用撑开器牵开胸壁显露脓肿，穿刺脓肿定位，在脓肿周围用盐水纱布保护好，纵行切开脓肿壁，脓肿较大时动脉即在脓肿壁上，应避免在靠近主动脉或椎间孔处钳夹或结扎动脉，通过脓肿到达病椎，彻底清除病灶，伴有椎管侵占者进行椎管减压。凿出植骨床，根据缺损区大小采用撑开充填或支撑植骨，植骨材料采用三面皮质的髂骨、自体肋骨、钛网填塞自体或异体骨粒。病灶处放入用吸收性明胶海绵包裹的链霉素粉剂 1g，病灶清除后剩余椎体达到 1/2 时，于病椎上置钉，否则延长固定间隙，但固定最好不超过 3 个节段，采用钉棒或钉板系统固定（图 11-2-4）。

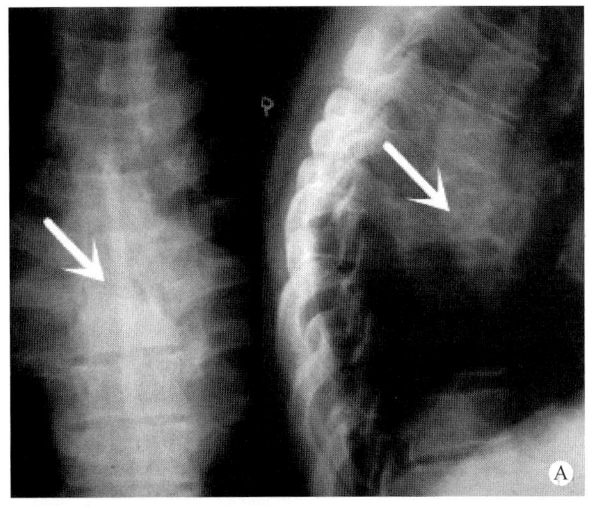

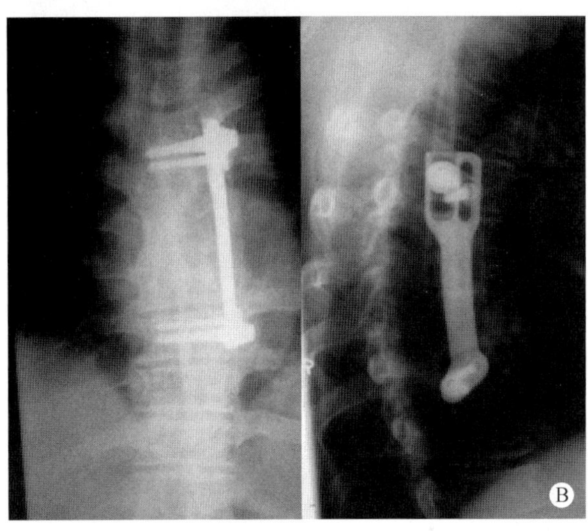

图 11-2-4　男性，37 岁。$T_{7、8}$ 椎体结核，经胸胸膜外病灶清除脊髓减压，椎间撑开髂骨块植骨钛板螺钉固定术
A. 术前 X 线片显示椎骨破坏塌陷（箭头），椎间隙消失；B. 术后 X 线片示内固定位置良好

三、胸膜外肋骨横突切除病灶清除植骨内固定术

本手术适用于 $T_{1\sim12}$ 结核患者、病灶主要位于椎体侧后方患者或老龄体质差的患者。其优点是一期后路完成病灶清除和植骨内固定，不需要开胸，创伤小。缺点是不如经胸病灶清除术显露清楚，直视下的病灶清除和支撑植骨都较差，除非切除两个以上的肋横突关节。

气管插管全身麻醉。患者取侧斜卧位，胸腹部平面与手术台成 60°。以病变椎体为中心，自上位椎体棘突起，采用弧形切口距病椎棘突 6 ～ 8cm

向下达下位椎体棘突。向正中翻开皮瓣，常规显露病椎棘突、椎板、关节突及上下各 1 ～ 2 个正常椎体，根据后凸畸形的严重程度，在 C 形臂机协助下确定进钉角度和方向，于上下各 1 ～ 2 个正常椎体置入椎弓根螺钉。矫正胸椎后凸畸形，切除后凸畸形严重的棘突，取自体髂骨植于椎板上。伴有椎管侵占者，可于矫正后凸畸形前行椎板切除减压，之后关闭皮下无结核菌切口。在同一皮肤切口内，沿骶棘肌外缘弧形切开胸背部肌肉，切除与病椎相连的肋骨，咬除横突，结扎肋间血管，吸净脓液，刮除破坏的椎体及椎间盘组织，彻底清除结核病灶，伴有椎管侵占者进行椎管减压，凿出植骨床，植入自体肋骨或钛网于椎体骨缺损处，病灶处放入用吸收性明胶海绵包裹的链霉素粉剂 1g，放置引流管后关闭切口。

四、后路固定后联合前路病灶清除术

本手术适用于病灶破坏严重或超过 3 个节段，不适宜安装前路内固定者；重度后凸畸形需矫正者；前路手术失败，再次安装前路内固定困难者。

在后路固定融合后，根据患者一般状态行一期或二期前路经胸或胸膜外病灶清除术。全身状态或肺功能较差不宜开胸手术者，可采用胸膜外病灶清除术。

（一）后路椎弓根钉内固定术

胸椎椎弓根螺钉进钉的技术标准尚未确定，有下述三种常用方法：① Margel 等提倡以横突中点水平线与上关节突外缘垂线的交点为进钉点；② Ebraheim 提出 T_1 ～ T_2 椎弓根中心位于上关节突外缘内 7 ～ 8mm，突出中心上 3 ～ 4mm，T_3 ～ T_{12} 位于上关节突外缘内 4 ～ 5mm，横突中心上 5 ～ 8mm；③自下关节突中点外侧 3mm 画一垂线，自横突基底部上方 1/3 处画一水平线，两线的交点即为进钉点。

进钉角度与深度从 T_1 ～ T_{12} 椎弓根内倾角递减。上胸椎椎弓根螺钉应与矢状面成 10° ～ 20° 的内倾夹角，中下段胸椎的椎弓根钉应与矢状面成 0° ～ 10° 的内倾夹角。而 Ebraheim 提出 T_1 ～ T_2 椎弓根螺钉应与矢状面呈 30° ～ 40° 的内倾夹角，T_3 ～ T_{11} 呈 20° ～ 25°，T_{12} 呈 10°，水平面上应与上下终板平行。胸椎椎弓根从起点沿轴线到达椎体前缘的距离为 40 ～ 42mm，螺钉一般选择 35 ～ 40mm 长度。术中应行侧位 X 线片检查，螺钉深度不超过椎体前后径的 80% 为宜。一般选用的螺钉直径：T_1 ～ T_5 需 3.5 ～ 4.0mm，T_6 ～ T_{10} 需 4.0 ～ 5.0mm，$T_{11、12}$ 需 5.5 ～ 6.5mm。

患者取俯卧位，取后正中切口，常规显露病椎棘突、椎板、关节突及上下各 1 ～ 2 个正常椎体侧后方，根据后凸畸形的严重程度，于上下各 1 ～ 2 个正常椎体置入椎弓根螺钉。伴有椎管侵占者，先行椎板切除减压，之后矫正胸椎后凸畸形，安装好后路钉棒系统（图 11-2-5）。取自体髂骨植于椎板或横突和关节突上，放置引流管后关闭切口。

（二）前路病灶清除术

手术方法同经胸或胸膜外的病灶清除术，病灶清除后多数需填塞植骨，椎体缺损较大者，取髂骨和开胸时的肋骨填塞打压和嵌入植骨，使其不易滑脱或移位，否则需内固定。笔者多采用捆绑肋骨支撑体植骨，效果良好，术后 1 年 CT 三维重建示捆绑肋骨与上下椎体完全融合，病灶治愈（图 11-2-6）。

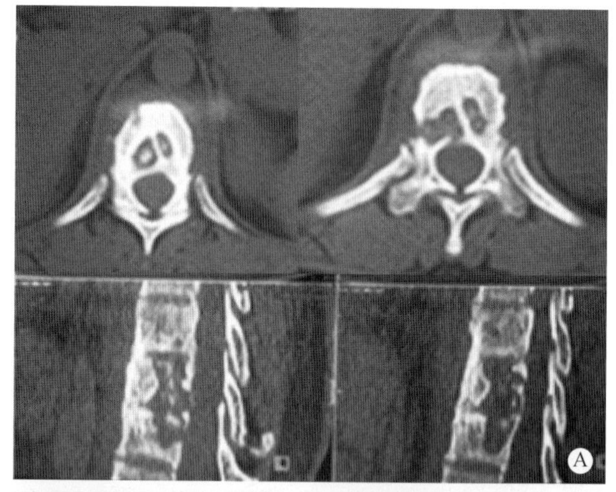

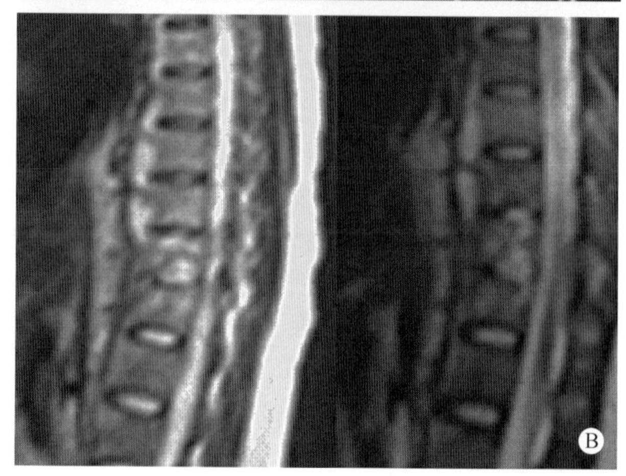

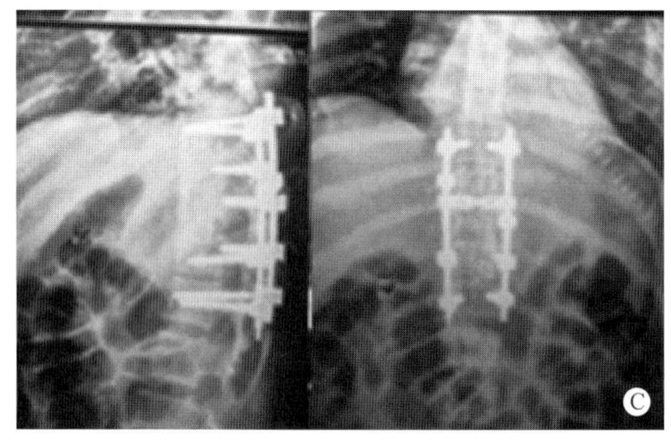

图 11-2-5　女性，24 岁。$T_{9\sim11}$ 椎体结核，后路矫形固定联合前路病灶清除术

A. 术前 CT 影像显示椎骨破坏，椎间隙消失；B. 术前 MRI 影像显示椎骨破坏，椎间隙消失，脊髓受压；C. 术后 X 线片示内固定位置良好

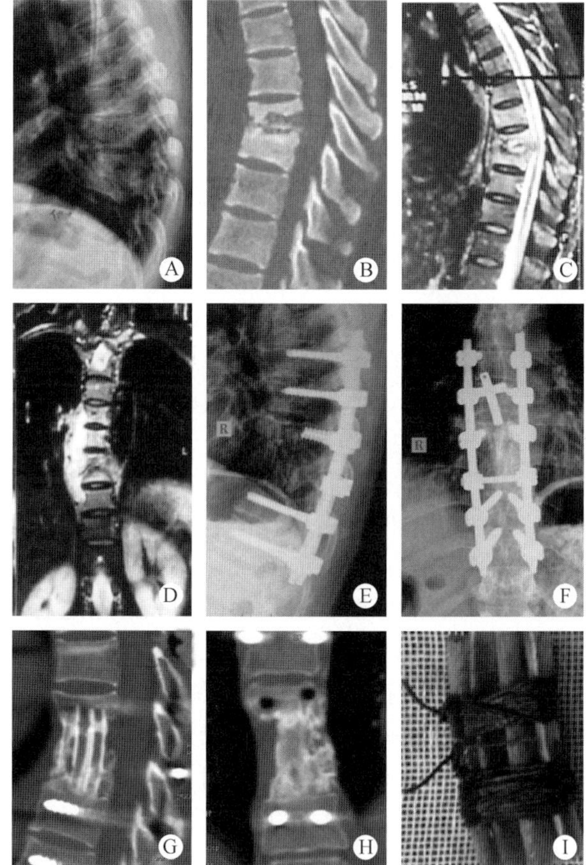

图 11-2-6　女性，59 岁。$T_{8、9}$ 结核伴椎旁冷脓肿形成，采用前路病灶清除，自体肋骨捆绑移植重建结核病灶清除术后骨缺损

A. 侧位 X 线片示 $T_{8、9}$ 椎体间隙狭窄；B. CT 影像示 $T_{8、9}$ 椎体破坏，椎体间隙狭窄；C、D. 术前 MRI 影像示 $T_{8、9}$ 椎体高信号，$T_{7\sim11}$ 椎旁梭形脓肿形成；E、F. 术后 3 个月正侧位 X 线片示椎体后凸畸形纠正，内固定物位置良好，捆绑肋骨支撑体位置良好；G、H. 术后 1 年 CT 三维重建示捆绑肋骨与上下椎体完全融合；I. 术中捆绑的肋骨

（徐　双　王　清）

五、后外椎旁肌间隙入路病灶清除植骨内固定术

本手术适用于单间隙或单椎体胸腰椎结核，早期脓肿较为局限，病变未累及椎管，无流注性脓肿和远处多发脓肿者。

气管插管全身麻醉，患者取俯卧位，C 形臂机定位病变节段，后正中切口，切开皮肤、皮下组织至浅层筋膜表面，沿棘突两侧旁距正中 3cm 左右切开胸背浅筋膜及肌膜，显露深层肌群。自内侧多裂肌，外侧最长肌间隙钝性分离，显露小关节突外缘及横突。在病变椎体上下植入椎弓根螺钉，预弯连接杆矫正后凸畸形。从脓肿和病变较重的一侧进入，显露并切除横突，骨蜡封闭骨面，横突下方见脂肪组织包绕出口神经予以向头端牵开，显露椎间隙。胸椎需显露肋骨，确认病变椎间隙，切除与病椎相连的肋横关节及肋骨头，可见脓液流出，可选择结扎或牵开肋间血管，切断一侧肋间神经根，于疏松结缔组织中向前钝性剥离扩大视野，自椎体侧方骨膜下剥离达病变椎体，沿下位椎弓根骨膜及病变椎间盘外间隙显露病变部位后以纱布垫隔病灶区，切除病变椎间盘，彻底清除脓液、死骨、椎间盘、肉芽组织及干酪样物质，认真探查病灶周围各腔隙，用刮匙和骨刀剔除病灶硬化骨，直至肉眼所视断面有渗血为止；对于脓肿壁可用干纱布反复擦拭，用大量生理盐水高压冲洗；异烟肼浸泡切口；量取合适长度的钛网，植骨选择自体髂骨，安装双侧连接棒，加压连接棒。将剩余的骨质植于病变节段钉棒周围（图 11-2-7），病灶区放入链霉素粉剂 1g，放置引流管，关闭切口。

六、后路广泛切除病灶清除矫形植骨内固定术

1. 适应证　适用于 1 ～ 2 个节段胸椎结核并后凸畸形，病灶局限，无明显椎旁脓肿，前方矫正困难者。后方的钉棒系统固定能够起到很好稳定脊柱的作用，同时还可以较好地矫正后凸畸形，此入路解剖简单、创伤小，固定不受节段的限制，操作方便。矫正后凸畸形效果好，但是椎体前方病灶直视困难，病灶清除不彻底，而且后路固定

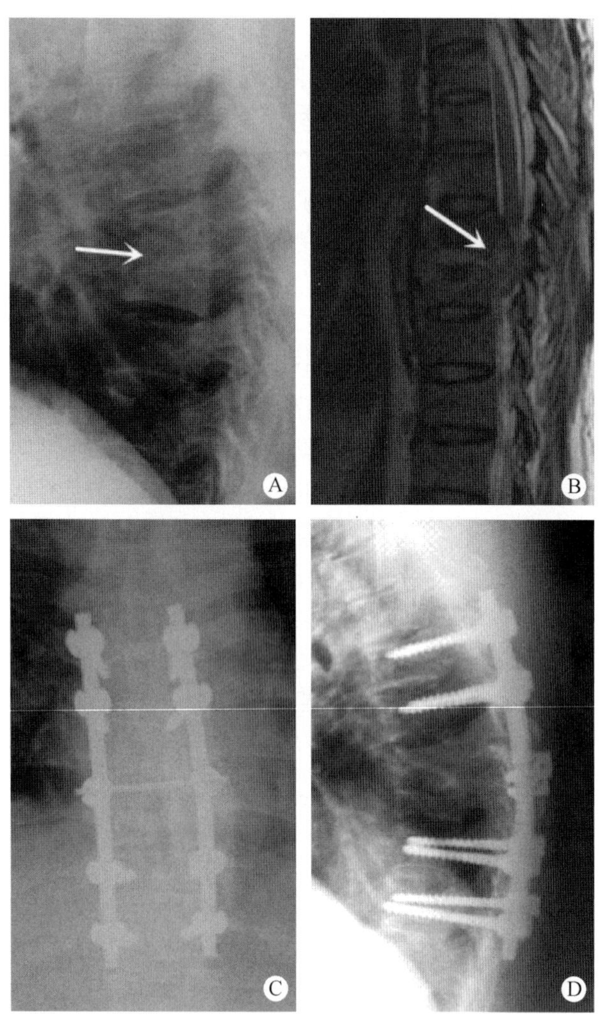

图 11-2-7　男性，27 岁。$T_{7、8}$ 椎体结核，后外椎旁肌间隙入路病灶清除椎弓根螺钉内固定术

A、B. 术前 X 线片显示椎骨破坏，椎间隙消失（箭头），MRI 影像显示脊髓有受压；C、D. 术后 X 线片示内固定位置良好

需要跨越正常椎体节段，易造成较多运动单位的丢失，临床选择应慎重。

2. 麻醉与体位　气管插管全身麻醉，患者取俯卧位。患者俯卧于手术台上或跪卧于加垫的脊柱手术架上，腹部悬空避免腹部受压，以降低静脉内压力，减少硬膜外静脉淤血，从而减少术中出血。用海绵垫将胸部及两侧髂嵴垫高，使腰部呈轻度后伸位。要注意保护眼球、膝关节和其他的骨突起部位及会阴部，以防压伤。C 形臂机透视定位病椎。

3. 操作步骤

（1）入路：于病变椎体节段做棘突上后路正中切口，切开皮肤、皮下组织后可采用：①后正中入路，切开深筋膜，沿棘突旁骨膜下分离深筋膜，显露双侧椎板及关节突，保留深筋膜的附着点，避免肌肉内的出血，用 Cobb 牵开器轻轻牵开竖脊肌，以防止手术误入肌肉结构内。骨膜下剥离的方向应由尾端向头端进行，也可向外侧扩大显露以便于后外侧融合或椎弓根螺钉的置入。除要进行关节突融合者外，应骨膜下剥离以避免进入关节突关节。关节突关节的下外侧可触及横突，其位于上关节突基底的外侧。确定横突的上下边界后，可使用电刀进行节段性肌肉结构的骨膜下剥离，保留横突间韧带。扩大后入路可用来暴露后方或前方的椎体病灶，主要用于脊柱截骨和椎体的病灶清除。皮肤切口可向近端延长 3 ～ 4 个节段，向远端延长至需切除的节段。通过全椎板切除，可以很好显露椎管和硬脊膜。②后外椎旁肌间隙入路，于胸背筋膜表面向外侧分离皮下组织至距后正中线 3cm 左右，纵行切开胸背筋膜及肌膜。自双侧多裂肌与最长肌肌间隙内分离显露关节突关节、横突及肋横突关节。

（2）置钉：根据术前 X 线摄片、增强 MRI、CT 重建制订的整体手术计划，确定内固定范围、椎弓根钉置钉位置。椎弓根钉置入的先决条件是椎弓根未被结核病变侵及或轻微侵及。如果椎弓根由于结核病变侵及破坏无法置钉时，可选择向相邻上、下延伸的方法或选择钩棒系统固定。

1）单节段病椎间固定：病椎间固定是不固定正常椎间隙的，仅对相邻两个病变椎体及一个被破坏的椎间盘的固定，因而这种固定方法椎弓根钉是置于病椎椎弓根。①当预计病灶清除之后病椎高度剩余 1/2 以上时，可置入常规椎弓根钉；②当预计病灶清除之后病椎高度剩余 1/2 以下时，置入常规椎弓根钉易进入病椎缺损区，则需选择长度为 20 ～ 30mm 的短椎弓根钉置入，以免钉头部进入缺损区；③临床及生物力学研究表明，上述方法的稳定性低于多钉固定，因而要求此种固定必须做到前路病椎间支撑植骨，连接棒上必须加横连，以增加内固定的稳定性。

2）连续多节段病椎间内固定：与单节段固定方法相同，根据病灶清除后病椎间剩余不同高度分别采取多组常规椎弓根钉或短椎弓根予以连续固定、椎体间支撑植骨。

3）跳跃多节段病椎间固定：跳跃性多节段的诊断主要依据 MRI 判断椎间盘是否破坏。病椎间相隔一个以上正常椎间盘。内固定的选择原则是在尽量保留正常椎间盘的前提下，分别进行上述多个固定节段的病椎间固定。

4）短节段内固定：若实行的是经椎弓根入路，则病椎椎弓根无法置钉即无法施行上述的病椎间内固定，则需跨越正常椎间隙行短节段固定。发现或预计椎弓根骨质疏松、椎弓根被结核破坏、畸形矫正不理想、支撑植骨不可靠等情况时，在未施行或已行病椎间固定的基础上，再上、下各跨越一个相邻正常椎间隙增加一组固定，即短节段内固定。

（3）后路病灶清除、减压、植骨融合：根据椎体病灶破坏大小、位置，可以采用切除半侧椎板或全椎板的方法，也可采用切除部分椎板及关节突关节的方法，也可采用经椎弓根进入的方法。首先显露并直视下保护硬膜囊，继续向前方显露椎管侧前方，尖刀切开后纵韧带显露病变椎体及椎间盘的后方。适当向中线牵开硬膜囊，可以增加病灶显露，但切忌过度牵拉，以防造成损伤。椎前组织采用钝性分离，用特殊拉钩保护椎前血管及其他软组织。然后处理椎体病灶，不同角度的刮匙从侧前方彻底清除干酪样组织、肉芽组织、死骨及坏死的椎间盘，然后用锐利骨刀直视下将椎体病灶硬化骨质切除至无死骨、无空洞的骨面，修整好病椎上下对应骨面，为前路植骨做好植骨床。待病灶清除干净、椎管减压彻底后，生理盐水反复冲洗术野至液体清亮。椎体间植入修整好的髂骨骨块或充填碎骨的钛网，后路锁紧钉棒，必要时行椎板间、横突间植骨。

（4）后路矫形：由于活动性结核后凸畸形并不是很严重，可活动，故取俯卧位体位后已大部分复位，再经手法按压与器械复位即可达到理想的矫形效果。安放全部连接装置，通过椎弓根撑开矫形后，将内固定系统连接锁紧，并安装1～2个横连（图11-2-8）。彻底冲洗伤口，病灶区放置链霉素1g，异烟肼200mg，放置引流管，关闭切口。

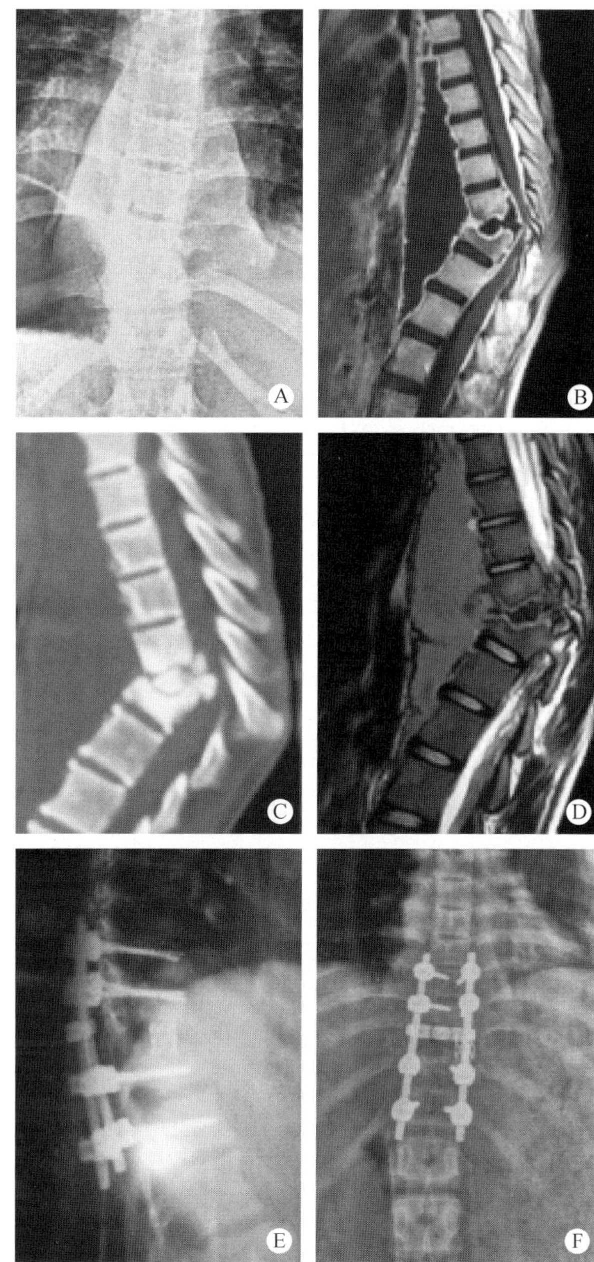

图11-2-8　男性，28岁。T_{10}结核并后凸畸形，后路广泛切除病灶清除矫形植骨融合内固定术

A.术前X线片；B、C.术前CT影像；D.术前MRI影像；E、F.术后X线片示内固定位置良好

七、术后处理

1.监测生命体征　密切观察患者的呼吸情况、尿量、引流量等。

2.胸腔闭式引流的管理　放置胸腔闭式引流管的患者，麻醉清醒后即将床头抬高，以利引流。鼓励患者咳嗽、咳痰、做深呼吸、练习吹气球，以便使肺充分膨胀，痰液黏稠不易咳出者雾化吸入，改变体位以利于排痰。术后第二天拍X线胸片，了解肺膨胀情况，胸内有无积气、积液。一般在术后24～48h，如肺已完全膨胀，胸腔内空气已完全排出，渗液已停止，即可拔出引流管。

3. 继续抗结核药物治疗　根据术后结核菌 Xpert 快速检测、分枝杆菌 DNA 和 BAC 培养结果调整抗结核药物方案。坚持正规抗结核药物治疗 12 ～ 18 个月，定期复查，直到骨病治愈。

4. 恢复活动及功能锻炼　伤口置小沙袋或盐袋压迫，腹部腹带加压包扎缓解疼痛。术后疼痛缓解即可平衡翻身，四肢进行肌肉主动活动，预防下肢深静脉血栓形成。无截瘫者，卧床 4 ～ 6 周后，佩戴支具下床活动，支具佩戴 2 ～ 4 个月。

5. 恢复正常生活与工作　术后每 2 ～ 3 个月复查血常规、肝肾功能、红细胞沉降率、C 反应蛋白，直到连续 3 次复查红细胞沉降率、C 反应蛋白均正常，复查 X 线检查或 CT 直到病灶静止、植骨融合，才可恢复正常生活与工作。

（胡　豇　于圣会　胡云洲）

第三节　胸腔镜下胸椎病灶清除与固定术

脊柱结核是肺外结核的常见部位，占全身骨关节结核的 70% ～ 75%，而胸椎是脊柱结核最常累及部位。脊柱结构的破坏、脓肿和坏死组织可导致胸椎后凸畸形、脊柱不稳及脊髓压迫。经前路彻底病灶清除、植骨融合结合抗结核药物化疗是治疗胸椎结核的有效治疗方式。近年来，胸腔镜辅助脊柱前路手术技术获得迅猛发展，其微创性、安全性和有效性已经得到大量研究证实，可方便快捷地达到结核病灶彻底清除和内固定可靠重建的目的。

一、解剖概要

1. 胸腔　骨性胸廓由 12 块胸椎、12 对肋、1 块胸骨和它们之间的连结共同构成。胸部以骨性胸廓为支架，皮肤、筋膜、肌肉等软组织覆盖其表面，内面衬以胸内筋膜，共同构成胸壁。胸壁与膈围成胸腔，胸腔向上经胸廓上口通颈部，向下借膈与腹腔分隔。胸腔分为三部分，即中部的纵隔和左、右侧部。纵隔有心、大血管、气管、食管、胸导管等器官，两侧部容纳左、右肺和胸膜腔。胸膜由紧贴于肺表面并深入肺叶间裂内的脏胸膜和覆盖于胸壁内面、膈上面及纵隔侧面的壁胸膜构成，两者之间围成潜在的负压间隙即胸膜腔。

2. 胸椎及周围重要结构（图 11-3-1）　12 块胸椎从上到下体积逐渐增大，椎体呈短圆柱状，每个肋骨通过肋椎关节与肋横突关节与胸椎相连。相邻椎体通过稍膨大的椎间盘相连，凹陷处即椎体本身，有节段性神经及血管走行。肋椎关节坚强的辐状韧带将肋骨头前部和椎体及椎间盘的侧方连接。韧带的前方是胸椎脊神经节、交感神经干及胸膜，在右侧还有奇静脉。胸主动脉位于椎体前方偏左侧，上下腔静脉及食管位于椎体前方。胸椎动脉由主动脉后侧发出，前支与相应的肋间神经及静脉伴行，后支向后到达椎间孔前面供应椎体和脊髓。需特别注意，Adamkiewicz 动脉及大前根动脉常出现在左侧 T_9 和 T_{11} 之间。胸导管经过膈肌主动脉裂孔进入胸腔，在主动脉与奇静脉之间上升，在 T_5 椎体前方越过脊柱走行在主动脉后方、食管的左侧，注入左锁骨下静脉。交感神经干位于壁胸膜的下方，越过肋骨头与节段血管的表面。若要暴露椎体及椎间盘，必须移开或横断脊柱的节段血管束，可以沿椎体纵行切开壁胸膜，向内侧或外侧延伸，胸膜会沿着主要的大血管、结扎血管束及食管轻度向内侧回缩（图 11-3-2、图 11-3-3，彩图 16、彩图 17）。

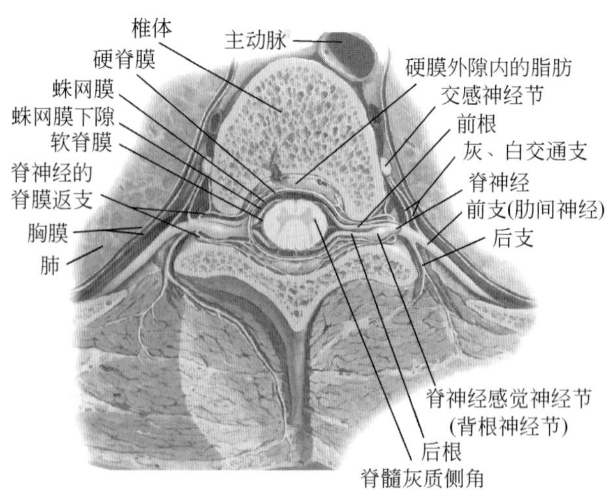

图 11-3-1　胸椎椎体横切面示意图

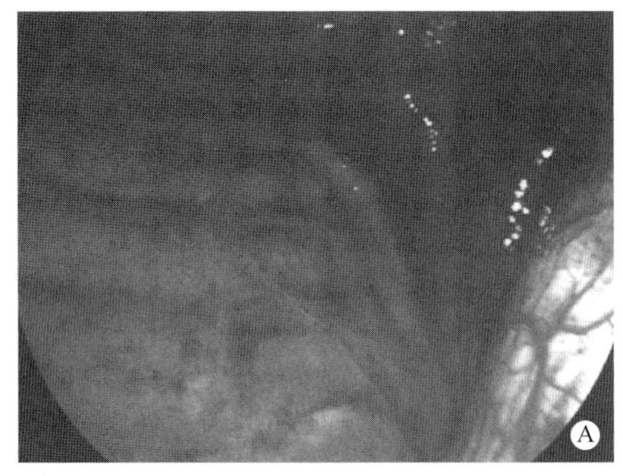

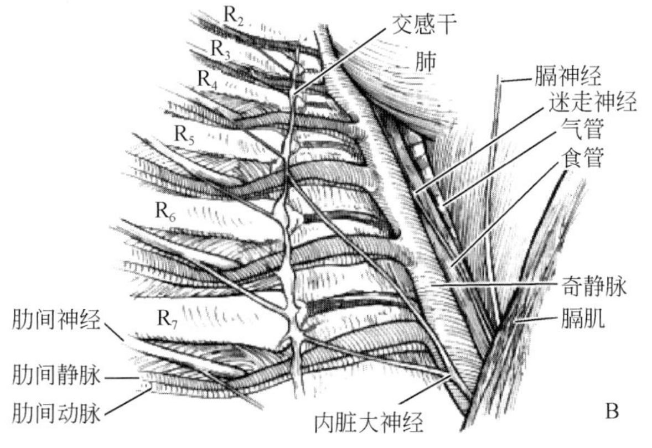

图 11-3-2　右侧胸腔的脊柱旁解剖结构胸腔镜下图像

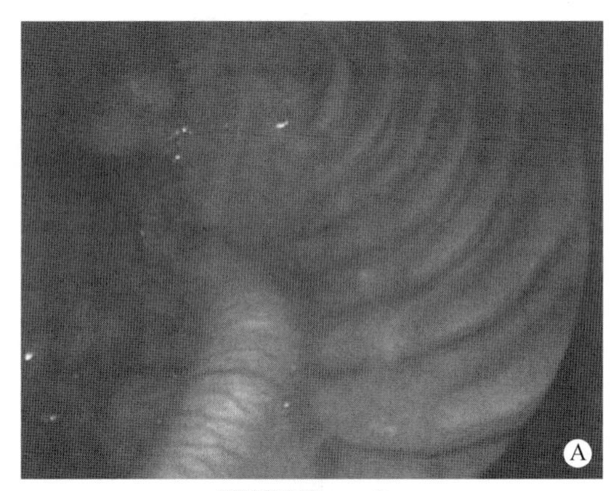

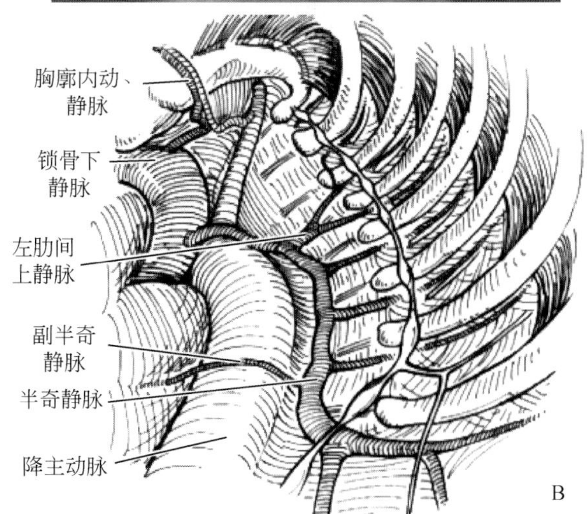

图 11-3-3　左侧胸腔的脊柱旁解剖结构胸腔镜下图像

二、手术技术

1. 手术准备　术前常规应用异烟肼、利福平、乙胺丁醇、链霉素四联抗结核化疗 2 周以上。监测血常规、C 反应蛋白、红细胞沉降率、凝血功能变化情况。检查胸部 DR、CT，胸椎 CT 及 MRI，必要时行血管造影检查，合血备血。详细检查神经体征，评估病情严重程度，设计手术清理病灶及植骨内固定方案。

患者取标准侧卧位，术侧上肢屈曲外展固定。固定妥善后向前俯卧旋转约 30°，借助重力作用使萎缩的肺脏远离脊柱。图 11-3-4 示术者及助手均位于腹侧，电视监视器放置于背侧下方。术中采用双腔插管选择性单肺通气麻醉，严密监测心肺参数、体感诱发电位、运动诱发电位，如有异常，及时处理。

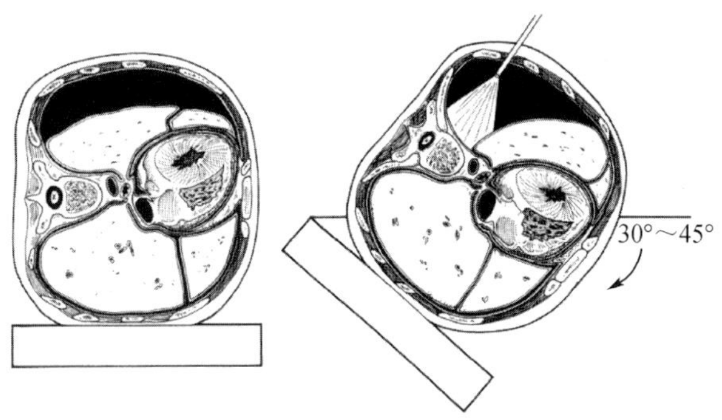

图 11-3-4　术中患者体位选择

2. 工作通道　胸腔镜工作通道的选择和安置是胸腔镜手术的关键。术前需要根据患者的病变位置、性质、脊柱节段及具体的手术方案制订相应的方案。工作通道建立的选择正确与否直接影响到术野显露、手术操作和并发症的发生。通常通道及小切口定于病变严重侧，如病变程度两侧无差异，则据胸腔解剖特点，上、中胸椎病变选择右侧手术入路，下胸椎选择左侧手术入路能较易显露手术野。术中在 X 线透视指导下，将工作通道定位于腋后线目标手术区中心位置，以利病灶清除和内固定安置。工作通道建立的原则如下：

（1）各通道必须均匀分散建立，防止进行精确显露或操作时由于通道过于集中影响术者操作（图 11-3-5）。

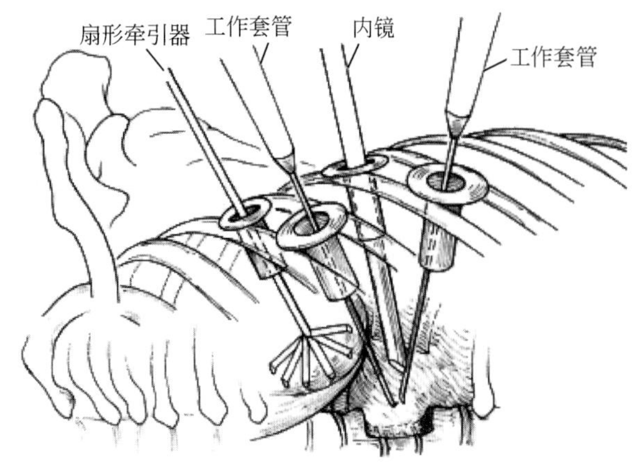

图 11-3-5　胸腔镜系统安置示意图

（2）内镜工作通道安置在腋后线与腋中线之间，即脊柱的可视区内，0° 胸腔镜通道需直视脊柱病变节段，30° 胸腔镜通道需上下偏离病变节段以一定倾斜角度直视病灶。

（3）操作工作通道安置在腋前线与腋中线之间，即脊柱的操作区内，理想的位置是在病变部位的上下等距离安置，与内镜工作通道呈三角形排列。

（4）工作通道的直径需要能容纳器械和植入物，方便反复置入或移出器械；一般直径为 11mm 或 15mm 的通道适合进行胸腔镜下的多种操作；如需要植骨或置入内固定物则需直径为 20mm 通道。

（5）放置第一个通道时，局部麻醉后平行于肋骨上缘做皮肤切口，注意勿损伤血管神经束，钝性分离后探查确认无胸膜粘连后安置通道，通过胸腔镜检查肺萎陷及胸腔内各脏器情况，其他通道安置可按上述方法在胸腔镜直视下完成。

（6）如需进行脊柱内固定，钢板螺钉系统通道必须与螺钉和螺栓处于同一轴面上，供插入钢板的通道通常靠近腋后线或其后方，螺钉孔可稍前置，但仍需在腋中线后方，通道在轴向切面与脊柱成前后夹角各约 10°（图 11-3-6）。前路的钉棒系统通道须与螺钉处于同一轴面上，在腋中线与腋后线之间，经过椎体中心与椎体纵轴垂直。条件允许时，术前利用数字化技术设计通道位置能快速直接计算最佳通道定位（图 11-3-7）。

3. 病灶清除与内固定

（1）病灶清除

1）胸腔镜引导下用组织分离钳或电凝钩分离、切断胸膜粘连，使术侧肺充分萎陷，以提供良好手术空间，必要时使用扇形拉钩牵开肺脏。

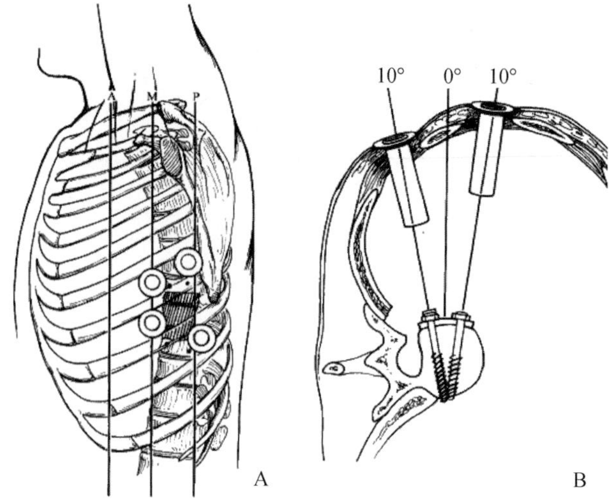

图 11-3-6　前路钢板螺钉系统通道位置与内固定示意图

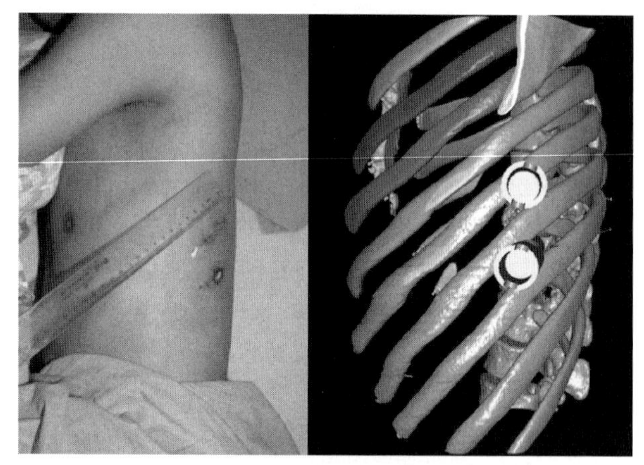

图 11-3-7　术前利用数字化技术设计通道位置与实际通道位置

2）沿纵轴方向切开脓肿表面壁胸膜后，用组织分离钳、电凝钩将脓肿壁纵行切开扩大暴露病椎。脓肿壁切开扩大时注意分清椎体表面的节段性肋横动、静脉，通常该血管位于椎体中央表面，可能被脓肿推向表面与脓肿壁粘连，误伤可导致大出血而影响手术进行。在远离椎间孔部位、椎体中央用血管夹双重结扎或双极电凝凝固节段性肋横动、静脉，以免损伤神经。

3）用刮匙、髓核钳、镜下高速钻彻底清除坏死椎间盘、死骨及炎性肉芽组织，直至有新鲜血液渗出骨面。结核病灶周围骨质有不同程度的硬化，根据术前 CT 检查结果可估计须清除病灶的范围，如病灶清除后剩余椎体满足内固定安置要求，可于残存椎体上安置内固定；如不能满足要求，需切除相邻椎间盘，于相邻椎体上开一骨槽，便于植骨。测量椎间骨缺损长度时须考虑是否需要矫正胸椎侧凸畸形和后凸畸形。

4）如需脊髓减压时，须先确定椎管前壁部位，内镜严密监视下仔细先将病变处肋骨头用骨刀或磨钻切除，显露椎弓根并用枪状咬骨钳小心去除以显露椎管、硬膜囊。切除椎体后壁时，以椎弓根与椎体交界处为标志，切除大部分椎体使后壁尽量变薄，用神经剥离子仔细分离硬脊膜，可向前推挤椎体后壁，然后用薄口椎板咬骨钳小心切除后壁。由于胸腔镜器械回旋余地小，操作较困难，加上胸椎椎管缓冲间隙小，须谨慎操作，切勿向脊髓方向操作，严防脊髓损伤。

（2）植骨融合：可靠的植骨融合是治疗脊柱结核的关键。植骨可以采用自体三面皮质髂骨块、肋骨条或腓骨条，在病灶彻底清除及严格的抗结核治疗的情况下也可以选择填充自体骨块的钛网作为内植物，根据患者的情况及病灶清除范围决定最佳选择。同时考虑到是否需要行脊柱畸形的矫正，如需矫正侧、后凸畸形，可根据预期矫正效果适当修整骨块或钛网的形状，利用患者体位调整或撬拨将相应长度大小的自体骨块或钛网嵌入缺损区骨槽中。

（3）内固定：精确坚强的内固定是胸腔镜下脊柱结核治疗的保障。由于胸腔镜器械操作范围的限制，为达到满意的内固定效果，须术前严格设计锁孔通道位置。在笔者的实际操作中，利用数字技术三维重建患者的胸廓及预手术锁孔设计，可以快速准确地确定通道位置，极大地方便了手术操作，同时也提高了手术安全性。

1）Z-plate钢板螺钉系统：是一种常用的脊柱前路内固定系统。该系统的优点：①钛合金有良好的生物相容性，且不影响CT和MRI检查；②钢板表面光滑，边缘圆润，贴合性较好，切际较低，不易损伤内脏器官；③利用配套器械可撑开、加压操作，有利于矫正后凸畸形及植骨块加压融合；④同一椎体上两枚螺钉呈三角形结构，抗拔出力强。该系统的不足之处：①覆盖面积大，需广泛剥离暴露，容易损伤周围血管神经等重要组织；②安置精度要求高，尤其是在胸腔镜下操作，对工作通道的准确定位要求更高；③灵活度较低，节段较长时安置困难。安置Z-plate钢板螺钉系统须注意：①术野充分暴露，确保钢板放置于椎体的侧方；②打入螺栓时必须用术中X线定位辅助，严防螺栓进入椎管或椎间盘；③使钢板尽量贴附，必要时可去除部分骨质；④螺栓及螺钉以拧过对侧椎体皮质1个螺纹为佳，严禁螺钉过长损伤内脏器官或大血管；⑤撑开矫正胸椎后凸畸形时，切勿过度撑开，以免出现脊柱侧凸畸形或者出现脊髓神经损伤。

2）脊柱前路CD-Horizon钉棒内固定系统：也是一种常用的脊柱前路内固定系统。尤其适用于微创的胸腔镜下胸椎结核的内固定，笔者在实际操作中常选择该内固定系统。其明显的优势在于：①螺钉安置对胸腔镜工作通道的准确度要求稍低，及时通道设计稍有偏差也能达到满意的置钉效果；②钛棒长度可精确调节，尤其适用于较长节段的固定，且棒的形状更容易通过胸腔镜工作通道，方便操作；③不需要过多的术野剥离显露，不易压迫周围血管神经。笔者的体会是虽然钉棒系统在坚强度上较欠缺，但结合胸椎的胸廓稳定性及活动度较低的特点，也能达到满意的内固定效果；单钉的抗拔出力较差，但脊柱结核的病灶周围骨质硬化在一定程度上使内固定更加稳定；矫形能力较差，可以通过术中的体位调整加以辅助。安置螺钉时须在上下椎体侧方正中钻孔，平行于上下椎终板，椎体螺钉的安装须在术中X线透视监视下进行，以确保固定长度和置入方向的正确。严防螺钉偏离椎体中心进入椎管或螺钉过长损伤大血管等重要组织。

4. 术后处理　术后抗炎、止血、脱水、对症处理，静脉和口服抗结核药物治疗。胸腔闭式引流量24h小于50ml可予以拔管。术后定期随访时复查肝肾功能、C反应蛋白、红细胞沉降率及影像学检查。术后三联/四联抗结核一般不少于6个月。术后卧床时间根据脊柱稳定情况和内固定方式的可靠性综合决定。

5. 典型病例　女性，27岁，$T_{10、11}$椎体结核：CT检查示$T_{10、11}$椎体及椎间盘破坏，死骨形成，少量椎旁脓肿（图11-3-8）；手术步骤见图11-3-9；术后3个月复查DR胸椎正侧位片及大体手术切口（图11-3-10）；术后3个月复查胸椎CT示病灶完全清除，内固定良好，植骨融合良好（图11-3-11）。

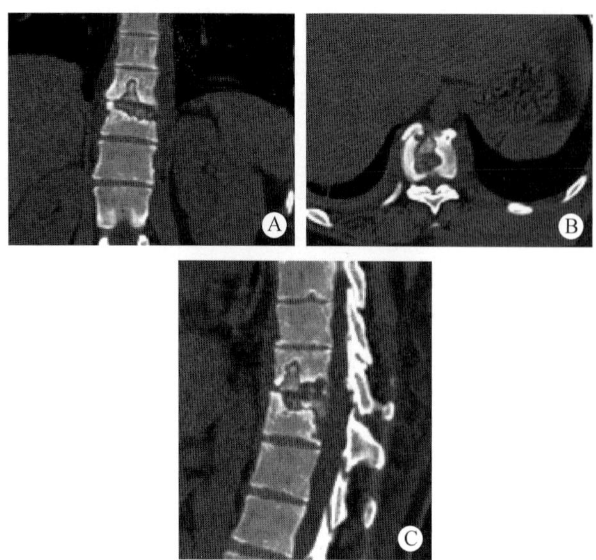

图 11-3-8　女性，27 岁。$T_{10、11}$ 椎体结核术前 CT 影像

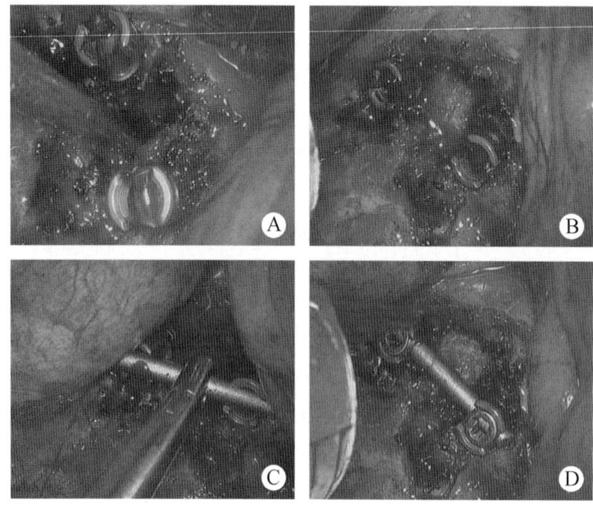

图 11-3-9　手术步骤

A. 胸腔镜下病灶清除；B. 自体髂骨块植骨；C. 安置前路椎体螺钉；D. 完成前路钉棒系统内固定

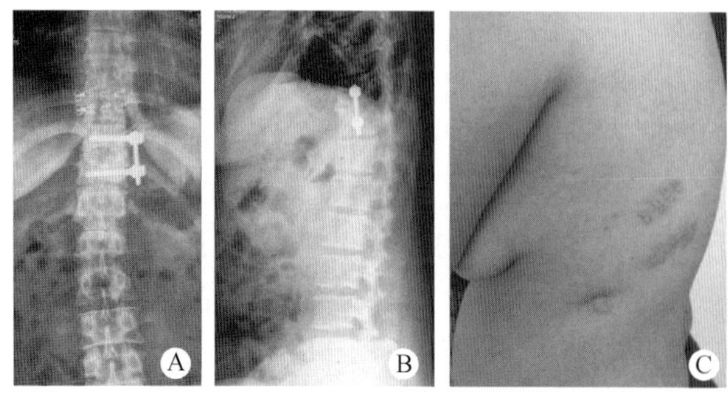

图 11-3-10　术后 3 个月复查 DR 胸椎正侧位片及大体手术切口

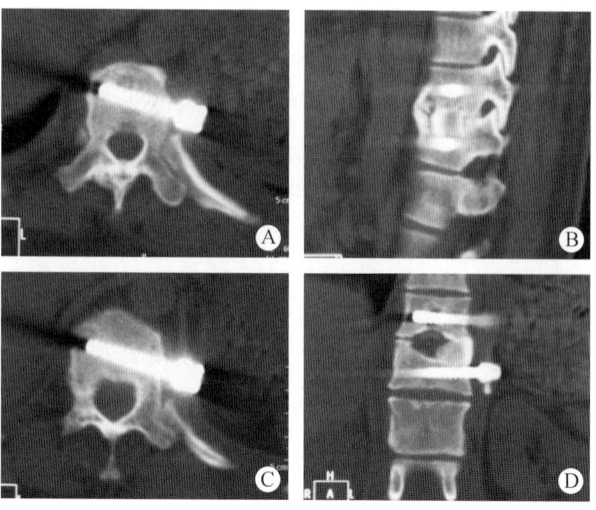

图 11-3-11　术后 3 个月复查胸椎 CT 示病灶完全清除，内固定良好，植骨融合良好

三、适应证与禁忌证

1. 适应证　心肺功能正常的患者，病灶较局限的胸椎结核，可有冷脓肿形成但尚未形成流注脓肿，累及椎体前中柱但尚未累及后柱，伴或不伴轻度的胸椎侧凸、后凸畸形。

2. 禁忌证　①无法进行选择性气管插管（气管支气管狭窄或发育不全）；②肺组织病变阻碍单肺通气（肺结核球形成、肺水肿、肺气肿、慢性阻塞性肺病、间质性肺炎、肺源性高血压等）；③肺粘连（曾行同侧开胸或胸腔镜手术、脓胸、血胸等）；④脊柱脊髓禁忌证（严重脊柱后凸畸形、脊柱病变同时累及脊柱后部或对侧结构、硬膜内广泛病变、手术部位曾行脊柱手术有瘢痕等）；⑤内科禁忌证（出血倾向、心肌梗死、心律失常等）。

四、并发症的预防与处理

胸腔镜脊柱手术虽然具有微创、美观、术野清晰、心肺干扰小、术后恢复快等诸多优点，但同时和开胸脊柱前路手术一样可以产生多种胸腔和脊柱脊髓的手术并发症。比较常见的并发症及处理措施如下：

1. 大血管与心脏损伤　胸腔镜直视下谨慎仔细地操作胸腔镜器械，尽量避免损伤。如镜下无法止血，大量海绵止血垫压迫止血，必要时及时开胸手术。

2. 肺损伤 轻拉或不牵拉肺脏，直视下小心分离粘连。在肺复张之前和复张过程中仔细观察，如有气体从肺内逸出，可以在胸腔镜下缝合修复裂口。

3. 血气胸 术中严格检查活动性出血，由于胸腔内负压，血管出血不易自行凝固，术后适当应用凝血药物；鼓励患者吹气球鼓肺，密切观察胸腔持续闭式引流管的状态，24h 引流量 <50ml，复查 CT 无明显积液、积气后拔管。如有持续性血气胸无好转，需再次胸腔镜手术清除积血并控制出血。

4. 乳糜胸 继发于胸导管和胸腔淋巴管损伤，是一种罕见并发症。术中注意保护胸导管，必要时可以用血管夹结扎，小的淋巴管可以用丝线多重结扎。如术后乳糜胸持续存在，给予患者全胃肠外营养，空置胃肠道数月。

5. 脑脊液漏 脑脊液硬膜－胸膜瘘因胸腔负压引流很难停止，需防止硬脊膜损伤，如有硬脊膜撕裂需紧密缝合，用纤维蛋白胶和人工硬脊膜片修复裂口。必要时行腰大池引流以降低脊髓内压力，同时停止胸腔负压引流。

6. 脊髓与神经根损伤 椎管减压时切除肋骨、椎弓根，椎体应切除得足够大，使器械能够进入，将病灶彻底清除，切除的深度可以用测深器测量或术中 X 线检查进行判断。直视下进行椎管内减压，任何器械不要深入硬膜外间隙，同时结合术中感觉诱发电位及运动诱发电位监测密切观察脊髓信号传导。脊柱畸形矫形时避免过度撑开和加压。

7. 肋间神经痛 安置通道套管时，套管口局部用 1% 布比卡因加 1 ∶ 100 000 肾上腺素麻醉，紧贴肋骨上缘分离及安置套管。切除肋骨时于骨膜下剥离以保护肋间神经。

8. 交感神经、迷走神经与膈神经损伤 熟悉脊柱及周围组织解剖，仔细术中止血，使手术野清晰，直视下仔细分离保护。

9. 食管与气管损伤 熟悉胸腔、纵隔的解剖，于椎体侧方纵行切开壁胸膜，胸膜外仔细剥离，避免过度牵拉。

10. 植骨不融合与内固定失效 结核病灶须彻底清除，尽量使用自体骨块结构植骨，术后必须规范服用抗结核药物。按时复查血常规、CT、MRI，如有异常，及时处理。

手术医师须熟悉胸腔、纵隔和脊柱的解剖特点，清楚患者的独特病理表现，严谨地把握指征，精细地设计手术，熟练地掌握胸腔镜器械的操作。特殊、专一和高强度的训练与实践是必需的。拟行胸腔镜下脊柱手术时，应考虑到并发症的发生而改行开胸手术。肺粘连、严重脊柱畸形、活动性硬膜外出血、硬膜囊撕裂伴脑脊液漏，或者无法满意地显露和直视病变区域，都是选择开胸手术的理由。胸腔镜脊柱手术对于患者的体位、麻醉的深度、呼吸支持、器械的准备等要求高，需要多科室密切合作，确保手术安全。必要时及时请胸外科专业医师会诊或协同手术，也是提高手术安全性的方法。

（刘立岷）

参考文献

陈强，洪标辉，李小海，等，2006. 一期前路植骨融合内固定治疗相邻多椎体结核 . 中华骨科杂志，26（3）：179-182.

崔旭，马远征，陈兴，等，2013. 非跳跃性胸椎结核外科治疗的术式选择和疗效分析 . 中华骨科杂志，33（2）：123-129.

崔旭，马远征，陈兴，等，2014. 老年脊柱结核患者的临床特点和术式选择 . 中华骨科杂志，34（2）：189-195.

戈朝晖，王自立，魏敏吉，等，2009. 异烟肼在脊柱结核患者不同组织中的分布 . 江苏医药，35（6）：669-671.

郭世绂，2002. 骨科临床解剖学 . 济南：山东科学技术出版社，109-132.

胡云洲，宋跃明，曾建成，2015. 脊柱肿瘤学 . 北京：人民卫生出版社：418-425.

金大地，2012. 脊柱结核手术入路的合理选择 . 中国脊柱脊髓杂志，22（9）：771.

金大地，陈建庭，张浩，等，2000. 一期前路椎间植骨并内固定治疗胸腰椎结核 . 中华外科杂志，38：900-903.

刘家明，陈宣银，杨东，等，2015. 一期后路病灶清除椎体间非结构性植骨内固定治疗单阶段胸椎结核 . 中华骨科杂志，35（6）：624-629.

吕国华，王冰，李晶，等，2006. 胸腔镜辅助小切口胸椎前路重建手术的临床研究 . 中华医学杂志，86（43）：3043-3046.

吕国华，王冰，马泽民，等，2004. 胸腔镜与开胸脊柱前路手术的比较研究 . 中华骨科杂志，24（2）：104-107.

马远征，2011. 脊柱结核手术治疗合理应用内固定 . 中国脊柱脊髓杂志，21（10）：796-797.

马远征，王自立，金大地，等，2013. 脊柱结核 . 北京：人民卫生出版社，259-274.

邱贵兴，戴尅戎，2016. 骨科手术学 . 4 版 . 北京：人民卫生出版社，1321-1426.

饶书城，牟至善，1986. 椎体间内固定钉与胸腰椎前路手术（附 49 例临床报告）. 华西医大学报，17（4）：294-298.

饶书城，宋跃明，2007. 脊柱外科手术学 . 3 版 . 北京：人民卫生出版社，335-343.

施建党，刘园园，王骞，等，2016. 病椎固定治疗胸、腰椎结核的疗效分析 . 中华骨科杂志，36（11）：681-690.

田武昌，吴启秋，王兰，等，1988. 经胸病灶清除疗法治疗脊柱结核 . 中华骨科杂志，8：258.

王冰，吕国华，马泽民，等，2001. 胸腔镜技术在脊柱前路手术中的应用 . 中国内镜杂志，（4）：55-56.

王自立，施建党，2014. 胸、腰椎脊柱结核手术方式选择的基本问题 . 中华骨科杂志，34（2）：232-239.

谢申，祝少博，2015. 不同术式治疗脊柱结核疗效评价及预后 . 中国矫形外科杂志，23（21）：1943-1946.

张光铂，吴启秋，关骅，等，2007. 脊柱结核病学 . 北京：人民军医出版社，39-49，318-321.

张宏其，郭虎兵，陈筱，等，2012. 单纯后路病灶清除椎体间植骨融合内固定治疗脊柱结核的适应证及疗效评价 . 中国矫形外科杂志，20（3）：196-199.

张宏其，郭虎兵，陈筱，等，2012. 单纯一期后路病灶清除椎体间植骨融合内固定治疗胸椎结核的临床研究 . 中国矫形外科杂志，20（1）：34-40.

张宏其，龙文荣，邓展生，等，2005. 一期前后方融合后路内固定治疗高胸段多椎体脊柱结核 . 中华骨科杂志，25（2）：86-91.

张宏其，唐明星，郭超峰，等，2014. 一期后路病灶清除、异形钛网椎间植骨融合治疗胸、腰椎结核 . 中华骨科杂志，34（2）：102-108.

张宏其，唐明星，王昱翔，等，2014. 多枚分网异形钛网技术在单纯一期后路脊柱结核手术中的应用 . 中国矫形外科杂志，22（15）：1353-1358.

张宏其，王龙杰，唐明星，等，2016. 单纯后路、单纯前路或前后联合入路治疗成人胸椎结核的中期疗效分析 . 中华骨科杂志，36（11）：641-650.

郑晨希，饶书城，牟至善，等，1992. 椎体钉在胸腰椎结核手术治疗中的应用 . 中华骨科杂志，12：401-404.

Abou-Raya S，Abou-Raya A，2006. Spinal tuberculosis：overlooked? J Intern Med，260（2）：160-163.

Agrawal V，Patgaonkar PR，Nagariya SP，2010. Tuberculosis of spine. J Craniovertebr Junction Spine，1（2）：74-85.

Cui X，Ma YZ，Chen X，et al，2013. Outcomes of different surgical procedures in the treatment of spinal tuberculosis in adults. Med Princ Pract，22（4）：346-350.

Curtis AD，2004. 胸腔镜脊柱外科学 . 李明等，译 . 上海：上海科学技术出版社 .

De Giacomo T，Francioni F，Diso D，et al，2011. Anterior approach to the thoracic spine. Interact Cardiovasc Thorac Surg，12（5）：692-695.

Deniz FE，Brasiliense LB，Lazaro BC，et al，2010. Biomechanical evaluation of posterior thoracic transpedicular discectomy. J Neurosurg Spine，13（2）：253-259.

Detillon D，de Groot H，Hoebink E，et al，2015. Video-assisted thoracoscopic surgery as a diagnostic and therapeutic instrument in non-tubercular spondylodiscitis. Int J Spine Surg，9：55.

Ellis H，2012. Percical Pott; Pott' s fracture，Pott' s disease of the spine，Pott's paraplegia. J Perioper Pract，22（11）：366-367.

Fonoff ET，Lopez WO，de Oliveira YS，et al，2011. endoscopic approaches to the spinal cord. Acta Neurochir Suppl，108：75-84.

Hamdan AD，Malek JY，Schermerhorn ML，et al，2008. Vascular injury during anterior exposure of the spine. J Vase Surg，48（3）：650-654.

Hodgson AR，Stock FE，Fang HS，et al，1960. Anterior spinal fusion. The operative approach and pathological findings in 412 patients with Pott' s disease of the spine. Br J Surg，48：172-178.

Huang TJ，Hsu RW，Chen SH，et al，2000. Video-assisted thoracoscopic surgery in managing tuberculous spondylitis. Clin Orthop Relat Res，379：143-153.

Hur JW，Kim JS，Cho DY，et al，2014. Video-assisted thoracoscopic surgery under O-Arm navigation system guidance for the treatment of thoracic disk herniations：surgical techniques and early clinical results. J Neurol Surg A Cent Eur Neurosurg，75（6）：415-421.

Ikard RW，2006. Methods and complications of anterior exposure of the thoracic and lumbar spine. Arch Surg，

141（10）：1025-1034.

Jayaswal A，Upendra B，Ahmed A，et al，2007. Video-assisted thoracoscopic anterior surgery for tuberculous spondylitis. Clin Orthop Relat Res，460：100-107.

Jin D，Qu D，Chen J，et al，2004. One-stage anterior interbody autografting and instrumentation in primary surgical management of thoracolumbar spinal tuberculosis. Eur Spine J，13（2）：114-121.

Johnson JP，Drazin D，King WA，et al，2014. Image-guided navigation and video-assisted thoracoscopic spine surgery：the second generation. Neurosurg Focus，36（3）：E8.

Kalra RR，Schmidt MH，2017. The role of a miniopen thoracoscopic-assisted approach in the management of burst fractures involving the thoracolumbar junction. Neurosurg Clin N Am，28（1）：139-145.

Kandwal P，Garg B，Upendra B，et al，2012. Outcome of minimally invasive surgery in the management of tuberculous spondylitis. Indian J Orthop，46（2）：159-164.

Kapoor S，Agrawal M，Aggarwal P，et al，2012. Thoracoscopic decompression in pott' s spine and its long-term follow-up. Int Orthop，36（2）：331-337.

Kapoor SK ，Agarwal PN，Jain BK，et al，2005. Video-assisted thoracoscopic decompression of tubercular spondylitis：clinical evaluation. Spine（Phila Pa 1976），30（20）：E605-610.

Kuklo TR，Lenke LG，2000. Thoracoscopic spine surgery：current indications and techniques. Orthop Nurs，19（6）：15-22.

Lee C，Wu M，Li Y，2016. Video-assisted thoracoscopic surgery and minimal access spinal surgery compared in anterior thoracic or thoracolumbar junctional spinal reconstruction：a case-control study and review of the literature. Biomed Res Int.

Liu L，Song Y，Gong Q，et al，2014. Effectiveness and safety assessments of thoracoscopic thoracic tuberculosis clearance and internal fixation with bone grafting supported by digital technology. Zhongguo Xiu Fu Chong Jian Wai Ke Za Zhi，28（1）：64-68.

Lu GH，Wang B，Li J，et al，2006. Clinical research of thoracoscopy-assisted mini-open surgery for anterior column reconstruction of thoracic spine tuberculosis. Zhonghua Yi Xue Za Zhi，86（43）：3043-3046.

Mac-Thiong JM，Asghar J，Parent S，et al，2016. Posterior convex release and interbody fusion for thoracic scoliosis：technical note. J Neurosurg Spine，25（3）：357-365.

McLain RF，Lieberman IH，2000. Endoscopic approaches to metastatic thoracic disease. Spine（Phila Pa 1976），25（14）：1855-1858.

Moon MS，Kim I，Woo YK，et al，1987. Conservative treatment oftuberculosis of the thoracic and lumbar spine in adults and children. Int Orthop，11（4）：315-322.

Pu X，Zhou Q，He Q，et al，2012. A posterior versus anterior surgical approach in combination with debridement，interbody autografting and instrumentation for thoracic and lumbar tuberculosis. Int Orthop，36（2）：307-313.

Rajasekaran S，Kanna RM，Shetty AP，2015. History of spine surgery for tuberculous spondylodiscitis. Unfallchirurg，118（Suppl 1）：19-27.

Rao SC，Mou ZS，Hu Y Z，et al，1991. The IVBF dual-blade plate and its applications. Spine，16（s）：113 .

Ray WZ，Schmidt MH，2016. Thoracoscopic vertebrectomy for thoracolumbar junction fractures and tumors：surgical technique and evaluation of the learning curve. Clin Spine Surg，29（7）：E344-350.

Rocco G，Serra L，Mehrabi-Kermani F，et al，2012. Video-assisted paraspinal approach for the stabilization of the complex spine. Interact Cardiovasc Thorac Surg，15（4）：585-587.

Shi JD，Wang Q，Wang ZL，2014. Primary issues in the selection of surgical procedures for thoracic and lumbar spinal tuberculosis. Orthop Surg，6（4）：259-268.

Singh R，Gogna P，Parshad S，et al，2014. Video-assisted thoracic surgery for tubercular spondylitis. Minim Invasive Surg，2014：963497.

Smith JS，Eichholz KM，Shafizadeh S，et al，2013. Minimally invasive thoracic microendoscopic diskectomy：surgical technique and case series. World Neurosurg，80（3-4）：421-427.

Soares Do Brito J，Tirado A，Fernandes P，2014. Surgical treatment of spinal tuberculosis complicated with extensive abscess. Iowa Orthop J，34：129-136.

St Clair SF，McLain RF，2006. Posterolateral spinal cord decompression in patients with metastasis：an endoscopic assisted approach. Surg Technol Int，15：257-263.

Tang MX，Zhang HQ，Wang YX，et al，2016. Treatment of spinal tuberculosis by debridement，interbody fusion and internal fixation via posterior approach only. Orthop Surg，8（1）：89-93.

Varatharajah S，Charles YP，Buy X，et al，2014. Update on the surgical management of Pott's disease. Orthop Traumatol Surg Res，100（2）：229-235.

Visocchi M，2011. Advances in videoassisted anterior surgical approach to the craniovertebral junction. Adv Tech Stand Neurosurg，（3）：97-110.

Wang B，Lu GH，Ma ZM，et al，2006. Research on complications of thoracoscopic assisted thoracic spine surgery. Zhonghua Wai Ke Za Zhi，44（4）：228-230.

Wang XB，Li J，Lv GH，et al，2012. Single-stage posterior instrumentation and anterior spine with kyphotic tuberculosis of the thoracic and lumbar spine with kyphotic deformity. Int Orthop，36（2）：373-380.

Wang Z，Wu Q，Geng G，2013. Anterior debridement and bone grafting with posterior single-segment internal fixation for the treatment of mono-segmental spinal tuberculosis. Injury，44（2）：253-257.

Wang Z，Yuan H，Geng G，et al，2012. Posterior mono-segmental fixation，combined with anterior debridement and strut graft，for treatment of the mono-segmental lumbar spine tuberculosis. Int Orthop，36（2）：325-329.

Weinstein JN，Rydevik BL，Rauschning W，1992. Anatomic and technical considerations of pedical screw fixation. Clin Orthop Relat Res，284（284）：34-36.

World Health Organization，2015. Global tuberculosis report 2015. Genva：WHO：5-6.

Yang P，He X，Li H，et al，2014. Clinical efficacy of posterior versus anterior instrumentation for treatment of spinal tuberculosis in adults：a meta-analysis. J Orthop Surg Res，9（1）：10.

Yang P，Zang Q，Kang J，et al，2016. Comparison of clinical efficacy and safety among three surgical approaches for the treatment of spinal tuberculosis：a meta-analysis. Eur Spine J，25（12）：1-13.

Yang X，Huo H，Xiao Y，et al，2010. Function reconstruction of anterior and middle column in thoracolumbar spinal tuberculosis by onstage anterior radical debridement. Zhongguo Xiu Fu Chong Jian Wai Ke Za Zhi，4（1）：37-40.

Zhang H，Huang S，Guo H，et al，2012. A clinical study of internal fixation，debridement and interbody thoracic fusion to treat thoracic tuberculosis via posterior approach only. Int Orthop，36（2）：293-298.

Zhang HQ，Lin MZ，Li JS，et al，2013. One-stage posterior debridement，transforaminal lumbar interbody fusion and instrumentation in trertment of lumbar spinal tuberculosis：a retrospective case series. Arch Orthop Trauma Surg，133（3）：333-341.

Zhao K，Huang Y，Zhang J，et al，2005. Thoracoscopic anterior approach decompression and reconstruction for thoracolumbar spine diseases. Zhonghua Wai Ke Za Zhi，43（8）：491-494.

Zhao Y，Xu S，Wang L，et al，2012. National survey of drug-resistant tuberculosis in China. N Engl J Med，366（23）：2161-2170.

Zheng CK，Li P，Kan WS，2014. Video-assisted thoracoscopic an-terior surgery combined posterior instrumentation for children with spinal tuberculosis. Eur J Pediatr Surg，24（1）：83-87.

第十二章　胸腰段脊柱结核的手术治疗

第一节　解剖概要

一、胸腰段前入路解剖

采用胸腰段前入路进行结核病灶清除时，需熟悉及重点关注的解剖结构包括肋间结构、膈肌、腹壁结构、节段血管。

肋间结构包括肋间肌及肋间血管神经。肋间肌分为三层，肋间外肌在最外层，起自上位肋骨的下缘，肌纤维斜向前下，止于下位肋的上缘；中层为肋间内肌，纤维从后下斜向前上，从肋角向后一段移行为肋间内膜；内层为肋间最内肌，仅见于肋间隙中间 1/3，纤维走向同肋间内肌。在切除肋骨时，应沿肋缘顺肌纤维方向剥离骨膜，在肋骨上缘由后向前剥离，在肋骨下缘由前向后剥离，以免误入肌肉中损伤肋间血管神经，降低损伤胸膜的概率。肋间血管神经伴行于肋间隙中，在肋角后方，行于肋间隙中间；在肋角前方，行于上位肋骨下缘及肋间隙中。

膈肌位于胸腹腔之间，构成胸腔的底，呈穹窿状，中央为腱性部，周围为肌性部，按肌起始部位的不同，分为胸骨部、肋部及腰部。胸骨部起自胸骨后面，肋部以多数肌齿起自下位 6 个肋软骨的内面，与腹横肌的肌齿相互交错。腰部起自 $L_{1\sim4}$ 椎体及第 12 肋骨。腰部分别以腱性的膈肌脚起自腰椎椎体和膈肌脚外侧的两个弓状韧带（图 12-1-1）。右侧膈肌脚粗而长，起自上 3 个腰椎椎体的前面；左侧膈肌脚短小，起自上 2 个腰椎椎体的前面。膈肌脚外侧有两条弓状韧带：内侧弓状韧带和外侧弓状韧带。内侧弓状韧带由腰大肌筋膜增厚而成，紧张于 L_1 椎体侧方及 L_1 横突尖之间，横跨在腰大肌前面。外侧弓状韧带为腰方肌筋膜增厚而成，紧张于 L_1 横突尖之间与第 12 肋骨中部之间，横跨腰方肌前面（图 12-1-2）。

腹壁结构主要是腹部三层肌肉，包括腹外斜肌、腹内斜肌、腹横肌。腹外斜肌肌束由外上斜向内下方，在半月线外侧移行为腱膜；腹内斜肌位于腹外斜肌深面，行向内上方，在半月线处移行为腱膜；腹横肌位于腹内斜肌深面，肌束横行向前内，在半月线处移行为腱膜。切开腹壁肌肉，进入腹膜后间隙，钝性分离腹膜后脂肪组织，显露后腹膜，连同其内的腹腔脏器，一起推向前方，即可充分显露脊柱、两侧的腰大肌及其前方的血管、神经。

节段血管自主动脉发出，沿椎体表面走行于椎体中份，进入两侧椎间孔，位置比较恒定，常动静脉伴行。在腰段，由于有腰大肌覆盖，常需剥离腰大肌，才能结扎节段血管。节段血管处理不当是导致术中大出血的常见原因。

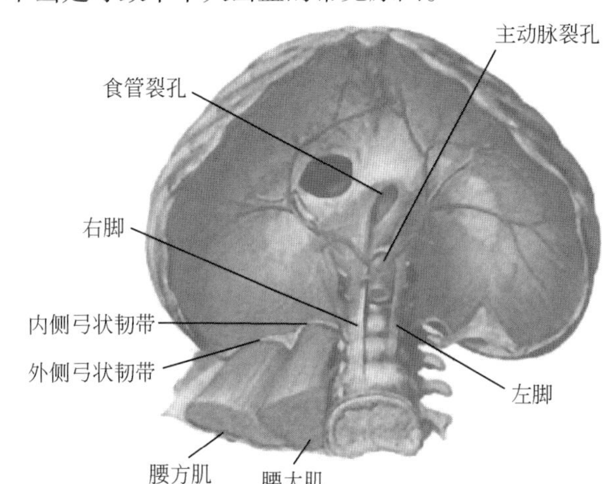

图 12-1-1　切开膈肌附着处

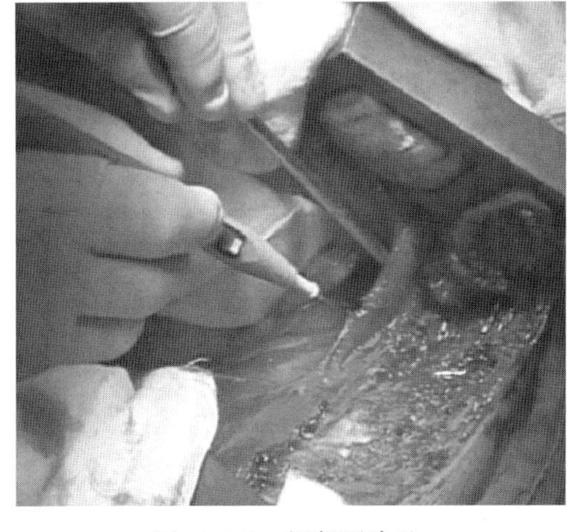

图 12-1-2　切断腰肋弓

二、胸腰段后入路解剖

与胸腰段前入路相比，胸腰段后入路解剖相对简单。由后正中入路切开皮肤、皮下组织，达棘突、棘上韧带，沿棘突旁骨膜下剥离椎旁肌，注意避免误入椎旁肌，以免引起较多的出血。胸腰段为胸段和腰段脊柱的交界处，骨性结构有其特殊之处，T_{11} 的横突多与其他胸椎横突大体形态相似，而 T_{12} 的横突常为一半圆形的骨性突起，可以此进行初步的脊柱节段定位。此外，T_{12} 连接第 12 肋骨，触摸肋骨有一定弹性，而且由后上向前下走行，而 L_1 的横突触摸无弹性感觉，且呈横向走行，可根据这些解剖特点进行节段定位。但应谨记，根据这些解剖特点进行节段定位并不是万无一失的，因为胸腰段的解剖变异是比较常见的。

第二节　手 术 技 术

胸腰段结核可同时具有胸椎和腰椎结核的特点，即上方有椎旁脓肿，下方有腰大肌脓肿。

一、手 术 入 路

胸腰段脊柱结核有前路和后路两个基本的手术入路。

（一）胸腰段前入路

患者侧卧于有腰桥的手术台上，病变严重侧在上。如两侧病变程度区别不大时，多选右侧卧位，左侧入路，以避开右侧的腔静脉，因为术中不易辨别且腔静脉容易破裂导致大出血。另外，右侧的肝脏也较难牵开。胸腹部平面与手术台成 90°，骨盆前、后用骨盆固定架维持体位，术侧肘关节屈曲悬吊固定在头部横架上，对侧下肢伸直，术侧髋关节、膝关节屈曲，双下肢固定时注意保护腓总神经。腰桥可以是患侧季肋部与髂骨分开，便于手术显露。

胸腰段脊椎结核的前路手术选择侧前方入路，侧前方入路有胸腹联合入路、膈上入路和膈下入路三种显露方法。

1. 胸腹联合入路　适用于所有胸腰段脊椎结核的病例，特别是操作涉及 $T_{12}\sim L_1$ 的病例，亦是经多年不断完善了的经典入路。此入路在胸部经胸膜外或经胸到达 T_{12} 以上脊柱的侧前方，在腹部经腹膜外到达 L_1 以下脊柱的侧前方。然后切断膈肌，将胸、腹部切口连接起来。但因该入路创伤大、并发症多，故作者对病变未侵及或手术操作未涉及 $T_{12}\sim L_1$ 的脊椎结核，可分别采用下述两种入路，从而缩小手术显露。

（1）切口：起于第 10 肋骨后方距骶棘肌外缘 1cm 处，沿第 10 肋骨斜行向前下腹壁延伸，止于脐上。切口起止点可根据病变部位、大小及性质确定。

（2）胸部的显露：沿切口方向切开皮肤、皮下脂肪、深筋膜。在切口上段做胸椎的显露。依次电刀切开或缝扎切断背阔肌、下后锯肌、腰背筋膜后层，内牵骶棘肌外侧缘，向后拉开腰方肌。用电刀切开第 10 肋骨骨膜后行骨膜下剥离游离肋骨，保护肋间神经血管束，自肋骨的近肋横突关节处与远端肋软骨交界处剪断肋骨并移除。于第 10 肋骨床切开胸膜进入胸腔或钝性分离胸膜达胸膜外，显露胸段脊柱。胸膜反褶部与膈肌粘连很紧不易推移，应耐心分离，或沿内、外侧弓形韧带将膈肌起点剪断，将膈肌和胸膜反褶部一并向上推移，至露出椎旁脓肿为止。

（3）腰部的显露：在切口的下段做腰段显露。腹外斜肌的腱膜和纤维常平行于切口，腹内斜肌纤维几乎和腹外斜肌纤维垂直，腹横肌位于腹横筋膜浅层。沿切口方向，在上部分开腹外斜肌纤维，在下方剪开腹外斜肌腱膜。切口中部用刀切开腹内斜肌。以血管钳分开腹横肌及其筋膜后，腹膜外脂肪即可膨出。以盐水纱布包裹手指或以小纱布球伸入此小切口，将腹膜与腹横筋膜分离，再用较大纱布球于腹膜外边分离边将切口两端的腹横肌与筋膜剪断。随后将睾丸血管或卵巢血管、输尿管等随同腹膜及其内容推向中线，至露出腰大肌边缘、腹主动脉或下腔静脉为止。在显露过程中，如腹膜被撕破，可立即用丝线做连续或荷包缝合。钝性分离腰大肌即达腰椎椎体侧面。

在剪断切口下端腹肌时，要避免切开腹直肌鞘，以防进入腹腔。在切口下端还应避免损伤腹壁下动、静脉及精索（男性患者）。腰大肌脓肿者，髂外动、静脉被推向腹壁，因而在腹股沟韧带的上方可摸到髂外动脉的搏动。因此，在切开下部腹壁肌肉时，应避免损伤髂外血管，也应避免损伤位于腰大肌内缘的交感干，位于腰大肌内的腰骶神经丛及神经干，位于腰大肌表面的生殖股神经。

（4）切开膈肌：从膈下把腹膜后壁及其前方的腹腔脏器轻推至腹前侧。从第10肋骨的正中纵行劈开，两侧分别缝线标记，切开肋骨末端的腹肌附着点。劈开的肋软骨后方即为膈肌，是胸腹两腔的交界部位。直视下距止点2.5cm处从胸壁切开膈肌边缘。关闭膈肌时准确对合，可边切开，边用缝线标志。至此，胸腹部切口即手术侧相连通。用自动牵开器撑开即可进行椎体侧前方病灶的进一步显露。作为分隔结构的膈肌，它与壁胸膜贴的很紧，在切开胸膜时，肺缘可突入到刀下的间隙中。在进腹腔时要注意，由于腹横筋膜和腹膜在前侧是连在一起的，分离时要小心，并辨清膈肌两侧的胸、腹腔。为使胸腰段椎体侧前方显露得更为充分，在完成上述膈肌在胸壁附着点切开之后，还应在 T_{12} ～ L_1 椎体侧前方与椎间盘水平将膈肌脚与腰大肌的附着点切开，再以骨膜剥离器推开分离，则 L_1、L_2 椎体侧前方可清晰显露。

2. 膈上入路　适用于病变仅侵及或手术操作仅涉及 T_{12} 椎体及其以上的病例。可选用经胸腔或经胸膜外入路。显露 T_{12} 椎体后，把膈肌在 T_{12} 椎体的附着处部分切断，然后以骨膜剥离器推开。此入路不切断膈肌在胸壁的附着，不进入腹膜外，比常规胸腹联合切口损伤小，仅适用于 T_{12} 以上部分操作的显露。把膈肌在 T_{12} 椎体的附着部切断，不切断膈肌在胸壁的附着，不进入腹部。对于 T_{10} ～ T_{11} 病变采用切除第9肋的入路；对于 T_{11} ～ T_{12} 病变，则采取切除第10肋的入路。向下推开部分膈肌后充分显露病变节段。

切口：起自骶棘肌外缘，止于腋前线。一般长20～25cm。沿切口方向切开浅深筋膜，根据病变部位将需要切除的肋骨准确定位。然后，切开肋骨骨膜，用上顺下逆的方法行骨膜下剥离，用肋骨剪刀把游离肋骨切除。剪下的肋骨用盐水纱布包好，留作植骨。

之后采取胸膜外或经胸入路。粘连较轻者可取胸膜外途径，于肋骨床切开肋骨骨膜后，在壁胸膜外分离，直至病椎表面。但由于胸膜十分菲薄，多很难成功。如果粘连较重，则选取经胸途径，在肋骨床和壁胸膜切开一小口，使空气徐徐进入胸腔，肺脏即自行萎缩下陷，如遇肺与胸膜粘连，可用盐水纱布球将肺向上、向中线推开，最后在萎缩肺的下方填塞一块盐水纱布以保护它。放置开胸器，将切口逐渐撑开，注意力量不可太大以免肋骨骨折。如果病变位于 T_{10} ～ T_{11}，则不再需要特别的显露，如病变位于 T_{11} ～ T_{12}，则需要横行切断 T_{12} 椎体前侧附着的膈肌、外侧及横突上附着的腰大肌起点，并向远侧推开。

3. 膈下入路　适用于病变仅侵及或手术操作仅涉及 L_1 椎体以下的病例。可选用切除第12肋骨的腹膜外途径。到达 L_1 椎体后，将膈肌脚及腰大肌从 L_1 椎体及其附着处切断，然后以骨膜剥离器将其向上推开即可，避免膈肌大范围的切开。膈上部分不予显露，不进入胸腔或胸膜外。如果手术操作仅涉及 L_1 及其以下椎体时，可选用切除第12肋的腹膜外途径，到达 L_1 椎体，把膈肌脚从 L_1 椎体及椎间盘前方、侧方附着部切断，将腰大肌自椎体及椎间盘侧方切断，然后以骨膜剥离器将其向上推开膈肌脚，向下推开腰大肌即可显露 L_1、L_2 椎体侧前方。此切口为单纯经腹膜外入路。

（二）胸腰段后入路

切口：胸腰段脊椎结核的后路手术与胸椎、腰椎的后路手术一样，有椎板切除入路、经椎弓根入路、肋横突切除入路、外侧胸膜外入路、类似切除半椎板或全椎板，或切除部分椎板及关节突关节的手术入路，后路广泛切除入路等。以上各方法是一由浅入深，逐步增加显露深度和广度的途径，以提供更好的后外侧显露，从后路进行前方的病灶清除、减压和植骨融合。

（1）椎板切除入路：椎板切除只能显露后方的硬膜外腔。此入路不能进行脊髓的侧前方及前方减压。而且，在有前方椎体严重破坏的情况下，椎板切除入路反而造成更严重的脊柱不稳，进一步导致疼痛加剧、后凸畸形加重及继发性神经功能损坏。因此，椎板切除入路仅适用于无椎体病变的附件结核及后方脊髓受压的病例。

（2）经椎弓根入路：单侧椎弓根入路能提供从后正中线到稍微超过前正中线的大于180°的显露，双侧椎弓根入路能提供360°的神经减压。由于肋骨和椎旁肌肉的影响，经椎弓根入路向前方大块髂骨支撑植骨或 Cage 植入较为困难，因此在椎体破坏严重且需要重建前柱稳定性的病例中不甚应用。

经椎弓根入路主要用于压迫来自前方或侧方的脊髓神经功能障碍、椎体前方至少一半完整、后凸畸形较轻的胸椎或胸腰椎结核患者。手术仅做有限的前路清创，不需较大的前路重建。当患者存在椎间盘周围的椎体骨质破坏且同时有神经功能障碍或后凸畸形显著时，需要采用双侧经椎弓根入路手术。

（3）肋横突切除入路：最初描述是用于胸椎结核的椎旁脓肿引流。该入路切除内侧 4cm 的肋骨及肋骨头，以获得更大的向前的到达椎体的通路。因为有了更大的后外侧空间，可以完成前方椎体间骨缺损的支撑植骨，并避免了脊髓堆积。此入路适用于所有局限 1 个或 2 个平面的胸椎结核。它能通过单一切口进行病灶清除、减压、矫形和植骨融合手术。但对于病变破坏更重的病例，除非进行双侧的肋横突切除术，否则前方显露是局限的。

（4）外侧胸膜外入路：该入路其实是肋横突切除入路的外侧扩大，它是将距中线 10 ～ 12cm 的肋骨切除。此入路可以提供更大的后外侧空间，可以从侧面切除 2 ～ 3 个整块椎体，并提供足够的空间进行前方支撑植骨。尽管这些方法最先用于脊柱结核病灶清除术，但现在主要用于存在严重脊柱后凸畸形的脊柱结核的畸形矫正和重建。

二、病 灶 显 露

1. 胸腰段前路病灶显露　胸$_{11}$～腰$_{2}$椎体结核，切口上端应由胸$_{10}$肋骨横突关节开始，再向下方延伸至胸$_{12}$横突远端，转向第 12 肋骨，再向下方延伸，越过第 12 肋骨远端后，再沿后述的倒八字形切口向腹壁延伸，如腰大肌脓肿较小，则切口的远端止于腋中线；如腰大肌脓肿较大，则切口的远端止于腋前线。一般成人切口长 25 ～ 30cm，病灶低的如胸$_{12}$～腰$_{2}$椎体病变，切口上端可起自胸$_{12}$横突。若病变累及胸$_{11}$、胸$_{12}$和腰$_{1}$，则先将胸$_{11}$、胸$_{12}$横突切除，再切除第 11 肋骨段和第 12 肋骨全部，处理第 11 肋间血管束后，即可进入椎旁脓肿和胸$_{11}$、胸$_{12}$病灶。若病变累及胸$_{12}$和腰$_{1}$、腰$_{2}$，可只切除第 12 肋骨远侧的大部分，如第 12 肋骨很短，也可全部切除，在第 12 肋床近脊柱的 6cm 内，有胸膜囊反折缘，应向上推开，显出膈肌脚。在切口的下部，切开三层腹肌和肾脂肪囊，用盐水纱布将肾、腹膜及其内容和输尿管推向中线，即可显露出腰大肌脓肿。沿第 12 肋骨床下缘向上后走向，到达腰$_{1}$横突水平，再将胸膜反折部自其膈肌附着处向上剥离推开，绕回切开膈肌脚，即可与上部切口会师。若胸膜反折部有稠密粘连而不易剥开，则可向中线横行切断内、外侧弓形韧带，到达腰$_{1}$椎体侧面后，再向上剥离，即可与上部切口会师。

（1）下胸椎病灶的显露：下胸椎病变椎体多已裸露，需进一步显露病灶。切除病椎外 4cm 的肋骨头及肋骨，有脓肿时，切开脓肿之前应将手术野以外的胸腔都用盐水纱垫保护好，以免外溢脓液污染。椎旁脓肿大者波动明显，脓肿因受肋间动静脉的约束而成竹节样外观，竹节样狭窄部即是肋间动静脉的所在。在脓肿的前外侧距奇动脉或胸主动脉 1 ～ 2cm 处切开壁胸膜，在竹节样的膨隆部分切开脓肿壁，放出脓液。此后再结扎、切断狭窄部分的血管。血管都处理完毕后，椎旁脓肿的前壁可以清楚地显露，如不够宽敞。可在纵行切开线的中部或两端再横行向外切开 3 ～ 4cm，使外侧脓肿壁形成 T 形的瓣状。这样就可以将病椎的前部清楚地显露出来。无脓肿时直接显露膨隆的椎间盘，横行切开椎体表面软组织，结扎节段血管，显露病椎。

（2）上腰椎病灶显露：上腰椎病变可切开腰大肌脓肿吸净脓液，彻底搔刮脓肿壁，由脓肿壁寻找通向骨病灶的瘘孔，以确定骨病灶的位置。也可先于与病椎相邻的上、下正常椎间盘开始将病椎显露。分开腰大肌肌纤维，露出白色凸起的椎间盘，平行椎间盘于椎体两端切开椎体骨膜，经此切口用直角钳骨膜下分离横过椎体中部的节段血管，钳夹、结扎、切断后再缝扎牢固。根据术前设计，同法处理需要显露的病椎与正常椎体。然后以电刀纵行切开各椎体表面软组织后，骨膜下分离，完全显露病椎与正常椎体的侧前方（图 12-2-1）。

2. 胸腰段后路病灶显露　后正中入路通过切除小关节突、胸肋关节，在显露的横突中用咬骨钳咬除病变脊椎的横突。肋骨剪断后肋骨远端如有骨尖突出，可用咬骨钳咬平，再慢慢地将远端

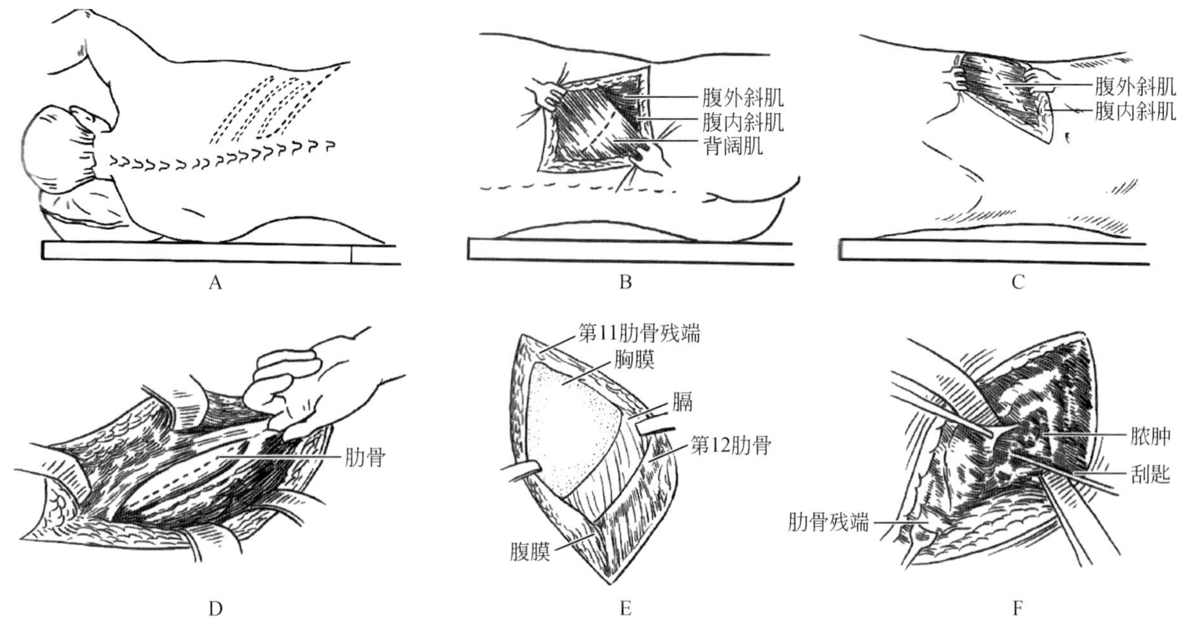

图 12-2-1　胸腰段结核病灶清除术

A. 体位与切口；B. 显露、切断浅层肌肉——背侧视图；C. 显露、切断浅层肌肉——腹侧视图；D. 显露肋骨；E. 分离胸膜、腹膜；F. 清除腰大肌下脓肿病灶

放下，防止肋骨远端因弹力作用突然下沉而划破胸膜。然后用带齿血管钳夹提起肋骨近端，稍加旋转摇动牵引拔出。结扎肋间血管，必要时切除该段肋间神经。切除肋骨头后，将胸膜自胸壁向前方用盐水纱布球推开，更大地显露椎体侧面及前方。必要时切除病侧椎弓根及残余椎体，经椎间孔及椎旁清除病变组织及脓肿。后外椎旁肌间隙入路通过切除横突，自椎体侧方骨膜下剥离达到病灶。

三、病灶清除术

彻底病灶清除术包括椎体外病灶清除和椎体、椎管病灶清除，在病灶清除的同时，进行椎管减压操作，确保椎管通畅，无硬膜囊受压，并完成后凸畸形矫正。

1. 胸腰段前入路　胸腰段结核脓肿多为葫芦形或哑铃形，即上方一个较小的胸椎椎旁脓肿与下方的腰大肌脓肿相连，因重力关系一般上方脓肿较小，下方脓肿较大。下方腰大肌脓肿多为单侧性，当椎体破坏严重时亦可有双侧腰大肌脓肿存在。胸腰段结核脓肿有时还可沿最下胸神经或最上腰神经下行，在腰上三角或腰三角，形成腰上三角脓肿或腰三角脓肿。胸腰段结核脓肿破溃形成瘘管，因其路径曲折，穿越胸腰椎两部分，常给治疗带来困难。胸腰段结核瘘管多见于腰上三角处。

向内推开腹膜及输尿管，显露腰大肌脓肿后，穿刺如无血液，也无股四头肌收缩，仅抽脓液时，可用盐水纱布保护四周创面，然后截一长约 1cm 的小切口，插入吸引器吸取脓液。充分引流出脓液，特别要注意间隔脓肿、相邻脓肿的引流；有时腰肌脓肿位于腰肌深部或后侧，神经干被推向前侧，故需伸入手指沿切口上下触摸脓肿壁，证实无血管和神经后，才可用手指顺肌纤维方向钝性分开。脓肿前壁通常很薄，容易分开。然后拉开脓肿壁，刮净壁上肉芽，如脓肿壁渗血，可用热盐水纱布垫堵塞止血。对于特别大的冷脓肿壁，可用干纱布反复擦拭，这对去除脓苔、部分坏死组织特别有效；较深的脓腔后壁可见条索状物，周围为肉芽包绕，可能是通过的神经干，切勿误伤以免引起股神经瘫痪。继而在脓肿内侧找到窦道，即可用刮匙、止血钳等器械清除窦道内的死骨或坏死组织等。如果窦道口大，病灶清除比较容易；如果窦道口小，可在窦道口上下稍作切开及骨膜下剥离，必要时可以切除部分骨质，扩大显露，对照 X 线片显示的死骨清除病灶。

如果探查无窦道或窦道口太小，难以用上法清除病灶时，可将腹部脏器、腹主动脉和下腔静脉向对侧牵开，显露腰大肌内缘及椎体；于椎体前外缘纵行切开膈肌脚及前纵韧带，两端弯向中线，结扎、切断横行的腰动静脉。自椎体上剥离并向中线翻开骨膜韧带瓣，即可显露椎体，凿开并清除病灶，把坏死的椎间盘、终板和骨组织切除，脓肿壁及部分空洞内的坏死组织反复用刮匙刮除一切坏死物质，直至创面点状出血；加压冲洗创面，用3%过氧化氢溶液、0.5%氯己定溶液和含抗生素的生理盐水反复加压冲洗创面，以降低局部的细菌量。如需行椎间植骨，可以在上下椎体开槽准备嵌入骨块的植骨床。

（1）经胸的腹膜后入路：患者取侧卧位，切口为高于病变椎体1～2个节段的沿肋骨的切口，并从椎旁肌肉外侧向前下方朝髂前上棘方向延伸。切开皮肤、皮下组织及肌肉结构，仔细止血；切开并剥离肋骨骨膜至肋横突外侧1～2cm，注意保护位于肋骨沟内的肋间血管及神经束。剥离肋骨骨膜后用肋骨剪切除一长段肋骨，并给予保留以用于骨移植。切开胸膜并进入胸膜腔。

从其胸腹壁的外侧止点处开始松解膈肌，钝性自后腹壁分离腹膜并轻柔地牵向前方，继续向内侧分离膈肌，切断内侧及外侧弓状韧带在肌肉上的附着点。外侧弓状韧带内侧附着点及内侧弓状韧带的外侧附着点位于腰$_1$的横突，切断时应注意留取足够的止点以利于术后膈肌的重建。应从椎体上剥离下膈角大约2cm，以利于胸腹腔的交通。将肺组织连同腹膜及膈肌牵向内侧，肋间血管及腰动静脉应于靠主动脉的位置结扎，以利于移动牵拉主动脉。向外侧分离牵拉腰大肌至椎弓根，以充分地暴露腰椎椎体结构。切开椎体骨膜并剥离，注意椎间孔周围的血管不能使用电凝止血。显露清楚后，即可行病灶清除减压及稳定手术。

（2）经胸膜后腹膜后入路：胸腰段结核的前路显露也可用胸膜后腹膜后入路。同样用高于病椎2个节段，沿肋骨从椎旁肌至腋中线做切口，逐层切开，骨膜下剥离并切除一长段肋骨，注意勿损伤其深面的胸膜。位于肋骨骨膜深面的胸内筋膜，可沿切口的方向用剪刀剪开。仔细从胸内筋膜由前向后并使用手指或“花生米”钝性游离壁胸膜。分离腹部肌肉，仔细游离腹膜并牵开，术中需要切断肋软骨，以便于腹膜及腹内脏器自外侧从膈下分离。靠近胸腹壁切断膈肌脚，并留取约1cm以便于术后的膈肌重建。椎体的显露同前述的方法。关闭切口时同样恢复膈肌的附着，如果术中发现胸膜破裂，关闭时应放置胸腔闭式引流。

2. 胸腰段后入路　俯卧于或跪于加垫的脊柱手术台上，腹部悬空以降低腹压，降低硬膜外静脉丛的压力，减少术中的出血。骨突的位置应放衬垫。于病变椎体节段的棘突上做后路正中切口，切开皮肤、皮下组织后可采用以下入路。

（1）后正中入路：切开深筋膜，沿棘突旁骨膜下分离深筋膜，显露双侧椎板及关节突，保留深筋膜的附着点，避免肌肉内的出血，用Cobb牵开器轻轻牵开竖脊肌，以防止手术误入肌肉结构内。骨膜下剥离的方向应由尾端向头端进行，也可向外侧扩大显露以便于后外侧融合或椎弓根螺钉的置入。除要进行关节突融合者外，其他骨膜下剥离应避免进入关节突关节。关节突关节的下外侧可触及横突，其位于上关节突基底的外侧。确定横突的上下边界后，可使用电刀进行节段性肌肉结构的骨膜下剥离，保留横突间韧带。扩大后入路可用来显露后方或前方的椎体病灶，主要用于脊柱截骨和椎体的病灶清除。皮肤切口可向近端延长3～4个节段，向远端延长至需切除的节段。通过全椎板切除，可以很好显露椎管和硬脊膜。

（2）后外椎旁肌间隙入路：于腰背筋膜表面向外侧分离皮下组织至距后正中线3cm左右，纵行切开腰背筋膜及肌膜。自双侧多裂肌与最长肌肌间隙内分离显露关节突关节、横突及肋横突关节。

四、撑开矫形植骨与内固定术

在结核病灶两端固定脊柱，可以直接、有效地维持脊柱稳定性，防止植骨块骨折、滑脱、塌陷及吸收，促进病灶愈合。Yilmaz等对28例脊柱结核患者进行前路病灶清除并植入内固定材料，术后进行标准化化疗，其中22例病变涉及1个或2个椎体的后凸矫正率为64%，其余病变超过2个椎体以上的6例患者后凸矫正率达到81%。因此，他们认为前路内固定矫正脊柱结核性后凸畸形和稳定脊柱比后路手术更有效。

内固定有三种术式：①前路钉板与钉棒系统内固定，经前路病灶清除、椎体间植骨融合并前路内固定术（图12-2-2、图12-2-3）；②后路椎弓根螺钉侧块螺钉内固定，经后路病灶清除并后路内固定术；③于上下正常椎体置钉，撑开矫形椎弓根螺钉内固定，经后路内固定并前路病灶清除、椎体间植骨融合术，为了防止植骨块脱出滑移，对植骨床进行修整，椎间撑开矫形后植骨块要紧紧嵌入，植骨多以镶嵌支持植骨为主，在直视下，从切口处细心、缓慢打入，植骨材料的选用以新鲜自体髂骨最为适宜，其他如钛网、人工椎体、腓骨等也可作为椎间撑开支撑与嵌入植骨。一期手术治疗脊柱结核疗效可靠，能有效清除结核病灶，解除脊髓的压迫，保证后凸畸形矫正效果，促进植骨融合，具有明显的优越性。

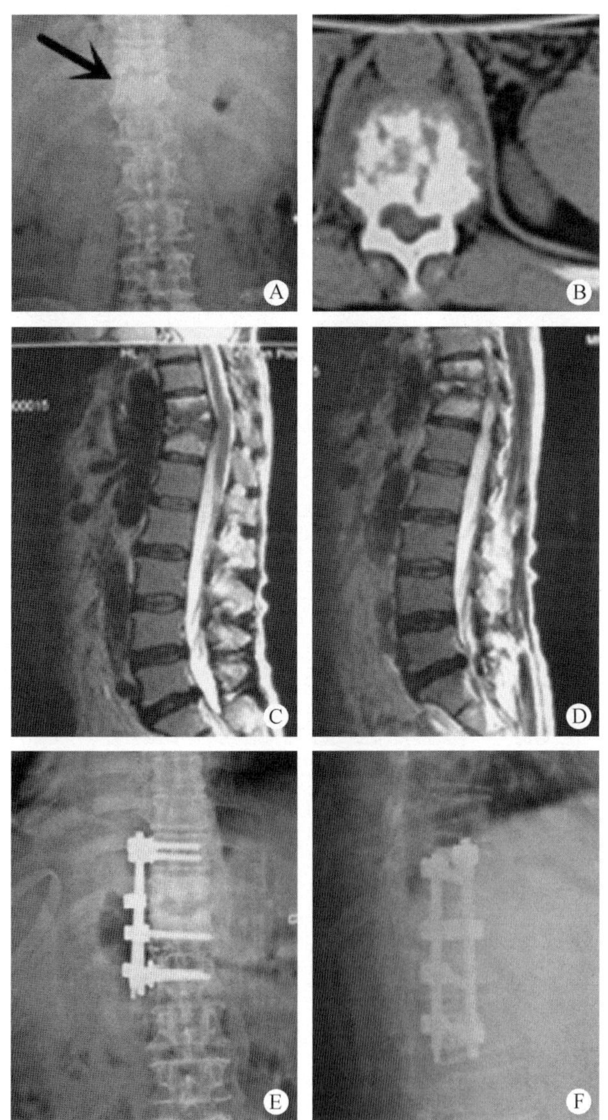

图 12-2-2　男性，29 岁。$T_{11、12}$ 椎体结核，前路病灶清除矫形植骨钉棒内固定术

A、B. 术前 X 线片（箭头）与 CT 显示椎骨破坏塌陷，椎间隙消失；C、D. 术前 MRI 显示椎间隙消失，脊髓受压；E、F. 术后 X 线片

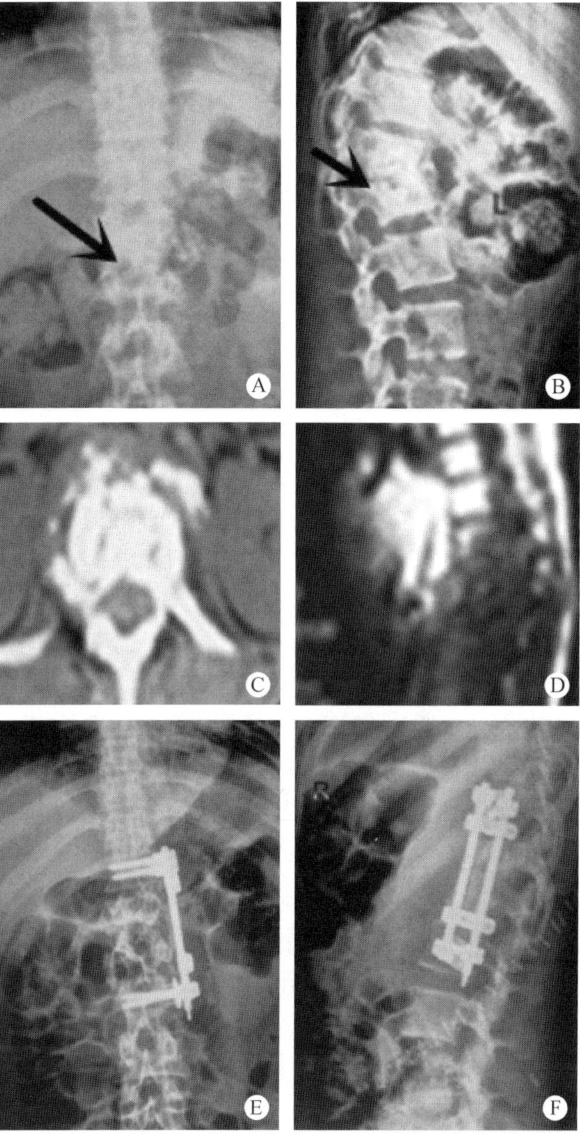

图 12-2-3　女性，21 岁。T_{12} ～ L_1 椎体结核，前路病灶清除矫形植骨钉棒内固定术

A、B. 术前 X 线片显示椎骨破坏塌陷，椎间隙消失（箭头）；C、D. 术前 CT 与 MRI 影像显示椎骨破坏塌陷，椎间隙消失，脊髓受压；E、F. 术后 X 线片

1. 前路矫形植骨内固定　经前路病灶清除后，必然在椎体的前方形成一骨缺损区，需前路植骨以支撑脊柱，否则会导致椎体塌陷和脊柱后凸畸形的复发。前入路手术防止脊柱后凸畸形的治疗效果与植入骨材料的质量有密切关系。植骨材料包括自身骨移植，如髂骨和肋骨；也可使用同种异体骨，主要是腓骨。使用自体髂骨移植效果可靠，并且纠正脊柱后凸畸形的长期随访效果也甚佳。自体髂骨和肋骨联合使用具有骨传导和骨诱导成骨作用，Kemp 等报道自体髂骨植骨融合率为 94.5%，与椎体等宽度的髂骨块可作为任何脊柱节

段的植骨材料。Ozdemir 报道应用自体腓骨融合率高达96.4%，腓骨移植在切除两个以上椎体时最佳。近几年来，笔者在切除大块骨质后采取钛网重建脊柱，近期疗效满意（图 12-2-4），5 年以上的远期疗效，尚在随访观察中，希望能提供钛网内所植骨质已经融合的照片。

2. 后路矫形植骨内固定　在病灶清除的同时，进行椎管减压操作，确保椎管通畅，无硬膜囊受压，并完成后凸畸形矫正。

后路内固定应根据不同情况选择以下不同方法：

（1）病灶清除前置钉，病灶清除后安放连接棒：适于如果在进入病灶的过程中，仅切除一侧椎板、关节突、椎弓根、脊柱稳定性较好者。

（2）病灶清除前双侧置钉，对侧先上连接棒并锁紧临时固定：病灶清除侧暂时不上连接棒，待病灶清除完毕后，再与对侧互相交替进行，以防病灶清除中脊柱移位。其适于后路广泛切除、脊椎不稳者。笔者近年来采用此方法治疗，近期疗效满意（图 12-2-5），远期疗效尚待随访中。

五、前后路联合病灶清除矫形植骨内固定术

前后路联合病灶清除矫形植骨内固定术适用于病变较重，引起脊柱不稳定，前路固定困难或单纯前路固定不能提供充分稳定性的患者。根据患者和病变的具体情况来决定前后入路的手术顺序，可先前路再后路，或先后路再前路，或者同时进行。笔者通常多采用一期后路椎弓根螺钉矫形固定后，再行前路病灶清除植骨融合（图 12-2-6）。

患者先取俯卧位，采用后正中切口，行后路椎弓根螺钉固定，再将患者改为侧卧位，采用经胸的腹膜后入路或胸膜后腹膜后入路，行病灶清除椎间植骨融合。采用远离病灶的后路钉棒系统，先矫正畸形并进行脊柱的固定稳定，然后通过前路直视下才能彻底地清除病灶；同时根据病灶侵袭范围行彻底的椎管减压，切除失去活力的残留病变椎骨，并且通过扩大的病灶间隙清除对侧椎旁脓肿。根据骨缺损的大小取相应大小的三面皮质髂骨嵌入植骨，从而从前路进一步稳定脊柱。

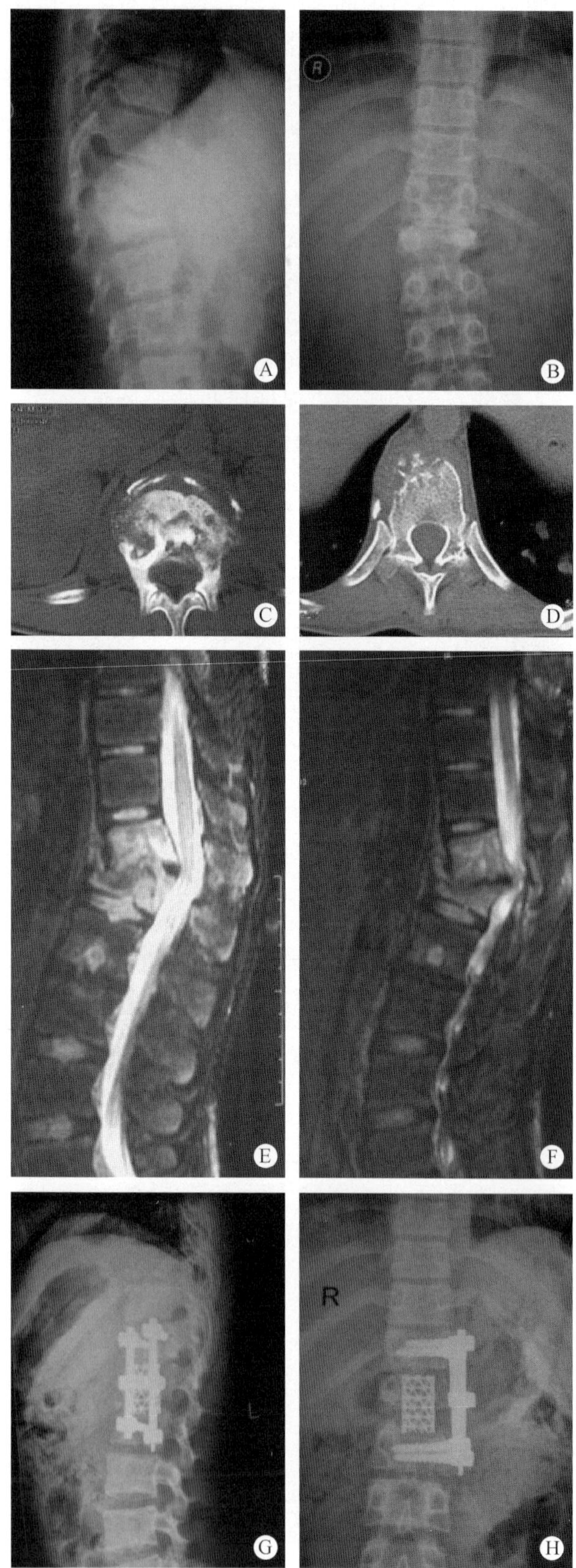

图 12-2-4　男性，17 岁。T_{12} ～ L_2 结核，前路病灶清除椎管减压矫形钛网植骨钉棒内固定术

A、B. 术前 X 线片；C、D. 术前 CT 影像；E、F. 术前 MRI 影像；G、H. 术后 X 线片

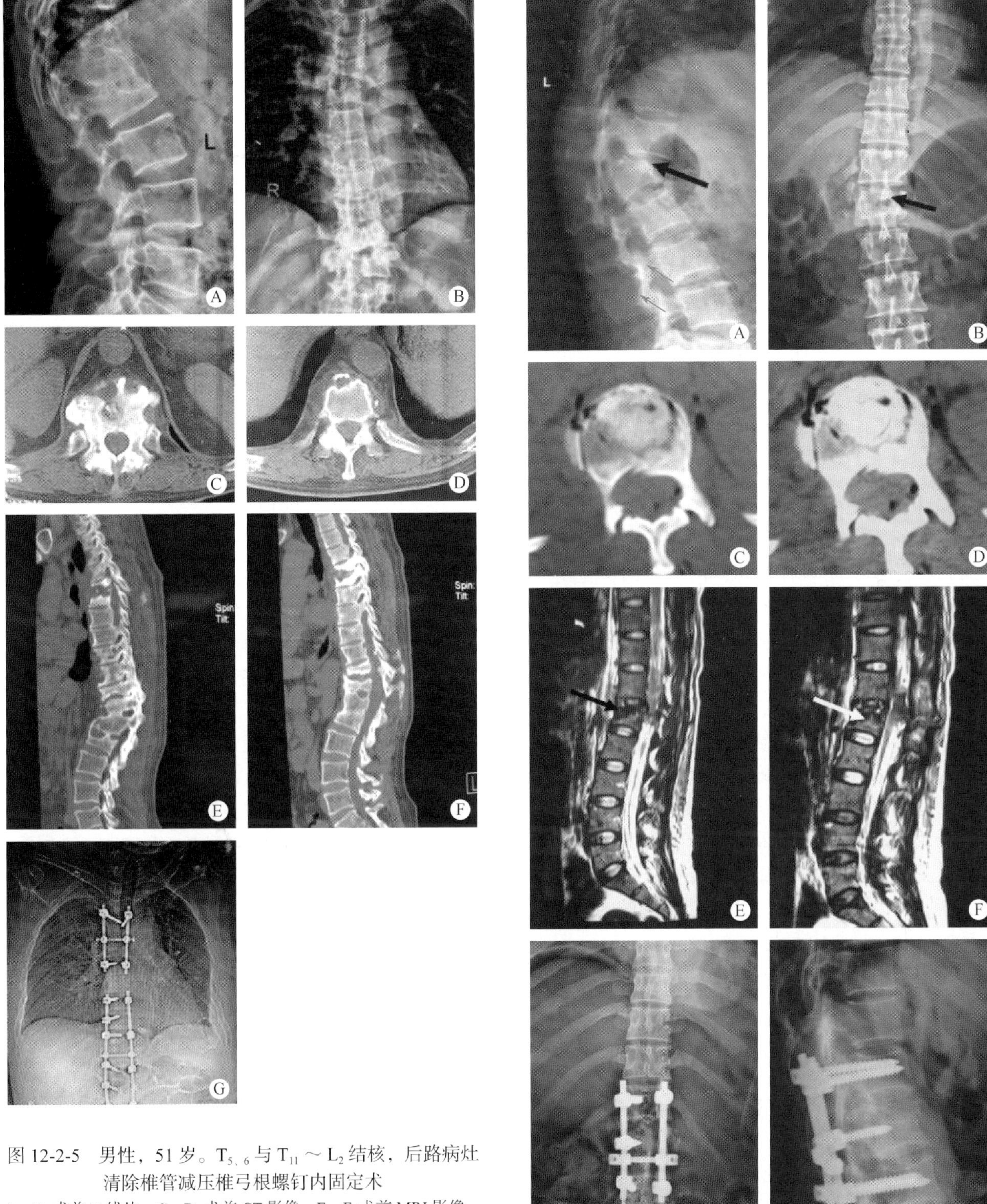

图 12-2-5　男性，51 岁。$T_{5、6}$ 与 T_{11} ～ L_2 结核，后路病灶清除椎管减压椎弓根螺钉内固定术

A、B. 术前 X 线片；C、D. 术前 CT 影像；E、F. 术前 MRI 影像；G. 术后 X 线片

图 12-2-6　女性，39 岁。腰 $_1$ 椎体结核病理性脱位，一期后路椎弓根螺钉矫形固定前路病灶清除术

A、B. 术前 X 线片显示椎骨破坏，椎间隙消失，后凸畸形（箭头）；C、D. 术前 CT 影像显示椎骨破坏；E、F. 术前 MRI 影像显示脊髓受压（箭头）；G、H. 术后 X 线片

六、关闭切口

1. 放置胸腔闭式引流管　经胸膜入路者，完成操作后，要向切口内注入生理盐水并使肺膨胀，检查是否有漏气。若有，需要在鼓肺时将胸膜裂口严密缝合，然后放置胸腔闭式引流管。根据膈肌平面的高低，在腋后线选择适于低位引流的肋间隙，一般在第 9 ～ 10 肋间隙腋后线上做一小切口，切开皮肤和筋膜后用长血管钳经此切口戳穿选择的肋间隙刺入胸腔，夹住引流管的一端自胸腔内引出切口外，在胸内管的长度为 5cm。管内端剪 1 ～ 2 个侧孔，管末端斜面向肺脏。在胸壁用缝线结扎固定引流管，引流管另一端接水封瓶。整个切口仔细止血，用生理盐水反复冲洗伤口。

2. 缝合膈肌　重建膈肌在腰大肌、腰 $_1$ 横突和腰方肌的附着点，沿着前方及侧方的胸壁缝合膈肌，将劈开的肋软骨及切开的膈肌的标记缝线一一对应缝合。对于膈上入路，将膈肌脚自下向上复位并原位缝合。对于膈下入路，将膈肌脚自上向下复位并原位缝合，将腰大肌起点自下向上复位并缝合。

3. 关闭胸腔　用关胸器将切口相邻的两肋骨对合，用双股粗羊肠线间断缝合 4 道后打结关闭胸腔，然后由后向前以粗羊肠线连续缝合肋间肌、肋骨骨膜进行加强，最后将切断的胸壁、腹壁肌肉和皮下、皮肤逐层缝合。关闭胸腔前通过麻醉机逐渐加压，使肺逐渐膨胀，以排出胸腔内积气，直至加压时水封瓶内无气泡逸出为止。

4. 留置引流管　于病灶处放置引流管。对于未进入胸腔的膈下入路，在创口内放置膈肌下负压引流管。

七、术中注意事项

1. 术中准确定位　第 12 肋的长段大小须经 X 线片核实，不可误认为第 11 肋骨为第 12 肋骨，因前侧胸壁胸膜很薄，容易剥破，引起气胸。

2. 防止胸膜撕破　对于胸膜外显露，要防止胸膜撕破。①分离肋骨骨膜时，采用上顺下逆的方法，要紧贴肋骨仔细分离。②胸膜反折部的解剖位置及其与周围组织的关系必须清楚才能正确操作，否则容易撕破。③用骨膜剥离器分离椎体骨膜。如果发生气胸应立即在正压麻醉下缝合胸膜破口。

3. 防止大血管损伤　①不能用力牵拉夹住腰动静脉的血管钳，否则容易脱落，血管回缩引起出血；②取出与前纵韧带粘连的小块死骨时不可暴力牵拉，否则容易伤及下腔静脉引起大出血；③病灶前缘若有巨大骨桥时椎体前下腔静脉处于紧张状态，伸入器械剥离时要慎之又慎，以防引起大出血。

4. 保护好脊髓　清除后方病灶时，操作要求轻柔，以免挫伤脊髓。

5. 原位缝合膈肌切口　结扎对应的标记线以闭合切开的肋软骨及膈肌。

八、术后处理

1. 监测生命体征　密切观察患者的呼吸情况、尿量、引流量等。

2. 继续抗结核药物治疗　根据术后结核菌 Xpert 快速检测与分枝杆菌 DNA 和 BAC 培养结果调整抗结核药物方案。坚持正规抗结核药物治疗 12 ～ 18 个月，定期复查，直到骨病灶治愈。

3. 恢复活动及功能锻炼　伤口置小沙袋或盐袋压迫，腹部用腹带加压包扎以缓解疼痛。术后疼痛缓解即可平衡翻身，四肢进行肌肉主动活动，预防下肢深静脉血栓形成。无截瘫者，卧床 4 ～ 6 周后，佩戴支具下床活动，支具佩戴 2 ～ 4 个月。

4. 恢复正常生活与工作　术后每 2 ～ 3 个月复查血常规、肝肾功能、红细胞沉降率、C 反应蛋白，直到连续 3 次复查红细胞沉降率、C 反应蛋白均正常，复查 X 线检查或 CT 直到病灶静止、植骨融合时才可恢复正常的生活与工作。

（胡　豇　曹　云　胡云洲）

参考文献

胡云洲，宋跃明，曾建成，2015. 脊柱肿瘤学 . 北京：人民卫生出版社，430-436.

霍洪军，邢文华，杨学军，等，2011. 脊柱结核手术治疗方式的选择 . 中国脊柱脊髓杂志，21（10）：819-824.

瞿东滨，金大地，陈建庭，等，2003. 脊柱结核的一期手术治疗 . 中华医学杂志，1：110-113.

马远征，王自立，金大地，等，2013. 脊柱结核 . 北京：人民卫生出版社，237-244.

买尔旦买买提，牙克甫阿不力孜，盛伟斌，等，2016. 后路经椎间孔入路病灶清除、椎体间融合内固定治疗胸腰段脊柱结核 . 中华骨科杂志，36（11）：672-680.

邱贵兴，戴尅戎，2016. 骨科手术学 .4 版 . 北京：人民卫生出版社，1283-1487.

饶书城，牟至善，1986. 椎体间内固定钉与胸腰椎前路手术（附 49 例临床报告）. 华西医大学报，17（4）：294-298.

饶书城，宋跃明，2007. 脊柱外科手术学 .3 版 . 北京：人民卫生出版社，335-343.

王自立，施建党，2014. 胸腰椎脊柱结核手术方式选择的基本问题 . 中华骨科杂志，34（2）：232-238.

张宏其，陈凌强，肖勋刚，等，2006. 前后路内固定手术治疗胸腰段脊柱结核的对比研究 . 脊柱外科杂志，4（4）：193-199.

张宏其，郭超峰，唐明星，等，2014. 一期后路病灶清除异形钛网椎间植骨融合治疗胸腰椎结核 . 中华骨科杂志，34（2）：102-108.

张泽华，李力韬，罗飞，等，2014. 轻型脊柱结核的早期诊断及非手术治疗 . 中华骨科杂志，34（2）：177-182.

赵斌，王浩，赵铁波，等，2014. 后路椎旁肌间隙入路治疗胸、腰椎结核 . 中华骨科杂志，34（2）：116-120.

赵晨，蒲小兵，周强，等，2014. 后路病灶清除椎间植骨融合内固定治疗复杂性胸腰椎结核 . 中华骨科杂志，34(2)：109-114.

郑晨希，饶书城，牟至善，1992. 椎体钉在胸腰椎结核手术治疗中的应用 . 中华骨科杂志，12（6）：101-104.

Ben IT，Kaya A，Acaroglu E，2007. Anterior instrumentation in tuberculous spondylitis：is it effective and safe?. Clin Orthop Relat Res，（460）：108-116.

Cui X，Ma YZ，Chen X，et al，2013. Outcomes in adults. Med Princ Pract，22（4）：346-350.

Eck KR，Lenke LG，Bridwell KH，et al，2000. Radiographic assessment of anterior titanium mesh cages. J Spinal Disord，13（6）：501-510.

Issack PS，Boachie-Adjei O，2012. Surgical correction of kyphotic deformity in spinal tuberculosis. Int Orthop，36（2）：353-357.

Jain AK，2010. Tuberculosis of the spine：a fresh look at an old disease. J Bone Joint Surg Br，92（7）：905-913.

Jain AK，Jain S，2012. Instrumented stabilization in spinal tuberculosis. Int Orthop，36（2）：285-292.

Jin D，Qu D，Chen J，et al，2004. One-stage anterior interbody autografting and instrumentation in primary surgical management of thoracolumbar spinal tuberculosis. Eur Spine J，13（2）：114-121.

Jutte PC，van Loenhout-Rooyachers JH，2006. Routine surgery in addition to chemotherapy for treating spinal tuberculosis. Cochrane Database Syst Rev，5：CD004532.

Kirkaldy-Willis WH，Farfan HF，1982. Instability of the lumbar spine. Clin Orthop Relat Res，（165）：110-123.

Meena S，Mittal S，Chowdhary B，2014. Spinal tuberculosis：which is the best Surgical approach? Med Prac，23（1）：96.

Moon MS，2014. Tuberculosis of spine：current views in diagnosis and management. Asian Spine J，8（1）：97-111.

Moon MS，Moon JL，Mon YW，et al，2003. Porr's paraplegia in patients with severely deformed dorsal or dorsolumbar spines：treatment and prognosis. Spinal Cord，4（3）：164-171.

Muheremu A，Niu X，Wu Z，et al，2015. Study on anterior and posterior approaches for spinal tuberculosis：a meta-analysis. Eur J Orthop Surg Traumatol，25（Suppl 1）：S69-S76.

Pu X，Zhou Q，He Q，et al，2012. A posterior versus anterior surgical approach in combination with debridement，interbody autografting and instrumentation for thoracic and lumbar tuberculosis. Int Orthop，36（2）：307-313.

Rajasekaran S，2001. The natural history of post-tubercular kyphosis in children. Radiological signs which predict late increase in deformity. J Bone Joint Surg Br，83（7）：954-962.

Rajasekaran S，2013. Natural history of Pott's kyphosis. Eur Spine J，22（Suppl 4）：634-640.

Rao SC，Mou ZS，Hu YZ，et al，1991. The IVBF dual-blade plate and its applications. Spine，16（s）：113.

Rawall S，Mohan K，Nene A，2013. Posterior approach in thoracolumbar tuberculosis：a clinical and radiological review of 67 operated cases. Musculoskelet Surg，97（1）：67-75.

Shi J，Tang X，Xu Y，et al，2014. Single-stage internal fixation for thoracolumbar spinal tuberculosis using 4 different surgical approaches. J Spinal Disord Tech，27（7）：E247-257.

Soares do Brito J，Batista N，Tirado A，et al，2013. Surgical treatment of spinal tuberculosis：an orthopedic service experience. Acta Med Port，26（4）：349-356.

Wang XB，Li j，Lv GH，et al，2012. Single-stage posterior instrumentation and anterior debridement for active tuberculosis of the thoracic and lumbar spine with kyphotic deformity. Int Orthop，36（2）：373-380.

Zhang H，Sheng B，Tang M，et al，2013. One-stage surgical treatment for upper thoracic spinal tuberculosis by internal fixation via posterior-only approach. Eur Spine J，22（3）：616-623.

Zhang HQ，Li JS，Guo CF，et al，2012. Two-stage surgical management using posterior instrumentation，anterior debridement and allografting for tuberculosis of the lower lumbar spine in children of elementary school age：minimum 3-year follow-up of 14 patients. Arch Orthop Trauma Surg，132（9）：1273-1279.

第十三章　腰椎结核的手术治疗

腰椎结核指发生于 L_2 ～ L_5 的脊柱结核，L_1 结核已在胸腰段脊柱结核中介绍。腰椎结核不易形成广泛的椎旁脓肿，脓液穿破骨膜后，主要汇集在腰大肌鞘内形成腰大肌脓肿，可有一侧或两侧的腰大肌脓肿。腰大肌深层脓肿可穿越腰背筋膜而流注到腰三角，形成腰三角脓肿，向体表穿破，形成腰三角窦道。腰大肌脓肿可下坠至髂凹形成髂凹脓肿，也可流注到股三角，甚至经髂腰肌止于股骨小转子处又流注到大腿外侧，分别形成股三角脓肿与大腿外侧脓肿。腰椎结核的手术方式同样分为前路手术、后路手术和后前路联合手术。

第一节　解剖概要

一、经腹膜外斜切口解剖

患者取侧卧位，前倾约 60° 或完全侧位，腰桥抬高令术侧肋弓与髂嵴张开。上腰椎切口上后端可分别起自第 11 肋骨或第 12 肋骨中后部的肋角，切口前下端可至髂前上棘内侧或耻骨结节上方。下腰椎则于肋骨下缘平行第 12 肋骨做切口。

切断的肌肉有背阔肌，下后锯肌，腹内、外斜肌，腹横肌和腰髂肋肌（图 13-1-1）。

将腹膜壁层自切口剥离，体位改为后仰 60°，剥离腹膜至椎体外侧面。推腹膜囊及肾脏向腹侧，注意保护输尿管、生殖股神经、交感干及其分支（图 13-1-2）。

腰大肌起自 T_{12} 及腰椎椎体表面并向下外方走行，髂肌起自髂窝内，与腰大肌汇合加强形成髂腰肌，止于股骨小转子。髂腰肌是腰椎侧前方最为邻近的肌肉。腰大肌的起点位于 T_{12} ～ L_5 椎体、椎间盘的侧方及腰椎的横突，此双重起始点使得腰大肌在横断位上有着 2 个接触面。这两个接触面形成的夹角朝向后正中方位，正对椎间孔；腰神经干的前支从此发出并相互交织形成腰丛，腰椎各神经根、腰丛、骶丛行于腰大肌后缘椎弓根侧面。在腰大肌中后 1/3 平面分离腰大肌不会损伤腰骶丛及神经根（图 13-1-3）。处理 L_1 时，需剥离切除第 12 肋、T_{12} 肋椎头，此时注意勿伤及其深面的胸膜囊。

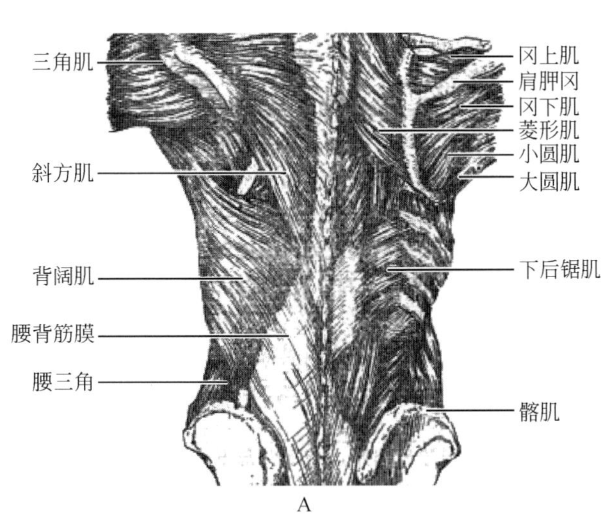

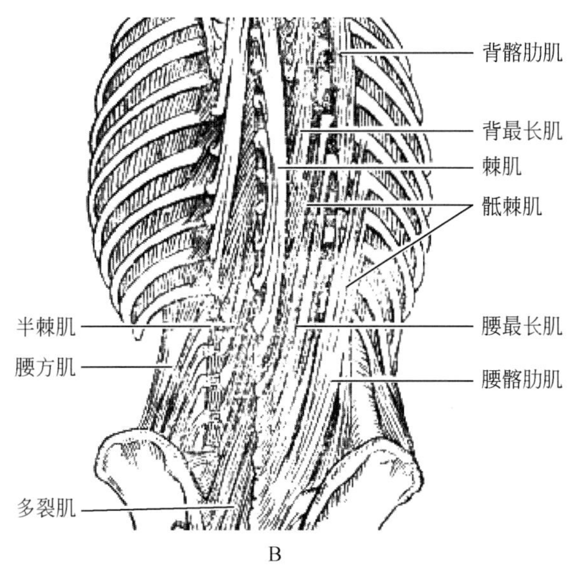

图 13-1-1　胸腰背部肌层

A. 浅层肌肉；B. 深层肌肉

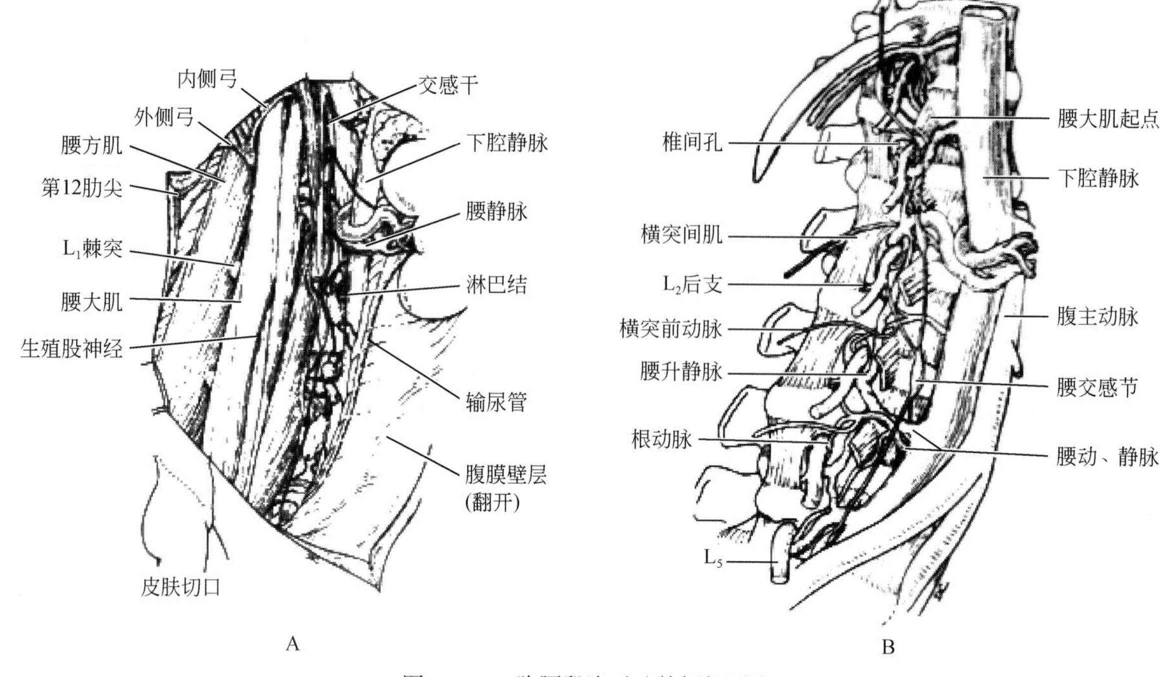

图 13-1-2　胸腰段腹后壁外侧部层次

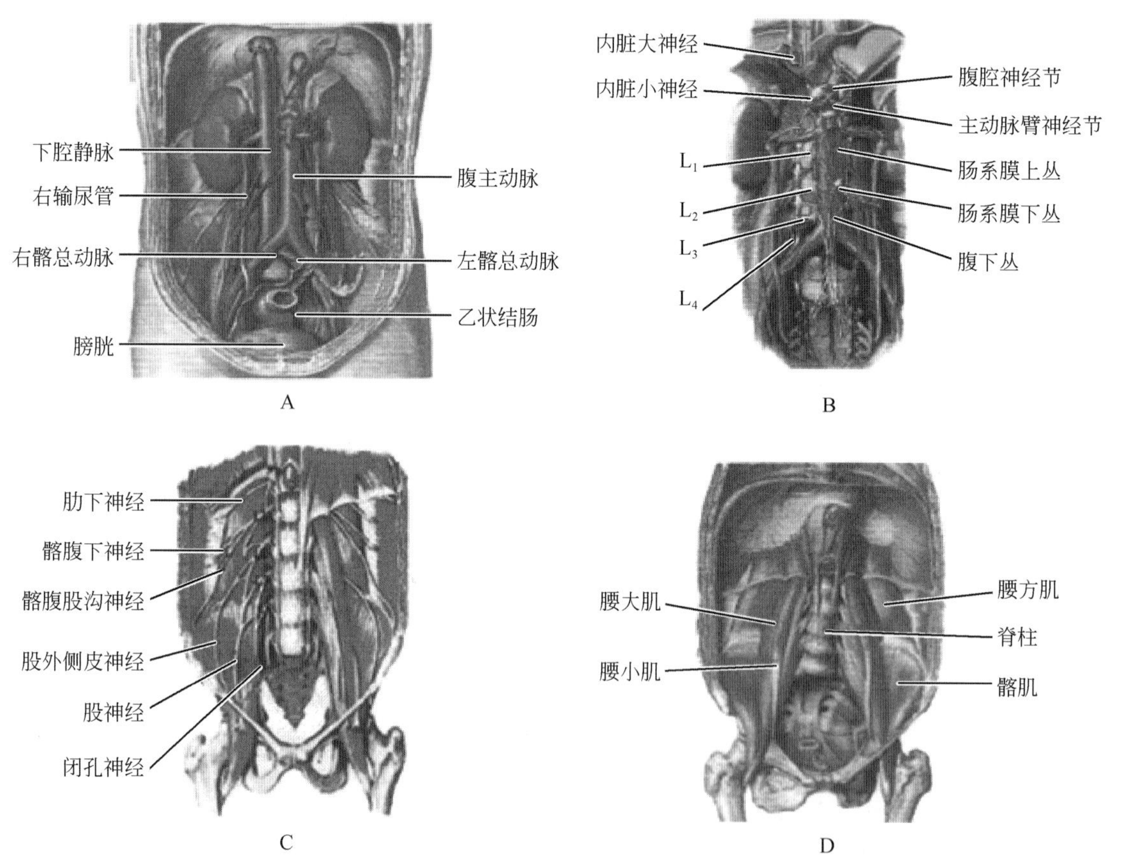

图 13-1-3　腹膜后结构

A. 腹壁后脏器和血管；B. 腹部交感神经；C. 腰丛及分支；D. 腰椎体前肌肉

二、经腹直肌旁直切口解剖

经腹直肌旁直切口与经腹腔入路不同，后者需要切开腹膜经腹腔至后腹膜，对腹腔脏器有一定的干扰。经腹直肌旁直切口对于显露 L_5 椎体及上下椎间盘有优势，可以对经后路手术不容易切

除的 L_5 椎体较方便切除。但是因前方有大血管的存在，术中应用内固定比较困难，往往需要后路椎弓根系统内固定。其缺点还有需要将大血管和下腹神经丛游离后才能显露椎体，下腹神经丛的上部含有调节泌尿生殖系统的交感神经，特别是在男性，此入路可能导致如逆向射精等并发症，还有术中对大血管的牵拉导致血管内膜损伤，可能导致术后出现深静脉血栓，也可能危及生命。

患者取仰卧位，行下腹部正中旁切口，旁开正中线 2 ～ 3 横指，经皮肤皮下层后即是腹直肌前鞘，切开前鞘后把腹直肌向中线牵开，显露腹直肌后鞘，约在脐和耻骨联合中点处可以见到弓状线，弓状线上缘有腹直肌后鞘，弓状线下缘没有腹直肌后鞘，腹直肌后方即是腹膜外脂肪。把腹膜外脂肪、腹膜等内脏组织向中线牵开后即显露腰下段及骶前（图 13-1-4）。

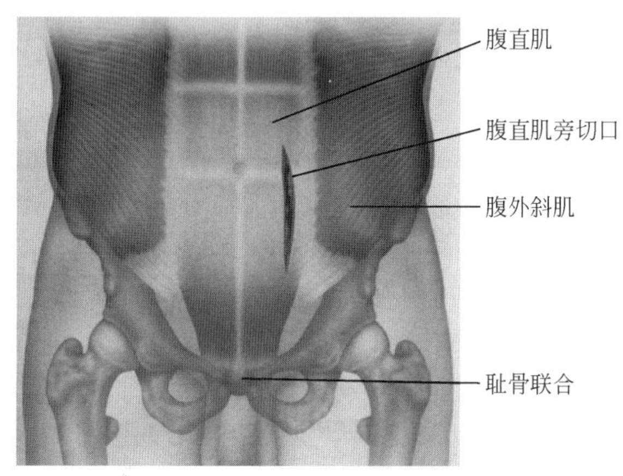

图 13-1-4　腹直肌旁切口

剥离腹膜及解剖腹主动脉和髂总动脉时可能伤及上腹下丛，导致射精障碍，因此对于男性患者，此入路应慎重选择。输尿管常与腹膜粘连，解剖时可能被损伤，一般情况下不需要解剖，把腹膜后脂肪向对侧牵开时，输尿管往往随之牵开。

左髂总静脉受左髂总动脉及腹主动脉末端压迫，可与 L_4 椎体及椎间盘粘连紧密，剥离时可能造成撕裂，腰静脉的汇入点也易造成撕裂。

三、腰椎后入路解剖

腰椎后路手术是最常使用的脊柱手术入路之一，解剖结构简单，无重要的血管神经，可以完成绝大部分脊柱的手术，包括脊柱肿瘤的切除，对于椎管内手术是主要的手术入路，对于椎体的肿瘤可以完成全椎体切除。

患者取俯卧位，胸及耻骨联合处垫高以免腹部受压，否则椎管内静脉充血，手术时出血增多。

正中切开棘上韧带，将肌肉做骨膜下剥离。剥至上关节突根部处因有营养动脉进入，撕断后出血较多。咬除椎板及黄韧带则可进入椎管。局部结构层次关系如图 13-1-5 所示。

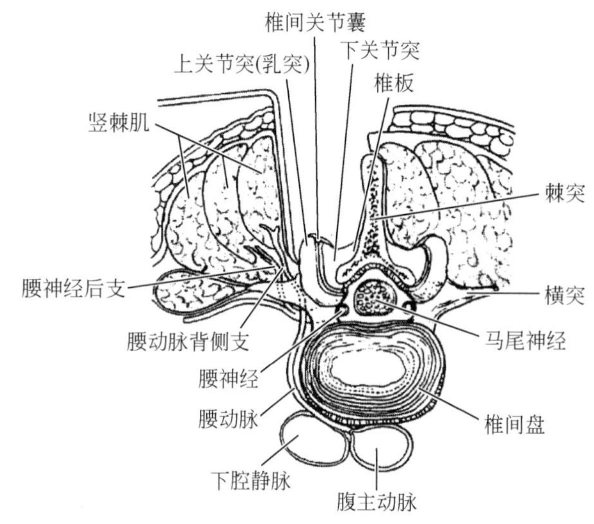

图 13-1-5　后方入路解剖结构

第二节　手术技术

腰椎结核的前路手术是通过对腰椎侧前方的显露，从而达到对椎体侧前方进行病灶清除、减压、矫形、植骨、内固定等手术。腰椎结核后路手术的使用受到局限，是因为从后方很难将起源于椎体前外侧的腰大肌和膈肌脚从椎体上分离开。神经根可能影响手术显露，但不能牺牲腰段的神经根，因此从后方很难进行彻底的病灶清除和植骨融合术。所以更广泛使用的是前后路联合手术。

一、前路病灶清除减压矫形椎间支撑植骨内固定术

1. 适应证　适用于大多数腰椎结核，前路是临床最常用的病灶清除入路，能直视下彻底清除病灶，椎管减压，椎间撑开矫形，支撑植骨与内固定。腹膜外入路可显露腰椎全部椎体侧前方。

2. 切口　腰椎结核多经腹膜外途径达椎体的侧前方，可以选用的切口较多，有旁正中切口、腹直肌旁切口、倒八字切口（腹膜后斜切口）等，其中倒八字切口更有利于前路内固定。患者取侧卧位，切口起自胸$_{12}$肋下缘与腋后线或腋中线交点上，向内和向下弯曲直到前正中线上，切口起止点依病变的高低而不同，必要时可适当调整切口。如显露$L_{3、4}$节段，切口内侧缘要位于脐或脐下前正中线上；如显露腰$_{4～5}$节段，切口内侧缘应位于脐与耻骨联合连线的中下1/3处；如显露腰$_5$至骶$_1$节段，切口内侧缘应位于脐与耻骨联合连线的中点。

3. 病椎显露　沿切口方向，在上方分开腹外斜肌肌纤维，在下方剪开腹外斜肌腱膜。在切口中部用刀切开腹内斜肌和腹横肌，至腹膜外脂肪膨出为止。经此小切口用手指或盐水纱布伸入手指，将腹膜与腹横筋膜分离，再将腹内斜肌与腹横肌剪断。为了减少出血也可将此两层腹肌用血管钳夹住，再行剪断。在剪断切口下端腹肌时，要避免切开腹直肌鞘，以防进入腹腔。在切口下端还应避免损伤腹壁下动、静脉及男性精索。腰大肌脓肿大者，髂外动、静脉被推向腹壁，因而在腹股沟韧带的上方可摸到髂外动脉的搏动。因此，在切开下部腹壁肌肉时，应避免损伤髂外血管，也应避免损伤位于腰大肌内缘的交感干，位于腰大肌内的腰丛，位于腰大肌表面的生殖股神经。输尿管随腹膜及其内容物一起反折向前方，触摸输尿管有蠕动，以此可和血管相鉴别。

沿切口切开三层腹肌以后，用盐水纱布将腹膜囊向中线推开（图13-2-1），将睾丸或卵巢血管、

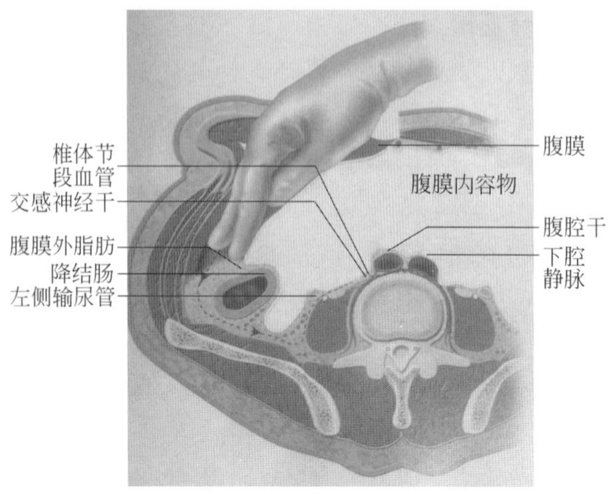

图13-2-1　腹膜外钝性剥离范围

输尿管等推向中线，至露出腰大肌内缘、椎体前外缘，腹主动脉或下腔静脉为止。将腹膜囊推向中线。在显露过程中，如腹膜被撕破，可立即用细丝线做连续荷包缝合。仔细自腹膜上清除横筋膜，可见腹膜后脂肪，然后再钝性分离腰大肌。侧方分离腰大肌是进入腰椎椎体侧方的关键（图13-2-2）。在避开或分离、结扎重要结构之后，通过正常解剖入路到达病椎表面，也可直接切开增厚的反应层。

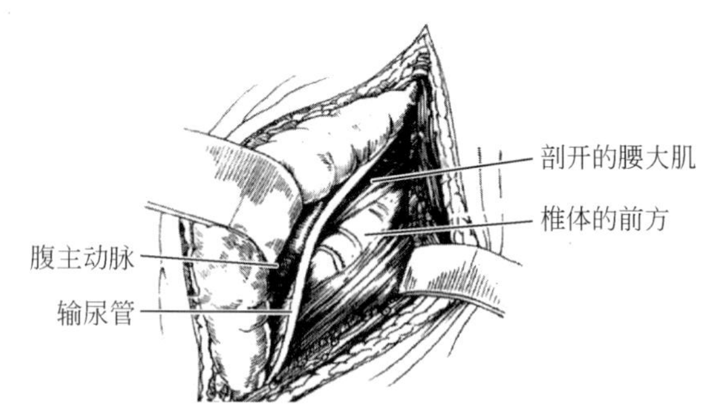

图13-2-2　左侧前方入路解剖

4. 病灶显露

（1）腰大肌脓肿及流注脓肿的显露与清除：常规先在脓肿表面穿刺，抽出脓液后，切开部位周围以纱布垫保护，于脓肿表面穿刺处切开5～10cm长的纵向切口，止血钳撑开后将吸引器伸入脓肿内吸引。有流注脓肿及对侧脓肿者，则需按压相应部位以使脓液流向吸引管口。当吸引器不能吸出脓液时，可将脓肿壁小切口纵行钝性扩大切开，切忌锐性切开脓肿壁或任意切断脓肿中的条索样的尚未辨别清楚的结构，以免误伤腰骶神经丛及某一神经干。向下方扩大脓肿壁切口时，注意勿损伤髂血管及股神经。经反复抽吸、冲洗、挤压，至冲洗液清亮时可进行脓肿壁的搔刮。脓肿壁的清除必须细致而耐心地进行，要根据脓肿壁的大小、方向、深浅、长短而选择不同大小、不同角度的刮匙，自上而下、一匙紧挨一匙、反复多次地彻底刮除脓肿壁表面的肉芽组织、干酪样物质。最后，再次冲洗，纱布擦拭。冷性脓肿清除干净后，以干纱布填塞脓腔压迫止血。大多数情况下，对侧的腰大肌脓肿与远处的流注脓肿是与术侧腰大肌脓肿相通的，通过术侧清除脓肿时的挤压把吸引管伸入进去吸引，冲洗器上接塑料管加压冲洗，刮匙伸入刮除。在脓肿壁的椎体

表面，寻找通向病椎的骨瘘孔，大多数骨瘘孔与病椎相通；少数病例的骨瘘孔是曲折的，不能直接进入骨病灶。骨瘘孔的表面有白色的脓栓或肉芽组织覆盖，找到后以小刮匙探查即可确定。

（2）骨病灶的显露：通常在脓肿清除后可遇到与病灶相通的骨瘘孔显露在术野，其与病椎表面尚有一段距离。由于骨瘘孔口的周围坚韧瘢痕内很可能有节段血管或神经根、神经丛，贸然大胆锐性切开容易误伤，所以欲通过扩大骨瘘孔来显露病椎，不如通过正常入路显露更安全。首先显露相应椎体的上、下方的椎间盘，然后用骨膜剥离器推开椎体侧面的肌肉，上下椎间盘之间的椎体腰部为节段血管。当把椎体侧方附着的肌肉推开后，位于椎体腰部的腰动、静脉即可显露，予以结扎切断。通过骨瘘孔进入骨病灶是传统脊柱结核进入骨病灶的常规方法。在手指触摸的引导下用不同型号的刮匙逐步扩大骨瘘孔，然后进入病灶中央。如果瘘孔周围瘢痕薄脆，则很容易钝性分开并扩大病灶显露。瘘孔周围瘢痕过厚过硬，无法钝性分开，进入不到病灶内部。首先按脊柱侧前方入路的方法常规显露，显露相邻病椎上、下各一个正常椎体及上下椎间盘，之后由此两个正常椎体向病椎钝性纵行分离。每一个正常椎体与病椎的显露，均需首先显露椎间盘，再分别于椎体上、下端以电刀横行切开直至骨膜下，于此横向切口伸入直角钳分离、显露、钳夹、切断、结扎节段血管。再纵行切开椎体骨质表面遗留的骨膜及软组织，由每一个椎体侧方分别向前、向后骨膜下分离椎体表面。病椎与上、下各一个正常椎体的前方、后方的椎间孔均完全显露出来。从已显露出来的病灶或凿开病椎表面的骨质即可进入病灶中央。

5. 彻底清除病灶　①充分引流脓液，进入病灶彻底清除脓苔、肉芽组织、干酪样坏死物质、死骨、坏死的椎间盘和（或）病变侵及的椎间盘；②切与刮相结合，清除以溶骨破坏为主的脊柱结核的纤维包膜，以硬化为主的脊柱结核的硬化壁、多发空洞、病变性骨桥，以达到彻底清除的要求；③对于较大的冷脓肿壁，可用干纱布反复擦拭，去除残留的脓苔和部分坏死组织；④加压冲洗创面，以生理盐水或3%过氧化氢、0.5%氯己定溶液和含抗生素的生理盐水反复冲洗，至冲洗液清亮为止。在脓腔及骨病灶处分别放置引流管，术区是否放置抗结核药物均可。

6. 前路减压、矫形与植骨融合　在病灶清除的过程中与完成后，均要认真仔细地检查病灶对硬膜囊的压迫是否完全解除，特别是对侧减压是否准确完成。在预先设计好的相邻病椎或与病椎相邻的正常椎体上置入椎体钉，并安放撑开器，以手法复位与器械复位结合的方法进行复位，椎体间撑开矫正后凸畸形。然后在撑开的缺损处植入相同高度的植骨材料。植骨方式以自体髂骨支撑植骨为最好，亦可选用钛网植骨、人工椎体、椎间融合器等进行支撑植骨。当内固定足够坚强时，亦可选择颗粒植骨与条块状的堆砌植骨。

植骨融合：腰椎结核前路病灶彻底清除后，可在病变节段施行支撑植骨，用骨凿将软骨板及其附着的部分椎体终板切除，以椎体凿凿除终板后有血液渗出为宜，采取刮匙将所行植骨范围内的残余髓核和软骨刮净。可在腹部切口下方将皮肤牵开，稍加分离及显露髂嵴，如腹部切口距髂嵴较远，则可另取切口。常取全厚髂骨3～6cm，将取下的移植骨块修整，骨块应较移植骨床稍大2～3mm。将所行融合的椎间下位椎体上挖深达2.0cm的槽，将移植骨块下方插入挖空的椎体槽内，上端嵌入上位椎体骨槽内，移植骨块与骨床紧嵌，不可松动，移植骨松动是骨块脱落和不融合的重要原因。任何材料的内固定器只能起暂时的支撑和保护作用，不能永久地代替椎体，因此植骨很有必要，而且植骨块需要与椎体骨质紧密结合，以确保植骨融合。

7. 前路内固定　腰椎结核的前路内固定范围应在三个运动单元之内。如果前路内固定过长，则不稳定，亦无过长的前路内固定器械；剥离面亦太广。多选择病椎间单节段固定或短节段固定，后者跨越上、下各一个相邻正常椎间隙。内固定器械多采用前路钉板与钉棒系统（图13-2-3～图13-2-5）。

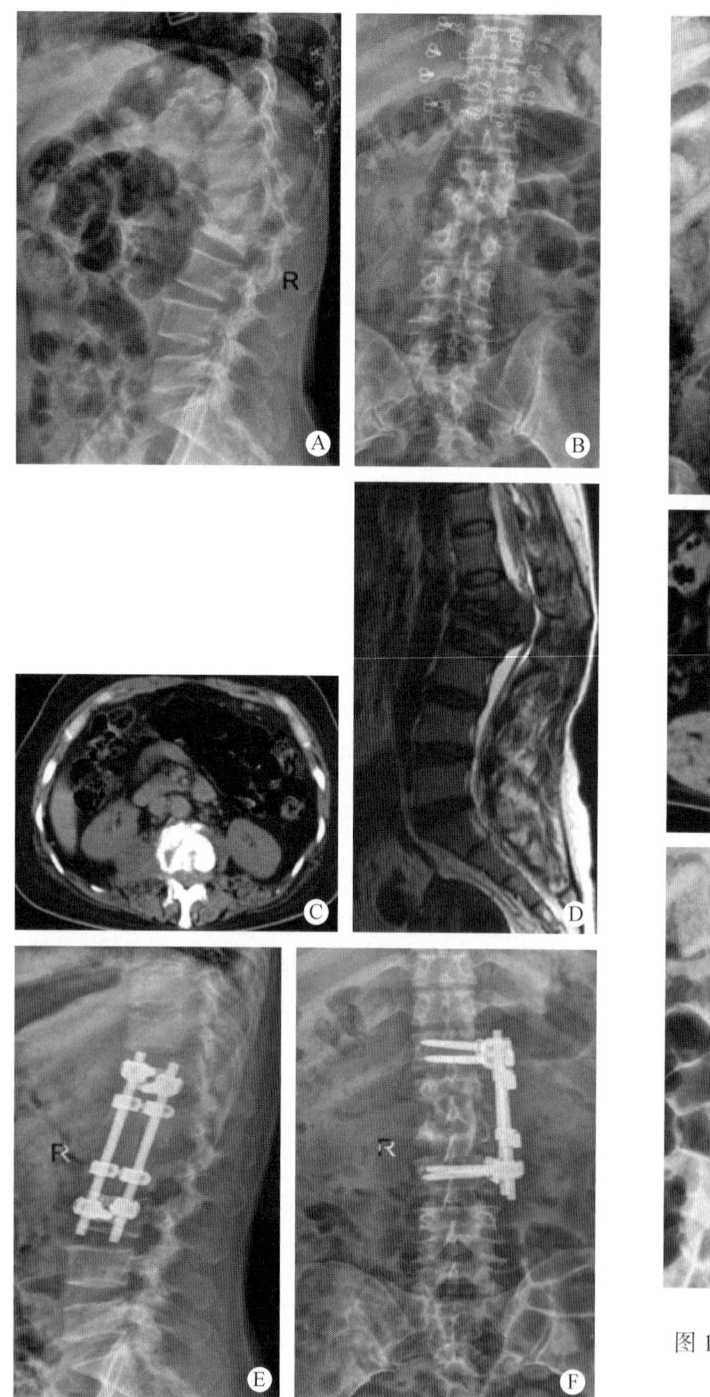

图 13-2-3　女性，45 岁。$L_{1、2}$ 椎体结核前路病灶清除髂骨植骨双钉棒内固定术

A、B. 术前 X 线片；C、D. 术前 CT 与 MRI 影像；E、F. 术后 X 线片示内固定位置良好

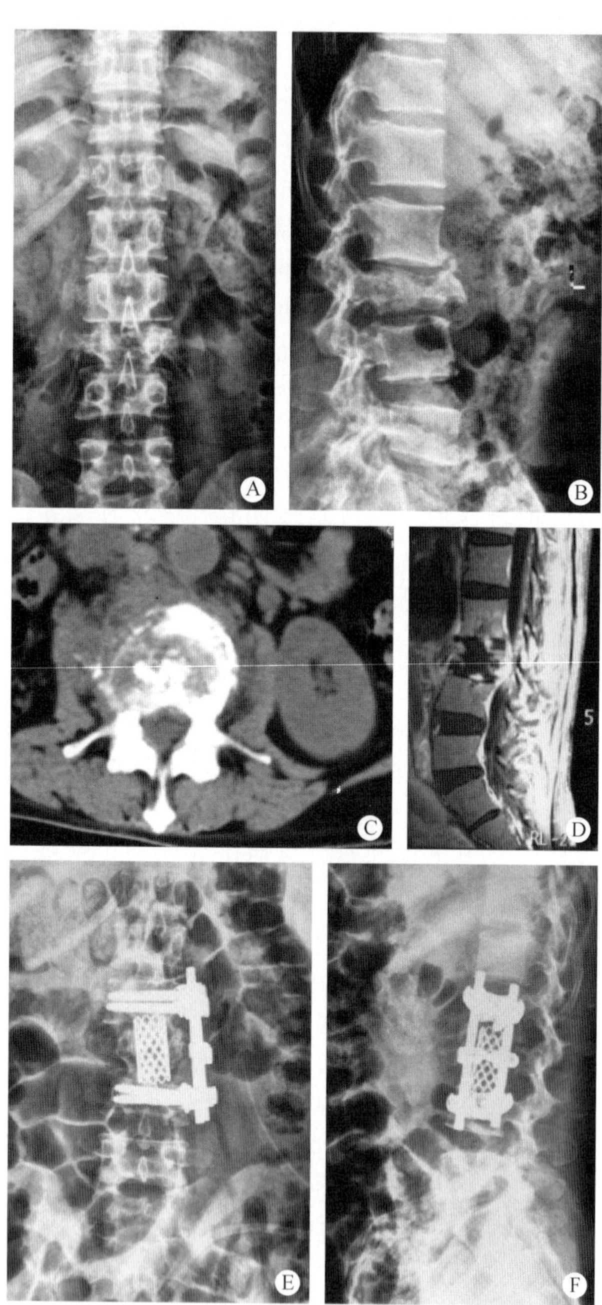

图 13-2-4　女性，33 岁。L_3 椎体结核前路病灶清除钛网植骨双钉棒内固定术

A、B. 术前 X 线片；C、D. 术前 CT 影像；E、F. 术后 X 线片示内固定物位置良好

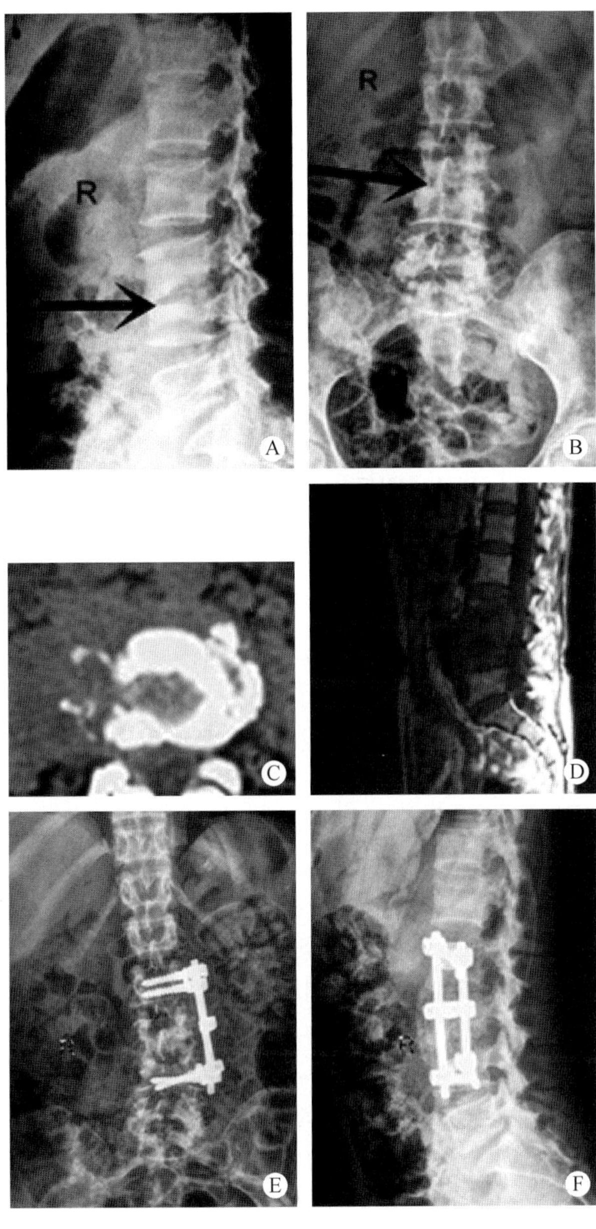

图 13-2-5　女性，50 岁。$L_{3、4}$ 椎体结核，前路病灶清除撑开髂骨植骨钉棒内固定术

A、B. 术前 X 线片显示椎骨破坏，椎间隙消失（箭头）；C、D. 术前 CT 与 MRI 影像显示椎骨破坏，马尾神经受压，右侧腰大肌脓肿；E、F. 术后 X 线片示内固定物位置良好

8. 术后处理

（1）继续全身治疗及抗结核药物治疗，根据术后结核菌 Xpert 快速检测、分枝杆菌 DNA 和 BAC 培养结果调整抗结核药物的治疗方案。

（2）保持引流管通畅，观察记录引流量，警惕活动性出血的发生，当引流量 24h 少于 30 ～ 50ml 时可拔管。

（3）术后卧床 3 ～ 4 周，进行四肢和腰背肌肉锻炼，在支具保护下负重。

（4）肠麻痹的处理，术后必须在肠道排气后方可进食，如有肠麻痹出现，可请相关科室会诊处理。术后禁食牛乳，以免腹胀。

（5）术后每 2 ～ 3 个月复查血常规、肝肾功能、红细胞沉降率、C 反应蛋白，直到连续 3 次复查红细胞沉降率、C 反应蛋白均正常，复查 X 线或 CT 直到病灶静止、植骨融合。

二、后路病灶清除矫形椎间植骨内固定术

1. 适应证　适用于少数病灶且主要位于椎体侧后方，即侧后凸畸形，不伴有远处腰大肌和髂窝脓肿的患者。后方的钉棒系统固定能够起到很好稳定脊柱的作用，同时还可以较好地矫正后凸畸形，此入路解剖简单，创伤小，固定不受节段的限制，操作方便。矫正后凸畸形效果好，但是椎体前方病灶直视困难，病灶清除不彻底，而且后路固定需要跨越正常椎体节段，易造成较多运动单位的丢失，临床选择应慎重。

2. 麻醉与体位　气管插管全身麻醉，患者取俯卧位。患者俯卧于手术台上或跪卧于加垫的脊柱手术架上，腹部悬空避免腹部受压，以降低静脉内压力，减少硬膜外静脉淤血，从而减少术中出血。用海绵垫将胸部及两侧髂嵴垫高，使腰部呈轻度后伸位。要注意保护眼球、膝关节及其他的骨突起部位和会阴部，以防压伤。C 形臂机透视定位病椎。

3. 操作步骤

（1）器械内固定

1）切口：①常规后正中入路，通过常规剥离骶棘肌途径显露。② Wiltse 入路，由于腰椎结核需双侧内固定，故选择 Wiltse 入路时，皮肤切口可选择于后正中或双侧棘突旁。达肌肉层时，可分别于棘突两侧操作，于最长肌与多裂肌之间进入，显露横突与关节突。

2）置钉：准确测定椎弓根宽度可决定螺钉的直径，使之不但具有最大的抗疲劳能力，而且可完全包容于椎弓根的骨性界线内，建议用最大直径的椎弓根固定，因为螺钉的张力和它的直径平方成正比，扭力和直径的立方成正比。椎弓根宽度自 L_1 ～ L_5 逐渐增加，但高度却因人而

异。自脊柱后方经椎弓根到椎体前缘的距离一般为 43 ～ 45mm，因此沿椎体矢状面钻入螺钉的长度如腰椎为 45mm 是适宜的。若向前内倾斜 10° ～ 15° 钻入，则螺钉的深度可增加 5mm、椎弓根的内倾角由 L_1 ～ L_5 递增。通常从胸椎向腰椎方向移动椎弓根的倾斜度会逐渐增加，范围从 0° ～ 10°，最大角度约为 27°，位于 L_5 椎体水平。经椎弓根内固定手术成败的关键是螺钉能否准确地经椎弓根到达椎体。因此，从后路正确找到椎弓根标志，进而确定螺钉的入点及进针方向极为重要。

根据术前 X 线摄片，增强 MRI、CT 重建制订的整体手术计划，确定内固定范围和椎弓根钉置钉位置。椎弓根钉植入的先决条件是椎弓根未被结核病变侵及或轻微侵及。如果椎弓根由于结核病变侵及破坏无法置钉时，可选择向相邻上、下延伸的方法或选择钩棒系统固定。

单节段病椎间固定：病椎间固定是不固定正常椎间隙，仅对相邻两个病变椎体及一个被破坏的椎间盘的固定，因而这种固定方法椎弓根钉是置于病椎椎弓根。①当预计病灶清除之后病椎高度剩余 1/2 以上时，可植入常规椎弓根钉；②当预计病灶清除之后病椎高度剩余 1/2 以下时，置入常规椎弓根钉易进入病椎缺损区，则需选择长度为 20 ～ 30mm 的短椎弓根钉置入，以免钉头部进入缺损区；③临床及生物力学研究表明，上述方法的稳定性低于多钉固定，因而要求此种固定必须做到前路病椎间支撑植骨，连接棒上必须加横连，以增加内固定的稳定性。

连续多节段病椎间内固定：与单节段固定方法相同，根据病灶清除后病椎间剩余不同高度分别采取多组常规椎弓根钉或短椎弓根予以连续固定、椎体间支撑植骨。

跳跃多节段病椎间固定：跳跃性多节段的诊断主要依据 MRI 判断椎间盘是否破坏。病椎间相隔一个以上正常椎间盘。内固定的选择原则是在尽量保留正常椎间盘的前提下，分别进行上述多个固定节段的病椎间固定。

短节段内固定：若实行的是经椎弓根入路，则病椎椎弓根无法置钉即无法施行上述的病椎间内固定，则需跨越正常椎间隙行短节段固定。发现或预计椎弓根骨质疏松、椎弓根被结核破坏、畸形矫正不理想、支撑植骨不可靠等情况时，在未施行或已行病椎间固定的基础上，再上、下各跨越一个相邻正常椎间隙增加一组固定，即短节段内固定。

3）两侧交替固定与病灶清除：可于椎弓根钉（或各种钩）间安装临时连接棒，再行病灶清除，若对侧亦需行病灶清除，则再对先行病灶清除侧进行连接固定，再行对侧病灶清除。最后，安放全部连接装置，通过椎弓根撑开矫形后，将内固定系统连接锁紧，并安装 1 ～ 2 个横连。

（2）后路病灶清除减压植骨融合：根据椎体病灶破坏大小、位置，可以采用切除半侧椎板或全椎板的方法，也可采用切除部分椎板及关节突关节的方法，也可采用经椎弓根进入的方法。首先显露并直视下保护硬膜囊，继续向前方显露椎管侧前方，尖刀切开后纵韧带显露病变椎体及椎间盘的后方。适当向中线牵开硬膜囊，可以增加病灶显露，但切忌过度牵拉，以防造成损伤。椎前组织采用钝性分离，用特殊拉钩保护椎前血管及其他软组织。然后处理椎体病灶，不同角度的刮匙从侧前方彻底清除干酪样组织、肉芽组织、死骨及坏死的椎间盘，然后用锐利骨刀直视下将椎体病灶硬化骨质切除至无死骨、无空洞的骨面，修整好病椎上下对应骨面，为前路植骨做好植骨床。待病灶清除干净、椎管减压彻底后，生理盐水反复冲洗术野至液体清亮。椎体间植入修整好的髂骨骨块。后路锁紧钉棒，必要时行椎板间、横突间植骨。

（3）后路矫形固定：由于活动性结核后凸畸形并不是很严重，可活动，故取俯卧位体位后已大部分复位，再经手法按压与器械复位即可达到理想的矫形效果。安放全部连接装置，通过椎弓根撑开矫形后，将内固定系统连接锁紧，并安装 1 ～ 2 个横连。

4. 实例　气管插管全身麻醉，患者取俯卧位。C 形臂机透视定位后，取后正中切口显露病变节段及其上、下各 2 个正常节段。在病椎上、下各 2 个脊椎分别置入椎弓根螺钉，若病变椎体有 1/2 的健康骨，即可选择置入一侧或较短椎弓根螺钉（螺钉经过椎弓根即可）。选择病灶破坏较重及脓肿较大的一侧作为手术侧。先安装对侧临时原位固定棒，切除病椎棘突、去除手术侧间隙对应的椎板及关节突关节，适当牵拉保护硬膜囊及神经根，显露病变椎间隙，通过侧后方清除椎间隙病灶，也可选择后外椎旁肌间隙入路：于腰背筋膜表面向外侧分离皮下组织至距后正中线 3cm 左右，纵行切开腰背筋膜及肌膜。自双侧多裂肌与最长肌肌间隙内分离显露关节突关节和横突。通过切除横突，自椎体侧方剥离达到椎体和椎旁病灶。利用椎间隙空间向上、下方彻底清除上、下椎体内病灶，直至健康骨质。对于同侧椎旁及椎前的结核病灶可直视下清除；对侧病灶，通过多角度长刮匙逐步刮除，并用导尿管灌洗对侧。病灶彻底清除后，适当修整椎体间植骨床，以过氧化氢溶液及生理盐水冲洗。

病灶清除后根据骨缺损形态及缺损区上、下方植骨床情况，选择三面皮质骨的髂骨块嵌入植骨或充填自体或异体碎骨块的钛网。将空钛网剪裁塑形，以来自切除的健康椎板及棘突等自体骨粒充填；若自体骨不足，可将自体骨充填在两端，中间混入异体骨粒。适当撑开对侧临时固定棒，扩大植骨通道，神经拉钩适度牵开硬膜囊及神经根，通过侧后方植入合适的钛网或 Cage（椎间融合器），C 形臂机透视确定钛网位置安放满意后，加压对侧钛棒以固定髂骨块或钛网，然后安装手术侧固定棒，进一步固定髂骨块或钛网。在固定节段椎板及椎间关节时准备好植骨床，在椎板缺损处用异体骨块覆盖重建椎板，安装横连接杆固定植骨块，周围用松质骨条充分植骨，术毕放置引流管，逐层缝合伤口（图 13-2-6 ～图 13-2-8）。

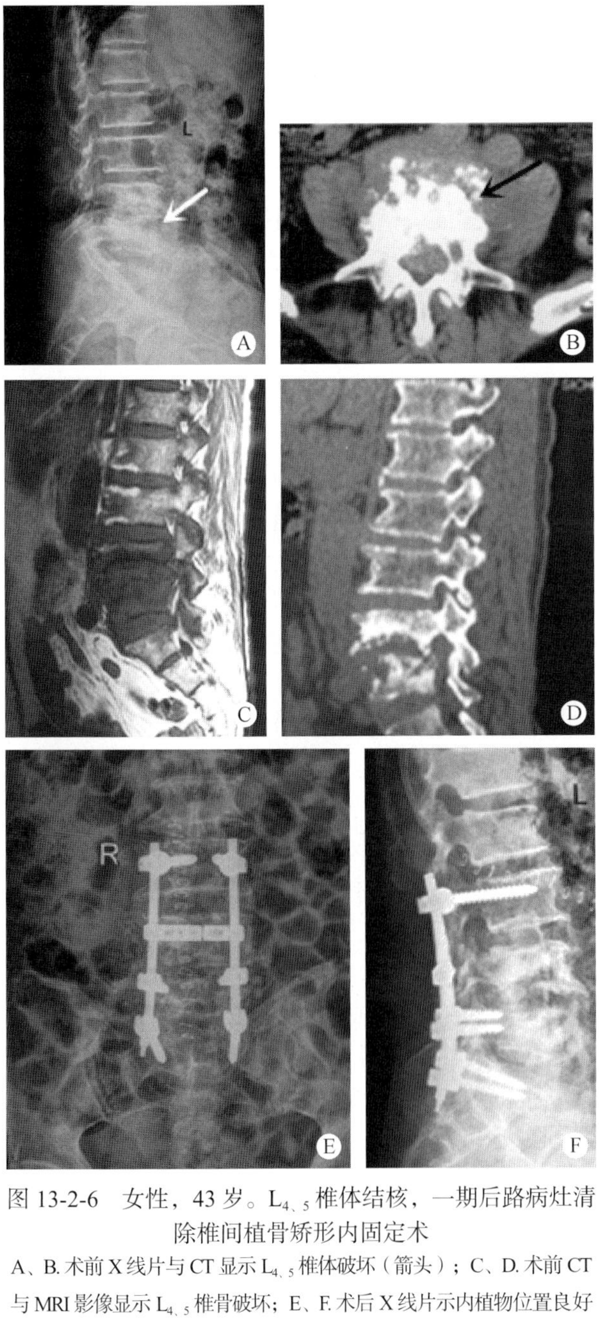

图 13-2-6　女性，43 岁。$L_{4、5}$椎体结核，一期后路病灶清除椎间植骨矫形内固定术

A、B. 术前 X 线片与 CT 显示 $L_{4、5}$椎体破坏（箭头）；C、D. 术前 CT 与 MRI 影像显示 $L_{4、5}$椎骨破坏；E、F. 术后 X 线片示内植物位置良好

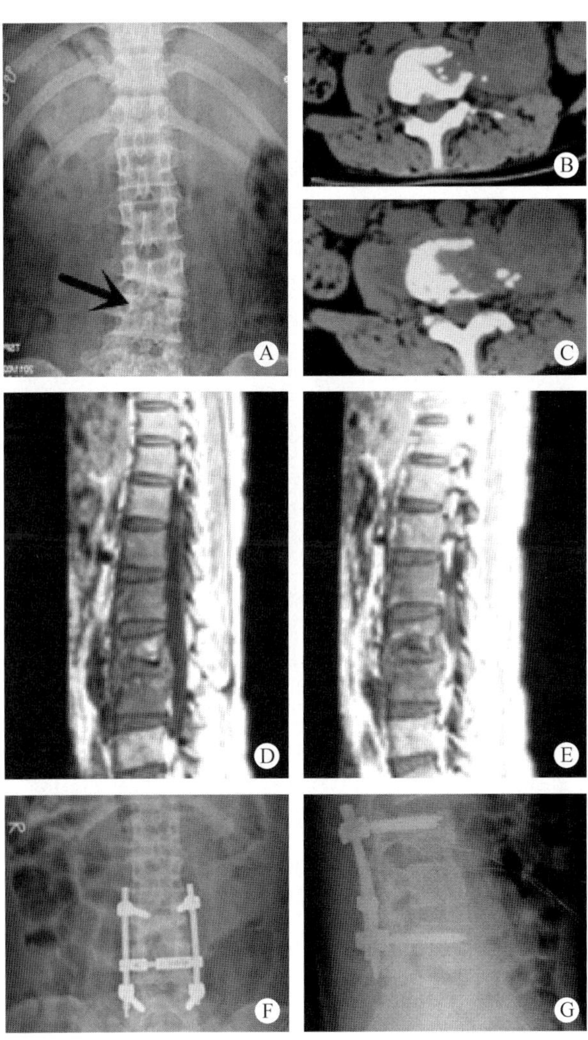

图 13-2-7　女性，32 岁。$L_{3、4}$椎体结核，一期后路病灶清除椎间植骨矫形内固定术

A. 术前 X 线片显示 $L_{3、4}$椎体破坏（箭头）；B、C. 术前 CT 影像显示椎骨破坏，腰大肌脓肿；D、E. 术前 MRI 影像显示椎骨破坏，马尾神经受压；F、G. 术后 X 线片示内植物位置良好

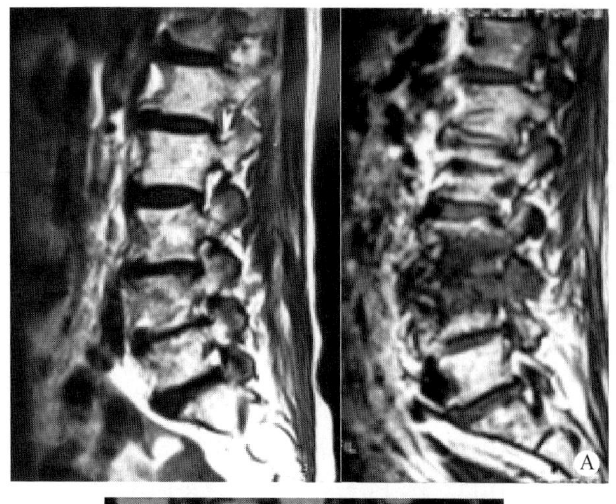

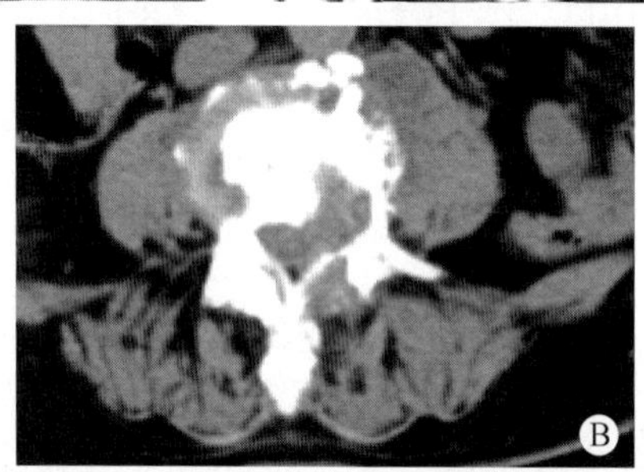

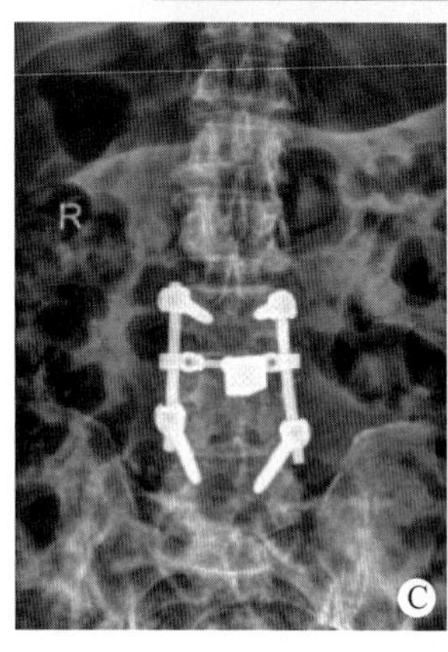

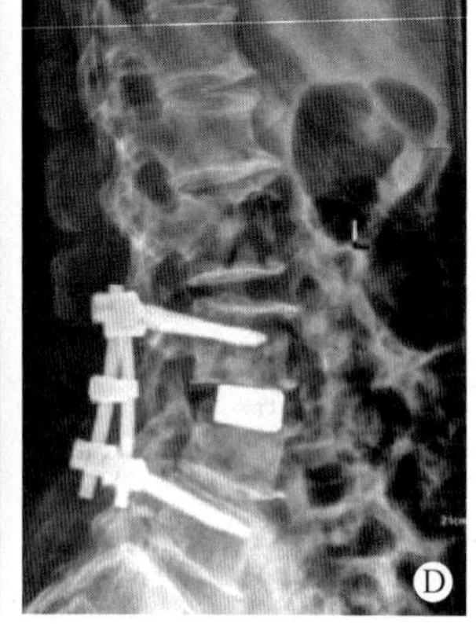

图 13-2-8　男性，81 岁。$L_{3、4}$ 椎体结核，一期后路病灶清除椎间 Cage 植骨后路椎弓根螺钉内固定术
A、B. 术前 MRI 影像；C、D. 术后 X 线片示内植物位置良好

后路 Cage 植入：Cage 即椎间融合器，有以下两大功能。①固定作用：通过 Cage 周边的螺纹将上下椎体牢固地固定在同一静止状态，称为界面固定作用；②植骨融合：术中可在融合器的内芯处填充松质骨条，通过壳壁上的空隙与上下椎体面上的骨面相接触，有利于成骨细胞的长入，最后形成骨性融合。

用解剖刀在后纵韧带和椎间盘的纤维环上开一个矩形切口，用咬骨钳或刮匙进一步修整椎间盘切口。用抓取钳将短撑开器插入椎间盘，神经根拉钩和神经剥离器将硬脊膜囊和神经根牵开并加以保护；然后，将撑开器沿扁平方向插入椎间盘的矩形切口内，将撑开器旋转 90°，撑开椎间隙，恢复椎间盘的高度，再将撑开器完全插入椎间盘内并暂时保留。确认神经根保护完好后，将保护套筒套入长撑开器，并且将保护套筒上的刀刃插入椎间盘，用提取器把长撑开器取出来，这样就可以确定 Cage 植入路径并保护了周围的神经组织。在保护套筒里插入铰刀并铰孔至设定位置。用预先取下的髂骨或手术过程中切除的松质骨将 Cage 填满，并用冲击头压紧。将 Cage 插入保护套筒并往下旋至设定位置，回旋调整抓取器至其手柄与脊柱垂直，最后取出抓取钳和保护套筒。C 形臂机透视确定 Cage 位置的准确性。

三、后路矫形固定联合前路病灶清除椎间支撑植骨术

1. 适应证　适用于结核侵蚀破坏 2 ～ 3 个椎体，病灶主要位于椎体前方并侧后凸畸形，前路矫正困难的患者。

2. 麻醉与体位　气管插管全身麻醉，患者取后路俯卧位，前路手术 30° 仰卧位或完全侧卧位。

3. 操作步骤

（1）后路矫形、器械内固定：切口、置钉、矫形及固定同前述腰椎后路手术方式的操作。

（2）前路病灶清除、减压、植骨内固定：同前述腰椎前路手术方式的操作。当患者营养状况良好、全身情况好，无重要脏器严重疾病，可以耐受手术时，可同期进行后前路手术。当患者情况不允许同期手术时，先行后路手术，可于二期行前路手术。病椎间固定者必须行椎间支撑植骨。

4. 实例　患者取俯卧位，行 C 形臂机透视定位后，取腰部后正中切口显露病变节段及其上、下各 2 个正常节段。在病椎上、下各 2 个脊椎分别置入椎弓根螺钉，若病变椎体有 1/2 的健康骨，即可选择置入一侧或较短椎弓根螺钉（螺钉经过椎弓根即可），当上位椎体下缘或下位椎体的上缘也有部分骨质被破坏，在置入上位椎体椎弓根螺钉时要尽量靠上方，而置入下位椎体的椎弓根螺钉时要尽量靠下方。安装好预弯成合适前凸的连接棒，并加以纵向撑开 1 ～ 2cm。固定完毕后将椎板峡部、横突去除外层皮质，行植骨融合。

患者再取侧卧位，切口起自第 12 肋下缘与腋后线交点上，向内下斜行直到脐与耻骨联合连线的中下 1/3 处；切口上部分开腹外斜肌肌纤维，下方剪开腹外斜肌腱膜，切口中部切开腹内斜肌和腹横肌，至腹膜外脂肪膨出，伸入手指将腹膜与腹横筋膜分离，再将腹内斜肌与腹横肌钳夹剪断。腰大肌脓肿大者，髂外动、静脉被推向腹壁，因而在腹股沟韧带的上方可摸到髂外动脉的搏动，因此在切开下部腹壁肌肉时，应避免损伤髂外血管，也应避免损伤位于腰大肌内缘的交感干，位于腰大肌内的腰丛和位于腰大肌表面的股神经。输尿管随腹膜及其内容物一起反折向前方；沿切口切开三层腹肌以后，用盐水纱布将腹膜囊向中线推开，将睾丸或卵巢血管、输尿管等推向中线，显露腰大肌内缘、椎体前外缘、腹主动脉或下腔静脉；将腹膜囊推向中线，侧方分离腰大肌进入腰椎椎体侧方，结扎腰动静脉，到达病椎表面；切开增厚的反应层，清除脓肿，扩大病椎暴露的范围，找到骨瘘孔口，首先显露相应椎体的上、下方的椎间盘，然后用骨膜剥离器推开椎体侧面的肌肉，上下椎间盘之间的椎体腰部为节段血管即可显露，予以结扎切断；进入病灶彻底清除脓液、干酪样物质、死骨、肉芽组织和坏死椎间盘等病变组织；彻底冲洗，椎体间开槽，取髂骨嵌入槽内支撑植骨融合（图 13-2-9），病灶内置入链霉素粉剂 1g，放置引流管，关闭切口。

5. 术后处理

（1）继续抗结核药物治疗，根据术后结核菌 Xpert 快速检测、分枝杆菌 DNA 和 BAC 培养结果调整抗结核药物治疗方案，抗结核药物治疗时间为 12 ～ 18 个月。

（2）术后禁食 1 ～ 2d，特别是牛乳，以免腹胀，必须在肠道排气后方可进食，如有肠麻痹出现，应及时处理。

（3）保持引流管通畅，密切观察记录引流量，警惕活动性出血的发生。当引流量 24h 少于 30 ～ 50ml 时可拔管。

（4）术后卧床 3 ～ 4 周，患者在床上进行四肢及腰背肌功能锻炼，之后在支具保护下下地负重。术后 4 周开始进行每次 30 分钟的行走训练。

（5）术后每 2 ～ 3 个月复查血常规、肝肾功

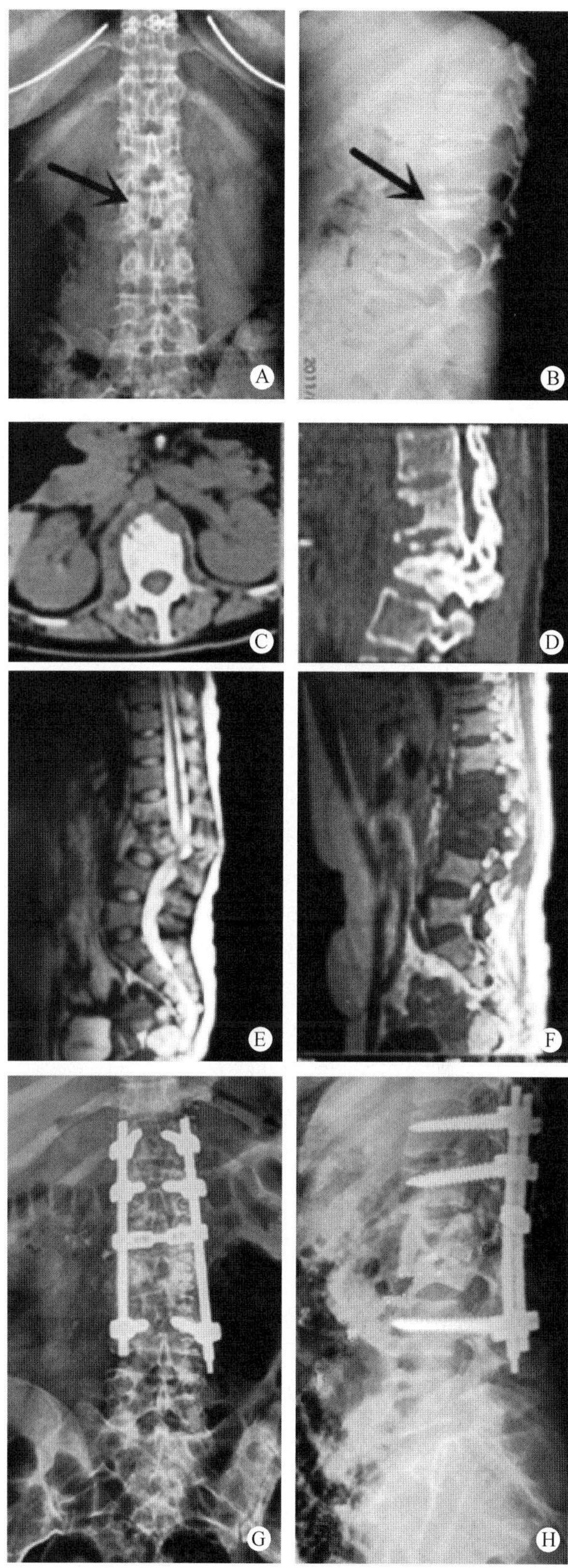

图 13-2-9　女性，26 岁。$L_{2、3}$ 椎体结核，后路矫形 T_{12} ～ L_4 椎弓根螺钉固定，前路病灶清除椎间支持植骨术
A、B. 术前 X 线片显示椎骨破坏，后凸畸形（箭头）；C、D. 术前 CT 影像显示椎骨破坏，后凸畸形；E、F. 术前 MRI 影像显示椎骨破坏，马尾神经受压；G、H. 术后 X 线片示内植物位置良好

能、红细胞沉降率、C 反应蛋白，直到连续 3 次复查红细胞沉降率、C 反应蛋白均正常，复查 X 线或 CT 直到病灶静止、植骨融合。

（6）跨正常椎间隙固定者内固定器材最好取出，病椎间固定者则不必取出。

（胡　豇　杨明礼　胡云洲）

参考文献

崔旭，马远征，陈兴，等，2011. 脊柱结核前后路不同术式的选择及其疗效 . 中国脊柱脊髓杂志，21（10）：807-812.

高志朝，王梅，王大勇，等，2014. 后路交叉肌窗病灶清除治疗超长节段胸、腰椎结核 . 中华骨科杂志，34（2）：121-128.

胡云洲，宋跃明，曾建成，2015. 脊柱肿瘤学 . 北京：人民卫生出版社，437-447.

金大地，2012. 脊柱结核手术入路的合理选择 . 中国脊柱脊髓杂志，22（9）：771-772.

金大地，陈建庭，张浩，等，2000. 一期前路椎间植骨并内固定治疗胸腰椎结核 . 中华外科杂志，38：900-903.

金卫东，王骞，王自立，等，2014. 彻底与非彻底病灶清除术治疗脊柱结核的比较 . 中华骨科杂志，34（2）：196-205.

马远征，2011. 脊柱结核手术治疗合理应用内固定 . 中国脊柱脊髓杂志，21（4）：796-797.

邱贵兴，戴尅戎，2016. 骨科手术学 .4 版 . 北京：人民卫生出版社，1984-1988.

饶书城，牟至善，1986. 椎体间内固定钉与胸腰椎前路手术（附 49 例临床报告）. 华西医大学报，17（4）：294-298.

饶书城，宋跃明，2007. 脊柱外科手术学 .3 版 . 北京：人民卫生出版社，335-343.

施建党，刘园园，王骞，等，2016. 病椎固定治疗胸、腰椎结核的疗效分析 . 中华骨科杂志，36（11）：681-690.

王林峰，申勇，丁文元，等，2014. 腰椎结核的一期后路经椎间隙病灶清除内固定术 . 中华骨科杂志，34（2）：137-141.

王自立，王骞，2010. 脊柱结核的手术策略 . 中华骨科杂志，30（7）：717-723.

吴启秋，2008. 脊椎结核诊断与治疗的几个问题 . 中华结核和呼吸杂志，31（2）：85-87.

许建中，2014. 规范脊柱结核治疗为我国结核病防治做出更大贡献 . 中华骨科杂志，34（2）：97-100.

张宏其，郭超峰，唐明星，等，2014. 一期后路病灶清除、异型钛网椎间植骨融合治疗胸、腰椎结核 . 中华骨科杂志，34（2）：102-109.

张宏其，郭强，郭超峰，等，2016. 单纯后路、单纯前路或前后联合入路治疗成人腰椎结核的中期疗效比较 . 中华骨科杂志，36（11）：651-661.

张宏其，李劲松，郭超峰，等，2011. 分期后路短节段固定前路病灶清除椎间植骨融合治疗儿童下腰椎结核 . 中国脊柱脊髓杂志，21（10）：830-838.

赵斌，王浩，赵铁波，等，2014. 后路椎旁肌间隙入路治疗胸、腰椎结核 . 中华骨科杂志，34（2）：116-120.

赵晨，蒲小兵，周强，等，2014. 后路病灶清除、椎间植骨融合内固定治疗复杂性胸、腰椎结核 . 中华骨科杂志，34（2）：109-115.

郑晨希，饶书城，牟至善，1992. 椎体钉在胸腰椎结核手术治疗中的应用 . 中华骨科杂志，12（6）：101-104.

Khoo LT，Mikawa K，Fessler RG，2003. A surgical revisitation of Pott distemper of the spine. Spine，3（2）：130-145.

Medical Research Council working Part on tuberculosis of Spine，1998. A 15 years assessment of controlled trials of the management of the tuberculosis of spine in Korea and HongKong. J Bone Joini Surg，80：456-462.

Mehmet T，2001.Spinal tuberculosis：its clinical presentation，surgical management，and outcome. A survey study on 694 patients. Neurosurg Rev，24：8-13.

Moon MS，2014.Tuberculosis of spine：current views in diagnosis and management.Asian Spine J，8（1）：97-111.

Moon MS，Woo YK，Lee KS，et al，1995. Posterior instrumentation and anterior interbody fusion for tuberculosis kyphosis of dorsal and lumbar spine. Spine，20（17）：1910-1916.

Mukhedee SK，Dan AS，2007.Anterior lumbar fusion in Pott disease.Clin Orthop Relat Res，460：93-99.

Rajasekaran S，2002.The problem of de form in spine tuberculosis. Clin Orthop and related Research，398：85-92.

Rao SC，Mou ZS，Hu YZ，et al，1991. The IVBF dual-blade plate and its applications. Spine，16（s）：113.

Talu U，Gogus A，Ozturk C，et al，2006.The role of posterior instrumentation and fusion after anterior radical debridement and fusion in the surgical treatment of spinal tuberculosis：experience of 127 cases. Spinal Disord Tech，19（8）：554-559.

Wang Z，Ge Z，Jin W，et al，2007. Treatment of spinal tuberculosis with ultrashort-course chemotherapy in conjunction with partial excision of pathologic vertebrae. Spine J，7（6）：671-681.

第十四章　腰骶段脊柱结核手术治疗

第一节　解剖概要

腰动脉来自腹主动脉后壁，左右各四条，沿腰椎椎体中部向后外侧行，在椎体前面发出分支，进入椎体前面供应椎体。腹主动脉沿脊柱左前方下行，至腰$_4$椎体平面分为左髂总动脉和右髂总动脉（图 14-1-1）。在腰$_1$～腰$_4$椎体中部平面，有4对腰动脉呈直角由腹主动脉后壁向两侧发出，右侧横越相应椎体前面或左侧横越相应椎体侧面与腰交感干及下腔静脉的后方进入腰大肌深面。在椎体侧面，腰$_1$～腰$_4$动脉和椎体的位置关系相对恒定。而腰$_5$动脉变异较大，不仅来自骶正中动脉，还来自髂腰动脉和来自腰$_4$动脉下行分支。在此部位操作时，要注意避免损伤腰$_5$动脉而引起出血。骶正中动脉发自腹主动脉根部背侧，走行于左侧髂总静脉后方，紧贴腰$_5$椎体和腰$_4$～骶$_1$椎间盘前方继续下行。与骶正中静脉相比，其发出点及其走行位置相对比较固定。

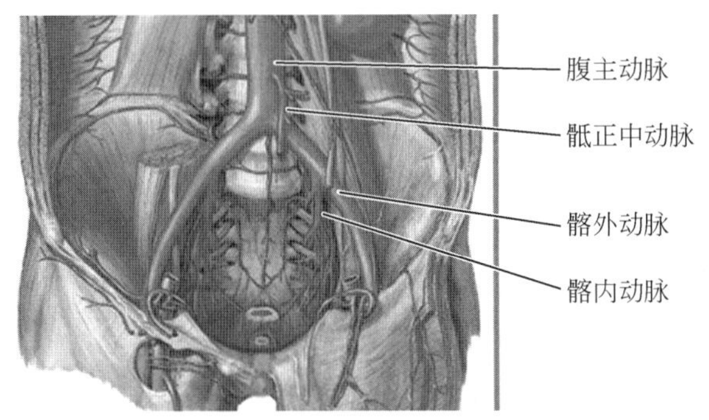

图 14-1-1　骶骨及其周围血供

下腔静脉由左右髂总静脉于腰$_4$～腰$_5$椎间盘平面汇合而成，而后沿椎体右前方（腹主动脉右侧）上行。沿途于腰$_1$～腰$_4$椎体中上部平面接收左右4对腰静脉注入。腰静脉在下腔静脉的汇入点不恒定，可在同序列椎体的上份或下份甚至在上下位的椎间盘平面。腰升静脉多起自于髂总静脉，也可起自髂腰静脉，经由腰大肌内侧缘毗邻腰交感神经节并位于其前侧上行，也可深入到腰大肌和腰椎间隙中，沿途与节段性腰静脉相交通，位置较恒定，但起点、外径及形态均有较大的变异，外径个体差异显著。左腰升静脉与左肾静脉衔接，右腰升静脉在肾静脉以下汇入下腔静脉，亦通过节段静脉汇入奇静脉。髂腰静脉是由髂总静脉和腰静脉汇合而成，一般认为相当于第5腰椎的节段血管，主要引流下腰椎和髂骨区域的静脉到髂总静脉。由于腰升静脉和髂腰静脉变异较大，许多学者建议行腰$_5$以下的椎体及椎间盘手术时，必须结扎腰升静脉和髂腰静脉，避免出现大出血。骶正中静脉与骶正中动脉伴行，比动脉略短，向上汇入左髂总静脉。在行腰骶段脊柱结核病灶显露及清除操作时，易伤及这些血管，故应熟悉局部血管解剖，妥善处理（图 14-1-2）。

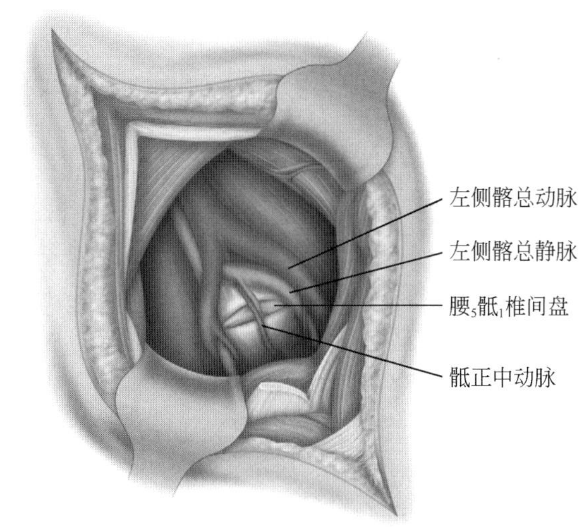

图 14-1-2　腰骶血管显露

上腹下丛又称骶前神经，位于第5腰椎及第1骶椎上部前面的后腹膜间隙内，深面为腹主动脉末端及其分叉处，上续腹主动脉丛，向下分出左右腹下神经，分别连接左、右下腹下丛。下腹下丛又称盆丛，位于直肠两侧，由腹下神经、盆内脏神经和骶交感干神经节发出的节后纤维等交织而成，其含有调节生殖泌尿系统的交感神经。若损伤此丛上部，可导致男性发生逆行性射精；若损伤其下部，可导致尿潴留或勃起功能障碍。在手术中应尽量避免损伤下腹下丛。

第二节　手术技术

腰骶段结核可同时有腰大肌脓肿与骶前脓肿。骶椎结核脓液常汇集在骶骨的前方，形成骶前脓肿，并可沿梨状肌经坐骨大孔流注到大转子附近，或经骶管流注到骶骨后方，或下坠到坐骨直肠窝及肛门附近。骶前脓肿可腐蚀骶骨前方，也可向直肠内穿破，形成内瘘。

腰骶结核手术方式包括前路手术、后前联合手术和后路手术。各种手术方式均包括彻底病灶清除、椎管减压、畸形矫正、植骨融合内固定。腰骶椎解剖结构复杂，解剖部位深在，前方有腰主动脉分叉、髂血管及骶丛神经等，前路显露腰骶椎有一定难度，文献报告前路手术血管损伤发生率高达1.2%～15.6%。后路病灶清除存在手术视野受限，病灶清除难以彻底，复发风险高，从而导致内固定失败，结核治疗失败。因此，腰骶椎结核选择何种手术方式需根据患者病情进行个体化综合分析。

一、前路经腹膜后病灶清除植骨融合内固定术

1. 适应证　适用于多数腰$_5$、骶$_{1、2}$椎体结核，前中柱破坏明显，以腰骶流注脓肿为主的患者。

2. 切口选择　腹膜外途径有经腹直肌旁切口或倒八字形切口。

3. 腹膜外斜切口　患者取仰卧位，切口在骶椎可显露至骶$_3$水平，切口起自第12肋骨远端，向下内至耻骨联合的外上方。切开浅筋膜，沿腹外斜肌纤维的方向钝性分开，切断腹内斜肌、腹横肌和腹横筋膜，腹膜外脂肪即自切口露出，切断腹横肌时，应避免损伤腹膜和精索。用盐水纱布裹成纱布球将腹膜囊轻轻向中线推移，在湿纱布保护下用“S”形拉钩牵引，寻找左右髂总动脉的分叉部位，仔细地将髂总静脉在腰骶椎前方的粘连推开，并结扎影响暴露的小分支，显露腰$_5$椎体下方、腰$_5$骶$_1$间隙及骶$_1$椎体，遇椎前组织粘连较重时，防止因结构不清损伤下腔静脉及其分支，妥善保护血管组织。显露腰大肌、腹主动静脉、髂总动静脉、髂内动静脉和髂外动静脉。在推移腹膜过程中，需辨清输尿管，并将其与腹膜一并向中线牵拉。在右侧注意勿损伤下腔静脉，在左侧勿损伤腹主动脉，在骶髂部应注意避免损伤髂总动脉及其分支。在切口下部还需将直肠和膀胱牵向中线，显露左、右髂血管分叉的三角区，分离骶前血管及软组织后，可用4根带保护胶管的长斯氏钢针打入上下椎体起阻挡保护作用，以方便病灶清除。彻底清除骶前寒性脓肿并消除分隔；在处理完椎旁脓肿后，沿椎体前方纵行切开前纵韧带并行骨膜下剥离，清除死骨、脓液、干酪样坏死物、肉芽组织和坏死的椎间盘，并进行扩大减压，在腰$_5$骶$_1$椎体间凿出植骨槽，取合适长度的三面皮质髂骨块塑形后紧密嵌入植骨槽内，锤击紧使其不易滑动，选择合适长度（4～5孔）的重建钛板，按腰骶角大小将钛板预弯成形并骑跨固定在腰$_5$骶$_1$椎体前方。冲洗病灶区，放入链霉素粉剂1g，置引流管，逐层关闭切口。

二、前路旁正中腹膜后病灶清除植骨融合内固定术

腰$_5$～骶$_1$是腰骶椎交接区，髂血管多分叉于腰$_4$、腰$_5$椎间盘平面，并走行于腰$_{5、}$骶$_1$椎的侧方。该部位的结核的病灶清除采用旁正中入路可以直视下完成病灶清除。朱泽章等报道该手术入路具有损伤小、安全有效的优势；许建中等分别报道采用旁正中经腹腔入路病灶清除植骨融合钢板固定治疗腰骶椎结核，并取得了满意的临床疗效。

对于腰$_5$～骶$_1$椎结核，考虑到手术创伤小，病灶处理更为直接等因素，笔者选择前方旁正中腹膜后入路完成结核病灶清除，自体三面皮质髂骨植骨。为防止植骨块的移位或脱出，应用一枚皮质骨螺钉将髂骨块固定于骶骨。在临床多年应用中取得了不错的临床效果。

1. 适应证　适用于病变以腰$_5$骶$_1$为主，骨质破坏不很严重，尤其是骶$_1$有足够骨质维持植骨块的稳定，可伴有骶前或局部的椎管内冷脓肿形成者；不适用于腰骶椎结核伴有明显后凸，多合并较重的椎体骨质破坏，前路的矫形及植骨后内固定困难者。

2. 手术方法　患者全身麻醉后取仰卧位，会阴部备皮，臀部稍垫高。常规消毒铺巾。取左侧旁正中切口，耻骨联合上方至脐下约3cm处，长8～10cm。逐层切开皮肤、皮下组织、腹直肌前鞘，向外牵开肌纤维，切开腹直肌后鞘。行腹膜外钝性分离，将腹腔内容物包括腹膜反折推向内侧。注意保护输尿管。此时，容易触摸到骶岬，再次

确认腹主动脉及下腔静脉及其分叉，显露并确定病灶。切开病灶前先空针穿刺并回抽，确定无回血，或是抽到脓液时，再扩大显露。此时病灶可以在直视下清除。切除坏死椎间盘、清除坏死组织并送培养和病理检查。大量的生理盐水和过氧化氢溶液反复冲洗病灶。局部应用链霉素粉剂 1g。测量缺损高度后，另取切口获取合适大小的三面皮质髂骨，卡入腰$_5$骶$_1$椎间隙。确定植骨块足够稳定，然后选用一枚皮质螺钉将髂骨块固定于骶骨上。常规安放血浆引流管一根，逐层关闭切口。手术植骨融合固定示意图（图 14-2-1）。

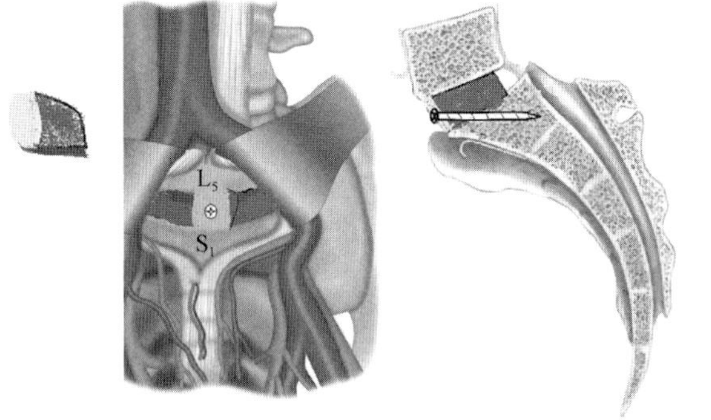

图 14-2-1　病灶清除后，三面皮质髂骨块植入腰$_5$骶$_1$椎间，单枚皮质螺钉固定示意图

3. 术后处理　术后暂时给予胃肠外营养，2 ～ 3d 后肛门排气后逐渐开始进食。当引流量小于 30ml/8h 时拔除血浆引流管。术后卧床 4 周，然后佩戴腰骶段支具下床活动。总的抗结核药物治疗疗程为 18 个月。

4. 手术效果　笔者回顾 2010 年 1 月至 2013 年 12 月收治的腰骶椎结核病患者共 18 例，男性 10 例，女性 8 例，年龄为 21 ～ 55 岁，病程为 2 ～ 11 个月，红细胞沉降率为 27 ～ 113mm/h。受累节段均为腰$_5$骶$_1$，3 例向下累及骶$_2$椎体；1 例累及骶$_3$椎体前份。18 例患者均伴有不同程度的骶前或髂腰肌脓肿；5 例伴有局部的椎管内冷脓肿形成，腰骶角为 104° ～ 126°，合并 Frankel D 级神经损害 3 例，均行一期前路旁正中腹膜外入路结核病灶清除植骨融合内固定术。手术时间为 120 ～ 180min，失血量为 150 ～ 400ml，术中无血管神经损伤，无伤口感染，男性患者无逆行射精。18 例经 18 ～ 28 个月随访，术后 3 个月复查血常规、红细胞沉降率均恢复正常。无复发与窦道形成，无内固定的断裂及植骨块的移位。末次随访腰腿痛症状均消失，均获得植骨融合。腰骶角术后为 115° ～ 128°（图 14-2-2）。

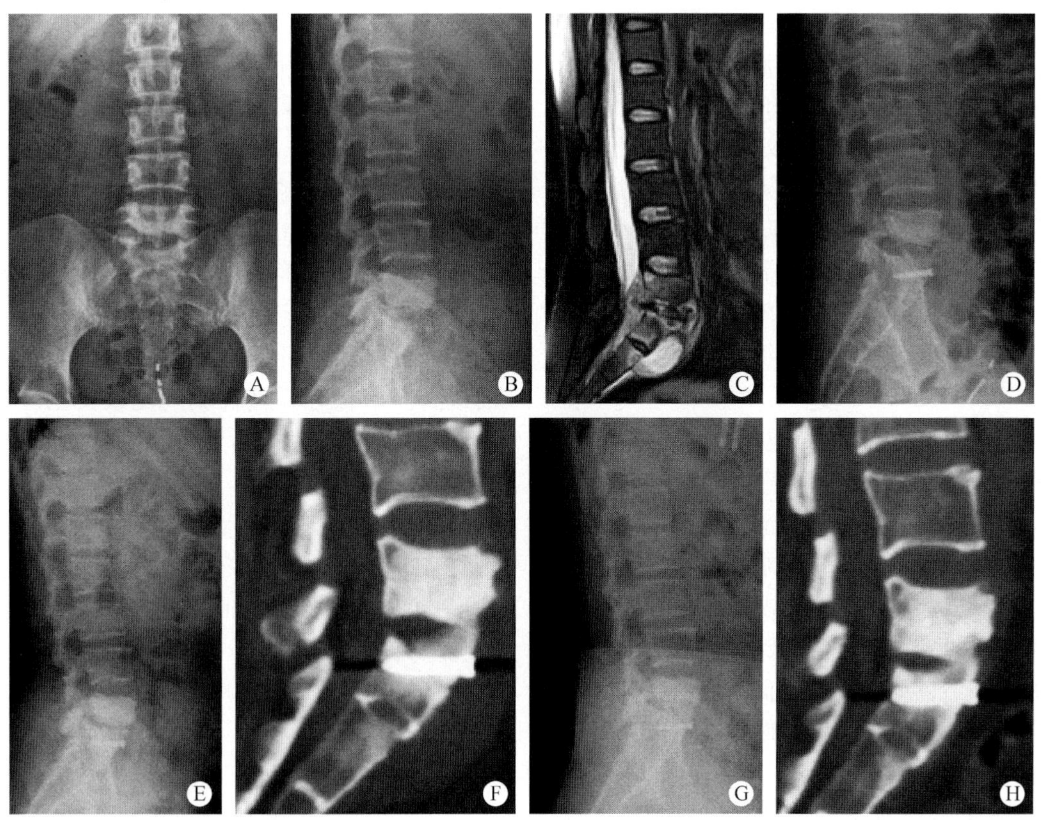

图 14-2-2　女性，40 岁。腰$_5$骶$_1$椎结核，骶前及椎管内冷脓肿形成伴不全马尾神经损害（Frankel D 级）

A、B. 术前腰椎正侧位 X 线片提示腰$_5$骶$_1$椎骨质破坏，椎间高度降低，骶前软组织影增厚，腰骶角为 120°；C. 术前 MRI 见腰$_5$骶$_1$骨质破坏，骶前及椎管内冷脓肿；D. 术后腰椎侧位片，腰$_5$骶$_1$腰骶角恢复到 124°；E、F. 术后半年腰椎侧位 X 线片及 CT 矢状面重建提示腰$_5$骶$_1$间隙模糊，腰骶角为 122°，植骨块在腰$_5$骶$_1$椎间隙内位置良好；G、H. 术后 1 年复查 X 线侧位片及 CT 矢状面重建，植骨块融合，腰骶角为 122°

5. 前入路病灶清除及固定的优势

（1）前方病灶清除手术入路的选择：前路手术清除病灶相对于后路更为直接，更能够彻底。目前常用的前路切口选择包括下腹部斜切口（倒八字形切口）、腹直肌旁切口、旁正中经腹腔入路及旁正中经腹膜后入路等。针对处理腰骶交界区病灶而言，旁正中经腹膜后入路具有一定的优势。

1）不切断腹部肌群，对软组织损伤小，出血少。其次，该入路在靠中线切开腹直肌鞘，然后将腹直肌向外侧牵开，在对腹直肌损伤方面亦优于腹直肌旁入路。后者切口更靠外，容易切断自外上向前下进入腹直肌的神经，造成腹直肌去神经支配，引起肌萎缩、肌张力的损伤难以恢复。

2）手术野显露满意。腹膜囊容易剥离，仅腹直肌后鞘部位的壁腹膜薄，粘连时容易被撕破，需小心分离，若撕破及时复合修补。推开腹腔内容物后，腰骶结合部显示非常清楚，可以直视下处理骶前血管和清除病灶，椎间植骨更加容易、确实。

3）相对于下腹正中切口经腹入路，该入路不直接接触腹腔内脏器，故不会造成损伤。避免术后肠粘连发生，病灶也不会污染腹腔。

（2）植骨及内固定方式的选择：对于在没有内固定保护下的前路植骨，文献报道有发生植骨块移位和脱出的风险，但更容易发生在胸椎及3～4个脊椎受累的情况下。腰骶交界区应力集中，确实的固定和融合对于手术治疗结果十分重要。一些学者在前路植骨后，选用钢板或钉棒进行固定，另有许多报道通过后方椎弓根螺钉系统达到局部的固定。

采用应用三面皮质的髂骨进行椎间支撑植骨，同时辅以一枚螺钉固定。这种简单固定的好处是对腰$_5$骶$_1$的显露不需要像应用钢板内固定术那么广，对腰$_5$椎体上份保留骨质要求相对也低，也降低了手术显露和固定的难度，减少了血管和神经损伤的风险。一些学者建议腰骶椎体破坏大于2/3甚至1/2时，或者髂血管分叉过低时无法行前方钢板内固定。笔者采用的为简单的螺钉固定，对于残留骨量的要求更低。

脊柱结核的植骨床常不规则。将植骨块卡入缺损较大区域，其两侧残留骨质可以起到防止植骨块旋转侧倒的作用。另外，由于腰骶椎后方小关节多为冠状位走向，除了对抗腰$_5$向下的剪切力外，对旋转有较好的控制力。采用一枚螺钉固定，主要目的在于防止髂骨块的脱出。术后卧床4周，然后支具保护至术后3个月。随访显示该方法可以达到较好的固定融合效果，腰骶角在术后得到满意的维持，原因可能为：①患者年纪较轻，植骨块的质量较好；②三面皮质髂骨多修整为与椎间隙类似的楔形，皮质最硬、最强、最厚的部分位于腹侧，因此腰$_5$骶$_1$椎间的前份抗压能力最强。当患者负重后，即便出现椎间高度丢失，亦最容易发生在间隙的后份，因此有效维持了前凸的角度。相对于后路固定，手术仅融合腰$_5$骶$_1$椎，融合节段明显短于后路固定者。Zhang HQ等及Xu Z等报道了后路手术时固定节段一般要包括近端的1～2个正常脊椎节段，虽随访临床效果满意，但长节段固定的远期影响不能忽视。

6. 手术注意事项 术前应充分评估对手术入路的熟悉程度，评估手术风险。腰$_5$骶$_1$周围解剖结构相对复杂，其前方有大血管及重要的下腹神经丛存在，两侧还有输尿管通过，损伤后会发生严重的后果。术前必须要清楚局部的解剖，血管三维CT有利于明确血管分叉于脊柱节段的位置关系。显露至腰骶交界区后，首先要辨别主动脉和腔静脉的分叉处。对于多数情况，在腰$_4$、腰$_5$椎间盘水平腹主动脉分为左右髂总动脉，腔静脉分叉位置略低，约在腰$_5$椎体上半部分。局部病灶空针穿刺并回抽，确定无回血或是抽到脓液时，再扩大显露。切口应位于正中线，避免损伤副交感神经骶前丛。切开后在冷脓肿所形成的潜在间隙内或骨膜下操作，钝性剥离比较安全。最后，要做血管损伤的应急准备，一旦损伤及时修补。

髂骨块应该厚实，高度应略高于测量的腰骶间隙缺损的高度。击入髂骨块后应提拉，判断植骨块有足够的稳定性。一枚螺钉辅助固定髂骨块，我们常规选择固定到骶骨上，原因是一般骶骨残留骨质更多，同时也易于操作。

（周忠杰　宋跃明）

三、后路内固定联合前路病灶清除椎间植骨术

1. 适应证 ①腰$_{4、5}$骶$_1$或腰$_5$骶$_{1、2}$椎体结

核病灶侵犯两个椎体以上者；②前中柱严重破坏，有明显后凸畸形，前方固定困难者；③病灶范围大并感染，不能一期前路内固定者。

2. 后路矫形与器械内固定　后前路手术首先要根据术前设计，进行腰骶段结核的后路内固定，同时进行畸形矫正。关于其切口的选择、置钉方位与范围、矫形方法均可参照腰椎结核的内容。内固定材料有椎弓根钉系统，短椎弓根系统，钉、钩、棒系统。其矫形可靠、稳固。

（1）椎弓根钉系统：常规椎弓根钉系统适用于钉道通过的椎体无缺损、不影响固定者。

（2）短椎弓根系统：短椎弓根系统最大的优点是椎弓根钉进入椎弓根及其相邻未被病变累及的椎体中，不进入病椎缺损区。因而不影响病椎的病灶清除与植骨。用该方法在病椎固定后能够减少固定节段，避免对正常运动单元的固定、融合问题，解决跨节段固定带来的一系列问题，如邻椎病的发生。其适应证为病变未累及或轻微累及椎弓根的椎体结核。这种固定，由于椎弓根钉未进入椎体，抗拔出力作用有所减弱，对固定效果可能有影响。故要求使用短椎弓根固定者必须同时以前路支撑植骨，连接棒间加横连，提高病变节段脊柱的整体稳定性。短椎弓根钉规格为直径 5.5mm、6.5mm、7.0mm，长度分别为 25mm、30mm。

（3）钉、钩棒系统：椎体结核病变不适宜椎弓根钉固定者，可选择椎板钩、椎弓根钩固定。

（4）骶椎的固定：S_1、S_2 椎体破坏较严重时，S_1 椎弓根钉还可向骶骨翼打入椎弓根钉，S_2 无法固定时可选用 Sofamor 骶髂内固定系统的闭口万向螺钉通过髂前下棘向髂骨植入。

3. 前路病灶清除、减压与植骨融合　在患者条件允许的情况下可与后路同期手术，否则可行二期手术。但均经腹膜外途径显露前方病椎。

（1）切口选择：腹膜外途径有经腹直肌旁切口或倒八字形切口，经常采用的还是下述重点介绍的倒八字形切口。

1）倒八字形切口：在骶椎可显露至 S_3 水平，切口起自第 12 肋骨远端，向下内至耻骨联合的外上方。如果在两侧同时做切口，呈倒八字形。切开浅筋膜，沿腹外斜肌纤维的方向钝性分开，切断腹内斜肌、腹横肌和腹横筋膜，腹膜外脂肪即自切口露出，切断腹横肌时，应避免损伤腹膜和精索。用盐水纱布裹成纱布球将腹膜囊轻轻向中线推移，显露腰大肌、腹主动静脉、髂总动静脉、髂内动静脉和髂外动静脉。在推移腹膜过程中，需辨清输尿管，并将其与腹膜一并向中线牵拉。在右侧注意勿损伤下腔静脉，在左侧勿损伤腹主动脉，在骶髂部应注意避免损伤髂总动脉及其分支。在切口下部还需将直肠和膀胱牵向中线，显露左、右髂血管分叉下的三角区，在腹膜后显露及清除病灶。

倒八字形切口的缺点是一个切口不能清除对侧病灶，需在对侧另做切口进行手术或分次手术。另外，切口偏居侧方，处理对侧椎体病灶不够直接。但如果能改进操作技术，仍可较彻底地清除病灶，同时还可避免经腹腔途径的缺点，比较安全。

2）经腹直肌旁切口：前方经腹膜外入路选择倒八字形切口外，也可选用经腹直肌旁切口。沿皮肤切口切开皮肤、皮下组织，沿腹直肌外缘切开，将腹直肌向中线推开，显露腹直肌后鞘与弓形线，切开腹横筋膜，显露腹膜，将腹膜向中线推开，显露输尿管，髂血管及腹主支，静脉和腰大肌。但此切口对两侧腰大肌的显露较差些。

3）经腹腔入路：经腹腔病灶清除术。腹膜外途径手术失败，估计有严重的粘连，难以再从腹膜外直达病灶或腹膜与腹膜外脏器粘连，无法分离者。前路经腹腔入路病灶清除术是除经腹膜外入路的另一种腰骶椎显露方法，一般需腹部外科医师辅助完成显露。切口采用正中纵向切口或腹部横向切口。横向切口既美观又显露充分，但需要横断腹直肌鞘。因切口居中，病灶显露更为广泛和直接，特别是对 L_5 ～ S_1 节段。缺点是对两侧腰大肌脓肿处理不方便，或需另做后腹膜切口才能清除。由于手术显露通过腹腔操作，对腹腔干扰较大，对盆腔刺激也较重，术后易发生腹胀、尿潴留等，甚至可能引起肠粘连或腹腔内结核感染。由于必须将大血管和腹下神经丛游离始能显露脊椎，腹下神经丛含有调节泌尿生殖系统的交感神经，特别是在男性，此入路可能导致逆向射精等并发症。切开后腹膜，从左向右钝性分离椎前组织，且先在主动脉分叉上方切开后腹膜，而后再向下延长到骶骨岬。手术时，注意勿损伤腹腔内脏器。湿纱垫填塞，小心将腹腔内容物推开，辨认骶骨岬上的后腹膜。L_5 ～ S_1 椎间隙充分显露后，在该间隙内插入定位针，摄 X 线片加以确定。因为 L_5 ～ S_1 椎间隙和骶骨常与水平线成角，L_5 椎体常被误认为骶骨。病灶清除操作与腰骶椎的其他前侧入路手术相同。

（2）显露病灶：腰骶部脊椎结核病灶的显露可通过脓肿或通过正常解剖结构两条途径来完成。传统腰骶段结核病灶的显露多通过骶前即髂血管分叉的三角区进入。正常情况下，能够通过骶前到达此区。在脊椎结核时，由于粘连、解剖标志不清，显露较为困难。事实上此三角区的中下部显露较为顺利，而三角区的上部即紧邻髂血管分叉的下方。由于脓肿侵蚀、炎性反应、肉芽增生、窦道与骨瘘孔形成等多种因素的影响，无法以肉眼去观察分辨及无法用手指触摸搏动来准确无误地确定髂血管分叉下缘。因此，无法依据解剖到达三角区尖端的位置，无法从骶部显露 L_5 下半部分椎体及 L_5 ～ S_1 椎间盘。

显露腰骶段脊椎结核病灶的两步显露法：若手术操作仅涉及 L_5 椎体及其以上部位，则仅选用下腰椎的显露法显露即可。若病变涉及 S_1 椎体及其以下部位，则需结合骶正中的显露。L_5 ～ S_1 椎间盘的显露，可经下腰椎显露，亦可经骶正中显露，要视粘连程度而定，选择是通过脓肿进入病灶，还是通过解剖结构进入病灶。

（1）下腰椎的显露：主要显露 L_5 椎体及其以上部位，本切口亦可显露 L_5 ～ S_1 椎间盘。骶骨岬是腰骶部重要的解剖结构，粘连不严重时，可以用手指触摸确定。有脓肿、瘢痕、肉芽时很难触摸清楚。万一无法确定时可行 X 线透视定位。骶骨岬的上方即是 L_5 ～ S_1 椎间盘于 L_5 椎体下缘。下腔静脉在 L_5 椎体上缘右侧分叉，且 L_5 椎体右侧被大血管覆盖较少。选择左侧入路或右侧入路均可。应根据脓肿、病灶的侧别和术者的习惯而定。显露 L_5 椎体的左侧或右侧前方时，必须首先分辨确认左侧的髂总动脉外缘与右侧的髂总静脉外缘，此左、右血管的外缘即是左、右腰大肌的内缘。在血管内缘与腰大肌内缘之间有清晰的一个小间隙，此即是入路标志。在此间隙处，贴近腰大肌的内缘锐性切开间隙的筋膜与腰大肌的边缘附着处，将腰大肌自椎体侧前方以钝性向外分离、剥离并牵向外侧。分别向上、下剥离显露上方的 L_4 ～ L_5、下方的 L_5 ～ S_1 椎间盘。L_5 椎体腰部凹陷处为 L_5 节段血管，L_5 椎体的侧方与病灶即可清晰显露。如果病椎处无脓肿，亦可从腰大肌肌间进入 L_5 椎体的侧面。上述途径可显露 L_5 以上椎体及 L_5 ～ S_1 椎间盘。分离结扎 L_5 椎体节段血管后即可进行 L_5 ～ S_1 椎间盘以上部分的病灶处理。

（2）骶正中的显露：主要显露 S_1 以下椎体及 L_5 ～ S_1 椎间盘。若手术操作仅涉及 L_5 ～ S_1 椎间盘以下，不涉及 L_5 椎体，可仅选此入路。若同时涉及 L_5 椎体及其以上部位，则需选用上述两步入路方法。骶椎的显露无论有无脓肿，均从骶正中显露。无论有无脓肿，骶前均因炎性刺激肉芽及瘢痕组织较厚。显露 S_1 椎体时，自髂血管分叉下方于 S_1 椎体正中，先以穿刺针头或注射器针头沿髂总动脉的内侧，自上而下穿刺，针尖遇到椎体即可，穿刺数针形成一条直线，穿刺回吸无血则证明无血管，再以电刀烧灼把穿刺针眼连线，然后以骨膜剥离器剥离软组织达 S_1 椎体骨质或骨病灶，即可进行 L_5 ～ S_1 椎间盘以下部分的病灶处理。骶正中动、静脉口径均较小，在剥离过程中如有出血，可用电灼止血。在行骶椎前路病椎显露与切除时，要掌握好范围，切忌因切除两侧过多而伤及从骶前孔穿出的骶神经根；在靠近椎管的操作中，避免锐器进入椎管内，此因手术体位为斜仰卧位或仰卧位，术者术中很容易对方向感产生错觉，要求手术人员必须时刻保持清醒头脑，切不可操之过急。

下腰椎与骶正中分别显露完成以后再进行病灶处理，在病灶处理中，通过切除 L_5 ～ S_1 椎间盘及其上、下的骨病灶，把两切口在腰骶前血管分叉与前纵韧带覆盖之下的病椎连通起来。

4. 病灶清除与减压

（1）寒性脓肿的处理：腰骶部结核常合并有腰大肌脓肿和骶前脓肿，流注脓肿亦为多见。先要处理腰大肌脓肿，切开腰大肌脓肿吸尽脓液，搔刮脓腔，反复冲洗，钝性分离腰大肌。在椎体的侧方用 Cobb 骨膜剥离器轻轻将周围软组织剥离，腰椎结核的骨瘘孔多位于椎体后外侧、近椎间孔部。如经骨瘘孔进入病灶，须将骨瘘孔周围瘢痕组织分离，在此过程中应结扎腰动、静脉，否则损伤后出血难以制止。

腰骶段结核形成的流注脓肿处理：髂窝脓肿、腰及臀部脓肿、膝关节周围脓肿可通过术中挤压、抽吸、另切小口、穿刺等方法予以清除。病变位置确定后即可处理横过椎体的节段血管，推开椎体旁的软组织和骨膜，显露病椎。

（2）从下腰椎途径清除 L_5 ～ S_1 以上的病灶：行腰骶段的椎体病灶清除术，传统方法多为经 S_1 施术。病灶以刮除为主，辅以范围较小的切除、咬除方法。由于显露病椎较为局限，因而清除不能达到彻底。彻底病灶清除术需从上述第一步法显露即下腰部切口清除 L_5 ～ S_1 椎间盘以上的病灶，到达病椎后可通过骨瘘孔或“开窗”进入病灶，彻底清除死骨、肉芽组织、干酪样物质，切除病变侵犯的椎间盘。骨病灶的边缘要刮除，多个空洞须切除。

（3）从骶前正中途径清除 L_5 ～ S_1 以下的病灶：若病灶位于椎体边缘或有骨瘘孔相通，则从此病灶相通处从小到大、一层一层切除，直到“亚正常骨”。千万注意不可遗留小的硬化壁、空洞及病变性骨桥，为以后未愈、复发留下隐患。上下切除后，L_5 椎体与 S_1 椎体间已在前纵韧带下相通。

（4）病灶清除要点：椎体病灶大体上清除完毕后，还应检查以下几个死角：①椎体后缘与后纵韧带之间，此处因靠近脊髓，位置较深，容易清除不净；②对侧，此处也因位置较深，距离切口又远容易遗漏；③椎体前缘与前纵韧带之间，此处距大血管较近，在经倒八字形切口手术时，位于手术视野的死角。以上这三处死角里的病变组织容易遗漏，要仔细、反复检查，用各种刮匙搔刮，骨刀凿除残余病变骨质，耐心地加以清除。反复冲洗、反复搔刮。

对椎体结核累及椎管者，要彻底清除椎间盘及椎体后壁破坏的骨质。清除死骨及进入椎管的脓肿、肉芽及干酪样组织。注意保护神经根及硬膜囊，避免撕破硬膜囊，造成结核蛛网膜下隙播散。

5. 植骨融合 病灶处理完成后，要把植骨床修理规整，以利植骨尽快愈合。为防止植骨移位，上下骨面要平行，植骨块长短要合适，嵌入要紧密牢靠。腰骶椎间的植骨要求较高，在骶正中切口的直视下，从下腰部切口处细心、缓慢打入植骨块，避免损伤神经与血管。植骨材料的选用以新鲜自体髂骨最为适宜，其他如钛网、人工椎体、腓骨等植骨材料亦可作为支撑与镶嵌植骨之用。

四、后路内固定联合前路病灶清除植骨术

后路内固定联合前路病灶清除植骨术适用于 $L_{4、5}S_1$ 椎结核并腰大肌脓肿，病灶侵犯 2 个以上椎体者；前中柱严重破坏，有明显后凸畸形，前方固定困难者；病灶范围大并感染，不能一期前路内固定者。根据患者和病变的具体情况来决定前后入路的手术顺序，可先后路再前路，或者同时进行，通常多采用一期后路椎弓根螺钉固定后，再行前路病灶清除植骨融合。

气管插管全身麻醉，患者先取俯卧位，以病椎为中心行后正中纵行切口，采用肌间隙入路，不剥离骶棘肌，显露双侧关节突关节，注意保护关节囊，确认病椎后，常规于病椎上下相邻正常椎体上置入椎弓根螺钉，注意置钉节段应经 CT 证实为正常椎，尾侧无法置钉或把持力度不确切者，可行骶髂螺钉固定。安装预弯的连接棒并适当纵行撑开，连接固定，C 形臂机透视确定内固定位置良好后，放置引流，逐层缝合切口。

再将患者改为仰卧位，前方经下腹斜切口或纵行腹直肌旁切口，经腹膜外钝性分离显露腰大肌和病椎侧前方，触及搏动的腹主动脉及其分叉，结扎血管，仔细分离病灶的粘连，处理腰横动静脉后，钝性纵行切开脓肿壁，清除脓肿，沿椎体侧前方纵行切开前纵韧带并行骨膜下剥离，彻底清除死骨、脓液、干酪样坏死物、肉芽组织和坏死椎间盘组织至正常骨质，对有神经症状者行椎管及神经根管扩大减压，用各种不同角度刮匙、吸引器经病变椎体前方或病椎之间进入对侧脓腔并清除所有病变坏死组织，清除彻底后用大量生理盐水反复冲洗至冲洗液澄清。病灶清除后根据骨缺损大小取合适长度的三面皮质髂骨块，塑形后紧密嵌入植骨槽内（图 14-2-3、图 14-2-4）或修

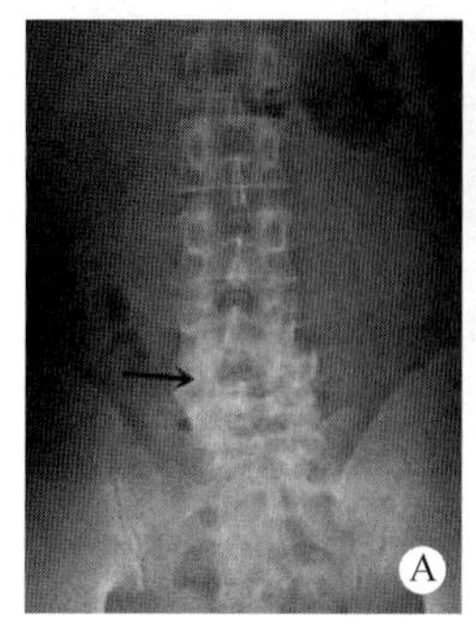

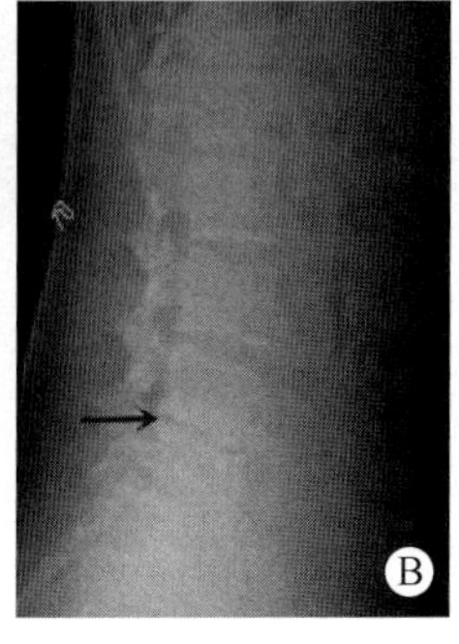

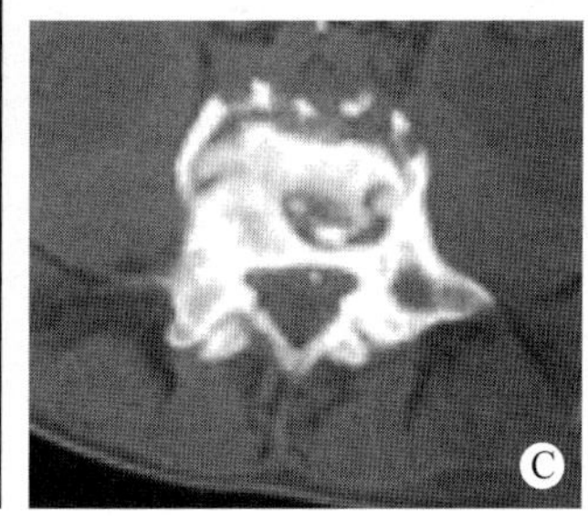

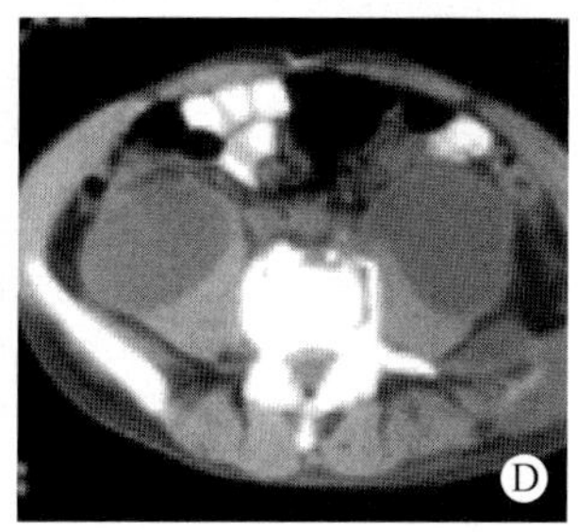

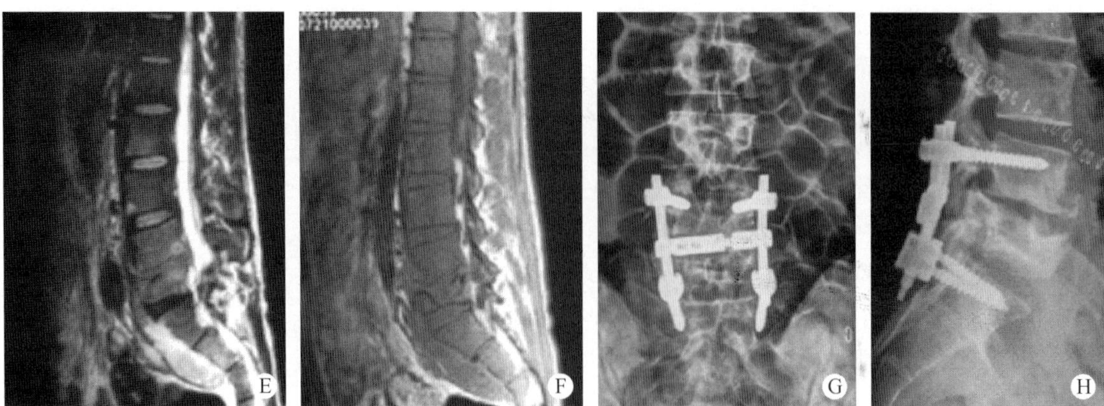

图 14-2-3　男性，31 岁。$L_{4,5}$ 椎体结核，后路内固定联合前路病灶清除椎间植骨术

A、B. 术前 X 线片显示骨破坏，椎间隙变窄影像；C、D. 术前 CT 影像显示双侧腰大肌脓肿；E、F. 术前 MRI 影像显示硬膜囊受压；G、H. 术后 X 线片

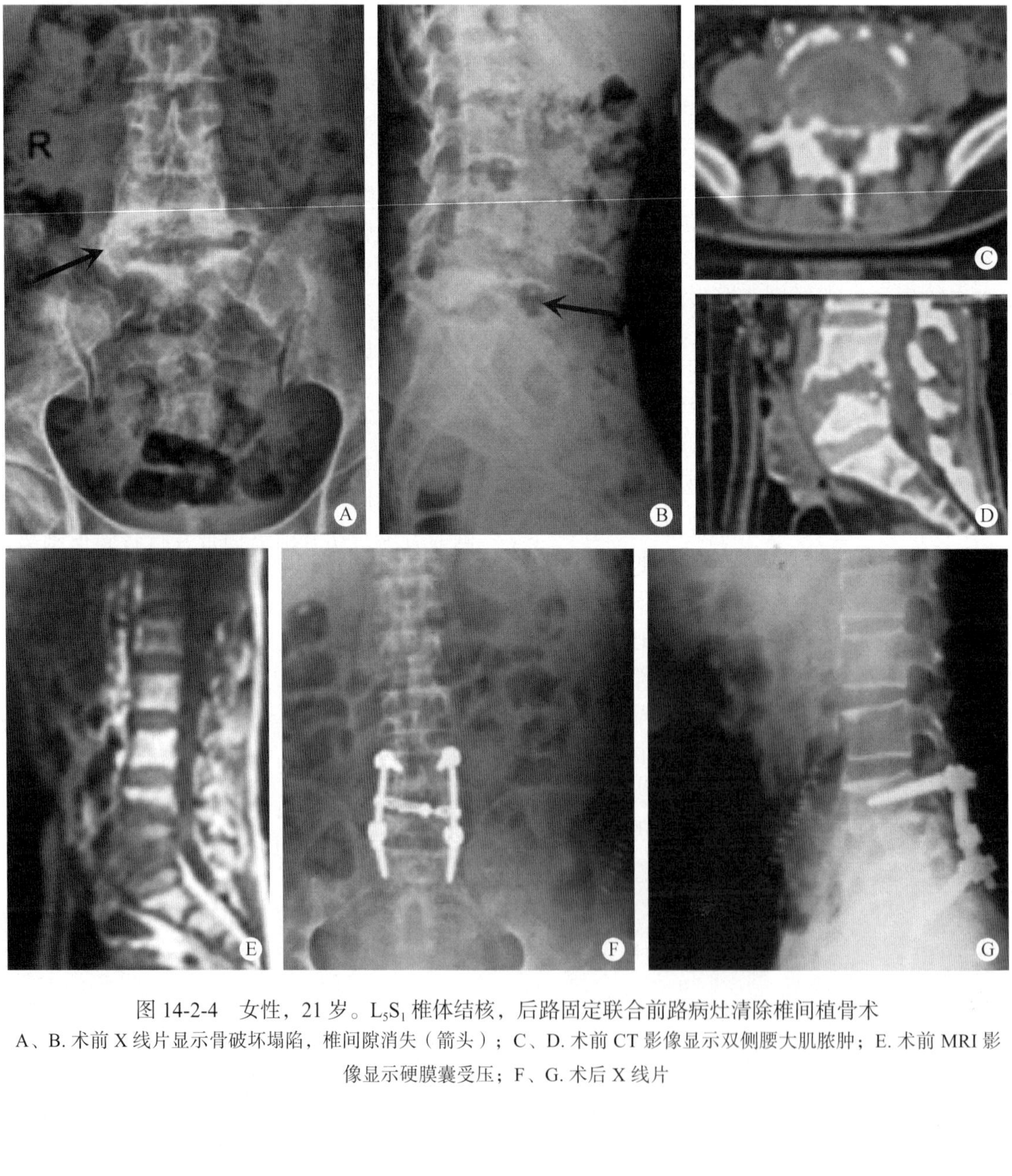

图 14-2-4　女性，21 岁。L_5S_1 椎体结核，后路固定联合前路病灶清除椎间植骨术

A、B. 术前 X 线片显示骨破坏塌陷，椎间隙消失（箭头）；C、D. 术前 CT 影像显示双侧腰大肌脓肿；E. 术前 MRI 影像显示硬膜囊受压；F、G. 术后 X 线片

整钛网填入混有链霉素的髂骨粒，进行椎间植骨重建。放置引流，逐层关闭切口。

术后静脉用药抗感染治疗 3 ～ 5d，加强营养支持；术后 2 ～ 3d 引流量 <20ml/d 时拔除引流管；继续链霉素、异烟肼、利福平及乙胺丁醇四联抗结核治疗 3 个月，3 个月后将链霉素改为吡嗪酰胺，继续四联抗结核治疗 9 个月；卧床休息 3 周后佩戴支具逐步下床活动，支具佩戴时间不少于 3 个月；定期复查肝肾功能和红细胞沉降率、C 反应蛋白，拍腰椎 X 线片及 CT，直到骨病灶痊愈。

五、后路病灶清除椎管减压矫形植骨内固定术

1. 适应证 ①适用于少数 L_5 ～ S_1 椎间隙或椎体结核，病灶较局限，椎体受累小于 1/2，有正常骨质可行内固定，不伴有远处腰大肌、髂窝及骶前脓肿的患者；②腰骶椎附件结核；③骶前脓肿较少或椎体病灶破坏范围以椎体后方为主；④椎管内有脓肿或肉芽组织需经椎管内清除减压；⑤前路病灶清除术后迁延不愈；⑥复发后需再次手术者。

腰骶段后路手术方式通常采用经椎弓根入路、广泛后路切除入路。从后路进行前方椎体病灶清除、植骨融合，由于手术视野显露窄小，手术操作比较困难，适应范围小。但从后路进行矫形、内固定效果好。

2. 手术技术 气管插管全身麻醉，取俯卧位以病椎为中心向上下延伸 1 ～ 2 个椎体，沿棘突做纵切口，切开皮肤、皮下组织后，在正中部切开棘上韧带，用骨膜剥离器剥开两旁骶棘肌，拟行植骨融合的节段采用骨膜下剥离，不准备融合的节段则采用骨膜外剥离，显露完毕后放好两个自动拉钩。椎弓根螺钉置入相邻正常椎体内，中间的椎弓根螺钉可置入病椎椎弓根和椎体上部无破坏的椎体内。若 S_1 椎体严重破坏，则应将固定节段延长至 S_2 椎体或置入双侧经 S_2 髂骨钉，取 2 根长度合适的钛棒预弯成适度前凸后进行安置，以恢复椎体高度及矫正后凸畸形；C 形臂机透视确认后凸畸形矫正及内固定位置满意后，切除病变节段横突及关节突关节，自椎体侧方骨膜下剥离到达前方病灶，吸尽脓液，用各种刮匙彻底刮除肉芽组织、死骨、坏死椎间盘及干酪样物质，使椎管前方彻底减压，搔刮椎体剩余骨质，直至表面有活动性出血渗出，术中使用导尿管伸入脓腔进行加压冲洗，并用负压抽吸，必要时同样清除对侧病灶。病灶清除后于残留的骨质缺损处嵌入合适的自体髂骨或钛网充填异体骨颗粒；为了防止置入物移位，可适当抱紧双侧钛棒，同时注意对神经根的保护，透视确定后凸畸形矫正、椎体高度恢复及内固定位置良好后用过氧化氢溶液及生理盐水反复冲洗术野，同时对病变节段进行椎板、关节突处植骨融合（图 14-2-5）。对以 S_1 椎体后方破坏为主，椎管内有脓肿或肉芽组织，椎管受压者，需行全椎板切除，椎管减压，由后向前清除病灶，椎间缺损处嵌入打压植骨融合。用过氧化氢溶液及生理盐水反复冲洗术野，病灶区放置链霉素 1.0g、异烟肼 0.2g，放置引流后关闭切口（图 14-2-6）。

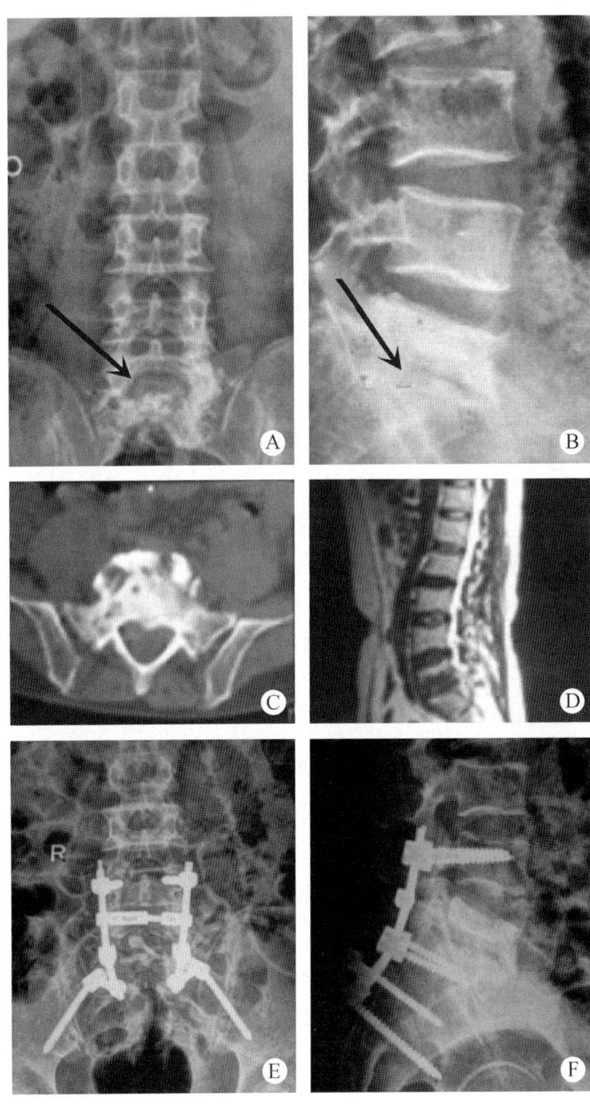

图 14-2-5　女性，35 岁。L_5S_1 椎体结核，后路病灶清除植骨融合内固定术

A、B. 术前 X 线片显示椎骨破坏，椎间隙消失（箭头）；C、D. 术后 CT 与 MRI 影像显示椎骨破坏，椎间隙消失，硬膜囊受压；E、F. 术后 X 线片

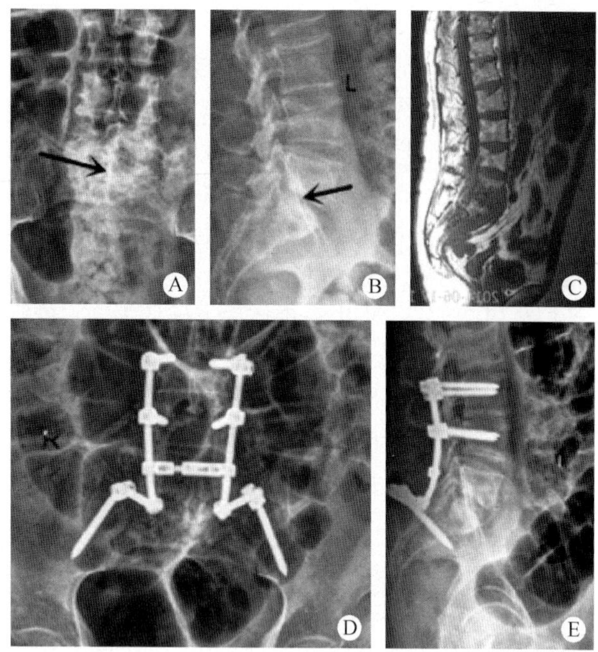

图 14-2-6　男性，65 岁。$L_5S_{1、2}$ 椎体结核，后路椎管减压病灶清除植骨融合内固定术

A、B. 术前 X 线片显示椎体骨质破坏，椎间隙变窄（箭头）；C. 术前 MRI 影像显示硬膜囊受压；D、E. 术后 X 线片

（胡　豇　周忠杰　胡云洲）

参考文献

崔旭，马远征，陈兴，2011. 脊柱结核前后路不同术式的选择及其疗效 . 中国脊柱脊髓杂志，21（10）：807-812.

冯大雄，宋跃明，2004. 前后路联合手术治疗胸、腰、骶椎脊柱结核 . 中国脊柱脊髓杂志，14：754-756.

高延征，余正红，高坤，等，2014. 腰骶结核不同手术方式的选择及疗效分析 . 中华骨科杂志，34（2）：143-148.

郭海龙，刘毅，盛伟斌，等，2011. 后路病灶清除内固定治疗腰骶段结核 . 中华骨科杂志，31（8）：840-845.

郝定均，郭华，徐正伟，2010. 腰骶段脊柱结核的手术治疗 . 中国脊柱脊髓杂志，20（10）：806-810.

李广州，钟德君，王清，等，2014. 单纯前路与一期后路手术治疗腰骶椎结核 . 生物骨科材料与临床研究，11（4）：58-61.

李宏杰，张文斌，莫挺挺，等，2014. 前路病灶清除椎体间植骨结合后路椎弓根内固定治疗腰骶椎结核 . 中国骨伤，27（10）：829-832.

廖烨晖，康敏，唐强，等，2017. 手术治疗腰骶椎结核的术式选择 . 中国脊柱脊髓杂志，27（2）：104-109.

蒲育，何敏，胡云洲，等，2011. 腰骶段脊柱结核的手术治疗 . 中国骨肿瘤骨病，10（4）：351-354.

王林峰，申勇，丁文元，等，2014. 腰椎结核的一期后路经椎间隙病灶清除内固定术 . 中华骨科杂志，34（2）：137-142.

王肖宾，王冰，李晶，等，2017. 经骶 2 髂骨螺钉内固定在腰骶段结核稳定性重建中的应用 . 中国脊柱脊髓杂志，27（5）：392-398.

肖联平，江毅，田永刚，等，2009. 前路经腹腔一期病灶清除植骨融合内固定术治疗腰骶段脊柱结核 . 中国修复重建外科杂志，23（8）：913-916.

许建中，2014. 规范脊柱结核治疗，为我国结核病防治做出更大贡献 . 中华骨科杂志，34（2）：97-101.

许建中，张泽华，周强，等，2006. 一期前路病灶清除植骨融合内固定治疗腰骶椎结核 . 中国脊柱脊髓杂志，16（12）：897-900.

杨寅，张延平，贺西京，等，2016. 一期前路双钉棒系统固定治疗腰骶段脊柱结核 . 中华骨科杂志，36（4）：208-214.

张泽华，陈非凡，李建华，2016. 不同类型腰骶椎结核手术治疗方式的有效性和安全性研究 . 中华骨科杂志，36（11）：662-671 .

周忠杰，李涛，宋跃明，等，2016. 旁正中腹膜后入路病灶清除植骨融合内固定治疗腰 5 骶 1 结核 . 中华骨科杂志，36（11）：691-698.

朱泽章，邱勇，王斌，等，2007. 经腹直肌内缘腹膜后入路行 L_3 ～ S_1 结核病灶清除术 . 中国脊柱脊髓杂志，17（6）：405-408.

Gao Z，Wang M，Zhu W，et al，2015.Tuberculosis of ultralong segmental thoracic and lumbar vertebrae treated by posterior fixation and cleaning of the infection center through a cross-window. Spine J，15（1）：71-78.

He Q，Xu J，2012. Comparison between the antero-posterior and anterior approaches for treating L5-S1 vertebral tuberculosis. Int Orthop，36（2）：345-351.

Inamasu J，Kim DH，Logan L，2005. Three-dimensional computed tomographic anatomy of the abdominal great vessels pertinent to L4-L5 anterior lumbar interbody fusion. Minim Invasive Neurosurg，48（3）：127-131.

Jain AK，Sreenivasan R，Mukunth R，et al，2014. Tubercular spondylitis in children. Indian J Orthop，48（2）：136-144.

Jiang T，Zhao J，He M，et al，2015. Outcomes and treatment of lumbosacral spinal tuberculosis：a retrospective study of 53 patients. Plos One，10（6）：130-185.

Jin W，Wang Z，2012. Clinical evaluation of the stability

of single-segment short pedicle screw fixation for the reconstruction of lumbar and sacral tuberculosis lesions. Arch OrthopTrauma Surg，132（10）：1429-1435.

Kleeman TJ，Michael Ahn U，Clutterbuck WB，et al，2001. Laparoscopic anterior lumber interbody fusion at L4-L5：an anatomic evaluation and approach classification. Spine，27（13）：1390-1395.

Li JH，Zhang ZH，Shi T，et al，2015.Surgical treatment of lumbosacral tuberculosis by one-stage debridement and anterior instrumentation with allograft through an extraperitoneal anterior approach. J Orthop Surg Res，10：62.

Moon MS，2014.Tuberculosis of spine：current views in diagnosis and management. Asian Spine J，8（1）：97-111.

Moon MS，Miin JL，Moon YW，et al，2003. Pott's paraplegia in patients with severely deformed dorsal or dorsolumbar spines：treatment and prognosis. Spine Cord，41（3）：164-171.

Mukherjee SK，Dau AS，2007. Anterior lumbar fusion in Pott's disease. Clin Orthop Relat Res，460：93-99.

Pang XY，Li DZ，Wang XY，et al，2014.Thoracolumbar spinal tuberculosis in children with severe post-tubercular kyphotic deformities treated by single-stage closing-opening wedge osteotomy：preliminary report a 4-year follow-up of 12 patient. Childs Nerv Syst，30（5）：903-909.

Rajasekaran S，2013. Natural history of Pott's kyphosis. Eur Spine J，22（4）：634-640.

Rajasekaran S，Kanna RM，Shetty AP，2014. Pathophysiology and treatment of spinal tuberculosis. JBJS Reviews，2（9）：e4.

Soares do BJ，Batista N，Tirado A，et al，2013. Surgical treatment of spinal tuberculosis：an orthopedic service experience. Acta Med Port，26（4）：349-356.

Song JF，Jing ZZ，Chen B，et al，2012.One-stage anterolateral surgical treatment for lumbosacral segment tuberculosis. Int Orthop，36（2）：339-344.

Sun L，Song Y，Liu L，et al，2013.One-stage posterior surgical treatment for lumbosacral tuberculosis with major vertebral body loss and kyphosis. Orthopedics，36（8）：e1082-1090.

Wood KB，Devine J，Fischer D，et al，2010. Vascular injury in elective anterior lumbosacral surgery. Spine，35（9）：S66-S75.

Xu Z，Wang X，Shen X，et al，2015.One-stage lumbopelvic fixation in the treatment of lumbosacral junction tuberculosis. Eur Spine J，24（8）：1800-1805.

Zhang HQ，Li JS，Guo CF，et al，2012.Two-stage surgical management using posterior instrumentation，anterior debridement and allografting for tuberculosis of the lower lumbar spine in children of elementary school age：minimum 3-year follow-up of 14 patients. Arch Orthop Trauma Surg，132（9）：1273-1279.

第十五章 椎弓结核

第一节 概 述

脊椎椎体结核发病率高，居骨、关节结核之首，而椎弓结核却十分少见。临床所见椎弓结核有三种：①继发于同一水平椎体或肋骨（特别是肋骨小头）的结核病变，因脓肿向侧后方蔓延侵袭椎弓所致；②因结核分枝杆菌栓子经血液传播同时侵犯同一水平椎体和椎弓，引起椎体和椎弓同时发病；③与椎体及附近骨无关，结核分枝杆菌经淋巴或血液直接侵入椎弓而未感染椎体，仅引起局限于椎弓的结核病变，即孤立性椎弓结核。临床上前两种椎弓结核较多见，特别是在椎体结核手术中时有发现，而孤立性椎弓结核即原发性椎弓结核不多见。本节主要讨论孤立性椎弓结核。孤立性椎弓结核系指病变限于椎弓根、椎板、棘突、关节突或横突，而不是继发于椎体结核扩展到椎弓根、横突或上下关节突的结核病变。一般说来，临床上所讲的椎弓结核单指孤立性椎弓结核。本病较为少见，发病部位文献报道腰椎最多，胸椎次之，颈椎最少，占脊椎结核 0.8% ～ 1%。北京市结核病防治所脊椎结核 3139 例中，仅有 17 例椎弓结核，占 0.4%。成都市公共卫生临床中心 2101 个部位脊柱结核中椎弓结核 2 个，占 0.10%。椎弓结核多为青壮年，儿童较少，男女性别发病率有明显差别。其原因与其他结核性疾病一样，主要是结核杆菌随血流侵入该部位定植而引起。对于椎弓结核发病率很少的原因，郭巨灵等认为与椎弓小动脉吻合丰富，不易产生栓塞，不负重，局部松质骨少及其周围肌肉丰富等因素有关。

第二节 应用解剖

脊柱结核中椎体结核高居骨关节结核之首，占 99% 以上，而椎弓结核不足脊柱结核的 1%，十分少见，主要原因：

（1）椎弓体积小，较少松质骨多为密质骨，活动度小不易损伤。

（2）椎弓周围有较多肌肉附着，有较好的抗炎作用。

（3）椎弓周围小动脉吻合丰富，不易为结核菌栓子停留栓塞而发病。

椎体结核发病部位可为脊柱任何节段，但以腰椎最为多见，其次为胸椎，颈椎较少。椎弓结核发病规律与椎体结核相类似，即负重越大越易劳损，也越易发病。

椎弓结核孤立性病灶似棘突、横突最为常见，这与其解剖结构较独立、病变易局限在棘突横突内有关。而椎板，椎弓根，上、下关节突则因体积相对较小，位置相互密集，病变易于彼此蔓延而常同时发病，较少单独发病。椎弓结核各部位受累分布不同。

椎弓因体积较小，随病变的侵蚀可出现骨质的破坏吸收和骨质缺损，通常不出现死骨。因椎弓周围有丰富的血运与肌肉组织覆盖，即便形成死骨也易于吸收或仅有小块死骨存在。椎弓结核随病变发展常于局部形成结核性肉芽组织、干酪样物质和脓肿，脓肿大多位于病灶附近的脊柱后方肌间或筋膜下。但有少数腰椎横突结核的脓肿尚可向前侵及附着于横突上的腰大肌，在前方形成腰大肌脓肿，并可向下流注至髂窝形成髂脓肿。

椎弓结核形成脓肿因较表浅，因而常向体表破溃形成窦道。

椎弓结核病变进展常出现脊髓压迫或截瘫。由于解剖学上的特点，椎弓于侧、后方三面环绕椎管，病变物质极易进入椎管造成脊髓压迫或截瘫。常见压迫物多为脓液、干酪样物质、结核性肉芽组织等软性压迫。因而若能及时手术减压，脊髓功能多能恢复。

第三节 临床表现

1. 起病过程 病情较隐匿，临床早期症状仅有局部固定性轻微酸痛和压痛，除少数病变侵入椎管者外对脊柱局部活动多无影响，体温多为低热，仅少数脓肿较大或瘘管有混合感染者可体温较高。红细胞沉降率大多正常。因此，椎弓结核早期常被误认为一般性劳损或功能性疼痛而延误了诊断与治疗，直到脓肿出现、瘘管发生甚至出现神经系统症状才被确诊。

2. 症状及体征　全身症状多不明显，除患处疼痛外神经根放射痛也较为常见。病变多在胸椎椎弓，三面环绕脊髓，脊髓受压来自后侧，为此25%～50%病例并发截瘫，比椎体结核并发截瘫的频率高，除患处疼痛外神经根放射痛也较为常见。病变接近体表，病程较脊椎结核者短，近脊柱中线，常出现肿块、脓肿或窦道。脊柱通常无畸形，活动无明显受限。椎弓结核的脓肿大多位于病灶附近脊柱后方，但有少数腰椎横突结核的脓肿除可在脊柱后方形成外，尚可向前侵及附着于横突上的腰大肌，形成腰大肌脓肿和向下流注的髂窝脓肿。

3. 实验室检查　多数患者PPD皮试（2+～4+），提示有长期结核患者接触史或结核感染可能，血清学检查红细胞沉降率和C反应蛋白升高，提示局部活动性感染，结核抗体、结核感染T淋巴细胞阳性提示结核感染可能性大，当局部脓肿、窦道形成时，对分泌物、脓液、病灶组织行BAC、PCR、一般细菌培养检查有助于明确结核诊断及一般细菌感染情况，必要时行局部骨组织穿刺取活检以明确诊断。近期出现的分子生物学检查方法Xpert MTB/RIF和免疫学检查方法T-SPOT试验使结核病的诊断时间大为缩短。T-SPOT快速、较好的灵敏度可以为椎弓结核的辅助诊断提供依据。

4. 影像检查

（1）X线摄片：脊椎X线正位摄片，必要时也可照斜位片。根据病变不同，表现也不同。

1）椎弓根病变：椎体上部棘突上方两侧可见圆形、椭圆形影像，不对称的溶骨性破坏模糊不清。

2）椎板病变：棘突两旁骨质密度低。

3）棘突病变：与上下正常棘突比较，原有棘突部分或全部阴影消失。

（2）CT扫描：借CT的高分辨率，并且对影像进行三维重建，CT可以清晰地显示双侧的椎弓在不同的方位，椎弓有细微的破坏时就可查出。

（3）MRI检查：MRI对于椎弓早期的病变即可有阳性发现，T_1和T_2加权像主要表现为椎弓水肿炎症反应的信号，在有骨质破坏时，椎弓内部的信号混杂不均一。合并硬膜外脓肿及截瘫时，可以明确脓肿的大小和范围，并且可以观察到脊髓受损伤的信号改变。

（4）B超检查：与X线和CT比较，超声能很好反映椎弓结核背部脓肿形成的过程，能准确显示脓肿大小、范围，有极高的敏感性和特异性。

第四节　诊　　断

根据病史、体征和X线摄片表现，必要时辅以CT可做出诊断。但是，早期病例，椎旁无脓肿和窦道，其他部位无结核病变者，红细胞沉降率和C反应蛋白多数患者可以正常，诊断较为困难。本病诊断时可以行CT引导下穿刺活检，可以将活检取得的病理组织进行涂片、组织病理学、培养等检查，从而进一步明确诊断。

早期诊断比较困难，应抓住以下几点：

1. 病程进展缓慢，患者既往有无结核病史　如果有，要警惕是否合并有脊柱结核的可能性。同时要询问有无结核中毒症状，可有轻度结核中毒症状，如低热、红细胞沉降率增速。

2. 对于脊柱中线或脊柱旁有反复固定性疼痛和压痛者　应考虑到有椎弓结核存在的可能，常规拍片检查，以免漏诊。

3. 椎弓结核的脓肿　大多脓肿位于病灶附近脊柱后方，但有少数腰椎横突结核的脓肿除可在脊柱后方形成外，尚可向前侵及附着于横突上的腰大肌，形成腰大肌脓肿和向下流注的髂窝脓肿。脓肿穿刺抗酸染色涂片检查常能较早明确诊断。

4. 椎弓结核的X线表现　一般无典型征象，早期骨质疏松和溶骨性改变并不明显。X线侧位及斜位片对明确小关节突结核的骨质破坏及关节间隙狭窄的改变极有帮助，因此X线侧位及斜位片在做该部位检查时应视为常规检查。后期则呈骨质缺损或某一部分骨缺如（如横突或棘突的消失），通常无死骨影像。儿童椎弓结核X线除有溶骨性改变外，有时尚可有病骨呈膨胀增大的改变。X线显示横突呈膨胀性改变，中心有数个大小不等的密度减低区，术前疑为肿瘤，后经手术及病理诊断为横突结核。

5. CT、MRI检查　有资料表明手术所见与术前CT和MRI影像基本相符，因此对于X线影像不典型难以明确诊断者，应做CT、MRI检查以明确诊断。CT、MRI 检查因其对组织的高分辨率，易于显示椎弓早期病变及肌肉间隙间脓肿，因此有利于椎弓结核的早期诊断（图 15-4-1）。

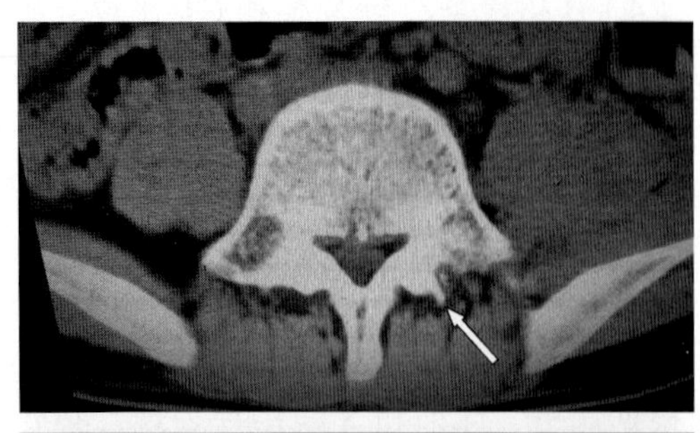

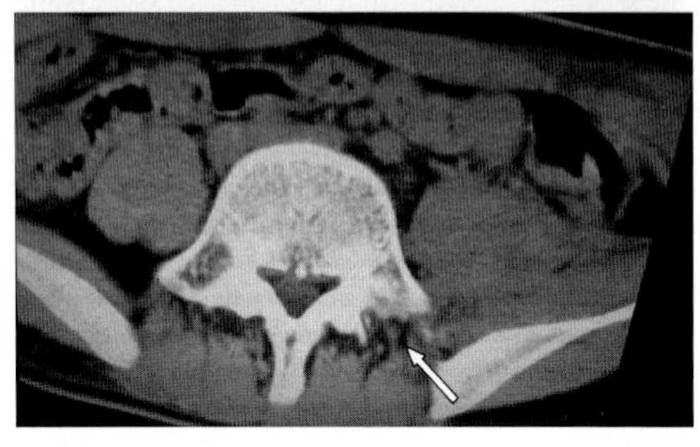

图 15-4-1　男性，28 岁。L_5 左侧关节突结核 CT 显示骨质破坏（箭头）

第五节　鉴别诊断

椎体椎弓结核应与以下疾病相鉴别：

1. 脊椎骨样骨瘤　患者年龄较小，主要症状为腰痛，背肌痉挛及脊柱侧凸。X 线检查显示局限性破坏及病灶周围有明显骨质增生的瘤巢改变。

2. 脊柱转移瘤　本病多发生在椎体，但椎体椎弓转移瘤也时有发现，并非罕见。疼痛多较明显，且大多有原发癌病史或手术治疗史。X 线检查主要为溶骨性改变，CT 检查常可见其周围软组织内侵犯。

3. 嗜伊红肉芽肿　多见于儿童，主要侵犯椎体，为溶骨性破坏，典型者 X 线片椎体扁平呈薄片状硬化，偶见椎弓者 X 线检查显示卵圆形或不规则局限性骨破坏，周围有硬化带或骨膜性新骨形成。

4. 化脓性炎症　发病急骤、高热疼痛为其特征，脊柱运动早期即明显受限，局部软组织可有红、肿、热、痛等表现，以后可形成脓肿。早期无骨质破坏，中期 X 线检查显示骨质破坏边缘不清，晚期可见到明显骨质增生和骨质破坏同时存在。

5. 脊髓肿瘤　原发灶在脊髓，晚期压迫周围骨质，形成骨质边缘破坏，肿瘤增大后累及椎弓根，以后也可累及同侧的肋骨头或椎板。

第六节　治　　疗

椎弓结核因其体积较小，病变位置远较椎体结核表浅，因而治疗多倾向采用手术治疗。少数病变较轻，病程较短，局部无脓肿、窦道及神经系统症状者，可考虑采用非手术治疗，即主要通过抗结核药物治疗使病变静止、治愈。多数椎弓结核应在系统抗结核药物治疗下积极行病灶清除术，以免病变进展进入椎管，引起神经系统症状和发生截瘫。

一、非手术治疗

对于病变较轻，尚无明显脓肿、窦道、并发截瘫及神经症状者可考虑非手术治疗。

（1）休息与营养：应卧床休息、增强食欲，增加营养，全身支持疗法，纠正贫血和低蛋白血症。

（2）局部制动：椎弓结核有腰背疼痛、低热、盗汗等全身中毒症状，局部肌肉痉挛的患者，提示病变处于急性炎症期，无论骨骼破坏多少，均应卧平板床休息，使脊柱负荷减小。

（3）全身抗结核药物治疗：是治疗椎弓结核的基础，初治病例可采用下列方案之一：①异烟肼（INH）、利福平（RFP）、乙胺丁醇（EMB）、链霉素（SM）四联抗结核化疗 3 个月后停 SM，继续用 INH、RFP、EMB 治疗 6 ～ 15 个月。② 2HRZE/10HRE 强化期：异烟肼、利福平、吡嗪酰胺和乙胺丁醇，每天 1 次，共 2 个月；巩固期：异烟肼、利福平、乙胺丁醇，每天 1 次，共 10 个月。③ 3HRZE/9HRE 强化期：异烟肼、利福平、吡嗪酰胺和乙胺丁醇，每天 1 次，共 3 个月；巩固期：异烟肼、利福平、乙胺丁醇，每天 1 次，共 9 个月。尽早确定诊断与耐药情况，酌情调整抗结核方案，若单一耐药，可酌情调整，若确诊为多重耐药结核则需请会诊讨论制订抗结核方案。

二、手术治疗

1. 结核病灶清除术

（1）适应证

1）因椎弓结核引起脊髓、神经损伤者。

2）有明显脓肿或窦道者。

3）结核病变破坏明显，非手术治疗无效者。

（2）手术操作方法：根据病变及脓肿部位，采用不同切口及入路。棘突、椎板和关节突病变可采用与脊柱后路手术相同的后正中入路。横突和椎弓根病变可做旁正中切口入路，胸椎入路和肋横突入路相似。

当椎弓结核进展并在局部形成脓肿或窦道，或进入椎管造成脊髓压迫及截瘫时则应积极采取手术治疗。手术并不复杂，主要为刮除或截除棘突、椎板和关节突病变。术中应彻底清除骨病灶和脓肿、结核性肉芽组织、干酪样坏死等物质。椎弓各病变部位因体积小、形状不规则，搔刮多不易彻底，手术通常采取病变骨根部截除术。椎板、根弓根结核做病灶清除时应注意尽量不要进入椎管，以免损伤硬膜和脊髓神经。

2. 微创技术病灶清除术 参见本书脊柱结核微创治疗相关内容。

3. 病灶清除椎管减压内固定术 椎体椎弓结核并发截瘫者于病灶清除同时行椎板切除减压，要进入椎管清除病灶施行椎管减压者，清除椎管内脓液、结核肉芽组织、干酪样物质、死骨，应避免使硬脊膜破损，一旦破损应立即缝合，以免造成硬膜下感染和粘连。病变范围较广泛的病例病灶清除术后尚需做后路椎弓根螺钉内固定术以保持脊柱稳定性。术毕一定要彻底冲洗，病灶处放置链霉素 1g，异烟肼 0.3g，留置引流管，接引流袋，逐层缝合伤口。充分引流以免感染和瘘管形成。

4. 术后处理

（1）卧床休息 1 个月，视随访情况决定下地活动时间，卧床期间每天 3 次做四肢屈伸锻炼，起床活动强度视随访结果决定。

（2）避免劳累，加强营养，避免重体力劳动 1 ～ 2 年，每 2 ～ 3 个月复查红细胞沉降率、C 反应蛋白、肝肾功能，同时行病椎 DR 或 CT 检查，了解病变愈合情况。

（3）术后继续抗结核药物治疗 9 ～ 12 个月：异烟肼 0.3g，每天 1 次，利福平 0.45g 静脉滴注，每天 1 次，乙胺丁醇 0.75g，每天 1 次，吡嗪酰胺 1.5g，每天 1 次；注意药物副作用、药物敏感试验及耐药情况，根据药敏调整抗结核方案。

5. 疗效 由于棘突、关节突、椎板、横突位置表浅，手术容易显露，视野清楚，病灶清除除刮除外，多采用自病变骨基底切除，病灶清除彻底，故椎弓结核手术治疗的疗效多较椎体结核满意（图 15-6-1、图 15-6-2）。

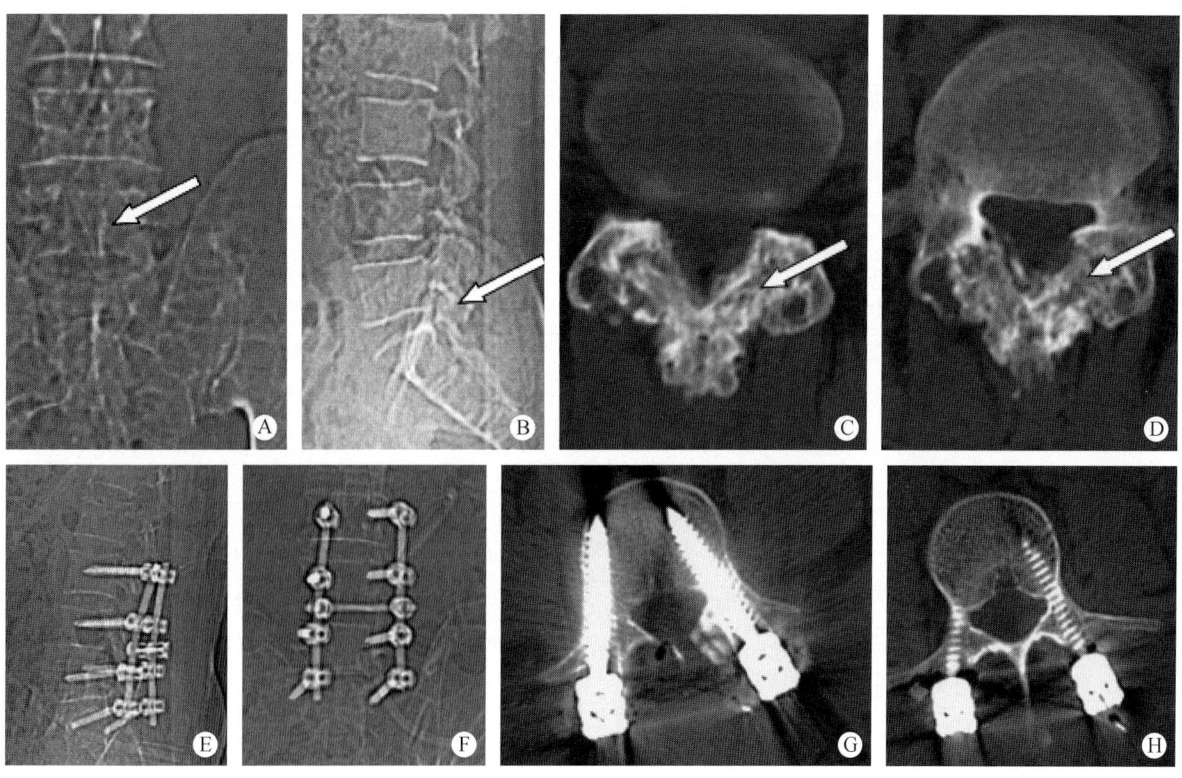

图 15-6-1 男性，48 岁。$L_{4、5}$ 椎弓结核行后路病灶清除、椎管减压、后路钉棒系统内固定、植骨融合术
A ～ D. 术前影像（箭头）；E ～ H. 术后影像

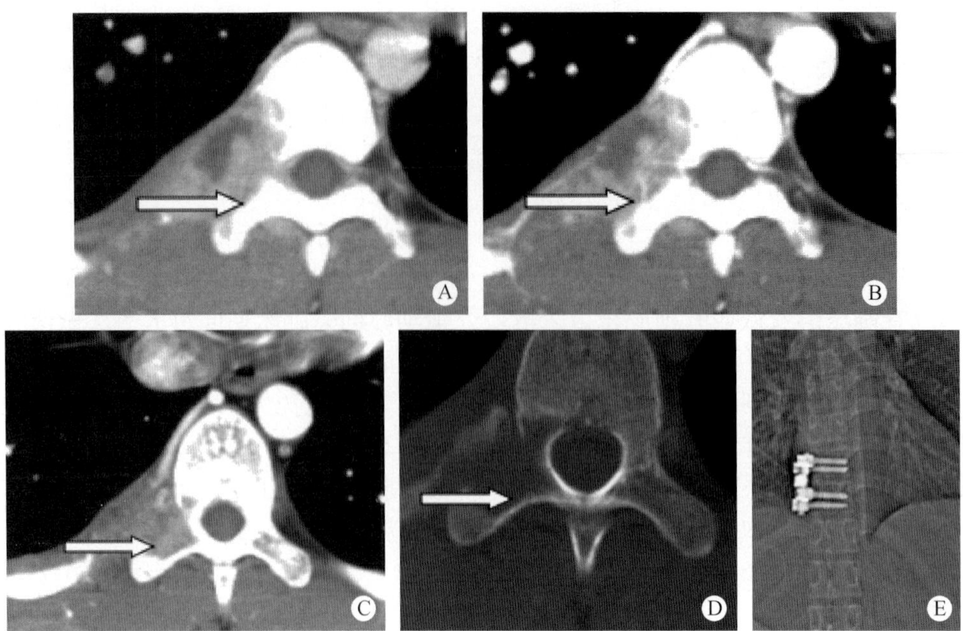

图 15-6-2 男性，25 岁。$T_{9、10}$ 椎弓与椎体结核病灶清除，肋骨后支部分切除，植骨融合、钉棒系统内固定术，右侧胸背部冷脓肿清除术

A ~ D. 术前影像（箭头）；E. 术后影像

（袁海峰）

参考文献

陈应超，李青，张爱明，等，2014. 颈椎附件结核的诊断和治疗（附 2 例报道）. 中国骨与关节损伤杂志，29（11）：1133-1134.

计汉华，1987. 椎体附件结核在胸椎结核中的重要性（附 25 例报导）. 医学科技，1：18-19.

金春南，1976. 椎弓结核 18 例分析 . 重庆医药，S1：34-35，84-85.

林羽，1998. 骨、关节结核专题讲座 . 中国农村医学 .

林羽，吴启秋，徐双铮，等，1998. 孤立性脊柱椎弓结核的临床特点及诊断治疗 . 中华结核和呼吸杂志，10：44-46.

邱贵兴，戴克戎，2016. 骨科手术学 .4 版 . 北京：人民卫生出版社，1993-1994.

瞿东滨，金大地，陈建庭，等，2005. 脊柱结核外科治疗的术式选择 . 中华骨科杂志，25（2）：74-78.

王自立，2006. 脊柱结核手术治疗的相关问题探讨 . 中国脊柱脊髓杂志，16（12）：888-892.

吴启秋，林羽，2006. 骨与关节结核 . 北京：人民卫生出版社 .

杨伟宇，王自立，乔永东，2006. 脊柱结核病灶部分切除术的切除范围 . 第四军医大学学报，27（8）：695-697.

张壮岱，张卫平，刘长安，2006. 腰椎附件结核伴椎管内结核瘤一例报告 . 中华骨科杂志，6：432.

周天建，杨维明，任洪文，等，1965. 后部脊椎结核 . 中华外科杂志，13：822-823.

El-Bakry A，Jamjoom A，Jamjoom ZA，et al，1999. Atypical forms of spinal tuberculosis：case report and review of the literature. Surg Neurol，51（6）：602-607.

Gao B，Liang A，Zhao J，et al，2016. Neural arch tuberculosis of cervical spine causing compression of spinal cord. Spine J，16（11）：e731-e732.

Jamjoom A，Jamjoom ZA，Al-Tahan AM，1997. Neural arch tuberculosis：radiological features and their correlation with surgical findings. Br J Neurosurg，11（1）：32-38.

Naim-Ur-Rahman，Al-Arabi KM，Khan FA，1987. Atypical forms of spinal tuberculosis. Acta Neurochir（Wien），88（1-2）：26-33.

Nassar I，Mahi M，Semlali S，et al，2002. J Neuroradiol，29（3）：204-207.

Solomon A，Sacks AJ，Goldschmidt RP，1995. Neural arch tuberculosis：a morbid disease. Radiographic and computed tomographic findings. Int Orthop，19（2）：110-115.

Tibau R，Fuster S，Auleda J，et al，1994.Tuberculosis of the neural arch. A report of four cases. Int Orthop，18（2）：119-121.

Yalniz E，Pekindil G，Aktas S，2000. Atypical tuberculosis of the spine. Yonsei Med J，41（5）：657-661.

第十六章 脊柱结核的微创治疗

第一节 概 述

一、脊柱结核微创治疗的发展历史

脊柱结核治疗手段的历史非常漫长，在先辈不断的探索和研究中，经历了单纯药物治疗到药物治疗联合手术治疗的发展阶段。在抗结核药物问世之前，治疗脊柱结核的主要手段是卧床和休养。据 Seddon 于 1935 年报道，60% ～ 90% 脊柱结核合并截瘫的患者在空气清新的医院中经长时间卧床休息而康复。在手术治疗脊柱结核上人们进行了一些探索，最初用椎板切除术治疗瘫痪，但是由于不能有效地控制病灶的发展，其结果令人失望。1894 年，Menard 首次通过肋横突入路，尝试对胸椎结核病灶行椎旁脓肿切开引流，以缓解脓肿对脊髓的压迫，结果患者的症状得到意外改善。但许多按这一方法治疗的患者死于继发性感染。当时外科手术后死亡率高达 40% ～ 70%，因而这种方法被放弃了。

在有效的抗结核药物问世后，脊柱结核的手术治疗重新得到重视。英国医学研究会（British Medical Research Council，BMRC）曾报道采用长程化疗方案结合手术治疗脊椎结核，治愈率可达 89%、复发率为 3%、死亡率为 1.4%。而化疗时代之前死亡率为 35%。脊柱结核的治疗开始了药物治疗与手术治疗联合应用的阶段。部分脊柱结核患者通过单纯保守治疗而获得痊愈，包括休息、营养及其他辅助药物治疗。但大多数脊柱结核患者还需通过手术治疗来治愈。当时多数学者认为抗结核药物与外科手术疗法联合使用是一个比较好的治疗方法。后期的一些研究也证实单纯应用化疗治疗脊柱结核时间长、疗效差，并不优于手术加药物治疗。Tuli（1976）治疗 900 例脊柱结核患者，单独化疗组 38% 的神经功能恢复，31% 的椎间骨性融合；而手术组 80% 的神经功能恢复，89% 的椎间骨性融合。MRC（1993）对 265 名脊柱结核的门诊短程化疗患者自治疗开始随访 3 年，6 个月、18 个月、36 个月椎间骨性融合率分别为 7%、30%、44%；椎体后凸角不断加大；18 个月时好转患者达到 44%，36 个月时达 77%。Moon（1996）治疗 67 例脊柱结核患者，手术治疗 54 例，单纯药物治疗 13 例，手术治疗组神经功能障碍在 2 个月内恢复，化疗组在 2 ～ 6 个月恢复。

在 20 世纪 50 年代，方先之在全身化疗的基础上成功开展了脊柱结核病灶清除术，提出了“病灶清除术”的概念，同时主张对脊柱结核病例采用植骨稳定病椎。这一时期，由于抗结核药物的临床应用，手术治疗脊柱结核被广泛应用于临床，但当时大部分学者认为在结核病灶内植骨有使植入骨块坏死、感染形成新的死骨及压迫脊髓的危险，仅行病灶清除而很少做植骨融合，结果造成术后脊柱失稳、形成后凸畸形等并发症。随着手术技术的不断改进和治疗效果的不断提高，手术治疗进一步得到重视。1956 年，在中国香港，Hodgson 等研究发现在抗结核药物治疗的同时，行前路根治性病灶清除并植骨融合组与仅手术清除病灶或仅用药物治疗组相比较，发生脊柱畸形的可能性小，同时可以早期融合。前路手术的 10 年随访融合率为 94%，平均胸椎后凸角为 1.4°，而仅用手术清除病灶组 90% 病例融合，平均后凸角为 9.8°；采用药物治疗组十年的随访结果分别是融合率为 27% 和后凸角为 17.8°。因此，Hodgson 推广的根治性病灶清除植骨术——“香港手术”在手术治疗脊柱结核史上具有划时代意义。

20 世纪 90 年代，人们认识到脊柱稳定性的维持与重建是决定脊柱结核远期疗效的关键，也是防止脊柱结核复发的重要因素；同时随着脊柱内固定技术的不断完善，为脊柱结核外科治疗水平的提高奠定了基础。在脊柱结核的外科治疗中，以化疗药物治疗为基础，前路病灶处理及椎间植骨融合因有较高的治愈率和可靠的重复性而被广泛接受，是脊柱结核外科治疗的一大进展，使脊柱结核植骨融合术得到更广泛的应用。

在近年来，随着医学影像学技术的发展，以及手术器械的不断改进创新，治疗理念的进步，微创手术方法也就应运而生，同时在各个相关学科和领域得到了长足的进步。Pombo（1993）使用引流的方法治疗脊柱结核脓肿，1994年Jeanneret应用灌注冲洗治疗脊柱感染性疾病等。2002年Dine等在CT引导下行结核脓肿引流，我国张西峰等从2002年开始将CT引导下微创治疗的方法与病灶内注射抗结核药物治疗结合起来取得了较好的疗效。目前，随着脊柱微创外科学的发展，手术技术及手术器械的不断改进，在脊柱结核的诊断和治疗中，许多微创技术如内镜技术、显微镜技术、小切口微创技术、计算机导航技术等逐步引入到这一疾病领域中。在脊柱结核的治疗方面，Huang等首先报道了10例胸腔镜辅助下小切口胸椎结核前路手术的临床研究结果，在单个胸腔镜观察孔基础上，从手术目标区相对部位另做两个3～4cm的小切口完成了病灶清除和植骨融合，结果显示出血量与应用标准胸腔镜技术相当，而手术时间较短，临床优良率达90%，神经功能恢复平均为1.2级，后凸矫正率为37.3%。我国池永龙等较早报道了扩大操作口电视辅助内镜下脊柱前路手术的研究结果，也取得了较好效果。吕国华等应用胸腔镜下辅助小切口技术与开放手术进行胸椎结核前路重建的比较研究结果显示，两组临床优良率、神经功能改善率和后凸矫正度结果近似，小切口组平均出血量、胸腔引流量和拔管时间均少于开胸组，平均手术时间与开放手术比较无统计学差异。Parker L.M.、McAfee P.C.等1996年首先报道了气腹式经腹膜后腹腔镜腰椎结核前路病灶清除手术，手术在放大的电视屏幕下操作，对病灶的观察更全面、更仔细，腹腔镜光源能更精确、更微观地显露椎间隙病灶，提高彻底清除结核病灶的可能性。Shibuya等2009年通过经皮内镜技术对2例腰椎结核患者行病灶清除并持续灌洗引流12～16d，取得了临床治愈。邓忠良等2014年对15例无严重脊柱后凸畸形及神经功能损害的腰椎结核患者行内镜下病灶清除、灌洗、局部化疗，无手术相关并发症，平均置管14d，随访15～24个月，临床症状均缓解，末次随访时均临床治愈。如何应用微创的方法提高脊柱结核的治愈率，缩短疗程，减少并发症，是脊柱外科医师需要深入研究的内容。

二、微创技术在脊柱结核中的应用范畴

脊柱结核的微创手术治疗是为取得与常规外科手术同样或更好的临床疗效的前提下，借助或不借助医学影像内镜，或采用小切口方法，尽量减小外科创伤的外科治疗方法。脊柱结核的微创治疗方法正是在这种理念下发展进步的。随着工程技术、计算机技术及人工智能技术的不断进步，微创技术也是日新月异，在未来，将有更多的技术可以应用于脊柱结核的诊断和治疗中。因此，在这一方面的进展也是开放的、不断发展的。目前临床中脊柱微创手术在脊柱结核诊断和治疗方面的应用如下：

1. 经皮穿刺技术 借助影像学引导，主要设备为普通CT或B超指引下，采用局部麻醉下行病灶穿刺活检或培养，也可同时行脓肿或病灶穿刺排脓，病灶或脓肿内置管、灌洗引流。

2. 内镜和影像学引导微创技术 全身麻醉下经内镜进行病灶清除、内固定的方法。沿用开放手术病灶清除和内固定的理念与方法，将其转换为腔镜手术。麻醉条件与开放手术无异，适应证选择比普通开放病灶清除术要严格，设备存储条件大为提高，手术难度同样明显增加。

3. 小切口微创技术

4. 显微镜和影像学引导下微创技术

5. 其他微创技术 如计算机导航技术、机器人技术等。

三、脊柱结核传统开放手术与微创技术的关系

一般来说，手术方式的变化总是经历了开放到闭合，从巨创到微创的过程。微创骨科技术本意是以最小的损伤达到最佳治疗效果，它是一门高精的科学技术。微创技术源于传统的骨科技术，而且传统骨科技术的一般处理原则和操作方法仍然适用于微创骨科技术的实践。积极外科手术结合抗结核药物的联合化疗可有效地缩短治疗周期，减少长期化疗所产生的毒性作用，促进结核愈合，降低伤残，提高生命质量，这是脊柱结核现代治疗理念的重大进步。微创手术不是治疗脊柱结核的唯一方法，但应成为治疗的一种重要补充方式。

对于微创手术而言，手术创伤相对较小，有些技术在局部麻醉条件下即可实施，因此要比传统的手术技术有着更为广泛的适应证，如患者心肺功能差，不能耐受手术时，可以选择CT或B超引导下脓肿引流及置管局部化疗灌洗。微创手术降低了开放手术的诸多风险，是外科学的发展趋势，同样是脊柱结核治疗的重要方式。当然并不能一味追求微创，最极端的观点是采用口服药物保守治疗完全没有对患者有任何创伤，但这样就退步到了刚发明抗结核药时代的治疗水平。正因为前人在这一领域走了不少弯路，所以才探索出目前关于脊柱结核治疗成功的策略：结合全身化疗药物的手术病灶清除、内固定融合是对脊柱结核安全、有效的治疗方法。外科手术能使脊柱达到即刻稳定，并可预防或矫正脊柱畸形，防止植骨块松动、滑脱、塌陷及吸收。

在前述的技术中，CT引导下的穿刺引流，化疗药灌洗将常规的全身麻醉改为局部麻醉，降低麻醉对机体的不良反应，术前准备简单，手术适应证相应较宽，手术操作简便易行。对患者毫无疑问是创伤最小的治疗方式。同样，椎间孔镜脊柱结核微创手术方法不仅能经椎间孔进入椎间隙或椎管内，还可在X线或视频监视下进入脓腔深处进行清除。相对于传统开放手术大大地减少了对腰椎稳定结构的破坏及手术引起的出血，在取得令人满意的手术疗效的同时，使得患者更早地恢复正常的工作生活，缩短化疗药物的使用时间及治疗时间，可减轻患者的经济负担。有回顾性研究表明，在全身使用抗结核药物的基础上，采用椎间孔镜下脓肿清除联合置管引流的诊疗方案更优于CT引导下置管引流的方案，特别适合无严重神经功能障碍及瘫痪的结核脓肿患者，其不但获得有助于确诊的病理证据，而且可以缩短住院时间、拔管时间、治愈时间，降低医疗费用，明显改善预后。椎间孔镜可清除结核脓肿各种组织成分，获取不同病变程度的结核组织，而CT引导下引流出的脓肿多为坏死组织；不同组织成分的结核杆菌检测阳性率存在异同，这使得椎间孔镜下获得的多种结核组织存在更高的结核杆菌检出率和培养阳性率。CT定位下穿刺活检有助于早期确诊脊柱结核，但技术难度大，应用受限，而椎间孔镜则可以在清除病灶的同时进行活检，有望在脊柱结核的早期诊断中使用。但是这两种技术也有其缺陷，如患者生活相对不便，注药管堵塞或脱落需反复置管，治疗周期长等。此外在其他部位如胸椎、颈椎等，微创手术不能对椎管内软组织和骨性组织进行直接减压，不能矫正后凸畸形等导致神经功能障碍的病理改变。

20世纪90年代电视辅助胸腔镜手术技术的发展为胸椎前路手术的微创化开辟了新的途径。较传统外科手术具有创伤小、术后恢复快等优点，但其技术与设备要求高也为人们所认识，早期应用存在一定难度和潜在的风险。电视辅助胸腔镜手术技术与常规手术比较存在下列问题：

（1）需要特殊的设备，如监视器、光源、抽吸和灌洗装置、电凝系统、普通镜下和特制脊柱前路手术操作器械、影像定位系统。

（2）完全凭监视器进行手术操作，其视觉效果与传统开胸技术不同，术者与助手需长时间地训练以熟悉手术过程，学习曲线较长，VATS应用前需要术者有丰富的开胸手术经验、镜下解剖的学习和镜下操作的训练。

（3）对麻醉要求高，单肺通气和术侧肺塌陷是保证胸腔镜手术成功的重要前提。

（4）需特殊的镜下内固定操作器械。

（5）分离胸内粘连困难。

（6）如果遇上较大血管损伤则止血较困难。

（7）处理复杂的椎体病变或进行前路脊椎重建时存在较多困难。研究证实电视辅助胸腔小切口技术不仅能取得标准“锁孔”电视辅助胸腔镜手术同样的微创效果，而且能缩短技术掌握的学习曲线，并可应用常规手术器械进行有效手术，减低手术花费，具有较广阔的应用前景。

在内镜、显微镜及其他特殊器械的辅助下，通过小切口进行脊柱结核病灶清除术较传统手术明显减少了创伤。小切口微创手术必须根据医师的经验和现有的条件，通过比常规手术更小的切口来达到治疗疾病、减少对患者创伤和增加美观的目的。单纯盲目追求微小切口并非微创技术，虽然有高精仪器的配置，过于微小的切口，使得解剖不清楚，操作不到位，动作过于粗暴，视野不清楚，人为造成操作难度大，延长手术时间，误伤重要组织，甚至转为传统手术，反而成为有创或巨创手术，这样会带来严重损伤甚至危及生命。小切口外科不等于微创技术，单纯缩小切口，暴露不充分，运用常规手术器械，操作难以得心应手，强力牵拉将人为增加组织损伤，此并不意味着操作微创化。同样，为了达到微创目的，延长手术操作时间，扰乱机体内环境的稳定性，导致手术创伤增大，引发其他严重并发症，加重临床症状，这也不是微创手术的初衷。

脊柱结核微创外科治疗的发展是传统开放手术的有益的、必要的补充，是比传统脊柱外科手术具有更小的创伤、更佳的内环境稳定、更小的全身和局部反应、更快的组织愈合、更短的康复时间和更好的心理反应的手术技术。但是众多成功经验告诫我们，微创技术并不能完全取代和脱离传统脊柱外科技术。如在脊柱结核截瘫和后凸畸形后，开放手术依旧是患者的首选治疗措施。

第二节　脊柱结核手术治疗的适应证

脊柱结核手术适应证的选择，完全根据脊柱结核手术治疗的目的而定。传统脊柱结核手术治疗方法以治愈病灶为根本目的，故手术适应证依此而定。我国方先之认为脊柱结核患者在全身情况得到积极治疗和改善后，如果出现明显的寒性脓肿、久治不愈的窦道、椎体有明显的死骨或空洞、脊髓受压等临床表现，其中一种情况的存在即为病灶清除术的适应证。这一手术适应证已被众多医师所共识，多年来已应用于临床工作。由于当时脊柱外科发展现状所限，并未考虑到畸形矫正与脊柱稳定性重建及细菌耐药、耐多药的问题等。有关手术和非手术治疗脊柱结核的问题，英国医学资源工作委员会（Medical Resource Council Working Party）做过深刻的评价，他们的报告指出，根治手术加药物治疗可以解除症状，纠正畸形，防止复发，预防瘫痪进一步加重；长期卧床休息，不论用或不用石膏固定的效果大致相同；如无根治手术条件，应首选药物治疗而不需卧床；对无神经症状的脊柱结核的手术适应证观点不同，如果存在因脊柱不稳定而导致的局部明显疼痛，后路内固定手术也是可行的；但椎体受累一个以上，大大增加了椎体塌陷和脊柱后突畸形的危险性，对这些病例行病灶清除和植骨手术是一个最直接而有效的方法；而化疗药物产生抗药性和疾病复发是手术治疗的另一适应证，这类脊柱结核手术治疗的优良效果是单纯药物治疗无法替代的。

脊柱结核的手术治疗目的从过去单纯病灶清除发展到现代的尽快治愈病变，重建脊柱、脊髓的稳定性，早日康复，手术适应证亦随之不断地完善。20 世纪 50 年代初期，Wilkinson 等（1969）认为手术所要解决的问题就是要打破屏障，使结核病灶内抗结核药物能达到有效的浓度。Yau 和 Hodgson（1968）列出了早期和晚期脊柱结核的手术适应证，如严重后凸畸形伴活动性结核，有脊髓受压症状和体征，肺功能进行性损害和后凸畸形加剧等。后从临床治疗手段出发，Rezai（1995）认为对有神经功能受损、脊柱畸形或不稳、化疗效果不佳、病情进展的病例应积极手术。脊柱结核手术治疗的绝对指征是病灶活动并有神经系统压迫的病例。手术可以迅速解除脊髓压迫，使神经功能早日恢复。Lee 等（1999）注意到有些早期胸腰椎结核患者尽管骨破坏轻且无神经功能损害，但存在严重脊柱不稳而导致腰部活动时剧烈“折断样”疼痛。他们采用椎弓根钉固定、后外侧脊柱融合术来解决这一问题，治疗了 18 例患者，术后症状均迅速缓解，随访 21 ～ 40 个月，结核痊愈，无后凸畸形发生。Lee 认为通过化疗可治愈椎体病灶，而后路固定则可迅速消除症状，防止迟发后凸畸形，因而对病史短、骨破坏轻，但存在严重脊柱不稳的患者行后路椎弓根钉系统内固定是有益的。

由于目前对脊柱结核病手术治疗目的要求更多、更系统、更全面，手术方式、手术技术更臻完善，所以脊柱结核的手术适应证不单针对病灶治愈，而是针对脊柱结核手术治疗的四大目的。综合许多作者的研究结果及观点，并结合作者的临床经验，笔者认为目前手术治疗脊柱结核的适应证如下：

（1）穿刺活检无法确诊，不能除外肿瘤者。

（2）一线药物治疗失败后，耐药者特别是耐多药者。

（3）较大的寒性脓肿持续存在或脓肿对局部器官产生压迫症状、经久不愈的窦道及较大的死骨或空洞存在者。

（4）出现脊髓、马尾神经、神经根受压的表现，椎管内、硬膜内外有结核肉芽肿者。

（5）椎体严重破坏塌陷或缺失者。

（6）严重的骨破坏致腰背痛者。

（7）脊柱畸形或不稳定者。

（8）脊柱结核未治愈或复发者。

这一适应证较传统适应证更全面、更细致、更准确。结合了现代的结核病与脊柱外科的新理论、新观念、新方法，使脊柱结核的手术治疗更加规范。

第三节　显微镜辅助下的脊柱结核治疗微创技术

20 世纪 60 年代末，Yasargil 和 Caspar 等将手术显微镜应用到神经外科手术中，并取得了巨大的成功，之后手术显微镜在许多脊柱外科疾病如颈椎病、腰椎间盘突出症的治疗中得到了广泛应用，并成为治疗这些疾病的标准手术方式。在欧美的一些国家，很多神经外科医师从事颈椎病、腰椎间盘突出症等脊柱退行性疾病的治疗，使得显微技术在脊柱疾病的手术治疗中得到广泛应用。

随着现代外科技术的飞速发展，光学设备和手术器械变得越来越先进，医师与患者对手术效果的要求也越来越高。许多脊柱疾病的治疗涉及对脊髓及神经根的操作，所以显微外科技术在脊柱外科中的应用具有广阔的天地。显微外科技术在脊柱外科中可应用于椎管内肿瘤、上颈椎病变、颈椎病、腰椎间盘突出症等疾病的治疗。在脊柱结核、颈椎结核的治疗中，采用纤维镜微创技术可以减少创伤，提高疗效。在胸椎、腰椎结核的治疗中，采用显微镜辅助下的微创技术同样可以提高疗效。

一、显微镜下颈前路减压、病灶清除术、植骨融合内固定术

颈前路手术由于切口小，术中灯光很难准确投放到视野中，因而显露困难，增加了手术难度。在手术显微镜辅助下，能够得到良好的照明和清晰的视野，使用显微器械能够使术野内的操作更轻柔，从而最大限度地减小手术对脊髓和神经造成的损伤，对硬脊膜外静脉丛出血的处理也要比肉眼下容易和安全。镜下显露清晰，病灶清除彻底，减压更确切，对脊髓神经副损伤小，内固定确切，维持了椎体椎间高度，并能有效地恢复颈椎生理曲度，术后康复快。

（一）手术技术

1. 显露　采用颈前路手术治疗，全身麻醉成功后，患者取仰卧位，颈部轻度过伸，取右侧胸锁乳突肌内缘斜切口或取右颈部右侧横行切口，切开皮肤后沿皮肤横行锐性切开颈阔肌，再沿胸锁乳突肌内缘钝性分离，将内侧的组织包括气管、食管和甲状腺向内侧牵开，此时常可见自椎体前方隆起的寒性脓肿，用手指触摸可有波动感，切小口或用注射器穿刺吸出脓液，纵向扩大椎前切口，进一步显露病损椎体，同时对病损椎体周围的死骨及肉芽组织清除，再显露病损椎体上下各一椎体前方椎节，用 C 形臂 X 线机进一步定位。定位准确后安置 Caspar 椎体撑开器。

2. 显微镜下脊髓减压与病灶清除　调节椎体撑开器张力，使椎间丢失高度或颈椎生理曲度得以恢复，然后切除病损椎体相邻椎间盘，此时使用 6 倍显微镜，在显微镜下再用咬骨钳将病椎病损部位彻底切除至正常骨组织，病灶不管涉及一个或两个椎体，尽可能使残存椎体减压槽修整成长方形状，便于植骨。对椎体后方压迫硬膜囊组织，通过骨槽采用刮匙及薄型椎板咬骨钳彻底清除。

3. 植骨融合内固定　在牵开器维持状态下根据骨槽长度，取自体三面皮质髂骨植骨。去除牵开器，选择适当长度颈椎前路带锁钢板常规内固定。用冷生理盐水反复冲洗创口，放置引流管。逐层缝合创口。

（二）术后处理

术后继续全身抗结核治疗，应用抗生素预防感染，有脊髓受压症状者可酌情使用脱水及神经营养药物。颈托保护 4 ～ 6 周。术后当天、6 周、12 周、6 个月、1 年分别拍摄颈椎 X 线片以了解内植物位置及植骨融合情况，必要时还可行 CT 或 MRI 检查，根据具体病情及术后植骨块融合情况决定外固定去除时间。

二、显微镜下腰椎前路小切口减压、病灶清除术、植骨融合内固定术

（一）手术技术

1. 显露　常规全身麻醉成功后，患者取右侧卧位，透视下定位相应病灶腰椎椎体并标记，常规消毒铺巾，取平行病灶侧腹部相应节段腰椎椎体前缘向前 5 ～ 6cm，取切口长 5 ～ 7cm，逐层切开腹外、腹内、腹横肌将后腹膜推向前方，进入腹膜后间隙。沿髂棘及腰大肌前方用手指探及椎体及腹主动脉，沿腰大肌及腹主动脉间隙置入通道，显露相应腰椎椎体前侧方，透视定位确定为病灶间隙。

2. 显微镜下病灶清除植骨融合及内固定　在显微镜辅助下切开纤维环，暴露椎间病灶组织并清除。于相应腰椎椎体处开槽，取自体髂骨修成相应大小，卡入骨槽，如椎体终板完整保留，取相应大小 Cage，保证其稳定性后，予以相应椎体侧方各上 1 枚椎弓根螺钉，上棒后固定，确认固定牢靠后，透视见骨块及钉棒位置良好，局部放置链霉素予以抗结核治疗，引流管一端接负压球，逐层关闭切口。术中记录出血量及手术的时间。

（二）术后处理

术后观察引流情况，待引流量小于 10ml/24h 时拔管。术后卧床 2 ～ 3 周后佩戴支具逐渐下床活动。术后常规预防感染治疗，继续术前四联抗结核治疗，每月检测肝功能、红细胞沉降率及 C 反应蛋白。记录手术时间、术中出血量及手术并发症发生情况。评估患者术后神经功能恢复情况，必要时加行 CT 扫描及三维重建检查判断植骨融合率。

（三）脊柱结核中使用显微镜的优缺点

脊柱手术对精确度的要求是比较高的，在显微镜的辅助下可以更精确地完成手术，避免损伤神经和血管，具有如下的优点：①提供良好的照明；②可进行精细的操作。在手术显微镜下做手术，组织被放大，不仅看得清楚，而且还有立体感，因而能做到精确地解剖、游离、切开和缝合各组织。但是也同时存在不方便之处：①显微镜的视野小，手术器械和针线常越出视野范围而很难找到；②景深有限，略有上下移动即出现术野模糊；③镜下的放大作用，肉眼所不能看见的抖动在镜下却显著，影响操作；④眼肌对不同焦距有一个调节过程，眼睛离开目镜后再返回，不能立即看清微细结构。因此，要熟练地在手术显微镜下做手术需要一段时间的训练和适应。另外，对于具有胸腰椎多间隙跳跃性结核、骨质破坏程度大的结核来说目前还有一定难度。

第四节　内镜下脊柱结核微创技术

1910 年，瑞典医师 Jacobaeus 首次通过内镜器械分离肺结核患者的胸膜粘连并获得成功，从而创立了一门新技术即传统胸腔镜技术。由于当时内镜手术器械和影像技术的落后，传统的胸腔镜技术无法开展肺叶切除等难度较大的手术，直至 20 世纪 80 年代末期，随着电视成像技术和内镜技术的不断改进，极大拓展了胸腔镜技术的应用范围。通过单肺通气造成肺塌陷以提供手术空间，Lewis 等于 1991 年首次应用电视辅助进行胸腔镜外科手术（video assisted thoracic surgery，VATS）。1993 年，Mack 等首次报道应用 VATS 技术行脊柱疾患及损伤的治疗。

通过尽可能小的手术创伤来治疗脊柱外科疾病是脊柱外科医师一直在探索和追求的目标。内镜给手术医师和患者带来了很多益处，该技术主要是通过若干皮肤通道达到脊柱，然后利用光纤成像技术直视下进行手术，它有良好的照明，可以减少手术创伤和术后手术瘢痕，加快患者术后康复。随着内镜技术的不断发展和成熟，它在脊柱外科的应用也越来越广泛，替代了很多传统的开放手术。脊柱内镜微创外科技术临床应用主要包括脊柱胸腔镜、腹腔镜技术及椎间孔镜技术。

一、胸腔镜在脊柱结核治疗中的应用

详见第十一章第三节。

二、腹腔镜在腰椎结核治疗中的应用

早在 80 多年前，腰椎前路手术已经被用来治疗各种腰部疾患，这种手术方式可以避免椎管内损伤性侵入，不影响腰椎后柱的稳定性，而且

前路腰椎融合技术对后路手术失败、脊柱不稳或畸形的患者仍有治疗作用。腰椎前路开放手术可导致患者严重创伤、患者恢复慢、并发症较多，且从生物力学角度来看，腹部肌肉对稳定腰椎有重要作用，广泛的分离切割是不可取的。因而，在过去的10多年中，许多学者对腹腔镜下腰椎前路手术进行了大胆尝试。1991年，Obenchain首先报道了腹腔镜下$L_5 \sim S_1$椎间盘摘除术；随后Zucherman等在1995年又报道了腹腔镜下前路腰椎椎间融合术（BAK）。之后，该技术引起了很多脊柱外科医师的注意，并逐渐在临床上推广应用。目前腹腔镜辅助下腰椎结核前路手术入路主要分为单纯使用腹腔镜的腹膜外结核病灶清除术和腹腔镜辅助下小切口技术行病灶清除、植骨内固定术。

（一）腹腔镜下腰椎结核病灶清除术

1. 手术技术

（1）显露：在气管插管全身麻醉下患者取侧卧位，抬高腰桥，根据病变部位不同选择左侧卧位或右侧卧位，在髂前上棘腋中线上2cm处做一长约2cm的切口，逐层钝性分离至腹膜后间隙，用示指分离腹膜后外间隙。采用后腹腔镜肾上腺手术方法建立腹膜后空间。在近病灶腰部皮肤切口2.0cm处逐层分离到腹膜外腔；放入气囊，并向气囊内缓慢注入100～200ml的气或水来推开腹膜返折，压力维持在12mmHg；将气囊放气或放水后取出，于此切口插入套管针，拔出穿刺针后，插入30°角腹腔镜，连接灌水系统和摄像显示系统。在腹腔镜下检查已扩大的腹膜外腔手术野，然后在腋后线第12肋下3cm处做一长约1cm切口，插入第2根10mm套管针。探查输尿管和腰大肌或腹后壁脓肿的位置。如果病椎位置较高还可以在肋前线肋缘下2cm处切口置入3mm套管针。

（2）腹腔镜下结核病灶清除术：在腹腔镜监视下，用8号针头从操作切口进入穿刺腰大肌，抽出黄色脓液后，通过钝性及超声刀分离腰大肌表层筋膜及腰大肌纤维，找到脓肿腔，迅速吸净流出的脓液，将吸引器探入脓腔内部尽可能地吸除脓肿，其过程尽可能地避免脓液流至脓腔外，以免造成脓肿的播散和扩散。逐步打开脓腔，进入脓腔内，可观察到腔壁表层黄酪样坏死组织，用吸引器彻底地清除脓苔壁厚层坏死组织直至露出新鲜的肉芽组织，期间进行反复冲洗，清除到脓腔的边界，以及探查所有可能存在的小脓腔，用带刮匙的宫腔吸引头搔刮清除脓壁组织。沿窦道钝性分离伸入直达病灶椎间隙并剥离椎前筋膜。用银夹双重钳夹节段血管，电钩刀切开椎前软组织，暴露椎体。以髓核钳和刮匙清除椎间隙死骨、干酪样坏死组织及坏死椎间盘。确认无误后，用大量生理盐水冲洗，术毕放置双腔引流管再进行局部抗结核药物灌洗，缝合伤口。

2. 术后处理　术后局部灌注冲洗化疗：灌注液为异烟肼0.5g加入0.9%氯化钠注射液500ml中，24h维持灌注，持续1～3个月。局部灌注冲洗结束的标准：当灌注冲洗引流管内没有坏死物时，拔除双腔灌注管，停止局部灌注冲洗治疗，术后行全身抗结核化疗。

3. 优缺点　手术利用气囊顺着疏松组织推开后腹膜和腹后壁的间隙来建立手术视野，使得由手术造成的创伤和出血大大地减少。由于用气囊可缓慢和柔和地钝性分离腹膜后间隙，在腔镜下可直视观察到输尿管和一些重要结构，并易于分离加以保护，减少了手术的并发症。又由于不进入腹腔，避免了对腹腔脏器的干扰和污染。手术在电视屏幕下操作，放大了手术视野，可使术者更全面、更仔细地观察病灶，易于处理椎旁血管，提高了手术的安全性。但该技术不能彻底清除病灶，对脊柱稳定性重建有一定困难。

（二）腹腔镜辅助下小切口腰椎结核病灶清除术

腹腔镜辅助下小切口技术是在腹腔镜的辅助下，可以仅用一个小切口即可完成腰椎前路椎间融合术（ALTF）。可通过一个单独的通道置入普通腹腔镜，也可通过小切口处置入新型可折弯腹腔镜。应用腹腔镜后，使得助手也能获得良好的手术视野，以更好地协助完成手术。该技术可用于腰椎前路病灶清除术。

1. 手术技术

（1）显露：患者于气管插管全身麻醉下取侧卧位，腰部或臀部垫枕。于传统腹部倒八字切口连线与病椎中心平行线相交处做一长约6cm的操作切口（术中吸引、牵引用），逐层钝性分离腹肌，进入腹膜外腔，推开腹膜及前方内容物。在操作切口的上方约 3 横指处做一 2cm 小切口，放置腹腔镜光源。利用腹腔镜光源及其放大效应，辨别腹膜后结构，保护输尿管，用腔镜组织钳钝性分离腹膜后组织。

（2）镜下病灶清除、植骨融合及内固定：若有较大椎旁、腰大肌脓肿，行穿刺抽吸脓液。电凝勾刀切开脓肿表面，寻找并电凝结扎椎横血管，显露病椎及椎间隙，用腔镜组织钳、长柄刮匙等专用器械清除死骨、病变椎间盘及病灶内干酪样坏死组织，对侧脓肿可通过清除病椎后的间隙吸除。大量生理盐水冲洗术野后，在病灶邻近上下端的正常椎体前外侧缘做植骨槽，于髂前上棘外约 3cm 以远处取自体髂骨，将带有三面皮质骨的大块自体髂骨植入，或者使用同种异体骨块支撑植骨。再利用专用器械于腰椎侧方安装钉棒，重建脊柱稳定。患者可行后路经骶棘肌入路或经皮椎弓根螺钉微创内固定后，再改为半侧卧位在腹腔镜辅助下行侧前方病灶清除和植骨术。术毕再次冲洗伤口，放入链霉素 1g、异烟肼 0.1g，置入引流管并逐层缝合切口。

2. 术后处理　术后观察引流情况，待引流量小于 10ml/24h 时拔管。术后卧床 2 ～ 3 周后佩戴支具逐渐下床活动。术后常规预防感染治疗，继续术前四联抗结核治疗，每月检测肝功能、红细胞沉降率及 C 反应蛋白。记录手术时间、术中出血量及手术并发症发生情况。末次随访时行 CT 扫描及三维重建检查判断植骨融合率。

3. 优缺点　腹腔镜辅助下联合侧前方小切口腹膜后入路治疗腰椎结核，除能较好地克服传统前路术式对腹部肌肉损伤外，相对于腰椎后路结核病灶清除术，还保留了完整的腰椎后方韧带复合体，这对术后腰椎稳定性及功能恢复具有重要意义。该术式具有以下优点：①腹腔镜腹膜后入路无须形成气腹，联合侧前方小切口易实现入路间隙分离，术后无气腹引起的相关并发症；②腹腔镜具有良好光源和放大效果，联合小切口后有利于术者直视下辨别各组织结构，避免术者在影像视野中对组织结构判断不清，初学者易掌握，减少了手术时间，同时能有效避免损伤周围组织，并提高了结核病灶清除率，保证了手术疗效；③侧前方小切口有利于清除较大的死骨和坏死的椎间盘组织，利于修整植骨床；④克服了腹腔镜标准锁孔技术操作空间有限、不能处理复杂病变或脊柱重建的缺点，但同样能达到切口小、创伤小、恢复快的目的。

可能存在病灶清除不彻底，易误伤周围组织等问题：①长节段或跳跃型腰椎结核患者；②合并有流注脓肿或两侧腰大肌巨大脓肿者。另外，对 L_5、S_1 结核患者，为避免侧前方内固定对髂血管的干扰，常需行腰椎后路内固定。

三、脊柱内镜的使用

与胸腔镜、腹腔镜等其他腔镜技术的发展相比，后路脊柱内镜技术起步较晚。20 世纪 30 年代曾有人尝试用脊柱内镜进行椎管内检查，但真正意义上的应用内镜技术进行脊柱外科的诊断和治疗始于 20 世纪 80 年代。1982 年，Schreiber 等首次在内镜下进行髓核切除术并称之为椎间盘镜下手术；1997 年 Foley 和 Smith 首先开展了显微内镜下腰椎间盘切除术。目前，内镜已经发展到第三代脊柱内镜，如 METRx、YESS、TESSYS 等。随着微创脊柱外科技术的进步，脊柱内镜以其微创优势和良好的疗效在脊柱外科治疗方面得到了越来越广泛的应用。20 世纪 90 年代，经皮椎间孔镜技术（percutaneous transforaminal endoscopic discectomy，PTED）的发明为脊柱相关手术拓展了新的途径和思路。

（一）手术技术

1. 显露　使用德国 Joimax 公司生产的 TESSYS（transforaminal endoscopic spine system）椎间孔脊柱内镜手术系统，患者俯卧于可透视手术床上，用 0.5% 利多卡因局部麻醉，必要时给予芬太尼镇静。通过 C 形臂 X 线机定位手术节段并确定皮肤进针点。根据脓肿部位及大小，穿刺针可沿关节突外侧经腰椎“安全三角”进入椎间隙或经脓腔外侧面进入脓腔中央，必要时也可经椎间孔进入椎管内硬膜囊前方病灶区域，注入复方泛影葡胺造影剂、亚甲蓝混合液，先进行结核脓腔造影以协助了解病灶大小及形态。

2. 脊柱内镜下病灶清除　以导针为中心切开皮肤长 0.7cm，选择合适的椎间孔镜穿刺点及穿刺角度，引导工作管道应置于脓腔的最低位，以利于彻底冲洗。在导针引导下逐级置入扩张管，将工作套管置入椎间隙或脓腔后，置入椎间孔镜。

在连续液体（生理盐水2500ml中加入肾上腺素1mg）冲洗下用内镜观察，发现蓝染变性髓核，同时有大量脓液溢出，尽量吸净脓液，在脓腔内置入椎间孔镜，对病灶的脓液、肉芽组织、死骨及其他坏死组织进行充分清除，并以抓钳清除病灶内的肉芽组织、小块死骨、坏死组织；反复冲洗脓腔至引流液体清亮后局部射频止血并放置硫酸链霉素，冲洗后放置引流管，全层缝合皮肤。冲洗时间的长短取决于脓腔的大小和病原菌。对于较大脓肿可采用两个或多部位穿刺置管、药物冲洗法，以保证药物能冲洗到所有病变部位，从而保证疗效。

（二）术后处理

患者术后卧床24h，第2天可佩戴腰背支具下床活动且日常生活自理。均给予全身抗结核药物治疗。腰背支具保护6个月，术后1个月、2个月、3个月、6个月、12个月、24个月定期随访，复查肝肾功能、红细胞沉降率及腰椎X线、CT或MRI检查。了解病灶情况和抗结核治疗效果。

（三）脊柱结核中使用PTED的优缺点

PTED技术治疗脊柱结核性脓肿的优势在于能适用于体质较差不能耐受常规开放术式的患者，经椎间孔镜穿刺冲洗术对患者的全身情况要求低，术后卧床时间短、恢复时间少，对心肺功能差的患者也能及时进行，不需要进行治疗前的充分化疗准备，可即刻诊断、即刻引流。该技术主要适用于脊柱稳定性无破坏但脓肿较大需要脓肿引流的患者，如椎间隙病灶或腰大肌脓肿。其可以在直视下清除病灶内脓肿、肉芽组织、干酪样坏死物、小的死骨，清理同时可以放置引流管进行冲洗、局部化疗药物灌洗，处置也更为彻底。穿刺通道经腰部肌肉丰富组织，减少了术后手术通道窦道形成概率。

椎间孔镜下有利于充分清除椎管内外的结核病灶，明显缓解局部症状，使得患者能够尽早拔除引流管。椎间孔镜手术视野清晰，彻底清除坏死病灶、残留脓肿、坏死椎间盘及非手术区残留病灶，可以显著改善预后。因此，接受椎间孔镜下术式的患者，其治愈时间明显缩短；而更高的培养阳性率意味着可以根据药敏结果选择敏感的抗结核药物。针对性的抗结核治疗也可明显改善预后。

当然，经皮椎间孔镜技术有相应局限，其对脊柱结核的手术适应证范围也应严格掌握，特别是有腰椎明显不稳或神经受压者应严格掌握手术指征。缺点还包括清除病灶不够彻底，全身化疗药物使用时间长，不能进行脊柱的稳定性重建。

第五节　小切口微创技术

一、小切口的优缺点

常规的前路开胸及开腹手术切口大、创伤大，往往留下非常大的瘢痕，严重影响患者的美观。随着医师对开放手术经验的积累和相关领域科学技术的进步，部分医师开始尝试用比常规切口更小的入路来进行手术，这样可以达到减少皮肤瘢痕和创伤的目的。但是小切口技术必须具有丰富的开放手术经验，良好的照明条件和手术器械，严格掌握适应证才能获得良好的疗效。

小切口技术必须需要有高精度的仪器进行配合，如果缺乏良好的设备和手术器械而盲目开展，必然会引起不良后果。进行小切口手术必须要有良好的灯光，无论是脊柱后路手术还是“迷你”（mini）腰椎前路和胸椎前路手术，小切口手术暴露范围小，切口深在，常规的无影灯光很难进入到切口，视野很差。医师必须要使用头灯、显微镜光源或内镜等特殊光源。头灯比较简便，但很多医师不习惯使用，需要有一个适应过程。如果使用显微镜或内镜光源，则医师必须经过特殊的训练。

另外，小切口手术还需要专门的手术器械，如撑开器、加长的髓核钳、枪钳等，往往需要特制的撑开器械才能得到良好的暴露。例如，张家港某公司生产的青牛多向牵开器械和AO的Synframe撑开器就是专门为腰椎前路和胸椎前路手术设计的，它可以使深在的切口得到良好暴露，节省人力。因为小切口视野小，暴露范围小，往往只能一人操作，所以助手配合十分重要，需要有良好的技巧和专门的训练，能够在不影响术者操作的情况下很好地配合术者手术。

二、小切口腹膜外腰椎前路病灶清除术

（一）手术技术

1. 患者取侧卧位，行以病变为中心斜切口 长 4 ～ 6cm，自椎体破坏严重侧或合并较大腰大肌脓肿侧进入。逐层钝性分离腹肌，进入腹膜外腔，推开腹膜及前方内容物。

2. 病灶清除及植骨融合内固定 逐步显露病变节段椎间盘及上下病变椎体，注意保护或结扎节段血管。切开脓肿行脓肿清除，并用刮匙搔刮脓腔，刮除脓腔内所有的脓液、干酪样物质及肉芽组织；脓腔同病变椎体相通者同时给予搔刮病灶、刮除死骨及坏死椎间盘。清除干净后用大量生理盐水（1500 ～ 2500ml）冲洗脓肿腔，以异烟肼充分浸泡病灶清除后的残留空腔，大量骨粒植骨后，取合适长度的充填自体骨钛网或大块髂骨植于病灶间隙内。用 3mm 或 5mm 的硅胶管在脓腔低位点放置引流管一根，一期缝合伤口，并在脓肿腔处用棉垫进行加压包扎，脓肿腔引流管保留 3 ～ 18d。

（二）术后处理

术后 24 ～ 48h 拔除引流管。术后引导患者加强床上四肢功能锻炼，腰背部无明显疼痛、下肢肌力四级以上者可在术后 10d 在支具保护下下地活动。支具保护 3 个月。所有患者术后均应使用广谱抗生素并接受抗结核药物化疗（异烟肼、利福平、吡嗪酰胺、链霉素），同时加强全身支持疗法，术后定期复查肝肾功能。

（三）脊柱结核中使用小切口的优缺点

前路小切口病灶清除术通过准确定位后，采用很小的切口可以快速而安全地到达腰椎，进行病灶清除，这种方法不经过腹腔，手术安全、创伤小、恢复快，但对医师有比较高的要求，必须十分熟悉腰椎前路的解剖，有比较丰富的传统前路手术经验。对于附件受累及双侧较大椎旁脓肿形成的单节段腰椎结核及多节段腰椎结核，通过前路小切口难以充分显露全部病变，可能导致病灶清除不彻底，所以不建议采用此种术式。对于椎体破坏严重、需切除整个病变椎体的单节段腰椎结核，由于需同时切除相邻节段椎间盘及行长髂骨块或钛网的植入，采用前路小切口会增加手术难度，也不建议使用。

三、小切口胸椎前路病灶清除术

由于胸腔的原因，胸椎前方手术入路深在，显露比较困难，所以传统的开胸前路病灶清除术创伤大，对呼吸功能影响大，恢复慢，切口很长，往往达到 20 ～ 30cm，特别对于年轻女性患者，前路大切口开胸手术往往形成明显的瘢痕，影响患者的外形美观，给患者的心理造成压力。采用小切口技术进行胸椎结核前路病灶清除，手术创伤明显减小，在内镜、头灯或显微镜辅助下，利用一些特殊的器械，可以完成病灶清除、植骨及内固定手术。

（一）手术技术

1. 显露 切口的长度根据手术的节段数来决定，如果显露少于 3 个椎体，切口长度可为 5cm 左右，如果显露 4 个椎体以上，则切口长度需要 10cm 左右。小切口胸椎前路手术中有两点十分重要，就是要准确选择小切口的位置及保证手术切口内良好的照明。如果切口的位置偏差，则必须扩大手术切口，增加创伤。切口位置应该选择在病变的中心部位，这样可以通过最小的切口来进行病灶的切除；常规的手术无影灯无法进入到切口中，必须再采用另外的光源。最常用的光源有内镜光源、头灯光源和显微镜光源，这些光源能够准确进入到手术的部位，得到良好的显露。

2. 病灶清除植骨融合及内固定 沿纵轴方向切开脓肿表面，与壁胸膜分离后，用组织分离钳、电凝钩将脓肿壁纵行切开扩大暴露病椎。脓肿壁切开扩大时注意分清椎体表面的节段性肋横动、静脉，通常该血管位于椎体中央表面，但在脊柱结核时，可能被脓肿推向表面并与脓肿壁粘连，误伤可导致大出血而影响手术进行。在远离椎间孔部位，椎体中央用肽夹双重结扎节段性肋横动、静脉。用刮匙、髓核钳将坏死椎间盘、死骨及炎性肉芽组织去除。脊髓减压时，先将病变处肋骨头用骨刀或磨钻切除，显露椎弓根并用枪状咬骨钳去除以显露椎管、硬膜囊。用骨刀、刮匙、镜下高速气钻切除病椎和椎间盘组织，测量椎间骨

缺损长度。稳定性重建可以采用自体三面皮质髂骨或以自体骨填充的钛网植入两种方式，但后者不适合年龄大、有明显骨质疏松和骨缺损相邻面终板皮质骨不完整病例。取相应长度髂骨或钛网在电视X线机监视下嵌入骨槽中，在上下椎体侧方正中钻孔并安置椎体固定器。注意椎体切除时须先确定椎管前壁部位，内镜严密监视下小心切除脊髓前方骨性和椎间盘组织，刮除脊髓前方骨性和椎间盘组织时，切勿向脊髓方向操作，严防脊髓损伤。椎体螺钉的安装须在电视X线机监视下进行，以保证固定长度和置入方向的正确。

（二）术后处理

术毕放置胸腔闭式引流管，每天引流低于50ml，肺复张后，将引流管拔除。术后除继续使用抗结核药物联合化疗外，需使用有效抗生素消炎，抗结核药物使用一般不少于6～10个月，定期复查肝肾功能和红细胞沉降率变化；定期行影像学检查（即时和术后3个月、6个月、12个月），了解脊柱稳定和疾病愈合情况；术后卧床时间根据脊柱稳定情况、有无椎间植骨融合及内固定方式的可靠性综合决定。

（三）该术式优缺点

通过前路小切口难以充分显露全部病变，可能导致病灶清除不彻底，也不建议采用此种术式。对于椎体破坏严重，需切除整个病变椎体的单节段胸椎结核，由于需同时切除相邻节段椎间盘及行长髂骨块或钛网的植入，采用前路小切口会增加手术难度，也不建议使用。

四、腰椎结核后路小切口手术

（一）后路微创行病椎间固定手术

采用后路经皮微创螺钉固定或后路经Wiltse入路微创置钉。

（1）后路经皮微创螺钉固定：根据术前透视标记置钉节段椎弓根位置，在C形臂X线机下行后前位透视，定位椎弓根外缘9：00方向，透视引导下行Jamshidi套管针穿刺，后前位透视穿刺针头到达椎弓根内侧壁后行侧位透视，透视证实穿刺针头已经安全穿过椎弓根到达椎体后缘，取下针芯，置入导针，顺导针置入合适直径及长度椎弓根钉与连接棒。

（2）后路经Wiltse入路微创置钉：根据术前透视标记置钉节段椎弓根位置，取置钉节段为中心的正中切口，依次切开皮肤及皮下组织并向两侧分离，纵行切开胸腰筋膜，经多裂肌与最长肌间隙进入，显露置钉节段关节突关节及横突，置入微创通道。于直视下制备椎弓根钉的钉道，置入合适直径与长度的椎弓根钉及连接棒。

（二）优缺点

无须行广泛肌肉剥离，既保证了固定强度。又有效降低了后路手术对椎旁肌、关节突关节等的损伤，经皮组手术切口及对肌肉软组织损伤较小，费用较高，经Whiltse入路组手术切口稍大，需钝性劈开肌肉间隙，剥离显露关节突，对肌肉及小关节有一定侵扰；植骨愈合后，后路内固定取出创伤远远小于前路手术，降低了二次手术并发症。仅仅作为脊柱结核治疗的步骤之一，尚需辅以病灶清除术，否则容易导致内固定失败和结核病灶扩展。

（三）后路微创经椎间孔入路治疗单节段腰椎结核

1. 显露　C形臂透视下定位病变节段，棘突两侧旁开2～3cm，逐层切开皮肤、皮下组织及深筋膜，辨认最长肌与多裂肌之间的肌间隙。在病灶侧逐级安放Quadrant通道套筒于椎板外缘，随后安装通道并撑开，显露关节突外侧缘及横突。

2. 病灶清除及植骨融合内固定　去除上一椎体的下关节突及下一椎体的部分上关节突，显露病变间隙，切开椎间盘纤维环，彻底清除坏死的椎间盘、死骨及炎性肉芽组织，刮匙在上位椎体下缘及下位椎体上缘刮出植骨床，植骨材料选择自体髂骨或人工骨组织。双侧均经肌间隙辨认“人字嵴”顶点并置入椎弓根螺钉，安装连接棒。

3. 术后处理　术后常规留置引流管，每天引流量小于50ml时拔除引流管，鼓励患者佩戴支具下地。术后抗结核治疗方案与术前一致，每月复查血常规、红细胞沉降率、C反应蛋白、肝肾功能及X线检查，根据服药时间及复查情况酌情调整药物方案。

4. 此术式优缺点　所采用的MAST QUADRANT通道尽管可以相对灵活地移动和进行底部的扩张，

但术野毕竟相对限制，因此手术范围只能局限于累及双椎体单间隙的节段，并且对累及附件或者脓肿侵入椎管的结核，本手术方式不能取得满意的效果。另外，如果相邻椎体破坏太严重、死骨和脓肿范围过大，本术式受椎间孔入路的限制，难以彻底清除病灶和植入足够大的支撑骨块，此时需要调整通道角度，经椎体侧方剥离方能提供足够宽的空间。同时，针对腰大肌脓肿和髂窝流注脓肿，或者仅局限于椎体前柱的破坏，经后方入路已经不合适。

第六节　经皮穿刺技术

（一）手术技术

进行 CT 扫描定位，选择最合适的图片分析原发病灶和继发性脓肿的位置及深度，推定原发病灶和继发性脓肿进针的角度、深度。

1. 原发病灶穿刺的方法　以发病率高的胸椎和腰椎为例，从脊柱棘突旁开 2 ～ 10cm 进针。如果病变间隙小，从双侧各放置 1 根硬膜外管，单纯局部注射药物。如果病变破坏严重，一侧放置硬膜外管，另一侧放置双腔管，进行灌注冲洗。

2. 继发脓肿灌注管放置的方法　胸椎避开肺脏，从肋间向椎旁斜行穿刺。腰部脓肿从腰背侧垂直穿刺，髂窝腰大肌脓肿从髂前上棘内侧斜行穿刺。CT 引导下局部麻醉后，穿刺进入脓肿，放置导针。切开 5mm 皮肤切口，顺序置入扩张管和多级工作套管，工作套管的内径为 5mm。CT 定位扩张管和工作套管到达脓肿后，拔出导丝和扩张管，从工作套管内置入灌注冲洗管，缝合固定灌注冲洗管。

3. 注药管和（或）灌注冲洗管的放置　根据双侧腰大肌脓肿的大小和部位决定放置注药管和（或）灌注冲洗管的位置。脓肿直径在小于 2cm 时，穿刺抽取脓液后放置注药管；脓肿直径大于 2cm 时，放置灌注冲洗管。脓液稀薄时放置 14 号灌注冲洗管，脓液黏稠时放置 16 号管。注药管为一般的硬膜外麻醉管，双腔管为硬膜外管和白色硅胶尿管制成的双腔管。术者也可以选用市场上其他的，如猪尾巴管等，进行替代。

4. 颈椎结核病灶置管的方法　以上颈椎置管为例，患者取仰卧位，头侧倾。CT 扫描后在机上确定进入颈$_1$、颈$_2$间隙和齿状突的最佳路线。原则上是穿刺路径上没有骨性结构，避开了脊髓和硬膜囊动静脉。咽喉壁脓肿有两种穿刺方法，如果脓肿直径小于 2cm，患者取仰卧位、头侧倾，从枕部穿刺、抽脓，置注药管。如果脓肿大于 2cm，患者取仰卧位，从下颌三角穿刺，放置灌注冲洗管。脊椎各节段病灶置管与上颈椎置管相仿，入路与常规的开放手术相同，避开骨性结构、脊髓硬膜囊、动静脉等重要脏器，从内脏鞘和血管鞘之间进入。置入注药管或灌注冲洗管。

5. 腰椎结核窦道形成的微创治疗方法　分两步：第一步，CT 引导下在原发病灶内放置一个或两个注药管；第二步，沿着窦道向原发病灶的方向放置与窦道数目相同的灌注冲洗管或注药管。

（二）术后处理

手术结束后立即连接引流管和进水管，记录 24h 出入量。

1. 配制冲洗液　500ml 生理盐水加 0. 3g 异烟肼注射液。初期每天灌注冲洗 2500ml 左右，以后可减为 1000 ～ 1500ml。冲洗时间持续 1 ～ 3 个月，最长 1 例 6 个月。

2. 冲洗引流管拔出的指征　冲洗液清亮，伤口局部无炎性表现。拔灌注冲洗管时，单纯拔出粗管（外管），留置灌注冲洗管中央的注药管继续注射药物 1 ～ 2 个月。体温、红细胞沉降率和 C 反应蛋白一般已经正常 2 ～ 3 个月。局部化疗的药物为异烟肼 0.1g，每天每根管冲洗 1 ～ 2 次。

3. 注药管留置时间　单纯注药管留置的时间为 3 个月左右。拔出灌注冲洗管外管后的注药管留置的时间大约为 2 个月。内固定术后注药管留置的时间大约为 2 个月。所有患者要求严格卧床，在保护好置管的前提下，体位自由对于脊柱稳定好、疼痛轻、椎体破坏程度较轻的患者可适当自由活动，或在相应外固定支具保护下适当下地活动，适当下地活动的强度以活动中、活动后不增加脊柱的疼痛为限度。

（三）经皮穿刺技术的优缺点

经皮超声或 CT 引导下的结核病灶清除术虽然将脓腔内的脓肿大部分清除，但不能将脓苔壁上残留的黄酪样坏死组织彻底清除，残留的坏死组织是腰大肌脓肿复发的一个重要原因。全身化疗时病灶内的药物浓度是 0.5μg/ml，局部化疗的药物浓度可达到 1mg/ml 和 50mg/ml。因此，药物浓度是全身用药的 2000 ～ 100 000 倍。局部化疗脊柱结核用药合理，保持了局部病灶内药物的高浓度，极大地提高了药物治疗的效果，降低了脓肿的复发率，也降低了全身用药的浓度，还缩短了化疗的疗程。化疗药物不经过门静脉循环系统，降低了可能引起的全身毒性不良反应的发生率。持续局部化疗可以迅速杀灭结核杆菌，使结核病灶的结核杆菌组织和涂片迅速转阴，立即遏制病灶内病理改变的进展。由于持续进行局部化疗，杀灭了结核杆菌并抑制了形成窦道的致病因素。

第七节 计算机辅助导航技术

计算机导航技术是近十余年来快速发展起来的引导、辅助手术操作的技术，在神经外科、骨科等多学科中广泛开展，在脊柱外科手术中的应用也产生良好效果。借助近来快速发展的计算机导航技术，在减少手术创伤的前提下使得精准清除结核病灶成为可能。

（一）手术技术

1. 显露 全身麻醉后，取侧卧位，在病灶破坏较严重、脓液较多的一侧做手术切口。将手术床中段桥升高，达到顶起腰椎、暴露手术区域的目的。消毒铺巾后，在髂后上棘上安装参考架、注册探针等导航器械及刮匙等术中器械。使用 C 形臂拍摄以病灶为中心的标准正侧位 X 线片，并将图像数据传入影像工作站。术前按手术体位对手术节段进行三维 CT 扫描，将所采集的数据以 DICOM 格式写入光盘并导入工作站，利用 synergy spine 软件将所有手术节段的二维图像与 CT 图像融合注册。注册完毕后，通过对比骨性标志点检查精度是否满意。结核破坏严重或脓肿形成的一侧做手术切口，经胸膜外或经腰大肌入路，在冠状位、矢状位、横断位的三维 CT 图像的引导下，将通用钻套（universal drill guide）自胸膜外或腰大肌中间穿过抵达病变椎间隙。在导航仪屏幕上确认定位满意后拔出通用钻套中的原内芯，插入极外侧入路椎间融合术（extreme lateral interbody fusion，XLIF）套筒导针并用手固定，撤出通用钻套，在导针引导下逐一插入套筒。

2. 病灶清除 插入扩张器并撑开，充分暴露病灶，利用已注册的刮匙、髓核钳、骨刀等器械在导航引导下精确、彻底地清除病变组织，如脓液、结核样肉芽组织、干酪样坏死物、死骨和坏死的椎间盘等，充分解除脊髓、神经根受压。对侧有脓肿者，通过椎体缺损处将对侧脓液尽量吸净并冲洗脓腔。清除病灶后，修整上、下椎体的骨质，取得满意植骨床。

3. 植骨融合内固定 当椎体破坏不超过 70% 时在病椎上置椎体钉，否则在邻近正常椎体上置椎体钉。确定固定上、下椎体螺钉的进钉点：上方距椎体上、后缘 5mm 处，下方距椎体下、后缘 5mm 处，钻孔方向与终板平行。偏离椎管向前倾斜 5° ～ 10°。通过测量进钉点到椎体对侧皮质骨内壁的距离选择螺钉长度。用注册过的钻头在导航的引导下钻孔建立钉道，接着将导航探针放入钉道。通过导航探针在三维 CT 图像上的虚拟图形来观察钉道的方向与长度是否满意，如不满意则重新建立钉道。置钉后用 C 形臂 X 线机透视检查螺钉位置。适当撑开主钉，矫正后凸畸形，恢复椎体的高度后，植入一足够长度的三面皮质髂骨或切除的肋骨段或将自体骨填充至钛笼植入，植骨块距离椎体后缘约 1cm，植骨块的两端与上、下位椎体紧密接触。植骨后放入钢板固定，置入垫圈，拧紧螺母，加压后攻入 2 枚前侧抗扭转螺钉。伤口内置异烟肼 0.2g、链霉素 1.0g，放置引流管以避免窦道形成，最后关闭切口。

（二）术后处理

引流量 <20ml/d 时拔除引流管。术后卧床 3 ～ 4 周，佩戴胸腰支具下床活动，支具佩戴 3 个月。

（三）脊柱结核中使用优缺点

近年来计算机辅助导航系统（computer assisted navigation system）逐渐被应用于脊柱手术中，该技术利用 X 线、CT 等数据资料，结合计算机技术、空间立体定位技术，可在术中动态显示手术器械与人体结构的相对位置，起到引导及辅助手术的作用。在计算机导航的辅助下，术者通过观察手术区域和虚拟手术器械的三维图像来设计和调整手术操作，从而使得脊柱手术的脊髓减压，置钉过程较传统手术更为准确及安全。

借助术前三维CT影像及术中C形臂X线片的引导进行工作通道的定位与放置，结核病灶的清除及椎体钉的置入。在通道放置时使用三维加二维导航辅助相对降低了术中对于椎体侧方结构的暴露要求。术者可以通过较传统手术更小的手术切口进行手术操作，且需要分离及破坏的软组织较传统手术更少。通过计算机导航系统的引导，可以直观地看到病灶的三维形态及虚拟的手术器械，从而避开手术的危险区域，并且通过软件在术前进行个性化的手术设计，提前选择好内固定器材的型号、大小及理想的安放路径和位置，从而节省手术时间，获得较好的手术效果。术者通过CT图像和虚拟的手术器械的相对关系就可以判断哪些病灶已经被清除，特别是在病灶与正常组织分界不清、病灶解剖学结构较复杂时仍可以精准、彻底地清除病灶，同时又可以最大限度地保留健康骨组织，减少不必要的手术创伤。通过计算机导航的帮助，术者可以看到手术部位和手术器械的相对、实时的位置，故起到了部分替代透视的作用。根据相关文献报道，术中导航可有效减少手术时间及医护人员和患者的射线暴露量。

（袁海峰）

参考文献

陈荣春，陈云生，曾云峰，等，2014. 腹腔镜辅助下联合侧前方小切口腹膜后入路治疗腰椎结核 . 中国修复重建外科杂志，28（11）：1364-1367.

黄强民，王建龙，张雄文，等，2003. 借助腹腔镜行腰椎结核和腹后壁脓肿的手术治疗 . 中国内镜杂志，（12）：39-40，43.

黄湘荣，陆普选，詹子睿，等，2010. 经皮穿刺置管灌注化疗治疗脊柱椎体结核脓肿 . 当代医学，16（17）：327-330.

江晓航，卢峰，2017. 椎间孔镜技术在脊柱结核脓肿诊疗中的应用 . 中国微侵袭神经外科杂志，22（01）：14-17.

蒋凯，潘显明，屈波，等，2016. 经皮椎间孔镜治疗腰椎结核临床疗效观察 . 西部医学，28（08）：1093-1096.

李吉顺，于姝凌，冯程昱，等，2010. 显微镜下经颈前路病灶清除治疗颈椎结核 . 中国伤残医学，18（06）：72-73.

刘琨，赵汝岗，张强，等，2015. 计算机辅助导航系统在脊柱手术中的应用 . 中华医学杂志，95（3）：237-239.

刘新宇，原所茂，田永昊，等，2017. 前路小切口病灶清除结合后路微创内固定治疗单节段腰椎结核 . 天津医药，45（02）：116-120，225.

吕国华，马泽民，康意军，等，2002. 经前路小切口清除病灶后路矫形固定一期手术治疗合并后凸畸形的小儿胸椎结核 . 中国现代医学杂志，（12）：56-58.

吕国华，王冰，李晶，2006. 胸腔镜辅助小切口胸椎结核前路重建手术的临床研究 . 中华医学杂志，86（43）：3043-3046.

吕国华，王冰，李启贤，2001. 腹腔镜微创技术在腰椎滑脱症前路椎间融合术中的应用 . 中国内镜杂志，7(5):23-24.

吕国华，王冰，黎菲文，2003. 腹腔镜下腰椎前路手术入路的解剖学实验研究 . 中国脊柱脊髓杂志，13（9）：558-561.

吕国华，王冰，马泽民，等，2004. 胸腔镜与开胸脊柱前路手术的比较研究 . 中华骨科杂志，24（2）：104-107.

孟晓林，庄全魁，马东亚，2012. 一期后路小切口椎弓根钉内固定和前路病灶清除植骨治疗胸腰椎结核 . 安徽医学，33（05）：550-552.

秦世炳，董伟杰，管波清，等，2005. 小切口单纯脓肿清除治疗脊柱结核112例分析 . 中国脊柱脊髓杂志，（03）：14-16.

谭海涛，江建中，谢兆林，等，2017. 计算机导航在工作通道下行极外侧入路手术治疗脊柱结核术中的应用 . 中国脊柱脊髓杂志，27（02）：110-116.

唐勇，沈慧勇，高梁斌，等，2012. 腹膜后入路腹腔镜下手术治疗腰椎结核 . 中国脊柱脊髓杂志，22（09）：775-778.

王冰，吕国华，马泽民，等，2001. 胸腔镜技术在脊柱前路手术应用 . 中国内镜杂志，7（4）:55-56.

王冰，吕国华，马泽民，等，2007. 腹腔镜辅助与小切口技术行前路L4/5椎间融合术的比较 . 中国脊柱脊髓杂志，17（5）：341-345.

王冰，吕国华，马泽民，等，2007. 腹腔镜辅助与小切口技术行前路腰椎间融合术比较研究 . 全国脊柱脊髓损伤学术会议 .

吴全富，张华林，张仲云，等，2017. 后腹腔镜治疗腰椎结核合并椎旁脓肿形成 . 骨科，8（04）：328-329.

肖联平，江毅，田永刚，等，2009. 前路经腹腔Ⅰ期病灶清除植骨融合内固定术治疗腰骶段脊柱结核 . 中国修复重建外科杂志，23（8）：913-916.

闫志，2016. 单纯后路内固定结合腹腔镜置管引流治疗胸腰椎结核 . 合肥：安徽医科大学 .

杨玉明，刘树山，姜宏志，等，2000. 经口咽入路显微外科技术治疗颅颈区畸型 . 中华外科杂志，38（2）：114-115.

应小樟，郑琦，石仕元，2016. 后路个体化病椎置钉联合前路小切口病灶清除治疗腰椎结核 . 温州医科大学学报，

46（04）：274-277，283.

应小樟，郑琦，石仕元，等，2016. 前路小切口病灶清除联合后路内固定治疗腰椎结核 . 中国骨伤，29（06）：517-521.

俞云龙，2013. 腹膜后腔镜辅助下小切口结核病灶清除、植骨融合术治疗腰椎结核疗效分析 . 福州：福建医科大学 .

袁志根，2008. 胸腔镜辅助小切口和传统开放前路手术治疗胸椎结核的比较研究 . 长沙：中南大学 .

詹子睿，张西峰，2010.CT 导引经皮介入置管灌洗、局部持续化疗治疗脊柱结核的研究 . 吉林医学，31（18）：2807-2809.

张学宪，梁庆正，蔡祖勋，2001. 胸背部斜形小切口在胸椎结核外科治疗中的应用 . 中国防痨协会全国学术会议大会学术报告 .

赵明伟，杨素珉，周伟东，等，2014. 棘突旁小切口经多裂肌间隙入路多节段固定在腰椎结核后路手术中的应用 . 中华临床医师杂志（电子版），8（23）：4177-4181.

赵宙，王伟，曾小军，2017. 前路小切口开胸入路治疗高段胸椎结核 . 实用骨科杂志，23（06）：542-544.

郑毅全，郑亚才，严康宁，等，2009. 胸、腹腔镜辅助下胸、腰椎结核手术治疗 . 生物医学工程与临床，13（05）：422-424.

Curtis AD，2004. 胸腔镜脊柱外科学 . 李明等，译 . 上海：上海科学技术出版社 .

Bakhsh A，2010. Medical management of spinal tuberculosis：an experience from Pakistan. Spine（Phila Pa 1976），35（16）：E787-791.

De Giacomo T，Francioni F，Diso D，et al，2011.Anterior approach to the thoracic spine. Interact Cardiovasc Thorac Surg，12（5）：692-695.

Detillon D，de Groot H，Hoebink E，et al，2015. Video-assisted thoracoscopic surgery as a diagnostic and therapeutic instrument in non-tubercular spondylodiscitis. Int J Spine Surg，9：55.

Fonoff ET，Lopez WO，de Oliveira YS，et al，2011. teixeira. Endoscopic approaches to the spinal cord. Acta Neurochir Suppl，108：75-84.

Hoshimaru M，Koyama T，Hashimoto N，et al，1999. Results of microsurgical treatment for intramedullary spinal cord ependymomas：analysis of 36 cases. Neurosurgery，44（2）：264-269.

Huang TJ，Hsu RW，Chen SH，et al，2000. Video-assisted thoracoscopic surgery in managing tuberculous spondylitis. Clin Orthop Relat Res，（379）：143-153.

Hur JW，Kim JS，Cho DY，et al，2014.Video-assisted thoracoscopic surgery under O-Arm navigation system guidance for the treatment of thoracic disk herniations：surgical techniques and early clinical results. J Neurol Surg A Cent Eur Neurosurg，75（6）：415-421.

Jain AK，2010. Tuberculosis of the spine：a fresh look at an old disease. J Bone Joint Surg Br，92（7）：905-913.

Jayaswal A，Upendra B，Ahmed A，et al，2007.Video-assisted thoracoscopic anterior surgery for tuberculous spondylitis. Clin Orthop Relat Res，460：100-107.

Jeanneret B，Magerl F，1994. Treatment of osteomyelitis of the spine using percutaneous suction/irrigation and percutaneous external spinal fixation. J Spinal Disord，7（3）：185-205.

Jho HD，1996. Microsurgical anterior cervical foraminotomy for radiculopathy：a new approach to cervical disc herniation. J Neurosurg，84（2）：155-160.

Jho HD，1997. Decompression via microsurgical anterior foraminotomy for cervical spondylotic myelopathy. Technical note. J Neurosurg，86（2）：297-302.

Johnson JP，Drazin D，King WA，et al，2014.Image-guided navigation and video-assisted thoracoscopic spine surgery：the second generation.Neurosurg Focus，36（3）：E8.

Kalra RR，Schmidt MH，2017. The role of a miniopen thoracoscopic-assisted approach in the management of burst fractures involving the thoracolumbar junction.Neurosurg Clin N Am，28（1）：139-145.

Kandwal P，Garg B，Upendra B，et al，2012.Outcome of minimally invasive surgery in the management of tuberculous spondylitis. Indian J Orthop，46（2）：159-164.

Kapoor S，Agrawal M，Aggarwal P，et al，2012. Thoracoscopic decompression in pott's spine and its long-term follow-up. Int Orthop，36（2）：331-337.

Kapoor SK，Agarwal PN，Jain BA，et al，2005.Video-assisted thoracoscopic decompression of tubercular spondylitis：clinical evaluation. Spine（Phila Pa 1976），30（20）：E605-610.

Kotilainen E，Kotilainen P，1999. A microsurgical technique for posterior lumbar interbody fusion：technical note. Acta Neurochir（Wien），141（7）：767-769.

Kuklo TR，Lenke LE. Thoracoscopic spine surgery：current indications and techniques. Orthop Nurs，19（6）：15-22.

Lee CY, Wu MH, Li YY, et al, 2016.Video-assisted thoracoscopic surgery and minimal access spinal surgery compared in anterior thoracic or thoracolumbar junctional spinal reconstruction: a case-control study and review of the literature. Biomed Res Int, 2016: 6808507.

Liu L, Song Y, Gong Q, et al, 2014. Effectiveness and safety assessments of thoracoscopic thoracic tuberculosis clearance and internal fixation with bone grafting supported by digital technology. Zhongguo Xiu Fu Chong JianWai Ke Za Zhi, 28 (1): 64-68.

Lonser RR, Oldfield EH, 2005. Microsurgical resection of spinal cord hemangioblastomas. Neurosurgery, 57 (4 Suppl): 372-376.

Lu GH, Wang B, Li J, et al, 2006. Clinical research of thoracoscopy-assisted mini-open surgery for anterior column reconstruction of thoracic spine tuberculosis. Zhonghua Yi Xue Za Zhi, 86 (43): 3043-3046.

Mac-Thiong J M, Asghar J, Parent S, et al, 2016. Posterior convex release and interbody fusion for thoracic scoliosis: technical note. J Neurosurg Spine, 25 (3): 357-365.

Mayer HM, Wiechert K, 2002. Microsurgical anterior approaches to the lumbar spine for interbody fusion and total disc replacement. Neurosurgery, 51 (5 Suppl): 5159-5165.

McLain RF, Lieberman IH, 2000. Endoscopic approaches to metastatic thoracic disease. Spine (Phila Pa 1976), 25 (14): 1855-1858.

Pombo F, Martin-Egana R, Cela A, et al, 1993. Percutaneous catheter drainage of tuberculous psoas abscesses. Acta Radiol, 34 (4): 366.

Ray WZ, Schmidt MH, 2016. Thoracoscopic vertebrectomy for thoracolumbar junction fractures and tumors: surgical technique and evaluation of the learning curve. Clin Spine Surg, 29 (7): E344-350.

Rocco G, Serra L, Mehrabi-Kermani F, et al, 2012. Video-assisted paraspinal approach for the stabilization of the complex spine. Interact Cardiovasc Thorac Surg, 15 (4): 585-587.

Saringer W, Nobauer I, Reddy M, et al, 2002. Microsurgical anterior cervical foraminotomy (uncoforaminotomy) for unilateral radiculopathy: clinical results of a new technique. Acta Neurochir (Wien), 144 (7): 685-694.

Singh R, Gogna P, Parshad S, et al, 2014.Video-assisted thoracic surgery for tubercular spondylitis. Minim Invasive Surg, 2014: 963497.

Smith J S, Eichholz K M, Shafizadeh S, et al, 2013. Minimally invasive thoracic microendoscopic diskectomy: surgical technique and case series. World Neurosurg, 80 (3-4): 421-427.

St Clair SF, McLain RF, 2006. Posterolateral spinal cord decompression in patients with metastasis: an endoscopic assisted approach. Surg Technol Int, 15: 257-263.

Tani T, Ushida T, Ishida K, et al, 2002. Relative safety of anterior microsurgical decompression versus laminoplasty for cervical myelopathy with a massive ossified posterior longitudinal ligament. Spine, 27 (22): 2491-2498.

Tuli SM, Mbbs MS, 2002. General principles of osteoarticular tuberculosis. Clin Orthop Relat Res, 398 (1): 9-11.

Visocchi M, 2011. Advances in videoassisted anterior surgical approach to the craniovertebral junction. Adv Tech Stand Neurosurg, (37): 97-110.

Wang B, Lu GH, Ma ZM, et al, 2006.Research on complications of thoracoscopic assisted thoracic spine surgery. Zhonghua Wai Ke Za Zhi, 44 (4): 228-230.

Zhao K, Huang Y, Zhang J, et al, 2005. Thoracoscopic anterior approach decompression and reconstruction for thoracolumbar spine diseases. Zhonghua Wai Ke Za Zhi, 43 (8): 491-494.

第十七章　脊柱结核并发截瘫的手术治疗

脊柱结核并发截瘫是由于结核病灶中的脓液、肉芽组织、干酪样坏死物质、死骨或椎间盘等压迫或浸润脊髓等导致截瘫。在病晚期可由椎管内肉芽组织纤维化瘢痕包绕脊髓外，椎体病理性脱位或半脱位，椎体后凸骨嵴压迫所致。1925 年，Sorrel 和 Sorrel-Dejerin 按脊柱结核病程 2 年内出现截瘫称为早发性截瘫，2 年后截瘫者称为晚发性截瘫。1967 年 Hodgson 按截瘫发生时间的早晚及脊髓受累机制的不同分为病变活动型截瘫和病变治愈型截瘫。

脊柱结核并发截瘫是脊柱结核严重的并发症之一。脊柱结核患者中 10% ～ 18% 并发截瘫，发生在胸椎中下段者居多，占 80%。其后依次为颈椎、胸腰段和颈胸段，第 1 腰椎以下极少见。

第一节　解剖要点

一、椎管与椎间孔

1. 椎管　由各椎骨的椎孔连接而成。上端起自枕骨大孔，下端终于骶管裂孔。其前壁为椎体、椎间盘和后纵韧带，侧壁由椎弓根和椎间孔构成，后壁由椎弓、横韧带及小关节构成。椎管的曲度与脊柱弯曲相适应，椎管的长度随脊柱运动稍有改变，当脊柱过伸时椎管稍有变短，而当过屈时则稍有加长。椎管在颈膨大部最宽，颈椎管横截面呈三角形，至颈胸段椎管变小，胸椎椎管最狭窄，只能允许本人的示指通过，横截面呈近圆形，其椎管对脊髓的代偿间隙比颈椎或腰椎管小。在腰椎区扩大后又变窄。上腰部椎管呈椭圆形，下腰部为三角形，L_5 在老年多呈三叶形。椎管除容纳脊髓、神经根及马尾外，还容纳椎动脉、椎静脉丛、硬脊膜及其内的脑脊液。硬脊膜与椎管壁之间及血管丛的周围填充有脂肪组织。由于各种原因发生椎管骨性或纤维性结构异常，如椎间盘突出、黄韧带肥厚、后纵韧带骨化或关节突关节增生等，可导致一处或多处椎管狭窄。在狭窄受压处，硬膜外脂肪可消失，因此脊柱手术中发现硬膜外脂肪有消失，这意味该处有狭窄，若有硬膜外粘连，可增加手术的困难，狭窄粘连区使正常可见的硬膜囊搏动减弱或消失，外科医师常以硬膜囊搏动来判断是否完全恢复，也常作为手术减压是否充分和彻底的标准。正常椎管有足够的缓冲容积，椎管狭窄出现临床症状及其严重程度取决于椎管壁狭窄及其他病理改变在椎管内的占位程度，而占位与神经压迫的关系十分密切。颈椎椎管虽宽，但其内容为较粗的颈髓和颈膨大部分，胸椎椎管最狭窄，这些就是颈椎和胸椎结核容易造成截瘫的解剖学因素。腰椎椎管最宽敞，而其内容却为较细的脊髓圆锥和马尾神经，故遇见腰椎结核引起截瘫的病例时，应首先除外新生物所致的可能。但在下颈椎或下腰椎活动较多，容易发生退变到椎管狭窄，而出现各种神经受压的症状。椎管径线特别是矢状径的影像学测量，对评估其椎管是否有狭窄，狭窄的程度如何，探讨其“责任”部位有一定意义。但由于选择的测量点不同，投照的距离各异，扫描的平面和层面不一或椎管内某些软组织显示不够清晰，有时放射学测量并不能完全准确地反映实际情况，术者应结合临床症状、体征与术中病理所见来决定手术方案。

2. 椎间孔　脊神经从离开硬膜囊，穿行椎间管到相应的椎间孔，这是一骨性纤维通道，它包括椎管内段和椎管外段。颈、胸神经根形成后，即进入椎间管，无椎管内段。腰、骶神经根形成平面比相应的椎间孔平面高，神经根在椎管侧方下行一段后才进入椎间管，此下行段即为椎管内段，神经根在椎间管行走部分为椎管外段。

二、椎管内容物

椎管内有脊髓、脊髓膜、脊神经根、静脉丛和脂肪组织等。

1. 脊髓的被膜　有三层，由外向内分别为硬脊膜、蛛网膜和软脊膜，与脑的三层被膜完全相续。

2. 脊髓膜腔　①蛛网膜下隙在蛛网膜与软脊膜之间，并与颅内的脑室和脑蛛网膜下隙相通，腔内充满脑脊液。L_2 ～ S_2 水平的蛛网膜下隙较宽大称为终池，此处脑脊液较多，腔内仅有马尾和终丝。腰椎穿刺和麻醉即经此腔进行。②硬脊膜外腔在硬脊膜与椎管之间的腔隙。腔内充满脂肪组织和静脉丛，腔内呈负压状态。

3. 椎内静脉丛　位于硬脊膜外腔内，分为前、后二丛，分别位于椎管的前壁和后壁上，接受椎骨和脊髓回流的血液，汇入椎间孔处的椎静脉，该静脉在颈部注入椎静脉，在胸部流入奇静脉和半奇静脉，在腰部汇入腰静脉。

三、脊髓的血供

1. 脊髓前动脉　发自椎动脉，左右汇合成一支，位于脊髓前正中裂下行，沿途发出分支传入脊髓，达到前角、侧角、中央灰质、脊髓前束和侧索深处，供应脊髓全长前 2/3。

2. 脊髓后动脉　该动脉自椎动脉或小脑后动脉，左右各一支沿脊髓后根内侧后外侧沟下行，并与各节段和后根动脉相吻合，主要供应脊髓的后 1/3（图 17-1-1）。

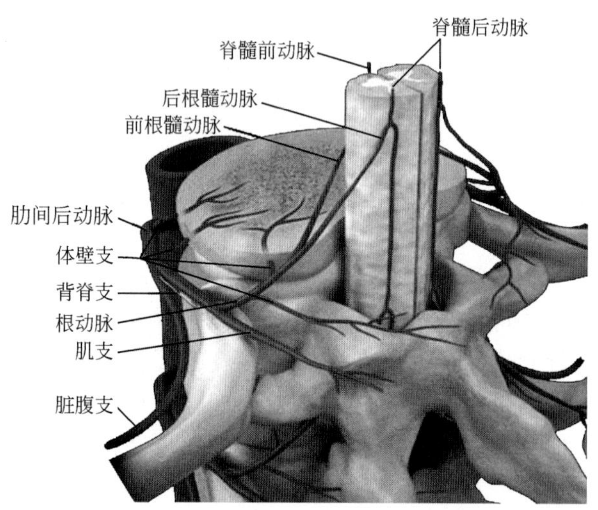

图 17-1-1　脊柱脊髓血供（Efe Ozkan，Tech Vasc Interv Radiol，2011）

3. 冠状动脉　系脊髓前、后动脉和根软膜动脉的分支在脊髓表面相互吻合的血管丛。冠状动脉在颈、腰膨大处较为密集，在胸段较稀疏。动脉于脊髓表面呈垂直状。发出的分支沿软脊膜隔进入脊髓。

4. 根动脉　分别自颈升动脉、肋间动脉和腰动脉发出，经椎间孔入椎管与脊髓前、后动脉吻合。使脊髓前、后动脉在下行过程中不断得到血液的补充和加强（图 17-1-2）。脊髓不同来源的血液，供应前根动脉能抵达脊髓 6 ～ 10 支，位于颈髓 0 ～ 6 根，胸脊髓 2 ～ 4 根，腰脊髓 1 ～ 2 根，其中一粗大的前根动脉称为腰膨大动脉。后根动脉有 10 ～ 23 根，分布于脊髓背侧，并与一对脊髓后动脉吻合。根动脉在胸腰段往往左侧比右侧多。

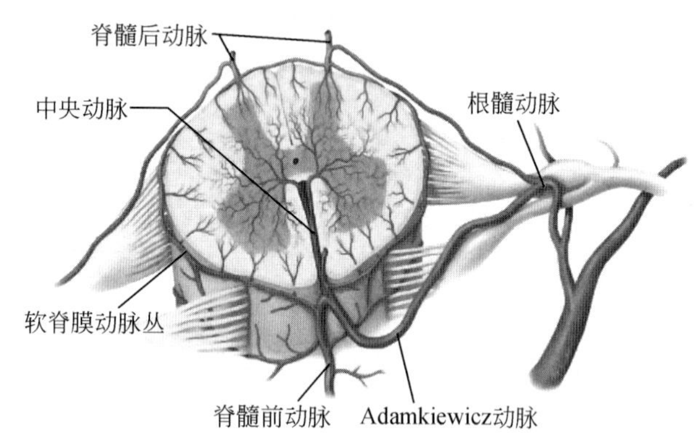

图 17-1-2　脊髓横截面血供分布

5. 节段动脉　肋间后动脉和腰动脉起源于主动脉的后壁，又被称为节段动脉。这些节段动脉向后弯曲，在横突水平分为脏腑支和背脊支（图 17-1-3）。在节段动脉的主干发出细小分支，从前表面穿入椎体供血。脏腑支延伸为肋间动脉和腰动脉，提供横突和肋骨的血供。背脊支在神

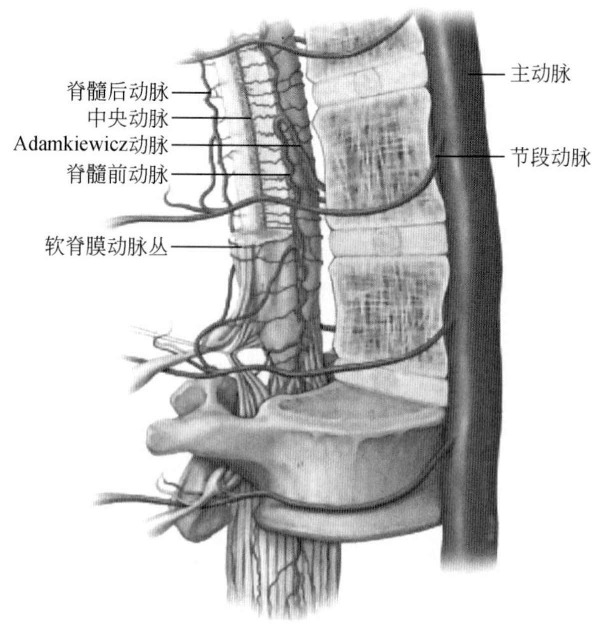

图 17-1-3　脊髓纵切面血供分布

经孔水平分为根动脉和肌支。根动脉通过神经孔进入椎管，分为前、后根髓动脉。节段动脉延续为根髓动脉，进而向脊髓前动脉和脊髓后动脉供血。

脊髓各段间不同来源血液供应的移行区，最易发生缺血障碍。例如，脊髓胸上段主要由肋间动脉分支供应，当相邻数支肋间动脉受损伤或被结扎时，脊髓前动脉分支供应该节段脊髓血液不足，特别是第4胸节脊髓最易损伤。同样，第1腰节也是上、下根动脉分布的移行区，易被损害。脊髓的血供弱点在两根动脉的交界处，即 T_4 和 L_1 节段（图 17-1-4）。脊髓灰质中央部和后角之前外侧也是血供弱点所在。

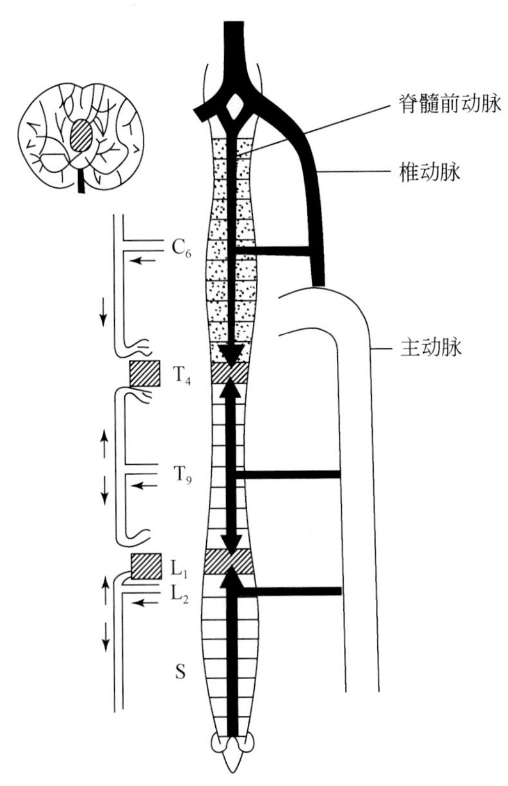

图 17-1-4　脊髓动脉血供模式

四、脊髓节段与椎骨的关系

临床上确定的脊椎平面也可定位对应的脊髓平面。由于人体在发育中脊柱的生长速度远比脊髓生长快，因此在成人脊髓的最下端仅达到第一腰椎下缘，第2腰椎及其以下为马尾。故脊髓分节及其神经的分出与相对应的脊椎平面不符合，脊髓的分节高，脊椎的平面低。一般可采用椎体的平面来计算脊髓分节平面。例如，颈椎部位，上部颈节与椎骨序数相同，如第3颈椎骨结核，可致第3脊髓颈段受压或侵蚀；下部颈节脊髓分节平面等于颈椎的序数加1，如 C_4 平面的脊髓分节，则为 4+1=5（颈髓）。T_1 ～ T_6 部位等于胸椎序数加2，T_7 ～ T_{11} 部位等于胸椎序数加3，从 T_{10} ～ T_{12} 的上半部，相当于整个腰髓的平面，全部腰节脊髓平对第10～12胸椎体。T_{12} 的下半部和整个 L_1 相当于整个骶髓的水平（图 17-1-5）。

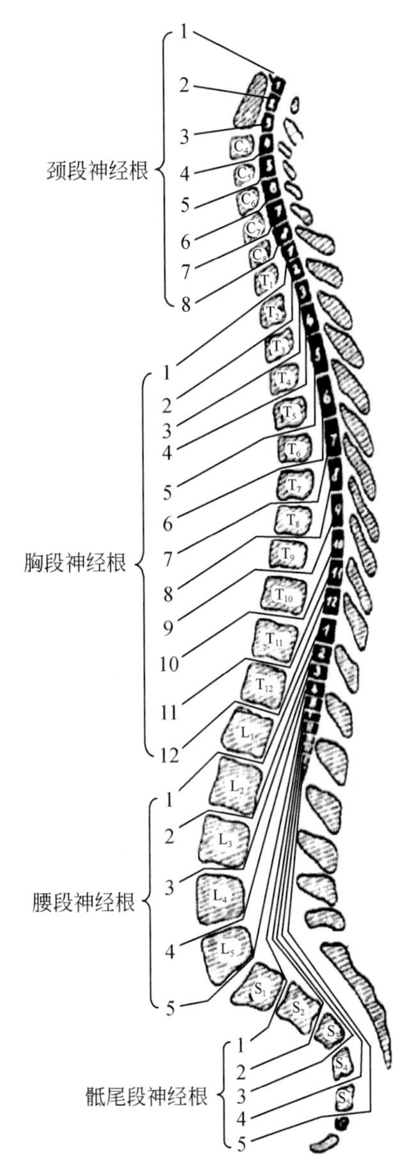

图 17-1-5　脊椎节段与脊髓的关系

五、脊髓与脊神经

脊髓共发出31对脊神经。每根神经根由前根和后根组成。后根与前根不同，具有卵圆形神经节，其内有大量神经细胞。每根神经根含多束神经纤维。颈髓、胸髓、腰髓、骶髓、尾髓分别发出颈 8 对、胸 12 对、腰 5 对、骶 5 对、尾 1 对脊神经（图 17-1-6）。每对脊神经纤维自脊髓发出的范围与每一段脊髓长度相一致。每对脊神经自脊髓发出的范围在不同节段是不一样的。因此，脊髓不同节段的长度不一样。每 1 节段颈髓平均约 13mm，中胸髓每一节段约 26mm，腰骶髓每阶段长度迅速缩短，第 1 腰髓节段长约 15mm，至骶髓每一节段缩短约为 4mm。

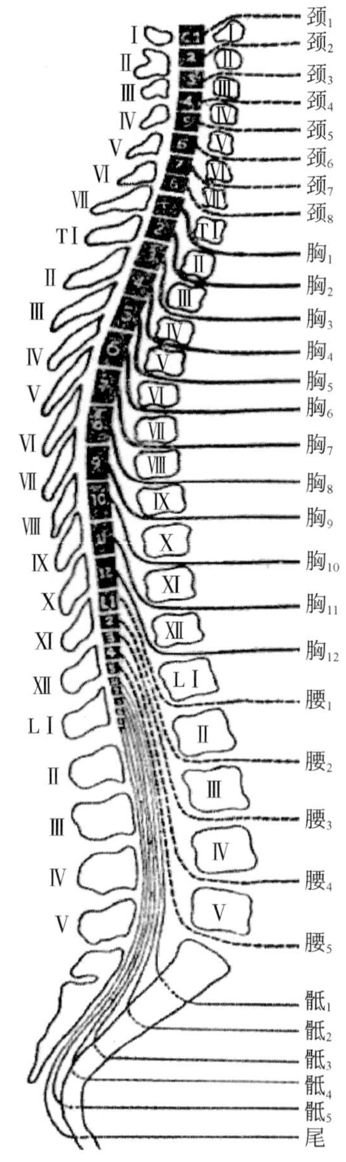

图 17-1-6　脊髓节段与椎体的对应关系

脊髓在椎管内的位置随脊柱的运动而有轻度移动，如脊柱屈曲时，其尾侧可向头侧轻度牵拉。脊髓末端为脊髓圆锥，止于 L_1 下缘或 L_2 上缘。因此，腰骶尾椎的神经根在出相应的椎间孔之前，有一段在椎管内走行，围绕终丝，形成马尾。终丝自圆锥顶部发出向下延伸，长约 20cm。它由内终丝和外终丝两部分组成。内终丝延伸至第 2 骶椎下缘，长约 15cm。内终丝被马尾神经所包绕，位于硬膜囊内。外终丝与硬脊膜黏附在一起，自硬膜囊顶点向下延伸，末端附着于第 1 尾椎管背侧（图 17-1-7）。

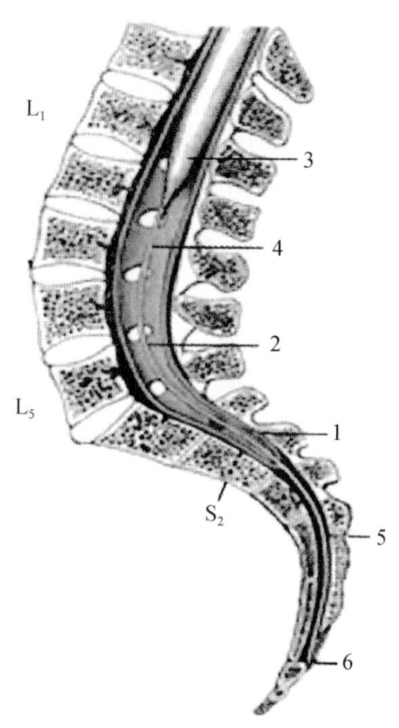

图 17-1-7　脊髓与马尾末端示意图

1. 硬膜；2. 硬膜囊尾部；3. 脊髓末端；4. 终丝硬膜内部；5. 终丝硬膜外部；6. 终丝附着点

第二节　截瘫的原因

一、结核病灶压迫脊髓

1. 结核脓肿压迫　结核性脓肿是脊柱结核的特征。结核菌主要是通过血源性播散而感染脊柱，首先多累及椎间盘上下相邻的软骨下终板，进而破坏椎体骨质。椎体病灶所产生的脓液可先汇集于椎体骨膜下方形成局限性椎旁脓肿，脓肿可突破骨膜破入椎旁软组织，感染也可以在前后纵韧带下方进展，形成韧带下方骨质破坏，后纵韧带下方结核病灶可形成脓肿突入硬膜外间隙而压迫脊髓。MRI 影像可清楚地显示软组织病损，特别是硬膜外脓肿。在 MRI 的 GD 增强的 T_1 加权像上，可见到 T_1 低信号脓肿的四周信号增强且增厚的脓肿壁（图 17-2-1）。CT 可显示结核性脓肿内的钙化或死骨片的存在，可显示椎管内压迫是骨性压迫或是软组织压迫。单纯结核性脓肿的压迫所造成的脊髓损伤较轻且多是不完全的，甚至在影像学上见到硬膜外脓肿压迫脊髓的征象而临床上并无截瘫的体征或仅有下肢腱反射的亢进。另外，结核性脓肿也可以压迫或侵蚀椎旁的血管，甚至可造成重要的血管栓塞而影响脊髓血运，引起截瘫。

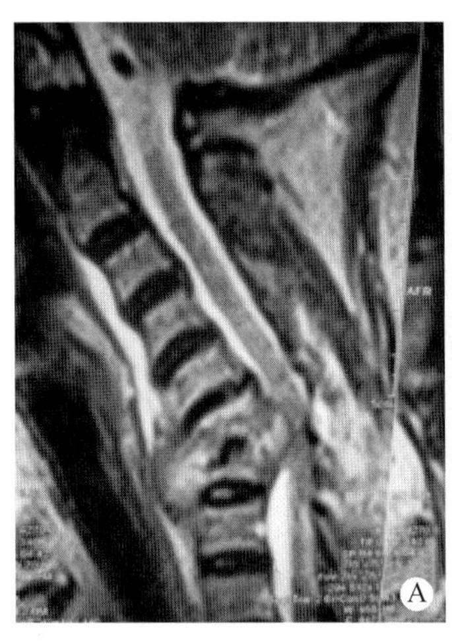
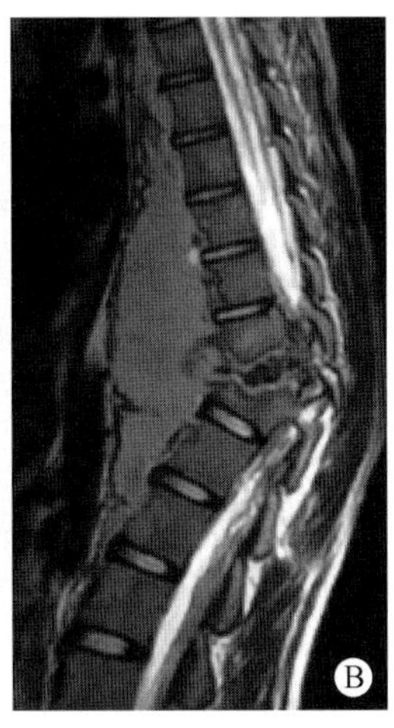

图 17-2-1　病灶压迫

A.$C_{6、7}$ 与 B.$T_{8\sim10}$ 椎体结核 MRI 影像显示病灶压迫脊髓并截瘫

2. 椎管内结核性肉芽肿　结核性肉芽肿可位于椎管内硬膜外或侵入硬膜内，压迫脊髓。结核性肉芽肿由结核病变增殖期形成的多核巨细胞及纤维结缔组织增生形成。

3. 坏死椎间盘与死骨压迫　脊柱结核病灶可破坏椎间盘相邻的上下椎体终板而使椎间盘失去营养供应，变性坏死椎间盘可破裂，突入病变残余椎体内或突入椎管内压迫脊髓。椎体严重破坏后形成游离的死骨，在脓肿的压力下或因脊柱出现后凸畸形而使游离骨片向后突入椎管压迫脊髓。

二、病理性骨折脱位压迫脊髓

脊柱结核病灶破坏了椎体，可使椎体高度丢失，椎间盘坏死后椎间盘高度丢失，造成前后纵韧带的松弛及节段性脊柱不稳定。在生理负载或活动范围内即可能发生病理性骨折脱位，造成脊髓受压（图 17-2-2）。脊柱结核中约有 1% 为非典型脊柱结核即椎弓结核。椎弓结核患者除可因病灶物质直接突入椎管压迫硬膜囊造成截瘫外，如小关节囊或椎弓根受累，也易引起病理性脱位而发生脊髓神经损伤。

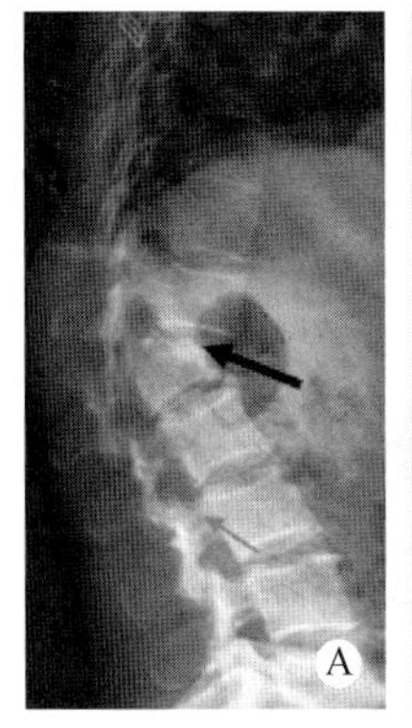
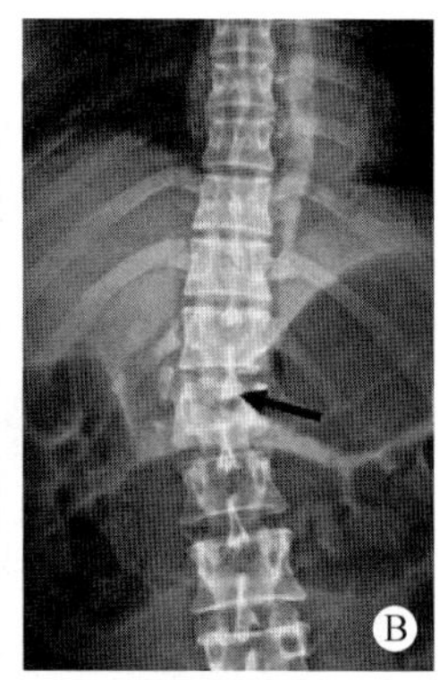
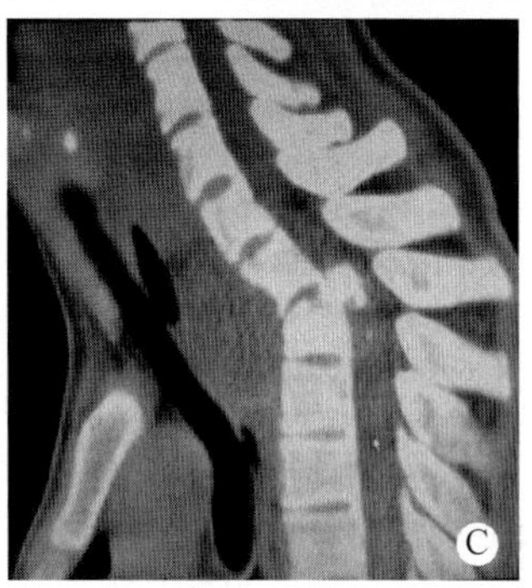

图 17-2-2　骨嵴压迫

A、B. L_1 结核病理脱位（箭头）；C.T_2 结核病理性脱位，均后凸压迫脊髓

三、结核性蛛网膜炎

脊柱椎管内结核性蛛网膜炎可由以下三种方式形成：①结核瘤造成蛛网膜肥厚；②继发于颅底蛛网膜炎；③继发于其他部位结核性蛛网膜炎。结核性蛛网膜炎其典型所见为黏稠的渗出物包绕蛛网膜、脊髓及神经根，并有肉芽组织及纤维条索。很多情况下病理改变造成蛛网膜粘连形成含有脑脊液的蛛网膜囊肿，也可造成血管栓塞，脊髓缺血而致脊髓软化及脊髓空洞形成。MRI 可显示以上主要病理改变的存在。

四、脊髓结核

髓内结核球或脊髓结核非常少见，1830 年 Sere 首先描述了髓内结核球，1981 年胡云洲等报道 259 例脊柱结核截瘫中，有硬脊膜内结核和脊髓软化各 1 例。髓内结核球的病理改变与颅内结核球相似，多伴有脊膜炎或蛛网膜粘连。

五、脊髓缺血

脊柱结核病灶物质可直接压迫或侵蚀供应脊

髓的主要血管，如脊髓大根动脉、脊髓前动脉等，造成脊髓血运障碍。严重的血运障碍可致脊髓缺血、变性、梗死、软化、萎缩等，使脊柱结核并发截瘫，预后不良。

六、后凸骨嵴压迫

胸椎及胸腰段脊柱结核后凸椎体后缘成角畸形顶点部位形成的骨嵴顶压或磨损硬膜与脊髓（图 17-2-3）是造成晚发性截瘫的主要原因。

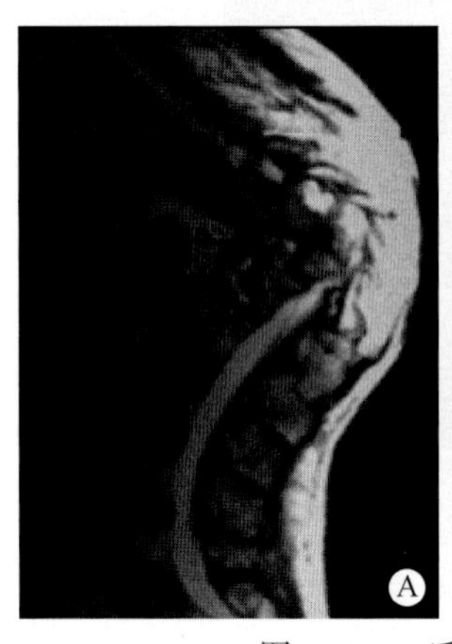
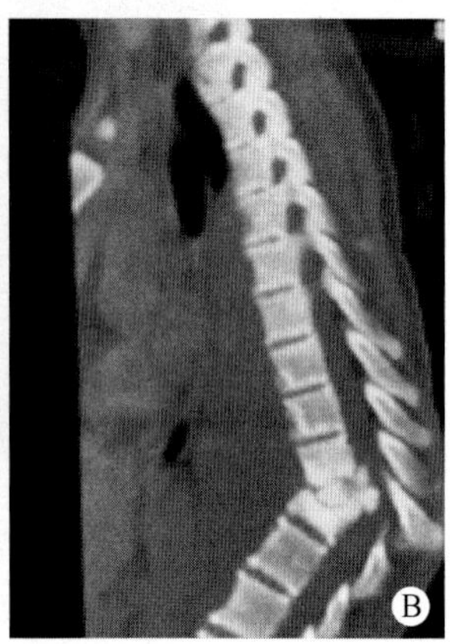

图 17-2-3 后凸骨嵴压迫

A.MRI 影像显示 T_{10} ～ L_1 后凸骨嵴压迫；B.CT 影像显示 T_{10} ～ T_{12} 后凸骨嵴压迫

第三节 截瘫的临床分型

脊柱结核并发截瘫的分型方法很多，目前应用较多的仍为 Hodgson（1967 年）分型，即病变活动型截瘫和病变治愈型截瘫（图 17-3-1）。

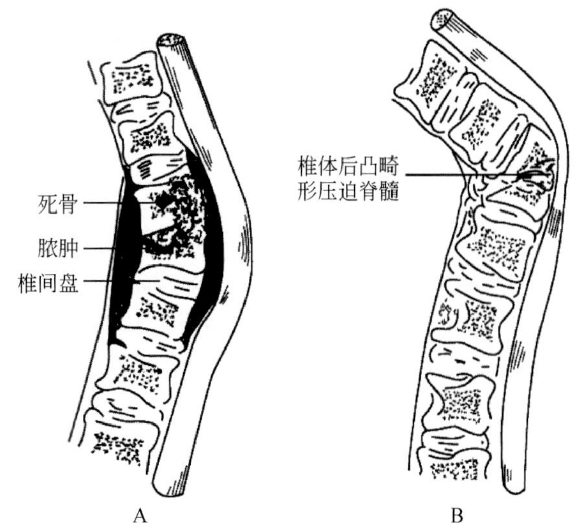

图 17-3-1 脊柱结核截瘫分型

A. 病变活动型截瘫；B. 病变治愈型截瘫

一、病变活动型截瘫

这一类型约占截瘫病例的 89%，截瘫原因包括 A1 型外部压迫脊髓：①病灶中的脓液、肉芽组织、死骨、干酪样坏死物（软性致压物）对脊髓的压迫；②椎体半脱位和脱位造成脊柱不稳定和椎体后凸对脊髓的压迫（硬性致压物）。A2 型结核感染穿过硬脊膜引起：①脊髓和蛛网膜结核病变；②脊髓终末动脉栓塞或动脉内膜炎造成局部梗死，以及局部血液循环障碍、脊髓水肿、血管栓塞，极少数病例由结核性肉芽组织穿过硬膜，引起结核性脊膜脊髓炎等多种综合因素致使截瘫。

此型患者临床及影像学均未达到治愈标准。患者临床上多有活动性脊柱结核的全身和局部临床表现，包括发热、盗汗、消瘦，局部的肿胀、疼痛等症状及相关体征，并多有逐渐的或突然加重的病变相应水平以下的感觉、运动及括约肌功能障碍。部分患者最初可仅表现为下肢乏力及腱反射亢进等脊髓压迫症状，而无明显的感觉、运动障碍平面。影像学方面 X 线平片可显示脊柱骨质破坏、椎旁脓肿形成、椎间隙变窄。CT 检查可从三维角度明确反映骨质破坏、死骨形成及脓肿内钙化等情况。MRI 检查可显示早期脊椎骨质受累情况并证实诊断。更重要的是，MRI 检查可显示椎旁软组织改变，显示脓肿或硬膜外肉芽肿对脊髓的压迫及脊髓本身受累情况。因此，MRI 检查可为确定活动性脊柱结核病灶引起脊髓损伤的原因和部位提供依据。MRI 检查可显示较长节段（包括全脊髓）的三维影像，还可以发现连续或不连续的多节段脊柱结核病变，防止漏诊，并为制订正确治疗方案提供依据。

二、病变治愈型截瘫

这一类型约占截瘫病例的 11%，又称迟发性截瘫，发生于病变已静止后期甚至已愈合后多年。截瘫发生原因包括 B1 型被后凸骨嵴横断压迫脊髓，硬膜周围瘢痕形成；B2 型脊髓被硬膜外纤维肉芽组织包围而狭窄。脊椎结核病变治愈后，椎体病理性脱位或半脱位，椎管内肉芽组织纤维化瘢痕卡压包绕脊髓，椎体后凸造成脊髓牵拉引起脊髓神经胶质增生。在颈胸段、上段胸椎和胸腰段病变破坏后形成严重的后凸畸形，使椎管拉长，脊髓过度延伸并跨于椎管前方的骨嵴上，经受磨损而萎缩变性引起瘫痪，此型患者达到临床及影像学治愈标准。患者多在青少年时期有脊柱结核的诊治史，病后残留有脊柱后凸畸形。成长过程中因脊柱前、中柱已融合，而后柱持续生长可致后凸畸形逐渐加重。脊髓因后凸或成角处骨嵴压迫或磨损，也可被硬膜外形成的纤维条所环绕压迫，脊髓可变性、萎缩或出现囊性改变。此型患者治疗困难，预后不佳，术后截瘫时有加重。

三、病变静止型截瘫

多年来临床手术中观察发现，所谓晚发性截瘫虽都伴有严重脊柱后凸畸形，但其病理改变及致瘫因素存在两种不同情况，且预后也不相同。一种是病变治愈型，另一种是病变静止型即脊椎结核病灶虽无活动表现，但未治愈、未愈合。近年来，CT 及 MRI 的影像学研究结果，可明确显示晚发性截瘫的两种不同病理基础，晚发性截瘫不一定都是骨病治愈型截瘫。Nene 等在评估脊柱结核治疗结果中提出临床治愈和影像学治愈的概念。临床治愈的标准为治疗前的临床相关结核症状全部消失，而影像学治愈则为 X 线及 CT 检查，特别是 MRI 检查显示软组织病理改变完全消失，病变节段脊柱融合。据此，在病变活动型与病变治愈型之间分出一个病变静止型是符合实际的。

此型患者可达到临床治愈标准，但影像学未达到治愈标准。该型患者有脊柱结核的诊治病史，此后相当长的时间内患者除脊柱患病节段可存在明显后凸畸形外，并无其他脊柱结核的全身及局部症状，也无明显的神经功能障碍。数年或数十年后，患者无明确诱因或在体力劳动及有限外力作用后出现多为进行性加重的下肢无力，感觉运动功能障碍甚至括约肌功能障碍等截瘫表现。影像学检查 X 线片可见受累椎体楔形改变及脊柱后凸畸形，但无明显的椎旁脓肿等活动性病变，MRI 及 CT 检查可显示脊柱未融合，可见有残留的局限性结核性肉芽组织、干酪样结核性物质压迫脊髓，或因局部脊柱不稳定，在有限外力下可造成脊髓损伤。此型患者脊柱结核并未痊愈，也不能排除在抵抗力低下时可转变为活动性病灶。在对此型患者治疗时，应同时应用抗结核药物，且该型正确的外科手术治疗效果明显优于病变治愈型。

第四节　截瘫的神经学分类

脊髓神经解剖结构的节段性特点决定了脊髓损伤的节段性表现。脊柱结核造成脊髓损伤后，在损伤平面以下脊髓的运动、感觉、反射及括约肌和自主神经功能受到不同程度的损害。脊髓损伤平面的确定反映脊髓损伤的严重性，颈椎结核（C_1 ～ T_1）造成四肢瘫，胸腰椎结核（T_1 以下）造成截瘫。脊髓损伤平面是确定患者康复目标的依据。对完全性脊髓损伤患者来说，脊髓损伤平面一旦确定，其康复目标基本确定。对不完全性脊髓损伤患者来说，应具体确定脊髓损伤平面以下的肌力评分。脊髓损伤平面对选择康复治疗方法、制订护理方案和评价疗效有重要意义。

一、脊髓损伤的平面

1. 感觉平面　脊髓损伤后，保持正常感觉功能（痛温、触压及本体感觉）的最低脊髓节段（皮节）。皮节分布应参照脊髓神经皮肤感觉节段分布。感觉平面的确定是依据对 ASIA 分级标准确定的 28 个感觉位点的体格检查来确定的。脊髓损伤后，左、右侧感觉平面可有不同，感觉平面以下的皮肤感觉可减退或消失，也可有感觉异常。感觉评分：正常感觉功能（痛觉、触觉）评 2 分，异常 1 分，消失 0 分。每一脊髓节段一侧正常共 4 分。ASIA 分级标准确定人体左右各有 28 个感觉关键点，正常感觉功能总评分 224 分（表 17-4-1）。

表 17-4-1　运动水平与感觉水平的确定

运动关键肌	感觉关键点
C_2	枕骨粗隆
C_3	锁骨上窝
C_4（膈肌）	肩锁关节部
C_5 屈肘肌（肱二头肌和肱桡肌）	肘窝桡侧
C_6 伸腕肌（腕桡侧伸肌长头及短头）	拇指
C_7 伸肘肌（肱三头肌）	中指
C_8 中指末节指屈肌（指深屈肌）	小指
T_1 小指外展肌	肘窝尺侧
T_2	腋窝顶部
T_3	第 3 肋间（锁骨中线）
T_4	第 4 肋间（锁骨中线）

续表

运动关键肌	感觉关键点
T_5	第 5 肋间（锁骨中线）
T_6	剑突水平
T_7	第 7 肋间（锁骨中线）
T_8	第 8 肋间（在 $T_{6\sim10}$）
T_9	第 9 肋间（在 $T_{8\sim10}$）
T_{10}	脐水平（锁骨中线）
T_{11}	在 $T_{10\sim12}$ 锁骨中线
T_{12}	腹股沟韧带中点
L_1	大腿前方 T_{12} ～ L_2 距离的一半
L_2 屈髋肌（髂腰肌）	大腿前方中点
L_3 伸膝肌（股四头肌）	股骨内髁
L_4 踝背伸肌（胫前肌）	内踝
L_5 足母长伸肌	足背第三跖趾关节
S_1 踝跖屈肌（腓肠肌）	足跟外侧
S_2	窝中点
S_3	坐骨结节
$S_{4\sim5}$	肛周区

2. 运动平面　脊髓损伤后，保持运动功能（肌力 3 级或以上）的最低脊髓神经节段（肌节）。运动平面左、右可以不同。肌节分布应参照脊神经解剖学运动神经的肌肉节段分布。运动平面之上的肌节肌力评分应为 5 级。运动评分：ASIA 标准确定人体左右各有 10 组关键肌，根据 MMT 肌评分法肌力分 0 ～ 5 级，正常运动功能总评分为 100 分。

二、脊髓损伤程度

（一）Frankel 分级

A 级：肌肉运动完全丧失，大小便失去控制。

B 级：肌力Ⅰ～Ⅱ级。

C 级：肌力级Ⅲ级以上。

D 级：肌力Ⅳ级以上。

E 级：肢体自主运动、深浅感觉及二便功能均正常。

（二）ASIA 分级

1. 完全性脊髓损伤　脊髓功能损伤平面以下，包括骶段 S_4 ～ S_5 无任何运动、感觉功能保留。

2. 不完全性脊髓损伤　脊髓功能损伤平面以下及骶段 S_4 ～ S_5，有运动功能和（或）感觉功能的残留。

3. 脊髓功能部分保留区　完全脊髓损伤患者在脊髓损伤平面以下 1 ～ 3 个脊髓节段中仍有可能保留部分感觉神经或运动功能，脊髓损伤平面与脊髓功能完全消失的平面之间的脊髓节段，称为脊髓功能部分保留区。

应用 ASIA 分级（表 17-4-2）可为脊柱结核并发截瘫的严重性提供量化的评估指标，从而为术前的准确诊断及治疗后的效果评估提供客观依据。

表 17-4-2　ASIA 损伤分级表

等级	功能状况
A	完全性损伤，骶段（S_4 ～ S_5）无任何运动及感觉功能保留
B	不完全性损伤，在神经平面以下，包括骶段（S_4 ～ S_5）存在感觉功能，但无任何运动功能
C	不完全性损伤，在神经平面以下有运动功能保留，一半以上的关键肌肌力小于 3 级
D	不完全性损伤，在神经平面以下有运动功能保留，至少一半的关键肌肌力大于或等于 3 级
E	正常，感觉和运动功能正常

第五节　截瘫的临床表现

（一）症状与体征

脊柱结核骨病灶活动型截瘫患者的脊柱结核病史一般较长，病程进展缓慢，起初表现仅为一般的结核中毒症状，如发热、盗汗、消瘦、倦怠无力等结核病全身中毒症状，藉之区别其他病因的截瘫。骨病灶治愈型患者的全身结核性症状多不明显。瘫痪之前，患者往往有明显的与病变节段一致的束带感，随后由于脊髓受压，常出现下述神经功能障碍。

1. 运动障碍　通常是先有脊椎结核后出现截瘫，少数病例以截瘫为首发症状来就诊。截瘫进展多较缓慢，早期先是脊髓传导束障碍，表现为下肢肌肉自发抽动、步态笨拙、无力、易跌倒。脊椎结核并发高危截瘫者，上肢和胸壁肌肉瘫痪，肋间肌麻痹后，胸式自主呼吸减弱，靠膈肌活动来维持气体交换。患者长期平卧，排痰无力，年长者易并发肺不张或肺炎，应该预防。病理反射阳性，腱反射亢进，髌腱和跟腱阵挛等。截瘫进展的过程多由痉挛性轻瘫转变为痉挛性伸直型截瘫，随后是痉挛性屈曲型截瘫，这时提示锥体束和锥体外束传导完全受压。最严重者由痉挛性截瘫迅速转变为弛缓性截瘫，有如脊髓休克。

2. 感觉障碍　一般下肢运动障碍较重之后，才出现不同程度感觉障碍。感觉分为浅、深两组，浅感觉有痛、温、触三种。深感觉包括震颤觉、深触觉和位置觉。感觉障碍轻者感觉过敏，如患肢冷、热、痛觉过敏，较重的感觉迟钝，严重的感觉消失。感觉平面的确定很重要，可用以明确脊髓受压的平面。$C_{2\sim4}$构成颈丛，支配枕部、颈部、颈前部及前胸第2肋骨以上的皮区。$C_4\sim T_1$病变感觉障碍平面在第2肋骨。$T_{3、4}$感觉障碍平面在乳头水平，T_6病变平面在剑突，T_9病变平面在脐孔，T_{12}病变平面在腹股沟。膀胱和肛门括约肌功能障碍，肢体远端位置觉和震动觉最后消失（图17-5-1）。

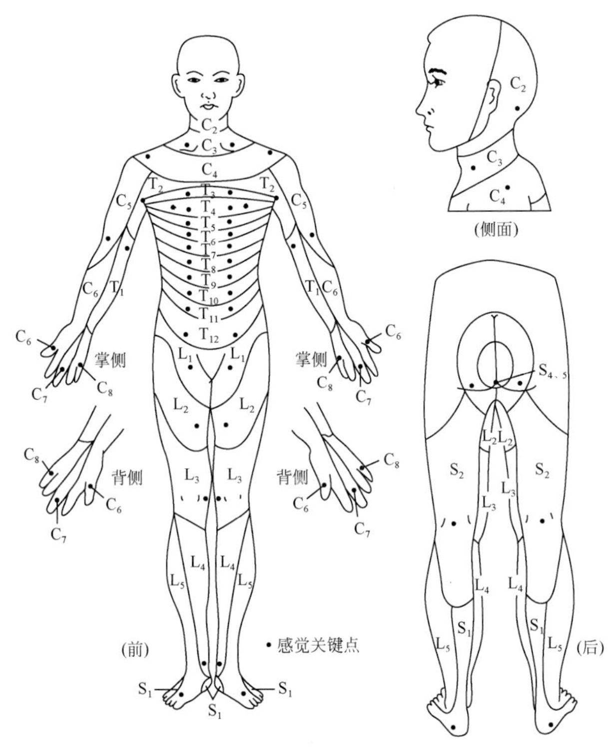

图17-5-1　神经的节段支配及感觉检查关键点示意图

3. 括约肌功能障碍　大小便功能障碍多见于运动和感觉障碍之后，最初表现为排尿困难，有尿意但不能及时将尿排出，以后发展为尿闭。膀胱反射功能恢复后出现小便失禁。大便功能障碍，初期表现为腹胀和便秘，有时可见腹泻现象。

4. 脊髓受压定位诊断　不同节段的症状体征表现不同。

（1）上颈髓（$C_1\sim C_4$）：四肢出现上运动神经源性瘫痪，因累及膈肌，呼吸功能出现障碍，病变平面以下感觉障碍，神经根痛在颈部和上肢，大小便失禁，常并有Horner征。

（2）颈膨大（$C_5\sim T_1$）：上肢出现上神经源性瘫痪，下肢出现下神经源性瘫痪，病变平面以下感觉障碍、大小便失禁，常并有Horner征。

（3）胸髓：下肢出现上神经源性瘫痪，胸部、腹部神经根痛及束带压迫感，病变平面以下感觉障碍、大小便失禁。

（4）腰骶膨大（$L_1\sim S_2$）：下肢出现下神经源性截瘫，病变平面以下感觉障碍、大小便失禁。

（5）脊髓圆锥（$S_3\sim C_o$）：主要分布至肛门和外生殖部皮肤，损伤后，出现会阴区感觉障碍。另外，含有支配膀胱逼尿肌和性反射的低级中枢，可出现尿失禁和性功能障碍。

5. 神经反射　原有的正常生理反射随病变发展表现异常，如截瘫平面以下的浅反射如腹壁反射和提睾反射减弱或消失，上肢肱二、三头肌腱反射，下肢检查髌腱和跟腱反射亢进，弛缓性截瘫患者腱反射可减弱或消失；痉挛性截瘫患者还可有腱反射亢进和髌、踝阵挛。

6. 病理反射　多因椎体系传导障碍而引起。

（1）Babinski征：用一钝尖刺激物刺激患者足底外缘，正常人引出五个足趾跖屈；椎体系损伤时，患者出现䠀趾背伸，伴或不伴其余四趾扇形散开，为阳性。绝大多数情况下均表示椎体系有器质性病变，为低级运动装置与大脑皮质联系中断的表现。正常小儿2岁以下可出现Babinski征阳性，是因为小儿椎体系与皮质发育尚未完善。

（2）Chaddock征：用钝尖刺激物足背外侧缘，近于足背足底交界处。引出的反射与Babinski征相同，其敏感性与意义相近。

（3）Oppenheim征：检查者用拇指和示指背紧压小腿前面，由上向下推移，引出的反射和Babinski征一样，也是䠀趾背伸。

（4）Gordon征：检查者紧捏腓肠肌引起足䠀趾背伸。

（5）Hoffmann征：检查者用左手托住患者手腕，右手的示指和中指夹住患者的中指，并以拇指轻弹而引出患者拇指及其余各指有屈曲反应。

（二）影像学检查

常规X线脊柱正侧位片发现骨骼破坏严重，

后凸顶角处作为脊髓压迫平面定位的参考；CT 对小死骨构成压迫的定位，脊髓萎缩、变细、囊样变等显示更为直观。通过三维 CT 能清晰和准确地显示椎体破坏情况及增生骨嵴对硬膜压迫情况；MRI 检查时要注意是否有跳跃性病变的存在。MRI 检查不但可以准确地观察结核的脓肿、渗出、干酪样坏死物质，而且能反映出脊髓的受压位置及髓内水肿、变性信号，据此我们可以对患者脊髓功能有大致判断。

第六节　截瘫的手术治疗

一、手术治疗原则

（一）彻底病灶清除椎管减压

由于脊柱结核发生截瘫的主要因素是病灶物质压迫，因此只有彻底清除病灶才能达到有效解除对脊髓神经的压迫，促进功能恢复。同时，尽管结核病本身主要依靠药物治疗，彻底清除病灶也有利于脊柱结核本身的治疗，这对于耐药结核菌感染的脊柱结核有更重要的意义，因为残留病灶物质可导致病灶复发。脊柱结核并发截瘫手术要求彻底显露压迫部位的硬膜囊才能确保有效减压，利于神经功能恢复。大多数脊柱结核并发截瘫是椎体病灶引起的，因此各种侧前方减压病灶清除入路更多被应用，后路椎板减压术只适合于非典型脊柱结核。应当指出，对于有严重且僵硬的后凸畸形的胸腰段脊柱结核的患者，经胸及腹膜外入路手术减压难以显露后凸顶点处的硬膜囊，而肋骨横突切除术则可在切除肋骨小头后，经椎间孔咬除相应椎弓根而显露后凸顶点部位相应的硬膜囊侧方及其前方的压迫物。在后凸或病灶压迫硬膜囊处，应仔细观察硬膜囊外有无纤维结缔组织索带压迫或肉芽组织压迫，如有，应予以解除压迫，使硬膜囊膨起，达到有效减压的目的。

（二）合理植骨融合内固定

脊柱结核病灶部位多有后凸畸形，这是由于脊柱结核造成的椎体破坏前部更重，且人体重力线又位于脊柱前方，可在重力矩作用下造成脊柱后凸畸形。多椎体结核、青少年脊柱结核及未能良好骨性融合的患者发生晚发性截瘫的可能性更大。脊柱结核造成对脊柱骨及韧带结构的破坏，也可造成脊柱不稳定。长期卧床制动可通过控制脊柱负荷，减少或避免脊柱不稳定造成的各种并发症，但可产生长期卧床并发症，影响患者早期康复，因此在病灶清除基础上，矫正畸形，可靠的植骨以达到骨性融合，对促进神经功能恢复，防止晚发畸形和晚发性截瘫是非常重要的。前路病灶清除，椎间植骨融合及脊柱结构重建是脊柱结核手术治疗的最佳选择。良好的植骨融合，对植骨要求有良好的支撑和良好的融合能力。多节段脊柱结核难以取得足够长度的髂骨时，可应用腓骨或钛网内置自体骨进行植骨融合。

（三）适当矫正畸形避免截瘫加重

结核病灶对脊柱的破坏导致脊柱机械性不稳定，可同时存在神经性不稳定，彻底的病灶清除及椎管减压可能加重术后的急性不稳定，而残存的后凸畸形可能使部分患者存在慢性不稳定。脊柱后凸进一步加重可导致晚发性截瘫。长期以来，前路病灶清除及植骨融合术在脊柱结核并发截瘫的治疗中取得了良好的效果。但是，由于脊柱结核对脊柱的破坏多累及 2 个或 2 个以上节段，造成 1 个以上的脊柱功能单位的破坏，病灶清除椎管减压术后单纯依靠植骨进行脊柱结构重建将导致术后仍可存在节段性不稳定。近十年来，国内外脊柱内固定技术已经应用于脊柱结核的外科治疗。正确合理地应用脊柱内固定器有利于脊柱结核后凸畸形的矫正及预防后凸加重；有利于早期重建脊柱的稳定性及促进神经功能恢复；有利于提高植骨融合率及开展早期康复。脊柱结核并发截瘫患者多存在明确的脊柱不稳定及脊柱畸形，在彻底的病灶清除及椎管减压术后，脊柱的稳定性会进一步受累。因此，脊柱结核并发截瘫患者是应用内固定器的主要适应证。

二、截瘫手术方式的选择

（一）前路病灶清除椎管减压椎间植骨内固定术

病变活动型脊柱结核并发截瘫，绝大多数患者均是脊柱椎体病灶破坏而致脊髓前方的压迫，因此前路或前外侧病灶清除、植骨及前路内固定术式被广泛应用。前路病灶清除、融合及前路内固定术的优点：①利于充分有效的脊髓减压；②利于适当矫正畸形维持脊柱力线；③可在术中即刻提供坚强的前路内固定，患者术后无须外支具即可早期康复；④坚强的前路内固定提高前路骨性融合率，减少了植骨相关的并发症。但前路手术减压植骨内固定主要适用于颈段及 T_3 以下胸腰段椎体结核并发截瘫。对于下颈椎结核、胸椎结核并发截瘫的患者，前路病灶清除植骨融合内固定可达到良好复位减压及固定效果。术中应充分利用椎间撑开器，通过调整撑开棒的角度及撑开作用，恢复残椎高度及颈椎生理弧度，显露病灶后方，有利于病灶彻底清除、有效椎管减压及植入适当大小的骨块而恢复颈椎结构完整及重建稳定性；对腰骶椎结核并发截瘫，须经前路腹膜后入路行病灶清除椎管减压及植骨融合术，但前方难以实施内固定。由于脊柱结核并发截瘫主要是胸椎结核并发截瘫，现将胸椎手术要点予以介绍。

1. 入路　T_3 以下胸椎结核并发截瘫者需切除相应的肋骨，确定切除肋骨的具体位置可采用在正位胸片上以结核病灶为中心（脊髓受压）划一水平线，在胸片腋中线处与该水平线相交之肋骨为需切除肋骨。一般情况下为病灶中心节段以上1个或2个节段的肋骨，切除范围自腋前线至肋骨角。手术侧别的选择应参考病灶位置及病椎破坏情况，一般选择标准破坏严重或椎旁脓肿较大的一侧，如无特别情况，$T_{6\sim9}$ 可选择右侧入路避开胸主动脉对术野暴露的影响。对有一侧胸膜炎病史或无明显胸膜粘连肥厚者应选择对侧。

麻醉最好应用双腔插管。手术时患者侧卧，术侧在上，背部与术面成90°角。根据病变平面，一般应切除平面以上一根肋骨，皮肤切口一般可沿预定切除的肋骨走行，前端起自腋前线，后端止于骶棘肌外缘，要切除第5～6肋，皮肤切口可绕过肩胛骨下角走行，一般成人切口长20～25cm。沿切口方向切开浅、深筋膜。第一层切开背阔肌，高位者同时切开部分斜方肌和菱形肌；第二层切开前锯肌，腹外斜肌止点及骶棘肌外缘，用电灼切开肋骨骨膜，再用骨膜剥离器剥离肋骨外面，上、下缘及肋骨内面的骨膜。注意肋骨骨膜分离时按“上顺下逆”的方向推剥。切除肋骨后，将肋骨床骨膜和壁胸膜切开一小口，使空气徐徐进入胸腔。如胸腔内无粘连，术侧肺则完全萎陷。但不少病例都有轻度粘连，可用手指或盐水纱布球将覆盖椎旁脓肿的肺组织逐渐推开，至充分暴露椎旁脓肿为止。

2. 显露　显露脓肿或病灶侧方后，用手指沿肋骨触摸至肋骨头的顶点。病灶节段上下相邻肋骨头顶点连线的前方即是准备纵行切开椎旁脓肿或病灶的切线，在切开脓肿壁以前，应将手术野以外的胸腔都用盐水纱布垫保护好，以避免被脓液污染。脓肿的腰部因受肋间动、静脉的约束而呈竹节样外观，竹节的狭窄处恰好是肋间动、静脉的所在。脓肿小的波动不明显，竹节样外观也不明显，有可疑时可用空针做实验穿刺。在病灶的前外侧，距奇静脉或胸主动脉1～2cm处纵行切开壁胸膜，先小切口，吸出脓液后，自小切口处上下延长切口。先用2把直角弯钳纵行全层夹住脓肿壁，在中间切断，并用7号丝线缝合结扎血管断端。将血管一一处理完毕后，椎旁脓肿的侧壁就打开了。如果暴露不够宽敞，可在中部或两端再横行向外切开3～4cm，使外侧脓肿壁形成“T”或“冂”形支瓣状。这样，就可以将病椎清楚地显露出来。如椎旁脓肿已破入胸腔或肺内，在穿破处可见明显粘连。沿后胸壁小心剥开粘连后，就有脓液流出。肺组织的侵犯一般都比较表浅，仅用刮匙搔刮就能解决问题。确定胸膜粘连分开后，安置开胸器及拉钩。

3. 病灶清除　切开脓肿或病灶侧方壁胸膜及结缔组织，用刮匙刮除所有病灶。用干纱布填充脓腔空间或病灶区域后于骨膜下向对侧分离，充分显露椎体对侧的脓肿或病灶组织。观察残椎的情况，结合X线或CT所见确定切除范围。切除全部病变骨质，如残椎仅剩3mm以下的终板，则可考虑切除相邻椎间盘以为下一步植骨及内固定提供必要准备。

4. 椎管减压　用刮匙向后刮除椎管前方病灶残余组织直至显露后纵韧带。如有残椎骨质影响后纵韧带显露，则可刮除或凿除。显露后纵韧带后，可见韧带上有暗红色肉芽组织或干酪样物质，用神经剥离探子探查，以确定病灶相应节段椎管前方后纵韧带是否已充分显露，特别注意切口对侧椎管前方有无残留压迫。如椎管前方后纵韧带已充分显露，则应用细尖牙镊提起后纵韧带，用尖锐的神经剥离探子自边缘分离后纵韧带，分离后可见后纵韧带后方的硬膜囊（如椎管内有结核性肉芽组织或干酪样物质也可显露），用尖刀或组织剪横行切断已与硬膜囊分离的后纵韧带，并向其头、尾两侧分离减除，则可显露椎管内后纵韧带后方的硬膜囊膨起。同时，如果见到硬膜囊前方存在结核性物质，则应仔细分离去除，达到硬膜囊充分减压。如果见到硬膜囊表面有环形纤维条索，则应挑起剪断使硬膜囊膨起。

5. 椎间植骨内固定　充分减压后冲洗伤口，用椎间撑开器撑开后测量植骨长度，取自髂骨植入椎间后应用前路内固定器进行内固定。再次冲洗伤口后关闭壁胸膜切口，并将内固定器置于切口胸膜之下方。于腋后线 $T_{7\sim9}$ 肋间置入胸腔壁式引流管一根后，逐层关闭胸腔。术后胸腔引流管连接闭式引流器，并注意引流通畅情况（图 17-6-1、图 17-6-2）。

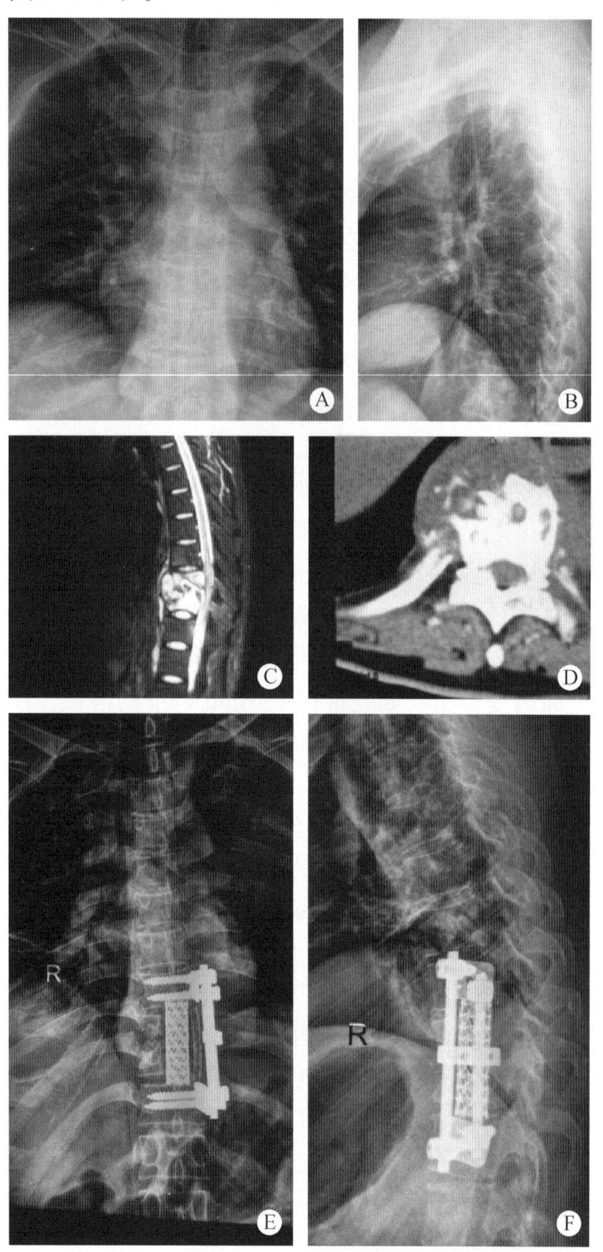

图 17-6-1　男性，34 岁。$T_{8、9}$ 椎体结核伴不全瘫，前路病灶清除椎管减压椎间植骨内固定术

A、B. 术前 X 线片；C、D. 术前 MRI 与 CT 影像；E、F. 术后 X 线片

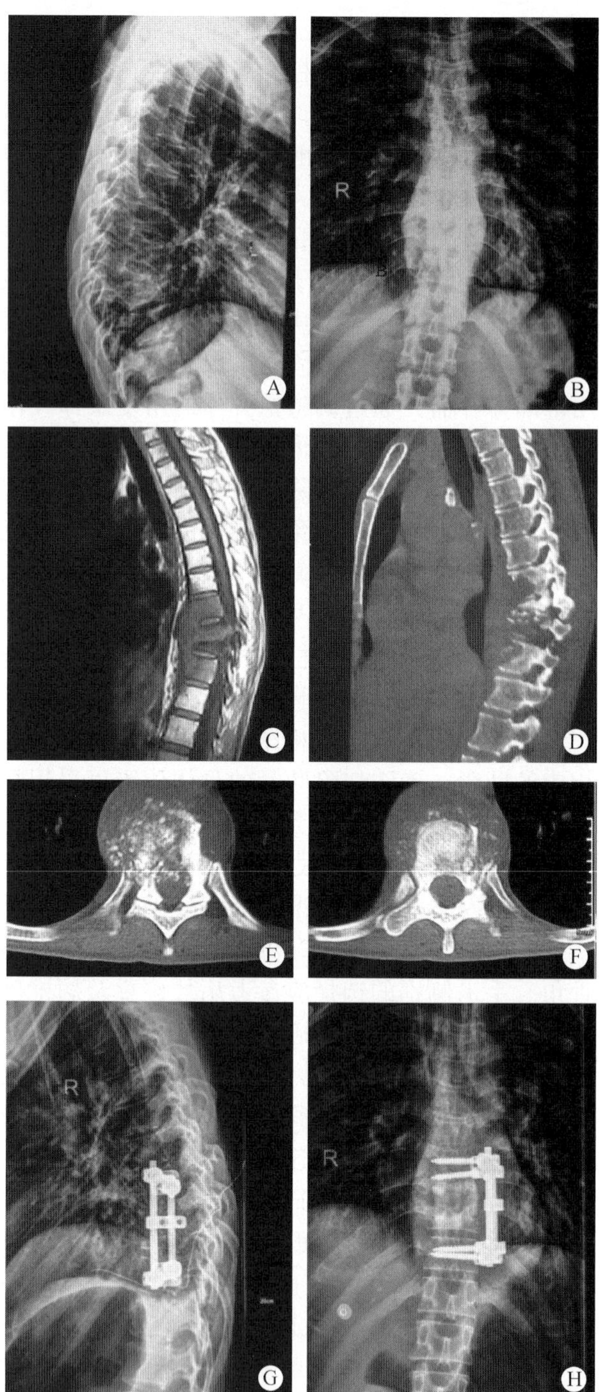

图 17-6-2　女性，30 岁。$T_{8\sim10}$ 椎体结核伴不全瘫，前路病灶清除椎管减压椎间植骨内固定术

A、B. 术前 X 线片；C、D. 术前 MRI 与 CT 影像；E、F. 术前 CT 影像；G、H. 术后 X 线片

（二）侧前方病灶清除椎管减压椎间植骨术

该术式广泛应用于胸腰段结核并发截瘫的治疗，优点是在肋骨横突切除后可直视下经椎间孔咬除椎弓根显露相应节段的椎管侧方及前方的椎

体后部，而该区域正是脊柱结核病灶压迫脊髓的部位，易于有效地减压椎管。缺点是对多节段椎体结核可能要切断一条以上的肋间束，椎体前方及对侧的椎体病灶清除较困难。中上胸段脊柱结核的患者，肋骨横突切除术可以更好地显露受压的硬膜囊的前方及侧方，并可依据病情需要适当向上或向下延伸切口，显露足够长度的硬膜囊。缺点是前方植骨及前方内固定空间受到一定限制，部分患者需先行后路内固定后再从侧方减压植骨融合。

1. 手术入路　手术时患者取侧卧位，术侧在上，手术侧别的选择和定位方法见前述。背部与手术台成 90° 角。以患椎为中心，在距棘突两横指处做纵切口或向术侧凸出的弧形切口。切口的上下端应包括 1 个健康椎。

2. 显露　切开皮肤及浅、深筋膜后，沿切口方向第一层切斜方肌，第二层切断大、小菱形肌或背阔肌和后下锯肌，露出骶棘肌和横突远端。将骶棘肌纤维在横突远端的部位纵行分开，并向两侧牵开，即可露出横突远端及肋骨后段。一般应暴露 4 个横突，2 个肋骨。再切断肋骨横突关节的关节囊和韧带，然后用骨膜剥离器在骨膜下游离横突，并用大咬骨钳将大部横突咬掉。供应背部肌肉和皮肤的肋间动、静脉的后支都由横突间隙通过。肋骨外面的骨膜可用电灼割开，再用骨膜剥离器将肋骨外面的骨膜剥离干净。剥离肋骨上缘时应由肋骨后端开始，剥离肋骨下缘时应由肋骨前方向后端剥离。剥离肋骨内面的骨膜时要严格遵守骨膜下剥离的操作方法，以防剥破胸膜。肋骨头的剥离方法比较困难。剪断肋骨后，肋骨的近端必须用血管钳夹住固定，才便于剥离肋骨头。剥离肋骨头时更要严格执行骨膜下的操作方法，以免损伤胸膜或肋间血管。需用较宽的骨膜剥离器沿肋骨外面插入到肋骨头和胸椎椎体侧面之间，剥离肋椎关节囊和韧带后将肋骨头游离。如该关节已被结核病变破坏，则剥离甚易；如该关节已发生纤维性或骨性强直，则剥离更为困难。肋骨近端拔除后，应检查肋骨头或其骨骺是否已被同时取出。如肋骨头或其骨骺尚残留在内，有骨性强直的可用骨凿将强直部分凿除，将肋骨头取出。如肋骨头骨骺残留在内，可用小尖刀切开肋椎关节囊后将其取出。

取出肋骨头后，椎旁脓肿较大的病例，此时即有脓液流出。如未流出脓液，可用骨膜剥离器将椎体的骨膜及前纵韧带向前方推开，即可进入病灶。可将示指尖端伸入病灶内，探索椎体破坏情况及骨病灶的准确位置，以便决定向上或向下再切除一段横突和肋骨。一般切除 2 ～ 3 个横突和 2 ～ 3 段肋骨就够了。横突和肋骨切完后，再游离剪断并结扎切除肋骨之间的肋间神经和肋间动静脉的分支。大部分病例的椎旁脓肿均为单房性，椎体骨膜已被脓肿推开，病椎已裸露在手术野中。少数病例因椎旁脓肿为多房性，椎体周围还有许多纤维性间隔，必须用骨膜剥离器在骨膜下进行剥离。

3. 病灶清除　椎旁脓肿较大的可先刮除脓肿及病灶组织，注意刮除脓肿的上端、下端和对侧。刮对侧脓肿时可用弯度较大的刮匙和侧向刮匙。脓肿壁刮除完毕以后，在脓肿的上端和下端各放一块纱布，以压迫止血。为了便于清除对侧脓肿和椎体病灶，可将病椎凿掉一部分，这样做可以较好地暴露对侧脓肿和椎体病变，并准备好植骨空间。

4. 椎管减压　游离肋间神经并加以保护，结扎肋间血管，以肋间神经为导向，将神经根近端的软组织剥去，沿神经根向中线走行，即找到并到达椎间孔。将尖嘴咬骨钳伸入椎间孔内，咬掉椎间孔后壁的骨质，再逐步咬除病椎及其上、下各一个健康椎体的术侧部分椎板、部分关节突和椎弓根，至露出脊髓的侧面为止，为了使脊柱在术后仍保留两个椎弓支点，不可切除棘突，术侧椎板也不应切除过多。在向上、下切除椎弓根时应注意勿将神经根撕伤。硬膜外面常包围着一层比较厚的、被肉芽组织浸润的硬膜外脂肪组织，必须将其剥离并剪掉才能显露出硬膜。脊髓侧面的硬膜显露以后应注意观察硬膜的颜色、厚度，有无搏动及有无向后凸出。用硬膜剥离器将硬膜与前方的压迫物质分离后，即可将硬膜前方的一切病变组织用剥离器或窄的骨膜剥离器推向前方，使其离开脊髓，再将其清除。椎管内肉芽组织蔓延较广泛的，必要时可向上下再切除一些半椎板和椎管侧壁，以便清除这些肉芽组织。减压及病灶清除完毕后应检查硬膜搏动情况。

5. 椎间植骨　需做前路植骨的可在上、下椎体中凿槽，利用切除的肋骨和椎弓碎骨块做前路植骨。或取髂骨植骨，一般不应用椎体侧前方内固定。

（三）后路病灶清除椎管减压椎间植骨内固定术

1. 适应证　①胸腰椎结核重度后凸畸形（后凸 Cobb 角≥ 60°），连续 2 ～ 4 个结核病变节段，椎旁脓肿局限于病变区、无广泛流注性脓肿或背部窦道者；②单纯前路不能矫正的结核性后凸畸形或结核性后凸畸形前路矫正失败者；③结核性物质和骨嵴使脊髓受压造成不同程度神经功能障碍者；④椎体或椎间盘破坏已造成脊柱不稳定者。

2. 手术技术　采用气管插管静脉复合全身麻醉，患者取俯卧位，行后正中切口向两侧骨膜下剥离显露棘突、椎板、关节突，根据术前手术设计方案确定置钉椎体及截骨椎体，在拟切除的病变椎体上下方相对正常及正常椎体植入椎弓根螺钉，上下各植入 4 ～ 6 枚螺钉（共 8 ～ 12 枚）。确认需切除的椎体后，切除其棘突及两侧椎板、关节突及横突，咬除椎弓根至基底部，显露脊髓硬膜和神经根，仔细保护，截断横突，在胸段可切除病椎两侧相应肋骨近端 2 ～ 3cm，于硬膜囊外 1 ～ 2cm 结扎切断病变椎体的节段血管，从病椎两侧逐步分离至前方，切除残留的病变椎体，松解切断挛缩的前纵韧带和纤维环，显露出前方硬膜囊，将椎管内的干酪样物质和死骨清除干净，解除硬膜囊受压。彻底清除坏死的椎间盘和死骨后，用骨刀沿椎弓根骨膜下切除椎体上下方的椎间盘及相邻椎体的终板，根据矫形及减压需要可切除顶椎附近 1 ～ 3 个椎体。截骨过程中采用临时固定棒固定，截骨完成后两侧交替换棒进行矫形，然后测量前柱缺损长度，剪裁合适长度的钛网填充碎骨粒后置入，行前柱支撑，根据截骨间隙是否闭合、脊髓皱缩程度，逐渐加压关闭截骨间隙，于截骨部位上下螺钉之间再次加压完成矫形，从而实现后凸矫正。若能够近似术前设计的角度进行截骨，截骨上下断面则基本可以完全闭合。透视确认钛网位置良好，拧紧各尾帽，放置横向连接器后行固定范围内椎板、关节突充分植骨。在矫形及钛网置入过程中反复探查脊髓神经有无硬膜囊过度皱褶及骨性卡压，放置 1 ～ 2 根引流管后逐层闭合切口。

（四）前后路联合病灶清除椎管减压椎间植骨内固定术

脊柱结核并发截瘫的病灶及致瘫因素主要是由脊柱前中柱的破坏所引起，因此颈椎、中下胸椎及腰椎的脊柱结核应采用前路手术。一次性的前路手术可达到彻底病灶清除，有效椎管减压，前路椎间植骨手术及前路内固定重建脊柱稳定性的治疗目标。国内外大量临床应用结果显示，前路器械固定未引起结核感染的加重或迁延不愈。相反，前路坚强的内固定可以给椎间融合提供一个稳定的力学环境。术中通过前路器械撑开作用可直观地矫正后凸畸形，更好地显露硬膜囊前方的病灶压迫，植入适当长度的自体髂骨后坚强内固定可以防止植骨的滑脱移位或骨折，促进了病灶愈合和骨性融合，降低了结核复发率，促进了截瘫恢复。前路手术一次完成相关治疗目标可明显缩短截瘫治疗时间，适合前后路联合手术者。

1. 儿童青少年脊柱结核并发截瘫　在前路病灶清除减压植骨融合术后，无论是否应用前路内固定，其后凸畸形均会逐渐加重，甚至成年后可能发展成为严重后凸畸形。这是因为在前路椎间植骨融合后，尤其是应用内固定后，该相应融合 2 个或 2 个以上节段时，脊柱椎体生长相对停止，而脊柱后柱仍会持续生长，造成进行性后凸畸形加重。Schulitz 等报道 117 例儿童脊柱结核患者术后 10 年随访情况，发现单纯前路手术组后凸畸形增加 12°，而联合前后路融合手术组后凸畸形增加 7°。因此，对青少年脊柱结核患者，无论是否发生截瘫，无论是否应用前路内固定器，均应考虑适时联合行前后路相应节段的融合术。

2. 多节段脊柱结核并发截瘫　特别是并发有明显后凸畸形的患者应考虑前后路联合手术或分两次手术完成治疗。这不仅是因为后路内固定器有良好的矫正畸形的作用，而且对于椎体因结核破坏角度、残椎无法安置前路内固定器的患者，应用后路钉棒系统固定于未受累的脊柱后柱可缩短固定节段，多保留 1 ～ 2 个脊柱运动单元，这对多节段的胸腰椎或腰椎结核并发截瘫患者术后功能的恢复与康复有重要的意义。前后路手术的顺序可根据患者的实际情况确定，原则上先行后路内固定手术可使脊柱畸形矫正，重建脊柱稳定性，并为再次前路病灶清除、椎管减压及选择适当的植骨长度提供有利条件。

在脊柱结核并发截瘫患者手术治疗中，病灶破坏了脊柱的前中柱，选用椎弓根系统时则需向上、向下延伸内固定范围。在多节段脊柱结核病例、前路尚未融合的情况下，过长的内固定可因力矩增加而易将椎弓根钉拔出，而联合应用椎弓根钩和横突钩则可合理确定固定范围及防止内固定松脱。前后路联合手术中，在前路病灶清除椎管减压后，应选择适当的植骨材料，多节段脊柱结核患者需要的植骨较长，可应用肋骨或腓骨，也可应用钛网植入剪碎的肋骨。

（五）注意事项

（1）术前详细阅读X线片、CT及MRI确定脊髓受压的水平及其纵向的范围；在病灶治愈型截瘫中，椎管多有后凸和旋转畸形，椎管形态不规则且走向异常，可通过三维重建确定椎管骨性压迫的方位。

（2）接近椎管侧前壁时，用不同弯度、大小不等的刮匙，刮去椎管的侧前壁，突破椎管一处，进而改用冲击式椎板咬骨钳扩大之，注意不可误伤脊髓。

（3）脊髓硬膜外瘢痕组织只能用膝状镊提起，以切断其环形卡压的纤维环。如有硬膜破损，特别经胸病灶清除兼椎管前外侧减压术者应修补。

（4）冲洗脊髓时，吸引器外口切勿触及硬膜，以免因吸引器负压或直接挤压脊髓造成损伤。

（5）术毕，用骨蜡封闭脊髓的出血点，用凝血酶止住软组织渗血，以免术后形成血肿，压迫脊髓。

（6）根据椎体破坏情况行椎间植骨以重建脊柱的稳定性，脊椎病灶彻底止血后，冲洗干净椎旁的“T”形切口，用丝线间断全层缝合。将闭式引流管放置于术侧第7或第8肋间腋后线处，按层闭合胸腔。

（7）放置内植物时，要注意保护脊髓组织，防止植入的螺钉进入椎管或手术工具伤及脊髓。

第七节　晚发性截瘫的手术治疗

晚发性截瘫多存在以下共同的临床特点：曾有脊柱结核病史，但经过系统或非系统治疗后相当长一段时间（平均可达10年以上）并无活动性脊柱结核临床表现及截瘫；均有明显的以受累节段为中心的脊柱后凸畸形且可有逐渐加重史；可无明显诱因或在有限外力作用下于首次患病多年后出现下肢感觉运动障碍等。同时，晚发性截瘫可存在不同的病理基础，如脊柱病变治愈型或病变静止型，脊髓单纯受压或伴缺血、变性、萎缩等。因此，对于晚发性截瘫的手术治疗存在困难与争论。

一、晚发性截瘫手术治疗的主要目标

1. 椎管减压　脊柱后凸畸形顶点部位的有效椎管及硬膜囊的减压促进了神经功能改善，是晚发性截瘫手术治疗的首要目标。晚发性截瘫多伴有严重的后凸畸形，且畸形角度与截瘫程度相关。晚发性截瘫多发生在胸椎，严重的胸椎后凸畸形多伴有明显的骨性胸廓畸形，因此应用各种方法（包括应用内固定）矫正脊柱后凸畸形是困难和危险的，改善患者的神经功能是手术治疗的首要目标。彻底减压的标准：①彻底切除椎体后缘骨嵴，脊髓前方和侧方不再有骨性接触；②切除椎体后缘后显露脊髓不得少于3cm；③脊髓硬膜外可见部分的纤维粘连，包膜或条索全部松解切除；④脊髓（硬膜囊）膨胀良好，不再有压痕，脊髓搏动明显恢复。晚发性截瘫侧前方手术减压后神经功能恢复的效果尚可。

2. 稳定性重建　脊柱后凸畸形部位稳定性的评估与重建，防止脊髓神经功能恶化是晚发性截瘫治疗的重要目标。晚发性截瘫多伴有严重的后凸畸形，大于30°的畸形本身就存在慢性不稳定。骨病治愈型截瘫虽产生骨性融合，但实施前外侧减压术后如切除骨质过多也可引起脊柱不稳定。骨病静止型晚发性截瘫因未产生骨性融合，在减压手术之前先行后路原位固定，并于前路减压时，再行前路植骨，以重建脊柱的稳定性。

3. 后凸矫正适度　脊柱后凸畸形手术矫正应当慎重，尽力避免术后神经功能障碍加重。晚发性截瘫均有较严重的后凸畸形，后凸畸形的程度与脊髓损伤的程度有关。晚发性截瘫患者的脊柱畸形是一个长期的病理过程，脊柱畸形是僵硬的且多伴有胸廓畸形及躯干软性结构挛缩，尤其是脊髓可能已缺血，萎缩粘连处于功能代偿的边缘状态。因此，不恰当的手术治疗可能加重神经功能损害。

二、晚发性截瘫手术治疗方案的选择

晚发性截瘫手术治疗之前必须对患者进行全面的评估，特别是要对病变节段的 X 线平片、CT 及 MRI 影像结果进行认真分析。通过对临床及影像资料的分析应明确晚发性截瘫是骨病治愈型还是骨病静止型，明确脊髓具体的受压因素及部位，明确脊髓损伤的水平与程度，明确脊髓是否存在萎缩变性，明确脊柱的稳定性及手术可能对稳定性产生的影响等，骨病静止型患者在 CT 及 MRI 影像上可显示原病灶局部并无可靠骨性融合，可见后凸畸形部位除有骨性压迫外，尚存在局限干酪样肉芽等结核性物质，椎体也可存在骨性破坏后形成的空洞。此类型患者尽管已无活动性结核的临床表现，术前及术后仍应进行抗结核药物治疗，术中减压时需行病灶清除或刮除。对体质差并发有严重心肺功能障碍等严重并发症的患者，必须进行充分的术前准备才可考虑是否手术治疗。

1. 椎管侧前方减压硬膜外粘连松解，椎间或椎前植骨术　病变治愈型截瘫多数发生在胸椎，脊柱相对稳定，且多为不完全性截瘫。术中椎管侧前方减压，直至显露硬膜囊后，根据减压情况确定是否需要植骨，手术中应注意以下方面：

（1）椎管减压至硬膜囊：病变治愈型患者脊柱病灶已骨性融合，对后凸顶点减压部位的准确定位存在困难。如经胸入路，术前则应确定切除第几肋骨入胸及顶点处肋骨小头与切除肋骨的对应关系。原则上应切除后凸顶点上方的肋骨小头，双侧肋骨小头的前缘连线应为椎管前壁水平。椎管减压可从椎管的前方或侧方开始。如果从前方开始时，应从椎体侧方上下肋骨小头连线前方应用磨钻向对侧磨除椎体至椎体横径 2/3，然后向后方磨至椎管前壁，显露硬膜囊。如果从侧方开始减压，则应切除后凸顶点上、下各一个肋骨小头，显露其下方的相应椎间孔及椎弓根。小心探查相应的椎间孔后，咬除后凸顶点部位的上下各一椎弓根，即可显露硬膜囊的侧方，然后可直视下咬除或磨除后凸的骨嵴。

（2）植骨位置适当：病变治愈型因椎间已融合切除后方骨嵴后，难有足够空间植骨。如需植骨因存在严重的后凸畸形可行椎前植骨。对于骨病静止型患者，可在病灶清除后行椎间植骨。

2. 椎管侧前方减压植骨融合脊柱后路原位内固定术　对病变静止型存在脊柱不稳定的患者，可行两阶段手术。晚发性截瘫多发生在胸椎且伴骨性胸廓明显畸形，难以手术矫正后凸畸形，因此可应用钩棒或钉棒内固定系统先行后路原位内固定术，一般无须后路植骨，然后再行前外侧减压及植骨术，可早期重建脊柱稳定性，有利于神经功能的恢复和植骨融合。对于少数需行双侧肋骨横突切除椎管减压术的患者，因破坏了胸廓的辅助稳定作用，更应先行后路内固定术。

3. 脊椎截骨椎管减压脊柱后路固定矫形术　对于下胸椎（T_8 以下）及胸腰椎结核而致晚发性截瘫的患者，可考虑行后路“V”形脊椎截骨术及后路内固定术。对 $T_{8\sim10}$ 节段的患者，截骨时应切断 $T_{8\sim10}$ 的肋骨以利于截骨后的矫形。截骨的部位应以后凸的顶点为中心。相应椎管前壁（或椎体后壁）截骨时应充分分离硬膜囊外的粘连，解除对硬膜囊可能的压迫（包括截骨后可能出现的继发性压迫），应用后路内固定加压固定后应行后路植骨融合术。应用“V”形截骨术可矫正 60° 的后凸畸形，但一般后凸畸形矫正在 30°～ 50°。必须强调，应用脊椎截骨术治疗晚发性截瘫并发严重后凸畸形必须慎重。一方面该手术要求医师具有丰富的临床技能和经验；另一方面该手术具有较高的风险，可能造成神经损害的加重。

4. 后路闭合－张开式截骨矫形椎管减压内固定术

（1）手术方法：患者全身麻醉、气管插管，在体感诱发电位监护下实施手术。患者取俯卧位，避免腹部受压。后正中切口显露后凸区域，根据手术设计的固定融合范围，上下显露 3 ～ 4 个脊柱节段。两侧暴露需要足够宽，胸椎截骨者显露脊椎双侧肋骨的肋椎关节外 2 ～ 3cm，腰椎显露至双侧横突。在拟截骨区域上、下 2 ～ 3 个节段置入椎弓根螺钉，然后于截骨操作侧的对侧依脊柱后凸弧度安置临时固定棒，以防止截骨面完全离断时造成脊髓损伤。切除截骨平面相应的棘突、双侧椎板和关节突关节。胸椎截骨者在肋椎关节外侧切断肋骨，并钝性分离胸膜和脊椎之间的间隙，然后切除肋骨头及横突；对于上胸椎截骨病例，同时切除下位脊椎的肋骨头。对于腰椎截骨者，在基底部切断顶椎的双侧横突。从两侧用骨膜剥离器对后凸节段的脊椎进行向外、向前的骨膜下钝性剥离，显露脊柱后凸节段累及的相邻椎体及椎间隙（椎间盘）。利用骨刀、磨钻、刮匙进行楔形截骨，根据残存的椎体情况切除所谓的“顶椎”，必要时切除顶椎上位椎体后下角及下位椎体后上角以充分减压。截骨时注意避免意外损伤脊髓，离断时确保脊髓不承受任何张力。最后处理椎体后壁的骨质，避免椎管内静脉丛出血，并起到截骨过程中保护脊髓的作用。替换下临时固定棒，将预弯的固定棒与截骨面头端的各椎弓根螺钉相连，通过复位钳和压棒器安置矫形棒，并适当加压，以前纵韧带为中心，完成脊柱后凸的初步矫正（闭合）。依据硬脊膜的外观判断闭合程度。在闭合过程中要缓慢操作，时刻注意并反复探查硬脊膜有无出现褶皱、弯曲、下坠、扭转等情况。一旦判断脊髓到达短缩的临界，立刻停止短缩操作，转而进行下一步的“张开”。测量截骨面的高度，择取合适长度的钛网或块状自体骨植入椎间隙，以椎间支撑体为支点，谨慎地再次行脊柱后方结构闭合，此过程中前方截骨处张开，脊髓不会明显发生进一步短缩，从而进一步完成后凸矫正（张开）。借助神经剥离子探查和术中透视核实截骨闭合面对合的情况及支撑体的最终位置，将截骨及减压过程中切下的骨质修剪后植入截骨平面周围。采用自体骨（骨量不足时加入人工骨）行后外侧植骨。

（2）手术效果：Kawahara 等报道了后路一期 COWO 矫形治疗角状后凸畸形 7 例，Rajasekaran 等采用 COWO 矫形治疗 17 例静止期脊柱结核后凸畸形均取得良好临床效果。周忠杰等 2010 ～ 2012 年采用闭合 - 张开式截骨治疗儿童青少年静止期胸腰椎结核后凸畸形 21 例，术前局部后凸 Cobb 角平均 68.4°，术后后凸平均矫正到 24.6°，COWO 矫形度数为 44.2°（图 17-7-1），与文献报道结果相仿。6 例有神经症状患者，术后恢复均较理想，可能与神经症状较轻、儿童青少年患者、脊髓神经的代偿能力尚可有关。

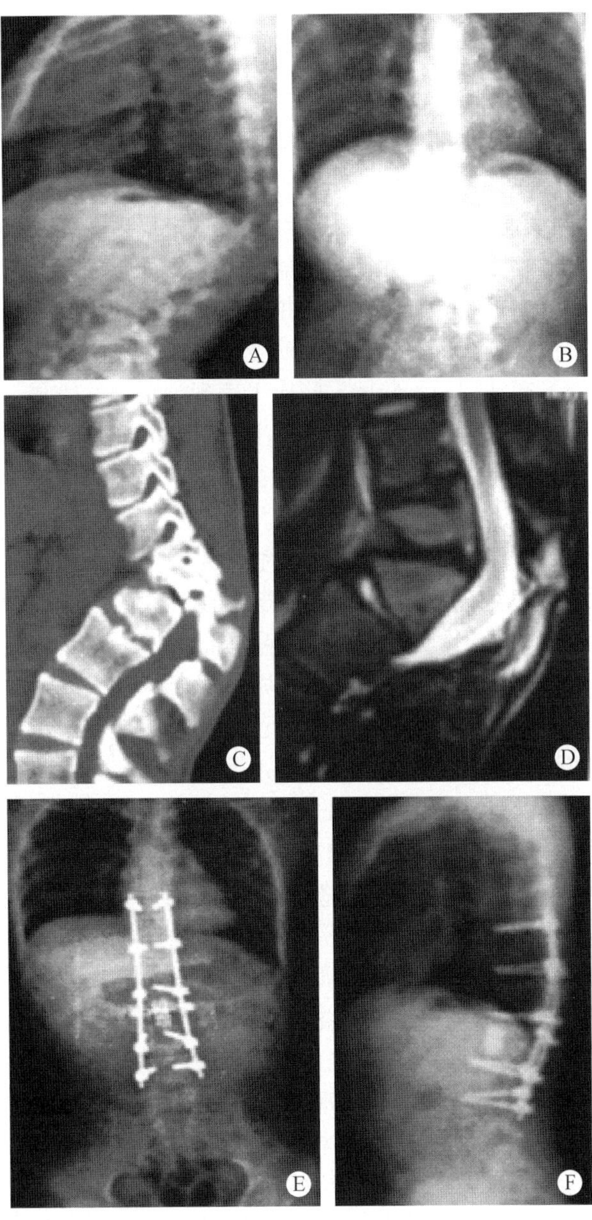

图 17-7-1 男性，13 岁。T_{11} ～ L_2 结核静止期侧后凸畸形，后路闭合 - 张开式截骨矫形椎管减压内固定术

A、B. 术前正侧位 X 线片，显示椎体破坏，后凸 Cobb 角 72°，侧凸 30°；C. CT 影像示 T_{12} ～ L_2 椎体前柱缩短；D. MRI 影像示后凸畸形，脊髓受压；E、F. 术后 X 线片显示后凸畸形矫正至 4°

第八节　截瘫的并发症

一、神经源性膀胱功能障碍

脊椎结核并发截瘫患者膀胱功能障碍，称为神经源性膀胱，多于运动和感觉障碍之后出现。如处理不当，可引起尿路感染、膀胱输尿管尿液反流，导致上尿路逆行性损害，因此感染和梗阻引起肾衰竭是截瘫患者死亡的主要原因之一。

排尿生理过程较为复杂。膀胱受自主神经支配，膀胱逼尿肌受交感神经组成的盆神经支配，尿道外括约肌由阴部神经（含有躯体运动纤维）支配，能够受自主意识控制。交感神经只起辅助协调作用支配膀胱三角区和尿道内括约肌。这一反射弧受到位于骶髓（$S_{2\sim4}$）的初级排尿中枢的支配，而不受自主意识控制。脊髓排尿中枢（$S_{2\sim4}$）及其周围神经（包括副交感和体神经）病变引起的排尿障碍，称为下运动神经元膀胱，临床上表现为自律性排尿。脊髓排尿初级中枢（$S_{2\sim4}$）以上病变引起排尿障碍，称为上运动神经元膀胱，失去高级中枢控制，不能随意排尿，形成反射性排尿。

在尿液积存到一定量时出现突然的逼尿肌收缩，即行排尿，而这时尿道括约肌盆底肌却不能协同松弛，这是逼尿肌－括约肌协同失调，形成功能性的排尿梗阻。脊髓损害平面越高，协同失调率就越高。上运动神经元或下运动神经元膀胱根据损害的程度，各分为完全性和不完全性，实际上，神经源性膀胱的类型和特点不尽相同，要通过详细的检查结合临床表现才能确定。

膀胱功能障碍粗略可分为三个阶段，初期由于膀胱逼尿肌瘫痪而膀胱括约肌痉挛，出现尿潴留；随后，由于逼尿肌日益增厚，膀胱内压超过括约肌的阻力，出现溢出性尿失禁；最后可能因腹壁肌肉挛缩增加膀胱外压而出现自动排尿。

膀胱功能障碍处理：保守疗法的主要目的在于预防感染；恢复膀胱尿道的平衡功能，各种非手术治疗方法有留置导尿和间歇导尿等。而无菌性间歇性导尿术是优先选用的治疗方法。

1. 留置导尿术

（1）留置导尿术适应证：①重症和虚弱患者的膀胱排空不完全、完全性尿潴留或尿失禁；②因条件所限不能行间歇性导尿术；③上尿路有损害或有膀胱输尿管回流的某些神经源性膀胱功能障碍。

（2）留置导尿管的注意事项：①插管动作应轻柔，多用些润滑剂；②选用与患者尿道口径大小相适应的最小号导尿管；③应用闭式引流系统；④引流袋置于膀胱水平以下，以免尿液倒流；⑤用沾有抗生素溶液的棉球清除尿道外口和导尿管出口处的脓液，每天 2 ～ 3 次；⑥保证摄入适量的液体；⑦用 0.2% 呋喃西林溶液冲洗。

（3）留置导尿管的并发症：①尿路感染发生率高；②膀胱石；③慢性挛缩性膀胱感染；④阴茎阴囊并发症有脓肿、尿道瘘和附睾炎等；⑤血尿；⑥四肢瘫痪患者中，导尿管堵塞、尿潴留和自主神经反射障碍。

2. 间歇性导尿术　多数研究者认为，采用间歇性导尿术的优点：①使尿路感染率减低到 50% 左右；②无膀胱出口梗阻时允许患者自行排尿；③通过膀胱定期扩张，可促进膀胱功能早期恢复等；④阴茎阴囊并发症少。

患者每天液体入量严格控制在 1500 ～ 1800ml。根据尿量多少，在 24h 内患者导尿 3 ～ 4 次，以保持膀胱容量 500 ～ 600ml 以下。

患者出现自发性排尿前，每 6h 导尿一次，当出现自发性排尿和残余尿减少时，可每 9h 导尿一次；以后每 12h 导尿一次，残余尿少于 100ml 时可停止导尿。在每次导尿前用各种辅助方法促使患者排尿。尿检验和尿培养每周 1 次。若出现脓毒血症体征和症状，则应给予相应的抗菌药物。

间歇性导尿的禁忌证：①尿道畸形；②严重尿道炎；③尿道周围脓肿。

对于在家自行导尿的患者和缺乏灭菌性间歇导尿术人员与设备的当地人员多采用此法，其适应证和注意点与无菌性导尿相同。可供患者使用的一次性消毒导尿管的价格较便宜。

3. 腹压排尿　部分患者（骶髓或骶神经损伤）表现为逼尿肌无反射（自主性膀胱），膀胱压力容积测定显示逼尿肌压力低平，膀胱压力容积增大，顺应性好，尿道压力分布测定尿道压力较正常低，功能性尿道长度缩短，括约肌肌电图可显示协调正常或外括约肌痉挛及外括约肌去神经等改变。此类患者治疗时可试用盐酸氯贝胆碱，该药为拟副交感神经药，具有抗胆碱酯酶作用，使逼尿肌收缩，可增高膀胱张力、减少膀胱容量和促进排尿，对脊髓休克期无效。同时，可应用手法挤压下腹部或屏气法，膀胱压可达到 50cmH_2O 以上，手法挤压应自上向下用力，并应用定期B超检查防止肾积水。腹压排尿后，应定期测定残余尿量。如残余尿量多于100ml，应联合应用间歇性导尿术。

二、排便障碍

截瘫患者排便功能障碍，多表现为便秘。研究观察发现患者升结肠、横结肠、降结肠及乙状结肠的蠕动顺序与正常人无异，发生便秘的原因为肛门括约肌动作不协调，排便时肛门括约肌是紧张的。对于这种病例用肛门栓剂为妥，而不用缓泻剂。患者因便秘导致腹胀，特别是麻痹平面较高者，患者更加不适，便秘解除后，腹胀就可好转。截瘫初期主要以解决便秘和腹胀为主，可采用缓泻剂如番泻叶代茶饮，比沙可啶和果导片口服，某些中药方剂也可应用，同时应让患者定时排便，增加腹压，按压或扩张肛门，日久使结肠收缩加强和肛门肌收缩，形成反向，以达到自行排便。

三、压　疮

由于患者多数营养不良，机体处于负氮平衡，加上截瘫皮肤感觉障碍及自主神经功能紊乱，长期卧时床骨突起部位皮肤营养障碍及护理不当，受压处容易发生皮肤坏死而形成压疮。

1. 压疮的分度与部位　Ⅰ度：局部皮肤红肿发硬；Ⅱ度：表皮紫红，有水疱未到达皮下；Ⅲ度：压疮深达皮下组织，有时露出肌肉或肌腱；Ⅳ度：局部组织坏死深达骨质。

压疮常见部位，截瘫平面以下。平卧时好发的部位为骶部、两侧大转子跟部及肩胛区；俯卧久时髂前上棘及髌骨前方可发生压疮。

2. 预防与治疗　病床上平铺海绵褥或骨突出处垫海绵块，患者每3～4h翻身一次，避免骨突出处长期受压迫，是预防和治疗压疮的先决条件。Ⅰ度和Ⅱ度压疱面积较小者，局部换药可逐渐愈合。Ⅲ度和Ⅳ度压疮面积较大者，有条件者，宜采用皮瓣或肌皮瓣转移修复。20世纪，结核截瘫患者时有压疮发生（图17-8-1，彩图18）。21世纪，结核截瘫患者逐渐减少，由于护理加强，结核压疮几乎绝迹。

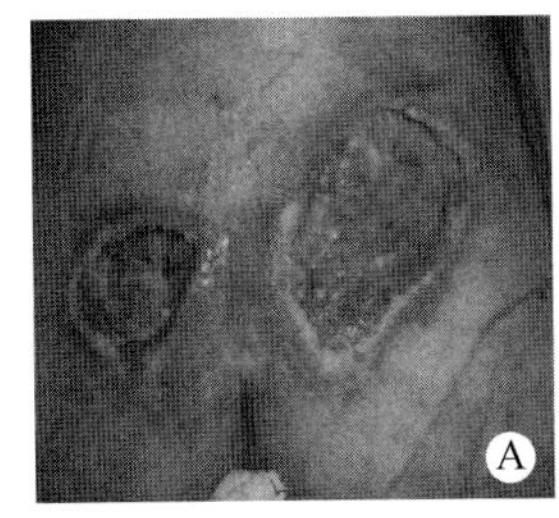

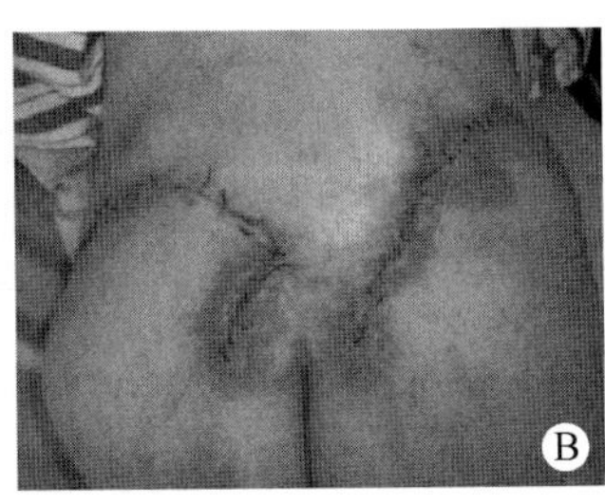

图17-8-1　男性，58岁。$T_{7、8}$结核并截瘫骶部Ⅲ度压疮形成，于1988年5月行前路病灶清除椎管减压内固定术后，择期再行肌皮瓣转移修复压疮

A. 术前；B. 术后

四、关节挛缩

截瘫与四肢瘫是由关节丧失了主动运动，疏松结缔组织发生短缩变成致密结缔组织，失去弹性和伸缩功能所导致，这一过程发生在关节囊和周围的筋膜，肌肉结缔组织层和韧带等处。人们的关节在正常及安静时取轻度屈曲位是自然的，因此脊髓损伤患者多表现为屈曲挛缩。

1. 关节挛缩的诊断　上神经元损害时常伴有痉挛，有时合并有挛缩。因此，常因痉挛的存在而忽视了挛缩的存在，有时在给予安定剂抑制痉挛之后，挛缩才能被诊断。为了确诊痉挛的程度，个别病例只有在全身麻醉之后才能诊断。截瘫患者中痉挛严重者可形成屈曲性截瘫，常发生髋关节屈曲挛缩、髋关节内收挛缩、膝关节屈曲挛缩、足下垂及膝、髋关节伸展性挛缩等。

2. 关节挛缩的预防　脊髓损伤后应开展早期康复。首先要经常变化体位，同时为保持肢体功能位要早期使用夹板，稍过一段时间就要进行被动的关节活动，同时并用伸展患肢的方法。

（1）早期关节被动活动：对所有的关节都要进行关节活动度范围内的活动，每天只有把全部关节都活动一遍，而对每一关节都要活动5次，运动时尽量不要过快，以免诱发伸张反射，要耐心而轻柔地进行。对残存肌力的部位要让患者自己运动。注意要保存重要关节的活动范围：肩关节屈、伸、外旋与水平外展；肘关节屈、伸；腕关节掌屈、背伸；手指屈曲及拇指外展；髋关节屈、伸；膝关节屈、伸及踝与足趾关节屈与伸等。

（2）夹板的使用和肢体功能位的保持：截瘫早期就应注意将关节置于功能位。这是因为关节处于活动范围的中间位置，可以使肌肉萎缩和关节囊的挛缩粘连保持在最低限度。康复常用的夹板以保持肢体功能位为目标，而不应在发生了关节挛缩才采用。应用夹板的关节应每天常规进行关节活动度（ROM）训练。常用的夹板是预防足下垂的足托和预防腕部畸形的前臂手托。

3. 关节挛缩的治疗

（1）手法矫正：伸展法是利用患肢自身体重、肢体位置，强制伸展运动。

（2）手术矫正：手法矫正无效者，可行肌腱切断术、肌腱延长术、关节囊松解术。

第九节　截瘫的预后

由于脊柱结核引起的截瘫是一慢性、渐进性的压迫过程，与外伤性截瘫临床表现和预后明显不同，其神经功能障碍多为不全截瘫，术前CT、MRI可见脊髓明显受压，致压物多为脓液、肉芽组织、坏死椎间盘等软性组织，但在MRI T_2 加权像上很少见到脊髓受压节段髓内高信号，一旦手术去除压迫因素，术后神经功能大多能够短期内开始恢复，恢复的顺序一般先是振动觉、关节位置觉，随之温觉、触觉和痛觉，然后自主运动、括约肌功能和肌萎缩等逐渐完全恢复，预后较好。

截瘫治疗的效果受到多种因素影响：①患者的年龄与全身情况；②椎管内有无先天性或获得性畸形；③受侵犯的椎体数量及节段；④脊柱后凸畸形的程度；⑤神经受损发生的时间及受损程度；⑥开始治疗的时间；⑦药物及手术治疗的方法；⑧结核杆菌对药物的敏感性。

1. 病变活动型截瘫　脊柱结核在早期或病变活动期截瘫的发生原因多为脓液、肉芽组织、死骨、干酪样坏死物等软组织对脊髓的直接压迫，椎体后凸对脊髓的压迫，椎体半脱位和脱位造成脊柱不稳定，脊髓和蛛网膜结核病变，脊髓终末动脉栓塞或动脉内膜炎造成局部梗死。几乎都是不全截瘫，且压迫基本上是缓慢产生的。在充分休息，加强营养，全身支持与有效抗结核药物治疗的基础上，彻底病灶清除，充分脊髓神经减压后，术后早期恢复较快，预后较好，早发性截瘫比晚发性截瘫容易恢复，85%～95%的患者可完全恢复到正常。

2. 病变静止型截瘫　脊柱结核伴截瘫患者在晚期或病变静止期，由脊柱后凸畸形或椎体病理性移位所造成的椎管前方的骨性突起使脊髓受压迫、磨损而变形、萎缩、纤维化，从而引起截瘫。压迫时间较长，手术效果较差。结核性截瘫是缓慢发生、缓慢而逐渐加重的，结核要发展到完全截瘫者极少。总的来说，截瘫时间越长恢复越慢；截瘫程度越重，恢复越慢，不全截瘫比完全截瘫容易恢复；不全截瘫基本能完全恢复到正常；完全截瘫仅部分能恢复到正常。对于后凸骨嵴压迫所致的截瘫，若压迫时间短，截瘫程度轻者，切除骨嵴解除压迫，同时要求手术操作精细，对脊髓无干扰与损伤者，仍有恢复的可能。

3. 病变治愈型截瘫　骨病治愈型截瘫又称为迟发性截瘫，主要原因多为后凸骨嵴对脊髓的压迫；硬膜周围瘢痕形成；椎体后凸造成脊髓牵拉引起脊髓神经胶质增生。截瘫恢复较骨病活动型截瘫差，林羽等报道称20例骨病治愈型患者术后随访半年至8年，截瘫恢复率为70.5%，但2003年Moon报道称33例中确诊骨病治愈型7例，术后神经功能仅1例改善，4例无改变，2例神经功能损伤加重，而骨病未治愈型神经功能改善明显。造成这种不同结果的原因可能是多因素的，其中两组患者术前的后凸角度明显不同。林羽等报道组后凸角度平均为54°，而Moon等报道组后凸角度最小78°（78°～134°），且林羽组20例中5例术后恢复不良者平均后凸角度为71.2°。因此，可以认为晚发性截瘫中后凸成角的大小是影响神经功能恢复的重要因素。后凸成角畸形在椎管前方形成骨嵴造成脊髓局部的张力性压迫和磨损，可造成脊髓局部缺血、变性和萎缩。

病变治愈型截瘫应行MRI成像检查，除观察脊髓受压情况外，应了解脊髓有无萎缩、软化变性或囊样改变等。体感诱发电位可推测脊髓损伤程度及预后，有学者报道检查30例脊椎结核并发截瘫者，其结果有潜伏期延长，宽大畸形波、波幅降低或波形消失等。全瘫者术前感觉诱发电位（somatosensory evoked potential，SEP）存在，而术后1～4周SEP改善者预后佳。因此，SEP可给脊髓慢性压迫损伤提供有用的指标。其变化的结核临床神经检查，将有助于判断脊髓的功能及术前预测，以SEP监护下减压效果好者，术毕SEP波幅多增高，峰潜时将缩短（>5ms）；如手术中脊髓被振动或损伤时SEP将消失，预后不佳。

结核性截瘫比外伤性截瘫的预后好得多。1980 年田武昌等报道减压术后最快 24h 内开始恢复，90% 的病例于术后 1 ～ 6 周开始恢复，术后截瘫完全恢复者约占 89%。1981 年胡云洲等报道脊柱结核截瘫 259 例中，不全截瘫者完全恢复率为 95%，而完全截瘫者完全恢复率为 76%。随着患者生活和就医条件的改善，影像学和抗结核药物的发展，诊断水平和手术技术的提高，目前脊柱结核早发不全截瘫者 99% 以上能恢复。截瘫 ASIA 分级确诊为 A 级者几乎没有。对于脊髓结核、脊髓缺血坏死与脊髓软化所致的截瘫，抗结核药物与手术治疗均难有效，神经功能恢复困难，多不能恢复。病理确诊为脊髓坏死软化者，肯定不能恢复。

临床上也并非所有存在髓外压迫或后凸畸形的患者都存在神经功能障碍，当外力作用缓慢产生时，微循环可通过代偿缓解或避免神经损害。但脊髓侧支循环有限，中胸区更为缺乏，一旦微循环不能代偿，则会出现进行性神经功能障碍。

（胡　豇　宋跃明　胡云洲）

参考文献

范磊，黄野，于晓巍，等，2010. 脊柱结核伴截瘫的手术时机和疗效分析 . 国际骨科学杂志，31（1）：52-54.

关骅，田武昌，吴启秋，等，1987. 胸椎结核并发截瘫患者术后截瘫未恢复原因的诊断及处理 . 中华外科杂志，25（1）：23-25.

胡豇，王跃，刘仲前，等，2014. 胸腰椎结核重度后凸畸形并截瘫的手术治疗 . 中国修复重建外科杂志，28（9）：1110-1114.

胡云洲，沈怀信，饶书城，等，1981. 脊柱结核截瘫 259 例治疗方法的选择与疗效分析 . 中华骨科杂志，1（4）：195-199.

胡云洲，宋跃明，曾建成，2015. 脊柱肿瘤学 . 北京：人民卫生出版社，37-48.

金大地，陈建庭，2000. 一期前路椎体间植骨并内固定治疗胸腰椎结核 . 中华外科杂志，38（12）：900.

李大伟，马远征，李力韬，等，2014. 脊柱结核伴截瘫外科治疗的疗效分析 . 中华骨科杂志，34（2）：156-161.

林羽，管波清，吴启秋，等，1998. 胸腰椎结核并发截瘫的治疗 . 中华结核和呼吸杂志，21：88-90.

林羽，田武昌，吴启秋，等，1986. 经胸病灶清除兼椎管前外侧减压术治疗儿童胸椎结核并发截瘫 . 中华小儿外科杂志，7：71-73.

林羽，吴启秋，管波清，等，2001. 胸椎结核后凸畸形与病变治愈型截瘫 . 中国脊柱脊髓杂志，11：79-81.

柳盛春，崔跃辉，姜广擎，等，2006. 脊椎骨结核截瘫外科治疗 230 例疗效观察 . 中国误诊学杂志，6（6）：1035-1038.

马远征，王自立，金大地，等，2013. 脊柱结核 . 北京：人民卫生出版社，338-394.

欧阳超，陈志明，马华松，等，2013. 后路全脊椎截骨联合钛网支撑治疗并发神经症状的重度脊柱角状后凸畸形 . 中国脊柱脊髓杂志，23（11）：993-997.

秦世炳，董伟杰，范俊，等，2007. 脊柱结核并发截瘫再手术 32 例分析 . 中华外科杂志，45（18）：1237-1239.

邱贵兴，戴尅戎，2016. 骨科手术学 . 4 版 . 北京：人民卫生出版社，1994-1998.

邱勇，2016. 重视神经电生理检测在脊柱矫形术中应用的重要性 . 中华骨科杂志，36（24）：1533-1535.

田武昌，吴启秋，程宏，等，1980. 经胸病灶清除前外侧减压术治疗胸椎结核并截瘫 . 中华外科杂志，18：395-398.

田武昌，吴启秋，王兰，等，1988. 经胸病灶清除疗法治疗脊柱结核 . 中华骨科杂志，8：258.

许建中，张泽华，周强，等，2007. 手术治疗脊柱结核伴截瘫的疗效分析 . 重庆医学，6（11）：1005-1007.

杨维明 .1982.350 例脊柱结核并发截瘫的诊疗效果分析 . 中华骨科杂志，2：105.

张光铂，吴启秋，关骅，等，2007. 脊柱结核病学 . 北京：人民军医出版社，133-375.

周忠杰，宋跃明，刘立岷，等，2015. 后路闭合张开式截骨治疗儿童青少年静止期胸腰椎结核后凸畸形 . 中国脊柱脊髓杂志，25（1）：27-33.

Cheung WY，Luk KD，2013. Clinical and radiological outcomes after conservative treatment of TB spondylitis：is the 15 years followup in the MRC study long enough?Eur Spine J，22（Suppl 4）：594-602.

Hodgson AR，Skinsnes OK，Leong CY.1967.The pathogenesis of Pott's paraplegia. J Bone Jiont Surg，9A：1147-1156.

Hsu LC，Cheng CL，Leong JC，1988. Pott's paraplegia of late onset.The cause of compression and results after anterior decompression. J Bone Joint Surg Br，70：534-538.

Jain AK，Sreenivasan R，Mukunth R，et al，2014. Tubercular spondylitis in children. Indian J Orthop，46(2)：136-144.

Kee JL, Kang SY , Moon MS , et al, 1970. Treatment of the spinal tuberculosis with severe kyphosis and paraplegia. J Korean Orthop, 5: 73-78.

Moon MS, 1997. Controversies and a new challenge. Spine, 22: 1791-1797.

Nene A, Bhojraj S. 2005. Results of nonsurgical treatment of thoracic spinal tuberculosis in adults. The Spine Journal, 5 (1) :79-84.

Pang XY, Li DZ, Wang XY, et al, 2014. Thoracolumbar spinal tuberculosis in children with severe post-tubercular kyphotic deformities treated by sigle-stage closing-opening wedge osteotomy: preliminary report a 4-year follow-up of 12 patients. Childs Nerv Syst, 30 (5) : 903-909.

Pappou IP, Papadopoulos EC, Swanson AN, et al, 2006. Pott disease in the thoracolumbar spine with marked kyphosis and progressive paraplegia necessitating pos vertebral column resection and anterior re construction with a cage . Spine, 31 (4) : E123-E127.

Sai Kiran NA, Vaishya S, Kale SS, et al, 2007. Surgical results in patients with tuberculosis of the spine and severe lower-extremity motor deficits: a retrospective study of 48 patients. J Neurosurg Spine, 6 (4) : 320-326.

World Health Organization, 2013. Global tuberculosis report 2013\[EB/OL\]. Geneva: World Health Organization.

第十八章　脊柱结核后凸畸形手术治疗

脊柱结核最常伴发的畸形是后凸，伴发侧凸畸形者少见，且多不严重。脊柱结核后凸畸形分为活动型脊柱结核后凸畸形和静止型脊柱结核后凸畸形，产生后凸畸形的机制：①椎体系骨质松，容易遭受结核杆菌的侵袭，病变椎体和椎间盘严重破坏后因承重受压而塌陷，相邻椎体前缘相互凑近或消失，受累椎间隙变窄或消失，椎弓未受累，椎体呈前低后高的楔形变；②椎体的次发骨化中心破坏，椎体的纵向生长受损；③发生后凸畸形后躯干的重心前移，椎体前缘的压力加大，病灶附近健康椎体继发楔形变，可使后凸畸形增加。脊柱后凸畸形的大小取决于椎体破坏的程度和破坏节段的多少。

胸椎原有生理性后凸角为 20° ～ 40°，再加上病理性后凸，使外观后凸畸形更加明显。脊柱后凸畸形不但直接影响脊柱功能，而且严重的后凸呈锐角屈曲畸形使椎体后缘形成骨嵴可压迫脊髓，引起晚发性截瘫；脊柱后凸使胸骨向前突出，肋骨挤压在一起，躯干缩短，发育迟缓，呈鸡胸畸形，从而影响心肺功能。

近年来，单纯后路手术技术的发展十分迅速。其中包括后路经椎间隙闭合截骨、单纯后路前方垫高后方闭合截骨矫形术及后路节段切除截骨矫形术。后路经椎间隙截骨手术操作相对简单，截骨面闭合后稳定并利于融合。但为了防止截骨面闭合后引发脊髓过度堆积，此术式适用于小于 45° 的后凸畸形。单纯后路前方垫高后方闭合截骨矫形术是在单纯闭合截骨技术的基础上发展而来。此术式适用于后凸大于 45°，但小于 80°～ 90° 的畸形，也有效地预防了脊髓在矫形过程中的过度堆积问题，使矫形效率得到大幅提高，后凸矫正率达到 86.9%。单纯后路节段切除截骨矫形技术不断完善和提高，使单纯后路矫正严重脊柱后凸畸形（>90°）成为可能。此术式经后路同时进行充分减压与脊柱前柱功能重建，畸形矫正和脊柱外观改善显著，减小过度代偿性前凸。适合于各种程度的结核性脊柱后凸畸形的治疗。此术式治疗严重后凸畸形，其手术技术要求高，平均矫正 65°，畸形矫正率为 73%。

第一节　儿童青少年脊柱结核后凸畸形的防治

一、儿童青少年脊柱结核后凸原因与发病特点

儿童青少年脊柱结核后凸的原因：①椎体发育不完全，椎体软骨板骺血供丰富，感染结核后椎体和椎间盘破坏严重，易发生严重的椎体塌陷；②儿童青少年椎前筋膜及骨膜疏松，一旦冷脓肿形成则很容易在椎前筋膜及骨膜下的潜在腔隙内扩散，易在多节段间播散，引起多椎体受累；③椎体的次级骨化中心破坏，椎体失去纵向生长能力；④儿童青少年处于生长发育期，前后柱生长不对称，前柱生长慢，后柱生长快。

儿童青少年脊柱结核不论首先发生于椎体还是椎间隙，由于纤维破坏及终板软骨血管及淋巴管的存在，与成人相比均更容易在不同节段间传播，累及的节段数常较多。不但在病变活动期可发生畸形，在病变静止后仍可因受累的椎体骨骺已遭到破坏或破坏不均匀，使椎体前后两部分之间生长不平衡及椎体和椎弓之间发育不均衡，导致已存在的后凸畸形进一步加重。

受累水平对于起始的畸形程度、活动期塌陷的严重性、治愈期畸形的缓解有着明显的影响。胸椎因为生理后凸的存在，容易形成较大的后凸角，但由于胸廓的支持，治愈期畸形改善程度最大；胸腰段在活动期，后凸角最易进展，治愈期畸形改善程度最小；颈椎及腰椎，因为其生理前凸的存在，在活动期畸形进展慢，在早期椎体破坏时，后凸畸形不明显，不易被发现。此外，在生长期，畸形进展也受到治疗前畸形角度的严重性，起始

椎体丢失的程度，更重要的是脊柱的不稳定性的影响。

二、儿童青少年脊柱结核后凸畸形的临床表现

1. 全身中毒症状　患儿常有全身不适、疲惫乏力、食欲减退、身体消瘦、午后低热、盗汗等轻度中毒症状及自主神经功能混乱的症状。例如，脓肿发生混合感染则可以出现高热。儿童青少年患者发热较常见，不喜欢玩耍、啼哭和夜间惊叫等现象。大部分患者有营养不良及贫血症状。若合并肺结核，可以出现咳嗽、咳痰、咯血或呼吸困难。合并有泌尿系统结核者，可以出现尿频、尿急、尿痛等症状。

2. 背部疼痛　疼痛症状往往出现较早，疼痛程度与病变程度成正比，行走、劳累后加剧，休息后减轻。疼痛可分为局部性和放射性两种。局部性疼痛通常出现在受累椎体棘突两旁或棘突和棘间，出现疼痛之处往往是脊柱受累的部位。当病变影响到神经根时可出现相应神经节段支配区的放射痛。后凸畸形严重者，可引起腰椎劳损。

3. 姿势异常　肌肉痉挛为脊柱结核较早出现的症状，儿童青少年则更为明显。开始表现为脊柱椎旁肌肉因疼痛引起的反射性痉挛，继而转变为痉挛性肌紧张，从而引起一些异常姿势，即强迫体位。发生在不同部位的结核导致患儿强迫体位不同，如颈椎结核患儿的斜颈，胸、腰椎结核患儿的傲慢步态等。在儿童青少年中，可见到缰绳症和脊柱侧凸等。晚间儿童青少年入睡后，限制脊柱活动，使脊柱处于某一特定无痛位置的痉挛肌肉松弛，在翻身或变换体位时造成疼痛，致儿童青少年突然疼痛而引起的儿童青少年夜间啼哭较为常见。

4. 脊柱活动受限　由于病灶周围肌肉的保护性痉挛，受累脊柱活动受限，运动范围较大的颈椎和腰椎容易被查出，活动度较小的胸椎则不易被查出。脊柱的正常活动有屈伸、侧弯和旋转三个方向。对于不合作的儿童青少年，可被动活动脊柱，以观察活动受限情况。被动活动时不可使用暴力，以免造成脱位，导致瘫痪甚至突然死亡。检查腰椎活动时，使患儿俯卧，医师用手提起双足，使骨盆离床，观察腰椎后伸情况，然后让患儿伸膝坐在床上，观察腰椎的前屈功能。

5. 神经功能障碍　神经功能障碍产生的原因是结核性病变物质（脓液、干酪、肉芽、死骨、纤维增生等）及病变破坏了的椎体后缘骨质造成对神经根或脊髓的压迫。神经功能障碍的程度因压迫物的性状、压力、压迫的时间长短及压迫的解剖部位，如在颈椎、胸椎和腰椎而有所不同。轻者仅表现为神经根刺激症状，重者可并发感觉、运动和括约肌等功能障碍，严重者可出现脊髓横断性传导障碍，使人体某一水平截面以下的感觉、运动及括约肌功能的丧失，是儿童青少年脊柱结核患者的严重并发症。

6. 驼背畸形　脊柱后凸畸形常见于胸椎结核，多为角状后凸，侧凸不常见也不严重。椎体系疏松骨质，容易遭受结核杆菌的侵袭，在重力及肌肉痉挛的作用下，椎体被压缩变扁，椎间盘被破坏变窄或消失，因椎体破坏而椎弓未受累，椎体呈前低后高的楔形变。儿童青少年脊柱结核因受累椎体数较多，骨质柔韧，因而极易形成脊柱后凸畸形。

三、儿童青少年脊柱结核后凸畸形的手术治疗

陈旧结核性胸腰椎后凸畸形继发截瘫的发生率高、预后差，手术治疗的难度大、风险高，中上胸椎后凸畸形更是如此，所以对于45°以上的重度陈旧结核性胸腰椎后凸畸形，尤其是处于生长发育期的青少年病例，建议尽早手术干预。随着矫形理念和手术技术的进步，通过手术终止后凸病程进展，甚至恢复正常生理曲度已经成为可能。而对于儿童活动性胸腰椎结核的治疗，除了根治结核之外，在结核活动期的治疗过程中即应采取措施，根据病情适时进行前路和后路的固定融合，以维持其前后柱的生长平衡，预防继发后凸畸形。

（一）手术适应证

儿童青少年脊柱结核以非手术治疗为主，包括休息、营养、全身化疗和局部制动，是治疗儿童青少年脊柱结核的基础，当脊柱结核病变局限，脊柱稳定性好，椎旁脓肿较小，无神经受压及明显后凸畸形的情况下，应首先采取规范的抗结核

药物治疗结合支具外固定术。对于儿童青少年脊柱结核患者，在有效的抗结核治疗基础上，若存在下列适应证者，应积极地进行外科手术治疗。

（1）脊柱严重后凸畸形或有≥2个椎体生长板被破坏者。

（2）有大块死骨形成或有细小死骨进入椎管者。

（3）椎体或椎间盘破坏已造成脊柱不稳定者。

（4）脊髓受压造成不同程度神经功能障碍者。

（5）有较大脓肿形成，非手术治疗无效者。

（二）手术时机

（1）经过术前至少2周的正规抗结核药物治疗，全身中毒症状消失或明显减轻。

（2）对体质差、红细胞沉降率明显增快、全身中毒症状重的患儿，在积极术前准备及正规抗结核治疗后即早期施行手术，以缓解其全身及局部症状。

（3）对合并肺结核患儿，一般情况下先抗结核保守治疗，待肺结核病灶稳定后再行手术，以降低手术的危险及并发症发生的概率。

（4）对截瘫症状明显者，不一定非得等到抗结核治疗2周后手术，在抗结核治疗后，只要红细胞沉降率或C反应蛋白有下降趋势，即使抗结核效果不明显，无其他禁忌证，亦应尽可能早地进行手术。

（三）手术方法

手术方案的制订必须充分考虑儿童青少年脊柱的生长特点。术前应特别注重患儿的一般情况，尤其是全身营养情况，对患儿手术耐受能力要有一个全面的评估；特别注意患儿的血红蛋白、白蛋白等指标，必要时可少量多次输血；必须进行有效的抗结核治疗，即患儿的结核中毒症状减轻，红细胞沉降率、C反应蛋白等指标下降；结合儿童青少年脊柱的特点，做好各种可能所需内固定器械的准备。术中前方病灶清除时，尽量保留亚健康骨组织及有生机的生长板，以利于维持患儿术后椎体的生长。重视前柱的支撑植骨，减小前柱塌陷的发生率；强调后柱融合的重要性，以减少因前柱不再生长而后柱继续生长所导致的脊柱后凸畸形或后凸畸形加重的发生率。

对已有后凸畸形的患儿，进行后柱的固定融合时强调自体髂骨植骨的重要性，以减少因儿童青少年椎板可供植骨的骨床面积小而产生不融合的发生率；由于脊柱骨质柔韧，椎弓根较小，置入螺钉时尽量少用丝锥开路，以减少椎弓根螺钉松动和椎弓根切割的发生率。

1. 前路手术　由于结核病灶多位于脊柱前中柱，前路病灶清除植骨融合术可直接进入病灶区清除结核病灶并进行椎管减压。前路病灶清除椎间植骨融合与单纯药物治疗或单纯病灶清除相比，更能防止脊柱结核患儿后凸畸形的发展。有报道称单纯用药物治疗时32%脊柱结核患儿其后突畸形加重超过20°，而前路病灶清除加植骨融合治疗则后凸畸形加重超过20°的患儿少于10%；但对儿童青少年脊柱结核患儿来说，前路病灶清除加植骨融合却不一定能阻止后凸畸形的恶化。

2. 后路手术　随着后路内固定器械成为更有效的后凸矫形方法后，一期后路手术成为治疗脊柱结核的可选择的方法。国内外很多作者采用一期后路病灶清除内固定术或经后路椎弓根病灶清除内固定术，治疗伴有神经症状的脊柱结核成人患者获得良好的临床效果。采用一期后路病灶清除、植骨融合内固定术治疗伴有后凸畸形的儿童青少年脊柱结核方面获得了满意的疗效。多节段椎旁脓肿伴胸腰椎后凸畸形，病灶累及3节或多节段椎体，前中柱破坏严重影响脊柱稳定性。同时，避免了儿童青少年多节段前路融合后，由于后柱结构的过度生长而并发进展性后凸畸形。青少年胸腰椎结核严重后凸畸形（Cobb>60°）并截瘫，常用一期后路经椎弓根椎体截骨或全脊椎切除病灶清除，矫正后凸畸形，前方支撑植骨，后方椎弓根螺钉固定，融合可以实现重建矢状面状态和脊柱稳定性，经随访，效果良好（图18-1-1）。

3. 前后联合手术　前方彻底病灶清除椎间前路融合对防止后凸加重的效果较差，特别是当病变累及多个节段时，前方彻底病灶清除加植骨融合破坏了脊柱前方生长能力，降低了脊柱自我塑形潜能。对儿童青少年脊柱结核来说，后凸畸形产生的原因除脊柱前部高度丢失所致外，可能还与椎体前后两部分生长不平衡有关，从椎体前后

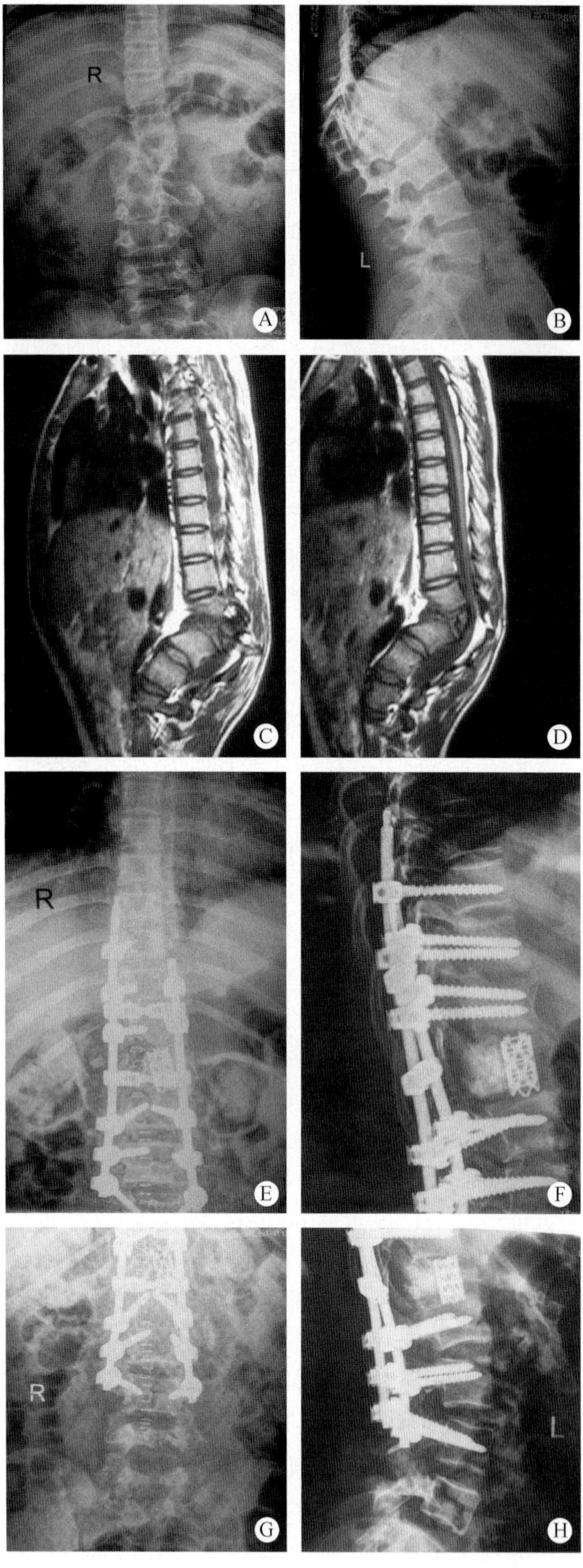

图 18-1-1　女性，15 岁。T_{12}、L_1 椎体结核重度后凸畸形并截瘫

A、B. 术前 X 线片；C、D. 术前 MRI 示后凸 Cobb 角 69°，椎体破坏，脊髓受压；E、F. 术后 X 线片示 T_9 ～ L_4 椎弓根螺钉与钛网固定良好，后凸角矫正至 14°；G、H. 术后 15 个月 X 线片示固定物无松动移位，后凸角保持 14°

生长比例指标来看，前路病灶清除植骨融合联合后路植骨融合保证椎体前后均衡生长，避免晚期出现后凸畸形加重。对于椎体前柱、中柱破坏明显，病椎骺板破坏明显的患儿，强调要进行相应病椎的后路椎板融合，以减轻术后发育过程中后凸畸形的程度。因此，对儿童青少年脊柱结核伴后凸畸形的患儿选择前、后路联合手术。后路手术可提供可靠的内固定支持，保证脊柱生物力学稳定性。从后路可适当撑开椎间隙，矫正脊柱后凸，减轻病灶区压力，为前路手术争取更大的植骨空间。前路手术可清除病灶，解除神经压迫，充分植骨以提供前方应力支撑。从前路清除死骨、干酪样坏死组织及坏死的椎间盘，有利于控制结核进一步扩散，前路椎间植骨使脊柱前柱得到有力支撑，防止前柱进一步丢失。

4. 微创手术　随着微创技术的发展和操作水平的不断提高，微创外科技术开始逐渐应用于脊柱结核的治疗，特别在儿童青少年脊柱结核领域，如 CT 引导下介入治疗、腔镜手术治疗等，具有创伤小、并发症少、康复快等优点，适应于大多数没有神经症状、没有严重畸形的活动期脊柱结核患者，此技术广泛应用能够有效地避免开放手术的相关并发症。但是，微创手术不能解除椎管内软组织和骨性压迫，不可能解决脊柱的后凸畸形。与传统开放手术比较，CT 引导下微创手术治疗脊柱结核有明显优势，在诊断性穿刺活检的基础上，可通过 CT 引导下经皮穿刺置管灌洗治疗儿童青少年脊柱结核。微创手术在 CT 引导下穿刺，持续大量灌注冲洗，相比开放手术具有创伤小，有利于患者康复；可稀释病原体的密度，降低病原体致病能力；抑制导致组织损伤的变态反应；避免血肿形成，防止细菌繁殖和炎症扩散，减少病理性瘢痕的形成，但治疗效果很大程度上取决于选择合适的病例。由于患儿年龄较小，自我约束力差，不能配合治疗，可导致治疗失败；另外，患儿又处于生长发育期，如果外固定保护不佳易发生后凸畸形和脊髓损伤。因此，一定要密切观察，若临床症状不缓解甚至加重者，应改变治疗方法，结合开放手术治疗。腔镜辅助下的脊柱前路手术、后路经皮置钉技术等，若能熟练掌握，则可在很大程度上减轻手术的创伤和患儿的痛苦，减少相关并发症，从而获得更好的手术效果。

第二节　活动型胸腰椎结核后凸畸形并截瘫

结核性后凸畸形的病理变化及特点：①角状后凸畸形直接压迫脊髓，脊髓因脊柱后凸而受牵张并可形成磨损性损害；②畸形僵硬，在后凸角部呈连枷样改变，对脊髓形成动态刺激；③病变一般累及多个椎体，椎间孔狭窄，神经根变细并与周边严重粘连；④部分患者椎体内残留结核病灶甚至复发；⑤胸腔和腹腔因脊柱代偿前凸而变小；⑥椎体前方大血管和节段血管可能变异。

近十余年，我国对大多数胸腰椎活动性结核患者均及时施行了前路病灶清除撑开矫形植骨内固定或后路矫形内固定前路病灶清除植骨术，重视脊柱稳定性的重建，合理使用了内固定技术，有效防止了后凸畸形的加重和截瘫的发生，使胸腰椎结核中度后凸畸形（后凸 Cobb 角为 40°～ 59°）和重度后凸畸形（后凸 Cobb 角≥ 60°）并截瘫的病例逐渐减少。只有少数边远贫困地区，由于医疗条件较差，未及时得到有效的治疗，极少数患者，特别是青少年脊柱结核患者的病程延长，病变节段僵硬，后凸畸形加重并引起神经功能障碍，对此类患者，单纯前路手术撑开矫正很困难，因为后凸的病理学基础是椎体破坏塌陷，椎体高度丢失，脊髓也相应缩短，若是强行用撑开器撑开，势必使脊髓受到牵张，造成截瘫加重甚至有造成永久性截瘫的危险。矫正后凸截骨的方法有经关节突截骨术（Smith-Peterson osteotomy，SPO）、经椎弓根截骨术（pedicle subtraction osteotomy ，PSO）和全脊椎截骨术（vertebral column resection，VCR）三种类型。具体采用何种截骨方法应根据术者的经验及技术条件选用。目前常用椎弓根螺钉内固定系统加压固定以促进后凸的矫正和防止矫正的丢失，手术应尽量恢复身体的轴线。对于后凸畸形未能完全矫正的患者，由于其身体明显前倾，超出前方中轴线，棘突后缘存在牵张力，在重力作用下，矫正截面间会出现分离，若没有坚强可靠的内固定，畸形可迅速加重。经椎弓根内固定技术的应用，可通过椎体三柱达到对脊柱的三维固定，既可以防止截骨平面张开，又可以防止截骨平面的滑脱与旋转，是较为确实的固定方法，对提高脊柱截骨的疗效具有重要的帮助。脊柱后凸截骨矫形 3 种术式及手术入路可以选择。按照矫形过程中对局部脊柱长度的改变，可以分为短缩截骨、张开截骨及闭合 - 张开式截骨。经关节突截骨（SPO）是典型的张开性截骨，其切除关节突关节，通过闭合后柱张开前柱达到后凸矫形；经椎弓根截骨（PSO）为常用的闭合截骨，通过切除双侧椎弓根及楔形切除部分椎体，以前纵韧带为折点，脊柱短缩而达到后凸矫形；闭合 - 张开式截骨（closing-opening wedge osteotomy，COWO）是两种矫形原理的结合，与 SPO 类似的楔形截骨完成后，以前纵韧带为折点，通过对后柱闭合，完成部分后凸矫形，然后以中柱的骨质或钛网等支撑体为第二支点，完成前柱的撑开。对中度后凸畸形的患者可行后路楔形截骨矫形内固定术。

一、后路截骨矫形病灶清除椎管减压内固定术

后路截骨矫形病灶清除椎管减压内固定术适用于活动型胸腰椎结核中度后凸畸形（后凸 Cobb 角为 40°～ 59°）并截瘫的患者。

手术方法：采用气管插管全身麻醉。患者取俯卧位，取后侧正中切口，包括病变部位和计划截骨区域头、尾侧至少各 2 节段脊柱，暴露双侧椎板至小关节外侧。如病变在胸段，显露肋骨近端 3 ～ 4cm，并于头尾侧正常脊椎分别安置椎弓根螺钉，通常为 8 ～ 12 枚。如果后凸畸形严重，则于计划截骨区头、尾侧正常脊椎分别安置 2cm 长的椎弓根螺钉 2 ～ 4 枚。根据病变部位和计划截骨的角度，确定截骨方式。通常有三种类型：①病变以相邻两椎体间破坏为主者，分别于头、尾侧脊椎椎弓根或椎弓根上下方进行楔形截骨；②病变以单椎体破坏为主或相邻两椎体已严重破坏、塌陷者，则分别在病椎头、尾侧椎间盘楔形截骨；③多节段破坏，局部已近融合较稳定者，以后突角顶为中心进行楔形截骨。计划截骨的角度根据病变部位、

后凸畸形程度和脊髓功能状态等因素进行综合判定。通常，术中后方椎弓截骨基底部切除1cm，楔形截骨后可矫正后凸畸形10°～20°。按上述要求标记后截骨的区域切除棘突、椎板及关节突显露椎管，分离并保护神经根。然后截断横突，于病椎两侧逐步分离至前方，术中可见脓液及干酪样坏死物溢出。在胸段可切除病椎两侧相应肋骨近端3～4cm，于硬膜囊外1～2cm结扎并切断两侧血管、神经束。预弯棒至合适矢状面弧度并与一侧椎弓根螺钉连接、固定，以保持截骨时的局部稳定，然后利用骨刀、磨钻、刮匙进行楔形截骨，根据残存的椎体情况切除所谓的“顶椎”，必要时切除顶椎上位椎体后下角及下位椎体后上角以充分减压。行楔形截骨及病灶清除至椎体前方。吸净脓液，刮除肉芽组织、死骨及干酪样坏死物质使椎管内脊髓获得彻底减压，清除病椎及硬化骨直达基本正常骨质并修整截骨平面。如果后凸畸形不严重，截骨后前、中柱缺损较小或以楔形缺损为主，可直接连接钉、棒进行矫形和固定；如果前、中柱缺损略大，则取合适大小髂骨于椎体前方植骨支撑后，连接钉、棒进行矫正和固定。如果后凸畸形严重，不能直接连接钉、棒进行矫正，可先于截骨区头、尾侧Schanz钉加压，使远、近端紧密对接以保证截骨端的稳定，然后在椎弓根钉临时安装长棒，左右侧在矢状面上利用杠杆作用逐步加压，闭合楔形截骨区，待矫形基本满意后，将预弯至适合矢状面弧度的棒与一侧椎弓根螺钉连接，进一步加压后固定。然后拆除另一侧长棒，同法与预弯棒连接、加压固定。矫形过程中采用诱发电位检测或固定完毕后行唤醒试验，如无异常则将固定范围内的椎板、关节突去皮质打毛植骨（图18-2-1）。

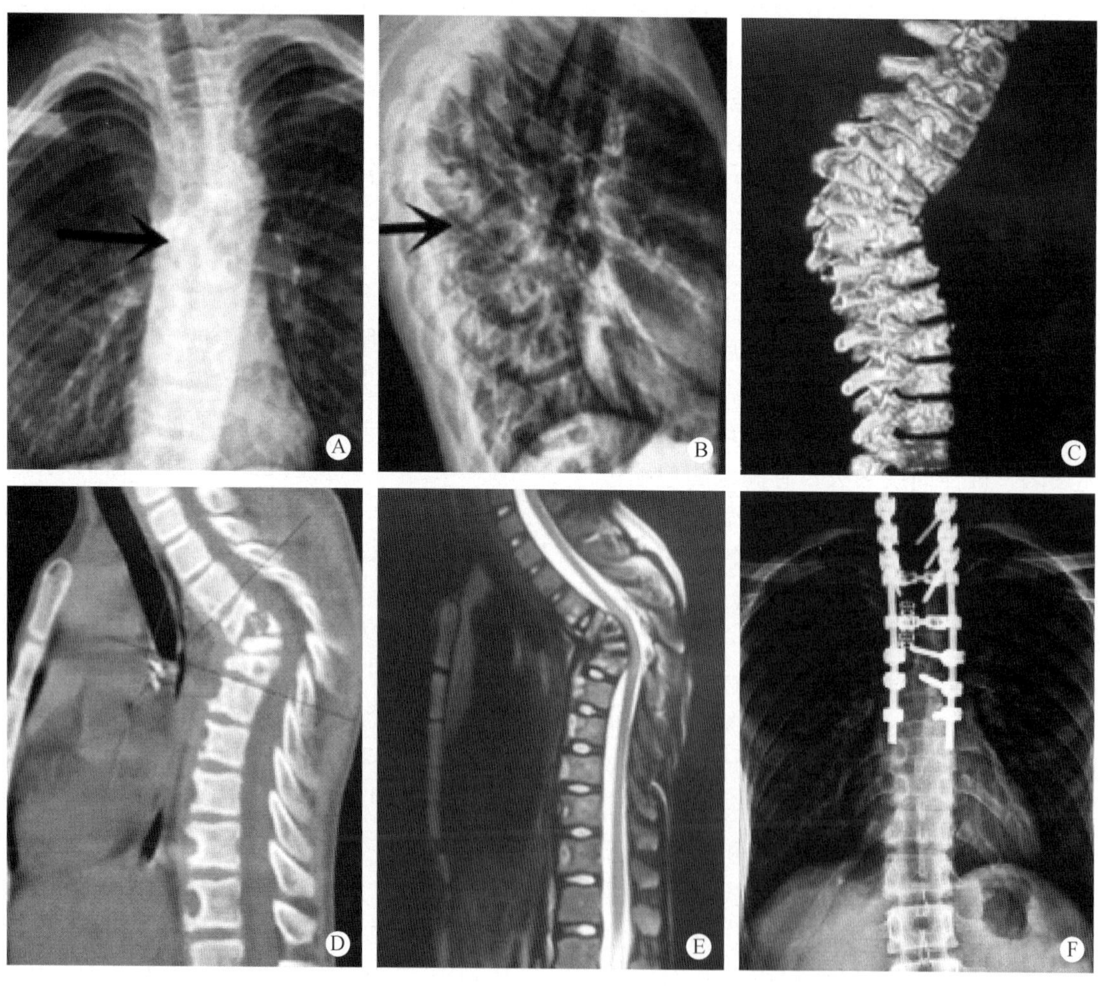

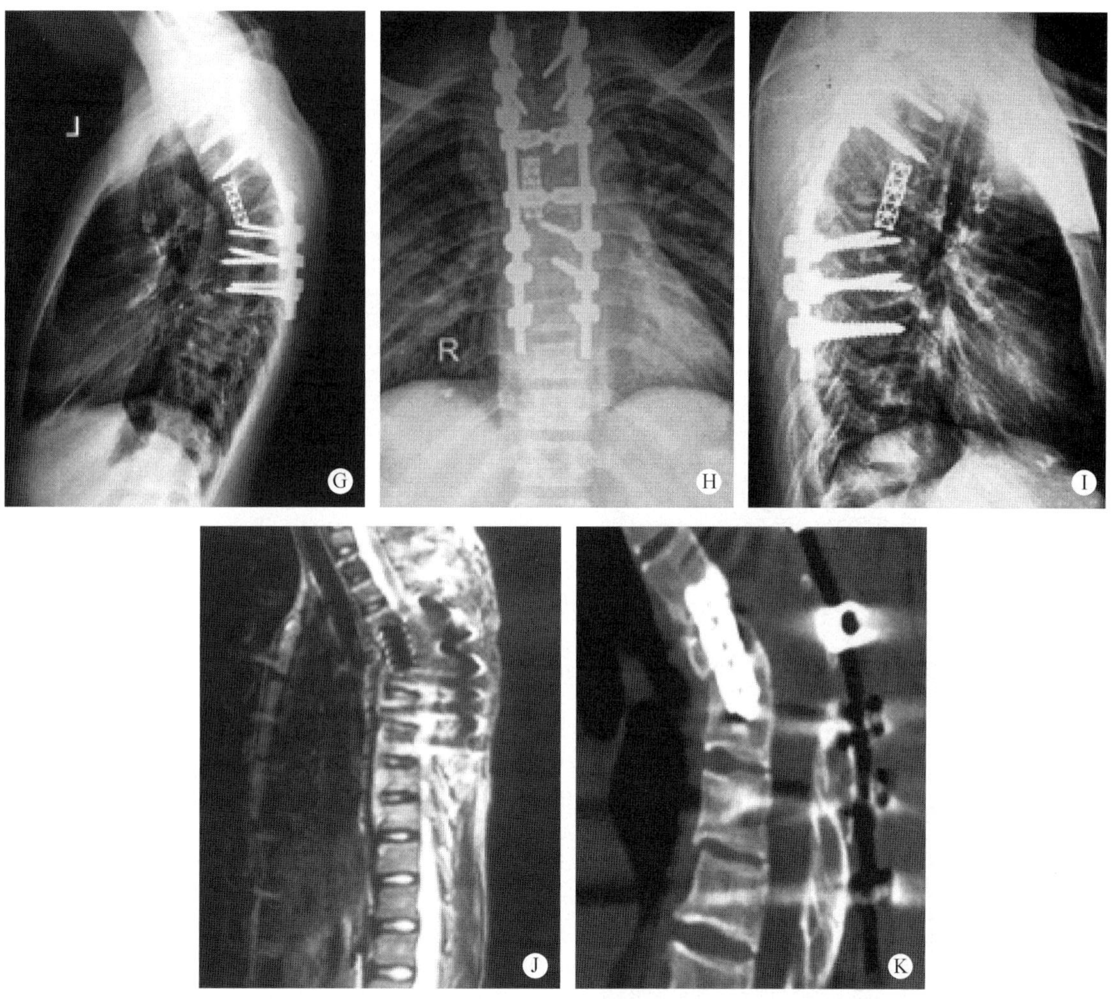

图 18-2-1　男性，14 岁。$T_{4\sim7}$ 结核重度后凸畸形并截瘫

A、B. 术前 X 线片显示 $T_{4\sim7}$ 椎体重度后凸畸形（箭头）；C、D. 术前 CT 影像显示 $T_{4\sim7}$ 结核并后凸畸形，后凸角 62°；E. 术前 MRI 影像显示 $T_{4\sim7}$ 结核并后凸畸形，脊髓受压；F、G. 术后 X 线片显示 $T_{1\sim10}$ 后方椎弓根螺钉和前方钛网位置良好，后凸角矫正至 25°，矫正率为 59.7%；H、I. 术后 4 年随访的 X 线片；J、K. CT 显示骨融合良好，后凸 Cobb 角为 32°，矫正度无丢失，钛网未见移位

二、后路全脊椎切除矫形病灶清除椎管减压内固定术

后路全脊椎切除矫形病灶清除椎管减压内固定术 适用于活动型胸腰椎结核重度后凸畸形（后凸 Cobb 角≥ 60°）并截瘫的患者。

手术方法：采用气管插管静脉复合全身麻醉，患者取俯卧位，后正中切口向两侧骨膜下剥离显露棘突、椎板、关节突，根据术前手术设计方案确定置钉椎体及截骨椎体，在拟切除的病变椎体上下方相对正常及正常椎体植入椎弓根螺钉，上下各植入 4 ～ 6 枚螺钉（共 8 ～ 12 枚）。确认需切除的椎体后，切除其棘突及两侧椎板、关节突与横突，咬除椎弓根至基底部，显露脊髓硬膜和神经根，仔细保护，截断横突，在胸段可切除病椎两侧相应肋骨近段 2 ～ 3cm，于硬膜囊外 1 ～ 2cm 结扎切断病变椎体的节段血管，从病椎两侧逐步分离至前方，切除残留的病变椎体，松解切断挛缩的前纵韧带和纤维环，显露出前方硬膜囊，将椎管内的干酪样物和死骨清除干净解除硬膜囊受压。彻底清除坏死的椎间盘和死骨后，用骨刀沿椎弓根骨膜下切除椎体上下方的椎间盘及相邻椎体的终板，根据矫形及减压需要可切除顶椎附近 1 ～ 3 个椎体。截骨过程中采用临时固定棒固定，截骨完成后两侧交替换棒进行矫形，然后测量前柱缺损长度，剪裁合适长度的钛网填充碎骨粒后置入，行前柱支撑，根据截骨间隙是否闭合、脊髓皱缩程度，逐渐加压关闭截骨间隙，于截骨部位上下螺钉之间再次加压完成矫形，从而实现后凸矫正。若能够近似术前设计的角度进行截骨，截骨上下断面则基本可以完全闭合。C 形臂机透视确认钛网位置良好，拧紧各尾帽，放置横向连接器后行固定范围内椎板、关节突充分植骨。在矫形及钛网置入过程中反复探查脊髓神经有无硬膜囊过度皱褶及骨性卡压，放置 1 ～ 2 根引流管后逐层闭合切口（图 18-2-2）。

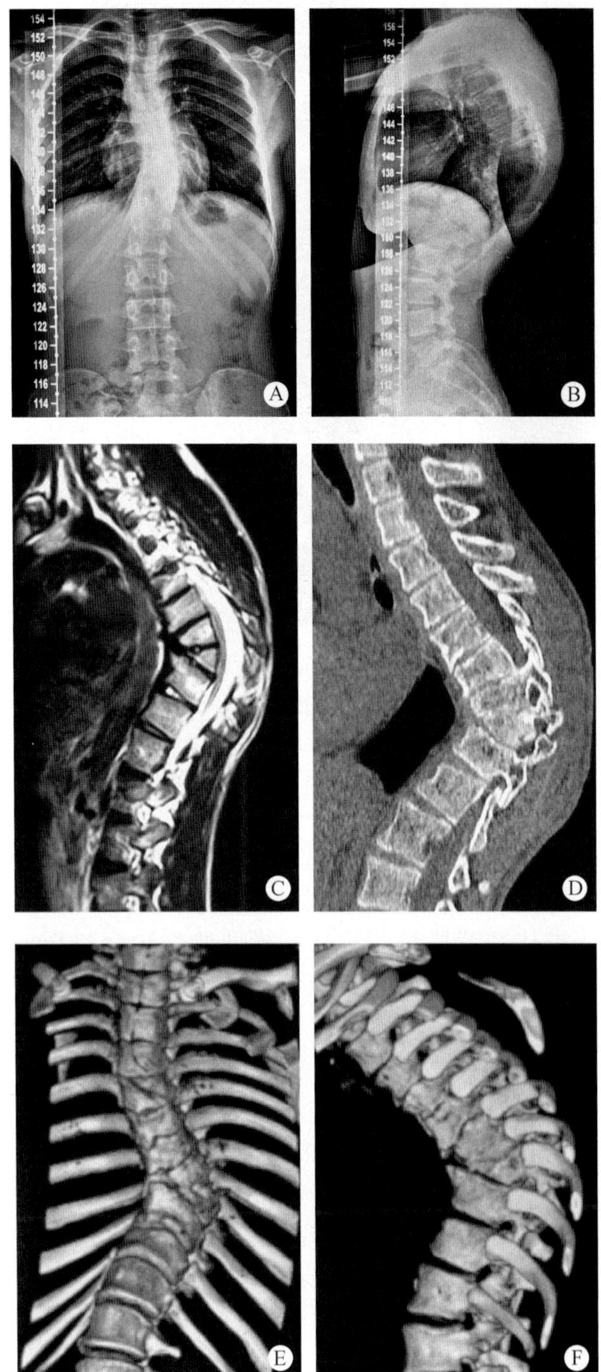

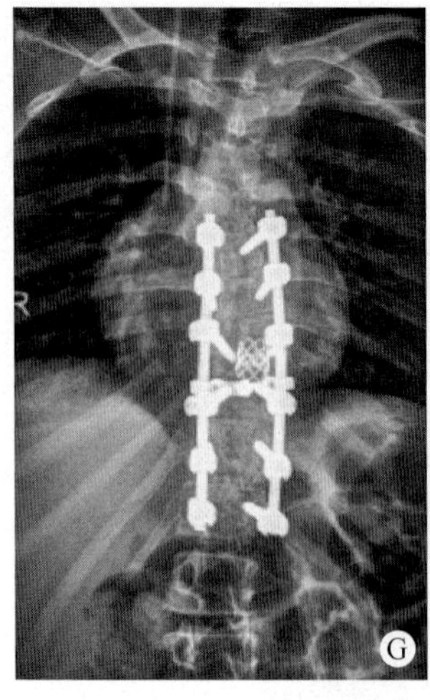

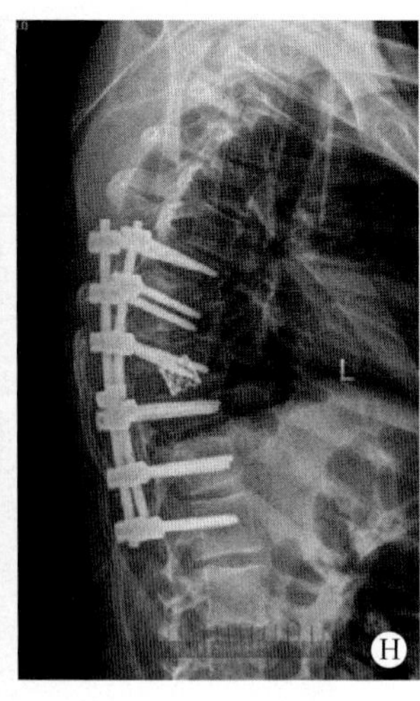

图 18-2-2　男性，18 岁。$T_{8～10}$ 结核后路病灶清除，钛网支撑植骨，椎弓根螺钉固定

A、B. 术前 X 线片；C、D. 术前 CT；E、F.CT 三维重建；G、H. 术后 X 线片

第三节　静止型胸腰椎结核重度后凸畸形并截瘫

胸腰椎中度僵硬性侧后凸畸形可以采用后路脊椎截骨术（spinal osteotomy）（经关节突“V”形截骨或经椎弓根椎体截骨），即传统的 SPO 及 PSO 获得成功。但重度僵硬性脊柱侧后凸是严重的脊柱三维畸形，前后柱结构的广泛僵硬及脊柱冠状面和矢状面的严重失衡，使得单纯传统后路固定矫形或前路松解联合后路矫形技术均不能获得满意矫正效果，并具有较高的脊髓神经损伤风险。因 SPO 与 PSO 矫形能力有限，且无法有效进行脊髓减压，改善脊髓神经症状，目前对静止型胸腰椎结核重度后凸畸形并截瘫患者常用后路闭合 - 张开式截骨和后路全脊椎切除。

一、后路闭合 - 张开式截骨矫形椎管减压内固定术

儿童是脊柱结核的好发人群。虽然大多数病灶可以通过抗结核药物治愈，但继发的后凸畸形是一个不容忽视的临床问题。后凸除了影响患者的外观，还可能会造成躯干失平衡，影响儿童心肺发育，甚至导致迟发性的神经损害。静止期结核脊柱后凸畸形的成人一般比较稳定，而儿童患者中约有 39% 仍会进展甚至达到严重后凸。另外，儿童患者多体重

轻，体质差，手术耐受能力不如成人。这些特点决定了儿童静止期结核后凸畸形的治疗有别于成人患者。后路闭合－张开式截骨（COWO）是处理严重脊柱后凸的一种截骨方式：楔形截骨后，先通过闭合操作短缩脊柱，然后以中柱为支点进行前柱撑开。该技术在避免脊柱过度短缩的同时增加矫形度数，对于矫正脊柱静止期结核多个椎体融合的角状后凸畸形具有一定优势。

1. 适应证　适用于静止期胸腰椎结核继发角状后凸畸形，期望矫正角度在40°以上患者。不适用于：①后凸节段的前方血管（胸腹主动脉）存在明显钙化灶，在矫形过程中，血管存在损伤风险者；②体重过低、营养不良，无法耐受手术风险者。

2. 手术方法　气管插管全身麻醉，在体感诱发电位监护下实施手术，采用自体血回输，预防性抗生素于术前 30min ～ 2h 输入。

（1）显露及截骨：患者取俯卧位，避免腹部受压。后正中切口显露后凸区域，根据手术设计的固定融合范围，一般上下显露 3 ～ 4 个脊椎节段。两侧暴露需要足够宽，胸椎截骨者需要显露出目标截骨脊椎双侧肋骨的肋椎关节外 2 ～ 3cm，腰椎需显露双侧横突。在拟截骨区域上、下各 2 ～ 3 个节段置入椎弓根螺钉，然后于截骨操作侧的对侧依脊柱后凸弧度安置临时固定棒，以防止截骨面完全离断时造成脊髓损伤。切除截骨平面相应的棘突、双侧椎板和关节突关节。胸椎截骨者在肋椎关节外侧切断肋骨，并钝性分离胸膜和脊椎之间的间隙。然后切除肋骨头及横突，对于上胸椎的截骨病例，由于操作空间狭小，需要同时切除下位脊椎的肋骨头。对于腰椎截骨者，在基底部切断顶椎的双侧横突。从两侧用骨膜剥离器对后凸节段的脊椎进行向外、向前的骨膜下钝性剥离，显露脊柱后凸节段累及的相邻椎体及椎间隙（椎间盘）。利用骨刀、磨钻、刮匙进行楔形截骨，根据残存的椎体情况切除所谓的"顶椎"，必要时切除顶椎上位椎体后下角及下位椎体后上角以充分减压（图 18-3-1）。截骨中要注意避免意外损伤脊髓，离断时确保脊髓不承受任何张力。最后处理椎体后壁的骨质，以避免椎管内静脉丛出血，并起到截骨过程中保护脊髓的作用。

（2）闭合－张开式截骨矫形：替换下临时椎弓根螺钉固定棒，将预弯的固定棒与截骨面头端的各椎弓根螺钉相连，通过复位钳和压棒器安置矫形棒，并适当加压，以前纵韧带为中心，完成

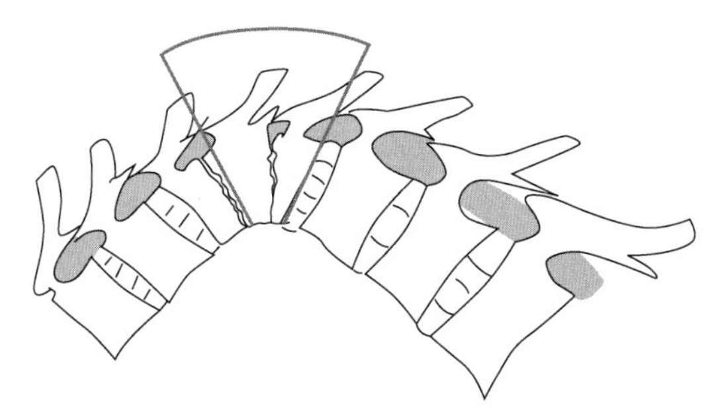

图 18-3-1　截骨范围示意图

截骨范围包括一个或多个残存椎体形成的顶椎及相应的邻近椎间盘

脊柱后凸的初步矫正（闭合）。依据硬脊膜的外观判断闭合程度。在闭合过程中需要缓慢操作，时刻注意并反复探查硬脊膜有无出现褶皱、弯曲、下坠、扭转等情况。一旦判断脊髓到达短缩的临界，即应该立刻停止短缩操作，转而进行下一步的"张开"。测量截骨面的高度，择取合适长度的钛网或三面皮质骨，将充填好碎松质骨的钛网或块状自体骨植入椎间隙，以椎间支撑体为支点，谨慎地再次行脊柱后方结构闭合，此过程中前方截骨处张开，而脊髓不会明显发生进一步短缩，从而进一步完成后凸矫正（张开）。借助神经剥离子探查和术中透视核实截骨闭合面对合的情况及支撑体的最终位置。将截骨及减压过程中切下的骨质修剪后植于截骨平面周围。采用自体骨（骨量不足则加人工骨）行后外侧植骨。

3. 术后处理　术后患者卧床，注意翻身，多侧卧休息，避免伤口长时间受压。抗生素用至引流管拔出当日。术后拔除引流管后拍 X 线片，评估矫形及内固定情况。患者术后严格卧床 6 周，戴支具下床活动。支具佩戴至术后 3 个月。术后 3 个月、6 个月、12 个月及其后每年门诊随访。

4. 手术效果　笔者回顾性分析 21 例接受闭合－张开式截骨矫形的儿童患者病历资料。其中，男性 14 例，女性 7 例；年龄 6 ～ 14 岁，平均 11.6 岁；病程平均 86.3 个月（58 ～ 142 个月）。后凸 Cobb 角 40° ～ 110°，平均 68.4°。其中，后凸角度为 40° ～ 60° 者 3 例，60° ～ 90° 者 13 例，>90° 者 5 例。受累椎体数量为 2 ～ 5 节，平均 2.9 节，其中累及 2 个椎体 4 例，3 个椎体 11 例，4 个椎体 6 例。后凸顶点分布部位为 T_2 ～ L_3，位于中上胸椎（T_2 ～ T_8）有 6 例，T_9、T_{10} 椎有 3 例，T_{11} ～ L_2 椎有 11 例，L_3 椎有 1 例。脊柱平衡情况：除无法独自站立的 2 例 Frankel C 级患者外，C_7 沿垂线（C_7 Plumb line，C_7PL）与骶骨中垂线距离平

均为 1.3cm（0 ～ 3.2cm）；整体的脊柱矢状位平衡均在代偿范围内，C_7 矢状面垂直轴线（sagittal vertical axis，SVA）位于骶骨后上角前后 5.5cm 以内（表 18-3-1）。6 例合并脊柱侧凸（10° 以上），侧凸 Cobb 角为 28° ～ 39°，平均 33.4°。6 例伴有神经损害，其中 Frankel C 级 2 例，Frankel D 级 4 例。平均手术固定节段为 6.8（5 ～ 10）个。前方支撑材料采用肋骨 2 例，三面皮质髂骨 4 例，钛网和人工支撑体 15 例。术中失血 800 ～ 1600ml，平均 1100ml；手术耗时 210 ～ 410min，平均 270min。1 例患者术前诊断为静止期结核，$T_{2\sim5}$ 侧后凸畸形伴双下肢不全瘫（Frankel C 级）。局部后凸 104°，侧凸 Cobb 角 35°。术中见胸椎以 $T_{4、5}$ 为中心严重后凸，并凸向左侧，胸髓被侧后凸的 $T_{4、5}$ 椎及 $T_{4、5}$ 肋骨小头顶向左后方，胸髓前方及右侧受压严重，胸髓细小，且周围大量陈旧瘢痕粘连。楔形截骨、胸髓环形彻底减压后，硬膜囊搏动良好。后方闭合加压至胸髓轻度皱缩，此时体感诱发电位波幅较术前略有改善。测量并植入合适高度钛网后，进一步行前方张开矫形，复查 C 形臂透视内固定位置良好。此时患者体感诱发电位波幅明显下降，左侧最低降至 0.5μV，右侧最低降至 0.7μV，较基础值降低超过 50%，探查脊髓硬膜有皱褶，排除其他干扰后，立即松开钉棒，并适度撑开，降低矫形幅度，患者体感诱发电位波幅逐渐有所恢复，左侧稳定至 1.7μV，右侧稳定至 1.3μV。术毕检查患者双侧 Babinski 征为阳性。术后患者脊髓功能 Frankel 评级下降至 B 级。术后 X 线片及 CT 提示内植物位置满意，局部后凸 Cobb 角为 59°。予以营养神经、康复锻炼处理，6 个月后及末次随访时 Frankel 脊髓功能评级为 D 级。

21 例中未发生脑脊液漏和伤口感染等并发症。住院时间 9 ～ 18d，平均 15.7d。21 例均获得随访，随访时间 14 ～ 38 个月，平均 28.8 个月。影像学指标：6 例术前合并侧凸畸形，术前 Cobb 角为 28°～ 39°，平均 33.4°。术后侧凸畸形矫正至 2°～ 14°，平均 8.7°。脊柱局部后凸的术后及随访情况见表 18-3-1。末次随访时均无假关节形成及内固定失败，无固定节段远端或近端交界性后凸畸形及 Adding-on 现象。神经功能及 VAS 评分：1 例术前为 C 级，术后下降至 B 级，半年后恢复至 D 级并维持至末次随访；另 1 例 Frankel C 级患者及其他 4 例脊髓功能为 D 级患者术后均恢复至正常。患者腰背痛 VAS 评分由术前平均 4.3 分（2 ～ 7 分）降至随访时 0.8 分（0 ～ 2 分），$P<0.05$，差异有统计学意义。典型病例见图 18-3-2。

表 18-3-1　局部后凸及脊柱平衡的影像学指标

指标	术前（$\bar{x}\pm s$）	术后（$\bar{x}\pm s$）	末次随访（$\bar{x}\pm s$）
后凸 Cobb 角（°）	68.4±18.2	24.6±15.1*	25.9±15.0*
C_7PL（cm）	1.3±1.1	0.9±1.2	0.9±1.2
SVA（cm）	4.3±2.3	3.4±1.8	3.2±1.5

* 与术前比较，$P<0.05$，差异具有统计学意义。

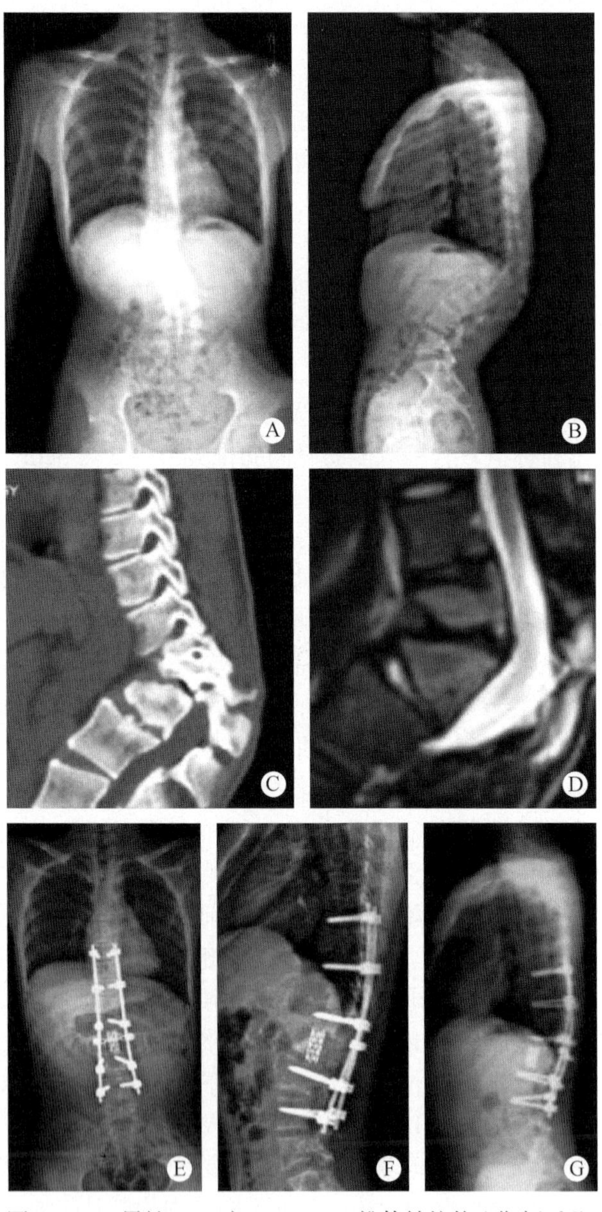

图 18-3-2　男性，13 岁。$T_{11}\sim L_2$ 椎体结核静止期侧后凸畸形

A、B. 术前正侧位 X 线片示 $T_{11}\sim L_2$ 椎体破坏，后凸 Cobb 角 72°，侧凸 30°；C. CT 示 $T_{12}\sim L_2$ 椎体前柱严重短缩，后柱正常；D. MRI 影像示后凸畸形，清晰显示脊髓受压情况；E、F. 术后正、侧位 X 线片示后凸畸形矫正至 4°；G. 术后 12 个月侧位 X 线片，矫形无丢失，植骨融合

5. 闭合－张开式截骨术的技术优势　按照矫形过程中对局部脊柱长度的影响，可以分为短缩截骨、张开截骨及闭合－张开式截骨。Smith-Petersen 截骨术是典型的张开式截骨，其切除关节突关节，通过闭合后柱张开前柱达到后凸矫形。该截骨方式后凸矫形能力有限，另外张开性截骨有导致前方血管损伤的风险。经椎弓根截骨术（PSO）为常用的闭合截骨，通过切除双侧椎弓根及楔形切除部分椎体，以前纵韧带为折点，脊柱短缩而达到后凸矫形。对前方的血管脏器干扰小，同时骨面接触大，融合率高。一个节段的 PSO 在腰椎和胸椎分别矫形可达 35° 和 25°。但如果需要更大程度的矫形，单节段 PSO 就无法满足矫形需求。

闭合－张开式截骨术是两种矫形原理的结合。与 SPO 类似的楔形截骨完成后，以前纵韧带为折点，通过对后柱闭合，完成部分后凸矫形，然后以中柱的骨质或钛网等支撑体为第二支点，完成前柱的撑开。张开矫形操作可以进一步增加矫形度数，同时避免脊髓或神经走行区的过度短缩。Qian 等比较了在闭合截骨和张开截骨治疗强直性脊柱炎胸腰段后凸畸形的疗效。在腰椎前凸的恢复、整体后凸矫形、矢状面平衡恢复及截骨椎体的截骨角度等数据上，闭合－张开式截骨均要大于闭合截骨。在该组病例中，手术截骨达到的矫形度数（OVA），闭合截骨为 26.3°，闭合－张开式截骨矫形度数为 42.4°，即平均可增加约 10° 的矫形能力。根据目前文献报道，闭合－张开式截骨术适用于结核、强直性脊柱炎、创伤、先天性发育因素等导致的脊柱后凸畸形，期望矫形度数在 40° 以上者。同时，由于前方张开操作，具有血管硬化征象的患者慎重选择张开截骨。笔者 21 例均为儿童患者，术前 X 线片及 CT 均未发现有后凸局部前方血管钙化、硬化征象。

Schwab 等提出了基于解剖的截骨术式分类。该分类中将闭合－张开式截骨划分为第 3 级，即椎弓根及部分椎体的切除。而实际上，针对结核脊柱后凸的闭合－张开式截骨已经超出了强直性脊柱炎等后凸矫形时的 COWO 范围。在结核后凸畸形手术中，常需楔形切除病灶椎体及其邻近椎间盘，甚至是整个前方楔形变的椎体切除，已属于第 4 级或第 5 级截骨。手术难度相对较大，需注意“闭合”的程度：截骨完成后，首先进行闭合矫形。而由闭合到张开的转折点的判断，主要是来自于对硬膜的外观观察。在闭合过程中需要缓慢操作，时刻注意硬脊膜有无出现褶皱、弯曲、下坠、扭转等情况。一旦判断脊髓接近到达短缩的临界，即应该停止短缩操作，进而行前柱的撑开。Kawahara 等建议闭合矫形的参照角度为 30°，认为在 30° 左右的闭合是安全的，然后转换为张开矫形。但对于脊柱结核角状后凸畸形，根据截骨的部位及后凸严重程度的不同，个体间存在较大差异，术中的缓慢操作、仔细反复探查是必需的。

上胸椎不是进行闭合－张开式截骨的手术禁忌。Rajasekaran 等报道了 4 例对中上胸椎进行 COWO 矫形的病例；Kawahara 等报道的一组患者中，也有 1 例截骨部位位于胸$_5$，但是上胸椎操作空间狭小，脊髓耐受能力低，手术精细程度要求更高。笔者 21 例中有 6 例截骨平面位于中上胸椎，其中出现 1 例脊髓功能下降，该患者的截骨部位处于胸$_{2\sim5}$。Rajasekaran 等也有 1 例胸$_{4\sim6}$椎体结核后凸，COWO 术中因为螺钉的误置导致脊髓完全性损伤。

有多种方法可以进行前柱的张开。对于一般脊柱结构基本完整的疾病，如强直性脊柱炎后凸，可以在 PSO 截骨闭合矫形后进一步加压，使前柱张开，将椎体后份（中柱）直接作为支点。除此之外，也可以利用器械对棒的折弯实现前方张开。笔者介绍的张开方法与 Rajasekaran 介绍的相同。当闭合达到临界程度后，安置合适长度的钛网或块状三面皮质骨，以其为支点前方张开。对于结核患者，前方组织的松解十分重要，否则张开操作将受到限制。最后，如果进行张开操作，前方大血管的情况评估是必须进行的，术中和术后均需特别留意血管及内脏牵拉损伤相关的并发症。

6. 手术注意事项　Pang 等报道了 12 例闭合－张开式截骨治疗结核继发的后凸畸形的疗效。后凸由术前的 83.8° 纠正到 27.6°，矫正角度达 56.2°，1 例术后发生伤口的浅表感染，没有发生邻近节段的交界性后凸及内固定失败。Rajasekaran 等采用 COWO 治疗 17 例静止期脊柱结核后凸畸形。后凸角度由术前的 69.2° 矫正到 32.4°，矫正度数为 36.8°，1 例螺钉置入方向错误导致脊髓损伤，2 例术后出现伤口浅表感染。笔者 21 例术前局部后凸 Cobb 角平均 68.4°，术后后凸平均矫正到 24.6°，COWO 矫形度数为 44.2°，与文献报道结果相仿。术中发生神经损伤一例，没有血管损伤及脑脊液漏、伤口感染等并发症。21 例虽然后凸较为严重，但是术前均未发现明显躯干失平衡，术前 SVA 为 +5.3 ~ −5.5cm。可能与患者年龄轻、累及脊椎节段局限、下腰椎多未受累、脊柱平衡调节代偿能力较强有关。术后及随访中 SVA 有减小趋势，直至末次随访，没有观察到交界性后凸及 Adding-on 现象。对于脊柱结核迟发性瘫痪的患者， 其脊髓功能恢复情况文献报道差别较大。影响神经功能恢复的因素可能与畸形的严重程度、神经损伤出现的时间、患者的年龄、损伤节段、脊髓损伤程度等因素有关。Moon 等报道了 33 例伴有胸腰椎畸形的脊柱结核患者的神经功能恢复情况，其中 7 例静止期结核手术后只有 1 例儿童患者的神经功能有改善。而 Basu 等随访了 17 例静止期结核合并脊髓损伤的患者，经过手术治疗，除 1 例 ASIA 分级 A 级的患者外，其他患者均获得至少 1 级的恢复，术前为 C 级的 9 例患者中，有 4 例恢复至 E 级。

（周忠杰　宋跃明）

二、后路全脊椎切除矫形椎管减压内固定术

一期后路全脊椎切除（PVCR），矫正后凸畸形，脊髓减压，椎间钛网植骨，椎弓根螺钉内固定术（图 18-3-3）。使得整个脊柱三维移动和三维矫形，其优点：①矫形不受前纵韧带和椎间盘的影响；②不增加前柱高度，不牵张脊髓；③显露充分，脊髓减压彻底；④矫形能力强，单节段可矫正 40° ~ 50°，加上相邻节段，一般矫正超过 60°；⑤环形骨质融合率高，融合质量好。

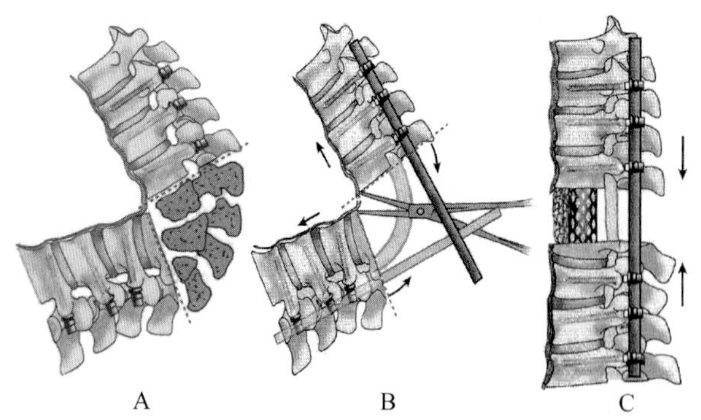

图 18-3-3　后路全脊椎切除矫形术示意图

A. 截骨区上下置入三对椎弓根螺钉，切除角状后凸顶点的畸形椎体；B. 截骨后分别置入预弯好的钛棒进行矫正；C. 连接所有螺钉前方椎间隙置入碎骨及钛网，后方椎体间加压固定

1. 手术方法　手术过程常规行电生理检测，即感觉诱发电位（SEP）及运动诱发电位（MEP）的检测，SEP 为持续检测，当 SEP 波幅下降 >50% 或潜伏期延长 >10% 时，停止截骨或矫形操作，寻找并去除可能存在的脊髓压迫、扭曲、刺激或缺血（即血压保持在不低于 90/60mmHg）等因素，并及时处理；MEP 为定时检测，主要于术中完成手术区域暴露、截骨前后、矫形前后、缝合肌肉筋膜层后或是 SEP 出现异常时采集数据。以便进一步评估术中神经功能状态。

采用气管插管静脉复合全身麻醉，患者取俯卧位，行后正中切口向两侧骨膜下剥离显露棘突、椎板、关节突，根据术前手术设计方案确定置钉椎体及截骨椎体，在拟切除的病变椎体上下方相对正常及正常椎体植入椎弓根螺钉，上下各植入 4 ~ 6 枚螺钉（共 8 ~ 12 枚）。确认需切除的椎体后，切除其棘突及两侧椎板、关节突及横突，咬除椎弓根至基底部，显露脊髓硬膜和神经根，仔细保护。截断横突，在胸段可切除病椎两侧相应肋骨近端 2 ~ 3cm，于硬膜囊外 1 ~ 2cm 结扎切断病变椎体的节段血管，从病椎两侧逐步分离至前方，切除残留的病变椎体，松解切断挛缩的前纵韧带和纤维环，显露出前方硬膜囊，彻底清除硬膜腹侧的瘢痕组织和骨嵴，解除脊髓神经的受压。用骨刀沿椎弓根骨膜下切除椎体上下方的椎间盘及相邻椎体的终板，根据矫形及减压需要可切除顶椎附近 1 ~ 3 个椎体。截骨过程中采用临时固定棒固定，截骨完成后两侧交替换棒进行矫形，对于中度后凸畸形，脊柱柔韧性较好的患者，可预防弯棒后直接矫形；对于重度后凸畸形且脊柱较为僵硬的患者，可采取多棒顺序矫形的方法，逐步闭合楔形截骨区。然后测量前柱缺损长度，剪裁合适长度的钛网填充碎骨粒后置入，行前柱支撑，根据截骨间隙是否闭合、脊髓皱缩程度，逐渐加压关闭截骨间隙，于截骨部位上下螺钉之间再次加压完成矫形，从而实现后凸畸形矫正。若能够近似术前设计的角度进行截骨，截骨上下断面则基本可以完全闭合。透视确认钛网位置良好，拧紧各尾帽，放置横向连接器后行固定范围内椎板、关节突充分植骨。在矫形及钛网置入过程中反复探查脊髓神经有无硬膜囊过度皱褶及骨性卡压，术中若出现诱发电位波幅变化，应及时探查截骨断端，明确原因并及时处理。若无脊髓体感诱发电位监测，则矫形过程中及固定完毕后均需进行唤醒实验，如无异常则探查神经后锁定固定装置。放置 1 ~ 2 根引流管后

逐层闭合切口。

胸段脊柱后凸矫形时，可切断单侧 1 ～ 2 个节段的胸神经，以便置入前方钛网或人工椎体，但胸腰段脊柱后凸矫形时，腰椎神经应予以严格保护，防止切断。术后卧床至引流量≤ 50ml/d 或引流液清亮（脑脊液漏患者）后拔除引流管，在佩戴支具保护下起床活动，骨质疏松患者给予抗骨质疏松药物治疗（给予碳酸钙 0.75g 每天 1 次，骨化三醇 0.25g 每天 1 次，鲑鱼降钙素 50IU 每天 1 次，阿仑膦酸钠 70mg 每周 1 次）。

2. 手术效果　自 Suk 等 2002 年首次报道了应用一期 PVCR 治疗 70 例严重脊柱畸形患者以来，国内外不少学者相继报道用 PVCR 截骨治疗重度脊柱后凸畸形并截瘫患者，在矫正后凸畸形和改善神经功能方面均取得满意效果。PVCR 截骨不同于传统手术方式，它是典型的闭合 - 开放式截骨，通过三柱切除后后方加压使脊柱短缩而完成矫形。由于 VCR 截骨是 360° 环形截骨，因此它能在矫形的同时有效解除顶点区脊髓高张力状态，为术后神经功能恢复提供了有利条件。胡豇等 2009 年 1 月至 2013 年 1 月，采用一期后路全脊椎切除（PVCR）矫正后凸畸形、前方钛网支撑植骨、后方椎弓根螺钉固定治疗 13 例重度后凸畸形并截瘫的胸腰椎结核患者。男性 7 例，女性 6 例；年龄 14 ～ 49 岁，平均 23.5 岁。病程 1.1 ～ 3.2 年，平均 1.7 年。病灶累及 2 个椎体 7 例，$T_{8、9}$ 1 例，$T_{11、12}$ 2 例，T_{12}、L_1 4 例；3 个椎体 4 例，$T_{10\sim12}$ 2 例，$T_{9\sim11}$ 1 例，T_{11} ～ L_1 1 例；4 个椎体 2 例，$T_{4\sim7}$ 1 例，$T_{6\sim9}$ 1 例。后凸 Cobb 角 55° ～ 82°，平均 65.23° ±7.95°。13 例合并不完全性截瘫，Frankel 分级 B 级 1 例、C 级 7 例、D 级 5 例。手术时间 3.5 ～ 5.5h，平均 4.3 h，出血量 600 ～ 2000ml，平均 860ml，围术期 3 例神经损伤一过性加重，2 例肺部感染，后凸角纠正至 20° ～ 25°，最大矫正 72°，随访 12 ～ 48 个月，平均 17 个月。术前截瘫 1 例 B 级者恢复至 D 级，7 例 C 级和 5 例 D 级均恢复至 E 级。X 线片及 CT 检查显示术后 10 ～ 20 个月，平均 14 个月截骨处达骨性愈合。随访期间内固定物无松动、移位和断裂。钟沃权等报道 2004 ～ 2012 年采用后路全脊椎切除矫形固定手术治疗结核性脊柱后凸畸形 56 例，术前平均后凸角度为 87.7°，术后平均 29.3°，矫正率达 68.5%，末次随访时矫形丢失率平均仅为 2.63%，17 例患者的神经功能得到 1 ～ 3 级的改善。临床实践证实采用一期后路全脊椎切除，矫正后凸畸形，前方钛网支撑植骨，后方椎弓根螺钉固定术是治疗胸腰椎结核重度后凸畸形并截瘫的有效方法（图 18-3-4）。

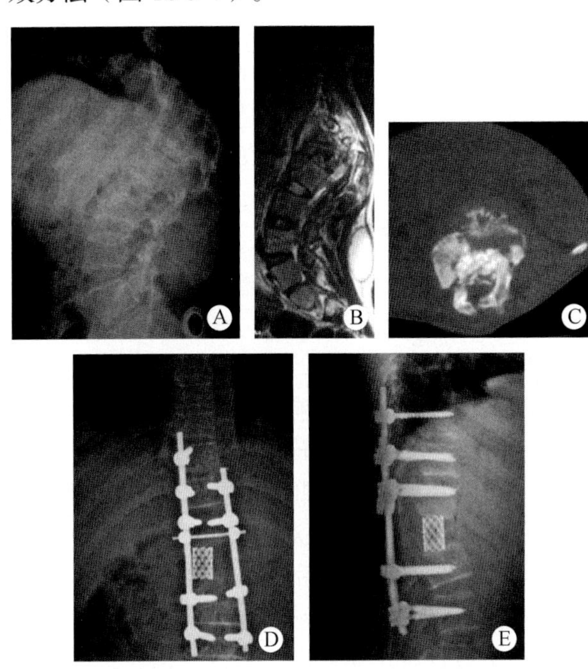

图 18-3-4　男性，17 岁。T_{12} ～ L_1 结核

A ～ C. 术前 X 线片、MRI 与 CT 显示 T_{12}、L_1 椎体结核并后凸畸形，后凸角 75°，死骨破入椎管，压迫脊髓；D、E. 术后 X 线片显示 T_9 ～ L_3 椎弓根螺钉与钛网固定良好，后凸角矫正至 15°，矫正率达 80%

三、手术并发症防治

2005 年，Suk 等报道了应用一期 PVCR 治疗的 16 例重度僵硬性脊柱侧凸畸形患者资料，其中 1 例术前神经功能 Frankel 分级为 C 级的患者术后发生了永久性截瘫。2008 年，Smith 等报道了 PVCR 术后发生神经损伤并发症的主要机制包括机械性损伤和缺血性损伤。Buchowski 等认为截骨手术出现神经损伤的可能原因为截骨端移位、后方残留结构压迫和硬脊膜褶皱压迫。Kawahara 等认为单节段脊柱短缩范围超过椎体高度的 2/3 时，将使脊髓硬脊膜褶皱压迫和血管扭曲导致缺血性损伤。2017 年，陶有平等报道一期 PVCR 手术治疗 112 例严重脊柱畸形中 1 例患者由于截骨后脊柱的过度缩短，脊髓皱缩，后方椎板结构保留过多，造成了截骨端椎体后缘与椎板边缘对脊髓产生夹击损伤，再次手术进行椎板扩大减压，神经功能恢复。

后路闭合 - 张开式截骨（COWO）和一期后

路全脊椎切除（PVCR）是矫正各种脊柱重度后凸畸形、前方钛网支撑植骨、后方椎弓根螺钉固定术。术中主要并发症是脊髓神经损伤，防止脊髓损伤的有效措施如下：

（1）正确计算截骨矫正后凸畸形的适当角度，避免矫正过度，防止脊髓被牵拉或皱缩。

（2）截骨过程中始终保持一侧有临时内固定棒固定，避免可能造成术中脊柱失稳、椎管错位和脊髓短缩皱褶。

（3）始终保持术野清晰，直视下观察脊髓搏动，在行截骨前探查清楚脊髓及神经根与周围组织的关系，分离后仔细保护；避免手术操作引起脊髓神经损伤的可能。

（4）钉棒系统加压前椎管充分减压，在加压过程中均衡合理地使用压力；截骨完成后于前柱植入钛网支撑，避免了加压后硬膜囊过度短缩，防止矫形过程中引起脊椎对硬膜或神经根的夹击；在加压闭合及钛网置入后，反复探查脊髓神经周围，防止骨性卡压，确保硬膜囊及神经根无受压。

（5）截骨矫正完成后，止血要彻底，保持引流通畅，防止引流管在体内摆放折弯或成角，避免血肿形成。

（6）术中提供足够血容量支持，避免血压过低，引起脊髓缺血损伤。

（7）安置好支撑的钛网和钉棒固定系统，使脊柱获得了即刻稳定，利于患者早期下床活动，减少长期卧床带来相关并发症，同时也利于植骨融合。

（8）手术在脊髓体感诱发电位（SSEP）监护下进行，若术中出现 SEP 波幅下降 >50% 或潜伏期延长 >10% 时，停止截骨或矫形操作，寻找并去除可能存在的脊髓压迫、扭曲、刺激或缺血等因素，应及时探查截骨断端，明确原因并及时处理。若无脊髓体感诱发电位监测，则矫形过程中及固定完毕后均需进行唤醒实验。

（胡　豇　周忠杰　胡云洲）

参考文献

邓益，王锡，张宏其，等，2015. 一期前后路联合手术治疗生长期儿童青少年下颈椎结合并后凸畸形 . 中国骨与关节损伤杂志，30（1）：1-3.

东健，李娟，2014. 脊柱结核手术时机的选择 . 中华骨科杂志，34（2）：247-249.

冯宾，邱贵兴，沈镀雄，等，2012. 经颅刺激运动诱发电位联合体感诱发电位检测在脊柱畸形手术中的应用 . 中华骨科杂志，32（1）：13-19.

胡豇，刘仲前，万伦，等，2014. 全脊椎切除不同术式治疗腰椎转移瘤的比较研究 . 中医骨伤，27（9）：49-55.

胡豇，王跃，刘仲前，等，2014. 胸腰椎结核重度后凸畸形并截瘫的手术治疗 . 中国修复重建外科杂志，28（9）：1110-1114.

胡云洲，沈怀信，饶书城，等，1981. 脊柱结核截瘫 259 例治疗方法的选择与疗效分析 . 中华骨科杂志，1（4）：195-199.

姜超，王欢，范波，等，2017. 经椎间隙楔形截骨技术治疗脊柱侧后凸畸形 . 中华骨科杂志，37（8）：466-473.

林羽，吴启秋，管波清，等，2001. 胸椎结核后凸畸形与病变治愈型截瘫 . 中国脊柱脊髓杂志，11：79-81.

刘臻，邱勇，史本龙，等，2015. 围截骨区卫星棒技术在严重脊柱畸形三柱截骨术中的应用 . 中华骨科杂志，35（4）：349-356.

吕国华，王孝宾，王冰，等，2010. 一期前后路手术治疗合并严重后凸畸形的胸腰椎活动性结核 . 中华外科杂志，48（8）：597-600.

马华松，陈志明，杨滨，等，2012. 脊柱畸形后路截骨术神经并发症分析 . 中华外科杂志，50（4）：1682-1687.

欧阳超，陈志明，马华松，等，2013. 后路全脊椎截骨联合钛网支撑治疗合并神经症状的重度脊柱角状后凸畸形 . 中国脊柱脊髓杂志，23（11）：993-997.

邱贵兴，戴尅戎，2016. 骨科手术学 .4 版 . 北京：人民卫生出版社，1431-1439.

盛伟斌，华强，曹力，等，2005. 一期后路病灶清除，楔形截骨矫形治疗胸腰椎结核后凸或侧后凸畸形 . 中华外科杂志，43（4）：205-208.

陶有平，吴继功，马华松，等，2017. 一期后路全脊椎截骨术治疗严重脊柱畸形术后 30 天非计划再手术原因分析及处理策略 . 中华外科杂志，55（3）：179-185.

陶有平，吴继功，马华松，等，2017. 重度脊柱畸形经融合区域三柱截骨翻修的安全性及疗效分析 . 中华骨科杂志，37（8）：457-465.

王景明，张永刚，郑国权，等，2012. 强直性脊柱炎后凸截骨矫形致神经损伤并发症分析 . 中华骨科杂志，32（10）：934-938.

文海，马泓，吕国华，2015. 儿童青少年脊柱结核继发后凸畸形的危险因素及治疗进展 . 中国脊柱脊髓杂志，25（3）：274-278.

徐韬，买尔旦，盛伟斌，等，2014. 一期后路截骨矫形治疗儿童青少年静止期脊柱结核性后凸（侧后凸）畸形．中华骨科杂志，34（2）：183-188.

姚子明，仉建国，邱贵兴，等，2013. 一期后路全脊椎切除治疗重度脊柱畸形围手术期并发症及其相关危险因素分析．中华骨科杂志，33（5）：440-446.

曾岩，陈仲强，郭昭庆，等，2012. 陈旧结核性脊柱后凸的后路手术治疗．中华外科杂志，50（1）：23-27.

曾岩，马越，孙垂国，等，2009. 感诱发电位检测在胸腰椎后凸矫形手术中的应用．中国脊柱脊髓杂志，19（8）：579-582.

张宏其，陈勇，郭超峰，等，2015. 改良型经椎弓根截骨治疗儿童青少年胸腰段治愈型结核伴后凸畸形．中国矫形外科杂志，23（11）：961-966.

张宏其，刘少华，2014. 儿童青少年脊柱结核的治疗．中华骨科杂志，34（2）：240-246.

张宏其，唐明星，葛磊，等，2008. 单纯经后路一期前方病灶清除、植骨内固定矫形治疗伴后凸畸形的高胸段脊柱结核．医学临床研究，（11）：1948-1951.

张宏其，王昱翔，郭超峰，等，2010. 分期后路融合内固定前路病灶清除椎间植骨治疗儿童青少年腰椎结核伴后凸畸形．中国脊柱脊髓杂志，20（10）：820-824.

张宏其，王昱翔，郭超峰，等，2011. 一期后路病灶清除植骨融合内固定矫形治疗伴后凸畸形的儿童青少年胸腰段脊柱结核的临床初步报告．中国矫形外科杂志，19（1）：31-35.

张宏其，赵迪，陈凌强，等，2009. 经后路一期病灶清除植骨融合内固定矫形治疗伴后凸畸形的儿童青少年颈胸段脊柱结核．第三军医大学学报，31（20）：1951-1954.

张涛，陶惠人，黄景辉，等，2015. 后路全脊椎截骨术治疗重度僵硬性先天性脊柱畸形神经系统并发症及其危险因素分析．中华外科杂志，53（6）：424-429.

钟沃权，曾岩，陈仲强，等，2016. 陈旧结核性脊柱后凸的后路全脊椎切除矫形手术效果和并发症．中华骨科杂志，36（14）：921-928.

周忠杰，宋跃明，刘立岷，等，2015. 后路闭合张开式截骨治疗儿童青少年静止期胸腰椎结核后凸畸形．中国脊柱脊髓杂志，25（1）：27-33.

Basu S，Rathinavelu S，2012. Neurological recovery in patients of old healed tubercular rigid kyphosis with myelopathy treated with transpedicular decancellation osteotomy. Eur Spine J，21（10）：2011-2018.

Chang KW，Cheng CW，Chen HC，et al，2008. Closing-opening wedge osteotomy for the treatment of sagittal imbalance. Spine（Phila Pa 1976），33（13）：1470-1477.

Chen IH，Chien JT，Yu TC，2001. Transpedicular wedge osteotomy for correction of thoracolumbar kyphosis in ankylosing spondylitis：experience with 78 patients. Spine，26（16）：E354-E360.

Cheung WY，Luk KD，2013. Clinical and radiological outcomes after conservative treatment of TB spondylitis：is the 15 years followup in the MRC study long enough?Eur Spine J，22（Suppl 4）：594-602.

Hsu LC，Cheng CL，Leong JC，1988. Pott's paraplegia of late onset.The cause of compression and results after anterior decompression. J Bone Joint Surg Br，70：534-538.

Hu J，Li D，Kang Y，2014. Active thoracic and lumbar spinal tuberculosis in children with kyphotic deformity treated by one-stage posterior instrumentation combined anterior debridement：preliminary study. Eur J Orthop Sury Traumatol，24（Suppl 1）：S221-S229.

Jain AK，Sreenivasan R，Mukunth R，et al，2014. Tubercular spondylitis in children. Indian J Orthop，46（2）：136-144.

Jeszenszky D，Haschtmann D，Kleinstvck FS，et al，2014. Posterior vertebral column resection in early onset spinal deformities. Eur Spine J，23（1）：198-208.

Ji ML，Qian BP，Qiu Y，et al，2013. Change of aortic length after closing-opening wedge osteotomy for patients with ankylosing spondylitis with thoracolumbar kyphosis：a computed tomographic study. Spine（Phila Pa 1976），38（22）：E1361-1367.

Kalra KP，Dhar SB，Shetty G，et al，2006. Pedicle subtraction osteotomy for rigid post-tuberculous kyphosis. J Bone Joint Surg Br，88（7）：925-927.

Kamerlink JR，Errico T，Xavier S，et al，2010. Major intraoperative neurologic monitoring deficits in consecutive pediatric and adult spinal deformity patients at one institution. Spine，35：240-245.

Kawahara N，Tomit K，Baba H，et al，2001. Closing-opening wedge osteotomy to correct angular kyphotic deformity by a single posterior approach. Spine（Phila Pa 1976），26（4）：391-402.

Kawahara N，Tomita K，Kobayashi T，et al，2005. Influence of acute shortening on the spinal cord：an experimental study. Spine，30（6）：613-620.

Kee JL，Kang SY，Moon MS，et al，1970. Treatment of

the spinal tuberculosis with severe kyphosis and paraplegia.J Korean Orthop，5：73-78.

Lenke LG，Sides BA，Koester LA，et al，2010. Vertebral column resection for the treatment of severe spinal deformity. Clin Orthop Relat Res，（468）：687-699.

Moon MS，1997. Tuberculosis of the spine. Controversies and a new challenge. Spine（Phila Pa 1976），22（15）：1791-1797.

Moon MS，Kim I，Woo YK，et al，1987. Conservative treatment of tuberculosis of the thoracic and lumbar spine in adults and children. Int Orthop，11（4）：315-322.

Moon MS，Moon JL，Moon YW，et al，2003. Pott's paraplegia in patients with severely deformed dorsal or dorsolumbar spines：treatment and prognosis. Spinal Cord，41（3）：164-171.

Owen JH，1999. The application of intraoperative monitoring during surgery for spinal deformity. Spine，24（24）：2649-2662.

Pang X，Li D，Wang X，et al，2014. Thoracolumbar spinal tuberculosis in children with severe post-tubercular kyphotic deformities treated by single-stage closing-opening wedge osteotomy：preliminary report a 4-year follow-up of 12 patients. Childs Nerv Syst，30（5）：903-909.

Pang XY，Li DZ，Wang XY，et al，2014. Thoracolumbar spinal tuberculosis in children with severe post-tubercular kyphotic deformities treated by sigle-stage closing-opening wedge osteotomy：preliminary report a 4-year follow-up of 12 patients. Childs Nerv Syst，30（5）：903-909.

Pappou IP，Papadopoulos EC，Swanson AN，et al，2006. Pott disease in the thoracolumbar spine with marked kyphosis and progressive paraplegia necessitating pos vertebral column resection and anterior re construction with a cage. Spine，31（4）：E123-E127.

Qian BP，Wang XH，Qiu Y，et al，2012. The influence of closing-opening wedge osteotomy on sagittal balance in thoracolumbar kyphosis secondary to ankylosing spondylitis：a comparison with closing wedge osteotomy. Spine（Phila Pa 1976），37（16）：1415-1423.

Rajasekaran S，2001. The natural history of post-tubercular kyphosis in children. Radiological signs which predict late increase in deformity. J Bone Joint Surg Br，83（7）：954-962.

Rajasekaran S，2007. Bucking collapse of the spine in childhood spinal tubereculosis.Clinical Orthopaedics and Related Research，460：86-92.

Rajasekaran S，2012. Kyphotic deformity in spinal tuberculosis and its management. Int Orthop，36（2）：359-365.

Rajasekaran S，2013. Natural history of Pott' s kyphosis. Eur Spine J，22 S（4）：634-640.

Rajasekaran S，Rishi Mugesh Kanna P，Shetty AP，2011. Closing-opening wedge osteotomy for severe，rigid，thoracolumbar post-tubercular kyphosis. Eur Spine J，20（3）：343-348.

Rajasekaran S，Vijay K，Shetty AP，2010. Single-stage closing-opening wedge osteotomy of spine to correct severe post-tubercular kyphotic deformities of the spine：a 3-year follow-up of 17 patients. Eur Spine J，19（4）：583-592.

Sai Kiran NA，Vaishya S，Kale SS，et al，2007. Surgical results in patients with tuberculosis of the spine and severe lower-extremity motor deficits：a retrospective study of 48 patients.J Neurosurg Spine，6（4）：320-326.

Schwab F，Blondel B，Chay E，et al，2014. The comprehensive anatomical spinal osteotomy classification. Neurosurgery，74（1）：112-120.

Suk SI，Chung ER，Kim JH，et al，2005. Posterior vertebral column resection for severe rigid scoliosis.Spine，30（14）：1682-1687.

Suk SI，Kim JH，Kim WJ，et al，2002. Posterior vertebral column resection for severe spinal deformities.Spine，27（21）：2374-2382.

World Health Organization，2013. Global tuberculosis report 2013.Geneva：World Health Organization.

Xie J，Wang Y，Zhao Z，et al，2012. Posterior vertebral column resection for correction of rigid spinal deformity curves greater than 100°. J Neurosurg Spine，17（6）：540-551.

Yoo C，Ryu SI，Park J，2009. Fracture-related thoracic kyphotic deformity correction by single-posterolateral vertebrectomy with circumferential reconstruction and stabilization：outcomes in 30 cases. J Spinal Disord Tech，22：492-501.

Zeng Y，Chen Z，Guo Z，et al，2013. Complications of correction for focal kyphosis after posterior osteotomy and the corresponding management. J Spinal Disord Tech，26（7）：367-374.

第三篇　关节结核

第十九章　髋关节结核

无论是国内还是国外，目前尚无真正流行病学意义上的骨关节结核流行病学调查，只有过去不同年代不同地区的骨关节结核统计报告。为了解近年骨关节结核发病情况，成都市公共卫生临床医疗中心统计了 2006 ～ 2016 年 10 年间收治的 2173 例骨关节结核患者的发病部位及合并症。其中，有关节结核的 676 例。关节结核按解剖部位分类统计，分为髋关节、膝关节、骶髂关节、腕关节、肘关节、肩关节、胸锁关节。在关节结核中，负重关节发病较多，而非负重关节发病相对较少，而其他部位的结核更是少见。负重关节以髋关节、膝关节发病率居前两位。髋关节结核的发病率约占全身骨关节结核的 15%，仅次于脊柱结核。患者多为儿童和青壮年。

第一节　应用解剖与病理

一、应用解剖

髋关节是全身最大的杵臼关节，由股骨上端股骨头与髋臼构成，结构稳定灵活，承重较大，是全身最深的关节，其体表投影约在髂前上棘与耻骨联合中点下方 2cm 处，关节前方穿刺时可以此为标志。

髋臼由髂骨、耻骨和坐骨三块盆骨融合而成，出生时三部分由“Y”形软骨连接在一起。“Y”形软骨中心为二次骨化中心，12 ～ 16 岁开始骨化，20 ～ 25 岁该骨化中心完全骨化融合。髋臼边缘被覆有软骨盂缘使得髋臼窝加深，可容纳 2/3 的股骨头。髋臼下内侧为髋臼切迹，上有髋臼横韧带附着，其下方为髋臼孔，髋臼血管由此进入营养髋臼。手术时注意勿伤及髋臼横韧带和软骨盂缘，以免影响关节的稳定性和损伤髋臼血管。髋臼底有一覆盖软骨的月状面。髋臼中心和下方无软骨覆盖，骨质较薄为股骨头韧带的起始部。股骨头呈球形，约占 2/3 个球面，其上方为软骨面所覆盖，顶部稍后有一股骨头凹，为股骨头韧带附着处，内有少量血管可供应股骨头一少部分血液。股骨头在新生儿较小，为半球形，随生长发育增为近球形。股骨头出生时为软骨，6 个月到 1 岁出现骨化中心，15 ～ 19 岁开始愈合。股骨颈连接股骨头与股骨干，颈干角正常为 110°～ 140°，成年人约为 125°。成年人超过 140° 为髋外翻，小于 110° 为髋内翻。另外，在冠状面上股骨颈轴线较股骨下端内外髁轴线略向前倾斜，此为前倾角，婴幼儿前倾角为 15°～ 20°，成年人不超过 10°～ 20°。

髋关节的关节囊附着于髋臼与转子间线，关节囊内层为滑膜层，起于股骨头韧带周围的髋臼中心软骨面周缘，包裹股骨头韧带后转行于髋臼底部软骨面至髋臼缘关节盂唇后，附于纤维层内，并由此下降至股骨颈处，向上折返至股骨头顶部的股骨头韧带处。髋关节滑膜在关节前方及外侧占大部分且显露方便，故滑膜切除术应从前方进入。滑膜起于髋臼的软骨面边缘，向下覆盖股骨颈全长后，折返向上止于股骨软骨面边缘。关节囊外层为纤维层，纤维层外有许多韧带覆盖加强，如后侧的坐骨囊韧带及前方的髂股韧带等。其中，以髂股韧带最为强劲，它可限制关节的过度伸展，保持关节的稳定性，并对维持人体的直立位置有重要作用。关节囊纤维层周围虽有许多韧带覆盖，包绕较坚固，然而也有其薄弱处，如关节前方在髂股韧带于耻骨囊韧带之间，下方在坐骨囊韧带与耻骨囊韧带之间，以及后方在髂股韧带和坐骨韧带之间。当关节发生病理改变时（如髋关节结核）关节内压力增高，关节滑膜就有可能由此薄弱点膨出，而病理性物质，如炎性脓液或肉芽组织等即可越出关节面而向周围播散。髋关节的滑囊主要有髂耻囊、臀大肌坐骨囊、臀大肌转子囊、臀大肌股骨滑囊。其中，髂耻囊最为重要，其通过髂股韧带与耻骨韧带的小孔，位于髂腰肌腱与髂耻隆起及关节囊之间。80% 的髂耻囊与髋关节相通。腰椎或腰骶椎结核的髂腰肌脓肿可通过髂肌腱深面的髂耻囊蔓延至髋关节，引发髋关节结核；

反之亦然。髋关节病变也可通过此途径向上蔓延。这些滑囊均直接或间接有助于髋关节的活动，减少肌腱与关节的摩擦。髋关节的血液供应主要来自起始于股动脉的分支，旋股内、外侧动脉，臀动脉和闭孔动脉。旋股内、外侧动脉及其分支分别绕股骨颈后、前方，并向上行至大转子处形成血管网，供应股骨头、股骨颈及关节囊的部分血液。闭孔动脉则与臀动脉在髋臼内外形成髋臼内动脉环和髋臼外动脉环，供应髋臼的血液和股骨头韧带的少量血液。

支配髋关节的神经主要是闭孔神经，此外尚接受股神经、臀上神经及坐骨神经的分支支配，由于支配髋关节囊的闭孔神经同时也支配膝关节，所以患有髋关节疾患时儿童因疼痛来源分辨力差，常感同侧膝关节疼痛，极易造成误诊。髋关节属杵臼关节，能做各种方向的运动。髋关节的中立位是0°伸直位。髋关节正常活动范围为屈曲140°～150°，伸直0°，过伸15°，内收30°～50°，外展40°～60°，内旋30°～40°，外旋70°～80°。大幅度屈髋时，需屈膝，否则股后肌群会限制髋关节的屈曲范围。检查患髋关节运动时应与健侧做比较，才能发现轻微的功能限制。

二、病　　理

髋关节结核可表现为滑膜结核或骨结核。骨结核可以是关节内的，也可以是关节外的。滑膜结核和关节内结核的症状、体征及放射学表现可以与其他关节内疾病很相似，如滑膜炎、类风湿关节炎、骨关节炎及骨坏死。如果能够早期诊断并及时治疗，90%～95%的患者都可以治愈并保留接近正常的关节功能。

单纯滑膜结核很少有脓肿，更少有窦道形成。单纯骨结核形成脓肿的较多见。髋臼结核产生的脓液可向下穿破软骨而侵入髋关节，向后汇集在臀部，形成臀部脓肿，也可向内穿破骨盆内壁，形成盆腔内脓肿。股骨颈结核的脓液穿破股骨颈的骨膜和滑膜，进入髋关节或沿股骨颈髓腔流注到大粗隆或大腿外侧。股骨头结核的脓液早期就穿破软骨面而侵入髋关节。晚期髋关节结核脓肿常出现在关节的前内侧，因该处关节囊较薄弱，且常与髂腰肌滑囊相通。脓肿溃破后，形成窦道，约20%的患者在就诊时已形成窦道。长期混合感染可继发慢性硬化性骨髓炎。

在单纯滑膜结核或早期全关节结核中，包围圆韧带的滑膜也水肿、充血、肥厚，晚期圆韧带被破坏消失。髋臼、股骨头或关节囊破坏严重者，股骨头常发生病理性脱位，主要是后脱位。晚期髋关节结核周围的肌肉发生痉挛，因为内收肌和屈髋肌肌力较大，常发生屈曲内收内旋畸形。

髋关节有严重破坏时，而病变又趋向静止，则关节发生纤维性或骨性强直，髋关节常固定在屈曲、内收和内旋位。例如，股骨头、股头颈被破坏消失者，有时股骨上端与髋臼之间可发生假关节活动。

儿童髋关节结核对患肢骨骼的生长有一定的影响。单纯滑膜和髋臼结核痊愈后，股骨头可以增大，股骨颈变长，颈干角增大，呈髋外翻畸形，患肢可比健肢长0.5～2.5cm。这种生长加速现象是炎症刺激股骨上端骨骺的结果。股骨头、股骨颈结核对于股骨颈的生长有两种影响。其一是生长刺激，多见于距离骨骺板较远的股骨颈基底病变；其二是生长抑制，多见于距离骨骺板较近的头颈部病变。由于后一种病变直接破坏了骨骺板或破坏了骺板的血运，股骨头、股骨颈的发育受挫，以至股骨头变小，股骨颈变短，呈髋内翻，患肢缩短1～3cm。晚期全关节结核骺板被破坏，不但股骨上端不能正常生长和发育，由于患肢不能发挥其正常功能，该下肢的其他骨骺生长和发育也受到一定的影响，可以造成更严重的短缩，有的竟可多达10cm以上。

第二节　临床表现与诊断

一、临床表现

1. 病史　髋关节结核一般发病隐匿，早期出现的髋部疼痛比较轻微，活动后加重，休息后减轻，往往伴有患侧下肢的无力或沉重感。偶有少数患者发病急骤，髋部疼痛比较剧烈。

2. 症状　早期全身中毒症状可有食欲减退、消瘦、全身无力、脾气性格改变及低热、盗汗等症状。随着疾病发展，可出现食欲减退、消瘦、女性月经失调等，小儿常出现某种激动状态，易哭、睡眠不良，以至行为变得不太活泼，容易疲劳。儿童对疼痛的定位能力较差，往往陈诉疼痛在膝关节，较少在髋关节。有时夜间啼哭不绝甚至不敢平卧睡觉，髋部症状早期通常表现为关节疼痛，随着疾病进一步发展，患者可出现疼痛及跛行，夜间痛醒。部分患者因为病灶快速发展造成骨质破坏及形成脓肿，致骨关节腔内压力升高和产生炎症刺激的急性症状而出现剧烈疼痛，髋周及下腹部的肌肉因保护性痉挛而出现髋关节内收内旋畸形。髋关节与膝关节的感觉神经支配有重叠现象，髋关节结核患者可以出现膝关节部位疼痛。晚期随着关节腔破坏进一步加重，脓液增多，软组织挛缩，可出现髋关节肿胀、窦道形成、明显内收内旋畸形、病理性脱位、下肢短缩及功能障碍。

3. 体征

（1）肿胀与叩压痛：早期患者有关节肿胀，但由于髋部肌肉肥厚不易被察觉。患髋有明显的叩压痛。

（2）跛行：轻微跛行多与疼痛同时发生，或者其家长仔细观察而发现。早期患病小儿有曳足而行，常常绊倒。疲劳之后即开始跛行，尤其在傍晚。经过短时间的休息之后或在第二天晨起后可以消失。这时往往被误认为“扭伤”而不大引起重视。在成人，早期的症状大多是感到下肢酸困无力。

（3）肌肉萎缩：患侧肢体肌肉萎缩是髋关节结核的另一特征。由于肌肉营养不良和失用性萎缩，髋关节周围及该侧肢体肌肉的张力减低，逐渐转为肌肉的体积缩小。早期通过测量可以发现，较晚的病例肉眼也能看出整个肢体消瘦，尤其是股四头肌。有时臀肌的萎缩也较明显，患侧臀部消瘦，臀沟展平和下垂。髋关节结核后期，下肢各部位，包括大腿、小腿及踝均发生显著的肌萎缩和营养障碍。

（4）脓肿或窦道形成：如果髋部出现了较为明显的肿胀时，则证明结核性炎症的变化显著增剧。髋部结核很少出现窦道，若出现，多位于脓肿流注部位或出现混合感染。

（5）髋关节活动受限：最早表现为某些方向的活动稍受限，因此在检查时要注意与健侧比较。常见的是外展和过伸活动受限，这需要在体格检查时仔细鉴别才能发现。

（6）畸形：由于髋关节周围软组织较厚，所以患病早期一般无畸形表现。在儿童患者中往往可见到患肢略微增长，这是由于炎症变化（血液供给增多）刺激了骨生长的结果。而在结核晚期，由于骨结构破坏，可能发生髋关节脱位或半脱位，患肢显著缩短，从而发生明显的畸形。

髋关节周围肌肉较丰富，早期轻微肿胀不易被察觉，检查时可让患者仰卧，两下肢伸直并拢，仔细观察两侧股三角，病侧有时可见轻度隆起，局部有压痛。除股三角外，大转子、大腿根、大腿外上方和膝上方及膝关节增大应检查是否存在肿胀（图 19-2-1，彩图 19）。髋部肌肉有时会出现假性波动，需与脓肿鉴别。晚期髋关节局部周围软组织压痛，屈伸外展及内外旋活动明显受限，下肢短缩，同时可发现“4”字试验、髋关节过伸试验、托马斯征阳性表现。合并有病理性脱位的则大粗隆升高，可在髋后外侧扪及突出的大转子，髋关节弹性固定，患肢短缩，且在屈曲、内收位（图 19-2-2）。

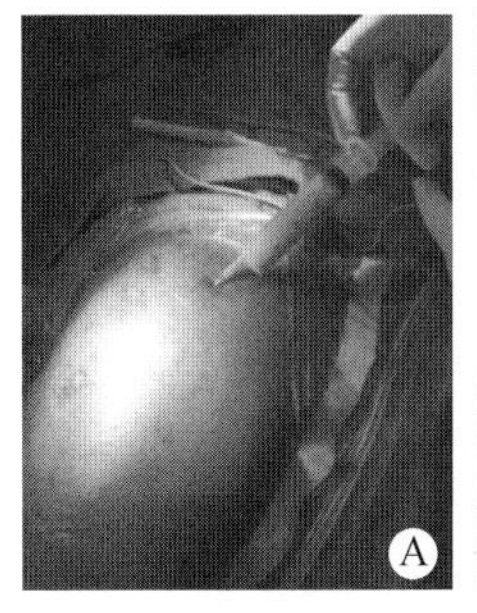
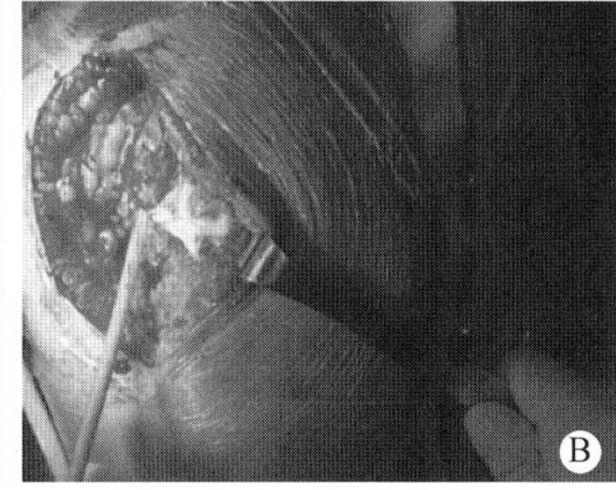

图 19-2-1　女性，38 岁。左髋关节结核
A. 切皮前针管抽出大转子皮下脓液；B. 切开皮肤后，可见脓液自臀大肌与臀中肌间隙溢出

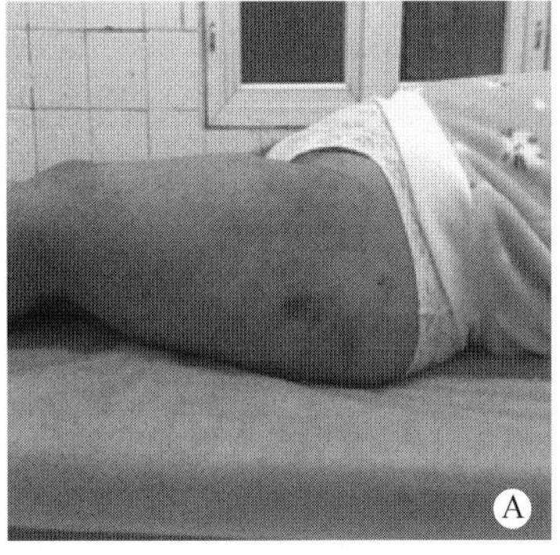
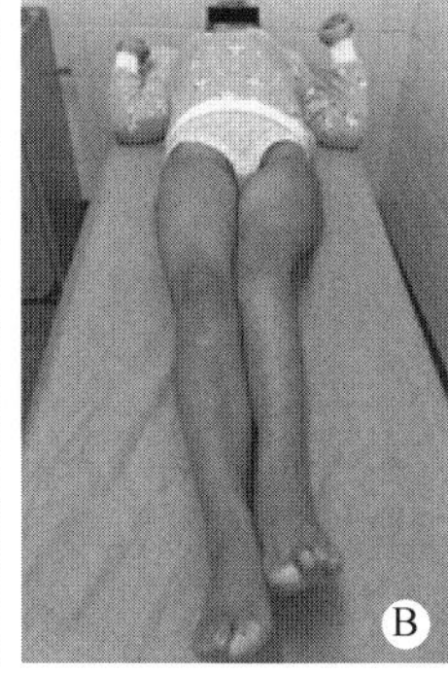

图 19-2-2　女性，38 岁。左髋关节结核
A. 左髋外侧窦道形成，软组织肿胀，窦道口有分泌物流出；B. 患者左髋屈曲内收内旋、左下肢短缩畸形，短缩长度约为 5cm

4. 实验室检查　随着医学检验技术的发展，针对结核病的实验室检查早已不仅仅局限于结核菌素皮肤试验、红细胞沉降率、C 反应蛋白等指标。

抗酸杆菌涂片、结核抗体、结核分枝杆菌 DNA、结核菌 Xpert 快速检测、结核感染 T 细胞、BAC 检查能更准确、全面地检测出结核病的相关依据。

（1）结核菌素皮肤试验（TST）：用于诊断结核感染已经 100 多年了，时至今日仍在广泛使用。我国前四次全国结核病流行病学调查均使用 TST 作为结核感染诊断工具。然而，TST 仍存在一些不足。

1）TST 使用的结核菌素的组成及机制仍不是很清楚。

2）TST 结果阳性既可能是结核分枝杆菌感染，也可能是接种卡介苗或非结核分枝杆菌感染。

3）TST 阳性标准的判断与当地结核病流行状况密切相关，缺乏一个固定的标准。例如，一些国家将 5mm 作为 TST 阳性标准，而一些国家则把 10mm 作为阳性标准。

4）通过 TST 可诊断结核分枝杆菌感染，但是不能预测是否会成为活动性结核病。在现有卡介苗普及的情况下，TST 对小儿结核病有重要的提示作用，对成人检测意义不大，其阳性结果并不能准确提示患有结核病，但是强阳性对诊断体内活动性结核病灶有一定提示意义，结合其他实验室检查可做出诊断。

（2）红细胞沉降率与 C 反应蛋白：在许多感染性疾病、自身免疫性疾病中都有升高，特异性较差，往往作为监测疾病活跃程度的指标，同时可作为术前抗结核治疗有效性评估的指标。在髋关节结核病中，红细胞沉降率、C 反应蛋白通常有不同程度的增高，据文献报道，不论术前还是术后，红细胞沉降率的灵敏度较 C 反应蛋白更高，经抗结核药物治疗后，其下降的程度、下降至何种水平常作为髋关节结核手术时机及术后结核病缓解、治愈的重要参考。

（3）抗酸杆菌涂片：是直接检测标本中的抗酸杆菌，标本可有痰、脓液、死骨、干酪样坏死组织等，通常以“+”“++”“+++”分别表示，但其阳性率较低，据文献报道，痰抗酸杆菌涂片阳性率仅约为 20%，作为一般筛查手段，提示肺结核传染性，并可作为诊断依据。

（4）结核抗体检测：现有的抗体检测主要是针对 MTB-LAM、38kDa 和 16kDa 抗原，已有报道称灵敏度和特异度比较差异较大，WHO 明确提出现有结核抗体试验不能作为结核病和结核感染的诊断依据。

（5）结核分枝杆菌 DNA 检查：阳性率不高，但其阳性可作为确诊结核病的依据，同时可对利福平、异烟肼进行耐药检测。近年来，通过不断的改进，出现了一些新的检测技术，如荧光定量 PCR（FQ-PCR）、DNA 环介导恒温扩增（LAMP）等，荧光定量 PCR 是在经典 PCR 的基础上，加入荧光标记的探针，巧妙地把核酸扩增、杂交及光谱技术结合在一起，从而实现了对目的基因的定量检测。LAMP 方法的原理是在 BST DNA 多聚酶作用下 DNA 大片段自动循环合成而达到扩增目的，扩增的基因产物与 SYBR Green Ⅰ染料结合发出肉眼可见的绿色荧光，使反应管呈绿色。

（6）Xpert MTB/RIF 检测：近年来，随着分子生物学诊断技术的发展，Xpert MTB/RIF 技术利用实时荧光定量核酸检测技术检测结核杆菌，同时检测利福平是否耐药，逐渐被广泛关注。Xpert MTB/RIF 检测利福平耐药与传统方法比较，有较高的敏感性和特异性，在基层结核病防治机构具有较高的应用价值。有文献报道，Xpert MTB/RIF 的敏感性为 93.87%，明显高于抗酸染色的敏感性（17.39%）及快速培养的敏感性（23.91%），差异有统计学意义。在特异性上，Xpert MTB/RIF、抗酸染色、快速培养分别为 96.87%、100%、100%，三种检测方法的特异性均大于 95%，而且三者的特异性无统计学差异。

（7）结核感染 T 细胞试验（T-SPOT.TB）：通过检测 IFN-γ 的水平或计数分泌 IFN-γ 的外周血单个核细胞（PBMC），可以了解机体在感染结核分枝杆菌后的免疫应答状态，从而发现结核分枝杆菌的潜伏感染，从而辅助诊断结核病。文献报道其灵敏度可高达 89.0% 和特异度高达 98.1%，对活动性结核病的诊断有很大价值。同时文献表明血 T-SPOT.TB 在艾滋病合并肺结核患者中敏感性及特异性较高，临床上对疑似肺结核的艾滋病患者进行 T-SPOT.TB 检测有利于疾病诊断及鉴别诊断，提示 T-SPOT.TB 受机体免疫力影响很小。T-SPOT.TB 是一项新型的检查手段，对骨与关节结核疑难病例鉴别诊断意义重大，但价格较贵，不建议作为常规检查。同时 T-SPOT.TB 是一种定性诊断检查，对既往有明确结核病史，新发骨关节疾病病灶，临床中要慎重考虑，需要结合临床其他表现做出正确诊断，注意既往结核病与新发肿瘤鉴别，特别是老年患者。

（8）BAC 检测：是针对结核分枝杆菌的细菌培养及药敏试验，其特异性高，且能检测绝大多数结核药物耐药情况，但是其价格较贵，检测周期长，常常将术中病理组织作为其标本，根据 BAC 结果进行术后方案调整，在临床上具有重要意义。

（9）病理学检查：是诊断结核病的金标准，将手术取出的病理标本做病理检查（图 19-2-3，彩图 20），阳性即可确诊，但其阳性率不高，与所取标本质量、数量有较大关系，文献报道其阳性率约为 50%。

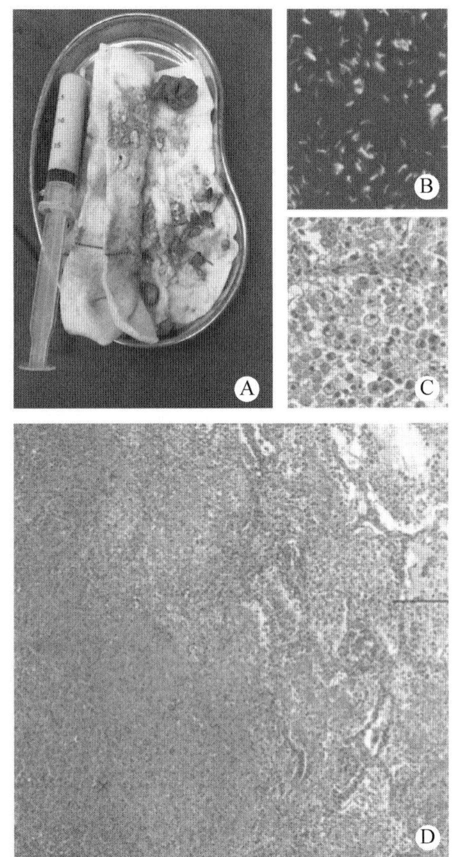

图 19-2-3　新鲜的肺结核干酪样坏死伴大细胞渗出
A. 术中所取标本；B. 金胺 O 染色显示结核杆菌；C. 大细胞渗出；D. 术中标本病理切片

术前还可做关节腔穿刺抽液、纤维支气管镜，所得标本可做细菌学、病理学检查，均对早期诊断髋关节结核、肺结核有重要意义。髋关节穿刺时，若患者髋部肿胀不明显，则在髂前上棘与耻骨结节连线的中点，腹股沟韧带下 2cm，股动脉的外侧垂直进针，也可取下肢内旋位，从股骨大转子上缘平行，经股骨颈向内上方刺入。若局部有明显肿胀及波动感，首先，可在波动明显处进针，抽出的积液做抗酸染色、分枝杆菌 DNA、结核菌 Xpert 快速检测和 BAC 培养，若有窦道，可加做细菌涂片及培养。其次，还有普通的试验检查，如细菌涂片及培养对排除混合性感染有较大帮助，而 G 试验、内毒素、降钙素原均有助于体内一般细菌、结核菌及真菌感染病灶监测。

5. 影像学检查

（1）X 线表现：X 线摄片检查对诊断骨与关节结核十分重要。早期 X 线检查不能发现明显的改变，随后可以发现软组织肿胀和关节面显示不清。随着疾病的进展，可以看到关节边缘的破坏，随后出现软骨破坏和关节间隙狭窄及骨量丢失（图 19-2-4）。Phemister 三联征，包括关节周围的骨质疏松、周围的骨质破坏及渐进性的关节间隙狭窄，可以提示关节结核的诊断，但不是特异性表现。关节结核晚期的特点是严重的关节破坏，在活动性感染消失后最终会出现硬化和关节的纤维强直。

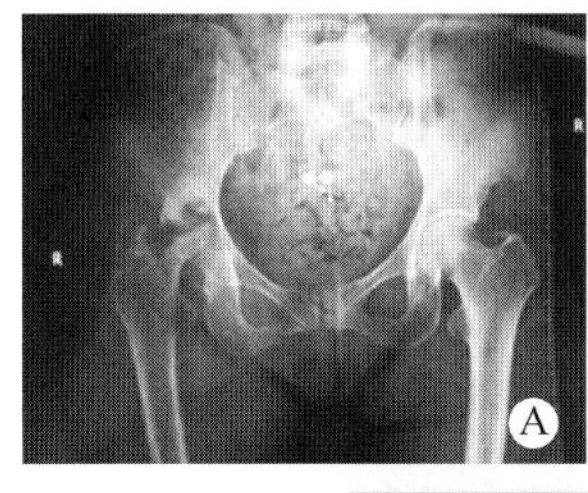

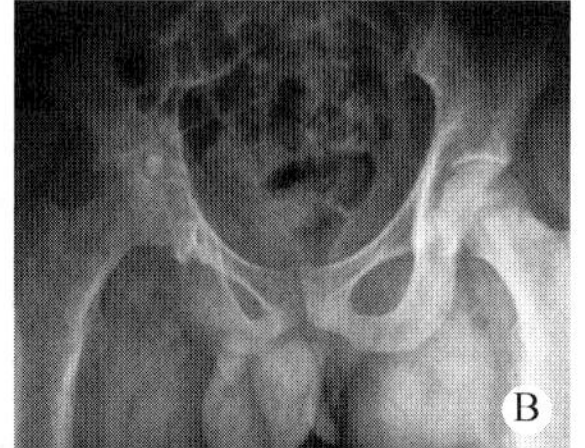

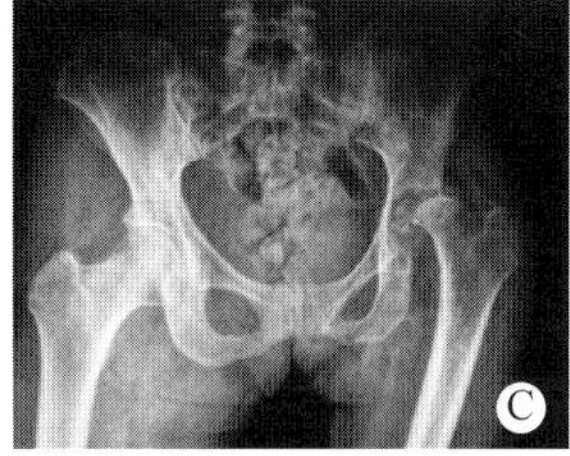

图 19-2-4　女性，47 岁。右髋关节结核
A. 右侧股骨头形态消失，髋臼、大转子骨质破坏；B. 右股骨头软骨下囊性骨质破坏，关节间隙明显狭窄；C. 左股骨头塌陷、变扁，并向外上方脱位，关节腔内死骨形成

早期与晚期全关节结核的区别主要依据软骨面破坏的程度而定。可是软骨面不能直接显影，一般认为软骨面破坏的程度和软骨下骨板的破坏范围相一致。若股骨头无明显破坏，但软骨下骨板完全模糊，表示软骨面已游离，必属晚期全关节结核；否则，如为早期全关节结核关节严重破坏者，可见病理性脱位或关节强直。晚期脓肿可见钙化，长期混合感染可见骨质硬化。

（2）CT 表现：CT 有助于评价骨破坏的程度、死骨形成及病灶周围寒性脓肿的位置和范围（图 19-2-5）。其分辨率高，能清晰显示骨破坏的程度、范围、部位，有无死骨、寒性脓肿及其流注方向，囊肿或软组织损伤等。

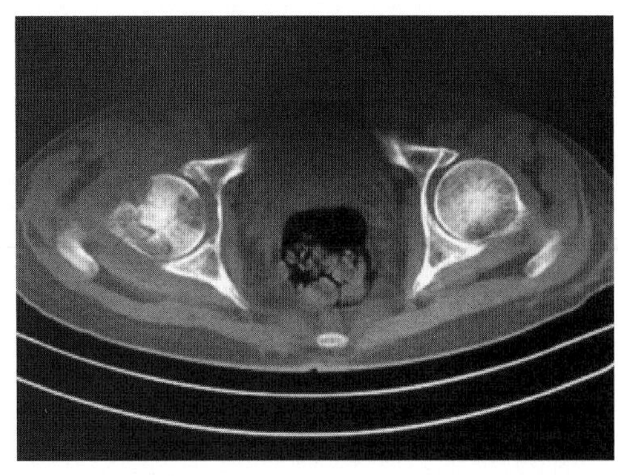

图 19-2-5 右侧股骨头形态尚可，股骨头内部骨质破坏，局部骨质硬化，周围软组织肿胀

（3）MRI 表现：MRI 能清楚显示髋关节内积液多少，能揭示普通 X 线片不能显示的微小骨骼破坏病灶。MRI 检查还可以在炎性浸润阶段就显示出异常信号，关节软骨及骨髓腔的异常信号有助于诊断早期感染性病变，具有早期诊断的价值，可以在 X 线表现正常时的早期发现关节积液和滑膜病变，软骨及软骨下骨的破坏，骨髓信号的改变可以提示骨髓炎或骨髓水肿。

二、诊断与鉴别诊断

1. 诊断 髋关节结核诊断要点：①病史。②全身症状。③局部症状，特别关注疼痛性质、髋部畸形、下肢短缩及关节功能障碍程度变化，疼痛性质最初可表现为活动痛，休息后缓解，随着关节腔压力增高，软骨破坏加重，可出现剧烈的静息痛，休息时仍不缓解，晚期由于关节间隙狭窄、固定的发生，疼痛可能较疾病中期时减轻。髋关节周围肌肉软组织丰富，一旦受到结核杆菌侵袭，产生痉挛、挛缩，会引起髋关节畸形，如髂腰肌挛缩引起髋关节屈曲畸形，内收肌挛缩、臀中肌受累导致肌力不足引起的髋关节内收内旋畸形。病程早期关节腔积脓、关节间隙反而增大，下肢短缩不明显。随着疾病发展，关节间隙狭窄、局部软组织收缩痉挛、保护性姿势引起骨盆倾斜、髋关节病理性脱位均导致下肢短缩。早期由于关节软骨破坏不明显、关节间隙正常，关节功能活动无明显受限，晚期关节间隙狭窄消失、关节软骨破坏、周围软组织挛缩畸形，均引起关节功能障碍，主要表现在屈伸外展活动受限。④体征，髋关节结核早期体征均不典型，关节周围软组织压痛不明显，屈伸内外旋均不受限，“4”字试验、髋过伸试验及托马斯征为阴性。至疾病中晚期，由于关节腔积脓、关节软骨破坏、周围软组织挛缩，以上体征均可出现。⑤影像学：X 线、CT、MRI 作为主要的影像学检测手段，X 线、CT 无法早期做出准确诊断，而 MRI 早期可发现关节腔的液体、关节软骨及骨髓腔的异常信号，有助于髋关节结核早期诊断，疾病中晚期 X 线表现为软骨硬化、软骨下骨骨质破坏、关节间隙狭窄、关节脱位，CT 能清晰显示骨破坏的程度、范围、部位，有无死骨、寒性脓肿及其流注方向，囊肿或软组织损伤等。其主要表现为股骨头、股骨颈、髋臼骨质破坏，关节腔死骨形成，关节周围软组织肿胀，脓肿形成。

符合以上的可临床诊断，病原学和病理学可确诊诊断。当诊断有疑问时，可做结核菌素试验、穿刺、滑膜切取活检，明确诊断。

2. 鉴别诊断

（1）化脓性关节炎：一般为急性发病，患者高热、寒战、白细胞增多，中性多核细胞显著增加，下肢呈外展、外旋畸形。因在此位置，关节囊容积最大，可以减轻脓肿压力，使疼痛减轻。对于慢性低毒性化脓性感染或已用抗生素而尚未控制的化脓性关节炎有时不易与关节结核相鉴别，需做穿刺、脓液细菌培养或滑膜活检等以鉴别（图 19-2-6）。

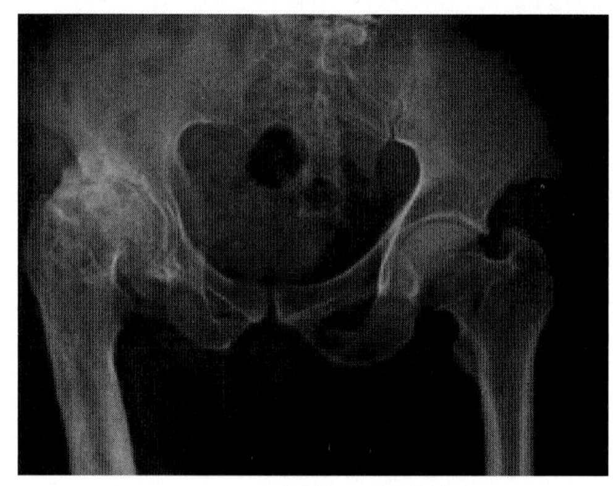

图 19-2-6 左侧化脓性髋关节炎

化脓性髋骨骨髓炎继发化脓性髋关节炎的需与合并感染的髋关节结核相鉴别。前者常有急性发病史，X 线片上髂骨病变比较广泛、弥漫；后者多为慢性发病，但有长期窦道史，X 线片上骨病变局限于关节附近。

（2）类风湿关节炎：髋关节类风湿关节炎是中枢型类风湿关节炎的一部分，有的从一侧髋关节开始。X 线片所见和髋关节滑膜结核完全类似，即关节囊肿胀、闭孔缩小和局部骨质疏松。患者多为 15 岁以上的男性青年，仔细询问病史，患侧髋也可能有过疼痛。检查腰椎，有的可发现腰椎活动受限。有的患者在滑膜结核的诊断下做手术，但术中未发现结核病变，在术后病情发展才确诊为类风湿关节炎。还曾有1例按结核手术切除滑膜，术中也未见有结核病变，且病理报告为类风湿滑膜炎，因此术后未行抗结核治疗，2个月后症状加重，再次手术时才证实是结核病变。因此，对单发病变不应轻易除外结核的诊断（图19-2-7）。

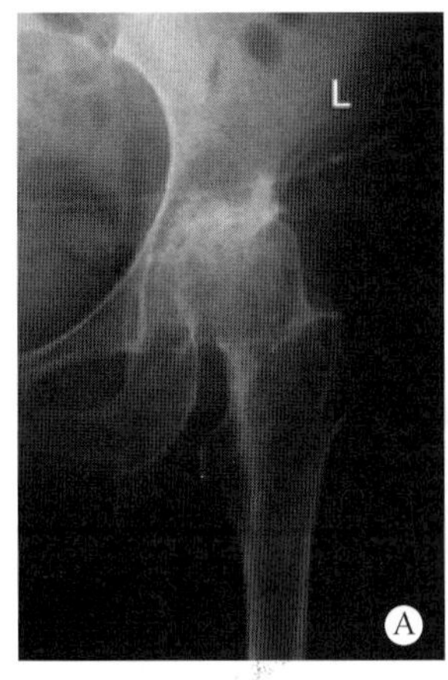

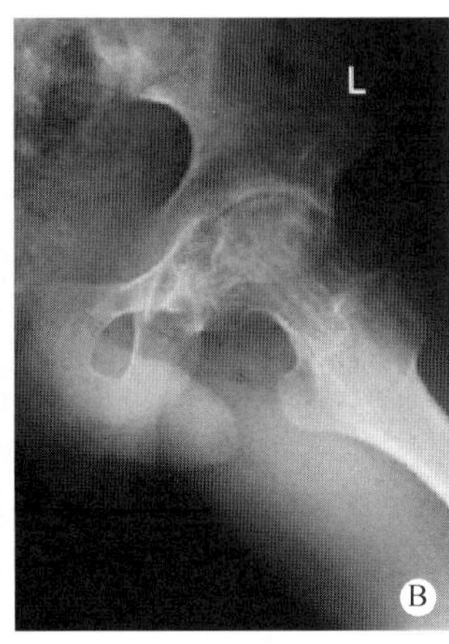

图19-2-7　左侧髋关节类风湿关节炎

（3）儿童股骨头坏死：又称莱格-波塞（Legg-Perthes）病，多见于3～9岁儿童，男性多于女性。检查患儿一般情况良好，体温正常，红细胞沉降率不快。患髋活动有轻度或中度受限。X线片可见股骨头骨骺致密、变扁，关节间隙增宽，股骨头与髋臼底之间的距离增加（两侧对比）以后股骨头骨骺呈碎裂状，股骨颈增宽，骺板近端有囊性变，有时可发生半脱位（图19-2-8）。

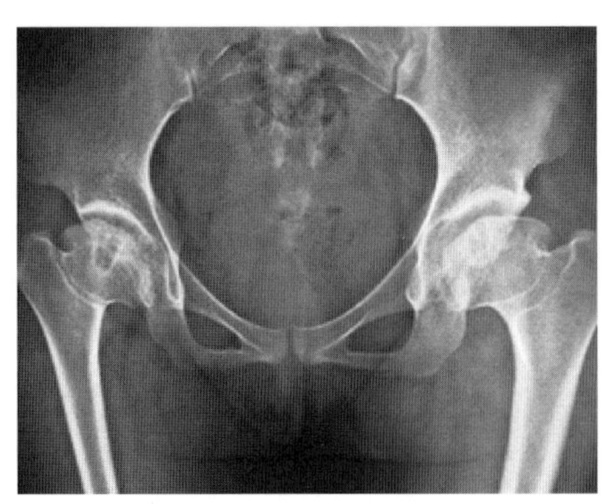

图19-2-8　双侧股骨头Legg-Perthes病

（4）成年股骨头坏死：患者多见于外伤性髋关节脱位或股骨颈骨折之后，也见于使用大量激素和乙醇之后，红细胞沉降率不快，X线片显示股骨头上部致密、变扁，随后碎裂塌陷。临床症状比儿童型重，骨质重建也比较困难（图19-2-9）。

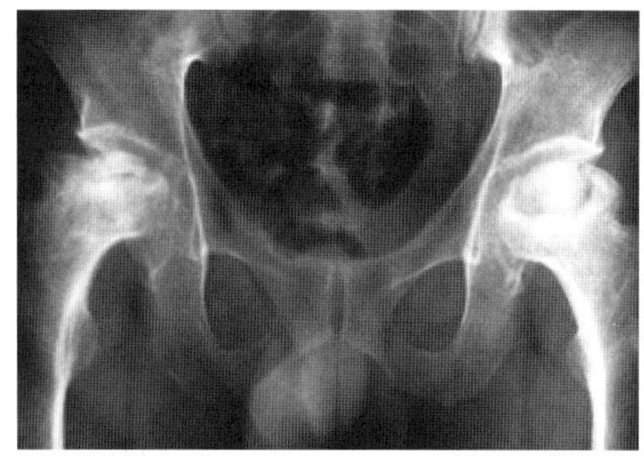

图19-2-9　双侧股骨头坏死

（5）骨关节炎：患者多为老年人，可见于一侧或双侧。临床表现为患髋疼痛，活动受限，但红细胞沉降率不快。X线片示髋臼及股骨头明显增生，边缘硬化，关节间隙狭窄，髋臼内或股骨头内常有囊性变（图19-2-10）。

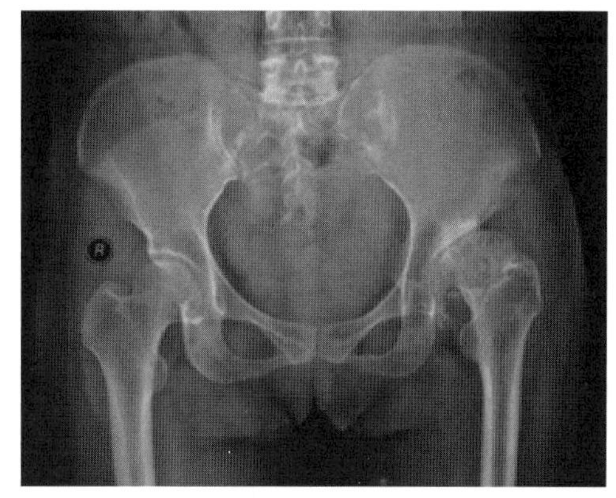

图19-2-10　左侧髋关节骨关节炎

（6）暂时性滑膜炎：多见于8岁以下的儿童，诉髋部或膝关节疼痛，不敢走路，髋关节活动受限，髋前方稍饱满，患儿多无全身症状。做皮牵引同时给予磺胺或土霉素治疗，3～4周后即愈合。

（7）大转子结核：本病有与髋关节结核相同的股部疼痛，向膝部放射性疼痛及跛行等表现，且可能有髋关节稍屈曲、外展及外旋畸形。但它的疼痛仅局限于大粗隆部，特别是侧卧压迫时更明显。而髋关节结核的疼痛局限于股骨头及颈部。患大粗隆结核时髋关节无活动受限，肌萎缩也不显著。X线检查之后可以明确区别。

（8）腰骶结核：下部脊柱的结核易误诊为髋关节结核，特别是伴有髂窝脓肿和髋部脓肿时，况且两者都有髋关节的伸展活动受限。但在脊柱结核伴流注脓肿时，不会有髋关节的屈曲和旋转功能障碍。在可疑病例同时拍摄脊柱和髋关节X线片即可确定诊断。

第三节　治　　疗

根据病情、年龄、病理类型和不同的发展阶段采取不同的治疗措施。

一、非手术治疗

髋关节结核全身治疗和局部治疗同样重要，抗结核药物是治疗的关键，一般应用 1 ～ 1.5 年，用药原则为早期、联合、适量、规律、全程。在疾病活动期，可用支具将髋关节固定在功能位，有屈曲畸形者应行皮肤牵引。长时间的制动可能会继发关节强直，早期的关节结核患者应在肌肉痉挛缓解后允许每天间断地进行关节活动以保护关节功能。可在患者苏醒的时候，每小时进行 5min 髋关节主动及辅助运动，鼓励患者屈曲、外展、外旋髋关节，并逐步地加大幅度。固定 3 ～ 4 个月后患者可以离床活动，并且进行部分负重，在 4 ～ 6 个月后可逐渐过渡到完全负重。如果能够早期诊断并及时治疗，90% ～ 95% 的患者都可以治愈并保留接近正常的关节功能。

同时不能忽略患者全身基础情况的改善，结核患者多有盗汗、乏力、消瘦、贫血、食欲缺乏等情况，增强免疫力及营养，纠正术前电解质紊乱，降低尿酸，必要时输血及人血白蛋白，有助于减少围术期并发症及风险。肺部症状同样需要改善，术前 2 周戒烟，鼓励咳嗽、咳痰，练习吹气球有助于改善肺功能，若患者胸腔积液较多，可做胸部穿刺引流，必要时先行胸部手术清除胸腔积液再行髋部手术。

二、手术治疗

（一）髋关节结核病灶清除术

1. 适应证

（1）在抗结核药物治疗有效的情况下，髋关节单纯性滑膜结核症状无明显改善者。

（2）股骨颈及股骨头的单纯性骨结核，在抗结核药物治疗有效情况下，结核病灶继续扩大者。

（3）早期全关节结核。

（4）14 岁以下儿童的晚期全关节结核。

2. 术前准备

（1）术前拍摄髋关节正侧位 X 线片和 CT 扫描，明确结核病变范围及髋臼和股骨头的破坏程度。

（2）术前 2 ～ 4 周开始系统地进行抗结核药物治疗，称之为“强化治疗”，以避免手术引起结核菌血行播散。定期评估抗结核治疗疗效，抗结核治疗需根据患者具体情况由结核内科专家组经讨论后制订个体化方案，术前尽可能地行穿刺检查，目的是取标本做耐药检测。

3. 手术时机　目前暂无统一标准，术前监测患者症状、体征及实验室检查指标。据文献报道，大多数学者认为术前正规抗结核治疗 2 ～ 4 周或以上，全身结核中毒症状如发热、盗汗、乏力、食欲缺乏等平稳，体温 37.5℃以下，红细胞沉降率下降接近正常（不必完全正常，一般 50mm/h 以下）方可行手术治疗。

4. 麻醉与体位　硬脊膜外腔阻滞麻醉或全身麻醉。前外侧切口取平卧位，患髋、臀部用沙袋垫高与手术床成 30° 角，患肢消毒后用无菌单包裹便于术中移动；后侧切口取侧卧位，患侧在上，健侧髋与膝关节屈曲，患侧下肢用无菌巾包好，以便术中活动患肢；外侧入路取侧卧位，背部与手术台成 60° 角。

5. 手术步骤

（1）切口：髋关节病灶清除术可选用前侧切口、前外侧切口、外侧切口和后侧切口等。手术切口选择根据脓肿和死骨位置、畸形程度和骨质缺损情况而定。因髋关节前方滑膜较多，故滑膜切除术应尽量采用前方入路。为了彻底清除病灶，避免遗漏死骨或其他病变组织，无论采取前方入路或后方入路，都应设法使股骨头脱位，充分暴露股骨头和髋臼。但因病变存在时间已久，关节内纤维粘连甚至已形成纤维强直或骨性强直，脱位往往困难（图 19-3-1、图 19-3-2）。

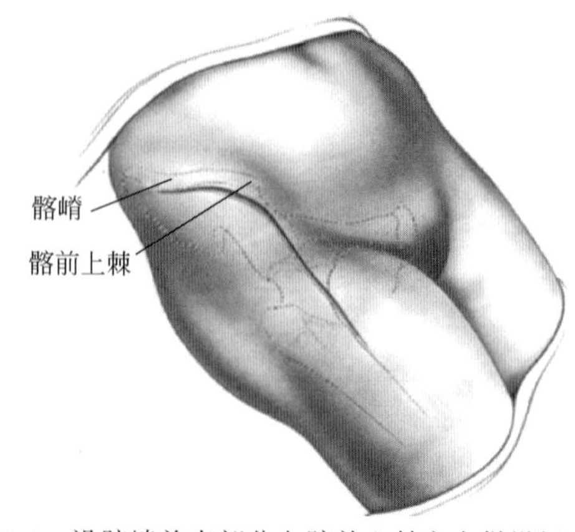

图 19-3-1　沿髂嵴前半部分向髂前上棘方向做纵切口，并沿股骨向远端延长 8 ～ 10cm

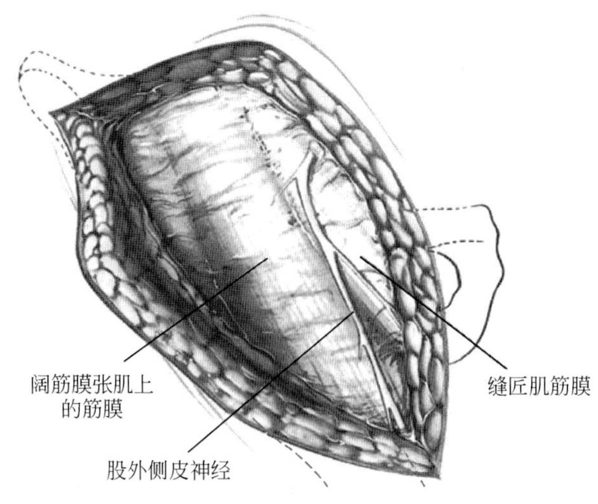

图 19-3-2　股外侧皮神经在阔筋膜张肌和缝匠肌之间的肌间隙附近穿出深筋膜

（2）显露髋关节：先在髂前上棘处分离阔筋膜张肌和缝匠肌间隙，显露股直肌及髂腰肌，并将股外侧皮神经牵向内侧，予以保护（图 19-3-3、图 19-3-4）。接着，沿髂嵴切开髂嵴骨骺，采取

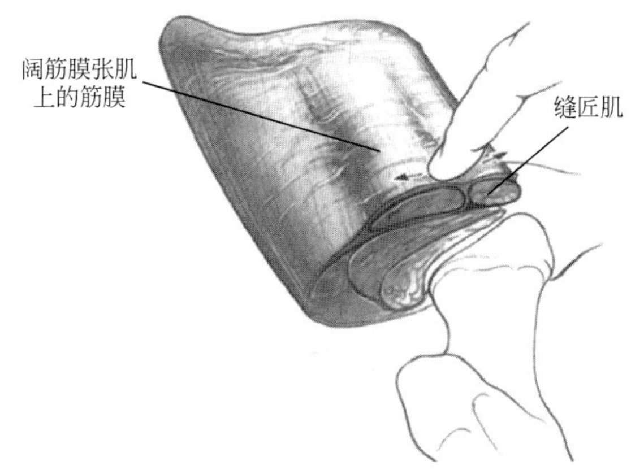

图 19-3-3　通过触摸辨认阔筋膜张肌和缝匠肌之间的间隙

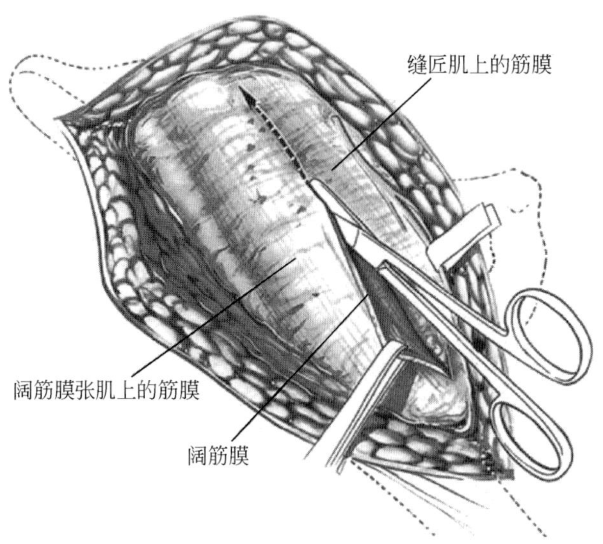

图 19-3-4　沿阔筋膜张肌内侧切开深筋膜，向内上牵开缝匠肌，向外下牵开阔筋膜张肌

骨膜下剥离阔筋膜张肌和臀中肌的附着点，直至髋臼上缘，并用纱布填塞止血。然后，切断股直肌起点腱并翻向远端，可显露髋关节囊（图 19-3-5、图 19-3-6）。

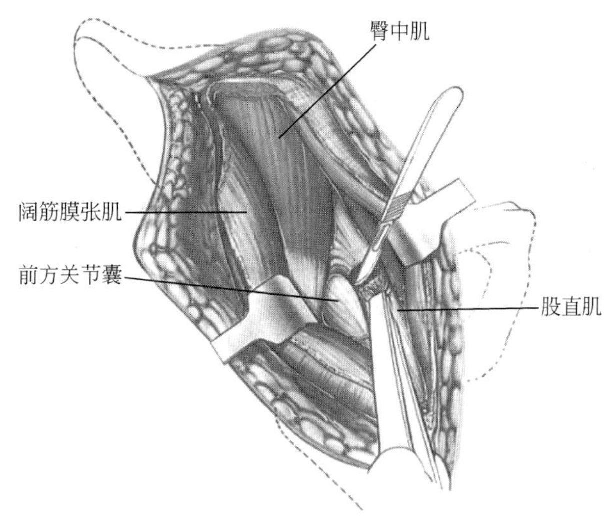

图 19-3-5　分别从髂前下棘和髋臼上唇分离股直肌的两个起点

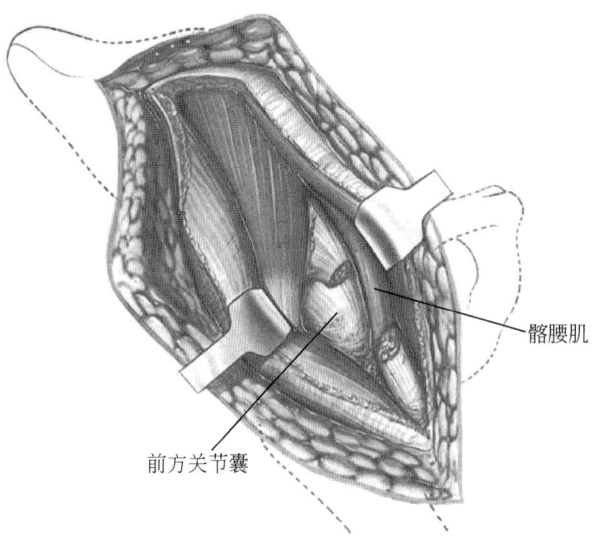

图 19-3-6　髋关节囊已经部分显露，将髂腰肌腱牵向内侧

（3）清除结核病灶：关节囊充分显露后，先用粗针头做关节腔穿刺，将关节液进行抗酸染色涂片检查、普通细菌培养和结核菌培养。将关节囊“十”字切开，再切开滑膜。此时可见稀薄的脓液或混浊的液体流出。将前方关节囊的纤维层和滑膜组织尽量切除，再由髋臼和股骨头的间隙伸入弯剪刀，剪断圆韧带，注意勿损伤髋臼和股骨头的软骨面。然后将患髋稍屈曲、内收并尽量外旋，在不用暴力的操作下，使股骨头逐渐脱出。脱出有困难时应检查前方关节囊的切除范围是否

充分，如不够应再切除一部分。股骨头脱出后，应检查股骨头和髋臼软骨面是否完整，在软骨面下方有无隐藏的骨病灶。当软骨面有局限性发红、变薄、柔软、有压缩性时，其下方就可能有隐藏的骨病灶。在单纯滑膜结核时，软骨面和软骨下骨板应无病变。将患肢进一步外旋内收，露出关节后部滑膜，并将其切除。为了保护股骨头、股骨颈的血运，对于股骨颈周围的滑膜组织不必完全切除，仅加以搔刮即可（图 19-3-7 ～图 19-3-9）。

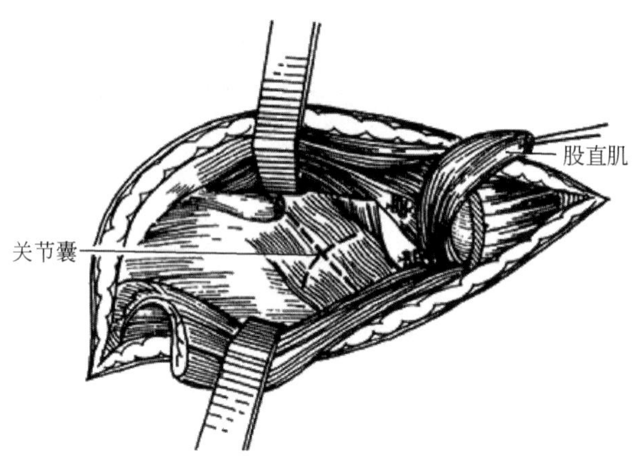

图 19-3-7　切开关节囊

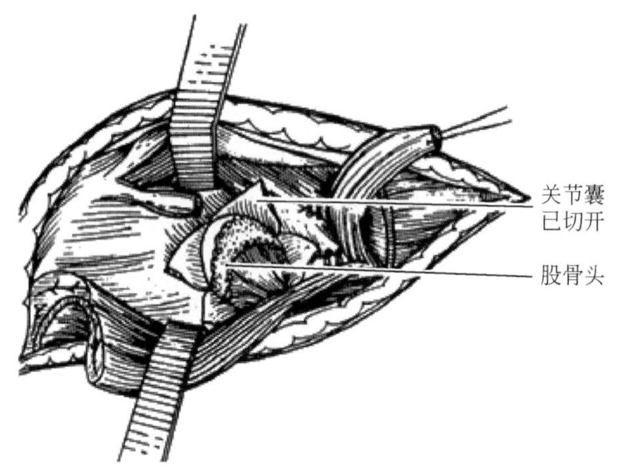

图 19-3-8　脱出股骨头

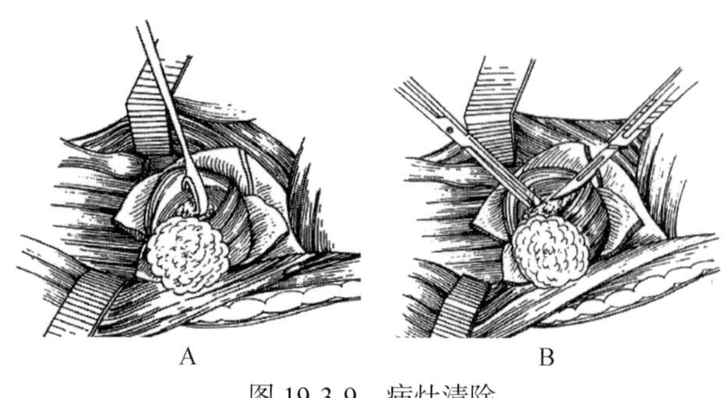

图 19-3-9　病灶清除

（4）闭合切口：切除坏死的关节囊及瘢痕组织，用过氧化氢溶液、聚维酮碘、生理盐水反复冲洗关节腔，将股骨头复位，关节腔内置入引流管，分别缝合股直肌腱、髂嵴骨骺及皮下组织和皮肤。

6. 术后处理

（1）采取下肢骨牵引或皮牵引 3 ～ 4 周。

（2）继续全身治疗及抗结核药物治疗，根据术后结核菌 Xpert 快速检测和 BAC 培养结果调整抗结核药物方案。与非感染性髋部疾病人工关节置换相比，引流管根据引流量情况于术后 5 ～ 7d 拔除（小于 50ml/d），目的是进一步引流出残余的结核分枝杆菌，并将关节腔积液维持在一个恒定水平，创造一个良好的抗结核药物浓度，提高抗结核疗效，期间反复取引流液做细菌涂片及培养以排除感染。全身治疗包括营养支持、纠正电解质紊乱、输血等，加强咳嗽、吹气球等锻炼，避免肺部感染。

（3）拆除牵引后，行 X 线检查病变愈合情况，并逐渐进行功能练习。

7. 髋关节结核病灶清除术的注意事项

（1）单纯滑膜结核病灶清除术：术后对成人或能配合的儿童可穿木板鞋并用皮牵引固定患肢于外展内旋位。3 ～ 4 周后，开始锻炼患髋。对不能配合的儿童可用单髋人字石膏固定患肢 4 周，然后再锻炼患髋。

（2）单纯骨结核病灶清除术：单纯骨结核对髋臼前缘结核、股骨头结核或股骨颈结核可采用前方途径手术。髋臼后缘结核可采用后方途径手术。由于病变未侵入关节内，故手术时不可将关节囊切开，若误切，应立即缝合。手术清除脓肿和骨病灶后，如骨病灶范围小，可不必植骨；若范围较大，无混合感染者，可自同侧髂骨取骨松质，进行植骨。术后卧床 3 ～ 4 周，开始下地活动。对植骨者，术后卧床时间延长至 2 ～ 3 个月，待植骨愈合后才能下地活动。

（3）早期全关节病灶清除术：早期全关节结核为了挽救关节功能，对病变尚在活动期的早期全关节结核患者，如无手术禁忌证，应及时进行病灶清除术；对尚无明显脓肿或脓肿位于髋关节前方者，可采用前方途径；若脓肿位于髋关节后方，可采用后方途径。为达到彻底清除病灶，手术中必须将股骨头脱位，如此才能清除关节前方和后方的病灶。病灶清除范围：①清除寒性脓肿；②切除全部肥厚水肿的滑膜组织；③切除残留的圆韧带；④刮除一切骨病灶；⑤切除游离坏死的软骨面，直至正常的骨质。

手术能否成功关键在于病灶清除是否彻底，切勿遗漏隐匿的病灶或脓肿，否则病变很快复发，并发展为晚期全关节结核，使关节功能完全丧失。

（二）晚期髋关节结核关节融合术

1. 适应证　晚期全关节结核在晚期有两种情况需要治疗。一是局部仍有活动性病变，如脓肿、窦道等；二是病变虽已静止，但患者仍因关节疼痛、畸形或关节强直需治疗。局部仍有活动病变者又有两种情况，一种情况是病变未曾治愈过，由单纯骨结核、早期全关节结核一直发展到晚期全关节结核。此种患者的病期一般在 1 ～ 2 年。另一种情况是病变曾一度停止或治愈，以后又复发。病期较长，最长的可达 10 余年或 20 年以上。这两种情况都可采用手术或非手术疗法治疗，治疗时间可长些，因治疗不存在抢救关节功能问题。手术疗法除清除病灶外，尚需同时做髋关节融合术或成形术。关节融合术适用于从事重体力劳动的青壮年。

2. 融合方法　髋关节融合的方法包括石膏托固定、克氏针内固定、钢板内固定、外支架固定等，常常有下腰痛、对侧髋关节疼痛、同侧膝关节疼痛、肢体短缩等并发症。国外文献报道更多的是应用钢板螺钉内固定治疗，克氏针内固定融合术尚未见报道，我国报道也较少。对于一些特定人群，如藏族患者（农牧民），因当地就医条件限制，就诊时已发展为全关节结核，失去了保守治疗的机会。晚期全关节结核多形成窦道、冷脓肿及混合感染，经单纯抗结核治疗达不到治疗目的。

3. 操作步骤

（1）麻醉与体位：硬脊膜外腔阻滞麻醉或全身麻醉。患者取仰卧位，患侧臀部及躯干用沙袋垫高成 45° 角。

（2）病灶清除：临床多用髋关节前外侧切口，从髂嵴前 1/3 开始，经髂前上棘下延至股骨大转子下，再弯向后侧至股骨后缘（图 19-3-10）。显露关节囊，将关节外侧、前方及内侧结核组织清除干净。十字切开关节囊，将股骨头脱位，彻底清除关节内滑膜组织、髋臼及股骨头的死骨、空洞、剥脱的关节面软骨、肉芽组织、干酪样组织、脓液等和关节内纤维粘连。对于病变时间长久甚至已形纤维强直或部分骨性强直，术中脱位往往困难，股骨头不要强行脱位，避免骨折发生。可用带角度凿子将股骨头与髋臼之间的纤维及骨性连接凿开（图 19-3-11），必要时可将大、小粗隆凿掉以解脱挛缩的臀大、小肌及髂腰肌的影响。将股骨头脱位，彻底清除病灶。

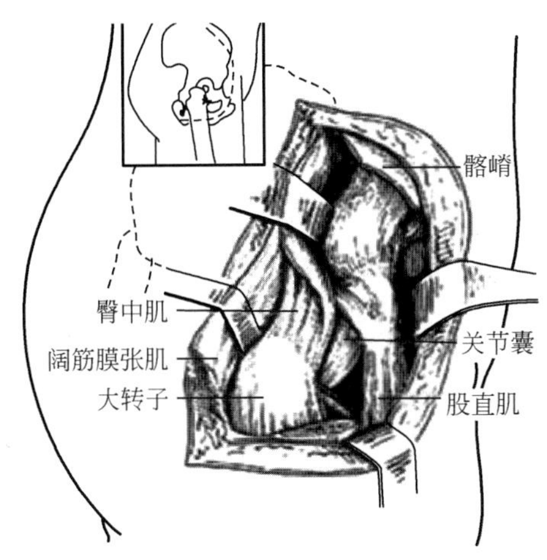

图 19-3-10　显露关节

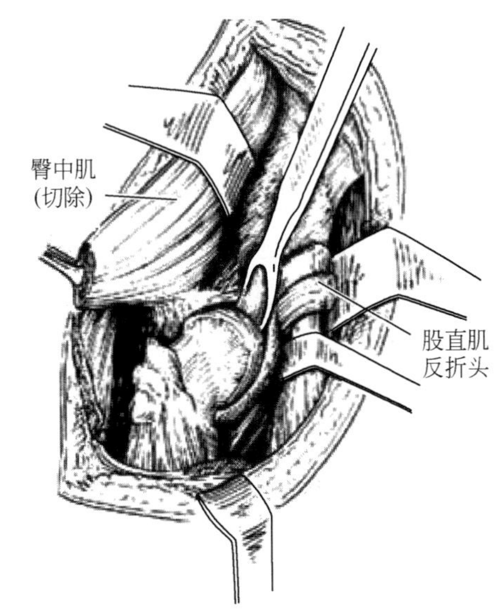

图 19-3-11　病灶清除

（3）切除软骨面：用纱布套过股骨颈拉向后外侧，维持在外旋位后，用骨凿凿除股骨头与髋臼相对应的软骨面（图 19-3-12），再用阴、阳锉修整，使两者能密切相合，以利愈合。用大量盐水冲洗伤口。

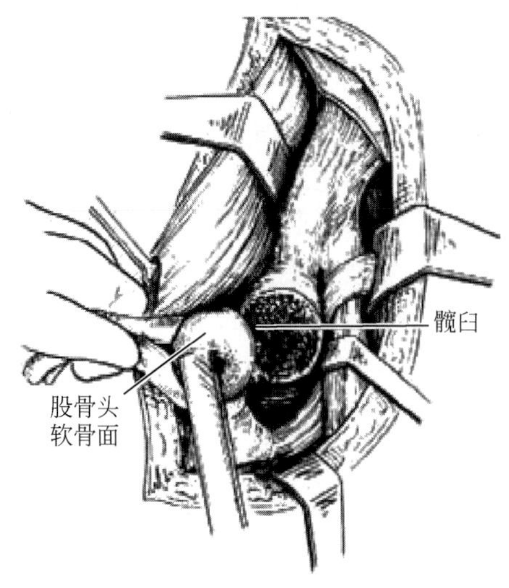

图 19-3-12　切除软骨面

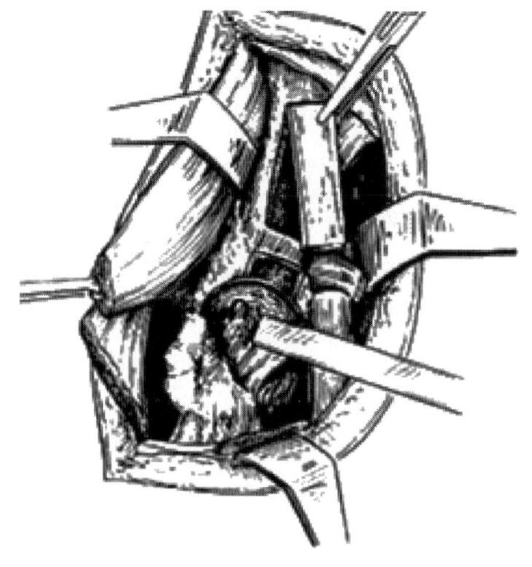

图 19-3-13　髋臼上缘凿槽

（4）植骨融合：彻底清除病灶后，髋臼内充填自体髂骨骨粒或异体骨粒，可与抗结核药物混合，将股骨头复位，大量植骨使股骨头和髋臼密切接触以便融合。由专人保持髋关节屈曲 10° ～ 20° 、外展 10° ～ 15° 、外旋 5° 或旋转中立位。这些融合度数可视患者具体情况而有所改变。如患肢短缩较多，可适当增加外展角度，使骨盆向患侧倾斜，相对增加肢体长度，调节躯干平衡，但外展角度不得大于 30°，以免日后下腰痛或并发膝外翻畸形。站立工作者屈曲度可适当减小，而坐蹲工作者则可适当增加屈曲度以适应其工作姿势需要。将大转子矢状面劈开，但基底部仍须保持与股骨相连。然后，在髋臼上缘凿一与大转子等宽的浅槽，将股骨颈上面凿成粗糙面。再从髂骨外面取下植骨片，其长度等于髋臼凿槽的顶点至大转子裂口底部的长度，宽度相当于大转子的宽度（图 19-3-13）。植骨时，先稍内收下肢，以增大髋臼、转子间距，将骨嵌入槽内后，外展下肢即可使骨片紧紧嵌入槽内（图 19-3-14），在关节间隙及植骨缝隙用取自髂骨的小骨片紧密填充，安置负压引流管，然后按层缝合（图 19-3-15）。术后做髋半人字石膏固定。

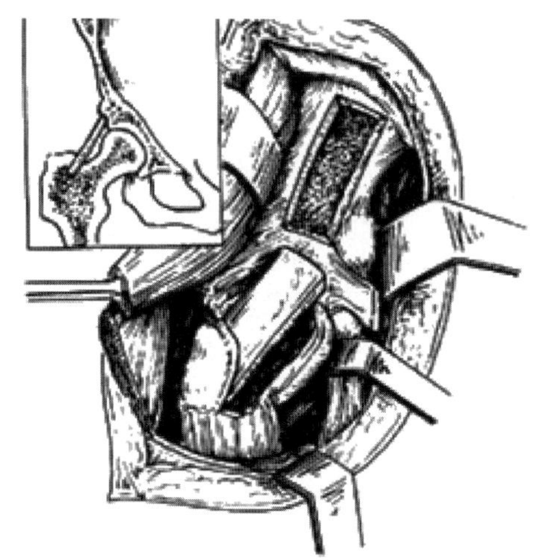

图 19-3-14　嵌入骨片

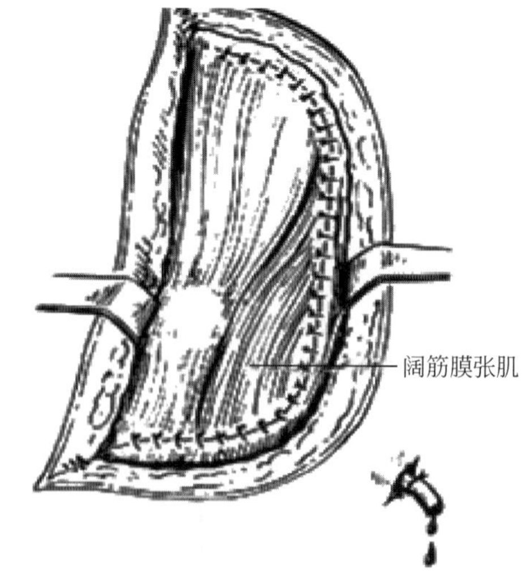

图 19-3-15　缝合肌肉软组织

（5）内固定：除以上关节外融合法之外，还有关节内融合法，内固定材料选择钢板或克氏针均可。具体方法如下。

1）克氏针内固定融合法：应朝向髋臼上方并深入髂骨，该处骨质最厚，内固定效果较好，另外 2 枚交叉打入髋臼前后缘，术后髋关节支具协助固定，取出的髂骨（松质骨）植于缺损较大的髋臼或克氏针股骨头处（图 19-3-16）。

2）钢板螺钉内固定融合法：患者取侧卧位，选用髋关节后外侧入路（Gibson 入路）显露髋关节、髂骨和股骨上段，将股骨头髋臼脱出，修去股骨头与髋臼的软骨面及硬化缺血的骨质，使血行良好的松质骨得以暴露，彻底清除关节囊及一切病变组织，将钢板上臂固定在髂骨部，此处储骨最厚，下臂通过加压装置固定在股骨上段，外侧固定在粗隆处，体部固定在股骨上段（图 19-3-17）。

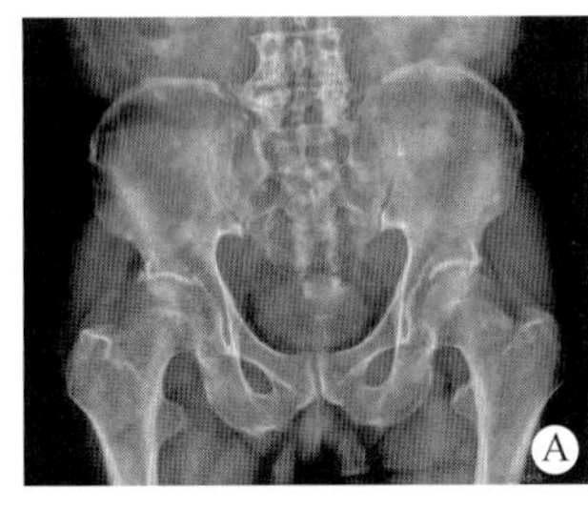

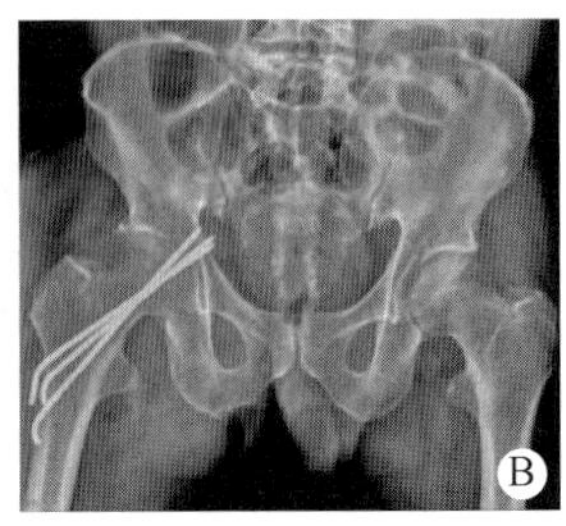

图 19-3-16　男性，43 岁。右髋痛 3 年，右髋关节结核，行右髋关节融合术，克氏针内固定
A. 术前 X 线片；B. 术后 X 线片

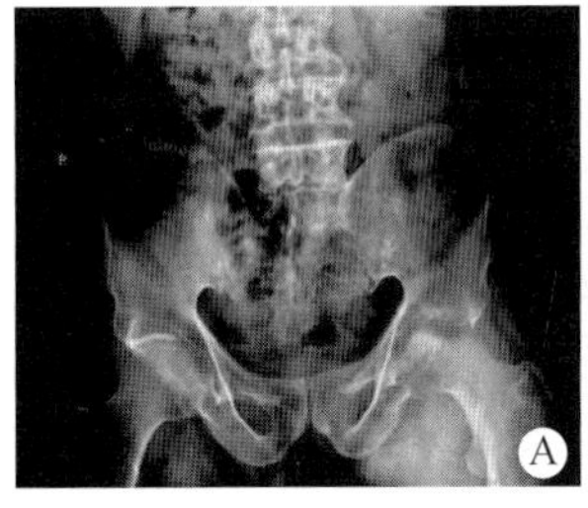

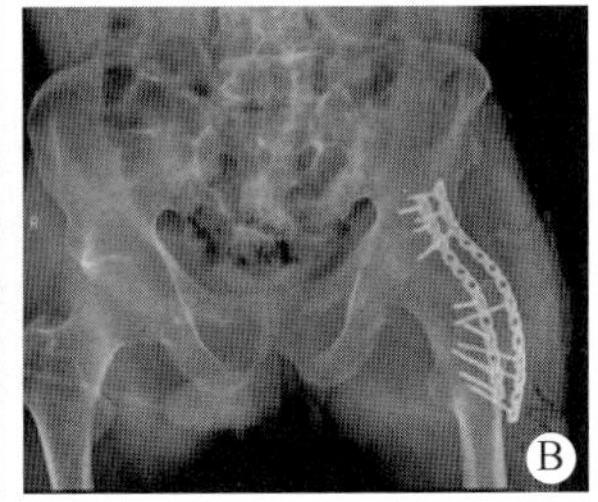

图 19-3-17　男性，64 岁。左髋痛 2 年，左髋关节结核，行左髋关节融合术，重建钢板内固定
A. 术前 X 线片；B. 术后 X 线片

（6）术中注意事项

1）髋部手术出血较多，术中应准备各种止血用品（如电凝、骨蜡、止血粉等），并保证输液、输血通畅，以防休克。

2）为保证固定位置、促进愈合和提前康复治疗，可选用三翼钉或螺纹针内固定；如在融合术中，畸形不能被完全矫正时，可同时施行转子下切骨术补充矫正，用转子钢板或鹅颈三翼钉内固定。

3）髋关节融合达到骨性愈合需要较长时间卧床和限制活动或外固定，老年人难以耐受，故应尽量选用能早期离床的如人工关节置换等手术。

4）病灶清理在髋关节融合 / 关节置换术中占有重要地位，应彻底清除髋关节前方坏死组织（后外侧入路），该处病灶清理常常被遗漏，必要时应用刮匙探查前方是否存在窦道。术前即有窦道形成的患者，需行亚甲蓝窦道造影，病灶清除后用大量生理盐水及过氧化氢溶液冲洗，聚维酮碘浸泡。

应用克氏针固定对经济困难及全身情况差的患者是较好的选择，但应在大粗隆针尾处预弯，避免刺激局部组织或刺入腹腔。采用骨外固定行髋关节融合术可取得较好效果，但有钉道感染、生活不便的风险。屠重棋等采用加压钢板内固定术行髋关节加压融合术，术后不需髋人字石膏固定，护理方便，效果良好。Ozdemir 等报道 32 例晚期髋关节结核患者经内固定行髋关节融合术，术后 5 个月达到骨性融合。内固定（克氏针、重建钢板）治疗对患者日常生活干扰较少。

股骨颈的连续性是保证髋关节处于功能位的重要因素，术中评估髋臼、股骨头、股骨颈的骨量，根据骨量的多少决定是否取髂骨植骨，在确保彻底清除死骨的前提下，尽量保留股骨头、股骨颈的正常骨组织，通过髂骨补充缺损的骨组织，以保留肢体最大长度。

此外，髋关节结核患者行融合术前应评估好髋部及股骨头骨量，避免术中因骨量不足、缺少支撑而导致融合失败。髋关节结核患者较年轻，对大多数患者来讲，髋关节融合术后关节置换是改善功能的较好选择。

4. 术后处理　术后行髋半人字石膏外固定，内固定者可仅施以牵引。一般需 3 ～ 4 个月，X 线片证实骨性愈合后才能拆除外固定并进行锻炼。同时加强心理辅导，使患者逐渐适应卧床、髋关节融合后带来的不良影响。术后 4 周，行股四头肌等长收缩及直腿抬高训练，术后 4 ～ 6 周部分负重下地行走，8 ～ 12 周可完全负重行走（克氏针内固定融合法需支具协助固定），术后继续正规抗结核 17 个月（总疗程 18 个月），1 年后视髋关节融合情况取出克氏针（达到骨性愈合后取出支具）或钢板。其余处理同病灶清除术，此处不再详述。

（三）晚期髋关节结核病灶清除关节成形术

髋关节融合术是晚期髋关节结核的传统治疗方法。关节融合术虽然能提供稳定无痛的支持，但强直的关节给患者生活带来诸多不便。对于某些病变相对静止，且关节破坏尚不太严重、患者非重体力劳动或非长时间站立、行走者，或者年纪较轻、身体状况较好者，可行关节成形术，保持有一定运动度的髋关节。关节成形术作为过渡，也可待日后结核病变痊愈，行人工髋关节置换。

1. 适应证

（1）晚期髋关节结核病变未治愈，关节破坏并不严重和关节纤维强直，功能明显受限。

（2）年龄小或因工作和生活原因，拒绝行关节融合者。

2. 操作步骤

（1）麻醉：全身麻醉，连续硬膜外麻醉或蛛网膜下腔麻醉。

（2）体位：患者取仰卧位，患臀部用沙袋垫高与手术床成30°角，患肢消毒后用无菌单包裹便于术中移动。

（3）切口：行髋关节外侧切口，由髂棘1/3处起，经髋关节前方向下延伸，绕大转子后下10cm。

（4）病灶显露：沿切口切开皮肤、皮下组织、阔筋膜、股外侧肌及骨膜。切开关节囊，并于大转子基底下股骨做骨膜下剥离，完整显露关节病灶及股骨大转子。

（5）清除病灶关节成形：彻底清除关节内肉芽、干酪样物质、脓液、坏死关节软骨及死骨等，在病灶清除完毕，将髋臼窝修成杯状，再将股骨头或股骨颈修小修圆，使修整后的股骨头直径略比颈粗，使其回纳髋臼后，头与臼接触面减小，减少粘连利于运动（图19-3-18）。

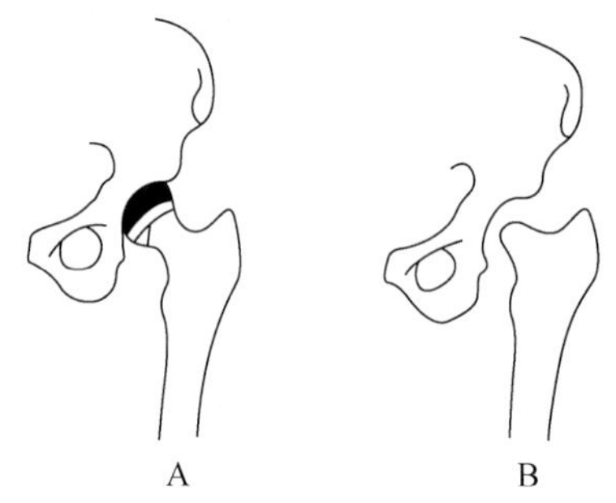

图19-3-18　颈臼成形术

（6）缝合：冲洗伤口，严密止血，缝合关节囊，囊外放置引流，逐层缝合伤口。

3. 术后处理

（1）股骨头或颈关节成形术，术后下肢行外展位牵引，4周后床上活动，6周后下地行走。

（2）术后引流管引流液少于50ml可拔除引流管，脓腔的引流管可适当延长放置时间。

（3）术后继续抗结核治疗。

（四）晚期髋关节结核人工关节置换术

1. 适应证的探讨　与非感染性关节退变行人工关节置换术相比，结核性关节炎有许多不同，术前的正规抗结核治疗必不可少，这是防止术后结核复发的关键措施，根据患者病史、对结核中毒程度耐受情况及肝肾功能水平，制订个体化的抗结核药物方案非常重要。然而，个体差异，缺乏敏感、特异的指标都制约着抗结核药物疗效的准确评价。

（1）适应证：晚期髋关节结核静止期，因疼痛、功能障碍而严重影响生活质量者，是全髋关节置换的适应证，这是大家公认的，但对于晚期全髋关节结核活动期是否行髋关节置换，目前仍存在争议。主流观点认为晚期髋关节结核人工关节置换的适应证：①晚期髋关节结核活动期破坏了髋臼和股骨头，引起髋关节疼痛和严重功能障碍，显著影响生活质量者；②抗结核药物治疗有效，强化治疗2周后原有症状体征明显减轻，红细胞沉降率下降至50mm/h以下，体温下降至37.5℃以下者；③影像学证实病灶稳定或有吸收好转者；④髋关节成形术失败而需行翻修术者。

（2）禁忌证：①窦道形成并混合感染者；②全身情况较差或有严重伴发病，无法耐受人工关节置换手术者；③髋关节周围和身体其他部位有活动性感染病灶者；④长期使用类固醇药物者；⑤抗结核药物治疗无效者；⑥神经性关节疾病；⑦神经损伤肌肉麻痹，外展肌力<3级。

2. 术前处理

（1）术前拍摄髋关节正侧位X线片和CT扫描，明确结核病变范围及髋臼和股骨头的破坏程度。股骨头解剖旋转中心、偏心距及下肢长度的恢复需有大概的估算。特别是髋臼骨质破坏，髋臼的前后柱完整性对臼假体初始稳定性非常重要，在清除病灶后是否需要结合植骨、加用“高肩”或“帽沿”，这在术前必须明确。

（2）定期评估抗结核治疗疗效。抗结核治疗需根据患者具体情况由结核内科专家组经讨论后制订个体化方案，术前尽可能行穿刺检查，目的是取标本做耐药检测。不能忽略抗结核治疗过程中出现的药物不良反应，如肝功能损伤、皮疹、严重胃肠道反应，一旦出现需停用所有抗结核药，请结核内科专家组重新制订方案，同时术前的抗结核药物治疗时间重新计算，这是必不可少的。

（3）术前改善患者营养状态，纠正贫血、低蛋白血症、电解质紊乱，降低尿酸；戒烟，锻炼心肺功能；加强卧床下肢肌肉功能锻炼；术前 3d 给予镇痛、镇静药物。

（4）术前仔细评价感染指标及痰、皮肤、小便、牙龈情况，排除混合性感染如普通细菌感染、真菌感染，充分了解患者体内炎性病灶情况。

3. 手术技术

（1）麻醉与体位：硬膜外麻醉或全身麻醉。患者取健侧卧位，前后挡板固定，无菌薄膜封闭会阴。

（2）手术步骤

1）切口与显露：手术采用后外侧入路。切皮时使用氨甲环酸 10ml/10kg，术中人为地将平均动脉压减低至基础血压的 70%（平均动脉压为 50 ～ 60mmHg），使手术野出血量随血压降低而减少，不造成重要器官缺血缺氧损害。预计术中出血量达血液的 5% ～ 10% 以上或手术时间超过 2h 建议采用血液回输。切断髋外展、外旋肌群，部分切断股方肌及臀小肌，保护好臀中肌。切除前后关节囊及滑膜组织，脱出股骨头，按标准髋关节置换切除股骨头及部分股骨颈。

2）清除结核病灶：彻底清除关节内及关节周围所有脓肿、炎性肉芽、干酪样坏死组织及死骨，关节外脓肿来自关节内，与关节相通，切记勿遗忘清除髋前方软组织脓液及坏死组织。在切除关节囊、关节盂唇时，如遇大范围粘连，利用骨膜剥离器推开、钝性分离粘连组织，清除至关节盂唇稍下方，显露整个髋臼，确保切除组织范围清晰，特别注意保护横韧带。髋臼内病灶易遗漏，特别是上部骨松质较厚，注意清除隐匿病灶及可疑病灶。即使无明显病灶也要刮下一薄层骨质，创造一个新的创面。对穿透深层骨板的病灶，清除后的不规则缺损不植骨，髋臼高低不平处不打磨，平整者人工制造几处凹凸面，以利于骨水泥黏着，有效地防止髋臼松动。股骨上段破坏或硬化性骨髓炎者，应彻底清除，并注意保留股骨矩及防止骨折；股骨矩破坏时应充分清除，安装假体时用骨水泥再造股骨矩，防止术后假体下沉。进行必要的软组织松解，内收畸形者切断内收肌。病灶清除后，根据术前 MRI、CT 所示脓肿位置再次仔细检查，用大量生理盐水、过氧化氢溶液冲洗关节腔，聚维酮碘浸泡 15min。创口周围加铺防护单，术者更换手套（必要时更换手术衣）。

3）股骨颈截骨：摆锯在小转子上 1.5cm 处截断股骨颈，取头器取出股骨头（图 19-3-19）。

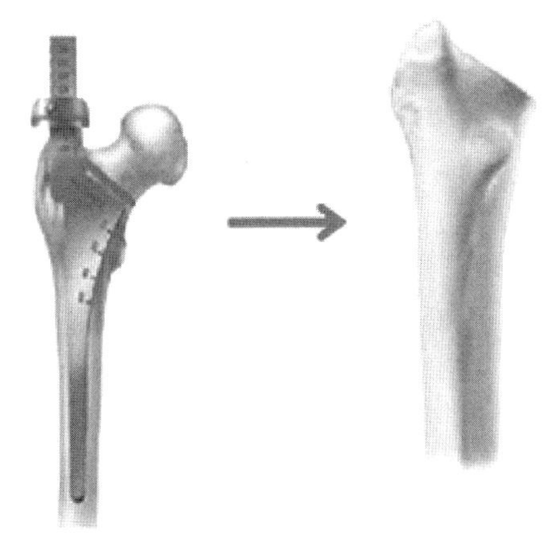

图 19-3-19　股骨颈截骨

4）准备髋臼：在髋臼前倾角 15°～ 30°、髋臼外展角 35°～ 45° 内，根据术前臼杯测量大小，用髋臼锉由小至大打磨髋臼至软骨下松质骨均匀渗血。因结核引起骨质疏松，磨臼过程中切忌蛮力、暴力（图 19-3-20）。

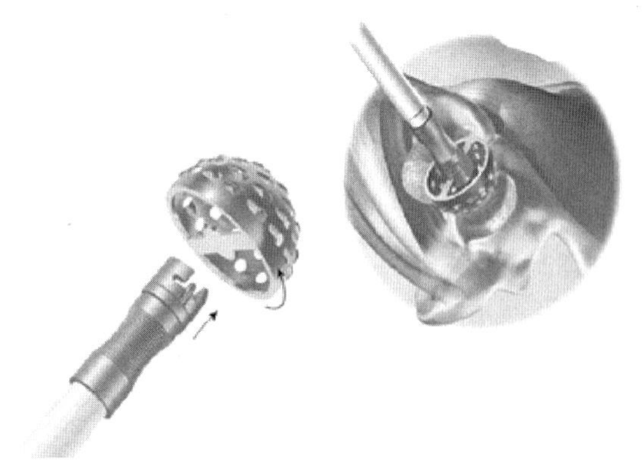

图 19-3-20　打磨髋臼

5）试杯，安装髋臼假体：根据髋臼试模确定髋臼外杯，用两枚螺钉在髋臼后上象限固定外杯，并置入内衬。

6）股骨髓腔开口：将髋关节极度屈曲、内收、内旋，保持股骨干前倾角 15°，清除梨状窝、股骨颈残端周围残余组织，尽量靠梨状窝后外侧开口，并用髓腔探棒确定股骨髓腔。

7）扩髓：根据术前股骨髓腔测量大小，用股骨扩髓器由小至大扩髓，骨质疏松严重者扩髓前股骨近端环扎钢丝避免扩髓时骨折。扩髓器扩髓后，利用髓腔钻及髓腔锉进一步扩展、塑形股骨髓腔，直至适合假体（图 19-3-21）。

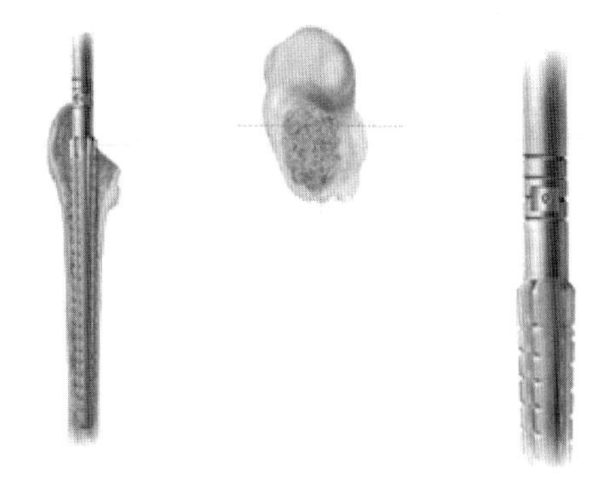

图 19-3-21　扩髓

8）股骨头颈试模：打入股骨假体试模，打入过程中需注意以下几点：①阻力较大时“两进一退”；②骨质疏松明显者，用钢丝环扎避免骨折，或骨折后需环扎钢丝，提高股骨假体稳定性；③偏心距对下肢长度有重要影响，同时密切影响软组织张力，合适的偏心距能减少患者术后主观不适，提升假体稳定性，避免脱位等并发症。股骨假体试模置入后，安放不同规格股骨头试模，复位髋关节，评估髋关节稳定性（髋关节屈曲 90°、后伸、外展及软组织松紧度）。

9）置入相应型号假体：置入后再次评估髋关节稳定性（图 19-3-22）。

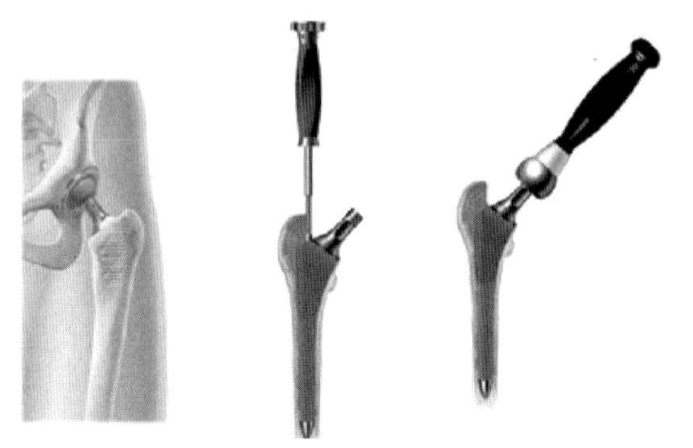

图 19-3-22　置入最终假体

10）闭合切口：关节腔内放置引流管，依次缝合外旋肌群、阔筋膜张肌、皮下组织及皮肤。关闭切口前可使用罗哌卡因 200mg+80ml 盐水，切口周围细针多点浸润麻醉，能明显改善术后 VAS 评分，减少阿片类药物使用。麻醉苏醒后观察下肢踝、足趾背伸跖屈情况，双下肢梯形枕固定。

4. 术后处理

（1）术后 6h 以后应根据引流量的变化，即当观察到引流管无明显出血或引流管血清已分离、伤口出血趋于停止时开始应用抗凝血药物。若个别患者术后 12h 以后仍有明显出血可酌情延后应用抗凝血药物。引流管根据引流量情况于术后 3 ～ 5d 拔除（小于 50ml/d）。期间取 3 次引流液做细菌涂片及培养以排除感染。

（2）术后根据疼痛评估，合理选择镇痛方式，如镇痛药（曲马多、塞来昔布），镇痛泵，用地西泮、溴化钠、谷维素辅助镇静。

（3）术中可用地塞米松 10mg，术后采用头高 40°～ 50°，脚高 30°，选用昂司琼或莫沙必利可预防恶心、呕吐。

（4）术后伤口冰敷减少出血，并继续采用术前纠正贫血方案提升血红蛋白，必要时输血。术后纠正贫血方式主要根据患者贫血程度决定：输血（Hb<70g/L）；Hb<80g/L，有贫血症状者输血；Hb<90g/L，静脉铁剂 + 促红细胞生成素；Hb>90g/L，口服铁剂。

（5）继续全身治疗及抗结核药物治疗，根据术后结核菌 Xpert 快速检测、分枝杆菌 DNA 和 BAC 培养结果调整抗结核药物方案。

（6）骨科大手术后早期是 VTE 的高风险期，在有效控制出血风险后，选用优效抗凝药物有利于进一步减少血栓事件的发生。术后常规使用抗凝剂抗凝。具体方案为住院期间依诺肝素钠 1 支 / 天，出院前复查下肢静脉血管彩超以排除深静脉血栓形成，出院后继续口服利伐沙班进行抗凝治疗至术后 3 周。

（7）术后第 1 天若生命体征平稳，可停用心电监护，早期拔除尿管，继续营养支持，纠正电解质紊乱，加强咳嗽、吹气球等锻炼，避免肺部感染。

（8）术后第 1 天开始下肢肌肉等长收缩锻炼，并逐渐加强伸屈踝、屈髋、展髋、伸膝锻炼。

（9）定期门诊随访，复查胸部 CT、血常规、C 反应蛋白、红细胞沉降率、髋部 X 线片及 CT，评估抗结核治疗的疗效及假体生存情况。

（10）根据术中情况及患者骨质条件决定下地时间。术中骨缺损大，植骨范围大，覆盖面积广，延迟至术后 6 周下地；反之，需早期下地进行功能锻炼。

5. 进展与争议　晚期髋关节结核活动期往往存在关节软骨和骨的广泛破坏，关节周围大量脓肿形成，关节畸形或强直，导致严重疼痛和功能障碍，其治疗一直以来都是棘手问题。晚期髋关节结核分为静止型和活动型。一般认为静止期结核行关节置换的复发机会低，相对安全，结核的静止期越长，术后复发机会越小。Eskola 等报道了 18 例静止期结核患者行生物型全髋关节置换术，感染结核至关节置换手术的平均时间为 34 年，术后无 1 例复发；Joshi 等对 60 例因结核已经融合的髋关节进行置换手术，术后亦无 1 例复发，但行关节置换手术时距髋关节融合发生的平均时间为 27 年。然而，Kim 等的研究结果并非如此乐观，他报道的一组 20 例已经静止超过 10 年的行全髋关节置换术的结核患者中，尽管术前术后均给予抗结核治疗，仍有 4 例复发，复发率为 25%。鉴于关节结核术后的复发和严重后果，有学者主张关节结核行人工关节置换术的时机应该是静止期 10 年以上，而对于活动期关节结核，认为行人工关节置换术风险太高。

髋关节结核人工关节置换术后复发的原因尚无定论。Ozturkmen 等认为可能与手术创伤及植入的假体、骨水泥等引起的免疫炎症反应有关，也与手术创伤和麻醉可能导致的免疫抑制有关；而皮质激素和非甾体抗炎镇痛药也是导致静止期结核"复燃"的潜在因素。大部分学者认为，结核复发的主要原因是术中清创不彻底、结核杆菌耐药及不正规的抗结核治疗。无论什么因素导致结核的复发，彻底清除结核病灶、不留病灶死角、突破结核菌的防御壁垒和正规的抗结核药物治疗是减少复发的关键，这一点被多数研究者所强调。

针对活动期髋关节结核，传统治疗多采用病灶清除术后关节融合或成形，虽然能清除病灶、缓解疼痛，但是导致了关节功能的长期丧失。随着医学发展和年轻患者对生存质量要求的不断提高，迫切需要新的治疗方式，目的是在缓解疼痛的同时，最大限度改善关节功能。基于此目的，越来越多学者探讨并应用人工关节置换治疗晚期活动期髋关节结核，且效果良好。然而对于晚期活动期髋关节结核，人工关节置换术手术时机尚存在争议，其争论的焦点主要在于人工关节假体的存在是否会增加结核复发的风险。一些学者认为，在结核病患者的活动期进行关节置换时，患者因手术导致抵抗力下降使结核复发的风险显著增加。但是我国学者也有对活动期髋、膝结核行一期人工关节置换，随访后发现行一期人工关节置换后，合理、有效、适量、坚持服用抗结核药物，可显著降低结核复发的风险。Yoon 等采用一期人工全髋关节置换治疗活动期髋结核 7 例，随访 4.8 年未见复发。Ozturkmen 等对 9 例活动期髋关节结核进行生物型人工关节置换，术后随访 5.3 年均无复发。王永清等采用一期病灶清除人工全髋关节置换治疗 9 例活动期髋关节结核，随访 7 年，疗效良好。于志勇等对 18 例活动期髋结核在清除病灶的同时行一期人工关节置换取得了理想的效果。上述学者认为，对于活动期髋关节结核，一期清创行关节置换，可缩短病程和治疗时间，更快地解除患者的痛苦并恢复关节功能。活动性结核行人工全髋关节置换的前提是术前正规抗结核治疗和术中彻底清创，对某些特殊患者，尤其髋关节结核严重伴骨质缺损时可考虑行二期人工关节置换手术（图 19-3-23 ～图 19-3-25）。

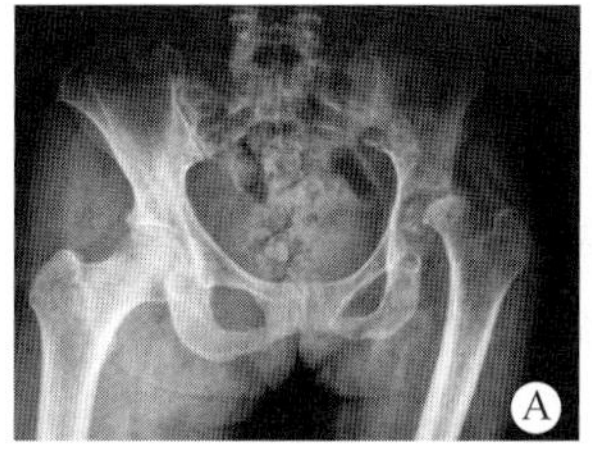

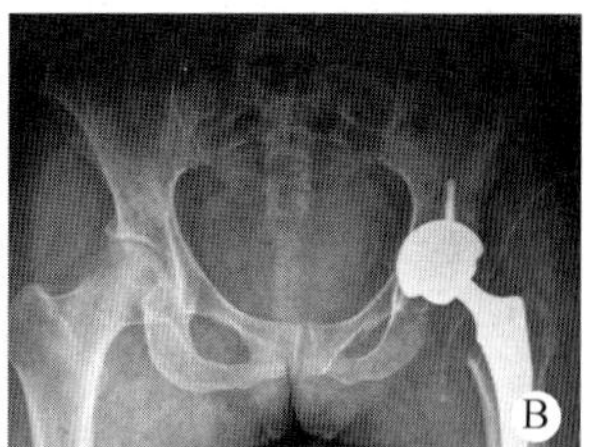

图 19-3-23　女性，42 岁。左髋关节结核

A. X 线片示左股骨头骨质破坏，形态不规则，股骨头半脱位，关节腔内死骨形成；B. 行病灶清除、人工全髋关节置换术后 X 线片提示假体位置良好

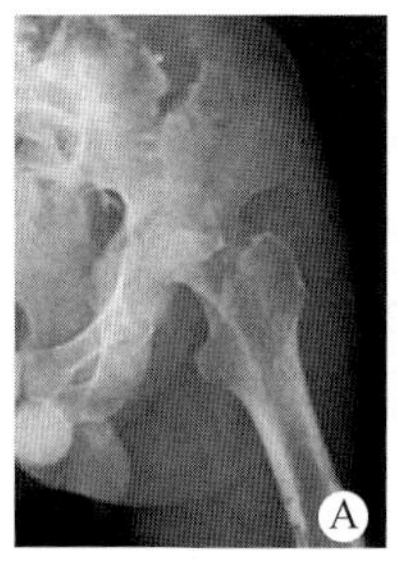

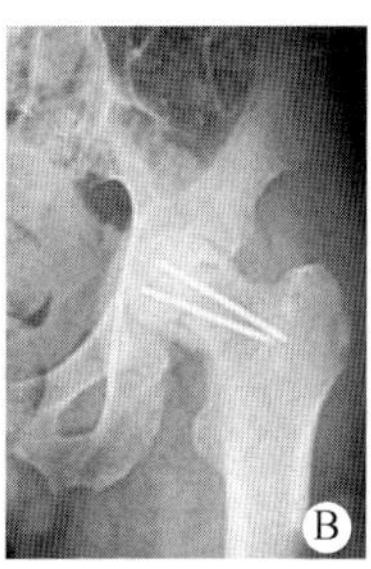

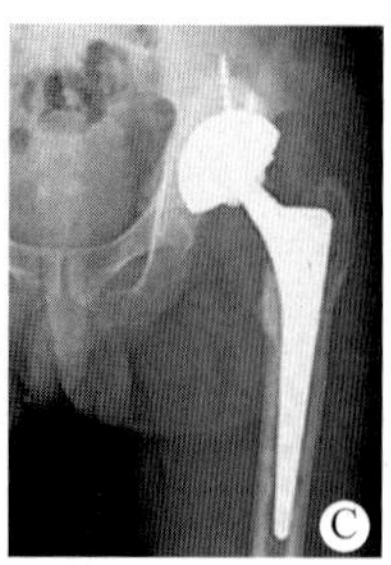

图 19-3-24　男性，47 岁。左髋关节结核

A. X 线片示左侧髋臼和股骨头骨质破坏，髋臼骨质疏松、变浅，股骨头半脱位，关节间隙消失；B. 行病灶清除、股骨头间隔物植入术后 X 线片示病灶清除彻底；C. 6 个月后行生物型全髋关节置换术（THA），术后 1 年复查 X 线示左侧髋臼植骨愈合良好，髋臼假体无明显松动、脱位，Harris 评分 93.35 分

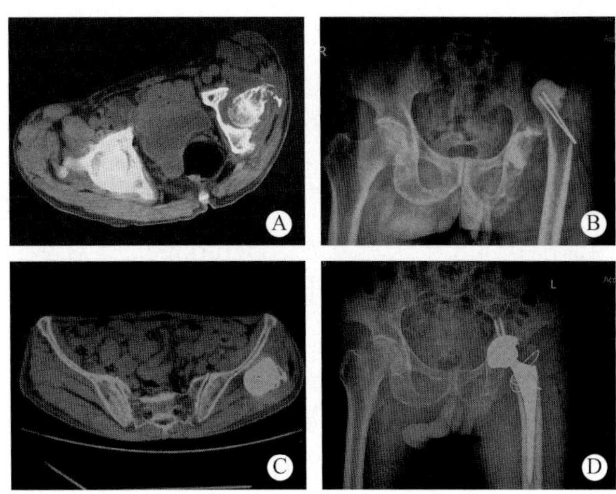

图 19-3-25　男性，67 岁。左髋关节结核
A. 左股骨头、股骨颈、大转子均有广泛骨质破坏，关节周围脓肿形成；B、C. 行左髋关节结核病灶清除、临时骨水泥假体植入，术后显示关节向后上方脱位；D. 术后 6 个月行左髋关节结核临时假体取出、人工全髋关节置换术，术后 X 线片显示假体位置尚可，双下肢等长

支持一期置换的学者认为患者早期实现了关节功能的恢复，同时目前还无具体文献报道一期置换导致结核复发风险增加，复发率缺乏科学统计；反之，支持分期置换的学者认为分期置换虽然增加了患者疾病疗程、手术痛苦及费用，但是结核复发的风险小，遗憾的是目前仍未有具体文献支持这一观点，手术缺乏远期疗效评估，孰优孰劣需要长期大样本的对照分析。

在假体选择方面，目前争论的焦点主要在于假体的固定方式和关节摩擦界面的选择。选用何种假体，主要根据的是患者的年龄、体重、骨质量、活动量、疾病性质及经济条件。根据患者个人情况不同，主要分为以下几个方面：①对于老年，对活动量需求低的患者，可选用金属对聚乙烯、金属对高分子聚乙烯，假体价格低廉、无碎裂风险，同时无金属离子释放；②老年、活动量中或高的患者，可选用金属对高分子聚乙烯假体，理由仍然是无金属离子释放，同时有价格低廉、无碎裂风险及低磨损等优点；③对于年轻、活动度高的育龄期女性患者，或患者并存全身性疾患、肾疾患或对金属过敏者，可选用陶瓷对陶瓷、陶瓷对高分子聚乙烯及金属对高分子聚乙烯类假体，其最大好处是避免金属离子释放危及胎儿；④对于年轻、活动度高的男性，活动度高的非育龄期女性，无全身性疾患、肾疾患或对金属过敏者，可选用金属对金属、陶瓷对陶瓷、陶瓷对高分子聚乙烯及金属对高分子聚乙烯类假体，在使用金属对金属假体时可选用最大球头，避免碎裂风险。笔者通过查阅文献并结合自己经验，对于髋臼假体选择，主要依据患者骨质量的情况，通常骨质量好，活骨覆盖 >70% 者选用非骨水泥假体；骨质疏松，大块植骨或是髋臼需要加盖者需使用骨水泥假体。至于股骨柄的选择，通常使用开口指数（小转子上方 2cm 髓腔直径 / 股骨髓腔峡部直径，>4.7 为喇叭型，可使用远端固定的生物型假体，在 3 ～ 4.7 为正常型，可使用近端固定的生物型假体，<3 为烟囱型，需选用骨水泥型股骨柄假体）作为选择依据。关于假体的选择，目前普遍认为髋臼侧非骨水泥假体的远期生存率高于骨水泥假体，所以髋臼侧尽量选用非骨水泥假体。股骨侧非骨水泥和骨水泥假体均有长期生存的报道，但是对于骨质条件好的年轻患者更趋向于生物型假体固定。对于高龄患者、骨质疏松严重、股骨髓腔呈烟囱型，则选用骨水泥假体。股骨头假体选择通常不存在争议，在允许情况下，尽量选用大直径股骨头，因为大直径股骨头更不容易脱位，同时允许更大的活动范围，安全性更好。虽然有研究认为抗结核药物稳定好，使用骨水泥假体可加入抗结核药物且骨水泥的热效应可杀灭结核杆菌，术后早期稳定性高于生物型假体，但研究发现对于髋关节结核人工关节置换使用骨水泥或非骨水泥假体，术后结核的复发率并无显著差别。单纯考虑术后远期并发症，生物型假体较骨水泥假体人工关节置换少。建议对于髋关节骨质条件较好，尤其髋臼无明显骨缺损的病例，采用生物型假体较为合适，一者自体松质骨打压植骨后生物型假体可获得牢固的远期固定，两者利于翻修手术的操作。下面介绍目前使用较广泛的几种类型假体（图 19-3-26 ～图 19-3-35）。

由于关节滑膜、软骨与骨、韧带、肌肉软组织的破坏，术中需彻底清创，这是降低术后结核复发的关键措施，相比于“清洁”的关节，以上组织基本无须清除或只需清除小部分。那么，术中血管与神经损伤、术后关节脱位、肌力不足等并发症必然大大增加，这是所有术者无法回避的难题。例如，坐骨神经损伤，引起下肢麻木、屈膝无力、踝趾背伸无力，关节囊、臀中肌清除造成术后关节脱位风险增大，臀中肌清除后引起的外展肌力不足、血管损伤大出血及翻修术面对的动脉瘤破裂。

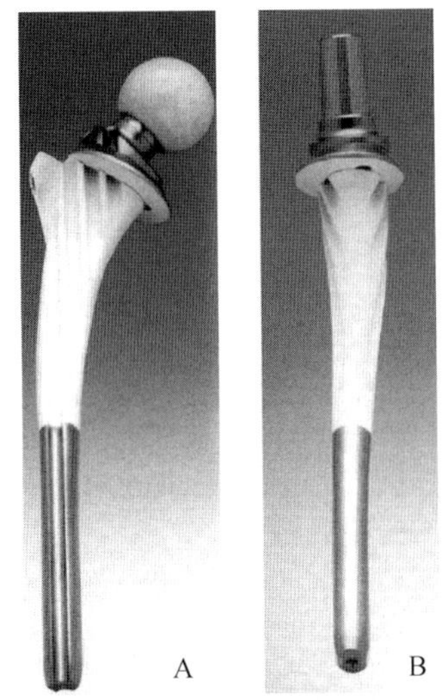

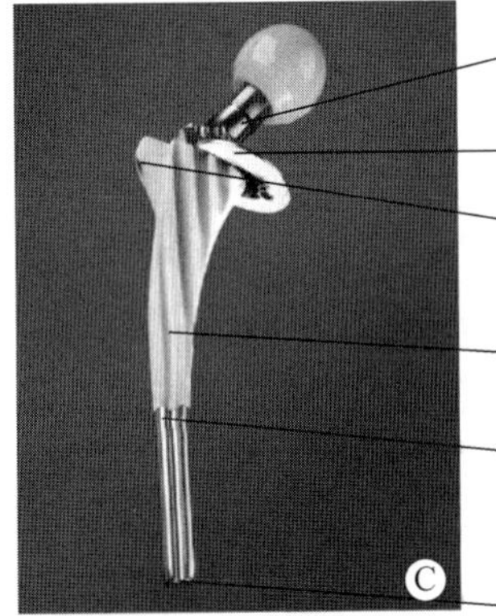

图 19-3-26　Ribbed 解剖型柄

特点：①解剖型，S 形弯曲与股骨的生理弯曲相匹配，应力分布均匀，无应力集中点，接触面积大，有利于骨长入，抗旋转稳定好；②深沟槽，降低 30% 的弹性模量，减少应力遮挡，抗旋转，同时增加与松质骨接触面积；③大转子螺钉，抗张力，抗旋转，极其稳定，有利于恢复股骨生理应力；④远近端同时匹配，适用于更多的股骨类型，使应力的分布和传导更加接近生理状态，术中易操作，不易骨折；⑤表面工艺，其 HA 涂层厚度超过 200μm，避免了 HA 涂层过厚容易剥脱，过薄容易被吸收的弊端；⑥活动领，假体柄植入到位后，可以将拆卸领托取下，在沟槽内植入更多的骨质，同时翻修时提供了到髓腔的通路，有助于取出假体

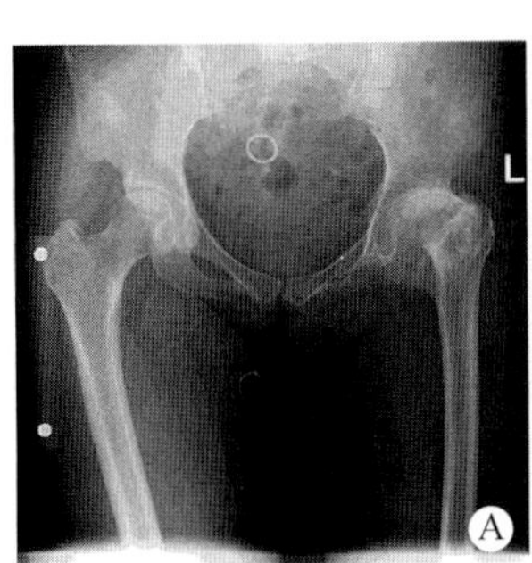

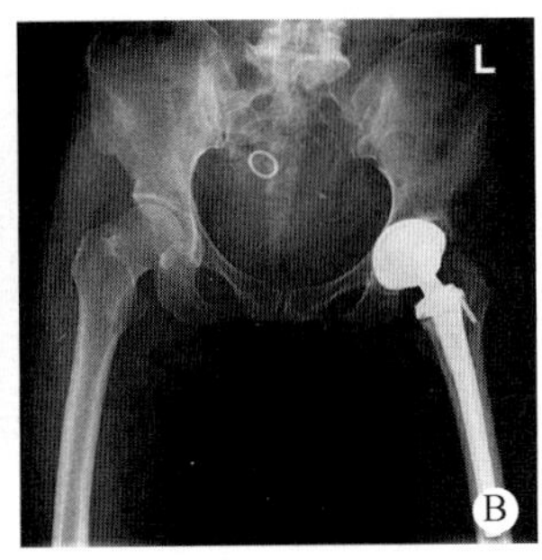

图 19-3-27　女性，54 岁。4 年前因左髋关节结核行病灶清除术，术后关节活动度逐渐消失

A. 显示左髋关节关节间隙消失；B. 入院行左髋关节人工全髋关节置换，术中使用 Ribbed 解剖型柄

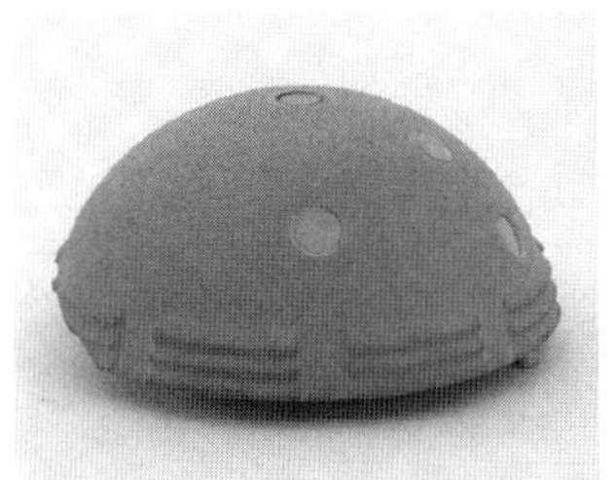

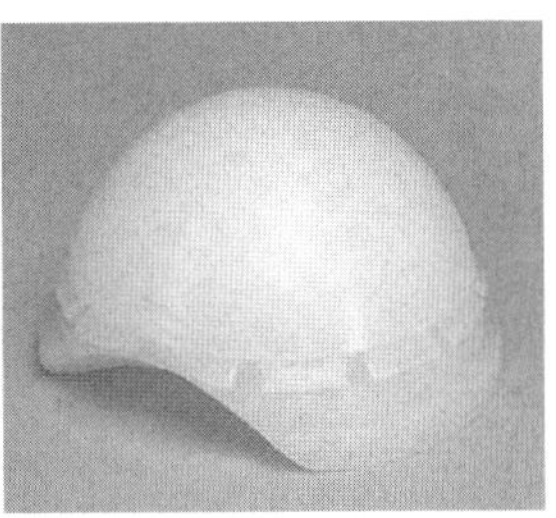

图 19-3-28　非骨水泥骨小梁固定型髋臼杯

外杯置于外翻 55° 受力更符合局部的生理及生物力学要求，被称为“骨小梁固定型”假体，内杯的偏心设计使负重区更厚更耐磨，不需要通过加“高肩”或“帽沿”就能防脱位

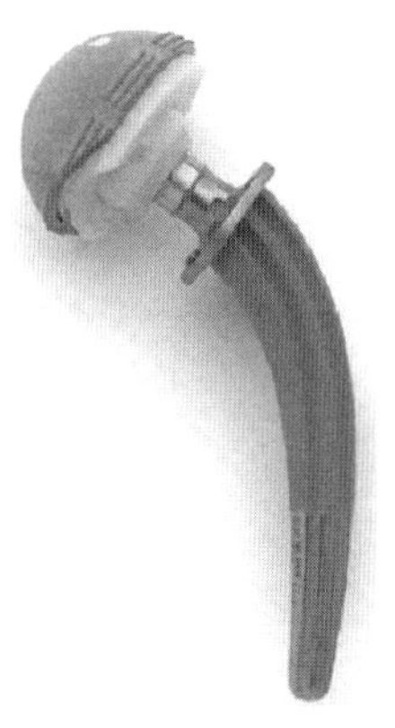

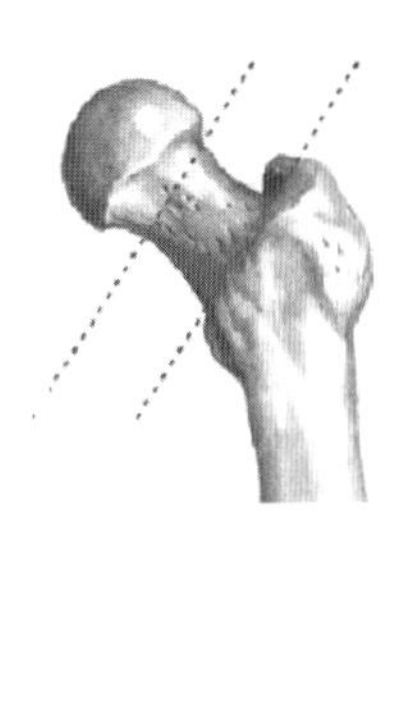

图 19-3-29　保留股骨颈短柄假体（CFP）

力学传导集中在股骨颈周围，符合生理；保留股骨颈周围的血供营养；柄容易插入，初期稳定性有明显优势；干骺端固定，不侵犯髓腔

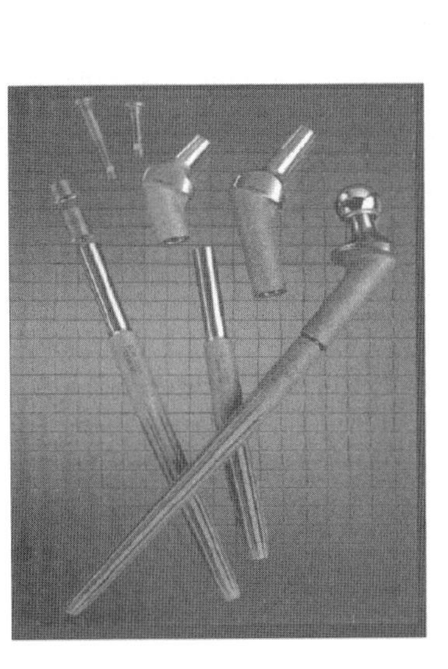

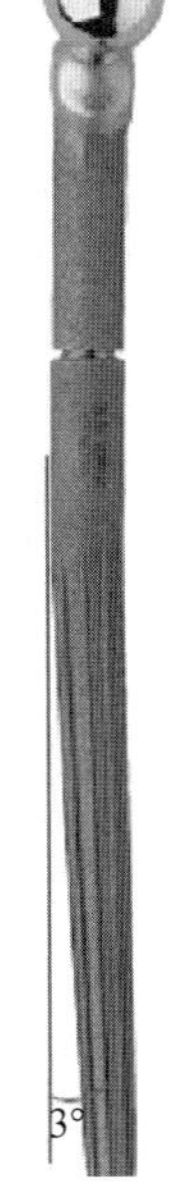

图 19-3-30　非骨水泥组配式翻修柄（MP）

MP 有足够的柄长，可不受股骨近端的影响达到早期稳定；钛合金材质具有良好的组织相容性；良好的抗旋转功能；柄的锥形和 3° 的倾斜符合人体生理特性

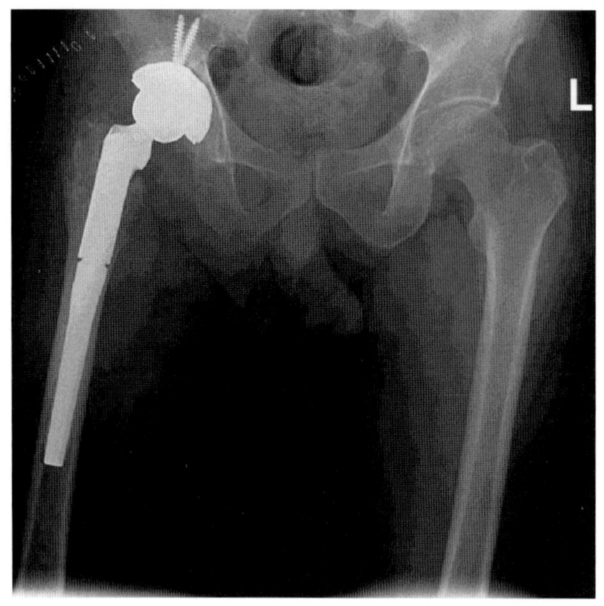

图 19-3-31　男性，62 岁。6 年前因右髋关节结核行病灶清除 + 人工髋关节假体置换，近两年右大腿持续疼痛不缓解，考虑假体松动，本次入院行右髋关节翻修，术中使用 MP 假体

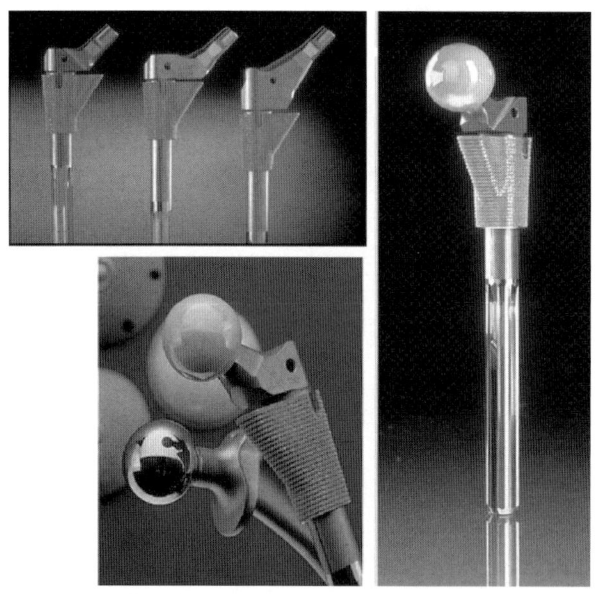

图 19-3-32　非骨水泥组配式股骨假体（S-ROM）

目前世界上销售量最大，设计最合理的组配式假体可用于初次及翻修手术，可以根据患者不同的股骨近端和远端直径进行假体组配，并可在术中随时调整假体的前倾角角度，实现假体与患者股骨的完美匹配

有研究报道，在髋关节假体组件中，结核分枝杆菌对钛合金、陶瓷的黏附力差，而对聚乙烯的亲和力较高。在没有进行深入研究情况下，关节结核手术中应尽量避免使用聚乙烯负重界面，多使用金属、陶瓷负重界面，减少结核复发来源。

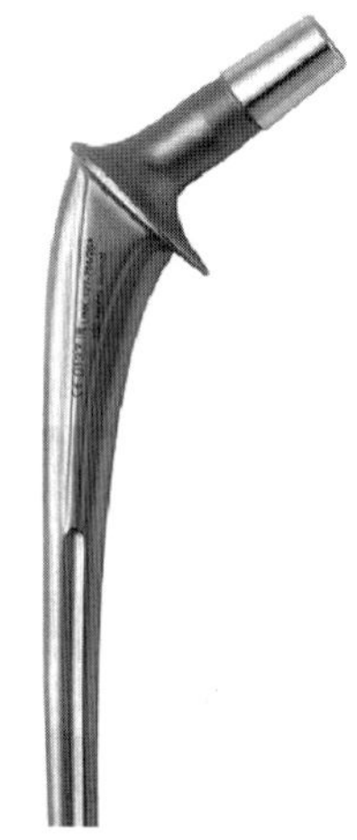

图 19-3-33　解剖型髋关节假体系统（SP Ⅱ）

骨水泥假体是在瑞典使用最多的全髋关节假体系统，适用于 70 岁以上、骨质条件差的患者

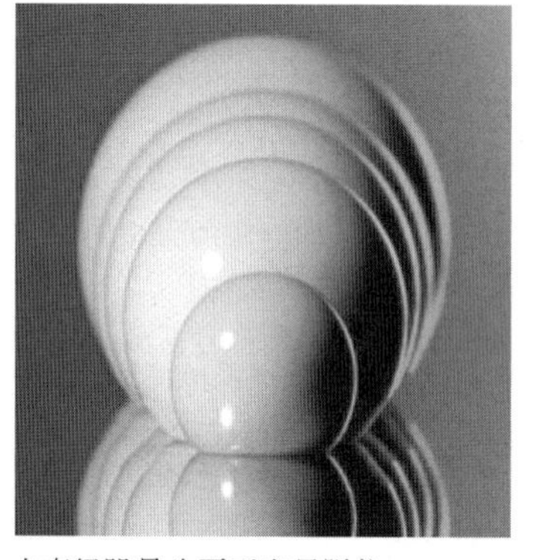

大直径股骨头更不容易脱位

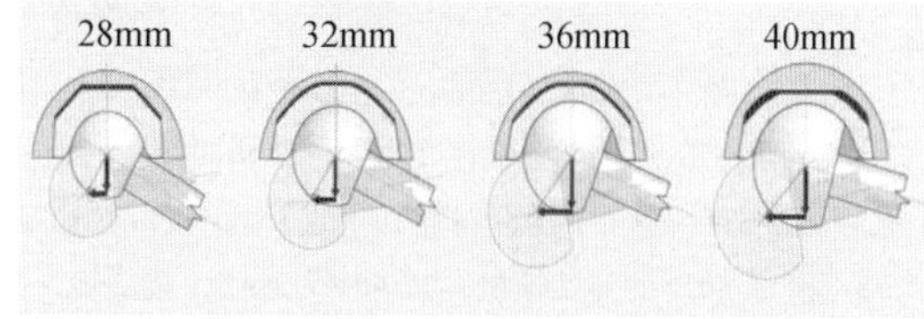

大直径股骨头允许更大的活动范围

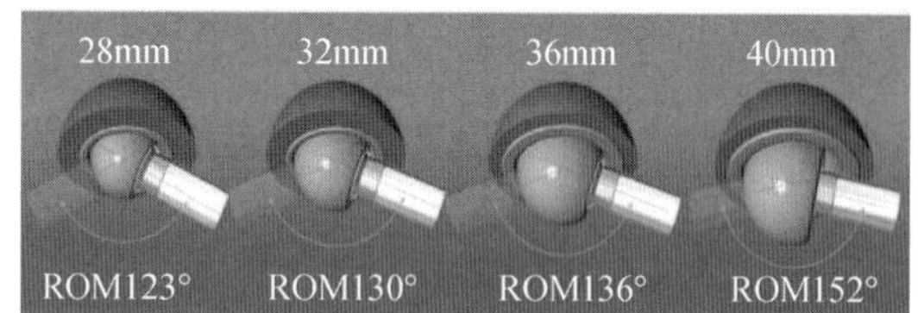

图 19-3-34　股骨头假体的选择——“越大越好”，更高的关节稳定性，更大的关节活动度，更好的安全性

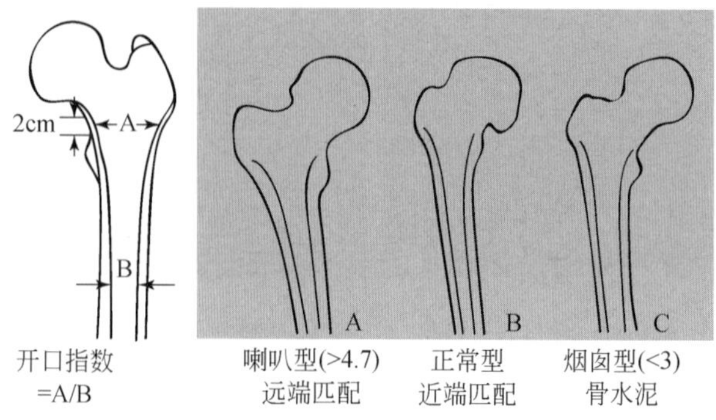

图 19-3-35　股骨柄假体的选择依据股骨髓腔形态

结核性关节炎有明显骨质破坏与缺损，受累软骨、软骨下骨清除后，遗留下来的缺损需植骨，目前关节部位骨缺损植骨，多采用分层打压植骨，植骨密度大，较为稳定，但不利于骨质融合过程中血管的爬行，故对于结核性关节炎大面积植骨时，植骨的方法有待进一步探究。

髋膝关节结核人工关节置换术后引流管留置时间一般为术后 3 ～ 5d，维持引流的目的是进一步引流出关节中残余的结核分枝杆菌，将关节腔积液维持在一个恒定水平，创造一个良好的抗结核药物浓度，提高抗结核疗效，而非感染性关节人工关节置换术后一般 24h 内拔除引流管。对于引流管的保留时间长短还需要进一步的临床研究。

大面积的植骨也会影响术后下地时间，关节置换术后通常要求早期下地，目的是锻炼关节功能，增加肌力，训练步态，同时还能避免下肢静脉血栓的形成，然而结核性关节炎大面积植骨时，需要一个稳定、相对静止的环境促进植骨的融合，否则不利于局部微小血管的爬行，影响血供。对于这方面，目前仍无深入探讨。有学者认为，若结核性关节炎人工关节置换无需大面积植骨时，术后可在 1 周内下地；若需大面积植骨，则下地时间延长至术后 6 周。

6. 展望　在临床研究方面，人工关节置换在缩短患者病程，减轻患者痛苦的同时，早期实现了关节功能的恢复，提高了患者的生存质量，是治疗活动期髋、膝结核的理想方法。但应注意，在尽可能早期诊断的情况下做到合理、规律、有效地应用抗结核药物，严格把握手术时机，并在术中彻底清除病灶。虽然目前国内外采用人工关节置换治疗活动期髋关节结核的病例数较少，并且详细的手术指征仍未制订，但随着研究的深入和医师经验的积累，活动期关节结核人工关节置换的手术指征必将逐步完善，也必将越来越为患者和医师所接受。

诚然，趋势无法掩盖感染性关节行人工关节置换的高风险性。与普通非感染性关节炎行人工关节置换相比，结核性关节炎人工关节置换围术期管理难度都大大增加，国内外没有相关的治疗及评价标准，中远期随访病例稀少，在这髋膝关节结核发病率越来越高的背景下，需更加努力地探索。

（李　海　周宗科　蒲　育）

三、髋关节镜手术

保守治疗效果欠佳的患者应该进行手术清理。关节软骨要尽量保留，关节周围的血管要尽量保留，以减少如骨坏死等并发症出现。使用关节镜治疗髋关节结核效果理想，可彻底清理关节，清除病灶，减少开放手术引起的切口不愈合、窦道形成等并发症。对髋关节结核患者尽早行髋关节镜手术，以便提供及时、有效的诊断和治疗，有助于预防畸形发生。

1. 单纯髋关节滑膜结核治疗　对于诊断不明确、抗结核治疗效果不特别理想的髋关节滑膜结核，关节镜下手术清除病灶、坏死组织，减少结核菌量，同时取病变滑膜进行病理检查及组织培养、药敏试验，有助于明确诊断、指导用药。关节镜下可发现滑膜增生、坏死，股骨头和髋臼顶部关节软骨破坏、碎裂及同时伴有的骨质破坏和缺损。术后卧床用髋部支具制动 3 周后去除支具进行髋关节伸屈内收外展等功能锻炼。

2. 单纯髋关节骨结核治疗　根据病变的不同部位选用合适的手术切口，显露病灶并清除，注意勿进入病变尚未侵犯的关节内，病灶清除后，如骨洞过大，可取自体髂骨植入。术后可用支具托固定髋关节，3 周后去除支具进行髋关节伸屈、内收、外展等功能锻炼。

3. 全髋关节结核治疗

（1）早期全髋关节结核治疗：对于早期全髋关节结核，及时做病灶清除，可能保留关节的功能。手术显露关节腔后，先切除水肿肥厚的滑膜，再刮除所有隐匿的骨病灶。应彻底刮除软骨关节面边缘的肉芽组织和被破坏的软骨面。术后可用支具托固定髋关节，3 周后拆除支具进行髋关节伸屈、内收、外展等功能锻炼，尽量保留关节功能。

（2）晚期全髋关节结核治疗：多需做病灶清除，对 15 岁以上的患者同时做髋关节融合，将髋关节融合于髋关节的中立位是 0° 伸直位。晚期全关节结核，也可在关节镜下行病灶清除术，配合外固定器行关节融合术。残留的骨性空洞内可由纤维性或纤维 - 骨性组织填充，不需要手术清理这些组织。对于一些关节明显破坏、持续疼痛患者，关节融合术有助于稳定关节、消除疼痛。

4. 髋关节结核伴发冷脓肿、窦道、混合感染手术治疗 对于髋关节结核伴发冷脓肿、窦道、混合感染的患者，应该在充分的抗结核、抗感染药物治疗及全身支持治疗基础上，尽早手术治疗。手术的主要目的是清除冷脓肿，混合感染灶，切除窦道，关闭创面（图 19-3-36，彩图 21）。切除窦道可能会加速愈合，对于有累及邻近关节危险的关节旁空洞，切除后利于总体上改善预后。术中根据关节软骨破坏情况决定是否保留关节功能，如需融合手术可在彻底清创后进行。

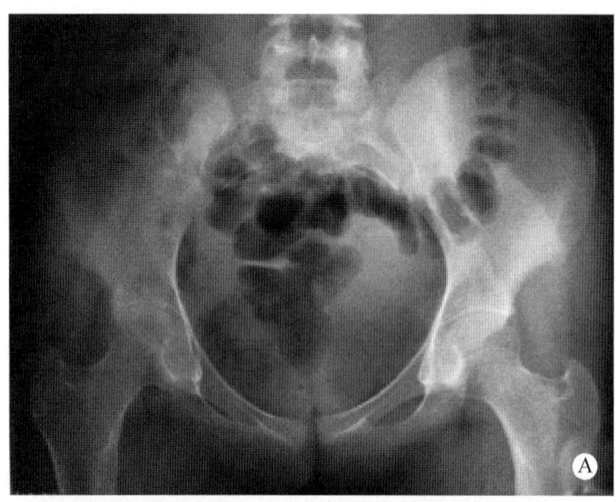
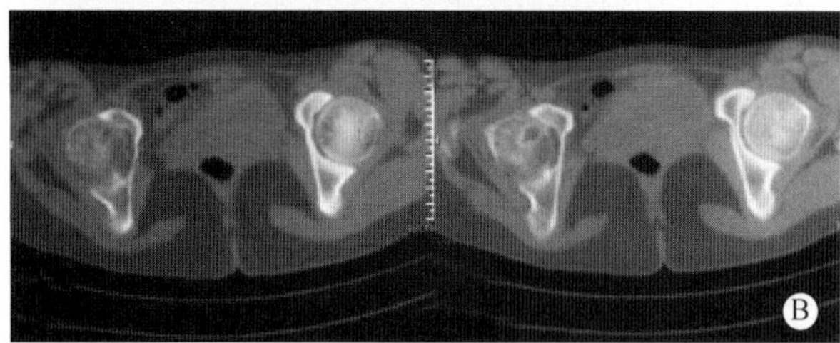
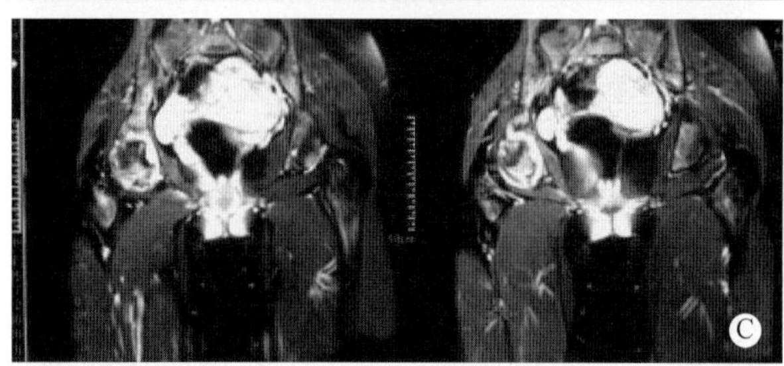
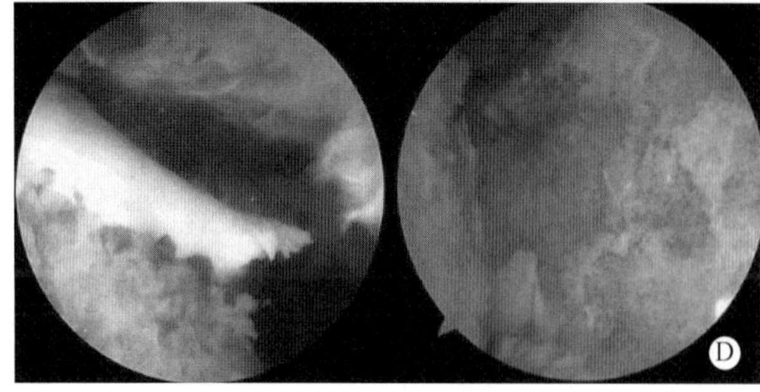

图 19-3-36 右侧全髋关节结核

A. 右髋 X 线片显示骨质疏松，关节间隙变窄，边缘骨破坏；B. 右髋 CT 影像显示骨质破坏；C. 右髋 MRI 影像显示骨髓信号改变，关节内积液，周围软组织水肿；D. 右髋镜下见大量软骨剥脱，软骨下骨外露

5. 关节融合术与关节置换术 如果前期进行了充分的治疗，预后仍较差，患髋功能不良，还可以进行以下的治疗。

（1）关节融合术：对于关节破坏严重，但不能行关节置换术的患者，可以采用融合的办法。

（2）全髋关节置换术：是否应该对髋关节结核患者进行髋关节置换仍有争论，然而随着关节置换成功病例报道的增多，目前争论主要集中于手术时机。近年来，多位作者报道采取一期病灶清除并人工关节置换治疗活动期髋关节结核取得满意疗效，髋关节功能良好，并发症很少发生，且结核感染复发率极低。治疗成功的关键在于术中彻底清创及术后规范地进行抗结核药物治疗。活动期髋关节结核进行人工全髋关节置换可以获得成功，依据在于一期病灶清除并内固定治疗活动期脊柱结核的疗效已获共识，结核杆菌对金属内置物的黏附能力差，不会形成生物膜而影响后续的药物治疗。众多的报道已经证实对于活动性晚期结核可以采用关节置换手术治疗，但对于关节置换手术的选择仍应慎重，需在围术期抗结核药物的疗程及疗效可以保证的基础上进行。

（陈 刚 李 箭）

参考文献

金大地，2002. 值得骨科医生重新正视的疾病 - 骨关节结核 . 中国脊柱脊髓杂志，12（4）：6-7.

林羽 .1998. 髋关节结核 . 中国农村医学，26（1）：6-11.

刘安庆，王坤正，王春生，等，1998. 髋关节结核临床治疗的观察 . 中国矫形外科杂志，（5）：119-120.

秦世炳，董伟杰，周新华，等，2013. 正确理解和认识骨与关节结核诊疗的若干问题 . 中国防痨杂志，35（5）：384-392.

邱贵兴，戴克戎，2016. 骨科手术学 .4 版 . 北京：人民卫生出版社 .

屠重棋，饶书城，胡云洲，等，1997. 髋关节加压融合术 . 中华骨科杂志，17（2）：147-148.

王永清，毕红宾，赵志辉，等，2013. 晚期活动性全髋关节结核一期病灶清除全髋关节置换术的中远期疗效 . 中华骨科杂志，33（9）：895-900.

夏春，闵坤山，张祥生，1997. 人工髋关节置换术治疗髋关

节结核 . 中国康复医学杂志，12：62-65.

于志勇，李金戈，尹红义，等，2010. 活动期髋、膝关节结核一期人工关节置换术的远期疗效观察 . 中国骨与关节损伤杂志，25（6）：535-536.

Adjrad A，Martini M，1987. Tuberculous osteoarthritis of the hip in adults. Int Orthop，11（3）：227-233.

Babhulkar S，Pande S，2002. Tuberculosis of the hip.Clin Orthop Relat Res，398（398）：93-99.

Cheng W，Xu H，Xiao Z，et al，2014. Effect of autologous drained blood reinfusion on hidden blood loss and limb swelling following rivaroxaban anticoagulation for primary total hip arthroplasty. J South Med Univ，34（3）：438-440.

de Backer AI，Mortele KJ，Vanhoenacker FM，et al，2006. Imaging of extraspinal musculoskeletal tuberculosis. Eur J Radiol，57（1）：119-130.

de Haan J，Vreeling AW，Van Hellemondt GG，2008. Reactivation of ancient joint tuberculosis of the knee following total knee arthroplasty after 61 years：a case report. Knee，15（4）：336-338.

Eskola A，Santavirta S，Konttinen YT，et al，1988. Cementless total replacement for old tuberculosis of the hip. J Bone Joint Surg Br，70（4）：603-606.

Furia JP，Box GG，Lintner DM，1996. Tuberculous arthritis of the knee presenting as a meniscal tear. Am J Orthop（Belle Mead NJ），25（2）：138-142.

Griffith JF，Kumta SM，Leung PC，et al，2002. Imaging of musculoskeletal tuberculosis：a new look at an old disease. Clin Orthop Relat Res，（398）：32-39.

Joshi AB，Markovic L，Hardinge K，et al，2002. Conversion of a fused hip to total hip arthroplasty. J Bone Joint Surg Am，84-A（8）：1335-1341.

Kim YH，Han DY，Park BM，1987. Total hip arthroplasty for tuberculous coxarthrosis. J Bone Joint Surg Am，69（5）：718-727.

Kumar V，Garg B，Malhotra R，2015. Total hip replacement for arthritis following tuberculosis of hip. World J Orthop，6（8）：636-640.

Ludwig B，Lazarus AA，2007. Musculoskeletal tuberculosis. Dis Mon，53（1）：39-45.

Neogi DS，Yadav CS，Kumar A，et al，2010. Total hip arthroplasty in patients with active tuberculosis of the hip with advanced arthritis. Clin Orthop Relat Res，468（2）：605-612.

Ozdemir HM，Yensel U，Cevat Ogün T，et al，2004. Arthrodesis for tuberculous coxarthritis：good outcome in 32 adolescents. Acta Orthop Scand，75（4）：430-433.

Oztürkmen Y，Karamehmeto-lu M，Leblebici C，et al，2010. Cementless total hip arthroplasty for the management of tuberculosis coxitis. Arch Orthop Trauma Surg，130（2）：197-203.

Tan SM，Chin PL，2015. Total hip arthroplasty for surgical management of advanced tuberculous hip arthritis：case report. World J Orthop，6（2）：316-321.

Tuli SM，2002. General principles of osteoarticular tuberculosis. Clin Orthop Relat Res，（398）：11-19.

Wang Y，Wang J，Xu Z，et al，2010. Total hip arthroplasty for active tuberculosis of the hip. Int Orthop，34（8）：1111-1114.

Yoon TR，Rowe SM，Santosa SB，et al，2005. Immediate cementless total hip arthroplasty for the treatment of active tuberculosis. J Arthroplasty，20（7）：923-926.

Zeng M，Hu Y，Leng Y，et al，2015. Cementless total hip arthroplasty in advanced tuberculosis of the hip. Int Orthop，39（11）：2103-2107.

第二十章　膝关节结核

根据文献报道，在关节结核中，负重关节发病较多，而非负重关节发病相对较少。负重关节以髋、膝发病率居前两位。膝关节结核（tuberculosis of the knee joint）是最常见的关节结核之一，居四肢关节结核的第 2 位，仅次于髋关节结核。膝关节结核是一种继发性结核病，原发灶为肺结核及消化道结核，我国以肺结核多见。本病发病率高可能与膝关节有丰富的骨松质及较多的滑膜有关。

第一节　应用解剖与病理

一、应用解剖

膝关节为全身最大的屈戌关节，负重大，活动多，关节由股骨下端、胫骨上端和髌骨组成，可承受较大重力，并可做屈、伸运动，在屈曲位时还可做轻度旋转活动。股骨下端与胫骨上端是下肢长度的主要生长区，其中股骨下端尤为主要。儿童股骨下端与胫骨上端的次级骨化中心在出生前胚胎期 9 个月～ 2 岁出现，大约在 20 岁发生融合停止生长。股骨、胫骨关节面上被覆着透明软骨面，富有弹性起着缓冲作用，髁间窝因有交叉韧带附着而无软骨覆盖。膝关节负重活动的稳定性主要依赖其周围的肌肉与韧带。如其前方的股四头肌及后方的腘绳肌，关节内的十字韧带及关节外的髌韧带、内外侧副韧带等。

膝关节囊紧密地包绕骨的关节端，附着其上并与骨膜融合。关节囊外层为薄而坚韧的纤维囊，内层为滑膜层，纤维囊厚薄不一，在膝关节前部较薄，在两侧及后方较厚，便于膝关节的屈伸活动和关节的稳定。滑膜层为结缔组织，在其内布满血管、淋巴管和神经。滑膜有制造和调节滑液的功能，对关节活动的润滑有重要作用。膝关节滑膜衬于纤维囊纤维层内面，滑膜起始附着于关节软骨边缘，与纤维囊的纤维层并不在同一层面上。滑膜形成的滑膜囊即关节腔，其内有滑液即关节液。膝关节的滑膜面积大，因关节活动多，负重大，故发病率较高，滑膜内面光滑发亮并向关节腔内突起形成隐窝、滑膜皱襞及绒毛，向外突起则形成滑膜囊。

膝关节负重大、活动复杂，这与其周围的肌腱运动有直接关系，而肌腱旁的滑膜囊对肌腱的运动却有着重要作用。膝部滑膜囊是滑膜层穿破纤维层形成的囊状突出。其数目众多、大小不一，有些还可与关节腔相通，其中主要的有前方的髌上囊、内侧的腓肠肌内侧头囊和后方的腘肌囊等，髌上囊为膝部最大的滑膜囊，位于髌骨基底上方及股四头肌腱深面，与膝关节隐窝和关节囊相通。当膝关节结核发生渗出性病变或脓肿时，常通过这些滑膜囊向膝关节周围蔓延。膝关节的血液供应来自股动脉、腘动脉和胫前动脉及其所属分支构成的环绕膝关节的稠密的细小动脉网。此网由股深动脉发出的旋股外侧动脉降支，股动脉发出的膝最上动脉，腘动脉发出的膝上、中、下动脉，以及胫前动脉上端发出的胫前动脉返支等组成。其中，腘动脉分支具有重要意义，称为关节动脉。其分支分布关节内供应股骨下端、关节囊及交叉韧带，同时还供应股骨髁间窝区和胫骨髁间隆起区。

上述各动脉相互吻合而组成的动脉网可分为浅深两个血管丛。浅丛围绕髌骨，在髌骨上缘居股四头肌前方与皮下组织中，髌骨下方居髌韧带深面两侧脂肪中。深丛则紧靠胫骨上端及股骨下端分布于骨关节内。膝关节的静脉与四肢其他静脉一样分深浅两组，浅组居皮下，深组与同名动脉伴行。膝关节的神经支配来自股神经、闭孔神经和坐骨神经的分支。膝关节前部由股神经的肌支、闭孔神经前支及隐神经支配，后部由坐骨神经及其分支胫神经和腓总神经及闭孔神经的后支支配，膝关节关节囊的前部由腓总神经及其分支支配，后、内侧由闭孔神经支配，后侧由胫神经的分支支配。膝关节正常活动时屈伸活动范围为伸直0°，屈伸135°，过伸10°左右。而主动屈曲可达140°，被动活动屈曲可达160°。膝关节的旋转活动只能在屈膝时进行，沿桌边坐位小腿下垂时，内旋0°～30°，外旋0°～40°，屈膝超过90°后，旋转活动减少。

二、病　理　学

膝关节结核根据发病部位可分为滑膜结核、骨结核和全关节结核。膝关节滑膜丰富，故滑膜结核发病率较高。骨型结核多发生于股骨下端和胫骨上端的骨骺与干骺端。髌骨和腓骨头结核均较少见。它可分为中心型和边缘型，并具有骨松质结核的特征。骨结核的脓液可向关节内穿破，引起全关节结核，也可向皮下、腘窝或小腿肌间隙内流窜。

髌上囊大多数与膝关节相通，只有少数是孤立的滑囊。当膝关节发生结核时，若髌上囊不与关节相通，则该囊有可能不被结核病变所侵袭，若该囊与关节腔相通，则将波及。当股骨下端结核侵入髌上囊时，该囊又与关节腔相通，则将形成全关节结核。由单纯滑膜结核转变为全关节结核，软骨面的破坏都只限于其边缘部位，而大部分的软骨面仍保持比较完整的状态。

如病变进一步发展，软骨面和软骨下骨板大部分被破坏。病变进入晚期全关节结核阶段，半月板和前交叉韧带也必被累及，后交叉韧带因为在滑膜囊外，有时可幸免。由于软骨和骨质的大量破坏，关节囊和侧副韧带相对松弛，加上腘绳肌和髂胫束的牵拉，胫骨可向后向外脱位，股骨下端或胫骨上端骨骺板在儿童时期被破坏，可引起患肢严重短缩。胫骨结节或胫骨上端骨骺板的前方被破坏，可发生膝反张畸形，但比较少见。

脓肿破溃后长期流脓，合并严重混合感染，窦道经久不愈。膝关节可形成纤维性或骨性强直，膝关节常有屈曲或内、外翻畸形。

第二节　临床表现与诊断

一、临床表现

1. 症状　膝关节结核患者多为儿童和青少年，常为单发，双侧很少同时受累。症状可分为全身与局部症状。全身症状早期可表现为发热、盗汗、乏力（午后多见），随着疾病发展，可出现食欲缺乏、消瘦、女性月经失调等，膝部症状早期通常表现为关节疼痛，活动时加重，休息时缓解。随着疾病进一步发展，患者可出现疼痛及跛行，夜间痛醒，休息无法缓解。晚期随着关节腔破坏进一步加重，脓液增多，软组织挛缩，可出现膝关节肿胀、窦道形成、明显屈曲内外翻畸形、病理性脱位及功能障碍。

2. 体征　膝关节周围肌肉软组织不如髋关节丰富，关节腔容积小，滑膜丰富，滑膜结核因炎症渗出，早期即能出现关节肿胀、双侧膝眼消失。当关节腔积液大于50ml时，可出现浮髌试验阳性。患者往往四处就医，并多次关节腔穿刺抽液。单纯骨结核仅在局部有肿胀、波动感。早期全关节结核可出现膝关节周围广泛压痛。晚期膝关节结核周围软组织均被累及，侧副韧带受累，可出现侧方应力试验阳性；半月板受累，可出现研磨试验阳性；交叉韧带受累，可出现抽屉试验阳性；髌股关节受累，可出现膝关节伸膝抗阻力试验阳性；后方关节囊破损，脓液流入后方腘窝，可出现腘窝或小腿侧后方软组织肿胀、压痛；若形成窦道，关节腔内脓液自窦道流出，关节腔压力减小，膝关节疼痛、肿胀反而得到缓解。

3. 实验室检查　随着医学检验技术的发展，针对结核病的实验室检查早已不仅仅局限于结核菌素皮肤试验、红细胞沉降率、C反应蛋白等指标。抗酸杆菌涂片、结核抗体、结核分枝杆菌DNA、结核分枝杆菌Xpert快速检测、结核感染T细胞、BAC检查能更准确、全面地检测出结核病的相关依据（详见第十九章第二节中的“实验室检查”部分）。另外，G试验、内毒素、降钙素原均有助于体内一般细菌、结核分枝杆菌及真菌感染病灶监测。

膝关节位置表浅，周围肌肉软组织不如髋关节丰富，穿刺相对容易，故一旦怀疑膝关节结核，建议行关节穿刺抽液。穿刺所得积液做抗酸染色、分枝杆菌DNA、结核分枝杆菌Xpert快速检测、BAC培养，若有窦道，可加做细菌涂片及培养。

4. 影像学表现

（1）X线检查：膝关节是滑膜最丰富的关节，结核分枝杆菌感染大多是从滑膜开始。病变早期为关节周围软组织肿胀，继而非持重关节面骨质疏松，髌上囊、膝关节囊、腘囊肿胀，髌上或髌下脂肪垫消失。膝关节的软组织结构在侧位X线片较容易显示。早期膝关节结核没有骨质和关节软骨的破坏，晚期由于结核性肉芽组织破坏关节软骨和软骨下骨质，并可发生关节周围脓肿，脓肿向外穿破后可形成窦道。

单纯滑膜结核X线片可见软组织肿胀和骨质疏松，关节间隙增宽和变窄。

股骨下端或胫骨上端的单纯骨结核病变范围不论是中心型或边缘型，可局限于骨骺或干骺端，破坏范围大的可越过骺板，同时波及骨骺。病灶内可有死骨，周围多有骨膜反应。

早期全关节结核如由单纯滑膜结核转变而来，可见软骨面边缘骨质有局限性腐蚀性破坏；如由单纯骨结核转变而来，除骨病灶穿破关节处的软骨下骨板模糊消失外，在相对的关节面也可有接触性破坏。

晚期全关节结核则可见关节进一步破坏，甚至可发生脱位、畸形、强直或硬化性改变（图20-2-1、图20-2-2）。

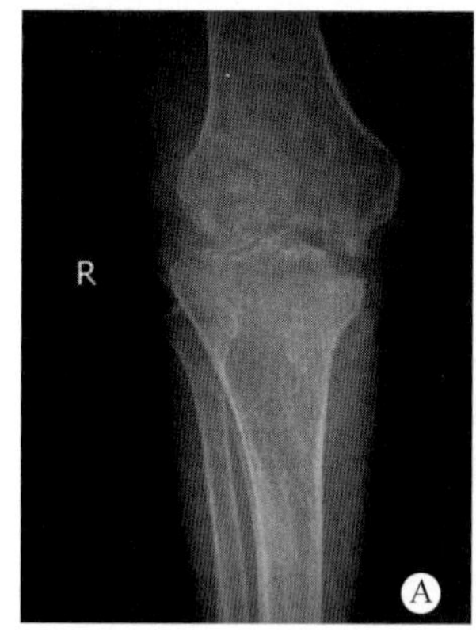

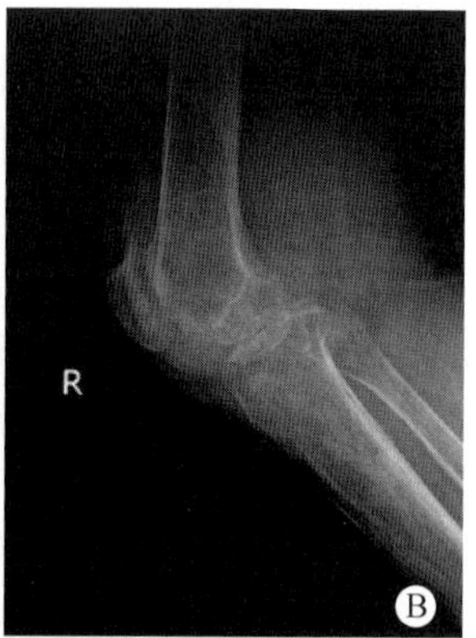

图20-2-1　右膝关节结核
A.膝关节间隙狭窄，胫骨平台、股骨远端骨质破坏，膝关节半脱位；B.侧位片可见髌股关节间隙狭窄，软骨骨质破坏

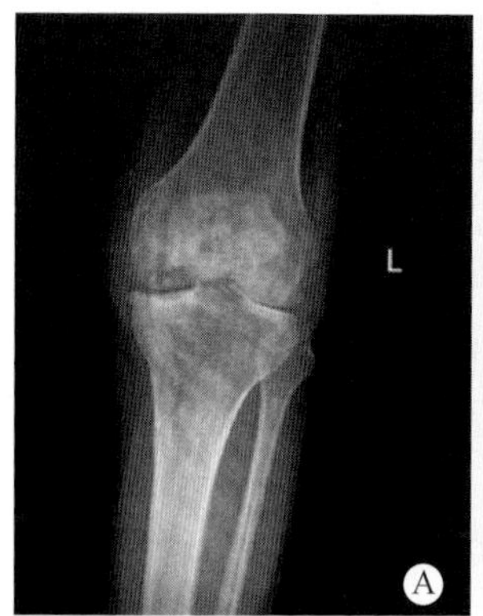

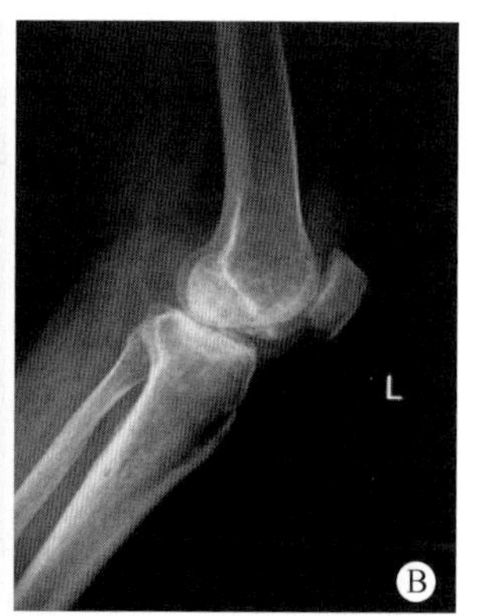

图20-2-2　左膝关节结核
A.正位X线片显示关节间隙明显狭窄，软骨骨质以硬化为主；B.侧位X线片显示关节间隙基本消失，软骨骨质破坏与硬化并存

（2）CT检查：有助于评价骨破坏的程度、死骨形成及病灶周围寒性脓肿的位置和范围。其分辨率高，能清晰显示骨破坏的程度、范围、部位，有无死骨、寒性脓肿及其流注方向、囊肿或软组织损伤等。骨质破坏，软组织肿胀，发现关节积液、增厚的滑膜（增强扫描）及骨性关节的侵蚀（图20-2-3、图20-2-4）。

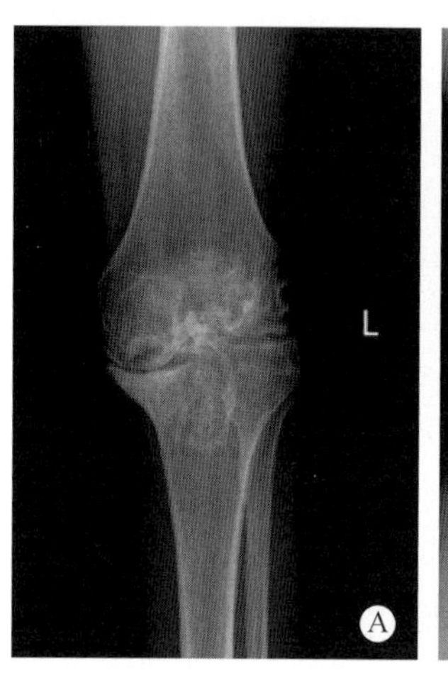

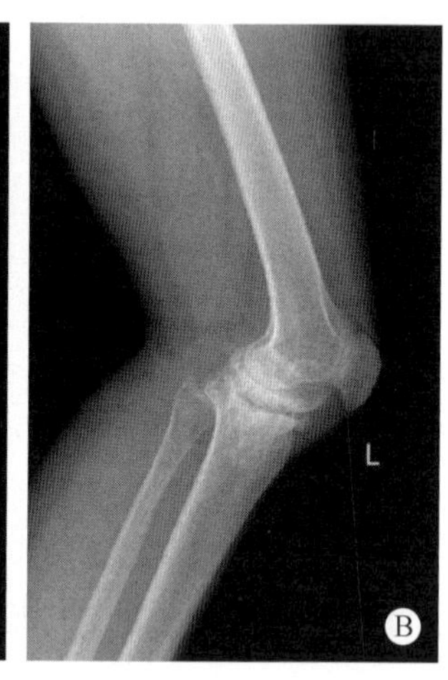

图20-2-3　女性，33岁。左膝关节结核
膝关节正侧位片显示软组织肿胀，关节变窄，累及股骨下端、胫骨上端及关节面

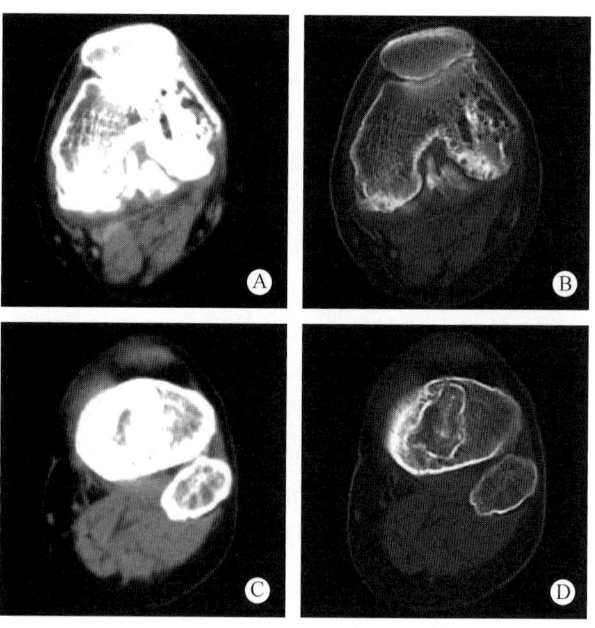

图20-2-4　女性，33岁。左膝关节结核
CT平扫软组织窗与骨窗：膝关节结核，累及股骨下端、髌骨和胫骨上端，表现为关节间隙变窄、关节面下骨质破坏，斑片状死骨、砂粒状死骨和棺柩征，以及变窄的股骨－胫骨平台关节的骨性融合

（3）MRI 检查：可显示关节腔的液体、关节软骨及骨髓腔的异常信号，有助于诊断早期感染性病变。同时能清晰显示脓肿范围（图 20-2-5）。

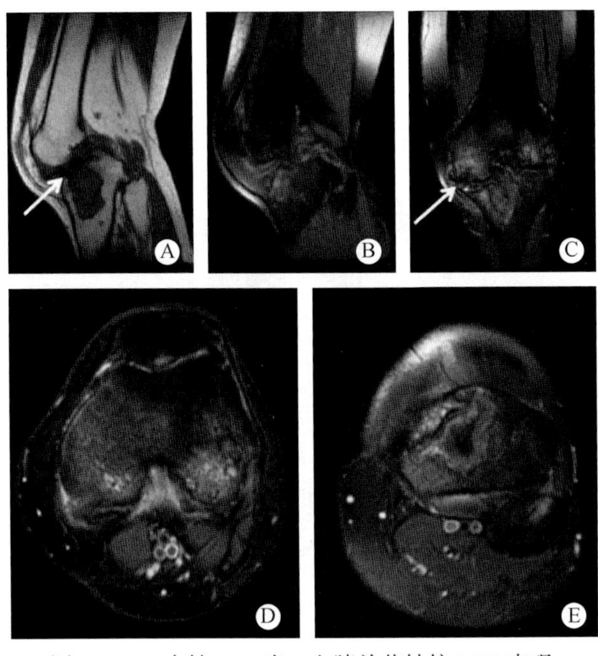

图 20-2-5　女性，33 岁。左膝关节结核 MRI 表现
A. MRI 矢状位 T_1WI（箭头）；B. FSE T_2WI，C. 冠状位 FSE T_2WI（箭头）；D、E. 横断位 FSE T_2WI 显示关节骨质破坏、关节结构紊乱，关节呈现半脱位征象，各个韧带、关节软骨及关节面下骨皮质均结构不完整

二、诊断与鉴别诊断

1. 诊断　膝关节结核诊断要点如下：

（1）起病史缓慢隐匿。

（2）全身与局部症状，特别关注疼痛性质、膝部畸形、窦道及关节功能障碍程度变化，疼痛性质最初可表现为活动痛，休息后缓解，随着关节腔压力增高，软骨破坏加重，可出现剧烈的静息痛，休息时仍不缓解，晚期由于关节间隙狭窄、固定及窦道的出现，疼痛可能较疾病中期时减轻。膝关节周围肌肉软组织丰富，一旦受到结核分枝杆菌侵袭，可出现明显屈曲内外翻畸形。早期由于关节软骨破坏不明显、关节间隙正常，关节功能活动无明显受限，晚期关节间隙狭窄消失、关节软骨破坏、周围软组织挛缩畸形，均引起关节功能障碍，主要表现为屈伸活动受限。

（3）体征：膝关节结核早期体征不典型，关节周围软组织压痛不明显，屈伸不受限，但关节腔积液，可出现浮髌试验阳性。侧方应力试验、研磨试验、抽屉试验、伸膝抗阻试验均为阴性，至疾病中晚期，由于侧副韧带、半月板、软骨、交叉韧带、髌股关节面受累，以上体征均可出现。

（4）影像学表现：X 线、CT、MRI 检查作为主要的影像学检测手段，X 线片、CT 无法早期做出准确诊断，而 MRI 早期可发现关节腔的液体、关节软骨及骨髓腔的异常信号，有助于膝关节结核早期诊断，疾病中晚期 X 线表现为软骨硬化、软骨下骨骨质破坏、关节间隙狭窄和关节脱位，CT 检查能清晰显示骨破坏的程度、范围、部位，有无死骨、寒性脓肿及其流注方向、囊肿或软组织损伤等。主要表现为股骨远端、胫骨近端骨质破坏，髌上囊、关节腔积液，死骨形成。

符合以上的，可临床诊断，病原学和病理学可确诊诊断。当诊断有疑问时，可做结核菌素试验、穿刺、滑膜切取活检，明确诊断。

2. 鉴别诊断　膝关节滑膜结核有时容易与单发性类风湿关节炎和其他慢性滑膜炎相混淆。所以应与类风湿关节炎、化脓性关节炎、创伤性滑膜炎、色素绒毛结节性滑膜炎，滑膜骨软骨瘤、剥脱性软骨炎、血友病病灶关节病、Charcot 关节病，以及一些好发于膝关节附近的肿瘤，如骨巨细胞瘤、骨肉瘤、纤维肉瘤、网织细胞肉瘤、尤因肉瘤等相鉴别。

第三节　治　　疗

根据病情、年龄、病理类型和不同的发展阶段采取不同的治疗措施。临床一般采用抗结核药物等保守方法及手术方法治疗膝关节结核，但治疗膝关节结核的手术方式较多，不同的手术方法取得的效果不一，如何选择最佳的手术方式达到最佳的临床效果，提高患者的生活质量成为临床研究的重点。

一、非手术治疗

膝关节结核全身治疗和局部治疗同样重要，抗结核药物是治疗的关键，一般应用 1 ～ 1.5 年，用药原则为早期、联合、适量、规律、全程；滑膜结核可以在关节腔内注射抗结核药物。在疾病活动期，可用支具将膝关节固定在功能位。长时间的制动可能会继发关节强直，早期的关节结核患者应在肌肉痉挛缓解后允许每天间断地进行关节活动以保护关节功能。可在患者苏醒的时候，每小时进行 5min 膝关节主动及辅助运动，鼓励患者屈伸膝关节及下肢直腿抬高锻炼，并逐步地加大幅度。固定 3 ～ 4 个月后患者可以离床活动，并且部分的负重，在 4 ～ 6 个月后可逐渐过渡到完全负重。如果能够早期诊断并及时治疗，90% ～ 95% 的患者都可以治愈并保留接近正常的关节功能。如注射治疗无效或病变加重，或滑膜明显肥厚，可做滑膜切除术。

同髋关节结核一样，不能忽略患者全身基础情况的改善，结核患者多有盗汗、乏力、消瘦、贫血、食欲缺乏等情况，增强免疫力及营养，纠正术前电解质紊乱，降低尿酸，必要时输血及人血白蛋白，纠正贫血与低蛋白血症，有助于减少围术期并发症及风险。术前 2 周戒烟，鼓励咳嗽、咳痰，练习吹气球有助于改善肺功能。

二、手术治疗

（一）膝关节结核病灶清除术

1. 适应证

（1）单纯性膝关节滑膜结核，在抗结核药物治疗有效情况下，病变无明显改善，并滑膜肥厚者，可做滑膜切除术。

（2）在抗结核药物治疗有效情况下，膝关节内存在明显死骨、脓液，膝关节周围积脓者。

（3）晚期全关节结核，则根据关节破坏程度，有无肿脓、窦道及关节畸形，在做病灶清除的同时，宜选择关节融合或截骨矫形。

2. 术前准备

（1）术前拍摄髋关节正侧位 X 线片和 CT 扫描，明确结核病变范围及股骨髁和胫骨平台的破坏程度。

（2）术前 2 ～ 4 周开始系统地进行抗结核药物治疗，称之为强化治疗，以避免手术引起结核杆菌血行播散。定期评估抗结核治疗疗效，抗结核治疗需根据患者具体情况由结核内科专家组经讨论后制订个体化方案，术前尽可能行穿刺检查，目的是取标本做耐药检测。

3. 麻醉与体位　硬膜外麻醉或全身麻醉。患者取仰卧位，大腿上部扎止血带减少术中出血。

4. 手术步骤

（1）切口：通常采用膝关节前内侧切口，切口自膝关节正中线上方 8 ～ 10cm 行向远端，至髌骨上缘 1cm 处沿髌骨内缘弧形向下，达髌骨下缘后直向下止于胫骨结节（图 20-3-1）。

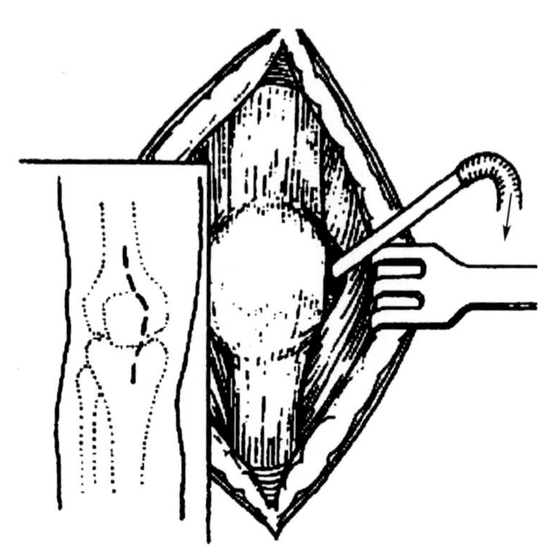

图 20-3-1　膝关节前内侧切口

（2）病灶显露：沿切口切开皮肤、皮下组织、筋膜，切开股内侧肌腱与股直肌扩张部交界处，向下达髌骨上方。然后沿髌韧带内缘切断股四头肌腱膜扩张部，并纵行切开髌下脂肪垫，显露水肿增厚的滑膜组织。沿切口方向切开髌上囊及前方滑膜组织，即有混浊或稀薄脓液流出。继而向两侧牵开，显露髌上囊及膝关节前、内方关节囊。将髌骨翻转并向外侧牵开，充分暴露前方滑膜组织（图 20-3-2 ～图 20-3-4）。

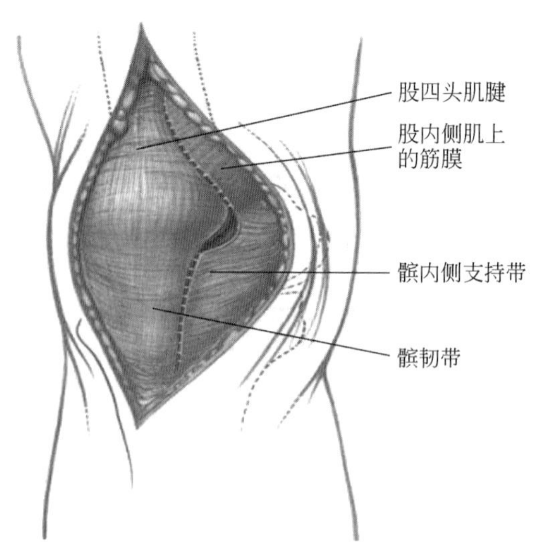

图 20-3-2　切开内侧髌旁关节囊

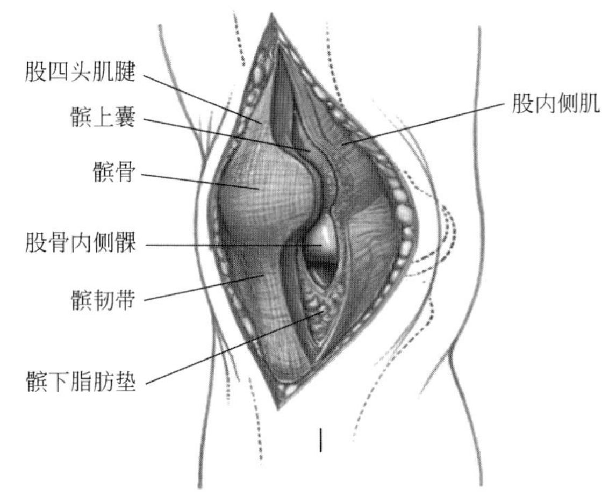

图 20-3-3　沿髌韧带和股四头肌腱切开关节囊并延续切口，进入关节囊

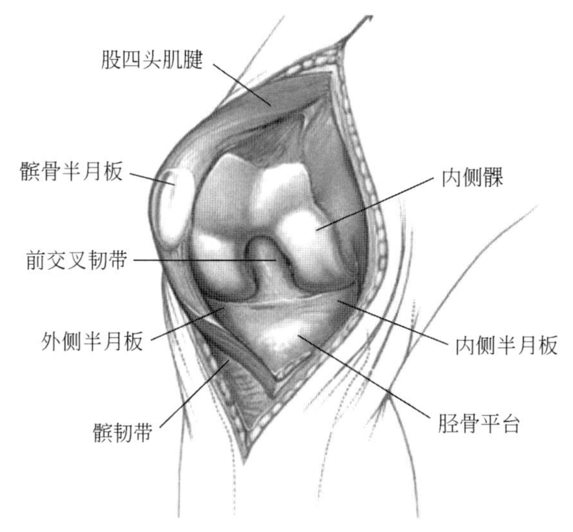

图 20-3-4　髌骨向外侧脱位，屈膝至 90°

（3）滑膜切除：膝关节的滑膜组织大部分位于关节前方，可以用刀或咬骨钳将此部位的滑膜组织完全切除。保护侧副韧带和交叉韧带，膝关节后方的滑膜组织较少，但位置很深。可以用刮匙通过韧带和股骨内、外髁的间隙进行搔刮。刮除股骨内、外髁后方，胫骨外髁后方和股骨内、外髁与内、外侧副韧带之间的滑膜组织。注意勿损伤软骨关节面和半月板。滑膜切除和刮除完毕以后，用生理盐水反复冲洗，并用弯吸引管伸入膝后方进行反复冲洗。关节腔内置引流管一根自膝关节外侧戳孔引出，缝合固定。

（4）闭合切口：逐层分别缝合关节囊、皮下筋膜、皮肤，用棉垫及弹力绷带加压包扎。

5. 术后处理

（1）用下肢支具或石膏托将膝关节固定于功能位 3 ～ 4 周。

（2）继续全身治疗及抗结核药物治疗，根据术后结核分枝杆菌 Xpert 快速检测和 BAC 培养结果调整抗结核药物方案。引流管根据引流量情况于术后 5 ～ 7d 拔除（小于 50ml/d），期间反复取引流液做细菌涂片及培养排除感染。全身治疗包括营养支持、纠正电解质紊乱、输血等，加强咳嗽、吹气球等锻炼，避免肺部感染。

（3）所有患者术后冷敷 48h，并于术后 12h 开始皮下注射低分子量肝素，每天 1 次，预防深静脉血栓治疗，出院后继续口服利伐沙班抗凝至术后 3 周。

（4）拆除支具后，拍摄 X 线片检查病变愈合情况，并逐渐进行功能练习，鼓励患者主动进行膝关节屈伸活动及股四头肌功能锻炼。

（二）晚期膝关节结核病灶清除及关节融合术

病灶清除及关节融合术是治疗晚期全膝关节结核最广泛应用的手术方法，尤其是活动期全膝关节结核，能促进病情恢复，固定膝关节，减少对患者的伤害，同时能防止结核病活动期采用人工膝关节置换术导致的结核复发造成的关节置换术失败。但是该术也有局限性，术后限制了患者膝关节活动，降低了患者生活质量。

1. 外固定加压膝关节融合术　治疗晚期膝关节结核应用最广泛，传统治疗方法是股骨远端、胫骨平台截骨后，各打入 1 枚骨圆针，外连外固定架，同时给予长腿石膏外固定，患者肢体短缩明显，护理上也带来了不便。随着新型外固定架的出现及医疗水平提高，外固定加压膝关节融合术也在不断改善，手术治愈率明显提高，术后并发症显著下降。李峰等对 17 例晚期膝关节患者行单侧多功能线性外固定架加压融合术，平均随访 12 个月，均骨性融合，力线佳，无复发及神经血管损伤。唐强等应用半环槽外固定架对 12 例（8 例晚期膝关节结核）患者行膝关节融合术，术后患者早期负重，扶拐行走，2 个月均骨性融合，随访 6 个月至 5 年，患者下肢负重功能满意，无复发。张勇对 17 例晚期膝关节结核患者行保留髌骨法膝关节融合术和三维多功能外固定架（普通型）联合应用治疗，平均随访 12 个月，得到良好的疗效，并为二期行人工关节置换术创造了有利条件。

（1）适应证：手术适应证有两种情况需要治疗。①在抗结核药物治疗有效情况下，病变进一步发展，局部有脓肿、窦道或混合感染。②抗结核药物治疗有效情况下，病变静止，但关节不稳或有严重畸形，行走困难。对前一种可用非手术疗法，如无效仍应及时做病灶清除和融合关节。对后一种情况，可做关节融合术。

（2）术前准备：注意需要做膝关节融合的患者，常伴有不同程度的挛缩畸形，如拟单靠融合时多切除骨质来矫正畸形，必然使原来已经短缩的肢体更短，影响肢体功能与身体平衡。因此，在术前必须尽量矫正挛缩畸形，以保证融合术的良好效果。

（3）麻醉与体位：硬膜外麻醉或全身麻醉。患者取仰卧位。

（4）手术步骤

1）切口与显露：在充气止血带下进行手术。用膝关节正中或前内侧切口，“∧”形切开股四头肌腱，沿髌骨两侧切开关节囊，连同髌骨下翻，即可显露膝关节腔前面（图 20-3-5），也可切断髌韧带，连同髌骨上翻，显露关节腔。

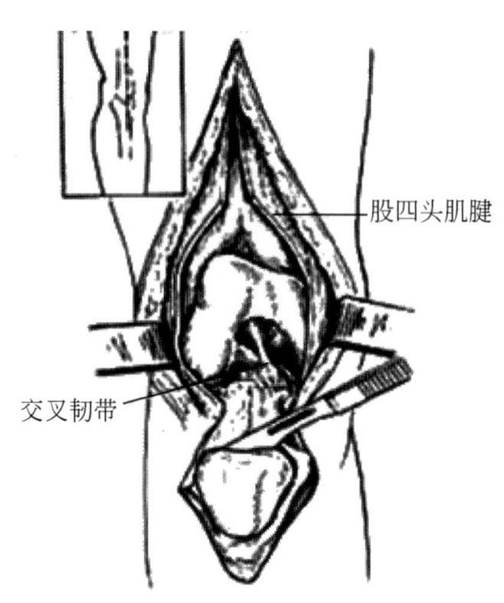

图 20-3-5 切口与显露

2）清除病灶：先切除前侧有病变的关节囊、滑膜、髌下脂肪垫及髌骨，髌骨健康部分可保留不切，备作植骨用。然后，屈曲膝关节，将两侧皮瓣拉向后侧，紧贴骨外面锐性剥离内、外侧副韧带，再切断前后交叉韧带，切除半月板，即可将关节完全脱位（图 20-3-6）。用纱布绕过股骨下端提起，彻底清除后侧病灶。注意防止损伤后侧的腘窝血管与神经。

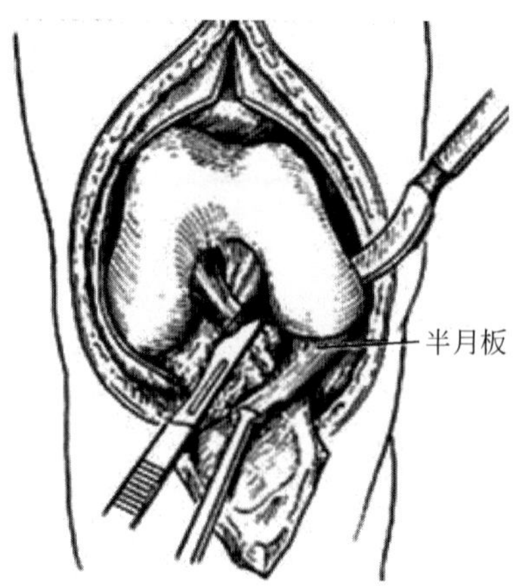

图 20-3-6 清除病灶

3）切除骨端：根据病变的范围及切除平面的设计，将骨端周围的软组织做适当的骨膜下剥离，特别是后侧关节囊附着处要分离好，使股、胫骨的端部至少露出 2 ～ 3cm（图 20-3-7）。拉开并妥善保护周围软组织后，用板锯或宽骨刀切除骨端。一般先切除股骨，然后切除胫骨。切除时，可互用对侧骨端来保护，以免损伤软组织及后侧的重要血管、神经（图 20-3-8、图 20-3-9）。

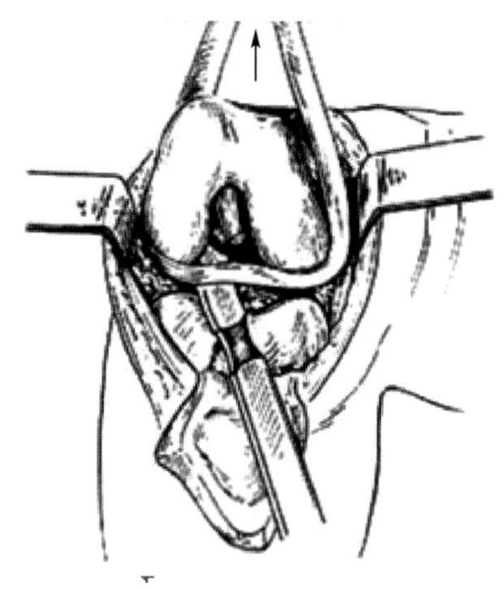

图 20-3-7 切断前后交叉韧带、半月板，关节脱位

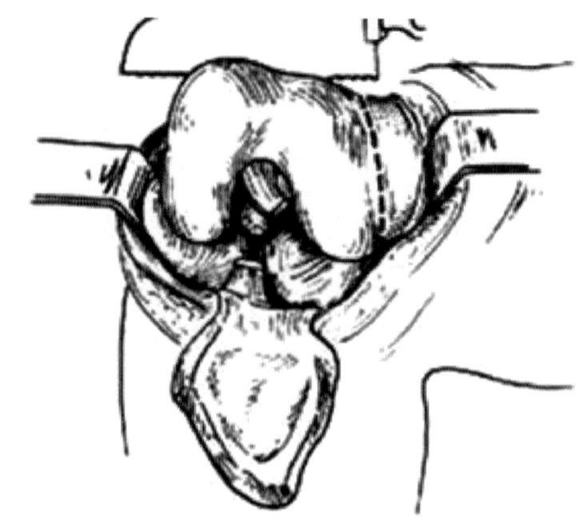

图 20-3-8 切除骨端（一）

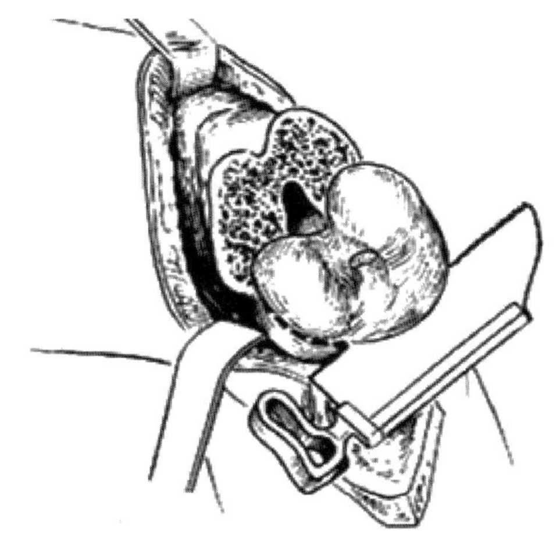

图 20-3-9　切除骨端（二）

截骨时须注意以下三点：

A. 骨端切除范围应尽量缩小，以保存肢体的最大长度，但又要彻底切除病骨。因此，对各种不同的骨破坏，应个别设计。对破坏较小者，可以一次平面切除；对于两端骨面破坏不匀者，应以余补缺；如有较大腔洞者，可做局部切除，利用髌骨或取髂骨块填充（图 20-3-10）。

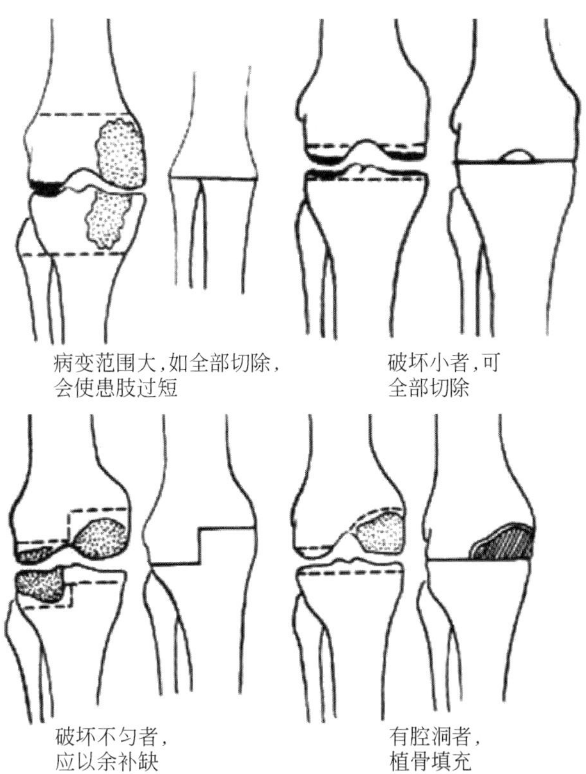

图 20-3-10　不同病骨的截骨方法

B. 膝关节融合的功能位以微屈约 10° 为最合适，但不能有侧向成角或扭转。骨端切除应呈水平位，不要倾斜，以免加压后发生移位。因此，为达到这一理想角度，锯骨时，可先将股骨、胫骨干互放在 85° 屈位，然后将两个关节面互成直角切除，使切断平面与骨干纵轴的角度成为微屈 5°（图 20-3-11）。

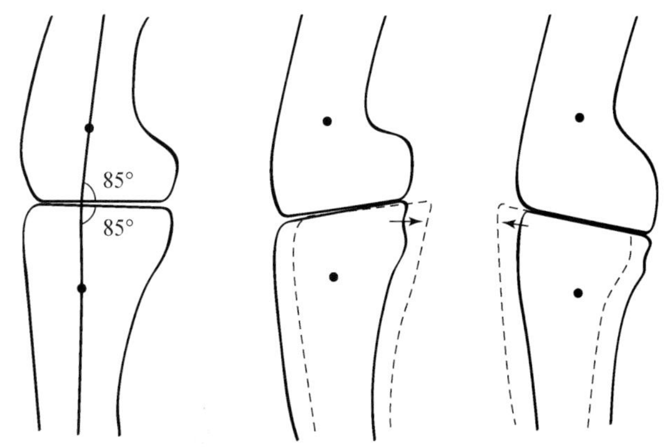

图 20-3-11　膝关节融合

C. 切骨面要平整，才能使接触面大，愈合快，愈合牢靠。用锯操作比较简便，也可用宽扁凿凿除。

4）穿钉加压固定：将股骨、胫骨断面密切对合，置小腿于无内、外旋转和内收、外展的中立位，由专人保持位置。在距离骨断面 3 ～ 5cm 处选定股骨、胫骨穿钉点，上、下穿钉点的连线必须与骨断面垂直。因此，穿钉点不一定一律要在骨前、后径的中心，可以稍行偏前或偏后来适应切断平面。穿钉前先将皮肤的切口对合，在相应骨穿钉点的皮肤上用刀尖刺破一小口，将钉刺入皮下各层软组织（股骨穿钉由内向外，胫骨由外向内，以免损伤神经、血管）。将钉尖放在预定的骨穿钉点，用锤轻轻捶入，或用手摇钻慢慢钻入，使之穿出对侧皮肤小切口，并使两边露出钉的长度相等。进钉时应注意钉的方向，两钉必须平行，又垂直于骨干的纵轴线，否则容易发生膝内、外翻或股骨、胫骨旋转移位。然后，套上膝关节加压融合器，拧紧螺丝，加压固定（图 20-3-12）。一般加压至钢钉稍有弯曲，轻轻抬起小腿时骨断面比较稳定而不移位即可。压缩过度反而会引起骨质吸收。在加压前，应注意在两骨之间勿夹入软组织；加压后，应再检查骨面的对合情况，如有骨突起应加以修整，如有缝隙应加以植骨充填。最后冲洗伤口，放开止血带，彻底止血后逐层缝合，石膏托外固定。

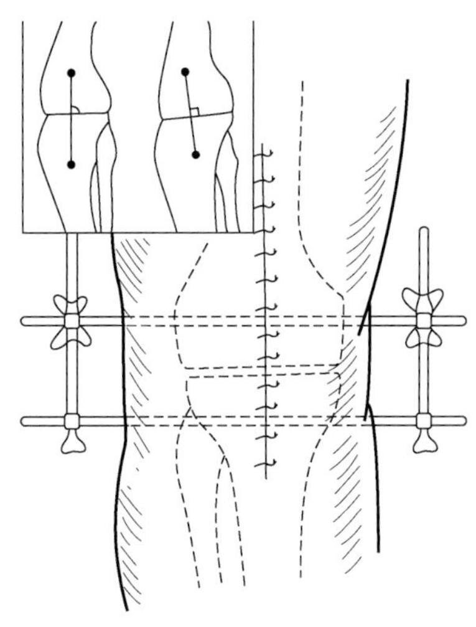

图 20-3-12　膝关节融合的外固定图示

2. 术中注意事项

（1）膝关节融合中引起神经、血管的损伤在临床上虽不多见，但一旦损伤，后果严重。腘窝神经、血管有可能在清除关节后方病灶时或在锯骨时损伤；腓总神经则多在切断外侧副韧带时及牵拉切口过猛时损伤，或直接受穿钉的损伤和压迫。另外，如果膝关节屈曲挛缩畸形在术前未做矫正或不能矫正，术中切除骨质又不充分，勉强将膝伸直对位，势必引起腘窝软组织的紧张而损伤血管、神经。以上均应特别注意避免。

（2）在扎止血带时手术，仍应尽量结扎或电凝可见止血点，以免松开止血带的同时出现很多出血点而不能迅速止血。再者，止血带应在加压融合后才放松，以防骨面大量渗血。缝合软组织前应彻底止血，软组织渗血可用热盐水纱布压敷，以免术后血肿形成。

（3）对膝关节屈曲畸形严重者，为防止融合术会对腓总神经造成牵拉伤，在术前可做牵引，使膝关节能逐渐伸直一部分。术后应观察有无腓总神经麻痹表现。

3. 术后处理

（1）术后抬高患肢，肢体下要均匀垫好，并注意肢端血运，有障碍时应立即松开石膏。

（2）术后 10 ～ 14d 拆线。术后 4 ～ 6 周可除去加压器，改用长腿筒形石膏固定 4 周。固定期间可负重行走。X 线片证实骨性愈合后即可除去外固定。

（3）继续全身治疗及抗结核药物治疗，根据术后结核分枝杆菌 Xpert 快速检测和 BAC 培养结果调整抗结核药物方案。

图 20-3-13 为一例膝关节结核患者行病灶清除术 + 外固定加压膝关节融合术。

4. 髓内针膝关节融合　此方法是在截骨后分别行胫骨及股骨髓腔扩髓，胫骨髓腔应比髓内针直径大约 0.5mm，股骨髓腔应比髓内针直径大约 1.5mm，自臀部切口股骨转子间窝穿入髓内针至胫骨远端干骺端内，应保证膝关节屈曲、外翻位。此方法适用于膝关节骨质缺损而大面积的松质骨不能

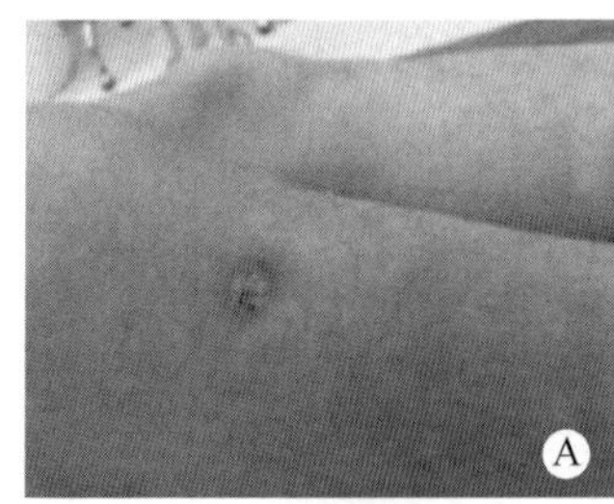

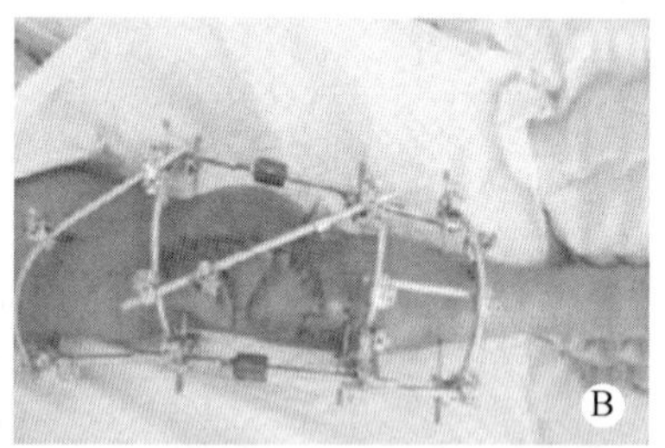

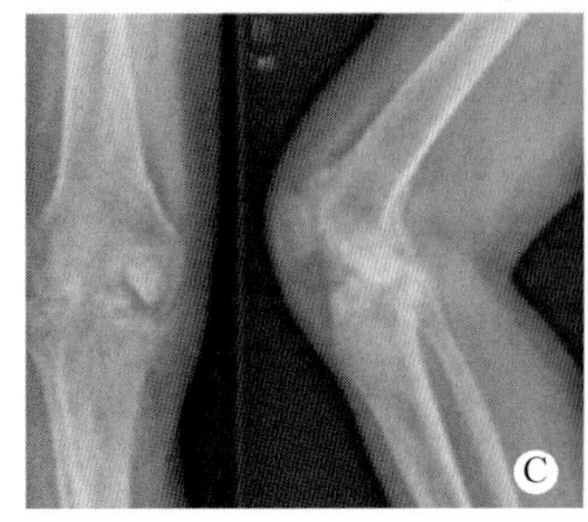

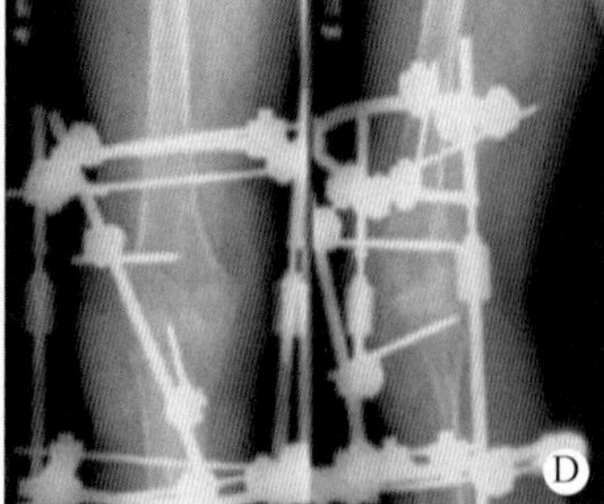

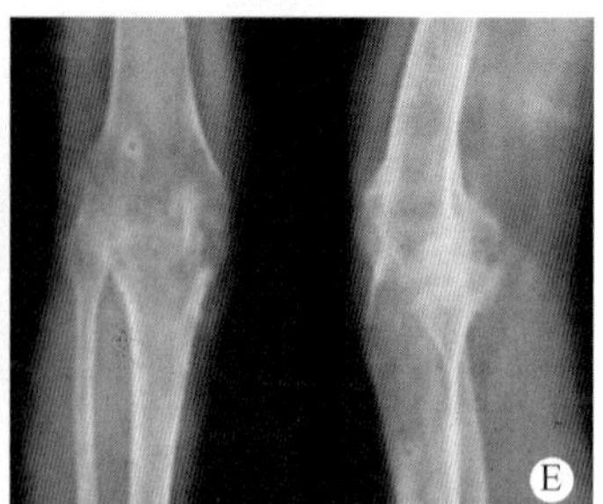

图 20-3-13　膝关节结核患者行病灶消除术 + 外固定加压膝关节融合术

A. 膝关节结核患者，患膝肿胀，胫骨结节附近窦道形成；B. 行病灶清除 + 外固定加压膝关节融合术；C. 术前膝关节 X 线正侧位片；D. 术后膝关节 X 线正侧位片；E. 术后 20 周外支架去除后膝关节正侧位片

接受加压时。优点为融合率高、术后不需外固定、可早期负重。缺点为手术时间长、创伤较大、失血较多及不同程度的术后并发症（图 20-3-14）。

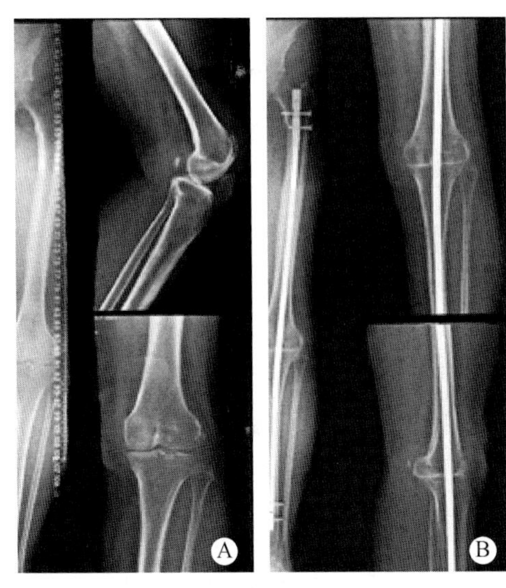

图 20-3-14　髓内针膝关节融合
A. 术前膝关节 X 线正侧位片；B. 术后膝关节 X 线正侧位片

（三）晚期全膝关节结核病灶清除人工关节置换术

1. 手术适应证的探讨

（1）适应证：晚期膝关节结核静止期，因疼痛、功能障碍而严重影响生活质量者，是全膝关节置换的适应证，这是大家公认的，但对于晚期全膝关节结核活动期是否行膝关节置换，目前仍存在争议。主流观点认为晚期膝关节结核人工关节置换的适应证：①晚期膝关节结核活动期，破坏了膝关节的稳定和伸屈活动结构，引起膝关节疼痛和严重功能障碍，显著影响生活质量者；②抗结核药物治疗有效，强化治疗 2 周后原有症状体征明显减轻，红细胞沉降率下降至 50mm/h 以下，体温下降至 37.5℃以下者；③影像学证实关节病灶稳定或有吸收好转者。

（2）禁忌证：①窦道形成混合感染者；②全身情况差或有严重的伴发病难以耐受较大手术者；③膝关节或身体其他部位存在活动性感染者；④长期使用类固醇药物者；⑤抗结核药物治疗无效者；⑥神经性关节疾病；⑦神经损伤肌肉麻痹，伸膝肌力 <3 级。

2. 术前准备

（1）术前拍进行关节正侧位 X 线和 CT、MRI 检查，明确结核病变范围及胫骨平台和股骨远端的破坏程度。初步估算术中病灶清除范围、植骨量，术前测量患者外翻角、病灶清除后关节间隙大小及垫片厚度。

（2）定期评估抗结核治疗疗效。抗结核治疗需根据患者具体情况由结核内科专家组经讨论后制订个体化方案，术前尽可能行穿刺、纤支镜检查，目的是取标本做耐药检测。不能忽略抗结核治疗过程中出现的药物不良反应，如肝功能损伤、皮疹、严重胃肠道反应，一旦出现需停用所有结核药，请结核内科专家组重新制订方案，同时术前的抗结核药物治疗时间重新计算，这是必不可少的。

（3）术前改善患者营养状态，纠正贫血、低蛋白血症、电解质紊乱，降低尿酸；戒烟，锻炼心肺功能；加强卧床下肢肌肉功能锻炼；术前三天给予镇痛、镇静药物。

（4）术前仔细评价感染指标及痰、皮肤、小便、牙龈情况，排除混合性感染如普通细菌感染、真菌感染，充分了解患者体内炎性病灶情况。

3. 手术技术

（1）麻醉与体位：硬膜外麻醉或全身麻醉。患者取平卧位，大腿根部扎止血带。

（2）手术步骤

1）切口与显露：从髌骨上方 6cm 处开始，经髌骨内侧缘至胫骨结节做一弧形切口。切开皮肤及深筋膜，显露股四头肌腱、膝关节囊及髌韧带。

2）清除结核病灶：于髌骨内侧缘切开关节囊，把髌骨翻向外侧，显露关节腔，彻底清除关节内及关节周围所有脓肿、炎性肉芽、干酪样坏死组织及死骨。若股骨远端、胫骨近端骨质缺损 >1cm 则植入自体髂骨，包容性骨缺损采用骨块、骨粒打压植骨，较大的非包容性缺损采用结构性植骨，并用松质骨螺钉固定。对原有的窦道瘢痕应在保护重要血管神经的前提下彻底切除。由于结核炎性侵袭，血管质地脆弱，病灶清除过程中特别是膝关节脱位时注意保护腘窝部位大血管及腓总神经，切勿遗忘腘窝、小腿后方脓肿。病灶清除后，根据术前 MRI、CT 所示脓肿位置再次仔细检查，大量生理盐水、过氧化氢溶液冲洗关节腔，聚维酮碘浸泡 15min。创口周围加铺防护单，术者更换手套（必要时更换手术衣）。

（3）胫骨平台截骨：极度屈曲膝关节，切除内外侧半月板，股骨内髁、胫骨内髁和股骨髁间窝周围的骨赘及病灶组织，切除后交叉韧带，在胫骨髓外定位杆的帮助下根据术前 X 线片所设计的截骨平面及假体所需要的后倾角度进行胫骨平台截骨（图 20-3-15）。

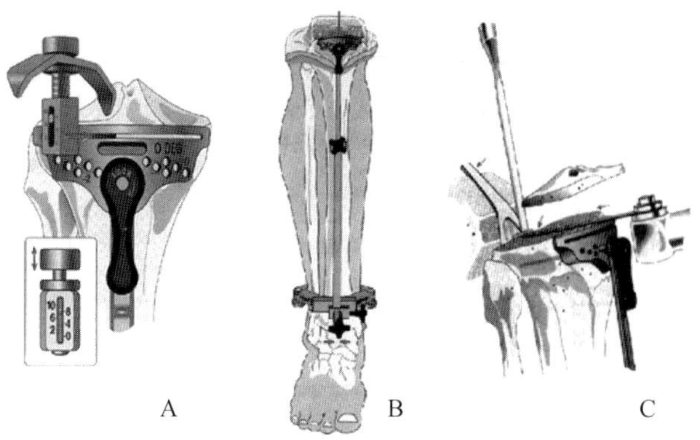

图 20-3-15　胫骨平台截骨图示
A. 胫骨平台截骨；B . 胫骨对线；C. 截骨

（4）股骨截骨及胫骨平台打孔：股骨髁间窝开髓，开髓点多位于股骨髁间窝最高点与股骨髌骨滑车最低点之间，少许偏内侧，需按照术前 X 线片股骨纵轴与髁间窝交点的位置调整。将股骨髓内定位杆插入股骨髓腔内，需注意钻头前进时，触摸股骨干远侧，保持方向正确，避免撞击皮质。根据术前 X 线片提示，设定合适外翻角，与健侧相同。将股骨定位器固定到股骨髓内杆上，确定膝外翻角，取出髓内杆及定位器，将标定杆及截骨模块钉在股骨髁上，进行股骨远端截骨。特别注意股骨前髁切割平面不正确，锯片切入股骨皮质，造成切迹状损伤，术后假体上方易发生骨折。股骨截骨后，继续清理关节后方软组织病灶及骨赘。使用关节间隙模块在屈膝 90° 位和伸膝位分别测量屈伸间隙是否平衡，并使用股骨和胫骨假体试模复位。同时观察：①下肢伸直位轴线是否满意；②胫骨平台试模的中心点是否与胫骨平台中点一致；③膝关节是否能完全伸直；④髌骨轨迹是否满意；⑤屈曲位和伸直位手指触摸侧副韧带是否过紧。观察满意后，按照厂商提供的器械完成胫骨平台操作，打桩前要标记胫骨平台中点（图 20-3-16、图 20-3-17）。

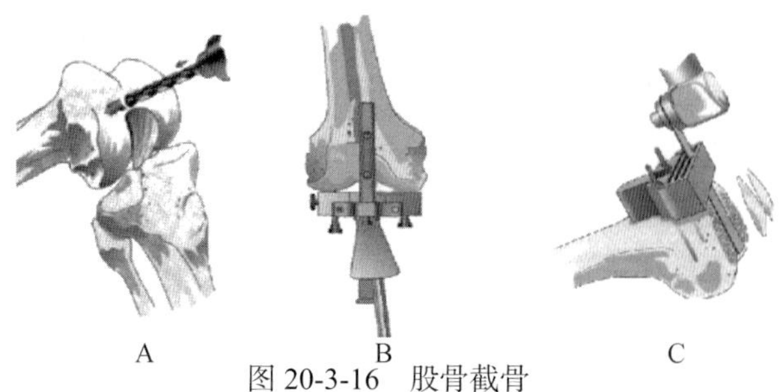

图 20-3-16　股骨截骨
A. 股骨开髓；B. 定位器固定；C. 模块化截骨

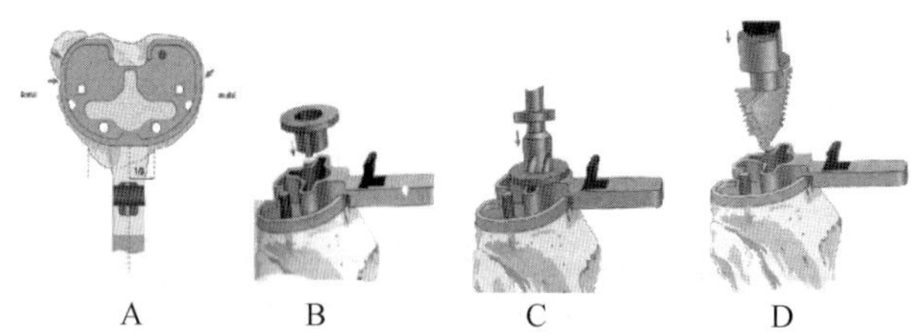

图 20-3-17　胫骨平台打孔
A. 胫骨平台准备；B、C. 安装打孔导板及套筒，并钻孔；D. 钻孔

（5）安装假体：植入假体前，所有截骨面彻底冲洗、吸干，在骨水泥低黏状态时用指压以确保其最大限度进入骨小梁。依次安装胫骨托、股骨假体及胫骨衬垫（图 20-3-18）。

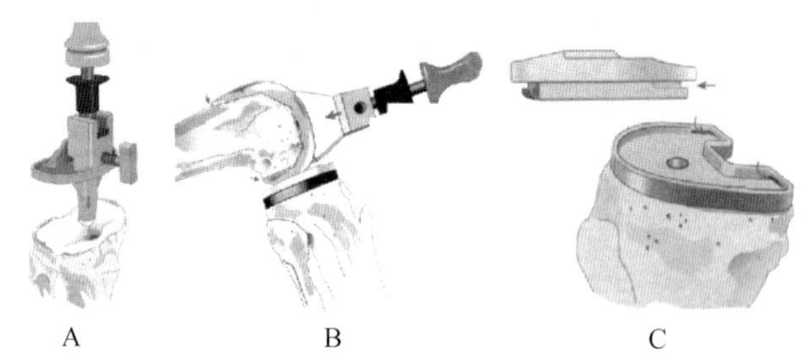

图 20-3-18　胫骨平台假体安装
A. 安装胫骨托；B. 安装股骨假体；C. 安装胫骨衬垫

（6）闭合切口：安置引流管，依次缝合关节囊、皮下筋膜及皮肤。关闭切口前可使用罗哌卡因 200mg + 80ml 盐水，切口周围细针多点局部浸润麻醉，能明显改善术后 VAS 评分，减少阿片类药物使用。麻醉苏醒后观察下肢踝、足趾背伸跖屈情况（图 20-3-19、图 20-3-20）。

4. 术后处理

（1）术后 6h 应根据引流量的变化，即当观察到引流管无明显出血，或引流管血清已分离，伤口出血趋于停止时开始应用抗凝血药物。若个别患者术后 12h 仍有明显出血可酌情延后应用抗凝血药物。引流管根据引流量情况于术后 3 ～ 5d 拔除（小于 50ml/d）。期间反复取引流液做细菌涂片及培养以排除感染。

（2）术后根据疼痛评估，合理选择镇痛方式，如用镇痛药（曲马多、塞来昔布），镇痛泵，用地西泮、溴化钠、谷维素辅助镇静。

（3）术中可用地塞米松 10mg、术后采用头高 40°～ 50°，脚高 30°，选用昂司琼或莫沙必利可预防恶心、呕吐。

（4）术后伤口冰敷减少出血，并继续采用术前纠正贫血方案提升血红蛋白，必要时输血。

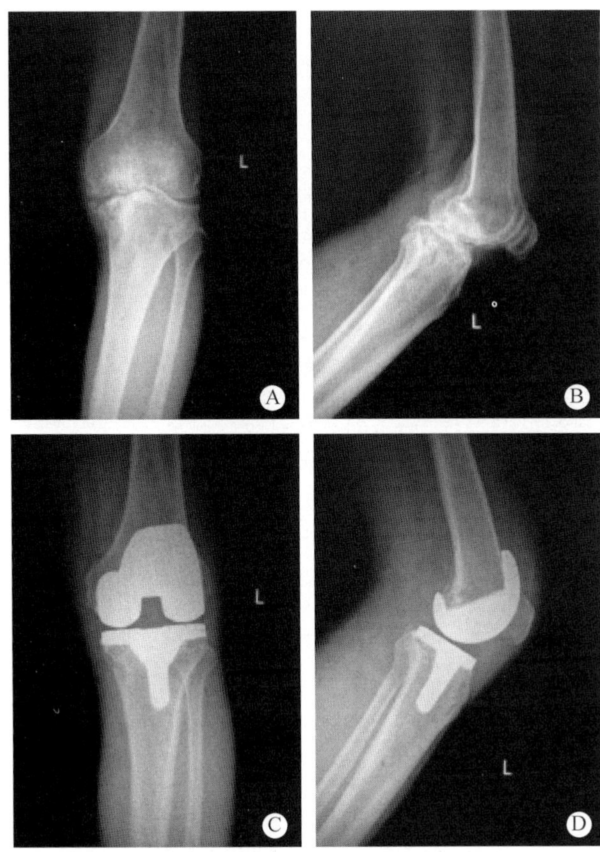

图 20-3-19　典型病例（一）

A、B. 左膝关节结核，术前 X 线正侧位片，显示关节间隙狭窄，软骨骨质破坏与硬化；C、D. 行病灶清除术后人工关节置换术，术后 X 线片显示假体位置良好

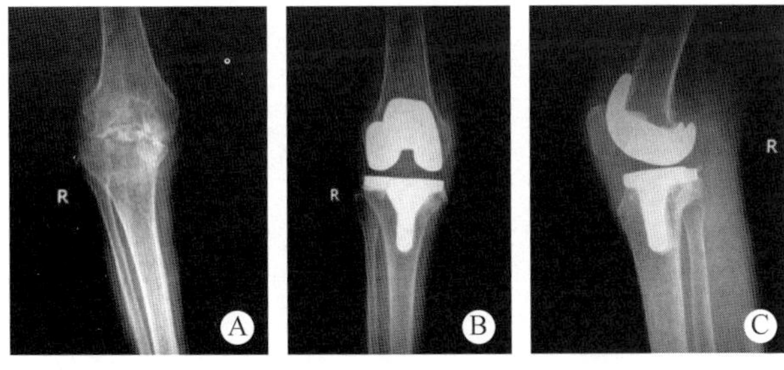

图 20-3-20　典型病例（二）

A. 右膝关节结核，术前 X 线正位片显示关节间隙消失，股骨远端、胫骨平台多处骨缺损；B、C. 行病灶清除术后人工关节置换术，术后 X 线片显示假体位置良好

术后纠正贫血方式主要根据患者贫血程度决定：①输血（Hb<70g/L）；② Hb<80g/L，有贫血症状者输血；③ Hb<90g/L，静脉铁剂 + 促红细胞生成素；④ Hb>90g/L，口服铁剂。

（5）继续全身治疗及抗结核药物治疗，根据术后结核分枝杆菌 Xpert 快速检测、分枝杆菌 DNA 和 BAC 培养结果调整抗结核药物治疗方案。

（6）骨科大手术后早期是静脉血栓栓塞（VTE）的高风险期，在有效控制出血风险后，选用优效抗凝药物有利于进一步减少血栓事件的发生。术后常规使用抗凝剂抗凝。具体方案为住院期间依诺肝素钠 1 支 / 天，出院前复查下肢静脉血管彩超排除深静脉血栓形成，出院后继续口服利伐沙班抗凝至术后 3 周。

（7）术后第 1 天若生命体征平稳，可停用心电监护，早期拔除尿管，继续营养支持，纠正电解质紊乱，加强咳嗽、吹气球等锻炼，避免肺部感染。

（8）术后第 1 天开始下肢肌肉等长收缩锻炼，并逐渐加强伸屈踝、下肢直腿抬高及膝关节屈伸活动锻炼。

（9）术后两周拆线，定期门诊随访，复查胸部 CT、血常规、C 反应蛋白、红细胞沉降率、膝部 X 线片及 CT，评估抗结核治疗疗效及假体生存情况。

（10）根据术中情况及患者骨质条件决定下地时间。术中骨缺损大，植骨范围大，覆盖面积广，延迟至术后 6 周下地；反之，需早期下地进行功能锻炼。

5. 进展与争议　近年来，发展中国家的髋、膝结核发病率正在逐年上升。Furia 等报道称美国等西方国家的非脊柱骨关节结核的发病率也在不断增加。髋、膝结核的卷土重来已呈全球趋势。膝关节结核居全身骨与关节结核发病率的第 3 位，次于脊柱结核、髋关节结核。传统治疗多采用病灶清除术后关节融合，以牺牲关节功能为代价，降低了患者生活质量。

病灶清除关节融合术虽然在治疗晚期膝关节结核时可达到控制感染、缓解疼痛的目的，但是无法避免患者肢体短缩及跛行，影响患者日常生活。随着人工关节的发展，国内外不少学者尝试着对部分晚期活动期膝关节结核患者行人工关节置换，取得了较好疗效，术后保存或恢复了大部分关节功能。然而国际上对晚期活动期膝关节结核行人工关节置换存在争议，其争议的焦点主要是结核病活动期给予人工关节假体植入及术后患者抵抗力下降是否会增加结核复发的风险。同时感染性疾病被认为是人工关节置换的禁忌证，因为细菌一般会黏附在假体表面，形成致密的生物膜，保护细菌免受机体免疫力及药物的攻击，所以细菌的黏附性和生物膜是人工关节置换术后感染难治和复发的主要原因。马俊等对结核杆菌黏附不同人工关节假体材料的能力研究发现，结核杆菌对钴铬钼合金、钛合金的黏附能力较差；其黏附力受材料性质、表面粗糙度影响较大；结核杆菌在这两种假体表面并未形成生物膜。王永清等对结核杆菌在可植入材料表面黏附性和生物膜形成的体外研究也证明，羟基磷灰石和钛合金是较理想的骨结核病灶内植入材料。而且关节结核细菌数量要比肺结核细菌数量少，手术前后合理运用抗结核药，彻底清创，可以防止或减少残留结核杆菌的黏附。临床上一期病灶清除加内固定植入在治疗脊柱结核上取得的成功也从另一方面证实了这一点。近年来不少学者对活动期全髋关节结核试行一期人工关节置换术，远期疗效满意，证明活动期全髋关节结核行一期人工关节置换术是可行的。这些相关研究证明了人工关节假体的存在并不增加结核复发的风险，并对晚期全膝关节结核行一期病灶清除全膝人工关节置换术建立了理论基础。阿力等与于志勇等分别对 3 例、6 例活动期全膝关节结核行一期病灶清除全膝人工关节置换术，多年随访，无 1 例复发，取得良好治疗效果。

同髋关节结核类似，大多数学者认为结核复发的主要原因是术中清创不彻底、结核杆菌耐药及不正规的抗结核治疗。无论什么因素导致结核的复发，彻底清除结核病灶、不留病灶死角、突破结核菌的防御壁垒和正规的抗结核药物治疗是减少复发的关键，这一点被多数研究者所强调。

关于膝关节假体选择，理想的假体应该有以下几个特点：①适当的功能，包括运动学、活动度、限制性；②假体牢固的固定；③假体长期的耐磨性。人工膝关节假体发展有三个阶段：第一代，单纯铰链型假体（全限制型），铰链式，单一半径，假体 - 骨水泥 - 骨界面接触应力高，易导致松动，翻修困难，适用于严重骨缺损、严重膝关节不稳定、低活动量、预期寿命在5年以内的患者，可以作为膝关节挽救性手术（图 20-3-21）；第二代，髁型假体（非限制、半限制型），以点、线、部分面接触为主，能产生足够的活动度和低限制，固定关节面，磨损度较高（图 20-3-22）；第三代，带半月板功能的解剖型假体，解决吻合性、限制性和接触应力之间的矛盾，主要分为活动承重半月板设计、旋转平台设计。旋转平台能为膝关节提供最大的屈曲（图 20-3-23）。

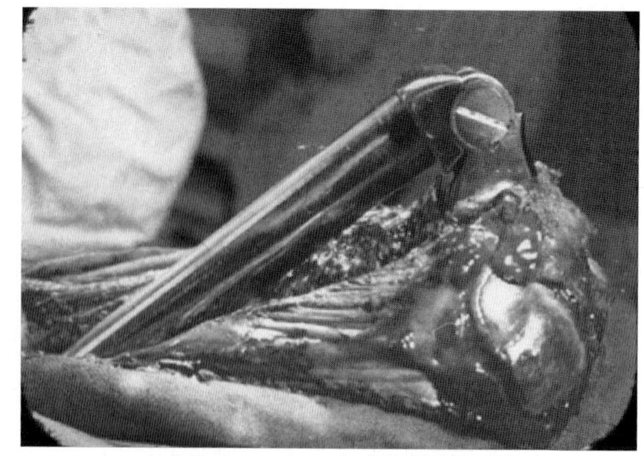

图 20-3-21　第一代膝关节假体

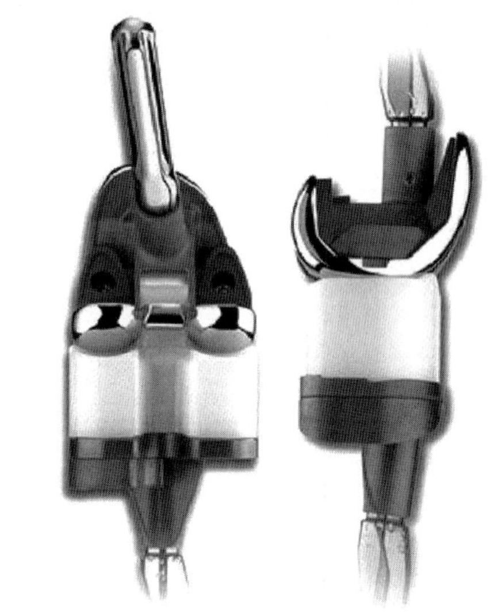

图 20-3-22　第二代膝关节假体

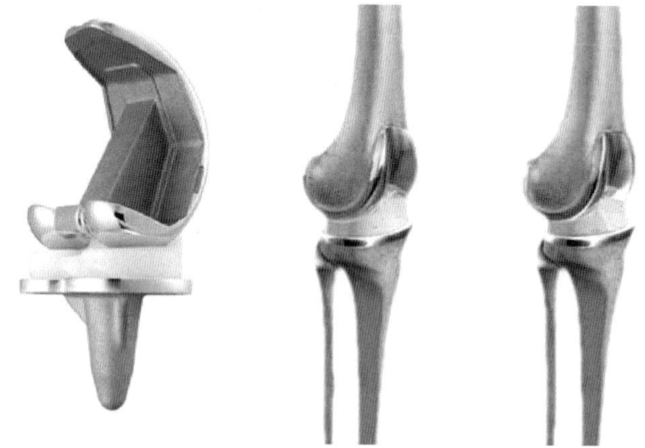

图 20-3-23　第三代膝关节假体

除了以上假体，还有特殊类型假体，如定制型假体和组配式假体，包括不同尺寸和长度的髓内杆、金属块，提供更好的充填和压配，假体 - 骨界面应力小，理论上减少松动，适用于有骨缺损、骨折截骨后引起的膝关节畸形（图 20-3-24）。

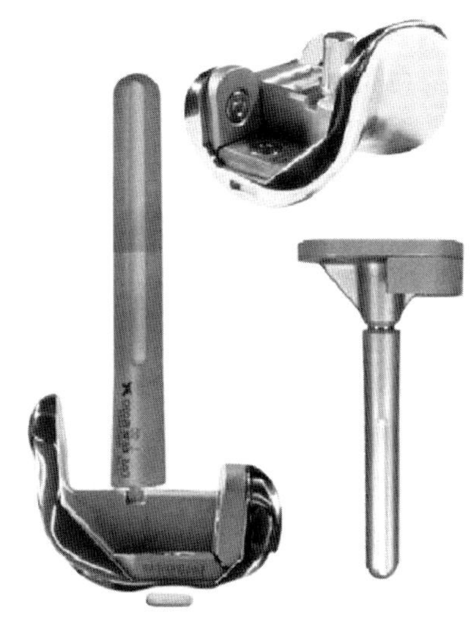

图 20-3-24　组配式假体

晚期活动期膝关节结核多存在股骨髁、胫骨平台大量骨质破坏，关节周围特别是后方腘窝大量脓肿形成，软组织挛缩、畸形，患者术前多有严重膝关节畸形、肢体短缩，活动度极差，即使清除病灶、松解软组织后，仍然无法避免存在一定程度的功能受限，因此疼痛、功能不是我们唯一考虑的方面。不同于髋关节，膝关节周围特别是前方没有强大的肌肉软组织覆盖，没有软组织支撑，一旦结核复发，将会引起灾难性的后果。所以，相比于晚期活动期髋关节人工关节置换，晚期活动期膝关节人工关节置换应更加慎重。同时术前应做好充分的医患沟通和术前计划，做到心中有数，让患者充分了解膝关节结核，适当降低患者的期望值。术前抗结核有效性评价、围术期抗结核方案规范性、强化疗程应更加严格，在充分确保抗结核有效情况下，再行手术治疗。

虽然目前国内外对晚期膝全关节结核行病灶清除人工关节置换术的病例较少，但是随着基础研究的深入和临床经验的积累，手术指征将进一步完善，病灶清除人工关节置换术必将成为治疗晚期全膝关节结核患者最好的选择。

（李　海　周宗科　蒲　育）

三、膝关节镜手术

对膝关节结核患者尽早行关节镜手术，尤其是膝关节滑膜结核的患者可提供及时、有效的诊断和治疗，有助于预防发展为全关节结核，最大程度保留膝关节功能。

（一）膝关节镜技术

1. 麻醉　全身麻醉、蛛网膜下腔麻醉、硬膜外麻醉和股神经、坐骨神经阻滞麻醉均可选用。神经刺激仪定位技术的临床应用，提高了外周神经阻滞的准确性和阻滞效果。由于手术需要在止血带下完成，单纯神经阻滞麻醉下患者对止血带可能无法耐受，而且多数手术需要一定程度上的肌松，所以神经阻滞麻醉一般需要复合静脉麻醉或全身麻醉。作者在进行膝关节镜检查和治疗时多选用下肢主要神经阻滞麻醉复合喉罩全身麻醉，麻醉效果好，无明显不良事件，能降低老年患者心肌缺血、术后肺不张、肺部感染、低氧血症、深静脉血栓、肺栓塞的发生率。

2. 体位　膝关节镜手术患者取仰卧位，通常采用两种体位：一种是双下肢置于手术台上，操作时可将受检膝关节屈曲、内外翻或呈“4”字形放在台面上；另一种是将双小腿自然下垂，悬吊于手术床尾部。具体手术体位可根据术者习惯及具体手术内容进行选择。

3. 术前准备

（1）消毒铺巾：消毒的范围上至大腿根部止血带处，下至踝关节处，足部需要用无菌巾包裹。关节镜手术需要持续生理盐水灌洗，为避免灌注液体污染手术台和地面，铺巾最好采用防水铺巾，在膝关节下方套入接液袋。

（2）止血带的应用：术中需要使用气囊止血带，减少关节内出血，保持术野清晰。气囊止血带位于患侧大腿根部，最好在患者清醒时即绑好，以调节松紧程度。止血带充气前应驱血，膝关节结核属于感染性疾病，建议用体位驱血。止血带压力设置一般为患者收缩压 +100mmHg，连续使用止血带时间一般不超过 2h，以避免发生止血带麻痹。如手术时间较长，超过 2h，则需将患侧膝关节加压包扎后松弛止血带 10min，方能再次使用止血带。

4. 入路　膝关节镜手术入路有十余个之多，可分为常规入路和非常规入路两类。常规入路包括前外侧入路、前内侧入路、后内侧入路、后外侧入路、髌外上入路。

（1）前外侧入路：为关节镜检查首选入路，定位于外侧膝眼，膝关节屈曲 80° ～ 90° 时外侧关节线上 1cm 与髌韧带外缘 1cm 左右交界处。正确选择入路非常重要，经前外侧入路进镜，选用直径 4.0mm、30° 镜，几乎能观察到关节内所有结构，特别便于观察外侧半月板后角和内侧半月板体部及前角，但不能充分观察后交叉韧带、外侧半月板前角。与前内侧入路交替应用可施行关节腔内大多数手术操作。

（2）前内侧入路：为膝关节检查与镜下手术的重要入路之一，位于内侧关节线上 1cm 与髌韧带内缘 1cm 左右交界处。主要用于关节腔外侧室的辅助性观察，或经此入路进入探钩，探查内外关节腔的结构。经此入路进手术器械，十分方便于外侧半月板体部和前角、内侧半月板后角、髁间窝、髌上囊外侧面及相应部位其他结构的手术操作。

（3）后内侧入路：主要观察膝关节后间室，选用 30° 镜，经此入路可以满意地观察到后内侧室的所有结构，并进行滑膜切除及病灶清理。后内侧入路恰好在股骨髁的后内缘与胫骨后内侧缘构成的小三角形的软组织区域内，定位为关节腔充盈的状态下，膝关节屈曲 90°，外旋，在关节镜监视下于内侧副韧带及股骨内髁后侧关节线上 1cm 处。

（4）后外侧入路：位于膝外侧间隙，腓骨头近侧，后外侧关节线上方 2cm，与髂胫束后缘和股二头肌腱前缘交界处。此入路定位准确，避免损伤腓总神经、韧带、关节软骨等结构，穿刺应在膝关节内旋，屈膝 90°，关节囊充分充盈状态下进行，随后做 1cm 皮肤切口，用关节镜鞘和穿破器穿透关节囊，当触及股骨髁后缘时，稍微刺向内方即可进入后外关节间室。应特别注意勿损伤关节面和血管神经束。经此入路主要用于后外方间室的观察和镜下手术操作，可观察到外侧半月板后侧的边缘、腘肌腱、前交叉韧带外侧面等结构。

（5）髌外上入路：位于髌骨外上角上方 2.5cm 的股四头肌外缘。

一般情况下，膝关节结核需要比较彻底的病灶清除，因此多数情况下需要用到上述 3 ～ 4 个入路。

（二）膝关节镜下手术

对膝关节结核性滑膜炎或早期的全关节结核可行关节镜下活检术，行病理检查、微生物学检查以明确诊断，同时也可在镜下行滑膜切除、病灶清除术。膝关节镜术前至少应抗结核治疗 3 周。

要做彻底的滑膜切除，需系统地检查以下部位：髌上囊，内、外侧间沟，前内侧室和前外侧室，后内侧室和后外侧室及髁间窝。在不损伤相应结构的同时，还必须仔细切除以下区域的滑膜：半月板两面及半月板与关节囊结合部；腘肌，前交叉韧带及髌骨、股骨和胫骨关节面边缘的滑膜血管翳。

对结核性滑膜炎、早期的全关节结核应尽可能多地切除病变滑膜和病灶，且切除的深度必须足够，尽量切除滑膜全层，而保留关节囊纤维层。操作时，刨刀口对准病变滑膜，同时施加一定压力，尽量达到滑膜全层切除。除了尽量清除病变滑膜及病灶外，还可在术后采用持续冲洗、引流及相应的药物治疗，提高治愈率，减少复发率。

1. 单纯膝关节滑膜结核治疗　对于诊断不明确、抗结核治疗效果不特别理想的膝关节滑膜结核，可行关节镜下滑膜切除术，同时取病变滑膜进行病理检查及组织培养、药敏试验。术后积极控制炎症、屈伸膝关节功能锻炼，如关节炎症较重，可适当制动 2 ～ 3 周后开始膝关节屈伸功能锻炼（图 20-3-25，彩图 22）。

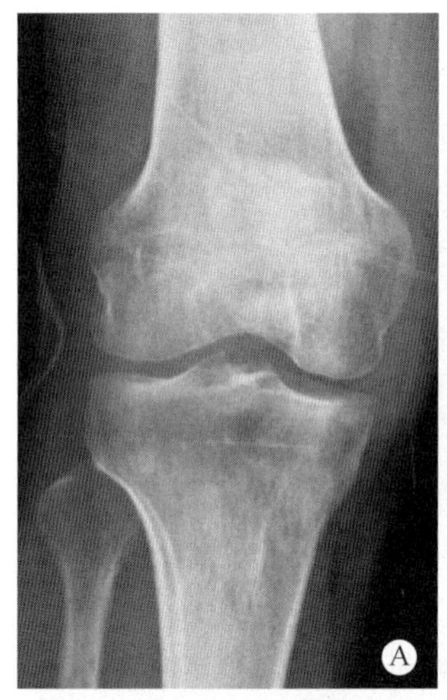

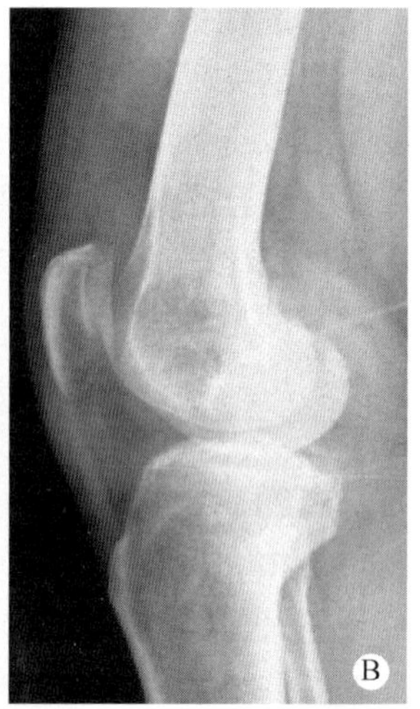

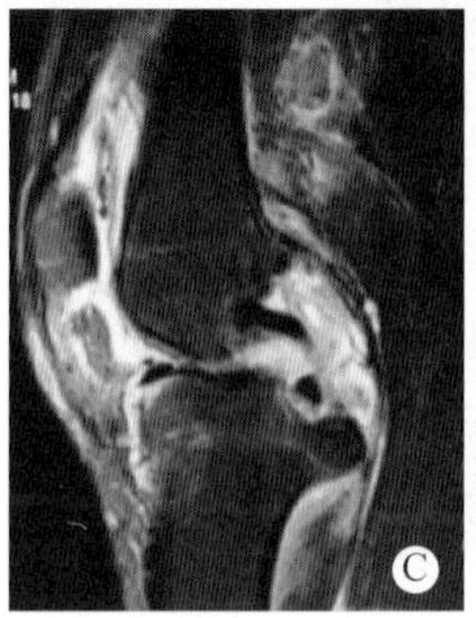

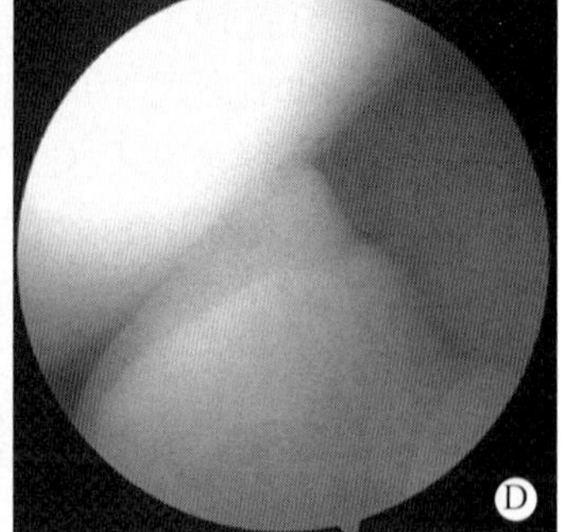

图 20-3-25　男性，29 岁。右膝关节滑膜结核

A、B. 术前 X 线片显示膝关节周围软组织肿胀，关节积液，轻度骨质疏松，未见骨破坏；C. 术前 MRI 影像显示膝关节积液，胫骨及股骨轻微骨髓水肿，未见明显骨质破坏；D. 关节镜术中见关节软骨软化，滑膜增生、肿胀，纤维蛋白渗出

2. 全膝关节结核治疗

（1）早期全膝关节结核治疗：对于早期全膝关节结核，及早做病灶清除，可能保留关节的功能。先切除感染的滑膜，再刮除所有隐匿的骨病灶。应彻底刮除软骨关节面边缘的肉芽和被破坏的软骨面。术后可石膏托固定，3 周后拆除石膏进行膝关节屈伸功能锻炼，尽量保留关节功能（图 20-3-26，彩图 23）。

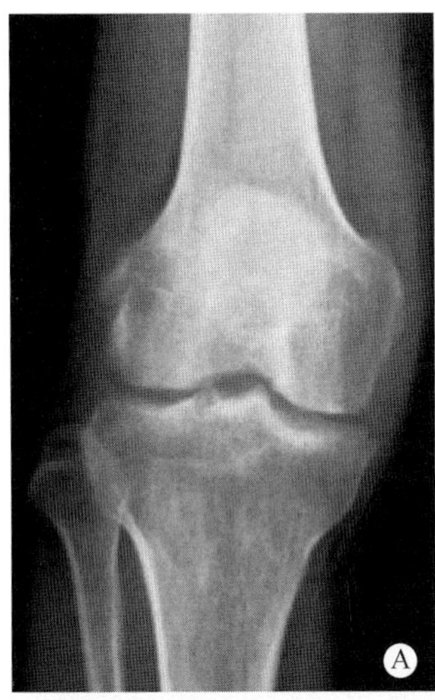
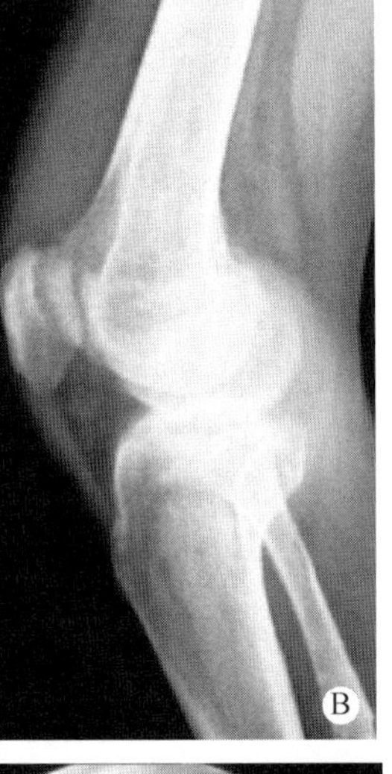
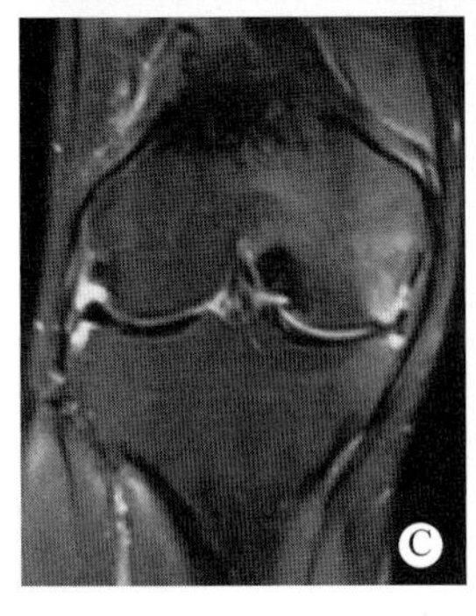
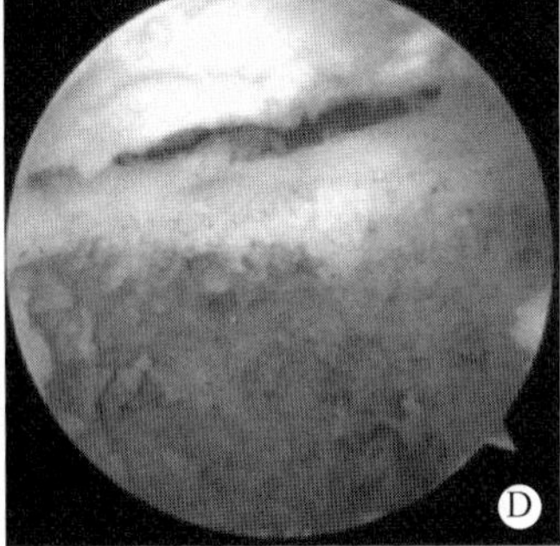

图 20-3-26　男性，37 岁。右膝关节早期全关节结核
A、B. 术前 X 线片显示膝关节周围软组织肿胀，关节间隙变窄，骨质疏松，胫骨及股骨边缘骨破坏；C. 术前 MRI 影像显示膝关节积液，胫骨及股骨边缘骨髓水肿，关节软骨及骨质破坏；D. 关节镜下见胫骨边缘关节软骨破坏，软骨下骨破坏，骨质疏松

（2）晚期全膝关节结核治疗：多需做病灶清除，对 15 岁以上的患者同时做膝关节融合，将膝关节融合于屈膝 5° 位。晚期全关节结核也可在关节镜下行病灶清除术，配合交叉松质骨螺钉、外固定器行关节融合术。

（李　棋　李　箭）

参考文献

阿力，林文茂，李波，2008. 膝关节结核全膝人工关节表面置换术疗效分析 . 新疆医学，38（4）：46-47.

蔡道章，陈燕涛，戎利民，1998. 滑膜结核的关节镜诊断和治疗 . 中华结核和呼吸病杂志，21（5）：276-277.

冯会成，黄迅悟，孙继桐，2011. 关节镜对各期膝关节结核的诊断与治疗价值 . 中国骨肿瘤骨病，10（2）：136-139.

高天君，杨达宇，2012. 关节镜下病灶清除治疗膝关节结核性滑膜炎 . 局解手术学杂志，21（2）：134-135.

李峰，范达文，崔志强，2007. 单侧外固定支架在膝关节结核关节融合术中的应用 . 新疆医学，37（3）：64.

廖燚，白靖平，锡林宝勒日，等，2006. 扩髓与非扩髓髓内钉固定术治疗成人股骨干骨折的系统评价 . 中华骨科杂志，26（6）：404-408.

林松，许建中，李文辉，2009. 关节镜对膝关节结核性滑膜炎的诊疗价值 . 中国实用外科杂志，29（1）：101-102.

林钊雄，2013. 关节镜治疗膝关节结核 32 例疗效分析 . 中国医药指南，11（9）：601-602.

马东升，盛海英，2010. 膝关节融合术的临床应用 . 中外健康文摘，7（21）：5.

秦世炳，2006. 骨关节结核的诊断和治疗 . 结核病与胸部肿瘤，3：232-234.

邱贵兴，戴克戎，2016. 骨科手术学 .4 版 . 北京：人民卫生出版社 .

唐强，钟泽沛，1998. 半环槽外固定架用于膝关节融合 12 例的治疗体会 . 中国修复重建外科杂志，12（1）：22.

颜滨，2013. 利用关节镜治疗膝关节结核临床疗效分析 . 中国医药科学，3（2）：145-146.

于志勇，李金戈，尹红义，2010. 活动期髋、膝关节结核一期人工关节置换术的远期疗效观察 . 中国骨与关节损伤杂志，25（6）：535-536.

张勇，2012. 保留髌骨法膝关节融合术与三维多功能骨科外固定架（普通型）的联合应用 . 当代医学，18（32）：87.

赵涛，姚林明，陈其亮，2011. 外支架固定加压融合治疗晚期全膝关节结核疗效分析 . 陕西医学杂志，40（6）：747.

郑永智，陈飞飞，王上增，2015. 关节镜下手术对青少年膝关节结核的临床疗效分析 . 中国地方病防治杂志，30（5）：398-400.

周湘桂，李思云，魏水崑，等，2013. 关节镜手术诊治早、中期单纯膝关节结核的临床体会 . 中国内镜杂志，19（1）：50-52.

Abraham VT，Gangadharan R，Reddy MN，2013. A rare presentation of tuberculosis—concomitant involvement of both the knee and proximal tibia. European Orthopaedics and Traumatology，5（2）：181-185.

de Haan J， Vreeling AW， van Hellemondt GG，2008. Reactivation of ancient joint tuberculosis of the knee following total knee arthroplasty after 61 years：a case report. Knee，15（4）：336-338.

Furia JP， Box GG， Lintner DM，1996. Tuberculous arthritis of the knee presenting as a meniscal tear. Am J Orthop（Belle Mead NJ），25（2）：138-142.

Guo L， Yang L， Duan XJ， et al，2010. Arthroscopically assisted treatment of adolescent knee joint tuberculosis. Orthopaedic surgery，2（1）：58-63.

Habaxi KK， Wang L， Miao XG，et al，2014. Total knee arthroplastytreatment of active tuberculosis of the knee：a review of 10cases.Eur Rev Med Pharmacol Sci，18（23）：3587-3592.

Joshi AB， Markovic L， Hardinge K，et al，2002. Conversion of a fused hip to total hip arthroplasty. J Bone Joint Surg Am，84-A（8）：1335-1341.

Motycka T，Landsiedl F，1995. Arthroscopic synovectomy of synovial tuberculosis of the knee joint. Knee Surgery，Sports Traumatology， Arthroscopy，3：111-112.

Nichols SJ， Landon GC， Tullos HS，1991. Arthrodesis with dual plates after failed total knee arthroplasty. J Bone Joint Surg（AM），73（7）：1020-1024.

Shen HL， Xia Y， Li P， et al，2010. Arthroscopic operations in knee joint with early-stage tuberculosis. Archives of orthopaedic and trauma surgery，130：357-361.

Tan SM， Chin PL，2015. Total hip arthroplasty for surgical management of advanced tuberculouship arthritis：case report. World J Orthop，6（2）：316-321.

Titov AG， Nakonechniy GD， Santavirta S， et al，2004. Arthroscopic operations in joint tuberculosis. The Knee，11：57-62.

Wang Y， Wang J， Xu Z，et al，2010. Total hip arthroplasty for active tuberculosis of the hip. Int Orthop，34（8）：1111-1114.

Zeng M， Hu Y， Leng Y，et al，2015. Cementless total hip arthroplasty in advanced tuberculosis of the hip. Int Orthop，39（11）：2103-2107.

第二十一章　踝关节结核

踝关节由距骨和踝穴组成，包括胫距关节、腓距关节和下胫腓关节三个关节界面。距骨是踝关节的核心，其稳定性是由骨组织、韧带、关节囊及横跨关节的肌肉和肌腱组织维持，是高度适配的多轴联动关节，是人体接触地面的第一大负重关节，主要为负重，其运动只限于前后方向，在日常生活中，如上下楼梯、登山及跳跃，踝关节的运动皆很重要。踝关节结核占全身关节结核的3%～4%，在下肢三大关节中发病率最低，约为髋关节的1/4，膝关节的1/3。发病年龄多为20～30岁的青壮年和10岁以下的儿童，男性略多于女性。

第一节　解剖概要与病理

一、踝关节的解剖特点

1. 坚强和稳定　踝关节是下肢三大关节中最靠下的关节，是足和小腿之间的桥梁，负重较髋关节、膝关节多，因此踝关节的第一个特点是坚强和稳定。凹陷的胫骨下端和内外踝构成踝穴，隆起的距骨体正好卧在踝穴内。踝关节周围韧带较多，主要的有内侧的三角韧带，外侧的距腓前韧带、跟腓韧带、距腓后韧带及胫腓骨下端间的骨间韧带，其中以三角韧带最坚强有力（图21-1-1～图21-1-3）。由于踝穴和韧带的约束作用，距骨不易脱位，除非踝关节结核发展至晚期可见患足下垂、内翻畸形。因此，踝关节因结核病变而产生的病理脱位少见。

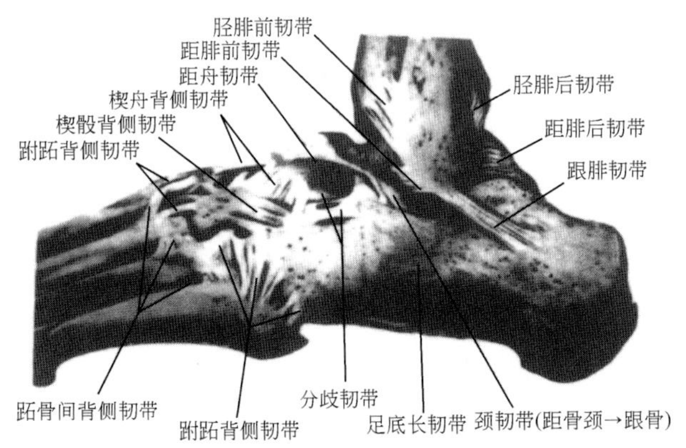

图21-1-1　足背外侧韧带

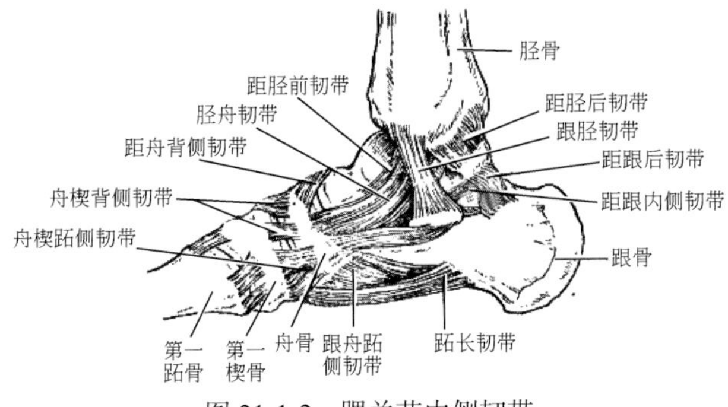

图21-1-2　踝关节内侧韧带

当踝关节跖屈时，距骨最窄部分进入踝穴，允许距骨与踝穴相对旋转。当踝关节处于最大背伸位时，胫腓联合与距骨相匹配，距骨关节面的最宽部分与踝穴紧密衔接，距骨与踝穴的相对旋转受限。踝穴是指踝关节由胫腓骨下端构成的关节面凹陷，其穴有内外后3壁，内外侧分别由胫骨内踝与腓骨外踝组成。胫骨下端后缘呈豆状突起，又称为后踝组成踝穴的后侧壁。胫骨前缘也有突起称为前踝（图21-1-4）。

2. 活动范围较小　一般认为踝关节的活动只限于一个平面，即只有屈伸活动，内收、外旋和旋转活动是不存在的（图21-1-5）。但因距骨体的滑车关节面前宽（3.2～4.0cm）、后窄（2.7～3.5cm），

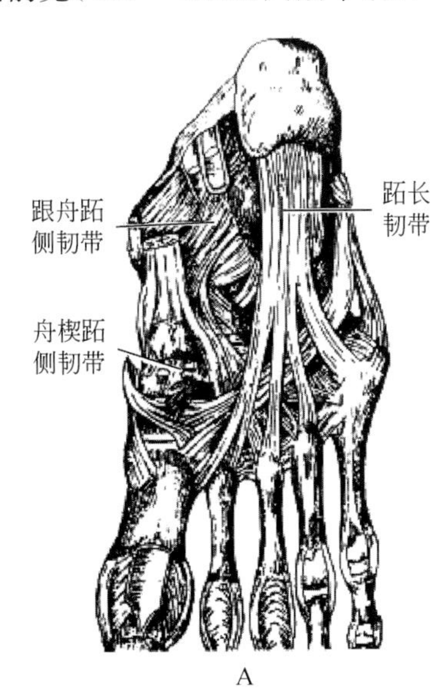

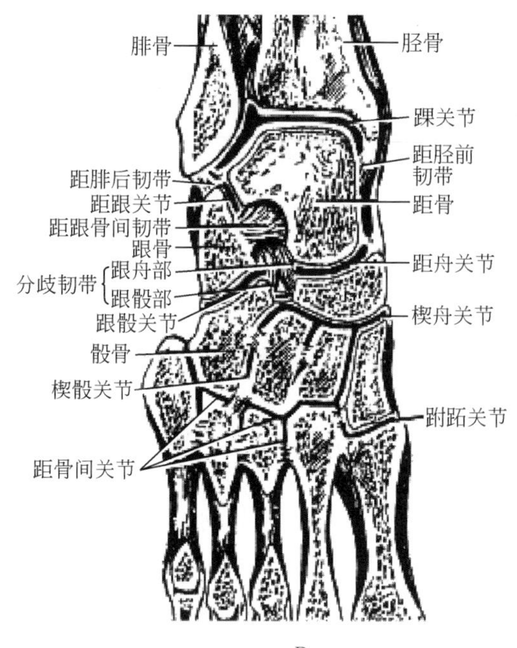

图 21-1-3　踝部和距、跟、舟各骨间韧带连接

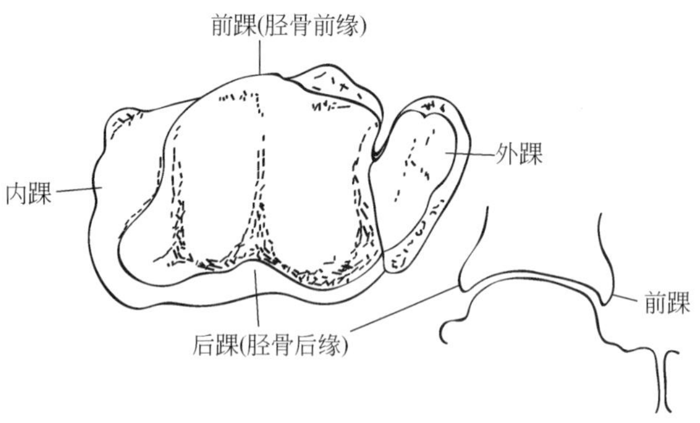

图 21-1-4　踝穴上方关节面与前后踝

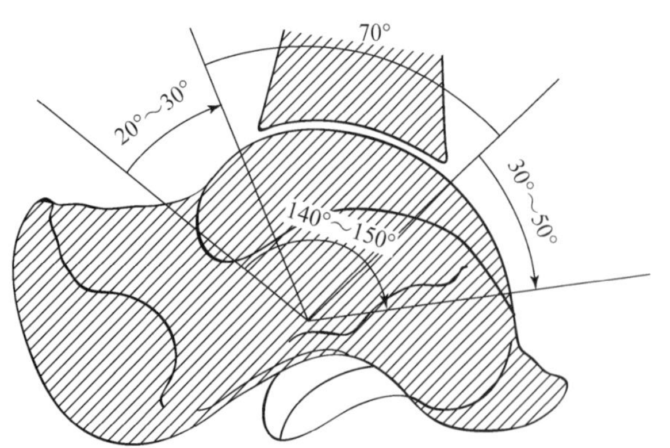

图 21-1-5　踝关节背伸跖屈运动角度

只有在跖屈位于距骨体的狭窄部分进入踝穴时才有少量的内收、外旋和旋转活动（图 21-1-6）。正常踝关节背伸可达 70°，跖屈可达 120° ～ 140°，有 50° ～ 70° 的活动幅度，这比膝关节要小很多，比髋关节更少。

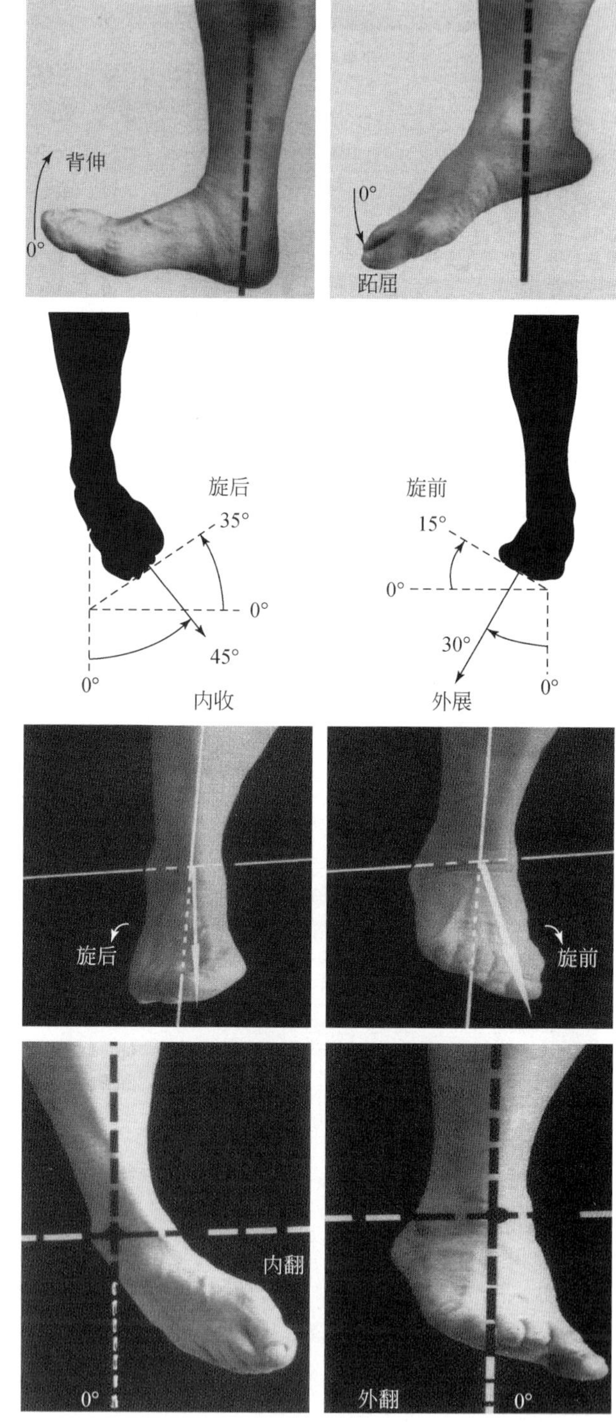

图 21-1-6　踝足的各种活动

踝关节的屈伸活动在一般行走时影响不大，只有在下蹲和上下坡时才比较重要，而踝关节又迫切需要稳定和无痛，因此在治疗踝关节时关节融合术是经常采用的治疗方法之一。踝关节于功能位强直的患者平路慢走步态时并无明显异常，但因减少了推动作用，跑步时跛行就比较明显。并且患者下蹲时必须用足尖着地。由于跗骨间关节的代偿作用，即使踝关节呈骨性强直的患者患足仍有 5° ～ 20° 的背伸、跖屈活动。

3. 缺少丰富的肌肉覆盖　踝关节的周围缺少丰富的肌肉覆盖，因此易被结核分枝杆菌所侵袭，肿胀能早期发现，脓肿容易破溃形成窦道，其中以前方的距骨颈上方和后方的后侧韧带之间，踇长屈肌腱两旁最易形成窦道。踝关节周围有许多肌腱、神经和血管通过：其前方自内向外有隐神经和大隐静脉、胫前肌腱、踇长伸肌腱、足背动脉、胫前神经、肌皮神经、伸趾总肌和第 3 腓骨肌腱；其外方自前向后有腓动静脉的穿通支，腓骨长、短肌腱，腓肠神经和小隐静脉；踝关节后方有跟腱、踇长屈肌腱、胫后动静脉和胫后神经、屈趾总肌腱和胫后肌腱。除这些神经、血管和肌腱以外，踝关节的内、外侧还有内外踝挡着。因此，踝关节充分暴露较为困难，需切除部分肌腱或骨质。

4. 关节面较大　踝关节的距骨体与外踝之间的关节面较大，呈三角形，距骨体与内踝之间的关节面较小，呈逗点形。加上内侧的三角韧带比较坚固，外侧韧带比较薄弱，故关节肿胀时外踝最明显，在外侧形成脓肿或窦道的机会较多，手术暴露亦以外侧入路为多。

5. 关节腔常与后跟距关节相通　踝关节的后方关节腔常与后跟距关节、踇长屈肌和屈趾长肌腱鞘相通，故踝关节结核易波及跟距关节和上述腱鞘。

二、踝关节结核的病理

滑膜结核较骨结核更多见，且滑膜结核更易发展为全关节结核，因为胫骨下端及内外踝结核固然有侵入关节而发展为全关节结核的可能，但如病变向外发展即可在皮下形成脓肿或穿破皮肤形成窦道而使关节免于受累。但距骨体因深居踝穴之内，其病变向外发展必然向关节内破溃，因此距骨结核最易转变为全关节结核，其次为胫骨下端结核。所以，对于容易引起全关节结核的距骨、胫骨下端结核和滑膜结核应及时手术治疗，以免病变累及关节。

踝关节结核的脓肿极易穿破皮肤形成窦道。脓肿或窦道的位置常与病变部位及病变类型有关。全关节结核的脓肿或窦道可发生在踝关节周围的任何部位，而以前方和外侧居多。窦道及混合感染长期存在可使局部皮肤萎缩、瘢痕及色素沉着，窦道多发。

踝关节严重破坏时可有患足下垂内翻，但仰趾畸形比较少见。儿童患者胫腓骨下端骨骺遭受破坏后可引起生长障碍或发育畸形，未遭到破坏的骨骺可因炎症刺激而加速生长。踝关节病程较长者，病变常波及周围跗骨，引起继发性跗骨结核，范围广，治疗困难。

第二节　临床表现与诊断

一、临床表现

1. 症状和体征　患者多为青壮年或 10 岁以下儿童，30 岁以上少见，男性略多于女性。发病多较缓慢，常有踝关节扭伤史。主诉多为局部肿胀、疼痛和跛行。

单纯滑膜结核临床上表现为患踝疲乏，易扭伤。关节周围肿胀有压痛。在步行时，关节有段时间疼痛，休息后减轻或消失。关节肿胀可见于踝关节周围，而在踝关节内、外踝前方、下方和跟腱两侧轻度凹陷部位首先变为饱满（图 21-2-1），关节轮廓舒平。随着病变进展，脓液增多而膨出。此时可出现轻度功能障碍，患者改变步态跛行，不久即可发现小腿腓肠肌有萎缩现象，此时不显著。随着病变进展，而呈进行性加重。正常踝关节在内外踝的前方、下方和跟腱两侧都有轻度凹陷。随关节肿胀的增加，此凹陷先变为饱满，后则膨出。肿胀明显时足背和小腿下部也随之肿胀。关节功能受限主要表现在背伸跖屈活动减少，内外翻受限一般不明显。若距下关节同时受累，则内外翻运动范围明显减少或消失。

单纯骨结核初期时症状不明显，直到扭伤后才引起注意。滑膜型结核出现疼痛症状较骨结核

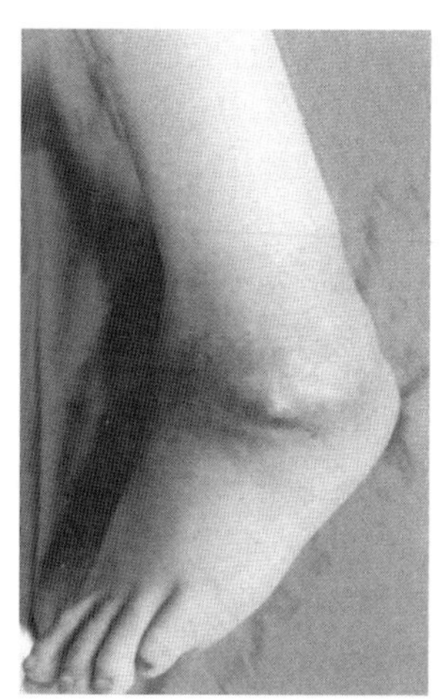

图 21-2-1　左踝关节全关节结核明显肿胀

早，但开始时亦不严重，休息后减轻，劳累则加重。随着病变进展，关节内积液逐渐增多，压力加大，疼痛随之增加，转变为全关节结核时疼痛最为剧烈。但当关节囊被穿破，脓液外溢，关节内压力减低时疼痛反而减轻。晚期全关节结核当病变静止或关节纤维强直或骨性强直时疼痛亦会减轻或消失。单纯骨结核脓肿常限于病变局部，故只在病灶局部有压痛。内踝结核压痛在内踝附近，外踝结核压痛在外踝附近，距骨病变因深居踝穴内，外面不易查及压痛。而单纯滑膜结核或全关节结核则关节周围都有压痛。

全关节结核阶段，上述临床症状均加剧，肿痛扩展到整个关节，累及足背部与后部。小腿肌肉萎缩，踝关节和足背明显肿胀（图 21-2-1），呈发面状。踝关节触诊时有明显压痛，尤其在关节间隙及两踝部更加明显，继而关节肿胀皮肤呈青紫，皮温升高，组织水肿。此时关节功能几乎完全丧失，患者难以行走，足下垂。关节功能限制通常主要表现在背伸和跖屈方面，内、外翻受限一般不明显，如距跟关节同时受累，则内、外翻运动范围明显减少或消失。随着病变的进展，关节周围可出现脓肿及窦道，往往累及关节周围肌腱鞘，从而形成较大窦道和溃疡。窦道常为多发并继发混合感染，使病情复杂至病期冗长，治疗困难，关节软骨广泛破坏，窦道经久不愈，病灶周围产生广泛炎性粘连，患踝呈严重畸形，呈足下垂、内翻、外翻，关节功能严重障碍，需扶拐行走甚至卧床不起。晚期踝关节结核有脓肿、窦道、足下垂和内翻畸形。踝关节结核病程较长者常波及跗骨，引发跗骨结核。

2. 实验室检查

（1）血常规、红细胞沉降率和 C 反应蛋白：踝关节结核患者可能有轻度贫血，血红蛋白 <100g/L，多发病灶或合并继发性感染者，贫血加重，白细胞计数增加。红细胞沉降率 Westergren 法，正常男性第 1h 为 16mm，女性为 20mm 以下。病变活动期，红细胞沉降率加快，但少数病例也可正常。C 反应蛋白检查较为敏感，当为感染、非感染性、炎性疾病、组织损伤及恶性肿瘤时，其数小时内可升高，24 ～ 72h 达到高峰。炎性疾病、组织损伤消退或缓解后，C 反应蛋白又可迅速下降，直至正常，正常值为 0.068 ～ 8.2mg/L。红细胞沉降率与 C 反应蛋白升高，提示局部活动性感染，对于非特异性炎症、结核或胶原组织疾病等红细胞沉降率和 C 反应蛋白均可升高。而在诊疗过程中，定期复查红细胞沉降率和 C 反应蛋白有助于判断病情发展、好转或治愈。

（2）肝肾功能：踝关节结核患者可能有肝肾功能损害，化疗开始之前及治疗过程中应常规检查肝肾功能，血糖，乙肝、丙肝相关项目。我国一般人群中的 HBsAg 阳性率约为 9.09%，有 1.2 亿乙肝病毒（HBV）携带者，抗结核药物对肝肾功能多有损害，应定期检查。

（3）结核分枝杆菌培养与涂片染色：踝关节病灶中结核菌量比开发性空洞肺结核少，采用改良罗氏培养基需 4 ～ 8 周，Bactec 培养 2 ～ 3 周可有结果，培养阳性率为 50% 左右，患者用药时间短，阳性率高。为了提高培养阳性率，本项检查越早越好，在治疗开始之前即行之。涂片抗酸染色阳性率仅为 11% ～ 20%，培养阴性和涂片阴性均不能除外踝关节结核。对于骨关节结核的诊断，主要是细菌学检查，虽然是金标准，但涂片检查阳性率较低，培养时间长，而且存在取样困难；近年来，结核病的免疫学实验室诊断方法发展较快，其操作简便、时间短，可以高通量对大规模样本进行快速检测，血清样本易得，特异性与敏感性均较高。因此，免疫学诊断可弥补骨关节结核细菌学诊断的不足。

（4）结核菌素纯化蛋白衍化物（PPD）：阳性表示受试者感染过结核或接种过卡介苗，但不能判定是否现在患有结核病。强阳性表示体内可能有活动性结核病变。多数患者 PPD 皮试（2 + ～ 4 +），提示有结核感染可能。

（5）γ 干扰素释放试验：有两种方法，一种是 TB-GOLD 实验，采用酶联免疫吸附试验（ELISA）检测全血中致敏 T 细胞再次受到 MTB 特异性抗原刺激后释放的 γ 干扰素水平，称之为全血检测或结核感染 T 细胞免疫检测；另一种是 T-SPOT.TB 试验，采用酶联免疫斑点技术测定在 MTB 特异性抗原刺激下，外周血单个核细胞中能够释放 γ 干扰素的效应 T 细胞数量，称之为细胞检测或结核感染 T 细胞检测。TB-GOLD 和 T-SPOT 快速、较好的灵敏度可以为骨关节结核的辅助诊断提供依据，特别是患者的病灶无法获得及细菌学结果暂未获得时，有利于骨关节结核的早期诊断。

（6）分子生物学检查：踝关节部位表浅，当局部有脓肿时可行 B 超定位潜行穿刺寒性脓肿抽脓：①以防自行破溃形成窦道，引起混合感染；②穿刺排脓，可缓解临床症状；③诊断不确定者，需行脓液标本培养加药敏或 Xpert MTB/RIF 快速诊断；④关节腔与脓腔注射抗结核药物。当窦道形成时，对分泌物、脓液、病灶组织行改良罗氏培养基培养（BAC）、PCR、Xpert MTB/RIF 检测，通过对脓液和肉芽组织检测能较快得到检测结果，同时也能对抗结核药物的耐药情况做出初步判断。

3. 影像学检查

（1）X 线检查：单纯滑膜结核，最早的 X 线改变是明显的骨质疏松及关节囊肿胀，以足骨和小腿骨下段较为明显。关节囊前方的窄条透亮带和关节囊后的三角形脂肪透明影被推移、压缩变窄或模糊不清，甚至完全消失。关节积液较多时，关节间隙明显增宽（图 21-2-2）。滑膜结核转变为全关节结核时，可出现关节间隙变窄、软骨下骨板模糊和边缘性的骨质破坏。踝关节骨型结核分为边缘型和中心型，前者多为糜烂或单纯溶骨性破坏，一般无死骨；后者则呈圆形或不规则形的骨缺损，一般无硬化边缘，但死骨常见。死骨被吸收后遗留的空腔可伴发病理性骨折。病变靠近干骺端者可见有反应性骨膜增生（图 21-2-3）。若长期合并感染则可出现明显骨硬化（图 21-2-4）。踝关节结核继发于距骨体结核者，一般比较少见。由于病灶多靠近关节面的边缘，所以极易累及关节面而成为全关节结核。位于骨中心部的结核灶，常呈单囊或多囊状的骨质缺损，并有不同程度的硬化边缘。病灶扩展增大，可见距骨颈部被破坏，距骨头变扁塌陷（图 21-2-5），跟骨亦可受累而下陷，足弓变浅。破坏严重者可发展为跗骨间关节结核，可见局部骨质有典型改变。

单纯滑膜结核可有骨质疏松和软组织肿胀。全关节结核尚可见关节边缘骨质破坏，关节软骨下骨部分模糊。晚期的关节破坏增加，关节畸形或僵直。长期混合感染可见骨质硬化。

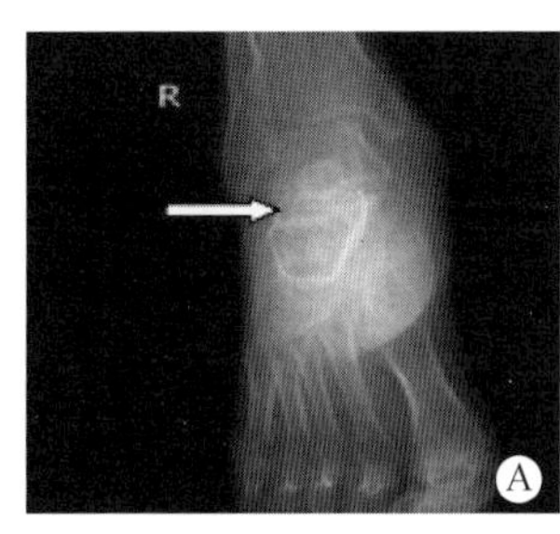

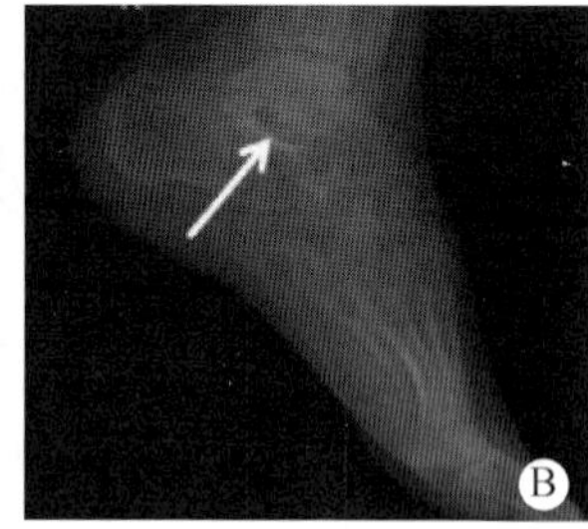

图 21-2-2　男性，25 岁。右踝关节结核
正侧位 X 线片显示踝关节以骨质疏松为主，伴周围软组织肿胀显著，跟距关节间隙增宽

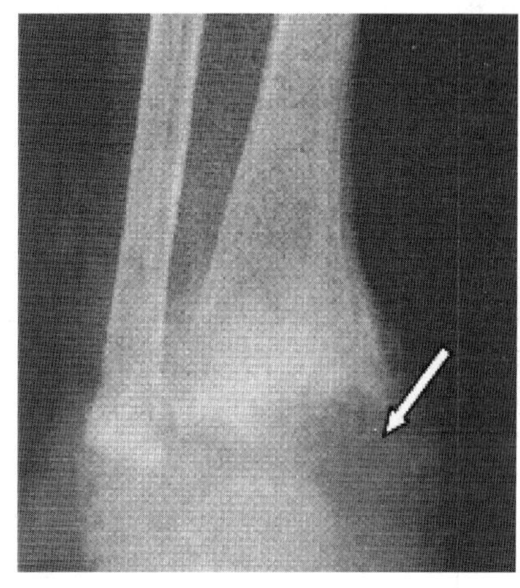

图 21-2-3　右胫腓骨远端不规则破坏，踝部软组织肿胀

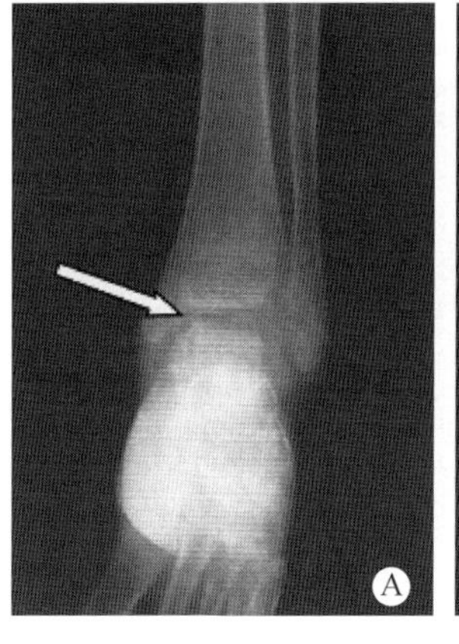

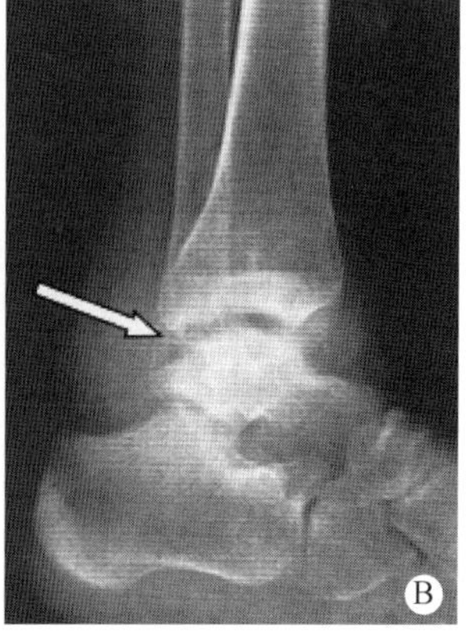

图 21-2-4　男性，16 岁。左踝关节结核
正侧位 X 线片显示关节间隙模糊，关节周围软组织肿胀，局部密度增高

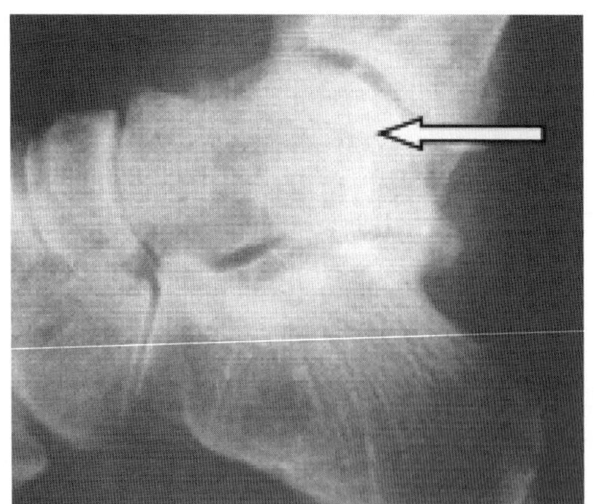

图 21-2-5　右距骨破坏，密度不均，有硬化区

（2）CT 检查：可清楚显示距骨、内踝、外踝均侵蚀破坏，并可见其破坏范围或程度，同时显示软组织肿胀或钙化（图 21-2-6 ～图 21-2-9）。

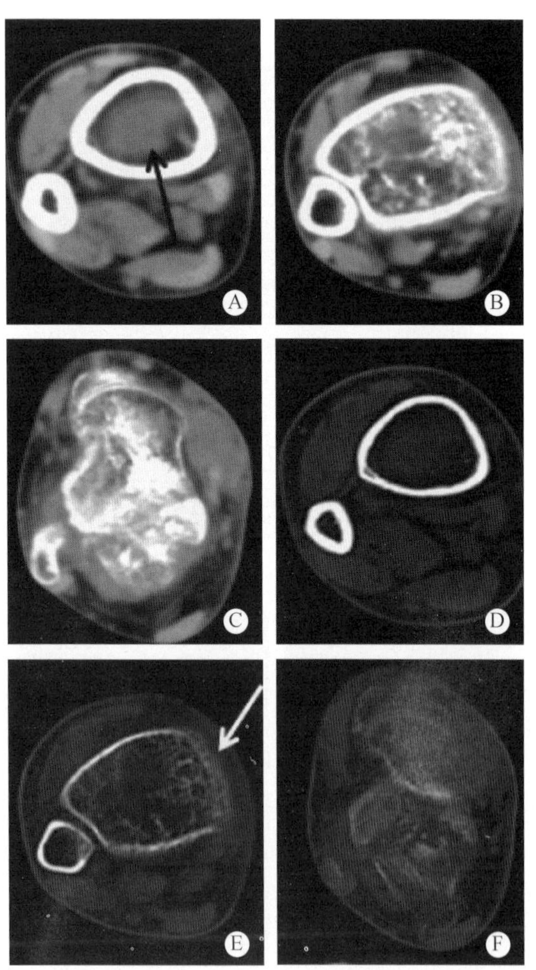

图 21-2-6　男性，25 岁。右踝关节结核

A、D. CT 平扫：胫骨下端可见髓腔磨玻璃密度阴影、骨皮质菲薄；B、E. CT 平扫：胫骨下端可见髓腔磨玻璃密度阴影和网点状阴影，类似于丝瓜瓤的征象，内侧骨皮质的高密度被边缘模糊的不均匀密度阴影替代；C、F. CT 平扫：跟距关节面可见骨质破坏伴砂粒状死骨

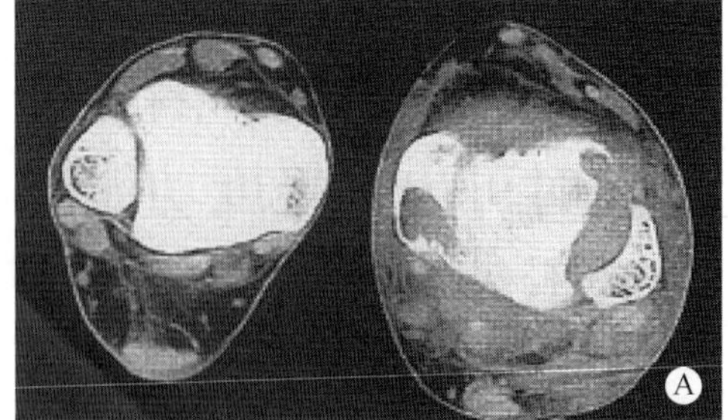

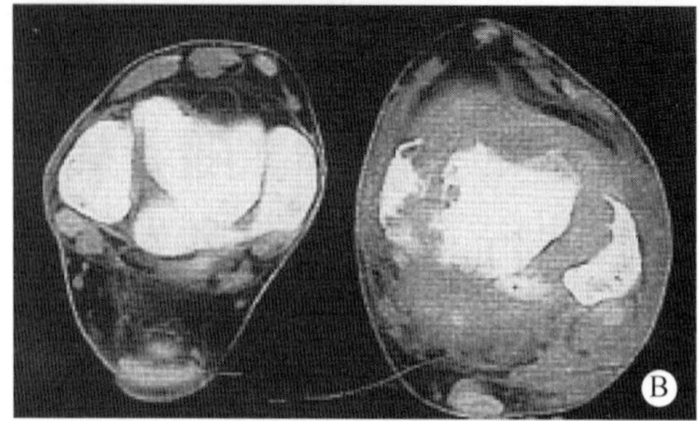

图 21-2-7　男性，16 岁。左踝关节结核

CT 显示胫距骨质破坏，关节周围有积脓

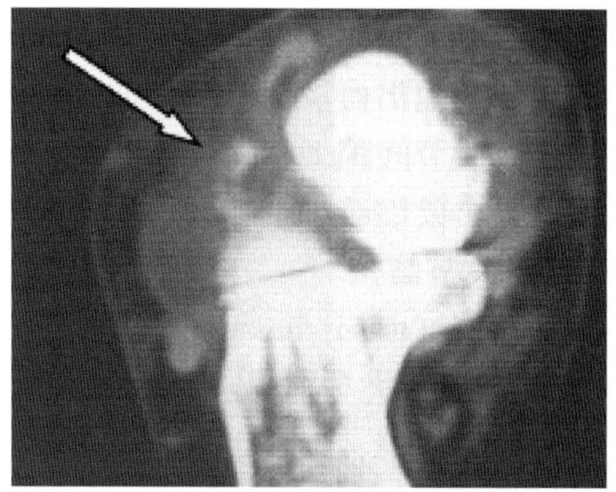

图 21-2-8　CT 显示距骨破坏，周围软组织肿胀

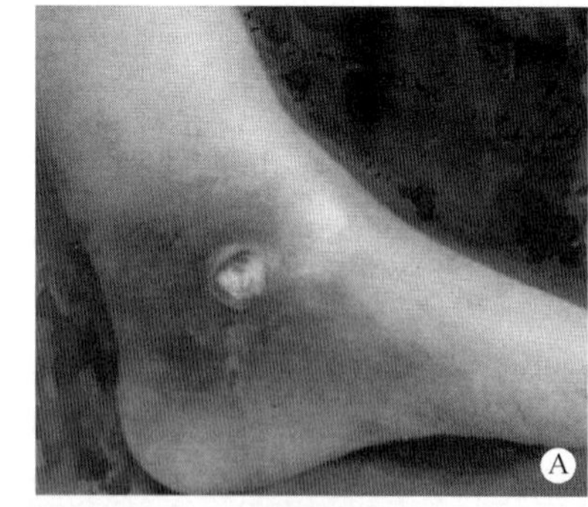

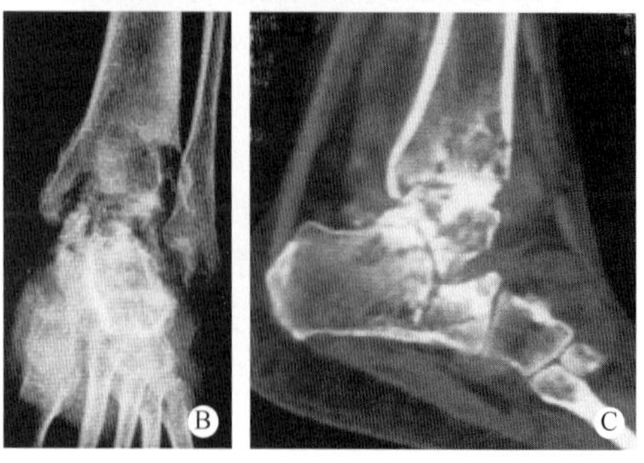

图 21-2-9　男性，31 岁。晚期左踝关节结核

A. 窦道形成；B. X 线片；C. CT 显示踝关节与距下、距舟关节严重破坏

（3）MRI 检查：踝关节冠状位扫描能分辨出各层组织及其界面，从 T_1WI 扫描图中，胫骨和距骨较为突出。踝关节矢状位扫描显示胫距关节、距下关节、距舟关节和胫骨前后方各层组织。骨髓内病变在 T_1WI 呈低信号，T_2WI 呈不均匀信号或稍高信号，关节内积液、积脓在 T_1WI 呈低信号，T_2WI 呈高信号，病变周围反应性骨质增生呈低信号增强。

MRI 能清楚显示踝关节内积液多少，能揭示普通 X 线片不能显示的微小骨骼破坏病灶。MRI 检查还可以在炎性浸润阶段就显示出异常信号，关节软骨及骨髓腔的异常信号有助于诊断早期感染性病变。可以在 X 线表现正常时的早期发现关节积液和滑膜病变，软骨及软骨下骨的破坏，具有早期诊断的价值。

二、诊断与鉴别诊断

1. 诊断 患者年龄多为儿童或青少年，发病比较缓慢，主诉多为踝部肿胀、疼痛和跛行，局部叩压痛、活动受限，红细胞沉降率升高，发展为全关节结核时，肿痛扩展到整个关节，累及足背部，小腿肌肉萎缩，踝关节和足背明显肿胀，皮温增高，组织水肿，难以行走、足下垂。关节周围可出现脓肿及窦道。影像学检查病灶处骨密度减低，关节间隙变窄，有溶骨性破坏或死骨形成，病灶周围可见硬化边缘；关节内积液较多时，关节间隙增大。全关节结核时，可见关节边缘骨质疏松破坏，晚期关节破坏特别严重，关节畸形或僵直，诊断单纯骨结核和全关节结核并不困难，但单纯滑膜结核的诊断有时较困难，红细胞沉降率与 C 反应蛋白升高，血清结核抗体阳性，结核感染 T 细胞阳性，PPD 试验强阳性等有助于诊断。局部组织穿刺检测结核分枝杆菌 PCR、结核分枝杆菌 Xpert MTB/RIF、抗酸涂片、改良罗氏培养基培养（BAC）等阳性可明确诊断。穿刺标本的病理学诊断主要依据形态学表现、抗酸杆菌染色及基因检测：①形态学表现，主要是结核的渗出、增生及坏死等基本病理改变，以及转归引起的继发性改变，较特异的是看到结核结节；②抗酸杆菌染色，在病变或坏死组织内找到抗酸杆菌具有重要的诊断意义，结核分枝杆菌常存在于干酪样坏死中。

2. 鉴别诊断 应与类风湿关节炎、色素绒毛结节性滑膜炎、陈旧性扭伤、痛风性关节炎等疾病相鉴别。

（1）类风湿关节炎：好发年龄为 16 ～ 55 岁，典型病例多为关节受累，手足小关节尤其近侧指间关节为好发部位，关节晨僵现象是其特点。本病无热者多，低热者次之，高热者最少。本病初期关节梭形肿胀，随后出现进行性骨萎缩及关节边缘穿凿状破坏，无脓肿死骨或窦道形成，约 80% 的病例血清类风湿因子呈阳性。但少数病例，病变仅限于 1 ～ 2 个关节反复肿痛，可持续一年或更长时间，而不是多关节肿痛，且其血清反应为阴性，故鉴别有时较为困难。

（2）色素绒毛结节性滑膜炎：病程较长，多见于膝髋和踝等关节，受累关节明显肿胀，有积液关节活动稍受限，全身无症状，红细胞沉降率不快。X 线摄片早期仅见软组织肿胀，晚期可见边缘骨性破坏。关节穿刺液为咖啡色。

（3）陈旧性扭伤：应有明显的扭伤历史，受伤当时肿痛明显，经 2 ～ 4 周局部固定，则肿胀、疼痛逐渐有所减轻，至少不会加重。同时结合红细胞沉降率、C 反应蛋白、结核抗体、结核感染 T 细胞检测结果有助于鉴别诊断。

（4）痛风性关节炎：急性关节炎常于夜间突然发作，因外伤、饮酒过度和感染等诱发。初期在第 1 跖趾关节为好发部位，此为手足小关节、踝关节、膝关节、腕关节和肘关节等。全身有发热、头痛和脉搏加快等。急性发作数周后，症状可完全自行缓解。某些患者可于耳郭及手指小关节的皮下出现痛风石。血清尿酸高达 300 ～ 500μmol/L，红细胞沉降率加快，白细胞计数增多，但也有患者急性期检验结果正常。急性期关节穿刺液检查可见针状尿酸结晶。影像学检查示早期骨关节无明显变化，晚期关节端可见圆形或不规则穿凿样透亮区。

第三节 治 疗

一、非手术治疗

1. 休息与营养 充分休息，减少体力消耗；正确对待结核病，心态良好；合理的膳食，增进食欲，加强营养等，均是改善和控制结核病变的基础。在采用有效抗结核药物治疗的同时，必须强调营养支持治疗，以减少负氮平衡，提高机体抵抗能力，改善免疫功能，使抗结核药物发挥更好作用，以利于机体恢复。

2. 抗结核药物治疗 应遵循早期、联合、适量、规律、全程的原则，并强调全程督导。

（1）初治病例：可采用下列方案之一。

1）异烟肼（INH）、利福平（RFP）、乙胺丁醇（EMB）、链霉素（SM）四联抗结核化疗 3 个月后停 SM，继续用 INH、RFP、EMB 治疗 6 ～ 15 个月。SM 主要不良反应有听神经损害及肾毒性，听力损害不可逆，故治疗过程中需告知家属其不良反应并密切监测听力情况。

2）2HRZE/10HRE 强化期：异烟肼、利福平、吡嗪酰胺和乙胺丁醇，每天 1 次，共 2 个月；巩固期：异烟肼、利福平、乙胺丁醇，每天 1 次，共 10 个月。

3）3HRZE/9HRE 强化期：异烟肼、利福平、吡嗪酰胺和乙胺丁醇，每天 1 次，共 3 个月；巩固期：异烟肼、利福平、乙胺丁醇，每天 1 次，共 9 个月。

（2）复治病例：伴有较大脓肿和明显死骨者，单纯抗结核化疗效果不够理想，且在化疗过程中容易产生继发性耐药。此时辅以手术治疗旨在彻底清除无血运结核病灶，提高化疗效果和缩短化疗时间。重点是可以通过手术获得结核标本和药敏试验结果，制订个体化的诊疗方案，进而提高抗结核用药的针对性。目前按作用效果与不良反应大小将抗结核药物分为一线和二线抗结核药物，异烟肼、利福平、利福喷丁、利福布汀、吡嗪酰胺、乙胺丁醇和链霉素等因其疗效好、不良反应小归为一线抗结核药物，其余则归为二线抗结核药品。

（3）未知耐药的病例：目前我国常规使用 1.5 年（3HREZS/12 ～ 15HRE）方案，但仍需积极获得药物敏感试验结果后及时调整。有药敏试验结果者可根据药敏试验结果和既往用药史制订治疗方案。若患者为初治治疗失败者，可根据患者既往治疗史制订经验性治疗方案，获得药敏试验结果后及时调整方案。

3. 局部制动 踝关节局部制动在非手术治疗中具有重要意义，患肢休息不负重，可采用石膏托或支具制动以减轻疼痛。石膏托或支具上起自大腿中下 1/3，下达足趾末端。足应于内收与外展中立位，踝关节轻度跖屈。为松弛腓肠肌，膝关节应稍屈。

4. 踝关节腔脓肿穿刺与注药

（1）适应证：①踝关节腔大量积液，脓肿明显时，为缓解疼痛，可行关节腔穿刺抽脓，同时行关节腔注药；②诊断不明确，穿刺抽脓行细菌培养以确定诊断，培养后可行药敏试验，指导用药；③适用于踝关节单纯滑膜结核的治疗。

（2）穿刺方法：以 1% 利多卡因局部浸润麻醉。根据踝关节穿刺常规部位选择进针点。局部抗结核药物一般选用异烟肼，每周注射 1 次，每次注射 200 ～ 300mg，一般 3 个月为 1 个疗程，用药 1 ～ 2 个疗程。链霉素 0.5 ～ 1g，儿童用药酌减。

二、手术治疗

（一）单纯滑膜结核病灶清除术

1. 适应证

（1）早期单纯滑膜结核保守治疗疗效不佳者。

（2）滑膜已明显肥厚的单纯滑膜结核者。

2. 麻醉 蛛网膜下腔麻醉加持续硬膜外麻醉或全身麻醉。

3. 体位 患者取仰卧位，患臀后侧垫一沙袋，使下肢内旋，外踝转至前方，或患者取侧卧位，患侧在上。为了便于使患足充分内翻，可将患侧小腿垫高。应用止血带。

4. 操作步骤

（1）切口：踝关节的手术可取前、后、内、外手术入路。结合踝关节的解剖特点，外侧入路具有显露好、组织损伤少的优点，可以满足多种手术的需要。前方入路显露较差，必须凿除胫骨下端前缘或部分距骨关节面方能显露后方病变，其优点是不必切断任何肌腱，适用于晚期全关节结核需同时做关节融合术的病例。内侧和后侧入路则因显露差，组织破坏多，目前已少用。

踝关节前方和后方滑膜面积基本相等，因此做滑膜切除术时应采用外侧入路，以便同时切除前方和后方的滑膜组织。为了便于术后早期开始练习踝关节活动，手术时不要凿断外踝。切口后方起自跟腱外侧缘，相当于外踝上方三横指处。切口绕过外踝下方后再转向前上方走行，终止于舟骨外侧缘。成人一般切口长 10 ～ 12cm。

（2）病灶显露与清除：沿切口方向切开浅筋膜、深筋膜。将小隐静脉和腓肠神经游离后，向后牵开。在外踝后下缘切开腓骨长短肌腱鞘，并将该二肌腱自鞘内提出。在外踝上方不同水平将此二肌腱切断，切断前先用4号丝线将肌腱的近端缝合固定，以免缩回鞘内。在距离外踝约1cm处切断三束外侧副韧带。将伸趾总肌腱向前方牵开，将小隐静脉、腓肠神经和跟腱向后方牵开，即可露出踝关节囊的前外侧、外侧和后外侧部分。切开关节囊的纤维层和滑膜，则有稀脓或混浊的关节液流出。使患足逐渐内翻到90°以上就能显露胫骨下端和距骨滑车关节面及前方和后方的滑膜组织。距骨体内面和内踝的关节面很小，周围滑膜不多，使患足进一步内翻也能暴露出来。将肥厚、水肿的滑膜组织彻底清除。再检查各个关节软骨面，如有隐蔽的骨病灶，软骨剥脱应将其刮除干净，并将破坏的软骨切除至健康骨质。将创口用生理盐水反复冲洗，局部置异烟肼和链霉素，使距骨复位。缝合切断的外侧副韧带和腓骨长、短肌腱，并逐层缝合切口。

（3）术后处理：术后将患足及小腿用短腿石膏托或支具固定。术后3周拆除石膏托或支具，并开始踝关节活动练习。术后继续使用抗结核药物8～12个月，定期复查肝肾功能。

（二）单纯骨结核病灶清除术

1. 适应证

（1）距离关节较远且无明显死骨的单纯骨结核经非手术治疗疗效不佳者。

（2）局部有明显死骨或病灶有侵犯关节者。

2. 麻醉　蛛网膜下腔麻醉加持续硬膜外麻醉或全身麻醉。

3. 体位　患者取仰卧位，患臀后侧垫一沙袋，使下肢内旋，外踝转至前方，或患者取侧卧位，患侧在上。为了便于使患足充分内翻，可将患侧小腿垫高。大腿部应用电动止血带。

4. 操作步骤

（1）切口：手术时可根据病灶位置采用不同切口。内踝、外踝病变可采用内踝或外踝部直切口；距骨体病灶可采用踝关节外侧或前方切口。因病变尚未侵入关节，故病灶清除时应避免进入关节。

（2）病灶清除后，如骨空洞较大，且无混合感染，可用自体髂骨松质骨碎块或异体骨粒充填骨空洞。

（三）早期全踝关节结核病灶清除术

1. 适应证　病变活跃的踝关节早期全关节结核，如无手术禁忌证，应及时采用病灶清除术，以达到及时阻止病变进程、抢救关节功能的目的。

2. 麻醉　蛛网膜下腔麻醉加持续硬膜外麻醉或全身麻醉。

3. 体位　患者取仰卧位，臀后垫枕，大腿用气囊止血带。

4. 操作步骤

（1）切口：临床多采用踝关节前方直切口。切口于胫骨前方踝关节上方7.5～10cm处开始，向下延伸经过踝关节，再至足背向前延伸5cm左右（图21-3-1）。

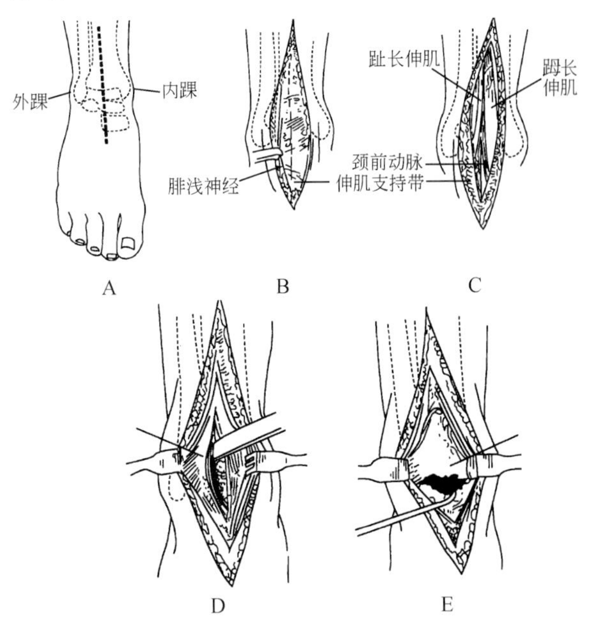

图21-3-1　踝关节结核病灶清除术

A. 踝关节前方直切口；B. 腓浅神经显露；C. 趾长伸肌与踇长伸肌显露；D. 切开关节囊；E. 显露骨病灶

（2）显露与病灶清除：沿皮肤切口纵行切开踝关节前方皮肤、皮下组织，将皮瓣及皮下组织向两侧牵开，显露其下方浅筋膜。注意足背血管与腓浅神经分支勿损伤，将其向外牵开。纵行切开浅筋膜和足背支持带，显露其下方的趾长伸肌、踇长伸肌。在趾长伸肌腱与踇长伸肌腱间隙深层寻找神经血管束（腓深神经、胫前动静脉）将趾长伸肌腱牵向外侧，将踇长伸肌腱和神经血管束牵向内侧，显露深处的踝关节前方关节囊。纵行切开胫骨下端前方骨膜及关节囊并做骨膜下剥离，显露踝关节前方胫距关节面及距舟关节，显露踝关节及其病灶。将关节内脓液、干酪样物质吸净并切除病变滑膜，刮除关节内结核性肉芽组织及骨病灶，尽量保留健康软骨面，清除坏死关节软骨，刮除死骨并搔刮至正常骨质，注意清除内外踝之间的病灶。检查距骨窦内脂肪垫下方的跟距关节，如有病变侵入跟距关节应一并清除。术毕冲洗，关节内放置结核药物，逐层缝合并放置引流。伤口加棉垫加压包扎。石膏托固定患足于背屈 90° ～ 95° 位。

（四）晚期全踝关节结核病灶清除并融合术

踝关节融合术是治疗晚期全踝关节结核的金标准。

1. 适应证

（1）成年人或 14 岁以上儿童晚期全踝关节结核严重疼痛和功能障碍，踝部不稳者。

（2）病变静止或踝关节结核已治愈，因关节纤维强直不能行走者。

（3）踝关节强直于非功能位，行走困难者。

2. 麻醉与体位　同滑膜切除术，大腿部应用电动止血带。

3. 操作步骤

（1）切口：多采用前方入路或外侧入路进行踝关节融合。行踝关节前方融合，显露前方关节囊时，应注意勿损伤位于趾长伸肌与𧿹长伸肌腱之间的血管神经束（胫前动静脉、腓深神经）。

（2）病灶清除：切开滑膜、关节囊及骨膜，显露整个踝关节前方及内外侧。清除关节内病变同早期全关节结核，有窦道者还应将窦道搔刮干净，窦道壁较厚者，还应将窦道壁切除。锐性剥离关节内纤维粘连，彻底清除关节内外病灶干酪样物质、肉芽组织，切除胫距关节全部残余的关节软骨面。

（3）踝关节融合术常用固定方法

1）骨圆针固定法：采用外侧入路或前方入路。病灶清除及软骨面切除完毕后使胫骨下端骨面和距骨骨面互相对合。由足底经跟骨、距骨体向胫骨下端打入一枚骨圆针，以便保持两骨粗面的对合。缝合创口后将患足用石膏托固定。3 ～ 4 周后拔除骨圆针，改用短腿石膏管型固定。3 个月后拆石膏摄 X 线片复查融合情况。

2）加压螺纹钉内固定（图 21-3-2）：采用前方入路，彻底清除病灶并切除软骨面完毕后，彻底冲洗创面，置入链霉素 1 ～ 2g，取髂骨剪成碎骨植于骨缺损处，使胫骨下端骨面和距骨骨面互相紧密对合，维持正常负重线，双加压螺纹钉由胫骨下端内外侧骨皮质外交叉斜向进入并贯穿距骨，前方螺纹钉固定跟距关节。

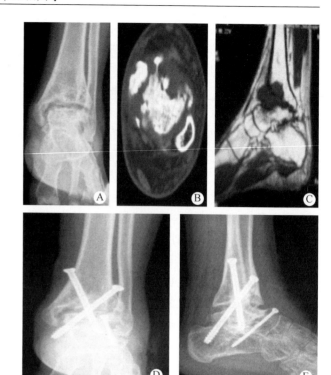

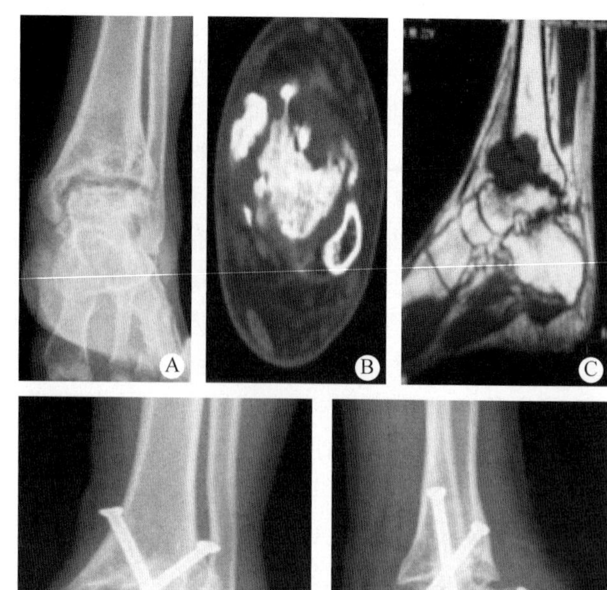

图 21-3-2　男性，21 岁。左踝关节结核病灶清除取髂骨植骨融合内固定术

A. 术前 X 线片正位片示踝关节边缘骨质破坏；B. 术前 CT 影像示踝关节骨质破坏并脓肿形成；C. 术前 MRI 影像示踝关节骨质破坏并脓肿形成；D、E. 胫距及距下植骨融合内固定术后

3）腓骨固定法（图 21-3-3）：采用外侧入路，先切除 6 ～ 8cm 下端腓骨。病灶清除及软骨面切除完毕后，使胫骨下端和距骨粗糙面对合，再将胫骨下端和距骨体外侧做成骨粗糙面，将切下的腓骨用三枚螺钉固定在胫骨下端和距骨体的外侧。术后处理同上。

4）胫骨滑动植骨法：采用踝关节前方入路，以踝关节为中心在胫前肌和𧿹伸肌之间做纵行切口，切口长 13 ～ 16cm，切口下部向外偏斜。沿切口方向切开浅、深筋膜和上、下伸肌支持带。将胫前肌向内牵开，𧿹伸长肌向外牵开。小心游离胫前动静脉和胫前神经，并将其向外侧牵开，就露出胫骨下端骨膜、踝关节囊的前部和距骨背侧骨膜。用骨膜剥离器在骨膜外和关节囊外向两侧剥离，到露出整个前方关节囊为止。横向切开前方关节囊进入踝关节，前方的伸肌腱紧张，妨碍患足跖屈时，可将肌腱切断。病灶清除完毕后切除残余软骨面。在胫骨下端前方凿下一块长约 6cm、宽约 2.5cm、厚约 0.5cm 的长方形骨块，并在距骨颈部上方凿一长约 2.5cm、深约 1cm 的骨槽。将胫骨下端和距骨粗糙面对合后，再将切下的胫骨片放在胫骨下端和距骨骨槽内。术后处理同上。

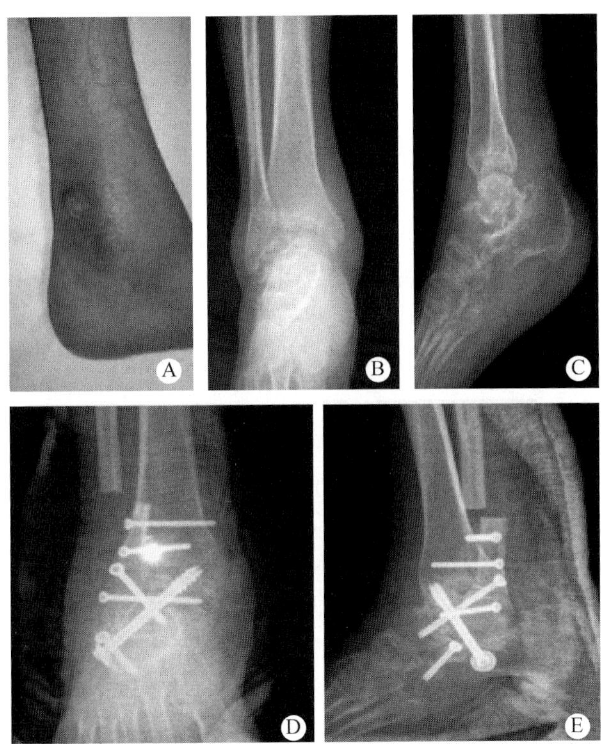

图 21-3-3　男性，30 岁。左踝关节结核并窦道形成，行病灶清除取髂骨植骨融合内固定术

A. 内侧窦道形成；B、C. 术前左踝关节 X 线正侧位片示踝关节周围骨质破坏；D、E. 腓骨固定法和胫距、距下及跟骰关节植骨融合内固定

5）加压固定法：可采取外侧入路或前方入路进行手术。采用外侧入路手术时，在切断腓骨长、短肌腱后，可在踝关节的水平处将外踝截断，凿断的外踝远端仍与外侧副韧带保持联系。为了适应软骨面切除后患腿长度稍有短缩的情况，可将外踝骨质咬除约 0.5cm 的一段。将外踝关节囊切开，再将患足内翻，就可进行病灶清除和切除软骨面。将骨面及创口临时对合后就穿骨圆针。上方于胫骨下端外踝上 6 ～ 8cm，腓骨前方将骨圆针垂直刺入，再用手摇钻将骨圆针钻过胫骨和皮肤。下方于内踝下 2 ～ 3cm 处刺入骨圆针，然后用手摇钻将骨圆针钻过跟骨体和皮肤（或将骨圆针在距骨体颈部穿过）。加压融合穿针时应注意，远侧钉应钉入距骨体横轴前方，跟腱较为紧张的病例，进针点可适当前移使之与踝关节后方跟腱均势，不致出现融合面前方裂开。

将患足置于背屈 90° 位置，安装加压器进行加压。加压压力不可过大，亦不需使用太粗的骨圆针，以免发生下方穿针骨坏死，逐层缝合切口。

6）传统加压融合器与交锁髓内钉行胫跟融合（图 21-3-4）。

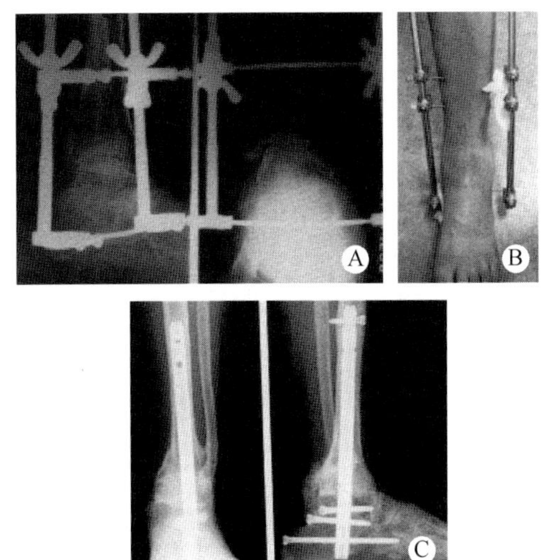

图 21-3-4　晚期踝关节结核加压融合方式

A. 加压器；B. 骨圆针加压外固定支架；C. 交锁髓内钉

（4）术后处理

1）继续抗结核治疗：规范抗结核药物治疗，直至足够疗程。

2）石膏外固定：用小腿石膏管型将踝关节固定在中立位背屈 90° ～ 95°，2 个月后开始做踩地练习，刺激骨愈合。3 个月后拆除石膏摄片复查，融合后拆石膏行走，如未融合可继续用石膏固定直至融合。

3）加压融合固定：术后 4 ～ 6 周拔除骨圆针，拆除加压器，换小腿管型石膏固定 2 个月，摄片复查骨愈合后下地行走。

4）定期复查：术后 4 个月、1 ～ 5 年内每年复查红细胞沉降率，C 反应蛋白，肝肾功能及 X 线、CT 检查。

（五）人工踝关节置换术

人工踝关节及其置换术经 50 多年的发展，迄今已成为治疗终末期踝关节骨关节炎的重要方法，此方法可明显缓解疼痛，改善步态，重建踝关节功能。踝关节的生物力学和人工踝关节的设计研究，经过不断探索和改进，近年来取得了很大的进步。原发性踝关节骨关节炎与髋膝关节骨关节炎比较并不少见，外伤后继发性踝关节炎非常多见，临床上对踝关节骨关节炎多采用非手术治疗，而手术治疗通常采用踝关节融合术，但踝关节置换已成为另一可行的选择。

晚期踝关节结核为了缓解疼痛，改善步态，重建踝关节功能，手术治疗全部采用被视为金标准的踝关节融合术，少数学者主张对相对年轻、无高强度负重要求、踝关节稳定、畸形角度小于10°～15°、胫距骨骨质量良好、结核病变处于静止期的晚期全踝关节结核患者行人工踝关节置换术。与普通非感染性骨关节炎行人工关节置换术相比，结核性骨关节炎人工关节置换术围术期处理难度都大大增加，国内外没有相关的处理及评价标准，尚未见晚期结核性骨关节炎行踝关节置换术后有完整资料的病例报告，在观望中需更加努力地去探索。

（孟增东　张　超　胡云洲）

三、踝关节镜手术

踝关节镜具有创伤小、住院时间短、术后康复时间短、术后伤口外观美观、疗效佳等特点。对踝关节结核患者尽早行踝关节镜手术，以便提供及时、有效的诊断和治疗，有助于预防畸形发生。

1. 单纯踝关节滑膜结核治疗　对于诊断不明确、抗结核治疗效果不特别理想的踝关节滑膜结核，关节镜下手术清除病灶、坏死组织，减少菌量，同时取病变滑膜进行病理检查及组织培养、药敏试验，均有助于明确诊断、指导用药。关节镜下可发现滑膜增生、坏死，胫骨远端和距骨顶部关节软骨破坏、碎裂及同时伴有骨质破坏、缺损。术后石膏托固定踝关节3周后拆除石膏进行踝关节背伸及跖屈等功能锻炼。

2. 单纯踝关节骨结核治疗　根据病变的不同部位选用合适的手术切口，显露病灶并清除，注意勿进入病变尚未侵犯的关节内，病灶清除后，如骨洞过大，可取自体髂骨植入。术后可用石膏托固定踝关节，3周后拆除石膏进行踝关节背伸及跖屈等功能锻炼。

3. 全踝关节结核治疗

（1）早期全踝关节结核治疗：对于早期全踝关节结核，及时做病灶清除，可能保留关节的功能。手术显露关节腔后，先切除水肿肥厚的滑膜，再刮除所有隐匿的骨病灶。应彻底刮除软骨关节面边缘的肉芽和被破坏的软骨面。术后可用石膏托固定踝关节，3周后拆除石膏进行踝关节背伸及跖屈等功能锻炼，尽量保留关节功能。

（2）晚期全踝关节结核治疗：多需做病灶清除，对15岁以上的患者同时做踝关节融合，将踝关节融合于90°～95°位。晚期全关节结核也可在关节镜下行病灶清除术，配合外固定器行关节融合术。残留的骨性空洞内可由纤维性或纤维-骨性组织填充，不需要手术清理这些组织。对于一些关节明显破坏、持续疼痛患者，关节融合术（后足三关节融合、跖跗关节融合或踝关节融合）有助于稳定关节、消除疼痛（图21-3-5，彩图24）。

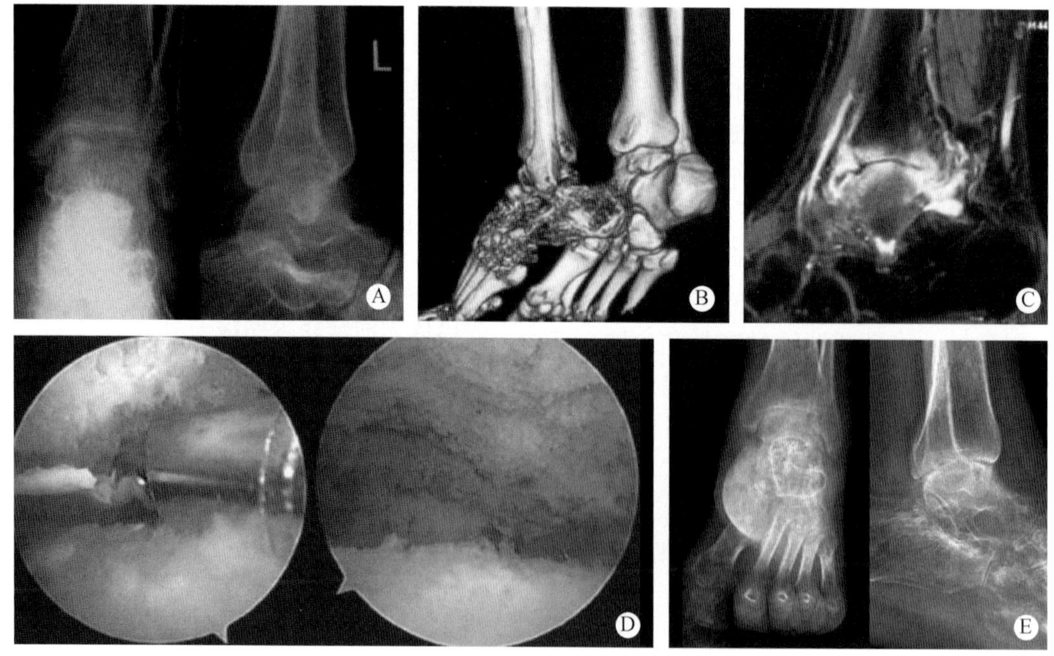

图21-3-5　男性，41岁。左踝关节晚期全关节结核

A. 术前X线片显示踝关节周围软组织肿胀，关节间隙变窄，骨质疏松；B. 术前CT影像显示踝关节间隙变窄，骨质疏松；C. 术前MRI影像显示踝关节周围软组织肿胀，关节积液，关节间隙变窄，胫骨及距骨明显骨髓水肿，关节软骨大面积破坏；D. 关节镜术中见关节内大量纤维蛋白沉着，少许干酪样坏死组织，关节软骨大面积坏死、剥脱，软骨下骨明显破坏，骨质疏松，关节清理滑膜、坏死组织及损坏的关节软骨后可见胫骨松质骨面新鲜渗血；E. 术后3个月X线片显示踝关节周围无明显软组织肿胀，胫距关节部分骨性融合，患者踝关节疼痛、肿胀消失，恢复行走功能，疗效满意

4. 踝关节结核伴发冷脓肿、窦道、混合感染的手术治疗　对于踝关节结核伴发冷脓肿、窦道、混合感染的患者，应该在充分的抗结核、抗感染药物治疗及全身支持治疗基础上，尽早手术治疗。手术的主要目的是清除冷脓肿、混合感染灶、切除窦道、关闭创面。切除窦道可能会加速愈合，对于有累及邻近关节危险的关节旁空洞，切除后有利于总体上改善预后。术中根据关节软骨破坏情况决定是否保留关节功能，如需融合手术可在彻底清创后进行。

（李　棋　李　箭）

参考文献

葛文涛，徐向阳，2013. 足踝部结核诊断与治疗 . 国际骨科杂志，34（4）：256-262.

葛文涛，徐向阳，刘津浩，等，2014 结核感染 T 细胞斑点试验结合 MRI 诊断足踝部结核有效分析 . 国际骨科杂志，35（2）：108-110.

龚晓峰，武勇，王满宜，2010. 足踝的功能解剖与生物学研究 . 中华外科杂志，48（9）：670-673.

兰汀隆，董伟杰，范俊，等，2016. 三角形外固定踝关节融合术治疗踝关节结核 43 例临床分析 . 中国防痨杂志，38（4）：282-286.

李强，王茂强，敖国昆，等，2007. 踝关节结核的 X 线及 CT 诊断（附 5 例分析）. 中国矫形外科杂志，15（19）：1489-1491.

林羽，1998. 踝关节结核 . 中国农村医学，26（5）：2-4.

刘淑坤，黄德坊，1993. 踝关节结核的早期诊断与治疗（附 86 例分析）. 四川医学，14（3）：146-147.

毛宾尧，2008. 踝足外科学 . 2 版 . 北京：科学出版社，23-208.

毛宾尧，庞清江，戴克荣，2015. 人工踝关节外科学 .2 版 . 北京：人民军医出版社，1-326.

邱贵兴，戴克戎，2016. 骨科手术学 . 4 版 . 北京：人民卫生出版社，2034-2036.

王亦璁 . 骨与关节损伤 . 4 版 . 北京：人民卫生出版社，1530-1544.

王正义，张建中，俞光荣，2006. 足踝外科学 . 北京：人民卫生出版社，140-160.

吴启秋，林羽，2006. 骨与关节结核 . 北京：人民卫生出版社 .

胥少汀，葛宝丰，徐印坎，2015. 实用骨科学 . 4 版 . 北京：人民军医出版社 .

徐金武，谢宝钢，2002. 踝关节结核误诊误治原因分析 . 实用骨科杂志，8（2）：139-140.

张铁良，王沛，马信龙，2012. 临床骨科学 . 3 版 . 北京：人民卫生出版社 .

中华医学会，2004. 临床技术操作规范 . 结核病分册 . 北京：人民军医出版社，127-141.

邹明，2012. 下胫腓联合的应用解剖学研究进展 . 中国骨与关节损伤杂志，27（5）：478-650.

Agarwal A，Qureshi NA，Khan SA，et al，2011. Osteoarticular tuberculosis of the foot and ankle. Journal of Orthopaedic Surgery，19（2）：213-217.

Berman AT，Bosacco SJ，Parks BG，1999. Compression arthrodesis of the ankle by triangular external fixation：biomechanical and clincial evaluation. Orthopdics，22（12）：1129-1134.

Chen YC，Hsu SW，2001. Tuberculous arthritis mimic arthritis of the Sjogren's syndrome：findings from sonography，computed tomography and magnetic resonance images. European Journal of Radiology，40（3）：232-235.

Choi WJ，Han SH，Joo JH，et al，2008. Diagnostic dilemma of tuberculosis in the foot and ankle. Foot Ankle Int，29：711-715.

Dhillon MS，Tuli SM，2011. Osteoaricular tuberculosis of the foot and ankle. Foot Ankle Int，22（8）：679-686.

Dlimi F，Abouzahir M，Mahfoud M，2011. Multifocal bone tuberculosis：a case report. Foot Ankle Surg，17（4）：e47-50.

Inoue S，Matsumoto S，Iwamatsu Y，2004. Ankle tuberculosis：a report of four cases in a Japanese hospital. Journal of Orthopaedic Science，9（4）：392-398.

Klouche S，EI-Marsri F，Graff W，et al，2011. Arthrodesis with in-ternal fixation of the infected ankle. J Foot Ankle Surg，50（1）：25-30.

Lin R，Lu K，Lue K，2009. Adjuvant arthroscopy for ankle tuberculosis：a report of two cases. Foot Ankle Int，30：74-79.

Silva JF，1980. A review of patients with skeletal tuberculosis treated at the university hospital，kuala lumpur. Int Orthop，4：79-81.

Tsai YH，Ueng SW，Shih CH，1998. Tuberculosis of the ankle：report of four cases. Changgeng Yi Xue Za Zhi，21（4）：481-486.

Tuli SM，2004. Epidemiology and prevalence//Jain AK.

Tuberculosis of the Skeletal System. New Delhi, India: Jaypee Brothers Medical Publishers（P）Ltd.

Watts HG, Lifeso RM, 1996. Tuberculosis of bones and joints. J Bone Joint Surg Am, 78：288-298.

Zanet E, Manuele R, Michieli M, 2011. Mycobacterium tuberculosis：an infection we should suspect in bone marrow transplantation. J Chemother, 23（5）：312-313.

第二十二章　肩关节结核

肩关节结核（tuberculosis of the shoulder joint）是指肩部及其附属结构的结核菌感染，比较少见，只占全身骨关节结核的 1% ～ 2%。在上肢三大关节中发病率最低，只占全身骨关节结核的 1.06%，绝大多数发生于 21 ～ 30 岁的青壮年，成人比儿童多见，男性略高于女性，左侧稍多于右侧，很多患者同时合并活动性肺结核。

肩关节结核主要源自骨骺干骺端的单纯骨结核，随着病情加重逐渐侵入滑膜腔，发展为全关节结核。原发于滑膜者少见，症状以关节周围肌肉萎缩为主，渗出及肿胀均不明显。极少数可有由肩峰或肩峰下滑囊蔓延。患者一般有结核病史或与结核病患者接触史。

第一节　解剖概要

肩关节是指肱骨头与肩胛骨关节盂之间构成的关节，是人体最灵活的关节，是活动方向最多、幅度最大的关节，主要功能为运动，次要功能是支持重力，关节囊甚松弛，关节盂的关节面很小、很浅，使肱骨头的运动具有很大的灵活性，但其稳定性远不如髋关节。

1. 支持肩关节重力与动力的组织

（1）肩胛骨的关节盂：呈梨状，上窄下宽，关节面浅小，关节盂的表面覆以一层透明软骨，中央较边缘为薄，关节盂的边缘镶以一层纤维软骨，称为盂缘，环绕有纤维软骨环，使关节窝变得较深且较广。肩关节的前、后、外三方面均被三角肌覆盖，其下方是腋窝，其中充满脂肪和神经、血管，后方为肩峰，前方为喙突，借助喙间韧带将两个突起相连，以构成肩穹窿，三角肌被覆其上，以限制上肢上举及外展的范围（图 22-1-1）。

（2）肱骨头：呈球状，占圆球面积的 1/3，关节面向上、内、后，较肩胛骨关节盂为大，故仅有一部分与其接触（图 22-1-2），肱骨头的后外部如有缺损，可引起习惯性肩关节脱位，如将肱骨头与股骨头做比较，后者占圆球的 2/3，朝上、内、前。股骨头髋臼较小。

（3）肩峰：位于肱骨头的上后方，朝外、后、下，是防止肱骨头向上脱位的重要结构。当肱骨头上抬时，肱骨大结节正位于肩峰之下。

（4）喙突：呈臂状，向前、外、下，做拥抱肱骨头的姿势。在喙突与锁骨外 1/3 之间有坚强的喙锁韧带相连，是防止肱骨头向上、内脱位的结构。

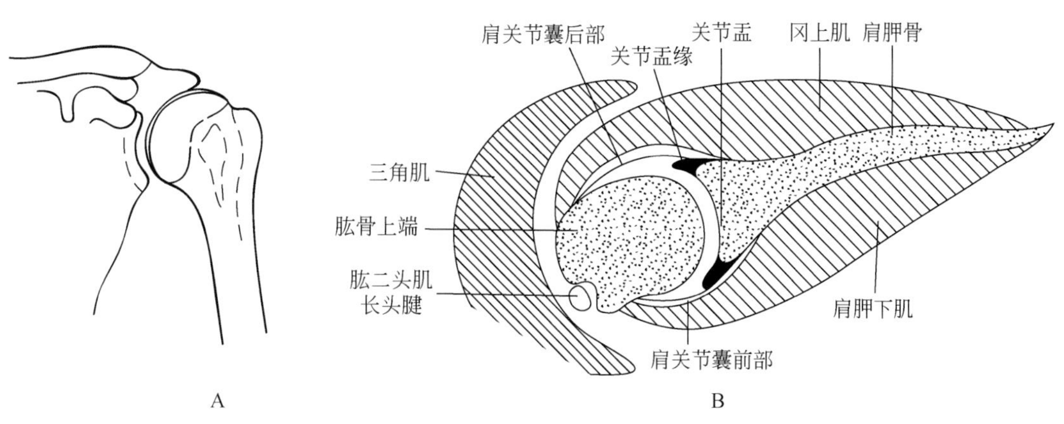

图 22-1-1　肩关节（一）
A. 肩关节前面观；B. 肩关节横截面

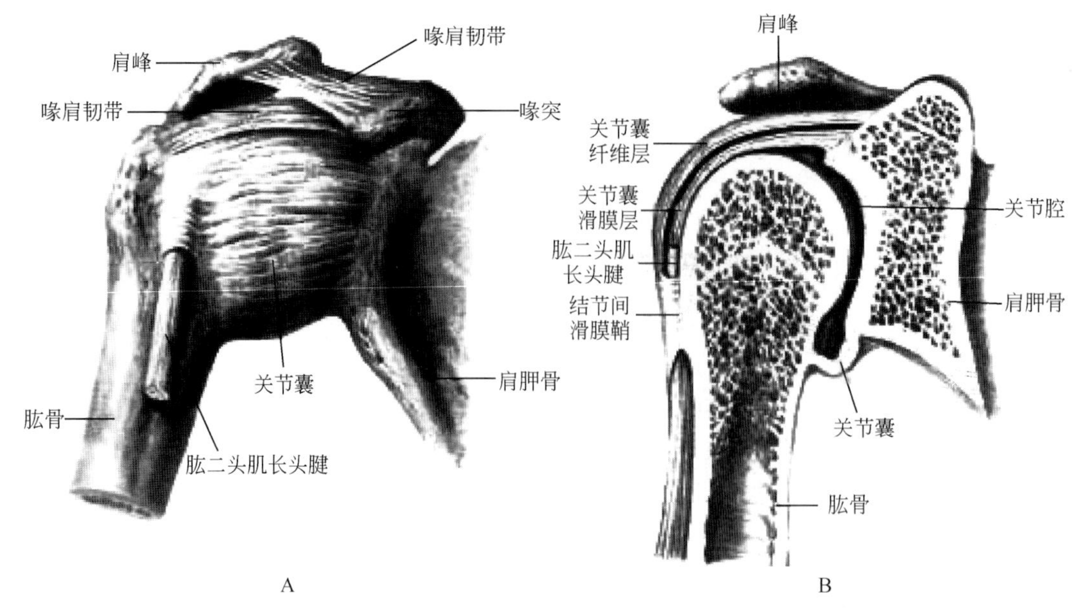

图 22-1-2　肩关节（二）

A. 肩关节前面观；B. 肩关节冠状切面

2. 保持肩关节完整的组织

（1）关节囊：关节囊的纤维层由斜行、纵行及环形纤维构成，关节囊的后下部起于关节盂唇的周缘及相邻关节盂的骨质，其前部起点随滑膜隐窝的有无及大小而不同。纤维性关节囊的内部衬以滑膜，向下沿肱骨解剖颈反转至肱骨头关节软骨的周围。

（2）韧带：包括喙肩韧带、喙肱韧带、盂肱韧带。

（3）骨骼肌：肩关节的肌肉对于肩关节的稳定起重要作用，可分为三类：①专供动力的肌肉有胸大肌、斜方肌等；②为稳定关节位置同时提供关节动力的肌肉有冈上肌、冈下肌、小圆肌及肩胛下肌；③稳定关节及提供动力并重的肌肉如三角肌（图 22-1-3、图 22-1-4）。

3. 肩关节的神经支配　肩关节及周围滑膜囊主要受 C_5 及 C_6 支配，即肩胛上神经，上、下肩胛下神经，肌皮神经及腋神经支配。腋神经伴旋肱后动脉越肩胛下肌，随后经四边区而至三角肌深面。腋神经的位置极易引起损伤，特别在肱骨头向前下脱位时更易引起。肌皮神经在脱位时亦

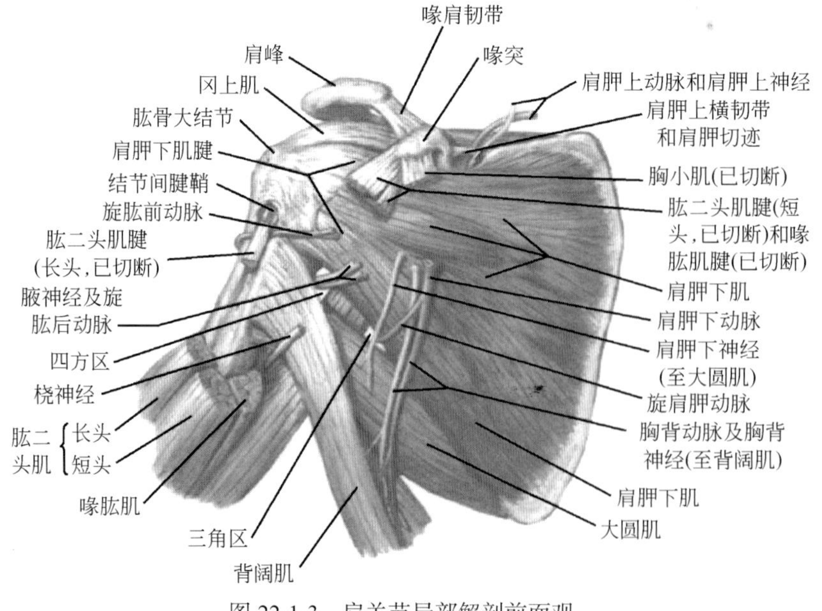

图 22-1-3　肩关节局部解剖前面观

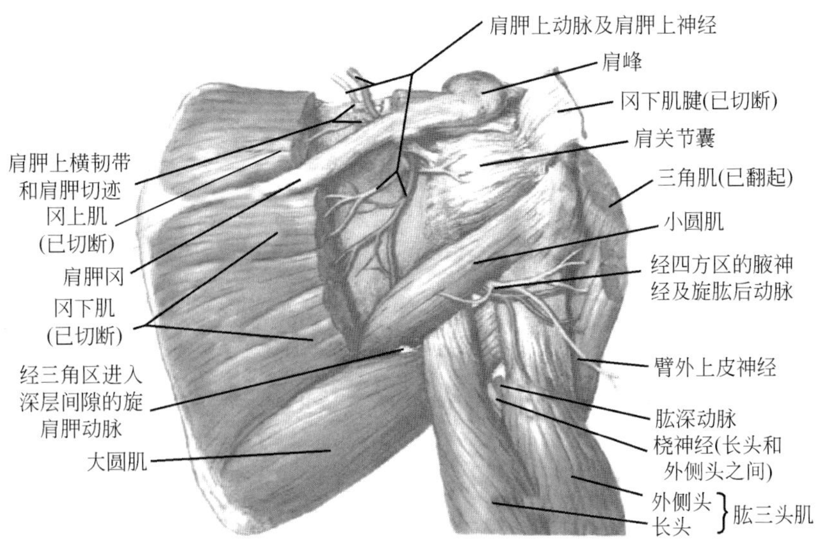

图 22-1-4　肩关节局部解剖后面观

能引起损伤；在暴露肩关节时，要切断部分三角肌才能进入肩关节，但不能损伤位于该肌深层自后向前走行的腋神经，否则三角肌将萎缩。

4. 肩关节的血供　主要靠旋肱前动脉及肩胛上动脉，旋肱后动脉也供应之。肩肱关节血供丰富，靠近大血管主干，血流速度快，细菌栓子不易在局部停留。

5. 肩关节的运动　肩关节是典型的球窝关节，其运动分屈曲、伸展、外展、内收、外旋和内旋。肩关节的中立位（0°）是上肢自然下垂，肘窝向前。其活动范围：正常人外展为 90°，内收为 45°，前屈为 135°，后伸为 45°，外旋为 45°，内旋为 135°。

肩关节结核以全关节结核最多见，肩关节周围肌肉丰富，局部血供良好，脓液易被吸收，但在住院的病例中多有脓肿或瘘管。脓肿常位于上臂内侧、腋前或腋后方，部分可位于腋窝内。由于三角肌和冈上、下肌的萎缩，且上肢长期下垂，肱骨头可向下半脱位。如果在儿童期肱骨上端骨骺被结核杆菌破坏，将影响肱骨的生长，患肢将明显缩短。

第二节　临床表现与诊断

一、临床表现

1. 病史与症状

（1）缓慢起病，病程长：肩关节结核有结核病史或有与结核病患者接触史，部分患者有肩部外伤史，少部分患者有肩关节药物注射病史。

（2）局部疼痛是最早的症状：肩部外伤后数年，肩关节长期隐痛，肩关节结核早期患肩常无力，有沉重感，局部隐痛，休息时减轻，活动时加重，一般无放射性疼痛。患者可有结核中毒症状：低热、盗汗、食欲缺乏、消瘦等。单纯骨结核时早期肿胀及疼痛均不明显，全关节结核脓液聚集或继发感染时才出现局部及全身症状。从单纯骨结核转变成全关节结核时，疼痛逐渐加重，形成脓肿及窦道。

（3）肩部活动受限：患者感肩部隐痛，长期活动或劳累时加重，以后肌肉受到炎症刺激出现痉挛，上肢多呈内收位固定，活动受限，特别是外展及外旋受限明显，患者会丧失穿衣、梳头等能力，似冻结肩。触摸锁骨上窝、腋窝及腋前淋巴结增大，并有轻度肿痛，这是本病早期诊断的可靠体征之一。

2. 体征

（1）肩关节肿胀、活动度受限与三角肌萎缩：功能受限的特点为单纯肩关节滑囊结核，关节活动仅有轻度受限；全肩关节结核患者功能障碍较明显，患臂上举、外旋、外展、前屈和后伸功能均受限；患侧三角肌、冈上肌、冈下肌萎缩，出现方肩畸形，加之上肢重力，肱骨头常呈向下半脱位。

（2）可出现寒性脓肿与溃破形成窦道：寒性脓肿的特点为脓肿常位于上臂内侧、腋前或腋后方，部分可位于腋窝内，当脓肿穿破关节腔，可沿肱二头肌间沟至上臂内侧，常破溃形成窦道。

（3）早期全关节结核：从单纯骨结核变成全关节结核时，由于炎性渗出液增加，关节腔内压升高，患者感疼痛加重。随后脓液侵蚀穿破关节囊，关节内压力骤降，此时局部疼痛获得减轻。脓肿穿破关节囊后，窦道继发化脓性感染时，可在肩前及锁骨上、下出现寒性脓肿包块，局部疼痛再次加重。至晚期关节纤维强直，疼痛会减轻甚至消失，此时功能明显障碍，患臂前屈、后伸、外展、外旋、内旋均受限。患侧三角肌、冈上肌、冈下肌明显萎缩，出现方肩畸形。脓肿可沿肱二头肌间沟流注至上臂内侧，也可在腋前方、腋后方或腋窝内，形成流注脓肿，并常破溃形成窦道。由于炎性渗出液增加，关节腔内压力升高，疼痛较明显。如果脓液穿破关节囊，并向周围软组织间隙内流注，关节内压力下降，疼痛可较前减轻。当发生混合感染时，肿胀、疼痛可再加重，至晚期，关节呈纤维性，强直疼痛反而消失。

3. 实验室检查

（1）血常规：患者常有轻度贫血（Hb 100g/L 以下），多发病灶或长期合并继发感染者，可有较严重贫血。10% 病例白细胞计数可升高，混合感染者白细胞计数明显升高。

（2）红细胞沉降率及 C 反应蛋白：肩关节结核患者由于全身结核杆菌感染，在病变活动期一般红细胞沉降率都加速 C 反应蛋白升高，但也可正常，病变静止或治愈者红细胞沉降率及 C 反应蛋白将逐渐下降后趋于正常，这对随诊有意义，但是本项检查为非特异性，其他炎症或恶性肿瘤也可使红细胞沉降率加快。

（3）结核菌素试验（PPD）：未接种过卡介苗的 15 岁以下儿童，结核菌素试验由阴性转阳性者，说明最近感染了结核病，非典型抗酸杆菌感染也可阳性，但反应较轻。假阴性可见该病初期，或重症者无变应性而由阳性转为阴性。有报道称肩关节结核 14% 病例本试验为阴性，因此试验阴性时不能完全除外结核病。

（4）结核菌培养：采用改良罗氏培养基培养（BAC）需时 3 ～ 8 周，其阳性率为 50% 左右，Bactec 快速生长平均 9d。

（5）病理组织检查：采取病理组织标本时有报道认为在滑膜上取肉芽组织，在骨骼上于 X 线片显示囊样病灶处取活体组织，其阳性率高；结核分枝杆菌培养和病理组织学检查同时进行，互为补充核对，可提高其确诊率 70% ～ 90%。

（6）聚合酶链反应（PCR）检测与 Xpert MTB/RIF：PCR 应用于临床，经 48h 可得出结果，若病理标本质量较高，DNA 完整度好则可行异烟肼及利福平的耐药筛查；Xpert MTB/RIF 是一种分子生物学快速诊断技术，其优点是检验周期短（约 2h 可取得结果），可以同时检测结核杆菌复合群和利福平耐药情况，针对肺结核涂阳和涂阴患者的准确性分别为 99% 和 80%，检测利福平耐药的敏感性和特异性分别为 95% 和 98%，综合文献报道 Xpert 针对骨关节结核准确性约 85%，绝大多数肩关节结核患者合并肩部寒性脓肿，早期行肩关节穿刺也可获得满意的病理标本组织，对脓液进行分子生物学检查（PCR 及 Xpert），耗时短并可早期筛查异烟肼及利福平的耐药情况，方便临床医师及时对药物耐药患者进行方案调整，可提高早期诊断率及治愈率。

4. 影像学检查

（1）X 线检查：肩关节单纯滑膜结核 X 线片表现为局部骨质疏松和软组织肿胀，有时可见关节间隙增宽。单纯局部骨结核感染，在肩峰、肩胛盂和肱骨头常为中心型破坏，有死骨形成。肱骨大结节病变可为中心型或边缘型，前者多呈多灶性破坏。早期全肩关节结核可见关节边缘有局限性骨质破坏或关节缘局部模糊。晚期全肩关节结核则关节骨质严重破坏，周围软组织肿胀，关节间隙狭窄或消失，肱骨头部分消失，有时可见半脱位，可合并活动性肺结核。

（2）CT 检查：多发骨破坏，边缘环绕骨硬化缘，冷脓肿形成，部分脓肿边缘可见钙化，增强后见边缘环行强化（称之为“边缘”征），软组织内形成钙化及死骨。有关节腔内积液，在后期病例则显示出明显的骨破坏与死骨，还可显示出关节外软组织间隙内寒性脓肿的大小与流动的方向。

（3）MRI 检查：可以更早发现患者关节内积液与骨内炎性浸润的异常信号。

（4）病例影像见图 22-2-1 ～图 22-2-3。

二、诊断与鉴别诊断

1. 诊断　根据缓慢起病，病程长，局部疼痛是最早的症状，疼痛逐渐加重，肩关节肿胀，活

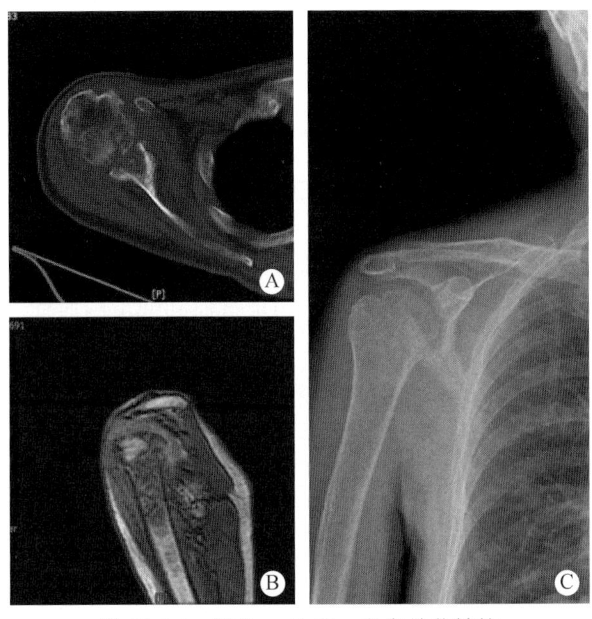

图 22-2-1　男性，42 岁。右肩关节结核
A. CT 表现；B. MRI 表现；C. DR 表现

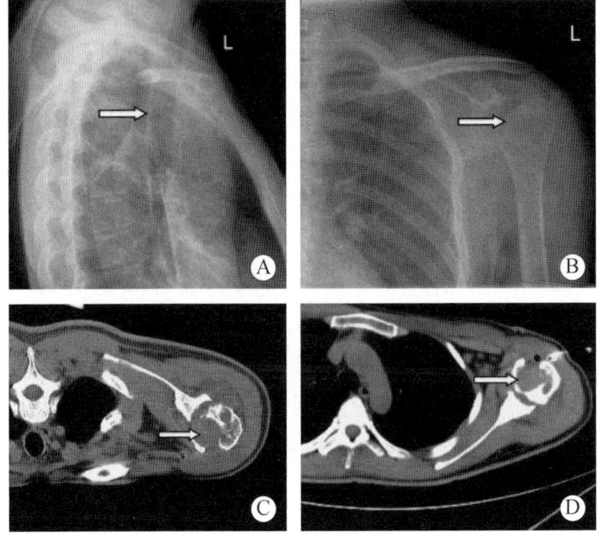

图 22-2-2　女性，31 岁。左肱骨头结核
A、B. X 线片，C、D. CT 表现，均显示肱骨头破坏（箭头）

动受限，三角肌萎缩，可出现寒性脓肿与破溃形成窦道，早期全关节结核，从单纯骨结核变成全关节结核时，由于炎性渗出液增加，关节腔内压升高，患者感疼痛加重。随后脓液侵蚀穿破关节囊，关节内压力骤降，此时局部疼痛获得减轻。至晚期关节纤维强直，疼痛会减轻甚至消失，此时功能明显障碍，患臂前屈、后伸、外展、外旋、内旋均受限，出现方肩畸形。脓肿可沿肱二头肌间沟流注至上臂内侧，也可在腋前、后方或腋窝内，形成流注脓肿，并常破溃形成窦道。由于炎性渗出液增加，关节腔内压力升高，疼痛较明显。在病变活动期红细胞沉降率与 C 反应蛋白一般是

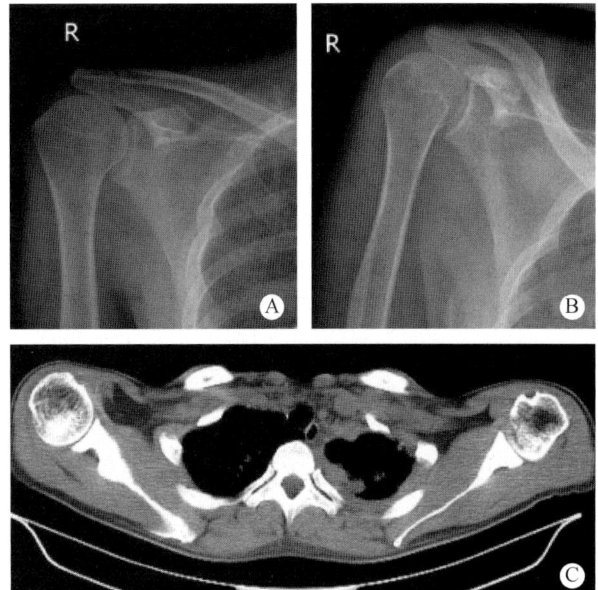

图 22-2-3　男性，28 岁。右肩滑膜结核
A、B. X 线片；C. CT 表现

升高的，结核菌素试验阳性，影像学检查证实肩关节破坏，有的患者有脓肿和窦道形成，故诊断没有困难。行脓肿穿刺将脓液、分泌物或穿刺取骨组织行 BAC、PCR、Xpert 基因检测有利于明确诊断。同时行耐药检测指导制订或调整结核治疗方案。病理学检查是诊断结核的金标准，可穿刺抽取脓液或活检组织进行病理学检查，提高结核诊断的准确率。

2. 鉴别诊断　肩关节结核滑膜炎阶段应与化脓性关节炎鉴别，后者临床炎症反应明显，常伴高热，关节穿刺可见脓性关节液，但结核滑膜炎少数患者可有骨膜反应，应引起注意。大结节溶骨性改变应与肿瘤鉴别，必要时穿刺活检。儿童肩关节结核应与产伤瘫痪、小儿麻痹后遗症、慢性化脓性关节炎相鉴别。晚期肩关节结核固定时，应与肩周炎和类风湿关节炎鉴别，特别是肩周炎多见。

儿童应与产伤瘫痪、小儿麻痹后遗症、慢性化脓性关节炎相鉴别。成人应与风湿性关节炎、沙尔科（Charcot）关节病、肩周炎等相鉴别。

（1）风湿性关节炎：是一种常见的急性或慢性结缔组织炎症。风湿性关节炎广义上应该包括类风湿关节炎，可反复发作并累及心脏。临床以关节和肌肉游走性酸楚、重著、疼痛为特征，属变态反应性疾病，是风湿热的主要表现之一，多以急性发热及关节疼痛起病。风湿性关节炎是风湿热在关节的表现，其典型症状为游走性、多发性大关节炎，常见由一个关节转移至另一个关节，

病变局部呈现红、肿、灼热、剧痛，部分患者也有几个关节同时发病。不典型的患者仅有关节疼痛而无其他炎症表现，非甾体抗炎药效果明显，急性炎症一般于2～4周消退，不留后遗症，但常反复发作，鉴别要点在于结核接触史及冷脓肿及窦道形成，风湿性肩关节炎形成脓肿少见。

（2）肩周炎：多发生在50岁以后，主要临床特征为肩臂疼痛，活动受限，是肩关节周围肌肉、肌腱、韧带和滑囊等软组织的慢性无菌性炎症。X线表现主要是肩关节骨质疏松，大结节或与肩峰端相对的部分发生囊性变、增生硬化，周围软组织钙化，早期肩关节结核与肩周炎无论从临床表现还是X线表现上均无特征性，容易混淆。

（3）沙尔科（Charcot）关节病：1868年Charcot首先描述神经性关节病，故称为Charcot关节病，此类疾病为无痛觉所引起，又有无痛性关节病之称。常见于40～60岁，男女比为3∶1。本病表现为神经性关节病关节逐渐肿大、不稳、积液，关节可穿出血样液体。肿胀关节多无疼痛或仅轻微胀痛，关节功能受限不明显。关节疼痛和功能受限与关节肿胀破坏不一致为本病的特点。在晚期，关节破坏进一步发展，可导致病理性骨折或病理性关节脱位。X线检查：早期见软组织肿胀，骨端致密；晚期关节显示不同程度的破坏，间隙狭窄，骨端致密，病理性骨折，关节内游离体，骨质吸收，退变骨赘和新骨形成及关节脱位与畸形（图22-2-4）。

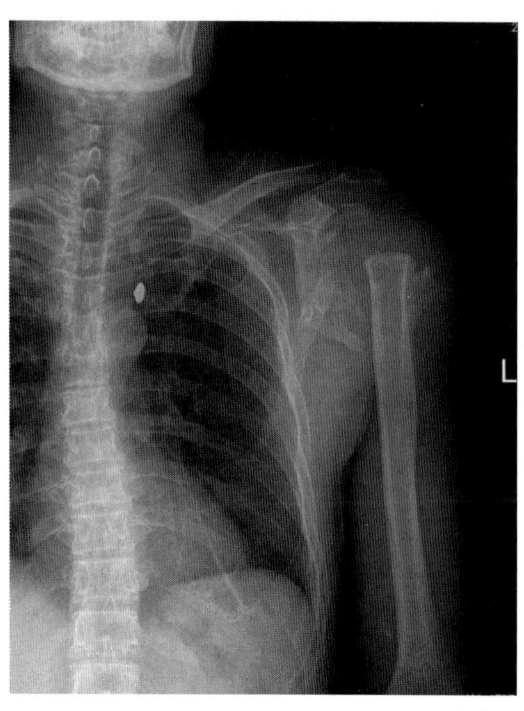

图22-2-4　男性，22岁。Charcot关节病DR表现

第三节　治　　疗

一、非手术治疗

1. 休息与营养　应卧床休息，增强食欲，增加营养，全身支持疗法，纠正贫血和低蛋白血症。

2. 局部制动　这对一些年龄较大、身体衰弱不适宜手术治疗的患者除抗结核药物的应用外，应适当的制动。青壮年患者可用肩人字石膏或外展支架，将患肩“T”字固定外展40°，前屈30°，外旋25°的功能位。近年来由于人民生活水平提高，对关节功能要求较高，故提倡缩短固定时间，早期在康复医师指导下进行功能锻炼。在疾病活动期，可用支具将肩关节固定在功能位。长时间的制动可能会继发关节强直，早期的关节结核患者应在肌肉痉挛缓解后允许每天间断地进行关节活动以保护关节功能。可在患者苏醒的时候，每小时进行5min肩关节主动及辅助运动，鼓励患者屈曲、外展、外旋肩关节，并逐步地加大幅度。固定3～4个月后患者可去支具，在4～6个月后可逐渐过渡到完全活动。如果能够早期诊断并及时治疗，80%～90%的患者都可以治愈并保留接近正常的关节功能。

3. 全身抗结核药物治疗　是治疗肩关节结核的基础，结核的化疗原则遵循十字方针，初治患者给予HREZ方案，并开展关节穿刺、骨穿刺活检，早期取得病理材料行分子生物学检查。根据耐药情况，酌情调整抗结核方案，若单一耐药，可酌情调整；若确诊为MDR（多重耐药结核）则需请当地防痨协会耐药专家组成员讨论制订抗结核药物治疗方案，其中有的药物不良反应大，有的药物治疗效果不确切，需专科专业制订方案。由于肩部肌肉丰富，血供良好，若患者无死骨，不并窦道者，在对抗结核药物敏感的前提下，几乎都能经过较长时间的非手术治疗而获得痊愈。

4. 关节腔内注射结核药物　单纯滑膜结核，可自关节前方经喙突外、下方进针注入抗结核药物，穿刺时应注意保护邻近的血管神经，但最近有学者提出，抗结核药物局部用药可破坏全身结核化疗药物的平衡，诱发结核杆菌耐药，但我国有许多文献报道称取得满意疗效，查阅相关文献后观点不一，无超过5年以上的大宗随访综述，其治疗效果不确切。

二、手术治疗

（一）单纯滑膜结核

单纯滑膜结核如图 22-3-1 所示。

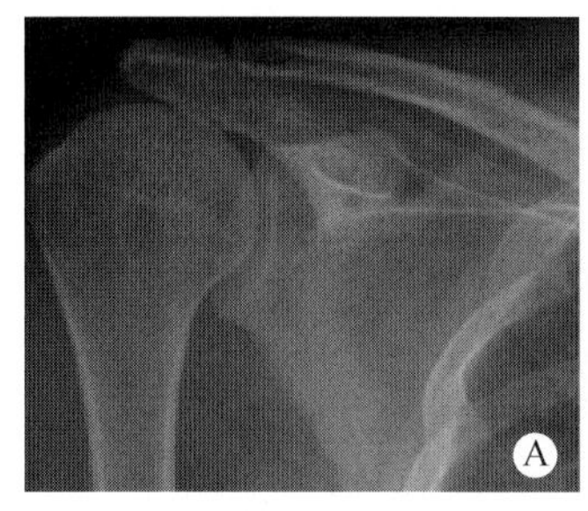
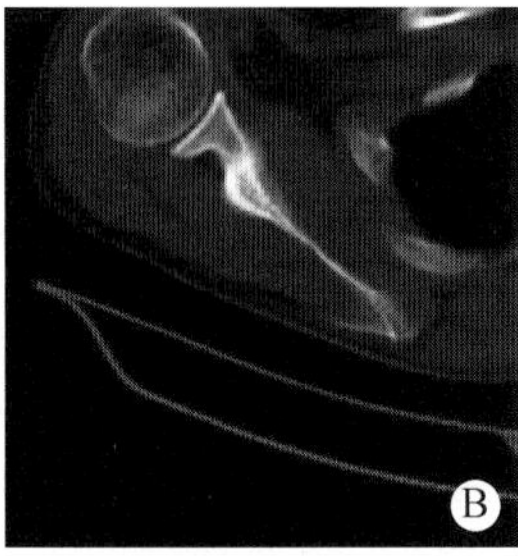

图 22-3-1　男性，19 岁。单纯滑膜结核
A. 单纯滑膜结核 X 线表现；B. 单纯滑膜结核 CT 表现

手术治疗包括滑膜结核病灶清除术。

1. 适应证

（1）早期单纯滑膜结核保守治疗疗效不佳者。

（2）滑膜已明显肥厚的单纯滑膜结核者。

2. 入路　肩关节前内侧入路对于滑膜切除、关节囊切除、病灶清除是经典的入路。

3. 体位　肩关节前内侧入路时患者的体位，手术床头端升高 30°～ 45°，在肩胛骨内侧缘和脊柱下方垫一沙袋，使患者肩关节外旋，关节前间隙张开。

4. 切口　起自喙突尖端，沿三角肌前缘和其外侧 1cm 处做长约 12cm 的皮肤切口，沿三角肌胸大肌肌间沟切开。向头侧牵开皮瓣，显露头静脉和三角肌、胸大肌肌间沟。

5. 手术方法　辨明胸大肌筋膜和三角肌筋膜间的沟，头静脉有助于确定该肌间沟的位置。神经间平面位于三角肌（腋神经）与胸大肌（胸内外侧）神经之间。分离或切割三角肌，显露肩关节前方结构。在三角肌前缘和胸大肌肌间沟内有头静脉和胸肩峰动脉的三角肌支通过，为了避免损伤，在游离血管后，向内侧牵开，予以保护。或在头静脉外侧 0.5 ～ 1.0cm 处，沿三角肌纤维方向纵行切开肌膜，分离三角肌，用内侧一窄条三角肌阻挡和保护头静脉，一旦术中头静脉发生损伤，也可予以结扎切断。向外侧牵开三角肌，切开三角肌下滑膜的囊壁，即可显露肩关节前方结构。

进入肩关节向内侧牵开肱二头肌短头，或用刀做喙突截骨，向下翻转肱二头肌短头和喙肱肌联合肌腱，显露横过肩关节囊前方的肩胛下肌。于肱骨小结节内侧，肩胛下肌与其肌腱交界处内侧 1 ～ 2cm 处，从深面与关节间隙平行方向插入有槽探针，沿探针槽的方向垂直切断肩胛下肌（双侧断端可用几根缝线缝合标记或牵引之用，以备手术视野显露和伤口关闭时使用），然后纵行切开前关节囊，即可显露盂肱关节腔、关节前部和肱骨头（图 22-3-2）。

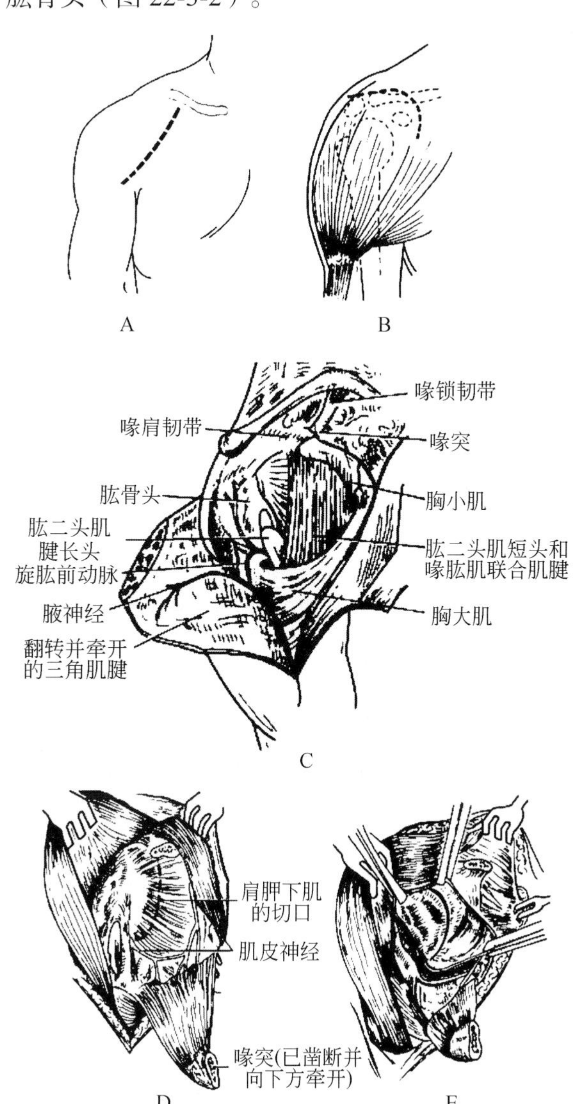

图 22-3-2　肩关节前内侧入路解剖层次
A. 肩关节前内侧入路切口，起自喙突，沿三角肌胸大肌肌间沟切开；B. 三角肌切口和锁骨外侧切口；C. 向外下翻转三角肌皮瓣；D. 显露肩胛下肌；E. 切开关节囊

进入关节腔后原则上应彻底清除脓液、肉芽与干酪样坏死组织，切除滑膜，应尽可能保留维持关节稳定的骨性结构及软组织，在完成手术以前，应将切下的肩胛下肌和冈上肌腱、三角肌缝好，以免出现习惯性脱位。术后用 Valpeau 绷带固定患肢 3 周，以后逐渐加强功能锻炼（图 22-3-31，彩图 25）。

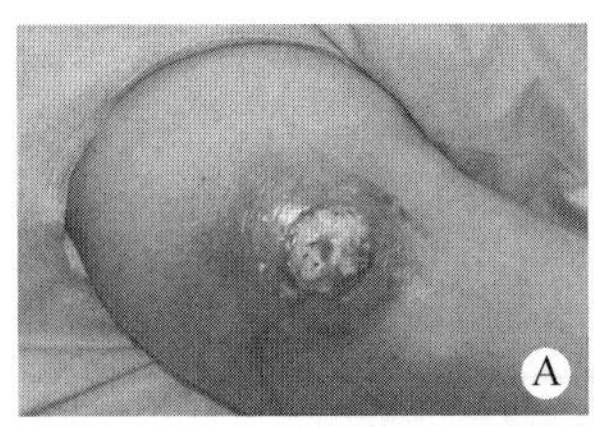
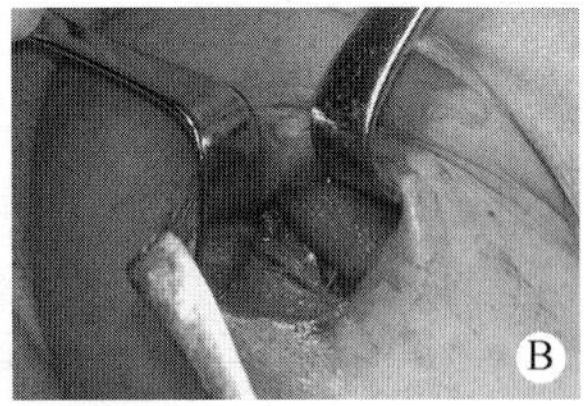
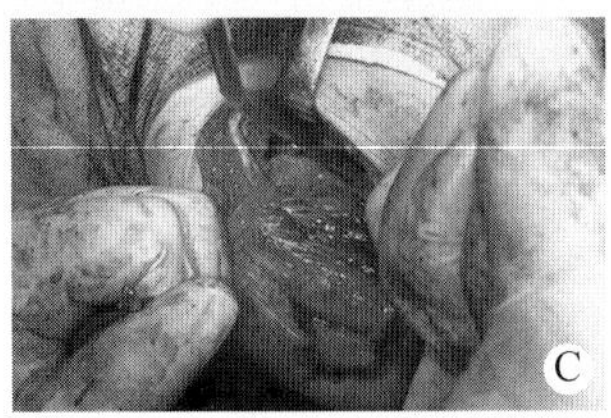

图 22-3-3　肩关节内侧入路实体图
A. 右肩关节结核，脓肿并窦道形成，拟行病灶清除术；B. 沿肩关节前内侧进入，彻底清除病灶；C. 术中彻底清除病灶

肩峰下滑囊结核：治疗方法与滑膜结核基本相同，对非手术治疗无效者，可将整个滑囊切除，手术切口仍可采用肩关节前侧入路。

（二）单纯骨结核

单纯骨结核如图 22-3-4 所示。

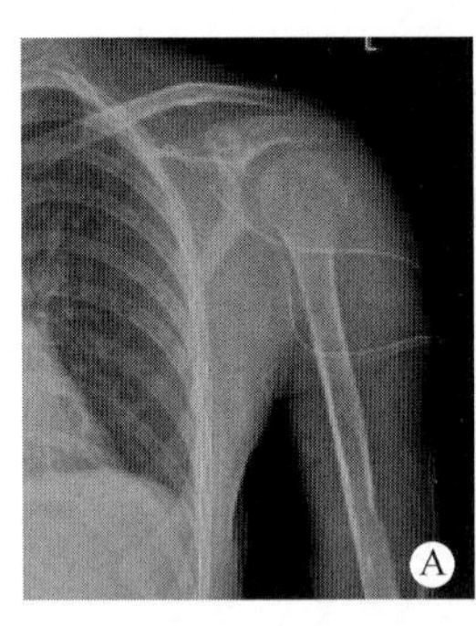
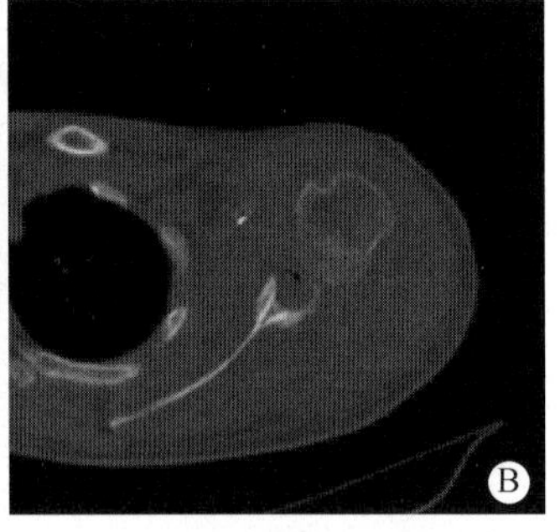

图 22-3-4　男性，42 岁。左肩单纯骨结核
A. X 线片；B. CT 可见骨质破坏和死骨形成

1. 肱骨大结节结核病灶清除术　早期单纯性肱骨大结节结核，病灶局限于大结节松质骨内，其内可有结核性肉芽、干酪样物质和不规则小死骨等。及时手术将避免病变侵入关节，治疗效果较好。

（1）适应证：局限性肱骨大结节结核。

（2）体位：患者取仰卧位，患侧肩胛下垫一小枕，使患肩上抬，与床面成 20° 角，头转向健侧。

（3）操作步骤

1）切口：肩关节肱骨大结节有三种切口可供选择，即肩峰下横切口、肩关节外侧切口和肩关节前内侧切口。因肱骨大结节结核病变多较局限，临床多采用损伤较小的肩关节外侧切口。切口于肩关节外侧肩峰向下做一直切口，为 4 ～ 5cm。

2）显露病灶：沿切口切开皮肤、皮下组织显露三角肌，于三角肌起始处向下，顺肌纤维将三角肌做纵行钝性分离至肱骨大结节水平，将三角肌分开并向两边牵开，显露其下方的三角肌下滑囊并可触及其下方的肱骨大结节，切开三角肌滑囊及肱骨大结节下方骨膜，显露大结节下方的病灶。

3）清除病灶：切开大结节表面滑膜，做滑膜下剥离，于大结节骨破坏处进入骨病灶处。如大结节表面无骨破坏，可依据 X 线确定的位置用峨眉凿在大结节前方或后方开窗进入骨病灶。吸去脓液及分泌物，用刮匙将病灶内肉芽组织、干酪样物质、死骨等结核性坏死物质彻底刮除，至骨面有新鲜渗血为止。冲洗伤口后用骨蜡处理松质骨渗血。将抗结核药物放置伤口内。冲洗病灶及周围组织，骨面渗血可用纱布填塞止血或适当用些止血剂或骨蜡止血。病灶残腔较大可取髂骨松质骨填充植骨。最后将开窗骨皮质块盖回原位并缝合骨膜。

4）缝合：缝合三角肌，逐层缝合深筋膜、皮下组织及皮肤。

（4）术后处理：术后用外展支架固定患肢或用三角巾悬吊 3 ～ 4 周后开始练习肩关节活动。

2. 肱骨头结核病灶清除术　肱骨头结核是关节内结核，早期手术治疗对保护关节功能极为重要。

（1）适应证：单纯性肱骨头结核。

（2）操作步骤

1）切口：肱骨头结核骨病灶位于关节内，切口采用肩关节前、内侧途径，详见肩关节结核病灶清除术。

2）病灶显露：沿切口切开皮肤、皮下组织及深筋膜，切断三角肌起点，并将三角肌翻开，显露关节囊。

3）清除病灶：切开关节囊，吸净关节内的脓液，检查肱骨头关节软骨和肩胛盂关节软骨面及关节滑膜，仔细观察关节软骨表面的色泽、质地，并用手指按压肱骨头软骨面，如有异常应在软骨上开孔，探查其下方的病灶，将其切开。刮除病灶内的干酪样物质、肉芽组织及死骨。对病变滑膜应彻底切除，同时应注意保护肱骨头正常软骨面。

4）缝合：彻底止血、冲洗后，逐层缝合。

（3）术后处理：术后用外展支架固定患肢或用三角巾悬吊 3 ～ 4 周后开始练习肩关节活动。

（三）早期全肩关节结核

早期全关节结核是病灶清除术最佳适应证。手术治疗不仅能很快治愈病变，而且能保留大部分关节功能。如患者年老体弱，不具备手术条件，只能采用非手术疗法，但关节将最终丧失功能。

手术显露有肩关节前方入路和后方入路。病灶清除时应注意：①将肥厚水肿的滑膜组织切除干净；②关节边缘的病灶应刮净，结节间沟内也常有表浅的骨质破损；③仔细检查肱骨头和肩胛盂的软骨面是否完整，将破坏的软骨切除，直至露出健康的骨质，勿遗漏隐藏的骨病灶。

术后将患肢用 Valpeau 绷带固定，2 周拆线后改用三角巾悬吊，术后 3 周时开始练习肩关节活动。

（四）晚期全肩关节结核

晚期全肩关节结核表现如图 22-3-5 所示。

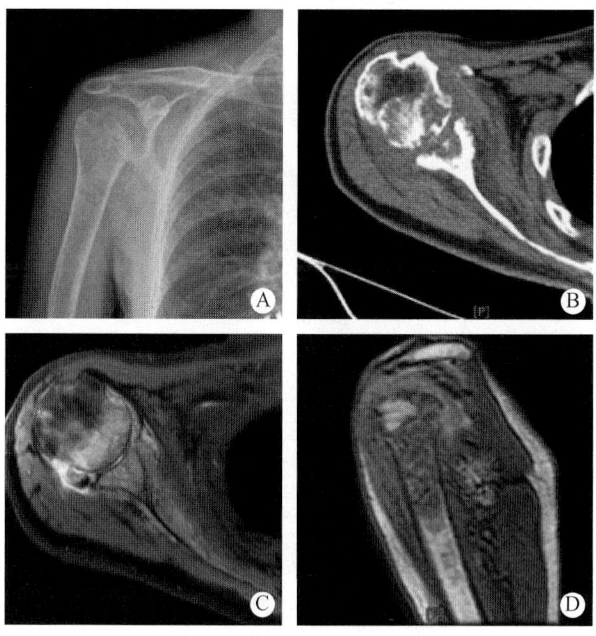

图 22-3-5　男性，66 岁。右侧晚期全肩关节结核
A.X 线改变；B. 晚期全关节结核 CT 表现；C、D. 晚期全肩关节结核 MRI 表现

1. 肩关节结核病灶清除关节融合术　20 世纪以前，肩关节融合还是一个相对常见的手术。手术指征主要是脊髓灰质炎所致的上肢麻木及结核感染引起的肩关节破坏。早期的融合手术并不使用内外固定。后期主张在处理过的盂肱关节或肩肱关节的骨床上植骨。同时需要肩人字形石膏外固定。

随着内固定技术的发展，肩关节融合技术也在不断进步。因为外部的力量支持不能为肩关节融合提供完全固定。相比而言，内固定技术能为肩关节融合提供更加稳定的接触，从而促进融合进展。同时，使用坚强的内固定可以不必辅助以管型石膏和支架，从而使患者可以进行早期功能锻炼。下面首先介绍不使用内固定的肩关节融合手术方法。

（1）适应证：14 岁以上儿童及成年人的晚期全关节结核。

（2）麻醉与体位：患者全身麻醉，取仰卧位，头转向健侧，患侧肩胛部及躯干下垫沙袋，使患肩离开手术台（图 22-3-6）。

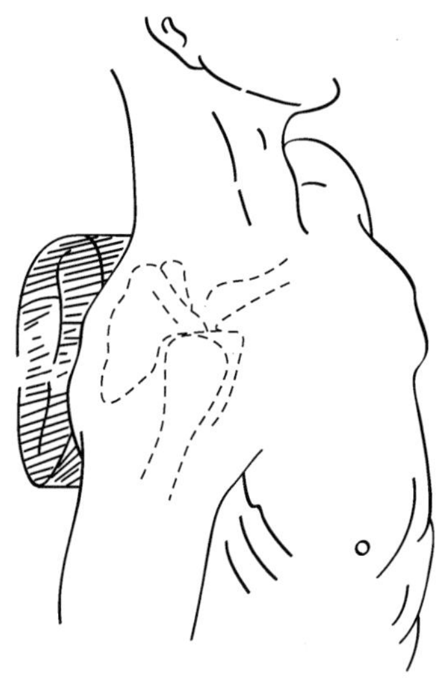

图 22-3-6　体位与切口

（3）手术步骤

1）切口与显露：采用肩关节前内侧切口。切口后端沿三角肌后缘适当后延 4 ～ 5cm，以扩大显露。沿切口走向将三角肌在起点下 0.5cm 处从锁骨、肩峰及肩胛冈上切下，连同皮瓣向后下翻转。在分开三角肌后缘时，应注意避免损伤经小圆肌下缘穿出的腋神经和旋后动脉，在前侧应保护在喙突及联合腱内后方下行的腋动、静脉及神经干。而后切开肱横韧带，分离并拉开肱二头肌腱长头（图 22-3-7），沿肱骨纵行切断肩胛下肌，再横行切开腱袖及关节囊，充分显露肱骨头与肩胛盂（图 22-3-8）。

2）清除病灶、关节内融合：先外旋上臂，将关节脱位，切除有病变的滑膜及关节囊后，凿除肱骨头及肩胛盂的软骨面（图 22-3-9）；冲洗伤口，清除残留的软骨屑，复位关节。如关节面不对立，则尽量修整骨面，使粗糙的骨面能保持密切接触。如关节面有缺损，或对应面大小很不相称，复位后很不稳定，可用1～2根克氏针或螺钉，从肱骨大结节穿过肱骨头直达肩胛盂内，内固定关节在功能位。

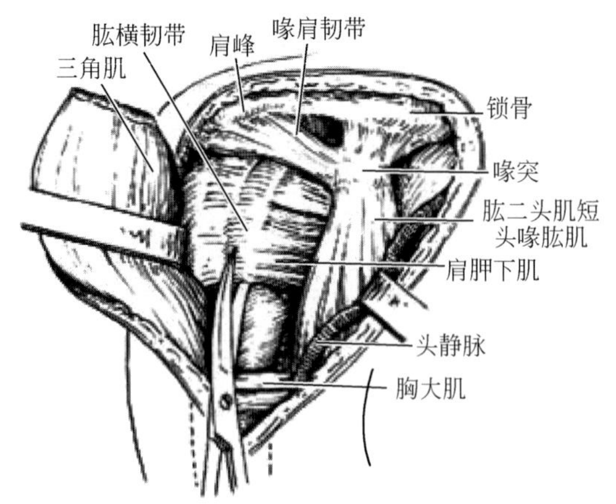

图 22-3-7　切开肱横韧带，拉开肱二头肌腱长头

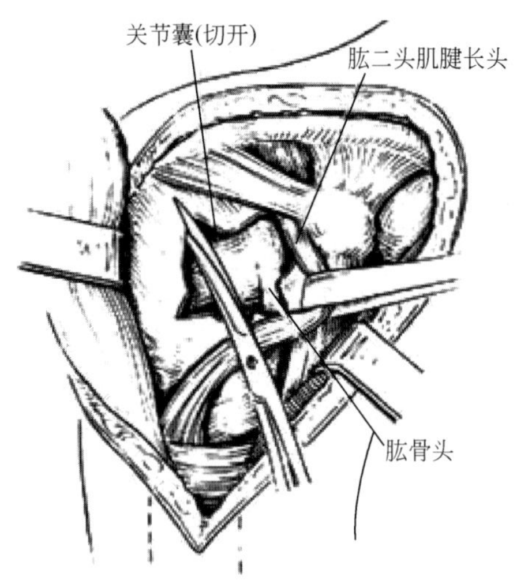

图 22-3-8　显露肱骨头与肩胛盂

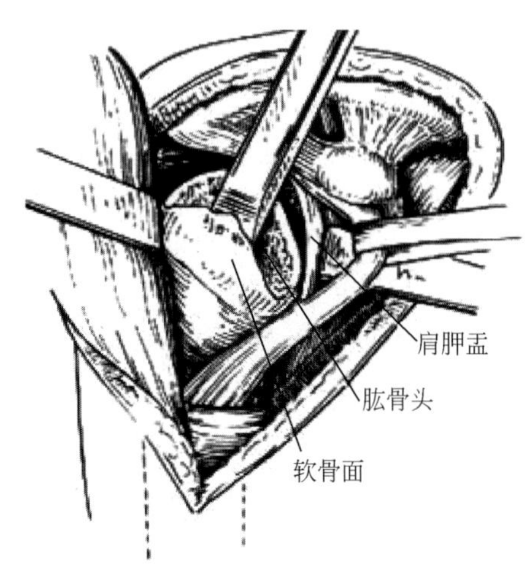

图 22-3-9　凿除肱骨头及肩胛骨软骨面

3）关节外植骨融合：骨膜下剥离肱骨大结节，沿矢状面不全凿开大结节（保持其基底部与肱骨的连续性），以备植骨嵌入用（图 22-3-10）。然后，在骨膜下剥离部分肩峰及肩胛冈后缘。剥离时需注意避免损伤位于肩胛切迹部的肩胛横动脉与肩胛上神经，将肩峰表面凿毛，而后凿下一长、宽度与大结节凿开的裂口相应的骨片，向下滑行嵌进大结节的裂口内，形成肩峰与大结节间的桥状连接（图 22-3-11）。此后，肩关节应由专人保持在功能位，关节间及移植骨片下的空隙用取自体肱骨或髂骨的松质骨碎骨填充。检查无明显出血，关节融合位置合适后，即可复位肌肉瓣，钢针内固定的针尾弯曲并切断于骨外，逐层缝合。

4）外固定：术后立即用外展支架或胸肱石膏固定患肢，保持肩关节于功能位（外展

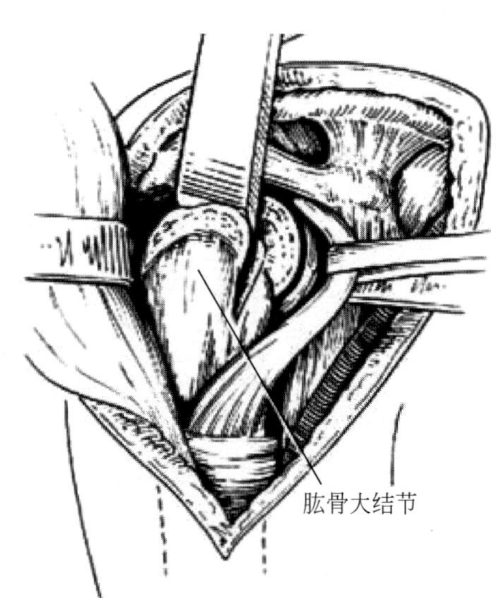

图 22-3-10　凿开大结节

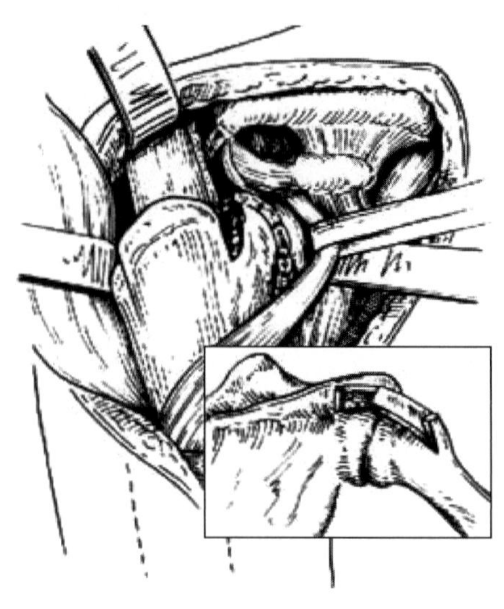
图 22-3-11　桥状连接肩峰与大结节

10°～20°、前屈 30°、内旋 40°～50°）及肘屈 90° 位（图 22-3-12）。

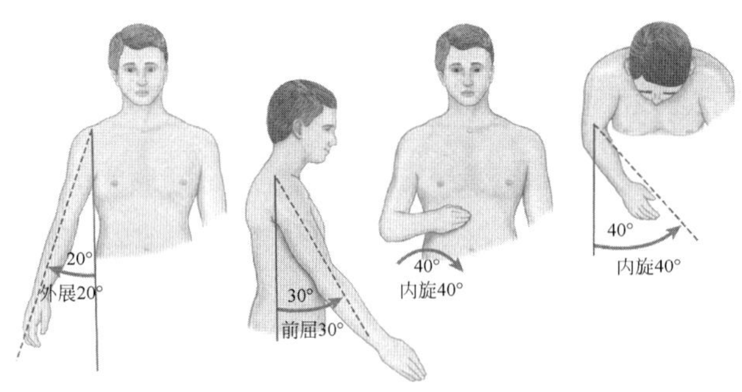

图 22-3-12　Rowe 推荐的肩关节融合时上臂的合适位置：20° 外展（临床测量），30° 前屈，40°～50° 内旋

（4）术后处理

1）严密观察患肢远段的血运，特别是石膏外固定的患者，可能因切口渗血、肿胀、石膏过紧而压迫血管，如有缺血性疼痛或血运障碍，应立即采取相应措施。

2）肩关节脱位仍是术后应注意防治的一个重要问题。用外展支架暂行固定的患者，患肢要用枕头或沙袋垫好，以防位置变动，并需在石膏固定前摄 X 线片检查，如有变位，可用手法矫正。

3）早期活动未固定的关节，以减少肿胀，防止肌肉萎缩。

4）外固定 10～12 周，摄 X 线片检查证实骨性愈合者，进行理疗及锻炼。

（5）术中注意事项

1）切开关节囊前，应仔细辨认喙突及起于其上的肱二头肌短头和喙肱肌的联合肌腱。在其内下方有血管、神经束通过，应注意避免损伤。清除病灶时更应注意。

2）肩关节融合后，上肢活动将依靠肩胛胸壁间的滑动完成，故既要保证上肢有充分的外展、前屈功能，又要使上肢在术后能靠拢胸壁，获得良好休息。如肩关节融合的外展角度过大，上肢不能靠拢胸壁，日久容易引起肩胛后翘及前锯肌劳损。如肩关节融合的前屈、外旋的角度过大，会影响病肢向下和向外后方的活动。因此，肩关节融合应置于功能位。

3）肩关节盂浅，本来就不很稳定，切除关节囊及其周围韧带后就更不稳定，容易脱位。因此，保持肱骨头与肩胛盂间的密切接触与稳定需予以重视。方法：①用螺钉或克氏针内固定肱骨头在肩胛盂上。②应有专人保持关节于功能位置，直至外固定完成。最好术后先用上肢外展架固定，如有位置不妥，尚可及时调整，待拆除缝线后再换胸肱石膏外固定。③可在手术前预先制备躯干部位的石膏，分为前后两半，手术结束后，合拢躯干石膏，即时加做上肢石膏，既节省时间，又可减少肩关节活动。

4）术中出血较多，保证输液、输血通畅，以防休克。

除此之外，内固定技术的发展将肩关节融合技术带进了全新的领域，包括单纯螺钉固定、螺钉配合外固定的联合固定及单侧钢板或双钢板固定（图 22-3-13）。

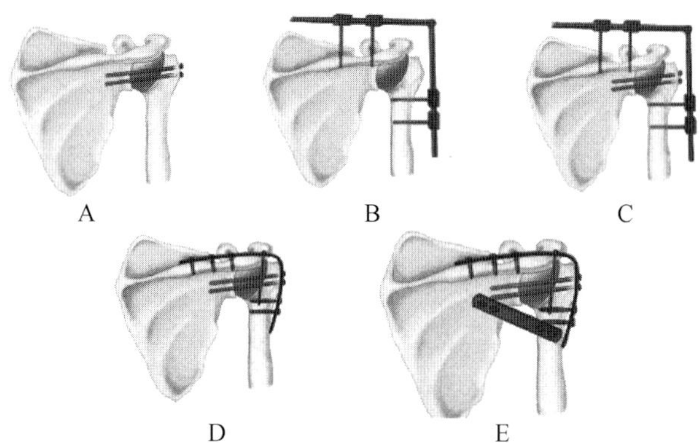

图 22-3-13　各型内固定肩关节融合术示意图
A. 单用螺钉固定；B. 单用外支架固定；C. 外支架联合螺钉固定；D. 单钢板固定；E. 双钢板固定

AO 学派将双钢板坚强内固定技术用于肩关节融合。其缺点是融合牢固后可能需再次手术取出置入物（图 22-3-14）。除了内固定，还有外固定架加压肩关节融合方法。软组织缺失明显的患者行关节融合时在使用外固定支架固定的同时，应同时配合使用螺钉。对难治性感染，外固定架也是有效的办法（图 22-3-15）。

2. 病灶清除肩关节置换术

（1）适应证的探讨

1）适应证：晚期肩关节结核静止期，因疼痛、功能障碍而严重影响生活质量者，是肩关节置换的适应证，为多数学者所接受，大家的意见分歧

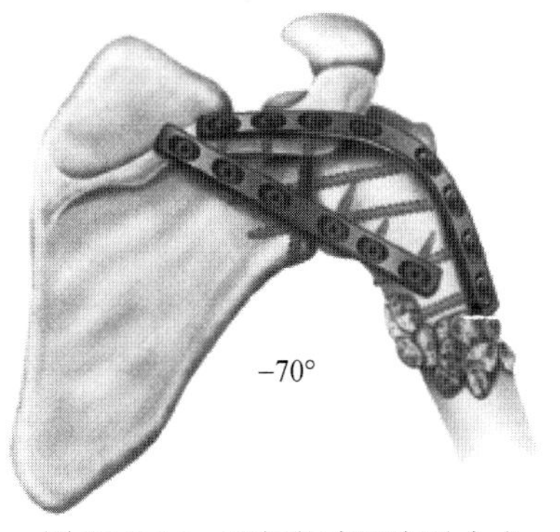

图 22-3-14　双钢板内固定融合术

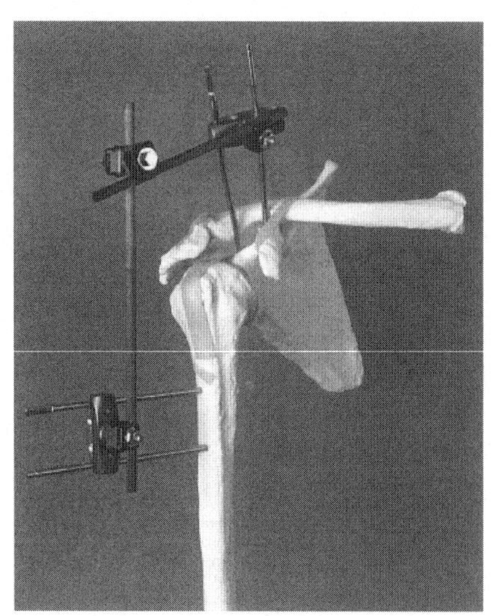

图 22-3-15 肩关节加压融合时固定针和加压架的安装，克氏针自外侧穿入，但不贯穿融合肩关节，只需 2 处皮肤穿孔

不大，但对于晚期全肩关节结核活动期是否行肩关节置换，目前存在争议。笔者认为晚期肩关节结核活动期人工关节置换的适应证：①晚期肩关节结核，肩胛盂和肱骨头遭到了毁损，引起肩关节疼痛和严重功能障碍，显著影响生活质量者；②有强烈行人工关节置换手术意愿且抗结核药物治疗有效，强化治疗 2 周后原有症状体征明显减轻，红细胞沉降率下降至 50mm/h 以下，体温下降至 37.5℃以下者；③影像学证实病灶稳定或有吸收好转者。

2）禁忌证：①窦道形成并混合感染；②全身情况较差无法耐受人工关节置换手术；③肩关节周围或身体其他部位有新近感染灶；④长期使用类固醇药物；⑤抗结核药物治疗无效者；⑥神经性关节疾病；⑦神经损伤肌肉麻痹，肩外展肌力 <3 级。

（2）术前处理

1）术前拍摄双侧肩关节正侧位 X 线片和 CT 扫描，明确结核病变范围及关节盂和肱骨头的破坏程度。

2）定期评估抗结核治疗疗效。术前抗结核治疗方案同髋膝关节。

3）术前改善患者营养状态，纠正贫血、低蛋白血症、电解质紊乱，降低尿酸；戒烟，锻炼心肺功能；加强卧床下肢肌肉功能锻炼；术前 3 天给予镇痛、镇静药物。

4）术前仔细评价感染指标及痰、皮肤、小便、牙龈情况，排除混合性感染如普通细菌感染、真菌感染，充分了解患者体内炎性病灶情况。

（3）手术技术

1）麻醉与体位：全身麻醉。改进的“沙滩椅”体位：床头上升至 45°，臂下垂位可允许切口延伸。

2）手术步骤

A. 切口与显露：采取胸大肌、三角肌肌间入路，向外牵开三角肌，向内牵开联合肌腱（或自喙突根部截骨，向下翻转联合肌腱），切断部分喙肩韧带（肩袖完整时可全部切断，图 22-3-16）。

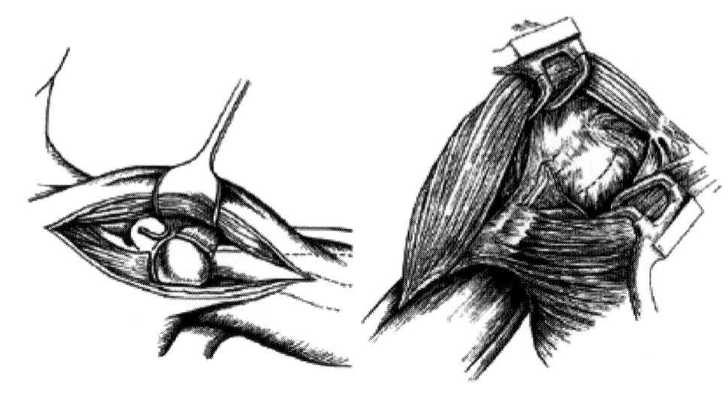

图 22-3-16 胸大肌、三角肌肌间入路

B. 切开关节囊：结扎穿行于肩胛下肌下 1/3 的旋肱后动脉，在肱二头肌腱内侧约 2cm 处切断肩胛下肌腱和关节囊，外旋后伸肩关节，脱出肱骨头（图 22-3-17）。

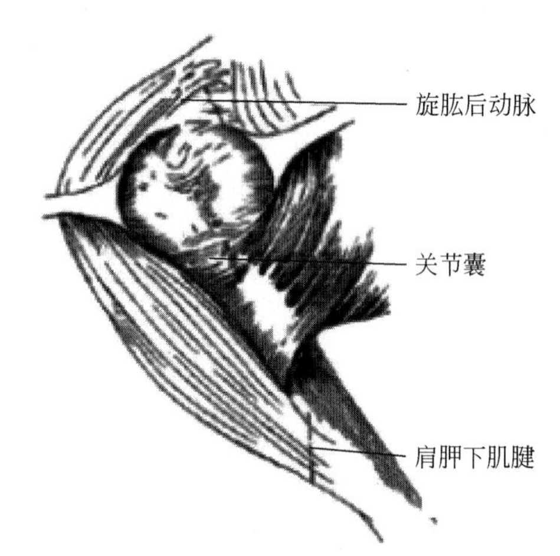

图 22-3-17 肱骨头脱位

C. 清除结核病灶：先观察关节囊肿胀情况和有无破溃处，在肱二头肌腱沟有无结核肉芽组织。无破溃肿胀的关节囊先行穿刺，了解关节内容物，切开关节囊前用纱布保护好关节囊周围组织，在肩胛盂前缘先切小口吸引出脓液后再扩大切口，仔细观察滑膜颜色、厚度及关节内坏死情况。用刮匙清除病变肉芽和干酪样组织。将肱骨外旋内收使肱骨头脱出，切除病变的滑膜和关节囊。如

有瘘管要彻底刮除管壁的肉芽组织。特别注意关节囊后方病变，用手挤压腋后缘，看有无脓液流出（图 22-3-18）。

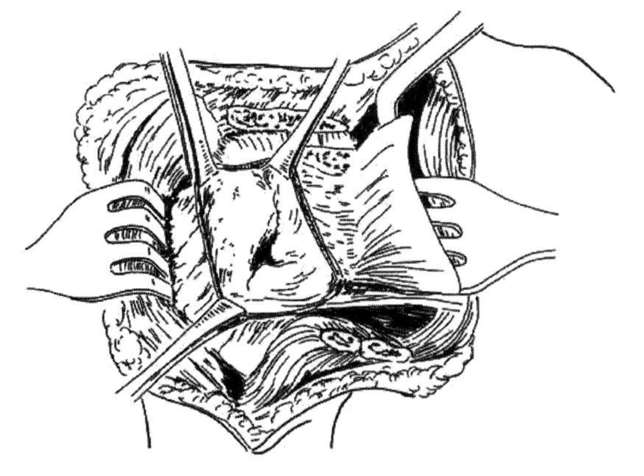

图 22-3-18　清除结核病灶

D. 肱骨头截骨、开槽与扩髓：上臂紧贴侧胸壁屈肘 90°，并外旋上臂 25° ～ 30°。自冈上肌止点近侧按模板方向由前向后沿肱骨解剖颈截骨（图 22-3-19）。在截骨面中心偏外侧，沿肱骨干轴线方向开槽，内收患肢，扩髓，插入试模，假体应完全覆盖截骨面（图 22-3-20）。

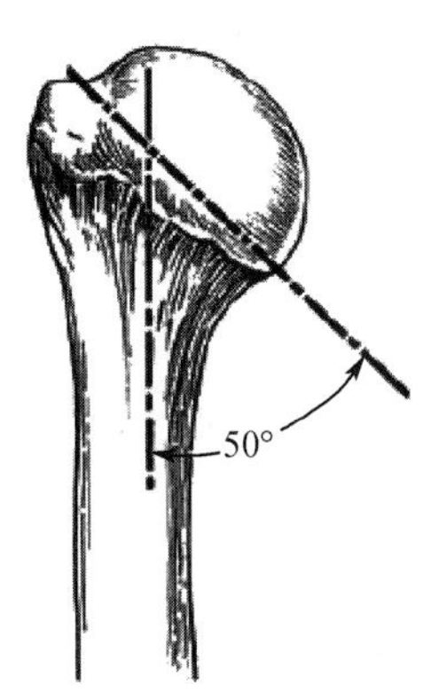

图 22-3-19　肱骨头截骨

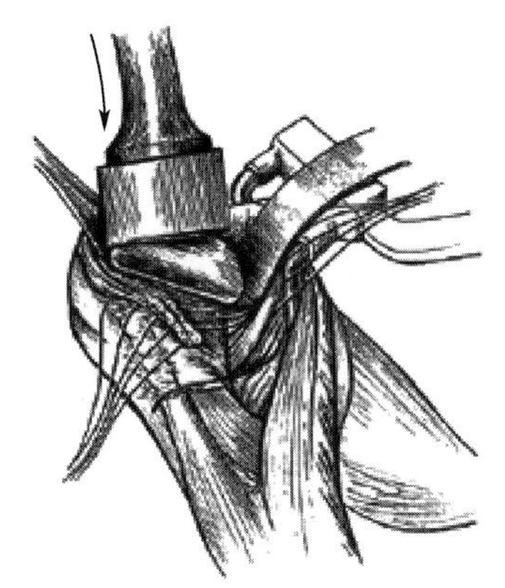

图 22-3-20　扩髓后插入试模

E. 安放假体：取出试模，显露肩盂，切除盂唇（注意保护紧贴盂唇上方的肱二头肌腱长头）和肩盂软骨，在肩盂的解剖中心钻孔，将肩盂锉的中置芯插入孔内磨削至皮质下骨，根据假体固定方式的不同行开槽或钻孔，安装调试假体，充填骨水泥，置入假体（图 22-3-21）。

F. 闭合切口：用过氧化氢溶液、聚维酮碘、生理盐水反复冲洗关节腔，将肱骨头复位，关节腔内置入引流管，逐层缝合（图 22-3-22、图 22-3-23）。

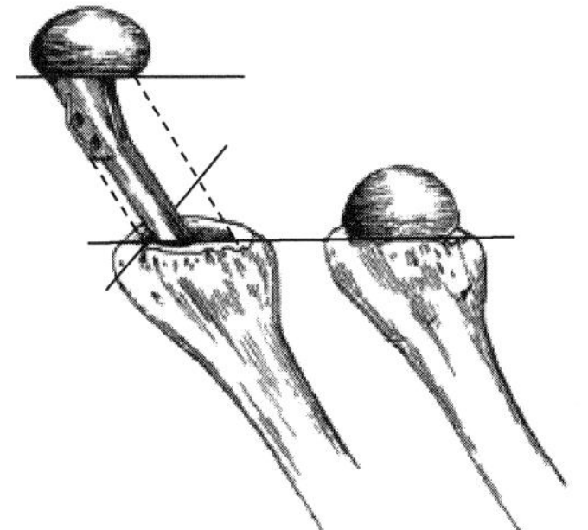

图 22-3-21　置入假体

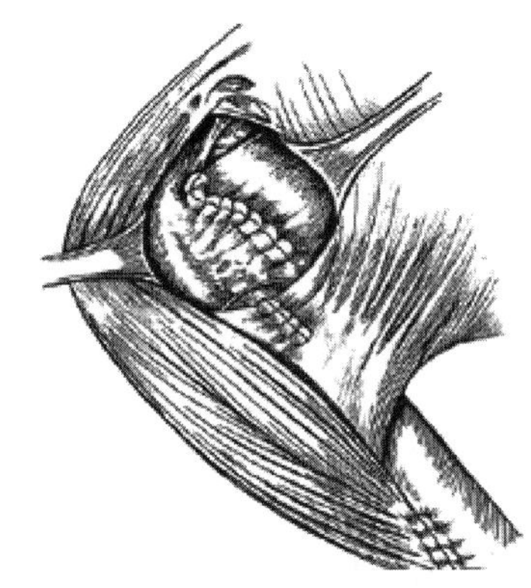

图 22-3-22　逐层缝合

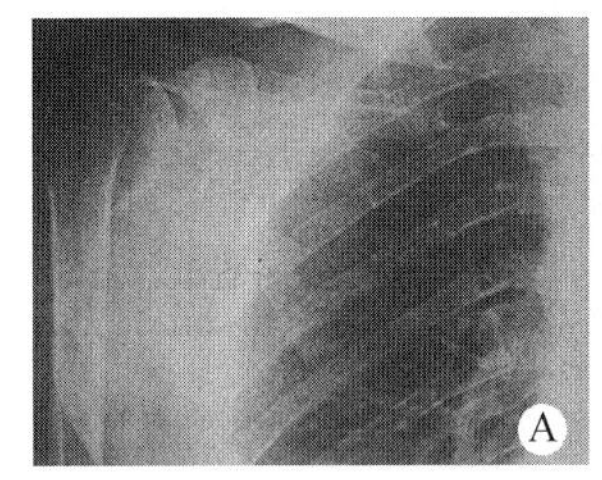

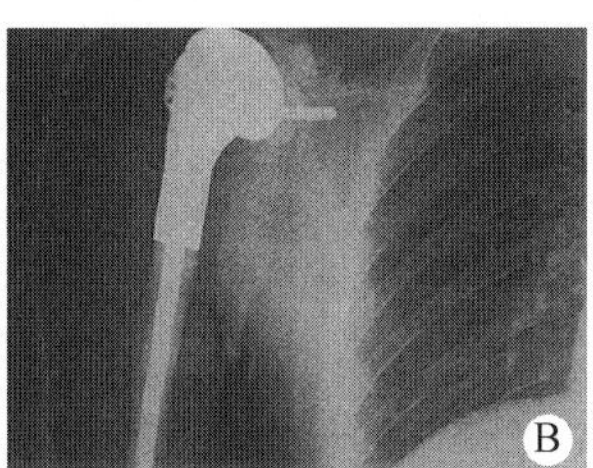

图 22-3-23　全肩关节置换术，术前术后 X 线表现
A. 右肩关节结核术前 X 线片；B. 行病灶清除人工肩关节置换术后 X 线片

（4）术后处理

1）教导患者进行轻柔的家庭锻炼，包括被动前屈到 90°、被动外旋到中立位。通常患者于术后 1 ～ 2d 出院，在躺卧时鼓励患者悬吊患肢并在肘下置一枕头做支撑。术后 6 周内必须用悬吊带固定，继之以 6 周的仅在无保护环境下才使用的悬吊制动。物理治疗 6 ～ 12 周逐步增加到被动活动的最大幅度，10 周开始等长力量训练。

2）引流管根据引流量情况于术后 3 ～ 5d 拔除（小于 50ml/d）。期间取 3 次引流液做细菌涂片及培养以排除感染。

3）术后根据疼痛评估，合理选择镇痛方式，如曲马多、塞来昔布、镇痛泵等，给予地西泮、溴化钠、谷维素辅助镇静。

4）术中可用地塞米松 10mg、术后采用头高 40° ～ 50°，脚高 30°，选用昂司琼或莫沙必利可预防恶心、呕吐。

5）术后伤口冰敷以减少出血，并继续采用术前纠正贫血方案提升血红蛋白，必要时输血。

6）继续全身治疗及抗结核药物治疗，根据术后结核分枝杆菌 Xpert 快速检测、分枝杆菌 DNA 和 BAC 培养结果调整抗结核药物方案。

7）术后第 1 天若生命体征平稳，可停用心电监护，早期拔除尿管，继续营养支持，纠正电解质紊乱，加强咳嗽、吹气球等锻炼，避免肺部感染。

8）定期门诊随访，复查胸部 CT、血常规、C 反应蛋白、红细胞沉降率、髋部 X 线片及 CT，评估抗结核治疗疗效及假体生存情况。

（5）进展和争议：近年来由于人民生活水平不断提高，人们对关节功能要求逐渐提高，晚期全肩关节结核患者不愿做肩关节融合时可在抗结核药物有效的前提下行盂肱关节置换术，该技术作为针对各种肩关节退行性疾病的一种成功的治疗方法已经被广为接受，尽管它的应用比髋关节、膝关节置换术少，但许多长期随访研究已经证明，它对改善疼痛和功能有作用，并具有优良的长期生存率。随着初次置换术的经验不断积累，翻修置换术在技术上的改进同样也在进步，现该技术对晚期肩关节结核患者的治疗作用已得到一部分医务人员的认可。

由于结核感染、骨质疏松严重，假体松动发生的概率较高，在活动期全肩关节结核人工肩关节置换领域，很多学者信心不足，且缺乏基础研究及大宗病例样本对照研究。同时担心在结核病活动期给予关节置换，患者因手术导致抵抗力下降，从而使结核复发的风险显著增加。但是我国有学者对活动期髋、膝结核行一期人工关节置换，随访后发现行一期人工关节置换后，合理、有效、适量、坚持服用抗结核药物，可显著降低结核病复发的风险。目前国内外开展活动期全肩关节结核的全肩关节置换均较为罕见，偶可见个案报道，但缺少 5 年以上的随访报道，治疗效果不确切，作为从事结核病防治工作者，我们也走在了这条探索的道路上。

钛合金内固定在脊柱结核、钛合金假体在髋膝关节结核治疗上取得了巨大的成功，那么肩关节结核能否行人工关节置换。对于活动期肩关节结核，以往较多使用的是关节融合术，该手术操作简单，患者保留了部分功能，但是随着手术技术的不断改进和发展，新的手术方法已广泛开展并取得了不错的效果。对部分关节盂唇破坏的患者，可以考虑关节成形术；人工肩关节的假体置换术治疗活动期肩关节结核是近年开展的一项治疗方法。目前肩关节结核人工关节置换主要面对两大问题：结核复发和术后远期并发症，成为制约肩关节结核人工关节置换的一大瓶颈。人工肩关节置换最早开始于 19 世纪 80 年代，法国医师 Jules E.Paean 利用铂金属制成的套管和表面硬质处理的橡胶头构成假体，为一例肩关节结核患者进行肩关节置换。虽然手术最终因感染宣告失败，但他却开启了人类肩关节置换的历程，为肩关节疾病的治疗探索了新的方向。

依据假体设计理念、肩关节运动学及稳定性，可以将假体分为限制性假体、非限制性假体和半限制性假体，其中非限制性假体约束少，尽可能地实现了肩关节正常解剖重建，是临床上最为常用的假体类型，也是未来肩关节假体发展的主要方向（图 22-3-24）。肩关节假体选择并不是目前晚期活动期肩关节结核治疗的主要研究内容。医者关注的焦点在于人工肩关节置换治疗晚期活动期肩关节结核的手术指征、手术时机等问题。

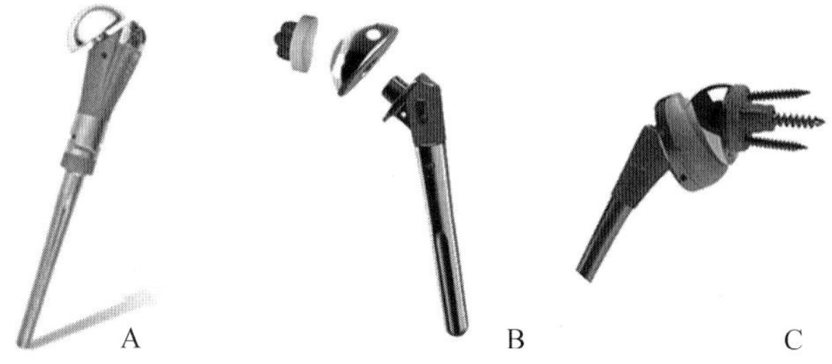

图 22-3-24　各型肩关节假体

A. 半肩关节置换假体；B. 全肩关节置换假体；C. 逆置型肩关节假体

晚期肩关节结核分为静止期结核和活动期结核。一般认为静止期结核行关节置换的复发机会低，相对安全，结核的静止期越长，术后复发机会越小。而对于活动期肩关节结核，不推荐一期或分期行置换手术，首选的治疗方法应是病灶清除后关节融合或成形术。肩关节结核人工关节置换指征把握应较髋膝关节结核人工关节置换更加严格。原因在于肩关节活动度在人体六大关节里最大，软组织紧张程度不及髋关节、膝关节，病灶不易局限；同时肩峰端及前方薄弱的软组织覆盖为假体植入埋下隐患。一旦结核复发，扩散速度快、早期窦道形成均导致假体寿命终止。手术后功能重建问题、假体磨损松动等并发症大大降低了患者的满意度。因此，为了清除病灶、缓解疼痛，同时避免人工关节置换术后感染、结核复发等严重并发症，其首选治疗方式是病灶清除肩关节融合术。若患者有强烈行人工关节置换手术意愿，术前应充分沟通，让其了解肩关节结核人工关节置换的高风险，适当降低患者的期望值，提高患者风险意识，并严格进行术前抗结核有效性评价，围术期抗结核方案规范性、强化疗程，在充分确保抗结核有效并取得患者同意理解情况下，再行手术治疗。

（6）展望：目前国内外晚期活动期肩关节结核人工关节置换开展例数稀少，随访患者例数及时间不足，其解剖结构决定了肩关节无法像髋关节、膝关节一样广泛开展晚期活动期关节结核人工关节置换，但是随着研究的深入和医师经验的积累，人工关节置换必将在晚期活动期肩关节结核治疗方式中占有极其重要的地位。

（李　海　周宗科　环明苍）

三、肩关节镜手术

近20年来，膝关节镜外科获得了很大的成功，大家对关节镜技术有了进一步的认识，开始逐步把重点放到肩关节上来，肩关节的解剖地位比较特殊，如不能用止血带，邻近有重要的血管及神经，因此其手术方法及原则异于膝关节镜。

1. 肩关节镜用于结核的诊断与鉴别诊断　通过关节镜可以观察到关节滑膜的充血和水肿，软骨损伤的程度及关节内有无晶体物等病理改变，可协助区别类风湿关节炎、骨关节病及晶体性关节炎。在关节结核发展过程中，可多次进行关节镜检查，通过拍照、录像或取滑膜做活检，可取得其他方案诊断法难以得到的资料。肩关节镜在结核领域主要用来早期取得病理材料，快速明确诊断，了解耐药情况，以便有效开展抗结核药物治疗。

2. 肩关节镜下滑膜切除病灶清除术

（1）早期滑膜结核，应进行肩关节镜下滑膜切除术，尽可能切除一切增生滑膜，术后外展架或悬吊固定保护2～3周后即可开始功能锻炼。

（2）单纯骨结核，首选关节镜下行骨病灶刮除（图22-3-25，彩图26），以免形成全关节结核，

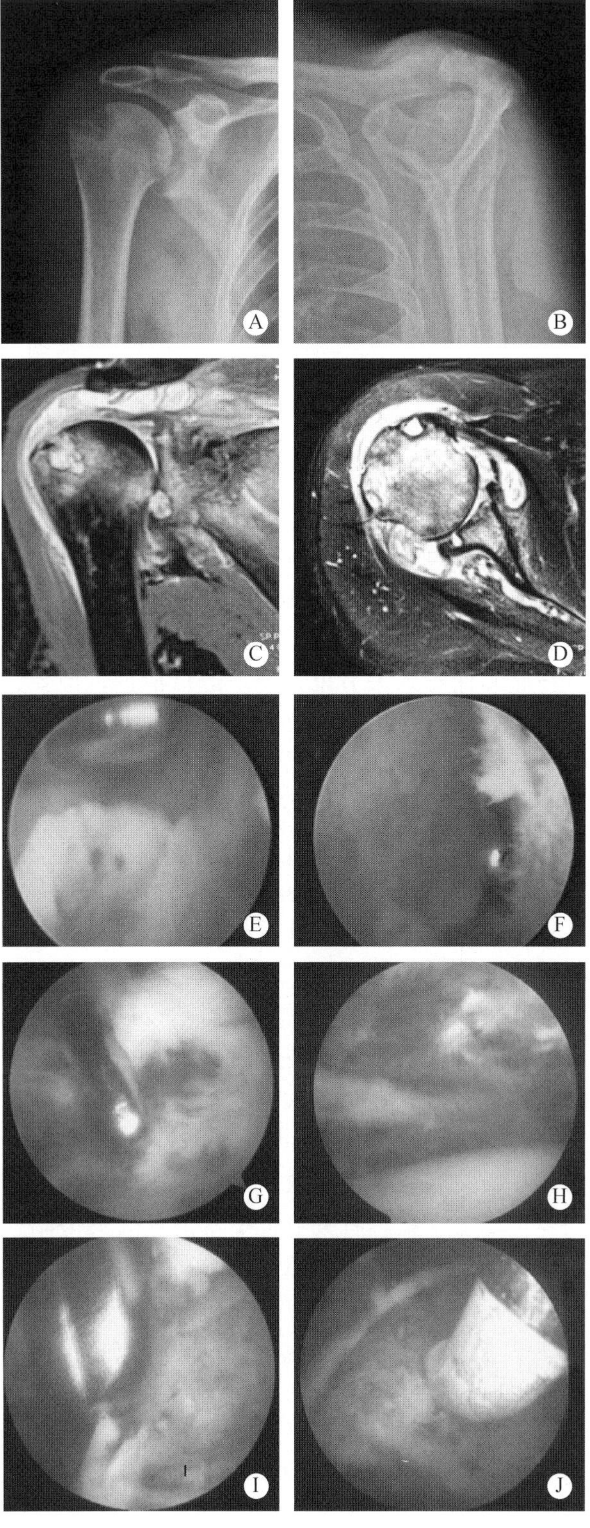

图22-3-25　右肩肱骨头大结节结核

A、B. X线正侧位片显示骨质破坏，肱骨头内成多囊性破坏，边缘模糊。C、D. MRI影像显示右肩关节肱骨头广泛骨质炎性浸润，大结节骨质破坏，关节盂软骨与边缘骨质破坏，肩峰下及关节腔内积液。E、F. 镜下见滑膜炎性增生与干酪样物；盂肱关节间隙增大，关节盂软骨脱落，软骨下骨外露，肱骨头软骨侵蚀毛糙。G、H. 肩关节腔前方滑膜炎性增生，术中予以刨削清理；滑膜清理完毕后可见正常软组织或肌腱组织。I、J. 肱骨头区域软骨及软骨下骨破坏，术中清除剥脱的软骨及软骨下骨的侵蚀和坏死区域；清理干净后可见软骨下骨新鲜渗血，采用射频进行止血，同时行软骨成形术

术后外展架或悬吊固定保护 2 ～ 3 周后即可开始功能锻炼；已形成全关节结核者。

（3）早期全关节结核则可采用关节镜下病灶清除，彻底清除死骨，至骨面新鲜渗血，剥脱的软骨务必用篮钳或髓核钳清除干净，同时需要进行软骨成形，对那些难以清除彻底的死角，可以用射频灭活，术后外展位支架或石膏或悬吊保护 2 ～ 3 周后即可逐步开始功能锻炼。

（4）晚期全关节结核也可采用关节镜辅助下关节融合术，或者结合前路病灶开放病灶清除融合术，术后外展位支架或石膏固定患肩于外展位 60°、前屈 30°、外旋 25° 直至关节骨性融合，一般需要 3 ～ 4 个月。

3. 合并窦道的手术　对于肩关节结核合并窦道及肩关节周围脓肿形成者，肩关节镜下手术具备一定的优势，可在肩关节镜下行病灶清除，同时在脓腔内置入关节镜，镜下进行清理，但要注意因术中视野相对狭小，加上组织炎症重、粘连，因此清除滑膜后创面容易渗血，影响术中视野。因此，术中务必谨慎小心，尤其对于腋窝及位于深部组织的脓腔行关节镜下清理时，务必小心轻柔，以防止损伤神经和血管。同时术前需要做好计划，协助术中定位病灶区域，特别是对穿出关节腔的脓肿。

肩关节结核晚期常常合并肩袖侵蚀破坏，对于小的肩袖侵蚀破坏，清创后尽可能术中直接进行简单缝合修补；对于大的肩袖侵蚀破坏，则只能予以清创后旷置，二期再考虑手术治疗。

4. 肩关节镜手术疗效　肩关节镜的报道相对较少，多为个案。肩关节镜手术治疗肩关节结核的病例几乎未见报道。由于肩部肌肉丰富，血运良好，多数早中期肩关节结核患者经过较长时间的非手术治疗而获得痊愈。但是肩关节结核早期诊断困难，常误诊或漏诊，以致发生骨关节破坏，进而演变为全关节结核。对于此类患者，治愈后均或多或少的存在一定的功能障碍。笔者所在单位近几年尝试肩关节镜下治疗肩关节结核患者 4 例，均为全关节结核，其中 1 例累及骨组织较少，获得痊愈；2 例经过关节镜下清理，早期制动，治愈后残留少许关节功能障碍；2 例联合镜下清理，周围脓肿切开引流，外展位固定 3 个月后治愈，外固定时间过长，均残留明显的功能障碍。

目前肩关节镜手术治疗肩关节结核的临床病例较少，如病灶清除不够彻底，导致治疗效果不够理想、容易复发。随着关节镜技术的发展和提高，治疗肩关节结核的疗效也会随之提高。

（唐　新　李　箭）

参考文献

陈振光，彭建强，余国荣，等，1991. 介绍一种新的后路肩关节融合术——用于治疗晚期肩关节结核 . 武汉医学杂志，15（04）：213-214.

程昌志，刘传太，林舟丹，等，2006. 肩关节结核的早期诊断及治疗（附 4 例分析）. 中国矫形外科杂志，14（21）：1677-1678.

卡内尔贝蒂，2013. 坎贝尔骨科手术学——关节外科（第 1 卷）.12 版 . 王岩，译 . 北京：人民军医出版社，1-37.

李朝建，2013. 肩关节病变的磁共振成像 . 检验医学与临床，10（15）：2003-2005.

林庆玺，2015. 活动性关节结核不同病理材料 PCR 检测对比研究 . 中国矫形外科杂志，23（13）：1212-1215.

邱贵兴，戴克戎，2016. 骨科手术学 .4 版 . 北京：人民卫生出版社 .

王惠慧，张卫，丁晶，等，2003. 老年肩关节结核误诊为肩周炎 2 例分析 . 山东医药，43（15）：68.

王玉凯，周文学，王得玺，等，1990. 肩关节结核的分型和 X 线诊断 . 泰山医学院学报，11（01）：15-17.

王中吉，2010. 肩关节结核治疗分析 . 中国实用医药，5（23）：144-145.

胥少汀，葛宝丰，徐印坎，2005. 实用骨科学 .4 版 . 北京：人民军医出版社，10-20.

张景峰，1986. 肩关节结核 45 例临床随访分析 . 吉林医学，6：33.

Agarwal A，Bhandari A，Maheshwari R，2017. Tuberculosis of acromioclavicular joint. J Clin Diagn Res，11（3）：RD03-RD04.

Agarwal A，Maheshwari R，Maheshwari R，2014. Tubercular osteomyelitis clavicle：a case report. Journal of Orthopaedic Case Reports，4（4）：52-53.

Agarwal AI，Kumar A，Shaharyar A，et al，2015. Shoulder tuberculosis in children：a report of two cases. J Orthop Surg（Hong Kong），23（3）：398-401.

Antti-Poika I，Vankka E，Santavirta S，et al，1991. Two cases of shoulder joint tuberculosis. Acta orthopaedica Scandinavica，62（1）：81-83.

Ashwin D，Sanjay D，Kumar S A，et al，2013. A rare

unusual case presentation of the tuberculosis of the shoulder joint.Journal of orthopaedic case reports，3（4）：23-25.

Busilacchi A，Bottegoni C，Gigante A，2012. Arthroscopic management of heterotopic ossification of the subscapularis tendon in a patient with tuberculosis：a case report. J Shoulder Elbow Surg，21（1）：e1-5.

Deshmukh A，Deo S，Salgia AK，et al，2013. A rare unusual case presentation of the tuberculosis of the shoulder joint. J Orthop Case Rep，3（4）：23-25.

Iuldashov SHK，Nazirov PKH，Ubaîdullaev AM，2001. Ultrasonic diagnosis of tuberculosis of major joints in children and adolescents. Probl Tuberk，1：47-48.

Kapukaya A，Subasi M，Bukte Y，et al，2006. Tuberculosis of the shoulder joint. Joint Bone Spine，73（2）：177-181.

Longo UG，Marinozzi A，Cazzato L，et al，2011. Tuberculosis of the shoulder. J Shoulder Elbow Surg，20（4）：e19-21.

Miller KD，Moore ME，1983. Tuberculous arthritis of the shoulder：delayed diagnosis aided by arthrography. Clinical Rheumatology，2（1）：61.

Nagaraj C，Singh S，Singh B，et al，2008. Tuberculosis of the shoulder joint with impingement syndrome as initial presentation. Journal of Microbiology，Immunology and Infection，41（3）：275.

Ogawa K，Nakamichi N，2010. Advanced shoulder joint tuberculosis treated with debridement and closed continuous irrigation and suction：a report of 2 cases. Am J Orthop（Belle Mead NJ），39（2）：15-18.

Olusola A，Adekunle A，Halimat A，2007. Fulminant tuberculosis：simultaneous shoulder and pulmonary involvement. International Journal of Shoulder Surgery，1（4）：114-116.

Ostrowska M，Gietka J，Nesteruk T，et al，2012. Shoulder joint tuberculosis. Polish Journal of Radiology，77（4）：55-59.

Patel PR，Patel DA，Thakker T，et al，2003. Tuberculosis of shoulder joint. Indian J Orthop，37：7.

Richter R，Krause Fr，Nübling W，et al，1985. Tuberculosis of the shoulder joint and the shoulder girdle（aetiology，pathogenesis，signs and symptoms，treatment，differential diagnosis，prognosis and job rehabilitation）. Akt Rheumatol，10（05）：159-168.

Tuli SM，2004. Tuberculosis of the shoulder//Tuli SM. Tuberculosis of the skeletal system. 3rd ed. New Delhi，India：Jaypee Brothers Medical Publishers（P）Ltd，135-143.

第二十三章 肘关节结核

肘关节结核在骨关节结核中较为常见，发病率为全身骨关节结核5%左右，占上肢大关节一半左右。本病多见于青壮年，具有一定的地域差异，发展中国家发病率高于发达国家，我国多发生于中西部边远山区和卫生条件相对较差贫困地区。患者多有肺结核病史或结核患者接触史，男女发病率无差异，多以单侧发病，双侧同时发病较罕见，左右侧发病概率相同。肘关节结核患者可同时患有肺结核和（或）肩关节结核、腕关节结核。肘关节为表浅关节，组织覆盖相对较少，易早期发现，多以疼痛、肿胀为主，病程进展晚期易发生关节功能屈曲障碍等严重后果。

第一节 应用解剖

一、肘关节骨性结构与关节囊

肘关节是典型的复合关节，分别为肱尺关节、肱桡关节和上尺桡关节。肘关节骨性结构由肱骨髁、尺骨小头、桡骨头三部分组成。肱骨滑车与尺骨鹰嘴切迹构成肱尺关节，是肘关节的主体部分，负责屈伸运动；肱骨小头与桡骨小头凹构成肱桡关节，属球窝关节；桡骨头环状关节面与尺骨的桡骨切迹构成上桡尺关节，属车轴关节。肱尺关节主司肘关节的屈伸运动（因肱尺关节前面的尺骨冠状突远小于后方的尺骨鹰嘴，所以临床上肱尺关节后脱位较常见）；肱桡关节、上尺桡关节则与下尺桡关节联合，共同完成前臂的旋转运动。肘关节三个关节同处于一个共同的关节囊内，既各自独立又相互依存，对于肘关节的正常屈伸与前臂旋转运动三者的完整与协调是至关重要的。肘关节是以运动为主要功能的关节，非负重关节，因此关节破坏严重时，可考虑行关节切除或关节成形术。

肘关节的三个关节仅由一薄层关节囊覆盖，上自肱骨下端关节软骨边缘，下至尺、桡骨上端关节软骨边缘。肘关节前方，上附着于肱骨下端的肱骨冠状窝和桡骨窝上缘，下附着于桡骨环状韧带和尺骨冠状突前方。肘关节两侧附着于肱骨内、外上髁基底。肘关节后方，上附着于肱骨下端鹰嘴窝底及其内、外缘，下附着于尺骨鹰嘴两侧及环状韧带。关节的稳定性主要依赖周围的韧带与肌肉支持。肘关节的前方有肱肌、肱桡肌、肱二头肌、旋前圆肌及前臂腕屈、伸肌群等的支持，关节两侧有尺、桡侧副韧带加强，以及桡骨环状韧带包绕桡骨小头，因此均较为稳固，关节后方仅有肱三头肌腱的支持而相对薄弱，特别是在尺骨鹰嘴窝及桡骨小头处。正常情况下关节囊是触摸不到的，当关节囊内有较多渗液时，关节囊后方即可向尺骨鹰嘴外侧的尺骨鹰嘴旁沟突出。如在肘关节结核或化脓性肘关节炎发生渗液或形成脓肿时，常可首先于该处发现和扪及脓肿与波动感，脓肿破溃形成窦道也多在此处。故临床上多以肘关节后外侧行肘关节穿刺抽液。

二、肘关节肌腱及韧带结构

肘关节肌肉通过肌腱附着于肱骨内、外上髁，屈肘肌群由肱二头肌、肱肌和肱桡肌组成，肱三头肌主伸肘功能。运动手和腕关节的肌肉起于肘关节，起始于肱骨内上髁的前臂肌肉可以屈曲手指和腕关节，起始于肱骨外上髁的前臂肌肉可以伸直手指和腕关节。肘关节深层的肌肉完成前臂和手的旋前和旋后运动。

肘关节有4条主要韧带：内侧是尺侧副韧带连接尺骨和肱骨，外侧是桡侧副韧带连接桡骨和肱骨，另外两个韧带是环状韧带和方形韧带连接尺桡骨（图23-1-1）。

三、肘关节的滑囊与滑膜

肘关节滑囊以尺骨鹰嘴皮下滑囊为主要滑囊，尺骨鹰嘴位于肘关节滑囊与尺骨鹰嘴皮下滑囊之间，当尺骨鹰嘴结核或发生炎性病变时，常使两者相通。

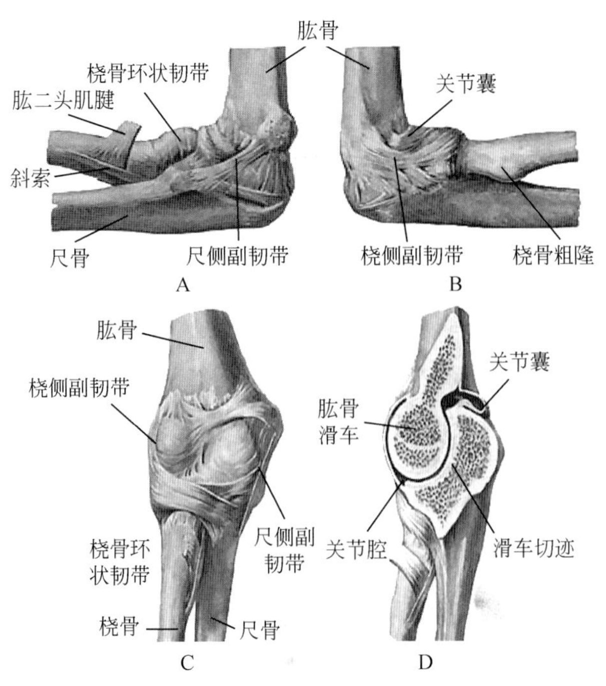

图 23-1-1　肘关节肌腱及韧带结构

A. 肘关节内侧面观；B. 肘关节外侧面观；C. 肘关节前面观；D. 肘关节后面观

肘关节的血液供应与神经支配：肘关节的血运丰富，其来自肱动脉及其分支尺侧下副动脉、尺动脉、桡动脉、桡反动脉和相互间的吻合支所构成的血管网。其神经支配则主要接受穿越肘关节的肌皮神经、桡神经、正中神经、尺神经及其分支的支配。

肘关节滑膜面积较肩关节少，比腕关节多，因此单纯滑膜结核比较少见。在肘关节的骨性组织中，以尺骨鹰嘴松质骨最多，肱骨外髁及内髁次之，故单纯骨结核以尺骨鹰嘴发病率最高，外髁次之，内髁最低。鹰嘴、内外髁具有典型的松质骨结核的特点，以中心型病变多见，边缘型病变较少。中心型结核容易形成死骨及死骨吸收后遗留下的骨空洞。边缘型病变以溶骨性破坏为主。

肘关节结核破坏严重的尺骨上端可向后方或侧方脱出。当病变趋向治愈时，肘关节可逐渐发生非功能位的纤维或骨性强直。

四、肘关节周围血管与神经

肘关节周围主要血管为肱动脉、肱静脉、头静脉、贵要静脉及肘正中静脉。肱动脉在臂部伴正中神经行于肱二头肌内侧沟，经肱二头肌腱膜深面至肘窝，在桡骨颈高度分为桡动脉和尺动脉。肱静脉和同名动脉伴行，向上汇入腋静脉。上肢浅静脉分为头静脉、贵要静脉、肘正中静脉，相互间与肘关节处形成吻合支，向上汇入腋静脉。

肘关节周围主要神经为正中神经、尺神经、桡神经及肌皮神经。正中神经在肱动脉的外侧与之伴行，至臂中部经过动脉的前方转到动脉的内侧下行，经肱二头肌腱膜深面入肘窝，继而穿过旋前圆肌浅、深两头之间于指浅屈肌与指深屈肌之间下行。尺神经由内侧束发出，在肱动脉的内侧下降，与尺侧上副动脉伴行，在三角肌止点下方高度穿过内侧肌间隔至后面，继行于尺神经沟（此位置浅表且贴近骨面，故易损伤），再下行穿过尺侧腕屈肌两头之间，进入前臂前面。桡神经是臂丛后束发出的一条粗大神经，在腋腔内位于腋动脉的后方，在背阔肌下缘和肱深动脉伴行向下，经肱三头肌长头与内侧头之间，沿桡神经沟绕肱骨中段转向外下，在肱骨外上髁上方穿外侧肌间隔至肱桡肌与肱肌之间，分为浅、深两支。

肌皮神经发自臂丛外侧束，行向外下方，斜穿喙肱肌，至肱二头肌和肱肌之间下降，发出肌支支配臂前群肌，终支在肘窝上方自深筋膜穿出，延续为前臂外侧皮神经，伴头静脉走行，分布于前臂外侧面皮肤。

第二节　临床表现与诊断

一、临床分型

单纯滑膜结核指结核病变仅限于肘关节滑膜，肘关节软骨、软骨下骨及骨骺端未受累及者。肘关节滑膜结核的传播途径主要分为两种：其一为结核杆菌通过血运途径进入关节腔，在关节滑液中繁殖，逐渐演变为关节滑膜受损，形成结核性滑膜炎；其二为结核杆菌通过血运直接侵入关节滑膜组织，产生滑膜炎。肘关节滑膜结核早期主要为渗出性病变，滑膜充血、水肿、炎细胞浸润，发生关节肿胀、积液；中后期可发生坏死、破溃等病变，甚至进展为全关节结核，导致关节肿痛、关节畸形、功能障碍等严重并发症。

单纯骨结核指仅限于肘关节骨端，关节滑膜及关节腔未受累及。肘关节骨结核主要通过血运侵犯骨端形成。单纯骨结核可形成死骨、脓腔、反应性新骨形成等特点，中晚期可侵犯及破坏浸润关节腔，形成全关节结核。单纯肘关节骨结核以鹰嘴结核最为多见，肱骨外髁结核次之，肱骨内髁结核较少见。肘关节结核以中心型病灶多见，常见死骨、空洞出现。

全关节结核多由于单纯滑膜结核及骨结核进展而来，肘关节全关节结核包括结核病灶侵犯肘关节骨端、关节软骨、关节腔、滑膜组织。由于病变破坏范围广泛，治疗具有挑战性，即使治愈会出现不同程度关节功能障碍。

二、临床表现

（一）症状

早期症状轻微，全身可有潮热、盗汗、食欲减退、消瘦等症状，局部可出现疼痛和肘关节功能受限。少数患者为肘关节结核独立发病，在单纯骨结核阶段，局部轻微肿胀、疼痛和局部压痛，这些症状易被忽视；单纯滑膜结核初起时症状也不明显，劳累后加重，休息时减轻，往往被患者忽略。早期诊断困难，当症状明显加重时，病变多已发展为全关节结核。

（二）体征

在单纯骨结核时，肿胀压痛多局限于病灶部位；单纯滑膜结核肿胀可见于关节周围，但以后侧明显，易被发现。如转化为全关节结核，则肘关节可出现“菱形肿胀”。脓肿破溃后，形成窦道，初期通常是一个，一旦发生混合感染，则有多个窦道出现。

（三）实验室检查

多数患者 PPD 皮试（2+ ～ 4+），提示有长期结核患者接触史或结核感染可能；血清学检查红细胞沉降率、C 反应蛋白可升高，提示局部活动性感染；结核抗体、结核感染 T 淋巴细胞阳性提示结核感染可能性大；当局部脓肿、窦道形成时，行分泌物、脓液、病灶组织 BAC、PCR、Xpert、一般细菌培养检查有助于明确结核诊断及一般细菌感染情况，必要时行局部骨组织穿刺取活检以明确诊断。

（四）影像学检查

1. X 线片　单纯滑膜结核时早期仅见关节间隙增宽、关节囊、软组织肿胀及周围骨质密度降低。病情进展，中期出现骨小梁不连续、模糊，局限性骨质破坏，累及关节面，关节间隙变窄，关节囊肿胀（图 23-2-1）。晚期骨质破坏、孤立性死骨及脓肿形成；全关节型关节间隙狭窄或消失，病变靠近干骺端的可见骨膜下新骨形成，关节软骨下骨板广泛破坏，软骨剥离，骨缺损。关节失去正常形态发生屈曲畸形、侧方移位或关节脱位、半脱位。

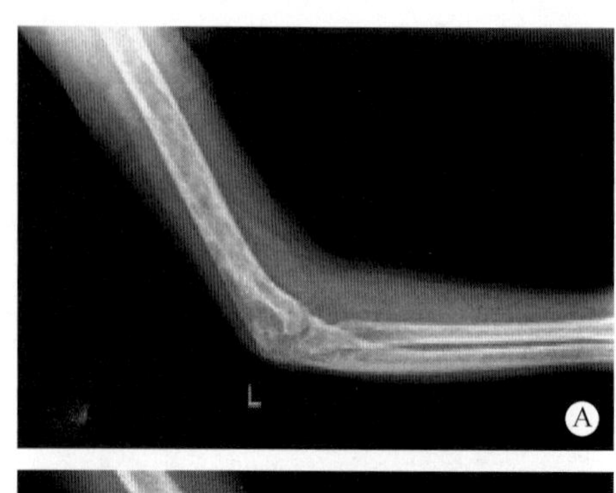

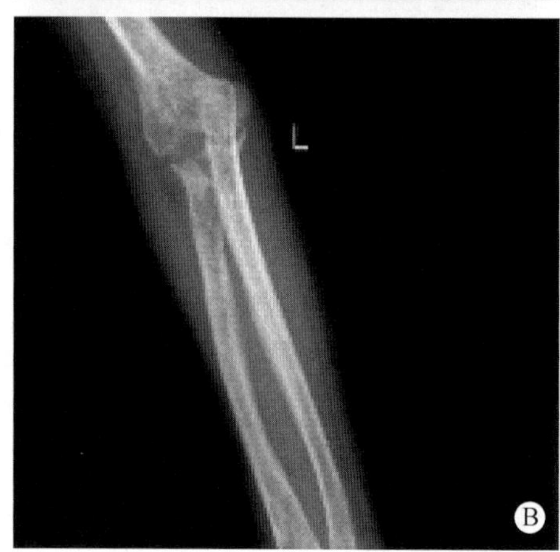

图 23-2-1　男性，31 岁。左肘关节结核
A、B. X 线正侧位片显示肘关节破坏

2. CT　病情发展到一定阶段，较 X 线片能明确显示骨质破坏及脓肿大小及位置，也能提示关节软骨下骨是否钙化、塌陷及破坏，单纯性滑膜结核可见肘关节周围软组织肿胀，关节间隙增宽，周围骨反应性增生，呈“象牙样”改变。骨质破坏，呈虫蚀样改变，死骨形成（图 23-2-2），缺乏血供从而引起钙性物质沉积、关节腔积液、关节囊肿胀，严重者可形成窦道，周围肿胀及骨性空洞形成。

3. MRI　早期可见局部软组织肿胀，早期未形成大量积液，点状 T_1 低信号影，T_2 压脂呈高信号，关节面不光整。T_2 加权像可见局部软组织呈高信号，寒性脓肿形成，关节软骨剥离，软骨下骨质破坏，局部骨缺损，病灶周围骨组织 T_2WI 加权像信号降低。进展期滑膜形成结核性肉芽肿时，可见增厚的滑膜呈条状、团块状混杂在一起，信号不均匀。往后演变成骨质内见片状 T_1 低信号影，部分可呈长 T_2 信号囊变，关节腔脓性积液，关节腔肿胀，累及相邻的肌层组织结构等征象。

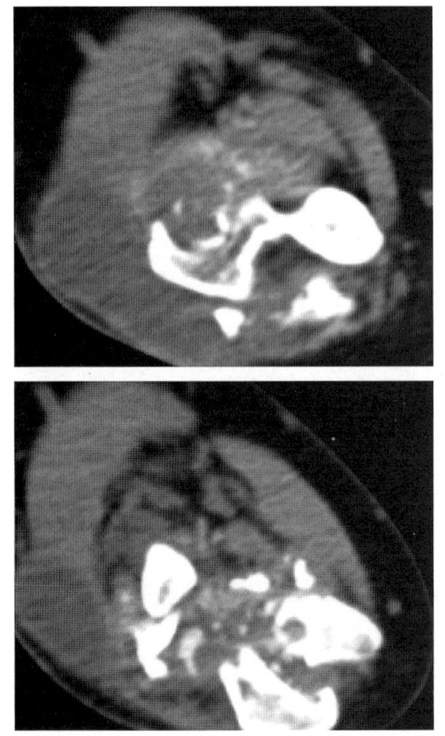

图 23-2-2　男性，31 岁。左肘关节结核：CT 显示肘关节破坏，脓肿死骨形成

4. 典型病例影像　见图 23-2-3 ～图 23-2-6。

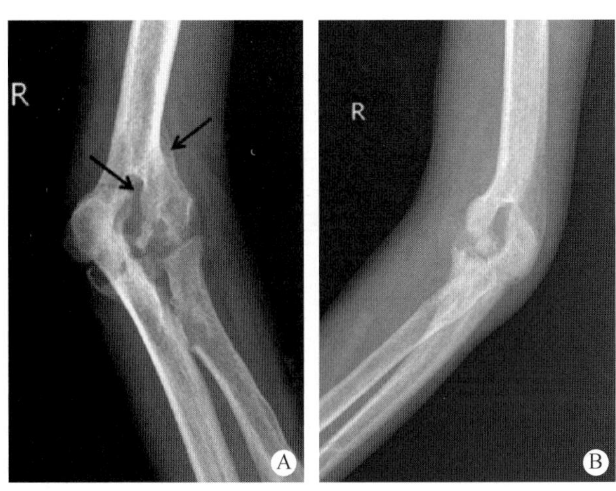

图 23-2-3　男性，42 岁。右肘关节结核 X 线片

A、B. 右肘关节正侧位摄片显示右侧肘关节各个骨端骨质破坏，骨质破坏的边缘部分清晰、光滑、锐利，表示有硬化，部分边缘模糊、毛糙，肱骨下端鹰嘴窝直接呈类圆形透亮阴影（骨质缺损），关节结构紊乱，关节间隙部分增宽、部分狭窄，关节面骨皮质仅见少量残余。周围软组织可见肿胀。注意肱骨下端的层状骨膜反应、桡骨近段骨干的不均匀骨质密度改变

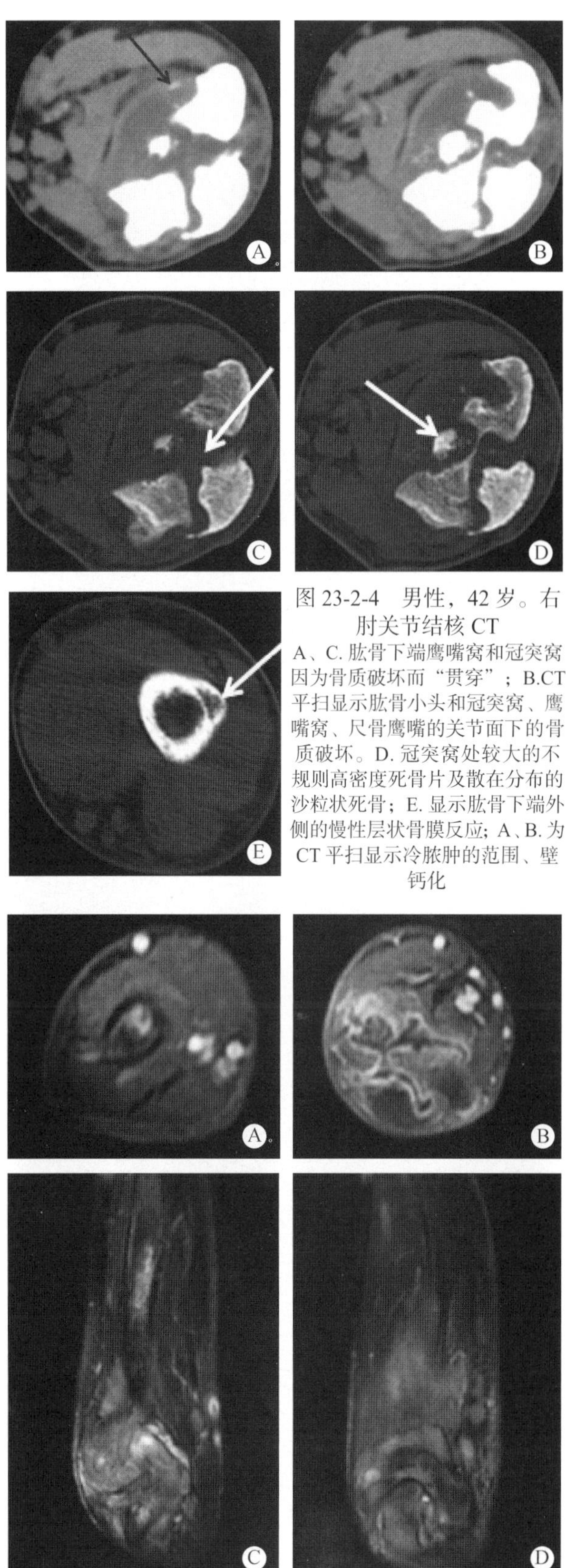

图 23-2-4　男性，42 岁。右肘关节结核 CT

A、C. 肱骨下端鹰嘴窝和冠突窝因为骨质破坏而“贯穿”；B.CT 平扫显示肱骨小头和冠突窝、鹰嘴窝、尺骨鹰嘴的关节面下的骨质破坏。D. 冠突窝处较大的不规则高密度死骨片及散在分布的沙粒状死骨；E. 显示肱骨下端外侧的慢性层状骨膜反应；A、B. 为 CT 平扫显示冷脓肿的范围、壁钙化

图 23-2-5　男性，42 岁。右肘关节结核 MRI

A ～ D. MRI 横断位 CET_1WI、T_1WI、$FSET_2WI$ 和冠状位 $FSET_2WI$ 显示骨干的浸润明显优于 CT，尤其是 T_2WI-FS 序列和增强后扫描的序列，由于骨髓含脂肪量较多，病变导致的骨质 T_1 信号减低在不压脂序列中也十分明显。增强扫描后的序列对于特征性的冷脓肿“隧道征”显示较好

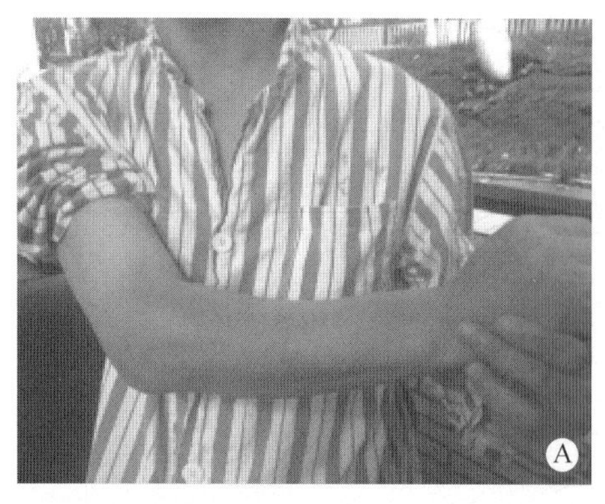

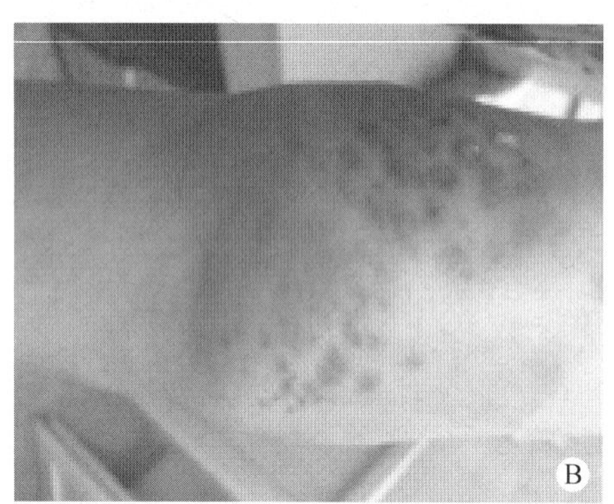

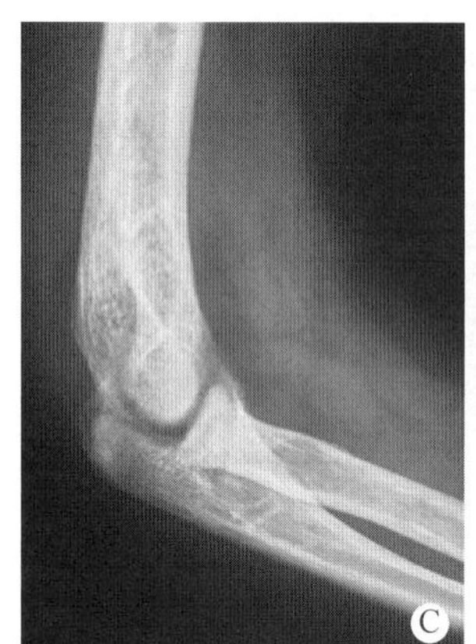

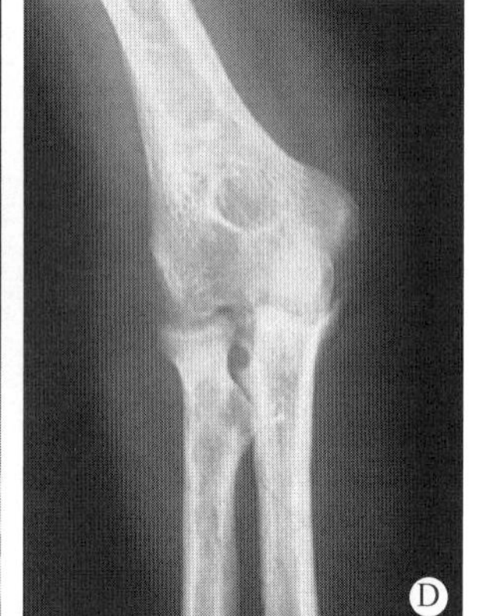

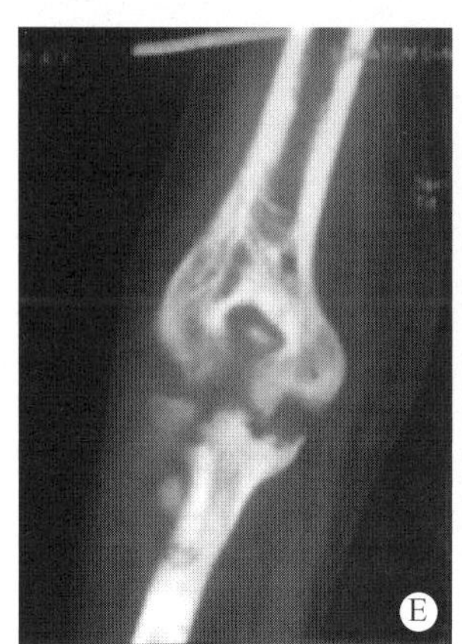

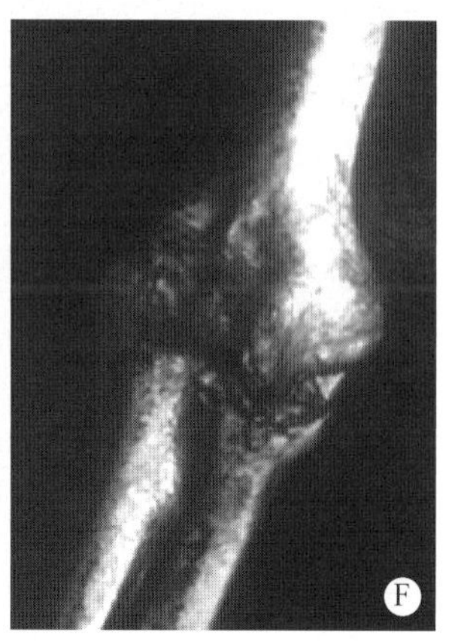

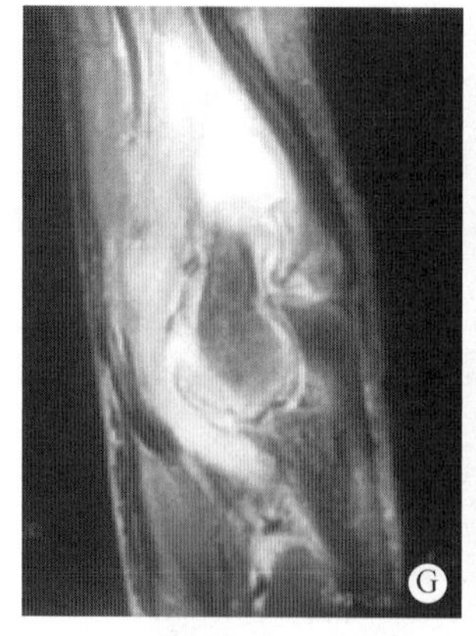

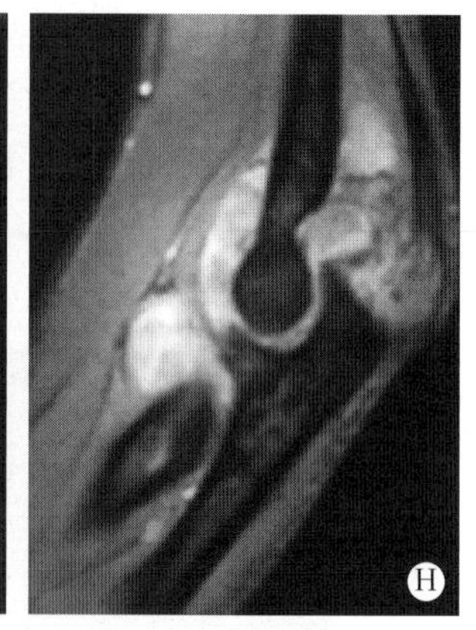

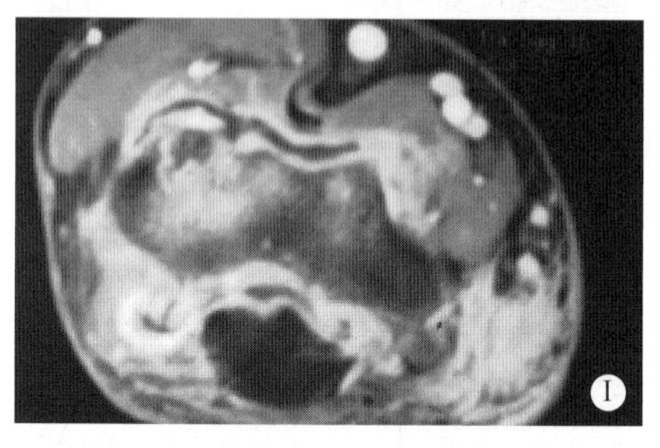

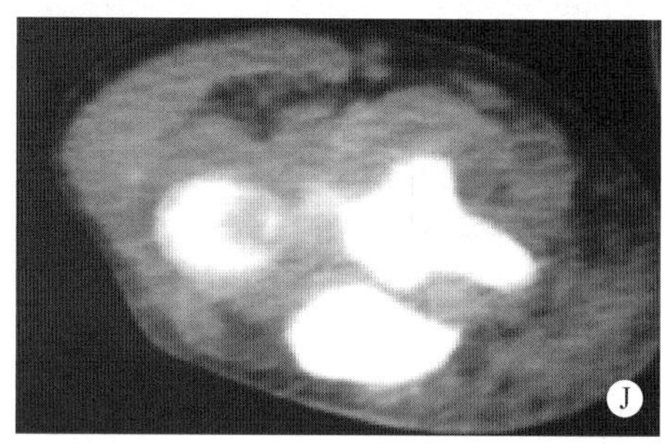

图 23-2-6 男性，47 岁。右肘关节结核

A、B. 肘关节肿胀，活动受限；C、D. X 线片显示肘关节破坏，关节间隙变窄；E、F. CT 显示肘关节破坏；G ～ J. MRI 显示肘关节破坏，脓肿，死骨形成

三、诊断与鉴别诊断

（一）诊断要点

本病好发于青少年，临床上以全肘关节结核多见，多数由尺骨鹰嘴结核发展而来。本病起病缓慢，早期症状轻微，除结核中毒症状外，局部痛、肿、压痛、脓肿、窦道、畸形和功能障碍等可在不同阶段出现。结合 PPD 试验结果，血清学检查提示红细胞沉降率、C 反应蛋白升高，结核抗体、结核感染 T 细胞阳性对诊断有明确帮助。少数肘关节滑膜结核早期诊断较困难，常表现局部疼痛，无

红肿、脓肿、窦道等表现，X 线片、CT 无明确的死骨及脓肿，MRI 检查可提示局部滑膜肿胀，结合胸部 X 线片或胸部 CT 及血清学结果可拟诊断，确诊尚需局部滑膜穿刺活检。肘关节结核晚期 X 线片提示局部死骨、脓肿形成，易于诊断，行脓肿穿刺，脓液、分泌物或穿刺取骨组织行 BAC 培养、PCR、Xpert 基因检测有利于明确诊断。同时行耐药检测指导制订或调整结核治疗方案。本病病理学检查是诊断结核的金标准，可穿刺抽取脓液或活检组织进行病理学检查，提高结核诊断的准确率。

（二）鉴别诊断

1. 化脓性关节炎与骨髓炎　全身和局部症状明显，发病急骤，常伴有身体其他部位原发感染灶，致病菌以金黄色葡萄球菌和溶血性链球菌最为多见，白细胞总数和中性多核细胞增多，血培养可阳性，穿刺液涂片可发现大量白细胞和脓细胞，一般易于区别。病变呈慢性过程者，易与骨关节结核混淆。早期骨与软组织无明显改变，可有关节间隙增宽，关节周围软组织肿胀，关节囊边界模糊，随后关节周围密度增高，关节肿胀（图 23-2-7）。慢性患者则需靠细菌培养或活检帮助诊断。

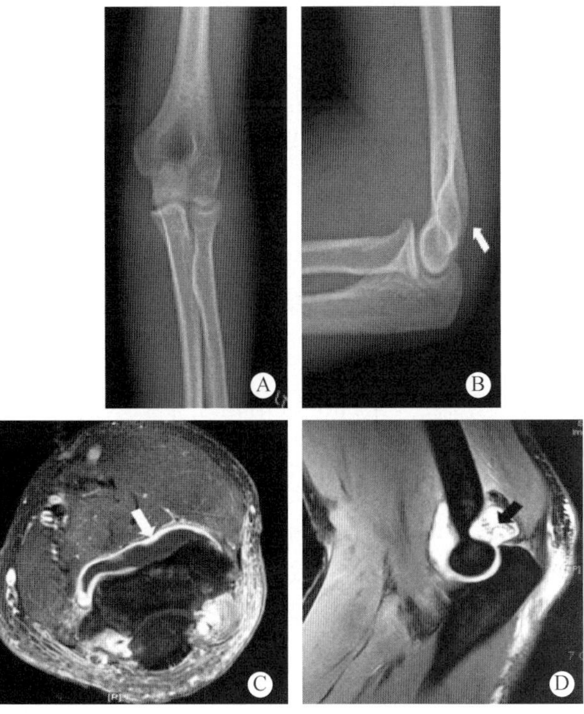

图 23-2-7　肘关节化脓性关节炎

A、B. 术前 X 片显示软组织肿胀和后侧脂肪垫增厚；C、D. 在前、后间室内 T_1 压脂相显示周围滑膜信号增强，T_1 相显示高信号流动信号

2. 类风湿关节炎　为慢性、全身性周围关节侵袭性滑膜炎，多关节肿胀疼痛，常与四肢其他关节同时发病，单纯侵犯肘关节者极为少见，病变缓解与加重呈波浪式交替进行，晨起关节僵硬，持续一小时以上，85% 的患者类风湿因子阳性，X 线片示明显骨质破坏（图 23-2-8）。

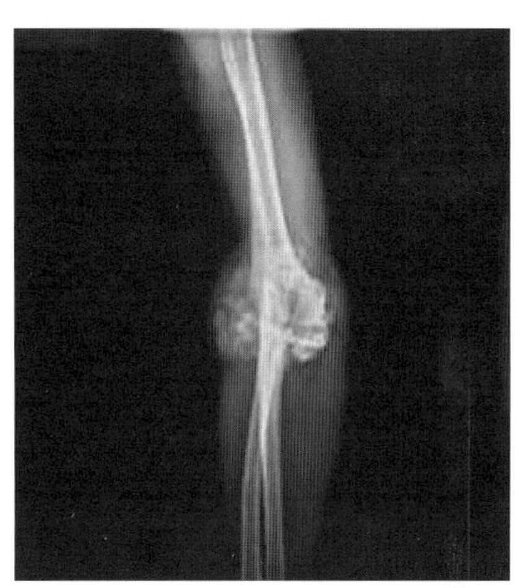

图 23-2-8　肘关节类风湿关节炎

3. 增生性或创伤性关节炎　多见于老年人，或有外伤史，活动时疼痛加重，休息时减轻。化验检查示红细胞沉降率不快等，X 线片可见肘关节骨质增生硬化、关节间隙变窄（图 23-2-9）。

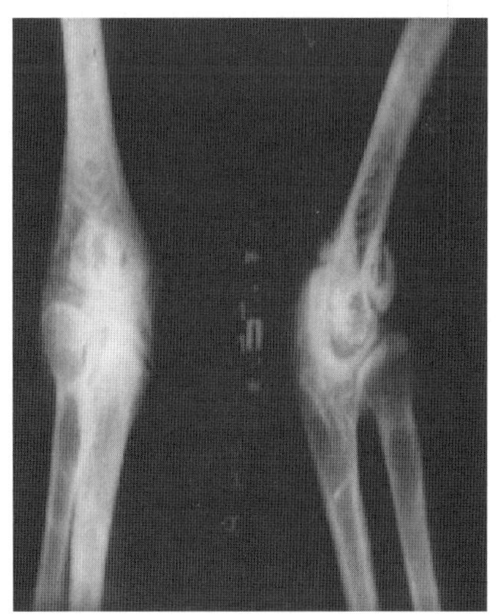

图 23-2-9　创伤性肘关节炎

4. 沙尔科关节病　常为脊髓空洞症的并发症，患肘粗大，软组织肿胀，但活动受限不明显，患肢疼痛不严重，但有温觉、痛觉减退或消失现象。X 线片可见肘部诸骨广泛致密，常见骨端碎裂或关节腔内有游离骨块（图 23-2-10）。

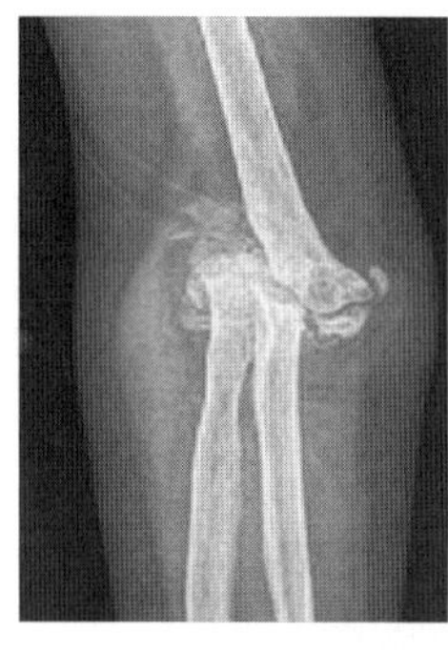
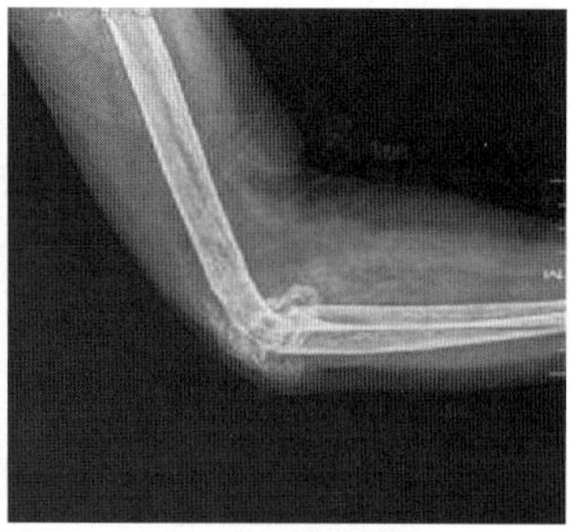

图 23-2-10　沙尔科关节病

第三节　治　　疗

肘关节结核应结合具体病情实行精准的个体化治疗，包括非手术治疗、手术治疗和关节镜治疗，其中有效的抗结核药物治疗是基石。

一、非手术治疗

1. 全身营养支持治疗　结核病为消耗性疾病，结核患者一般会发生贫血、低蛋白血症，应加强蛋白等高能量物质摄入，纠正贫血与低蛋白血症。

2. 肘部制动　非手术患者可行肘关节功能位制动，用三角巾、肘掩、肘部支具或石膏固定于屈肘 90° 位。对于疼痛患者可根据症状行消炎止痛药物对症治疗。长时间的制动可能会继发关节强直，早期的关节结核患者应在肌肉痉挛缓解后允许每天间断地进行关节活动以保护关节功能。可在患者苏醒的时候，每小时进行 5min 肘关节主动及辅助运动，鼓励患者屈曲、伸直肘关节，并逐渐加大幅度。固定 3 ～ 4 个月后患者可以去支具或石膏，在 4 ～ 6 个月后可逐渐过渡到完全活动。如果能够早期诊断并及时治疗，大多数患者都可以治愈并保留接近正常的关节功能。

3. 抗结核药物治疗　通过抗结核药物针对局部显性病灶及隐性病灶，消灭体内结核杆菌，达到治愈目的。抗结核治疗是外科手术不能替代的，是骨关节结核治疗的根本措施。骨关节结核治疗原则为“早期、联合、全程、规则、适量”，只有早诊断、早治疗、规范化治疗，才能确保疗效。

（1）标准治疗方案：异烟肼 300mg+ 利福平 450mg+ 乙胺丁醇 750mg+ 链霉素 750mg 每天一次联合用药，强化治疗 3 个月后停用链霉素；继续用异烟肼 + 利福平 + 乙胺丁醇 9 ～ 15 个月，总疗程为 12 ～ 18 个月。

（2）短程化疗方案：强化期 3 个月，建议用 5 种或 5 种以上药物；巩固期为疗程的后 3 ～ 6 个月，建议用 3 种或 3 种以上药物。异烟肼 300mg+ 利福平 450mg+ 乙胺丁醇 750mg+ 吡嗪酰胺 300mg+ 链霉素 750mg。

（3）耐多药骨关节结核的治疗方案：根据既往用药病史，药物敏感试验制定个体化治疗方案，方案中应包括“短程化疗方案”和“耐多药骨关节结核的治疗方案”中敏感或未使用的抗结核药物，首选药物多为二线用药。

（4）抗结核治疗不良反应预防：用药过程中每月查肝肾功能、血常规等。药物过敏者，应立即停用。

4. 肘关节腔脓肿穿刺与注药

（1）适应证：①肘关节腔大量积液，脓肿明显时，为缓解疼痛，可行关节腔穿刺抽脓，同时行关节腔注药；②诊断不明确，穿刺抽脓行细菌培养以确定诊断，培养后可行药敏试验，指导用药；③适用于肘关节单纯滑膜结核的治疗。

（2）穿刺方法：以 1% 利多卡因局部浸润麻醉。根据肘关节穿刺常规部位选择进针点。局部抗结核药物一般选用异烟肼，每周注射 1 次，每次注射 200 ～ 300mg，一般 3 个月为 1 个疗程，用药 1 ～ 2 个疗程。链霉素 0.5 ～ 1g，儿童用药酌减。

二、手术治疗

（一）单纯滑膜结核手术治疗（滑膜切除术）

1. 适应证　单纯滑膜结核经非手术治疗局部肿胀、疼痛未见好转或反而加重的应及时施行滑膜切除术。

2. 禁忌证　①全身情况不能耐受麻醉风险；②抗结核有效性评价无效。

3. 术前准备　术前至少全程抗结核治疗 2 ～ 4 周（术前有条件者建议静脉滴注抗结核药物，有利于提高病灶局部血药浓度，同时减少结核药物所致胃肠道反应），术前复查红细胞沉降率、C 反应蛋白明显降低，抗结核有效性评价良好后方可手术。其他准备同一般骨科手术。

4. 麻醉和体位　臂丛神经阻滞麻醉或全麻。

仰卧位，屈肘、前臂置于胸前。

5. 手术方法　上臂高位扎空气止血带，常规消毒患侧上肢皮肤，铺无菌单。取肘关节后侧纵形或“S”形切口，起自上臂后正中线尺骨鹰嘴上方 7cm 处，向下延伸至尺骨鹰嘴尖端下方约 6 ～ 7cm 止。切开皮肤、皮下组织，在尺神经沟中找出并游离尺神经约 7cm（图 23-3-1），用皮片将其牵向内侧。将肱三头肌及其腱性部分做舌形或倒“V”形切开（要注意舌形肌瓣应切成浅部宽、深部窄的形状），并将其翻向下方，纵行切开肱骨下端骨膜，并于骨膜下分离，将骨膜及软组织向两侧牵开，充分显露肱骨下端和后肘部关节囊。从肱骨内、外髁切下肌止点，继续钝性分离肱骨下端前方的软组织，并横行切开肘关节后方关节囊，屈肘 40° ～ 60°，显露整个肱骨下端，尺、桡骨上端和关节前方的滑膜组织。将肘关节前方和后方滑膜组织全部切除，进而切除或刮除围绕在桡骨头和尺桡关节上的滑膜组织。放松止血带，止血，过氧化氢局部冲洗，冲洗切口，使肘关节复位后下屈肘位缝合肱三头肌腱，将尺神经移位于肘关节前内皮下。一般不用内固定，但当肘关节不稳时，可自尺骨鹰嘴后方向肱骨下端钻入 1 ～ 2 枚克氏针使之固定，并保持 1 ～ 1.5cm 的关节间隙，针尾露在皮肤外，间断缝合皮肤，用石膏托将其固定于屈曲 90°，内旋 15° 位。

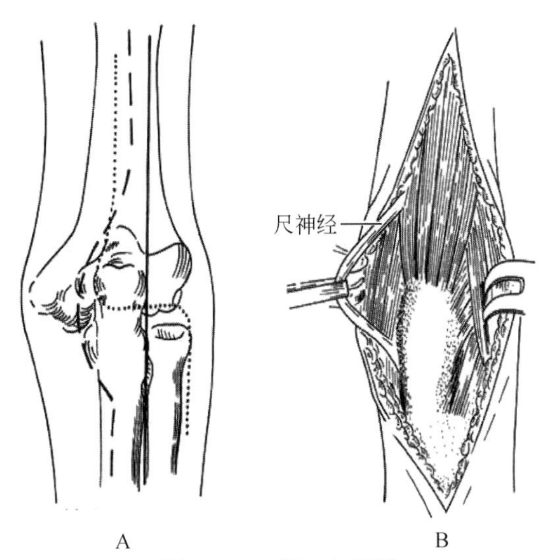

图 23-3-1　切口与显露
A. 切口；B. 显露尺神经

6. 术中注意　为了保持桡骨头的稳定，便于术后早期开始肘关节活动，应尽量保留桡骨头环状韧带。尺神经必须移位于肘关节前内方，以免手术后粘连、瘢痕组织挤压引起迟发性尺神经炎。止血要彻底，防止术后关节内积血导致感染或复发。不要放置各种引流物，以防止窦道形成。

7. 术后处理　注意患肢末梢血运。术后 2 周拆线。石膏托外固定 2 周，如有克氏针者于术后 2 周拔除，改用三角巾悬吊患肢。术后 3 周去除三角巾悬吊，练习肘关节活动。术后根据 BAC 培养、PCR、Xpert 基因检测结果调整抗结核治疗方案。

（二）单纯骨结核的手术治疗

抗结核治疗有效情况下可先用非手术疗法全疗程抗结核治疗，如无效或者病情反而加重，有可能侵入关节者，应及时行病灶清除术。手术采用不同的切口以清除相应的病灶，尺骨鹰嘴结核可用鹰嘴后方直切口。

1. 尺骨鹰嘴结核病灶清除术

（1）适应证：尺骨鹰嘴结核为单纯性骨结核，病灶局限于尺骨鹰嘴，常伴有死骨及脓肿，但病变易侵入关节发展成全关节结核，应尽早施行病灶清除术。

（2）禁忌证：①全身情况不能耐受麻醉、手术风险；②抗结核有效性评价无效。

（3）术前准备：术前抗结核治疗 2 ～ 4 周，待局部症状减轻或红细胞沉降率、C 反应蛋白明显降低，抗结核有效性评价良好后方可手术。如合并有混合感染，应同时使用其他抗生素控制感染。术前拍肘关节正侧位 X 线片及 CT，进一步了解病变范围、死骨和脓肿的位置，以指导手术进行。

（4）麻醉和体位：同滑膜切除术。

（5）手术方法：在止血带下操作。肘后正中切口或肘后外侧切口，从尺骨鹰嘴上 6 ～ 7cm 处起，绕经尺骨鹰嘴突桡侧向远端延伸，切口长约 12cm。如果病灶局限于骨内，未侵及关节面时，切口可适当缩短。切开皮肤、皮下组织和深筋膜，于尺神经沟内找到并游离尺神经，用皮片向内侧牵开保护。用骨膜剥离器行骨膜下分离并向两侧牵开。鹰嘴背侧开窗，直达病灶。用刮匙和骨凿清除肉芽组织、脓液、干酪样物和死骨，直至干净为止。放开止血带、彻底止血，过氧化氢冲洗切口和骨腔，冲洗切口，逐层缝合。如果病灶已侵及关节面或疑有关节内积脓时，还应将三头肌进行倒“V”字形切开，屈肘切开关节囊，显露肘关节，吸尽关节内脓液并探查关节腔内是否有其他病灶存在。术后将患肘屈曲 90°、内旋 15° 用石膏托固定 3 ～ 4 周，拍片复查，若无异常发现可开始肘关节功能锻炼。

（6）术后处理：术后石膏托固定 3 ～ 4 周，去托施行肘关节活动练习。如肱骨内、外髁结核，则分别采用内侧或外侧直切口，注意保护尺神经或桡神经，彻底清除病灶，术后用长方枕或垫子垫高患肢。注意观察手指感觉及血运和石膏被渗血浸渍面积，术中切除病灶组织有条件均建议病灶组织、脓液行 BAC 培养、PCR、Xpert 基因检测有利于明确诊断，同时行耐药检测，术后第 1d 根据患者情况停用心电监护、吸氧，有条件者建议静脉使用抗结核药物（减少结核药物胃肠道反应，增加病灶局部血药浓度），术后持续行血浆引流管引流，术后第 2d 换药，观察伤口局部情况，术后第 1、3、5d 行引流液一般细菌培养，连续三次培养阴性，引流液少于 10ml/d，方可拔管。加强营养支持，术后继续全疗程抗结核治疗，随访 12 ～ 18 个月。根据 BAC 结果及随访情况调整治疗抗结核方案。

2. 桡骨上端结核病灶清除术　治疗与尺骨上端结核治疗相同，以病灶清除术为主，手术方法是肘后外侧切口，长约 7cm，在桡侧腕长、短伸肌和指总伸肌腱之间进入。注意保护前臂背侧皮神经和骨间背侧神经。将肌腱向两侧拉开，显露桡骨上端。其他操作和术后处理同尺骨上端结核。术中如发现病灶破坏范围广泛，或已穿入肘关节时，可把桡骨小头一并切除，继而探查和处理肘关节内病变。

3. 肱骨髁结核病灶清除术

（1）适应证：肱骨髁结核为单纯性骨结核，病灶局限于肱骨髁内，病变易侵入关节发展成全关节结核，应尽早施行病灶清除术。

（2）禁忌证：①全身情况不能耐受麻醉风险；②抗结核有效性评价无效。

（3）术前准备：术前抗结核治疗 2 ～ 4 周，待局部症状减轻或红细胞沉降率、C 反应蛋白明显降低，抗结核有效性评价良好后方可手术。如合并有混合感染，应同时使用其他抗生素控制感染。术前拍肘关节正侧位 X 线片及 CT，进一步了解病变范围、死骨和脓肿的位置，以指导手术进行。

（4）麻醉和体位：仰卧位，肱骨外髁结核者屈肘，上肢内侧置于胸前；肱骨内髁者，上肢外展，肘关节伸直外旋。

（5）病灶清除术的要点：切口（图 23-3-2）有以下三种。①上臂远端后侧切口，适用于双髁均受累的患者。切口入路在肘后上方纵切口，长 6 ～ 7cm，止于尺骨鹰嘴尖部，在尺神经沟内找出并游离尺神经，将其牵向内侧，于肱三头肌两侧进入两髁后部骨皮质。②内侧切口，适用于肱骨内髁骨结核。以内髁顶端为中心，做纵切口，长 5 ～ 6cm，先找出并游离保护尺神经，在前臂屈肌起点的后缘切开内髁骨膜，骨膜下钝性游离前臂屈肌止点，显露肱骨内髁的外侧和前面；③外侧切口，适用于肱骨外髁骨结核。以外髁为中心纵切口，长 5 ～ 6cm，从肱桡肌和肱三头肌之间进入达外髁。病灶清除时应参照肘关节 X 线片、CT，彻底清除所有结核病变组织。在手术过程中应避免损伤关节囊。如果发现病灶清除后有较大骨腔时应切取附近带蒂肌瓣填塞。止血要彻底，防止术后出血。术后处理同尺骨上端结核病灶清除术。术后根据 BAC 培养、PCR、Xpert 基因检测结果及时调整抗结核治疗方案。

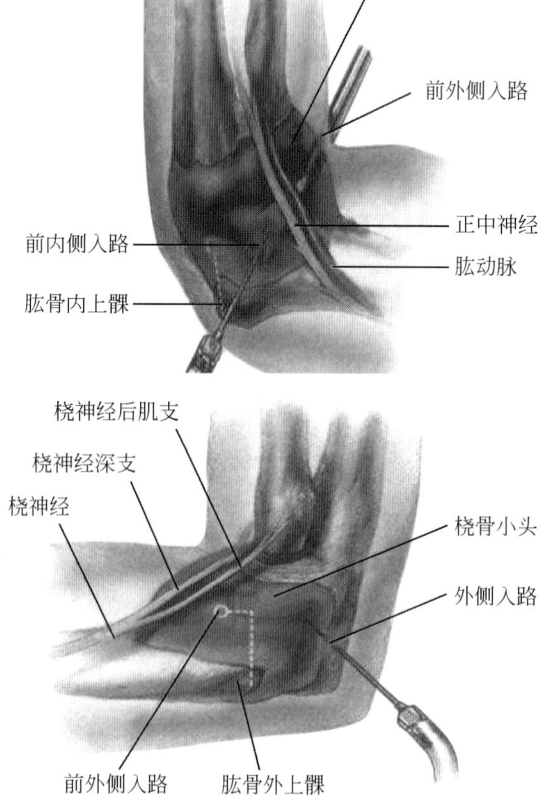

图 23-3-2　切口与显露

（三）早期全关节结核的手术治疗

早期全关节结核病变还在发展者，应及时采用病灶清除术，以达到及时停止病变进行，最大限度保留关节功能为目的。手术方法及术后处理同滑膜切除术。

肘关节结核病灶清除术如下所述。

（1）适应证：肘关节早期全关节结核，14 岁以下晚期全关节结核。

（2）禁忌证：全身情况不能耐受麻醉风险；抗结核有效性评价无效。

（3）麻醉和体位：仰卧位，屈肘上肢内旋置于胸前。

（4）手术方法

1）切口：采用肘后关节后方切口，切口位于肘后正中线，由尺骨鹰嘴顶部上延 10cm，下延 3cm，做一纵行切口或“S”形切口。

2）显露病灶：延切口线切开皮肤、皮下组织及深筋膜，向两侧分离皮瓣，显露肱三头肌内外、上髁，在肱内上髁旁尺神经沟内显露尺神经并上下各游离 5 ～ 6cm，用皮片条将其牵开保护，于肱骨下段后方将肱三头肌腱做倒“U”形切开。舌形尖端在鹰嘴上方约 10cm，挂底恰在关节线上，向内外侧切开，达肱骨内外髁。注意：切割时刀尖应向中心偏斜，使肌腱断面成一坡面，便于断面缝合，将舌形肌腱瓣向下翻开，纵行切开肱骨下段骨膜并向内、外侧进行骨膜下剥离，充分显露肱骨下部、肱骨内外髁、尺骨鹰嘴后面及肘关节后方关节囊。横行切开关节囊，将尺骨鹰嘴向下向后使之脱位，显露肱骨下端、内外髁鹰嘴窝及尺骨鹰嘴。当肱三头肌腱粘连挛缩不易脱位时，用尖刀将附着在内外髁上的伸屈肌腱切开，以利于脱位，充分显露肘关节。

3）清除病灶：切开关节囊，剪除关节后方全部水肿肥厚滑膜组织，并切除围绕在桡骨头及上尺桡关节的病变滑膜组织及软骨面上的血管翳，彻底清除关节内的干酪样物质、肉芽、脓液、死骨等坏死组织，仔细搔刮关节病损软骨及软骨下隐匿病变骨质，切除坏死关节软骨，注意勿损伤正常软骨面，清除关节前方肥厚滑膜及病变组织时，应注意勿穿透肱前肌纤维，以避免损伤正中神经和肱动脉、肱静脉。关节内外病变清除干净后，彻底刮除窦道内肉芽组织，并切除窦道及皮肤窦道，冲洗创面，将脱位的肘关节复位，再将尺神经由尺神经沟内移至肘关节前方肱骨内髁皮下脂肪组织内，以免尺神经在尺神经沟内被骨质或瘢痕组织挤压。病灶及周围组织可用过氧化氢局部冲洗。

4）注意事项：在清除肘关节坏死软骨面时，要尽量保护而勿损伤正常软骨面，以期多保留术后关节功能。必要时术中安置引流管，术后行引流液培养，引流液少于 10ml/d，连续三次培养阴性后拔管，术后根据 BAC 培养、PCR、Xpert 基因检测结果及时调整抗结核治疗方案。

（四）晚期全关节结核的手术治疗

根据病变（图 23-3-3）及肘关节的具体情况，可采用肘关节叉状切除术、关节成形术、融合术内固定术、肘关节置换术等不同的治疗方法。

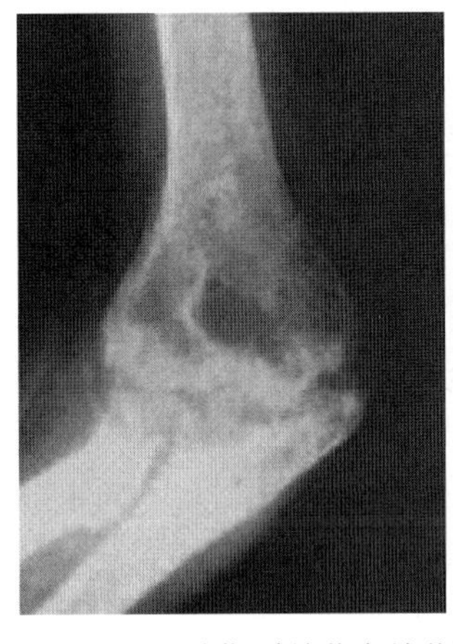
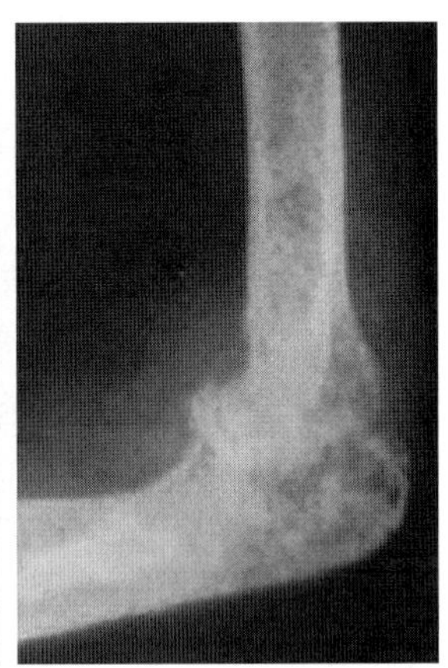

图 23-3-3　晚期肘关节全关节结核正侧位 X 线片显示关节严重破坏

1. 叉状切除术　使肘关节有一定的活动度，而且稳定，是目前治疗晚期肘关节结核较好的方法。但对于 12 岁以下儿童，手术可伤及骨骺，影响骨的生长，一般不宜做叉状切除术及成形术。

（1）适应证：① 20 岁以上晚期全关节结核，关节结构破坏严重者；②晚期全关节结核，无需做体力劳动的老年患者；③ 20 岁以上畸形或强直于非功能位上的晚期全关节结核患者。

（2）禁忌证：①全身情况不能耐受麻醉风险；②抗结核有效性评价无效。

（3）术前准备：术前抗结核治疗 2 ～ 4 周，待局部症状减轻或红细胞沉降率、C 反应蛋白明显降低、抗结核有效性评价良好后方可手术。如合并有混合感染，应同时使用其他抗生素控制感染。

待感染控制后1个月，复查红细胞沉降率、C反应蛋白正常者方行手术治疗，术前拍肘关节X线片、CT，进一步了解病变范围、死骨和脓肿的位置，以指导手术进行。

（4）麻醉和体位：仰卧位，屈肘上肢内旋置于胸前。

（5）手术方法：手术采用后方入路，彻底清除病灶后，先将关节内外纤维粘连及硬化骨质剔除，将已强直或畸形愈合的关节，用峨眉凿将原关节面凿开，将关节两端骨质做骨膜下剥离，首先于肱骨下端两髁之间垂直于肱骨长轴做横行截骨，注意保留内、外髁的前臂屈、伸肌腱起点。其次于尺骨冠状突平面，垂直于尺骨长轴做横行截骨，尺骨做“L”形切除，保留部分鹰嘴和冠状突，尺骨的切除应保留尺骨鹰嘴突上方的肱前肌、肱三头肌止点，桡骨上端切除在颈部，将桡骨头全部切除，以恢复前臂旋转功能，保留桡骨粗隆，以免影响肱二头肌附着，并将各截骨端锉圆。为使术后肘关节不但活动好，而且稳定，轻轻反向牵拉上臂和前臂，检查肱骨远端与尺桡骨近端距离，两者距离在3～4cm。截骨过多（两者距离过长），则将导致关节不稳，截骨不够（两者距离过短），将造成截骨间粘连，影响关节功能。将肱骨下端两髁之间做关节叉状切除，肱骨下端切除应于肱骨内、外髁最宽外连线以下骨质行弧形切除，切除面不宜过高，以免影响屈、伸肌腱的附着。肱骨下端切除后修成叉状，分叉不可过深以能容纳下方鹰嘴半月切迹为度（图23-3-4）。为使切除的肱骨下端与桡、尺骨上端之间保留1～2cm的间隙，可用两枚克氏针穿过鹰嘴至肱骨下端固定，骨间间隙待日后血凝块纤维化后填充。必要时术中安置引流管。

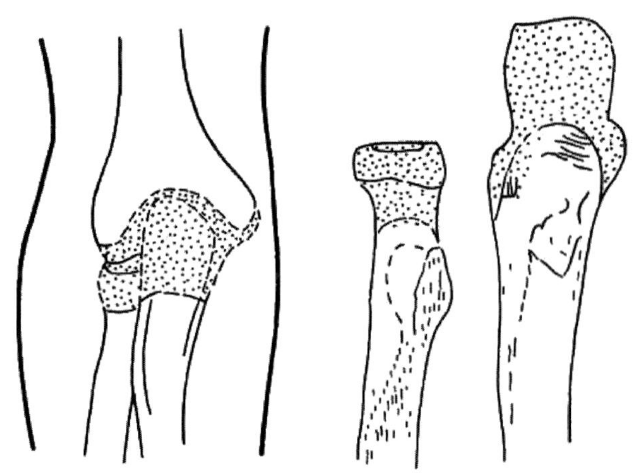

图23-3-4　叉状切除术切骨范围

（6）术后处理：行引流液培养，引流液少于10ml/d，连续3次培养阴性后拔管，术后根据BAC培养、PCR、Xpert基因检测结果及时调整抗结核治疗方案。术后屈肘位长臂石膏托固定3周，拔除固定的克氏针后，继续用三角巾悬吊1周，即可开始做肘关节功能锻炼。目前有些文献认为肘关节早期功能锻炼可明显改善肘关节结核术后粘连的发生率，可于术中行可滑动肘关节外固定支架术，术后拔出引流管后可适度行肘关节功能锻炼，可明显减少术后粘连及提高肘关节功能。

晚期肘关节结核，一般做叉状切除术后能获得较好的功能，通常较少选择做关节融合术。对于静止的肘关节全关节结核或晚期全关节结核，因关节无力不稳又必须参加体力劳动或因关节强直位置不佳者，可考虑行肘关节融合术。对于老年患者肘关节融合的前3个月间，应注意督促患者做腕关节、肩关节的主动活动，以免老年患者因肘关节固定期间腕、肩关节长时间不活动，造成拆除肘关节石膏固定时，肩关节和腕关节早已纤维强直。

2. 肘关节结核关节融合术

（1）适应证：①肘关节晚期全关节结核术后仍需从事体力劳动者，或因骨质破坏严重，清除病灶后骨质缺损严重而无法做叉状成形术者；②骨质破坏严重，清除病灶后骨质缺损大无法做叉状成形术者；③静止期全关节结核、纤维愈合疼痛者或关节不稳定或关节强直位置不佳及畸形愈合者。

（2）禁忌证：①全身情况不能耐受麻醉、手术风险者；②抗结核有效性评价无效者。术前准备、麻醉体位、切口、病灶清除与肘关节病灶清除术相同。

肘关节结核病灶清除和关节融合术一般采用后切口，病灶清除后切除桡骨头，切除残余的软骨面，将肱骨与尺骨鹰嘴粗糙面对合，肘关节置于90°位，为了促进关节骨性融合，可加植骨（一般取自体髂骨），为保持对位，可用螺丝钉（图23-3-5）或交叉克氏针做内固定，或肘关节外支架固定，异物的使用应慎重，以免因病变复发而导致窦道形成。

3. 肘关节结核人工关节置换

（1）适应证的探讨

1）适应证：晚期肘关节结核静止期，因疼痛、功能障碍而严重影响生活质量者，是肘关节置换的适应证，为大多数医师所接受，但对于晚期全

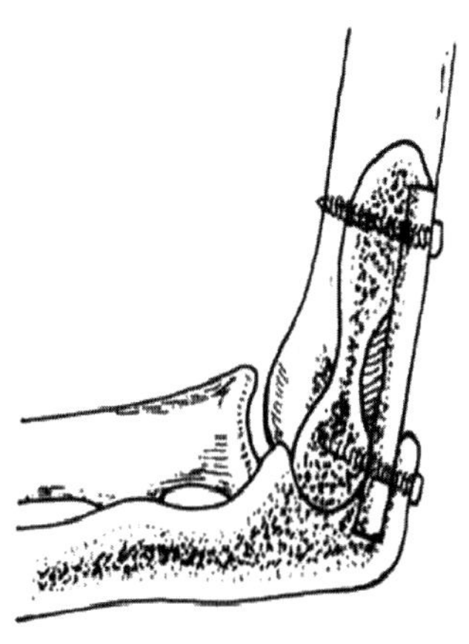

图 23-3-5　肘关节融合术

肘关节结核活动期是否行肘关节置换，目前存在争议。主流观点认为晚期肘关节结核活动期人工关节置换的适应证：①晚期肘关节结核破坏了关节的活动与稳定结构，引起肘关节疼痛和功能障碍，严重影响生活质量者；②有强烈行人工肘关节的意愿且抗结核药物治疗有效，强化治疗 2 周后原有症状体征明显减轻，红细胞沉降率下降至 50mm/h 以下，体温下降至 37.5℃以下者；③影像学证实病灶稳定或有吸收好转者；④肘关节成形术失败而行翻修术者。

2）禁忌证：①窦道形成并混合感染；②全身情况较差，无法耐受人工关节置换手术；③肘关节周围和身体其他部位有活动性感染病灶者；④长期使用类固醇药物；⑤抗结核药物治疗无效者；⑥神经性关节疾病；⑦神经损伤肌肉麻痹，屈肘、伸肘及肩外展肌力 <3 级。

（2）术前处理

1）术前拍摄患肘关节正侧位 X 线片和进行 CT 扫描，明确结核病变范围及骨质破坏程度及初步确定假体插入的深度及大小。

2）定期评估抗结核治疗疗效。术前抗结核治疗方案同髋膝关节。

3）术前改善患者营养状态，纠正贫血、低蛋白血症、电解质紊乱，降低尿酸；戒烟，锻炼心肺功能；加强卧床下肢肌肉功能锻炼；术前 3d 给予镇痛、镇静药物。

4）术前仔细评价感染指标及痰、皮肤、小便、牙龈情况，排除混合性感染如普通细菌感染、真菌感染，充分了解患者体内炎性病灶情况。

（3）手术技术

1）麻醉与体位：患者应该在舒适的侧卧位而方便后面的术者手术操作，同时有利于患者及麻醉，在普通麻醉及手术情况下可以进行麻醉诱导。一种固定软垫可以确保牢固的侧卧位，后背及腹部使用一种特殊的软垫固定，一个向右成角的垫安放在肩关节上方，前臂弯曲放在垫上并通过一个夹板系在患者的头部附近，这样允许肘关节在术中可以进行多方位的活动，便于术中操作。

2）手术步骤

A. 切口与显露：肘关节后侧切口，于尺骨鹰嘴水平略向桡侧弯曲，沿尺骨边缘向下，向上达到肱骨下段的中部。沿着三头肌的肌肉与肌腱交界部分切开，并沿着同一个方向向前臂分离腱性组织。锐性切开三头肌腱与其下的肌肉连接并游离显露尺骨鹰嘴，从中间切开三头肌的肌肉部分并向近端延伸，在尺骨部分用骨膜剥离子分开尺骨两侧的肌肉。在尺神经沟处骨膜下游离尺神经。从肱骨内上髁上于骨膜下切断关节囊韧带，于肱骨内上髁上切断肘肌及桡侧腕伸肌，三头肌的腱性止点、肘关节前面的关节囊用剥离子分开。于肱骨内上髁处、骨膜下剥离关节囊韧带，并切断前臂屈肌腱于肱骨内上髁的止点，腹侧关节囊用剥离子分开。从切开的三头肌向近端延伸，前臂屈伸肌群从肱骨内外上髁剥离后关节的后部及两侧就完全显露出来。必须充分显露肘关节以便置入假体，使肱尺关节容易脱位，如果肱骨远端的腱性部分于肱骨髁的分离不足，则必须分离关节囊于内侧止点的延伸部分（图 23-3-6）。

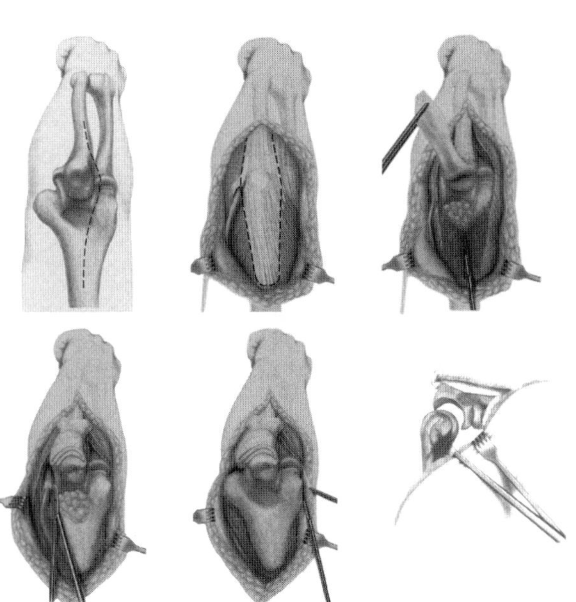

图 23-3-6　切口与显露

B. 清除结核病灶：剪除关节后方全部水肿肥厚滑膜组织，并切除围绕在桡骨头及上尺桡关节的病变滑膜组织及软骨面上的血管翳，彻底清除关节内的干酪样物质、肉芽、脓液、死骨等坏死组织，仔细搔刮关节病损软骨及软骨下隐匿病变骨质，切除坏死关节软骨，清除关节前方肥厚滑膜及病变组织时，应注意勿穿透肱前肌纤维，以避免损伤正中神经和肱动脉、肱静脉。关节内外病变清除干净后，冲洗创面。

C. 安装假体：将前臂外旋显露肱骨远端，用摆据切除肱骨滑车中部，用球磨钻于鹰嘴窝的顶部打开肱骨髓腔，扩大髓腔至髓腔锉插入为止，保留肱骨髁上内外侧柱的完整性（图 23-3-7）。以肱骨髁上内外侧柱为参照，用 T 形柄将导向杆插入肱骨髓腔（图 23-3-8），去除 T 形柄，安装切割导向架并将其边臂恰好置于肱骨小头上，以保证骨质的切割达到合适的深度（图 23-3-9）。电锯按导向架在肱骨滑车和肱骨小头上截骨。如骨质疏松，则以切割导向架为引导，用骨凿在骨皮质上刻痕，再用咬骨钳咬除适当的骨组织。操作时应避免损伤股骨髁内外侧柱，以防骨折。反复插入试模，修正骨组织，直至假体边缘恰与肱骨小头和滑车髁上关节面的边缘齐平。去除肱骨远端扁平区域的骨质，便于容纳肱骨假体柄的肩部，使骨水泥固定的效果更好（图 23-3-10）。

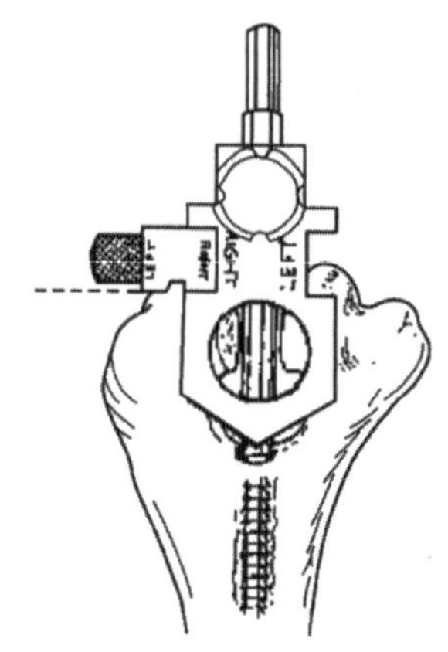

图 23-3-9　安装切骨导块

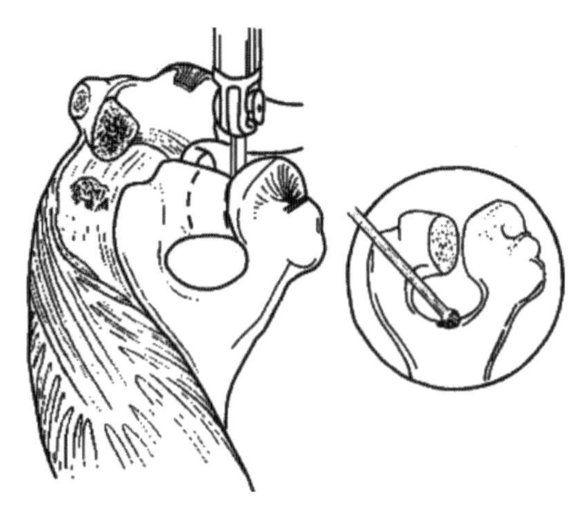

图 23-3-7　髓腔开口

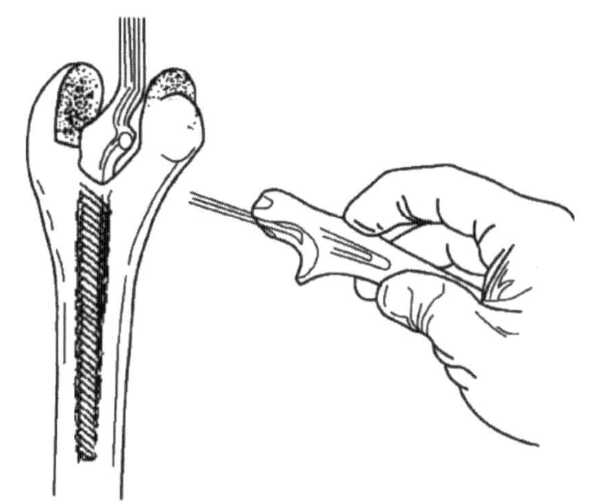

图 23-3-10　肱骨扩髓

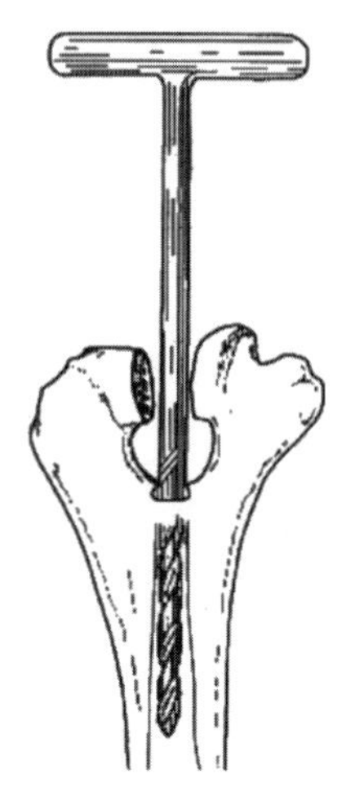

图 23-3-8　置入 T 形柄

去除尺骨鹰嘴的尖端，确认尺骨髓腔系列插入髓腔锉，扩大髓腔（图 23-3-11）。当肱骨和尺骨均准备好后，插入试模，完全屈伸肘关节，判断假体是否合适。如假体与桡骨头发生撞击，应切除桡骨头，尽可能选择长柄和型号较大的假体。脉冲装置冲洗肱骨和尺骨髓腔并擦干。用骨水泥枪将骨水泥注入髓腔，假体可分别插入或同时固定。假体分别插入时，应首先插入尺骨假体，并尽可能达到尺骨冠状突以远，使尺骨假体的中心与尺骨鹰嘴大乙状窝的中心保持在同一直线上（图 23-3-12）。肱骨假体插入后应与截骨面匹配并能置入枢轴和锁环。去除假体周围多余的骨水泥。骨水泥完全固化后将枢轴穿过肱骨和尺骨假体，以建立肱、尺两个部位间的关节连接，再用一个锁环固定关节的连接（图 23-3-13）。

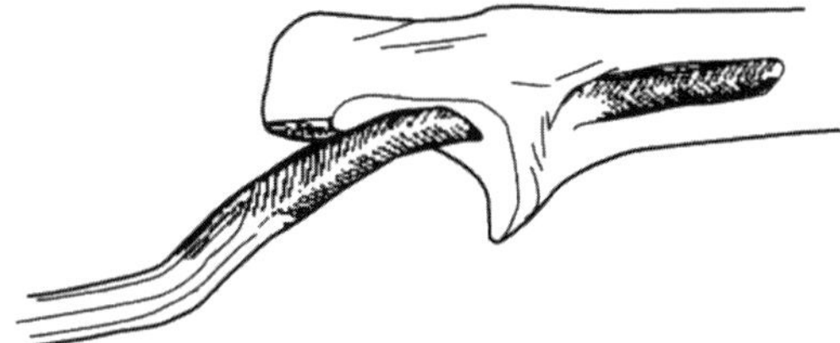

图 23-3-11　尺骨扩髓

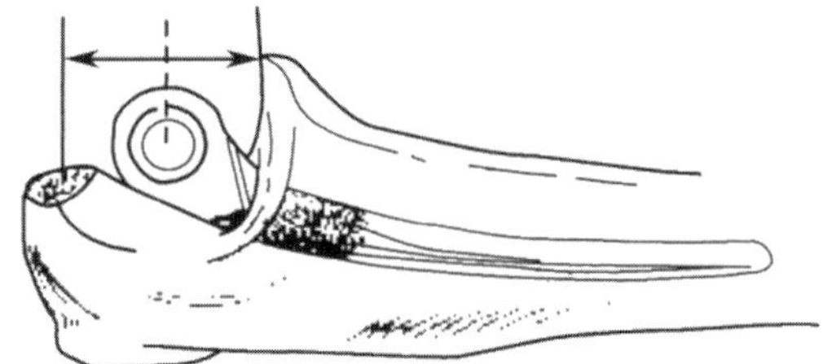

图 23-3-12　尺骨试件安装

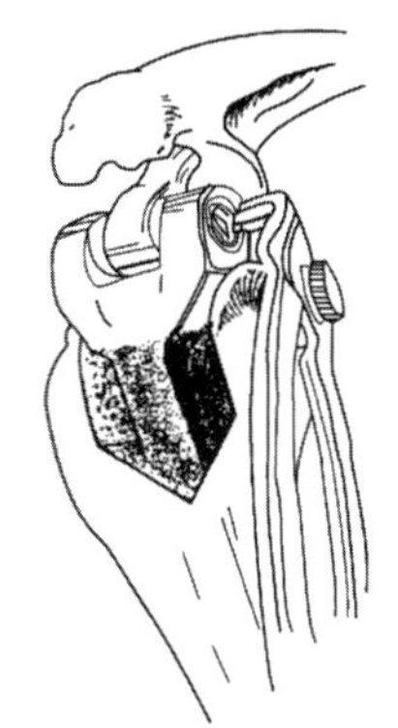

图 23-3-13　肱骨试件安装

如果将假体的两部分在体外先装配好，形成关节后一次植入体内，则需要植入假体时屈曲肘关节（图 23-3-14）。保持肘关节伸直状态至骨水泥固化，清除假体前侧可能阻挡关节屈曲活动的多余骨水泥。

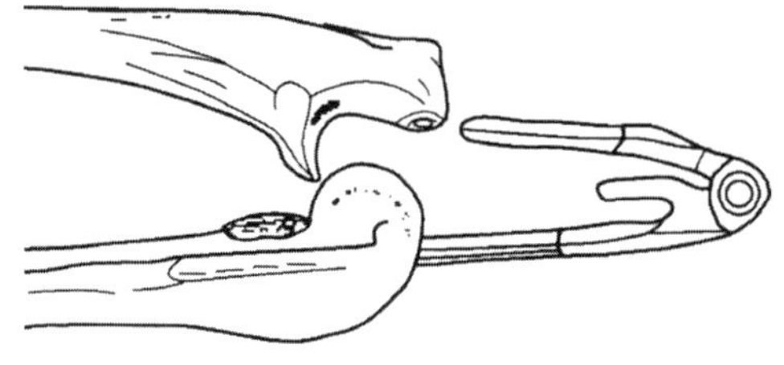

图 23-3-14　植入假体

D. 缝合切口：松开止血带，彻底止血，冲洗关节腔，置胶管引流。在尺骨鹰嘴横向钻孔，经孔洞缝合、修复肱三头肌的伸肘装置。尽可能缝合内侧副韧带，并注意内外侧副韧带的张力平衡。逐层关闭伤口，棉垫加压包扎，肘后石膏托将肘关节固定于 45° 屈曲位，X 线片证实位置良好（图 23-3-15、图 23-3-16）。

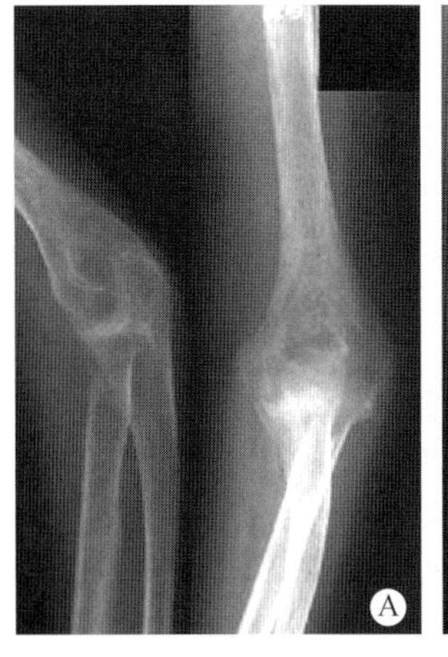

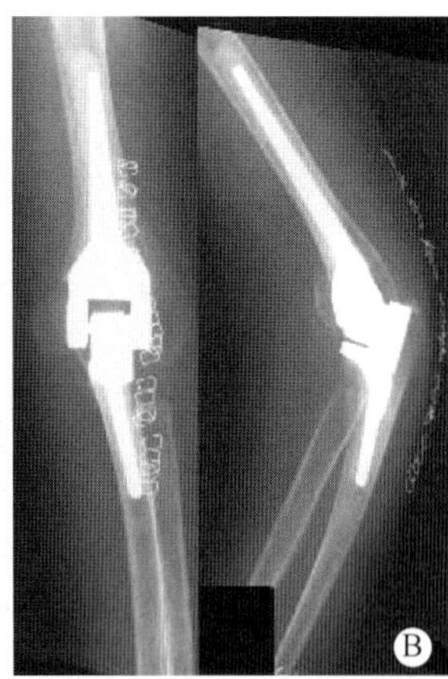

图 23-3-15　女性，50 岁。左肘关节结核，5 年前行肘关节结核病灶清除术，术后功能逐渐受限，关节间隙消失，行肘关节人工关节置换，术中采用铰链型假体

A. 术前；B. 术后 X 线片

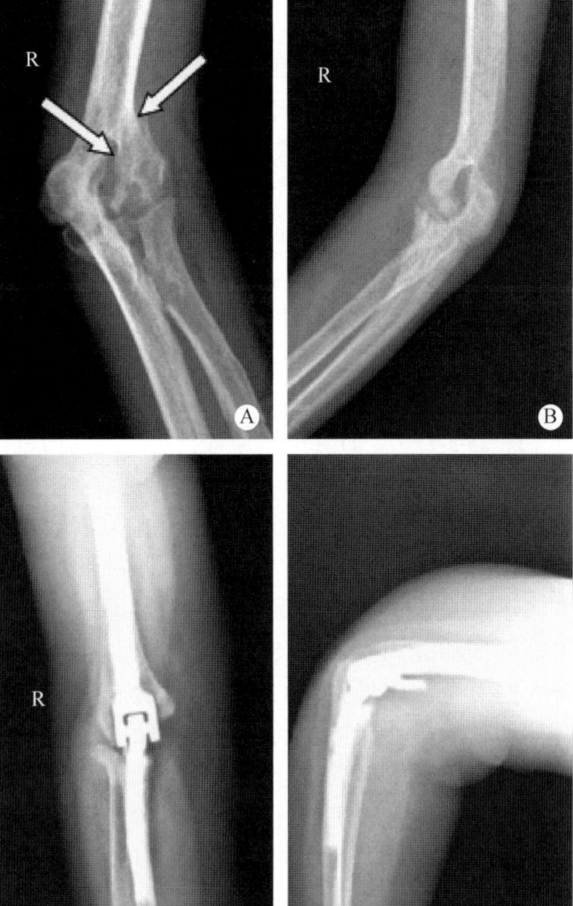

图 23-3-16　男性，42 岁。右肘关节晚期结核，行右肘关节结核病灶清除 + 人工肘关节置换术

A、B. 术前 X 线片；C、D. 术后 X 线片

（4）术后处理

1）术后抬高患肢 4 ～ 5d，保持肘关节高于肩关节。

2）术后第 1d 若生命体征平稳，可停用心电监护，早期拔除尿管，继续营养支持、纠正电解质紊乱，加强咳嗽、吹气球等锻炼，避免肺部感染。

3）引流管根据引流量情况于术后 3 ～ 5d 拔除（小于 50ml/d）。期间取 3 次引流液做细菌涂片及培养排除感染。

4）继续全身治疗及抗结核药物治疗，根据术后结核菌 Xpert 快速检测、分枝杆菌 DNA 和 BAC 培养结果调整抗结核药物方案。

5）颈腕带悬吊患肢 4 周，每天进行肘关节非负重锻炼。

6）术后 3 个月避免用患肢提携重物。

7）定期门诊随访，复查血常规、C 反应蛋白、红细胞沉降率、肘部 X 线片及 CT，评估抗结核治疗疗效及假体生存情况。

（5）进展与争议：近年来，随着人工关节材料的改进和医疗技术的进步，人工关节越来越广泛地应用于髋关节、膝关节等全身大关节严重疾患的治疗，但因人工肘关节研制和应用在国内起步较晚，发展及应用相对滞后于髋、膝关节置换。

全肘关节置换（total elbow arthroplasty，TEA）的普及程度逐渐提高。随着手术技术的进步、新型假体的诞生、临床疗效的不断改善，全肘关节置换的应用也变得越来越广泛。最常见的适应证是风湿性关节炎，但是随着医疗技术及假体设计的不断改进（图 23-3-17），TEA 的适应证已扩大到创伤后不稳定、创伤性关节炎、老年人新鲜肱骨远端骨折等。

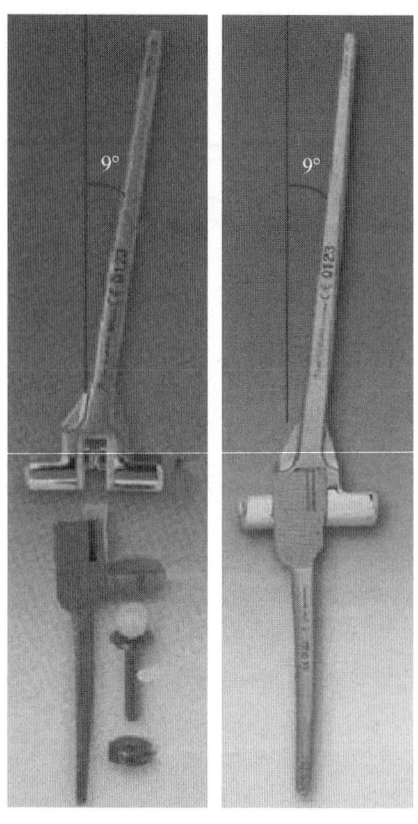

图 23-3-17　肘关节假体：肱骨假体带有生理性外翻角，肱桡关节假体为非限制性，假体均带有生理性曲度，使假体更符合人体的解剖特点

晚期活动期肘关节结核往往存在关节软骨、骨、软组织的广泛破坏，关节周围脓肿形成，关节畸形或强直，导致严重疼痛和功能障碍，以肘关节屈伸功能和前臂旋转功能受限最为突出。随着人们对生活质量要求的提高，钛合金固定器在脊柱结核的成功使用，活动期髋、膝关节结核的人工关节置换取得满意疗效，活动期肘关节结核人工关节置换是否可行呢？目前肘关节结核人工关节置换主要面对两大问题：结核复发和功能重建。有文献报道，肘关节结核静止了 25 年后再行肘关节置换术取得短期满意效果，而于 1 年后因结核复发出现多处寒性脓肿而宣告手术失败。国内外大多数关节外科专家认为，关节置换并不仅仅是骨的手术，更是软组织手术。故病灶清除术后软组织重建、术后功能缺失成为制约肘关节结核人工关节置换的一大瓶颈。

相比髋关节，肘关节周围没有强壮、粗大的肌肉纤维覆盖，也没有膝关节周围那样坚韧的韧带支持，肘关节特别是后方属于“皮包骨”，缺乏软组织保护与支持，一旦结核复发，将会早期出现关节肿胀、窦道，引起灾难性的后果。晚期活动期肘关节结核多存在肱骨髁、尺桡骨大量骨质破坏，关节周围脓肿形成，软组织挛缩、畸形，活动度极差，即使清除病灶、松解软组织、安放假体后，仍然无法避免存在一定程度的功能受限。因此术者应该把“防止结核复发”作为首要目标。笔者认为相比晚期活动期髋、膝关节人工关节置换，晚期活动期肘关节结核首选手术方式应是病灶清除后关节融合或成形，除了能清除病灶、缓解疼痛，还能避免植入物感染、结核复发的风险，而人工关节置换手术指征把握应更加谨慎。术前与患者及家属充分沟通，让其了解肘关节结核人工关节置换的高风险，适当降低患者的期望值，提高患者风险意识。术前抗结核有效性评价、围术期抗结核方案规范性、强化疗程应更加严格，在充分确保抗结核有效情况并取得患者同意、理解的情况下，再行手术治疗。

（6）展望：目前国内外晚期活动期肘关节结核人工关节置换开展例数稀少，随访患者例数及时间不足，其解剖结构决定了肘关节无法像髋、膝关节一样广泛开展晚期活动期关节结核人工关节置换，但是随着研究的深入和医师经验的积累，人工关节置换必将在晚期活动期肘关节结核治疗方式中占有及其重要地位。

（李　海　刘　林　黄崇新）

三、肘关节镜手术

关节镜在肘关节结核外科治疗具有传统开放手术不可比拟的优势。关节镜手术主要适应于单纯肘关节滑膜结核、单纯肘关节骨结核、早期全关节结核及晚期全关节结核辅助手术。

关节镜手术目的为彻底清除病灶，包括肉芽肿组织、坏死组织、脓液、死骨组织，有利于抗结核药物通过血液渗透入病灶，增加局部药物浓度，有效杀灭病灶残留的结核杆菌，提高治愈率。

1. 麻醉方式　臂丛神经阻滞麻醉或全身麻醉。

2. 体位选择　仰卧位、俯卧位或健侧卧位，患肢外展位或屈曲置于胸前。

3. 手术步骤　患肢上臂安置气囊止血带，常规消毒铺巾。用术中标记笔标记关节镜各入口和尺神经位置。软点入路位于肱骨外上髁、桡骨头和尺骨鹰嘴围成的三角形的中央；后入路位于尺骨鹰嘴近端 3cm；近端内侧入路位于肱骨内上髁近端 2cm，偏前 1cm；近端外侧入路位于肱骨外上髁近端 2cm，偏前 1cm。前两个入路用于观察后关节腔和近端尺桡关节，后两个入路用于观察前关节腔。使用直径为 4mm 的标准关节镜和直径为 3.5mm 的刨削刀，以软点入路作为初始观察入路，其他入路先用 20ml 注射针头定位，然后再建立浅切口，用直血管钳顿性分离，进入关节腔。全面观察关节腔内结构及病变滑膜组织，用组织钳取病变明显滑膜组织送病理活检。用刨削刀切削病变滑膜组织，可先做后关节腔和近端桡尺关节的手术，再做前关节腔的手术，应彻底切除病变滑膜组织，彻底冲洗关节腔内残留病变组织，关节镜直视下充分止血，排净关节腔内液体后缝合手术切口。对于肘关节骨结核，应彻底清除死骨至骨面新鲜渗血，剥脱的软骨应清除干净，同时需要进行软骨成形。对于晚期全关节结核者（图 23-3-18，彩图 27），也可采用关节镜辅助下关节融合术，或者结合后路病灶开放病灶清除，肘关节成形或融合术，术毕棉垫纱布由前臂至上臂逐级加压包扎。

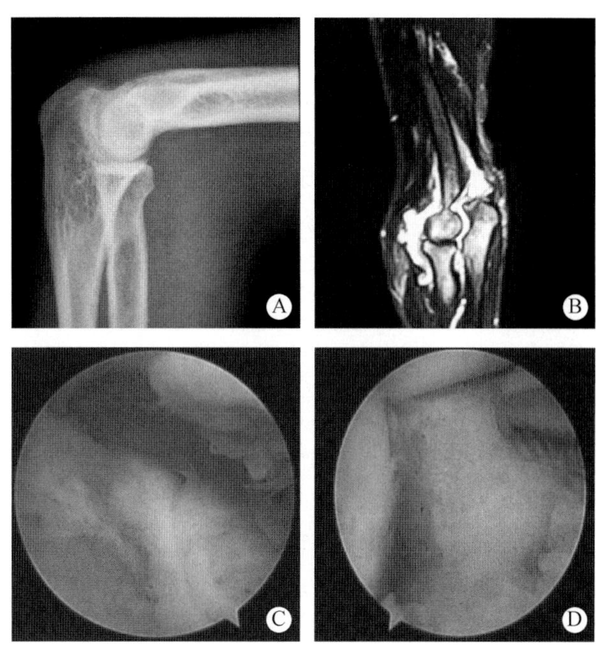

图 23-3-18　男性，61 岁。左肘全关节结核

A. 术前 X 线片显示肘关节周围软组织肿胀，关节间隙变窄，骨质疏松；B.MRI 显示膝关节周围软组织肿胀，关节积液，关节间隙变窄，肱骨髁、尺骨小头、桡骨头明显骨髓水肿，关节软骨大面积破坏；C. 关节镜术中见关节内大量纤维蛋白深处，少许干酪样坏死组织，关节软骨大面积坏死、剥脱，软骨下骨明显破坏，骨质疏松；D. 关节镜下清理病变滑膜、坏死组织及损坏的关节软骨，关节面骨松质骨面新鲜渗血

对于肘关节结核合并窦道及流注脓肿形成，关节镜手术具有良好的优势，可在肘关节镜下行病灶清除，同时通过脓腔内置入关节镜，镜下进行清理。术中务必小心谨慎，以防止损伤神经血管。同时术前需要做好术前计划，协助术中定位病灶区域，特别是对穿出关节腔的脓肿。

4. 术后处理　术后患肢抬高，休息时患肢应高于心脏平面，以此减轻患肢肿胀。术后应观察患肢血供及感觉，避免加压包扎过紧患肢缺血；术后观察前臂肿胀、疼痛情况，防止筋膜室综合征发生；术后关节腔肿胀积液可穿刺抽液后继续加压包扎。术后屈肘 90°三角巾悬吊 2 ～ 3 周后开始进行功能锻炼。全关节结核术后屈肘 90° 石膏固定，4 周后去除石膏或拔除克氏针开始进行功能锻炼。

肘关节结核的文献报道相对较少，多为个案。肘关节镜下治疗肘关节结核的病例几乎未见报道。由于肘关节为表浅关节，局部肌肉软组织覆盖相对较少，且为非负重、活动度较大的关节，多数早、中期肘关节结核患者均需手术治疗联合内科抗结核治疗及术后康复治疗，获得痊愈，肘关节功能受限较轻。但由于肘关节结核治疗相对时间较长，部分患者因延误诊治或治疗不规范，导致肘关节结核复发、进展，以致发生骨关节破坏，进而演变为全关节结核，对于此类患者，治愈后均或多或少的存在一定的功能障碍。

（熊　燕　李　箭）

参考文献

蔡希强，2008. 晚期肘关节全关节结核病灶清除 U 型切骨成形术的治疗体会 . 中国医药导报，5（16）：185-186.

方先之，1964. 骨关节结核病灶清除法 . 天津：天津人民出版社 .

方先之，陶甫，尚天裕，2005. 骨关节结核病灶清除疗法：941 例临床报告 . 中华外科杂志，43（12）：830-832.

李培基，1984. 骨与关节结核手术图解 . 长春：吉林人民出版社 .

李相贞，杜志文，2003. 关节切除成形术治疗肘关节结核 14 例临床体会 . 邯郸医学高等专科学校学报，16（1）：4.

毛宾尧，胡清潭，1986. 肘关节外科 . 北京：人民卫生出版社 .

邱贵兴，戴克戎，2016. 骨科手术学 . 4 版 . 北京：人民卫生出版社 .

任凯晶，李晓辉，于建华，2007. 肘关节叉状成形术重建肘关节功能的疗效分析 . 中国矫形外科杂志，15（13）：969-972.

王义生，裴福兴，翁习生，2013. 骨科围术期管理（关节卷）. 郑州：郑州大学出版社 .

吴启秋，林羽，2006. 骨与关节结核 . 北京：人民卫生出版社 .

胥少汀，葛宝丰，徐印坎，2005. 实用骨科学 . 3 版 . 北京：人民军医出版社 .

张益英，2007. 骨与关节 X 线图解 . 北京：北京大学医学出版社 .

赵定麟，2004. 现代骨科学 . 北京：科学出版社 .

赵振彪，彭彦辉，2008. 骨科康复学 . 石家庄：河北科技出版社 .

Arafiles RP，1981. A new technique of fusion for tuberculous arthritis of the elbow. JBJS，63（9）：1396-1400.

Arya SC，Agarwal N，Agarwal S，2004. Use of polymerase chain reaction to diagnose tubercular arthritis from joint tissues and synovial fluid. Archives of Pathology & Laboratory Medicine，128（12）：1326.

Asaka T，Takizawa Y，Kariya T，et al，1996. Tuberculous tenosynovitis in the elbow joint. Internal Medicine，35（2）：162-165.

Bao YC，Li YL，Ning GZ，et al，2014. Forked osteotomy arthroplasty for elbow tuberculosis：six years of follow-up. European Journal of Orthopaedic Surgery & Traumatology，24（6）：857-862.

Buxi TBS，Sud S，Vohra R，2002. CT and MRI in the diagnosis of tuberculosis. The Indian Journal of Pediatrics，69（11）：965-972.

Chen WS，Wang CJ，Eng HL，1998. Tuberculous arthritis of the elbow. International Orthopaedics，21（6）：367-370.

Domingo A，Nomdedeu M，Tomás X，et al，2005. Elbow tuberculosis：an unusual location and diagnostic problem. Archives of Orthopaedic and Trauma Surgery，125（1）：56-58.

Gaikwad Y，Khadilkar M，Ranade AS，et al，2015. Atypical presentation of tuberculosis of elbow joint in operated case of distal humerus fracture. Journal of Orthopaedic Case Reports，5（2）：50.

Habib M，Tanwar YS，Jaiswal A，et al，2013. Tubercular arthritis of the elbow joint following olecranon fracture fixation and the role of TGF-beta in its pathogenesis. Chinese Journal of Traumatology，16（5）：288-291.

Haldar S，Ghosh P，Ghosh A，2011. Tuberculous arthritis—the challenges and opportunities：observations from a tertiary center. Indian Journal of Rheumatology，6（1）：62-68.

Kavya S，Anuradha K，Venkatesha D，2007. CD4 count evaluation in HIV-TB co infection before and after anti-tubercular treatment. International Journal of Research in Medical Sciences，2（3）：1031-1034.

Novatnack E，Protzman N，Kannangara S，et al，2015. Elbow mycobacterium tuberculosis in america. Journal of global infectious diseases，7（1）：44.

Prakash M，Gupta P，Dhillon M S，et al，2016. Magnetic resonance imaging findings in tubercular arthritis of elbow. Clinical Imaging，40（1）：114-118.

Sharma R，Yadav R，Sharma M，et al，2014. Quality of life of multi drug resistant tuberculosis patients：a study of north India. Acta Medica Iranica，52（6）：448.

第二十四章　腕关节结核

腕关节结核的发病率较低，约占全身骨关节结核的0.43%，上肢骨关节结核的20%，在上肢三大关节中发病率居第二位，发病以青壮年多见，儿童因腕骨骨化中心出现晚，不易被结核分枝杆菌感染，发病相对少见，男女差别不大，左右两侧无明显差异，多为单侧发病，双侧同时发病者罕见。

第一节　解剖概要与病理

一、解剖概要

狭义上看，腕关节是指桡骨下端与第1排腕骨间的关节（豌豆骨除外），即桡腕关节。但从功能着眼，腕关节实际应包括桡腕关节、腕骨间关节及桡尺远侧关节，它们在运动上是统一的，腕关节位于腕管的深处（图24-1-1）。

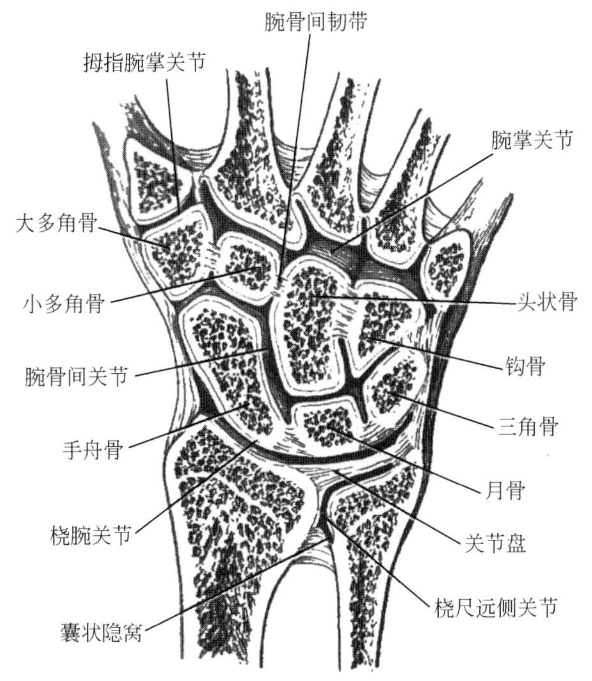

图24-1-1　腕关节冠状切面背面观

桡腕关节属于椭圆关节或髁状关节，其前后径较横径为短，呈椭圆形，这样的结构是不能做旋转运动的。腕关节所以有旋前、旋后动作，实际上是在桡尺远侧关节发生，两者协同动作，运动范围就增加许多。就运动范围来说，几乎与肩肱关节相当，同样便利手的动作，桡腕关节是手部关键的关节之一，只有屈腕肌与伸腕肌将此关节稳定于功能位，手的功能才能充分发挥。

（一）支持桡腕关节重力及动力的组织

桡腕关节是由椭圆形窝与球两部分组成，前者包括桡骨下端的关节面及关节盘的远侧面，后者包括舟骨、月骨及三角骨。在此三骨中，舟骨与月骨的关节面大致相等，与桡骨下端及关节盘相接，三角骨几乎不占重要位置，手上承担的重量亦主要由舟骨及月骨传达至前臂。关节盘又名三角软骨，为纤维软骨，光滑而微凸，在尺骨头与月骨之间的三角区较坚硬，其他部位则为韧带性，较柔软，软骨部分常发生裂缝。关节盘的位置一端连于桡骨下端内侧的尺骨切迹下缘，另一端附着于尺骨茎突的内侧，故桡腕关节与桡尺远侧关节不相交通，但三角骨与豌豆骨间的关节往往与桡腕关节相通。

（二）保持桡腕关节完整的组织

桡腕关节周围没有肌肉覆盖，只有许多肌腱、神经、血管通过。桡腕关节的关节囊非常薄，上端连于桡、尺骨的下端，下端附着于第1列腕骨，各方均为韧带所加强。桡腕掌、背侧韧带是关节囊前后加厚部分。桡腕掌侧韧带坚韧，起自桡骨茎突根部及桡骨、腕骨关节面的边缘，桡腕关节活动时使手部跟随桡骨转动，桡腕掌侧韧带纤维的方向朝下内，止于第1排腕骨及头状骨的掌侧面(图24-1-2)。桡腕背侧韧带远不如掌侧韧带发达，由桡骨下端背侧向内下方而行，至第1排腕骨，主要至三角骨，其他部分则连结腕骨与掌骨底相接的背面（图24-1-3）。桡腕背侧韧带的背侧另有腕背韧带，可以看作是桡腕背侧韧带的浅层，仅是由于腕背侧肌腱插入而分开。腕桡侧副韧带为一圆束纤维，由桡骨茎突至舟骨结节与大多角骨；腕尺侧副韧带呈扇形，由尺骨茎突止于三角骨，一部分至豌豆骨。此两副韧带可防止腕的过度内收或外展。

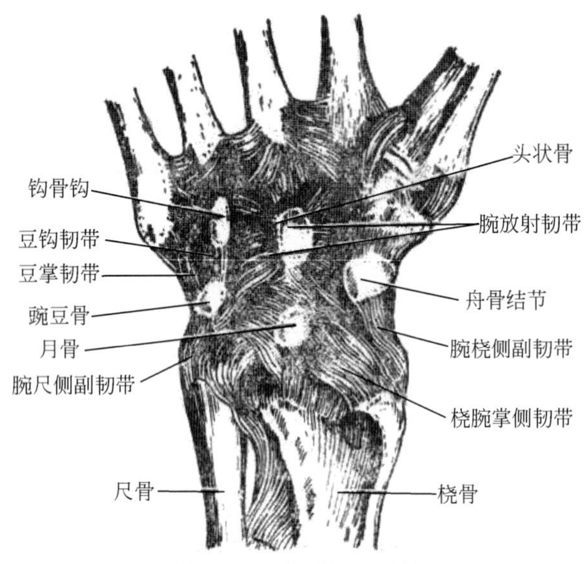

图 24-1-2　桡腕掌侧韧带

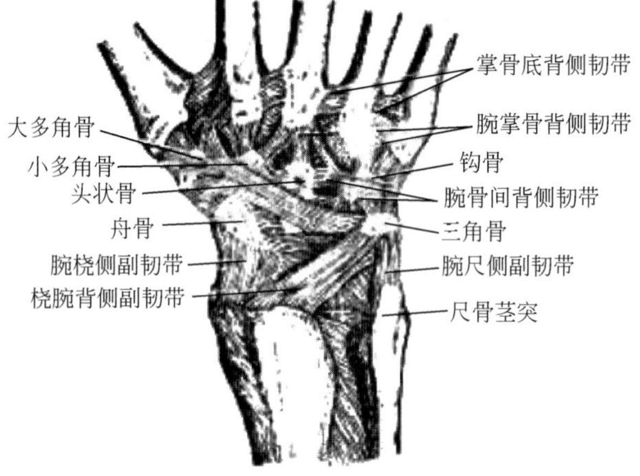

图 24-1-3　桡腕背侧韧带

二、病　　理

腕关节结核理论上可分为单纯骨结核、单纯滑膜结核和全腕关节结核三个病理类型，但实际临床工作中以全腕关节结核最为常见，单纯骨结核多见于年幼儿童，单纯滑膜结核则十分罕见。究其原因主要为腕关节滑膜组织少，各腕骨之间相互紧密接触，病变通常很快波及整个腕关节成为全腕关节结核，而年幼儿童因腕关节各骨块的骨化中心尚未出齐，已出现骨化中心的腕骨周围有一层软骨组织包绕，常为孤立性单纯骨结核。腕关节结核多原发于桡骨、尺骨下端和近排腕骨，腕骨最常见的是头状骨和钩骨，一旦有“腕关节钥匙”之称的头状骨受累，相邻腕骨迅速受累，腕关节结核病变加速，很快波及全部 8 块腕骨及掌骨基底，而形成全关节结核。因腕关节周围软组织少，缺乏肌肉保护，局部血运不丰富，故常形成死骨，病变涉及多骨，病变复杂不易吸收，病灶常破溃形成窦道，随着疾病的进展，最终可发生关节强直、腕下垂、尺偏、桡偏畸形、腕关节活动障碍等。

第二节　临床表现与诊断

一、临床表现

1. 疼痛　腕关节结核初期疼痛症状多不明显，随病情进展，疼痛症状逐渐加重，但大多不剧烈。单纯骨结核疼痛仅局限于骨病灶所在部位，滑膜结核和全腕关节结核则整个腕关节都可表现为疼痛，当病变由单纯滑膜或骨结核发展为全关节结核时，疼痛就很明显。患者常因疼痛而多姑息使用患手，使用患手时常表现为无力，随病情进展手呈屈曲位，不能握拳，手指活动受限及持物无力。

2. 肿胀　手指因活动减少，静脉回流受阻，常有轻度水肿，且腕关节表浅，周围软组织少，肿胀容易被发现，病灶在背侧更是如此。一般早期全腕关节结核和滑膜结核肿胀较明显，而单纯骨结核肿胀较轻。

3. 脓肿与窦道形成　脓肿可位于腕部背侧或掌侧，可触及波动。脓肿破溃后形成窦道，最初窦道多为一个，当发生混合感染后，窦道可变为多个，手部及前臂肌肉明显萎缩，局部皮肤青紫，有多个窦道瘢痕（图 24-2-1，彩图 28）。

4. 功能障碍　单纯骨结核的功能障碍较轻，全腕关节结核则较重。如下尺桡关节被累及，则前臂旋转功能受限。患者因疼痛，手指长期不敢活动，手指僵硬，如果伸屈指肌腱破坏，或发生粘连，则手指功能明显受限。

5. 畸形　随着疾病的进展，腕关节因骨质破坏缺损、纤维粘连及窦道愈合的瘢痕等因素，后期常形成前臂旋前、腕下垂、尺偏或桡偏畸形。

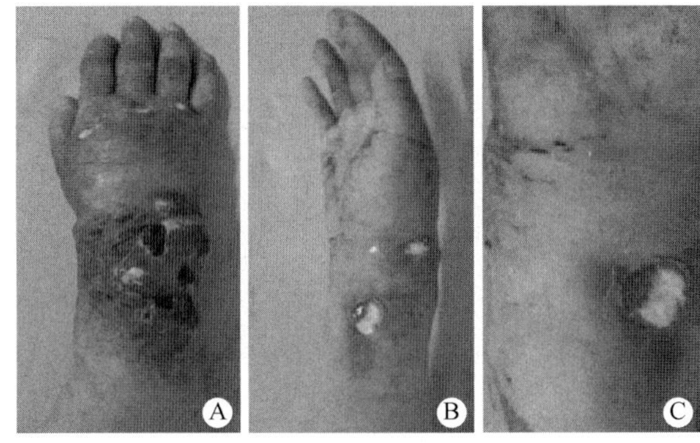

图 24-2-1　右腕关节结核多发窦道
A. 背面；B. 侧面；C. 掌面

二、诊断与鉴别诊断

（一）诊断

1. 症状及体征

（1）全身症状：患者可有诸如潮热、盗汗、食欲减退、体重减轻、疲倦、消瘦等结核病全身症状。

（2）腕部症状体征：腕部有疼痛、肿胀、脓肿、窦道形成、功能障碍、畸形等。

2. 实验室检查

（1）结核菌素试验：是检查机体是否已受过结核分枝杆菌的感染而产生免疫力，是判断有无结核病的一种早期辅助性诊断方法，但是假阴性率高达 20% ～ 30%。结核菌素试验（PPD）阳性的意义：阳性表示曾感染结核，不一定现在患病。一般阳性和中度阳性提示：结核病现症患者；已受结核菌感染但并不意味着发病或患病；卡介苗接种所致变态反应；3 岁内未接种卡介苗者提示体内存在结核病灶，应及时进行结核菌检查、影像学检查、红细胞沉降率等检查以确定诊断和治疗。强阳性提示：结核病患者；感染结核菌未发病者。强阳性人群结核病的发病率高，在未找到病变时可作预防性治疗。如果 2 年内 PPD 试验结果由阴性转为阳性提示新近感染过结核菌，或可能存在活动性病灶。

（2）红细胞沉降率与 C 反应蛋白：在感染、炎症、坏死、组织损伤、恶性肿瘤等疾病发生时，红细胞沉降率、C 反应蛋白均可反应性增高；在结核病变活动期红细胞沉降率、C 反应蛋白一般都有升高，但也可正常；病变静止或治愈者红细胞沉降率将逐渐趋于正常。总体说来，红细胞沉降率、C 反应蛋白在诊断结核时灵敏度高，但特异性不强，对诊断骨结核没有特异性，仅对判断结核是否处于活动期有一定的指导意义。

（3）结核感染 T 细胞斑点试验：人体感染结核分枝杆菌后，产生记忆 T 淋巴细胞，当再次感染时，这些记忆 T 淋巴细胞增殖为效应 T 淋巴细胞，结核分枝杆菌蛋白质的多肽抗原刺激效应 T 淋巴细胞分泌以 INF-γ 为主的细胞因子，通过计数有效释放 INF-γ 的 T 细胞数量或者定量分析 INF-γ 的浓度，就可以判断是否存在结核分枝杆菌特异性细胞免疫反应。在结核病灶活跃期，血清结核感染 T 细胞检测多呈阳性结果，有助于判定，结核感染 T 细胞斑点实验敏感度与特异性均较高，是目前世卫组织推荐的检测方法之一。

（4）病原学检查：如果合并有明确的肺结核，可行痰液结核分枝杆菌 PCR、结核菌 Xpert MTB/RIF、涂片查抗酸杆菌、BAC 耐药基因检测。如果合并有明显的关节积液，局部浅表脓肿，建议早期穿刺，即使是深部脓肿，也可经超声引导下行穿刺术，穿刺标本送结核分枝杆菌 PCR、结核菌 Xpert MTB/RIF、涂片查抗酸杆菌、BAC 耐药基因检测，病原学检查阳性则可确诊。一般说来，涂片查抗酸杆菌阳性率不高。BAC 耐药基因检测培养时间长，且其阳性率也仅为 50% 左右，在早期诊断中意义较小。结核分枝杆菌 PCR 检测经 48h 就可得结果，同时可行异烟肼、利福平耐药性检测，阳性率为 50% ～ 80%，是目前常用检测方法之一。结核菌 Xpert MTB/RIF 检测时间短，在骨关节结核患者中的诊断阳性率为 85% 左右，具有较大的应用前景。

（5）病理检查：当病变不典型，诊断不明确时，可行穿刺活检术，病理学检查是金标准，但该检查为有创性操作，有时应用受到一定的限制。

3. 影像学表现

（1）X 线片检查：早期可见腕骨小梁模糊，皮质密度变淡，轮廓不完整等骨质疏松表现及软组织肿胀表现。晚期由于骨皮质消失及皮质下侵蚀，病灶内可有透亮区形成。当发展至全关节结核时，有腕骨间隙与桡腕关节间隙进行性狭窄，骨质破坏广泛，并可有部分腕骨破坏缺如，腕骨间排列紊乱。后期关节结构完全破坏，多可发生腕骨间骨性融合，但很少见到桡腕关节发生骨性融合（图 24-2-2）。

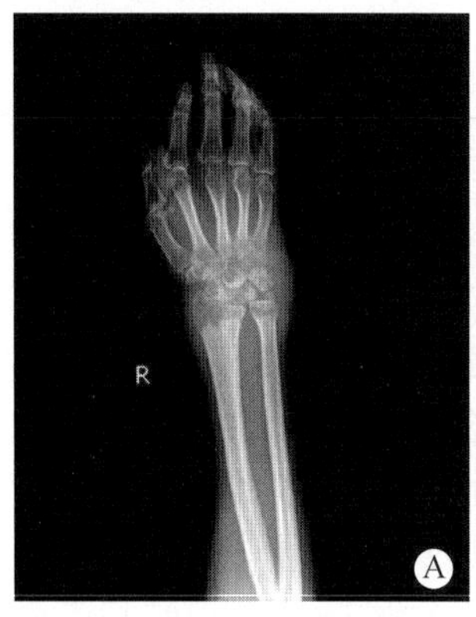
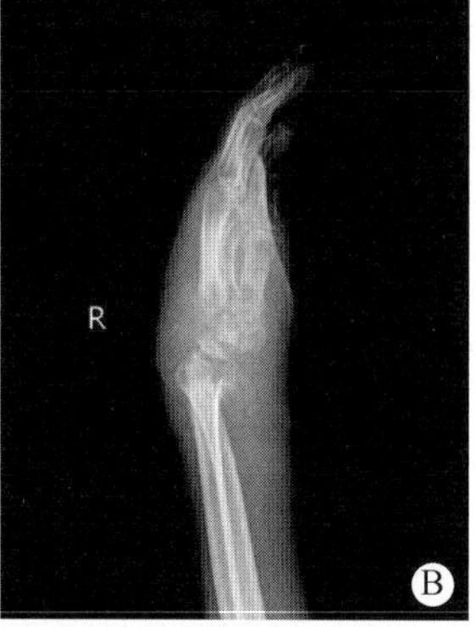

图 24-2-2　右腕关节结核

A、B. X 线片显示尺桡骨下端，双排腕骨均可见骨质破坏，腕骨间排列紊乱，骨密度降低

（2）CT 检查：与 X 线表现大体相似，但可清楚地显示较小的、较隐蔽的骨质破坏、小的死骨及周围软组织的改变（图 24-2-3）。

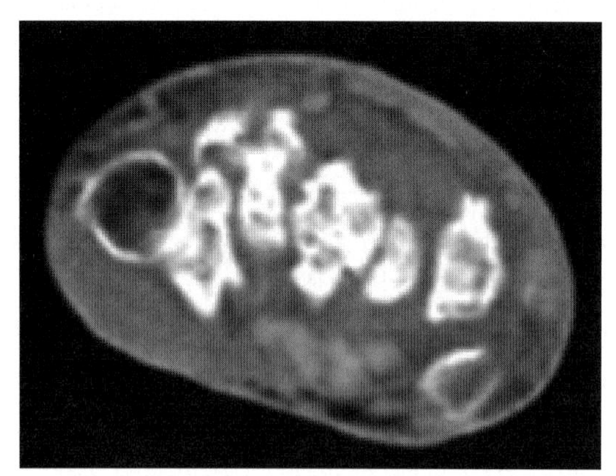

图 24-2-3　右腕关节结核：CT 显示腕骨骨质破坏，死骨形成，掌侧及背侧有明显脓肿形成

（3）MRI 检查：具有早期诊断意义，可早期发现关节内积液以及腕关节各骨内炎性浸润异常信号，骨质破坏在 T_2WI 上表现为低信号，早期的骨髓炎水肿为长 T_1、长 T_2 信号，T_2WI 脂肪抑制序列呈高信号，但是不具有特异性（图 24-2-4）。

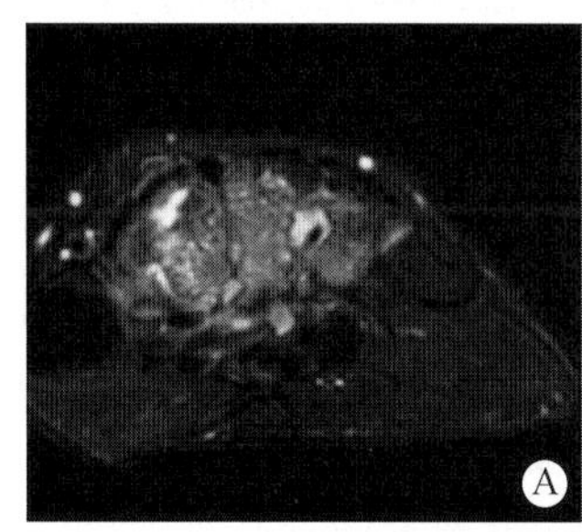
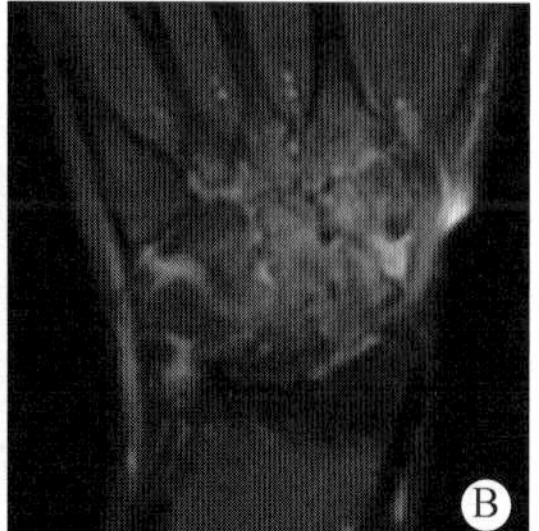

图 24-2-4　右腕关节结核

A、B. 腕关节 MRI 可见异常水肿信号

（4）超声检查：当结核伴脓肿、窦道形成时，超声可了解局部脓肿及窦道情况，对于较深的位置可在超声引导下行穿刺术（图 24-2-5，彩图 29）。

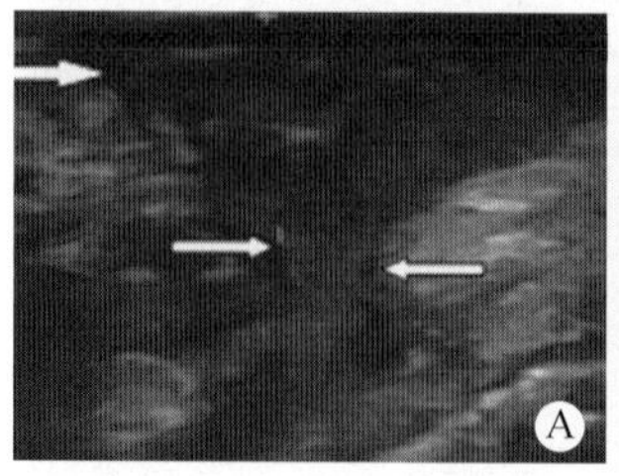
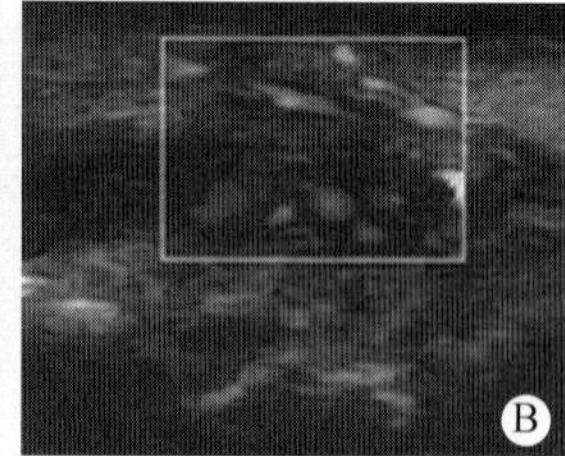

图 24-2-5　右腕关节结核

A. 皮下冷脓肿，箭头所指分别为脓肿及深部窦道；B. 脓肿周围的丰富血流信号

（二）鉴别诊断

根据以上症状、体征，实验室检查及其他相应的检查，多能明确诊断，当腕关节结核早期时，要注意和以下疾病相鉴别。

1. 类风湿关节炎　多发于中年女性，可累计全身多处关节，多对称性发病，可表现为局部疼痛、肿胀，影像学可有骨质疏松、关节边缘小囊状缺损、关节间隙变窄、病理性半脱位，或骨性强直的表现，但一般不会有脓肿、窦道或死骨形成，单发的病灶不易与滑膜结核鉴别，确诊需靠活检和细菌学检查。

2. 月骨坏死　多见于青壮年男性、体力劳动者，或者有外伤史的患者，主要表现为腕关节慢性肿痛，在 X 线片上初期可见月骨相对致密，晚期可见月骨变扁，边缘不整齐，患者红细胞沉降率不快，其他腕骨正常。

3. 骨脓肿　桡骨下端偶可见到骨脓肿，X 线片可见到桡骨下端有局限性溶骨性破坏，一般无死骨，骨壁稍硬化，常不易与中心型骨结核相鉴别，需靠手术探查、细菌培养和病理检查。

4. 腕部肿瘤　桡骨下端是骨巨细胞瘤、网织细胞肉瘤等原发骨肿瘤的好发部位，肿瘤较小时需要与中心型结核的骨空洞相鉴别，前者系溶骨性破坏，后者空洞壁有反应性致密，病理活检可帮助鉴别诊断。

第三节　治　　疗

一、非手术治疗

对于没有明显死骨的单纯骨结核、滑膜结核、不适合手术治疗的老弱者及不愿意行手术治疗者，均可采用非手术治疗。

1. 支持疗法　结核为一种慢性消耗性疾病，需要有充足的营养支持，如蛋白质、维生素，热量要够，要注意充足休息，提高自身免疫力。

2. 有效抗结核药物治疗　骨关节结核的根本治疗在于抗结核治疗，抗结核治疗应该遵循“早期、规律、全程、联合、适量”的原则。

（1）初治病例：可采用下列方案之一进行治疗。①异烟肼（INH）、利福平（RFP）、乙胺丁醇（EMB）、链霉素（SM）四联抗结核化疗 3 个月后停用链霉素，继续用异烟肼、利福平、乙胺丁醇治疗 6 ～ 15 个月。② 2H-R-Z-E/10H-R-E 强化期：异烟肼、利福平、吡嗪酰胺和乙胺丁醇，每天 1 次，共 2 个月；巩固期：异烟肼、利福平、乙胺丁醇，每天 1 次，共 10 个月。③ 3H-R-Z-E/9H-R-E 强化期：异烟肼、利福平、吡嗪酰胺和乙胺丁醇，每天 1 次，共 3 个月；巩固期：异烟肼、利福平、乙胺丁醇，每天 1 次，共 9 个月。

（2）复治病例：重点是可以通过手术获得结核标本和药敏试验结果，制订个体化的诊疗方案，进而提高抗结核用药的针对性。目前按作用效果与不良反应大小将抗结核药品分为一线和二线抗结核药品，异烟肼、利福平、利福喷丁、利福布汀、吡嗪酰胺、乙胺丁醇和链霉素等因其疗效好。

（3）未知耐药的病例：常规使用 3H-R-E-Z-S/12 ～ 15H-R-E 方案一年半，但仍需积极获得药物敏感试验结果后及时调整。有药敏试验结果者可根据药敏试验结果和既往用药史制订治疗方案。

3. 腕部制动　通常可采用包括前臂、腕及掌指关节在内的石膏托或者管型石膏，将腕关节固定于腕背伸 30°，在旋前、旋后、中间位、拇指向上的腕关节功能位上，有窦道形成者，可局部开窗。腕关节结核骨质破坏及肿胀较广泛者，石膏可适当向上加长，包括肘关节及上臂下 1/3，以更好地限制前臂至腕部肌肉及肌腱活动，以利于病变的吸收、静止与修复。较严重的腕关节结核保守治疗一般疗效缓慢，常需 1 年甚至更长时间。对于顽固性窦道，病变广泛、死骨较多，保守治疗时间长且效果多不佳。

4. 局部穿刺置管引流　如果病变部位为单纯脓肿形成，骨质破坏不严重，可在常规抗结核基础上，行穿刺置管，充分引流脓液。这样能起到缓解局部胀痛，重建病灶局部药物浓度，降低耐药发生，降低手术率，提高疗效的作用。

二、手术治疗

（一）腕关节结核病灶清除术

1. 适应证

（1）单纯桡骨、尺骨远端结核，腕骨结核和滑膜结核，经非手术治疗无效者。

（2）早期全关节结核者。

（3）腕关节有冷脓肿和经久不愈的窦道者。

2. 手术时机　经抗结核有效性评价评定为抗结核有效后行手术治疗。

3. 麻醉与体位　臂丛麻醉，仰卧位，患肢外展平伸，前臂旋前，放置在手术台上，上气囊止血带。

4. 操作步骤

（1）切口：腕关节有腕背侧和掌侧两个切口，腕关节结核最常见的是采用腕关节背侧切口，当脓肿和病灶滑膜，有时需要腕背侧和掌侧两个切口。

1）腕背侧切口：以尺骨、桡骨茎突为体表标志，通过尺骨和桡骨连线正中做一长约 8cm 的纵切口，切口起自腕关节近端 3cm 处，止于腕关节远端 5cm，必要时可根据实际情况延长。

2）掌侧切口：以鱼际纹为体表标志，沿鱼际纹尺侧做手术切口，切口起自手掌的近端 1/3，向近侧弯曲，呈弧形沿向前臂尺侧，切口勿与腕横纹垂直，以免影响切口愈合。

（2）病灶显露

1）腕背侧切口：切开皮肤、皮下组织，牵开皮瓣，显露切口深部伸肌支持带（图 24-3-1），进行潜行分离，将术野内浅静脉的交通支间断结扎，并将主干向两侧游离推开。注意避免伤及两侧浅静脉下方的桡神经、尺神经的细小感觉支，以免造成有关手指麻木。显露腕背侧韧带，将腕背侧韧带纵行切开，显露伸指肌腱。将拇长伸肌腱、桡侧腕长伸肌腱和腕短伸肌腱向桡侧牵开。将指总伸肌腱与示指固有伸肌腱向尺侧牵开。显露其下方的桡骨及膨隆的关节囊（图 24-3-2）。用骨膜剥离器向周围做钝性分离，充分显露背侧关节囊。向下切开关节囊及桡腕背侧韧带（图 24-3-3），继续在关节囊及桡腕背侧韧带下分离，并分别向尺侧、桡侧牵开，显露尺骨、桡骨远端及整个腕关节（图 24-3-4），在腕关节水平保持骨膜下操作，注意勿损伤桡动脉。

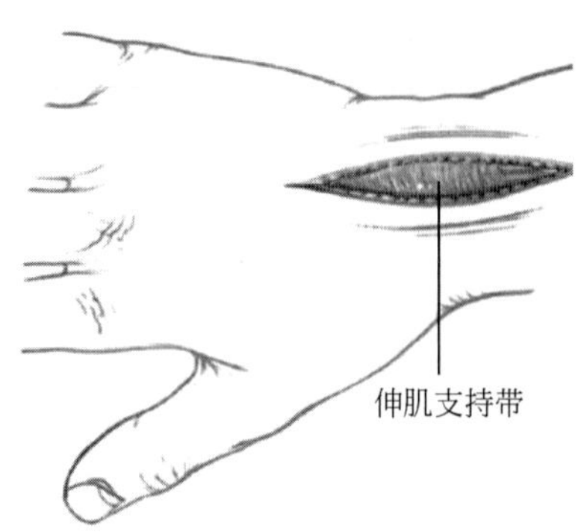

图 24-3-1 切开皮肤显露腕背侧韧带

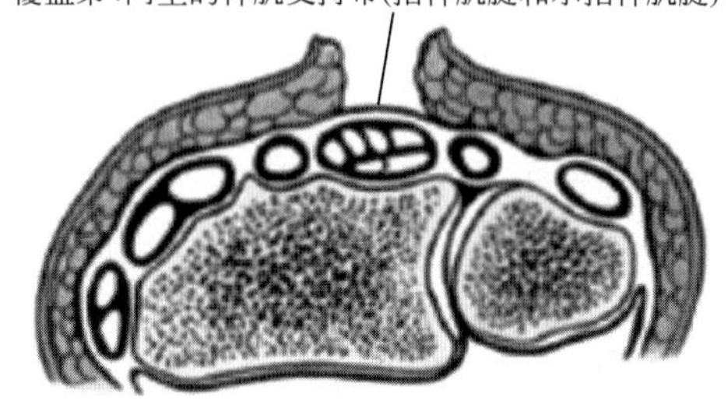

图 24-3-2 切开伸肌支持韧带，显露指总伸肌

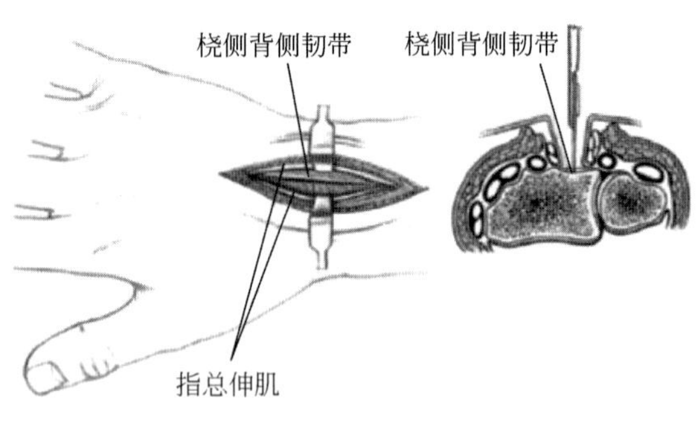

图 24-3-3 显露并切开关节囊

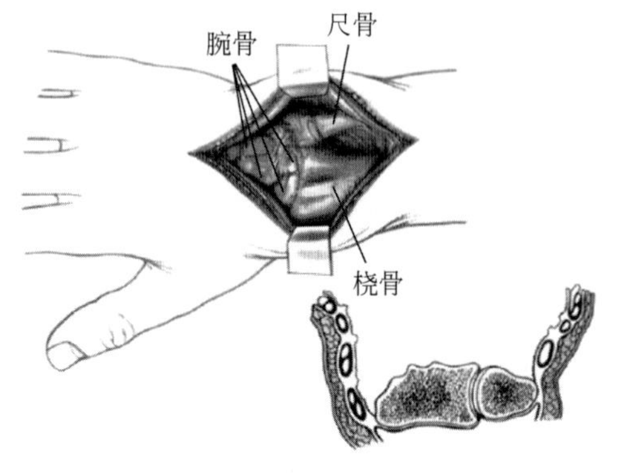

图 24-3-4 伸肌腱连同间室一起牵开，显露腕关节

2）腕掌侧切口：沿切开皮肤、皮下组织见掌腱膜，切开掌腱膜，牵开皮肤，暴露掌腱膜在屈肌支持带的附着处（图 24-3-5），向尺侧牵开掌长肌腱，找到正中神经（图 24-3-6）。切断并结扎浅静脉交通支，将其向两侧牵开，显露其下方的掌腱膜。切开掌腱膜，显露掌腱膜在腕掌侧韧带的屈肌支持带附着处（图 24-3-7）。将掌长肌腱牵向尺侧，以避免伤及正中神经在鱼际纹处的正中神经返支、掌皮支。在掌长肌腱和桡侧屈腕肌之间显露正中神经。保护腕掌侧韧带下方正中

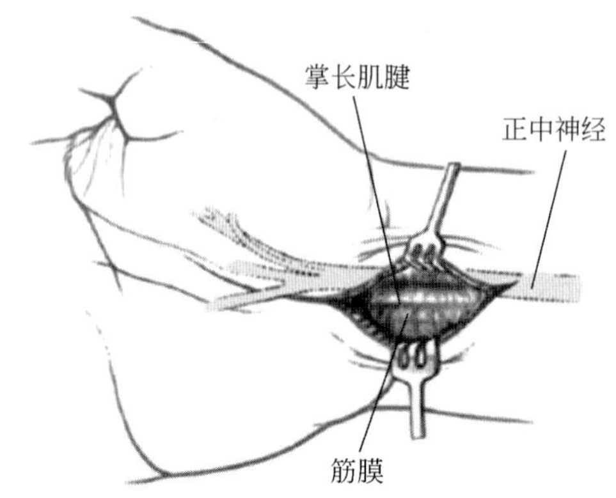

图 24-3-5 牵开皮肤切口，可见深筋膜及掌长肌腱

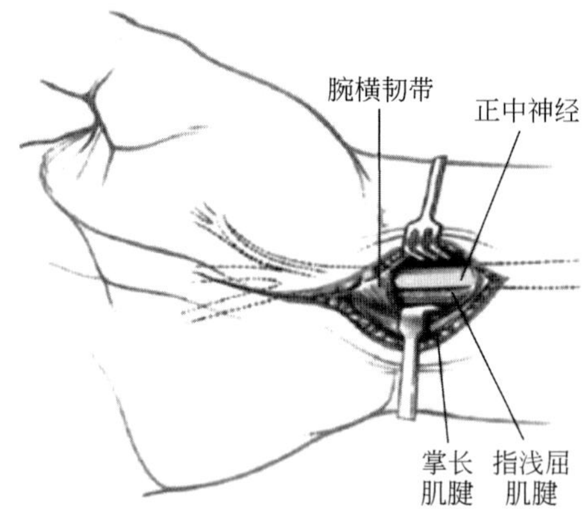

图 24-3-6 切开深筋膜显露正中神经

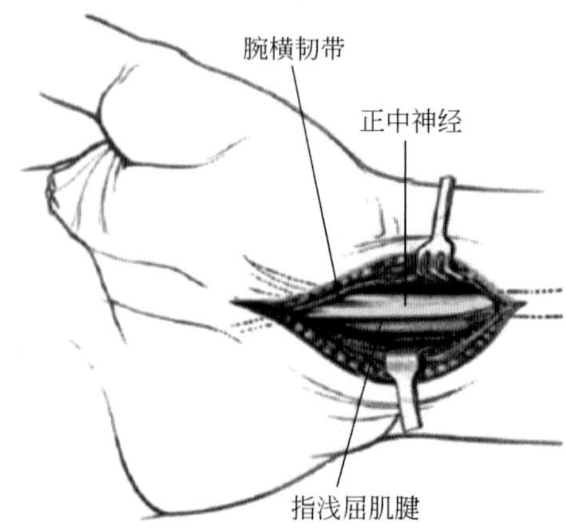

图 24-3-7 切开腕横韧带，避免损伤正中神经运动支

神经。于正中神经尺侧纵行切开腕掌侧韧带显露腕管。将桡侧腕屈肌腱和拇长屈指肌腱牵向桡侧，正中神经和屈指浅深肌腱轻轻牵向尺侧，此时即显露膨胀的腕关节掌侧关节囊。用骨膜剥离器在上述肌腱深层贴近关节囊向四周做钝性分离，充分显露腕关节掌侧关节囊，向近端延长，可达腕关节和桡骨远端的掌侧面（图 24-3-8）。

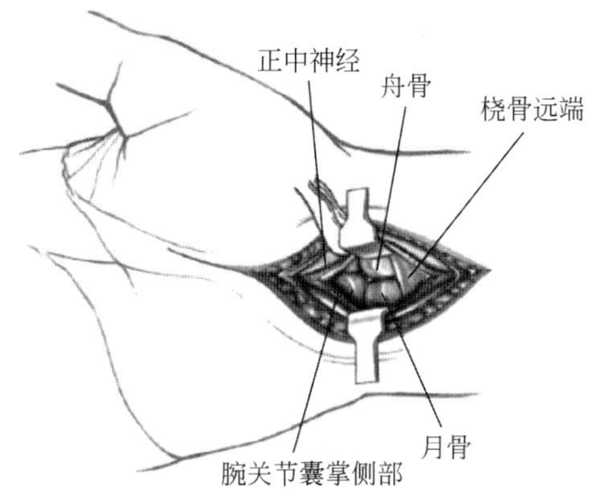

图 24-3-8　切开关节囊、显露腕骨

（3）清除病灶：纵行切开背侧或掌侧关节囊和滑膜吸出脓液，用刀或剪刀从滑膜自关节囊附着处彻底切除水肿病变滑膜组织。注意要同时切除桡骨远端掌侧和尺骨茎突及尺骨桡侧的滑膜。仔细检查桡骨远端、尺骨茎突及腕骨的软骨面，用小刮匙仔细搔刮清除桡骨、尺骨和腕骨失去光泽、剥脱变性坏死的关节软骨面，保留健康软骨。用刮匙搔刮彻底清除桡腕关节及各腕骨间小关节内的干酪样物质、死骨、结核性肉芽组织、坏死组织及其下方潜在的病灶。破坏严重的腕骨必须切除。病灶彻底清除后，搔刮并切除窦道及皮肤窦口，术中注意避免损伤桡神经皮支。

（4）缝合：检查各肌腱完整性，病灶清除彻底后过氧化氢及生理盐水反复冲洗创面、放松止血带并彻底止血，创口内放置异烟肼 300mg，链霉素 1g 及引流条，逐层缝合腕背侧韧带、皮下组织和皮肤。

5. 术后处理　前臂短石膏托将腕关节于背伸 20° ～ 25° 的功能位固定 3 ～ 4 周，拆除石膏后注意行腕关节功能锻炼，尽量保留腕关节功能；定期复查 X 线片，术后继续抗结核治疗，早期根据抗结核有效性评价经验用药，待术后标本 BAC 耐药结果回复后，在其指导下组合抗结核治疗方案，注重全程随访（图 24-3-9）。

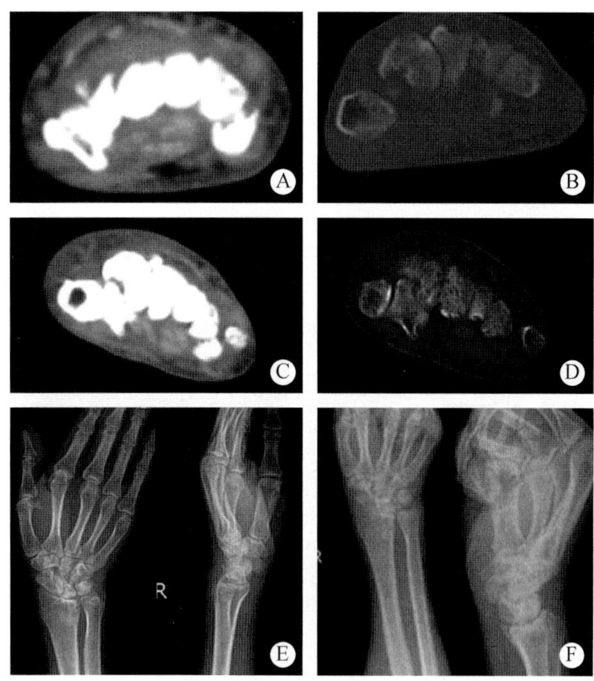

图 24-3-9　男性，40 岁。右腕关节结核
A、B. 术前 CT；C、D. 术后 1 个月 CT；E. 术后 1 年 X 线片；F. 术后 3 年 X 线片

（二）腕关节结核病灶清除术并关节融合术

1. 适应证　全腕关节结核，关节面软骨破坏明显，严重腕关节功能障碍者。

（1）成年人或 14 岁以上儿童晚期全关节结核，病灶清除后，骨质缺损较大者。

（2）陈旧性或静止期腕关节全关节结核纤维强直疼痛，或强直、畸形愈合于非功能位者。

（3）彻底病灶清除后，可同期做关节融合术，若周围软组织条件较差，待以后二期做关节融合术。

（4）晚期陈旧性全关节结核，腕关节屈曲挛缩，可切除远、近侧腕骨，并于桡骨远端做一底朝腕背侧的楔形截骨，矫正屈曲畸形。若尺偏畸形严重可切除尺骨下端 5cm 矫正尺偏畸形，以解决前臂旋转障碍。

2. 手术步骤

（1）关节外固定：腕关节结核病灶清除后，再根据腕骨破坏程度不同，切除一排或两排腕骨，必要时可同时切除尺桡骨远端和掌骨基底部。腕骨切除后所遗留的缺损两种处理办法：其一是取髂骨三面皮质骨植骨融合法，此法适用于缺损较大且无混合感染者，术中病灶清除干净后，于桡骨下端开槽，将所取髂骨修整到合适大小后嵌入骨槽，并用克氏针将尺桡骨下端、植骨块，掌骨基底部固定，辅助以外固定支架固定；其二是单纯外固定法，适用于骨质缺损较少或缺损虽然较大，但有混合感染者，病灶清除干净后缺损处不做植骨或仅将附近少量肌肉及软组织等填塞其中，单用前臂腕掌石膏将腕关节固定在背伸 20° ～ 25° 的功能位，缺损待日后纤维粘连填塞取代（图 24-3-10）。

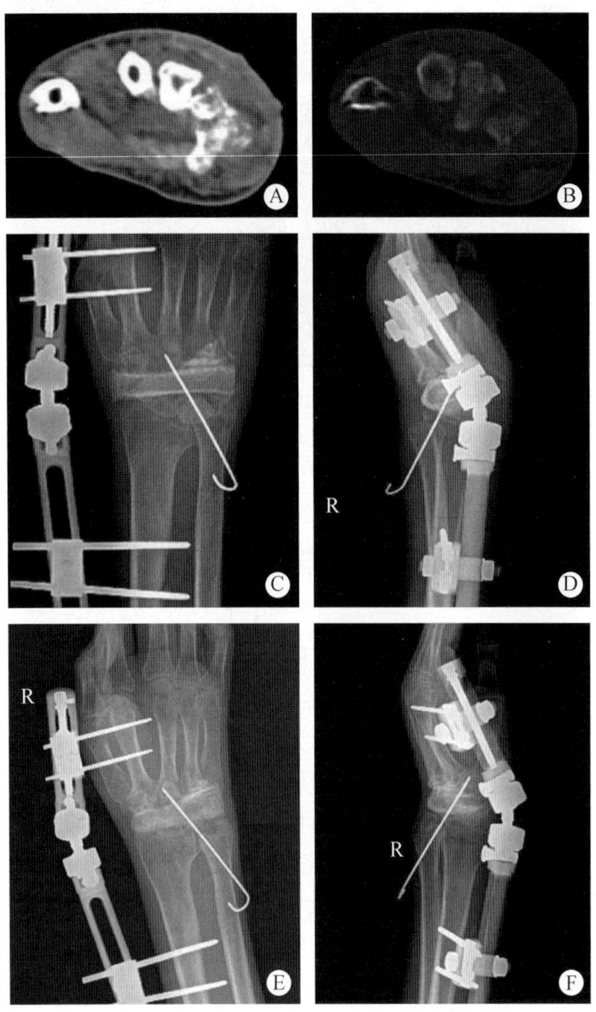

图 24-3-10　男性，37 岁。右腕关节结核
A、B. 术前 CT；C、D. 术后 X 线片；E、F. 术后 6 个月 X 线片

术后外固定支架或者石膏托固定 2 ～ 3 个月，每天行手指功能锻炼。术后继续抗结核治疗，早期根据抗结核有效性评价经验用药，待术后标本 BAC 耐药结果回复后，在其指导下组合抗结核治疗方案，注重全程随访。

（2）关节内固定：常规清除病灶后，仔细彻底刮除桡腕关节、腕掌关节及各腕骨间关节残存的关节软骨面。将桡骨远端骨膜分离，用峨眉凿将桡骨远端掀起一宽约 1.5cm、长约 4cm 的皮质骨，做成骨槽。切除由桡骨骨槽远端至第 3 掌骨之间的部分腕骨。用峨眉凿凿开第 3 掌骨基底，并用小刮匙扩张第 3 掌骨骨髓腔以备植骨。更换手套另取干净器械，于髂骨取一长方形骨块，骨块宜有一定弧度便于腕关节固定于背伸 20° 位，另外再用刮匙刮一些髂骨松质骨备用。髂骨取骨区创面渗血用骨蜡止血，缝合髂部创口。将所取长方形髂骨骨块一端略修尖形，插入第 3 掌骨，另一端嵌入桡骨远端骨槽内，并用两枚螺钉固定（图 24-3-11）。在桡腕关节、腕骨间、腕掌关节及植骨块周围间隙内塞入所取的髂骨松质骨，使植骨区骨质接触紧密利于融合。严密止血后放置引流条和抗结核药物，缝合切口。

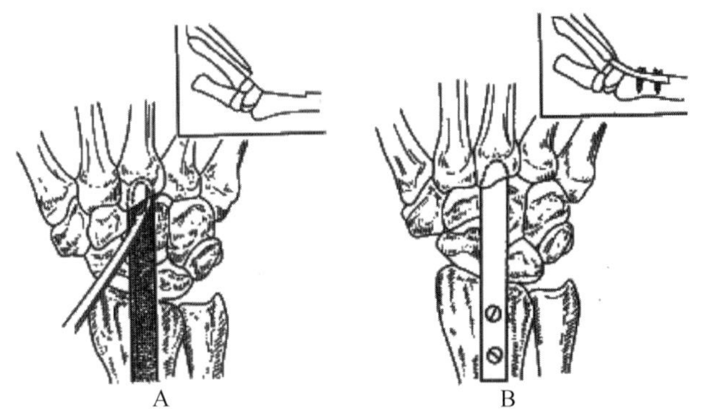

图 24-3-11　腕关节病灶切除关节融合术
A. 桡骨远端和关节间开槽；B. 髂骨块嵌入植骨螺钉固定

术后用长臂前后石膏托固定，远端达掌指关节。腕关节固定于屈肘 90°，前臂中立位，腕关节背伸 20° ～ 25°，拇指对掌功能位。4 周后换前臂管型石膏再固定 4 ～ 8 周，X 线片证实关节骨性融合后拆除石膏。

（三）腕关节结核腕骨或腕关节切除术

1. 适应证

（1）晚期腕关节全关节结核病变广泛，骨质缺损较大难以做融合术。

（2）静止或治愈的晚期全关节结核，存在严重腕部掌屈和尺偏畸形。

（3）老年腕关节全关节结核病损伤面积大，但希望保留部分关节功能。

2. 麻醉、体位与切口　同前面“腕关节结核病灶清除术”中所述。

3. 操作步骤

（1）显露腕关节：纵行切开腕背侧皮肤、皮下组织及浅筋膜。切开腕关节囊和桡骨远端骨膜，并向桡、尺两侧做骨膜下剥离。显露桡、尺两骨远端和远、近全部两排腕骨。

（2）切除腕骨：彻底清除关节内所有结核性病灶、纤维结缔组织及病变瘢痕。除保留豌豆骨尺侧腕屈肌附着点外，切除远、近两排全部腕骨，纠正严重腕部掌屈和尺偏。腕骨切除后检查腕部屈伸和侧屈活动。如腕部掌屈和尺偏畸形矫形仍不满意，可将桡骨远端背面桡侧妨碍腕关节活动的楔形骨块切除。彻底纠正腕部掌屈和尺偏畸形。有前臂旋转活动障碍者，可于尺侧做一补充切口，将尺骨远端切除（图 24-3-12）。

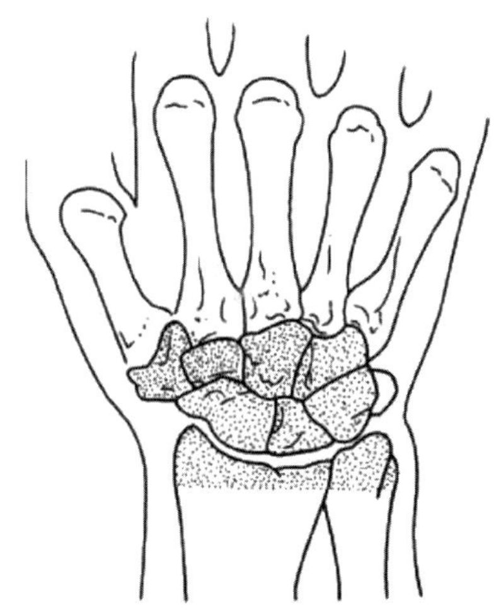

图 24-3-12　腕关节结核腕骨切除术

（3）缝合：彻底止血后放置引流和抗结核药物，逐层缝合。

4. 术后处理　术后前臂石膏托，远端达掌指关节固定腕关节于功能位，6 周后拆石膏，练习关节活动。

（四）腕关节与腕骨置换术

20 世纪 90 年代以来，不断吸收现代关节假体设计的最新概念，对人工全腕关节不断改进，各种新型的全腕关节应用于临床，如第 2 代 MWP 型全腕关节、第 3 代 Biax 全腕关节、第 4 代无水泥 Univesal 全腕关节。Maestro 全腕关节是借鉴髋、膝、肩关节置换的经验，设计为金属部分为凸面，聚乙烯部件为凹面，成为目前最新的全腕人工关节（图 24-3-13）。

全腕关节置换术与四肢几个大关节的人工关节应用要少得多，但对某些患者全腕关节置换在改善腕关节及手的功能方面有一定的作用。随着科技的发展和患者要求的提高，腕关节与腕骨置换术将应用于全腕关节结核静止期、导致疼痛、功能障碍而明显影响生活质量者。

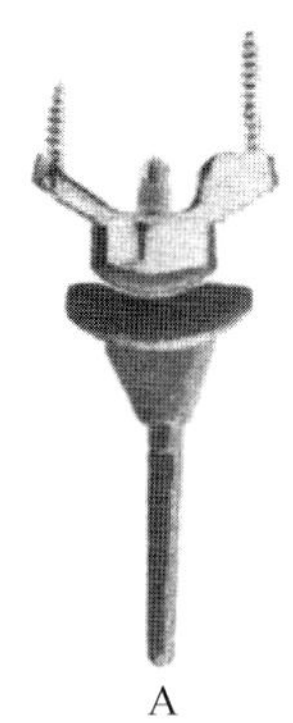

A

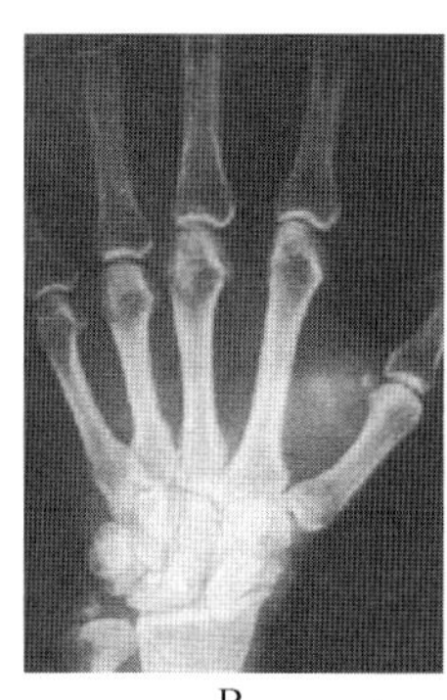

B

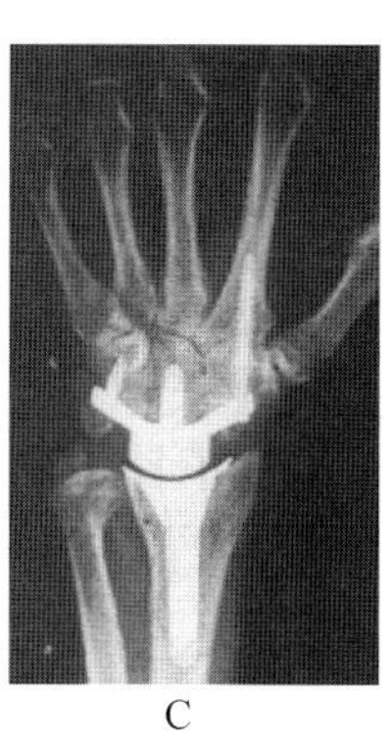

C

图 24-3-13　全腕人工关节置换

A.Maestro 全腕关节；B. 男性，57 岁，舟骨骨不连伴进行性骨萎缩；C.Maestro 全腕关节置换术后

（蒲　育　李邦银　刘　勇）

三、腕关节镜手术

腕关节镜技术对于腕关节结核的早期诊断和治疗具有特殊的价值，可以作为病检取材及关节镜下的滑膜切除术。腕关节镜技术为腕关节结核诊断和治疗提供良好的视野和更广阔的空间。腕关节镜技术的优点是微创、安全性高、恢复快、疗效显著。对腕关节结核患者尽早行腕关节镜手术，以便提供及时、有效的诊断和治疗，有助于预防关节功能障碍和畸形发生。

（一）腕关节镜技术

患者可选用采用全身麻醉或臂丛神经阻滞麻醉。患者仰卧位，上臂安置充气式止血带。肩关节外展 90°、屈肘 90° 通过指套于牵引塔上维持牵引，一般牵引重量为 5 ～ 6kg。腕关节镜检查的入路通过腕背侧各组伸肌间隙确定。一般 3/4 和 6R 入路是最常用的工作通路。3/4 入路位于拇长伸肌腱和伸指肌腱之间，定位标记为 Lister 结节远侧 1cm 周骨和月骨之间的软点。通过该软点注入 5 ～ 7ml 的生理盐水使关节充盈，针头倾斜 10° 以适应掌倾角。于穿刺部位做皮肤切口，依次插入关节镜套管，拔除内芯，插入关节镜光源。一般 6U 通路作为关节镜的入水通道，位于尺侧腕伸肌腱尺侧，位于尺骨茎突的远侧靠近其尖端，应注意避免损伤尺神经。4/5 入路和 6R 入路一般用作治疗性手术时的器械通道。4/5 入路位于腕背侧伸指肌腱与小指固有伸肌腱之间。6R 入路位于尺侧腕伸肌腱桡侧和小指固有伸肌腱的尺侧软点处。

除了上述常用的关节镜、入水和器械通路外，还有一些入路包括 1/2 入路和腕中关节入路等。

一般通过软点先向关节内注射约 10ml 生理盐水扩张腕关节，为了避免神经损伤，应摸清骨性标志和背侧肌腱的定位，注意腕关节的掌倾角，于标记位置用三角手术刀仅切开皮肤，用蚊式钳分离皮下组织，钝性突破关节囊进入关节内。诊断性的关节镜检查必须从桡侧向尺侧全面系统地依次评估腕关节内的各个结构，做到不遗漏。对腕关节结核滑膜病变、坏死组织进行彻底地清理治疗。关节镜治疗同时配合系统规律的抗结核药物。术后患侧腕关节制动支具固定。

（二）单纯腕关节滑膜结核关节镜下治疗

对于诊断不明确、抗结核治疗效果不特别理想的腕关节滑膜结核，关节镜下手术清除病灶、坏死组织，减少菌量，同时取病变滑膜进行病理检查及组织培养、药敏实验，有助于明确诊断、指导用药。关节镜下可发现滑膜增生、坏死，桡骨远端和腕骨顶部关节软骨破坏、碎裂，以及同时伴有的骨质破坏、缺损。术后石膏托固定腕关节 3 周后拆除石膏进行腕关节背伸及掌屈等功能锻炼。

（三）单纯腕关节骨结核关节镜下治疗

根据病变的不同部位选用合适的手术切口，显露病灶并清除，注意勿进入病变尚未侵犯的关节内，病灶清除后，如骨缺损过大，可取自体髂骨植入。术后可石膏托固定腕关节，3 周后拆除石膏进行腕关节背伸及掌屈等功能锻炼。

（四）全腕关节结核关节镜下治疗

1. 早期全腕关节结核　对于早期全腕关节结核，及时做病灶清除，可能保留关节的功能。手术显露关节腔后，先切除水肿肥厚的滑膜，再刮除所有隐匿的骨病灶。应彻底刮除软骨关节面边缘的肉芽和被破坏的软骨面。术后可石膏托固定腕关节，3 周后拆除石膏进行腕关节背伸及掌屈等功能锻炼，尽量保留关节功能。

2. 晚期全腕关节结核　多需做病灶清除，对 15 岁以上的患者同时做腕关节融合，将腕关节固定于屈肘 90°，前臂中立位；腕关节背伸 20°，拇指对掌功能位。晚期全关节结核，也可在关节镜下行病灶清除术，配合外固定器行关节融合术。残留的骨性缺损内可由纤维性或纤维 - 骨性组织填充，不需要手术清理这些组织。对于一些关节明显破坏、持续疼痛患者，腕关节融合术有助于稳定关节、消除疼痛。

（五）腕关节结核并发冷脓肿、窦道、混合感染手术治疗

对于腕关节结核伴发冷脓肿、窦道、混合感染的患者，应该在充分的抗结核、抗感染药物治疗及全身支持治疗基础上，尽早手术治疗。手术的主要目的是清除冷脓肿、混合感染灶、切除窦道，关闭创面。切除窦道可能会加速愈合，对于有累及邻近关节危险的关节旁空洞，切除后利于总体上改善预后。术中根据关节软骨破坏情况决定是否保留关节功能，如需融合手术可在彻底清创后进行。

（付维力　李　箭）

参考文献

陈培友，邱雷雨，王叶军，等，2010. 腕关节腱鞘滑膜结核的临床及影像学诊断 . 中国骨伤，23（5）：373-375.

顾玉东，王澍寰，2002. 手外科学 . 上海：上海科学技术出版社，732.

郭世绂，1988. 临床骨科解剖学 . 天津：天津科学技术出版社 .

霍本菲尔德，2007. 骨科手术图谱：入路与解剖 . 邱贵兴，译 . 福州：福建科学技术出版社 .

邱贵兴，戴克戎，2016. 骨科手术学 . 4 版 . 北京：人民卫生出版社 .

石美鑫，2005. 实用外科学 . 2 版 . 北京：人民卫生出版社，2816.

徐文漭，李霞，王媛媛，等，2012. 腕关节结核性滑囊炎伴“米粒小体”1 例 . 临床与实验病理学杂志，28（3）：349-350.

张西峰，王岩，刘郑生，等，2005. 经皮穿刺病灶清除灌注冲洗局部化疗治疗脊柱结核脓肿 . 中国脊柱脊髓杂志，15（9）：528-530.

Adams J，Schick C，2016. Diagnostic and therapeutic arthroscopy for wrist. Principles of Hand Surgery and Therapy E-Book，144.

Altman R D，Gray R，1983. Diagnostic and therapeutic uses of the arthroscope in rheumatoid arthritis and osteoarthritis. The American Journal of Medicine，75（4）：50-55.

Angel KR，Hall DJ，1989. The role of arthroscopy in children

and adolescents. Arthroscopy：The Journal of Arthroscopic & Related Surgery，5（3）：192-196.

Bush DC，Schneider LH，1984. Tuberculosis of the hand and wrist. Am J Hand Surg，9（3）：391-398.

Dahniya MH，Hanna RM，Grexa E，et al，1999. Percutaneous drainage of tuberculous iliopsoas abscesses under image guidance. Australas-Radiol，43（4）：444.

Devgan A，Batra A，Rohilla R，et al，2016. Journal of arthroscopy and joint surgery. Official Journal of the International Society for Knowledge for Surgeons on Arthroscopy and Arthroplasty（ISKSAA），3：61-65.

Domb BG，Gui C，Lodhia P，2015. How much arthritis is too much for hip arthroscopy：a systematic review. Arthroscopy：The Journal of Arthroscopic & Related Surgery，31（3）：520-529.

Domingo A，Nomdedeu M，Tomás X，et al，2005. Elbow tuberculosis：an unusual location and diagnostic problem. Archives of Orthopaedic and Trauma Surgery，125（1）：56-58.

Hernandez C，Cetner A S，Jordan J E，et al，2008. Tuberculosis in the age of biologic therapy. J Am Acad Dermatol，59（3）：363-380.

Kandil A，Safran MR，2016. Hip arthroscopy. Clinics in Sports Medicine，35（3）：321-329.

Masala S，Fiori R，Bartolucci DA，et al，2010. Diagnostic and therapeutic joint injections. Seminars in interventional radiology，27（2）：160-171.

Ozçelik IB，Aydin A，Sezer I，et al，2006. Treatment algorithm in synovial tuberculosis of the hand and wrist：a report of three cases. Acta Orthop Traumatol Turc，40（3）：255-259.

Rodwell TC，Marisa M，Moser KS，et al，2008. Tuberculosis from Mycobacterium bovis in binational communities，United States. Emerg Infect Dis，14（6）：909-916.

第二十五章　骶髂关节结核

骶髂关节结核（tuberculosis of sacroiliac joint）临床上比较常见，占全身骨关节结核的 4% 左右，关节结核的 15% 左右，发病率低于髋关节结核、膝关节结核，居于关节结核的第三位，多见于青壮年，女性多于男性，尤以育龄期妇女多见，儿童很少，常侵犯一侧骶髂关节，偶有双侧发病，常合并相邻的腰骶椎或髋关节结核。

第一节　解剖概要与病理

一、解剖概要

骶髂关节在构造上属于滑膜关节，但从运动范围来看，可以认为是滑车关节或滑动关节，其大小及形状随个人有很大差异，即使是同一个人，两侧骶髂关节也不完全相同。骶髂关节为一真正的微动关节，关节面覆以透明软骨，有滑膜、关节间隙及滑液，骶骨关节面呈凹面，而髂骨呈凸面（图 25-1-1、图 25-1-2）。

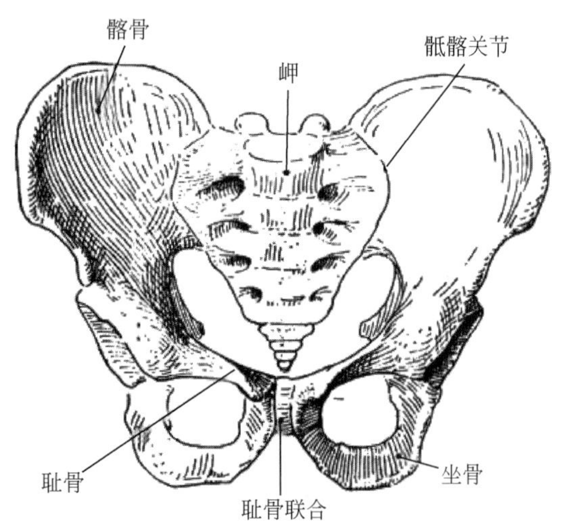

图 25-1-1　骶髂关节组成（前面观）

（一）构成关节动力和重力的组织

骶髂关节由骶骨和髂骨的耳状面构成。骶骨

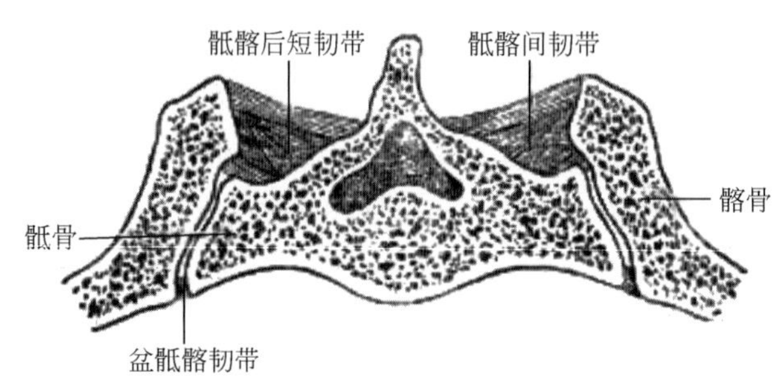

图 25-1-2　骶髂关节横截面

的耳状面在上三骶椎的侧部，向外向后，其前面较后面宽；髂骨的耳状面向前向内，整个的关节显得向后向内。关节面之间只有很窄的间隙，虽然两个关节面大部分平滑，但有甚多隆起与凹陷部分，这样的构造使得两个相当的关节面密切相嵌，更可增加关节的稳定性，因此骶髂关节脱位甚少见。但有一些人的骶髂关节小而平坦，产生相当大剪切力，这种小而直的关节很不稳定，可发生骶髂关节脱位。

（二）维持关节稳定的组织

在骶髂关节周围，骨骼极为粗糙，以作为周围韧带的附着点。骶髂前韧带宽而薄，位于关节的前面，连接骶骨骨盆面的侧缘与髂骨耳状面的前缘。骶髂后短韧带起自髂粗隆和髂骨耳状面后部及髂后下棘，斜向内下方，止于骶骨外侧嵴和骶关节嵴。骶髂后长韧带起自髂后上棘达第 2 ～ 4 骶椎的关节突，向内与腰背筋膜相连，向外与骶结节韧带相连接。骶髂骨间韧带为坚强的纤维束，被骶髂骨后韧带覆盖，连接髂骨粗隆与骶粗隆间，由纵横交错的短纤维构成，填充于关节囊的上方和后方。骶结节韧带位于骨盆后方，强韧而宽阔，呈扇形，起自髂后上棘、髂后下棘、骶骨和尾骨的后外侧。纤维斜向外下，集中止于坐骨结节的内侧缘。骶棘韧带呈三角形，位于骶结节韧带的前方，起于骶骨、尾骨的外侧，集中止于坐骨棘，其起始部位为骶结节韧带所覆盖（图 25-1-3）。

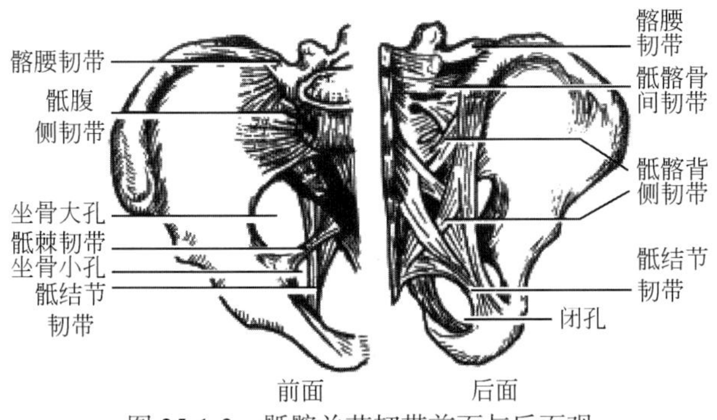

图 25-1-3　骶髂关节韧带前面与后面观

二、病　　理

骶骨和髂骨及其关节滑膜、软骨被结核分枝杆菌感染，引起关节滑膜充血、肿胀，关节软骨及其下骨质破坏，并可表现为局部疼痛、活动受限、全身发热、盗汗的一种慢性消耗性疾病。根据病理变化不同，可分为单纯滑膜型、单纯骨型和全关节型三种病理类型。单纯滑膜型因症状不明显，X线片又不易显示，因而很少见。单纯骨型，X线片虽能明确诊断，但因患者早期临床症状多不明显，一般就诊较晚，仅有部分单纯骨型被临床所诊断。单纯骨型骶髂关节结核原发病灶以髂骨多见，骶骨相对较少，单纯骨型骨病灶可分为边缘型和中心型两种，以中心型多见。实际上在临床工作中大部分为全骶髂关节结。

第二节　临床表现与诊断

一、临床表现

（一）全身症状

患者可有结核病的全身表现，如倦怠无力、食欲减退、午后低热、盗汗和消瘦等全身中毒症状，偶见少数病情恶化急性发作者体温为39℃左右，可被误诊重感冒或其他急性感染。

（二）局部症状

患侧腰骶部及臀部酸痛、胀痛，早期很轻微，随病情进展，疼痛逐渐加重，当病变突破关节囊后，脓液外溢，关节内压力减少，疼痛症状减轻。病程到晚期，当关节发生纤维性或骨性强直时，疼痛可完全消失。患侧臀部常为局限性疼痛，但也可沿坐骨神经方向放射，但不放射至小腿及足部，感觉无异常，活动时疼痛加重，如翻身、久坐、上下楼、弯腰、下蹲等，休息后可稍缓解。站立时一般身体向健侧倾斜，走路时不敢跨大步，可表现为跛行，患者坐时着力于健侧臀部，盘腿活动时较困难。

（三）体征

脓肿或窦道可出现在臀部、髂窝或股骨大转子处。关节病变向后方发展，穿破后侧关节囊或骶骨，使脓肿汇集在臀大肌深层。病变向前方发展，将穿破前方关节囊或骶骨，脓液流到腰大肌与髂肌间，偶有流到腹股沟或大腿上方者形成流注脓肿，也有病变突破下方关节囊，脓肿沿骶结节韧带或梨状肌流注到大转子附近，或前后单独形成脓肿。脓肿向外溃破形成窦道，个别患者脓液可向腹腔或直肠内贯穿，如果脓肿表浅时可触及波动感。

晚期由于破坏严重，患侧骶骨上移，容易有病理性脱位，女性患者脱位较多，有时伴有耻骨联合脱位，这可能与女性骨盆韧带较松弛有关。骶髂关节患部有压痛，卧位直腿抬高试验可为阳性，骨盆挤压试验、分髋试验、“4”字试验均可为阳性，肛指检查有时可摸到局部脓肿及压痛。

二、诊断与鉴别诊断

（一）诊断

1. 症状与体征

（1）全身症状：同前面“临床表现”中所述。

（2）局部症状与体征：患侧腰骶部及臀部酸痛、胀痛，骶髂关节压痛，卧位直腿抬高试验可为阳性，骨盆挤压试验、分髋试验、“4”试验均可为阳性，肛指检查有时可摸到局部脓肿及压痛等。

2. 实验室检查

（1）结核菌素试验：是检查机体是否已受过结核分枝杆菌的感染而产生免疫力，是判断有无结核病的一种早期辅助性诊断方法，但是假阴性率高达20%～30%。结核菌素试验（PPD试验）阳性的意义：阳性表示曾感染结核，不一定现在患病。一般阳性和中度阳性提示：结核病现症患者；已受结核菌感染但并不意味着发病或患病；卡介苗接种所致变态反应；3岁内未接种卡介苗者提示体内存在结核病灶，应及时进行结核菌检查、影像学检查、红细胞沉降率等检查以确定诊断和治疗。强阳性提示结核病患者；感染结核菌未发病者。强阳性人群结核病的发病率高，在未找到病变时可做预防性治疗。如果2年内PPD试验结果由阴性转为阳性提示新近感染过结核菌，或可能存在活动性病灶。

（2）红细胞沉降率与C反应蛋白：在感染、炎症、坏死、组织损伤和恶性肿瘤等疾病发生时，红细胞沉降率、C反应蛋白均可反应性增高，在结核病变活动期一般红细胞沉降率、C反应蛋白都有升高，但也可正常，病变静止或治愈者红细胞沉降率将逐渐趋于正常。总体说来，红细胞沉降率、C反应蛋白在诊断结核时灵敏度高，但特异性不强，对诊断骨结核没有特异性，仅对判断结核是否处于活动期有一定的指导意义。

（3）结核感染T细胞斑点试验：人体感染结核分枝杆菌后，产生记忆T淋巴细胞，当再次感染时，这些记忆T淋巴细胞增殖为效应T淋巴细胞，结核分枝杆菌蛋白质的多肽抗原刺激效应T淋巴细胞分泌以INF-γ为主的细胞因子，通过计数有效释放INF-γ的T细胞数量或者定量分析INF-γ的浓度，就可以判断是否存在结核分枝杆菌特异性细胞免疫反应。在结核病灶活跃期，血清结核感染T细胞检测多呈阳性结果，有助于判定，结核感染T细胞斑点实验敏感度与特异性均较高，是目前WHO推荐的检测方法之一。

（4）病原学检查：如果合并有明确的肺结核，可行痰液结核分枝杆菌PCR、结核菌Xpert MTB/RIF、涂片查抗酸杆菌、BAC耐药基因检测。如果合并有明显的关节积液，局部浅表脓肿，建议早期穿刺，即使是深部脓肿，也可经超声引导下行穿刺术，穿刺标本送结核分枝杆菌PCR、结核菌Xpert MTB/RIF、涂片查抗酸杆菌、BAC耐药基因检测，病原学检查阳性则可确诊。一般说来，涂片查抗酸杆菌阳性率不高。BAC耐药基因检测培养时间长，且其阳性率也仅为50%左右，在早期诊断中意义较小。结核分枝杆菌PCR检测经48h就可得结果，同时可行异烟肼、利福平耐药性检测，阳性率在50%～80%，是目前常用检测方法之一。结核菌Xpert MTB/RIF检测时间短，在骨关节结核患者中的诊断阳性率为85%左右，具有较大的应用前景。

3. 影像学改变

（1）X线片：骶髂关节正位及斜位片，骶髂关节结核早期，单纯骨型、边缘型可见关节面模糊不清，其边缘呈溶骨性改变，破坏区边界不清，周围无硬化带，关节间隙增宽或狭窄，中心型则可见骶髂关节面两边的骶骨或髂骨有骨质破坏密度减低区，病区内可有死骨存在。晚期关节破坏严重者可合并有髂骨和耻骨上移脱位。病程较长者，特别是混合感染和窦道者，关节周围骨质可有骨质硬化表现（图25-2-1、图25-2-2）。

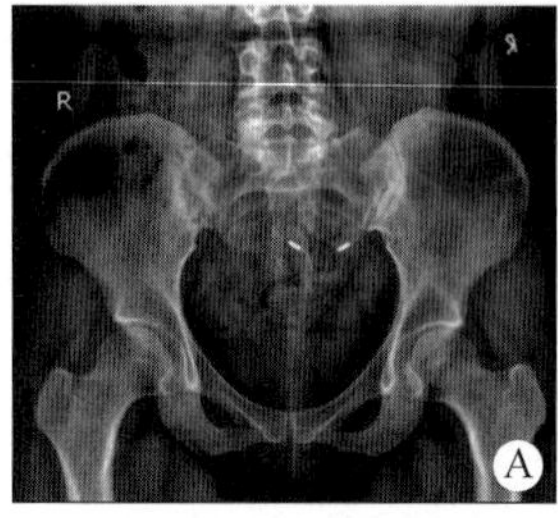

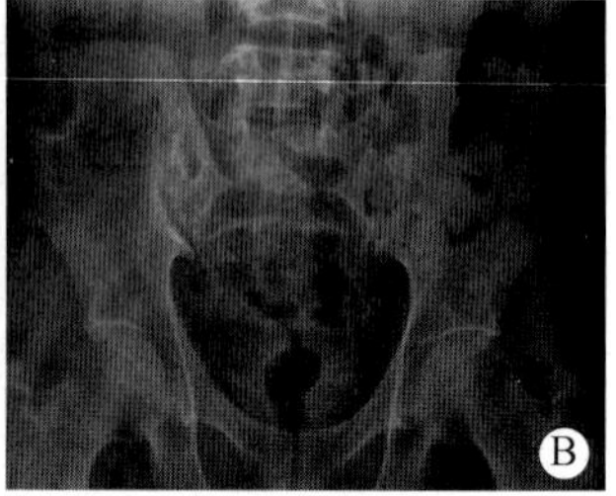

图25-2-1　骶髂关节X线片

A、B. 骶髂关节呈溶骨性破坏，关节面模糊

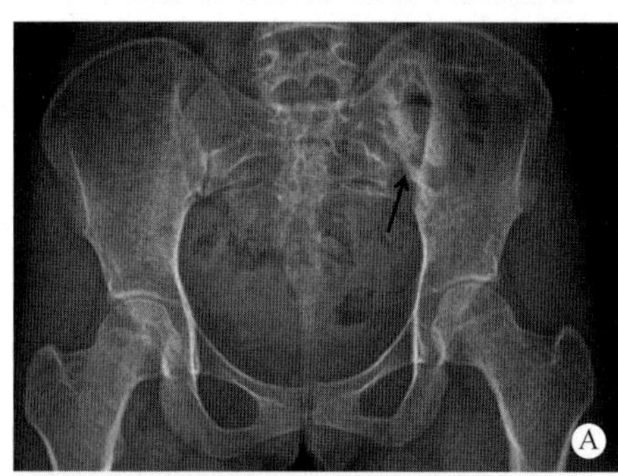

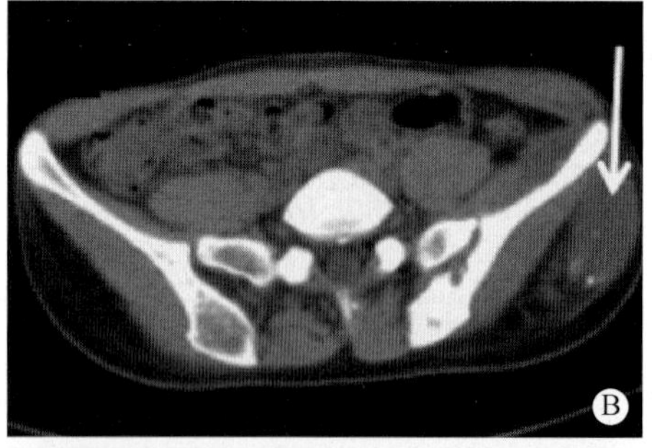

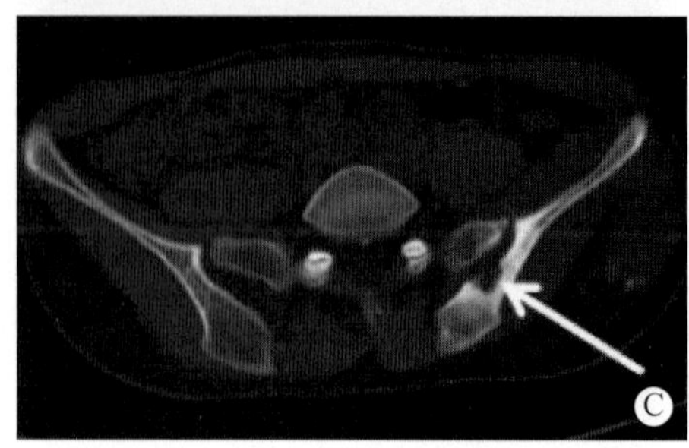

图25-2-2　女性，23岁。左侧骶髂关节结核

A. 骶髂关节正位X线片；B、C. CT平扫软组织窗和骨窗：左侧间隙增宽、髂骨侧骨质破坏伴砂粒状死骨，左侧臀部皮下含钙化的冷脓肿

（2）CT：具有很明显的优点，可显示骶髂关节破坏的部位、范围和程度，特别是对脓肿的部位、大小显示清晰。单纯的滑膜结核早期 CT 检查无明显异常，当发展为骨结核时，关节面模糊，边缘糜烂，关节间隙增宽，随后出现骨质破坏，呈长圆形骨质缺损，可有死骨形成，病变关节附近骨质疏松，可见骨质硬化，关节周围冷脓肿和窦道形成（图 25-2-3）。

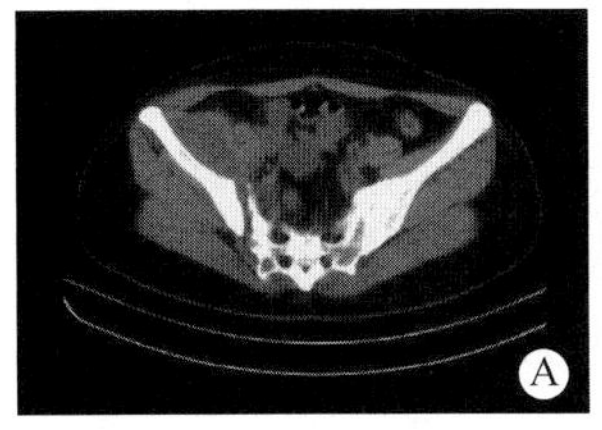

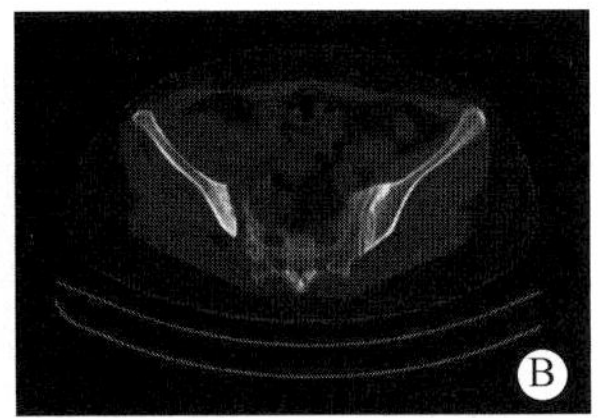

图 25-2-3　骶髂关节 CT
A、B. 右侧骶髂关节骨质破坏，伴髂窝脓肿形成

（3）MRI：能清楚显示骶髂关节内积液多少，能揭示普通 X 线片不能显示的微小骨骼破坏病灶。可以在炎性浸润阶段就显示出异常信号，关节软骨及骨髓腔的异常信号，有助于诊断早期感染性病变，具有早期诊断意义。骶髂关节见点状 T_1 低信号影，T_2 压脂呈高信号，关节面模糊，边缘糜烂，T_2 压脂边缘呈高信号。往后演变成骨质内见片状 T_1 低信号影，部分可呈长 T_2 信号囊变，盆腔内见冷性脓肿，累及相邻的肌层组织结构（图 25-2-4）。

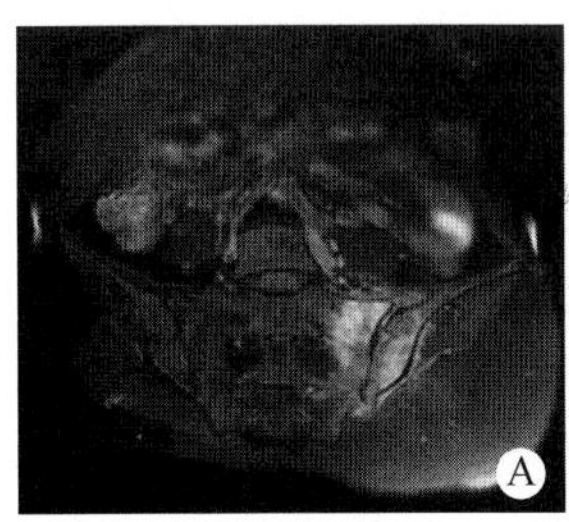

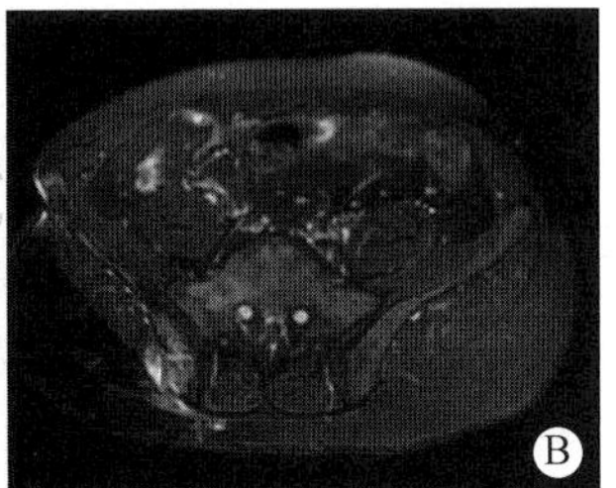

图 25-2-4　骶髂关节 MRI
A. 左侧骶髂关节骨质破坏；B. 右侧骶髂关节结核伴窦道形成

（4）B 型超声波检查：超声检查对关节周围软组织病变或冷脓肿、窦道的形成较为敏感，但对骨质病变显示较差，对早期单纯滑膜结核比 X 线片更容易显示其病变。关节周围软组织肿胀，关节腔脓液穿破进入软组织可形成关节周围冷脓肿，表现为关节周围软组织内不规则的低回声团块，脓液透声性差，光点回声密集，可见散在斑点状强回声。软组织内冷脓肿与关节腔之间有时可见窦道相通，关节周围有多个脓肿时也可观察到脓肿间有窦道相连。在超声实时动态下，探头给病灶区域加压时可观察到黏稠脓液光点回声在窦道内往复移动。表浅的关节结核形成周围冷脓肿后，易破溃形成窦道与皮肤相通（图 25-2-5）。

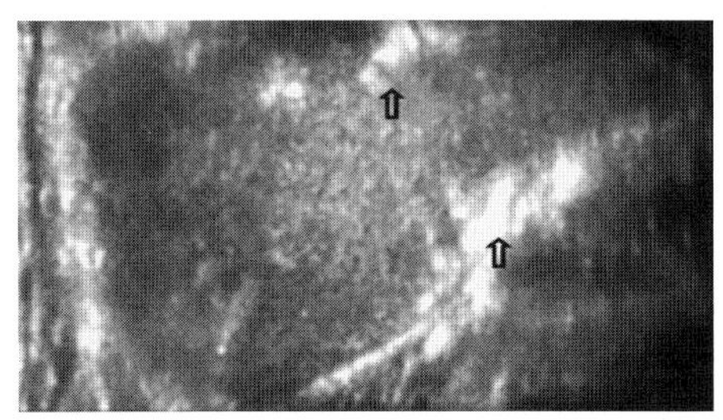

图 25-2-5　右侧骶髂关节结核
箭头示右侧臀部软组织内较大冷脓肿，脓肿深面窦道形成

（5）脓肿穿刺：在超声实时动态显像下对关节腔积液（脓）进行超声引导穿刺，能提高穿刺的成功率和安全性。穿刺液送结核 PCR、Xpert、BAC 等相关检查，如果阳性则有明确的诊断意义。

4. 穿刺活检　在 C 型臂机引导下行病灶穿刺活检，穿刺标本送病理检查，其病理检查为诊断骶髂关节结核的金标准。

（二）鉴别诊断

根据病史、症状、体征、实验室检查、影像学检查、超声检查、穿刺活检等诊断多无困难，但应与下列疾病进行鉴别。

1. 致密性骶髂关节炎　为一原因不明的骨炎，大多为双侧同时发病，且多为青年女性，老年较少发病，且临床一般无明显症状或仅有局部轻度酸痛，疼痛一般不向坐骨神经方向放射。典型 X 线表现为双侧骶髂关节中、下 1/3 处有一界限清晰呈尖端向上的三角形骨质致密区，骶髂关节界限清晰完好，骶骨未受累及。

2. 类风湿关节炎　多见于青壮年男性，常为双侧病变，影像学上表现为双侧骶髂关节骨质改变，早期疏松，后期密度增高关节强直。同时还具备类风湿关节炎的其他特征：晨僵、全身多关节受累、疼痛、畸形，可有类风湿皮下结节出现。实验室检查大多血清类风湿因子（RF）阳性，部分患者抗链球菌溶血素“O”可升至 400 单位。

3. 强直性脊柱炎　多见于 20 ～ 40 岁青年男性，双侧对称发病，可表现为不明原因的腰痛及腰部僵硬，影像学上表现为关节间隙不规则变窄或伴有骨硬化关节，边缘可有小囊状缺损，病变易侵及骶髂关节上半部，常伴有腰椎小关节间隙模糊、狭窄或消失，脊柱呈现竹节样改变。实验室检查提示人类组织相容性抗原反应 HLA-B27 多为阳性，其阳性率为 90% ～ 100%。

4. 化脓性骶髂关节炎　多急性发病，病程短，常表现为高热，体温多达 40℃，局部红肿，剧烈疼痛，实验室检查示白细胞计数升高，常于短期内形成脓肿。脓肿穿刺细菌培养常有金黄色葡萄球菌或其他化脓性细菌生长。影像学检查可见广泛骨质破坏，晚期常发生骶髂关节骨性强直。

5. 骶髂关节处肿瘤　患者年龄一般较大，局部多呈质地较硬的突出性肿块。该处肿瘤多为造血系统肿瘤、淋巴系统肿瘤和转移癌，常见的有骨巨细胞瘤、血管瘤、脊索瘤、脊髓瘤、淋巴瘤和转移癌等。影像学提示有骨质破坏较广泛，呈溶骨性、泡沫状或穿凿样破坏，关节间隙多无改变，也无边缘致密性改变。

6. 腰椎间盘突出症　大多有弯腰受力损伤史，腰骶部疼痛多伴有下肢放射性疼痛或麻木，腰部叩压痛，活动受限，直腿抬高试验及加强试验多为阳性，红细胞沉降率与 C 反应蛋白正常，影像学检查可显示具体的腰椎间盘突出部位。

第三节　治　　疗

骶髂关节结核是结核菌全身感染的局部表现，其治疗应是综合的治疗过程。包括手术治疗和非手术治疗。非手术治疗包括改善一般状况、休养、规范药物化疗、局部引流等。

一、非手术治疗

非手术治疗主要适用于滑膜型结核，早期骨型结核，骨质破坏不甚严重，无脓肿、死骨或脓肿、死骨较小者，年龄大，身体状况极差或合并有其他疾患不宜手术者。

1. 休息与营养　充分的休息，减少体力消耗；合理的膳食，增进食欲，加强营养，改善一般状况，以利于机体恢复。

2. 抗结核药物治疗

（1）初治病例：可采用下列方案之一。①异烟肼（INH）、利福平（RFP）、乙胺丁醇（EMB）、链霉素（SM）四联抗结核化疗 3 个月后停用链霉素，继续用异烟肼、利福平、乙胺丁醇治疗 6 ～ 15 个月。② 2H-R-Z-E/10H-R-E 强化期：异烟肼、利福平、吡嗪酰胺和乙胺丁醇，每天 1 次，共 2 个月；巩固期：异烟肼、利福平、乙胺丁醇，每天 1 次，共 10 个月。③ 3H-R-Z-E/9H-R-E 强化期：异烟肼、利福平、吡嗪酰胺和乙胺丁醇，每天 1 次，共 3 个月；巩固期：异烟肼、利福平、乙胺丁醇，每天 1 次，共 9 个月。

（2）复治病例：伴有较大脓肿和明显死骨者，单纯抗结核化疗效果不够理想，且在化疗过程中容易产生继发性耐药。此时辅以手术治疗旨在彻底清除无血运结核病灶。提高化疗效果和缩短化疗时间。重点是可以通过手术获得结核标本和药敏试验结果，制订个体化的诊疗方案，进而提高抗结核用药的针对性。

（3）未知耐药的病例：目前国内常规使用 3H-R-E-Z-S/12 ～ 15H-R-E 方案一年半，但仍需积极获得药物敏感试验结果后及时调整。有药敏试验结果者可根据药敏试验结果和既往用药史制订治疗方案。若患者为初治治疗失败者，可根据患者既往治疗史制订经验性治疗方案，获得药敏试验结果后及时调整方案。

3. 骶髂关节脓肿穿刺与注药

（1）适应证：①骶髂关节腔大量积液，脓肿明显时，为缓解疼痛，可行关节腔穿刺抽脓，同时行关节腔注药；②诊断不明确，穿刺抽脓行细菌培养以确定诊断，培养后可行药敏试验，指导用药；③适用于单纯滑膜结核的治疗。

（2）穿刺方法：以 1% 利多卡因局部浸润麻醉。根据骶髂关节穿刺常规部位选择进针点（图 25-3-1）。局部抗结核药物一般选用异烟肼，每周注射 1 次，每次注射 200 ～ 300mg，一般 3 个月为一个疗程，用药 1 ～ 2 个疗程。

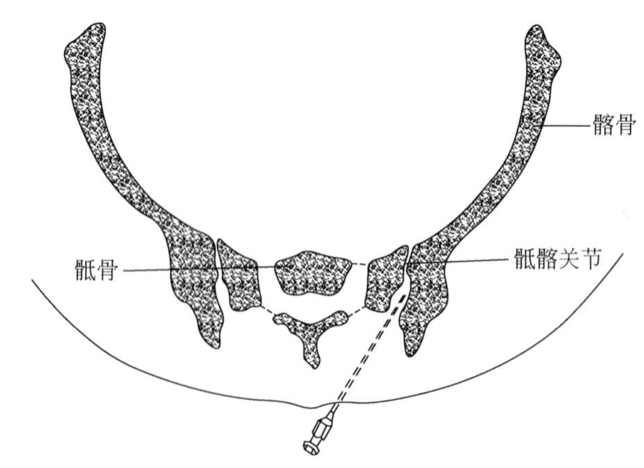

图 25-3-1　骶髂关节穿刺进针途径

二、手术治疗

对经保守治疗疼痛症状缓解不明显，有较大脓肿和死骨的患者，或窦道经久不愈者，应行手术治疗。在病灶清除时如无混合感染，可同时行骶髂关节融合术。骶髂关节病灶清除术可通过前、后两个入路到达病灶。根据病变位置具体情况选择合适的手术入路。

骶髂关节为微动关节，谈不上关节运动功能，故骶髂关节结核病灶清除后均应做骶髂关节融合术。因为只有骶髂关节形成骨性融合才能恢复其承重功能，传导上下冲击力而不发生劳损。如果未形成骨性融合或者纤维融合不够坚固，因骶髂关节仍有前后方向滑动，不能适应上下冲击力和较强的旋转活动，故可引起劳损，出现疼痛。因此，为恢复骶髂关节的稳定性和消除劳损性应力，则在病灶清除的同时，应行关节内植骨融合术。若病灶清除后骨缺损较大，必要时可嵌插游离骨块，使其成活率高，关节骨性融合快，患者可尽快恢复工作。

（一）后方入路病灶清除髂骨植骨融合内固定术

1. 适应证　经保守治疗效果不满意，脓肿或窦道在后方的患者，或者前方和后方都有脓肿，而后方脓肿较大者。

2. 手术时机　在抗结核有效性评价为有效的前提下行手术治疗，一般为术前 2 ～ 3 周，否则延长术前抗结核治疗时间，甚至调整抗结核治疗方案。

3. 手术方法

（1）麻醉　腰硬联合麻醉或者气管插管全麻。

（2）体位　患者斜俯卧位躯干与手术台面成 60° 角，病侧在上，腰下垫枕，健侧膝关节屈曲 45°，患侧髋、膝关节微屈，躯干与下肢约束带固定（图 25-3-2）。

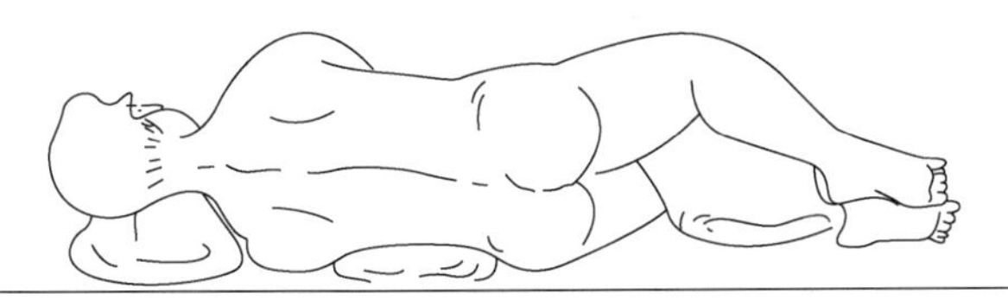

图 25-3-2　骶髂关节后侧径路体位

（3）具体操作步骤

1）切口：以髂嵴和髂后上棘为体表标志，跨过髂嵴后缘做一长约 18cm 的弧形切口，切口起于髂嵴中部，沿髂嵴向髂后上棘伸延，达第 2 骶椎棘突侧方两横指处，再转向股骨大转子止于两者的中点（图 25-3-3）。

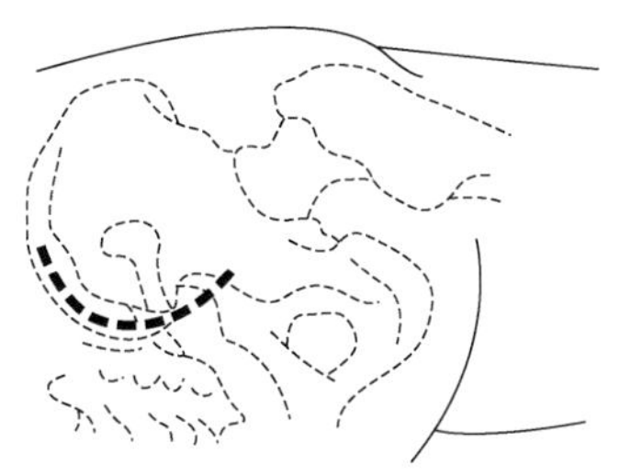

图 25-3-3　骶髂关节后侧径路切口

2）显露病灶：沿皮肤切口分离皮下组织，将皮瓣向外牵开，显露臀大肌、臀中肌表面筋膜，将臀大肌的起点从髂嵴上剥离并翻转到下外方。沿臀大肌和骶棘肌的分界线显露，将附着于髂骨翼后方的臀大肌和臀中肌自骨膜下剥离至坐骨大切迹，将其向外牵开，即可显露髂骨翼后部和坐骨大切迹上部（图 25-3-4）。注意在剥离到大切迹附近骨膜时，应避免损伤臀上动脉和静脉，否则血管容易缩回盆腔，引起难以控制的大出血。在臀大肌深层如有脓肿，脓液即流出，清除脓肿后用大纱布垫压迫止血。

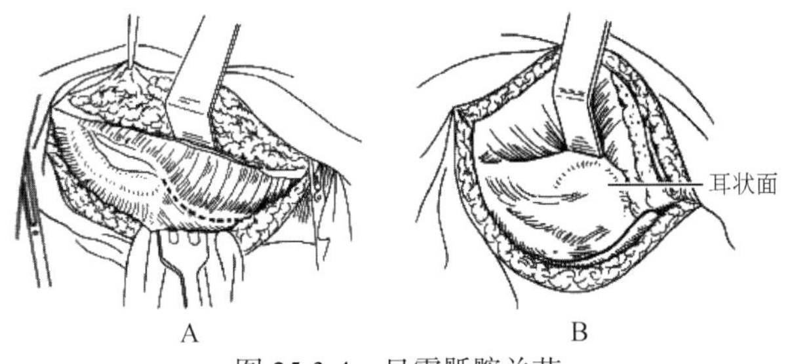

图 25-3-4　显露骶髂关节
A. 臀大肌与竖脊肌分界线；B. 显露耳状面

3）清除病灶：掀开臀大肌，如果深层有脓肿，脓液可流出，清除脓肿后有时可发现髂骨翼后方已被穿破，可顺此破口进入病灶。如髂骨翼后方骨质完整，可蝶形（外大内小）凿开骨窗（图 25-3-5），掀起骨瓣进入病灶区（图 25-3-6）。应用各种刮匙及骨凿将关节内的死骨、肉芽、干酪样物质、脓液及残余软骨面清除干净（图 25-3-7）。如果前方髂窝内有小脓肿，应以手按压下腹部，使脓液流出，清理完毕后用过氧化氢浸泡，生理盐水加压冲洗，病灶内放置异烟肼 300mg，链霉素 1g。

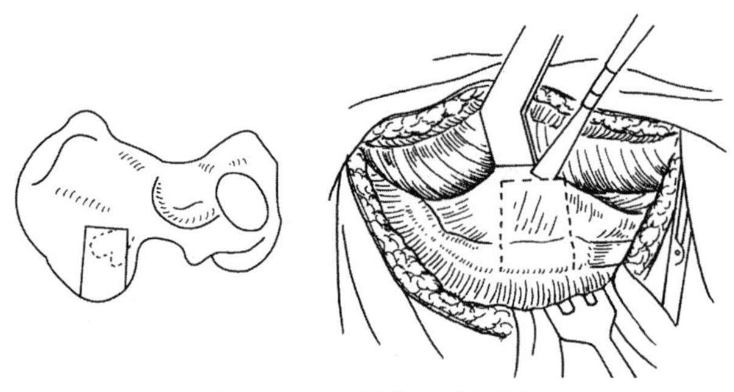
图 25-3-5　骶髂关节开窗

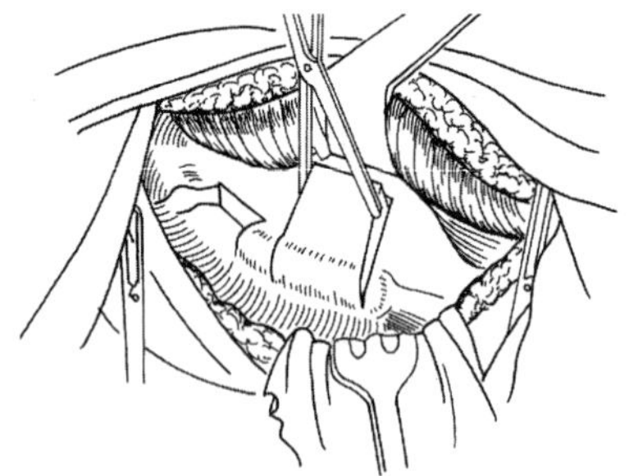
图 25-3-6　掀起骨瓣

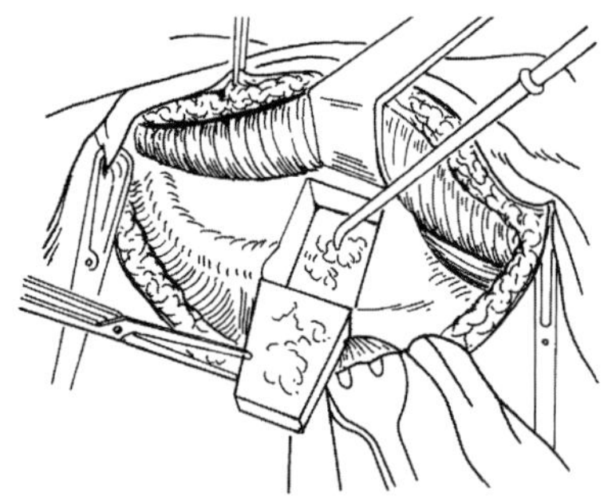
图 25-3-7　刮除结核病灶

4）植骨融合　病灶清除彻底后，修整关节面，自同一切口同侧髂骨嵴取合适大小的骨松质块，充填蝶形骨或窗植骨，可吸收钉交叉固定，再将骨瓣翻回嵌入原处。将骨瓣上、下切口的筋膜与相邻的筋膜做间断缝合，如髂后上、下棘粗糙面渗血，可用骨蜡止血，病灶区血浆引流管一根由切口旁引出，分层缝合切口。

4. 术后处理

（1）继续全身治疗及抗结核药物治疗，根据术后结核菌 Xpert 快速检测、分枝杆菌 DNA 和 BAC 培养结果调整抗结核药物方案，一般用药疗程为 18 个月。

（2）术后保留引流管一周，保持引流通畅，术后引流液经一般细菌检查无异常方可拔管。卧平板床 2 ～ 3 个月，术后 2 个月可坐起，3 个月可站立，逐渐恢复正常活动。

（3）术后每 2 ～ 3 个月复查血常规、肝功能、肾功能、红细胞沉降率、C 反应蛋白，直到连续三次复查红细胞沉降率、C 反应蛋白均正常，复查 X 线片或 CT 直到病灶静止植骨融合。

5. 全程随访　早期根据抗结核有效性评价经验用药，术后根据标本耐药检测结果回复后，如果有结核耐药，则在其指导下从新组合抗结核治疗方案，定期复查，注重全程跟踪随访（图 25-3-8）。

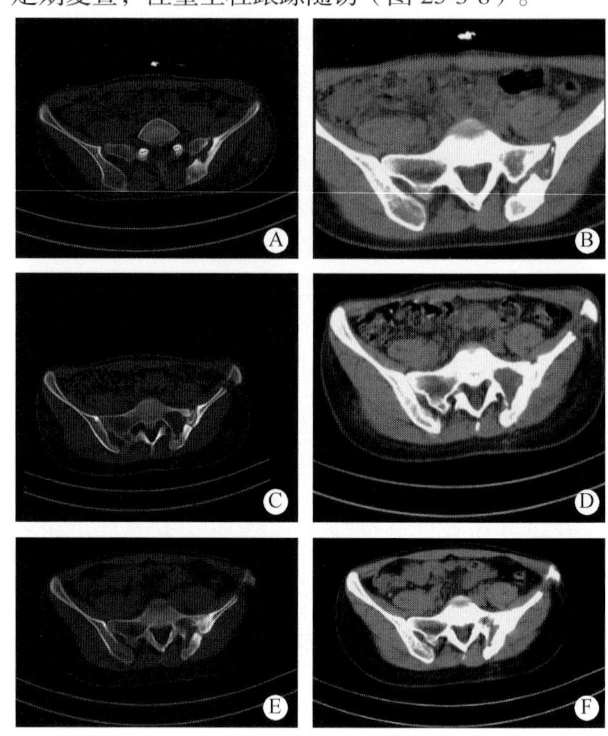

图 25-3-8　男性，25 岁。左侧骶髂关节结核
A、B. 术前 CT；C、D. 术后 1 个月 CT；E、F. 术后 1 年 CT

（二）前方入路病灶清除植骨融合内固定术

1. 适应证　适合病灶在骶骨前方，髂窝有较大脓肿者。

2. 手术时机　在抗结核有效性评价为有效的前提下行手术治疗，一般为术前 2 ～ 3 周，否则应延长术前抗结核治疗时间，甚至调整抗结核治疗方案。

3. 手术方法

（1）麻醉：腰硬联合麻醉或气管插管全麻。

（2）体位：患侧臀部垫高，使髂嵴朝向术者，必要时可将床向对侧倾斜约 20°　。

（3）具体操作步骤

1）切口：以髂前上棘和髂嵴和为体表标志，从髂前上棘后方约为 7cm 处沿髂嵴，继续向前向内沿腹股沟韧带做一长约为 12cm 弧形切口。

2）显露病灶：沿皮肤切口分离皮下组织，先弄清脓肿的部位，是在髂腰肌间还是在髂肌下，然后切开脓肿清除，探查有无窦道通向关节。若脓肿在髂肌中或其下方，则股神经、血管在其内侧，可扩大窦道进入关节。若脓肿在髂肌与腰大肌之间，则切开脓肿后壁时，应先找出股神经，将其保护好，然后切开骶髂关节前韧带及骨膜，将其向内推移显露关节间隙及骶骨（图 25-3-9）。在骶髂关节前面，骶骨外侧盖于髂骨内侧之前。用骨凿沿骶骨关节缘自前外向后内方向凿除一条骨质及软骨面，即敞开关节。上部纤维关节如未破坏可保留以维持其稳定性。

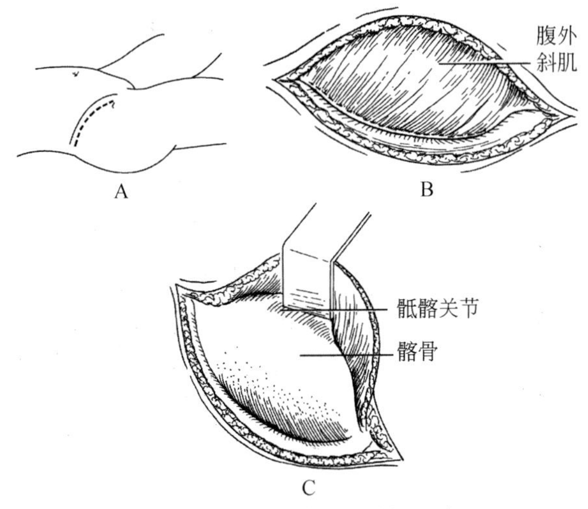

图 25-3-9　骶髂关节前侧径路

A. 切口；B. 显露肌层与切开；C. 显露骶髂关节面

3）清除病灶：彻底清除病灶，切除脓肿前壁，在关节下端不要凿穿骨膜，仅刮除病灶，以免损伤臀上血管，清理完毕后用过氧化氢浸泡，生理盐水加压冲洗，病灶内放置异烟肼 300mg，链霉素 1g，在同一切口取大小合适的髂骨块，骨蜡止血。

4）植骨融合：将取下的髂骨块植入骨槽，可吸收钉或者钛板套件固定，检查无活动性渗血，病灶区血浆引流管一根由切口旁引出，逐层关闭切口。从前方清除病灶有利于保存骶髂关节的稳定性。结核只破坏了前方韧带，骶髂骨间及后方韧带未破坏，可以保存。敞开关节仅凿除破坏区骶骨侧，由于嵌入大块植骨，既消灭无效腔又增加了关节的稳定性，有利于病灶治愈及关节融合。

4. 术后处理

（1）术后伤口冰敷减少出血，并继续采用术前纠正贫血方案提升血红蛋白，必要时输血。术后纠正贫血方式主要根据患者贫血程度（HGB<70g/L）决定是否输血；HGB<80g/L，有贫血症状者输血；HGB<90g/L，静脉铁剂＋促红细胞生成素；HGB>90g/L，口服铁剂。

（2）术后 6h 以后应根据引流量的变化，即当观察到引流管无明显出血，或引流管血清已分离、伤口出血趋于停止。引流管根据引流量情况于术后 3 ～ 5d 拔除（小于 50ml/d）。期间取 3 次引流液做细菌涂片及培养排除感染。

（3）术后根据疼痛评估，合理选择镇痛方式，如曲马多、塞来昔布、镇痛泵、地西泮、溴化钠、谷维素辅助镇静。卧平板床 2 ～ 3 个月，术后 2 个月可坐起，3 个月可站立，逐渐恢复正常活动。

（4）继续全身治疗及抗结核药物治疗，根据术后结核菌 Xpert 快速检测、分枝杆菌 DNA 和 BAC 培养结果调整抗结核药物方案，一般用药疗程为 18 个月。

5. 全程随访　定期门诊复查血常规、C 反应蛋白、红细胞沉降率、骶部 X 线片及 CT，评估抗结核治疗疗效。全程跟踪随访 1 ～ 3 年（图 25-3-10）。

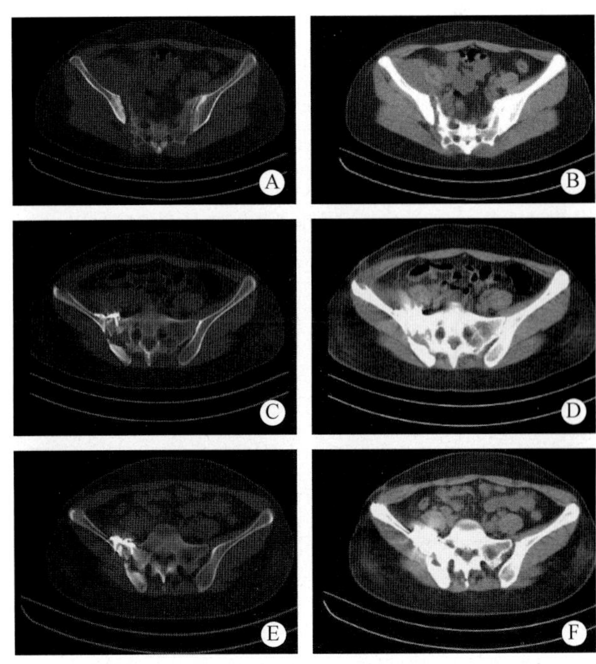

图 25-3-10　女性，27 岁。右侧骶髂关节结核

A、B. 术前 CT；C、D. 术后 1 个月 CT；E、F. 术后 3 个月 CT

（三）前后方联合入路病灶清除植骨融合内固定术

1. 适应证　主要适用于关节前、后方同时都有较大的脓肿或瘘管的骶髂关节结核，此类患者很难以单从前方或后方完成清除病灶和植骨手术，需前后路联合手术。

2. 手术时机　在抗结核有效性评价为有效的前

提下行手术治疗，一般为术前 2 ～ 3 周，否则延长术前抗结核治疗时间，甚至调整抗结核治疗方案。

3. 手术方法

（1）麻醉：腰硬联合麻醉或气管插管全麻。

（2）体位：患者先取骶髂关节后方入路体位，再换用前方入路体位。

（3）操作步骤

1）切口：前方和后方各做一个手术切口。

2）手术步骤：患者先取侧卧位，常规消毒、铺单，可先按后方途径，翻开骨瓣，清除后方病灶，关节内植骨，然后将体位改为仰卧位，再经前方途径清除前方髂窝内脓肿和关节内残留病灶。这样骶髂关节结核前方和后方的病灶可一次彻底清除，关节内植骨后稳定，使病灶治愈，并达到良好的骨性融合。

4. 术后处理　术后保留引流管一周，保持引流通畅，术后引流液送一般细菌检查无异常方可拔管。卧平板床 2 ～ 3 个月，术后 2 个月可坐起，3 个月可站立，逐渐恢复正常活动。

5. 全程随访　术后继续既定方案规律抗结核治疗，早期根据抗结核有效性评价经验用药，待术后标本 BAC 耐药结果回复后，如果有结核耐药，则在其指导下重新组合抗结核治疗方案，一般用药疗程为 18 个月，注重全程跟踪随访（图 25-3-11）。

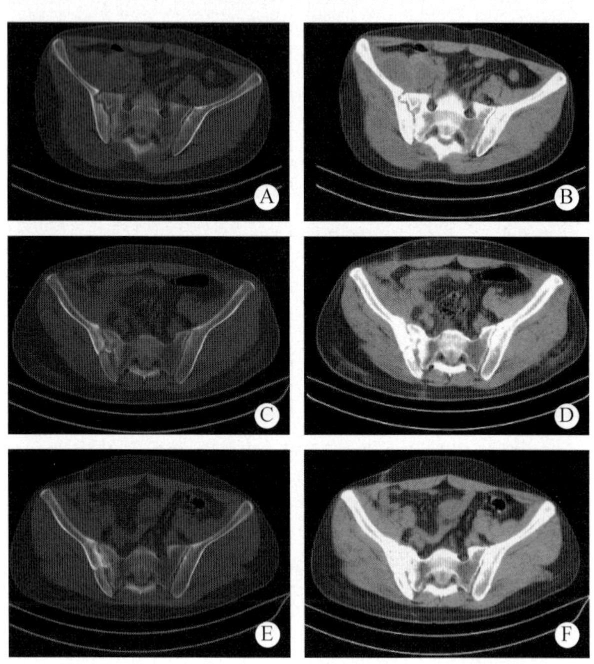

图 25-3-11　女性，35 岁。右侧骶髂关节结核
A、B. 术前 CT；C、D. 术后 3 个月 CT；E、F. 术后 1 年 CT

（李邦银　兰秀夫　蒲　育）

参考文献

陈晶，张军，吴小娥，等，2013. 早期骶髂关节结核的诊断及治疗 . 中国防痨杂志，35（5）：316-319.

郭世绂，1988. 临床骨科解剖学 . 天津：天津科学技术出版社 .

黄永火，2002. 骶髂关节结核的 X 线表现与鉴别诊断 . 临床放射学杂志，21（7）：547-549.

金格勒，阿曼，盛伟斌，等，2008. 骶髂关节结核的临床特点及诊治 . 中国脊柱脊髓杂志，18（5）：399-401.

穆哈买提，车立新，孟晓源，等，2012. 骶髂关节结核的诊断及治疗 . 实用骨科杂志，18（1）：19-20.

邱贵兴，戴克戎，2016. 骨科手术学 . 北京：人民卫生出版社 .

孙小芹，2008. CT 对骨关节结核的诊断价值 . 实用放射学杂志，24（10）：1398-1402.

王桂生，乐铜，1981. 骶髂关节结核的外科治疗 - 带肌蒂骨瓣植骨融合术 . 中华骨科杂志，1（4）：215-218.

吴启秋，林羽，2006. 骨与关节结核 . 北京：人民卫生出版社 .

熊萍香，杨武，袁武，2006. 骶髂关节结核的影像学研究 . 中国医药导报，3（24）：156.

余新平，杨忠汉，廖威明，等，2004. 骶髂关节结核的误诊及早期诊断 . 实用骨科杂志，10（2）：127-128.

Davies PD，Humphries MJ，Byfield SP，et al，1984. Bone and joint tuberculosis. A survey of notifications in England and Wales. J Bone Joint Surg Br，66（3）：326-330.

Gupta AD，2009. Sacroiliac joint pathologies in low back pain. J BackMusculoskelet Rehabil，22（2）：91-97.

Gupta R，Bienenstock H，Morano P，et al，2005. Tuberculosis of sacroiliac joint：an unusual presentation. J Natl Med Assoc，97（8）：1174-1176.

Kim NH，Lee HM，Yoo JD，et al，1999. Sacroiliac joint tuberculosis. Classification and treatment. Clin Orthop Relat Res，358：215-222.

Papagelopoulos PJ，Papadopoulos EC，Mavrogenis AF，et al，2005. Tuberculous sacroiliitis. A case report and review of the literature. Eur Spine J，14（7）：683-688.

Peresi E，2008. Cytokines and acute-phase serum proteins as markers of inflame ematory regression during pulmonary tuberculosis treatment. J Venom Anim Toxins Incl Trop Dis，14（1）：190.

Pouchot J，Vinceneux P，Barge J，et al，1988. Tuberculosis of the sacroiliac joint：clinical features，outcome and evaluation of closed needle biopsy in 11 consecutive cases. Am J Med，84（2）：622-628.

Ramlakan RJS，Govender S，2007. Sacroiliac joint tuberculosis. Int Orthop，31（1）：121-124.

第四篇　少见骨结核

第二十六章　胸肋骨与坐耻骨结核

第一节　胸骨与肋骨结核

一、解剖概要

胸骨与肋骨是胸廓支架的组成部分，由胸骨、12 对肋骨、肋软骨、12 个胸椎及相连韧带连接共同组成胸廓，是胸壁主要的骨性成分。胸骨分为胸骨柄、胸骨体及剑突三部分，借软骨相互连接而成，其两侧分别与锁骨及上 7 对肋骨相连。胸骨柄的上缘第 6 胸骨颈静脉切迹，胸骨柄上方有胸骨上窝，经此窝可以检查气管的位置是否发生偏移，间接判断两侧胸腔内压是否平衡。胸骨柄、胸骨体连接处略凸向前，形成胸骨角，与第二软骨相连，是胸部重要的体表标志。

肋骨共 12 对，分列左右，每根肋骨又分为骨性部分和软骨部分。肋骨头、颈部自椎体水平向前，肋骨体呈弧形向前旋转向下，转角处称为肋骨角，是肋骨骨折的好发部位。肋骨下缘向前有一浅沟，称为肋骨沟，肋间血管及神经沿此前行并受其保护。第 1 ～ 7 肋骨以肋软骨与胸骨相连，称为真肋，第 7 ～ 9 肋骨不与胸骨相连，而以肋软骨依次与上一肋软骨融合，形成完整的肋软骨弓，称为假肋，第 11、12 肋前端游离于腹壁肌层中，称为浮肋。肋软骨为一白色的脆性组织，易于切断，其本身骨膜及血供很少，断面常无血供。因其血供少，抗感染力弱，一经感染，难以用药物及引流方法治愈，故手术时对肋软骨断面需要加以保护，避免污染，必要时需要完全切除受累的肋骨或软骨弓。

胸骨结核多见于胸骨体，其次为胸骨柄，剑突结核最少见，骨膜破溃和脓肿形成常在胸骨后方，脓肿向下可进入胸廓内，形成局限性小脓肿或包裹性脓肿。脓肿常自行向四周扩散，经肋间隙形成远离病灶的皮下脓肿。脓液流经肋间隙可引起肋骨、肋软骨结核。胸骨柄结核常侵入胸锁关节，导致锁骨结核。胸骨结核皮下脓肿破溃后形成窦道，常发生在胸骨柄，也可在胸骨其他部位发生。

肋骨结核系可由原发结核（肺结核）的结核杆菌侵犯肋骨及肋软骨而引起单纯性肋骨结核；也可由肋骨结核附件的较好病变蔓延而引起继发性结核。由结核菌通过血液或淋巴流侵犯肋骨所引起的单纯性肋骨结核，此类病变较少，病变部位常发生在肋骨前段，后段较少。本病病变常为多发，多从髓腔开始。多数病例呈局限性、溶骨性破坏，周围骨膜新生骨较多，死骨形成较少见。

肋骨前端与胸骨体相连，肋骨后端与胸椎横突、胸椎椎体相连，并形成肋横突关节和肋椎关节，因而胸椎和胸骨结核病变往往可以直接引起肋骨结核病变。同样结核性胸膜炎和胸壁软组织结核也可腐蚀肋骨引发结核病变。继发性肋骨结核受累肋骨多为 1 ～ 2 根，较少为术根。继发性肋骨结核首先骨膜受侵，然后波及整个肋骨。肋骨小头病变多为局限性，破坏区内有脓液、结核性肉芽、干酪和死骨。肋骨体病变处肋骨上、下缘或内面常有表浅侵蚀性改变。肋骨结核脓肿常位于胸部皮下，也可以在胸廓内或内外都有。胸廓内形成的脓肿几乎总通过肋间隙而扩展到胸廓外。脓肿穿破皮肤则形成窦道。肋软骨最易受侵犯部位在与肋骨交界处和与胸骨附着处。病变首先侵犯到软骨膜，然后波及肋软骨。肋软骨病变发展和肋骨基本相同，其不同之处只在于肋骨缺乏血液供给，因而迅速产生坏死，迅速形成窦道，经过顽固是其特点。独立肋软骨病变极少见，绝大部分病变由肋骨体、胸骨、胸膜或胸壁结核侵犯所致。

二、临床表现与诊断

（一）临床表现

1. 症状与体征　临床中很少见原发的肋骨或胸骨结核，常是继发于胸内结核如肺或胸膜结核，由结核分枝杆菌经淋巴途径侵入胸壁所致，极少数是由血液途径而致病，还有个别经侵袭性操作污染胸壁而致病，是晚期胸壁结核的表现之一。胸骨与肋骨结核一般无明显全身症状，临床上出现最早的局部症状是病变部位疼痛，咳嗽、打喷嚏时加重，局部肿胀，常表现为胸壁的无痛性肿块，伴或不伴有局部红肿，偶有触痛表现，特别是伴有混合感染时较明显。局部触诊时可发现病变区肋骨、胸骨变粗大，肿胀部波动阳性，偶有窦道形成。

2. 实验室检查

（1）血常规、红细胞沉降率和C反应蛋白：胸肋骨结核患者可能有轻度贫血，血红蛋白<100g/L，多发病灶或合并继发感染者，贫血加重，白细胞计数增加。病变活动期，红细胞沉降率加快，但少数病例也可正常。C反应蛋白检查较为敏感，在感染性、非感染性、炎性疾病和组织损伤及恶性肿瘤中，几小时内可升高，24 ～ 72小时内达到高峰。

（2）结核菌素纯化蛋白衍化物（PPD）：阳性表示受试者感染过结核，或接种过卡介苗，但不能判定是否现在患有结核病。强阳性表示体内可能有活动性结核病变。多数患者PPD皮试（++ ～ ++++）提示有结核感染可能。

（3）结核分枝杆菌培养与涂片染色：胸肋骨结核病灶中结核菌量比开发性空洞肺结核少，采用改良罗氏培养基需4 ～ 8周，Bactec培养2 ～ 3周可有结果，培养阳性率为50%左右，患者用药时间短，阳性率高。为了提高培养阳性率，本项检查越早越好，在治疗开始之前即行之。涂片抗酸染色阳性率仅为11% ～ 20%，培养阴性和涂片阴性均不能除外骨关节结核。当局部脓肿、窦道形成时，分泌物、脓液、病灶组织行BAC、PCR、Xpert。

3. 影像检查

（1）X线片：胸部X线检查提示肋骨或胸骨的骨质破坏、缺损；多囊状膨胀性骨质破坏，周边骨质硬化伴少量骨膜增生。

（2）CT：胸部CT可见脓肿中央低密度区伴有肋骨破坏，表现为虫蚀状破坏，破坏区边界多较清楚，周边可见骨质硬化，伴周围软组织肿胀，密度多不均匀，软组织内钙化发生率高，增强后病变表现为环形强化或并有小片状强化。胸锁关节结核是胸壁结核的一种特殊类型。

（3）MRI影像学表现：病变早期骨质T_1信号不均匀，见点状低密度影，T_2信号略高，T_2压脂呈现高信号，以及显示侵及软组织的范围、冷脓肿的位置及流动方向。

4. 局部彩超　提示肋骨或胸骨骨板破裂呈不规则局限回声中断或缺失，有的脓肿中有游离的不规则点片状强回声，可伴后方声影，有死骨形成。

5. 典型影像图　见图26-1-1 ～图26-1-5。

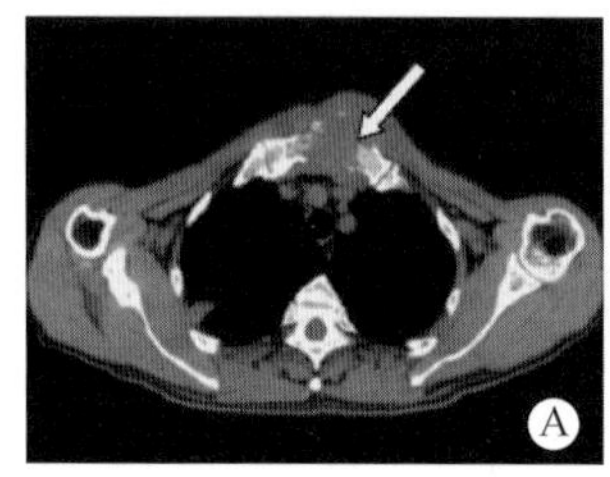
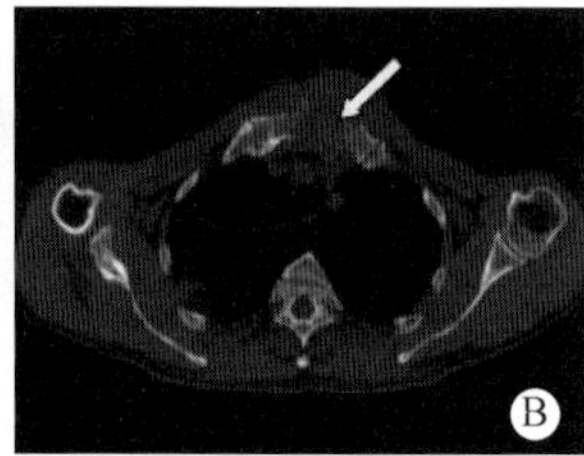

图26-1-1　男性，60岁。胸骨柄结核

A、B. CT平扫软组织窗和骨窗显示胸骨柄骨质破坏、软组织肿块、砂粒状死骨、局部可见不均匀磨玻璃密度阴影

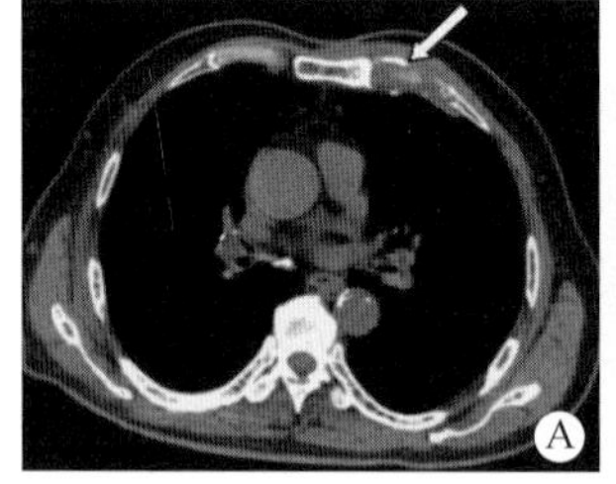
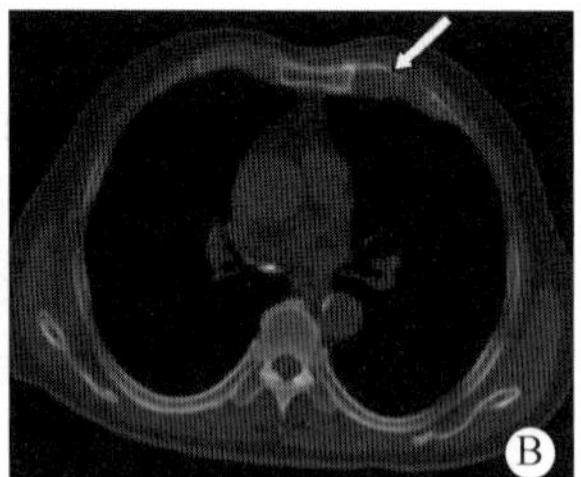

图26-1-2　男性，71岁。左侧第4肋软骨结核

A、B. CT平扫软组织窗和骨窗显示左侧第4肋软骨结核累及肋骨前端伴软组织肿胀：局部显著膨大，内部不均匀磨玻璃密度钙化伴肋骨前端骨皮质破坏并砂粒状死骨

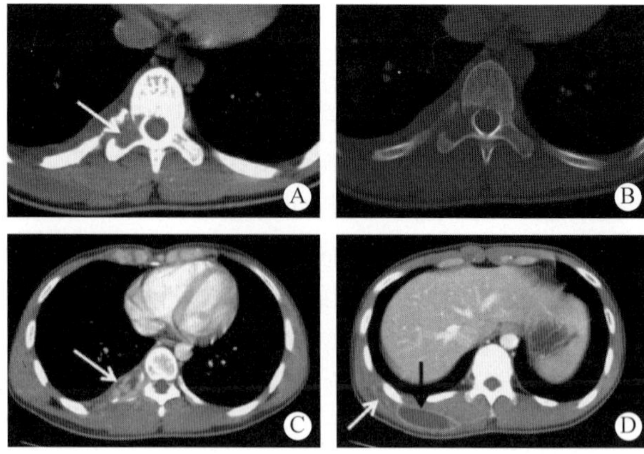

图26-1-3　男性，26岁。右侧第9肋椎关节结核

A、B. CT显示右侧第9肋椎关节包括肋头关节和肋横突关节的骨质破坏及周围软组织肿胀；C. 局部的胸廓浅筋膜内冷脓肿的不均匀强化模式；D. 更远的下部层面背部右侧背阔肌巨大冷脓肿。注意邻近前锯肌和肋间肌冷脓肿，以及椎旁右侧的较小冷脓肿

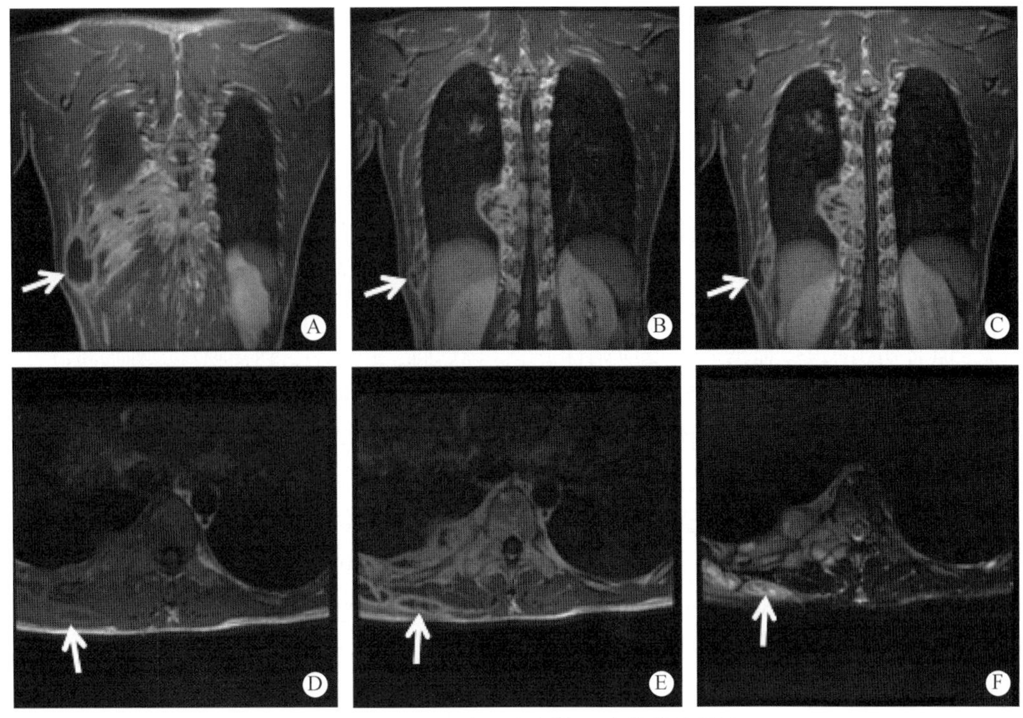

图 26-1-4　男性，26 岁。右侧第 9 肋椎关节结核 MRI

A ～ F 分别为 MRI 冠状位 CET$_1$WI、横断位 T$_1$WI、CET$_1$WI、FSET$_2$WI：对于邻近的椎体、附件的浸润，对于病变的范围特别是冷脓肿的范围、隧道征的特征显示临床意义明显。注意增强扫描后冠状位对于冷脓肿如何沿肋间肌延展至下胸背部的背阔肌显示尤其清楚

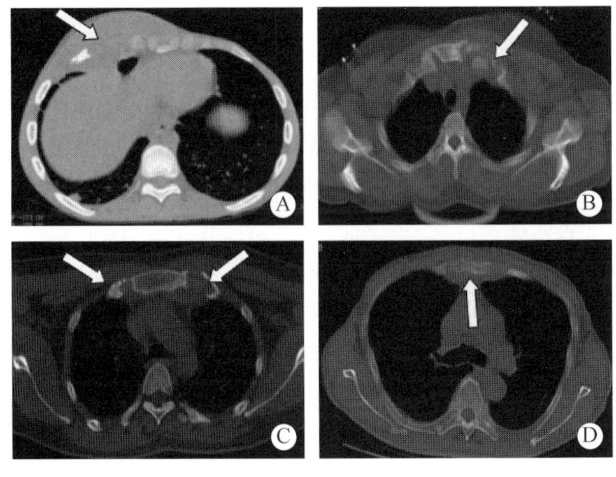

图 26-1-5　典型 CT 影像

A. 肋骨结核；B. 左胸锁关节结核；C. 双侧胸锁关节结核；D. 胸骨结核

（二）诊断

根据病史、临床表现、影像学及彩超等检查多可明确诊断，必要时可行局部穿刺活检明确诊断。

1. 病史　起病缓慢，病程长，既往有明确的结核病史或结核接触史。

2. 症状　全身可有中毒症状，潮热、盗汗、消瘦、咳嗽、咳痰、体重下降、营养不良等，局部有疼痛、肿胀甚至合并窦道者。

3. 体征　患部肿胀、增粗，局部有明显压痛，可扪及波动感，窦道形成有分泌物，干酪样肉芽组织等，合并感染者局部可出现红肿，皮温升高，被动活动相邻关节时疼痛较明显。

4. 化验　红细胞沉降率与 C 反应蛋白升高，血清结核抗体阳性，结核感染 T 细胞阳性，PPD 实验阳性等有助于诊断，局部组织穿刺检测结核分枝杆菌 PCR、结核菌 Xpert MTB/RIF、抗酸涂片、改良罗氏培养基培养（BAC）等阳性可明确诊断。

5. 穿刺标本病理学　可查见死骨、干酪样肉芽组织，查见抗酸杆菌阳性。

6. 影像学　胸部 X 线检查提示肋骨或胸骨的骨质破坏、缺损；多囊状膨胀性骨质破坏，周边骨质硬化伴少量骨膜增生。胸部 CT 可见脓肿中央低密度区伴有肋骨破坏，表现为虫蚀状破坏，破坏区边界多较清楚，周边可见骨质硬化，伴周围软组织肿胀，密度多不均匀，软组织内钙化发生率高，增强后病变表现为环形强化或并有小片状强化。胸锁关节结核是胸壁结核的一种特殊类型。MRI 病变早期骨质 T$_1$ 信号不均匀，见点状低密度影，T$_2$ 信号略高，T$_2$ 压脂呈现高信号，以及显示侵及软组织的范围、冷脓肿的位置及流动方向。

局部彩超提示肋骨或胸骨骨板破裂呈不规则

局限回声中断或缺失，有的脓肿中有游离的不规则点片状强回声，可伴后方声影，有死骨形成。

（三）鉴别诊断

1. 胸骨或肋骨化脓性骨髓炎　常有败血症或胸部创伤史，起病急，全身及局部急性化脓性炎变症状明显，胸部X线片及CT可显示骨质破坏。

2. 伤寒性肋骨骨髓炎　病程较慢，颇似结核性肋骨骨髓炎，但有伤寒病史，血清肥达反应阳性。

3. 胸骨与肋骨骨巨细胞瘤　X线片多呈梭形，有肥皂泡样透光区，骨皮质变薄，无周围软组织肿胀。

4. 多发性转移瘤　多表现为溶骨性破坏，边界模糊，软组织肿块较显著，多数可找到原发病灶。

5. 多发性骨髓瘤　常为多根肋骨受累，且多有身体其他多部位骨质受到破坏。

6. 胸骨与肋骨软骨瘤　常表现为膨胀性骨质破坏，并有大量钙化，软组织一般不受累。

7. 肋软骨炎　所致的膨胀性增大均在与肋骨相连处，表面光滑硬韧，压痛明显，无波动感，有的在深呼吸时有牵扯痛。

三、治　　疗

胸骨与肋骨结核是胸壁结核的晚期表现，是全身结核的局部表现，一经诊断明确均需要治疗。由于结核患者，多病程较长，全身情况差，治疗方面要考虑全身营养状况的改善，同时必须进行全身规范化的抗结核治疗。抗结核治疗可以控制原发的肺结核或胸膜结核病变及继发的胸壁病灶，特别是胸腔内有活动性结核病变时更重要；如果局部已经破溃有混合感染者，需要全身抗感染治疗。

（一）非手术治疗

1. 休息与营养　充分的休息，减少体力消耗；合理的膳食，增进食欲，加强营养等，均是改善和控制结核病变的基础。在采用有效抗结核药物治疗的同时，必须强调营养支持治疗，以减少负氮平衡，从而提高机体抵抗能力。改善包括免疫功能在内的各种生理功能，使抗结核药物发挥更好作用，以利于机体恢复。

2. 抗结核药物治疗　初治病例常选用的方案：①异烟肼（INH）、利福平（RFP）、乙胺丁醇（EMB）、链霉素（SM）四联抗结核化疗3个月后停链霉素，继续用异烟肼、利福平、乙胺丁醇治疗6～15个月。由于链霉素主要不良反应有听神经损害及肾毒性，听力损害不可逆，故治疗过程中需告知家属其不良反应并密切监测听力情况。② 2H-R-Z-E/10H-R-E强化期：异烟肼、利福平、吡嗪酰胺、乙胺丁醇每天1次，共2个月；巩固期：异烟肼、利福平、乙胺丁醇，每天1次，共10个月。目前按作用效果与不良反应大小将抗结核药品分为一线和二线抗结核药品，异烟肼、利福平、利福喷汀、利福布汀、吡嗪酰胺、乙胺丁醇和链霉素等因其疗效好、不良反应小归为一线抗结核药品，其余则归为二线抗结核药品。

（二）手术治疗

1. 适应证　胸骨与肋骨结核不是自限性疾病。胸骨与肋骨被结核分枝杆菌感染后，会发生骨质破坏，继而形成死骨，在周围形成脓肿等，病程继续进展一般比较缓慢；但是一经发现，骨质已有破坏，甚至周围已经形成脓肿，单纯抗结核治疗效果差，常需要手术治疗。

2. 肋骨病灶清除术　适用于：①单根、两根肋骨结核病变或较轻微的胸骨结核，需要彻底清除病变肋骨及周围受侵软组织；②三根及以上肋骨结核病变，在彻底清除病变肋骨及周围受侵软组织的同时，如果胸壁缺损范围广泛，胸壁的完整性破坏明显，引起呼吸受到影响，就需要进行胸壁重建。

3. 胸骨结核病灶清除术　严重的胸骨结核（包括胸锁关节结核），彻底清除病变的胸骨，会影响到胸廓稳定性或上肢功能时，则需要进行局部内固定处理，甚至进行胸壁重建处理。

4. 手术时需要注意

（1）术前正规、有效抗结核2周以上。

（2）麻醉最好选用气管插管全麻，以利于术中彻底清除病灶。

（3）切口选择：胸骨旁及椎旁病灶宜选用纵切口，其余病灶采用沿肋骨走行的弧形切口，弧形切口应在病灶中央偏上一肋骨（因结核病灶受重力作用影响向下灌注扩散），若脓肿有破口，切口应呈梭形，边缘距破口应在2.0cm以上。

（4）病灶清除的完整性，术中仔细探查，切除范围包括所有的受侵胸壁肌肉、肋骨、淋巴结、肋软骨、胸骨及胸膜，均应彻底清除，切除病变肋骨时需要超出受侵部位的2.0cm，特别是在切除病变的肋软骨时，一定要保证切除长度（因为肋软骨血供较差，易继发感染）；但在肋弓处要注意，为保持肋弓的完整性，注意尽可能地保留健康组织，对合并有胸椎结核者宜同时进行胸椎病灶清除。

（5）清除胸骨与肋骨结核病灶后的创腔需要认真处理，创腔内可用过氧化氢浸泡后，用大量的生理盐水彻底冲洗，再用5%碳酸氢钠溶液浸泡15min，使残腔内结核杆菌发生蛋白变性，杀灭残留的杆菌，并产生碱性环境，可增强链霉素的杀菌作用，最后在残腔内放入适量的链霉素。

（6）术中一定不能保留无效腔，若估计局部软组织无法消灭无效腔，则需制作带蒂肌瓣填塞，肌瓣要注意血供良好；为防止肌瓣从残腔滑出形成无效腔致病灶复发，可用可吸收线固定，尽量不用丝线缝合，因为有残腔内异物存留是导致结核病灶复发的原因之一。

（7）术中要止血彻底，主张用电凝止血，若必须要缝扎止血时，建议用可吸收线缝合。

（8）关于术后引流：有的学者主张不放任何引流，因为怕拔管后形成窦道；多数专家认为要视具体情况决定是否放置：术后残腔浅小，且术中止血彻底，估计术后渗出极少者可不放置引流；若残腔较大或较深，估计术后渗出较多者，宜放置血浆管引流，宜放置在残腔最深处，外接负压吸引；负压吸引引流时间根据引流情况决定，多在48～72h拔出，也有引流7～14d。

（9）术后加压包扎处理，有利于清除胸骨与肋骨结核病灶后的创腔内填充的组织粘连固定，以免出现无效腔导致局部病灶复发。

（蒋良双　刘　勇）

第二节　坐骨与耻骨结核

坐耻骨结核属于少见肺外结核之一，大多继发于肺结核。但也有部分患者没有肺结核病史，属于结核菌的隐匿性感染。结核菌感染大多首先发生在肺部，在肺部感染后通过血行传播引起肺外结核，骨骼系统结核多由此途径引起，所以坐耻骨结核不是单纯的病变，是全身疾病在局部的表现；坐耻骨结核较少见，在综述文献5760例骨结核患者中仅有12例（0.21‰）；耻骨结核在4140例中仅有18例（0.43‰）。

一、解剖概要

坐骨骨质坚厚，构成髋骨后下部，分坐骨体和坐骨支两部分（图26-2-1）。坐骨体构成髋臼的后下部，向后下延伸为坐骨支，其后下为粗大的坐骨结节。坐骨体的后缘有一尖锐骨突称坐骨棘，棘的后上方为坐骨大切迹，下方为坐骨小切迹（lessor sciatic notch）。两者之间的尖锐突起称坐骨棘。坐骨大切迹具有明显的性别差异，即男性的窄而深，女性的宽而浅，构成髋骨下部，分坐骨体和坐骨支。坐骨体组成髋臼的后下2/5，后缘有尖形的坐骨棘，棘下方有坐骨小切迹。坐骨棘与髂后下棘之间为坐骨大切迹。坐骨体下后部向前上内延伸为较细的坐骨支，其末端与耻骨下支结合。坐骨体与坐骨支移行处的后部是粗糙的隆起，为坐骨结节（ischial tuberosity），是坐骨最低部，可在体表扪到。

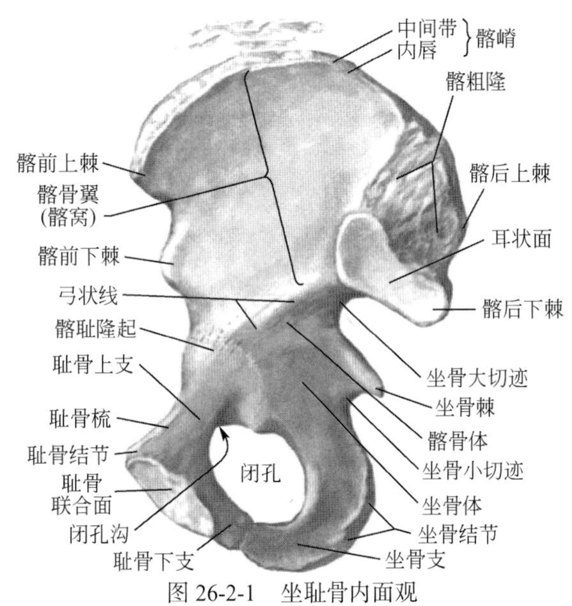

图26-2-1　坐耻骨内面观

耻骨位于髋骨的前下部，分为体及上、下两支。耻骨占髋骨的2/5。耻骨体构成髋臼前下部，较肥厚，自体向前内侧伸出耻骨上支，此支向下弯曲移行于耻骨下支。耻骨上支的上缘薄锐，称为耻骨梳，其向后与髂骨的弓状线相续，向前终于圆形隆起，为耻骨结节，耻骨在小腹下部，大腿内侧。耻骨结节是重要体表标志，其向内延伸到耻骨联合面上缘也有一嵴，称为耻骨嵴。耻骨上、下支移行处的内侧，有卵圆形的粗糙面，称耻骨联合面。耻骨与坐骨围成的大孔，称闭孔。耻骨构成髋骨前下部，分体和上、下两支。体组成髋臼前下 1/5。与髂骨体的结合处上缘骨面粗糙隆起，称髂耻隆起，向后移行于弓状线，向前终止于耻骨结节（pubic tubercle），是重要体表标志。耻骨结节到中线的粗顿上缘为耻骨嵴，也可在体表扪到。耻骨上、下支相互移行处内侧的椭圆形粗糙面，称为耻骨联合面（symphysial surface），两侧联合面借软骨相接，构成耻骨联合。耻骨下支伸向后下外，与坐骨支结合，这样，耻骨与坐骨共同围成闭孔（obturator foramen）。女性分娩时，耻骨联合之间的裂隙增宽，以便胎儿顺利娩出。

坐骨结核常伴随坐骨结节滑囊结核，坐骨结核病变多发生于坐骨体，其次为坐骨结节，原发于坐骨支的极少，坐骨支结核多由坐骨体或坐骨结节结核蔓延而来，蔓延广泛的病变尚可波及耻骨支。多数患者合并肺、胸膜、淋巴结或其他骨结核。耻骨结核多为局限性骨破坏，病变由耻骨体向上扩展到耻骨上支，向下扩展到耻骨下支，越过中线可破坏耻骨联合，波及对侧耻骨体。本病病变多是溶骨性骨破坏，局部可有死骨，病变波及耻骨支时，常有骨膜反应。寒性脓肿可沿耻骨波及内收肌向腹股沟或向大腿内侧流注。耻骨联合病变的脓肿可流向椎体肌或腹直肌鞘，腹直肌鞘内可见肉芽或小死骨块。耻骨体后方（盆腔面）病变可在膀胱和耻骨间形成脓肿，寒性脓肿常破溃形成窦道。

二、临床表现与诊断

（一）临床表现

1. 坐骨结核临床表现

（1）功能障碍：通常患者的功能障碍比患部疼痛出现更早，坐骨为骨盆的一部分，有的患者初期表现为腹股沟区及髋关节疼痛，定位不清，为了减轻患部的疼痛，患者常有活动能力减退，致使弯腰困难而小心下蹲、拾物等特有的姿势。

（2）肿胀：坐骨局部肿胀难以发现，皮肤颜色通常表现正常，局部稍有热感。随着病情进展逐渐加重，坐骨结核因解剖关系，早期体表可无异常发现，随着病变发展，脓肿增大并沿肌肉间隙移行至体表，寒性脓肿可出现于腹股沟区、髂窝和腿根部等。如脓肿移行至体表，皮肤受累，可见表皮潮红，局部温度也可增高，有的甚至穿破皮肤形成窦道（图 26-2-2）。同时患者多出现低热，局部疼痛加重。寒性脓肿出现时有助于坐骨结核的诊断。

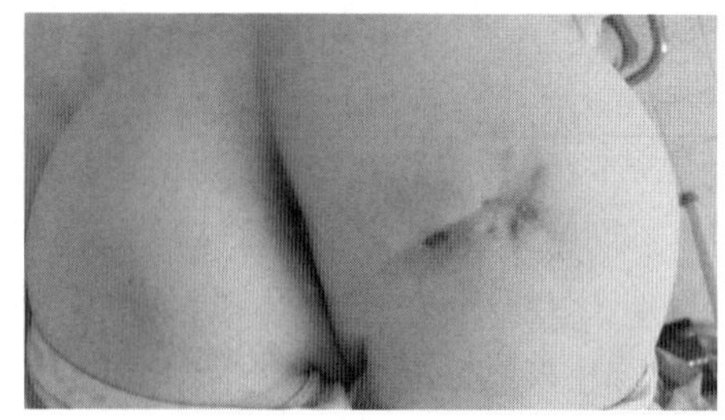

图 26-2-2　女性，50 岁。右坐骨结核窦道形成

（3）疼痛：初期局部疼痛多不明显，待病变发展刺激或压迫其邻近的神经，疼痛多表现为会阴部及髋关节疼痛，疼痛逐渐加重，往往这时才引起患者的注意。为了减轻疼痛，患部肌肉一直处于痉挛状态，借以起保护作用。当患者体位改变时，尤其是在夜间熟睡失去肌肉痉挛的保护时，疼痛更加明显，小儿常表现为夜啼等。

2. 耻骨结核临床表现　常见于育龄妇女，不合并其他部位结核者，多无全身症状，一般发病缓慢，局部疼痛轻微，骨质破坏较重常有跛行。局部常见肿胀，压痛明显，就医时局部多已有脓肿或窦道形成。患侧髋关节除外展略受限外，无功能障碍。

（二）实验室检查

1. 血常规　坐耻骨结核常有轻度贫血，多发病灶或长期合并继发感染者，可有较重贫血。10% 病例白细胞计数可增高，混合感染者白细胞计数明显增加。

2. 红细胞沉降率及 C 反应蛋白　坐耻骨结核患者由于全身结核杆菌感染，在病变活动期一般红细胞沉降率、C 反应蛋白都有升高，但也可正常，病变静止或治愈者红细胞沉降率将逐渐趋于正常，这对随诊有意义，但是本项检查为非特异性，普通炎症或肿瘤也可使红细胞沉降率加快。

3. 结核菌素试验　未接种过卡介苗的 15 岁以下儿童，结核菌素试验阳性者，说明最近感染了结核，因非典型抗酸杆菌感染也可阳性，但反应较轻。假阴性可见于初病期，或重症者无变应性。而由阳性转为阴性。有报道称 14% 患者本试验为阴性，因此试验阴性时不能完全除外活动性结核。

4. 结核菌培养　采用改良罗氏培养基培养需 3 ～ 8 周，其阳性率为 50% 左右。Bactec 快速生长平均为 9d。聚合酶链反应（PCR）检测经 48h 可得结果，此方法有待进一步完善。

5. 病理组织检查　采取病理组织标本时有报道认为在滑膜上取肉芽组织，骨髂上在 X 线片显示囊样病灶处取活体组织，其阳性率高。

6. Xpert MTB/RIF　近年来新的分子生物学检测逐渐应用于临床，Xpert MTB/RIF 是一种分子生物学快速诊断技术，可以同时检测结核杆菌复合群和利福平耐药情况，在骨关节结核中的诊断准确性达到 85%。

（三）影像学表现

1. X 线表现　坐耻骨关节多囊状膨胀性骨质破坏，周围软组织肿胀，周边骨质硬化伴少量骨膜增生。

2. CT 表现　在早期表现为多数小点状透亮区，均匀分布在骨海绵质部，斑点状骨质疏松是弥漫性骨质疏松的开始阶段，以后就变为弥漫性骨质疏松，而后演变为骨质破坏，死骨形成，局部软组织肿胀，多发骨破坏，边缘环绕骨硬化缘，冷脓肿形成，部分脓肿边缘可见钙化，增强后见边缘环行强化，称为“边缘”征；软组织内形成钙化及死骨。

3. MRI 表现　病变早期骨质 T_1 信号不均匀，见点状低密度影，T_2 信号略高，T_2 压脂呈现高信号，以及显示侵及软组织的范围，冷脓肿的位置及流动方向。坐骨骨质破坏和骨炎，裂隙样强化，坐耻骨旁脓肿形成，增强后脓肿壁呈环行强化。

4. 典型影像图　见图 26-2-3 ～图 26-2-8。

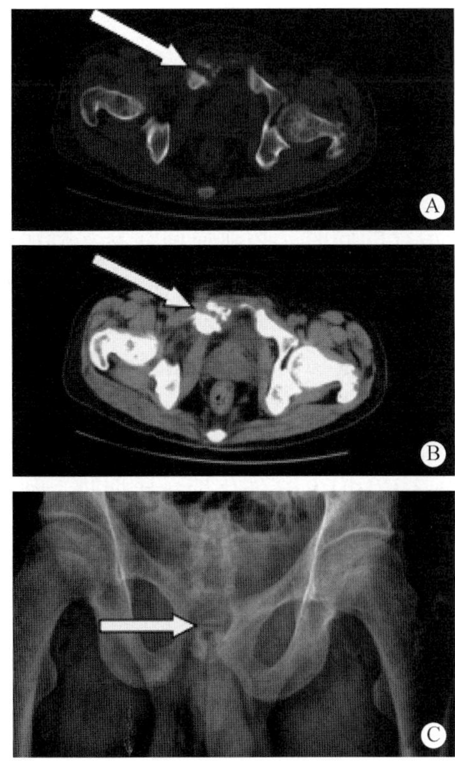

图 26-2-3　女性，49 岁。耻骨结核

A、B、C. X 线及 CT 检查显示死骨及脓肿形成，局部可见骨质疏松

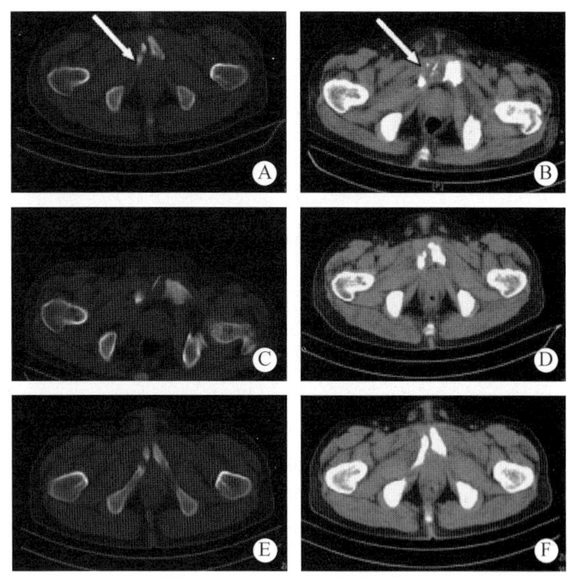

图 26-2-4　女性，49 岁。耻骨结核行耻骨结核病灶清除术

A、B. 术后 1 周；C、D. 术后 3 个月；E、F. 术后 1 年，可见脓肿吸收，骨逐渐修复

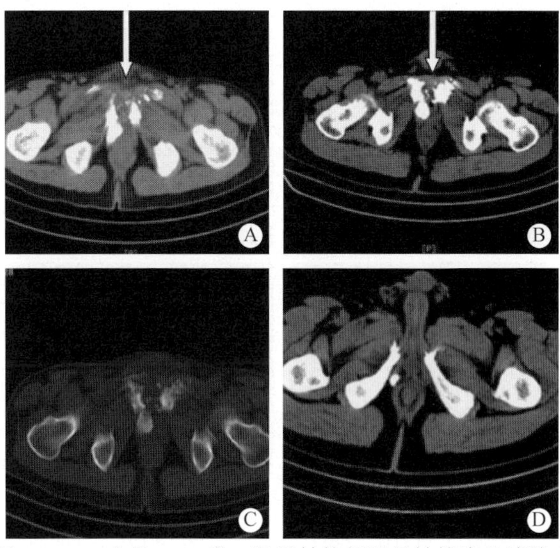

图 26-2-5　女性，49 岁。耻骨结核行耻骨结核病灶清除术

A. 术后 1 周；B. 术后 6 个月；C. 术后 1 年；D. 术后一年半，可见骨修复，脓肿消失，手术疗效确切

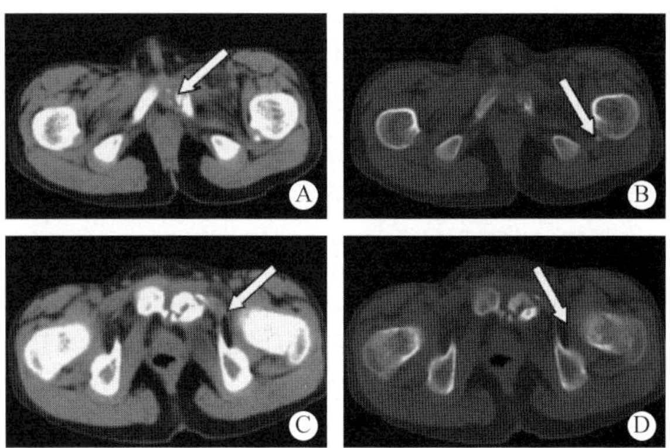

图 26-2-6　男性，10 岁。左耻骨结核 CT

A ～ D. CT 平扫软组织窗和骨窗显示左侧耻骨下支前端骨质破坏伴斑片状死骨、周围软组织肿胀

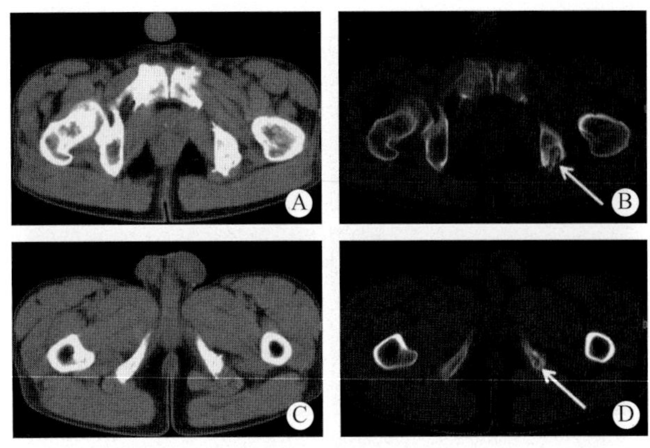

图 26-2-7　男性，52 岁。左坐骨结核

A、B. CT 显示左侧坐骨结节局限性骨质破坏，有边缘硬化，内部的斑片状高密度“死骨”形成“棺柩”样改变。棺柩内的砂粒状死骨、周围软组织肿胀、双侧的耻骨结节斑片状不均匀的骨化改变。C、D. CT 显示坐骨支的不均匀骨质破坏、低密度骨质破坏内砂粒状死骨和边缘不均匀骨化改变致使其毛糙、不规整

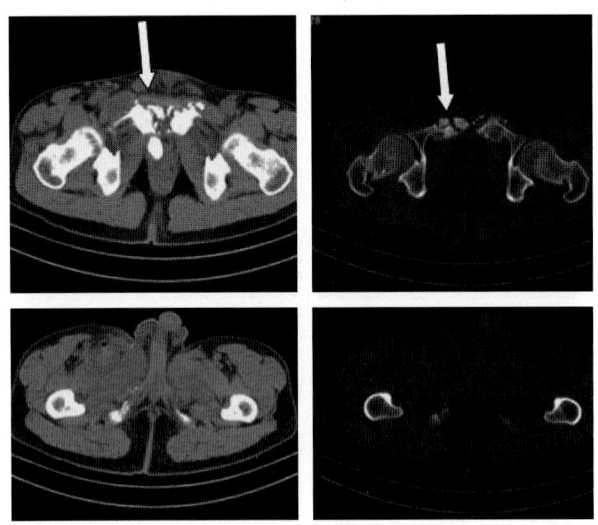

图 26-2-8　男性，35 岁。耻骨结核

CT 显示耻骨骨质破坏，穿刺行分子生物学检查明确诊断为结核

（四）诊断与鉴别诊断

1. 诊断　坐耻骨结核早期诊断比较困难，应根据流行病学史、临床表现、体征、影像学表现、实验室检查等资料进行综合分析诊断，近来骨及病灶组织穿刺活检广泛应用于临床，早期病理组织获取行结核分枝杆菌 PCR 及 Xpert、BAC 检查大大提高了早期诊断率。坐耻骨结核起病多较缓慢，多数患者合并肺结核，有咳嗽、咳痰、潮热、盗汗、食欲减退和消瘦等表现。仅有少数病例除上述症状外呈现急性发作，出现高热表现，易与其他急性感染混淆。既往或现在同时有肺结核、胸膜炎、淋巴结核或泌尿系统结核等者，与结核患者有密切接触史或者家族有结核病患者等，将有助于诊断。

2. 鉴别诊断　临床上该病易于下述疾病混淆。

（1）化脓性坐耻骨炎：此病症有高热、白细胞计数增高和明显的局部症状，确诊有赖于细菌学检查。

（2）非化脓性坐耻骨炎：在女性见于怀孕及分娩之后，男性见于前列腺手术后，局部疼痛，X 线片耻骨联合变窄或增宽，两侧耻骨体对称性轻度破坏，且有致密性改变。耻骨结核骨质破坏多偏一侧，常有死骨形成。

（3）盆腔炎：女性盆腔生殖器官及其周围的结缔组织，盆腔腹膜发生炎症时，称为盆腔炎，包括子宫炎、输卵管卵巢炎、盆腔结缔组织炎及盆腔腹膜炎，可一处或几处同时发病，是妇女常见病之一。由于输卵管、卵巢统称附件，且输卵管发炎时常波及近邻的卵巢。因此，盆腔炎又有附件炎之称；该病有全身症状与坐耻骨结核类似，有的可形成盆腔脓肿，早期无骨质破坏时鉴别较为困难，应从病史出发重点询问盆腔手术、性生活情况，妇科检查常有阳性体征发现。

三、治　　疗

（一）非手术治疗

1. 休息与营养　卧床休息，减少体力消耗；合理的膳食，增进食欲，加强营养等，均是改善和控制坐耻骨结核病变的基础。在采用有效抗结核药物治疗的同时，必须强调营养支持治疗，以减少负氮平衡，使细胞获得所需的营养物质进行正常的代谢以维持基本功能，从而提高机体抵抗能力。改善免疫功能，使抗结核药物发挥更好的作用，以利于机体恢复。

2. 抗结核药物治疗　初治坐耻骨结核方案：① 2H-R-Z-E/10H-R-E 强化期：异烟肼、利福平、吡嗪酰胺、乙胺丁醇每天 1 次，共 2 个月；巩固期：异烟肼、利福平、乙胺丁醇，每天 1 次，共 10 个月。②异烟肼（INH）、利福平（RFP）、乙胺丁醇（EMB）、链霉素（SM）四联抗结核化疗 3 个月后停用链霉素，继续用异烟肼、利福平、乙胺丁醇治疗 6～15 个月。异烟肼（INH）、利福平（RFP）、乙胺丁醇（EMB）、链霉素（SM）四联抗结核化疗 3 个月后停链霉素，继续用异烟肼、利福平、乙胺丁醇治疗 6～15 个月。

由于链霉素主要不良反应有听神经损害及肾毒性，听力损害不可逆，故治疗过程中需告知家属其不良反应并密切监测听力情况。每个月复查肝肾功能，并注意监测患者听力，掌握治疗效果及耐药情况，及时调整药物。

3. 局部制动　在坐耻骨结核非手术治疗中具有重要意义，根据病变部位个体化控制局部活动。

多数早期坐耻骨结核患者经非手术治疗可治愈（图 26-2-9）。

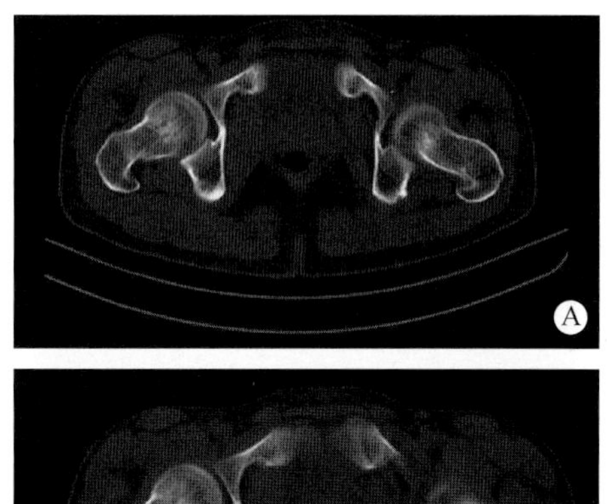

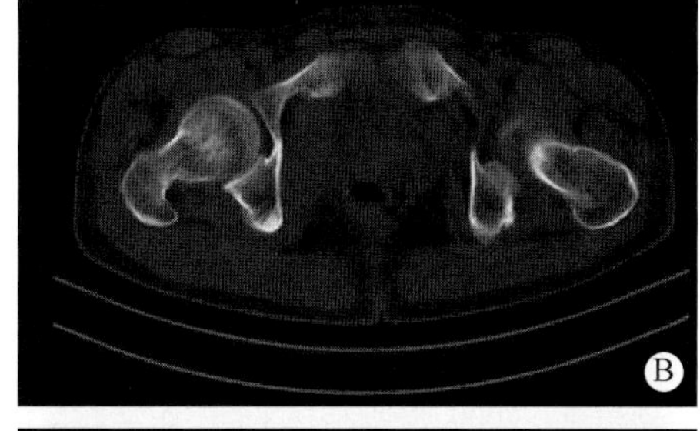

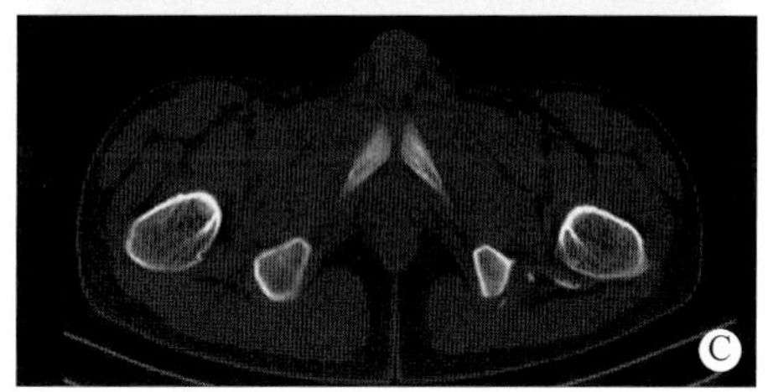

图 26-2-9　单纯坐骨结核

A. 发病可见坐骨左支骨质破坏，无死骨及脓肿形成；B. 抗结核治疗 3 个月，病情无进展，软组织肿胀减退；C. 抗结核治疗 1 年，达到临床治愈，非手术治疗取得良好治疗效果

（二）手术治疗

术前需评估抗结核有效性，抗结核无效则需要重新调整抗结核方案，评价抗结核有效后择期手术，手术指征：①耻骨联合破坏严重，分离大于 1cm 或耻骨联合不稳定者；②巨大脓肿、脓肿流注形成经久不愈窦道或较大死骨形成；③骨盆前环破坏明显，影响前环稳定需行重建者；④剧烈疼痛保守治疗无缓解者。

1. 耻骨病灶清除术

（1）麻醉：根据患者情况选择持续硬膜外麻醉或者全麻。

（2）体位：患者仰卧位，垫高臀部，双腿分开置于托架，术前安置导尿管，以明确尿道的位置，避免术中损伤尿道。

（3）切口：可采用耻骨联合上方弧形切口或者横切口，注意保护血管及神经，男性患者需注意保护精索，女性患者需注意保护子宫圆韧带，同时需警惕尿道损伤，如图 26-2-10 所示。

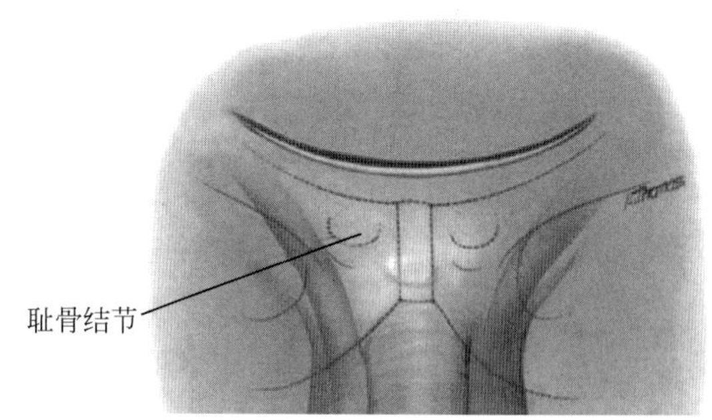

图 26-2-10　耻骨病灶清除手术入路

（4）显露病灶：女性患者将阴阜及大阴唇向下翻转，男性患者将精索向两侧牵开。切开耻骨骨膜及其韧带，行骨膜下剥离，显露病灶进行清除（图 26-2-11、图 26-2-12）。

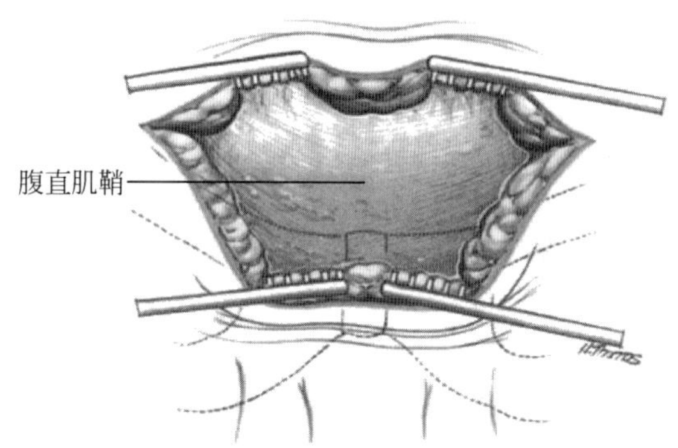

图 26-2-11　耻骨病灶清除浅层显露

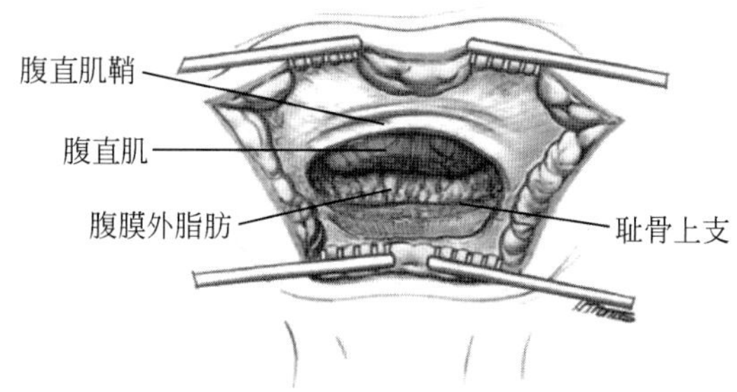

图 26-2-12　耻骨病灶清除深层显露

显露病灶时需骨膜下剥离，显露盆腔面手术中应注意避免损伤尿道和膀胱，清除病灶时需小心搔刮，尽量清除深部或流注性脓肿及肉芽组织。如需扩大手术范围可按图 26-2-13 示入路，切口向

侧方延伸来显露髋臼前柱和髂骨内壁。术中妥善止血，避免术后血肿形成，术后加强康复锻炼。

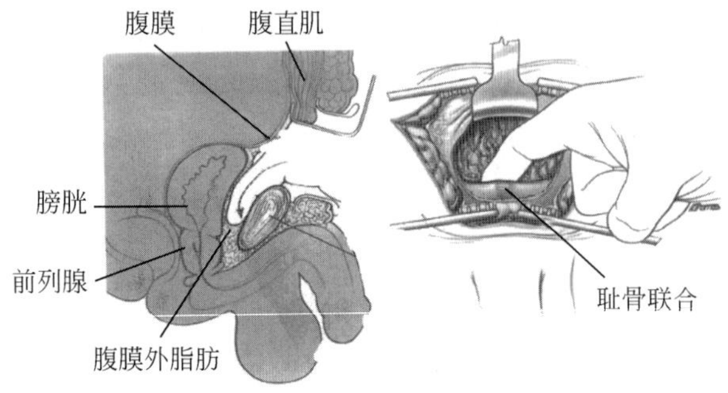

图 26-2-13　扩大显示方法及示意图

2. 坐骨结核病灶清除术

（1）麻醉：持续硬膜外麻醉或气管插管全麻。

（2）体位：患者侧俯卧位，躯干与手术台面成 60°，沙袋或者挡板固定稳妥，患侧髋关节、膝关节屈曲约成 45°，健侧下肢伸直，手术时予束缚带固定体位，如图 26-2-14 虚线所示。

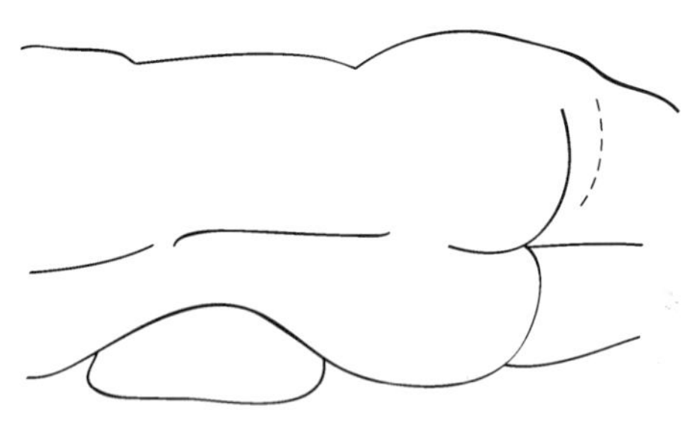

图 26-2-14　坐骨病灶清除切口选择

（3）操作步骤

1）切口：内起于坐骨结节内侧 2cm，沿臀大肌下缘臀部皱褶方向，外侧终于股骨大粗隆的内后方。

2）显露病灶：切开皮肤、皮下组织和浅深臂筋膜后，将臂肌向上翻转，即刻显露坐骨结核病灶。

3）清除病灶：结核性滑囊炎者应完整切除滑囊组织。坐骨结核病灶清除时，特别注意坐骨内侧的病灶加以彻底清除。

4）缝合：冲洗局部、完善止血，按层缝合；放置硬质引流管负压引流。因切口邻近肛门应预防一般细菌感染。

（4）术后处理：①术中切除病灶组织，有条件均建议病灶组织和脓液行 BAC 培养、PCR、Xpert 基因检测有利于明确诊断，同时行耐药检测。②根据患者情况停用心电监护、吸氧，有条件者建议静脉使用抗结核药物（减少结核药物胃肠道反应，增加病灶局部血药浓度），抗结核药物同术前。③术后持续行血浆引流管引流，术后第 2d 换药，观察伤口局部情况，术后第 1、3、5d 行引流液一般细菌培养，连续三次培养阴性，引流液少于 10ml/d，方可拔管。若术后培养提示合并细菌感染，根据药敏试验，选择相应抗生素，根据具体情况可适当延长引流管引流时间。④术后卧床休息 3 ～ 4 周，可逐渐锻炼起床活动；加强营养支持，术后继续全疗程抗结核治疗 12 ～ 18 个月，根据 BAC 结果及随访情况调整治疗抗结核方案。⑤术后每 2 ～ 3 个月复查血常规、肝肾功、红细胞沉降率、C 反应蛋白，直到连续三次复查红细胞沉降率、C 反应蛋白均正常，复查 X 线片或 CT 直到病灶静止植骨融合。

（何　敏　环明苍　蒲　育）

参考文献

陈晓东，2008. 耻骨结核 1 例 . 中国医学影像技术，24（8）：1256.

郭强，杨宝利，冷咏梅，2005. 瘤样病变的陈旧性坐骨结核 1 例 . 临床骨科杂志，8（6）：567.

何家维，林旭波，赵晓君，等，2010. 胸锁关节结核临床及影像学表现 . 实用放射学杂志，26（3）：402-404.

胡海宏，杨东奎，2009. 耻骨结核 1 例 . 医学影像学杂志，19（1）：33.

李自立，时述山，季新民，1991. 耻骨结核 6 例报告 . 北京医学，（3）：189.

吕玉臣，赵建丰，1997. 左耻骨下支骨结核误诊肛门脓肿一例 . 现代外科，（6）：28.

邱贵兴，戴克戎，2016. 骨科手术学 . 4 版 . 北京：人民卫生出版社 .

石冬，2011. 耻骨结核 1 例 . 医学影像学杂志，21（4）：484.

王文华，刘成安，1983. 耻骨结核病灶清除术并发膀胱破裂三例报告 . 复旦学报：医学版，（2）：160-159.

王雅凡，吴晓梅，2011. 坐骨结核 3 例 . 四川医学，32（3）：437-438.

吴超群，2011. 坐骨结核误诊为大腿后侧感染 1 例 . 临床骨科杂志，14（3）：359.

吴启秋，林羽，2006. 骨与关节结核 . 北京：人民卫生出版社 .

杨子权，徐光，和利，等，2012. 正常成人胸锁关节的 16 层螺旋 CT 测量研究 . 上海医学影像，21（3）：202-205.

叶庆，何钟宓，文晓君，2003. 耻骨联合及坐骨结核 1 例 . 中国防痨杂志，25（1）：150.

周远华，2001. 坐骨结核一例 . 放射学实践，16（5）：317.

邹逸伟，2001. 坐骨结核一例 . 中国防痨杂志，23（2）：72.

Abu AW，Klinger I，Echave V，et al，2011. Surgical management of sternoclavicular joint infection. Eur J Cardiothorac Surg，40（3）：630-634.

Byrd RB，Viner NA，Omell GH，et al，1976. Leukoplakia associated with renal tuberculosis in the chemotherapeutic era. British Journal of Urology，48（5）：377.

Chun JM，Kim JS，Jung HJ，et al，2012. Resection arthroplasty for septic arthritis of the sternoclavicular joint. J Shoulder Elbow Surg，21（3）：361-366.

Gupta DC，Sankaran B，Waimgankar SM，1976. Angiosarcoma of pelvis presenting clinically as tuberculosis of hip. Indian Medical Association Journal，67（2）：42-43.

Jones NC，Savage EW，Salem F，et al，1981. Tuberculosis presenting as a pelvis mass. National Medical Association Journal，73（8）：758.

Kobayashi S，Ohmori M，Miki H，et al，1985. Exfoliative cytology of a primary adenocarcinoma of the renal pelvis. A case report. Acta Cytologica，29（6）：1021.

Li M，Wang B，Zhang Q，et al，2012. Imageological measurement of the sternoclavicular joint and its clinical application. Chin Med J（En-gl），125（2）：230-235.

Nusselt T，Klinger HM，Freche S，et al，2011. Surgical management of sternoclavicular septic arthritis. Arch Orthop Trauma Surg，131（3）：319-323.

Puri V，Meyers BF，Kreisel D，et al，2011. Sternoclavicular joint infection：a comparison of two surgical approaches. Ann Thorac Surg，91（1）：257-261.

Savin IB，Tovstykh AM，Krishtafovich AA，et al，1991. Evaluation of the contractile capacity of the ureter and kidney pelvis in tuberculosis by the method of infusion dynamic uretero-scintigraphy. Problemy Tuberkuleza，（8）：42.

Turner BI，Pinkerton MC，Kirchner FK，et al，1983. Concurrent renal tuberculosis and contralateral transitional cell carcinoma of the renal pelvis：a case report. The Journal of Urology，129（6）：1218-1219.

第二十七章　股骨大小转子结核

第一节　大转子结核

一、解剖概要

股骨颈与体连接处上外侧的方形隆起的地方，称为大转子。股骨大转子结核是血行播散而来的继发性肺外结核。大转子上部构成转子窝，有闭孔外肌腱附着；外侧面宽而粗糙，自后上斜向前下有一条微嵴，为臀中肌附着部；大转子的上缘游离，有梨状肌附着在后面；下缘呈嵴状，有股外侧肌附着。股骨大转子滑囊主要包括：①臀大肌转子囊位于臀大肌与大转子之间；②臀中肌转子囊，前方在臀中肌腱与大转子之间，后方在臀中肌腱与梨状肌之间；③臀小肌转子囊，位于臀小肌止腱与大转子之间（图 27-1-1）。因大粗隆骨髓 4 岁才开始骨化，16 岁左右骨化完成，由于小儿骨化前的软骨不易感染结核，故本病发病年龄多为青壮年。大转子结核按其原发病灶也可分为骨型与滑囊型两种。在股骨大转子主要的三大滑囊中，以臀大肌转子囊结核较为常见。大转子结核产生的脓液常流注至大粗隆外侧、前方和后方；偶尔沿臀中肌、臀小肌向上流窜，或因重力而向下流注于阔筋膜与股外侧肌之间，甚至累及同侧膝关节，甚至穿破膝关节囊，引起膝关节结核者，脓肿破溃形成窦道，长久的脓肿可发生钙化。大转子病变在臀中、小肌与髋关节囊之间形成脓肿时可穿破髋关节囊累及髋关节，侵入的途径可以穿破股骨颈，也可穿破股骨头。若发生于儿童，病变组织附近可充血，刺激股骨上端骨骺，加速发育，致使股骨颈干角变大，最大达到 150°，使患侧肢体较健侧长 1 ～ 2cm。

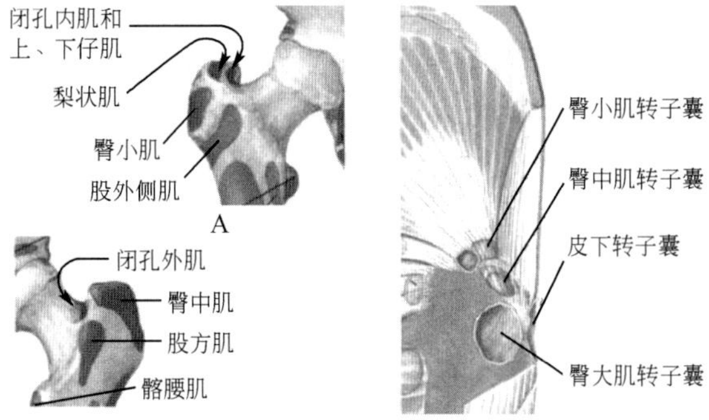

图 27-1-1　股骨大转子的肌肉附着带

A. 前面观；B. 后面观；C. 大转子周围主要滑囊

二、病理改变

股骨大粗隆结核发病率占骨关节结核的 0.2% ～ 2%，男性多见，常见于青壮年患者，儿童很少见，骨型大转子结核分中心型和边缘型两种，临床中心型较边缘型多见。骨型结核的脓液可穿破大粗隆到附近的滑囊，引起继发性大粗隆滑囊结核，反之大粗隆滑囊结核也可以侵蚀大粗隆骨质，引起继发性骨结核，中心型病变早期病灶内即有骨质稀疏，骨小梁紊乱、吸收、缺血坏死，以后可有比较广泛的破坏和干酪样坏死及死骨形成，有时整个大转子形成死骨。死骨吸收后病灶区内成一囊样空洞，其内为干酪、肉芽及少量脓液，有时呈多房状。病变进展可向股骨颈延伸，最后可突破股骨头进入髋关节，引发髋关节结核。骨型中心型大转子结核较少形成脓肿和窦道。边缘型骨病灶随着骨质破坏病变常向周围软组织及大转子附近滑囊浸润，形成结核性滑囊炎和脓肿，通常较少形成较大死骨。骨病灶骨小梁粗大结构紊乱，骨膜增厚、周围可有一薄层增生带，骨病灶常与周围脓肿直接相通，其间充满干酪、肉芽和死骨。

大转子滑囊结核多发生在大转子后方的臀中、小肌与大转子之间的臀中肌转子囊、臀大肌与大转子之间的臀大肌转子囊、臀大肌股外侧肌之间的臀股滑囊，其中以臀大肌转子间滑囊最常受累。其前方、后方和下方较薄弱，滑囊中脓液可经此薄弱处向前方、后方及大腿外侧下方流注形成流注脓肿。早期滑膜充血，滑液增多肿胀，晚期则滑膜增厚粗糙，内膜并有绒毛生成，表面可有肉芽及坏死组织覆盖，滑液逐渐变得混浊，其中有纤维素、干酪、脓液，病程较长者滑囊中可有瓜子状米粒体存在。米粒体多为滑囊液中结核性渗液内纤维素凝块经肌腱滑动摩擦作用而形成，有时非结核性慢性炎症性滑囊炎中也可有米粒体出现。滑囊因炎症侵蚀扩张，可波及邻近的滑囊并相互融合交通形成一个体积较大的囊肿。大转子滑囊结核当脓肿侵及臀中肌滑囊时常可穿破髋关节囊，引发髋关节结核。

大转子结核无论原发于骨或原发于滑囊，晚期骨与滑囊都可累及，只是相互受累程度不同。

三、临床表现与诊断

（一）临床表现

1. 症状　大转子结核患者常并发肺结核或其他部位结核，可有典型的结核全身症状，如消瘦、体重下降、潮热、盗汗、营养不良等。除结核引起的全身症状外，大转子结核早期多无明显症状。其疼痛、肿胀和压痛常限于局部，跛行与髋关节功能受限不明显，直至出现脓肿时方才就诊，脓肿易破溃形成窦道。当在髋关节内收、下蹲、起立或上台阶时，肌肉可挤压滑囊致脓肿压力升高而引起疼痛加重；同理患者卧于患侧时疼痛也会加重。

2. 体征　查体时可发现患肢大转子附近肿胀，局部有明显压痛，偶可扪及波动感，若脓肿流注或播散，则患肢近端肿胀可较明显，部分患者可出现局部皮肤红肿，被动外展髋关节时疼痛较明显，“4”字实验可为阳性，部分患者合并淋巴结核，可扪及腹股沟淋巴结肿大，但与髋关节结核不同，无足跟叩击痛和患肢短缩，臀部肌肉萎缩也不明显。大转子结核常可在大腿外侧、大转子前方、后方形成流注脓肿，也可向下流注至膝上。脓肿通过软组织向外穿行而形成窦道。大多数窦道位于大转子附近或臀皱褶处，而大腿前方和腹股沟部较少发生。

（二）实验室检查

1. 血常规　是患者必检项目，患者常有轻度贫血，但白细胞总数多为正常，多发病灶或长期合并继发感染者，可有较重贫血。10% 病例白细胞计数可增高，混合感染者白细胞计数明显增加。

2. 红细胞沉降率及 C 反应蛋白　临床上常用红细胞沉降率作为红细胞间聚集性的指标，红细胞沉降率加快可见于某些生理情况：妇女月经期、妊娠期、老年人特别是 60 岁以上的高龄者，多因纤维蛋白原的增高而致红细胞沉降率增快。在病理情况中可见于各种炎症（急、慢性炎症，如结核、结缔组织病、风湿热等）。组织损伤和坏死，也可短期增加。恶性肿瘤中，尤其是恶性程度高、增长迅速的肿瘤更明显。多种高球蛋白血症均可见红细胞沉降率增快，如系统性红斑狼疮、多发性骨髓瘤、巨球蛋白血症、肝硬化、慢性肾炎等。在贫血、高胆固醇血症时也可出现红细胞沉降率增快。因而，红细胞沉降率增快，病因复杂，无特异性。绝大多数为急性或慢性感染，恶性肿瘤及具有组织变性或坏死性疾病（如心肌梗死、胶原组织病等）都有血浆球蛋白和纤维蛋白原的变化，或有异常蛋白进入血液，导致红细胞沉降率加速。此外，贫血和月经期及妊娠 3 个月后也可以使红细胞沉降率加速。因此，红细胞沉降率是一种非特异性试验，不能单独用以诊断任何疾病。C 反应蛋白（CRP）不仅用于炎症的诊断、细菌感染与病毒感染的鉴别，更为重要的是 CRP 在机体防御反应、心血管疾病、自身免疫病等疾病中扮演着极其重要的角色。在结核病变活动期一般红细胞沉降率、C 反应蛋白都有升高，但也可正常，病变静止或治愈者红细胞沉降率将逐渐趋于正常。

3. 结核菌素试验　结核菌素（OT）或纯化蛋白衍生物（PPD）是结核分枝杆菌的菌体蛋白成分。敏感的受试者体内存在已致敏的 T 细胞；接受注入皮内的 OT 或 PPD 刺激后可发生一系列的反应过程，于注射后 48 ～ 72h 在注射部位的皮肤出现红肿和硬结，据此可判断机体的致敏情况和细胞免疫功能。其原理是人体感染结核分枝杆菌（MTB）后，体内会产生效应性 T 细胞，当人体皮内注射 PPD 后，由于迟发型超敏反应的存在，效应性 T 细胞会与特异性抗原结合，引起以单核细胞浸润和组织损伤为特征的炎症反应，导致注射局部形成红肿或硬结，通过测量注射 PPD 后注射局部红肿或硬结的大小来判断是否有 MTB 感染。PPD 阳性反应仅表示结核感染，并不一定患病。我国城市成年居民的结核感染率在 60% 以上，故用 5IU

结核菌素进行检查，其一般阳性结果意义不大。但如用高稀释度（1IU）做皮试呈强阳性者，常提示体内有活动性结核灶。结核菌素试验对婴幼儿的诊断价值比成年人大，因为年龄越小，自然感染率越低；对3岁以下的婴幼儿未接种过卡介苗而结核菌素反应阳性者，应考虑有活动性结核病。强阳性反应：注射部位反应较强烈或硬节直径超过1.5cm以上。强阳性反应则表明可能有活动性感染，应进一步检查是否有结核病。

4. 病原学检查 穿刺标本可行细菌培养、结核分枝杆菌PCR、结核菌Xpert MTB/RIF、抗酸涂片、改良罗氏培养基培养（BAC）检测。细菌培养检测主要目的是明确是否合并普通细菌感染，改良罗氏培养基培养需3～8周，其阳性率为50%左右，因结核分枝杆菌特异性，培养菌种需要较长时间，阳性率较低，故在早期诊断中意义较小，但在后期可为指导抗结核用药提供较大价值，而且可以鉴别是否为非结核分枝杆菌。结核分枝杆菌PCR检测经48h可得结果，同时可行异烟肼、利福平耐药性检测，阳性率在50%～80%，同时可以鉴别非结核分枝杆菌，是目前常用检测方法之一。2013年WHO推荐Xpert技术应用于肺外结核的诊断，结核菌Xpert MTB/RIF在骨关节结核患者中的诊断准确性为85%左右，同时可行利福平耐药性检测，多种手段联合检测可以提高结核早期诊断率。

5. 病理组织检查 采取病理组织标本时，可抽取脓液或者肉芽组织送检，大粗隆解剖位置较表浅，较易取得满意标本，必要时可使用骨活检装置行骨穿刺活检，在初治结核或未抗结核患者中其阳性率较高，复治结核或者抗结核治疗一段时间后的患者标本阳性率较低，但病理学检查可以鉴别骨肿瘤，是其优势之一。

6. 血清结核感染T细胞斑点实验 大转子结核患者多合并其他部位结核或肺结核，人体感染结核分枝杆菌后，产生记忆T淋巴细胞。当再次受到感染后，这些记忆T淋巴细胞增殖为效应T淋巴细胞，结核分枝杆菌蛋白质的多肽抗原刺激效应T淋巴细胞分泌以INF-γ为主的细胞因子，通过计数有效释放INF-γ的T细胞或定量分析INF-γ的浓度，就可以判断是否存在结核分枝杆菌特异性细胞免疫反应。在结核病灶活跃期，血清结核感染T细胞检测多呈阳性结果，有助于判定，结核感染T细胞斑点实验敏感度与特异性明显高于PPD实验，是目前WHO推荐的检测方法之一。

7. 结核抗体检测 也是结核诊断中常用的检测方法之一。

结核抗体检测的临床意义：①可作为肺外结核诊断的参考指标；②若结核抗体检测结果阳性，提示机体感染过结核分枝杆菌，或正处于感染期；需同时参照结核分枝杆菌细菌学检查的结果并结合临床表现及其他检查结果进行综合判断；③免疫功能低下的患者由于机体无法产生足量的结核抗体，因此其检测结果阴性也不能排除活动性结核；④某些接种过卡介苗的人体也会出现结核抗体检测阳性，在诊断时需要注意鉴别；⑤由于方法的局限性，结核抗体检测存在一定的假阳性和假阴性，因此在判断其临床意义时需要综合考虑。

（三）影像学检查

1. X线检查 骨型结核X线片早期可无明显骨质改变，若有脓肿形成则可发现周围软组织肿胀，中晚期可见粗隆不同程度侵蚀性及不规则骨质破坏，出现典型骨松质结核改变。骨质缺损以外上缘较明显，呈轮廓不甚清晰的透光区域。股骨头皮质塌陷的早期征象期内可见死骨、裂隙、硬化和透光区，股骨头压缩变扁平、轮廓不规则，关节腔最初因股骨头变扁而增宽。股骨颈下方出现皮质增厚或骨膜增生（图27-1-2）。滑囊型则X线片表现常不典型，仅可见肿大之软组织阴影和局部骨质脱钙。

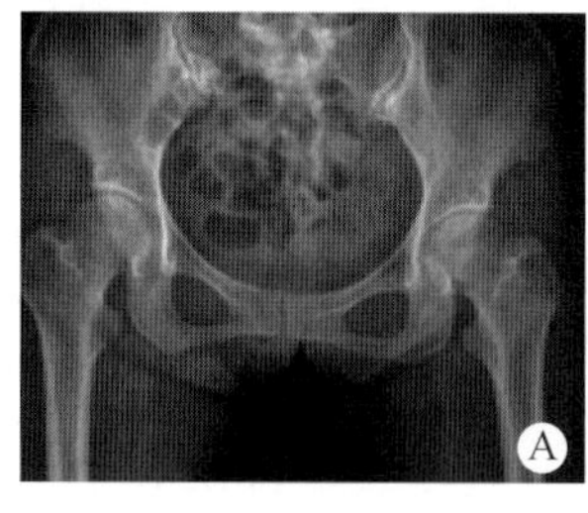

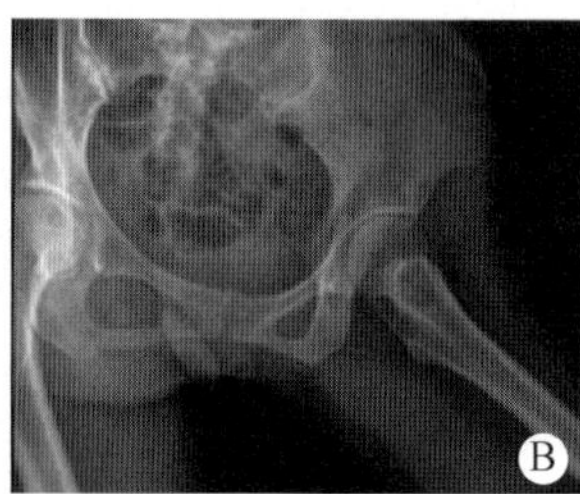

图27-1-2 女性，38岁。左侧大转子结核
A、B. 正侧位X线片示溶骨性破坏

2. CT检查 目前结核强调早期诊断治疗，CT推荐早期检查，CT较X线检查能发现早期细微的骨质破坏及更好地显示寒性脓肿，早期可发现软组织或脓肿形成，大粗隆部骨质虫蚀样改变，骨病灶骨小梁粗大结构紊乱，骨膜增厚，少见死骨形成，中晚期可发现骨质硬化，出现游离死骨及周围脓肿（图27-1-3）。

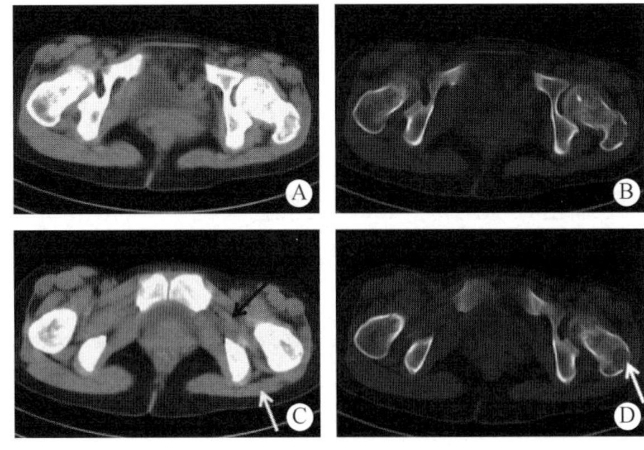

图 27-1-3　女性，38 岁。左侧大转子结核

A ～ D. 显示左侧大转子骨质缺损内部的磨玻璃密度阴影特点、同侧的臀肌、缝匠肌、髂腰肌和闭孔内、外肌等萎缩，另外，腹膜呈不均匀斑片状密度增高改变

3. MRI 检查　早期单纯渗出性病变，骨质未见异常改变。逐渐演变骨质破坏时，MRI 表现为长 T_1、长 T_2 异常信号，信号较混杂，以肉芽肿为主的病变，T_1 呈低信号，T_2 呈混杂信号，病灶周围常包绕薄层长 T_1、长 T_2 信号水肿带。以干酪坏死为主病变，T_1 呈低信号，T_2 呈高信号，T_2 压脂为高信号。

4. 典型病例影像　见图 27-1-4、图 27-1-5。

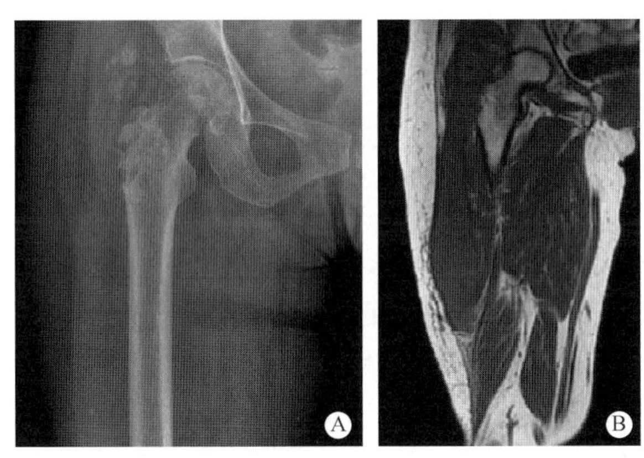

图 27-1-4　女，60 岁。右股骨大转子结核

A. X 线片示右股骨大转子骨质破坏伴周围软组织肿胀；B. MRI 示右股骨大转子冷脓肿形成并向下流注

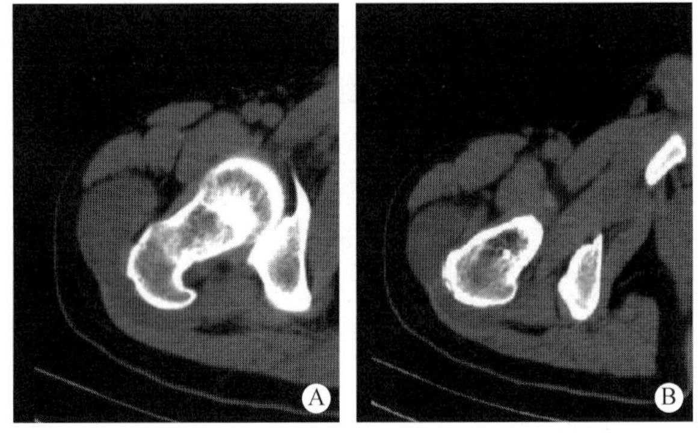

图 27-1-5　男，24 岁。右股骨大转子结核

A、B. 右大转子骨质破坏，点状死骨形成

（四）诊断与鉴别诊断

1. 诊断要点　①既往有明确的结核病史或结核接触史，来自疫区或结核高发地区。②有消瘦、体重下降、潮热、盗汗、营养不良等全身中毒症状，有股骨大粗隆部疼痛，肿胀，甚至合并窦道者。③查体：患肢大转子肿胀，局部有明显压痛，扪及波动感，窦道形成有分泌物，偶可见干酪样肉芽组织，被动外展髋关节时疼痛较明显，“4”字实验阳性，扪及腹股沟淋巴结肿大，但需排除腰椎流注脓肿或骶髂关节流注脓肿。④若患者红细胞沉降率、C 反应蛋白升高，PPD 实验阳性，结核抗体检查阳性，结核感染 T 细胞检测阳性等有助于诊断，局部组织穿刺检测结核分枝杆菌 PCR、结核菌 Xpert MTB/RIF、抗酸涂片、改良罗氏培养基培养（BAC）等阳性可明确诊断。⑤穿刺标本病理学可见死骨、干酪样肉芽组织，抗酸杆菌阳性，病理诊断结核是诊断大转子结核的金标准。⑥ X 线检查发现周围软组织肿胀阴影，粗隆不同程度侵蚀性及不规则骨质破坏，骨质缺损以外呈轮廓不甚清晰的透光区域，局部骨质脱钙。CT 检查早期可发现软组织或脓肿形成，大转子部骨质虫蚀样改变，骨病灶骨小梁粗大结构紊乱，骨膜增厚，中晚期可发现骨质硬化，出现游离死骨及周围脓肿。MRI 检查：早期单纯渗出性病变，骨质未见异常改变。逐渐演变骨质破坏时，MRI 表现同“MRI 检查”中所述。

2. 鉴别诊断

（1）大转子骨巨细胞瘤：为低度恶性或潜在恶性的肿瘤，具有较强侵袭性，对骨质的溶蚀破坏作用大，极少数有反应性新骨生成及自愈倾向，可穿过骨皮质形成软组织包块，刮除术后复发率高，少数可出现局部恶性变或肺转移。本病多在 20 ～ 40 岁发病，女性高于男性；多发生在骨骺，随病灶的扩大逐渐侵及干骺端；多侵犯长骨，以股骨下端及胫骨上端为最多。其临床表现的疼痛为酸痛或钝痛，偶有剧痛及夜间痛，有局部肿胀，骨性膨胀。病变穿破骨皮质侵入软组织时，局部包块明显。本病常有压痛及皮温增高，皮温增高是判断术后复发的依据之一。活跃期肿瘤血运丰富，血管造影显示弥漫的血管网进入瘤内，类似恶性肿物的影像。毗邻病变的关节活动受限。X 线片主要表现为大转子区溶骨性病灶，具有偏心性、膨胀性，边缘无硬化，也无反应性新骨生成，病变部骨皮质变薄，呈肥皂泡样改变。

（2）大转子骨囊肿：多见于 5 ～ 15 岁儿童青少年，少见于成人。本病好发于股骨颈、股骨上端和肱骨干骺端。随着年龄增长，囊肿逐渐向骨干方向移动。一般无明显症状，多数因病理性骨折，出现疼痛、肿胀、功能障碍而就诊，X线片才发现此病。干骺端髓腔中心位界限清楚的囊状骨破坏区，呈长圆形或椭圆形，常为单发，囊内无结构，外有一薄层骨硬化边缘，由于囊肿膨胀性生长，造成骨皮质不规则变薄，X 线片常呈假分叶状表现，多数囊肿在肱骨或股骨的干骺端向下扩展至骨干，向上扩展虽接近骨骺，但后者可被累及，病理性骨折很常见，囊肿可有骨嵴假象，病理检查见病损为单房的囊腔，其中充满清液，囊内衬以薄层纤维组织，骨折后腔内含血性液体并出现骨痂。CT 检查表现为骨囊肿，一般多呈圆形、卵圆形低密度骨质缺损，边缘清晰，无硬化。局部骨皮质变薄呈囊性膨胀。少数囊肿内可见骨性间隔，呈多房改变。骨囊肿内的 CT 值多为水样密度，有出血时密度可升高。增强扫描囊肿不强化。MRI 表现：干骺端病灶呈圆形或椭圆形，其长轴与长骨纵轴一致。病灶于 T_1WI 上多呈低或中等均匀信号，T_2WI 呈明显均匀高信号，若囊液内有出血或含胶样物质则 T_1WI 和 T_2WI 上均呈高信号，少数呈多房改变时 T_2WI 上可见低信号纤维间隔。病灶周边骨壳呈圆圈样低信号，一般完整，边缘清晰。局部骨皮质变薄，无骨膜反应。常伴发病理性骨折，表现为骨皮质断裂，骨片陷落而插入病灶内，称为骨片陷落征，此症在 T_2WI 上显示较清晰即在高信号的囊液中见低信号的骨片线条影。增强扫描，示病灶不强化。

（3）大转子慢性骨髓炎：是急性化脓性骨髓炎的延续，一般症状限于局部，往往顽固难治，甚至数年或十数年仍不能痊愈。其临床表现为有局部肿胀，骨质增厚，表面粗糙，有压痛。如有窦道，伤口长期不愈，偶有小块死骨排出。有时伤口暂时愈合，但由于存在感染病灶，炎症扩散，可引起急性发作，有全身发冷发热，局部红肿，经切开引流，或自行穿破，或药物控制后，全身症状消失，局部炎症也逐渐消退，伤口愈合，如此反复发作。全身健康较差时，也易引起发作。由于炎症反复发作，多处窦道，对肢体功能影响较大，有肌肉萎缩；如发生病理性骨折，可有肢体短缩或成角畸形；如发病接近关节，多有关节挛缩或僵硬。X 线片可显示死骨及大量较致密的新骨形成，有时有空腔，如战伤，可有弹片存在。布劳德脓肿 X 线照片显示长骨干骺端有圆形稀疏区，脓肿周围骨质致密。加利骨髓炎骨质一般较粗大致密，无明显死骨，骨髓腔消失。脓液涂片检查、细菌培养及药物敏感试验等检查可发现普通细菌生长。

（4）大转子非特异性滑囊炎：常发生于大转子外侧或后方，局部肿胀伴酸痛，站立或行走时明显。本病常与外伤和劳损有关，休息后症状减轻。穿刺液为草黄色，细菌培养阴性。

四、治　　疗

（一）非手术治疗

1. 抗结核药物治疗　大转子结核治疗的关键是规范化抗结核治疗，用药原则需遵循“早期、联合、适量、规律、全程”十字方针，早期明确诊断后需及时抗结核治疗，抗结核治疗药物选择遵从 WHO 推荐方案，一般抗结核药物治疗一年以上。需根据患者个体情况调整，若患者病情复杂，可多科联合共同邀请专家组讨论后决定治疗方案，早期快速结核菌耐药检测、BAC 药敏实验等可为结核药物调整提供依据，及时根据结核耐药检测情况调整抗结核方案十分必要，在抗结核治疗过程中，患者易发生较多药物不良反应，应加强监测。

2. 加强营养需积极改善全身状况　增加营养，提高免疫力，纠正基础疾病，充足的营养是增加抵抗力的基本条件。合宜的营养在于良好的食欲及膳食的配调得当。最好选择多种食品，注意烹调，多换花样，以刺激食欲，维生素和无机盐对结核病康复促进作用很大。骨关节结核患者还可多吃海产品，如紫菜、深海鱼、对虾等。海洋生物的营养价值很高。检测发现，每百克虾肉含蛋白质 20.6g，还含有脂肪和钙、磷、铁、维生素及核黄素等成分，肌体也含原肌球蛋白和副肌球蛋白。骨关节结核患者的食欲特别不好，抗结核治疗后胃肠道反应较重，出现恶心、呕吐、食欲减退、腹泻等严重胃肠道反应，为增加食欲，可在烹调上下功夫，做到品种多样化，色、香、味、形好。中药治疗患者胃肠道反应有较好疗效。应忌食刺激性食物及辛燥生痰的食物。

3. 充分休息　因结核病是一种消耗性疾病，

在药治和饮食调治并用的同时，还应注意充分休息及适当的户外活动。

（二）手术治疗

大转子单纯骨型结核经保守治疗大多数可取得满意效果。单纯滑囊结核和骨型结核合并滑囊结核者保守治疗效果较单纯骨型结核差，部分患者病情反复甚至加重；其原因可能与滑囊内脓肿中药物浓度低等因素有关。

1. 手术适应证　笔者认为以下是大转子结核的手术指征：①经有效抗结核治疗，影像学检查发现病变滑囊腔增大，脓肿向周围流注；②影像学检查发现死骨形成；③局部有窦道形成；④发现结核耐药，调整方案后抗结核治疗有效者；⑤大转子骨质破坏严重，需重建臀肌止点者。手术目的在于重建局部抗结核药物浓度，清除病灶，促进愈合，降低结核耐药率发生。

2. 手术时机　术前需正规抗结核治疗，治疗后行抗结核有效性评价，术前抗结核治疗时间需根据患者抗结核有效性评价来综合判断，若患者潮热、盗汗等全身症状好转。实验室检查提示：C反应蛋白、红细胞沉降率有下降趋势。影像学提示：肺部情况好转，脓肿吸收，则判定抗结核有效，可尽早手术，无需等待抗结核2周以上再行手术治疗，若判定无效，则需等待手术时机甚至调整抗结核方案，必要时术前强化抗结核治疗1～2周，术后维持1个月，术后根据结核药物培养药敏结果调整抗结核方案。

3. 大转子结核病灶清除术　该部位表浅，无重要组织，手术显露比较容易，但是因为X线表现的病灶要比实际病灶的范围小，所以应充分显露病灶，彻底清除，否则可能复发。

（1）麻醉：腰麻、持续硬膜外麻醉或全麻。

（2）体位：平卧位，患侧腰部适当垫高，也可采用侧卧位，显露更加方便。

（3）手术切口：手术切口以大粗隆为中心，做向前凸出的纵弧形切口（图27-1-6），若脓肿离大粗隆较远，可另做切口。

（4）病灶显露：以股骨大转子尖端为中心，沿切口切开皮肤、皮下脂肪和深筋膜，十字切开阔筋膜张肌腱膜，切断髂胫束，将阔筋膜张肌向前牵开，臀大肌向后牵开，显露大转子及大转子滑囊（图27-1-7），为进一步显露大粗隆顶部病灶，有时候需要将臀中、小肌在离开止点1cm处切断，同样，有时候为了显露大粗隆下部病灶，有时候需将股外侧肌上端向下剥离。

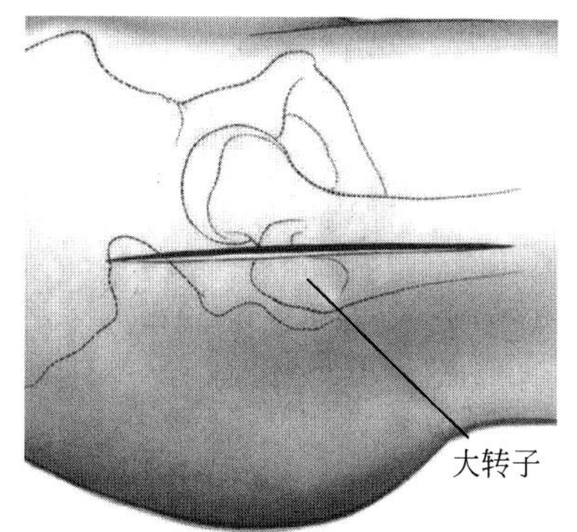

图27-1-6　大转子外侧直切口

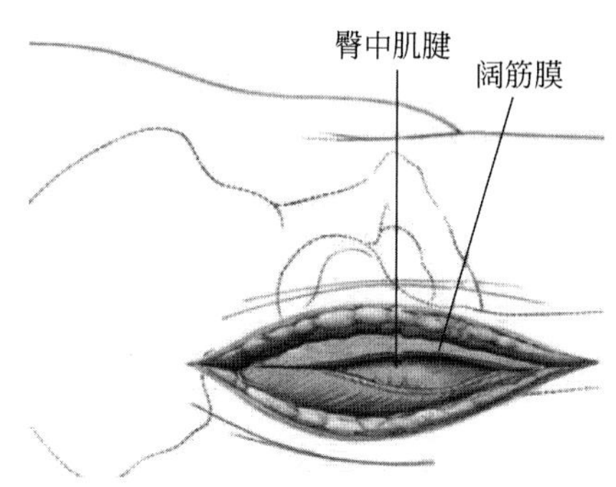

图27-1-7　术中显露

（5）病灶清除：在切除病变滑囊前，需将其充分显露、探查有无与之相通的病变滑囊。将显露的病变滑囊尽可能完整切除。对于位于后方的滑囊，切除时需注意保护坐骨神经和臀部血管。切开脓肿并吸尽脓液，并用刮匙除去脓腔内的干酪样组织、肉芽组织及死骨，此时需注意不要遗漏各肌肉间隙中流注的脓肿。用刮匙将大转子病变骨及骨空洞内肉芽组织刮除。如病灶为大转子骨内病灶，需根据术前影像学定位，凿开大转子直至深处病灶予以刮除。局部骨质缺损较多，空腔较大，同时无混合感染者可取同侧髂骨移植，充填骨腔。有混合感染者可用阔筋膜张肌带蒂肌瓣植入。术中应注意完整切除病变滑囊，避免术后复发。如发现肌肉附着带处骨质破坏、脱离，影响患肢外展功能，可在大粗隆钻孔，将肌肉附着带钢丝捆绑固定。对无病骨质应尽量保留，以免过多切除损害股骨上端的坚固性。

（6）缝合以过氧化氢溶液、生理盐水、碳酸氢钠溶液依次反复冲洗局部、完善止血，按层缝合；

放置硅胶管闭式引流，引流管放置在高位，避免术后窦道形成。术中标本常规需送病理学检查，以及 BAC、结核分枝杆菌 DNA、结核菌 Xpert、抗酸涂片、一般细菌培养等检查。

（7）术后处理：术后常规安置心电监护，吸氧，需预防性使用抗生素治疗，术后轻负压引流，引流管拔除时间应在一周以上，若引流量少于 10ml/d，三次细菌培养阴性，复查提示术区无明显积液则可拔除引流管，术后第 2d 停止心电监护及吸氧，安排复查血常规、肝肾功能等，予双下肢静脉气压泵治疗以预防深静脉血栓，若患者咳痰无力，鼓励患者坐位排痰或体位排痰，可辅助排痰机排痰治疗，加用雾化治疗及祛痰药物。术后 2 周拆线，4 周后可下地活动，因术后患者卧床休息，需鼓励患者加强鼓肺排痰避免肺部感染，加强双下肢主被动屈伸锻炼预防深静脉血栓，若患者术后胃肠道反应严重，必须注意电解质补充，避免电解质紊乱，可将抗结核药物改为静脉输注，同时用保护胃黏膜药物，中成药在患者胃肠道反应治疗中疗效较好。术后需继续抗结核治疗，疗程为 18 个月以上，并全疗程随访监控评估抗结核有效性，对抗结核治疗不佳者及时调整抗结核方案。术中标本的结核菌药敏试验结果可为抗结核方案调整提供有利参考。

（8）术后并发症：因大粗隆结核脓肿易播散，出现在大粗隆周围各囊腔内，术中囊壁组织完全切除困难，故易出现复发，多见为窦道形成，再次形成脓肿，若出现以上情况，处理原则：①评估抗结核药物有效性，必要时需调整抗结核方案；②窦道处分泌物培养明确有无合并普通细菌感染；③加强换药引流。通过以上处理者大多数无需再次手术治疗，通过调整抗结核方案，加强引流即可痊愈。

第二节　股骨小转子结核

小转子结核患者常并发肺结核或其他部位结核；临床十分少见，仅见零星个案报道，其发病少可能与周围软组织丰富、有较多肌肉纤维保护，增强了骨组织局部对结核杆菌的抵抗力有关。

一、解剖概要

小转子是指股骨后上内侧股骨颈内下方的骨性隆起；为髂腰肌止点附着处；其前方为股神经、股动静脉，周围有内收肌群等丰富的肌肉纤维。

二、病理改变

小转子结核早期病灶内即有骨质稀疏，骨小梁紊乱、吸收、缺血坏死，病情进展可致比较广泛的破坏和干酪样坏死及死骨形成，周围可有脓肿形成。

三、临床表现与诊断

（一）临床表现

小转子结核患者常并发肺结核或其他部位结核，可有典型的结核全身症状，如咳嗽、咳痰、消瘦、体重下降、潮热、盗汗、营养不良等。除结核引起的全身症状外，小转子结核早期多无明显症状。因其周围肌肉丰富、前方又有股神经，局部形成脓肿后常挤压神经而致大腿内侧、腹股沟内下方肿胀疼痛，跛行；局部张力高者可有压痛。病情重者小转子骨质破坏明显，脓肿可破溃后形成窦道或者瘘管，经久不愈。

（二）辅助检查

1. 实验室检查　血常规、红细胞沉降率、C 反应蛋白、结核抗体、结核感染 T 细胞、PPD 实验等仍推荐检查，条件许可者早期穿刺活检取得标本行结核相关实验室检查，具体可参考大转子骨结核相关检查。

2. 影像学检查　小转子结核 X 线片可见小转子骨质密度降低，有死骨出现，周围软组织常肿胀。CT 检查可更好地发现骨质破坏和脓肿，并了解病灶范围，有助于早期诊断。肺部或其他部位如发现典型结核病改变可帮助诊断。

对小转子结核治疗，早期可行单纯药物治疗，若有脓肿和死骨出现，应施以手术以清除病灶。

（三）诊断和鉴别诊断

1. 诊断要点　①既往有明确的结核病史或结核接触史，来自疫区或结核高发地区。②有潮热、盗汗、消瘦、体重下降、营养不良等全身症状，局部疼痛、肿胀，可有跛行。③查体：大腿内侧肿胀，张力高时局部有明显压痛，大腿外旋、外展时疼痛可加重。④若患者红细胞沉降率、C反应蛋白升高，PPD实验阳性，结核抗体检查阳性，结核感染T细胞检测阳性等有助于诊断，局部组织穿刺检测结核分枝杆菌PCR、结核菌Xpert MTB/RIF、抗酸涂片、改良罗氏培养基培养（BAC）等阳性可明确诊断。⑤穿刺标本病理学可查见死骨、干酪样肉芽组织，抗酸杆菌阳性。⑥影像学检查可见小转子骨质密度降低，有死骨出现，周围软组织肿胀；肺部或其他部位有或无典型结核病改变。

根据患者流行病学史、病史、临床表现、体格检查及实验室检查、影像学检查等相关检查，诊断无困难，确诊有利于病理学检查。

2. 鉴别诊断　可参考股骨大转子结核处鉴别诊断。

四、治　　疗

（一）非手术治疗

小转子结核治疗的关键是规范化抗结核治疗，用药原则需遵循“早期、联合、适量、规律、全程”十字方针，抗结核治疗药物选择遵从WHO推荐方案，但需综合考虑患者用药情况、地区耐药情况等，一般抗结核药物治疗一年以上。若患者病情复杂或是耐药患者，可邀请结核内科专家组讨论后决定治疗方案，早期快速结核菌耐药检测、BAC药敏实验等可为结核药物调整提供依据，及时根据结核耐药检测情况调整抗结核方案十分必要，在抗结核治疗过程中，患者易发生较多药物不良反应，建议拟定抗结核方案前完善听力、视野、乙型肝炎、甲状腺功能等相关检查，需在治疗过程中密切监测肝肾功能、血常规、小便常规等，同时需积极改善全身状况，增加营养，提高免疫力，纠正基础疾病，充足的营养是增加抵抗力的基本条件。

（二）手术治疗

非手术疗法无效、耐药患者、窦道经久不愈、有明显死骨者，需采用手术治疗。手术治疗以清除死骨、肉芽组织、脓液为主要目的，术式多以病灶清除为主，在抗结核有效前提下进行手术。目前尚无针对小转子的专门入路。为保护小转子前方的股神经及股动静脉，手术入路常见以髋关节的前侧、后侧、内侧的手术入路加以利用。但髋关节内侧入路切口接近会阴部，体位的摆放及操作不便，有较多的内收肌的间隙，以及闭孔神经、股深动脉、旋股内侧动脉及其分支的阻挠，不易分离，到达深在的小粗隆较为困难，且难以扩大暴露。后侧入路由于需切断髋关节外旋肌止点，破坏其功能结构。髋关节前路切口，则过于偏向内侧，如果采用经股血管鞘的内侧进入，则迂回太大，且向外牵拉股血管鞘有限，较难向髋关节外侧及远端的小粗隆区扩展；但如改经切口外侧的股神经外侧进入时，则因股神经在大腿上段的分支除隐神经在内侧伴行外，至股内外侧肌、股中间肌、股直肌的肌支，均是向外呈爪形自上而下发散发布。所以无论是否向下翻转股直肌或经股直肌外侧向远端延长暴露小粗隆区时，需切断股神经的许多肌支才能得以实现。以上入路针对暴露小转子而言创伤大、手术时间长，故有学者提出经股血管、股神经间隙暴露小转子病灶。其具体方式介绍如下。

1. 麻醉　脊椎麻醉、持续硬膜外麻醉或全麻。

2. 体位　平卧位。

3. 手术切口　采用髋关节前侧类似S-P切口下段，起自髂前上棘下方，再沿股动脉搏动处外侧向下延长，切开15～20cm。

4. 病灶显露　沿切口切开皮肤、皮下脂肪和深筋膜，寻及并保护好股外侧皮神经，沿阔筋膜张肌与缝匠肌间隙切开深筋膜；缝匠肌向内侧牵开，阔筋膜张肌与股外侧皮神经向外侧牵开，暴露股直肌及其内侧的股神经、股动静脉。分离股神经内侧与股动脉鞘外侧间隙的疏松结缔组织，向下可见一横向血管分支即为股深动脉向外侧的分支——旋股外侧动脉，结扎并切断。自此，股神经与股动脉沿上下完全分开，可向深面分离。将股直肌连同其内侧的股神经及其向外的肌支一并向外牵开，股动脉及其内侧的股静脉和后侧的股深动脉一起向内侧牵开，即可完全暴露位于旋股外侧动脉水平深面的髂腰肌及其止点——股骨小转子，此时可较为容易地上下扩大暴露，由于小转子位于股骨内后方，可以借外旋下肢更好地显露小转子基底部。

5. 病灶清除　切开脓肿并吸尽脓液，并用刮匙除去脓腔内的干酪样组织、肉芽组织及死骨，此时需注意不要遗漏各肌肉间隙中流注的脓肿。

用刮匙将小转子病变骨及骨空洞内肉芽组织刮除。如病灶为小转子骨内病灶，需根据术前影像学定位，凿开小转子直至深处病灶予以刮除。局部骨质缺损较多，空腔较大，同时无混合感染者可取同侧髂骨移植，充填骨腔。有混合感染者可用阔筋膜张肌带蒂肌瓣植入。术中应注意完整清除病灶，避免术后复发。如发现肌肉附着带处骨质破坏、脱离，影响患肢功能，可转孔将肌肉附着带钢丝捆绑固定。对无病骨质应尽量保留，以免过多切除损害股骨上端的坚固性。

6. 缝合 以过氧化氢溶液、生理盐水、碳酸氢钠溶液依次反复冲洗局部、完善止血，按层缝合；放置硅胶管闭式引流，引流管放置在高位，避免术后窦道形成。术中标本常规需送病理学检查，以及 BAC、结核分枝杆菌 DNA、结核菌 Xpert、抗酸涂片、一般细菌培养等检查。

7. 术后处理 术后常规安置心电监护，吸氧，需预防性使用抗生素治疗，术后轻负压引流，引流管拔除时间应在一周以上，若引流量少于 10ml/d，三次细菌培养阴性，复查提示术区无明显积液则可拔除引流管，术后第 2d 停止心电监护及吸氧，安排复查血常规、肝肾功能等，双下肢静脉气压泵治疗以预防深静脉血栓，若患者咳痰无力，鼓励患者坐位排痰或体位排痰，可辅助排痰机排痰治疗，加用雾化治疗及祛痰药物。术后 2 周拆线，4 周后可下地活动，因术后患者卧床休息，需鼓励患者加强鼓肺排痰避免肺部感染，加强双下肢主被动屈伸锻炼预防深静脉血栓，若患者术后胃肠道反应严重，必须注意电解质补充，避免电解质紊乱，可将抗结核药物改为静脉输入，同时用保护胃黏膜药物，中成药在患者胃肠道反应治疗中疗效较好。术后需继续抗结核治疗，疗程为 18 个月以上，并全疗程随访监控评估抗结核有效性，对抗结核治疗不佳者及时调整抗结核方案。术中标本的结核菌药敏试验结果可为抗结核方案调整提供有利参考。

（何　磊　蒲　育　刘　勇）

参考文献

曹来宾，1998. 实用骨关节影像诊断学 . 济南：山东科学技术出版社 .

雷勇，2001. 股骨大粗隆结核的 X 线诊断 . 中外医用放射技术，10：88.

李冬松，李叔强，冯卫，等，2013. 股骨大转子滑囊结核并发大转子骨质破坏 1 例 . 中国骨伤，26（10），861-862.

李红军，张晓，黎英辉，1999. 股骨大粗隆结核 20 例 X 线分析 . 齐鲁医学杂志，14（2）：138.

李世民，党耕町，1998. 临床骨科学 . 天津：天津科学技术出版社 .

李彦伟，1996. 左股骨大粗隆骨骺发育异常误诊为骨骺结核 1 例 . 医学理论与实践（6）：264-265.

廖忠，王玮，2011. 经股神经与股血管间隙的股骨小粗隆手术入路探讨 . 福建医药杂志，33（6）：16-18.

陆裕朴，1991. 实用骨科学 . 北京：人民军医出版社 .

邱贵兴，戴尅戎，2016. 骨科手术学 . 4 版 . 北京：人民卫生出版社 .

王桂生，1982. 骨科手术学 . 北京：人民卫生出版社 .

王澍寰，2005. 临床骨科学 . 上海：上海科学出版社 .

吴启秋，林羽，2006. 骨与关节结核 . 北京：人民卫生出版社 .

胥少汀，葛宝丰，徐印坎，2015. 实用骨科学 . 4 版 . 北京：人民军医出版社 .

徐国成，韩秋生，李长有，等，2005. 骨科手术图谱 . 沈阳：辽宁科学技术出版社 .

杨胜云，廖锋，向凤选，等，2010. 股骨大粗隆单发结核 5 例影像学诊断 . 中国医药导报，7（25）：65.

张铁良，王沛，马信龙，2012. 临床骨科学 . 3 版 . 北京：人民卫生出版社 .

赵振彪，彭彦辉，2008. 骨科康复学 . 石家庄：河北科技出版社 .

Crespo M，Pigrau C，Flores X，et al，2004. Tuberculous trochanteric bursitis：report of 5 cases and literature review. Scandinavian Journal of Infectious Diseases，36（8）：552.

Pérez C，Rojas A，Baudrand R，et al，2002. Tuberculosis bursitis：report of case. Revista Médica De Chile，130（3）：319-321.

第二十八章　管状骨与颅骨结核

第一节　长管状骨结核

长管状骨结核是少见骨关节结核，由于该处血运丰富，有较多肌肉纤维保护，增强了骨组织局部对结核杆菌的抵抗力，故其发病率不高，据统计发病率约为1%。长管状骨结核多隐匿起病，病程缓慢，常无明显的全身中毒症状，易出现误诊误治，近年来随着诊治水平进步，长管状骨结核诊治水平较前明显提高，但仍存在早期诊治困难的问题。长管状骨结核其发病顺序为胫骨干、股骨干、尺桡骨干、肱骨干和腓骨干。10岁以下的儿童最多，且常为多发，30岁以上的则很少见，HIV患者合并长管状骨结核逐年增多，可能与HIV患者免疫力低下，结核早期播散相关，此点需引起足够重视。

一、应用解剖与病理

管状骨干皮质中有纵行哈氏管和横行穿通管，横行穿通管将髓腔和骨膜下贯通，长管状骨两端系关节软骨覆盖，与邻骨形成关节。儿童期，骨干两端存在骨骺和骺板。长骨周围被骨膜包围，但骨干部分骨膜较厚，与骨干联系比较松弛，骨膜内层细胞丰富，受刺激后可产生骨膜新生骨。年龄越小，骨膜新生骨能力越强。除胫骨外，长管状骨周围都有丰富肌肉覆盖，骨干结核病理变化以增生为主，溶骨性破坏次之，死骨形成较少见。椭圆形溶骨性破坏区为单发或多发，多位于髓腔内，偶见于新生骨区。死骨形成比较少见，具有大块死骨更为少见。由于骨干病变离骺板和关节较远，因此对骨生长影响不大，对关节功能也无明显影响。若骨干病变向骨端发展，也可穿破骺板和关节软骨面而侵入邻近关节，造成关节结核。由于骨干结核以骨膜性新骨增生为主，一般不易发生病理性骨折。

骨干结核的病理变化以增生为主，溶骨性破坏次之，部分可出现硬化骨壳空腔，空腔内残留大块死骨，一般不易发生病理性骨折；但若机体抵抗力低者，病变发展快，病变广泛，以溶骨为主，甚至出现病理性骨折。除胫骨外，其他长骨干的周围都有丰富的肌肉包围，因而脓肿不易被发现，脓肿易被吸收，窦道形成较少见。由于病变离骨骺板和关节都较远，故对骨的生长影响不大，对关节功能也无明显影响。若骨干病变向骨端发展，可穿破骺板和关节软骨面而进入关节，造成关节结核，椭圆形溶骨性破坏区可单发，也可多发，多位于髓腔内，少见于新生骨区。

二、临床表现与诊断

（一）临床表现

此类患者常合并肺结核或其他部位结核，若是儿童，患者常出现多部位结核，患者有明显的全身症状，如消瘦、体重下降、潮热、盗汗、营养不良合并肺结核者有咳嗽、咳痰等。若是单发结核，则全身症状及局部体征均不明显。成人症状则较轻微，大多数患者以局部肿胀、疼痛或者溢液就诊，部分患者因创伤后出现上述症状而就诊。若有冷脓肿形成则患肢较健侧变粗，但一般难以扪及波动感和发现窦道形成，局部有压痛，但较轻微。关节多保持良好的功能，或仅轻微受限。只有当病变向骨端发展侵犯关节后，关节才引起肿胀和功能受限。下肢骨干结核患者，跛行多不明显。

（二）实验室检查

1. 血常规、红细胞沉降率与C反应蛋白检查

长管状骨结核患者多有轻度贫血，血红蛋白<100g/L，多发病灶或合并继发感染者，贫血加重，白细胞计数增加。红细胞沉降率（魏氏法），第一个小时正常男性16mm，女性20mm以下。病

变活动期，红细胞沉降率加快，但少数病例也可正常，红细胞沉降率增快在临床上更为常见，魏氏法不论男女其红细胞沉降率值达 25mm/h 时，为轻度增快；达 50mm/h 时为中度增快；大于 50mm/h 则为重度快。潘氏法不论男女红细胞沉降率达 20mm/h 者均为增快。①生理性增快：女性月经红细胞沉降率略增快，可能与子宫内膜破伤及出血有关，妊娠 3 个月以上红细胞沉降率逐渐增快，可达 30mm/h 或更多，直到分娩后 3 周，如无并发症则逐渐恢复正常。其增快可能与生理性贫血、纤维蛋白原量逐渐增高、胎盘剥离、产伤等有关。60 岁以上的高龄者因血浆纤维原蛋白量逐渐增高等，也常见红细胞沉降率增快。②病理性增快：各种炎症和各种原因导致的高球蛋白血症。

C 反应蛋白（CRP）是在机体受到感染或组织损伤时血浆中一些急剧上升的蛋白质（急性蛋白），激活补体和加强吞噬细胞的吞噬而起调理作用，清除入侵机体的病原微生物和损伤、坏死、凋亡的组织细胞，是一种非特异的炎症标志物，在急性创伤和感染时其血浓度急剧升高。CRP 是临床上最常用的急性时相反应指标。常见以下情况导致C 反应蛋白异常升高：①急性炎症或组织坏死，如严重创伤、手术、急性感染等，CRP 常在几小时内急剧显著升高，且在红细胞沉降率增快之前即升高，恢复期 CRP 也先于红细胞沉降率之前恢复正常；手术者术后 7 ～ 10d CRP 浓度下降，否则提示感染或并发血栓等。②急性心肌梗死：24 ～ 48h 升高，3d 后下降，1 ～ 2 周后恢复正常。③急性风湿热、类风湿关节炎、系统性红斑狼疮、细菌性感染、肿瘤广泛转移、活动性肺结核。④病毒感染时 CRP 多不升高。⑤ CRP 可作为风湿病的病情观察指标，以及预测心肌梗死的相对危险度。在结核病变活动期 CRP 一般都有升高，但也可正常，病变静止或治愈者红细胞沉降率将逐渐趋于正常。而在诊疗过程中，定期复查红细胞沉降率或 CRP，有助于判断病情发展、好转或治愈。

2. 结核菌素纯化蛋白衍化物　阳性表示受试者感染过结核，或接种过卡介苗，但不能判定是否现在患有结核病。强阳性表示体内可能有活动性结核病变。多数患者结核菌素纯化蛋白衍生物（PPD）皮试（++ ～ ++++），提示有结核感染可能。

3. 病理组织检查　病理学诊断是骨干结核诊断的金标准，采取肉芽组织、脓液、死骨等行病理学检查，中心型结核以浸润及坏死为主，坏死骨组织游离后形成死骨，死骨吸收后遗留骨空洞；边缘型结核不易形成大块死骨，小块死骨也常被吸收，故仅形成局限性骨质缺损。密质骨结核多自髓腔开始，以局限性溶骨性破坏为主，一般不形成大块死骨。所生脓液沿穿通管汇流到骨膜下，将骨膜掀起，并刺激骨膜形成新骨。脓液多次外溢，将骨膜多次掀起，则新骨呈葱皮样外观。管状骨干骺端具有松质骨和密质骨两种成分，因而该处病变也同时具有两种病变的特点。

4. 改良罗氏培养基培养　在其中一个 MGIT 管内加入已知浓度的供试药物，将管内菌生长的情况与接种 1/100 稀释菌液的无药 MGIT 管（生长对照）进行比较。将接种后的含药培养管和对照管，按照 BACTEC MGIT 960 仪器操作步骤放入仪器，进行培养。仪器自动监测各管内分枝杆菌生长情况（GU 值），自动报告敏感或耐药。

5. 结核分枝杆菌 PCR　结核分枝杆菌在体外培养周期长，阳性检出率不高，因此对临床的早期诊断和确定药物治疗都带来一定的困难，应用聚合酶链反应（PCR）技术检测结核分枝杆菌，能大大提高结核分枝杆菌的检出率和检出特异性，有利于临床及时治疗。PCR 技术是利用酶促反应合成特异 DNA 片段的原理、模拟 DNA 复制过程的核酸体外扩增技术，可使很微量的靶 DNA 在短时间内扩增至 10^6 倍以上，具有高度的敏感性及特异性，为结核病的病原学诊断开拓了一条崭新的途径，被广泛应用于结核的诊断和鉴别诊断，极大地推动了结核病诊断的发展，骨结核各种病理组织中均含有较多的结核分枝杆菌，结核病程的各个发展阶段，非常容易经穿刺而获得，而且操作简便、没有创伤，同时 PCR 所需标本量极少。PCR 为骨结核的诊断建立了一种敏感、特异、快速、简便、无创、标本微量而不需培养的细菌学检测与鉴定方法，对骨结核的早期、快速诊断和鉴别诊断具有极其重要的临床价值。PCR 作为一种新的临床检查方法，其临床价值已得到充分肯定。然而近年来的临床实践证明 PCR 也有一定的局限性，主要表现在假阳性与假阴性两个方面。文献报道其假阳性率在 3% ～ 20%。其假阴性和假阳性的原因比较复杂。假阳性的主要原因：①污染；②引物的特异性；③引物的含量；④结核病的

"亚临床状态"。假阴性的原因：①待测样本中无靶 DNA；②操作不规范，破坏了提取的 DNA 链；③基因组 DNA 量；④引物浓度过低，则 PCR 产物的量降低，影响结果的判断，甚至出现假阴性；⑤ DNA 样品不纯，影响内切酶活性的因素存在，如何去除这些影响因素是保证 PCR 正常扩增的关键，必要时设置抑制物质的检测措施；⑥标本中结核分枝杆菌分布不均，所检测的部分标本中无结核分枝杆菌；⑦标本量太少，提取不到足够的靶 DNA；⑧标本时间太长，可能不含有靶 DNA；⑨非结核分枝杆菌的关节感染。

6. 结核菌 Xpert MTB/RIF　Xpert 以全自动半巢式实时 PCR 技术为基础，以 *rpo B* 基因为靶基因，可在 2h 内同时检测 MTB 和 RIF 耐药。2010 年 WHO 推荐 Xpert 用于肺结核的诊断。2013 年 WHO 又推荐 Xpert 用于肺外结核的诊断。MTBDR 运用核酸线性探针杂交技术，检测异烟肼与利福平耐药的相关基因，可在 24h 内完成耐多药结核分枝杆菌检测。2008 年 WHO 推荐 MTBDR 应用于涂阳肺结核患者的结核分枝杆菌及其耐药检测，结核菌 Xpert MTB/RIF 在骨关节结核患者中的诊断准确性为 85% 左右。

7. 抗酸涂片　抗酸染色法，涂片查分枝杆菌，目前仍然不失为一种有效的检测手段。

8. 结核抗体　感染结核分枝杆菌后，体内可产生特异性抗体。将结核分枝杆菌抗原包被在固相载体上，与待测血清反应，血清中相应的抗体可结合于其上，再以胶体金（或酶）标记，显示反应，可检出血清中结核分枝杆菌抗体。采用胶体金或 ELISA 法，抗体阳性率为 80% ～ 90%，表示有结核分枝杆菌感染，其灵敏度超过 90% 和特异性超过 85%。

9. γ 干扰素释放试验　是一种用于结核杆菌感染的体外免疫检测的新方法，在结核诊断中的意义正在被越来越多的临床实验所证实。

（三）影像学检查

1. X 线检查　早期 X 线片表现是海绵骨的骨质稀疏，继而吸收消失，在骨内形成囊样改变，由内向皮质侵蚀。X 线片可见骨干周围有新骨形成，其边缘光滑整齐，有时呈葱皮样改变。髓腔内或新骨内可见单发或多发的椭圆形溶骨性破坏区。病变破坏的范围通常不如化脓性骨髓炎广泛，破坏腔内的死骨也多被吸收，故死骨少见。病变破坏区周围也无明显硬化现象。如病变侵及骨皮质，则可产生轻度骨膜反应，不同于干骺端结核不产生骨膜反应。

2. CT 检查　可发现骨皮质中断，病变周围轻度硬化，可见骨膜反应，周围软组织肿胀，部分可发现脓肿形成。严重者可见骨干髓腔内死骨形成。清楚地显示较小的、较隐蔽的骨质破坏、小的死骨及周围软组织的改变。

3. MRI 检查　能发现早期骨质破坏区及软组织病变，骨质破坏在 T_2WI 上表现为低信号，早期的骨髓炎水肿为长 T_1、长 T_2 信号，T_2WI 脂肪抑制序列呈高信号，对于显示周围软组织的改变具有一定优势。目前 MRI 检查已成为早期骨干结核检查的首选手段。

4. ECT　若系多部位结核患者可行 ECT 检查了解其他部位隐匿性结核可能，但不作为常规检查手段。

5. 典型病例影像　见图 28-1-1 ～图 28-1-3。

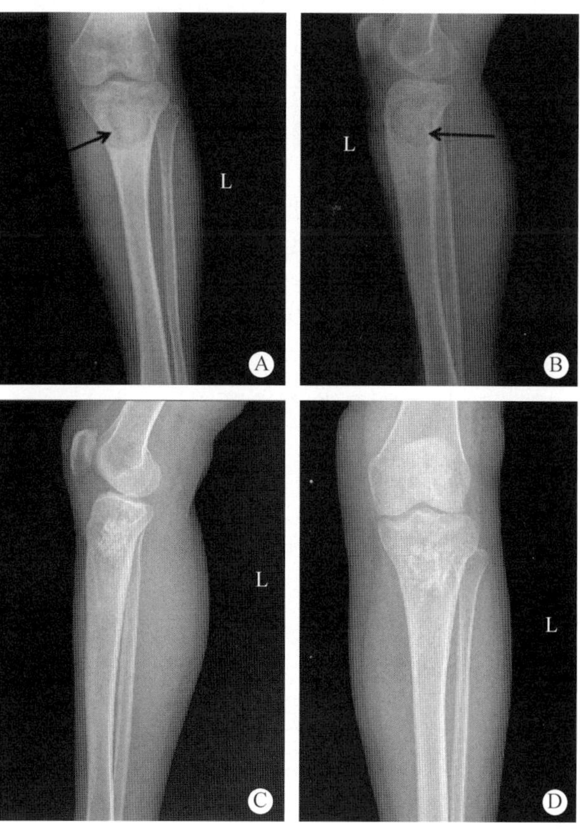

图 28-1-1　女性，20 岁。左胫骨近端结核
A、B. 术前 X 线片显示左胫骨近端骨质破坏；C、D. 病灶清除取髂骨植骨融合术后 6 个月 X 线片显示植骨融合

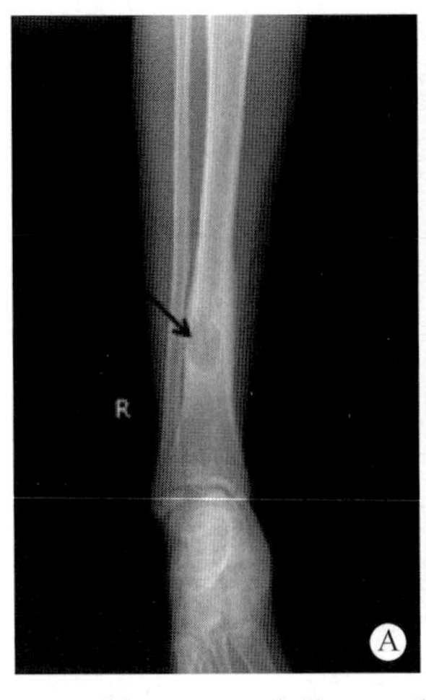
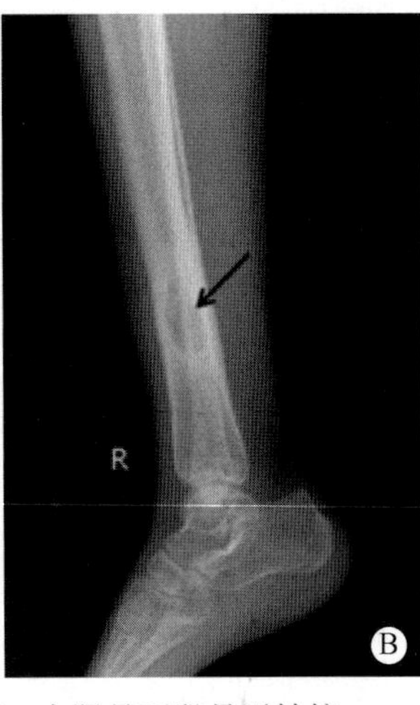

图 28-1-2　女性，20 岁。右胫骨下段骨干结核

A、B. 正侧位显示右侧胫骨下段中心略偏外侧的以髓腔为主累及周围皮质的卵圆形骨质缺损，有轻度膨胀（增粗），缺损区呈较均匀的磨玻璃密度阴影，内侧可见多层层状骨膜反应增生、骨皮质增厚，侧位相也可见骨皮质增厚

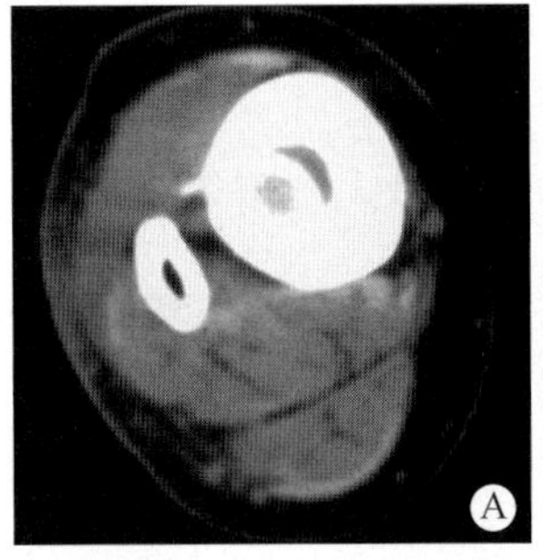
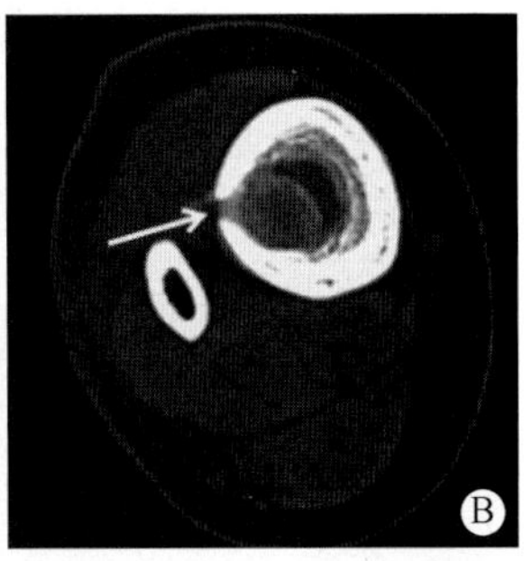

图 28-1-3　女性，20 岁。左侧胫骨上段干骺端结核

A、B. CT 显示前、内、后方骨皮质增厚，外侧骨皮质变薄并局限性缺损；髓腔偏心性缩小。骨皮质－髓腔移行的带状磨玻璃密度阴影和髓腔内的小片状磨玻璃密度阴影。CT 对于外侧缘的骨皮质缺损破坏显示远较平片直观、清晰

（四）诊断及鉴别诊断

1. 诊断要点

（1）病史：病程长，起病隐匿，既往有明确的结核病史或结核接触史，来自疫区或结核高发地区。

（2）症状：全身有潮热、盗汗、消瘦、咳嗽、咳痰、体重下降、营养不良等中毒症状，局部有疼痛、肿胀，甚至合并窦道者。

（3）查体：患部肿胀、增粗，局部有明显压痛，可扪及波动感，窦道形成有分泌物，干酪样肉芽组织等，合并感染者局部可出现红肿，皮温升高，被动活动相邻关节时疼痛较明显。

（4）血清结核抗体阳性，结核感染 T 细胞阳性，PPD 实验阳性，红细胞沉降率、C 反应蛋白升高等有助于诊断，局部组织穿刺检测结核分枝杆菌 PCR、结核菌 Xpert MTB/RIF、抗酸涂片、改良罗氏培养基培养（BAC）等阳性可明确诊断。

（5）穿刺标本病理学可查见死骨、干酪样肉芽组织，抗酸杆菌阳性。

（6）早期 X 线片表现是海绵骨的骨质稀疏，继而吸收消失，在骨内形成囊样改变，由内向皮质侵蚀。X 线片可见骨干周围有新骨形成，其边缘光滑整齐，有时呈葱皮样改变。髓腔内或新骨内可见单发或多发的椭圆形溶骨性破坏区。病变破坏的范围通常不如化脓性骨髓炎广泛，破坏腔内的死骨也多被吸收，故死骨少见。病变破坏区周围也无明显硬化现象。如病变侵及骨皮质，则可产生轻度骨膜反应，不同于干骺端结核不产生骨膜反应。CT 检查：可发现骨皮质中断，病变周围轻度硬化，可见骨膜反应，周围软组织肿胀，部分可发现脓肿形成。严重者可见骨干髓腔内死骨形成。MRI 检查：能发现早期骨质破坏区及软组织病变，骨质破坏在 T_2WI 上表现为低信号，早期的骨髓炎水肿为长 T_1、长 T_2 信号，T_2WI 脂肪抑制序列呈高信号，对于显示周围软组织的改变具有一定优势。目前 MRI 检查已成为早期骨干结核检查的首选手段。综合以上常可明确诊断。

2. 鉴别诊断

（1）化脓性骨髓炎：血源性骨髓炎，以胫骨上段和股骨下段最多见。本病发病前往往有外伤病史，但很少发现原发感染灶，起病急骤，全身中毒症状严重，寒战，高热至 39℃以上，有明显的毒血症症状。局部症状：①早期患区剧痛，局部皮温增高，有局限性压痛，肿胀并不明显。②后期局部水肿，压痛更为明显说明此处已形成骨膜下脓肿。往后疼痛减轻，为脓肿穿破后成为软组织深部脓肿，但局部红、肿、热、压痛则更加明显。各关节可有反应性积液。如向髓腔播散，则症状更严重，整个骨干都有骨破坏后，可发生病理性骨折。③急性骨髓炎的自然病程可维持 3 ～ 4 周。脓肿后形成窦道，疼痛缓解，体温逐渐下降，病变转入慢性阶段。④部分低毒感染，表现不典型，体征较轻，诊断较困难。临床检查可见：①白细胞计数增高，在 $10 \times 10^9/L$ 以上，中性粒细胞可占 90% 以上。②血培养有化脓性细菌感染。③病灶局部分层穿刺可穿出脓液。④ CT 检查可以提前发现骨膜下脓肿。

（2）骨肉瘤：骨肉瘤起病快，病程短，突出症状是肿瘤部位进行性逐渐加重的剧烈疼痛，由肿瘤组织侵蚀和溶解骨皮质所致。典型的X线片表现为骨组织同时具有新骨生成和骨破坏的特点。肿瘤多位于长管状骨的干骺端，边缘不清，骨小梁破坏，肿瘤组织密度增高，穿破骨皮质后，肿瘤将骨膜顶起，产生该病具有特征性的X线征象即考德曼套袖状三角（Codman三角）。这种现象在部分骨髓炎和尤因肉瘤患者中可见到，在骨肉瘤中则是非常典型的。晚期可看到肿瘤浸润软组织的阴影，可在部分病例中见到病理性骨折。CT是判断骨肿瘤性质、范围和有无周围软组织浸润的有效手段，可早期发现肺部和其他脏器的转移病灶。

（3）骨囊肿：为骨的瘤样病变，又称孤立性骨囊肿。囊壁为一层纤维包膜，囊内为黄色或褐色液体。骨囊肿多发于儿童和少年的四肢长骨端，症状轻，病程长，有时只有局部的酸痛不适感。骨囊肿约有半数病例以病理性骨折为首先症状，很少有大部分干骺端及骨干的广泛破坏，一般无骨膜反应，X线片显示长骨干骺端或骨干部位有椭圆形溶骨破坏，边界清楚，其周围可见薄层硬化带，骨皮质可有轻度膨胀变薄。

三、治　　疗

（一）非手术治疗

1. 休息与营养　全身支持治疗，纠正营养不良、贫血与低蛋白血症。

2. 局部制动　前臂与上臂，大腿与小腿，分别用石膏夹板或上下肢支具限制活动，促使病变静止，防止出现骨干病理性骨折。

3. 抗结核药物治疗　长管状骨结核治疗的关键是规范化抗结核治疗，用药原则需遵循“早期、联合、适量、规律、全程”十字方针，早期快速结核菌耐药检测、BAC药敏实验等可为结核药物调整提供依据，及时根据结核耐药检测情况调整抗结核方案十分必要，经过正规抗结核治疗大多数长骨骨干结核预后良好，此类患者未见骨干病理性骨折相关报道。

（二）手术治疗

1. 适应证　在有效抗结核治疗的前提下，笔者认为以下是长管状骨结核的手术指征：①经正规抗结核治疗，骨病灶无缩小甚至扩大。②环状硬化骨壳腔内死骨形成。③结核病灶穿破骨骺，侵犯关节软骨形成脓肿或窦道。④骨干结核破坏严重，影响骨干连续性及受力稳定性，需植骨重建。

2. 手术目的　在于清除结核病灶，促进愈合，降低结核耐药率发生，重建管状骨的稳定性。提高局部抗结核药物浓度。

3. 病灶清除植骨融合术　手术入路可根据病灶部位具体决定。在行病灶清除时，需尽量清除肌间隙病灶组织，仔细切除窦道壁组织，到达病灶后需剥离骨膜，凿开骨皮质，切除病灶周围骨膜组织，显露病灶，并加以清除死骨及病灶内肉芽组织，去除硬化骨，术中可予过氧化氢、生理盐水反复冲洗，一部分学者主张局部应用抗结核药物，骨缺损较大则或者临近关节处可行植骨治疗，以取自体骨植骨为宜。术后负压引流，引流管拔除时间应在一周以上，若引流量少于10ml/d，三次细菌培养阴性，复查提示术区无明显积液则可拔除引流管。根据个体情况可做碟形手术或用带蒂肌肉瓣充填骨腔，若混合感染者，一般不主张术中植骨。骨干受力稳定性差者术后可行石膏托或外支架固定，待植骨初步融合后去除外固定。术后需继续正规、足疗程抗结核治疗，疗程为18个月以上，并全疗程随访监控评估抗结核有效性，对抗结核治疗不佳者及时调整抗结核方案。术中标本的结核菌药敏试验结果可为抗结核方案调整提供有利参考。

第二节　短管状骨结核

短管状骨结核较长管状骨结核易出现，多见于儿童，成人少见，常见于掌骨、跖骨、指或趾骨，是儿童骨结核中相当常见的类型，据成都市公共卫生临床医疗中心统计2006～2016年收治的2173例骨结核的发病情况，其中少见骨结核共119例，其中短管状骨结核7例，约占少见骨关节结核的5.88%，占全部骨结核的0.24%。结核杆菌随血流首先到达短骨干骺端的髓腔内，形成结核性肉芽组织及干酪坏死物，取代髓腔内的骨髓组织。因向关节的方向有骺软骨的阻挡，故病变主要向着骨干的方向蔓延。随着病程的缓慢发展逐渐向外累及骨皮质和骨膜，并刺激骨皮质和骨膜的增生，结果造成骨破坏及增生性改变。此类型结核常为多发，也可单发，在免疫力低下成人患者中也可出现。短骨干的发病率高于长骨干的可能原因：①短骨干周围肌肉较少，缺乏肌肉的保护作用。②短骨干位于肢体的远端，营养血管较细，血流速度缓慢，细菌栓子容易在局部滞留而发病。在手骨结核中，掌骨结核比指骨结核多见。在掌骨中，又以第 1 ～ 3 掌骨最多。在足骨结核中，第 1 跖骨和大跗趾骨的发病率远超过其他 4 趾，约等于其他 4 趾的总和。手足骨结核的脓肿溃破，形成窦道较常见，因为骨外的软组织覆盖较少。

一、应用解剖与病理

短管状骨周围仅有少量肌肉组织覆盖或完全没有肌肉组织覆盖，短管状骨只有一端有骨骺和骺板，短管状骨中营养血管较细，血流缓慢，第一跖骨和趾骨较粗大，负重多，患病率较高。与一般坚质骨结核相同，短骨骨干结核也以增生为主，溶骨性破坏次之。病变初期在病灶周围反应骨膜变厚、增生及骨膨胀。此时还未形成脓肿，亦无软组织浸润。病变继续发展，波及全部松质骨，导致死骨形成。有时全部骨干都发生坏死，变成死骨并逐渐与新形成骨膜骨组织分离，后者维持着原有骨质完整性，这时软组织已发生浸润并形成脓肿。随着病变继续发展，较大块死骨逐渐碎裂。在由死骨支持脓肿影响下，骨膜层被破坏，病变便迅速移行到软组织内并形成窦道。通过窦道口不时排出脓液及死骨碎片。死骨在排出过程非常缓慢而长期，并伴有骨膜鞘破坏。最后结果，甚至在窦道愈合之后，往往由于瘢痕性改变及节段性骨质缺损而形成严重变形。其病理变化不同于长骨骨干结核：①骨气臌（spina ventosa）即骨皮质膨胀变薄，骨髓腔因溶骨性破坏而扩大；②死骨形成较多，可能因为骨体细小，病变容易将骨干血供全部破坏；③由于骨干细小，病变波及骨髓或骨端，以及侵入邻近关节的可能性要比长骨骨干大得多。

二、临床表现与诊断

（一）临床表现

早期症状主要表现为局部肿胀、疼痛，一般没有明显的全身中毒症状。晚期病变部位肿胀，疼痛较显著，病变部位可显著增粗，局部皮温升高，压痛明显。脓肿易破溃后形成窦道或者瘘管，部分患者可出现病理性骨折，累及小关节或肌腱者可出现关节功能受限。

（二）实验室检查

血常规、红细胞沉降率、C 反应蛋白、结核抗体、结核感染 T 细胞、PPD 实验等仍推荐检查，条件许可者早期穿刺活检取得标本行结核相关实验室检查，具体可参考长管状骨结核相关检查。

（三）影像学检查

1. X 线检查　可见短骨骨干有骨膜、新骨形成，或形成骨气臌（图 28-2-1、图 28-2-2）。也有形成死骨的，老年患者新骨增生不明显，甚至出现病理性骨折。

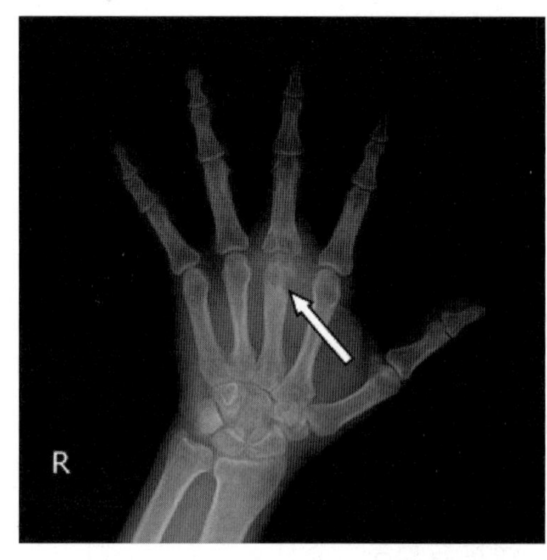

图 28-2-1　男性，41 岁。右第三掌骨头骨结核：X 线片显示右第三掌骨头骨质破坏，关节面受累

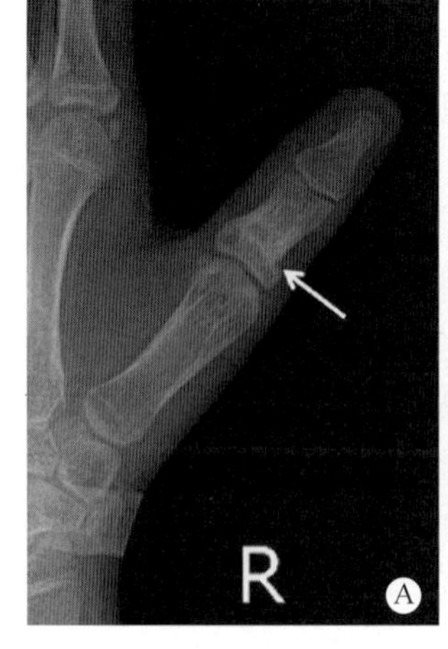

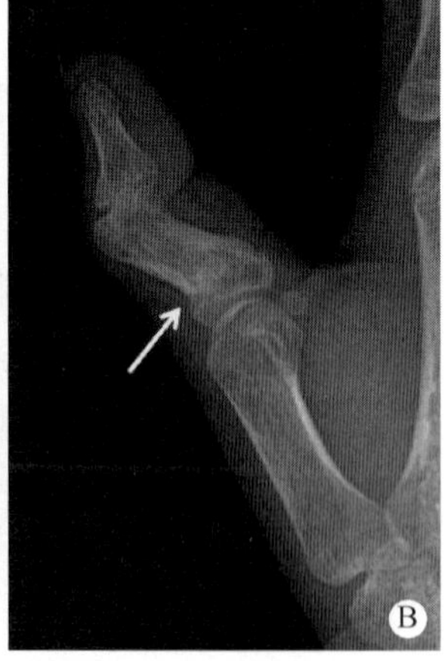

图 28-2-2　女性，14 岁。右手拇指近节指骨骺板结核
A. 正位；B. 斜位。A、B. 显示骺板畸形紊乱的骨小梁结构，局部不规则早期骨性愈合

2. CT 检查　CT 扫描具有较高的密度分辨率，能够较早发现骨骼的细微改变，明确骨质破坏范围、程度和死骨形成的情况，可更直观显示肉芽组织及其内的钙化、脓肿、死骨碎片（图 28-2-3）。

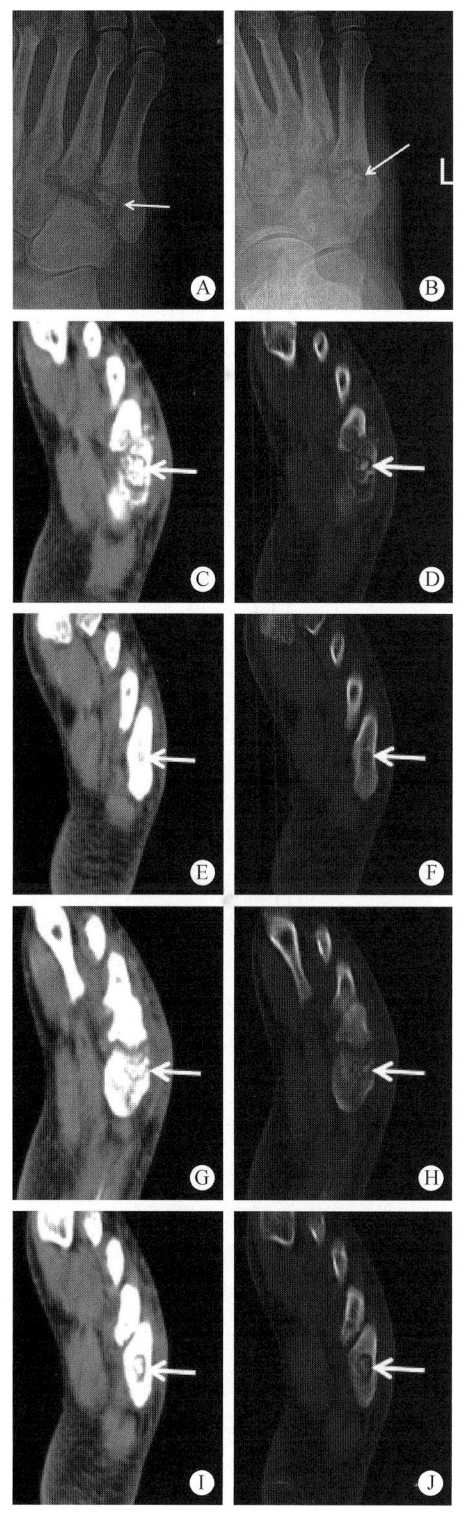

图 28-2-3　男性，30 岁。左足第 5 跖骨基底部结核
A. 斜位平片；B. 正位平片；C ～ J. 分别为不同层面的 CT 平扫软组织窗和相对应的骨窗。显示局限性骨质破坏区内的斑片状和砂粒状死骨。跖骨近端与骰骨的关节面，内侧第 4 跖骨近端也可见受累及

3. MRI 检查　由于对组织水含量和蛋白质含量多少的变化非常敏感，可清晰地显示早期短管状骨旁软组织的轻微肿胀，可在病变的早期其他影像检查为阴性的情况下发现病变；有利于观察管状骨的病理改变、病变范围、病变在三维平面的变化；能详细了解脓液流注范围、脓腔内是否有分隔及其与比邻结构的关系。

（四）诊断和鉴别诊断

1. 诊断要点

（1）病史：发病缓慢，隐匿而渐进，开始症状少而轻微，多为局部肿痛。既往有结核病患病史或结核病接触史。

（2）症状：局部多有疼痛、肿胀、活动障碍。全身症状可有潮热、盗汗、消瘦、体重下降、营养不良等，合并肺结核者，可有咳嗽、咳痰。

（3）体征：患肢肿胀，局部有明显压痛，窦道有分泌物，可见干酪样肉芽组织，被动相邻关节时疼痛较明显，累及肌腱者可出现指（趾）关节活动受限。

（4）化验：若患者红细胞沉降率、C 反应蛋白升高，PPD 实验阳性，结核抗体检查阳性，结核感染 T 细胞检测阳性等有助于诊断，局部组织穿刺检测结核分枝杆菌 PCR、结核菌 Xpert MTB/RIF、抗酸涂片、改良罗氏培养基培养（BAC）等阳性可明确诊断。

（5）X 线片：可见短骨骨干有骨膜、新骨形成或形成骨气臌，也有形成死骨的，老年患者新骨增生不明显，甚至出现病理性骨折。

（6）穿刺标本病理学：可查见死骨、干酪样肉芽组织，抗酸杆菌阳性。

根据患者发病缓慢，隐匿而渐进的病史、临床表现、体格检查、实验室及影像学相关检查，诊断多无困难，确诊有利于病理学检查。

2. 鉴别诊断

（1）化脓性骨髓炎：发病急，全身症状明显，局部弥漫性肿胀，急性期 X 线片显示弥漫性骨质破坏，范围广，骨膜反应明显，软组织弥漫性肿胀；慢性期显示骨质增生及破坏同步并存，即在骨破坏周围有骨质增生硬化、骨外膜增生、骨干增粗、内膜增生、髓腔变窄，致使骨密度增高，甚至髓腔闭塞，有骨膜反应时软组织肿胀减轻，往往有死骨形成，根据以上病理改变及 X 线片表现可以

与骨干结核鉴别。

（2）内生软骨瘤：是掌、指骨最常见的良性骨肿瘤，掌指骨内生软骨瘤患者症状表现不明显，临床上患者多因手部酸胀感、外观肿胀畸形或轻微外伤致病理性骨折就诊时发现，一般X线片可明确诊断。其典型X线表现是受累骨干或干髓端出现透亮区；多呈卵圆形，患处骨皮质向周围膨胀，明显变薄，病灶内可有斑点状钙化影。

三、治　　疗

（一）非手术治疗

由于短骨骨干结核在儿童中多见，儿童自愈力强，一般都可采用非手术疗法。在规范抗结核治疗前提下，包括局部换药引流，部分学者主张换药时可局部使用利福平、异烟肼等结核药物，必要时辅助石膏托或支具外固定。但在治疗过程中，若出现经久不愈情况，需警惕耐药可能，结核治疗的关键是规范化抗结核治疗，用药原则需遵循“早期、联合、适量、规律、全程”十字方针，抗结核治疗药物选择遵从WHO推荐方案，但需综合考虑患者用药情况、地区耐药情况等，一般抗结核药物治疗18个月。若患者病情复杂或系耐药患者，可邀请结核内科专家组讨论后决定治疗方案，早期快速结核菌耐药检测、BAC药敏实验等可为结核药物调整提供依据，及时根据结核耐药检测情况调整抗结核方案十分必要，在抗结核治疗过程中，患者易发生较多药物不良反应，建议拟定抗结核方案前完善听力、视野、乙型肝炎、甲状腺功能等相关检查，需在治疗过程中密切监测肝肾功能、血常规、小便常规等，同时需积极改善全身状况，增加营养，提高免疫力，纠正基础疾病，充足的营养是增加抵抗力的基本条件。

（二）手术治疗

非手术疗法无效、耐药患者、窦道经久不愈、有明显死骨的，也可采用手术治疗，手术治疗以清除死骨、肉芽组织、脓液为主要目的，术式多以病灶清除为主，在抗结核有效前提下进行手术，若是功能部位，可根据术中情况植骨或者行关节融合术，植骨材料选择自体骨为宜，术中需注意临近肌腱、血管、神经的保护，术后辅助外固定，若合并一般细菌感染则不主张植骨，个别多次手术治疗无效或者非主要功能短骨骨干结核可考虑行节段截除术。

第三节　颅骨结核

因结核杆菌侵入颅骨引起的特异性炎症反应称为颅骨结核。颅骨结核较少见，仅占全身骨关节结核0.14%。本病发病年龄轻，多见于儿童或机体抵抗力低下的青壮年。颅骨结核85%继发于全身其他部位结核，主要为身体其他部位的活动性结核病灶中的结核杆菌通过淋巴、血行播散引起，或因邻近的病灶蔓延、侵入颅骨所致，其中约半数继发于肺结核。

一、解剖概要

颅骨为构成颅腔的八块扁骨及不规则骨，分别为不成对的额骨、蝶骨、筛骨、枕骨、成对的顶骨和颞骨。筛骨只有一小部分参与构成颅腔。颅骨以枕外粗隆—上项线—乳突根部—颞下线—眶上缘为界，由额骨、枕骨、顶骨参与构成颅盖，由蝶骨、枕骨、颞骨、额骨、筛骨参与构成颅底。颅盖骨由内、外骨板和中间的松质骨即板障构成。内外骨板均有骨膜覆盖，内板骨膜即硬脑膜外层。颅骨板障内的板障静脉借分支相互吻合成网，并与颅内、外静脉相通。因受颅骨骨缝的限制，颅骨结核病变通常位于颅骨板障之间的髓质骨，主要为溶骨性破坏，通常不超出受累颅骨范围。病情进展可使受累颅骨骨质破坏、向周围组织蔓延、形成脓肿，甚至可向硬脑膜外蔓延并穿透硬脑膜侵入颅内，导致各种颅内并发症及其一系列的症状与体征。依病变的扩散程度可分为以下几种。①局限型：病变包括颅骨全层向内扩散，穿过颅骨内板，在硬膜外形成脓肿；向外扩散，穿过颅骨外板，在帽状腱膜下或皮下形成脓肿。在这种情况下，骨外板破坏通常较内板为小，可有死骨形成。硬膜外脓肿有可能引起结核性脑膜炎或脑结核。②弥漫型：病变迅速侵犯骨部分，沿着骨扩散并移行到邻近的诸骨。此时骨缝并不能成为感染扩散屏障。有时结核性脓肿在骨膜下扩散，分离骨膜和硬脑膜。

二、临床表现与诊断

（一）临床表现

1. 症状与体征　此类患者常并发肺结核或其他部位结核，若是儿童，患者常出现多部位结核，患者有明显的全身症状，如咳嗽、咳痰、消瘦、体重下降、潮热、盗汗、营养不良等。若是单发结核，则全身症状及局部体征均不明显。通常起病缓慢，早期可无明显症状，仅局部头皮肿胀；病情进展可出现脓肿，表现为局部头皮下包块，通常无红肿、疼痛表现，按之也无压痛但可触及波动感。脓肿破溃后可见有干酪样坏死物质及死骨流出，可形成窦道经久不愈。病情重者可穿破颅骨内板蔓延至硬脑膜外，甚至穿透硬脑膜侵犯颅内，引起一系列并发症。合并结核性脑膜炎者可突然发生剧烈头痛、喷射性呕吐、高热、抽搐、意识障碍，查体可发现脑膜刺激征阳性；炎症易造成脑底、脑池及脑表面蛛网膜粘连，引起脑积水。合并颅内结核瘤可表现为进行性颅内压增高及颅内占位病变的症状与体征，也可合并不同类型的癫痫。

2. 实验室检查

（1）血常规：患者常有轻度贫血，多发病灶或长期合并继发感染者，可有较重贫血。10%病例白细胞计数可增高，混合感染者白细胞计数明显增加。

（2）红细胞沉降率及C反应蛋白：在病变活动期一般红细胞沉降率、C反应蛋白都有升高，但也可正常，病变静止或治愈者红细胞沉降率将逐渐趋于正常，这对随诊有意义，但是本项检查非特异性，普通炎症或肿瘤也可使红细胞沉降率加快。

（3）结核菌素试验：未接种过卡介苗的15岁以下儿童，结核菌素试验呈阳性者，说明最近感染了结核病，由非典型抗酸杆菌感染也可阳性，但反应较轻。假阴性可见初病期，或重症者无变应性，因此试验阴性时不能完全除外活动性结核。

（4）病原学检查：经局部穿刺取病变组织或腰椎穿刺取脑脊液行病原学检查，病理学检查阳性者可确诊。穿刺标本可行结核分枝杆菌PCR、结核菌Xpert MTB/RIF、抗酸涂片、改良罗氏培养基培养（BAC）检测，改良罗氏培养基培养需3～8周，其阳性率为50%左右。结核分枝杆菌PCR检测经48小时可得结果，同时可行异烟肼、利福平耐药性检测，阳性率为50%～80%。结核菌Xpert MTB/RIF在骨关节结核患者中的诊断准确性为85%左右，同时可行利福平耐药性检测。

（5）腰椎穿刺及脑脊液检查：病情轻、未波及颅内者可在腰椎穿刺检查时，脑脊液压力可正常或略高，常规和生化检查可无明显变化。合并结核性脑膜炎者，脑脊液压力明显增高，可达250mmH_2O以上，呈毛玻璃状，静置数小时后可有薄膜形成，脑脊液常规检查提示白细胞计数增多但常在$0.5\times10^9/L$以下，以淋巴细胞为主。脑脊液生化可提示糖及氯化物含量降低，蛋白含量明显增高。

3. 影像学检查

（1）X线检查：典型者可见额顶骨或其他部位有单发或多发的病灶，表现为边缘较整齐或穿凿样的圆形、椭圆形片状低密度区或骨缺损，其中有大小及形状不等、游离的块状高密度死骨。

（2）CT检查：能够较早发现骨骼的细微改变，明确骨质破坏范围、程度和死骨形成的情况；增强CT可清楚显示颅骨破坏，头皮下及硬膜外脓肿，周围条带状强化（图28-3-1）。

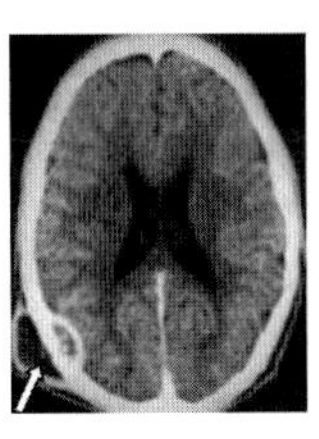
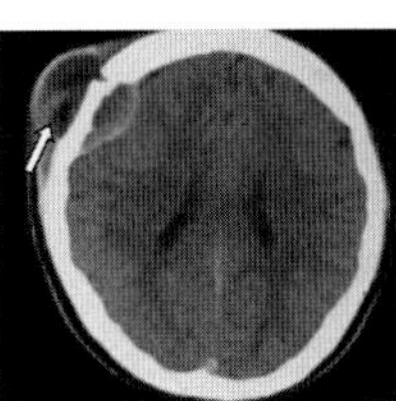
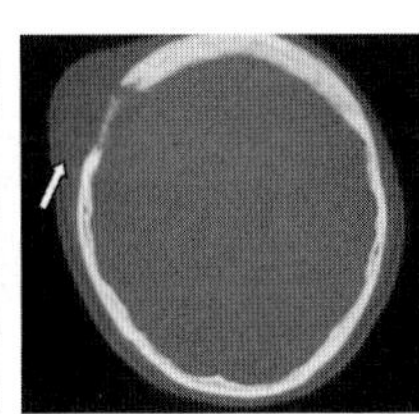

图28-3-1　右顶骨结核：增强CT显示右顶骨破坏，头皮下及硬膜外脓肿，周围条带状强化

（3）MRI检查：MRI由于对组织水含量和蛋白质含量多少的变化非常敏感，可清晰地显示早期颅骨内外软组织的轻微肿胀，可在病变的早期其他影像检查为阴性的情况下发现病变；有利于观察颅骨的病理改变、病变范围、病变在三维平面的变化；可发现病灶区硬脑膜外、硬脑膜下及颅内的病变部位与范围。

（二）诊断及鉴别诊断

1. 诊断要点

（1）病史：发病缓慢，隐匿而渐进，开始症状少而轻微，多为局部头痛。既往有结核病患病史或结核病接触史。

（2）症状：多有局部头痛，头皮肿胀。全身症状可有潮热、盗汗、消瘦、体重下降、营养不良等。合并肺结核者，可有咳嗽、咳痰。

（3）体征：局部头皮肿胀，伴或不伴压痛，窦道有分泌物，可见干酪样肉芽组织、死骨流出，伴或不伴中枢神经症状。

（4）化验：若患者红细胞沉降率、C反应蛋白升高，PPD实验阳性，结核抗体检查阳性，结核感染T细胞检测阳性等有助于诊断，局部组织穿刺检测结核分枝杆菌PCR、结核菌Xpert MTB/RIF、抗酸涂片、改良罗氏培养基培养（BAC）等阳性可明确诊断。

（5）影像学检查：可发现颅骨骨质破坏，脓肿形成，硬脑膜外、下及颅内病变的具体部位、范围及程度。

（6）穿刺标本病理学：可查见死骨、干酪样肉芽组织，抗酸杆菌阳性。

根据患者流行病学史、病史、临床表现、体格检查及实验室、影像学相关检查，诊断无困难，确诊有利于实验室或者病理学检查。

2. 鉴别诊断

（1）化脓性颅骨骨髓炎：起病急，病程短，常有头部伤口感染或头面部疖肿、副鼻窦炎等其他部位的化脓性感染病史，局部有红肿热痛表现，常伴高热；病变较结核为广泛，破坏区周围骨质增生硬化较显著，病变一般不跨越颅缝。

（2）颅骨血管瘤：病变多呈圆形或椭圆形。边缘整齐硬化，骨破坏外板较内板重，病变区呈蜂窝状或筛孔样改变。切线位见由中心向外放射的骨针。

（3）多发性骨髓瘤：发病年龄大，多在40岁以上，除颅骨有改变外，躯干和四肢近端诸骨常可同时受累，多有全身骨痛、贫血、出血倾向、肾功能损害、高血钙和高尿酸血症。X线片显示颅骨呈多发性穿凿样骨破坏，边缘锐利，无骨质增生，无死骨。化验尿中可查出本周蛋白、贫血、红细胞沉降率显著升高、骨髓穿刺查骨髓图异常、浆细胞>10%即可确诊。

（4）颅骨转移性肿瘤：多可查到原发病灶。X线示颅骨呈穿凿样破坏，常呈多发性，除前列腺癌或乳癌外，一般多无骨质增生现象。

（5）颅骨嗜酸性肉芽肿：具有骨破坏明显而临床症状相对轻微的特点，常因头部肿块而偶然发现，可单发和多发颅骨溶骨性破坏，单纯通过影像检查很难明确诊断，穿刺活检组织病理学检查，发现异常累积的朗格汉斯细胞则可明确诊断。

三、治　　疗

（一）非手术治疗

1. 休息营养与抗结核治疗　治疗的关键是规范化抗结核治疗，用药原则需遵循“早期、联合、适量、规律、全程”十字方针，早期快速结核菌耐药检测、BAC药敏实验等可为结核药物调整提供依据，及时根据结核耐药检测情况调整抗结核方案十分必要。

2. 局部制动与注药　颅骨血运丰富，病灶容易吸收。在无明显死骨病例，采用非手术疗法效果较好。有明显脓肿时，可穿刺抽脓，局部注射抗结核药物治疗。

3. 并发症治疗　并发脑膜炎时应在全身应用抗结核治疗外，还可予以皮质类固醇药物减轻中毒症状，抑制炎症反应及减轻脑水肿，在病灶清除后经腰穿行鞘内注射。颅内压增高者可选用渗透性利尿剂，同时需及时补充丢失的液体和电解质。如有癫痫发作则根据发作类型不同，应用苯妥英钠、苯巴比妥、丙戊酸钠、卡马西平等抗癫痫药物治疗。如并发颅内结核瘤引起颅内压力增高及神经系统功能障碍时，除应用抗结核治疗及病灶清除术外，需做脑血管造影或MRI检查以明确病变的位置及范围，根据病情再开颅做结核瘤切除术。

（二）手术治疗

（1）对于病变较早阶段仅有头皮下寒性脓肿而颅骨侵蚀轻微者，可切开头皮清除干酪样物，搔刮皮下增生的肉芽组织及受累的颅骨，切除窦道，视情况在有效抗结核药物治疗的前提下尽早地施行彻底的病灶清除术。

（2）对颅骨破坏严重者，应尽早采取彻底的病灶清除术。可沿窦道切开，并将其一并切除，充分暴露病灶区颅骨，清除干酪样脓液及死骨，如存颅骨缺损则从缺损处咬除病变颅骨，如无颅骨缺损则于受累颅骨上钻孔后咬除，切除范围必须达健康颅骨处，其后刮除硬脑膜外及头皮下增生的肉芽组织，视情况缝合伤口或部分缝合、后期换药引流。

（何　敏　何　磊　刘　勇）

参考文献

宝金良，邹广济，刘明，1997. 右肱骨上段骨结核一例报告 . 中国临床医学影像杂志，（4）.

曹培，史艳光，2001. 腓骨结核 1 例 . 中国实验诊断学，5（2）：64.

郭世绂，1988. 临床骨科解剖学 . 天津：天津科学技术出版社 .

郭泽勋，陈德才，2000. 颅骨结核 3 例报告 . 黑龙江医学，9：74-75.

黄凯，杜霞，郭晓山，2017. 成人和儿童管状骨结核的影像学特征 . 贵阳医学院学报，2：209-211.

李安源，徐富伟，1999. 颅骨结核的 X 线诊断 . 哈尔滨医科大学学报，13（6）：482.

李永东，2001. 颅盖骨结核的放射学表现 . 国外医学 • 临床放射学分册，24（6）. 366.

邱贵兴，戴克戎，2016. 骨科手术学 . 北京：人民卫生出版社 .

荣乔，杜万瑞，朱承刚，2012. 桡骨骨干结核一例 . 放射学实践，27（9）：1040.

阮立新，李先锋，林来鹏，等，2011. 颅骨结核诊治分析（附一例病例报告）. 浙江省神经外科学学术年会 .

孙永生，吕卫新，张凤英，等，1997. PCR 技术对骨结核诊断与鉴别诊断的应用价值 . 中国综合临床，4：379-381.

田小宁，黄炎，谢文峰，等，2004. 31 例四肢骨结核治疗分析 . 中国矫形外科杂志，12（5）：390-391.

吴启秋，林羽，2006. 骨与关节结核 . 北京：人民卫生出版社

赵明秀，贾芹香，郑月花，2012. 指骨结核一例分析 . 中国卫生产业，9（19）：139.

郑康宁，侯宗亮，任作群，1994. 跖趾骨结核 21 例报告 . 中华结核和呼吸杂志，17（5）：264.

周维冠，王宏伟，滕静，1995. 人工骨在骨结核骨缺损窦道长期不愈合的应用 . 中华骨科杂志，10：651.

Mehrotra R，Sharma K，2000. Cytodiagnosis of tuberculosis of the skull by fine needle aspiration cytology：a case report. Pathology，32（3）：213.

Pati S，De S，Ghosh TN，et al，2017. Multifocal pure tubercular osteomyelitis：an unusual presentation in childhood. Indian Journal of Tuberculosis，64（2）：136.

Tang Y，Yin L，Tang S，et al，2018. Application of molecular，microbiological，and immunological tests for the diagnosis of bone and joint tuberculosis. Journal of Clinical Laboratory Analysis，32（2）：e22260.

第二十九章 跗骨结核

足部跟、距、舟、骰和楔骨等统称跗骨。跗骨与跗骨间关节结核并不少见，其发病率与踝关节相似，最常受累跟骨，其次舟状骨、距骨占第三位，楔骨最少。这可能与负重大小有关，而且足骨结核的发生与外伤有一定联系，发病者大都是农村劳动者。跗骨负重大，包围在肌腱、韧带、滑膜和皮肤之中，缺乏肌肉保护，因而容易感染结核。成年人的附骨因为缺少肥厚的骨骺软骨的保护，感染结核后其病变不被局限，甚易扩展向外蔓延，而侵害其附近的关节和其他邻近的跗骨，迅速地变为全足结核，因此成年跗骨结核的病程进展急剧。

第一节 解剖概要

跗骨即距骨、跟骨、舟骨、骰骨和第 1 ～ 3 楔骨共有 7 块（图 29-1-1），均为松质骨，其中跟骨和距骨特别增大，以适应负重需要。跗骨间关节主要有 6 个，其中以跟距关节和距舟关节活动幅度最大，使足部围绕距骨旋转，做内外翻活动，其他关节活动幅度有限。跗骨间关节中，跟距关节、距舟关节和跟骰关节三关节主要功能为使足内、外翻及内收、外展，三关节的稳定主要靠关节囊和周围的韧带（图 29-1-2），滑膜较多，其他关节滑膜较少，故滑膜结核较少，仅在跟距和距舟

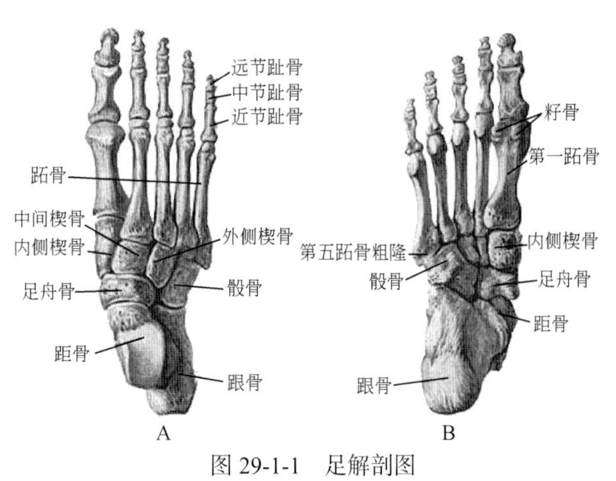

图 29-1-1 足解剖图

A. 足骨上面观；B. 足骨下面观

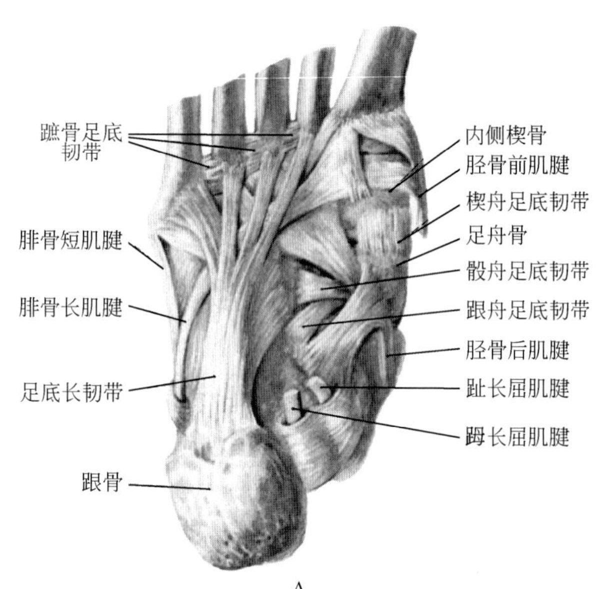

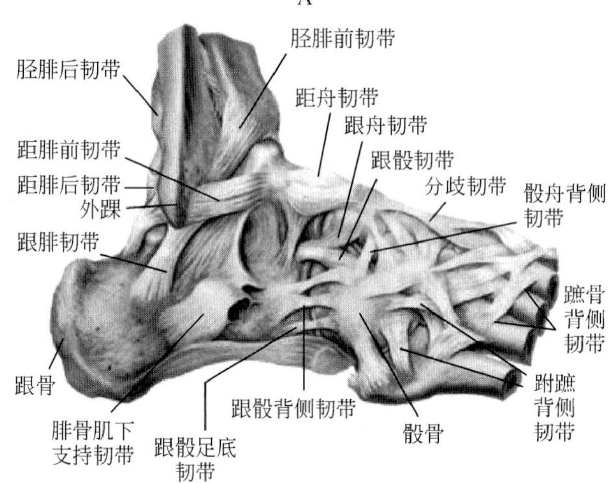

图 29-1-2 足底韧带

A. 足底韧带；B. 足的韧带外面观

关节偶尔能见到。因此临床上以单纯骨结核和全关节结核较多见。

由于跗骨均为松质骨，而跟骨体积最大，负重大，所以在单纯骨结核中，跟骨发病率最高。跟骨有两个不同的化骨中心，一次化骨中心在初生时即显现，二次化骨中心在生后第 8 年出现于跟骨的后端，16 ～ 20 岁与主骨并合。小儿的跟骨结核多为原发性中心型的局限性骨结核，不易向外扩散。成年人的跟骨结核可能为原发性中心型

和边缘型结核，或继发滑囊结核的边缘结核。病变部位常在跟骨结节与跟骨体交界处，边缘型结核少见。病变产生脓液常汇聚在跟骨外侧。因跟骨周围肌肉较少，脓肿极易穿破皮肤，形成窦道。跟骨体上方病变可侵犯跟距关节或跟距舟关节，跟骨体前方病变可侵入跟骰关节，引起上述关节结核性病变。跟骨结节病变严重时可影响跟腱附着，导致患足逐渐发生仰趾畸形。

跗骨中除跟骨外，距骨和舟骨结核也较多，而楔骨和骰骨结核较少。跗骨间关节活动较小，关节之间缺少滑膜。临床上单纯滑膜结核可能较少，也可能因为滑膜结核保持的时间太短，各跗骨间关节相互邻近，又相互相连。只要某骨受累，病变极易蔓延到临近跗骨。很快地变为全关节结核。因而在临床上很难见到单一发病，所见到的都是数个跗骨同时发病的全关节结核。

在跗骨附近，有较多腱鞘走行。一旦跗骨发生结核性病变，产生脓液若向附近腱鞘穿破，可引起继发性腱鞘结核。晚期病例病变可能累及全部跗骨及跗骨间关节，称全足结核。

第二节　临床表现与诊断

跗骨结核有以下特点：①跗骨都是松质骨，体积小，跗间关节滑膜少，各跗间关节都很靠近，有的互相通连。故滑膜结核少见，临床上以单纯骨型及全关节结核常见，病变极易扩散，发展为全足结核。②跗骨结核的脓液如向附近腱鞘穿破，可引起腱鞘结核。③跗骨周围肌肉组织很少，脓肿容易穿破皮肤，形成窦道。④幼年的跗骨结核因有骨骺软骨的隔离，病程进展缓慢，成人则进展迅速。⑤跗骨及跖趾骨共同构成足弓，发病时跛行明显。

一、临床表现

（一）症状与体征

早期症状轻微，常合并肺结核，伴随咳嗽、咳痰、潮热、盗汗等症状，局部症状主要为疼痛，体征有局部红肿、压痛、脓肿、窦道形成、关节功能受限、跛行等。合并继发感染者有时体温升高至39℃以上，单纯骨结核局部症状、体征较轻，跟骨结核患者最初多主诉压迫跟骨及在足跟着地时，出现疼痛。当病变迅速发展，累及软组织时，跟骨区显著变厚，出现肿胀（一般多呈圆形），并蔓延到足部及踝部，但踝关节仍保持原有活动性。

全关节结核时，局部症状、体征重，特别在全足结核时，其临床表现为足中部肿胀，压痛明显，局部脓肿形成。跗骨病变常累及肌腱鞘，当脓肿穿破皮肤，常形成皮肤窦道，并有色素沉着，窦道经久不愈，引起混合感染，甚至皮肤癌变。在跗骨间关节中，跟距关节和距跟舟关节活动幅度较大，而这两个关节活动可使足部围绕距骨旋转，做内、外翻活动。因此一旦病变侵及跟距和距舟关节，患足内、外翻功能受限或丧失。

（二）实验室检查

1. 血常规、红细胞沉降率和C反应蛋白　跗骨结核患者可能有轻度贫血，血红蛋白<100g/L，多发病灶或合并继发感染者，贫血加重，白细胞计数增加。病变活动期，红细胞沉降率加快，但少数病例也可正常。C反应蛋白检查较为敏感，在感染、非感染性、炎性疾病、组织损伤及恶性肿瘤的判断，几小时内可升高，24～72h内达到高峰。炎性疾病、组织损伤消退或缓解后，C反应蛋白又可迅速下降直至正常，正常值为0.068～8.2mg/L。红细胞沉降率与C反应蛋白升高，提示局部活动性感染，对于非特异性炎症、结核或胶原组织疾病等红细胞沉降率和C反应蛋白均可增高。而在诊疗过程中，定期复查红细胞沉降率和C反应蛋白，有助于判断病情发展、好转或治愈。

2. 结核菌素纯化蛋白衍化物　阳性表示受试者感染过结核，或接种过卡介苗，但不能判定是否现在患有结核病。强阳性表示体内可能有活动性结核病变。多数患者PPD皮试（++～++++），提示有结核感染可能。

3. 结核分枝杆菌培养与涂片染色　骨关节病灶中结核菌量比开发性空洞肺结核少，采用改良罗氏培养基需4～8周，Bactec培养2～3周可有结果，培养阳性率为50%左右，患者用药时间短，阳性率高。为了提高培养阳性率，本项检查越早越好，在治疗开始之前即行之。涂片抗酸染色阳性率为11%～20%，培养阴性和涂片阴性均不能除外骨关节结核。

4. 脓液标本的快速诊断　当局部脓肿、窦道形成时，分泌物、脓液、病灶组织行 BAC、PCR、Xpert 基因检测。

多数患者 PPD 皮试（++ ～ ++++），提示有长期结核患者接触史或结核感染可能，血清学提示红细胞沉降率、C 反应蛋白升高，提示局部活动性感染，结核抗体、结核感染 T 淋巴细胞阳性提示结核感染可能，当局部脓肿、窦道形成时，分泌物、脓液、病灶组织行 BAC、PCR、Xpert，必要时行局部骨组织穿刺取活检以明确诊断。

（三）影像学检查

1. X 线片　早期表现为局部病变骨密度降低，中心型跟骨结核可见磨砂玻璃样改变，跗骨结核骨破坏最多见，呈虫蚀状、融冰状及大片骨质破坏区，形态不规则，边缘模糊，常有死骨形成。跗间关节面破坏，关节间隙狭窄或模糊不清。骨质稀疏发生率高。关节软组织肿胀，常见低密度脓肿影。晚期可见死骨、空洞，合并感染可见骨质硬化（图 29-2-1、图 29-2-2）。

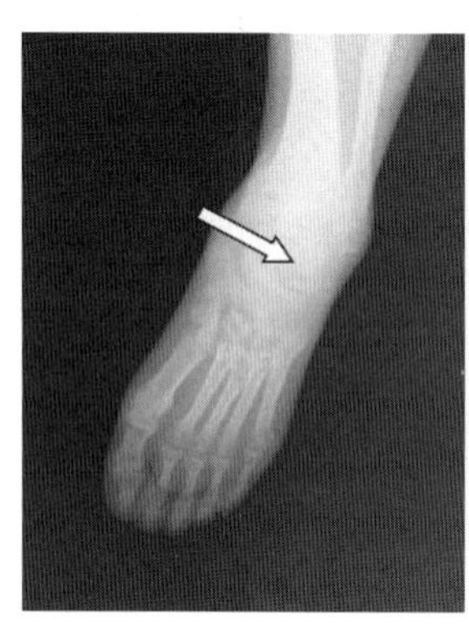
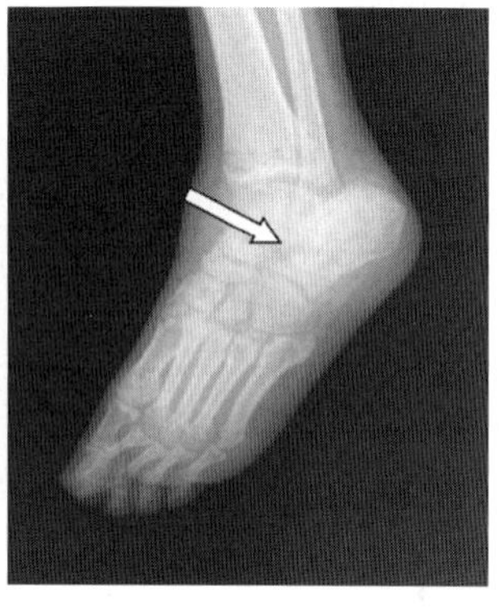

图 29-2-1　男性，24 岁。右跟骨结核术前 X 线片显示跟骨破坏

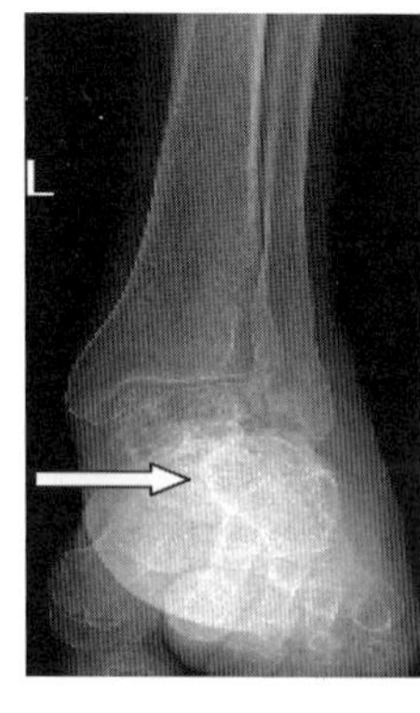

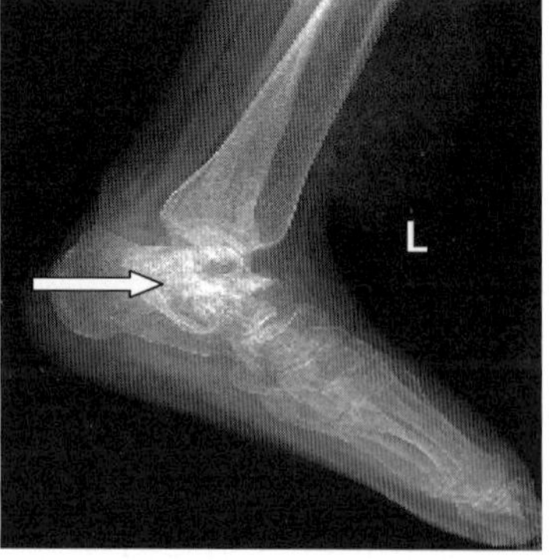

图 29-2-2　女性，21 岁。左跟距骨结核：X 线正、侧位显示跟距骨破坏

2. CT　可确定病变在内侧还是外侧，清楚地显示较小的、较隐蔽的骨质破坏、小的死骨及周围软组织的改变及寒性脓液位置显示。由于病变很快发展为全关节结核，并波及邻近跗骨和跗骨间关节，CT 特点在于跗骨小关节有破坏性改变及全足有明显骨质疏松。晚期病变跗骨广泛破坏，并相对致密（图 29-2-3）。

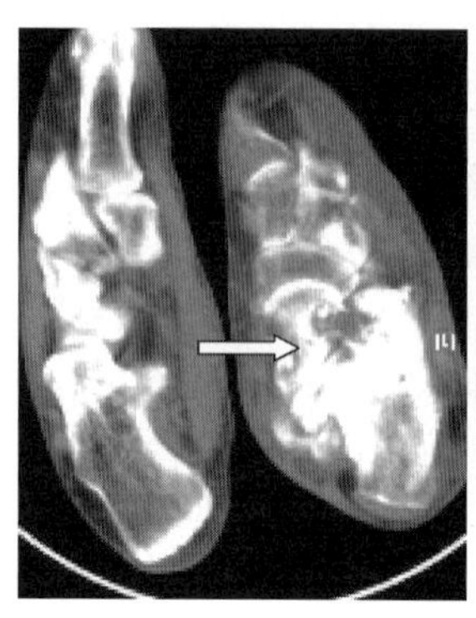
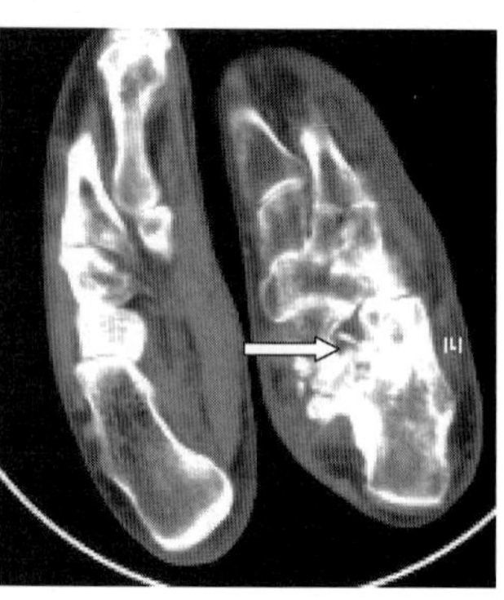

图 29-2-3　女性，21 岁。左跟距骨结核：CT 显示跟距骨破坏，死骨、脓肿

3. MRI　早期的骨髓炎水肿为长 T_1、长 T_2 信号，T_2WI 脂肪抑制序列呈高信号。早期提示 T_2 加权像信号改变，局部滑膜肿胀呈高信号，无特异性，中晚期局部可见孤立性“骨岛”，死骨周围脓肿形成，形成分界分明的不均质信号影。骨质破坏在 T_1WI 上表现为低信号，受侵及韧带破坏及骨间软骨受累程度，周围软组织病理性改变等评价，磁共振具有极大的意义。

二、诊断与鉴别诊断

（一）诊断

根据病史、症状、体征和胸部 X 线片和足部 X 线片、CT、MRI 表现，结合 PPD 试验，血清学提示红细胞沉降率、C 反应蛋白升高，结核抗体、结核感染 T 细胞阳性等检查对明确诊断有帮助，局部脓肿穿刺抽液、窦道分泌物或穿刺取骨组织行 BAC 培养、PCR、Xpert 基因检测可明确诊断。同时行耐药检测指导，制定或调整结核治疗方案。

跗骨结核早期诊断困难，常误诊为踝关节扭伤、类风湿关节炎、平足症等。

（二）鉴别诊断

足跗骨及关节结核应与化脓性骨髓炎、骨肉瘤及跟骨骨母细胞瘤、良性骨皮质缺损鉴别。足跗骨结核与化脓性骨髓炎在 X 线片上鉴别困难，往往只能根据临床过程和复查手段来鉴别，结核往往病程慢，死骨形成小而少；当足跗关节结核合并特异性感染，引起明显放射状骨膜反应时，与骨肉瘤表现相仿，但结核骨质破坏区并无恶性肿瘤向周围侵袭现象，骨膜反应也比较局限；当跟骨结核X线表现为囊状破坏区时与骨母细胞瘤及良性骨皮质缺损鉴别困难，应充分利用FSR、PCR及抗酸杆菌等辅助检查手段或进一步CT或MRI检查。

1. 类风湿关节炎　为多发病变，常与四肢其他关节同时发病，单纯侵犯跗骨各关节者极为少见，血清学检查红细胞沉降率、C反应蛋白可升高，类风湿因子阳性，结核抗体阴性，结核感染T细胞阴性，确诊依赖于局部组织活检的病理学和病原学诊断。

2. 跗骨无菌性坏死　跗骨无菌性坏死，局部肿胀疼痛，X线片显示跗骨致密坏死，但其他各骨并无疏松改变，与跗骨结核不难鉴别。

3. 化脓性骨髓炎　全身和局部症状明显，发病急骤，发热，白细胞计数与中性多核细胞计数升高，局部肿胀疼痛，皮温升高和潮红等，一般易于区别。慢性者则需靠细菌培养或活检帮助诊断。

4. 骨肉瘤与骨母细胞瘤　结核往往病程慢，死骨形成小而少；当足跗关节结核合并特异性感染，引起明显放射状骨膜反应时，与骨肉瘤表现相仿，但结核骨质破坏区并无恶性肿瘤向周围侵袭现象，骨膜反应也比较局限；当跟骨结核X线表现为囊状破坏区时与骨母细胞瘤及良性骨皮质缺损鉴别困难，应充分利用FSR、PCR及抗酸杆菌等辅助检查手段或进一步行CT或MRI检查。

第三节　治　　疗

跗骨结核早期诊断、早期治疗可明显减少足部功能障碍发生率，其中全身抗结核治疗是根本，手术是其重要辅助手段，还应结合红细胞沉降率、C反应蛋白、抗结核有效性评价及跗骨结核的具体情况，分别采用不同的个体化治疗方法。

一、非手术治疗

（一）休息与营养

充分的休息，减少体力消耗；合理的膳食，增进食欲，加强营养等，均是改善和控制结核病变的基础。在采用有效抗结核药物治疗的同时，必须强调营养支持治疗，以减少负氮平衡，使细胞获得所需的营养物质进行正常的代谢以维持基本功能，从而提高机体抵抗能力。改善免疫功能，使抗结核药物发挥更好作用，以利于机体恢复。

（二）抗结核药物治疗

1. 初治病例　有3个方案供选择：① 2H-R-Z-E/10H-R-E强化期：异烟肼、利福平、吡嗪酰胺、乙胺丁醇每天1次，共2个月；巩固期：异烟肼、利福平、乙胺丁醇，每天1次，共10个月。②异烟肼（INH）、利福平（RFP）、乙胺丁醇（EMB）、链霉素（SM）四联抗结核化疗3个月后停用链霉素，继续用异烟肼、利福平、乙胺丁醇治疗6～15个月。由于链霉素主要不良反应有听神经损害及肾毒性，听力损害不可逆，故治疗过程中需告知家属其不良反应并密切监测听力情况。③ 3H-R-Z-E/9H-R-E强化期：异烟肼、利福平、吡嗪酰胺、乙胺丁醇每天1次，共3个月；巩固期：异烟肼、利福平、乙胺丁醇，每天1次，共9个月。

2. 复治病例　伴有较大脓肿和明显死骨者，单纯抗结核化疗效果不够理想，且在化疗过程中容易产生继发性耐药。可以通过跗骨病灶清除术获得结核标本和药敏试验结果，制订个体化的诊疗方案，进而提高抗结核用药的针对性。目前按作用效果与不良反应大小将抗结核药品分为一线和二线抗结核药品，异烟肼、利福平、利福喷汀、利福布汀、吡嗪酰胺、乙胺丁醇和链霉素等因其疗效好、不良反应小归为一线抗结核药品，其余则归为二线抗结核药品。2016年WHO将耐多药结核（MDR-TB）方案中的抗结核药物进行了重新分组和分类。将抗结核药物分为A、B、C、D四组，其中A、B、C组为核心二线药物，D组为非核心的附加药物。这种分类更有利于制定有效的利福平耐药（RR-TB）和MDR-TB个体化治疗方案。

（三）局部制动

局部制动在跗骨结核非手术治疗中具有重要意义，患肢休息不负重，可采用石膏托或支具制动以减轻疼痛。石膏托或支具上起自大腿中下1/3，下达足趾末端。足应于内收与外展中立位，踝关节轻度跖屈。为松弛腓肠肌，膝关节应稍屈。

幼年患者，跗骨结核病变多局限，休息、加强营养，局部石膏托固定，结合全身抗结核药物治疗，大多数跗骨结核都能治愈。成年患者，跗骨结核有迅速蔓延趋势，早期诊断、早期治疗是愈后良好的关键，全程、规范、有效的抗结核治疗是防止蔓延的根本措施，局部制动，多数患者治疗效果较好。

（四）局部脓肿穿刺与注药

1. 适应证　①局部大量积液，脓肿明显时，为缓解疼痛，可行局部穿刺抽脓，同时行脓腔注药；②诊断不明确，穿刺抽脓行细菌培养以确定诊断，培养后可行药敏试验，指导用药；③适用于跗骨单纯滑膜结核的治疗。

2. 穿刺方法　以 1% 利多卡因局部浸润麻醉。根据脓肿局部选择进针点。局部抗结核药物一般选用异烟肼，每周注射 1 次，每次注射 200 ～ 300mg，一般 3 个月为一个疗程，用药 1 ～ 2 个疗程。链霉素 0.5 ～ 1g，儿童用药酌减。

二、手术治疗

跗骨结核多数采用非手术方法治疗可治愈，仅少数需要手术治疗，手术仅适应于以下几点：①经全身抗结核治疗后，局部症状、体征加重，抗结核有效性评价有效；②局部脓肿、死骨、窦道形成；③跟距关节破坏，出现明显疼痛和不稳定；④足弓稳定性破坏，需植骨重建足弓稳定性。

（一）跟骨结核病灶清除术

1. 适应证　跟骨结核或全关节结核合并窦道者。

2. 麻醉　脊椎麻醉加持硬麻醉，小儿可用全麻，大腿上气囊止血带。

3. 体位　通常跟骨内侧或外侧入路清除病灶时多采用仰卧位。当行后方入路清除病灶时可采用俯卧位。

4. 操作步骤

（1）切口：通常以病变所处部位就近选择切口。跟骨病灶清除术切口多采用外侧切口。有时因脓肿或窦道部位的不同，可采用内侧或后侧切口。①外侧切口：起于跟腱外侧缘，外踝下 2cm，跟骨结节上 1cm，弧形向前下方；②内侧切口：起于跟腱内侧缘跟骨结节上 2cm，沿跟腱内缘与屈拇长肌腱之间，向下至足底做一直切口；③后侧 U 形切口：患者俯卧，踝关节背伸，在跟骨后方，沿跖侧皮肤皱纹做半环形“U”形切口，自跟骨结节内侧起绕过足跟骨结节外缘。

（2）病灶显露：①外侧显露：沿外侧切口切开皮肤，皮下组织及深筋膜，显露腓骨长短肌腱及腓骨肌腱上下支持带。切断腓骨肌上下支持带，游离并向上牵开腓骨肌腱，沿切口走行切断腓骨肌腱下方的跟腓韧带，将其向上牵拉，显露跟骨外侧（图 29-3-1）。②内侧显露：沿内侧切口切开皮肤，皮下组织及深筋膜，将皮瓣向背、跖两侧牵开，切断分裂韧带和分离展肌。将胫后动脉的分支内侧动脉，足底内、外侧动脉及伴行静脉和神经牵开，显露跖方肌。于该肌中部行分开该肌，显露跟骨内侧骨膜。③后方显露：沿后方“U”形切口切开皮肤、皮下组织和深筋膜。游离上下皮瓣，充分显露跟腱，跟骨结节，跖筋膜及其附着处。按切口方向将跟骨骨膜横行切开，并做骨膜下剥离。将跟腱适当剥离后，推向上方。将跖筋膜于附着处横行切开，并向下掀开充分显露跟骨后方。

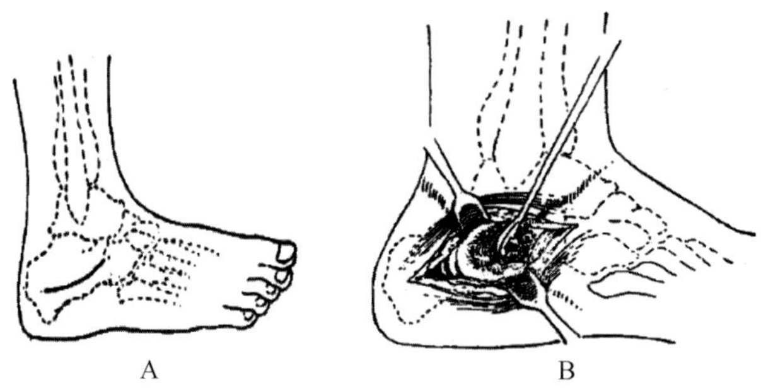

图 29-3-1　跟骨结核病灶清除术
A. 手术切口；B. 显露病灶

（3）病灶清除：切开跟骨骨膜，并做骨膜下剥离显露骨病灶吸出脓液，用刮匙搔刮骨空洞及其窦道，清除病灶内病变滑膜，干酪、肉芽、死骨等结核性坏死物，如病变尚未穿破跟骨皮质骨，则可根据 X 线片于病灶所在位置，用峨眉凿开一骨窗进入病灶。找到骨病灶后扩大骨窗彻底刮除干酪、肉芽等，取出死骨，如清除病灶后骨腔缺损较大可予以松质骨填塞植骨（图 29-3-2）。植骨前空洞搔刮要彻底，至有新鲜出血的健康骨创面为止，便于植骨存活。如骨质破坏穿破跟骨前方或上方软骨面，侵及跟距关节或跟骰关节，则应将关节软骨面一并切除，行跟、距关节或跟、骰关节间植骨融合。对于晚期跟骨结核窦道长期不愈，跟骨骨质破坏严重无法保留者，可行全跟骨切除。跟骨切除后，可将跟腱直接与跖筋膜缝合保留跟腱功能，切除窦道边缘。术毕冲洗伤口松止血带，伤口内放置抗结核药物，并放置引流，伤口逐层缝合。

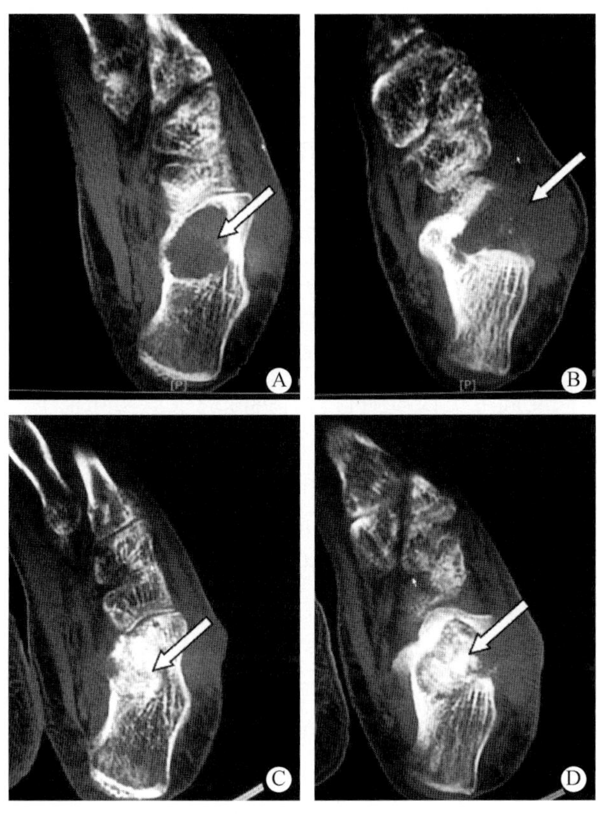

图 29-3-2　左侧跟骨结核病灶清除植骨术后
A、B. 术前 CT；C、D. 术后 CT

5. 术后处理　做融合术者术毕患肢抬高，上小腿石膏托固定踝关节于背屈 90° 功能位。术后 24 ～ 48h 无特殊情况，拔除引流。2 周后拆线，换小腿管型石膏或石膏托，6 周后拆石膏托练习下地活动，做植骨融合术者 2 个月后拍片至骨融合后下地活动。

（二）舟楔骨结核病灶清除植骨融合术

足背内缘前侧切口，暴露距、舟和舟楔关节，切断联系该骨的韧带，切除舟骨。不时应贴紧跗骨剥离，避免损伤足背动脉和腓神经深支的远端。舟骨维持足弓，很重要，如邻近骨骼未受感染，则考虑大块植骨填充无效腔（一般选用自体髂骨）。未填充之前，需将邻近的软骨关节面凿除，过氧化氢局部浸泡伤口，大量生理盐水反复冲洗伤口后缝合伤口。缝合后用石膏靴固定（图 29-3-3）。

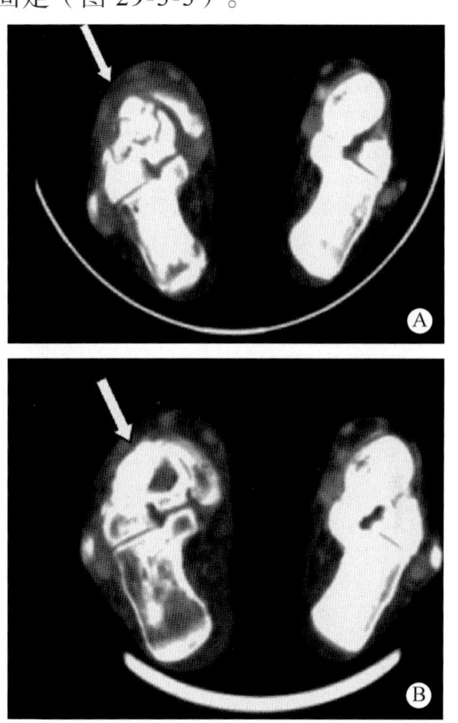

图 29-3-3　女性，29 岁。右足跗骨结核病灶清除术
A. 术前；B. 术后

（三）骰骨结核病灶清除植骨融合术

足背前外侧纵切口，切口位于第五跖骨基底上方，做平行于足底的直切口。沿切口切开皮肤、皮下组织，上下两侧牵开皮瓣，显露小腿十字韧带，腓骨长短肌腱，趾长伸肌及外踝前动脉。切断小腿十字韧带，将腓骨长短肌腱牵向下方，将趾长伸肌腱牵向足背侧。在跟骨前上方锐性剥离趾短伸肌腱的附着部并翻向远端。在跗骨窦区下方切开跟骰关节囊，再继续向远端剥离直至第 4、5 跖骨基底，进行病灶清除，骨缺损选用自体髂骨植骨。过氧化氢局部浸泡伤口，大量生理盐水冲洗伤口后缝合伤口。缝合后用石膏靴固定。

（四）楔骨结核病灶清除植骨融合术

单一楔骨切除，对足部功能影响不大，如

第 1、2、3 楔骨完全切除时，则骰骨的前半部也应切除，以保持排列整齐一致。一般采用纵形切口暴露所需切除的楔骨，施行骨膜下剥离，切断联系的韧带，并凿去与其相邻跗骨的关节软骨，有时亦可填充植骨（一般选用自体髂骨）。过氧化氢与生理盐水冲洗伤口，置入链霉素 1g，放置引流管，缝合切口，用石膏托外固定足踝于功能位。

（五）跟距舟关节病灶清除植骨融合术

1. 切口　自距舟关节背侧开始，斜向下后方止于外踝下方 2cm 处，做弧形切口。

2. 显露病灶　切开皮肤、皮下组织并牵向两侧，切开小腿十字韧带在切口上半段显露趾长伸肌腱，将其向内侧牵开。在切口的下半段，将腓骨长短肌后下侧牵开。在跟骨前上方锐性剥离趾短伸肌起点并将其向远端翻开，显露跗骨窦，从这里出发，逐步显露距下关节（图 29-3-4）。

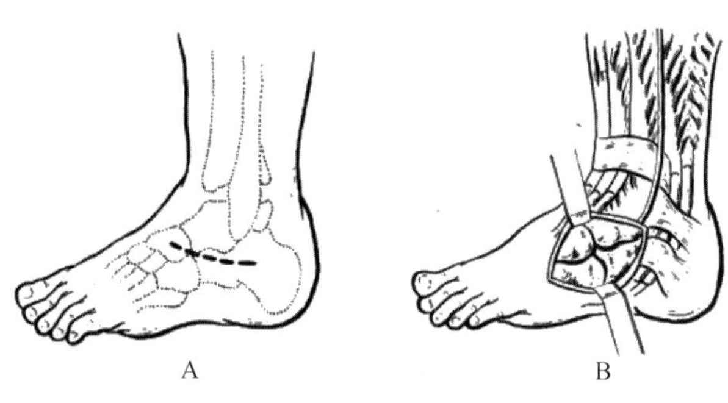

图 29-3-4　切口与显露
A. 切口方式；B. 显露病灶

3. 清除病灶　如病变穿破距下关节软骨面，去除跟距关节面及滑膜病灶，结合 X 线片显示的病灶部位和手术时所见，以及触查到骨面的炎性表现，吸出脓液，刮匙刮除干酪样物质和死骨等。若骨内病灶较大，可行松质骨植骨术（一般选用自体髂骨）。植骨后用 2 枚克氏针固定跟距关节。

4. 缝合和固定　过氧化氢局部浸泡伤口，大量生理盐水冲洗伤口后放松止血带，止血，安置引流管，分层缝合伤口。术后用短腿管形石膏将踝关节固定于 90° 位。

5. 术后处理　用长方枕或垫子垫高患肢。注意足趾血循环和石膏被渗血浸渍面积，术中切除病灶组织有条件均建议病灶组织、脓液行 BAC 培养、PCR、Xpert 基因检测有利于明确诊断，同时行耐药检测，术后第 1d 根据患者情况停用心电监护、吸氧，有条件者建议静脉使用抗结核药物（减少结核药物胃肠道反应，增加病灶局部血药浓度），术后持续行血浆引流管引流，术后第 2d 换药，观察伤口局部情况（足背皮肤菲薄，皮下组织少，合并窦道形成时，可利用正常皮肤面积明显减少，手术缝合伤口后张力大，局部皮肤易坏死），术后第 1、3、5d 行引流液一般细菌培养，连续三次培养阴性、引流液少于 10ml/d，方可拔管。若术后培养提示合并细菌感染，根据药敏试验，选择相应抗生素，根据具体情况可适当延长引流管引流时间，加强营养支持，术后继续全疗程抗结核治疗、随访 12 ～ 18 个月。根据 BAC 结果及随访情况调整治疗抗结核方案。

（六）治疗督导

任何跗骨结核病灶清除植骨融合后，均应以石膏短靴或石膏托固定或外固定支架固定。术后 3 ～ 4 周可更换短腿石膏，拆除缝线。切除整个跟骨和缝合跟腱与跖筋膜者，术后 4 周拆除石膏，术后每月复查血常规、肝肾功、红细胞沉降率、C 反应蛋白，术后 1、3、6、12 个月复查足部 X 线或 CT，了解局部骨质情况，术后 4 周即可穿矫形鞋，扶拐练习步行，避免骨质疏松，影响治愈。8 周后改用支架行走，大约 6 个月局部肿胀可完全消失。除去支架下地行走。术后全程抗结核治疗 12 ～ 18 个月后复查 X 线片或 CT 提示局部植骨已完全融合，连续三次复查红细胞沉降率、C 反应蛋白均正常后停用抗结核药物。建议停药后每年门诊随访一次，了解局部骨质情况。

晚期病变可能累及全部跗骨及跗骨间关节，呈全足结核者，由于跗骨周围肌肉组织很少，在全足结核时，脓肿常穿破皮肤，在病足周围形成多处窦道，皮肤变薄，并有色素沉着。窦道经久不愈，引起混合感染，甚至皮肤癌变。此种多发性跗骨和跗间关节的感染，较其他任何大关节的全关节结核尤为难治。倘使合并继发性感染虽采用抗结核的药物治疗，彻底病灶清除术手术也难获得治愈。如能早期明确诊断，切除病骨，则结核病变的扩展即可停止。

（七）典型病例

典型病例见图 29-3-5、图 29-3-6。

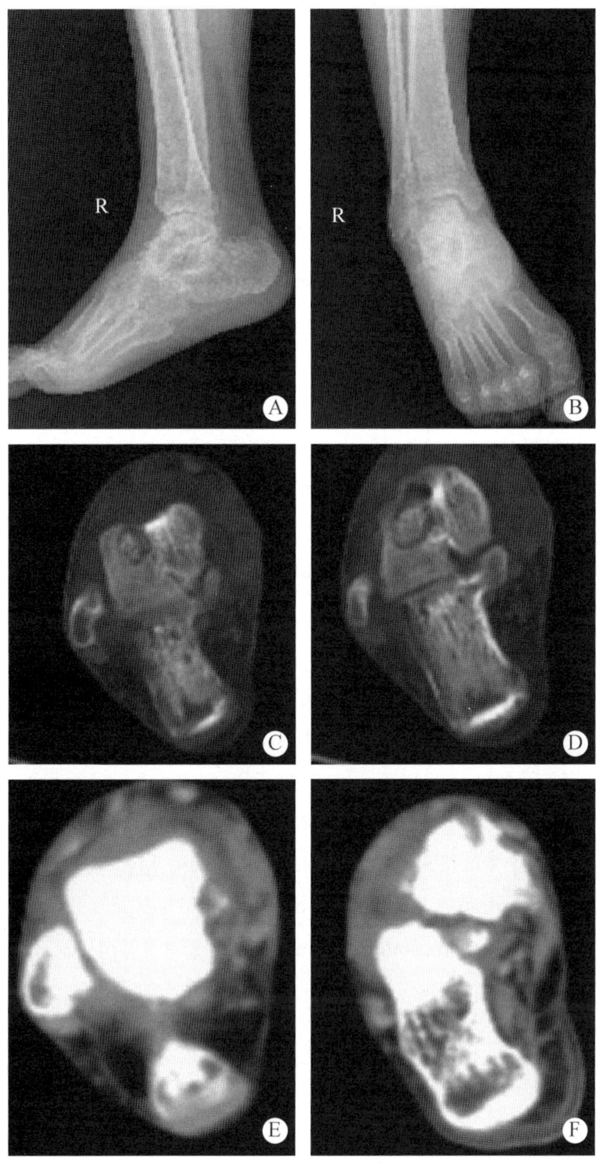

图 29-3-5　女性，29 岁。右足跟骨距骨舟骨结核
A、B. 术前 X 线片；C ～ F. CT 显示骨质破坏，脓肿与死骨形成

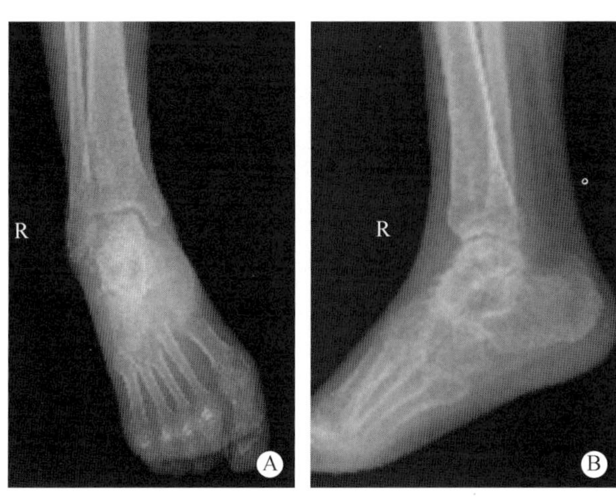

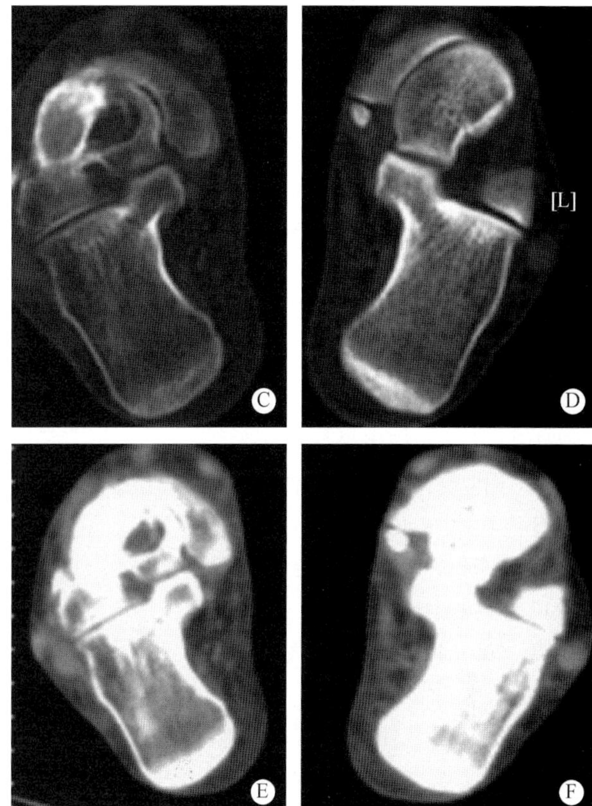

图 29-3-6　女性，29 岁。右足跟骨距骨舟骨结核病灶清除植骨术
A、B. 术后半年 X 线片；C ～ F. CT 显示病灶愈合，肿胀消退

（蒲　育　刘　林　刘　勇）

参考文献

曹来宾，1998. 实用骨关节影像诊断学 . 济南：山东科学技术出版社 .

兰汀隆，董伟杰，范俊，等，2016. 三角形外固定踝关节融合术治疗踝关节结核 43 例临床分析 . 中国防痨杂志，38（4）：282-286.

李培基，1984. 骨与关节结核手术图解 . 长春：吉林人民出版社 .

李强，王茂强，敖国昆，等，2007. 踝关节结核的 X 线及 CT 诊断（附 5 例分析）. 中国矫形外科杂志，15（19）：1489-1491.

李世民，党耕町，1998. 临床骨科学 . 天津：天津科学技术出版社 .

林羽，1998. 踝关节结核 . 中国农村医学，26（5）：2-4.

陆裕朴，1991. 实用骨科学 . 北京：人民军医出版社 .

邱贵兴，戴尅戎，2016. 骨科手术学 . 4 版 . 北京：人民卫生出版社 .

王桂生，1982. 骨科手术学 . 北京：人民卫生出版社 .

王澍寰，2005. 临床骨科学 . 上海：上海科学出版社 .

王义生，裴福兴，翁习生，等，2013. 骨科围术期管理关节卷 . 郑州：郑州大学出版社 .

吴启秋，林羽，2006. 骨与关节结核 . 北京：人民卫生出版社 .

胥少汀，葛宝丰，2005. 实用骨科学 . 3 版 . 北京：人民军医出版社 .

胥少汀，葛宝丰，徐印坎，2015. 实用骨科学 . 4 版 . 北京：人民军医出版社 .

徐国成，韩秋生，李长有，等，2005. 骨科手术图谱 . 沈阳：辽宁科学技术出版社 .

徐金武，谢宝钢，2002. 踝关节结核误诊误治原因分析 . 实用骨科杂志，8（2）：139-140.

张铁良，王沛，马信龙，2012. 临床骨科学 . 3 版 . 北京：人民卫生出版社 .

张益英，2007. 骨与关节 X 线图解 . 北京：北京大学医学出版社 .

赵定麟，2004. 现代骨科学 . 北京：科学出版社 .

赵振彪，彭彦辉，2008. 骨科康复学 . 石家庄：河北科技出版社 .

中华医学会，2005. 临床诊疗指南　结核病分册 . 北京：人民卫生出版社，24-91.

Chen YC，Hsu SW，2001. Tuberculous arthritis mimic arthritis of the Sjogren's syndrome：findings from sonography，computed tomography and magnetic resonance images. European Journal of Radiology，40（3）：232-235.

Dlimi F，Abouzahir M，Mahfoud M，2011. Multifocal bone tuberculosis：a case report. Foot Ankle Surg，17（4）：e47-50.

Inoue S，Matsumoto S，Iwamatsu Y，2004. Ankle tuberculosis：a report of four cases in a Japanese hospital. Journal of Orthopaedic Science，9（4）：392-398.

Mocanu C，1996. Tuberculosis of the tarsal conjunctiva. Oftalmologia，40（2）：150.

Vijay V，Gupta N，Vaishya R，2016. Tuberculosis around the tarsal navicular：A rare entity. Foot（Edinb），28：20-25.

Yacoubi H，Erraji M，Abdelillah R，et al，2012. Tarsal osteoarthritis tuberculosis：report of a case. Pan African Medical Journal，11（11）：64.

Yombi JC，Vandercam B，Cornu O，et al，2007. Tarsal osteoarthritis：a rare localisation of tuberculosis. Revue de Chirurgie Orthopedique and Reparatrice de Lappareil Moteur，93（7）：740.

Zanet E，Manuele R，Michieli M，2011. Mycobacterium tuberculosis：an infection we should suspect in bone marrow transplantation. J Chemother，23（5）：312-313.

第五篇　并发症和再手术与疗效

第三十章　骨关节结核手术并发症及防治

第一节　脊柱结核手术并发症及防治

脊柱结核，特别是上颈椎、颈胸段和腰骶段的结核，由于上颈椎与延髓生命中枢、椎基底动脉、椎动脉、颈内动脉、咽喉、食管等重要结构毗邻；颈胸段前方有颈总动脉、主动脉、无名静脉、甲状腺下动脉、喉返神经、交感神经、膈神经、气管、食管、胸腺和胸导管；腰骶段前方有腹主动脉、下腔静脉、髂总动静脉，髂内外动静脉、骶正中动静脉、腰骶神经丛等。椎体部位深在，前方有大血管，后方有脊髓神经，解剖结构复杂，当结核浸润粘连明显时，病灶清除椎管减压与内固定，均潜在有很大的危险性，手术并发症也有所增多。这些并发症轻者影响疗效，重者造成患者终身残疾甚至死亡。在医疗技术高度发展的今天，脊柱结核手术并发症也无法绝对避免，但我们认为脊柱外科医师应该力争做到以下几点。

（1）准确的诊断是一切有效治疗的前提。

（2）严格掌握各种手术方式的适应证与禁忌证，全面评价患者全身情况及结核特点，制订适合患者个体化的合理治疗方案。

（3）在保证脊柱稳定性的前提下，不随意扩大内固定的指征和节段。

（4）开展高难度手术应当循环渐进，不断学习和提高操作技巧。

（5）对待新技术首先要掌握其设计理念和适应证，审慎地开展，避免盲目创新。

（6）对每例患者术前认真准备，术中精细操作，术后仔细观察，这是外科医师减少一切失误和并发症的根本。

（7）加强医患沟通，使医师、患者及家属齐心协力为了一个共同目的，让患者获得最好的治疗结果。

我们在为脊柱结核发展不断探索和创新的同时，要重视医疗工作中某些失误、教训或认识不足的总结，多思考、多比较、多总结，最大限度地降低手术并发症的发生率，真正提高医疗水平，以造福于更多的脊柱结核的患者。

一、脊髓损伤

脊髓损伤是脊柱结核并截瘫或晚发性截瘫，静止型脊柱结核后凸畸形截骨矫正术中最严重的并发症，其直接后果是导致患者瘫痪，高度伤残，应尽力避免其发生，1%的发生率也是不能允许的。脊髓损伤多由术中操作不当，器械直接损伤及误扎血管使血供受损引起。目前采用脊髓诱发电位监测等方法，对防止术中脊髓损伤有一定价值，但它必定只能在脊髓损伤后才会表现出来。对于牵拉或压迫所致的损伤可较好的得以挽救；对于器械的直接打击伤和刺伤是不逆的损伤，即使早发现也是无法补救。因此最重要的预防措施还在于提高对脊髓损伤的认识。

（一）损伤原因与预防措施

1. 从结核病变的特点预测脊髓损伤的可能性　如果术前就对可能导致或加重脊髓损伤的情况有充分的预见和警惕，做到心中有数，术中就能采取相应的保护措施，防止其发生。如结核浸润硬脊膜压迫脊髓，硬膜外间隙已消失，以任何最精致小巧的器械操作都可能对脊髓增加额外的压迫与损伤，减压应尽量从两侧或受压较轻的部位开始，至四周得以彻底减压后，再行最重的区域减压。若结核病灶清除椎管减压时，操作粗暴，各种手术刀、骨刀、剥离器、咬骨钳、髓核钳等器械均可误伤脊髓；若在刮除病灶时用力过大，可挫伤脊髓。总之思想上要高度警惕。病灶清除和椎管减压时应万无一失。手术操作轻柔，要稳、准、熟练，关键部位不能图快，更不能失手。

2. 术中维持脊柱的稳定性　静止型脊柱结核

重度后凸畸形行后路截骨或全脊椎切除矫正术中，脊髓和神经根的损伤主要存在于以下 4 个步骤。

（1）在后凸病椎截骨前应尽可能先置椎弓根螺钉并用预弯棒连接、固定，以保持病变脊椎截骨时的局部稳定。

（2）线锯切割椎间至后缘时，可将线锯和骨刀前后联合使用，以免通常担忧的线锯由前向后切割在脊椎后缘不易控制而有潜在损伤脊髓的风险。在椎板下穿过线锯时，先以神经根钩沿椎板下适当分离，线锯以聚乙烯保护套保护下，仔细穿过；在进行椎间盘切割前将硬膜与椎管内壁分离；进行椎间盘切割时，上位线锯适当压低。

（3）取出截骨块时，应严格遵循将分离与硬膜囊腹侧无粘连的病椎向腹侧推离硬膜囊 6 ～ 10mm 的原则，以获得旋转的余地，再轻轻推向一侧并围绕硬膜囊缓缓旋转取出。

（4）椎体间置钛网时，首先要选择恰当直径和长度的钛网，植入时尽可能自外侧方植入，避免强行自后方挤入而压迫脊髓，植入后检视其头尾侧有无倾斜突入椎管，要求其后缘与硬膜腹侧的距离至少 5mm，可经透视确认。适当加压短缩脊柱 5 ～ 10mm，一般不超过单椎节的 2/3，根据研究认为 1/3 以内为安全范围，1/3 ～ 2/3 则为警惕范围，超过 2/3 属危险范围。全脊椎清除术的脊髓环形（360°）减压时，要防止干扰、误伤和牵张脊髓，在椎弓根清除时，要避免手术器械对脊髓和邻近神经根组织结构的无意损伤。当脊柱没有做稳定性手术时，任何使脊柱过度活动的动作，都可能加重脊髓损伤，包括变换体位、搬床、翻身等，必须保持脊柱轴线稳定。

（5）椎体间植入骨块时，防止植骨块过小，向后移位，或者植骨块植入位置靠后直接压迫脊髓。

3. 规范而精细的操作避免误伤　选择合适的器械，掌握正规的使用方法，要求术者有良好的基本功。显露清楚，止血良好，保持手术野清晰，所有在椎管区域的操作均宜在直视下进行。

（1）手术中常使用吸引器来保持手术野清晰，应选用带侧孔的吸引头。使用中吸引口不能紧贴硬脊膜，必须靠近硬脊膜吸引时应开放侧孔以减低负压。

（2）剥离椎板时，尽可能用双手握持骨膜剥离器避免滑入椎管，尤其在已做过较多病变椎板切除术和有椎板破坏者。咬骨钳和椎板咬骨钳应保持刀口锋利，咬除骨质时，如有软组织相连，需予切断，不能用力强行拉出，以免撕伤硬脊膜损伤脊髓。

（3）在使用刮匙刮除突入椎管的干酪样坏死物质及死骨时，应选用头部角度适当、匙缘锋利的刮匙，动作要稳，始终保持向上提动作，逐块刮除，不能操之过急。

（4）在使用磨钻时，如不冷却，可因局部过热，烫伤脊髓，所以要冷却；磨钻把持不稳，或下磨太深，也可损伤脊髓，因此把持要稳，下磨不能太深；高速钻头使用方便，但在斜面较大、质地坚硬的骨赘上磨切时，容易发生难以控制的滑动而失手造成意外；用骨刀凿骨时，患部要垫实，避免滑移。

（5）冲洗椎管时，若直接对着硬脊膜喷有一定压力的水可致脊髓损伤，应冲在别处后让水缓慢流入骨槽内，用柔软吸引头，轻轻滑动吸引。

4. 正确使用脊柱内固定与矫形器械　脊柱结核病灶清除椎管减压后存在脊椎骨缺损、脊柱不稳定，需要使用各种内固定器械重建脊柱的稳定性。虽然同类器械的原理大同小异，但是不同生产厂家与公司的器械操作要领不完全相同，应在充分理解其原理与设计理念，熟练掌握其操作技巧的基础上，才能做到正确的选择与使用。绝不能盲目地追求使用自己不熟悉的所谓新器械。在使用这些器械和内固定材料时可能牵张脊髓或因椎体前后瞬间移动幅度过大，挤压脊髓致伤，因此手术部位要稳定。椎间使用钛网或骨块植骨时，钛网与骨块过长或过短，可进入椎管压迫脊髓；内固定时，椎弓根螺钉或侧块螺钉，可误入椎管内刺伤脊髓，术中可用细金属探子探查螺钉孔道是否穿破椎弓根，或使用 C 形臂机透视、避免螺钉误入椎管。

5. 避免损伤脊髓血液供应　脊髓的血液供应十分丰富，吻合支多，很少因单一根动脉损伤而影响脊髓血液供应，发生瘫痪。但如果损伤了根动脉的吻合支，则有可能出现脊髓功能障碍。特别在 T_3（第 4 ～ 5 胸髓节段）和 T_{10}（第 1 腰髓节段）平面存在两个侧支循环欠佳的血供危险区。在这段脊髓的供血中，最大根动脉起着十分重要的作用。在已有血循环损伤的情况下，一旦术中损伤结扎了该血管，就可能发生脊髓缺血坏死。最大根动脉一般来源于 T_9 附近的一支根动脉，多位于左侧，术中应避免损伤。该动脉起点变异甚大，必要时需做肋间动脉造影确定。

在胸段和腰段宜在椎体的侧前方结扎节段血管，避免干扰椎间孔处的血管吻合。不宜在椎间孔处电凝止血，以免损伤神经根的伴行血管。但真正因手术中结扎椎体节段血管而导致脊髓血供受损瘫痪者实属罕见。椎管内出血时，若盲目钳夹止血，可使脊髓钳夹伤或挫伤，宁可放慢手术速度，先压迫止血，在术野清晰的情况下进行下一步操作。椎管静脉丛出血时，若用普通电凝，可灼伤脊髓，应用双极电凝止血，电流量要小，刚好凝闭裂口即可，也可采用明胶海绵或可吸收止血纱布轻轻填入骨槽内，加等渗盐水棉片轻轻压迫片刻后去除棉片。椎管内止血不彻底，血肿形成，除直接压迫脊髓外，还可加重脊髓血供障碍，导致脊髓损伤。因此彻底止血也是防止脊髓血供障碍的措施之一。

6. 术后血肿压迫脊髓 手术过程中及术毕创面止血不彻底，或术后放置引流管引流不畅，形成血肿压迫脊髓。

（二）临床表现与处理方法

（1）脊髓从轻度损伤到重度损伤，主要表现为从四肢无力、感觉减退、大小便困难、不完全四肢瘫或截瘫到四肢肌力和感觉消失、大小便失控，完全性四肢瘫或截瘫。术中估计对脊髓干扰较大时，建议采用体感诱发电位监测，当出现脊髓损伤异常电位改变时，必须停止手术，待异常波形恢复正常后再手术。即便如此，如非脊髓震荡伤，许多时候也难改变脊髓损伤的现实。术中适当使用甲泼尼龙或地塞米松减轻脊髓水肿反应。

（2）若术后患者出现脊髓损伤的表现，如感觉、运动及大、小便功能障碍或原有脊髓损伤加重，有时属于不可逆性损伤，对患者的影响较大。如为脊髓震荡伤，一般可以自行恢复或部分恢复。对于严重脊髓损伤，一旦发现，立即应用甲泼尼龙大剂量冲击治疗。

（3）术后血肿压迫，脊髓损伤症状呈逐渐加重趋向。复查 MRI，如证实为血肿压迫者，立即手术清除血肿，密切观察神经体征，使用消除水肿和营养神经药物。

（4）估计手术对脊髓有干扰者，术后常规予以地塞米松、甘露醇、高压氧及营养神经药物。

二、血管损伤

脊柱结核手术中并发血管损伤并不少见。由于脊柱毗邻均为重要血管，一旦损伤，后果甚为严重。需熟悉解剖关系，术中认真而仔细操作，避免发生大血管损伤。脊柱结核手术引起血管损伤的原因有器械误切、误刺及过度牵拉发生血管撕裂伤。在血管因结核病灶推移失去正常解剖位置时，更易发生。当血管壁因结核组织侵蚀而已有损伤、粘连或老年血管壁硬化而失去弹性的情况下，一个并不过分的牵拉也可损伤血管，对此必须高度警惕。

（一）损伤原因与预防措施

1. 颈椎结核椎动脉损伤原因与预防 文献报道颈椎手术出现椎动脉损伤的原因有很多，主要包括手术操作失误和椎动脉解剖结构变异所致。椎动脉在颈椎横突孔内上行，距离椎体中线两侧 1.5 ～ 2cm。颈椎结核特别是前后路联合病灶行清除椎管减压内固定术。

（1）前路结核病灶清除椎管减压，在剥离椎体和行颈椎侧前方减压，锐性剥离颈长肌时，尖刀、神经剥离子或骨膜剥离器等误入上、下两个横突间，易伤及椎动脉，特别是结核病灶包绕椎动脉的情况下，更容易损伤椎动脉。失血量大，速度快，随时有生命危险。因此，颈椎结核前路手术中，椎管减压时，减压范围不要偏外，刮钥刮除间盘组织时，操作过于偏外是损伤椎动脉的常见因素；任何切骨器械一旦偏向侧方，超过颈长肌界限时，就有损伤椎动脉的可能，应以双侧颈长肌和钩椎关节内侧作为任何手术解剖和分离内侧和外侧的标志。

（2）后路结核病灶清除，手术行侧块螺钉固定时，穿刺椎弓根、攻丝或安装螺钉时，钻头偏外是损伤椎动脉的常见危险因素；椎动脉解剖变异，可能导致减压或安装内固定物时损伤椎动脉。术前要充分准备，对于可能存在椎动脉解剖异常的患者，术前可行颈－椎动脉 CT 血管造影检查，进一步了解椎骨、血管的结构及其相互关系，熟悉和研究椎动脉的走行和周围的解剖关系，了解双侧椎动脉的状态和代偿情况。

（3）寰枢椎结核病灶清除，寰枢椎螺钉或侧块螺钉内固定时可伤及椎动脉，因此，螺钉方向应避开椎动脉，进针头解剖定位准确。由于双侧椎动脉供应脑部 10% ～ 20% 的血液，结扎一侧椎动脉后可由对侧椎动脉代偿供血，因此一侧椎动脉损伤的患者经直接压迫结扎一侧椎动脉后，大多数患者不会发生脑缺血、栓塞等神经系统后遗症。但若患者存在一侧椎动脉变细甚至缺如等解剖变异或损伤造成供血障碍，则在另一侧手术操作时，一定要慎之又慎，椎动脉不能有任何损伤，否则后果极为严重。寰椎后弓剥离或清除时，如果对于血管位置和可能的变异没有充分的认识，对寰椎后弓向两侧剥离超过 1.5 ～ 2.0cm，则有可能伤及椎动脉，因此剥离切勿超过 1.5cm。

2. 胸腰椎结核大血管损伤的原因与预防　整个胸段脊柱的左前方有胸主动脉，防止损伤的关键在于显露椎体时，剥离在骨膜下或靠近结核包膜进行，避免使用暴力和盲目剥离及器械失手损伤。胸腰椎结核突破到椎体前方软组织形成肿块，行结核肿块清除时易伤及大血管，特别是单一后侧入路进行椎体前方钝性剥离时极易损伤前方大血管和节段血管。因此需熟知椎体和内脏器官、大血管、节段血管及其脊髓支之间的解剖关系。尸体标本研究发现在 T_1 ～ T_4 节段，椎体前方剥离时不易损伤胸主动脉和奇静脉。在 T_5 节段水平以下，在清除椎体前需小心分离节段动脉，先要从椎体上剥离横膈膜。

3. 腰骶椎结核大血管损伤的原因与预防　腰段脊柱左前方为腹主动脉，右前方为下腔静脉，在 L_4 椎体下缘分为髂总血管。在腰椎手术时，因腹主动脉和下腔静脉紧贴椎体，需极其小心地分离，由于大动脉血管较粗，而且壁较厚，有搏动，一般不易损伤，损伤多为大的静脉，动静脉伴行时，先找动脉（有搏动），再估计静脉的位置。或用穿刺针试行穿刺，各穿刺点均不出血时，说明避开了血管，可沿穿刺点走行切开，避免损伤血管。若结核侵蚀大血管或包绕大血管，术前应通过 CT 或 MRI 或血管造影片上明确结核与大血管的关系。腰椎前路手术中，应在直视下进行，大血管损伤发生较少，但在 L_5、S_1 椎体区域操作时，可能损伤位于椎体前方的骶中动脉，常止血困难，应先行结扎、切断。

（二）临床表现与处理方法

1. 临床表现　椎动脉损伤术中可见减压部位出血凶猛，呈喷射状，患者血压下降、脉搏增快。如经填塞止血等控制急性出血后，放开加压止血再次重复上述表现者，即为椎动脉损伤。其处理原则：①控制局部出血；②防止椎基底动脉急性缺血；③防止脑血管栓塞。

2. 一般处理　发生医源性椎动脉撕裂损伤后，应立即采用局部填塞、压迫等控制出血，或停止手术，或改变手术方案；螺钉孔内出血时，立即将螺钉拧入；快速补充血容量；同时将患者头部恢复到中立位，以免对侧椎动脉的血供亦受到影响。

3. 局部填塞　在指压等暂时控制出血后，可以采用大量明胶海绵、骨蜡、棉片等局部加压填塞，用量要大且应为固体，这样可以避免血管内栓塞形成，小块骨蜡或颗粒物应避免使用。填塞后在填塞物处边吸引，边观察出血情况。单纯填塞治疗后，患者可能会出现迟发性脑血管栓塞、再出血，以及形成局部动静脉瘘等并发症的危险，有条件者在局部填塞控制出血后进一步处理椎动脉。对损伤性椎动脉动静脉瘘的处理，可用血管内栓塞治疗。

4. 椎动脉结扎　一侧椎动脉损伤后，如果对侧椎动脉也存在血流不足的患者就极为危险，因此必须考虑到椎动脉的解剖因素和对侧椎动脉代偿功能，应充分考虑到椎动脉结扎的危险性。如果术前通过血管造影已确认双侧椎动脉的直径，若术侧椎动脉直径小于或等于对侧，则可以结扎。椎动脉结扎应同时结扎损伤处的远、近端，单纯近端椎动脉结扎较易出现再出血以及局部动脉瘤形成。临床上椎动脉结扎方法有两种：一种是非直视下在损伤部经椎动脉的深面通过缝线后结扎，但有损伤位于椎动脉后方脊神经根的危险；另一种则需在损伤血管的上下各一平面咬除横突孔的前环骨质后，充分暴露椎动脉，在直视下进行血管结扎。

5. 椎动脉直接修复与重建　能够直接修复椎动脉是最理想的结果，其并发症较少，但要在良好术野暴露的前提下进行。术中如果能顺利暴露损伤部上下各一平面，则应尝试进行椎动脉直接修复。在此过程中应注意补充丢失的血容量，保持血流动力学的稳定。对于局部椎动脉损伤非常严重，难以采用直接修复方法者，可采用椎动脉重建手术。如具备成熟的血管外科团队，止血剂运用后的血管内支架技术是最有效的椎动脉破裂修补方法。

6. 骶正中动脉和腹主动脉的分支　血管需要小心地分离出来，不要误切，结扎要牢固，否则因邻近血压很高的腹主动脉而引起大量出血，很难控制。静脉结构的游离应极小心地操作，对它们的游离应限于最小限度，因为静脉壁很薄而易被损伤。在应用刀片切断纤维环时应非常小心，刀刃的朝向应背向血管，以免横行损伤椎前大血管。

7. 大血管损伤处理　颈动静脉、锁骨下动静脉、奇静脉、胸腹主动脉、上下腔静脉及髂总动静脉等所有大血管损伤，均会立即喷出鲜血，瞬间血压下降，脉搏消失，心跳很快停止，必须争分夺秒地止血，快速输血输液，全力抢救患者生命。所以估计有大血管损伤可能的手术，主刀和助手必须高度集中精力，小心谨慎，精心操作，目视术野，一见有鲜血喷出，必须快速反应，立即用手捏住血管，或强压住血管，吸净积血，看清血管破口后暂时用血管钳钳夹止血，快速输血、输液保住生命，以免在手术台上失去生命。待血容量恢复，血压、脉搏平稳后，酌情缝合修补缺口，或自体血管或人工血管移植。小的损伤、慢性出血会形成动静脉瘘及假性动脉瘤而出现一系列症状。随着影像技术的发展，对于血管损伤并发症的诊断准确率也有了很大的提高。现代CT技术已能发现直径<0.5cm的动静脉瘘，但血管造影术仍然是诊断的金标准，对慢性出血的处理，可采用介入技术，选择性地栓塞血管以制止出血，并经皮血管内置入支架治疗动静脉漏和假性动脉瘤。

三、神经根和周围神经损伤

（一）损伤原因与预防措施

脊柱结核手术治疗中应保护神经根，避免损伤神经根；脊柱结核脓肿有时脓肿很大，甚至结核病灶已包绕或侵蚀神经根，为彻底清除结核病灶避免结核复发，此时要权衡每个节段神经根的功能，对功能影响不大的神经根，可尽量刮除病灶；对神经功能影响较大的，要保留神经根避免其损伤。

1. 直接损伤　是手术中由于解剖不熟或操作粗暴引起的，如结核清除时误切伤，内固定钉进入椎间孔的刺伤，神经根管出血时盲目的钳夹伤，病灶清除术剥离神经根时的撕裂伤等。因此，术者要选择好入路，熟悉神经根的位置，保持术野清晰，避免误伤神经根。

2. 间接损伤　是破坏了神经根的血供，间接造成神经功能的丧失。蛛网膜下腔操作时更需小心，当切开硬膜囊行齿状韧带切断或粘连松解时，要细心保护神经，切勿用力牵拉或挤压，手术始终沿着神经走向分离，避免对神经的牵拉。

3. 喉上神经损伤　喉上神经位于颈血管鞘深面，C_2～C_3水平斜行穿过术野。支配咽、喉及会厌部的黏膜，杓状软骨肌、环甲肌及下缩肌。上颈椎（C_1～C_2）前入路可引起喉上神经损伤，左侧较长，不易伤及，一般右侧易损伤，损伤后声门感觉迟钝、疲劳、声音嘶哑，容易发生误吸；当上颈椎的切口波及高位咽后部时，舌下神经像一根较粗的血管，横过切口下方。易误当作血管而将其结扎，此致影响吞咽功能；在剥离颈椎椎体时，向外不超过横突范围，可避免损伤交感神经和星状神经节。

4. 喉返神经损伤　在颈椎前路手术分离暴露下颈椎（C_6、C_7及T_1）椎体的过程中，较易损伤的是喉返神经，右侧入路更易损伤。单侧喉返神经损伤术后表现为声音嘶哑。双侧喉返神经损伤，术后双侧声带麻痹，发生失音及严重的呼吸困难，其避免方法是术前熟悉解剖结构。在手术暴露过程中，手术切断颈阔肌，将二腹肌及胸锁乳突肌牵开后，其下方为十分疏松的结缔组织，用手指稍许分离，由肌肉间隙的疏松结缔组织进入，即达椎体前方，无须用锐性分离或电凝。这样钝性分离容易，出血少且术野清晰，不使用锐性分离和电凝止血以减少损伤机会。若有可能行C_6、C_7及T_1段前路手术时采用左侧入路，以减少损伤概率。喉返神经在甲状腺下动脉处，多从动脉分支中穿过。因此，在结扎甲状腺下动脉时，应在离开甲状腺下极的主干处进行。

（二）临床表现与处理方法

（1）神经根损伤临床表现为术后剧烈地患侧根性疼痛和神经功能受损症状，有时可出现神经分布区域感觉障碍，肢体出现部分运动障碍，骶神经损伤可出现鞍区感觉与大小便功能障碍。

（2）有临床症状，经CT或MRI证实为螺钉致伤时则需手术更换致压螺钉，无明显致压物者可对症处理，必要时手术减压。

（3）估计对神经根骚扰较大的患者术中适当使用地塞米松或甲泼尼龙可减轻神经根的水肿，

发现症状后立即应用甲泼尼龙冲击治疗，术后用脱水药物和高压氧治疗。

（4）单侧喉返神经损伤术后表现为声音嘶哑。双侧喉返神经损伤，术后双侧声带麻痹。发生失音及严重的呼吸困难；喉上神经损伤后声门感觉迟钝，容易发生误吸，术后声音嘶哑及饮水呛咳。

过度牵拉和长时间压迫导致神经损伤多为暂时性，术后可逐渐恢复。若为手术刀剪的误切、误剪伤及单极电凝时的烧灼伤多为远久性，一般很难甚至不能恢复，故应尽量避免喉上与喉返神经损伤。

四、硬脊膜损伤

（一）损伤原因与预防措施

脊柱结核手术中最常见的并发症是结核侵犯硬脊膜，手术时引起硬脊膜损伤。随着一些复杂手术器械的使用及手术采用不同的入路，特别是为了清除结核椎骨，重建脊柱稳定性，手术中经常需要将硬脊膜拉向一边，手术者一些较小的失误即可导致硬脊膜的损伤，出现脑脊液漏。硬脊膜撕裂导致的脑脊液外漏可引起以下几种后果：①导致伤口崩裂，可能出现感染和蛛网膜炎；②假性脑脊膜膨出的形成有时合并有神经成分在其中，可能引起难治性的疼痛，但很少有神经损害症状；③如果脑脊液漏没有及时正确处理，可能会导致顽固性头痛。为避免硬膜损伤的发生，应根据损伤的原因采取以下相应措施。

1. 仔细分离结核与硬膜粘连　椎骨和椎管内结核与硬膜常有粘连，在清除结核时，手术技巧和手术操作不熟练或不谨慎，粗暴拉扯易造成粘连的硬膜撕裂。因此操作时应小心谨慎，仔细分离结核组织和硬膜的粘连。直视下操作，注意松解粘连带，术中不要强行分离粘连的硬脊膜。手术时先分离没有粘连的部分，在周围都分离清楚后再分离粘连的组织。对粘连非常严重的患者，也可以首先沿椎管周围的骨性结构分离，可以清除部分骨性结构，因为在骨性结构和硬膜之间一般界限清楚，沿骨性结构逐渐向瘢痕分离。如果将瘢痕两侧都分离清楚了，最后再处理中间的瘢痕就相对容易。

2. 防止内固定器的刺破伤　在内固定时，放置钩或椎弓根螺钉时，各种螺钉误入椎管内，刺破硬膜。因此，对于操作不熟练者，术中用C形臂X光机透视，避免螺钉误入椎管，同时在安装各部位的内固定器材时，不要使用锐利的器械。放入器械时的角度、力量要合适，绝对避免粗暴操作。

3. 防止切开硬膜时撕裂伤　在切开硬膜囊前行定点缝合固定时，如牵拉过大，缝线及缝针过粗等也可引起硬膜撕裂。因此，要避免牵拉过大。在任何情况下，手术中应该始终采用一些措施来保护硬膜，如在表面覆盖的棉片，但不要填塞，轻轻覆盖即可，防止对脊髓产生压迫。

4. 防止非常薄的硬膜的破裂　脊柱脊髓结核使硬膜囊长时间受压引起部分缺损或非常薄者，难以避免硬膜会有破裂。因此，对于硬膜缺损或非常薄的病例在施术时应力争保持蛛网膜的完整，并在蛛网膜表面敷以明胶海绵或椎旁组织加以保护。

（二）临床表现与处理方法

硬膜损伤者，术中可见清亮脑脊液溢出。术后有持续脑脊液漏，可有低颅压表现，也可形成硬膜囊肿。因此，如术后患者出现伤口流出清澈的液体、明显的皮下积液、站立位时出现逐渐加重的头痛、有感染的典型症状和体征，则可以诊断为脑脊液漏。

1. 姑息处理　术中发现硬膜裂口较小，显露困难，不易缝合者，可先将外流的脑脊液吸净，然后用明胶海绵覆盖好，关闭切口时肌肉分层严密缝合，加压包扎，切口内可不放引流管，多数患者脑脊液不再漏，伤口能愈合，但个别患者脑脊液仍漏，影响伤口愈合，因此也有很多学者主张在用明胶海绵、深筋膜或肌肉覆盖后放置引流管，由距切口5～10cm处的正常皮肤戳孔引出，持续负压引流，有脑脊液漏就从引流管引流出来，不至于从切口溢出，以保证手术切口愈合。

2. 早期修复硬膜　许多脊柱背侧的脑脊液漏因手术医师操作不慎产生，特别当用线锯穿过椎板下方对椎管或椎间孔减压时，非常容易造成硬膜的损伤。当然，放置拉钩或椎弓根螺钉时，特别是老年患者也容易发生硬膜损伤，这种损伤不容易发现。但大多数硬膜破裂可以在直视下看清楚，可直接修复。修复第一步是扩大破裂硬膜周围的范围，以便硬膜破裂处完全可以看见，并且可以在直视下进行修复。如发现有多处硬膜破裂，则应该将破裂处完全暴露，并逐一修复。修复时一般用6-0血管缝线，针距为3mm，边距为2mm。缝合后如果硬膜仍有漏出，则进行第二步，使用纤维蛋白胶覆盖，或者覆盖明胶海绵，几分钟后这些小的漏出处可以黏合。如撕裂口较大，可试用深筋膜、肌片修补，以及硬膜内脂肪块堵塞等。

3. 脑脊液分流　如果术后持续脑脊液渗漏，可应用腰部蛛网膜下腔脑脊液分流以降低脑脊液压，有助于控制脑脊液漏，一般用3～4d，最多不超过7d。腰部蛛网膜下腔引流可能并发新问题，如水电解质紊乱、低颅压、神经根激惹、脑疝、感染、脑脊膜炎加重甚至死亡。控制脑脊液引流量在240ml以下甚至更低能及时终止切口内脑脊液漏，无脑疝发生。此期间患者卧硬床，同时给予抗生素预防感染。如无效，则需手术治疗。

4. 运用纤维蛋白胶　出现脑脊液漏不宜缝合时，在嵌入植骨块前，将硬脊膜外液体吸尽后，于裂口表面覆盖两层可吸收止血纱布，再喷纤维蛋白胶，最后将骨块嵌入。纤维蛋白胶对于脑脊液漏既可以用来预防，也可以用于治疗。适当地使用这种蛋白胶不仅可以在硬膜及周围立即形成一种屏障，而且在组织愈合过程中可以起到抗炎的作用，最后还可以在该处形成一种坚硬的纤维蛋白瘢痕，覆盖在硬膜的外侧密封伤口。对于一些手术前就判断不可能达到完全理想修复的硬膜损伤患者，手术中应用这种密封剂可以起到增强修复的能力，减少恶性脑脊液漏的产生。

5. 直接放引流管　为了避免感染，一般在伤口内放置引流管，可以直接放到蛛网膜下，患者平卧72～96h，如果伤口干燥可以拔除引流管，如果仍然有渗液，继续留置引流管。一般来说，引流管留置时间最长可达1周，而且应该预防性使用抗生素，防止伤口感染。

6. 皮下积液的处理　如颈胸腰骶局部有皮下积液，可穿刺抽尽液体后局部加压，裂口可被渐渐生长的肉芽组织封闭。

五、手术部位感染

感染根据解剖层次分为浅层组织感染、深层组织感染和椎管内感染。术后手术部位感染的发生率依手术节段和手术方式而异，感染率较低，一般为1.9%～5%。随着抗菌药物、手术技术和围术期处理的进步和发展，脊柱术后感染的发生率正逐步下降，但感染仍是术后常见且较为棘手的并发症，对患者的预后有重要影响。由于切口与椎管相通，常有内固定器械及植骨块，一旦感染，可造成内固定失败、假关节形成、永久性神经功能障碍，甚至败血症、死亡等严重后果。因此在急性感染中，感染确诊越早，使用抗生素的疗效越显著。

（一）危险因素

手术部位感染的许多危险因素已被人们所认知，这些危险因素的认知有利于高危患者的识别和手术部位感染的防治。

1. 患者方面的危险因素　①全身因素有高龄、体弱、抽烟、糖尿病、慢性肾病、免疫抑制、机体抵抗力低下、贫血、低蛋白血症、营养不良、肥胖症、放化疗患者或AIDS患者、未重视患者术后营养及全身支持、机体抵抗能力下降等；②局部因素有毛囊炎和身体其他部位有潜在的感染病灶等，都容易发生术后切口感染。

2. 手术方面的危险因素　有手术室的接种菌和手术中各个环节污染、手术部位皮肤消毒不严、运用带菌器械或植入物、手术技术差、手术持续时间长、术中输血等。术中无菌操作不严格、切口污染、又未进行有效的处理；切口渗血敷料湿透、失去隔离作用、未及时更换敷料；术后引流管未及时拔除导致逆行感染；切口血肿未及时处理。

（二）临床表现

手术部位切口感染多发生在术后3～5d，临床表现为体温升高、白细胞计数增多、中性粒细胞比例增加、核左移、红细胞沉降率和C反应蛋白升高。局部切口疼痛加重，出现红肿、渗出、硬节。切口分开后有分泌物流出或局部穿刺抽出浓液即可确诊。深部感染还会出现相应的神经症状，切口局部压痛、肿胀。相关病原生物样本的获取有利于针对性的应用抗生素，包括用干拭子从伤口取样，脓性分泌物的获得和发热患者的血生化样本。最好在抗生素应用之前获取病原微生物样本做细菌培养和药物敏感试验，找出致病菌，选择对病原菌敏感的抗生素。

（三）感染的治疗

1. 有效抗生素的应用　临床上多根据感染病

例的致病菌对抗生素的敏感程度来选择最敏感或较敏感的抗生素。在静脉使用广谱抗生素前留取切口分泌物或引流液送检细菌培养和药敏实验，待细菌培养和药敏结果明确后调整抗生素。脊柱结核术后手术部位感染中，病原菌以革兰氏阳性菌为主，其次是革兰氏阴性菌和厌氧菌。1/4 ～ 1/2 的感染为多种微生物的混合感染，致病菌包括金黄色葡萄球菌（42%）、表皮葡萄球菌（29%）、肠球菌（17%）、大肠杆菌（6%）、绿脓假单胞菌（6%）、链球菌（3%），其他病原菌有粪肠球菌、假单胞菌属、变形杆菌、阴沟肠杆菌，不动杆菌、类白喉菌和产气荚膜梭菌等，在治疗葡萄球菌感染感染时，利福平和喹诺酮类抗生素联合应用疗效显著。有研究建议静脉给予抗生素 4 ～ 6 周后持续口服抗生素至 C 反应蛋白降至正常后 1 个月。

随着临床耐药菌的不断增多，推荐静脉滴注抗生素（万古霉素、达托霉素、利奈唑胺或克林霉素）联合利福平口服，其后长期口服抗生素，静脉滴注及口服抗生素治疗的最佳疗程不明确，但口服抗生素应维持至 C 反应蛋白降至正常 1 个月以后，以防感染复发。

2. 及时行清创术

（1）浅层组织感染：指局限于皮肤、皮下组织的感染。局部处理为立即拆除所有感染区域的缝线，敞开伤口，清除脓液。用盐水纱条局部引流。可在盐水中加入有效抗生素局部应用。待无明显分泌物，肉芽生长良好时，可考虑Ⅱ期缝合。

（2）深层组织感染：指深筋膜下、椎旁组织、椎体或附件感染。一经确诊，原则上均应再手术，彻底清除坏死组织，创面用大量抗生素盐水冲洗。在创腔安放引流管，由距切口 5 ～ 10cm 处的正常皮肤引出负压吸引，闭合创面。也可安放一根冲洗管进行抗生素盐水灌注冲洗，另一根引流管进行负压吸引，达到局部灌注冲洗的目的。至体温、血常规恢复正常，局部引流液清亮时，停止灌注。观察 1 ～ 2d 无异常情况出现，可拔除引流管，继续全身应用抗生素 7 ～ 10d。

（3）椎管内感染：包括硬膜外间隙及蛛网膜下腔感染，多由深部组织感染处理不当引起，为严重并发症，必须高度重视、积极处理。椎管感染时，应调整全身抗生素的应用，选择能透过血脑脊液屏障的药物，加强全身支持和对症治疗。除局部清创、灌注冲洗等措施外，在硬膜外间隙的感染不能控制时，可行椎板清除术，利于局部引流，避免感染沿椎管继续向上、向下蔓延。蛛网膜下腔感染时不宜缝闭硬脊膜破口，可进行脑脊液引流，避免蛛网膜下腔粘连。

3. 植入物保留与否　对使用了脊柱内固定器械的患者，术后感染的处理是一个比较困难的问题，尤其在内固定器械的取留问题上，应权衡利弊，多方讨论后慎重决定。一般情况下，经过全身应用强有力的抗生素、局部彻底清创、灌注冲洗，对口置管冲洗引流，根据感染部位、体温、切口渗液、切口红肿、切口疼痛、神经体征和引流液培养结果决定冲洗量及拔除冲洗管和引流管的时间。对于脊柱内固定术后感染一般都能控制或局限。只有在经过这些处理，特别是当清创达 2 次仍然无效，感染有扩大和加重的趋势时，才考虑取出内固定器械，以利于有效地控制感染。

（四）预防措施

（1）术前严格检查与控制全身的潜在感染病灶，如慢性咽炎、支气管炎、间质性肺炎等感染灶的控制；对糖尿病、慢性肾病、贫血、低蛋白血症、营养不良和高血压的患者，术前应控制在正常范围。

（2）术前严格检查与控制局部的潜在感染病灶，如皮肤毛囊炎、疖和蜂窝组织炎等，认真检查手术部位有无潜在的感染病灶。

（3）术中严格无菌操作，仔细止血，关闭切口前反复无菌盐水冲洗，放置引流管；分层、对位缝合，消灭无效腔。

（4）术前、术中和术后合理使用抗生素；术后常规引流 24 ～ 48h，保持引流通畅，渗血多的患者可酌情使用止血药。

（5）术后严密观察，若伤口有大血肿形成者，根据情况则多需手术探查止血并清除积血。

六、脑脊液漏

脑脊液漏在脊柱结核手术中并不少见，其总发生率为 0.4% ～ 9.1%。近年来其发生率有明显增加趋势，而且处理并不尽人意。由于部位特殊，处理比较困难。若早期处理不当，很可能导致切口延迟愈合、不愈合、切口感染，严重者导致椎管内感染、化脓性脊膜炎、脑膜炎，甚至瘫痪、死亡等。应该引起临床医师重视，做到尽量早期发现，及时处理。

硬脊膜撕裂导致的脑脊液外漏可引起以下几种后果。

（1）导致伤口崩裂，可能出现感染和蛛网膜炎。

（2）假性脑脊膜膨出的形成有时合并有神经成分在其中，可能引起难治性的疼痛，但很少有神经损害症状。

（3）如果脑脊液漏没有及时正确处理，可能会导致顽固性头痛。

（一）脑脊液漏发生的原因及诊断

发生脑脊液漏的主要原因是硬脊膜损伤，导致硬脊膜损伤的常见因素有以下几种。

（1）脊柱结核，如椎管内、外结核使硬膜受压或受侵犯，手术中需切开或清除部分与结核壁粘连或受累的硬脊膜，分离过程中容易伤及硬膜。

（2）复杂的脊柱结核病理性骨折造成脊柱后凸或侧弯畸形，因局部解剖结构的异常而导致术中硬脊膜的损伤。

（3）脊柱结核翻修术中，由于瘢痕组织与硬脊膜表面粘连紧密，显露过程中易在瘢痕与硬脊膜粘连的边界部分撕裂硬膜。

（4）术者经验不足，操作的不熟练也易导致硬脊膜的医源性损伤。

（5）腹压的突然升高也会导致术后局部薄弱的硬脊膜破裂。

脊柱结核手术发生脑脊液漏早期发现并不困难，手术中及时观察，手术操作中硬脊膜撕裂或未察觉到损伤硬脊膜，在闭合伤口前、冲洗伤口后，若术野出现清亮的脑脊液溢出，即可明确诊断。对疑有硬膜囊损伤者，术中可将硬膜损伤部位降低，增加硬膜囊内压力，一旦有清亮脑脊液流出则诊断成立。术中未发现，术后24h引流液持续增多，且引流液呈清亮或淡红色，或切口纱布被浅红色或无色液体浸透者，应该确定为脑脊液漏。MRI检查对诊断有帮助，可以显示损伤的位置、范围和内部特征，还可显示囊鞘的交通情况。

（二）脑脊液漏的危害及处理

1.脑脊液漏危害　脊柱结核手术脑脊液漏，若脑脊液流量比较少、压力小者多数可以愈合；发生假性脑脊膜膨出时可能有神经纤维一并膨出，引起难治性疼痛，但很少有神经损害的症状；若不即时处理可导致切口崩裂、延迟愈合或不愈合，还可能引起切口感染；严重者可引起蛛网膜炎、化脓性脊膜炎、脑膜炎，甚至瘫痪、死亡等。因此，术中发现有硬膜损伤、脑脊液漏时，原则上应立即修补，以防止术后脑脊液漏的发生。脊柱结核后路手术在进行椎管减压、放置钩或椎弓根螺钉等内固定时容易导致硬膜损伤，这种损伤不易发现硬膜裂口，也不宜修复。但大多数硬膜破裂可在直视下直接进行修复。

2.术中处理　术中若发现硬膜损伤，应该确定脑脊液漏部位，如果有多处硬膜破裂，则应该将破裂处完全暴露，并逐一修复。首先要扩大破裂硬膜周围组织，以便硬膜破裂处完全暴露，可以在直视下操作修复。一般用4-0的无创缝合针线缝合，针距为3mm，边距为2mm，间断或连续缝合均可。硬膜缺损缝合后调整呼吸，仔细检查缝合处是否紧密。如果仍有脑脊液漏，则可继续缝合或使用纤维蛋白胶黏合，几分钟后小的漏出处可以黏合。

由于脊柱结核前路视野小、切口深、操作空间局限，硬膜损伤修复比较困难，对于缺损较大者，则取腰背筋膜或肌肉组织修补缺损，进行封堵填塞处理时必须注意：①切取的筋膜应大于硬膜缺损范围，保证有效覆盖缺损区；②硬膜表面避免覆盖过多的明胶海绵等物，以免脊髓遭受压迫；对于腹侧的硬膜损伤，因难以直接修补，给予明胶海绵填塞漏口，均逐层严密关闭切口，尤其是深筋膜层，并常规置管引流，及时导出漏出的脑脊液，以免从手术切口渗出或积于皮下，影响伤口愈合。硬膜损伤的范围小，而且不能定位时，可以利用明胶海绵轻压，直到伤口干燥。伤口引流管的放置时间，有学者主张于24h内尽早拔出引流管，避免椎管内感染；但更多的学者主张延长置管时间至7～14d，以引流袋中脑脊液引流量每天小于30ml为引流管拔出标准。只要严格无菌操作，勤换引流袋，可避免逆行性感染的发生，同时脑脊液引流的通畅也有利于伤口的愈合，减少因脑脊液漏侵入周围软组织，形成假性硬膜囊肿的可能。对于侧方不能看见和缝合的小裂口，可以采用补丁技术，即将小的脂肪或肌肉与缝线捆到一起，直接固定到裂口处，对裂口进行直接压迫。完成硬膜修补后，还应在麻醉控制不同呼吸状态下，检查是否仍然有脑脊液漏。

术中硬膜损伤处理后，使用引流管是安全有效的，不但可以引流切口中的淤血，同时也有利于术后观察，是否存在有脑脊漏，以便及时处理和防止血肿形成，术后脑脊膜囊肿，脑脊从切口渗出。引流管放置切口深层，但不能放在椎管内负压吸引，同时，引流时间不能太长，容易导致大量脑脊流失，颅内压过低。引流管从切口旁斜行穿过竖脊肌后从皮肤穿出，拔除引流管后用一次性皮肤缝合器缝合引流管口。

如果清除致压物或结核组织时造成较大范围硬膜撕裂或缺损时，应该在无张力状态下缝合，有些因结核组织直接破坏的硬膜，直接缝合困难时可以二期处理。如果修复困难，使用一些辅助材料加固修复是必要的。采用局部组织瓣可以完成对硬膜撕裂的修复；利用椎旁肌的筋膜比较方便，先将移植片一边固定，修剪筋膜的大小，使之稍大于硬膜缺损，缝合后不应太紧，但也不宜太松。纤维蛋白胶对脑脊液漏既可以起到预防作用也可达到治疗作用，适当利用不仅可以在硬膜和周围立即形成一种屏障，而且在组织愈合过程中可以起到一种抗炎的作用，最后可以在该处形成坚硬的纤维蛋白瘢痕，覆盖在硬膜的外侧密封伤口。

3. 术后处理　手术后发生脑脊液漏应合理使用抗生素，维持水电解质平衡，适当补充蛋白，同时令患者卧床，采用局部沙袋压迫法，及时更换伤口敷料保持伤口干燥，对多数脑脊液漏，5～7d即可获得愈合。脑脊液引流量多，压力大时，可采用脑脊液引流法。如果遇到严重的脑脊液漏，采用经腰椎蛛网膜下腔持续引流是比较简便有效的方法。通常采用侧卧位，取 L_3～L_4 椎间隙穿刺，有脑脊液通过导管流出后，拔出套针，留置导管，与密闭式无菌引流袋连接。每天收集脑脊液量 200～400ml 为宜。若引流过程中出现头晕、头痛、恶心、呕吐等症状，应调慢引流速度。同时应注意切口肿胀情况，每天对收集的脑脊液做细胞计数及分类，并测定糖、蛋白水平，以判断是否发生脑膜炎。一般引流管放置 7～14d 后，损伤的硬膜便可愈合，取出引流管后再令患者保持仰卧位 24h 即可。

对脊柱结核术后发现的脑脊液漏应高度重视。伤口均予以无菌棉垫加压包扎。颈椎手术患者术后行头高脚低位，胸椎术后患者行平卧位，腰骶椎手术患者行头低脚高位，均卧床至少 2 周，并给予静脉滴注 20% 甘露醇脱水，以降低局部脑脊液压力。常规应用抗生素预防感染，控制咳嗽、便秘，以减轻腹压，降低硬膜压力。部分体质虚弱患者，给予全身支持疗法。保持引流管通畅，进行常压持续引流。若患者出现低颅压症状，可适当增加每天的补液量。根据脑脊液细菌培养、药敏试验结果选用抗生素预防、控制感染。只要术中修补硬脊膜，严密缝合伤口，术区持续引流，术后正规保守治疗，均可实现伤口的一期愈合。尤其是延长伤口引流管的放置时间，是一种不增加新的创伤又有利于伤口愈合的简易方法。

（三）脑脊液漏的预防

医源性脑脊液漏大多数是可以预防的，预防脑脊液漏的措施包括以下几点。

（1）术前充分评估致压物与硬膜的粘连程度，术中如需清除受累的后纵韧带和硬化结核骨时，应备有超薄型冲击式钳或者高速磨钻，耐心操作；如果术中使用钻头，钻头要始终保持从中线向外侧方向，防止钻头滑脱时直接造成硬膜或脊髓损伤。术中时刻注意保护硬膜，如在表面覆盖薄的棉片，但不要填塞，轻轻覆盖即可，防止对脊髓产生压迫。

（2）在清除结核、椎间盘、骨块、后纵韧带等致压物时应仔细分离致压物与硬膜之间的粘连；分离粘连的硬膜时，应在充分止血、视野开阔的情况下用小棉球慢慢地边推边分。在切开韧带时不宜使用锐利的器械，使用器械时要轻轻剥离，避免粗暴操作。

（3）保持术野良好照明，彻底止血，保持术野清晰。在术中操作时必须注意：确认需要清除的结构必须在直视下进行，必须确认这些结构与硬膜之间没有粘连。

（4）对椎管内外结核切开硬膜后应严密缝合，清除部分硬膜后应妥善修补缺损；必要时准备生物材料或取自体筋膜行硬膜修补。

（5）发现局部硬膜缺损时，应注意保护裸露的蛛网膜，尽量避免撕裂蛛网膜而引起脑脊液漏；

（6）对于一些再次手术者，术前充分准备及熟练的技术至关重要。先分离没有粘连的部分，在周围组织分离清楚后再逐步分离粘连组织。对粘连非常严重者，也可以首先沿椎管周围骨性结构分离，先清除部分骨性结构，因为在骨性结构和硬膜之间一般界限清楚，沿骨性结构逐渐分离瘢痕，将瘢痕两侧分离清楚，再处理瘢痕就较为容易。

总之，脊柱结核手术时应该尽量避免因为手术操作导致医源性脑脊液漏，以防为主；对脑脊液漏的治疗，最好的办法是通过熟练的手术技巧采用手术缝合方法对硬膜损坏处进行修复。

七、胸膜与腹膜破裂

（一）胸膜破裂

1. 原因　胸腰椎段结核前路手术时，常要求胸膜外和腹膜外操作，在组织粘连比较严重时分离胸膜，常容易损伤胸膜。切除肋骨和取出肋骨小头，以及在分离胸膜时，肋骨远端的骨尖常会刺破胸膜，胸腰段手术时，胸膜损伤多发生在第12肋骨远端，内外弓形韧带和脊柱之间的三角形地区，此为胸膜反折处。在剥离胸膜显露病灶及病灶清除时，很容易撕破胸膜。

2. 防治　切除肋骨和取出肋骨小头及在分离胸膜时，骨膜下操作不仅可减少出血，而且可避免胸膜撕裂而导致气胸发生。正确剥离肋骨骨膜的方法对防止胸膜破裂非常重要。肋骨有内、外两个面，上、下两个缘，肋骨外面的骨膜可用电灼切开，再用骨膜起子将肋骨外面的骨膜剥离干净。肋骨切除后仔细将肋骨床的骨膜切开，用“花生米”纱布团分离骨膜，将胸膜壁层从胸壁上分离，在肋膈角处剥离胸膜折返处，用骨膜起子缓慢向上推开，边推边剪开膈肌附着处。

术中一旦发生胸膜破裂，必须缝合胸膜。在胸膜破口中放置一根导尿管，然后沿破口周围用针线“荷包”缝合，麻醉医师配合膨胀肺组织，排除胸腔内的空气，收紧“荷包”后拔出尿管。如果破口很大，不易修补，术后放置胸腔闭式引流。如果术中未发现胸膜破裂，而术后通过问诊、听诊，观察呼吸情况，发现气胸并且气体较多时，可半卧位于第二前肋间行穿刺抽气或置管胸腔闭式引流。

（二）腹膜破裂

1. 原因　腰椎结核或胸腰段脊柱结核取胸腹联合切口，或在二次手术或长期混合感染时，腹膜和周围组织紧密粘连或呈瘢痕化。因而腹膜剥离困难，可发生多处腹膜破裂甚至肠管破裂、输尿管、肠管及阑尾等损伤。

2. 防治　在分离腹膜时用包裹湿纱布的手指紧贴盆腔的内壁或腹膜后壁进行，有粘连带时，用尖刀切开再分离，可防止腹膜破裂。注意输尿管和肠管都有蠕动，在术中应予分辨。腹膜破裂立即用细线做连续缝合或“荷包”缝合，防止结核物质污染腹腔。肠管破口应立即消毒后缝合，并将周围保护好，防止感染。

八、切口裂开与切口不愈窦道形成

（一）切口裂开的原因

脊柱结核手术后切口裂开原因较多，主要因素有4个。①感染因素：是手术后伤中裂开的最主要因素；②非感染性因素：多见于年老体弱、过度肥胖患者或伴有恶病质、糖尿病、黄疸、尿毒症、低蛋白血症、贫血及维生素缺乏等各种疾病者，组织愈合能力减弱；③张力因素：手术后切口张力增高，如腹内压增高，伴有呕吐、呃逆、剧咳、严重腹胀及排便、排尿困难等；④技术因素：术中缝合技术上的缺陷、术后切口处理错误致切口污染等。

1. 切口裂开与感染的关系　切口裂开，无论何种原因，其基本病理变化相同，局部的病理变化均为炎性反应过程。文献报道脊柱转移癌手术后伤口裂开和感染发生率较高，绝大多数的脊柱手术后切口裂开均是由于切口感染所致，其感染的主要原因为全身营养状况差、术中无菌操作不严格、内固定的使用、术后切口处理不恰当、切口污染、术后营养支持不到位等。国外文献报道的脊柱手术后的切口感染率为0.7%～11.9%，据Massie等报道，脊柱手术中，椎间盘清除术的切口感染率不足1%，不使用内固定装置的椎体融合术的感染率为1%～5%，而使用了内固定装置的椎体融合术的感染率将大于6%，而感染的菌种中金黄色葡萄球菌的比例超过50%，其次是表皮葡萄球菌、阴沟肠杆菌及拟杆菌属。脊柱手术后的切口感染的危险因素包括老年人、卧床时间较长、肥胖、糖尿病、免疫力低下等，而导致切口感染的手术风险因素包括手术时间较长（大于 5h）、手术室内人员过多及使用内固定装置等；术后的风险因素为卧床时间较长、切口污染、引流管离切口太远等。Weinstein 等报道的 2391 例脊柱手术（包括脊柱转移癌病例）的切口感染率为 1.9%，金黄色葡萄球菌的比率高达 63%。感染最易发生于使用椎间融合装置及转移癌的患者。目前已统一认识到切口感染的最大风险因素是椎间融合，使用内固定装置也将增加感染的概率。

2. 切口裂开与营养及疾病的关系 伤口的愈合包括结缔组织的修复，伤口收缩和上皮再生三个主要过程，上皮再生是伤口临床愈合标志，而任何影响胶原纤维聚合，新生血管形成的因素都将影响伤口的愈合过程。如果蛋白质、脂肪、碳水化合物、维生素和矿物质的缺乏，则胶原不能形成，则伤口的愈合较差。此外，切口裂开常与患者的营养缺乏性疾病密切相关。贫血、低蛋白血症、尿毒症、肝衰竭、肥胖、营养不良、糖尿病、腹腔积水、呕吐、癫痫发作及酒精戒断综合征等疾病使切口局部组织愈合能力低，易导致切口愈合不良而致切口裂开。

3. 切口裂开与缝合技术及张力的关系 伤口愈合的张力强度和胶原纤维的含量密切相关，创面缝合后最初 3 ～ 5d，切口内变化是血浆成分的渗出和白细胞浸润，而切口张力强度仅限于血凝块黏合两侧创面，此时则必须依赖缝合线维持伤口对合，因此提高手术缝合操作技巧对于切口的愈合极为重要。由于脂肪组织内大都为水分，皮下脂肪不能很好耐受缝合，几乎无抗张强度，如缝扎不当，致组织缺血坏死，引起切口渗液，继而发生无菌性炎症，影响切口愈合，甚至切口裂开。随着纤维组的增生，术后 6 ～ 12d，成纤维细胞迅速增加，成纤维大量出现和胶原纤维形成，切口张力强度大增，疼痛、体位不正确、腹内压增高等各种因素可使切口张力增高，均可使切口处于一种不稳定状态，此时切口缝线将失去作用而致切口裂开。

（二）切口裂开的处理

对于感染引起的切口裂开，最有效的处理应是早期诊断、外科换药及灌洗、选用敏感抗生素治疗（不少于 6 周）。及时进行扩创术，浅层感染可采用闭合伤口放置引流管，深层感染则采用灌洗治疗，待感染控制后，二期处理可根据切口的具体情况采用直接闭合切口或皮瓣转移。如浅层感染蔓延至深层，引起了椎间隙或椎管内感染，需行扩创并灌注冲洗，以防止感染的继续蔓延。对于使用脊柱内固定者，如在经上述处理后仍无法控制感染，则可考虑取除。如果为非感染因素引起的伤口裂开，在条件允许情况下可切口胶布固定或直接缝合。

（三）切口裂开的预防

1. 治疗原发病并加强营养 对年老体弱、营养不良、低蛋白血症等切口组织愈合能力较差的患者，应加强围术期处理，加强营养支持，积极纠正营养不良，促进切口的愈合。

2. 预防性使用抗生素 围术期预防性使用抗生素能有效地降低感染率。

3. 降低切口张力 术前、术后均应及时地采取有效措施防治咳嗽和呃逆，如止咳化痰、止吐、以减少术后腹内压增加尤其是突然增加的机会，预防和减少切口裂开的发生；术后注意保持正确的体位、止痛、切口保护、防止咳嗽及呕吐等。

4. 正确地掌握操作技术 缝合时要避免结扎过紧或缝合过密造成组织缺血坏死；严格地进行无菌操作，减少伤口感染；在缝合过程中要尽量减轻组织损伤，不要反复切割，止血要彻底，皮下脂肪内不要留过多的止血结扎丝线线头，缝合切口时要使切口尽量照原解剖对齐，无效腔缝合的各层组织间，不要留有较大的间隙以避免切口积液、积血；合理使用电刀，以避免灼伤过多。

（四）切口不愈窦道形成

脊柱结核手术后切口不愈合多为术前寒性脓肿破溃，形成窦道，或合并混合感染以及术前抗结核治疗不完善，患者营养不良，病灶、脓肿清除不彻底，硬膜损伤致脑脊液漏，止血不彻底所致的血肿形成、脏器损伤、内固定安装不妥等因素所致。术前应正规抗结核治疗 2 ～ 4 周，加强营养支持，纠正贫血或低蛋白血症，病灶清除不彻底者，必要时应再次病灶清除。

九、肺损伤感染与肺栓塞

胸椎或胸腰段结核手术时，常由于胸膜与肺

发生粘连，在分离时容易将肺损伤进而发生肺部感染、肺栓塞及肺不张等。

1. 肺破裂　由于脊柱结核常合并肺结核，肺部病变常累及胸膜，或与椎旁脓肿粘连，解剖层次常不清晰，在手术分离或切开脓肿时，易将肺脏撕破或切破。因此，手术时一定要仔细操作，一旦发生破裂，用针线将损伤的肺部缝合修补，如果破口过多，可取脂肪或其他结缔组织补贴缝合，术毕放置胸腔闭式引流管。

2. 肺感染与肺不张　肺部结核病变，气管内插管麻醉，术后患者卧床、患者呼吸受限及患者咳嗽不利等因素均可造成患者术后易发生肺部感染，而肺部感染、术后痰液黏稠不易咳出，易造成肺不张。因此，术前2周如患者吸烟应绝对禁烟，术后鼓励患者排痰及雾化吸入，勤翻身、拍背等。术前、后预防性使用抗生素。

3. 肺栓塞　术中结核菌形成的坏死物质进入肺或手术时间过长，因体位压迫而形成局部静脉血栓，并出现血栓脱落，脊柱结核的患者常因长期卧床而易形成静脉血栓。因此，高危患者预防性使用低分子肝素钠（钙），术后注意观察，一旦发现下肢静脉血栓形成，患肢严格制动，防止血栓脱落形成肺栓塞，同时要抗凝、溶栓治疗。

4. 包裹性胸腔积液　胸椎或胸腰段结核前路手术，放置胸腔闭式引流器装置时，放置的位置过高或过低，术后常致引流不畅；拔管过早，术后患者低蛋白血症，或发生肺部感染等，均易形成胸膜包裹性积液。因此，术后鼓励患者吹气球，可预防包裹性积液的形成。当引流量低于脊柱结核术后后凸畸形 50ml 时方可拔管。如果包裹性积液较少，可以自行吸收；较大时可以在 B 超下穿刺或手术引流。

十、深静脉血栓

（一）发生的原因

深静脉血栓（deep venous thrombosis，DVT）形成是骨科术后严重并发症之一。下肢血栓部分或全部脱落后随血液循环进入肺动脉，可继发肺栓塞（pulmonary embolism，PE），引起血流动力学不稳定及右心功能不全、致残，致死率高。预防和治疗血栓栓塞病在骨科围术期至关重要。发生 DVT 的危险因素可分为遗传性因素及获得性因素。遗传缺陷在 DVT 的发生中可能起一定作用，然而有研究表明各种获得性因素对 DVT 的预防更具临床意义。静脉血流缓慢、静脉内膜损伤和血液高凝状态是造成 DVT 形成的三大因素，至今仍被广泛认同，全麻、感染、高龄、高脂血症、骨转移伴病理性骨折、卧床时间长、纤维蛋白原水平增高、有 DVT 病史及心血管疾病史是骨科术后 DVT 发生的高危因素。肥胖、有内科合并症、凝血功能异常、输血、术后卧床时间长等因素可使脊柱术后 DVT 的发生率增高。脊柱术后 DVT 的发生还可能与以下因素有关：①术前即存在下肢运动障碍；②术中长时间俯卧位，髂静脉或股静脉受到压迫；③内置物包括椎弓根螺钉和椎间融合器对血管的刺激；④合并神经损伤或术中刺激自主神经导致下肢静脉失去肌肉泵作用和血管舒缩反射，导致血流缓慢、外周静脉扩散；⑤ L_5、S_1 椎体前方手术术中髂血管的过度牵开可能导致深静脉血栓的形成；⑥围术期卧床时间长。

（二）DVT 的预防

脊柱结核手术使患者的下肢回流受到一定影响，比较容易出现下肢静脉血栓，最严重的是栓子的脱落，造成肺动脉栓塞，导致患者生命危险。手术后静脉血栓的预防，已经引起广泛的重视，临床上大都采用以下方法。①术前合并有高危因素或者考虑手术时间可能较长、需植入人工材料的患者，进行详细的有关血液黏稠度的检查，必要时行下肢超声检查，了解血液流变学和下肢血管功能方面的情况，根据检查结果，采取必要的药物或物理方法预防。②术中俯卧位时保持腹部悬空，以避免对下腔静脉及髂静脉的压迫；严密监测并保证充足的血容量；使用坚强内固定提高病变脊椎的即刻稳定性，从而缩短卧床时间。③术后运用弹力袜；早期应用抗凝药物、空气压力泵、床上肢体主动运动，鼓励并帮助患者早期进行下肢功能锻炼。联合运用药物和机械性预防措施，可进一步降低术后下肢深静脉血栓形成的发病率。

临床上可根据患者手术后出现下肢静脉血栓的危险程度，分为 3 级：①低危患者（40 岁以下、30min 以内的小手术，或者年龄超过 40 岁但无其他危险因素）只采用循序减压弹力袜；②中危患者（40 岁以下做大手术者、口服避孕药者、40 岁以上做任何手术者）可联合采用循序减压弹力袜加低分子肝素，或者选用循序减压弹力袜加患肢间断气囊压迫，后者尤其适用于禁用肝素的患者，如手术范围广泛、血小板降低、肝素诱发的血小板减少症等；③高危患者（60岁以上做任何手术者、有深静脉血栓形成史和非梗死史者、有其他危险因素者）可联合采用弹力袜加间断气囊压迫加小剂量肝素或低分子肝素。

北美脊柱协会提出只有对于脊柱大手术，如前后联合入路手术，或患者有已知的DVT高危因素（脊柱结核脊髓损伤和高凝状态等），才考虑应用抗凝药物。在各种预防措施中，低分子肝素的使用率最高，出血风险最小，且低分子肝素不通过肝脏代谢，肝功能不全患者也可应用。

十一、植骨失败

（一）植骨块骨折

植骨块骨折，压缩或吸收都可导致植骨失败，是前路脊柱结核植骨融合的一个严重并发症。原因在于植骨厚度保留不够，术后负重过早。移植骨应有足够的抵抗变形、脱位和骨折的强度。

预防与处理：植骨块应放置在椎体间，距椎体后缘2mm，并在牵引或撑开下嵌入，术中行X线片定位。肋骨与椎体截面积比值小、压强大，易压迫植骨床造成塌陷骨折。在大块髂骨植骨的病例中未发现植骨床塌陷骨折现象。应用内固定器械可以能够有效预防植骨块脱出。

（二）假关节形成

病灶清除植骨融合术，经前路病灶切除、脊髓解压、一期植骨融合术在临床中最常用，但也存在植骨不融合。假关节形成是术后远期疼痛的原因之一，最多见于腰骶段融合，可导致畸形进展、脊柱失平衡及内固定失败。

预防与处理：仔细的显露、确实的小关节去皮质、充足的自体髂骨植骨融合和术后可靠的制动，是预防假关节形成和内固定失败的有效措施。已有研究表明在融合植骨时自体骨移植优于同种异体冷冻干燥骨移植。临床上有下列情况应怀疑假关节形成：①脊柱矫形融合术后持续的腰背疼痛，且活动后加重；②局部有固定性压痛；③内固定物折断或脱钩；④矫正度数明显丢失；⑤X线片及CT重建影像技术检查所见。对于假关节的处理，大部分应手术治疗，包括前路翻修重新融合或行后路融合，后路融合效果可能优于前路融合。

（三）相邻节段退变

相邻节段退变主要表现为融合相邻节段的小关节炎、椎管狭窄、椎间盘退变和退行性腰椎滑脱，其中以椎间不稳最常见。普遍认为部分节段融合后，可增加邻近未融合节段的应力，加速其退变过程，应力过度集中也可引起获得性脊柱滑脱。上下节段均可累及，但以下方节段多见。

预防及处理：在脊柱结核手术治疗中，因骨破坏行病灶清除后重建脊柱稳定性时势必行椎间植骨融合，容易形成这种并发症，而最大限度地减少融合节段可以减少相邻节段退变并发症的发生，有学者报道在脊柱结核手术治疗中，术前详细分析、研究影像学资料，将固定范围局限在病变节段内，不跨越或少跨越健康节段固定，创新性使用椎弓根短钉固定（仅通过椎弓根，不进入病灶范围），可避免牺牲具有正常功能的运动节段，避免加重邻近节段的退变。

结核病灶切除、脊髓减压及植骨融合术仍有不足之处，在一些病例中出现植骨块和植骨床吸收、骨块移动或折断、矫正角丢失及后凸畸形加重等问题。目前国内外认为一期采用金属植入物内固定可早期重建脊柱稳定性并加速植骨融合、改善畸形、减少复发率。

十二、内植物失效

在脊柱结核手术治疗中使用内固定，对于矫正畸形，重建脊柱稳定性，促进植骨融合，减少术后脊柱不稳定而引起的继发性脊髓神经损害的风险和发生率有着重要意义。同时由于内固定的运用，病灶清除得以更加彻底，从而融合率被大大提高。内置物松动、折断，机械性神经、血管损伤，其他并发症有迟发感染、脊柱后凸矫正度丢失和稳定性丧失。文献报道椎弓根螺钉断裂的发生率为3%～7%，断裂的发生一般与假关节形成有关，如定位错误，螺钉置入椎体间隙或椎体外，机械性神经、血管损伤等现象，往往与术者手术操作技巧有关。脊柱结核累及多节段的病变，术中确切判断正常脊柱节段有时并非易事，病灶的彻底清除常使内固定器械安置在健康节段，牺牲了具有正常功能的运动节段，加重邻近节段的退变。

预防：脊柱结核是感染性疾病，内植物的使用往往与病变严重程度、病灶处理范围、植骨融合是否恰当及术者手术操作技巧等因素有关，尤其在病灶处理不彻底，局部愈合时间过长，易导致内植物的牢固性和局部稳定性丧失，相对于脊柱创伤性、退变性等疾病而言，脊柱结核内植物的使用更应该谨慎，术前应详细准备，制订周密的手术计划，选择器械时一定注意产品质量、类型及生物力学性能，术中操作更应该仔细、规范。

（胡　豇　邓俊才　胡云洲）

第二节　关节结核手术并发症及防治

关节不同于脊柱，有丰富的滑膜及软骨，关节结核主要引起关节疼痛、肿胀、畸形及功能障碍，早期关节结核可采取非手术治疗，即全身治疗和局部治疗。全身治疗即抗结核药物治疗，一般应用1～1.5年，用药原则为早期、联合、适量、规律、全程。局部治疗包括关节腔内注射抗结核药物、外固定、牵引、功能锻炼等。单纯的滑膜结核、骨结核，若能早期诊断并及时治疗，90%～95%的患者都可以治愈并保留接近正常的关节功能。

对于中晚期关节结核，仅通过非手术治疗是无法缓解病情的，常遗留严重的关节疼痛、畸形及功能障碍，主要原因有以下两点：①关节各组成部分破坏严重，滑膜水肿、关节腔积液、软骨及骨破坏、周围韧带肌肉筋膜脓肿及干酪样坏死组织形成；②脓肿的存在常常导致结核药物浓度不足，抗结核治疗疗效差。这时通常需要外科手术干预，目的是清除病灶，建立良好稳定的抗结核药物浓度，提高抗结核治疗疗效。根据病情、年龄、病理类型和不同的发展阶段可采取不同的外科手术方式：单纯病灶清除，病灶清除联合关节成形、融合及人工关节置换。外科手术的普及必然带来手术并发症的增多，本节针对关节结核外科手术治疗中的并发症进行论述。

一、血管损伤

关节结核手术时血管损伤较少见，然而却可引起肢体和患者能否存活。血管损伤死亡率为7%～9%，截肢发生率为15%，永久性残疾发生率为17%。以髋关节结核手术为例，中晚期髋关节结核存在严重的关节软骨与骨、滑膜、关节囊、韧带的破坏，髋关节周围外旋肌、臀中肌、髂腰肌等重要肌群受累，股动脉、闭孔动脉等大动脉损伤容易出现大出血，血管内膜挫伤形成的假性动脉瘤成为二次手术的定时炸弹，股骨头血供受损容易继发股骨头坏死。血管损伤的主要风险在于翻修术和假体在骨盆内移位。血管损伤可由撕裂、肢体牵引或血管周围软组织回缩引起。直接损伤或螺钉、骨水泥、钢丝、带螺纹髋臼假体或结构性异体骨压迫均可引起血管损伤。相比于非感染性关节手术，结核性关节因大范围脓肿、组织粘连、血管壁水肿，出现血管损伤的概率大大增加。

一般来说，避免股神经损伤的措施也可保护股动静脉。前方牵引器应为钝头，小心置于前缘，而且不允许滑移至髂腰肌前内侧。对于髋关节结核病灶清除术前方入路，松解前方关节囊时要小心，尤其是存在广泛瘢痕组织并分离这些软组织矫正屈曲挛缩畸形时。

去除髋臼下缘软组织和骨赘可引起闭孔血管出血。磨钻穿透髋臼内壁或骨水泥漏入骨盆可引起髂血管损伤。这些血管通常由髂腰肌与骨盆内壁皮质分离，但有些患者髂腰肌较薄。

髋臼螺钉固定髋臼时有损伤骨盆血管的风险。放置髋臼假体或打入螺钉发生大出血时可能需要腹膜后显露髂血管并临时夹住以防止进一步失血和保存患者生命和肢体，请血管外科医师急会诊。应用动脉造影和经导管栓塞控制术后盆腔大出血。

血管迟发病变包括髂血管血栓、动静脉瘘和假性动脉瘤。有报道认为假性动脉瘤尤其见于髋关节术后感染、髋臼螺纹假体移位和使用点式牵引器后。患者切口部位持续性出血或有波动性包块应考虑假性动脉瘤（图 30-2-1）。

取出明显前突的髋臼假体可发生血管损伤，因而在翻修术前可考虑行动脉造影、对比增强CT或同时做此两项检查。另外，患者应进行肠道准备，同时应用血管外科医师辅助。

二、神经损伤

神经损伤在关节结核的治疗中较非感染性

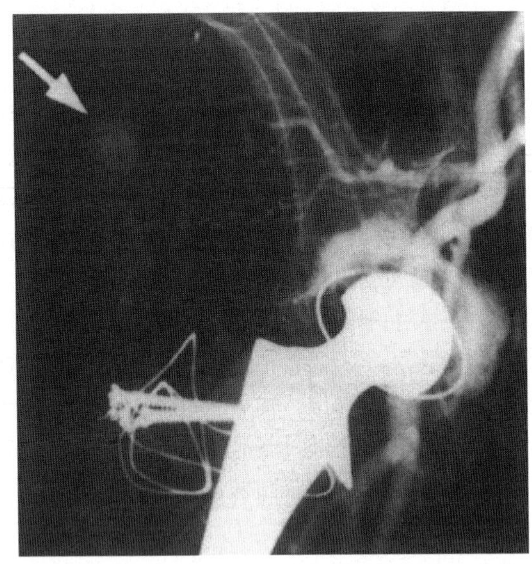

图 30-2-1　女性，67 岁。患者行 2 次全髋翻修术，术后 32 周手术部位间断出血，形成假性动脉瘤。动脉造影显示假性动脉瘤（箭头所示）。关闭筋膜层的缝线穿透臀上动脉分支侧壁。结扎动脉瘤近端和远端并切除

疾病手术治疗多，原因在于病灶清除过程中软组织广泛的剥离和切除。术中误伤、术后肢体延长引起神经牵拉均可引起。Edwards 等研究了坐骨神经延长程度与神经麻痹的关系。腓神经延长 1.9 ～ 3.7cm 时即可发生损伤。与其形成对比的是，坐骨神经完全麻痹时的延长距离为 4 ～ 5.1cm。其他学者对单独神经延长引起术后神经麻痹的重要性表示质疑，他们认为，这些麻痹由机械损伤引起而非神经延长引起。

有报道认为坐骨神经麻痹为臀下血肿形成的结果，后者可发生于预防性或治疗性抗凝后。当患者出现臀部和大腿疼痛、明显肿胀和压痛同时伴随坐骨神经功能不全时应怀疑臀下血肿形成。应早期诊断和迅速手术减压。

在髋关节结核人工关节置换围术期脱位可损伤坐骨神经，可为直接挫伤或牵拉伤。脱位后在进行任何复位操作前要记录坐骨神经情况。复位时操作要轻，必要时采用全麻。术后体位可仅仅引起腓神经麻痹。三角形外展垫通常用布带子牢固固定于肢体上，如果紧紧地固定于腓骨颈位置可引起腓神经压迫。应宽松固定布带子并避开这个位置。

坐骨神经或腓神经病变的患者应将其足部支撑起来以避免形成马蹄足固定畸形。尽管很少有患者能完全恢复，但多数患者能部分恢复功能。Dorey 随访 2 年，发现 20% 的患者完全恢复，65% 的患者小部分功能障碍，15% 的患者大部分功能缺失。

医师很少进行坐骨神经探查。然而，如果 6 周后没有出现恢复或怀疑骨水泥块或髋臼螺钉压迫神经时可考虑神经探查。髋臼 CT 有助于判断这些情况。坐骨神经不全损伤引起反射性交感神经营养不良可能需要交感神经阻滞或其他的镇痛措施。

由于股神经损伤少见，而且术后早期容易被忽略，所以常延迟诊断。股神经邻近关节前关节囊，仅由髂腰肌及肌腱分隔开。前关节囊切开牵引器放在髂腰肌前方或制备髋臼牵拉股骨时可引起股神经损伤。如果髋臼骨水泥加压可引起骨水泥溢出压迫股神经。而髂腰肌结核性脓肿或血肿是引起股神经压迫和可能引起神经麻痹的另外一个原因。严重的屈曲挛缩畸形矫正后出现股神经麻痹也有发生，通常预后恢复良好，除非神经被骨水泥包围。患者应佩戴膝关节固定器或具有点状锁定的膝铰链支具行走，避免股四头肌无力时膝关节屈曲和跌倒。

闭孔神经损伤可见于结核性脓肿压迫、骨水泥溢出、牵引器械压迫，或突出的固体，如髋臼螺钉位于前下象限。腹股沟持续性疼痛可能是唯一症状。

臀上神经是髋关节结核人工关节置换前外侧入路撕裂臀中肌时最容易受伤的神经。大结节近端 5cm 被认为是撕裂肌肉的安全区域（图 30-2-2）。其他损伤臀上神经动作包括置入假体时过度牵引髋臼及制备股骨时体位。外展肌无力、摇摆步态可能由臀上神经损伤引起。

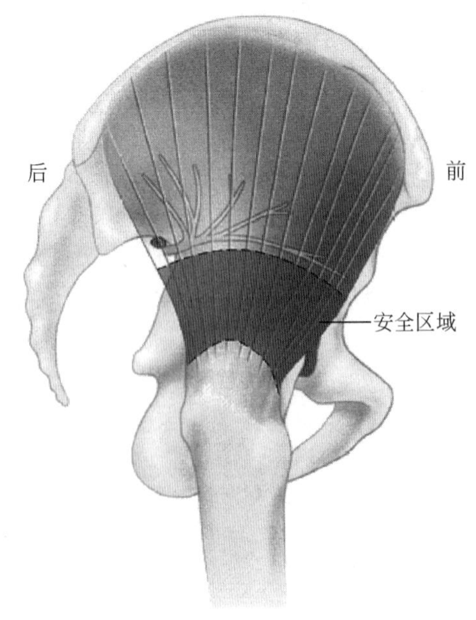

图 30-2-2　大转子近端 5cm 是分离臀中肌的安全区域

其他关节结核围术期引起的损伤如膝关节结核围术期腓神经损伤、肩关节结核围术期腋神经损伤、肘关节结核围术期尺神经损伤等。

三、血肿形成

术前仔细检查患者有无引起出血增多的危险因素，包括抗血小板药物、抗炎药或抗凝治疗、恶病质及凝血系统疾病、家族史或既往存在手术时出血增多的情况。术中预防血肿形成最重要的一点是仔细止血。以髋关节结核为例，常见的出血来源：①切除髋臼下缘圆韧带、横韧带和骨赘时可能切断闭孔血管；②分支至臀大肌的股深动脉第一穿支；③前关节囊附近股血管分支；④臀下及臀上血管分支。穿透髋臼内壁和去除内侧移位的髋臼杯时可能损伤髂血管。大血管损伤术中出血常很明显。晚期出血（术后 1 周以后）可能来自于假性动脉瘤或髂腰肌撞击（图 30-2-3）。需行血管造影明确受累血管及可能伴随的栓塞。为纠正髂腰肌撞击，可能有必要行髋臼翻修。

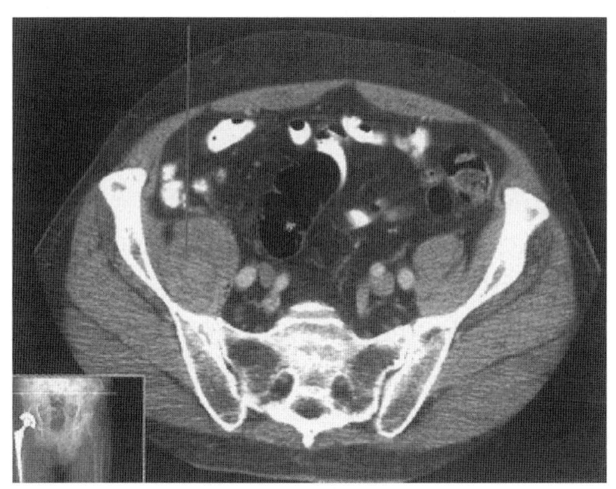

图 30-2-3　CT 显示髂腰肌肌鞘内因为髋臼组件撞击而产生的血肿，表现为液体信号

有选择性的放置引流管并于 24 ～ 48h 拔除。手术时出血不多或没有出血危险因素的初次全髋关节置换者不放置引流。然而关节结核由于结核炎性侵袭、软组织水肿需常规放置引流，且引流时间更长，目的是创造更好的药物浓度环境，提升抗结核药物疗效。然而，有学者对是否放置引流提出疑问。Parker 等所做 Meta 分析表明，在关节置换患者中放置引流可以增加输血率而减少更换敷料。

出血增多引起血肿者很少需要手术处理。多数患者通过换药、停止抗凝、治疗凝血性疾病、观察伤口可得到处理。手术治疗血肿的指征为伤口裂开或边缘坏死，相关的神经麻痹及血肿感染。吸除血肿并仔细止血，这些操作均在手术室进行。进行血肿培养以判断是否存在细菌污染的可能，持续使用抗生素直至得到明确的培养结果。必要时清除坏死组织以严密缝合伤口。

四、假体脱位

脱位是人工全髋关节置换术后的常见并发症之一，发生率为 0.6% ～ 7%。髋关节结核由于术中广泛的病灶清除，手术后关节囊缺失，臀中肌、外旋肌群肌力下降导致髋关节周围软组织张力不足，引起脱位的概率可能更大，但统计学概率未见文献报道。术后脱位常见的原因：①假体位置不良，常见于髋臼假体置入时前倾角过大或过小，适当的髋臼假体应外展 40°± 10° 角，前倾 15°± 10° 角；②患者摔倒，滑倒导致；③关节周围肌肉或软组织松弛或松解过度造成肌力不足；④术后麻醉松弛不适当的搬运；⑤术后护理不当，功能锻炼不当，术后患者过度屈髋、内旋。患者关节活动范围较大也是引起术后脱位的重要原因之一。处理上通常采用非手术治疗（牵引及手法复位）和手术治疗。术后脱位可以预防，因此术前应对患者进行指导，术中操作规范到位，术后麻醉恢复之前应由医护人员专门负责搬运患肢，术后患者应分阶段适当进行患肢功能锻炼，做到 3 个月内不侧卧，卧床以平卧和半卧为主，禁止重体力劳动；做到“四不”：不用力屈患髋下蹲、不盘腿、不坐矮板凳、不跷“二郎腿”。6 个月后可选择散步进行日常锻炼，但不适宜进行剧烈活动，如登山、高抬腿跑、快跑及长途跋涉等（图 30-2-4、图 30-2-5）。

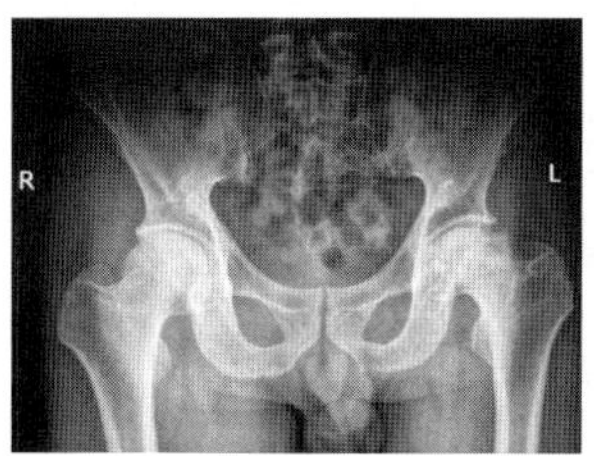

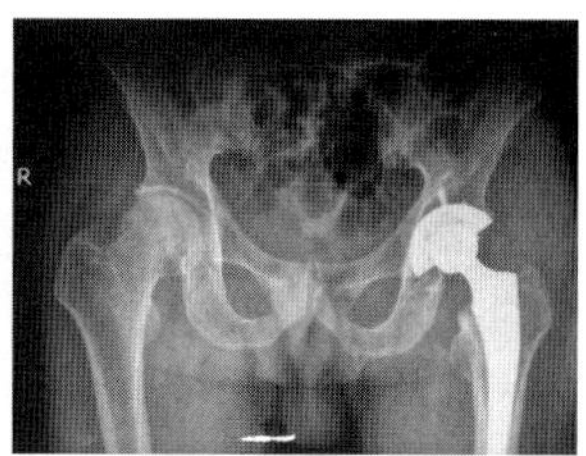

图 30-2-4　左髋关节结核，股骨头继发塌陷、坏死，关节间隙狭窄，右图为患者行病灶清除 + 人工全髋关节置换术，显示前倾角偏小

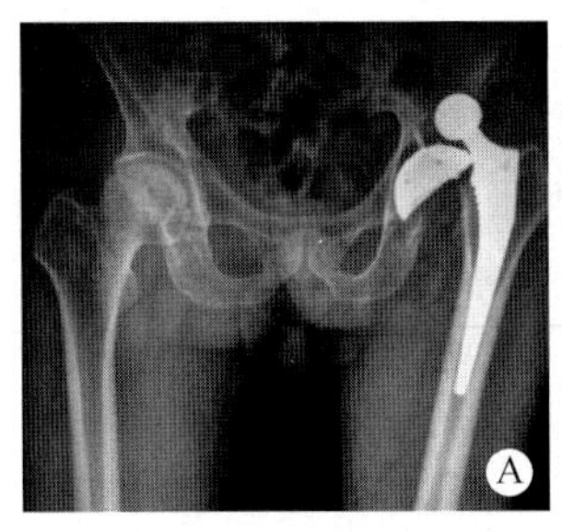

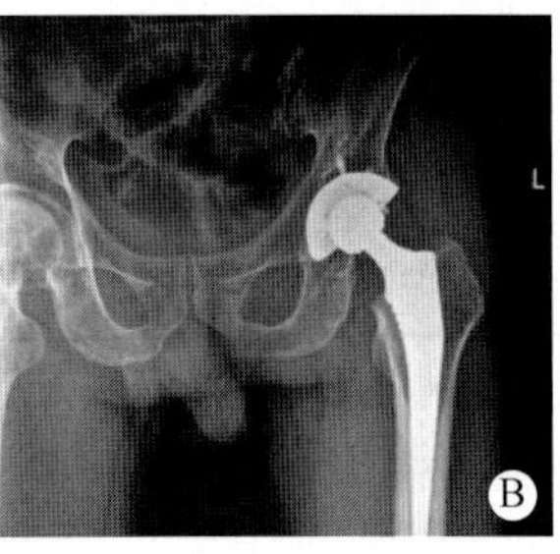

图 30-2-5　左髋关节结核患者（与图 30-2-4 为同一患者）术后

A. 患者术后 3 月，假体脱位，X 线片显示股骨头假体向外后方脱出；B. 患者通过在麻醉下手法复位，术后 X 线片显示假体复位

五、假体周围骨折

与非感染性关节炎相比，结核性关节炎由于骨质疏松明显，术中发生骨折概率更大，以髋关节结核为例，术中骨折主要发生在股骨柄安置时。结核性关节炎骨质疏松的原因目前还不十分清楚，可能与关节功能长期障碍引起的失用性骨质疏松有关。有统计资料表明，股骨骨折发生率为 5% ～ 15%。骨水泥型人工髋关节置换术中股骨骨折发生率为 0.1% ～ 3.2%，非骨水泥型者股骨骨折发生率为 4.1% ～ 27.8%。髋关节结核行人工关节置换术中发生股骨骨折概率文献未见报道。

假体周围骨折的高危因素包括女性、高龄、炎性关节炎、骨畸形或骨质疏松导致的骨缺损、骨量减少或其他代谢性骨病。

股骨骨折在手术的一个或多个步骤都可能发生。在手术开始使髋关节脱位时骨折就可能发生。老年、类风湿关节炎或失用性骨质疏松的患者，他们的骨质都很脆弱，任何中等强度的旋转力量都会使其折断。既往手术或固定器械造成骨皮质缺损会进一步增加骨折的风险。如果这类患者髋关节脱位时遇到阻力，需要松解更多的软组织。如果为疼痛性内置假体、骨盆内陷或肥大性骨关节炎的患者施行手术，使关节脱位前应将髋臼边缘增生的薄的骨赘去掉，否则可能导致股骨或髋臼后壁骨折。在一些髋臼内陷的患者，应先将股骨颈截断，然后将股骨头从髋臼以逆行的方式取出，而不应对股骨过度施加旋转力量使骨折的风险增加。

股骨骨折可能发生在扩髓或安装股骨假体时。骨水泥固定型股骨假体的器械中只有一套开髓器，而没有为股骨髓腔远端的准备提供工具。开髓器能将股骨干中骨松质安全地压碎并去除而对骨皮质内膜不造成损伤。是否去掉远端骨皮质可通过术前模板测量来估计。扩髓前应用直的或可弯曲的骨钻去掉这部分骨质，否则会发生累及股骨干的严重骨折。

股骨假体周围骨折的 Vancouver 分型已经做出调整从而包括了术中骨折及穿孔（图 30-2-6）。

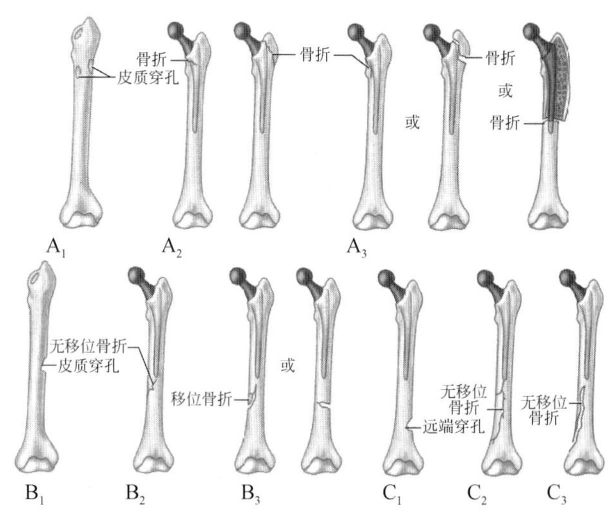

图 30-2-6　术中股骨假体周围骨折 Vancouver 分型

A 型示局限于近端干骺端；B 型示累及股骨干近端，但可以通过长柄假体固定治疗；C 型示骨折不能通过长柄假体来翻修病区可能累及股骨远端干骺端

股骨假体周围骨折（periprosthetic femoral fracture，PFF）是股骨头置换术后的一种少见并发症，国内外报道的发生率不尽相同。根据相关文献报道，初次股骨头置换术后骨水泥型假体周围骨折发生率为 0.1% ～ 1%，生物型假体为 5.4%。翻修术后骨水泥型假体周围骨折发生率为 3.6% ～ 6.3%，生物型假体则高达 17.6% ～ 20.9%。随着人均寿命的增加，股骨头和全髋关节置换术广泛开展，而股骨假体周围骨折的数量也随之逐年增加（图 30-2-7、图 30-2-8）。

全髋关节置换术后股骨假体周围骨折的危险因素较多，文献报道的有创伤、年龄、性别、原发疾病、假体松动及骨溶解、翻修术、骨质疏松和手术操作技术等。患者自身的并存疾病，如消化性溃疡、心脏疾病等也与全髋关节置换术后假体周围骨折相关。创伤是导致股骨假体周围骨折最常见原因，对于接受股骨头置换术的患者，治疗骨质疏松及防跌倒是减少股骨假体周围骨折的有效措施。必要时使用手杖、拐杖和助行器帮助。患有消化性溃疡病患者发生股骨假体周围骨折的风险是没有该疾病患者的 1.5 倍，并存心脏疾病的患者是没有心脏疾病患者的 1.7 倍。对于接受股骨

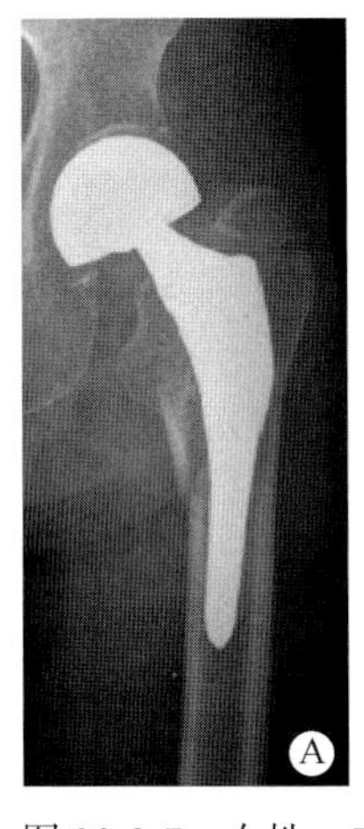
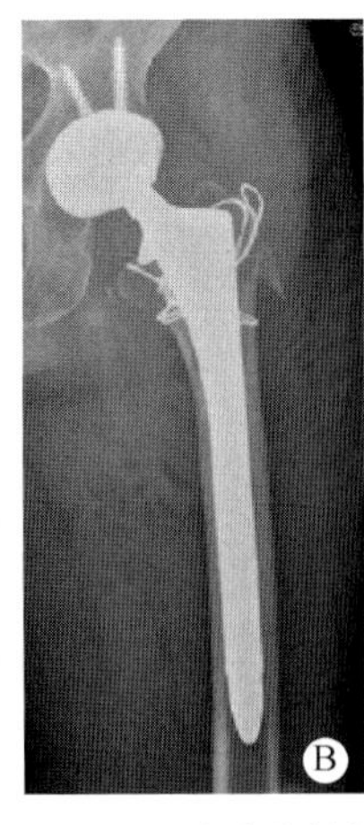
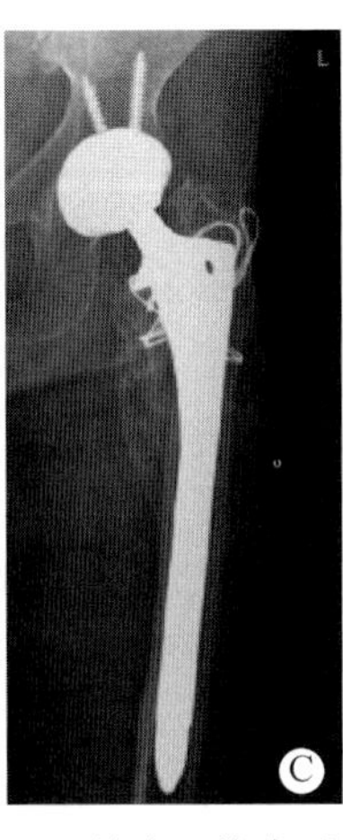

图 30-2-7　女性，79 岁。左髋关节结核左股骨头置换术后 4 年

A. 跌倒导致左股骨假体周围骨折（Vancouver B_2 型）；B. 采用骨折切开复位，钢丝环扎固定；C. Solution 广泛多孔钛涂层长柄假体翻修

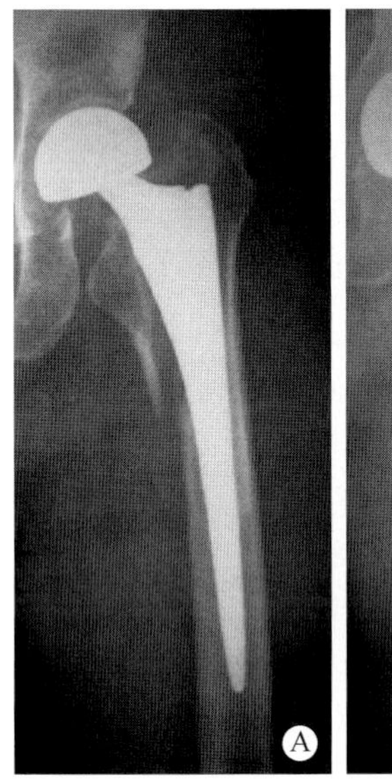
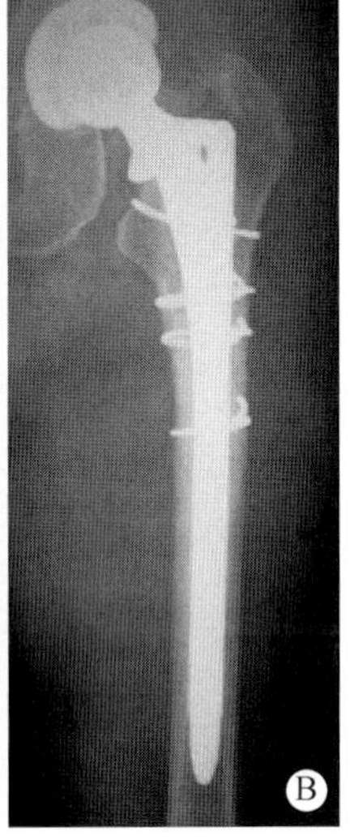

图 30-2-8　女性，72 岁。左髋关节结核左股骨头置换术后 6 个月

A. 跌倒导致左股骨假体周围骨折（Vancouver B_2 型）；B. 采用骨折切开复位，钢丝环扎固定，Solution 广泛多孔钛涂层长柄假体翻修

头置换的患者，术后应尽可能控制并存疾病，减少发生股骨假体周围骨折的风险。

由于患者年龄大、并存疾病多、内环境紊乱、手术创伤大、手术时间长、失血量及局部骨量丢失较多等原因，围术期处理难度较大。评估患者手术前后全身情况，排查并治疗术前潜在感染，预防深静脉血栓形成，纠正贫血和低蛋白血症，加强肺功能康复，尽早下床活动等是保证患者安全性的必要措施。由于患者年龄大、并存疾病多、内环境紊乱、手术创伤大、手术时间长、失血量及局部骨量丢失较多等原因，围术期处理难度较大。评估患者手术前后全身情况，排查并治疗术前潜在感染，预防深静脉血栓形成，纠正贫血和低蛋白血症，加强肺功能康复，尽早下床活动等是保证患者安全性的必要措施。

六、肢体不等长

双下肢不等长（leg length discrepancy，LLD）是人工全髋关节置换术后比较普遍的并发症。吕厚山文献报道 THA 后双下肢不等长的发生率一般在 50% ～ 80%，术后患肢平均延长 1cm。多数学者认为，LLD 只要控制在 1cm 以内就不会引起临床症状和髋关节肌力的明显改变，便可认为手术操作成功。但如果患肢延长过多则会引起跛行，甚至继发性腰痛及以后髋关节的功能状况，达不到手术的预期目的。因此，如何预防术后 LLD 应引起重视。术前应测量肢体长度，在 X 线片上设计好假体大小模板，术中应注意严格摆放患者为标准侧卧位，且固定可靠，手术操作应把握好股骨颈截骨位置的高低和对软组织的松解，术后重视髋关节的功能锻炼，从而尽量避免此并发症的出现。

理想状况下，全髋关节置换术后下肢长度应相等，但手术时很难精确地确定肢体长度。肢体延长较肢体短缩更常见，而且肢体延长更难以被接受。肢体延长可由股骨颈截骨不够、假体颈太长或髋臼旋转中心偏下引起（图 30-2-9）。

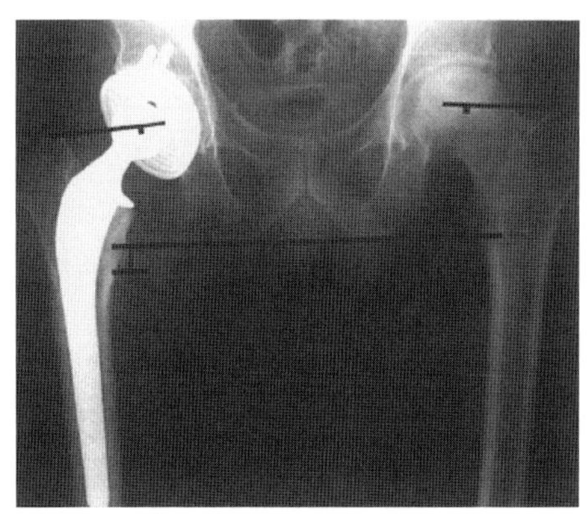

图 30-2-9　47 岁，男性。因髋关节结核行全髋关节置换术。股骨头重建后与粗隆尖端相平。大号髋臼假体使髋关节中心更靠下并使下肢延长超过 1cm，但股骨头位置良好

髋关节结核人工关节置换术后下肢不等长的功能重要性尚没有限定。肢体延长 >1cm 左右常是患者不满意的主要地方，尽管手术其他方面都很好。如果延长 >2.5cm，则可引起坐骨神经麻痹和

跛行伴跨越步态。

肢体过度延长的风险通过术前仔细计划和手术技术降低。屈曲和内收挛缩引起肢体明显短缩，外展挛缩尽管很少见但引起肢体明显延长。骨性不等长时需手术矫形，但很少需要行广泛软组织松解；然而，其必须与挛缩引起的明显不等长相鉴别。确认既往有无下肢创伤史，检查髋关节以下下肢是否不同。

测量下肢长度的方法有多种。一种方法需考虑髋关节周围软组织张力，通常称为“抽拉试验”。髋关节伸直位牵拉下肢时通常挣开2～4mm。软组织松解程度、麻醉类型及肌松程度可能改变手术医师对组织松弛的判断。另外，软组织张力不仅取决于股骨头高度，还取决于偏心距（图30-2-10）。如果偏心距减少而术中没有发现，则不经意间通过过度延长肢体恢复软组织张力；形成的效果是，高度代替偏心距从而恢复软组织张力。术前仔细画模板应能减少手术医师发生这种情况的可能，选择合适的植入物从而在不延长肢体长度的情况下恢复患者本来的偏心距和合适的软组织张力。

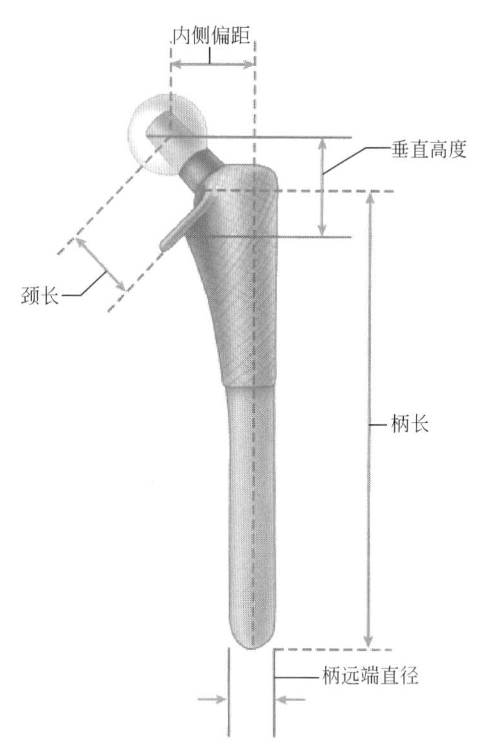

图30-2-10　股骨头中心至领基底的距离为股骨颈长，头中心至柄远端部分轴线的距离为头－柄偏距

目前，维持肢体等长最可靠的方法是同时采用术前模板和术中测量。据报道，术前模板结合术前测量后，92%患者术后肢体长度与预计延长程度相差5mm内。

髋关节结核患者通常并存屈曲内收挛缩畸形，双下肢不等长，术前应告知患者不能保证肢体长度一定相等。手术的主要目标根据其优先顺序分别为缓解疼痛、稳定性、活动度和肢体等长。如果肢体延长后髋关节更稳定，那么宁可肢体不等长也不要发生复发性脱位。<1cm的不等长通常能耐受，而且随着时间延长，这种不等长的感觉会逐渐减轻。遗留的软组织挛缩引起明显肢体不等长及骨盆倾斜时通过适当牵引等物理治疗能很好矫正。

七、血栓栓塞

血栓栓塞是关节结核术中术后常见的严重并发症之一，特别是在下肢大关节人工关节置换时。早期全髋关节置换术未常规采取预防措施时术后血栓栓塞发生率为50%，致死性肺栓塞发生率为2%。

多种因素包括麻醉可增加血栓栓塞的风险。椎管和硬膜外麻醉发生深静脉血栓和肺栓塞的风险较全麻低。

血栓栓塞可发生于骨盆、大腿和小腿的血管中。在所有血栓症中，80%～90%发生于术侧。以前认为单独小腿血栓不太可能引起肺栓塞。然而，Pellegrini等发现23例未经治疗的小腿血栓患者中有4例（17%）血栓近端增大，分别有2例发生非致死性和致死性肺栓塞。

深静脉血栓和肺栓塞与手术的时间关系存在争议。住院时间较短出院后血栓栓塞事件增多。深静脉血栓发生的高峰期不同研究报道结果不同，自术后4～17d不等。随着住院时间缩短，更多的静脉栓塞发生在出院之后。

深静脉血栓的临床诊断通常根据以下体征：小腿和大腿疼痛及压痛、霍夫曼征阳性、单侧下肢红肿、低热和脉搏增快。然而，50%以上的患者其临床表现不明显。肺栓塞的诊断主要依据胸痛（尤其表现为胸膜炎时）、心电图、X线片及动脉血气分析。然而，大多数肺栓塞临床表现不典型。诊断深静脉血栓和肺栓塞时需进行影像学辅助检查。

目前，静脉造影仍然是诊断小腿和大腿血栓

最敏感和最特异的检查方法，但诊断骨盆静脉血栓时不可靠。静脉造影昂贵，会引起患者不适，为创伤性检查，而且存在造影剂过敏反应并可引起血栓形成。B超或多普勒超声诊断股部血栓的准确性与静脉造影相当，但诊断小腿和骨盆血栓时不如静脉造影。超声是一项非创伤性和易重复性检查。肺栓塞通常经放射性核素肺灌注成像证实。放射性核素肺灌注成像通常是非创伤性的，且具有较高风险。

关于预防血栓栓塞最好的方法存在争议。目前，采取物理和药物的方法。非药物预防血栓栓塞的方法有很多种。很多外科医师喜欢这些办法，因为不需要考虑预防性抗凝的一些风险。长期制动与深静脉血栓形成有关，尽管没有确切的数据表明早期活动能减少血栓栓塞的发生率。一般认为，在一般情况许可的情况下，患者应尽可能早期活动。目前有大腿加压装置和足底泵可以使用。

通常认为大多数患者应采用药物预防，尽管目前还没有确切的理想药物。最常用的药物为华法林、低分子量肝素、戊聚糖和阿司匹林。

华法林被证实能有效预防血栓形成，其出血风险控制在较低的可接受范围内。治疗从术前1d晚上或手术当晚开始，每天根据INR调整剂量，使INR控制在2.5左右。多数研究表明，使用华法林者深静脉血栓的发病率较高，而低分子肝素出血并发症发生率较高。应用华法林的其他问题包括需规律监测INR、延迟反应、药物反应和饮食限制。

对低分子量肝素的研究很多。最常用的为依诺肝素，对阿地肝素、洛吉肝素、达肝素、纳德肝素等也有相关研究。这些药物的性质与未分离肝素的性质不一样。它们相对缺少抗凝血酶能力，因而APTT轻度延长，每天皮下注射1～2次，无需监测其活动度。尽管报道认为低分子量肝素诱导的血小板减少的发生率较低，但仍建议定期监测血小板数量。低分子量肝素比华法林或阿司匹林更贵。患者出院后的依从性也是问题。如上所述，低分子量肝素发生出血并发症的可能性较大，但深静脉血栓的发生率较低。

阿司匹林是预防心肌梗死和脑卒中复发的常用抗凝药。它也曾被用作预防深静脉血栓形成的药物，但未用于血栓的治疗。尽管阿司匹林相对安全和便宜，且不需要实验室监测，但在全髋关节置换术中的作用有争议。更为常见的是推荐使用机械性预防的同时，使用阿司匹林或华法林、低分子量肝素或达肝素后的长期预防措施。

目前没有预防选择性关节结核人工关节置换术后血栓栓塞形成的首选措施。然而，大多数学者认为，任何预防措施，无论药物性、机械性或者两者联合都可采用。

尽管采取早期活动、机械性和药物性预防并认真进行临床监测，但仍有部分患者出现深静脉血栓和肺栓塞并需要进行抗凝治疗。必要时行呼吸支持、连续动脉血气分析及重复肺扫描。因肺栓塞死亡的患者中2/3在30min内死亡（图30-2-11，彩图30）。如果患者没有其他并存疾病，生存时间较长、诊断明确并能给予适当治疗，那么通常能存活。尽管抗凝充分，但如果有其他肺栓子产生或抗凝引起出血并发症，则需要在下腔静脉中放置滤器。如果认为患者发生此类风险极高，可在术前放置滤器。血栓溶酶如尿激酶和链激酶，可溶解栓子，但使手术切口或其他部位大量出血。经导管或开放式手术栓子切除在不稳定的具有高出血风险患者中可能需要应用。

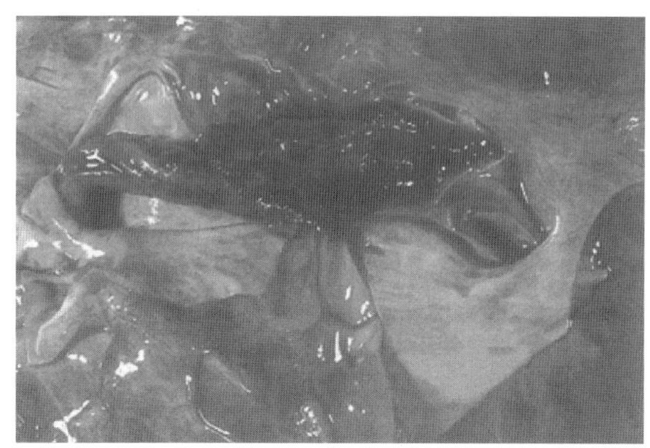

图30-2-11　栓塞肺动脉的左右主干的马鞍形栓子的病理标本的大体图像

患者出院后是否继续进行血栓预防治疗还难以下定论。在目前考虑费用组成和减少住院时间的情况下，很多患者出院时仍然是深静脉血栓的高危人群。美国胸科医师学会建议行髋关节置换的患者应使用抗凝至少10d，可达35d。如果患者出院后继续给予抗凝药，那么就应该注意监测其效果。需要经常观察伤口并发症的临床情况并进行实验室监测以判断华法林凝血效果。

八、感　　染

感染是术后早期比较严重的并发症，据报道THA后感染率为1%～6%，而且再次THA要比首次有着更高的感染率。引起感染的原因有很多种，如患者体质状况差或合并某些内科疾病、术前可能存在某部位的炎症、术中无菌操作不规范、缝合时肌肉筋膜间存在间隙等，都有可能导致术后感染。因此术前一定要完成必要检查，排除感染病灶存在，控制其他系统疾病；术中严格执行无菌技术，尽量缩短手术时间；围术期应用抗生素，术前1d开始使用；术后使用抗生素3～5d，采用利福平联合喹诺酮类药物是最好的选择；术后及时换药，保持切口整洁，加强营养和功能锻炼，增强体质。手术治疗方法包括保留假体的感染灶清除术、一期或二期再次置换、假体取出术、关节融合术和截肢术。最近有研究表明，THA后感染清创4～6周后行二期翻修术，不仅能较好地控制感染，也可尽快恢复关节功能。

九、异位骨化

异位骨化程度不一，可为关节周围软组织模糊不明显的放射性高密度影，导致关节骨性强直。Iorio和Healy认为，男性伴肥大性骨关节炎、异位骨化史或创伤性关节炎伴增生性骨赘等为异位骨化的高危因素。中危因素包括强直性脊柱炎、弥漫性特发性骨质增生、佩吉特病和单侧肥大性骨关节炎。

手术方法在异位骨化的发展中起一定作用。对髋关节结核而言，不论病灶清除、融合术、成形术或置换术，前路和前外侧入路较经粗隆入路或后侧入路发生异位骨化的风险大。虽然一项有关骨水泥和非骨水泥固定的回顾性研究表明非骨水泥固定可能为异位骨化的危险因素，但随后的前瞻性随机配对对照研究却发现两者之间并不存在这种关系。

异位骨化发病率为2%～90%，多数异位骨化患者无症状，然而严重的异位骨化时可出现活动度减少和疼痛。活动度明显减少或骨性强直极其少见，但据报道，有10%的患者功能明显丧失。不建议对所有患者进行常规预防性治疗，但对高危患者可采取一些预防措施。

目前预防异位骨化主要采用低剂量放疗和非甾体类消炎药（NSAID）。据报道，术前术后联合放疗，剂量为500Gy，是预防异位骨化的有效措施。在一项多中心评估放疗预防异位骨化的研究中，术前放疗超过8h或术后超过72h的失败率比术前短时间放疗高，术前放疗引起的不适比术后早期放疗少。放疗暴露区域限于关节周围软组织，应适当屏蔽骨生长面。

许多研究表明，NSAID可减少异位骨化的形成。尽管有报道认为7d 1个疗程能有效预防异位骨化的形成，但一般建议使用非选择性环氧化酶-1（COX-1）和环氧化酶-2（COX-2）抑制药6周。由于存在药物禁忌及患者不耐受，总体有效性受到一定程度的限制。与放疗相似，NSAID可减少多孔涂层假体表面骨长入，但不能像放疗一样采取一定方法对假体进行保护。

很少采用手术技术切除异位骨化，因为患者一般疼痛不重且手术很困难。手术时需广泛暴露，而且异位骨化导致正常标志难以辨认。异常骨组织不易从周围软组织中剔除。有可能出现大出血。放疗和NSAID能有效预防复发。

十、假体松动

假体无菌性松动下沉是人工髋关节置换术后最严重的并发症之一，也是造成术后翻修的重要原因之一。目前公认的原因有以下几种：①假体松动磨损产生的聚乙烯颗粒移动至假体远端，造成假体周围的骨溶解；②假体材料与骨组织不能有机地结合；③假体固定不牢或股骨距保留不足；④早期负重过多或老年患者骨质疏松脱钙；⑤骨水泥聚合不均匀，放置范围不够广泛，骨水泥断裂；⑥与手术者技术有关。因此应选择组织相容性好、质量优的新型材料，设计更加符合力学原理的假体，以减少微粒产生、骨吸收、骨溶解。手术医师应尽力提高自己的手术操作水平，安装假体时必须操作到位。骨水泥应按第3代的要求去做，骨水泥分布要广泛、均匀，生物固定必须待骨愈合后下地行走，预防外伤等。髋关节结核患者多患有髋部严重骨质疏松，使用骨水泥型假体，为术后短期提供更加可靠的稳定性，避免术后早期假体松动、下沉等并发症的发生，同时，有文献报道骨水泥的升温作用能更进一步杀灭残余的结核分枝杆菌。骨水泥型假体在髋关节结核的广泛应用也增加了术后中远期假体无菌性松动下沉的概率，具体数据仍未见文献报道。

十一、磨损与骨溶解

聚乙烯磨损是THA和TKA术后的一个主要问题。磨损的颗粒大部分为微米以下的聚乙烯颗粒，沿着包括骨与骨水泥或与假体之间有效关节间隙移动，刺激产生一系列的异物反应，最后导致巨噬细胞介导为主的骨丢失。

很多因素影响磨损和骨溶解，包括假体的设计和材料、患者因素和医师方面的因素。有一些因素在医师的控制以外，如患者不听指导而过度使用置换的关节。现在认为预测假体的寿命可能并没有什么意义，因为磨损主要取决于关节的使用程度，而非使用时间。骨科医师能够控制的包括假体的选择和外科技术的掌握。手术者应当选择一个足够厚度的聚乙烯衬垫，通常推荐至少6～8mm。在THA术中，如果患者的髋臼较小，则可能只能使用一个小的如22mm的股骨头。在TKA术中，胫骨的切骨不可以太保守，这一点很重要，否则会被迫放入一个较薄的内衬，或是使关节间隙变得太紧。聚乙烯应该有适当的消毒方式，这样就不会有氧化降解的问题。内衬和金属假体之间的扣锁机制必须安全可靠，必须有适合的支持，这样就可以尽可能减少属于磨损模式的后侧磨损。非骨水泥假体的表面应当是四周都有涂层，而骨水泥假体周围好的骨水泥层应当可以防止聚乙烯颗粒进入骨与骨水泥或者骨与假体之间的间隙，手术者对手术技术的运用必须很仔细。假体位置必须正确选择，以尽可能减少股骨颈与聚乙烯之间的撞击，而髋臼假体向外侧张开的角度则不能太大。TKA术中，应当注意软组织平衡和假体旋转位置的问题，否则运动学上的紊乱可以导致聚乙烯的负荷增加及磨损加速。不能忘记术中大量冲洗的重要性，在假体植入后切口关闭前必须仔细地清洗关节腔以使“三体”磨损的可能性降到最低。

不论是单纯病灶清除、关节成形、融合或者关节置换，结核复发常是患者和医师共同担心的问题。手术无法治愈结核，抗结核药物治疗才能从根本上治愈结核。随着耐药结核的流行，抗结核药物的疗效受到巨大挑战。药物方案、耐药、局部药物浓度不足都可能造成结核复发。一旦复发，最常见的症状和体征是关节疼痛、肿胀和窦道形成。术前的正规抗结核治疗必不可少，这是防止术后结核复发的关键措施，根据患者病史、对结核中毒程度耐受情况以及肝肾功能水平，制订个体化的抗结核药物方案非常重要。然而，个体差异、缺乏敏感、特异的指标都制约着抗结核药物疗效的准确评价，与肺结核不同，抗结核药物在骨关节局部代谢机制目前仍不清晰，抗结核方案的制订也沿用肺结核治疗方案，这必然提高抗结核疗效准确评价的难度，增加了术后结核复发的风险性。因此制订具有骨关节结核特色的抗结核药物方案及科学、规范的抗结核疗效评价体系成为继续解决的难题。

（李　海　周宗科　蒲　育）

参考文献

蔡毅，郑明辉，王翔，等，2017. 胸腰骶椎结核术后早期并发症的Clavien-Dindo分级评估及其危险因素分析. 中国脊柱脊髓杂志，27（5）：385-391.

陈庆，刘登胜，李亚明，等，2011. 脊柱外科中脑脊液漏的预防和治疗. 临床外科杂志，19（4）：273-274.

陈雁华，李娟，陈子贤，等，2016. 脊柱结核术后并发症的危险因素分析. 中华骨科杂志，36（17）：1126-1132.

郭华，许正伟，郝定均，等，2014. 合并窦道形成的复发性复杂脊柱结核的复发原因分析和临床治疗. 中华骨科杂志，34（2）：162-170.

候铁胜，傅强，贺石生，2003. 颈前路减压并发脑脊液漏的处理. 中华骨科杂志，23（11）：650-652.

金格勒，2007. 脊柱结核术后复发危险因素的分析. 中国脊柱脊髓杂志，17（7）：516-519.

李若愚，车武，董建，2012. 脊柱术后手术部位感染的治疗进展. 中国脊柱脊髓杂志. 22（4）：366-369.

刘保池，张磊，2013. 外科手术部位感染的防治. 国际外科学杂志，40（1）：70-72.

刘少强，齐强，陈仲强，等，2014. 影响脊柱术后感染内固定移除的因素分析. 中国矫形外科杂志，22（6）：552-554.

钱闯，陈雄生，2016. 颈椎手术并发症的研究进展. 中华骨科杂志，36（17）：1133-1141.

陶有平，吴继功，马华松，等，2017. 一期后路全脊椎截骨术治疗严重脊柱畸形术后30天非计划再手术原因分析

及处理策略 . 中华外科杂志，55（3）：179-185.

陶有平，吴继功，马华松，等，2017. 重度脊柱畸形经融合区域三柱截骨翻修的安全性及疗效分析 . 中华骨科杂志，37（8）：457-465.

王少波，孙宇，刁泽，等，2012. 颈椎手术中并发椎动脉损伤的诊断与治疗 . 中华骨科杂志，32（10）：911-915.

王晓猛，牛映祯，纪纲，等，2017.《中国骨科大手术静脉血栓栓塞症预防指南》的解读 . 中华骨科杂志，37（10）：636.

邢林卿，武永娟，田明波，等，2016. 二期翻修术对全髋关节置换术后患者感染相关指标的影响观察 . 中华医院感染学杂志，15（26）：3498-3502.

张宏其，尹新华，黎峰，等，2014. 脊柱结核手术治疗并发症及相关危险因素的探讨 . 中国矫形外科杂志，22（1）：20-27.

钟沃权，曾岩，陈仲强，等，2016. 陈旧结核性脊柱后凸的后路全脊椎切除矫形手术效果和并发症 . 中华骨科杂志，36（14）：921-928.

Ahmadzai H，Campbell S，Clark WA，et al，2004. Fat embolism syndrome following percutaneous vertebroplasty：a case report. Spine J，14（4）：e1-5.

Bai C，Wang X，2006. Multiple systems dysfunction within the lung：a new angle for understanding pulmonary dysfunction. J Organ Dysfunction，2（1）：2-3.

Battistelli S，Fortina M，Carta S，et al，2014. Serum C-reactive protein and procalcitonin kinetics in patients undergoing elective total hip arthroplasty. Biomed Res Int，2014（2）：565080.

Bozic KJ，Kurtz SM，Lau E，et al，2009. The epidemiology of revision total hip arthroplasty in the United States. J BoneJoint Surg Am，91（7）：1614.

Camurcu Y，Sofu H，Buyuk AF，et al，2015. Two-stage cementless revision total arthroplasty for infected primary arthroplasties. Arthroplasty，30（9）：1597-1601.

Chandra S P，Singh A，Goyal N，et al，2013. Analysis of changing paradigms of management in 179 patients with spinal tuberculosis over a 12-year period and proposal of a new management algorithm. World Neurosurg，80（1-2）：190-203.

Cooper HJ，Della VCJ，2013. The two-stage standard in revision total hip replacement. Bone Joint J，95B（11 Suppl A）：84-87.

dI Cesare PE，Chang E，Preston CF，et al，2005. Serum interleukin-6 as a marker of periprosthetic infection following total hip and knee arthroplasty. J Bone Joint Surg Am，87（9）：1921-1927.

Dipaola CP，Saravanja DD，Boriani L，et al，2012. Postoperative infection treatment score for the spine（PITSS）：construction and validation of a predictive model to define need for single versus multiple irrigation and debridement for spinal surgical site infection. Spine J，12（3）：218-230.

Hanssen AD，Rand JA，1999. Evaluation and treatment of infection at the site of a total hip or knee arthroplasty. Instr Course Lect，48（6）：111-122.

Kalyani BS，Roberts CS，2011. Low molecular weight heparin：current evidence for it application in orthopaedic surgery. Cur Vac Pharmacol，9（1）：19-23.

KarelF W，Gerard HS，Patrieia GA，et al，2004. Spinal osteotomy in patients with ankylosing spondylitis：complications during first postoperative year. Spine，30（1）：101-107.

Kurtz SM，Lau E，Watson H，et al，2012. Economic burden of periprosthetic joint infection in the United States. J Arthroplasty，27（8 Suppl）：61-65.

Kwiatt ME，Seamon MJ，2013. Fat embolism syndrome. Int J Crit Illn Inj Sci，3（1）：64-68.

Leung WSS，Chaturvedi R，Alam A，et al，2013. Preoperative hospital length of stay as a modifiable risk factor for mediastinitis after cardiac surgery. J Cardiothorac Surg，8（1）：45.

Maurtua M，Zhang W，Deogaonkar A，2005. Massive pulmonary thromboembolism during elective spine surgery. J Clin Anesth，17（3）：213-217.

Pang X，Shen X，Wu P，et al，2013. Thoracolumbar spinal tuberculosis with psoas abscesses treated by one-stage posterior transforaminal lumbar debridement，interbody fusion，posterior instrumentation，and postural drainage. Arch Orthop Trauma Surg，133（6）：765-772.

Parvizi FJ，Gehrke MT，2014. Proceedings of the international consensus meeting on periprosthetic joint infection. J Orthop Res，32（Suppl 1）：S2-3.

Salvati EA，González DVA，Masri BA，et al，2003. The infected total hip arthroplasty. Instr Course Lect，52：223-245.

Shi JD，Wang Q，Wang ZL，2014. Primary issues in the selection of surgical procedures for thoracic and lumbar spinal tuberculosis. Orthop Surg，6（4）：259-268.

Sun JY，Lewis J，Bai CX，2006. Multiple organ dysfunction syndrome in China. J Organ Dysfunction，2（4）：200-208.

Su X，Wang L，Song Y，et al，2014. Inhibition of inflammatory responses by ambroxol，a mueolytie agent，in a murine model of aeute lung injury indueed by lipopolysaeeharde. Intensive Care Med，30：133-140.

Tang MX，Zhang HQ，Wang YX，et al，2016. Treatment of spinal tuberculosis by debridement，interbody fusion and internal fixationvia posterior approach only. Orthop Surg，8（1）：89-93.

Yuan K，Li WD，Qiang Y，et al，2015. Comparison of procalcitonin and C-reactive protein for the diagnosis of periprosthetic joint infection before revision total hip arthroplasty. Surg Infect（Larchmt），16（2）：146-150.

Zahar A，Gehrke TA，2016. One-stage revision for infected total hip arthroplasty. Orthop Clin North Am，47（1）：11-18.

Zeller V，Lhotellier L，Marmor S，et al，2014. One-stage exchange arthroplasty for chronic periprosthetic hip infection：results of a large prospective cohort study. J Bone Joint Surg Am，96（1）：e1.

Zhao-Hui GE，Wang ZL，2008. Measurement of the concentration of three antituberculosis drugs in the focus of spinal tuberculosis. Eur Spine J，17（11）：1482-1487.

第三十一章　骨关节结核再手术

骨关节结核术后再手术的原因有术后未治愈（手术失败）和术后复发两大类。

一、术后未治愈

在骨关节结核术后再手术中更为常见。未治愈是骨关节结核经手术治疗后未达到治愈的标准，一般出现于术后3个月内，表现为全身症状无改善、局部疼痛肿胀加剧、窦道形成，X线片显示软组织影增大、切口不愈合、内植物失效、骨关节畸形不稳、死骨与脓肿形成和压迫脊髓神经损害等表现。

二、术后复发

术后复发则是指骨关节结核一度治愈，1年后因某种原因，导致原病灶复活，出现局部肿胀、窦道、植骨块吸收或破坏。骨关节结核术后未治愈与术后复发导致需要再次手术的发生率为5%～25%，原因常是综合性的，多因素共同作用的结果，常见的原因：①无联合有效的抗结核药物治疗，不能抑制和杀灭病灶内的结核菌；②耐药菌株的出现；③病灶清除不彻底，留有病灶或遗漏隐匿病灶；④骨关节的稳定性严重破坏，影响植骨融合，稳定性重建失败；⑤术前准备不足与术后处理不当。

第一节　骨关节结核再手术的原因

一、化疗未按原则与规范方案

骨关节结核与肺结核的药物治疗一样，应遵循早期、规律、全程、联合、适量的原则。早期指导，早期发现，早期开始药物治疗；规律指按照规定的化疗方案用药，不可任意改变治疗方案，用药要持续不断，不可停用，否则非但不能达到治疗的目的反而使治疗失败，甚至使细菌产生耐药菌株；全程指药物治疗在整个骨关节结核治疗全过程中，满疗程治疗不应间断，骨关节结核化疗在利福平问世前，标准化疗全程为1.5～2年，随着利福平及近年来新抗结核药物的临床应用，化疗全程为12～18个月。目前临床上发现了小于9个月的短程化疗和小于6个月的超短程化疗方案，手术前后均应不间断化疗；联合指抗结核药物不可单用，而要多药同时使用，通常骨关节结核药物治疗对于早期、初治或病变不严重的病例，可采用二联法即2种抗结核药联用，如异烟肼、利福平。若为复治的、晚期的、病变复杂的或较重的则应考虑采用四联法或4种以上多种抗结核药物联用；适量是指每种抗结核药根据每个个体的体重、年龄给予合适的剂量，使每一种抗结核药能发挥最大效果，而又能最大限度地减少不良反应。这样才能基本上达到抑制和控制体内结核菌的活动，使骨病变趋于静止或相对静止，使机体体质有所恢复，有利于手术治疗的实施和病变的治愈，否则非但手术治疗失败，还可对因结核病变未控制，手术打击过大，体质过差造成结核体内播散，发生结核性脑膜炎或诱发其他部位结核病。如不遵循上述规律化疗，术后未治愈和术后复发则极易发生。

不规范的化疗，无联合有效的抗结核药物治疗，不能抑制和杀灭病灶内的结核菌，不但疗效不佳，而且更为棘手的是导致结核菌产生耐药性。初治骨关节结核的化疗如下所述。

（1）参照结核病诊疗指南，新确诊的肺外结核病的疗程为12个月，采用下述标准化疗方案：① 2H-R-Z-E/10H-R-E强化期：异烟肼、利福平、吡嗪酰胺、乙胺丁醇每天1次，共2个月；巩固期：异烟肼、利福平、乙胺丁醇每天1次，共10个月。② 3H-R-Z-E/9H-R-E强化期：异烟肼、利福平、吡嗪酰胺、乙胺丁醇每天1次，共3个月；巩固期：异烟肼、利福平、乙胺丁醇每天1次，共9个月。

（2）目前国内外尚有文献报道：①短程化疗方案［3HRZ（E或S）/6HR（E或S）］，一般用于早期非手术治疗的骨关节结核；②超短程化疗方案［2HRZ（E或S）/2HR（E或S）］，疗程为4～6个月，一般需联合手术治疗，但远期疗效及复发率仍值得继续探讨。目前标准化疗方案仍是国内外采用最多的方案。

（3）经过多年临床应用和疗效观察研究，逐渐形成了目前国内骨关节结核相对标准化疗方案：INH、RFP、EMB和SM联合应用，强化治疗3个月后停用SM，继续用IHM、RFP、EMB 9～15个月（3SHRE/6～15HRE），总疗程为12～18个月。具体用药剂量和方法：INH为300mg，RFP为450mg，EMP为750mg，每天用药，SM为750mg，肌内注射，每天一次。该方案疗效好，但疗程长，用药不易坚持，影响疗效。

二、耐药菌株的出现

耐药结核是临床医师面临的最棘手的问题，也是导致结核患者死亡的主要原因。2013年全球新发以及再手术病例的耐药率分别为3.5%和20.5%（其中广泛耐药占30%），而我国则分别为5.7%和26%，是耐药结核病全球高负担国家之一。出现耐药结核病，主要治疗原则包括：①重新制订合理的化疗方案；②注意处理药物毒性反应；③对有手术条件者，采用手术切除耐多药结核病灶，提高治愈率；④多药耐药结核杆菌的化疗，必须在完全督导下进行；⑤对合理用药后效果不佳者可采用调整剂量、增加免疫调节剂，开展血药浓度监测等手段。崔旭报道96例中耐药结核的诊断主要根据药敏试验及耐药基因检测结果，但有些医院尚未开展上述检查，因而耽误了耐药结核的诊断和治疗。术前窦道分泌物结核菌培养和药敏试验需要4～6周，由于抗结核药的应用阳性率很低，术中清除的病变组织培养阳性率相对要高一些。

传统的药敏试验方法需1～2个月的时间，不能满足临床早期应用和有效化疗的需要。快速分枝杆菌全自动培养和检测系统，仪器价格昂贵，需专门进口专利液体培养基，费用较高，在我国欠发达地区推广困难。分子药敏试验方法包括核酸探针、聚合酶链反应（PCR）、DNA指纹、基因芯片等，但每种方法各有利弊，尚无统一的标准化方法。其中，根据耐药分子机制，建立于PCR基础上的基因突变检测技术。操作简便、快速，整个过程只需1d的时间，能够确定耐药基因突变的部位和性质，可能在临床推广应用。我们应该按结核分枝杆菌药物敏感性测定的结果调整方案。

虽然，耐药结核分枝杆菌的增多给治疗带来了很多困难，但是，只要能按药物敏感试验结果制订个体化方案进行治疗，骨关节结核术后未治愈率及复发率是可以逐步降低的。结核分枝杆菌药物敏感性测定在很多医院已经开展，可以获得明确的结核分枝杆菌药物敏感性结果，来制订个体化方案，根据药敏结果来调整用药。

根据药敏试验或认为敏感的药物制订个体化治疗方案。增加至5种有效药物。如果1种药物的敏感性不清楚或如果方案杀菌药物太少时，可使用5种以上的药物。

（1）使用分离株敏感的任何一线药物，异烟肼、利福平、吡嗪酰胺、乙胺丁醇。

（2）使用一种分离株敏感的注射剂药物，一种氨基糖苷类或卷曲霉素。由于在治疗方案中通常只用2种杀菌剂中的一种注射剂，因此注射剂要用到培养阴转后6个月以上。

（3）使用一种喹诺酮类药物。

（4）如果需要加入尽可能多的二线抗结核抑菌药组成5药方案。二线药物中，乙硫异烟肼和环丝氨酸通常首选使用。对氨基水杨酸常用于高度耐药的患者。

（5）如果方案中不足5种药物，根据临床状况、疾病程度和耐药情况及其他因素，考虑加用其他药物如阿莫西林、克拉维酸和氯法齐明治疗。

总之，MDR-TB的治疗十分困难，重点是采用多种措施预防MDR-TB的发生，才能主动、积极、有效地治疗此类结核病。

耐药结核菌是结核病不愈及复发的根源。个体化测定结核患者临床分离株的药物敏感性有助于指导开始治疗药物的选择；治疗不能得到满意效果时，证实耐药性的出现，并指导进一步治疗药物的选择；观察和测定社会中耐药结核分枝杆菌的流行。

2016年李建华等报道了49例耐药脊柱结核的耐药表型及个体化治疗的回顾性分析（初治结核33例，复治结核16例），49例患者中单耐药结核14例，多耐药结核11例，耐多药结核24例，耐药谱分布由高至低依次是异烟肼、利福平、链霉素、左氧氟沙星、利福喷丁、乙胺丁醇、丙硫异烟胺、卷曲霉素、对氨基水杨酸、阿米卡星。所有患者在获得药敏检测结果之前均采用标准化疗方案，获得药敏检测结果后，根据药敏检测结果和既往用药史确定个体化方案。该分析认为异烟肼、利福平、链霉素、左氧氟沙星等常规药物仍然是结核耐药谱的主要组成。基于药敏检测的个体化化疗联合手术是尽早治愈耐药型脊柱结核尤其是耐多药脊柱结核的关键措施。

三、病灶清除不彻底

骨关节结核手术的目的是治愈病灶，重建骨关节稳定性，恢复脊柱和四肢骨关节功能。为了防止术后手术失败及术后复发，手术中彻底清除病灶是减少手术失败和防止术后复发的关键。

脊柱结核手术属不定性手术，根据不同发病部位、破坏程度、脓肿的位置和大小制订出相应的术式及手术入路，意在视野暴露清楚、病灶清除彻底、椎管减压满意、植骨稳定。过去在行骨结核病灶清除时，强调对脓液、干酪组织、死骨、肉芽等的清除，对于硬化骨质的清除强调不多。所谓彻底是相对的，彻底是针对病变而言的，病变清除完了即彻底。清除病变区内所有病变组织如脓液、干酪样物质、死骨、肉芽组织、坏死椎间盘、坏死液化组织等，保留健康和亚健康组织即彻底。一味扩大切除范围，甚至切除整个椎体，这不是彻底，而是在加重创伤和骨质缺损，不利于病变的修复和愈合，不能减少复发和缩短术后药物治疗疗程。随着脊柱前路手术入路的广泛开展，一般都能在直视下进行病灶清除术，但是过分切除亚健康组织，势必造成脊柱和关节的不稳定，给重建脊柱和关节稳定性带来麻烦。因为随着抗结核药物的进入和时间的推移，这些亚健康骨质可重新修复为健康骨组织。硬化骨中仍存留较多的结核杆菌，如果不彻底清除，可能成为术后复发的根源，而且硬化骨的血运较差，如不仔细清除，其与植骨之间也很难紧密融合，有可能导致术后假关节形成。抗结核药物不能进到有硬化壁的病灶中央，在进行硬化型脊柱结核的病灶“彻底”处理时，要把硬化壁的4mm切除。由于病灶组织形成的硬化壁是不规则的，需要牺牲一些“亚正常骨”以达到“彻底”程度。

彻底的病灶清除术被视为脊柱结核手术治疗的金标准，但由于病灶周围组织复杂的解剖关系及手术入路的限制，或者由于新开展此类手术、术者对手术入路和解剖不熟悉，对病灶不能大胆切刮清除，甚至遗留有结核病灶，没有做到彻底病灶清除，最多只能做到相对彻底的病灶清除，为病灶复燃甚至加重留下了隐患。例如，1例女性患者，45岁，腰痛3年多，诊断为$L_2 \sim L_3$椎体结核伴神经功能障的患者，用敏感抗结核药物治疗3周后，择期行$L_2 \sim L_3$椎前路病灶清除，椎管减压，自体髂骨支撑植骨，$L_1 \sim L_4$椎体内双钉棒固定术（图31-1-1）。

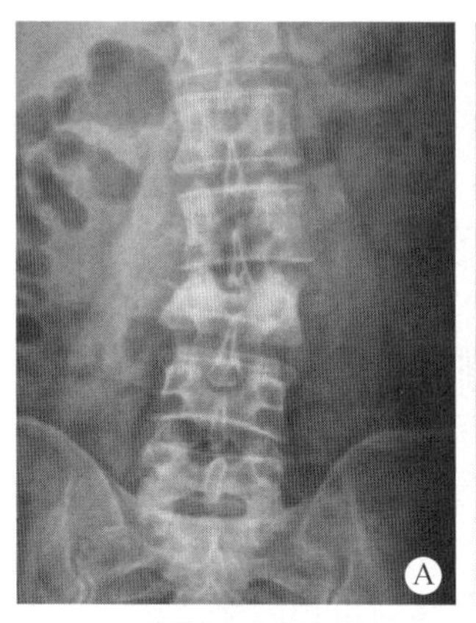

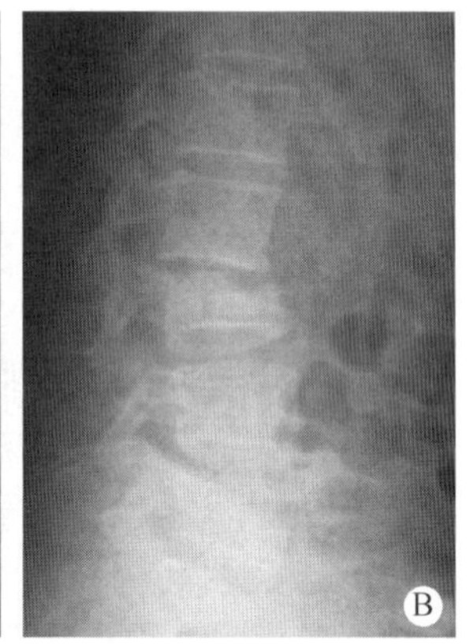

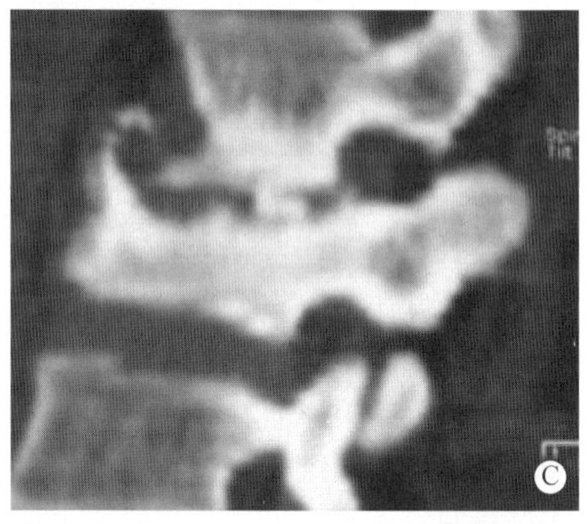

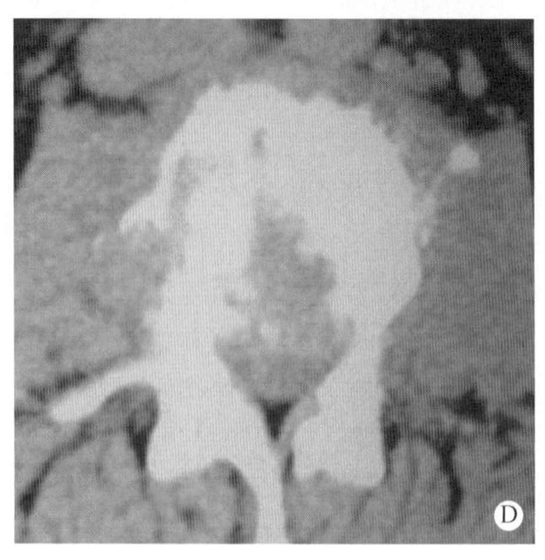

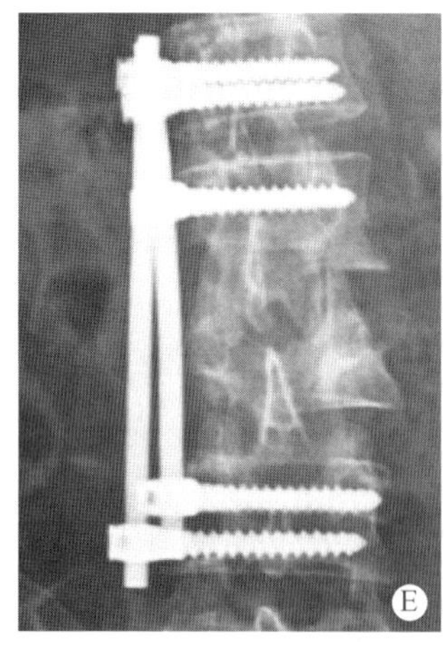

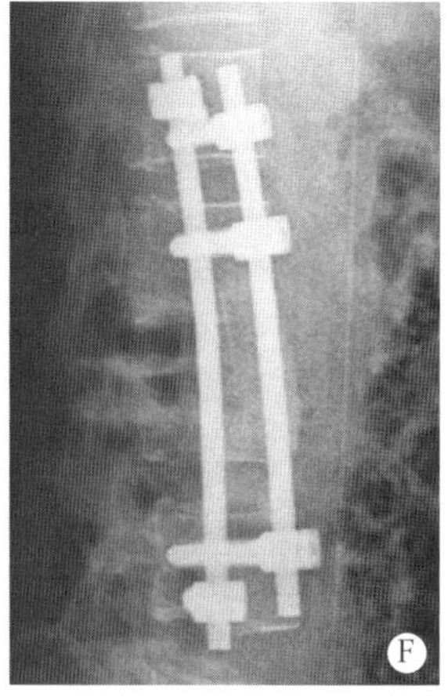

图 31-1-1　女性，45 岁。L_2 ～ L_3 椎体结核伴神经功能障碍
A、B. 术前 X 线片；C、D. 术前 CT；E、F. 病灶清除减压植骨双钉棒内固定术后 X 线片

由于病灶清除不彻底，术后又未坚持正规有效抗结核药物治疗（并非耐药菌感染），病灶一直未治愈，两年后患者腰痛剧烈，行走活动受限。再次入院诊断：① T_{12} ～ L_5 椎体结核复发伴腰大肌冷脓肿形成；② L_1 ～ L_4 双钉棒固定术后松动。应用异烟肼针剂 + 利福喷丁 + 丙硫异烟胺 + 左氧氟沙星 + 保肝剂等强化抗结核治疗 3 周。第 2 次手术，经前外侧入路再次行 T_{12} ～ L_5 结核病灶清除、L_1 ～ L_4 钉棒取出再取髂骨植骨术。术中见 T_{12} ～ L_5 椎体骨质大多破坏明显，原植骨块吸收、部分破坏；双钉棒置钉处骨质破坏尤甚，腰大肌脓肿积脓 600ml 和大量干酪样坏死组织。病灶清除后取左侧髂骨填充部分缺损骨质（图 31-1-2，彩图 31）。

有许多学者报道病灶清除不彻底是复发的主要原因。残留死骨、脓肿、坏死椎间盘、对侧腰大肌脓肿均是脊柱结核复发的原因。图 31-1-2 所示的术后未治愈就是由于病灶的残留所导致的病灶遗漏，脓肿、窦道形成。

在采取手术治疗时，应认真研究病情，制订手术方案，还应注意临近椎体边缘的腐蚀要清除。胸腰椎结核单侧病灶清除术后，注意对侧脓肿和流注脓肿的清除，不要遗漏。行病灶清除时，必须做到彻底，应是吸净脓液，刮除肉芽组织、切除死骨及病椎和相邻椎间盘，直到正常骨质为准。合并较大脓肿时，手术难度大。局部有大血管覆盖，病灶清除不彻底，对侧病灶不易清除时则易残留病灶。病变广泛，病椎破坏严重，椎间残腔太大，术后脊柱不稳定；植骨后由于残留椎体血运不好，影响病椎之间的修复与融合。

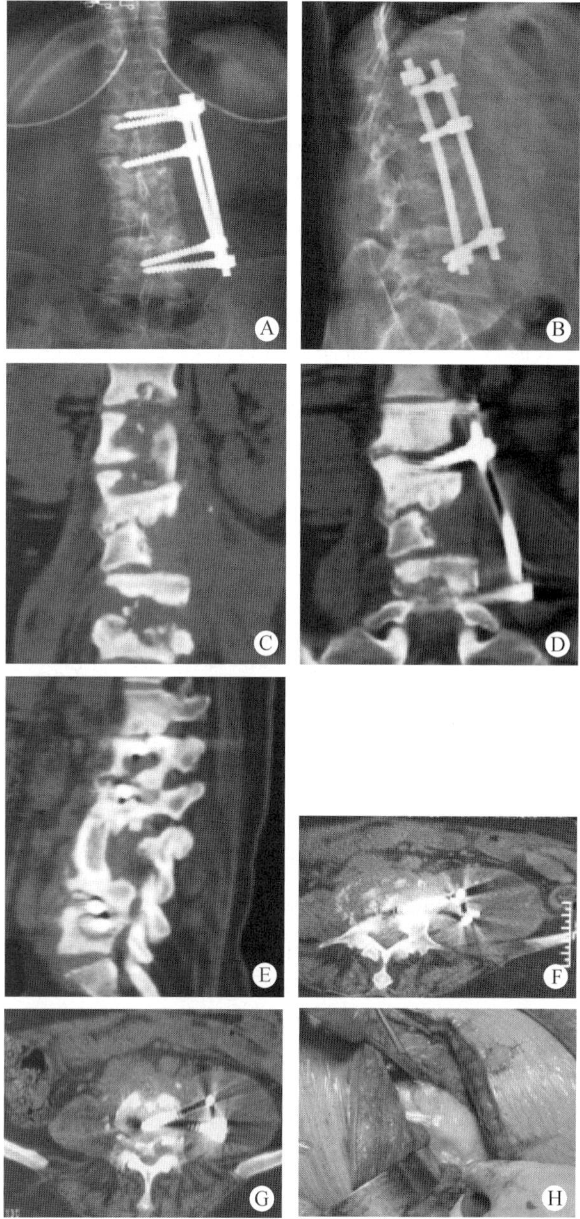

图 31-1-2　女性，45 岁。T_{12} ～ L_5 椎体结核复发伴椎旁冷脓肿形成；L_1 ～ L_4 双钉棒术后松动
A、B. 术前 X 线片显示双钉棒松动；C ～ G. 术前 CT 显示脓肿；H. 术中所见腰大肌脓肿

无论采用何种术式，局部病灶处理恰当与否是手术成败的关键。尽可能做到彻底清除脓肿、坏死组织、死骨，创造一个相对理想的植骨床。其重点：①充分引流脓液，特别要注意间隔脓肿、相邻部位脓肿的引流；②刮与切相结合，把坏死的椎间盘、终板和骨组织切除，脓肿壁及部分空洞内的坏死组织反复用刮匙刮除，直至创面呈点状出血；③擦拭，对于特别大的寒性脓肿壁，可用干纱布反复擦拭，这对去除脓肿苔、部分坏死组织特别有效；④加压冲洗创面。可

应用 3% 过氧化氢溶液、0.5% 氯己定溶液和含抗生素的生理盐水反复加压冲洗创面，以降低局部的细菌量。

胸腰椎结核大多合并双侧脓肿，如从单侧入路往往清除不彻底，对有双侧大的脓肿者需行双侧入路以求彻底清除病灶。在病灶清除减压时，重点是病灶清除要彻底。在病灶清除彻底性与脊柱稳定性之间优先考虑病灶清除彻底性，以免术后不愈及术后复发所造成脊柱不稳定的损失更大。后路病灶清除因其显露不清楚，常导致病灶清除不彻底，因此应严格掌握前后路手术适应证。不论采用前路或后路手术，都必须彻底清除病灶，并坚持正规抗结核药物治疗，才能减少术后不愈和术后复发。

四、内固定稳定性差

大量资料均提示手术后病变部位未严格制动与骨关节结核术后复发密切相关。严格制动包括外固定和内固定，其目的都是维持骨关节稳定性。骨关节稳定性的维护和重建是骨关节结核远期疗效好坏的关键。脊柱结核手术治疗从最早的单纯病灶清除术，到病灶清除 + 植骨融合术，到现在的病灶清除 + 植骨融合 + 后 / 前路内固定术。脊柱结核病灶清除或病灶清除植骨融合术后，椎体间残留较大的空间，由于脊柱前中柱结构的破坏和缺失，造成脊柱不稳定，后凸畸形加重，脊柱稳定性重建是植骨融合和结核愈合的条件，只要达到脊柱结核病变部位的稳定，脊柱结核才能静止直至最终愈合。采用内固定材料重建脊柱稳定性，克服了植骨块断裂、移位、吸收、假关节形成、矫正角度丢失、后凸畸形加重等。关节结核的手术治疗从最早的滑膜切除，病灶清除，病灶清除 + 植骨融合，到病灶清除 + 关节融合或关节置换术。

有研究表明，脊柱前路固定稳定性较椎弓根螺钉固定差，前路椎体大的骨缺损应进行支撑植骨，否则易造成假关节形成内固定失败。钛网内填充异体松质骨植骨，适合于老年人，因为髂骨强度较差，当植入钛网时，塌陷松动的风险较高。术后保持正确体位，病灶部位严格制动，维持脊柱的稳定性，防止植骨块骨折、滑脱、塌陷及吸收，使植骨融合率提高，结核病灶复发率降低。

五、术前准备不足与术后处理不当

（一）术前准备不足

手术前不正规化疗是骨关节结核术后复发的重要因素。在明确诊断的基础上，规范抗结核治疗 2 ～ 4 周，解决全身结核中毒症状，使病灶局限化趋于静止或相对稳定，对有明显营养不良者术前需给予营养支持治疗以提高机体对结核菌的免疫力，术前需改善患者的全身状况，同时增加饮食营养，增强体质，纠正贫血和低蛋白血症，改善机体免疫功能，以耐受手术；严格掌握手术适应证，是减少手术后复发的前提治疗。手术前正规化疗是保证手术成功和避免术后复发的重要措施。因此应向患者家属交代清楚如何正规抗结核治疗，以防止病变复发。

合并其他疾病者，如全身多发性结核、多椎体结核、合并糖尿病、肾病等，限于患者身体状况及经济条件，有些患者不得不保守治疗，因此病变难以彻底治愈，易于复发；自身营养不良也是骨关节结核术后复发的一个重要危险因素。例如糖尿病已达青壮年人群的 2% ～ 4%，是结核病易于伴随的疾病，而骨关节结核属慢性消耗性疾病，大多数患者来自边远地区，经济状况较差，不能很好地加强自身营养，术后有不同程度的食欲缺乏、恶心、呕吐，甚至饮食减少、不进食，导致贫血、体重减轻。这类患者适应性丧失，抵抗力减弱，应激能力低下，多器官功能减退，结核病灶活动性强，进展播散快，药物疗效差，术后易致未愈及复发。针对此类患者，应增强体质、提高免疫力、维护肝肾功能，并给予多种维生素，必要时给予高能营养合剂、血浆、少量多次输新鲜血等，以防止术后病变的复发。

（二）术后处理不当

既往骨关节结核手术后主张切口内不放置引流，以防窦道形成，继发感染。但合并巨大脓肿患者术后出现腹膜后大量积液，常导致伤口不愈甚至自行穿破。因为病灶清除后残腔内的渗血、渗液不能及时被吸收，又有内植物，若不引流，液体总要找个突破口流出，反易造成窦道。术后放置引流能消除积液，闭合残腔；减少创面吸收热，一般不会形成窦道。但留置时间不宜过长，以免引起混合感染。骨关节结核本身就是一种感染，放置引流能帮助病灶区净化，清理脓腔中渗液有利于脓腔的闭合，避免术后窦道的形成。巨大脓腔放置引流，有利于伤口愈合。引流管近端应置于脓腔最低点，远端较高位引出接负压引流器。留置时间为 3 ～ 14d，以免引起混合感染。

第二节　骨关节结核再手术

骨关节结核手术治疗失败（术后未治愈）和术后复发再用药物等非手术治疗难以见效，多需进行再手术治疗。

一、脊柱结核再手术

（一）再手术的适应证和时机

窦道并不是翻修手术的指征，只有当窦道经换药治疗无效，病灶内存在较多的死骨，以及出现内固定松动、脊髓神经压迫症状、侧凸畸形角度 >20° 和后凸畸形角度 >30° 时，才考虑手术治疗。红细胞沉降率只是术前参考指标，对于术前抗结核药物治疗后红细胞沉降率没有下降及至升高者，手术后的效果没有差异。应经抗结核治疗 2 ～ 3 周后，红细胞沉降率有下降趋势，可考虑手术治疗。但如果脓肿较大，红细胞沉降率和发热情况恐难缓解，只有手术清除病灶才有效果。

（二）再手术的入路选择

手术入路的选择是决定翻修手术成败的关键，翻修手术入路应根据上次手术入路、脊髓神经受压方向、窦道位置、死骨和脓肿部位综合考虑。前后联合入路少有复发者，说明该入路病灶清除彻底，内固定可靠，但其创伤大的缺点不能被忽视。腰椎前路手术时应沿窦道进入，先向窦道内注入亚甲基蓝，沿着窦道进入达到内植物，之后在内植物表面剥离，不宜超出其范围，避免大血管、腹膜和脏器损伤。胸椎前路手术后再次行前路翻修手术时应避免原切口入胸，采用相邻肋间隙切口，避免因分离瘢痕组织而损伤肺脏。

（三）再手术病灶处理与植骨

窦道只是表象而不是手术指征，病灶清除彻底后，如果不是耐药结核，窦道经过局部换药治疗会逐渐愈合。上次手术椎间植入的钛笼、cage、同种异体植骨块应取出，坏死的间盘组织和死骨尽可能彻底清除。脓肿的清除方式视其范围而定，小脓肿的清除并不重要，对于较大的椎旁或流注脓肿术前应在超声引导下穿刺置管引流。病变节段后凸畸形角度 >30° 、侧凸畸形角度 >20° 时应进行矫正，避免矢状面和冠状面失平衡和减少断棒发生的概率，也有利于病灶的愈合。前路病灶清除后最好采用自体三面皮质髂骨块植骨，其优点是支撑力量大、融合块。避免同种异体皮质骨块植骨，因其愈合较慢，一旦移位形成死骨吸收极为困难。术后病灶短期灌洗引流，有利于防止术后窦道形成。

（四）再手术的固定范围

固定节段的选择根据病变范围而定，尽量避免跨越 3 个及以上椎体的固定。跨越双椎体固定时近远端至少各固定两对椎弓根钉，胸腰段可适当延长固定范围。超长节段的固定最好采用钴铬钼棒，其强度优于钛棒。如果条件允许应该病椎置钉，以增加固定钉密度，病椎都有不同程度的硬化，椎弓根钉的把持力量更强。腰椎及腰骶段结核可适当采用髂骨固定以增加固定强度，S_2 骶髂螺钉固定避免了传统髂骨螺钉固定术剥离范围大、尾钉凸出、安装连接棒困难等缺点，应作为髂骨固定的首选。

（五）术后未愈再手术实例

患者女性，45 岁，T_{12} ～ L_5 椎体结核伴腰大肌脓肿形成；L_1 ～ L_4 双钉棒术后松动，第 2 次手术经前外侧入路再次行 T_{12} ～ L_5 结核病灶清除、L_1 ～ L_4 双钉棒取出术、取髂骨植骨术。术中见 T_{12} ～ L_5 椎体骨质大多破坏明显，原植骨块吸收、部分破坏；内固定置钉处骨质破坏尤甚，腰大肌脓肿积脓 600ml 和大量干酪状坏死组织。病灶清除后取左侧髂骨填充部分缺损骨质（图 31-2-1）。第 3 次手术继续二线抗结核药物抗结核治疗 3 个月后，患者结核病情得到控制，行后路 T_{11} ～ S_1 椎弓根螺钉固定植骨融合术。术后继续抗结核治疗，20 个月后随访无症状，红细胞沉降率正常，X 线片显示病灶静止（图 31-2-2）。此例最初影像学显示是 L_2、L_3 结核，最后是 T_{12} ～ L_5 结核，行长段后路固定，说明病灶清除不彻底，遗漏有病灶，又未坚持抗结核药物等综合治疗，致使结核病灶沿钉棒扩散。

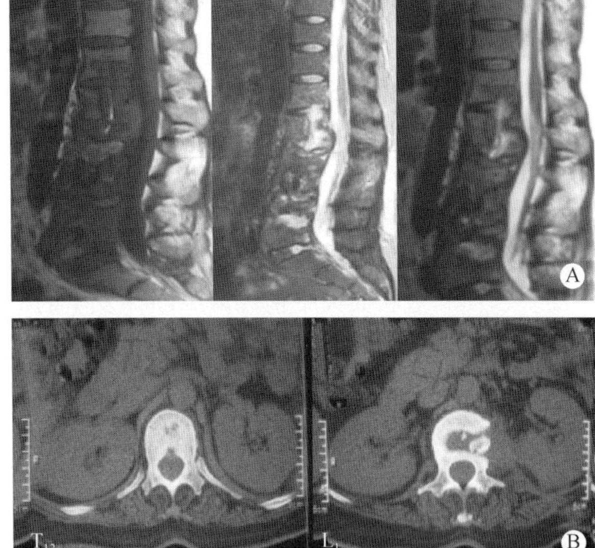

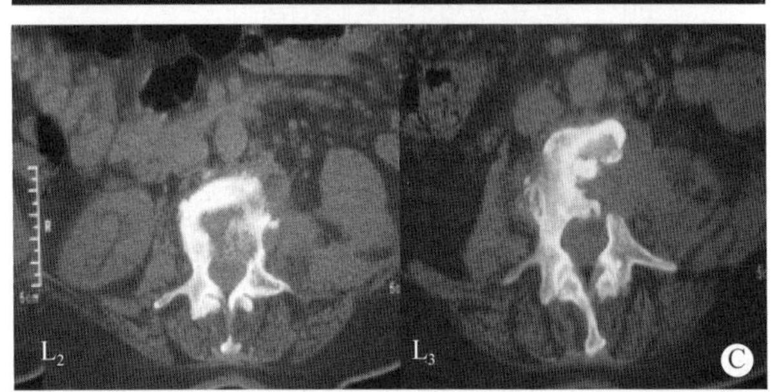

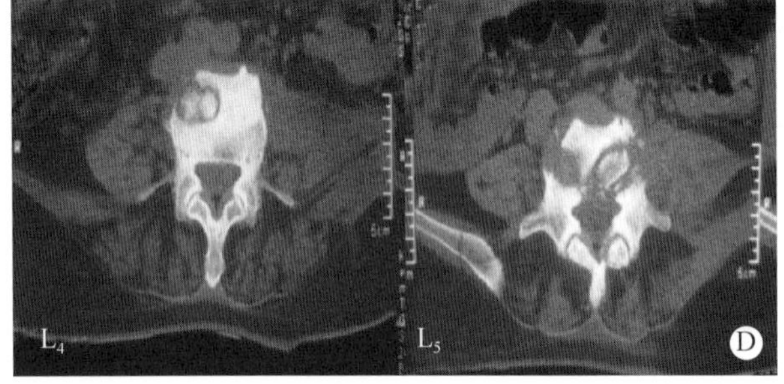

图 31-2-1　$T_{12} \sim L_5$ 结核病灶清除、$L_1 \sim L_4$ 双钉棒取出术、取髂骨植骨术

A. 病灶清除钉棒取出术后 MRI；B ～ D. 术后 CT

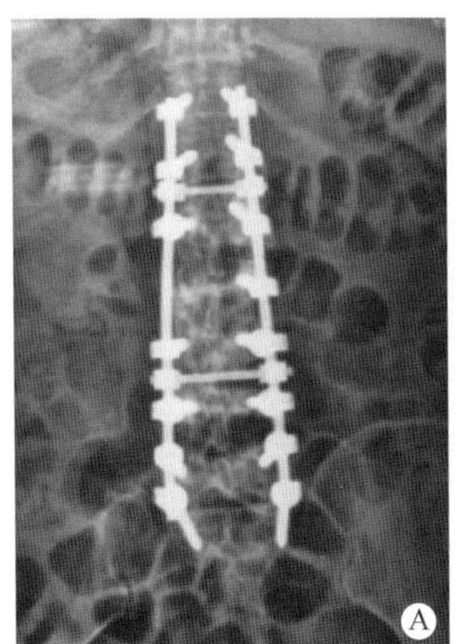

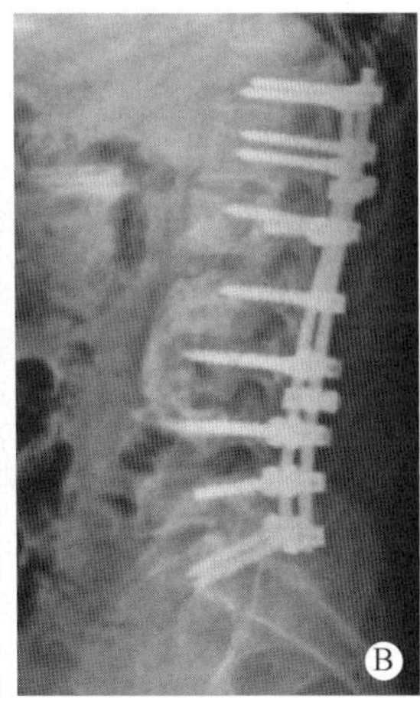

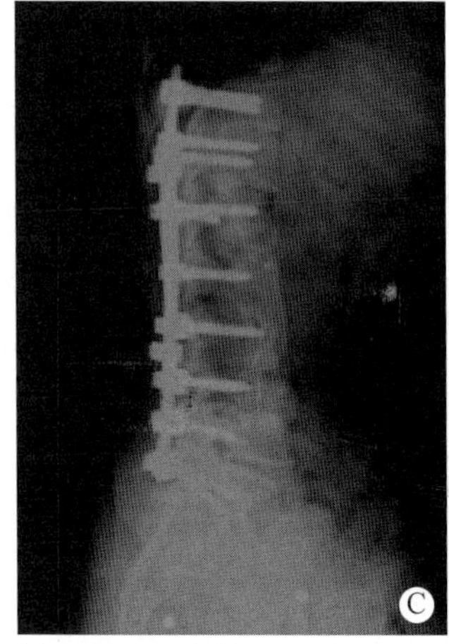

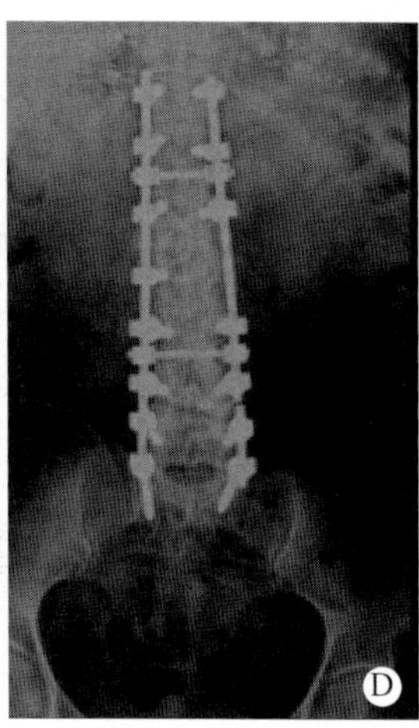

图 31-2-2　女性，45 岁。$T_{12} \sim L_5$ 椎体结核复发前路双钉棒松动取出病灶清除 3 个月后，行后路 $T_{11} \sim S_1$ 椎弓根螺钉固定植骨融合术

A、B. 术后 X 线片；C、D. 术后 20 个月 X 线片显示病灶愈合，内固定位置良好

（胡　豇　熊小明　胡云洲）

二、关节结核再手术

人体全身各关节均可能感染结核，常见的感染部位有肩、肘、腕、髋、膝、踝，其中以髋、膝发生率最高。关节结核的外科手术治疗方式有单纯病灶清除、关节成形、融合或者关节置换，不论哪一种方式，术前正规抗结核药物治疗非常重要，一旦术后结核复发，大大增加了药物治疗和手术治疗的难度。

（一）再手术适应证和时机

关节结核复发的临床表现主要有局部疼痛、肿胀、窦道形成及功能障碍，面对这样的病例，外科医师常感到头疼。手术无法治愈结核，抗结核药物治疗才能从根本上治愈结核，手术做得再好，药物无效也无法治愈结核。及时调整抗结核药物方案，通过关节穿刺、取窦道分泌物做结核分枝杆菌相关检查，明确何种药物耐药，调整方案。通过方案调整强化抗结核疗效 4 周以上，密切观察体温、肺部情况及病灶（合并肺结核者）、疼痛、肿胀、窦道分泌物情况，结合炎性指标的动态观察，做出准确的抗结核药物疗效评价，在有效情况下，可手术清除病灶。

（二）手术入路及病灶处理

术前除常规检查外，动脉造影通常必不可少，目的是排除首次手术后血管内膜损伤发生的假性动脉瘤。手术采用原切口，连同瘢痕组织一同切除窦道。根据术中所见做彻底的病灶清除，包括疑似受累的组织。留取标本做结核分枝杆菌相关检查，使用大量过氧化氢、聚维酮碘及生理盐水冲洗创面，安置引流管，必要时术后予以石膏外固定。术后常规抗感染、抗结核等治疗，合并窦道者，反复取引流液做培养排除混合性感染，根据血常规、体温及临床表现停用抗生素。

（三）关节翻修

通常人工关节置换术后关节翻修的原因包括假体周围骨折、假体松动下沉、磨损、骨溶解、感染等原因，除此之外，关节结核人工关节置换术后翻修的原因还包括结核复发与再发。关节结核翻修病例国内外文献尚未见报道，国内大多数学者认为，在关节结核治愈的情况下，假体周围骨折、假体松动下沉、磨损、骨溶解是可以一期翻修的，术前不必抗结核治疗；而对于感染、结核复发与再发，假体取出后关节融合、成形甚至二期翻修是比较良好的方法。

关节翻修术通常困难，而且手术效果往往不及第一次手术。与初次手术相比，翻修手术的手术时间更长、出血更多，感染、血管栓塞、脱位、神经麻痹、骨折发生的概率也更高。翻修手术的复杂性突出了初次手术技术精确的重要性。良好的手术步骤规范可以使患者有更多机会获得手术成功。

1. 手术适应证和禁忌证　在决定是否需要对疼痛性全髋关节置换术行翻修手术以前，首先要评估患者的髋部或大腿疼痛是由关节置换失败引起还是由其他原因引起的，如椎间盘病变、脊柱骨关节炎、椎管狭窄、原发或转移骨肿瘤、血管闭塞、应力性骨折或反射性交感神经营养不良。即便疼痛确实是由于关节置换失败造成的，也需要判断患者的疼痛程度是否需要接受这种大手术。活动习惯改变、减轻体重、外用支具的使用和抗炎镇痛药的使用或许更合理。一部分患者年龄大、活动少、对功能要求不高，且对他们身体而言，翻修手术可能得不偿失。对于虚弱的患者来说重建可能过于复杂，行改良的截骨关节成形术可能是更好的选择。但是对于关节疼痛、功能丧失的患者来说，要接受不应再行翻修手术的决定是比较困难的。

疼痛是行关节翻修手术的主要指征。有时候虽然没有致残性疼痛，但影像学发现了问题，为避免问题进一步加重而必须在短期内行翻修手术，若延迟手术将导致手术难度增大，这种情况也应该行翻修手术。目前翻修手术的适应范围包括：①疼痛，部分或所有假体无菌性松动；②进行性骨丢失；③假体折断或出现机械性故障；④反复或不可复性脱位；⑤关节置换术后感染一期或二期翻修；⑥假体周围骨折的处理。

翻修手术最常见的适应证是部分或所有假体疼痛性松动，这通常可以通过一系列的影像学检查来证实。重要的是需将机械性松动和感染性松动加以鉴别。当病史及物理检查提示感染或出现大量的骨质吸收骨内膜出现锯齿样变、骨膜隆起且 ESR、CRP 值升高时，应怀疑感染性松动。如果患者病史中有伤口延迟愈合，影像学有改变或实验室检查有异常，临床上怀疑有感染时，应做关节穿刺抽液并做进一步的检查。因为敏感性及阳性预测值低，假体松动的诊断是通过病史、体格检查和影像学检查等临床结果来确定的。关节假体松动导致疼痛，典型表现是起步时疼痛（称为启动痛），如髋关节假体，髋臼假体松动通常引起腹股沟区疼痛，而股骨假体松动则导致大腿或膝部疼痛；很少需要特殊检查，但是对比以往的影像学资料是非常有帮助的。如果假体松动所伴发的骨丢失或磨损微粒引起的骨溶解很严重或呈进展性，则需要考虑行翻修术，因为疼痛的症状可能会加重，骨质吸收进一步导致将来翻修操作更加困难，预后也更差。

假体变形或不全折断也是翻修手术的适应证。如果等到假体柄最终完全折断，翻修更加困难，因为要从髓腔中取出断裂的假体柄很困难。

功能障碍并不常作为翻修的适应证，如无痛的髋关节活动度丢失或无痛的肢体延长。患肢短缩将会导致不稳定，这是个很严重的问题，通常是通过矫正对侧髋关节来恢复对称，但是通常不推荐，除非髋部出现疼痛。如果没有严重的异位骨化，通过再次手术来增加活动度很少会取得成功。同样的，不推荐通过手术来消除跛行，除非大转子痛性移位是跛行的来源。

当术后的疼痛与初次置换前的疼痛类似且持续存在时，需要重新评估确定髋部异常是否是疼痛的原因。对术后出现持续疼痛的患者或无明显疼痛缓解期的患者，应考虑技术问题或是感染。在决定探查或翻修之前应想尽办法确定疼痛的原因。在很少情况下，无法确定疼痛来源，而患者坚持要求“处理一下”，在这种情况下行翻修手术的预后难以预料的，一旦出现术中并发症，患者的状况可能会更差。术前听取其他外科医师或专科中心的建议可能会有所帮助。术者和患者在着手这一复杂治疗前应充分认识到这项治疗本身就具有风险，且成功的概率很低。

同时，关节结核复发也需要仔细评估是否翻修手术。结核复发的表现通常是关节持续疼痛、肿胀及窦道形成。我们的观点是并非所有结核复发均需要取出假体柄，既往基础研究提示结核菌并未在钛合金假体上形成大量假膜，细菌数量少，这为关节结核一期人工关节置换及结核复发治疗策略提供了基础理论。在排除混合细菌感染的情况下，通过对结核分枝杆菌耐药基因检测、调整抗结核药物方案、局部换药等处理，通常可以缓解甚至治愈复发的关节结核，使假体寿命延长。而对于大范围脓肿形成、混合细菌感染，通常需要行翻修手术清除病灶，否则病情会进一步加重。

2. 术前计划 对复杂关节翻修术的术前计划所花费的时间要比常规的初次置换术术前计划所花费的时间更长。所有的初次关节置换术术前设计的要点都可以应用在翻修术术前设计中；尽管如此，术中的探查和并发症通常需要改变原来的计划。预测可能的并发症并设计出应对的各种方法影响术中额外器械的准备，并会使术中问题的解决更加顺畅。

如髋关节结核人工关节翻修术，高质量的骨盆和全股骨像是必要的。低质量的 X 线片经常会导致低估骨量丢失，因为变薄的骨皮质很难和相邻的骨水泥区分。放大率标尺对精细的模板测量非常有用，会提示使用特小或特大的组件。不同旋转角度的股骨侧位像可以更好地评价股骨弯曲和弧形假体长柄不匹配的程度。对这种不匹配需要更多的扩髓，也可能需要股骨截骨，若发现盆腔内骨水泥或明显的髋臼假体内陷，需要通过静脉肾盂造影或血管造影来做进一步评估。髋臼的缺损程度可以通过 CT 评估。即便使用的是金属壳髋臼假体，CT 扫描也可以了解骨量的情况（图 31-2-3）。

从影像学上鉴别假体类型及回顾手术记录很有用，尤其当其中一个组件将继续留在原位时。了解柄的形状和假体表面的特性将有助于确定需要去除哪些地方的骨水泥才能取出假体。另外，必须确定头的大小。有可能引起不匹配、位置不良或颈长不合适等原因，需要对相对应的假体部件进行翻修，所需假体配件和器械需要准备齐全。

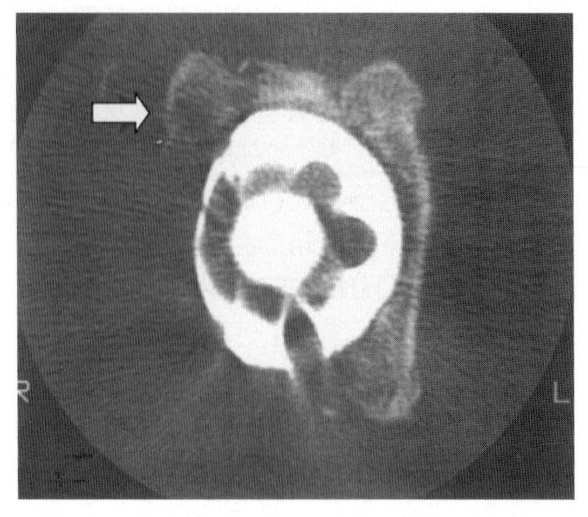

图 31-2-3 髋臼假体前倾不足，因为后壁缺损。前方残留骨赘（箭头示）导致屈曲和内旋时撞击引起脱位，需要行翻修手术

除了器械，还需要准备多种假体。需要各种各样短柄和长柄股骨柄假体，股骨距可替换柄，或是加长颈部的柄来矫正肢体长度不等、骨丢失和术中股骨骨折。多数厂商都提供专门用于满足翻修手术需要的成套股骨假体。有时会用到直径为 70 ～ 75mm 的髋臼假体来填充大的髋臼缺损。少数情况下，骨缺损极度不规则或股骨畸形过于严重，这时，定制假体是唯一办法（图 31-2-4）。

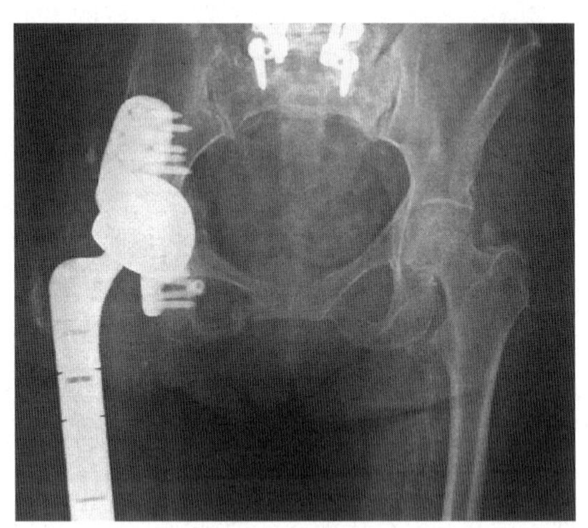

图 31-2-4 定制髋臼假体，通过髂骨和坐骨的钉达到固定，使用骨松质移植填充大量髋臼缺损来恢复一些骨量

3. 手术入路及病灶处理 术前除常规检查外，动脉造影通常必不可少，其目的是排除首次手术后血管内膜损伤发生的假性动脉瘤。手术采用原切口，连同瘢痕组织一同切除窦道。根据术中所见做彻底的病灶清除，包括疑似受累的组织。留取标本做结核分枝杆菌相关检查，使用大量过氧化氢、聚

维酮碘及生理盐水冲洗创面，安置引流管，必要时术后予以石膏外固定。术后常规抗感染、抗结核等治疗，合并窦道者，反复取引流液做培养排除混合性感染，旷置术期间抗生素应用：①静脉滴注敏感抗生素，直至体温恢复正常后 2 周；②口服敏感抗生素稳固疗效 4 ～ 6 周。

4. 关节翻修 关节结核翻修病例国内外文献尚未见报道，国内大多数学者认为在关节结核治愈的情况下，假体周围骨折、假体松动下沉、磨损、骨溶解是可以一期翻修的，术前不必抗结核治疗（图 31-2-5、图 31-2-6）；而对于感染、结核复发与再发，假体取出后关节融合、成形甚至二期翻修是良好的方法（图 31-2-7 ～图 31-2-9）。

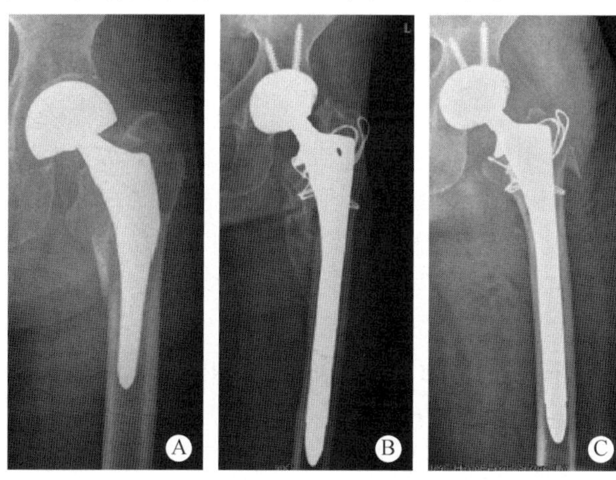

图 31-2-5 女性，79 岁。左髋关节结核左股骨头置换术后 4 年，跌倒导致左股骨假体周围骨折(Vancouver B_2 型)入院。采用骨折切开复位，钢丝环扎固定，Solution 广泛多孔钛涂层长柄假体翻修

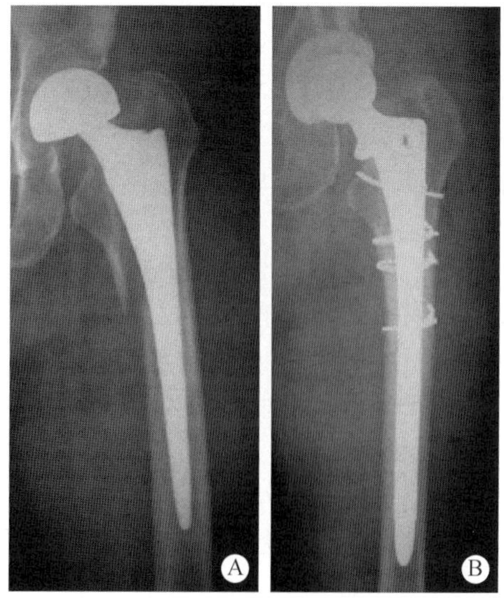

图 31-2-6 女性，72 岁。左髋关节结核左股骨头置换术后 6 个月，跌倒导致左股骨假体周围骨折（Vancouver B_2 型）入院。采用骨折切开复位，钢丝环扎固定，Solution 广泛多孔钛涂层长柄假体翻修

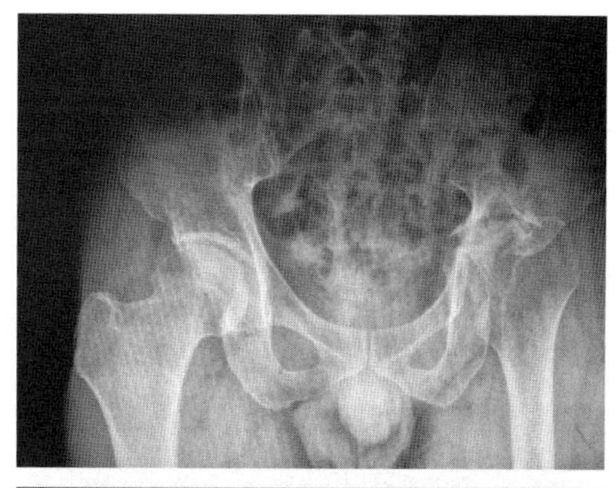

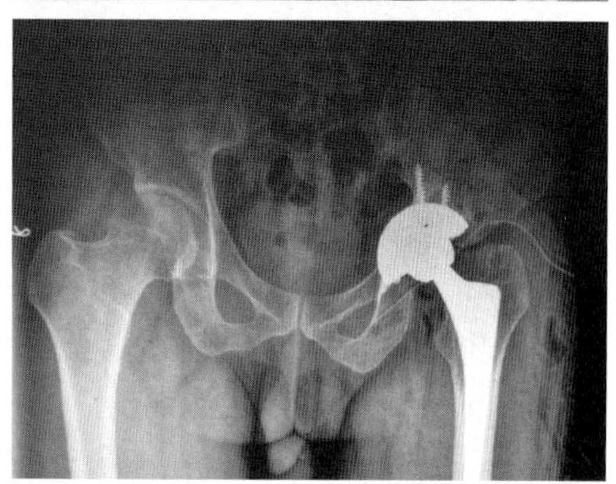

图 31-2-7 男性，67 岁。左髋关节结核，行一期病灶清除、人工关节置换术

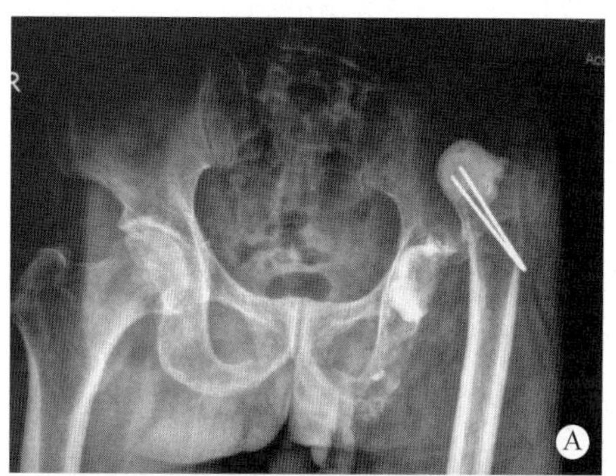

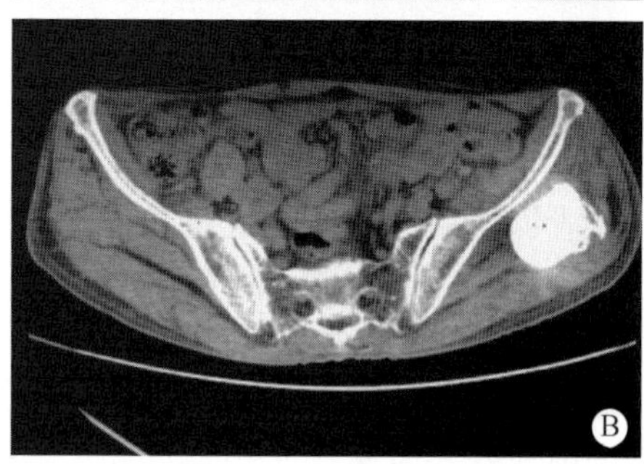

图 31-2-8 术后 11 个月，患者脓肿窦道形成，采用病灶清除、临时假体植入术

A. 显示股骨头脱位，左下肢短缩 5cm，左侧坐骨结节附近骨质破坏；B. 可见股骨头向髋臼后上方脱位

关节翻修术通常困难，而且手术效果往往不及第一次手术。与初次手术相比，翻修手术的手术时间更长、出血更多，感染、血管栓塞、脱位、神经麻痹、骨折发生的概率也更高。翻修手术的复杂性突出了初次手术技术精确的重要性。良好的手术步骤规范可以

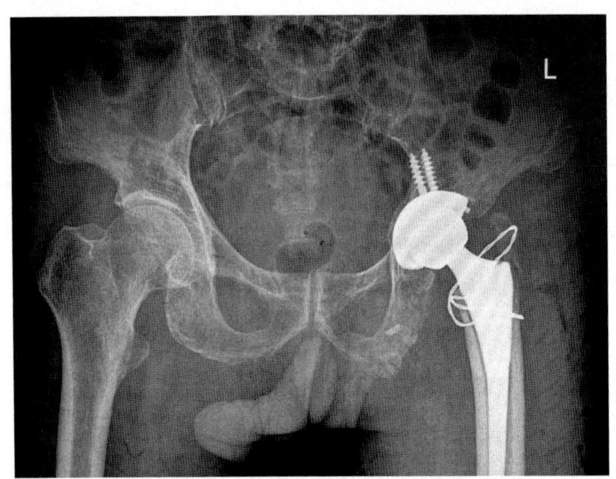

图 31-2-9 病灶清除、临时假体植入术后 10 个月，行左髋关节探查、临时假体取出、人工全髋关节置换术，术后 X 线片可见双下肢长度基本等长，髋关节假体位置良好，术中因股骨大转子骨折，采用钢丝环扎固定

使患者有更多机会获得更长久的手术成功。

二期翻修是目前临床公认的治疗关节结核人工关节置换术后结核复发的标准方法。其优点包括：①可以彻底清创；②根据药敏结果选择敏感抗结核药物；③关节假体取出后直观评估运动功能丧失程度；④可有效控制翻修并发症的发生。但它相应地延长了患者的住院时间和增加了治疗费用。

沿初次置换切口进入，小心取出原有假体，注意保有髋关节原有骨量，用稀释的聚维酮碘溶液、过氧化氢溶液及生理盐水反复冲洗伤口，彻底清洗后用自制抗结核药如异烟肼骨水泥临时假体占位。手术中注意：①有窦道形成者彻底消除窦道；②留取关节脓液和炎性肉芽组织行细菌培养和病理检查；③彻底刮除股骨髓腔内炎性组织，避免留下组织无效腔。

一期清创术后 3 个月，复查患者血清炎性指标红细胞沉降率、白介素 -6、C 反应蛋白及降钙素原，血清指标无明显异常时，行二期翻修手术。患者取侧卧位，沿一期清创入路进行手术。打开关节腔后观察是否有炎性组织或脓液。取骨水泥占位器周围组织做冰冻切片，对于关节液清亮且符合翻修手术标准及冰冻切片提示中性粒细胞计数 >5 个的患者直接行二期翻修术；当其中有 1 个条件不符合时需要再次清创旷置，继续抗感染、抗结核治疗。选择合适的假体进行安装，术后继续抗结核治疗，并使用抗生素 6 周，预防感染。

选择合适的假体是关节置换成功的一个重要因素，在人工髋关节二期翻修术初期使用较多的是抗生素骨水泥型假体，预混抗结核药物的骨水泥被认为可有效减少感染的复发，但感染往往会硬化骨髓腔及破坏周围的骨质，从而降低骨水泥与骨的结合度，影响假体固定的稳定性，而非骨水泥假体可以有效地促进骨长入及保持原有骨量，有良好的假体稳定性。近年来，随着假体工艺的提升和术者手术技术的提高，手术一期有效清创和高效的抗生素应用使得非骨水泥翻修假体同样可以带来好的临床疗效，但对于多重耐药病原菌引起的感染治疗时需慎重。

（李　海　周宗科）

参考文献

崔旭，马远征，陈兴，等，2013. 非跳跃性胸椎结核外科治疗的术式选择和疗效分析 . 中华骨科杂志，33（2）：123-129.

崔旭，马远征，陈兴，等，2017. 脊柱结核术后再手术的原因分析和手术治疗策略 . 中华骨科杂志，37（2）：65-73.

崔旭，马远征，芦健民，等，2011. 不同手术方法治疗胸腰椎结核 . 中国骨与关节损伤杂志，26（3）：197-199.

郭华，许正伟，郝定均，等，2014. 合并窦道形成的复发性复杂脊柱结核的复发原因分析和临床治疗 . 中华骨科杂志，32（2）：162-170.

郭立新，马远征，陈兴，等，2010. 再手术的脊柱结核外科治疗加短程化治疗的临床研究 . 中国骨伤，23（7）：491-494.

金格勒，姚立东，崔泳，等，2007. 脊柱结核术后复发危险因素的分析 . 中国脊柱脊髓杂志，17（7）：516-519.

瞿东滨，金大地，陈建庭，等，2005. 脊柱结核外科治疗的术式选择 . 中华骨科杂志，25（2）：74-78.

孔金海，吕国华，康意军，等，2008. 一期前后路联合手术治疗胸椎多节段结核 . 中国脊柱脊髓杂志，18（8）：594-599.

蓝旭，许建中，罗飞，等，2013. 脊柱结核术后复发原因分析及再手术疗效观察 . 中国骨伤，26（7）：536-542.

刘臻，邱勇，史本龙，等，2015. 围截骨区卫星棒技术在严重脊柱畸形三柱截骨术中的应用 . 中华骨科杂志，35（4）：349-356.

沈灏，王俏杰，张先龙，等，2012. 非骨水泥假体二期翻修治疗慢性人工全髋关节置换术后感染 . 中华外科杂志，50（5）：402-406.

曾华庆，吴卫华，2015. 耐药结核现状与诊治进展 . 临床肺科杂志，20（10）：1880-1882.

张光铂，吴启秋，关骅，等，2007. 脊柱结核病学 . 北京：

人民军医出版社，219-221.

张宏其，王龙杰，唐明星，等，2016. 单纯后路、单纯前路或前后联合入路治疗成人胸椎结核的中期疗效分析. 中华骨科杂志，36（11）：641-650.

Altman GT，Altman DT，Frankovitch KF，1996. Anterior and posterior fusion for children with tuberculosis of the spine. Clin Orthop，325（325）：225-231.

Beals RK，Tower SS，1996. Periprosthetic fracture of the femur. An analysis of 93 fractures. Clin Orthop Res Relat，327（327）：238-246.

Berry DJ，1999. Epidemiology：hip and knee. Orthop Clin North Am，30（2）：183-189.

Berry DJ，2003. Treatment of Vancouver B3 periprosthetic femur fractures with a fluted tapered stem. Clin Orthop Relat Res，417（417）：224-231.

Broner FA，Garland DE，Zigler JE，1996. Spinal infections in the immunocompromised host. Orthop Clin North Am，27（1）：37-46.

Fink B，Grossmann A，Singer J，2012. Hip revision arthroplasty in periprosthetic fractures of vancouver type B2 and B3. J Orthop Trauma，26（4）：206-211.

Franklin J，Malchau H，2007. Risk factors for periprosthetic femoral fracture. Injury，38（6）：655-660.

Garbuz DS，Masri BA，Duncan CE，1998. Periprosthetic fractures of the femur：principles of prevention and management. Instr Course Lect，47：237-242.

Jonathan D，Chappell MD，2005. Fracture of the femur in revision hip arthroplasty with a fully porous-coated component. J Arthroplasty，20（2）：234-238.

Kavanagh BF，1992. Femoral fractures associated with total hip arthroplasty. Orthop Clin North Am，23（2）：249-257.

Kirkaldy-Willis WH，Farfan HF，1982. Instability of the lumbar spine. Clin Orthop Relat Res，78（165）：110-123.

Lee SH，Sung JK，Park YM，2006. Single-stage transpedicular decompression and posterior instrumentation in treatment of thoracic and thoracolumbar spinal tuberculosis：a retrospective case series. J Spinal Disord Tech，19（8）：595-602.

Ling T，Liu L，Yang X，et al，2015. Revision surgery for spinal tuberculosis with secondary deformity after treatment with debridement，instrumentation，and fusion. Eur Spine J，24（3）：577-585.

Ma YZ，Cui X，Li HW，et al，2012. Outcomes of anterior and posterior instrumentation under different surgical procedures for treating thoracic and lumbar spinal tuberculosis in adults. Int Orthop，36（2）：299-305.

Masri BA，Meek RM，Duncan CP，2004. Periprosthetic fractures evaluation and treatment. Clin Orthop Relat Res，420（420）：80-95.

Millet JP，Orcau A，Olalla PGD，et al，2009. Tuberculosis recurrence and its associated risk factors among successfully treated patients. J Epidemiol Community Health，63（10）：799-804.

Mont MA，Maar DC，1994. Fractures of the ipsilateral femur after hip arthroplasty. A statistical analysis of outcome based on 487 patients. J Arthroplasty，9（5）：511-519.

Rayan F，Konan S，Fares S，2010. Uncemented revision hip arthroplasty in B2 and B3 periprosthetic femoral fractures-a prospective analysis. Hip Int，20（1）：38-42.

Sanchez-sotelo J，Berry DJ，Hanssen AD，et al，2009. Midterm to long-term followup of staged reimplantation for infected hip arthroplasty. Clin Orthop Relat Res，467（1）：219-224.

Singh JA，2012. Patient factors predict periprosthetic fractures following revision total hip replacement. J Arthroplasty，27（8）：1507-1512.

Singh JA，2012. Peptic ulcer disease and heart disease are associated with periprosthetic fractures after total hip replacement. Acta Orthopaedica，83（4）：353-359.

Springer BD，Berry DJ，Lewallen DG，2003. Treatment of periprosthetic femoral fractures following total hip arthroplasty with femoral component revision. J Bone Joint Surg Am，85-A（11）：2156-2162.

Tsiridis E，Haddad FS，Gie GA，2003. The management of periprosthetic femoral fractures around hip replacements. Injury，34（2）：95-105.

Wu HB，Yan SG，Wu LD，et al，2009. Combined use of extensively porous coated femoral components with onlay cortical strut allografts in revision of Vancouver B2 and B3 periprosthetic femoral fractures. Chin Med J（Engl），122（21）：2612-2615.

Yang L，Liu Z，2013. Analysis and therapeutic schedule of the postoperative recurrence of bone tuberculosis. J Orthop Surg Res，8（1）：1-4.

Zhang PI，Shen Y，Ding WY，et al，2014. The role of surgical timing in the treatment of thoracic and lumbar spinal tuberculosis. Arch Orthop trauma Surg，134（2）：167-172.

第三十二章　骨关节结核的康复

第一节　围术期护理

一、手术前护理

（一）评估患者全身情况

评估患者全身情况，老年患者有无心肺系统、高血压、糖尿病等并存疾病，且是否控制在能承受外科手术的范围内；评估患者用药史，是否使用阿司匹林、活血化瘀类药物，一般情况下停用非甾体类抗炎药后1周才考虑手术；戒烟戒酒。儿童患者，免疫力低下，结核菌素试验也可出现假阴性结果，常有啼哭和夜间惊叫等现象，肌肉痉挛为较早出现的症状，语言表述与合作能力差，强调早期规律抗结核治疗、营养支持、早期局部制动以保护骨关节功能，防止脊柱与肢体短缩畸形。多采用抗结核药与营养支持等姑息治疗，是否需要手术多持慎重态度。

为了降低术后结核复发率，骨关节结核的治疗应该采用综合的治疗方法，包括休息、疗养、营养卫生疗法、标准化疗和手术治疗等。其中抗结核药物的治疗贯穿整个治疗过程，在治疗中占主导地位。术前正规的抗结核化疗是公认的治疗程序，应遵循抗结核药物的治疗原则为早期、联合、适量、规律、全程。按规定的疗程用药是确保疗效的前提。但是由于患者个体差异，如病程长短、对结核中毒症状的耐受程度不同，缺乏特异、敏感的指标都制约着抗结核疗效的准确评价，制订统一标准科学的评价体系成为一大难题。目前主流观点：①抗结核化疗2～4周以上；②全身结核中毒症状如发热、盗汗、乏力症状缓解、平稳；③体温在37.5℃以下；④红细胞沉降率ESR下降接近正常，但不必完全正常（约50mm/h以下）。

（二）心理护理

骨关节结核系慢性病，病程长，患者生活自理能力下降，甚至关节功能丧失，患者容易出现术前焦虑。其中脊柱结核严重后凸畸形因身体畸形长期给患者造成的困扰，在实施整体护理的过程中，发现患者普遍存在自卑、交流障碍等心理问题。医务人员应尽早通过各种术前干预帮助患者减轻焦虑，包括采用认知应对策略、音乐疗法来降低患者的焦虑紧张情绪，尊重患者的信仰，发挥患者的家庭和社会支持系统作用等。积极沟通，耐心解释病情及预后，让同种病例康复期的患者来现身说法，调动其主观能动性，配合治疗，顺利度过围术期，尽早康复。

（三）术前准备

1. 术前适应性训练

（1）呼吸功能训练：对于脊柱结核伴截瘫及重度脊柱结核侧凸胸廓畸形的患者从入院第1d开始，向其讲解呼吸训练的目的和方法，指导腹式呼吸训练、缩唇呼吸训练及人工阻力呼吸训练，并进行监督。①深呼吸运动，患者端坐在床上，深吸气后屏气数秒钟后用力呼气（尽量延长呼气时间），每天3次，每次50下。②吹气球法，给患者准备多只普通气球，鼓励患者一次性将气球吹得尽可能大，放松5～10s，然后重复上述动作，每次10～15min，每天3次。③扩胸运动，每天3次，每次30下。④术前3d常规行雾化吸入，以湿化呼吸道，减少全麻术后呼吸道并发症的发生。⑤对吸烟患者，入院后即戒烟。

（2）大小便护理：因截瘫患者伴有神经功能损伤的二便障碍，采用留置导尿术，留置导尿持续引流尿液经过2～3周后改为定时开放，便于训练膀胱反射或自律性收缩功能。鼓励患者多饮水，>2500ml/d，排便障碍者每天清晨空腹饮水500～800ml，多吃新鲜水果蔬菜，忌食辛辣刺激食物，每天清晨饮水后及餐后行腹部顺结肠走行方向环行按摩，再做缩肛、提肛、扩肛运动。如排尿障碍，对有括约肌控制的患者应训练加强括约肌的控制，如有意识的憋尿，应加强骨盆底部肌肉力量；对无括约肌控制功能的应让患者尽可能通过寻找扳机点，叩击和挤压膀胱区而自行排尿，通过刺激膀胱收缩以逐渐形成排尿反射，为自行排尿创造条件。

对于一般骨关节手术患者术前一周指导患者练习床上排便排尿，避免术后发生便秘及尿潴留，术中若无必要尽量不安置导尿管，以免增加尿路感染及尿路刺激征发生率，不利于术后康复。

（3）术前体位练习：脊柱手术经后路手术患者，术前需进行体位练习，协助患者取俯卧位，胸部下垫一软枕，双手置于头的两侧，直至练习坚持1～2h，以提高术中耐受能力和腹式呼吸肺活量。翻身时应保持头颈与躯干成一直线，防止脊柱扭曲，像轴线转动一样翻身。颈椎结核并脱位颅骨牵引或颌枕带牵引时，应将床头抬高15～30cm，形成反牵引力以对抗牵引，患者颈部予以沙袋制动，向患者及家属讲解颅骨牵引的重要性及意义，翻身时不放松牵引并保持身体呈轴线式翻身，牵引期间做好皮肤护理，垫纱布保护好枕突处的皮肤。脊柱结核伴截瘫的患者，肢体感觉功能有不同程度的障碍，肢体的血液循环较差，加之长期卧床，受压部位极易发生压疮，必须及早预防。本病好发部位为骨隆突处，间歇性解除压迫是有效预防压疮的关键。特别要注意保护骨突部位皮肤。每次翻身时对受压的骨突部位进行按摩，避免汗液、尿液、粪便对皮肤的刺激。对完全瘫痪的患者进行被动肌肉按摩及关节的被动活动，以促进血液循环，保持肌力和关节的正常活动度，防止肌肉萎缩、关节僵直，预防深静脉血栓的形成。

（4）正确上下床的方法：侧身起坐及侧身躺下。

（5）气管推移训练：一般在颈椎结核手术前5～7d进行气管食管推移训练以增强患者手术时对牵拉的耐受性。推移训练宜在餐后2h进行，以免造成恶心、呕吐等不适。训练方法：患者取仰卧位，枕头垫于肩下，头后伸，推移时指导患者将拇指放置甲状软骨，将气管、食管持续向非手术侧推移，推移必须超过中线，并尽可能避免中断，开始时用力尽量均匀、缓和，推移幅度不宜过大，训练中出现不适，如局部疼痛、呕吐，头晕等，可休息10～15min后再继续。第1d一般为3次，每次15～20min，每次间隔2～3h，以后每天逐渐加量，一直增加到每天4次，每次60min左右。训练到符合手术要求，患者无明显不适感为止。

（6）唤醒试验训练：脊柱结核后凸畸形矫形术是一种高风险手术，可造成椎管在矢状面上成角、硬膜囊皱缩变形和术中脊柱错位，神经并发症的可能性很高。术中为了了解手术是否损伤脊髓，椎弓根内固定系统是否过度牵拉而压迫脊髓神经，需要将患者从全麻状态下唤醒，让其配合手术医师的指令活动四肢。因此，术前一定要教会患者锻炼方法。术中及术后切口缝合前一定要进行唤醒试验，确定唤醒试验成功，无神经损伤方可缝合切口。

2. 预防肺部感染　围术期是坠积性肺炎的高发期，特别是脊柱结核并截瘫的手术患者，术后伤口疼痛，不敢咳嗽，应给予止疼、化痰药。协助患者翻身、拍背，鼓励其咳痰。

3. 营养支持　结核是属于慢性消耗性疾病，为了保障手术的顺利进行和术后的良好康复，营养科共同进行营养测评，制定营养方案配制要素饮食或高蛋白营养液，进食鸡蛋、瘦肉等优质蛋白，注重饮食的多样（高蛋白、高热量、高碳水化合物和高维生素类）、色香味俱全，以增进患者的食欲，提高机体抵抗力和对手术的耐受力。抗结核药物宜空腹顿服，若患者胃肠道反应明显，可将抗结核药物饭后2h服用，以减少胃肠道刺激。必要时给予静脉高营养或输血治疗以纠正低蛋白和严重贫血。

4. 限制液体输入　术前过多输液，尤其是含钠液体，将导致术后肠麻痹，影响术后患者的康复。因此，加速康复外科方案中术中进行控制性输液，不过多地输入含钠的液体。

（四）术前一日护理

做好次日手术患者的术前健康宣教，包括术前、术中、术后的配合与注意事项，传统的禁食方案是术前12h禁食、4h禁水。最新的报道缩短术前禁食、禁饮时间是安全、有益的，术前6h禁食、2h禁水或碳水化合物可以降低术后胰岛素抵抗的发生率，且并不增加麻醉的风险，相反，恶心、呕吐的发生率较低。赖红梅等对骨科择期手术患者麻醉前6h禁食、2h禁饮，结果减少了低血糖反应，也未增加麻醉中误吸并发症的发生，有效地减少围术期应激反应。

（五）手术晨间护理

手术当天护士应对患者进行再评估以确认患

者能否接受手术治疗，同时遵医嘱完成相关准备，包括以下几点。

（1）测量生命体征，询问患者有无感冒或其他不适，询问女患者是否月经来潮。

（2）嘱患者取下眼镜、义齿、首饰、手表等，并交代家属保管好贵重物品，佩戴手腕标志。

（3）嘱患者排尿。

（4）患者术前有伤口窦道形成的，应换药后行手术。

（5）遵医嘱给予术前用药，用药前应确认所有术前医嘱、操作及医疗文书均已完成。

（6）按手术需要将病历、X线片、胸腹带及有关药物带往手术室，与手术室医护人员进行交接并填写《手术患者交接单》。目前建议手术如需备皮则必须在术前2h内执行，一般情况下术前备皮及需要导尿在手术室进行。

二、手术后护理

（一）病室环境和要求

病室的温度以18°～22°为宜，相对湿度为50%～60%，病室每天3次空气负离子消毒，每次1h。备骨科床，床旁备气管切开包、吸引器、吸气装置、准备输液架、常用急救物品与药品等。

（二）搬运

（1）了解患者病变部位，采取相应的保护措施。

（2）如颈椎结核患者应专人保护性固定头颈部，以防颈椎扭转、过屈或过升；颈椎特别不稳定者保护好颅骨牵引。

（3）胸腰椎结核患者应至少3人平行搬运，多发关节结核病变患者应局部妥善固定，同时应尽量保护患肢，以减少搬运时疼痛和加重损伤。

（4）搬运者应适当加大双脚支撑面，双臂尽量靠向身体两侧以减小阻力臂；两人以上搬运时要同时用力，动作应平稳、轻柔、到位，保证患者安全。注意保护输液肢体，保护和固定引流管，勿使其受到牵拉或滑脱。

（三）生命体征的检测

患者回病房后立即测量血压、脉搏、呼吸，尤其是血氧饱和度的变化，遵医嘱连接好监护仪，按要求使各种引流管、氧气管处于功能状态。密切观察生命体征，术后1～3h内，每30分钟测1次生命体征，平稳后改为1～2h测1次，持续监测48h；同时观察肢体温度、皮肤弹性、色泽、尿量等。胸椎结核手术后易并发气胸，应严密观察患者的呼吸变化情况，如出现气紧、胸闷等症状应立即通知医师处理。

（四）呼吸及神经功能的观察

1. 呼吸困难　是颈椎手术最危急的并发症，常发生在术后1～3d内。临床表现为呼吸费力，张口状压迫呼吸，应答迟缓、发紫等。其发病原因为以下几点。①颈部切口血肿：由于血管结扎不牢固、止血不彻底、术后引流不畅或患者凝血功能不良所致；②喉头水肿：于手术中反复持续牵拉所致；③压迫气管：术中损伤脊髓或移植骨块松动、脱落压迫气管。注意观察患者有无呼吸困难，声音嘶哑、饮水有无呛咳，四肢的感觉运动情况等现象，若发现患者出现乏力、嗜睡、恶心等症状时，要警惕睡眠呼吸暂停综合征。

2. 神经功能　脊柱结核并截瘫患者术后72h内要密切观察双下肢的感觉、肢体温度和颜色、足趾感觉与活动情况、排便情况并记录。手术前与手术后的评估由同一护士执行，详细记录在评估表上，并和出院后复诊情况对比，术中结核病灶清除、冲洗、牵拉、内固定器械，可导致椎管血肿、脊髓水肿引起脊柱神经症状，需进行检查。神经系统检查包括运动功能和感觉功能检查。如患者出现肢体麻木、刺痛或不能活动，应引起重视并告知主管医师；如患者出现蚁行感，针刺样疼痛及足趾、关节能自主活动，标志着感觉运动功能的恢复。喉返神经及喉上神经损伤是颈椎手术最常见的并发症。常由于术中牵拉过度、误夹或误切导致，如果患者出现吞咽困难、饮水呛咳、声音嘶哑、发音不清等现象，护士应安慰患者及时做好解释工作，减轻患者的恐惧心理，并指导患者进行发声训练，根据情况可进食馒头、米饭等固体食物，细嚼慢咽，一般可自行恢复。

（五）胸腔和切口引流管观察

胸腰段结核，采用胸腰联合切口行病灶清除术者，观察有无气胸发生，术后置胸膜腔闭式引流管者，其护理如下所述。

（1）经常检查整个引流系统，保证其呈密封负压状态。观察水封管内水柱波动情况，每天更换胸引瓶一次，防止感染。妥善固定胸引管和水封瓶。更换体位时，必须将胸引管钳夹，防止引流管衔接处滑脱、漏气或引流液反流等。

（2）保持胸膜腔引流管通畅，密切观察引流液的量、颜色、性质。如连续3h引流量超过100ml/h，颜色鲜红，表示胸膜腔内有活动性出血，应通知医师采取措施。

（3）当引流液明显减少、肺膨胀良好、无漏气现象时，48h即可拔除胸引管。在无菌操作下，先拆去固定缝线，嘱患者深吸气后屏气，迅速拔出胸引管，用凡士林纱布和无菌纱布覆盖伤口。拔管后24h内，应注意观察患者呼吸情况，伤口有无渗血、渗液及引流口周围有无皮下气肿。

（六）维持有效牵引

牵引过程中抬高床头15～30cm，始终保持牵引绳、头、颈和躯干成一直线，保持牵引绳在滑槽内，防止牵引弓抵住滑轮或床头，牵引秤砣应悬空，防止着地或抵触床栏，避免牵引绳受压，患者颈部两侧分别放置1kg的沙袋或食盐1袋以固定颈部。每天两次予以75%乙醇溶液处理针孔周围，预防感染。

（七）呼吸道护理

保持患者呼吸道通畅，由于术后患者切口疼痛，不敢用力咳嗽，应及时给予雾化湿化气道及祛痰治疗，痰液黏稠患者予排痰机辅助排痰，必要时吸痰或行纤支镜吸痰，指导患者按术前呼吸训练方法做深呼吸，以促进肺复张，预防发生坠积性肺炎。

（八）胃肠道护理

快速康复外科（fast track surgery，FTS）提倡术后早期经口进食进饮，既可减少患者胃部不适，又可增加内脏血流量，刺激肠蠕动，促进肠道功能的恢复，促进切口愈合。有研究显示，骨科椎管内麻醉患者术后经过全部评估，于术后2～4h内多数患者达到进食标准后少量饮水和进食，未出现胃肠道反应。患者如需经侧前方腹膜外手术，此术式对胃肠道干扰大，且麻醉、镇痛药物有镇痛、兴奋平滑肌的作用，增加胃肠平滑肌和括约肌张力，抑制胃肠蠕动，术后患者常有腹胀等症状。术后患者应禁食直到胃肠功能恢复正常，肛门排气后可逐渐进流质→半流质→普食。在术后禁食或饮食不足期间，需静脉输液来供给水、电解质和营养成分。可给予腹部按摩，指导患者手掌根部按胃肠道解剖走向按摩，即自升结肠→横结肠→降结肠→乙状结肠，反复做单向加压按摩；也可以热敷，用小茴香加热后放置于脐周，按顺时针方向热敷，也可用超声导入疗法。禁牛奶、豆浆及含糖量高的食物，避免导致或加重腹胀。

（九）体位护理

手术后回病房，在搬送时，分别托起患者的头颈、躯干、下肢，最好由3～4个人搬动，其动作应协调一致，使患者脊柱保持水平位将其移至硬板床上平卧。尤其是颈椎手术者，在搬送时必须保持颈部的自然中立位，切忌扭转、过伸或过屈。手术后平卧6～8h，生命体征平稳后即可每2h翻身一次，脊柱手术后翻身时应保持脊柱的平稳状态，采取轴线翻身，由2～3人同时进行，防止脊柱扭曲。髋关节结核置换术后患者取中立外展位，两腿之间置梯形枕，防止关节内收内旋，膝关节置换术后膝关节保持伸置，床上佩戴膝支具保护患肢，小腿处垫枕头抬高患肢，促进血液回流，预防肿胀，翻身时注意保护关节，使关节处于功能位。

（十）预防骨科手术深静脉血栓形成的措施

1. 基本预防　①术前做好预防血栓知识的宣教；②术中要注意手术操作规范，减少静脉内膜损伤、正确使用止血带、适度补液，避免血液浓缩；③术后抬高患肢，促进静脉回流，并指导患者进行早期康复锻炼。

2. 物理预防　足底静脉泵，间歇充气加压装置及梯度压力弹力袜等，可降低术后下肢深静脉血栓（DVT）形成的风险，且不增加肺栓塞的发生率。单独使用物理预防仅适用于合并凝血异常疾病、有高危出血风险的患者；待出血风险降低后，仍建议与药物预防联用。

3. 药物预防　预防深静脉血栓形成的开始时间和骨科手术围术期深静脉血栓形成的高发期是术后24h内，所以预防应尽早进行。但术后越早进行药物预防，发生出血的风险也越高。因此，确定深静脉血栓形成的药物预防开始时间应当慎重权衡风险与收益。对于出血风险高的患者，只有当预防血栓的获益大于出血风险时，才考虑使用抗凝药。在骨科手术 DVT 的预防中，基本预防、物理预防和药物预防要并重，互相结合，对患者进行综合性管理。

4. 特殊人群骨科手术的血栓预防管理　在临床，我们往往会遇到一些特殊的人群，如老年患者，合并肾功能不全、糖尿病、高血压等患者，这些患者在接受骨科手术时要更加谨慎，在预防 VTE 的过程中，还要考虑其他并发症所带来的风险。如何预防和选择用药，要综合考虑各方面的获益和风险。对于合并肾功能不全或肝功能不全的患者，应注意调整药物剂量。

（十一）切口疼痛护理

快速康复外科（fast track surgery，FTS）方案强调有效止痛、多模式止痛。其主要模式包括患者自控镇痛及围术期局部麻醉药物使用或不同镇痛药物的联合使用，可以减少阿片类镇痛药的使用。正确评估疼痛程度，为缓解疼痛及肌痉挛，应给予制动及止痛剂治疗；分散患者的注意力，指导患者采取预防和减轻疼痛的一些方法，如深呼吸、想象、做放松功、听音乐等以减轻疼痛，增加舒适感。关节结核手术患者常受到持续疼痛的折磨，多模式的术后疼痛控制，能避免因疼痛而拒绝早期功能锻炼，短期内达到较为理想的效果。Andersen 等强调了膝关节成形术后加强止痛可以促进术后快速康复。有效的围术期镇痛，是患者早期功能锻炼的前提，是减少手术应激反应的有效途径。

（十二）优化引流管、尿管的管理

FTS 理念不推荐常规使用引流管，如果必须使用最好在短期内（≤ 24h）拔出。关节置换常规使用引流管没有太多益处，各类导管的使用不仅会增加并发症的风险。伤口持久引流是关节置换术后出现感染的原因之一，伤口引流期延长 1d，全髋关节成型病例伤口风险增加 42%，全膝关节风险增加 29%。目前，越来越多的骨科医师接受膝关节置换术后不放置引流管而仅行加压包扎的措施，这样不仅不会增加并发症的概率，而且利于患者早期下床活动锻炼，加速康复过程。FTS 强调术前不需放置尿管，若手术时间过长或术中膀胱充盈明显，应在麻醉状态下放置尿管，手术结束时即拔出。有研究术后不常规留置导尿管能有效降低尿路感染的概率。

（十三）术后早期活动与康复训练

FTS 强调早期下床活动，可增加肠蠕动和肺活量，同时加速切口部位的血液循环，促进切口愈合及下肢静脉回流，预防术后深静脉血栓的形成，减少术后并发症的发生。脊柱结核伴截瘫患者肢体行被动锻炼，如双下肢按摩、关节跖屈背伸、膝髋关节的屈伸活动及直腿抬高锻炼，防止术后畸形，减轻肌肉萎缩。不锻炼时应将双下肢各个关节置于功能位，预防足下垂。FTS 主张关节置换术后第 1d 下床活动 2 ～ 4h，第 2d 为 4 ～ 6h，第 3d 后为 6h 以上。有学者在关节置换术后当天开始下床活动，加快出院时间。可见，尽早地锻炼能够显著降低术后并发症发生率，加快康复（图 32-1-1）。

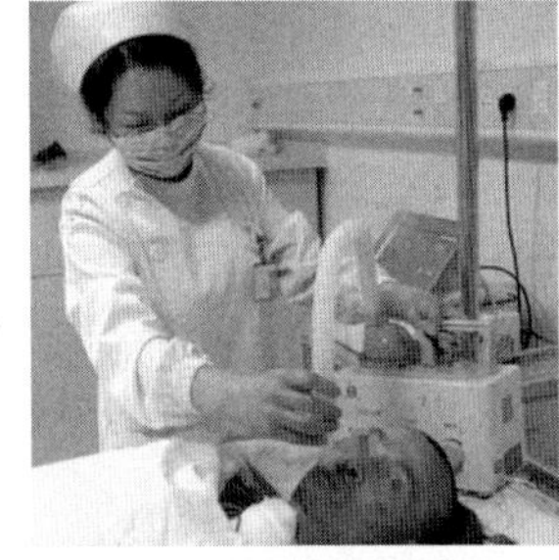
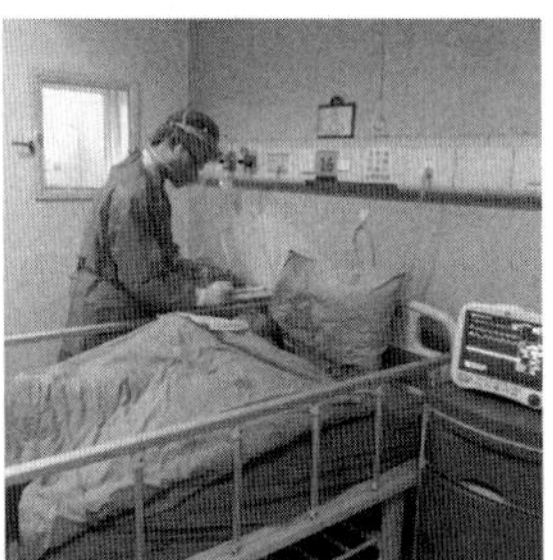
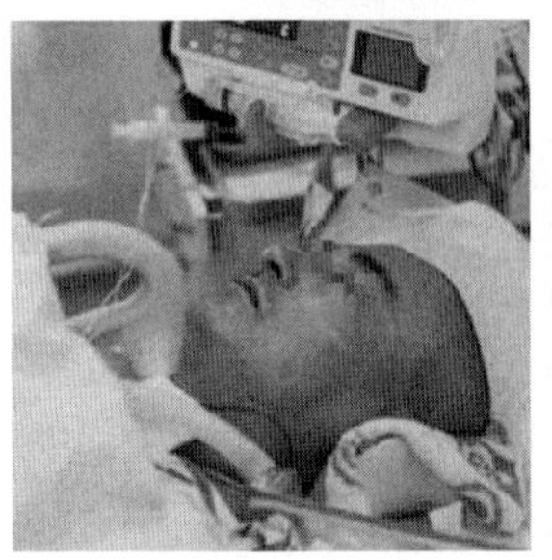
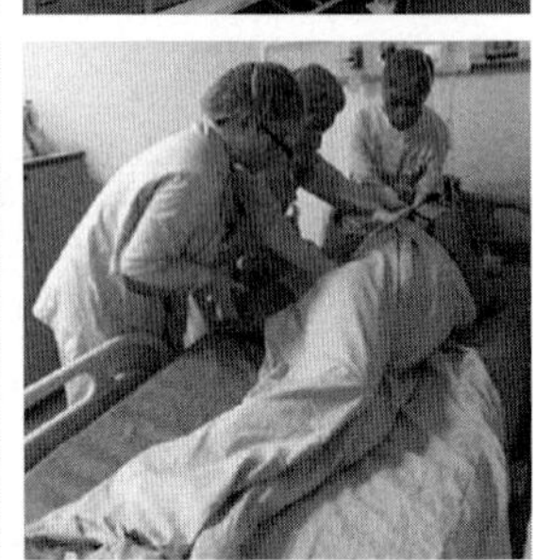
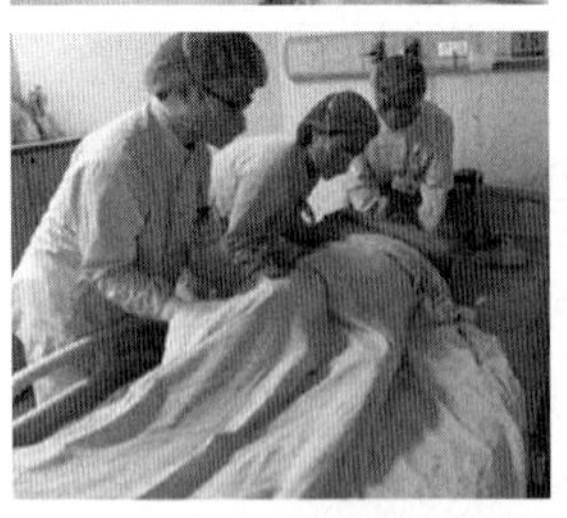
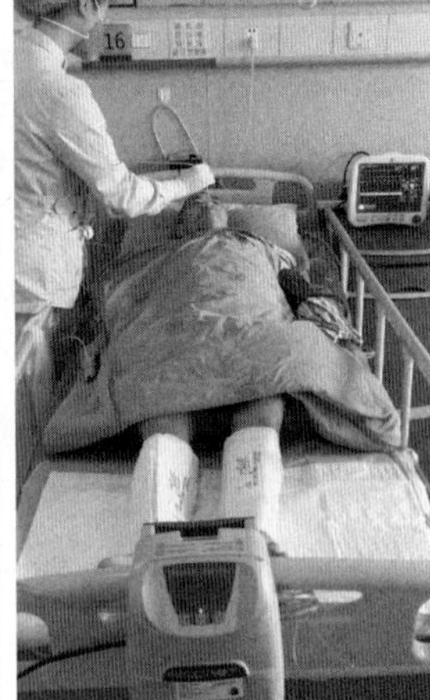
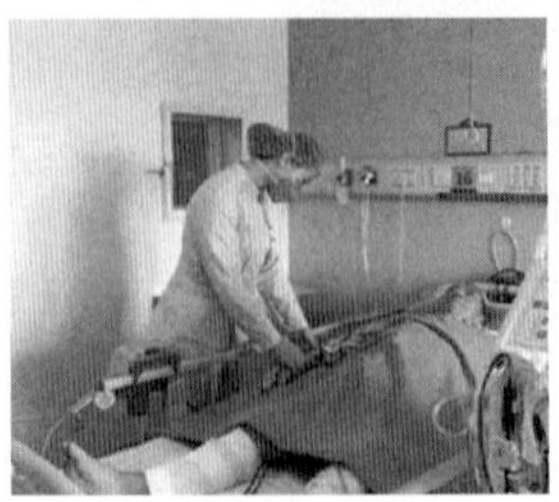

图 32-1-1　术后康复训练

三、专科护理技术

（一）结核菌素试验的方法与结果判断

在被检者前臂内侧皮内注射0.1ml结核菌素（PPD），注射后48～72h后观察注射部位皮肤硬结直径。注射部位无硬结或硬结直径<5mm为阴性；硬结直径为5～9mm为弱阳性；10～19mm为阳性反应，≥20mm或局部发生水疱与坏死者为强阳性。PPD试验阳性，说明受结核菌感染或接种过卡介苗。

（二）穿脱各种支具、如何上下床活动

1. 颈胸支具的佩戴

（1）颈胸支具的佩戴目的是制动，矫形，保护颈椎，减少神经的磨损，减轻椎间关节创伤反应，维持颈椎关节的稳定性。

（2）患者侧卧检查颈部皮肤并清洁将支具后叶佩戴至患者后腰背部，平卧，将支具前叶佩戴至患者胸腹前侧，系紧扣带，松紧适度，使患者呼吸顺畅即可。

注意事项：必须卧床佩戴，再次卧床时卸下，松紧适度，过松无固定作用，过紧呼吸困难，再不影响呼吸的前提下，尽量系紧。上下床必须采取侧卧，必须有人陪同保护，长期卧床患者初次下床时避免体位性低血压摔倒，下床后感不适时及时卧床休息。

2. 腰围的正确佩戴　腰围佩戴的目的是限制腰椎的活动，减少腰部肌肉的劳损、缓解局部疼痛。

（1）患者侧卧，将腰围平整铺于腰背部下方。

（2）患者翻向另一侧，在背部拉直平铺。腰围中线对准脊柱。

（3）患者平卧，调整腰围。

（4）拉好腰围各粘扣，松紧适宜。

（5）关于上下床活动：教会患者侧身起坐及侧身躺下的方法。

注意事项：支具的佩戴根据病变不同位置，量身定制合适的支具，以便达到最佳的固定效果。出院时教会患者佩戴支具的方法。佩戴支具时注意支具不应与皮肤直接接触，穿全棉内衣，以利于吸汗，增强舒适感。佩戴位置要准确，以髂前上棘为标示，松紧以能伸进一指，患者无压迫感、能顺畅呼吸为宜。一定要佩戴好支具后才起床，患者无眩晕感方可下地活动，避免跌倒、摔伤。佩戴时间一般为术后6～12个月，患者来院复查，拍X线片后经医师同意后可取出。支具用温水擦洗即可，避免暴晒、使用电吹风吹干或使用清洁剂清洗以免变形（图32-1-2）。

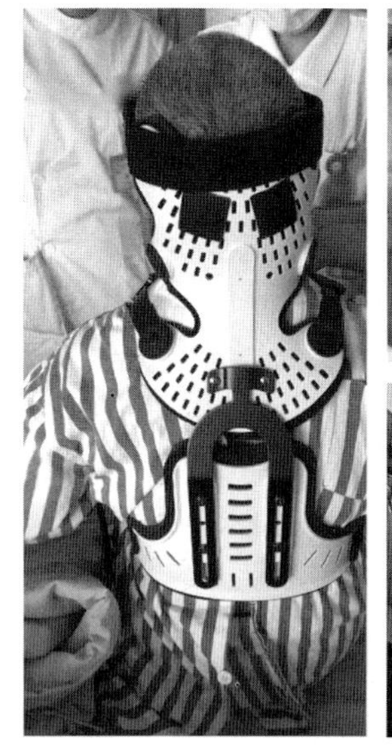
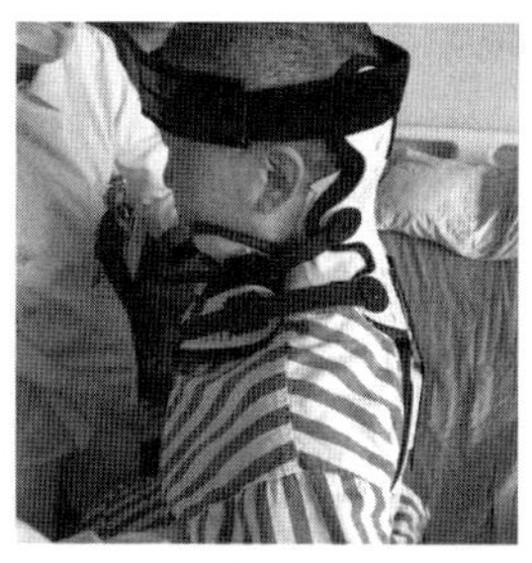
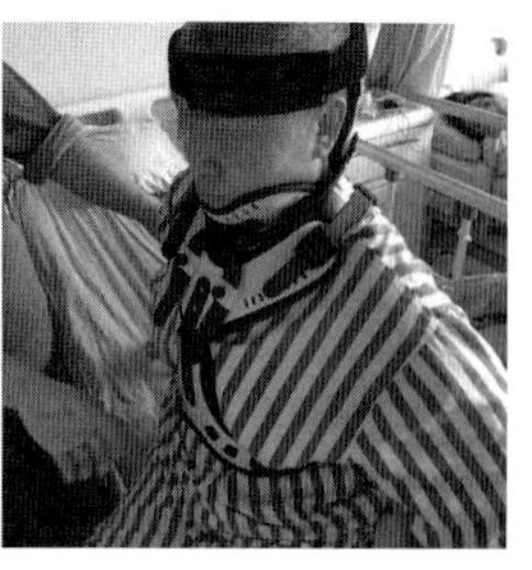

图32-1-2　头颈胸支具

（三）不能活动与要活动的部位

1. 颈椎手术者　保持颈部的自然中立位，切忌扭转、过伸或过屈，术后坚持主被动结合的原则进行功能锻炼，术后24h患者可做活动手指、足趾背伸等小关节活动，术后48h可指导患者主动锻炼，如手做捏橡皮球、手指进行对指、握拳运动、踝泵运动等；术后2d可以做肘关节运动、扩胸运动、膝关节运动等。术后恢复良好者可佩戴颈胸支具下床活动。

2. 胸腰椎结核患者　①在脊柱稳定性尚未恢复前，需注意严格轴向翻身，适当限制肩关节和髋关节的活动范围。对于脊柱稳定性较好的患者应鼓励其自行翻身。②关节活动度训练（ROM）：有助于保持关节活动度，防止关节畸形，被动关节活动训练应达到至少10min。对于不合作的儿童，可被动活动关节，切忌不可使用暴力，以免造成脱位，导致截瘫，甚至突然死亡。③肌力训练：包括等长收缩训练、等肌张力训练等。在保持脊柱稳定的情况下，所有能够主动运动的肌肉都应自助运动锻炼，以防止发生肌肉力量下降或肌肉萎缩。

3. 髋关节结核置换者　术后保持中立外展位，应行早期功能锻炼，踝关节背伸跖屈每小时20次，伸膝每小时20次，屈髋锻炼，髋外展锻炼；拔除引流管后，拍X线片示假体固定良好可协助患

者下床扶助行器行走锻炼，遵循“三不”原则，不跷二郎腿，不坐矮凳（低于 40cm）或沙发，不弯腰捡拾地上物品；坐便器加高，避免深蹲超过 90°，术后扶助行器 4 ～ 6 周。

4. 膝关节结核置换者　术后膝关节保持伸置，佩戴膝支具保护患肢，手术清醒后可开始踝关节活动，背伸跖屈每小时20次。术后第2d卧位屈膝锻炼，直腿抬高锻炼，坐位屈伸膝关节锻炼，CPM 机辅助膝关节屈伸锻炼，拔除引流管后，拍片假体固定良好可协助患者下床扶助行器行走锻炼。

（四）腹式呼吸练习方法

通过正确的呼吸练习建立有效的呼吸，以增强呼吸肌力和耐力，增强活动能力，从而提高生活质量。腹式呼吸的方法：吸气时挺腹，胸廓不动，用鼻吸气，吸气时小腹尽量鼓起，吸满气后稍作停顿，缓缓呼气，呼气时小腹尽量收回，节律缓慢而深。吸呼时间比为 1 ∶ 2 或 1 ∶ 3。腹式呼吸除对呼吸系统有明显生理作用及对呼吸功能有很好的疗效外，还对心血管和消化系统有很好的正面作用。

四、健康教育与出院指导

（一）功能锻炼方法

1. 颈椎结核　出院后坚持佩戴颈胸支具，保持颈部的自然中立位，切忌扭转、过伸或过屈，坚持主被动结合的原则进行功能锻炼，恢复良好者可佩戴颈胸支具下床活动。根据复诊情况遵医嘱停用颈胸支具。

2. 胸腰椎结核　出院后坚持佩戴胸腰支具，继续坚持双下肢肌肉的等长收缩练习，每次收缩应保持 10s。根据患者的情况调整活动量。在脊柱结核稳定或脊柱稳定性得到重建的情况下可进行以下康复训练。

（1）术后 1 ～ 2 周：增加直腿抬高、屈髋、腰部背伸训练；支具辅助下床边坐。

（2）术后 2 周～ 3 个月：床上不带支具情况下腹背及背肌训练，带支具情况下站立，向前向后移动及中立位屈曲训练。

（3）术后 3 ～ 6 个月：除了以上训练项目外，增加髂腰肌、臀大肌、股四头肌及腹肌抗阻训练。如置骨融合良好，可不佩戴支具进行训练。

3. 膝关节结核　膝关节置换术后，应坚持早期功能锻炼，同时要加强膝关节屈伸活动范围，要加强股四头肌和腘绳肌的力量训练，在助行器或拐杖辅助下练习行走，练习上、下楼梯活动。要求遵照健肢先上、患肢先下的原则。根据复诊的情况遵医嘱弃拐杖或助行器，完全康复后可进行适当的体育活动，如散步、打太极拳、骑自行车等。日常生活中注意保持合适的体重，预防骨质疏松，避免过多剧烈运动，不要做剧烈的跳跃和急停急转运动。

4. 髋关节结核　置换出院后坚持助行器或拐杖行走训练，3 个月后患肢可逐渐负重，但拐杖的使用原则应坚持双拐→单拐→弃拐原则。卧位时置中立外展位，梯形枕置两腿之间，避免患肢内收和内旋。严格遵循“三不”原则。完全康复后可进行日常的体育活动，并保持适当的体重，避免重体力劳动及剧烈的体育活动，不宜登山、高抬腿跑、快跑及长途跋涉，避免做对人工髋关节产生过度压力造成磨损的活动。注意预防并及时控制感染，防止细菌血运传播造成关节感染。

（二）术后复查

复诊时间：出院后第 1、2、3、6、9、12 个月来院复诊，以后每年复诊一次。复查的内容包括 X 线片、血常规、红细胞沉降率、肝肾功能及听力等。

（三）休息与饮食

脊柱结核患者一定要卧平板床，恢复期的患者可适当增加户外活动，如散步、打太极拳等，加强体育锻炼，充分调动人体自身的康复能力，增加机体免疫功能，提高机体抗病能力。轻症患者在坚持治疗的同时，可进行日常工作，但应避免劳累和重体力活动，保证充足的休息和睡眠，做到劳逸结合。行椎间植骨融合术或病灶清除术的患者，卧床时间一般为颈椎术后 3 个月，胸椎、腰椎术后 4 ～ 5 个月。当植骨已达到融合时，即可起床活动。颈椎结核的患者，可选择大小合适的颈围固定，避免头颈部上下左右地转动，可使用颈托固定头颈部。腰椎及胸椎结核的患者，指导患者正确使用胸腰支具，保持脊柱的稳定。避免坐软椅及久坐，每坐 30min 应站立休息 3min；避免弯腰等负重活动，防止胸部、腰部极度扭曲或屈曲。应当渐进式增加活动量，避免剧烈运动，避免提举重物，做重体力劳动。患者的饮食应以奶类、蛋类、鱼虾、瘦肉为主。由于部分患者术后进食牛奶后易出现腹胀现象，因此鼓励术后进食高热量、高蛋白、易消化且富含维生素的营养食品；鼓励患者多食新鲜蔬菜、水果，保持大便通畅。

（四）坚持药物治疗

遵医嘱应用抗结核药物，术前至少 2 周连续使用抗结核药物，应注意药物的毒副作用，一旦期间出现听力异常情况，需立即停药改用其他药物。坚持服药，术后仍需 10 ～ 16 个月抗结核强化治疗。做好结核病知识的健康教育，使患者充分认识到全程、规律化疗的重要性，耐心讲解抗结核药物的作用与不良反应，使患者主动配合治疗，做到定期复查，有变化时随时复查。

（五）了解痊愈标准

判断骨关节结核是否痊愈应当从患者的主诉、临床检查、实验室检查、影像学表现及远期随访进行判断。经过多年临床应用与观察研究，成都市公共卫生临床中心提出的病灶治愈的标准为以下几点。

（1）原有的全身症状全部消失，体温正常，精神与食欲良好。

（2）原有的局部症状与体征完全消失半年以上。

（3）红细胞沉降率与 C 反应蛋白等实验室检查持续正常半年以上。

（4）CT 与 MRI 显示病骨融合，骨小梁恢复，边缘清晰，病骨周围软组织病理改变消失。

（5）恢复日常生活或工作半年后随访，仍能维持上述标准者称病灶治愈。

若术后经过一段时间，一般情况变差，症状复发，红细胞沉降率增快，表示病变未治愈，或静止后又复发，应继续规范的抗结核治疗；若影像学检查再次出现脓肿及死骨，或发现原有病灶清除不彻底，应考虑再次手术。

（万　彬　杨红艳　谢　娇）

第二节　康复治疗

一、基本原则与方法

（一）基本原则

康复（rehabilitation）是复原的意思，在医学上指伤病员的功能恢复。1942 年在全美康复讨论会上，第一次给康复下了定义，即“所谓康复，就是使残疾者最大限度地复原其身体、精神、社会、职业和经济的能力。”1969 年，世界卫生组织（WHO）医疗康复专家委员会对康复定义为：“康复是指综合地和协调地应用医学的、社会的、教育的和职业的措施，对患者进行训练和再训练，使其能力达到尽可能高的水平。”经过数十年的发展，对于康复的目的，已一致认为是通过一切努力使残疾者能够和健全人平等地重新参与社会生活，即所谓重返社会。因此 1981 年 WHO 医疗康复专家委员会重新修订了康复的定义：“康复是指应用各种有用的措施以减轻残疾的影响和使残疾人重返社会。”1990 年初，西方国家极力推广一种称为快速康复外科的理念，患者住院时间明显缩短，显著改善患者术后康复速度。在我国，2007 年黎介寿院士等率先引入快速康复外科（fast track surgery，FTS）的概念，即采用有循证医学证据的围术期处理的一系列优化措施，以减少手术患者的生理及心理的创伤应激，达到快速康复。

首先，骨关节结核康复治疗需要早期的介入，一般来说越早介入效果越好、事半功倍，比如脊柱结核合并不全截瘫或关节结核合并关节功能明显受限的患者，若早期没有得到康复，2 ～ 3 个月后其异常模式很明显，肢体的屈曲挛缩、机能下降，这种情况下再行纠正异常困难。其次，不仅是骨关节结核，所有骨科康复治疗都应以功能为中心，追求全面的康复，不仅是身体、肢体康复，还有精神、社会的康复，同时还需要贯彻康复的领域，医疗、教育、职业的康复。最终的目的就是让他重返家庭社会，提高生活质量。

总之，骨关节结核康复治疗的总原则是注重使用综合的、循序渐进的训练程序，注重对日常生活功能的恢复。基本程序为以关节活动度的恢复和肌肉功能的恢复为基础；继之以本体感觉训练和运动感觉综合训练为中心的功能性训练；最后通过日常生活能力训练尽可能全面恢复患者功能。

（二）康复方法

康复治疗需要多学科共同参与，其方法主要包括以下几种。

1. 运动疗法　也称医疗运动，在我国也称体育疗法或体疗，是利用运动锻炼，通过促进功能恢复或功能代偿的途径来促进机体康复的方法。在骨科领域常称为“功能锻炼”。复位、固定继以功能锻炼，被视为骨折治疗的“三部曲”，合理的病灶清除、内固定、功能锻炼是骨关节结核治疗的“三部曲”，可见运动疗法在骨科领域中的重要性。运动疗法对预防并发症及保持整体健康有重要意义，为大部分骨关节结核患者所必需的，因此可以说运动疗法是骨关节结核康复的基本疗法，其他康复疗法则起辅助及补充作用。

康复医学中应用最多的有三大类：一是根据力学和运动学原则来改善关节活动范围，增进肌力、耐力和提高全身体力的方法；二是根据神经发育的生理规律提出促进和强化这一规律趋势的方法，即神经促进法；三是已丧失功能无法恢复时，采取补偿、替代的方法。这些方法在骨关节结核康复实践中均得到广泛应用。

2. 物理疗法　又称理疗，是研究应用人工的和自然的物理因子（如电、光、声、磁、热等）来防治疾病的一门学科，是康复医学的重要手段之一。物理疗法的研究内容包括各种物理因子的物理性质、作用机制、理化作用、生理作用、生物学效应、治疗作用、应用方法、操作技术及临床应用等。物理因子的种类很多，用于康复治疗的可分为两大类：一为自然的物理因子，包括矿泉疗法、气候疗法、日光疗法、空气疗法、海水疗法等；二为人工的物理因子，包括电疗法、光疗法、超声波疗法、磁疗法、传导热疗法、冷疗法、水疗法、生物反馈疗法等。

理疗对骨关节结核的作用如下所述。①消炎：理疗对骨科的感染性和非感染性急、慢性炎症均有治疗作用。②镇痛：多种物理因子都有较好的镇痛作用，如果治疗方法、剂量和治疗部位选择适当，疗效就更为显著。③改善血循环：几乎所有的物理因子（水、蜡、光、直流电、高频电、日光、矿泉等）都可以引起组织充血反应，其中以温热疗法最为明显，但在骨关节结核急性期，可能引起结核播散，需慎用，静止期可酌情使用。

物理康复理疗（图 32-2-1、图 32-2-2）可动员机体各种后续力量，增强代偿功能，促进骨、关节、肌肉、周围神经或中枢神经系统病变引起的运动功能障碍的恢复。因此，理疗在骨关节结核康复领域中具有重要地位。在病伤残后能及早应用理疗，则有助于病伤早日康复，并对预防后遗症、

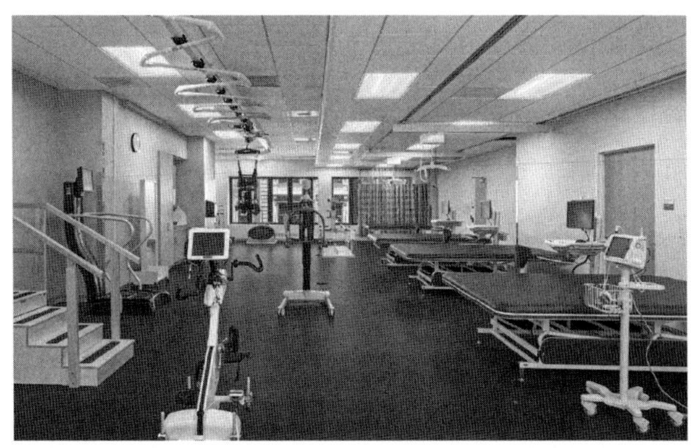

图 32-2-1　康复室

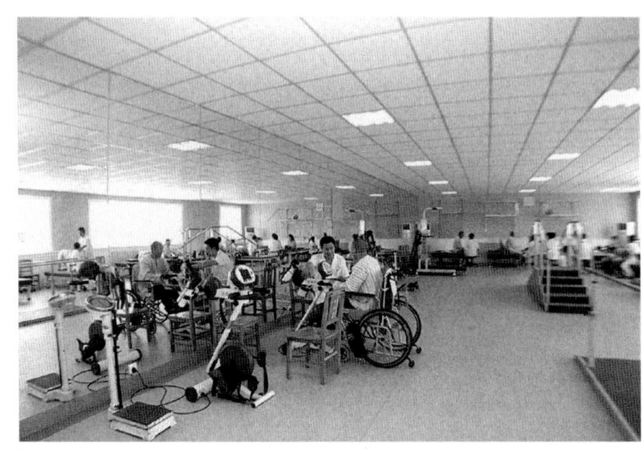

图 32-2-2　康复训练室

促进肢体功能恢复、降低致残率、提高劳动能力等都有显著效果。

3. 牵引疗法　是应用力学的作用力与反作用力，通过手法、器械使关节和软组织得到持续或间歇的牵拉而达到解除肌肉痉挛和挛缩，固定复位，减轻神经根受压，增加关节活动度的方法。

4. 作业疗法　如日常活动训练、职业劳动训练、园艺劳动，以及其他能促进生活自理及回归社会所必需的劳动训练。

5. 言语矫治　对失语、构音障碍、呐吃、听觉障碍的患者进行矫治，以改善语言沟通能力。

6. 心理治疗　对精神、心理、情绪有障碍的患者，进行个别或集体的心理治疗。

7. 矫形具　对骨与关节结核畸形或瘫痪者，可佩戴矫形支具，防止关节进一步挛缩或僵硬。

8. 康复护理　康复治疗过程中，加强护理，防止患者发生压疮、肢体变形、肌肉萎缩，以加强康复治疗的效果。

9. 文体治疗　强化物理治疗和心理治疗的效果。

10. 中医疗法　包括针灸、按摩、药浴等。

二、康复评定的内容

骨关节结核康复评定是根据临床检查的资料，对骨关节结核患者功能障碍的类型、性质、部位、范围、严重程度和预后做出判断或结论，是康复治疗的基础，也是制订康复方案的依据。康复评定内容和项目甚广，可根据不同需要，从中选择相关项目，评定大体可分为 3 个层次。

1. 单项评定　如疼痛评定、运动功能或感觉功能评定、人工关节置换术后疗效评定、手功能评定等专项评定。在骨科康复中采用较多的是单项评定。

2. 个体评定　主要是日常生活活动能力（ADL）评定，如肢体残疾者的整体功能评定、生活质量指数评定（the quality of life index，QLI）。

3. 全面评定　包括个体和社会功能状态评定。例如，评定患者的社会功能，常需评定其社会生活能力、就业能力和生活质量。

（一）疼痛评定要点

疼痛是影响骨关节活动的主要病理因素，简式 McGill 疼痛问卷较为常用（表 32-2-1）。

表 32-2-1　简式 McGill 疼痛问卷

Ⅰ. 疼痛分级指数（pain rating index，PRI）的评定

疼痛性质	疼痛程度			
1. 感觉项	无	轻	中	重
跳痛	0	1	2	3
刺痛	0	1	2	3
刀割痛	0	1	2	3
锐痛	0	1	2	3
痉挛牵扯痛	0	1	2	3
绞痛	0	1	2	3
热灼痛	0	1	2	3
持续固定痛	0	1	2	3
胀痛	0	1	2	3
触痛	0	1	2	3
撕裂痛	0	1	2	3
2. 情感项				
软弱无力	0	1	2	3
厌烦	0	1	2	3
害怕	0	1	2	3
受罪、惩罚感	0	1	2	3

感觉项总分 ________　　情感项总分 ________

续表

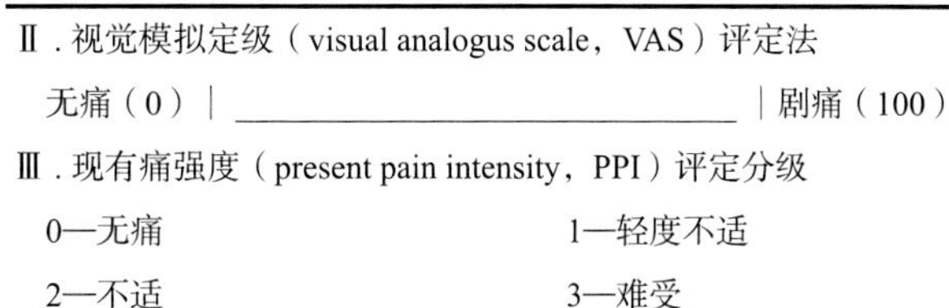

Ⅱ. 视觉模拟定级（visual analogus scale，VAS）评定法

无痛（0）|________________________|剧痛（100）

Ⅲ. 现有痛强度（present pain intensity，PPI）评定分级

0—无痛	1—轻度不适
2—不适	3—难受
4—可怕的痛	5—极为痛苦

McGill 疼痛问卷简表（SF-MPQ），1 ～ 11 项对疼痛感觉程度进行评估，12 ～ 15 项对疼痛情感状况进行评估。每个描述程度分为 0= 无痛，1= 轻度，2= 中度，3= 重度。同时标准 McGill 疼痛问卷里的现在疼痛状况和视觉模拟评分也用于对总体疼痛状况进行评估

（二）脊柱结核并脊髓损伤的评定

1. 脊柱结核评定要点　见表 32-2-2。

表 32-2-2　脊柱结核评定要点

颈椎结核的评定要点	胸椎、胸腰椎及腰骶椎结核的评定要点
明确临床诊断，确认颈椎结核的具体部位 在保证脊柱相对稳定的基础上，可评定患者压痛部位与主动活动度受限情况，以及是否具有神经损伤可能 脊柱结构重建术后或术后愈合过程中应对颈椎的活动度、颈部肌肉、头部运动功能、疼痛情况及神经功能等方面进行评定	应同时注意涉及胸廓结构的结核或外科治疗，特别是胸椎、肋骨、肋间肌、膈肌对呼吸功能影响的评定 观察患者压痛的部位及局部有无畸形、疼痛 评估下肢的运动、感觉功能，对合并脊髓损伤的患者进行神经功能评定 脊柱结构重建术后或术后愈合过程中对脊柱活动度、背肌和腹肌肌力、呼吸功能、疼痛情况及神经功能等方面进行评定

2. 脊柱功能评定要点　被公认为金标准，是评估残疾的重要工具（表 32-2-3）。

表 32-2-3　Oswestry 残疾指数 2.0 版

	评分（分）
1. 疼痛强度	
能忍受，无须服止痛药	0
疼痛严重，仍可以不服止痛药	1
止痛药可完全缓解疼痛	2
止痛药可部分缓解疼痛	3
止痛药对疼痛缓解作用微弱	4
止痛药无效，未服用	5
2. 自理状况	
能正常照顾自己而不会引起额外疼痛	0
能正常照顾自己但会引起额外疼痛	1
由于疼痛，照顾自己时动作缓慢且小心翼翼	2
需要帮助，但大部分自理	3
每天生活大部分需要帮助	4

续表

	评分（分）
自己不能穿衣，梳洗困难并卧床	5
3. 提物	
能提重物但不会引起额外的疼痛	0
能提重物但会引起额外疼痛	1
因为疼痛不能从地上提起重物，但可以从较为方便的位置如桌子上抬起	2
因为疼痛不能提较重物品，但可以从适当的位置上拿起轻～中等重量的物品	3
只能提很轻的物品	4
不能提拿任何物品	5
4. 行走	
行走距离不受限制	0
行走距离不超过 1 英里（1 英里≈ 1.61 千米）	1
行走距离不超过 0.5 英里	2
行走距离不超过 0.25 英里	3
只能依靠手杖或拐杖行走	4
大部分时间卧床，只能慢慢挪动到盥洗室	5
5. 坐（喜爱的座椅包括躺椅）	
可以坐任何类型椅子且时间不受限制	0
只有坐某个“喜爱”的椅子时间不受限制	1
疼痛使不能保持坐位超过 1h	2
疼痛使不能保持坐位超过 30min	3
疼痛使不能保持坐位超过 10min	4
疼痛使不能保持坐位	5
6. 站立	
站立时间不受限制，且不引起额外疼痛	0
站立时间不受限制，但会引起额外疼痛	1
疼痛使站立不能超过 1h	2
疼痛使站立不能超过 30min	3
疼痛使站立不能超过 10min	4
疼痛使我根本不能站立	5
7. 睡眠	
不影响睡眠	0
服药后睡眠良好	1
服药后睡眠时间少于 6h	2
服药后睡眠时间少于 4h	3
服药后睡眠时间少于 2h	4
疼痛使我根本不能入睡	5
8. 性生活	
正常且不引起额外疼痛	0
正常但会引起一些疼痛	1
接近正常但非常疼痛	2
疼痛使性生活严重受限	3
因疼痛致性生活近乎缺失	4
因疼痛无法进行性生活	5

续表

	评分（分）
9. 社会生活	
社会生活正常而不会引起额外的疼痛	0
社会生活正常但会引起额外的疼痛	1
疼痛对社会生活无明显影响，但强度较大会受到限制	2
社会生活受限，不能经常外出	3
疼痛使社会生活限于家中	4
疼痛致使丧失社会生活	5
10. 旅行	
可到处旅行而不会引起额外疼痛	0
可到处旅行但会引起额外疼痛	1
疼痛严重，但仍可进行 2h 以上的旅行	2
疼痛使旅程限于 1h 内	3
疼痛使旅程限于 30min 内	4
疼痛致不能旅行，除非去医院	5

3. 脊髓损伤的神经功能评定

（1）脊髓损伤的水平见表 32-2-4。

表 32-2-4　运动水平和感觉水平的确定

运动关键肌	感觉关键点
C_2	枕骨粗隆
C_3	锁骨上窝
C_4（膈肌）	肩锁关节部
C_5 屈肘肌（肱二头肌和肱桡肌）	肘窝桡侧
C_6 伸腕肌（腕桡侧伸肌长及短头）	拇指
C_7 伸肘肌（肱三头肌）	中指
C_8 中指末节屈肌（指深屈肌）	小指
T_1 小指外展肌	肘窝尺侧
T_2	腋窝顶部
T_3	第 3 肋间（锁骨中线）
T_4	第 4 肋间（锁骨中线）
T_5	第 5 肋间（锁骨中线）
T_6	剑突水平
T_7	第 7 肋间（锁骨中线）
T_8	第 8 肋间（在 T_6 ～ T_{10} 之间）锁骨中线
T_9	第 9 肋间（在 T_8 ～ T_{10} 之间）锁骨中线
T_{10}	脐水平锁骨中线
T_{11}	（在 T_{10} ～ T_{12} 之间）锁骨中线
T_{12}	腹股沟韧带中点
L_1	大腿前方 T_{12} ～ L_2 距离的一半
L_2 屈髋肌（髂腰肌）	大腿前方中点
L_3 伸膝肌（股四头肌）	股骨内髁
L_4 踝背伸肌（胫前肌）	内踝
L_5 拇长伸肌	足背第三跖趾关节
S_1 踝跖屈肌（腓肠肌）	足跟外侧

续表

运动关键肌	感觉关键点
S_2	腘窝中点
S_3	坐骨结节
$S_4 \sim S_5$	肛周区

（2）运动功能评定：ASIA 标准确定人体左右各有 10 关键肌（key muscle），根据 MMT 肌力评分法分 0～5 级，正常运动功能总评分为 100 分（表 32-2-5）。

表 32-2-5　运动评分

右侧评分	关键肌肉	左侧评分
5	1. C_5 肱二头肌	5
5	2. C_6 桡侧伸腕肌	5
5	3. C_7 肱三头肌	5
5	4. C_8 中指末节屈肌	5
5	5. T_1 小指外展肌	5
5	6. L_2 髂腰肌	5
5	7. L_3 股四头肌	5
5	8. L_4 胫前肌	5
5	9. L_5 拇长伸肌	5
5	10. S_1 踝跖屈肌	5

（3）脊髓损伤康复的基本目标见表 32-2-6。国际脊髓损伤神经学分类标准见图 32-2-3。

表 32-2-6　脊髓损伤康复的基本目标

脊髓损伤水平	基本康复目标	需用支具及轮椅种类
C_5	桌上动作自理，其他依靠帮助	电动轮椅，平地可用手动轮椅
C_6	ADL 可能自理，创伤翻身，起坐手动	电动轮椅，可用多种自主具
C_7	ADL 自理，起坐、移乘、轮椅活动	手动轮椅，残疾人专用汽车
$C_8 \sim T_4$	ADL 自理，起坐、移乘、轮椅活动，应用骨盆长支具站立	手动轮椅，残疾人专用汽车，骨盆长支具，双拐
$T_5 \sim T_8$	ADL 自理，起坐、移乘、轮椅活动，骨盆支具治疗性步行	手动轮椅，残疾人专用汽车，骨盆长支具，双拐
$T_9 \sim T_{12}$	ADL 自理，起坐、移乘、轮椅活动，长下肢支具治疗性步行	轮椅、长下肢支具，双拐
L_1	ADL 自理，起坐、移乘、轮椅活动，长下肢支具功能性步行	轮椅、长下肢支具，双拐
L_2	ADL 自理，起坐、移乘、轮椅活动，下肢支具功能性步行	轮椅、长下肢支具，双拐
L_3	ADL 自理，起坐、移乘、轮椅活动，肘拐，短下肢支具功能性步行	轮椅、下肢支具，双拐
L_4	ADL 自理，起坐、移乘、可驾驶汽车，可不需要轮椅	短下肢支具，洛夫斯特德拐
$L_5 \sim S_1$	无拐，足托功能性步行及驾驶汽车	短下肢支具，洛夫斯特德拐

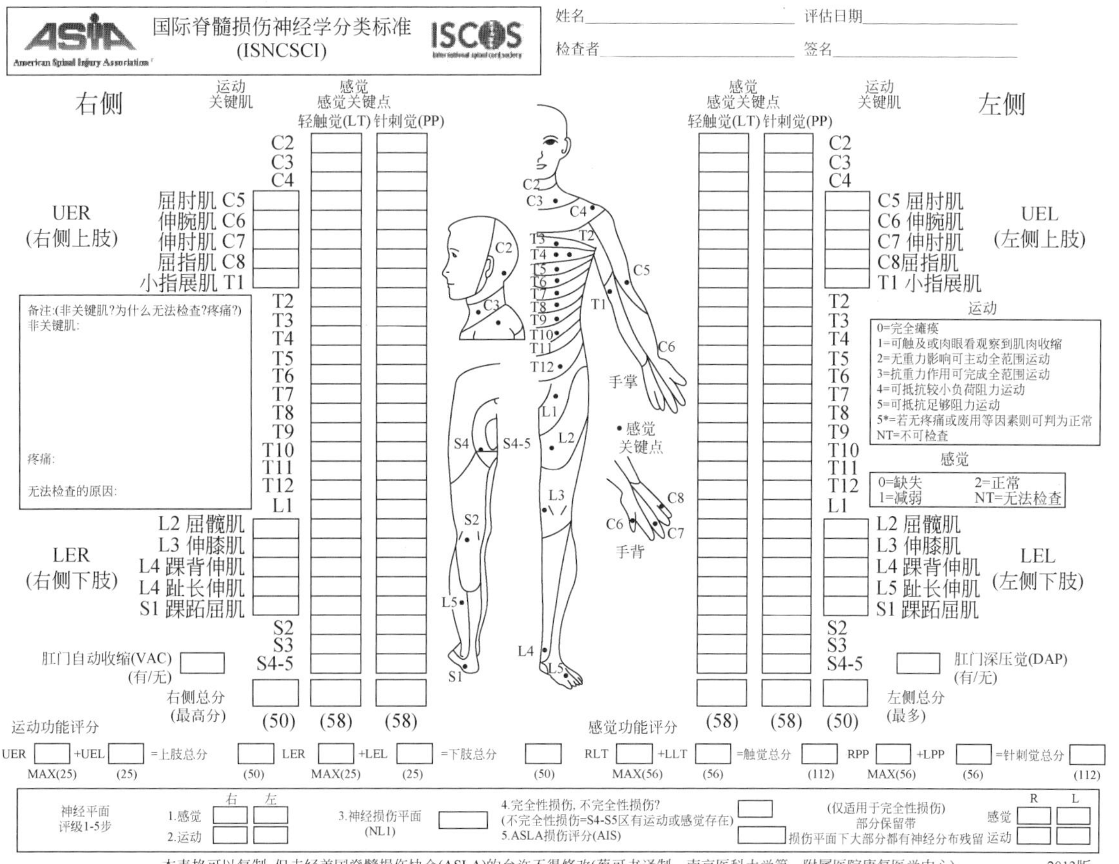
ASIA American Spinal Injury Association
国际脊髓损伤神经学分类标准
(ISNCSCI)
ISCOS International Spinal Cord Society
姓名　评估日期
检查者　签名
右侧　运动关键肌　感觉 感觉关键点 轻触觉(LT) 针刺觉(PP)
C2 C3 C4
UER (右侧上肢)　屈肘肌 C5　伸腕肌 C6　伸肘肌 C7　屈指肌 C8　小指展肌 T1
备注:(非关键肌?为什么无法检查?疼痛?)
非关键肌:
疼痛:
无法检查的原因:
T2 T3 T4 T5 T6 T7 T8 T9 T10 T11 T12 L1
LER (右侧下肢)　L2 屈髋肌　L3 伸膝肌　L4 踝背伸肌　L4 趾长伸肌　S1 踝跖屈肌
S2 S3 S4-5
肛门自动收缩(VAC) (有/无)
右侧总分 (最高分)　(50)　(58)　(58)

左侧　感觉 感觉关键点 轻触觉(LT) 针刺觉(PP)　运动关键肌
C2 C3 C4
C5 屈肘肌　C6 伸腕肌　C7 伸肘肌　C8屈指肌　T1 小指展肌　UEL (左侧上肢)
T2 T3 T4 T5 T6 T7 T8 T9 T10 T11 T12 L1
运动
0=完全瘫痪
1=可触及或肉眼看观察到肌肉收缩
2=无重力影响可主动全范围运动
3=抗重力作用可完成全范围运动
4=可抵抗较小负荷阻力运动
5=可抵抗足够阻力运动
5*=若无疼痛或废用等因素则可判为正常
NT=不可检查
感觉
0=缺失　2=正常
1=减弱　NT=无法检查
L2 屈髋肌　L3 伸膝肌　L4 踝背伸肌　L5 趾长伸肌　S1 踝跖屈肌　LEL (左侧下肢)
S2 S3 S4-5
肛门深压觉(DAP) (有/无)
(58)　(58)　(50)　左侧总分 (最多)
运动功能评分
UER +UEL =上肢总分　LER +LEL =下肢总分
MAX(25) (25) (50)　MAX(25) (25) (50)
感觉功能评分
RLT +LLT =触觉总分　RPP +LPP =针刺觉总分
MAX(56) (56) (112)　MAX(56) (56) (112)
神经平面 评级1-5步　右 左　1.感觉　2.运动
3.神经损伤平面 (NL1)
4.完全性损伤, 不完全性损伤? (不完全性损伤=S4-S5区有运动或感觉存在)
5.ASLA损伤评分(AIS)
(仅适用于完全性损伤) 部分保留带　损伤平面下大部分都有神经分布残留　R L　感觉　运动
本表格可以复制, 但未经美国脊髓损伤协会(ASLA)的允许不得修改(蔡可书译制　南京医科大学第一附属医院康复医学中心)　2013版

图 32-2-3　国际脊髓损伤神经学分类标准

（三）关节结核功能评定

具体关节结核功能评定见表 32-2-7 ～表 32-2-13。

表 32-2-7　肩关节功能评定标准

分数	肩外展	肌力	肩外旋
4	>90°	≥ M4	>30°
3	60° ～ 90°	≥ M3	10° ～ 30°
2	30° ～ 60°	≥ M2	0° ～ 10°
1	<30°	<M2	<0°

综合评价：优（10 ～ 12 分）；良（7 ～ 9 分）；可（4 ～ 6 分）；差（3 分以下）。

表 32-2-8　肘关节功能评定标准

分数	屈曲	肌力	伸直	前臂旋转
4	>90°	≥ M4	0°	正常
3	60° ～ 90°	≥ M3	<30°	轻度受限
2	30° ～ 60°	≥ M2	30 ～ 50°	重度受限
1	<30°	<M2	>50°	不能

综合评价：（优 13 ～ 16 分）；良（9 ～ 12 分）；可（5 ～ 8 分）；差（4 分以下）。

表 32-2-9　腕关节功能评定标准

分数	背伸	肌力	掌屈
4	>45°	>M3	>45°
3	≥ 30°	M3	≥ 30°
2	<30°	M2	<30°
1	不能	M1 ～ 0	不能

综合评价：优（13 ～ 16 分）；良（9 ～ 12 分）；可（5 ～ 8 分）；差（4 分以下）。

表 32-2-10　手功能评定标准

分数	拇对掌	手指活动度	感觉
4	正常	指屈伸好	S_4
3	能对环指	指屈伸活动为正常的 60%	S_3
2	能对示中指	指有微屈或微伸活动	S_2
1	不能	指无活动	S_0 ～ S_1

综合评价：优（10 ～ 12 分）；良（7 ～ 9 分）；可（4 ～ 6 分）；差（3 分以下）。

表 32-2-11　JOA 髋关节功能评定标准

指标	评分（分）		
1. 疼痛（40 分）	右	左	
无	40	40	
有不安定感（不舒服、疲劳感），无疼痛	35	35	
步行时无疼痛（只在步行开始或长距离步行后又疼痛）	30	30	
无自发痛，步行时有疼痛，短时间休息后即消退	20	20	
有时有自发痛，步行时有疼痛，休息后减轻	10	10	
有持续的自发痛或夜间痛	0	0	
2. 活动度（20 分）	在活动度评价时，关节角度为10° 时，屈曲为 1 分，外展为 2 分。但屈曲 120° 以上则全部为 12 分。外展 30° 以上则全部为 8 分。屈曲挛缩时则相应减去		
屈曲角度			
伸展角度			
外展角度			
内收角度			
屈曲分数			
外展分数			
3. 步行能力（20 分）			
能长距离步行，可快走，步态正常		20	
能长距离步行，可快走，伴有轻度的跛行		18	
不需拐杖，能走 30min 或 2km，有跛行，日常在户外的活动几乎没有障碍		15	
无拐杖能走 10 ～ 15min 或 500m，超过以上限度则需拐杖，有跛行		10	
能在户外活动，但有困难，在户外需用双拐		5	
几乎不能步行		0	
4. 日常生活、工作（20 分）	易	难	不能
弯腰	4	2	0
站着做事（包括家务）（能持续 30min，但需要休息视为有困难；只能坚持 15min，视为不能）	4	2	0
蹲下、起立（需要支持为困难）	4	2	0
上、下楼梯（需把扶手为困难）	4	2	0

表 32-2-12　HSS 膝关节评分系统（改良）

	评分（分）
1. 主观因素	
疼痛强度	
无	35
轻度	28
中度（偶需镇痛剂）	21
重度	14
休息时	0
不稳定	
无	10
偶尔	7
中度（合并活动能力降低）	4
重度（应用支具）	0

续表

	评分（分）
行走辅助	
无	5
手杖	3
拐杖	1
扶车	0
行走距离	
>1 英里（1 英里≈ 1.61 千米）	10
1 ～ 5 个街区	6
1 个街区	3
室内	1
限于床上	0
2. 客观因素	
伸直不足	
无残疾	10
<5°	7
5° ～ 10°	4
11° ～ 20°	2
>20°	0
屈曲	
>120°	20
90° ～ 120°	10
45° ～ 90°	5
<45°	8
渗出	
无	10
中度	5
重度	0

表 32-2-13　改良美国足与踝关节功能评定标准

分类	评价（分）
1. 疼痛（40 分）	
无	40
轻微，偶尔	30
中度，每天	20
严重，几乎每时每刻	0

续表

分类	评价（分）
2. 功能（45 分）	
活动受限	10
无限制	7
日常生活不受限制，娱乐活动受限制	4
日常生活和娱乐活动严重受限制	0
3. 对鞋的要求	
可穿着流行式样的普通鞋，不需要附加垫衬的鞋	10
需要舒适和附加衬垫的鞋	5
需要定制的鞋或穿戴支具	0
4. 跖趾关节运动（背伸加跖屈）	
正常或轻度受限（活动度至少 75°）	10
中度受限（30° ≤活动度≤ 74°）	5
严重受限（活动度小于 30°）	0
5. 趾间关节运动（跖屈）	
无受限	5
严重受限（活动度小于 10°）	0
6. 跖趾关节稳定性（诸方向）	
稳定	5
明确的不稳定或脱位	0
7. 小跖趾关节或趾间关节胼胝	
无胼胝或伴有有症状的胼胝	5
有症状的胼胝	0
8. 力线	
好，小趾力线良好	15
可，小趾有某种程度的力线不良，无症状	8
差，严重力线不良，有症状	0

三、康复方案

康复治疗应该贯穿于骨关节结核治疗的每个阶段，使其病残率降到最低限度，使患者增强自理能力，提高生存质量，重返社会。

（一）脊柱结核

脊柱稳定性的重建（内固定或外固定）、无严重并发症及生命主要体征平稳是开展康复治疗的基本条件。非手术治疗后的康复条件是脊柱具有稳定性，不合并脊髓损伤，所实施的措施不影响到脊柱稳定性，这里所提供的脊柱结核术后康复方案仅供参考（表 32-2-14 ～表 32-2-16）。

表 32-2-14　颈椎手术后康复方案范例

术后时间	康复目的	康复治疗	注意事项
1～2 周	控制疼痛和焦虑，预防术后并发症，适时开展肢体功能锻炼	卧床，围领制动，被动轴向翻身，2h 1 次；仰卧位上肢 ROM 训练：指尖及掌指关节和肘关节全关节活动范围屈伸，肩关节前屈、外展 90°；下肢 ROM 训练：踝关节最大背伸，膝关节屈曲 90° 后伸直。以上每组训练各关节活动至少 5～10 次，每天训练 2～3 组（肌力在 2 级及以上的肌肉为主动训练）	术后应行影像学检查，观察内固定是否固定在位，有无松脱、断裂；注意围领外固定支具是否固定牢靠；康复训练后颈部有无疼痛，翻身侧位时头部要垫枕，防止颈椎侧屈
3～4 周	保持颈部严格制动，增加四肢功能锻炼	卧床，围领制动，协助下训练轴向翻身；每天床头可升高 5° 逐渐至 80°，每次保持半卧位 30 分钟，每天至少 2 次；卧位上下肢 ROM 训练；颈肌等长收缩训练每次收缩 5～10s，间歇 5～10s，每组训练 5～10 次，每天在 PT 师或护士协助下训练 3 组；背肌及腹肌等长收缩训练	颈部肌肉等长收缩主动训练开始时应以患者不出现明显疼痛为用力标准，所做次数应逐渐增加，训练时脊柱应保持轴位
5～6 周	保持颈部严格制动下的颈肌肌力增强训练，增加四肢及躯干功能活动	围领制动，主动或协助下轴向翻身。无脊髓损伤者，上下肢主要关节全关节范围内抗阻训练，每群肌肉每次收缩 5～10s，间歇 5～10s，5～10 次 / 组，每天训练 3 组。颈肌等长收缩训练。床边坐位及离床站立训练，每天至少 2 次，每次约 30min。背肌及腹肌肌力增强训练。无脊髓损伤者，步行训练，开始时可运用步行器 2 次，每次至少 30min	在开始坐位及站立训练时应有人注意保护。颈侧屈肌训练时应保持轴位，防止头部旋转。行走时注意头部保持中立位
7～12 周	维持颈部制动，四肢功能活动最大化	围领制动。无脊髓损伤者，上下肢自主活动。颈部在围领允许范围内可做主动 ROM 屈伸运动训练	避免颈部做旋转运动，运动训练范围以不出现明显疼痛为标准
13 周以后	逐步恢复日常生活活动	进行临床检查及康复评定，以确定下一步治疗方案	12 周时进行影像学检查确定损伤愈合情况，以确定是否可摘除围领或进一步处理

表 32-2-15　胸椎、胸腰椎、腰椎及腰骶椎术后康复方案范例

术后时间	康复目的	康复治疗	注意事项
1～2d	控制疼痛和焦虑，预防术后并发症	卧床，被动轴向翻身。术后尽早指导患者行卧位上下肢主被动 ROM 训练：指间及掌指关节和肘肩关节全关节活动范围屈伸；踝关节最大背伸，膝关节屈曲 90° 后伸直。以上每组训练各关节活动至少 5～10 次，每天主动训练 3 组 前路经胸手术者术后 6h 即可鼓励患者进食，术后第 1d 即指导患者呼吸功能训练，可辅助缩唇训练、吹气球鼓肺训练、肺功能锻炼机鼓肺训练等，若为短节段坚强内固定，术后应尽早鼓励患者坐位主动排痰、叩背机辅助排痰、鼓肺，下肢静脉泵气压治疗预防下肢深静脉血栓，视患者恢复情况，可尽早指导患者下床，术后连续 3 次取引流液行细菌学培养明确有无合并感染，术后 2～3d 查胸部 CT 了解肺复张情况，若培养未见异常，可根据肺复张及引流情况择期拔除胸腔引流管。跨节段固定者视脊柱稳定性情况决定，若稳定者，鼓励患者尽早离床活动，否则需延迟下地或在支具保护下下地 前路腰椎手术者术后第 1d 即指导患者行双下肢直腿抬高训练预防神经根粘连，经协助患者被动翻身、腹部手法按摩、小茴香热敷、促胃肠动力药物治疗、针灸等处理肛门排气后可尽早进食。余处理同胸椎前路。短节段内固定，术后应鼓励患者尽早坐位，可指导患者尽早下床活动，跨节段固定者离床时机选择同胸椎前路。引流管拔除时机详见手术入路相关章节	卧硬板床，同时取模制作胸腰骶支具。如有髂骨取骨者，取骨侧下肢活动应适度 后路手术入路患者术后也可早期进食，根据术中椎板切除、内固定节段、植骨等情况应适当延长卧床时间。但术后应早期行四肢全关节范围活动，并行下肢直腿抬高训练。引流管拔除时机详见手术入路相关章节
3d～2 周	保持脊柱稳定性，增加四肢功能活动	进一步加强四肢主被动功能锻炼，前路短节段内固定者可离床适当活动，跨节段固定者根据恢复情况在支具保护下下地后路手术入路也可根据恢复情况在支具保护下下地	四肢等长收缩主动训练开始时以患者不出现明显疼痛为用力标准，所做次数应逐渐增加，训练时脊柱应保持轴位，训练后应无明显不适，复查影像学结果如果植骨固定良好，可考虑出院指导家庭康复
3～8 周	保持脊柱严格制动下的肌力增强训练，增加四肢及躯干功能活动	佩戴胸腰骶支具，主动轴向翻身。上下肢主要关节全关节范围内抗阻训练，每群肌肉每次收缩 5～10s，间歇 5～10s，训练 5～10 次，每天 3 组。腹肌及背肌等长收缩训练，背肌肌力增强训练	老年体弱、骨质疏松患者 4 周内不应进行站立训练
9～12 周	维持脊柱制动，四肢功能活动最大化	卧位时可摘除支具，坐位及站立时佩戴 Jewett 支具，上下肢自主活动。步行训练，每天 2 次，每次至少 30min	卧位时可摘除支具进行背肌训练。行走可运用步行器
13 周以后	恢复日常活动，逐步适应一般工作	佩戴 Jewett 支具，上下肢自主活动。24 周内不可负重行走	12～24 周间进行影像学检查根据临床症状可适时摘除支具，更换加高腰围

表 32-2-16　脊髓损伤康复要点

内容	康复要点
脊髓损伤的处理	骨关节结核对脊髓神经的损伤多表现为软性压迫，治疗的根本措施在于早期解除压迫，治疗要点如下所述 （1）早期脱水药物治疗 （2）针对脊柱结核椎管减压、神经根减压术后早期是否应用激素目前尚无统一说法，有回顾性研究表明在脊椎结核术后早期应用激素有一定疗效，为可选择的方法之一 针对 SCI，ASIA 标准：对脊髓完全损伤或不完全损伤的患者应用 MP，仅限于在受伤的 8h 内给药，若在伤后 8h 后给药，可能在 1 年时观察预后较差（SCI 甲泼尼龙治疗临床指南：①专家意见仍有很大分歧；② SCI 后 24h 或 48h 可应用 MP）。但对脊柱结核引起的脊髓损伤，临床适应证应慎重考虑 （3）神经节苷脂（monosialicganglioside，GMI）的应用：神经节苷脂是位于细胞膜上含糖脂的唾液酸，在哺乳类中枢神经系统中含量较为丰富，特别是髓鞘、突触、突触间隙。能为受损脊髓（特别是轴突）提供修复的原料 （4）高压氧治疗：提高血氧分压、改善脊髓组织缺血
呼吸系统管理	肺部感染是脊髓损伤患者急性期死亡的主要原因之一。脊髓损伤特别是颈脊髓损伤患者由于伤后卧床时间长，自主咳痰能力弱，导致痰液在气道内潴留，堵塞中小气道，是引起肺部感染的主要原因，并可进一步引起肺不张，加重呼吸衰竭。因此必须重视对呼吸道的管理。措施主要包括以下几种 （1）有效镇痛前提下鼓励患者主动咳嗽、咳痰，加强呼吸功能锻炼 （2）定期为患者翻身、拍背、辅助排痰、体液补充、气道湿化 （3）必要时早期行气管切开，加强对气道内分泌物的吸引 （4）对于保守治疗无效的肺不张、肺实变患者可应用纤维支气管镜协助解除肺不张 （5）必要时应用抗生素预防感染。抗生素的选择首先应覆盖所怀疑致病菌谱，待细菌培养和药敏结果回报后可适当调整抗生素的使用 预防方法包括以下几种 （1）手法振动排痰训练：在患者交换不同体位用手掌叩击或振动协助将呼吸道分泌物借助重力从小支气管排到主支气管（如左侧卧位，拍击右侧胸部），然后应用体位引流及手法辅助咳排痰 （2）手法助咳排痰训练：在患者仰卧位，治疗师一手掌部置于患者剑突远端的上腹区，另一手在前一只手上，手指张开或交叉。患者尽可能呼吸气后，治疗师在患者要咳嗽时给予手法帮助。给予腹部向内、向上的压迫、将横膈往上推 （3）膈肌训练：用手法将一定阻力施加于患者腹壁，或在患者上腹部放置沙袋等锻炼呼吸肌的负荷能力。腹部放置沙袋的重量可以 500g 开始，酌情增减重量，一般不要超过 2000g
泌尿系统管理	通过建立合理的排尿方式，预防泌尿系统感染和结石，并保护肾脏功能。处理方法包括以下几种 （1）留置导尿，用于在手术阶段及术后早期，瘫痪患者需留置导尿或者膀胱造瘘处理 （2）间歇性导尿：每 4 ～ 6h 导尿 1 次，要求每次导尿量不超过 500ml。因此患者每天液体入量必须控制在 2000ml 以内。间歇性导尿期间，每两周查尿常规及细菌计数，长期间歇导尿患者，应耐心训练家属或患者自行导尿 （3）药物治疗：尿流动力学显示有逼尿肌括约肌失调者应考虑同时应用抗胆碱能药物（托特罗定），采用间歇导尿联合抗胆碱能药可有效控制膀胱内压 （4）尿路感染和结石的防治：脊髓损伤患者早期应每周检查尿常规、细菌培养及计数一次，急性期过后应每 2 ～ 4 周检查尿常规、细菌培养及计数一次。如发现尿常规脓细胞计数 >10 个 / 高倍视野，细菌计数≥ 10^5/ml，应考虑泌尿系统带菌状态，应密切观察。泌尿系结石应请专科会诊
压疮预防	局部骨突部（股骨大转子、坐骨结节、骶尾部、足跟等）受到持续压迫，超过一定强度范围，即当压强超过正常毛细血管压时（静脉压强为 14mmHg，动脉压强为 35mmHg），就会阻止细胞代谢并导致组织坏死。皮肤压强超过 60mmHg，作用时间超过 1h，就可能发生组织细胞结构的改变。神经损伤不仅造成皮肤感觉丧失和肢体运动功能障碍，而且神经性血管运动功能失调，容易发生压疮。另外易发因素还包括糖尿病、免疫力低下、心血管疾病、体型过瘦过胖、贫血、低蛋白血症、微量元素（锌、铁等）缺乏、感染、皮肤卫生条件差、不当按摩等。压疮的防治：去除上述易患因素，定时翻身（每 2h 一次）。治疗方面首先是要解除对压疮区域的压迫。Ⅰ、Ⅱ度压疮应采用保守治疗法：增加翻身次数、换药、清创和抗感染等措施。Ⅲ、Ⅳ度压疮可先行保守治疗、定期剪除坏死组织，局部冲洗及全身应用敏感抗生素，必要时切开引流以控制感染，对经长期保守治疗不愈，创面肉芽老化创缘瘢痕组织形成，合并有骨髓炎或关节感染。深部窦道形成者，在经过适当时间保守治疗清洁伤口准备后，应考虑手术治疗。手术治疗的原因：彻底切除全部压疮（包括感染的骨组织），利用血运良好的皮肤瓣或肌皮瓣覆盖创面
痉挛	痉挛是中枢神经系统损害后出现的肌肉张力异常增高的症候群，是一种由牵张反射兴奋性增高所致的、以速度依赖的紧张性牵张反射亢进为特征的运动功能障碍。痉挛的速度依赖是指伴随肌肉牵伸速度的增加，肌肉痉挛的程度也增高，常见于颈、胸髓损伤患者。应用改良 Ashworh 分级法如下所述 0 级：肌张力不增加，被动活动患侧肢体在整个范围内均无阻力 1 级：肌张力稍增加，被动活动患侧肢体到终末端时有轻微阻力 1^+ 级：肌张力稍增加，被动活动患侧肢体时在前 1/2 ROM 中有轻微的“卡主”感觉，后 1/2 ROM 中有轻微的阻力 2 级：肌张力轻度增加，被动活动患侧肢体在大部分 ROM 内均有阻力，但仍可以活动 3 级：肌张力中度增加，被动活动患侧肢体在整个 ROM 内均有阻力，活动比较困难 4 级：肌张力高度增加，患侧肢体僵硬，阻力很大，被动活动十分困难
深静脉血栓（deep venous thrombosis，DVT）	深静脉血栓是指血液非正常地在深静脉内凝结。根据肢体浮肿的平面体征估计静脉血栓的上界。①小腿中部以下水肿为腘静脉；②膝以下水肿，为股浅静脉；③大腿中部以下水肿为股总静脉；④臀部以下水肿为髂总静脉；⑤双侧下肢水肿为下腔静脉。预防方法包括抬高患肢，被动按摩，抗凝，弹力袜，静脉气压泵。下肢深静脉一旦血栓形成，患者应卧床休息，切记按摩或挤压肿胀的下肢，患肢抬高使之超过心脏平面，有利于血液回流，必要时可安置静脉滤网预防血栓脱落导致肺栓塞猝死
自主神经异常反射（AD）	AD 引起的血压骤然剧升，有可能引起脑出血、心力衰竭，甚至死亡等严重并发症。应对措施包括：①将患者直位坐起，防止血压继续上升。②迅速发现并解除诱因，最常见的是膀胱胀满，应立即导尿或疏通，更换堵塞的导尿管；其次是粪便嵌塞，应挖出粪便。③如果患者血压在 1min 后仍不下降，或未能发现诱发因素，则立即采取降压药物处理

（二）关节结核

关节结核分为单纯骨结核、单纯滑膜结核和全关节结核。多发生在下肢负重关节，常见髋、膝关节。在疾病初期，病变多局限在骨端松质骨或滑膜上，临床症状较轻；但当病变累及到软骨、软骨下骨，造成全关节结核，可致软骨坏死脱落。若关节软骨小部分破坏，治愈后可保留大部分关节功能；若软骨面大部分（大于 1/3）被破坏，将严重影响关节功能（表 32-2-17）。

表 32-2-17　关节术后康复

关节	术后时间	康复目的	康复治疗要点
肩关节病灶清除术	术后 3d（早期）	减少疼痛及炎性反应，防止肩关节周围肌肉萎缩。运动治疗应在无或微痛前提下进行，动作宜稍慢且有控制	（1）三角巾保护固定 （2）伸指、握拳练习：用力张开手掌保持 2s，然后最大力量握拳，保持 2s，放松后重复，5 ～ 10min/h，有条件者可辅助握力球锻炼 （3）术后早期以肱三头肌等长收缩练习为主：患肢上臂背侧肌肉等长收缩练习，可在健侧肢体协助保护下进行，30 次 / 组，每天 3 ～ 4 组 （4）耸肩练习：耸肩至可耐受的最大力敏，保持 2s，放松后重复，30 次 / 组，每天 3 ～ 4 组，以及“扩胸”“含胸”等肩关节周围肌肉力量练习 （5）腕肘关节主动屈伸练习：尽量大范围活动腕肘关节 （6）引流管拔除后即根据情况开始肩关节“摆动练习”（钟摆运动、爬墙运动） 通过加强以上练习，逐渐加大负荷和被动活动的角度
	术后 3d ～ 3 个月（功能恢复期）	关节活动度尽可能恢复至最大限度，恢复关节周围肌肉力量，强化肩关节活动能力	（1）肩关节主动力量练习：前平举、侧平举、后伸、抗阻内旋、外旋 （2）上臂肌力训练：肱二头肌、肱三头肌 （3）肩关节活动度训练：前屈、外展、后伸、外旋、内旋、内收、“手背后” （4）通过哑铃或皮筋抗阻力练习，选用中等负荷（完成 20 次动作即感疲劳的负荷量），20 次 / 组，组间休息 45s，4 组连续练习，每天 2 ～ 3 组。逐渐增加负荷的重量，全面恢复关节功能水平，恢复正常生活
肩关节置换术	术后 1 ～ 3 周（最大保护期） 注：如果同时有肩袖缺损经过手术修复者，最大保护期应延长到术后 4 ～ 6 周	早期肌力训练、关节活动度训练以避免关节粘连及肌肉萎缩	（1）术后第 1d：①去除悬吊带和条带，改为可摘除的悬吊带，便于术后功能锻炼；②根据手术中测定的假体的活动度和稳定性情况，进行练习。患者仰卧位，在治疗师的帮助下，进行被动的肩关节前屈和被动外旋活动；③肘关节主动屈伸练习 （2）术后 1 周：① Codman 环绕运动练习；②利用头顶上方的滑轮，在健肢体的带动下，进行助动的主动运动练习；③利用短体操棒，在健侧上肢的帮助下，患肢进行助动主动外旋活动练习，每天 4 ～ 5 次，每次 10 ～ 15min；④一般情况下，手术中切开的肌肉是肩胛下肌，因此术后需保护肩胛骨下肌的修复，不允许做肩关节的主动内旋练习 （3）术后 2 ～ 3 周：如果肩袖良好，患者开始轻柔的外旋肌群和三角肌的等长收缩练习
	术后 4 ～ 6 周（中度保护期）	加强肌力及关节活动度训练	（1）开始患肢的轻微主动活动。让患者在仰卧位、侧卧位、俯卧位、坐姿和站势下进行开放链的主动运动。使用体操棒、高架滑轮或爬墙运动，强调在斜面和解剖面主动或自我协助运动。继续进行患肢在体侧的外旋练习 （2）增强肩胛带的肌力练习，开始做等长收缩练习，重点是旋转肌、三角肌和肩胛肌肉。上肢放置于体侧，在不同的关节活动度给予轻度的阻力 （3）对于肩袖修复的患者，上述练习应推迟到术后 6 ～ 8 周进行
	术后 6 周～数月（最小保护期）	尽可能最大限度恢复肢体功能及日常生活工作能力	（1）术后 6 周：①去除悬吊带，开始主动内旋练习；②外旋肌群和前部、中部三角肌的抗阻练习 （2）术后 8 周：不再限制患肢的主动运动 （3）术后 12 ～ 16 周：如果肩关节前屈上举，内旋或外旋活动范围受限，需进行终末活动范围的牵伸 （4）从术后到患侧肩关节恢复最大活动范围、力量、耐力需要 8 ～ 12 个月的康复锻炼 据文献报道，长期随访结果显示：①大部分患者肩部疼痛能基本消除或缓解；②主动关节活动度和肌力可能会永久或长时期内，有部分受限；③如果肩袖和三角肌功能良好，预计患者术后年可恢复 70% 的正常肌力和活动；④肩关节的主动活动度在术后大部分患者可改善 30% ～ 60%。术后 1 年，无痛性的、主动肩关节前屈可达到 100° ～ 115°，能满足大部分功能活动的需求

续表

关节	术后时间	康复目的	康复治疗要点
肘关节	原则：早期锻炼不宜过度，以免使局部炎症、肿胀加重，不利于结核控制，主张早期行肌肉等长练习、适度活动，通过观察引流、拔管后加强关节 ROM 及肌力锻炼。此原则同样适用于四肢其他关节结核病灶清除术后康复		（1）早期——炎性反应期（0～1周） 1）手术当天：麻醉消退后，开始尽可能多地活动手指，进行张手握拳练习以促进血液循环；如疼痛不明显，可活动腕关节。在不增加疼痛的前提下尽可能多做（大于 500 次 / 天） 2）术后 1d～1周 a. 张手握拳练习—用力、缓慢、全范围屈伸所有手指，5分/组，每小时1组。同时活动腕关节（对于促进循环、消退肿胀、防止深静脉血栓具有重要意义） b. 开始肩关节练习，在不增加肘部疼痛的前提下尽可能全范围活动肩关节，以避免制动造成肩关节的粘连（肩周炎）及肌肉的萎缩。尤以 45 岁以上中老年患者应加强此练习 c. 根据手术的不同，在医师的指导下，决定是否开始关节活动度的练习。①屈曲（弯胳膊）：坐位，屈肘，手握拳，拳心朝向自己，手顶在墙上或桌边以固定，肌肉完全放松，身体逐渐前倾，使拳与肩头的距离接近，加大屈肘的角度。至疼痛处应停止，待组织适应疼痛消失后再加大角度，每次 30min，1～2 次 / 天。②伸展（伸直胳膊）：坐位，伸肘，手握拳，拳心向上，将肘部支撑于桌面上，小臂及手悬于桌外。肌肉完全放松，使肘在自重在缓慢垂直（必要时可于手腕处加轻小重物为负荷，加大练习力度），每次 30min，1～2 次 / 天 d. 冰敷：关节活动度练习后必须即刻冰敷 15～20min，以防止肿胀。如平时感到关节肿、痛、发热明显，可再冰敷，每天 2～3 次 （2）初期（2～4周） 1）在以上练习的基础上，逐渐增加主动屈伸的活动量，可在被动练习后主动屈伸 5～10 次，并逐渐增加次数及动作幅度，每天 2～4 组 2）强化肌力：肱二头肌（屈肘）肌力练习、肱三头肌（伸肘）肌力练习 某些伸直受限明显的患者，可能需要辅助伸直位的夹板或石膏托在夜间睡眠时佩戴以帮助肘的伸展练习。力量练习的重量应根据自身情况调整，不得有明显疼痛，可勉强完成 10 次即有疲劳感的重量较为适当。不能盲目追求进度，在不增加关节肿胀疼痛的前提下每周可见明显进步即可 （3）中期（5周～3个月） 1）目的：强化关节活动度至与健侧相同。强化肌力，改善关节灵活性。恢复日常生活各项活动能力。随肌力水平的提高，中期以绝对力量的练习为主。选用中等负荷（完成 20 次动作即感疲劳的负荷量），每组 20 次，2～4 组连续练习，组间休息 60 秒，至疲劳为止 2）活动度练习时，应在关节有牵拉感处持续牵伸 5～10 分钟，以拉伸关节周围挛缩的组织，使其逐渐延长，使关节更为灵活。 此期间随运动量的增加应密切注意关节的肿、痛程度，绝对禁止忍痛勉强练习 （4）后期（恢复运动期 4～6个月） 1）目的：全面恢复日常生活各项活动。强化肌力，及运动中关节的灵活性与稳定性。逐渐至面恢复运动或剧烈活动或专项训练 2）此期提高最大力量，选用大负荷（完成 12 次动作即感疲劳的负荷量），每组 8～12 次，2～4 组连续练习，组间休息 90s，至疲劳为止。且应强化肌力以保证关节在运动中的稳定及安全，必要时可戴护肘或弹力绷带保护，但只主张在剧烈运动时使用
腕关节、手部	术后 3d（早期）	减轻疼痛、肿胀，早期肌力训练、关节活动度训练以避免关节粘连及肌肉萎缩	（1）术后第 1d 即开始肩关节、肘关节各个方向全范围关节活动度练习 （2）术后早期以患肢等长收缩练习为主 （3）引流管拔除后逐渐加强手部及腕关节在疼痛耐受范围内进行腕部屈曲、背伸、桡侧偏，手部握拳、伸指、对指、对掌主动练习，逐日增加动作幅度及用力程度，条件许可者可辅助握力球锻炼
	术后 3 个月（功能恢复期）	最大限度恢复肢体功能及日常生活工作能力	（1）加强腕关节主被动 ROM 训练 （2）手、腕部肌力训练：屈伸腕抗阻力、桡侧腕肌尺侧腕抗阻力、拧毛巾、拧杯盖

续表

关节		术后时间	康复目的	康复治疗要点
髋、膝、踝关节、足部	病灶清除术	术后 3d（早期）	缓解肿痛，早期肌力、关节活动度训练	（1）术后第 1d 即开始临近关节各个方向全范围关节活动度练习 （2）术后早期在拔管前以患肢等长收缩练习为主 （3）拔管后手术关节在疼痛耐受范围内进行各活动方向主动练习，逐日增加动作幅度及用力程度（髋关节屈伸、膝关节床边垂腿屈伸、踝关节跖屈、背伸及旋转、足部诸指屈伸） （4）物理疗法：红外线理疗、热疗、水疗，同时给予手法治疗等
		术后 3 个月（功能恢复期）	尽可能最大限度恢复肢体功能及日常生活工作能力	（1）加强手术关节主被动 ROM 训练 （2）下肢肌力训练 （3）术后 6 周开始练习直抬腿助力保护练习（被动将患腿抬离至 90°，在他人保护下徐徐将腿放下） （4）视随访情况术后 8 周去拐
	髋关节置换术	术后 1 ～ 3 周（最大保护期）	对髋关节愈合的组织提供保护，预防假体的脱臼或半脱位	（1）术后：麻醉恢复过程中，应将术侧髋关节置于外展 15° 的位置。可使用梯形枕来维持外展体位，防止过度屈曲、内收，在用固定带绑于肢体时应小心选位，避免压迫腓总神经 （2）术后第 1d：大部分患者的意识和身体情况允许进行床上锻炼和有限的活动 1）深呼吸、咳嗽和踝关节活动 2）股四头肌和臀肌的等长收缩活动：每小时练习 5 ～ 10min 注意：直腿抬高练习对 THR 没有帮助，反而会引起腹股沟部疼痛，并对股骨假体施加不必要的旋转应力 3）术后 24 ～ 48h，若引流液非同次取 2 ～ 3 次培养未见异常则拔除引流管 （3）术后 2 ～ 3d：①让患者暂时坐在床缘或加高坐垫的椅子，髋关节屈曲不超 45° 并保持稍微外展姿势；②在平行杠中或使用助行器步行，术侧下肢只能部分负重
		术后 4 ～ 6 周（中度保护期）	相当于软组织和骨骼愈合，关节重新包以被膜（encapsulated）以及提供植入物固定适当的生物生长所需的时间	（1）继续最大保护期的锻炼内容 （2）在中等保护期时，患者要避免太快太多及剧烈牵张的活动：①在保护下逐渐进行髋关节主动活动，避免髋关节屈曲超 90° 及内收超过正中线。②除了肌力练习外，应强调髋部肌肉的神经肌肉控制的练习，其方法是点做主动和轻度抗阻力的动作。③鼓励患者进行伸髋练习，特别是对术前有屈曲挛缩的病例，但应避免剧烈的牵张。使患者每天有一定时间保持俯卧位，或在俯卧位轻柔地牵张屈髋肌的练习。④指导患者独立 ADL 活动。切口正常愈合后，进行淋浴、盆浴时必须在浴盆中放坐凳，必须安装防滑垫和扶手
		术后 7 ～ 12 周（最小保护期）	尽可能最大限度恢复肢体功能及日常生活工作能力	（1）在渐进式抗阻力运动方案中，要遵循“少量多次”的原则。避免采用重的运动负荷，否则会造成假体微细松动，而造成假体松脱的可能 （2）为了保证有效的行走、重点练习髋部伸肌和外展肌。在安全范围内进行闭合链和开放链的肌力和耐力练习 （3）为改善患者肌力、耐力和一般体能，可让患者踩固定式自行车。但是，要将脚踏车的坐垫升高，以避免髋关节屈曲过大 （4）患者从使用助行器或腋拐，转换使用单拐，要推迟到术后 12 周 （5）对于 THR 患者推荐运动项目（低撞击强度）：散步、游泳、航海、自行车、高尔夫、保龄球、射击、固定自行车。不推荐运动项目（高撞击强度）：篮球、足球、排球、体操、慢跑、乒乓球、棒球等 步态分析和测力板分析表明，髋周围肌肉的肌力恢复需要一个长期的过程。术后 3 ～ 6 个月之间，肌力仍只有正常的 50%。有文献报道，术后 2 年时患者的肌力仍处于较弱的状态，因此有必要在指导下进行长期的锻炼
	膝关节置换术	术后 3d（早期）	严防术后并发症的发生	（1）抬高患肢，主被动踝关节活动，（每小时屈伸 10 次） （2）使用静脉气压泵治疗促进下肢血运循环，预防深静脉血栓 （3）如发现腓总神经麻痹，应明确原因：如为敷料压迫，应松解敷料；如为矫正畸形时牵拉所致，应予以营养神经药物 （4）术后第 2 ～ 3d 若引流液非同次取 2 ～ 3 次培养未见异常则拔除引流管，拍膝正侧位及屈膝 45° 髌骨轴位 X 线片
		术后 4d ～ 2 周（中期）	ROM ≥ 90°，肌力恢复训练	膝关节功能主要体现在关节活动度及股四头肌、腘绳肌，所以膝关置换术后康复的主要内容是关节活动度锻炼及股四头肌、腘绳肌肌力增强锻炼。膝活动范围锻炼，除恢复膝功能外，还有牵拉挛缩组织，避免粘连，促进下肢血循环，防止深静脉血栓形成和栓塞作用
		术后 15d ～ 6 周（晚期）	增强肌力为主，保持已获得的 ROM	如术后中期 ROM 未能达到 90° 以上的屈伸度，应在此期以手法矫正。此外，还有其他康复锻炼，如 ADL 训练、作业治疗、理疗等

（三）快速康复外科在骨关节结核围术期的应用

1. 快速康复外科在骨关节结核围术期的应用讨论　快速康复外科（fast track surgery，FTS）是指采用有循证医学证据的围术期处理的一系列优化措施，以减少或降低患者的心理及生理创伤应激，促进患者术后快速康复。目前，FTS 在胃肠外科应用的有效性及安全性已被大量研究证实，此外，如围术期心理疏导，择期手术术前缩短禁饮时间，围术期限制液体输入、保持体温、早期活动、早期进食已逐渐为医疗工作者认知。然而，除上述内容外，骨关节结核患者免疫功能低下、营养状态差、抗结核时间较长、抗结核药物不良反应大，有其自身特点见表 32-2-18。

表 32-2-18　快速康复外科在骨关节结核围术期的应用讨论

	FTS 讨论
术前	改善营养状况，增强免疫功能：骨关节结核为慢性消耗性疾病，加之抗结核药物对胃肠功能影响，患者营养状况差、免疫功能低下，术前需积极鼓励患者快速加强营养、改善睡眠，必要时营养液输入补充或请营养科指导制订术前及术后营养方案
	降低药物不良反应：抗结核治疗为多种药物联合使用，不良反应较大，术前应密切观察患者药物不良反应并积极对症处理，必要时调整抗结核方案，这也将直接影响患者的营养状况及术后恢复
	心肺功能评定：骨关节结核患者大多合并肺结核，肺功能多受限，建议术前常规进行肺功能测定，尤其是高龄、预计手术时间较长、术前一般情况较差、经胸腔入路或者前后联合入路患者需术前评定肺功能情况，术前强化健康宣教，术前一周应积极指导患者进行心肺功能锻炼
	基础疾病治疗：对合并基础疾病的骨关节结核患者术前应重视基础疾病的治疗
术中	结核患者一般情况较普通患者差，在抗结核治疗有效的前提下进行手术干预，我们提倡尽可能采用简单易行的术式，以便减小创伤、减少出血量、缩短手术时间，这更利于患者术后恢复
	前路经胸入路的胸椎结核手术，术中在不影响术者操作的前提下尽可能采用双肺通气以减少术后肺不张、肺实变、肺水肿的发生
	预计手术时间短者可不导尿，以便术后泌尿系统管理，术中尤其需要注意麻醉管理，包括体液平衡、血流动力学监测、血气监测、气道分泌物处理、麻醉复苏等，合适的麻醉方式选择及术中精细化管理有助于患者术后早期康复
	术中医护配合，良好的手术配合可以缩短手术时间，减少出血，术中需注意患者压疮预防、手术室温度控制、输液管路管理
术后	注重胃肠道功能的恢复：术中对胃肠道无明显干扰的术式均提倡术后控制补液量，早期进食（术后 6h 流质，术后 1d 若无明显不适，可普食），对于腰椎前路手术患者术后第 1d 即鼓励协助患者翻身、手法按摩、小茴香热敷及促胃肠动力药物等方式促肛门排气后早期进食，进食遵循少量多餐原则，条件许可者早期下床活动促进胃肠功能恢复，减少肺部感染机会
术后	胃黏膜保护剂应用：骨关节结核患者由于抗结核药物不良反应的影响，术后胃肠道反应较大，进食量差，建议短期内应用胃黏膜保护剂以缓解胃肠道不良反应
	术后早期应用下肢静脉泵气压治疗预防下肢深静脉血栓，鼓励患者吹气球、咳痰鼓肺，对痰多者叩背机辅助排痰、纤支镜吸痰以求降低肺部感染的风险
	术后有效镇痛是患者积极主动参与康复治疗的前提，可多模式镇痛管理，口服镇痛药物、静脉给药镇痛及镇痛泵辅助镇痛治疗
	条件许可者术后尽早拔除尿管，引流管拔除时间应在一周以上，若引流量少于 10ml/d，三次细菌培养阴性，复查提示术区无明显积液则可拔除引流管，术后康复训练详见脊柱手术术后康复指导原则，在此不必赘述

2. 快速康复外科面临的问题及思考　FTS 安全有效，明显改善术后脏器功能恢复、缩短术后住院时间，而并不增加甚至降低术后并发症率及病死率。FTS 作为一新生事物，其应用、发展过程中尚面临诸多问题。

（1）目前 FTS 的国内外研究，几乎均是在年青、无严重合并症的择期手术中进行，而无一例外地把高龄、营养不良、合并梗阻、急危重症患者除外，而这一人群往往面临更为复杂的外科应激，传统围术期处理带来的应激损害也更为严重，优化围术期处理措施显得更为重要和迫切。诚然，目前在择期中已取得的成功经验不可能全部照搬应用到这一人群，但仍可提供借鉴。那么，在这一人群中如何实施 FTS 呢？

（2）FTS 在胃肠外科应用的有效性及安全性已被大量研究证实。遗憾的是，即便在首先开展 FTS 的欧美国家，FTS 也远未广泛应用。在我国，FTS 更是仅处于起步阶段，仅在少数大型医院应用，更为广泛的基层医疗单位则远未开展。限制 FTS 广泛开展的原因可能包括以下几个方面：①各相关学科间的协作存在困难，FTS 强调外科、麻醉科、康复科、营养科、护理等多学科的共同协作，这是典型的多学科协作诊治模式（multidisciplinary treatment，MDT）。但目前不论国内还是国外，MDT 的具体构成、运作管理、协作模式、诊治流程图的设计和执行等问题都正处于探索阶段。目前学科间的协作存在困难，甚至在一些观念上截然相反。②传统的观念根深蒂固、难以改变。目前应用于 FTS 的各项优化措施，均有严格的循证医学证据支持。尽管如此，传统观念的影响深入人心。③缺乏法律法规、医学伦理学的支持。传统的围术期措施作为“常规”应用多年，多被引入教科书或各种指南，也作为处理医疗纠纷的重要参考依据。FTS 多与传统的措施相抵触，教科书、指南的更新尚未跟进，且目前关于 FTS 的法律、法规、医学伦理方面更是空白，在医患关系日趋紧张的今天，FTS 的应用更显得困难重重。指南的更新、法律法规的健全可能有助于免除应用 FTS 的后顾之忧。

（蔡玉郭　蒲　育　刘　勇）

（四）骨关节结核合并肺结核的围术期评估与训练——肺康复方案

肺康复作为现代呼吸病学不可分割的组成部分，针对性地采用个体化手段，旨在减轻患者症状、保持合适的肺功能状态、增强患者生活参与度、降低患者健康相关性费用，是基于循证医学、多学科和多方面治疗的有益于慢性肺疾病患者的临床活动。骨关节结核患者常合并肺结核，肺结核的病理改变包括渗出、增生和干酪样坏死，肺组织破坏和坏死常同时进行。随着肺实质和肺间质的不断破坏，导致结构性肺病的发生，肺功能严重受损，导致患者生活质量明显下降。患者生活质量的下降，可直接或间接影响患者诊疗配合度和病情转归。肺康复训练可提高机体活动耐力、减轻呼吸困难、提高机体免疫力的临床作用，改善肺结核结构性肺病患者的肺功能，提高其生活质量。

1. 骨关节结核合并肺结核患者肺康复评估与训练目的　见图 32-2-4。

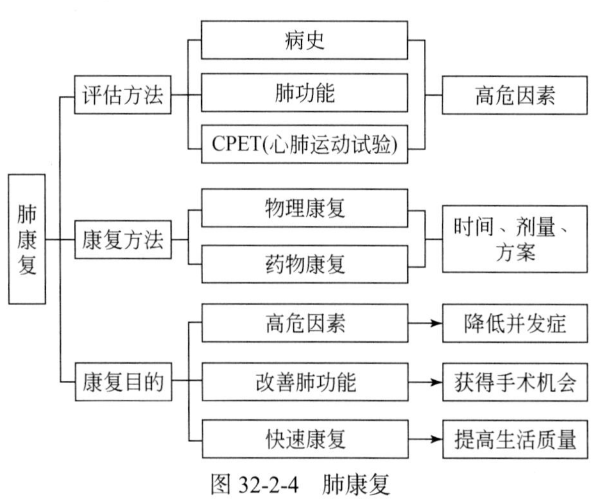

图 32-2-4　肺康复

2. 骨关节结核合并肺结核患者物理康复内容

（1）呼吸控制训练：可分为缩唇呼吸、腹式呼吸、深呼吸、局部呼吸四种。

1）缩唇呼吸：吸气经鼻；呼气缩唇为吹口哨状，缓慢呼出，可改善通气换气，减少肺内残气量，起到增加气道阻力，防止小气道过早闭合的作用（可模拟吹蜡烛进行练习）。

2）腹式呼吸：初次学习可先行仰卧位腹式呼吸，把手放在腹部，舒适体位，髋膝轻度屈曲，经鼻吸气，隆起腹部；缩唇呼气，收缩腹肌，横膈上抬，吸气：呼气时间 =1：2，可从 1 ～ 2min 开始练起，逐步延长至 10 ～ 15min，每天早晚各一次。

3）局部呼吸训练：把手放于需加强呼吸训练的部位，深呼吸，吸气时手部增加一定压力，对肺部特定区域进行扩张训练。

（2）胸廓的放松训练

1）放松体位：舒适放松的体位，使全身肌肉放松，前倾位可以增大横膈的收缩，改善呼吸困难。

2）呼吸体操：有股四头肌拉伸、腘绳肌伸展、伸展小腿三种。

3）股四头肌拉伸：将脚拉到臀部前直至大腿有拉伸感；保持 20s；重复 2 ～ 3 次。

4）腘绳肌伸展：把脚放于某物上；身体慢慢向前倾斜，直至大腿后部有拉伸感，保持 20s；重复 2 ～ 3 次。

5）伸展小腿：把手放在墙上或者凳子上；身体慢慢向前倾斜，直至大腿前部有拉伸感；保持 20s；重复 2 ～ 3 次。

（3）排痰训练：体位引流，利用重力促进各个肺段内积聚的分泌物排出；根据病变部位，采取不同的引流体位，使病变部位痰液向主支气管引流；频率则视分泌物多少而定，可根据医师指导选择合适的引流体位。家属还可以配合帮助患者拍背，具体操作为手指并拢，掌心成杯状，利用腕关节在引部位胸壁轮流轻叩 30 ～ 45s，患者可自由呼吸；叩击拍打后用手按在病变部位，嘱患者深呼吸，在深呼吸时做胸壁颤摩振动。

（4）咳嗽训练：深吸气以达到必要的吸气容量；短暂屏住呼吸使气体在肺内获得最大分布；关闭声门，压迫腹部，增加腹内压以进一步增加胸膜腔内压；声门突然打开，形成由肺内冲出的高速气流，促使分泌物移动，随咳嗽排出体外。需要注意的是，只有大气道（第 6、7 级支气管以上的分泌物才可被咳出），因此深部痰液仍需体位引流、胸部振荡排痰至大气道才可咳出。

（5）力量训练：主要包括双肩屈伸、压肩和推墙，训练强度逐渐加大。

1）双肩屈伸：抓住哑铃，卷曲手臂至肩部，每侧手臂重复 6 ～ 10 次，做 1 ～ 3 个循环。

2）压肩：坐位或立位，手握哑铃，上举到整个手臂伸直，重复 6 ～ 10 次，做 1 ～ 3 个循环。

3）推墙：站立，倾斜向墙上靠，然后推离墙，保持脚部离墙的距离固定，重复 6 ～ 10 次，做 1 ～ 3 个循环。

（6）下肢耐力训练

1）NUSTEP 锻炼：患者自行调控速度，在承受范围内逐步加快运动速度及 NUSTEP 功率。运动量控制在 BORG 评分 5 ～ 7 分，若在运动过程中有明显气促、腿疲倦、血氧饱和度下降（<88%）或其他并存疾病引起身体不适，告诉患者休息，待恢复原状后再继续进行训练。每次 15 ～ 20min，每天 1 次，1 个疗程为 1 周。

2）爬楼梯训练：在专业治疗师陪同下进行，在运动过程中调整呼吸节奏，采用缩唇呼吸，用力时呼气，避免闭气，稍感气短时可坚持进行，若有明显呼吸困难，可做短暂休息，尽快继续运动。每次 15 ～ 30min，每天 1 次，1 个疗程为 1 周。

（7）激励式肺量计训练：患者取易于深吸气的体位，一手握住激励式肺量计，用嘴含住咬嘴并确保密闭不漏气，然后进行深慢吸气，将黄色浮标吸升至预设的标记点，屏气 2 ～ 3s，然后移开咬嘴呼气。重复以上步骤，每组进行 6 ～ 10 次训练，然后休息。在非睡眠时间，每 2h 重复一组训练，以不引起患者疲劳为宜，1 个疗程为 3 ～ 7d。

3. 骨关节结核合并肺结核患者术前药物康复治疗内容

（1）抗结核治疗：如普通结核患者，术前需规律使用有效的抗结核药物 2 周左右；但重症结核、血行播散型肺结核、多部位结核、复治肺结核等患者，需术前抗结核治疗 1 个月以上，视术前具体情况决定。

（2）祛痰治疗：骨结核患者合并肺结核存在肺部感染的患者，术前 3d 及术后 3d，沐舒坦（盐酸氨溴索）注射液 30mg，每天 2 次，静脉滴注；标准桃金娘油 300mg，口服，每天 3 次。

（3）平喘：骨结核患者合并肺结核存在肺部感染的患者，需术前 3 ～ 7d 及术后使用支气管扩张剂治疗，如患者系长期吸烟者，可能合并慢性阻塞性肺疾病，可根据吸烟量调整雾化吸入次数及频率。①吸烟指数 >800：布地奈德雾化液 4ml+ 特布他林雾化吸入 2ml，每天 4 次，雾化吸入；②吸烟指数 >400：布地奈德雾化液 4ml+ 特布他林雾化吸入 2ml，每天 3 次，雾化吸入；③吸烟指数 <200：布地奈德雾化液 4ml+ 特布他林雾化吸入 2ml，每天 2 次，雾化吸入。

4. 骨关节结核合并肺结核患者术前肺康复训练方案　见表 32-2-19 和图 32-2-5。

表 32-2-19　术前肺康复训练方案

康复方式	康复方案	康复步骤
药物康复	抗结核治疗	如普通结核患者，术前需规律使用有效的抗结核药物 2 周左右；但重症结核、血行播散型肺结核、多部位结核、复治肺结核等患者，需术前抗结核治疗 1 个月以上，视术前具体情况决定
	祛痰	术前 3d 及术后 3d，沐舒坦（盐酸氨溴索）注射液 30mg，每天 2 次，静脉滴注；标准桃金娘油 300mg，口服，每天 3 次
	平喘	术前 3 ～ 7d，术后至少 3d。吸烟指数 >800：布地奈德雾化液 4ml+ 特希他林雾化吸入 2ml，每天 4 次，雾化吸入；吸烟指数 >400：布地奈德雾化液 4ml+ 特希他林雾化吸入 2ml，每天 3 次，雾化吸入；吸烟指数 <200：布地奈德雾化液 4ml+ 特布他林雾化吸入 2ml，每天 2 次，雾化吸入
	激励式肺量计	患者取易于深吸气的体位，一手握住激励式肺量计，用嘴含住咬嘴并确保密闭不漏气，然后进行深慢吸气，将黄色浮标吸升至预设的标记点，屏气 2 ～ 3s，然后移开咬嘴呼气。重复以上步骤，每组进行 6 ～ 10 次训练，然后休息。在非睡眠时间，每 2h 重复一组训练，以不引起患者疲劳为宜，1 个疗程为 3 ～ 7d
	呼吸控制	患者取舒适的体位，按自身的呼吸速度和深度进行潮式呼吸，并鼓励放松上胸部和肩部，尽可能用下胸部进行呼吸。每天 3 组，每组 15 次，以不引起患者疲劳为宜，1 个疗程为 3 ～ 7 天
物理康复	功率自行车运动训练	患者自行调控速度，在承受范围内逐步加快步行速度及自行车功率。运动量控制在呼吸困难指数（Borg）评分为 5 ～ 7 分，若在运动过程中有明显气促、腿疲劳、血氧饱和度下降（<88%）或其他合并疾病引起身体不适，让患者休息，待恢复原状后再进行训练。每次 20 ～ 30min，每天 2 次，1 个疗程为 7 ～ 14d
	爬楼梯训练	在专业治疗师陪同下进行，在运动过程中调整呼吸节奏，采用缩唇呼吸，用力时呼气，避免闭气，稍感气促时可坚持训练，若有明显呼吸困难，可短暂休息，尽快继续运动。每次 20 ～ 40min，每天 2 次，1 个疗程为 3 ～ 7d

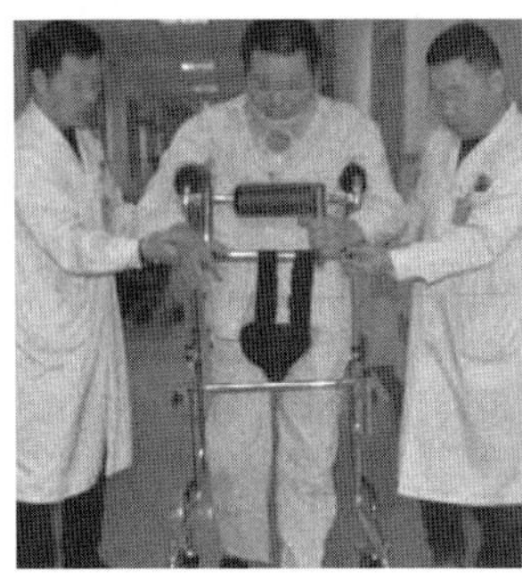
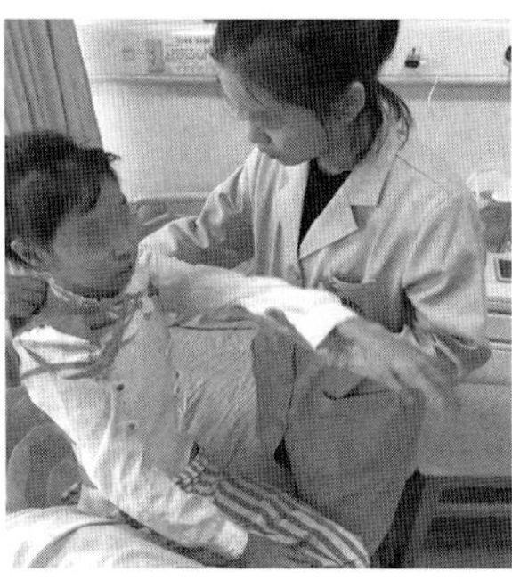

图 32-2-5　骨关节结核合并肺结核康复训练

（包　蕾）

参考文献

鲍捷，2002. 人工全髋关节置换术后患者的运动处方 . 中国临床康复，6（10）：1402-1404.

车国卫，杨梅，刘伦旭，2017. 加速康复外 - 华西胸外科实践 . 长沙：中南大学出版社 .

陈其亮，郭皖营，姚林明，等，2008. 肺切除术治疗肺结核 186 例临床分析 . 临床肺科杂志，13（4）：497. .

陈孝平，汪建平，2013. 外科学 . 8 版 . 北京：人民卫生出版社，773-774.

丁淑贞，丁全峰，2016. 骨科临床护理 . 北京：中国协和医科大学出版社，309-314.

樊瑾，刘小松，彭文俊，等，2014. 关节结核的围手术期护理分析 . 中国保健营养，24（5）：2990.

甘玉芹，2013. 骨科椎管内麻醉患者术后进食标准的设定及应用效果 . 国际护理学杂志，32（8）：1757-1759.

高红，2014. 加速康复护理在心脏手术应用中的护理进展 . 天津护理，22（1）：92-93.

葛海红，叶亚彩，2007. 腰椎骨折引起腹胀及便秘的护理 . 现代中西医杂志，16（11）：1567-1568.

过亚飞，2013. 快速康复外科理念在关节镜下自体软骨移植患者中的应用 . 齐鲁护理杂志，19（18）：106-107.

韩玉琴，2013. 加速康复护理在老年患者股骨粗隆间骨折的应用效果观察 . 天津护理，21（6）：494-495.

华莹奇，张治宇，蔡郑东，2009. 快速康复外科理念在骨科的应用现状与展望 . 中华外杂志，47（19）：1505-1508.

纪树荣，2004. 康复医学 . 北京：高等教育出版社 .

江志伟，李宁，黎介寿，2007. 快速康复外科的概念及临床意义 . 中国实用外科杂志，27（2）：131-133.

克鲁逊，1990. 克氏康复医学 . 南登昆，译 . 长沙：湖南科学技术出版社 .

赖红梅，韩露，洪静，等，2013. 快速康复外科理念在骨科择期手术患者优质护理中的应用 . 齐鲁护理杂志，19（20）：62-64.

李庆涛，徐东潭，徐光辉，2009. 骨科临床康复治疗学 . 北京：科学技术文献出版社，34-54.

李小平，2008. 胸腰椎结核患者围手术期护理 . 家庭护士（专业版），6（14）：1269.

李心天，1991. 医学心理学 . 北京：人民卫生出版社，56.

陆廷仁，2007. 骨科康复学 . 北京：人民卫生出版社，118-187.

陆以佳，1999. 外科护理学 . 北京：人民卫生出版社，505-506.

吕红，2015. 关节融合手术治疗晚期全膝关节结核的围手术期护理方法 . 医学信息，28（52）：168-169.

马彩霞，2014. 脊椎关节结核围手术期护理 . 今日健康，（10）：175.

宁宁，候晓玲，2016. 实用骨科康复护理手册 . 北京：科学出版社，245-253.

綦迎成，孟桂云，2013. 结核病感染控制与护理 . 北京：人民军医出版社，159.

秦薇，2014. 择期手术患者术前禁食禁饮时间的研究进展 . 中华护理杂志，49（1）：76-78.

任昌松，胡皓，王一仲，等，2014. 快速康复外科在人中关节置换术中的应用 . 临床医学，27（4）：625.

苏素珠，2015. 关节结核的围手术期护理干预分析 . 吉林医学，36（7）：1481-1482.

陆廷仁，2007. 骨科康复进展 . 实用医院临床杂志，4（4）：6-9.

王辰，梁宗安，詹庆元，等，2010. 呼吸治疗教程 . 北京：人民卫生出版社 .

王方永，李建军，洪毅，2006. 用 ASIA 2000 标准评估脊髓损伤神经功能恢复的初步研究 . 中国康复理论与实践，12（7）：568-570.

王丽娟，刘素芳，李海霞，2005. 结核性损毁肺围手术期护理 38 例 . 中国实用护理杂志，21（4）：33.

王淑平，2013. 骨科患者疼痛的护理进展 . 天津护理，21（3）：278-280.

王晓猛，牛映祯，纪刚，等，2017. 中国骨科大手术静脉血栓栓塞症预防指南的解读 . 中华骨科杂志，37（10）：636-640.

王颖，宋锦平，冯萍，2011. 传染科护理手册 . 北京：科学出版社，240.

吴慧芬，叶淑梅，2002. 围手术期患者的心理护理·实用临床医学，3（1）：139.

熊恩富，2006. 影响骨关节损伤康复效果的因素 . 中国临床康复，10（44）：185-187.

燕铁斌，2006. 现代骨科康复评定与治疗技术 . 2 版 . 北京：人民军医出版社 .

尹继红，季琴，2012. 脊柱结核患者术后腹胀原因分析及护理干预 . 内蒙古中医药，31（10）：166.

喻鹏铭，车国卫，2011. 成人和儿童呼吸与心脏问题的物理治疗 . 4 版 . 北京：北京大学医学出版社 .

恽晓平，2005. 康复疗法评定学 . 北京：华夏出版社 .

张建华，2015. 关于融合手术治疗晚期全膝关节结核的围手术期护理 . 中国保健营养，25（9）：197-198.

卓大宏，2003. 中国康复医学 . 2 版 . 北京：华夏出版社 .

Adam F，Chauvin M，Manoir BD，et al，2005. Small dose ketamine improves postoperative analgesia and rehabilitation after total knee arthroplasty. Anesth Analg，100（2）：475-480.

Andersen L，Gaarn-Larsen LD，Husted H，et al，2009. Subacute pain andfunction after fast-track hip and knee arthroplasty. Anaesthesia，64（5）：508-513.

Beringer T. Clarke J，Elliott J，et al，2006. Outcome following proximal femoral fracture in Northern Ireland. Ulster Med J，75（3）：200-206.

Di IT，Fabrizio T，Rosa G，et al，2007. The impact of different rehabilitation strategies after major events in the elderly：the case of stroke and hip fracture in the Tuscany region. BMC Health Serv Res，7（1）：95.

Eannette TC，Elizabeth HW，2002. Preoperative fasting：old habits die hard. The American Jouiml of Nureing，102（5）：i36-43.

Endres HG，Dasch B，Lungenhausen M，et al，2006. Patients with femoral or distal forearm fracture in Germany：a prospective observational study on health care situation and outcome. BMC Public Health，6：87.

Garcia-Miguel FG，Serrano-Aguilar PG，Lopez-Bastida J，2003. Preoperative aMe8sment. The Lancet，362（9397）：1749.

Heinemann AW，2006. State of the science on postacute rehabilitation：setting a research agenda and developing an evidence base for practice and public policy：an introduction. Assistive Technology，30（5）：452-457.

Henrik H，Stahl OK，Kristensen BB，et al，2010. Low risk of thromboembolic complications after fast-track hip and knee arthroplasty. Acta Orthopaedica，81（5）：599-605.

Jod A. D，2004. 康复医学－理论与实践 . 南登崑，郭正成，译 . 西安：世界图书出版公司 .

Kehlet H，Wilmore DW，2002. Multimodal strategies to improve surgical outcome. Am J Surg，183（6）：630-641.

Kehlet H，Wilmore DW，2008. Evidence-based surgical care and the evolution of fast-track surgery. Ann Surg，248（2）：189-198.

Lenze EJ，Skidmore ER，Dew MA，et al，2007. Does depression，apathy or cognitive impairment reduce the benefit of inpatient rehabilitation facilities for elderly hip fracture patients. Gen Hosp Psychiatry，29（2）：141-146.

Nejat EJ，Meyer A，Sánchez PM，et al，2005. Total hip arthroplasty and rehabilitation in ambulatory lower extremity amputees：a case series. Iowa Orthop J，25：38-41.

第三十三章　骨关节结核的疗效

第一节　疗效评价标准与治愈标准

一、疗效评价标准

骨关节结核疗效评价对整个骨关节结核诊治过程至关重要。注重疗效评价可降低手术并发症，减少耐药发生，提高疗效。所以骨关节结核疗效评价应该贯穿骨关节结核的整个治疗过程，但骨关节结核疗效评价标准目前尚未达成共识，无统一标准。

在过去的几十年，骨关节结核的外科手术治疗取得了极大的进展。随着新技术、新方法的应用和临床医师的不断探索总结，骨关节结核的治疗由最初的保守治疗到外科手术治疗，从单纯的结核病灶清除术到病灶清除植骨融合术，再到结核病灶清除植骨融合内固定术，再到现在的活动期髋关节结核、膝关节结核的关节置换、关节镜下病灶清除关节融合等治疗。因手术方式多样化，治疗方式不断完善，治疗效果不断提升，人们对治疗效果期望值也不断提高，骨结核疗效评价标准也随之不断改进和提高。在过去几十年，国内先后有许多知名学者进行了这方面研究，并根据自己的理解提出和总结了骨关节结核疗效评价标准，以下为逐一梳理结果。

（一）郑久生等关于脊柱结核疗效评价标准

该评价标准是随着医疗技术的进步，内固定系统应用于脊柱结核后提出的。在天津医院骨结核治愈标准的基础上增加了对内固定状况、畸形矫正效果及植骨融合状况的评价，并分成优、良、可、差4个等级，此评价系统的优点是具体，能更细致地评价脊柱结核术后的治疗效果（表33-1-1）。

表33-1-1　郑久生等关于脊柱结核疗效评价标准

等级	标准
优	结核症状及腰腿痛消失，1年后完全恢复体力劳动，X线片显示病变消失，椎间骨性融合，内固定无松动
良	有轻度腰痛，1年后能从事轻体力劳动，X线片显示内固定无松动，畸形矫正角度有5°～10°丢失，椎间骨性融合不充分，无假关节存在
可	术后结核症状持续3～4个月，1年后X线片显示椎间骨性融合不完全，只能从事一般体力劳动
差	术后切口一期愈合，但结核症状持续3～4个月，1年后除日常生活外不能从事体力劳动，X线片显示内固定松动，骨性融合不佳

（二）阮狄克等关于脊柱结核疗效评价标准

该评价标准增加了对神经功能的评价，同时只简单地分为优、良、差三级，临床医师易于掌握，但评价标准只涉及患者症状改善、X线检查结果，对实验室检测结果、后凸畸形矫正状况均没有涉及，其诊断标准不够全面（表33-1-2）。

表33-1-2　阮狄克等关于脊柱结核疗效评价标准

等级	标准
优	恢复原工作，可偶有颈肩、腰背痛，无神经受累症状，无窦道形成，X线片显示植骨块与上下椎体骨性融合
良	未达标准到优的，但同时无差的情况
差	凡是有脊柱不稳，慢性颈肩、腰背痛，脓肿、窦道形成，神经损害无改善，X线片显示植骨块不融合情况之一均属差

（三）王自立等关于脊柱结核疗效评价标准

该评价标准除了有既往对病灶愈合情况、骨融合率、畸形矫正与丢失、神经功能恢复、脊柱稳定性等方面的评价外，还增加了实验室检查、影像学检查、B超检查等方面的相应指标。该评价标准内容丰富、全面，是一个与现代脊柱结核治疗方式相适应的评价标准，但该标准没有分级，因此不能很好地反映患者的疗效差别（表33-1-3）。

（四）张西峰等关于脊柱结核疗效评价标准

该评价标准主要针对患者功能的劳动能力恢复情况及生活能力自理情况，无其余的涉及。该评价标准内容单一，不能全面的评价骨关节结核的治疗疗效（表 33-1-4）。

表 33-1-3　王自立等关于脊柱结核疗效评价标准

临床表现	结核病症状消失，一般情况良好，无主诉疼痛，恢复正常生活或工作；体温正常，病变局部无叩击痛；无流注脓肿及窦道出现；神经功能恢复或基本恢复；术后 1 个月佩戴支具下地，4～5 个月恢复正常生活与工作
实验室检查	ESR、CRP 检测两项同时或其中一项正常或接近于正常
影像学检查	影像学显示脓肿消失，无新生破坏灶，无植骨床与植骨吸收现象，出现植骨界面骨愈合征象，随访时后凸、侧凸畸形矫正满意，畸形矫正角度丢失小于5°
B 超检查	可能出现椎旁脓肿或流注脓肿的部位无液性暗区
肝肾功能	随访时均正常或基本正常

表 33-1-4　张西峰等关于脊柱结核疗效评价标准

优	中重体力劳动者恢复正常的体力劳动，轻体力和年老体弱者恢复日常的自理生活能力
良	工作能力较患病前降低，但生活完全自理
中	结核无复发，无法参加工作，仅维持生活自理
差	病情复发

（五）马远征等关于脊柱结核疗效评价标准

该评价标准从症状、体征、辅助检查、神经恢复、劳动情况对骨关节结核患者术后做了一个全面的评价（表 33-1-5）。

表 33-1-5　马远征等关于脊柱结核疗效评价标准

优	结核中毒症状消失，局部及根性疼痛消失，无脓肿，无窦道，红细胞沉降率或 C 反应蛋白正常或趋于正常，X 线片或 CT 片显示病灶植骨融合或骨性愈合，截瘫完全恢复，患者恢复至发病前的体力劳动能力或生活自理能力
良	结核中毒症状消失，偶有局部或根性疼痛，但不需服用止痛药物，无脓肿，无窦道，红细胞沉降率或 C 反应蛋白正常或趋于正常，X 线片或 CT 片显示病灶植骨融合或骨性愈合，截瘫完全恢复，患者基本恢复至发病前的体力劳动能力或生活自理能力
中	结核中毒症状消失，存在局部或根性疼痛，应用止痛药物缓解，无脓肿，无窦道，红细胞沉降率或 C 反应蛋白正常或趋于正常，X 线片或 CT 片显示病灶植骨融合或骨性愈合欠佳，但无假关节存在，截瘫部分恢复，患者体力劳动能力或生活自理能力部分下降
差	病灶未愈合或复发；存在局部或根性疼痛，服用止痛药物缓解欠佳，需辅以手术治疗；截瘫未恢复或加重；患者丧失体力劳动能力或生活自理能力，有以上任何 1 条即为差

（六）成都市公共卫生临床医疗中心疗效评价标准

成都市公共卫生临床医疗中心长期致力于骨关节结核的诊治，对于骨关节结核的疗效也有一些自己的心得体会，希望可供借鉴。笔者认为骨关节结核疗效评价系多重因素评价，患者个体因素、抗结核药物、手术适应证、手术时机、手术方式、病灶清除范围、结核病灶部位、术后护理、术后功能锻炼等各方面因素均可影响骨关节结核治疗疗效。

抗结核药物是基础，手术治疗是关键，合理病灶清除是保证，只有在抗结核有效的前提下，才能保证后续治疗效果。疗效评价包括术前的抗结核有效性评价及术后的疗效评价，可以从以下几个方面进行一个全面评估。

1. 术前的抗结核有效性评价标准

（1）全身和局部症状、体征：如咳嗽、咳痰、咯血、潮热、盗汗、食欲缺乏、乏力等全身症状是否得到减轻，体重是否增加，贫血有无纠正，窦道分泌物有无减少，此为评判抗结核治疗是否有效的标准之一。

（2）实验室检查：痰涂阳性有无转阴，C 反应蛋白、红细胞沉降率有无下降，降钙素原、IL-8、IL-10、CD_4^+、BAC、结核菌 Xpert MTB/RIF 耐药检测等变化情况也可作为评判骨关节结核治疗疗效标准之一。

（3）影像学检查：通过用药后复查 CT 对比肺部病灶、冷脓肿、胸腔积液吸收情况，窦道前后变化情况，骨质破坏修复情况等综合判断骨关节结核疗效。

（4）超声检查：通过对比用药前后冷脓肿、胸腔积液吸收情况，观察抗结核疗效。

如果抗结核有效性评价为有效，则手术时机成熟，可行手术治疗，如果抗结核有效性评价效果不佳，则需延长术前用药时间，甚至调整抗结核治疗方案，待手术时机成熟后再行手术治疗。

2. 术后疗效评价标准　在术前评价标准的基础上还需加上以下内容：①疼痛症状有无改善。② CT 复查提示植骨有无融合。③畸形是否得到矫正，行关节置换者关节活动功能是否正常。④神经损害症状是否得到改善。⑤术后生活是否能自理，能否进行正常体力劳动等。

通过术前抗结核有效性评价及术后疗效评价标准评价，可以全面地评估骨关节结核的治疗疗效。以上标准中大多为经验性评价，不是相应客观量化标准，受诊治医师个人因素影响较大，仅有以下量化评判标准可供参考。

（1）疼痛改善情况：参照视觉模拟评分法（visual analogue scale，VAS）标准判断疼痛改善情况（表 33-1-6）。

表 33-1-6　视觉模拟评分法（VAS）标准

疼痛评分（分）	疼痛程度
0	完全无痛
<3	轻微疼痛，可以忍受
4～6	疼痛影响睡眠，但还可以忍受
7～10	具有强烈的疼痛感觉，疼痛剧烈，难以忍受

（2）脊髓损伤恢复情况：参考 ASIA 分级标准（表 33-1-7）评定脊髓功能恢复情况。

表 33-1-7　按脊髓神经损伤分级评定标准（ASIA）

分级	损伤程度	神经损伤情况
A 级	完全损伤	鞍区、L_4、L_5 无任何感觉或者运动功能保留
B 级	不完全感觉损伤	神经平面以下包括鞍区、$L_{4、5}$ 有感觉功能但无运动功能保留，且任何一侧运动平面以下无 3 个节段以上的运动功能保留
C 级	不完全运动损伤	神经平面以下有运动功能保留，且单个神经损伤平面以下超过一半的关键肌肉肌力小于 3 级

（3）植骨块融合情况：参照 Brantigan-Steffee 标准（表 33-1-8）或 Bridwell 等的标准（表 33-1-9）判断植骨融合情况。

表 33-1-8　Brantigan-Steffee 分级标准

融合等级	植骨愈合情况
1 级	明确假关节形成、椎体高度丢失、椎间融合器移位、移植骨吸收
2 级	可疑假关节形成，融合区可见明显的透光区
3 级	可疑骨不连续，融合区可见少量的透光区
4 级	可疑骨融合，融合区域有骨桥形成，融合区周围无透光区
5 级	完全融合，融合区融合骨的密度增高，融合区周围无透光区，融合区域有明显骨桥形成，小关节融合

表 33-1-9　Bridwell 分级标准

分级	植骨融合情况
Ⅰ级	骨性融合，植骨块融合，完全重塑，连续骨小梁形成
Ⅱ级	植骨块完整，植骨块不完全重塑，但周围明显透光区
Ⅲ级	植骨块完整，植骨块周围出现透光区
Ⅳ级	植骨块有塌陷或吸收，未融合

（4）Cobb 角度测定：通过对 Cobb 角测定，判断畸形的手术矫正程度及远期丢失情况等。通过以上内容，我们可以对骨关节结核的治疗疗效进行一个全面有效的评价。

二、骨关节结核治愈标准

骨关节结核经规范化、个体化、有效的化疗或配合手术治疗，结核病灶逐渐得到控制、恢复，最终达到治愈。儿童患者在治愈病灶的同时，在脊柱还要防止脊柱后凸畸形，在关节还要尽可能保留关节功能，在治愈病灶的基础上进行功能重建。骨关节结核病灶治愈包括临床治愈与影像学治愈，在骨关节结核的发展过程中提出了以下骨关节结合的治愈标准。

（一）天津医院骨结核治愈标准

该评价标准主要由天津医院方先之教授在首创结核病灶清除法的基础上提出的。该评价标准主要基于结核病变是否治愈而提出的，是目前国内关于骨关节结核是否治愈最早的标准，也是文献引用最多的评价标准，具有权威性（表 33-1-10）。

表 33-1-10　天津医院骨结核治愈标准

1. 全身情况较好，食欲佳，体温不高，血沉正常或接近正常
2. 局部疼痛消失，无脓肿，无窦道
3. X 线片显示基本骨性愈合
4. 起床活动后 1 年或参加工作半年后仍能保持以上 3 条者为治愈

（二）吴启秋等关于骨结核治愈标准

该治愈标准在天津医院骨结核治愈标准上增加了 B 超、CT 或 MRI 等检查方面的评价内容，并且强调治疗结束后随访 3 年无异常才为治愈。此方法未对内固定、矫形效果及植骨融合状况、截瘫恢复情况等做出评价，同时也未进行分级（表 33-1-11）。

表 33-1-11　吴启秋等关于骨结核治愈标准

1. 患者体温正常，食欲好
2. 病灶局部温度正常，无压痛、无肌痉挛、无脓肿、无窦道、关节活动时无痛
3. 红细胞沉降率或 C 反应蛋白重复检查正常或趋于正常
4. X 线或 B 超检查，必要时可行 CT 或 MRI 检查，脓肿消失，骨质疏松好转骨小梁恢复，病灶边缘轮廓清晰
5. 治疗结束，继续每 2～3 个月、3～6 个月和 1 年等随访 3 年无异常者

（三）郭立新等关于脊柱结核治愈标准

该治愈标准基本参照天津医院骨结核治愈标准制订，只是有了一个时间量化，对于治愈随访时间也提出了自己的观点（表 33-1-12）。

表 33-1-12　郭立新等关于脊柱结核治愈标准

1. 结核中毒症状和病椎疼痛消失 6 个月以上，结核窦道愈合 6 个月以上
2. 红细胞沉降率和 C 反应蛋白持续正常 6 个月以上
3. X 线片或 CT 显示病椎植骨愈合 6 个月以上
4. 抗结核化疗结束 1 年后病灶无复发

（四）成都市公共卫生临床医疗中心关于骨关节结核治愈标准

在参照既往标准的基础上，经过多年临床应用与观察研究，提出了骨关节结核病灶治愈的标准（表 33-1-13）。

表 33-1-13 病灶治愈标准

1. 原有的全身症状全部消失，体温正常，精神与食欲良好
2. 原有的局部症状与体征完全消失半年以上
3. 红细胞沉降率与 C 反应蛋白等实验室检查持续正常半年以上
4. CT 与 MRI 显示病骨融合，骨小梁恢复，边缘清晰，病骨周围软组织病理改变消失
5. 恢复日常生活或工作半年后随访，仍能保持上述标准者称病灶治愈

第二节 骨关节结核的疗效和治疗原则

近年来，尽管医学技术有了飞跃式的发展，但直到今天，医师们所面临的多数疾病，如肿瘤、代谢性疾病、自身免疫性疾病等都是无法彻底治愈的，即使最常见的支气管哮喘和慢性阻塞性肺疾病也往往需要终身不断治疗。感染性疾病特别是骨关节结核，与上述疾病截然不同，其中绝大多数只要诊断准确，治疗恰当，都有望在相对较短的时间内彻底治愈，疗效良好。

一、影响疗效的主要因素

（1）患者基础疾病多，体质较差，营养不良，长期的负氮平衡导致低蛋白血症、贫血等。

（2）患者依从性差，随意中断治疗。

（3）医师个人临床经验水平、用药习惯、患者用药史。

（4）不规范的化疗方案，抗结核治疗效果差。

（5）耐药菌株的出现，既有原发性耐药也有继发性耐药，地区抗结核药物耐药情况。

（6）手术时机选择是否合理。

（7）结核病灶清除不彻底，术后残留死骨、脓肿及周围肉芽组织等。

（8）术后稳定性差，手术后未能维持病灶区的稳定性，或者手术重建了病灶区的稳定，但患者术后过早活动，局部制动差。

（9）术后引流及术后康复不规范。

骨关节结核的治疗是一个综合治疗过程，治疗疗效受诸多因素影响，以上每个方面均会影响到骨关节结核最终的治疗效果。

二、提高疗效的主要措施

骨关节结核的治疗以有效的抗结核治疗为基础，手术则是阶段性治疗或者辅助性治疗，有效抗结核治疗需贯穿骨关节结核治疗的全疗程，是手术成功的保证，抗结核治疗应该遵循“早期、规律、全程、联合、适量”的原则。

（一）早期诊断

医患配合、及时就诊，发现问题应该及早就医，如果就医时病情就已非常严重，骨与关节广泛性不可逆性病变，肺功能严重破坏者，即使给予再强有力的抗结核方案进行治疗，也可能在未显效之前患者已经死亡，即使幸免死亡，也会残留严重功能障碍，影响患者生活质量，增加致残率；也会因局部脓肿、死骨形成，药物难以渗透到病灶内达到有效治疗浓度从而降低治疗效果，增加耐药发生。患者需要积极配合治疗，提高依从性，按时按要求服药，否则不管怎样强有力的抗结核方案也不能发挥应有的治疗作用。

（二）早期治疗

对医师而言应提高专业水平、规范用药，通过自己的专业知识，结合患者实际情况，制订科学、合理、有效的抗结核治疗方案。加强对结核病患者的治疗管理，遵从 DOTS 原则，督促患者规律、全程用药，避免私自停药、换药。根据全程抗结核有效性评价原则，手术标本 BAC 耐药检测结果及时合理调整抗结核治疗方案，做到规范合理抗结核治疗。同时，积极处理抗结核治疗的毒副反应，如果不克服毒副反应，疗效再好的抗结核治疗方案也不得不终止，达不到良好的治疗效果。由于结核耐药菌的存在，不论是原发性耐药还是继发性耐药，耐药的种类越多，敏感的药物就越少，复发率越高，需尽量规范用药，降低耐药的发生。有条件的情况下务必根据标本 BAC 耐药检测实验制订科学、合理的抗结核治疗方案，避免调整方案的随意性。

（三）严格掌握手术适应证与手术时机

手术治疗需综合考虑病灶所在部位、破坏程度、有无畸形、稳定性情况、神经功能受损程度、关节功能、营养状况及基础疾病等方面。对临床症状不重、病灶破坏轻、不伴畸形、无神经功能受损、不伴功能障碍的患者，可以选择保守治疗。反之可辅助以手术治疗。术前抗结核治疗时间的长短需根据患者抗结核有效性评价来综合判断。若患者潮热、盗汗等全身症状好转。实验室检查提示 C 反应蛋白、红细胞沉降率有下降趋势，痰涂阳转阴。影像学提示肺部病灶吸收好转，脓肿缩小，胸腔积液减少，则抗结核有效性评价为有效，可尽早手术，甚至无须等待抗结核 2 周以上才行手术治疗。若抗结核有效性判定无效，则需延长术前抗结核治疗时间，等待手术时机，甚至需要调整抗结核方案。必要时术前可强化抗结核治疗 1 ～ 2 周，术后维持强化方案 1 ～ 3 个月，术后尽可能在标本 BAC 耐药基因检测结果指导下调整抗结核方案。但也不能一概而论，如进行性瘫痪加重的患者需尽早手术，尽量挽救受损脊髓神经；合并结核性脑膜炎、血源播散性肺结核结核的患者或者多部位结核患者需适当延长术前抗结核治疗时间，至少术前抗结核治疗 3 个月，尽可能降低复发率。

（四）充分术前准备

对患者而言，全身营养状况，免疫力状况，有无基础疾病，是否系多部位结核等会影响骨关节结核的治疗效果。结核病患者常处于一种营养失衡状态，导致免疫功能下降且不易恢复，术前注意休息，适当加强营养，减少负氮平衡，使细胞获得所需的营养底物进行正常的代谢以维持基本功能，改善包括免疫功能在内的各种生理功能，以有利于机体的康复。营养支持重点在能量和蛋白质的补充，改善负氮平衡情况。食物以高热量、高蛋白、易消化为原则，补充足够的维生素和矿物质，补偿疾病所致的高消耗。对全身情况极差、重度营养不良者可补充氨基酸、脂肪乳等，必要时通过输血、白蛋白及血浆等予以纠正。加强肺功能锻炼，适当补钙，戒烟酒，处理基础疾病，从而改善一般状况，纠正贫血，增强体质，可以减少术后并发症，提高疗效。

（五）合理选择手术方式

合理的手术方式需遵从个体化原则，没有绝对的单一的一种手术方式可以解决所有的骨关节结核疾病。具体的手术方式到底是采用前方还是后方清除病灶、前路还是后路固定，是行单纯病灶清除还是病灶清除植骨融合内固定，是行关节融合还是关节置换，需根据患者结核病灶部位、个体情况、术者情况、医院综合实力等综合决定。当然，在同等前提下，选择自己熟悉的手术方式相对稳妥。一般说来，对脊柱结核而言，多数学者主张前路病灶清除、植骨、前路内固定。因为脊柱结核以椎体结核占绝大多数，从清理病灶角度来看，经前路手术病灶清除避免了后路手术经未受结核杆菌破坏部位间接病灶清除的缺点，同时后路手术会不同程度损坏附件结构的完整性。对关节而言，尽可能的只做病灶清除，对于关节软骨严重破坏，关节功能严重受限的患者，不得已可行关节融合，对于关节功能要求较高的患者可行关节置换。

（六）彻底病灶清除

术中需合理清除病灶组织，如亚健康骨、硬化骨、游离死骨、干酪样坏死肉芽组织、窦道、脓肿等。这样可重建病灶区局部抗结核药物浓度环境，降低耐药发生率，减少复发率，但术中也不要盲目搔刮，过多清除亚健康骨，甚至是正常骨，应尽最大努力保留可以修复的残存骨质或软骨，保持局部稳定。尤其在关节结核中，软组织条件对关节功能的稳定性十分重要，要注意适当保留。

（七）维持和重建病灶区的稳定性

病灶区的稳定对于结核的治疗也十分重要，稳定的局部内环境能有效地防止病变的扩散，减轻疼痛，缓解局部肌肉的痉挛，减轻局部压力，便于组织修复。为了加强病灶区的稳定，术中可选择不同方式植骨，尽可能采用含三面皮质骨的大块自体髂骨植骨，尽量避免使用肋骨或异体骨组织，减少对骨质疏松的骨槽的切割，同时选用合适的内固定材料坚强固定。异体骨组织在骨关节结核中能否使用仍然存在争议，术中尽可能选用自体骨植骨，在关节结核中，自体松质骨对骨缺损的治疗优于皮质骨。术后可能不稳定者，需辅助适当的外固定，坚强的固定可让患者早期活动，减少长时间卧床而带来的并发症。

（八）术后保持引流通畅

术后病灶区引流效果也会影响到骨关节结核疗效，术后保持引流管通畅，建议早期轻负压引流，尽量引流术区残存的积液、坏死组织。合理的拔管时机常规为引流量连续 3d 小于 20ml，引流液检查无异常。

（九）注重术后功能锻炼

手术的结束不能意味着治疗的结束，术后护理、功能锻炼也相当重要，不能忽略术后护理、康复锻炼等措施，这直接关系到患者恢复时间长短及术后功能。

（十）全程督导

有效个体化抗结核药物治疗 12 ～ 18 个月，定期复查，直到病灶治愈。

总之，以上各因素均可影响骨关节结核的治疗疗效，骨关节结核的治疗为一个综合治疗过程，需医患共同参与，相互配合，尽量做到各个治疗环节科学、合理，最终才能提高治疗效果。

（刘　勇　蒲　育　李邦银）

参考文献

方先之，1974. 临床骨科学，结核 . 北京：人民卫生出版社，37.

关骅，陈学明，2001. 脊髓损伤 ASIA 神经功能分类标准（2000 年修订）. 中国脊柱脊髓杂志，11（3）：164.

郭立新，马远征，陈兴，等，2009. 脊柱结核的外科治疗与术后疗效评估 . 中华骨科杂志，28（12）：979-982.

李大伟，马远征，侯英，等，2010. 耐药脊柱结核的外科治疗 . 中国骨科杂志，23（7）：485-488.

林羽，2004. 科学务实，进一步提高我国脊柱结核诊疗水平 . 中国脊柱脊髓杂志，14（12）：709-711.

马远征，2010. 进一步提高脊柱结核的治疗效果 . 中国脊柱脊髓杂志，20（10）：795-796.

阮狄克，何勍，沈根标，2002. 病灶彻底切除椎间融合治疗脊柱结核 . 中华骨科杂志，22（1）：28-30.

王自立，武启军，金卫东，等，2010. 脊柱结核病灶清除单节段植骨融合内固定的适应证及疗效 . 中国脊柱脊髓杂志，20（10）：811-815.

吴启秋，2004. 脊柱结核的化学治疗 . 中国脊柱脊髓杂志，14（12）：766-768.

吴启秋，2006. 骨与关节结核 . 北京：人民出版社，160.

吴雪琼，2010. 结核分枝杆菌分子生物学研究的现状及展望 . 实用医学杂志，26（23）：4255-4257.

许建中，马宏庆，张泽华，2008. 全国脊柱结核治疗专题座谈会会议纪要 . 中华骨科杂志，28（12）：992-993.

张西峰，王岩，刘郑生，等，2005. 经皮穿刺病灶清除灌注冲洗局部化疗治疗脊柱结核脓肿 . 中国脊柱脊髓杂志，15（9）：528-530.

郑久生，贺学军，陈良龙，1997. 脊柱结核经椎管病灶清除及椎弓根钉棍矫形 . 中国脊柱脊髓杂志，7（5）：226-227.

Bridwell KH，Baldus C，Berven S，et al，2010. Changes in radiographic and clinical outcomes with primary treatment adult spinal deformity surgeries from two years to three to five years follow up. Spine，35（20）：1849-1854.

Catharina CB，Pamela N，Doris H，et al，2010. Rapid molecular detection of tuberculosis and rifampin resistance. N Engl J Med，363（11）：1005-1015.

Christodoulou AG，Givissis P，Karataglis D，et al，2006. Treatment of tuberculous spondylitis with anterior stabilization and titanium cage. Clin Orthop Relat Res，444：60-65.

Cui X，Ma YZ，Chen X，et al，2013. Outcomes of different surgical procedures in the treatment of spinal tuberculosis in adults. Med Princ Pract，22（4）：346-350.

Fukui M，Chiba K，Kawakami M，et al，2008. Japanese orthopaedic association cervical myelopathy evaluation questionnaire（JOACMEQ）：part 4. establishment of equations for severity scores. Subcommittee on low back pain and cervical myelopathy，evaluation of the clinical outcome committee of the Japanese orthopaedic association. J Orthop Sci，13（1）：25-31.

Garg B，Kandwal P，Nagaraja UB，et al，2012. Anterior versus posterior procedure for surgical treatment of thoracolumbar tuberculosis：a retrospective analysis. Indian J Orthop，46（2）：165-170.

Lee SH，Sung JK，Park YM，2006. Single-stage transpedicular decompression and posterior instrumentation in treatment of thoracic and thoracolumbar spinal retrospective case serieB. J Spinal Disord Tech，19（8）：595-602.

Li L，Zhang Z，Luo F，et al，2012. Management of drug-resistant spinal tuberculosis with a combination of surgery and individualized chemotherapy：a retrospectiveanalysis of thirty five patients. Int Orthop，36（2）：277-283.

Nathanson E，Nunn P，Uplekar M，et al，2010. MDR tuberculosis—critical steps for prevention and control. Chinese Journal of Lung Diseases，363（11）：1050-1058.

Nene A，Bhojraj S，2005. Results af nonsurgical treatment of thoracic spinal tuberculosis in adults. Spinal Journal，5（1）：79-84.

Oachie-Adjei B，Squillante RG，1996. Tuberculosis of spine. Orthop Clin North America，27（1）：95-103.

Rafailidis PI，Avramopoulos I，Sapkas G，et al，2006. Multidrug-resistant tuberculous spondylodiscitis：need for aggressive management and drug susceptibility testing of Mycobacterium tuberculosis isolates. J Infect，52（2）：e35-37.

Rezai AR，Lee M，Cooper PR，et al，1995. Modern management of spinal tuberculosis. Neurosurgery，36（1）：87-98.

Talu U，Gogus A，Ozturk C，et al，2006. The role of posterior instrumentation and fusion after anterior radical debridement and fusion jn the surgical treatment of spinal tuberculosisexperience of 127 caBes. J Spinal Disord Tech，19（8）：554-559.

Tekin KS，Sipahioälu S，Calisir C，2013. Periprosthetic tuberculosis of the knee joint treated with antituberculosis drugs：a case report. Acta Orthop Traumatol Turc，47（6）：440-443.

彩　图

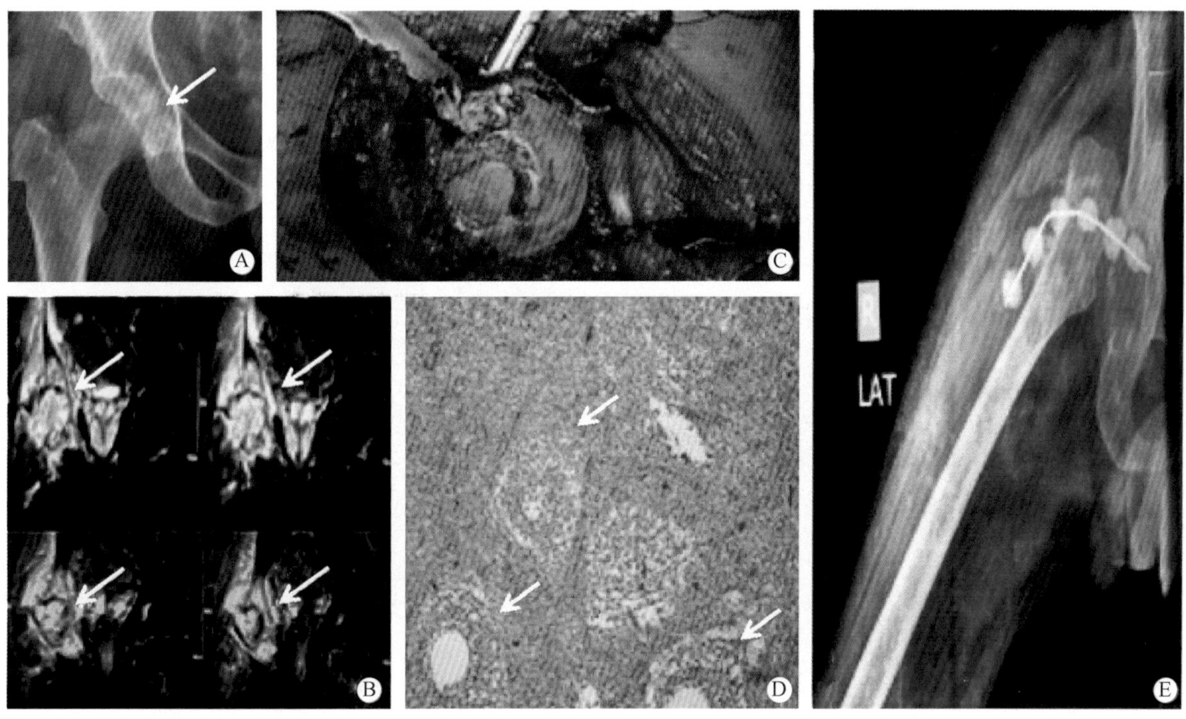

彩图 1　男性，42 岁。龟分枝杆菌引起的间歇性右臀部钝痛感染进一步引起骨和软骨感染

A. 臀部 X 线片显示髋关节空间和破坏性的变化（箭头）；B. 臀部磁共振成像显示关节软组织和股骨头关节内破坏；C. 术中照片显示销毁和不规则的股骨头；D. 组织病理学，缩影照片显示肉芽肿性炎症存在抗酸的细菌（箭头）；E. 术后臀部与大腿侧面 X 线片显示切除受损的股骨头和插入的抗生素黏合球

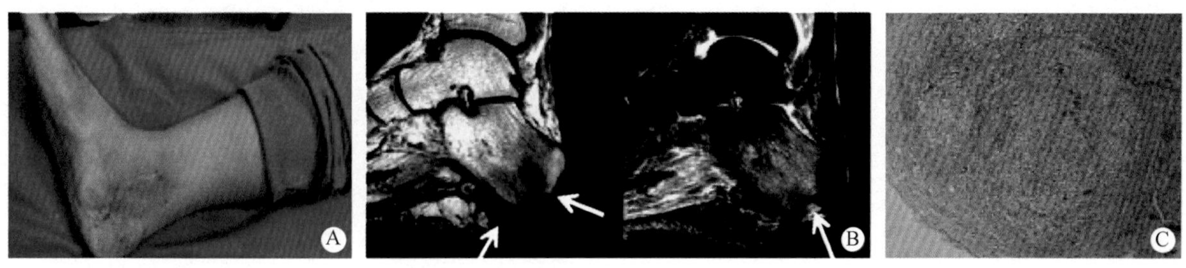

彩图 2　女性，36 岁。由非结核分枝杆菌引起的右侧跟骨肿痛和干酪样坏死肉芽肿性炎症

A. 临床照片显示足跟部手术瘢痕；B. 磁共振成像前后对比显示软组织足底筋膜水肿（箭头）；C. 组织病理学缩影照片显示干酪样坏死肉芽肿性炎症

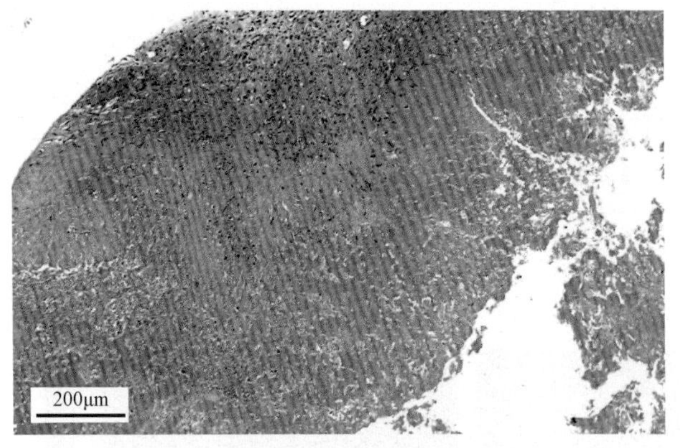

彩图 3　滑膜结核，见大片纤维素性渗出病变（HE×100）

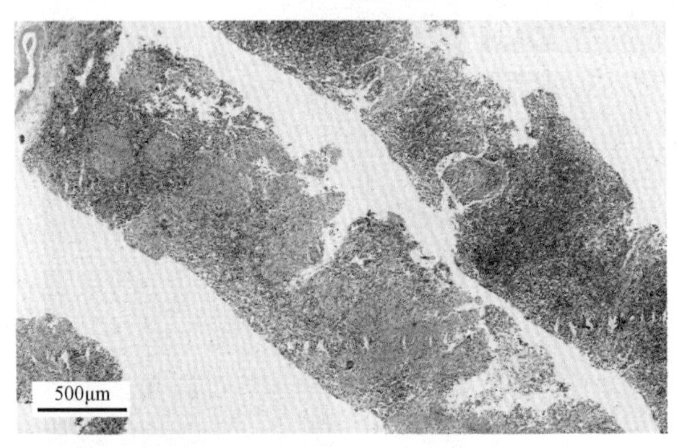

彩图 4　淋巴结结核（增生为主型）低倍镜下见多个结核结节（HE×40）

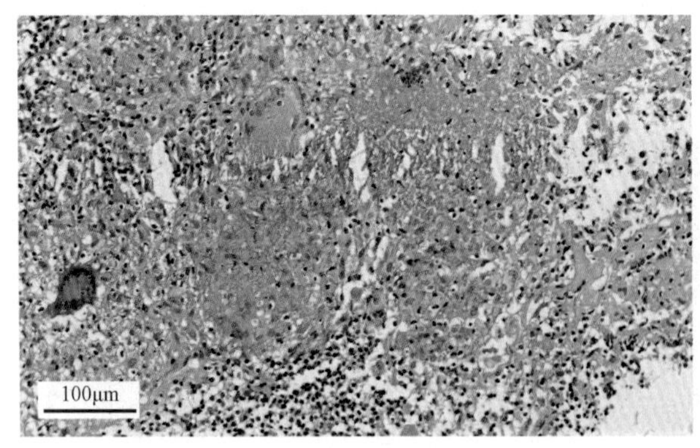

彩图 5　与图 3-1-2 为同一病例，结核结节由上皮样细胞、朗汉斯巨细胞及淋巴细胞等组成，结节中央可见干酪样坏死（HE×200）

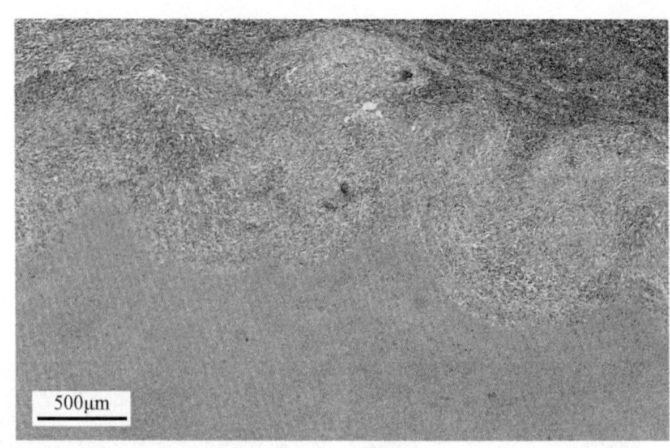

彩图 6　淋巴结结核（坏死为主型）低倍镜见大片干酪样坏死（HE×40）

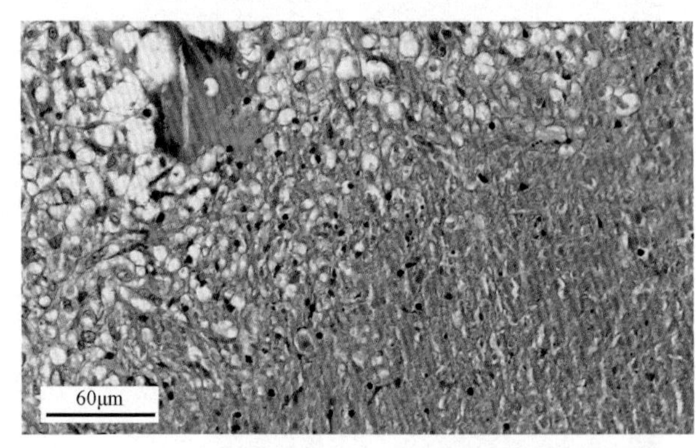

彩图 7　与图 3-1-4 为同一病例，干酪样坏死组织周边可见朗汉斯巨细胞（HE×400）

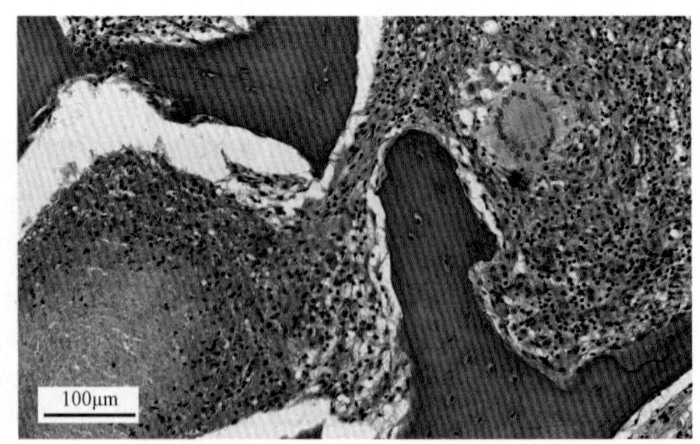

彩图 8　椎体结核，骨髓内可见干酪样坏死及朗汉斯巨细胞（HE×200）

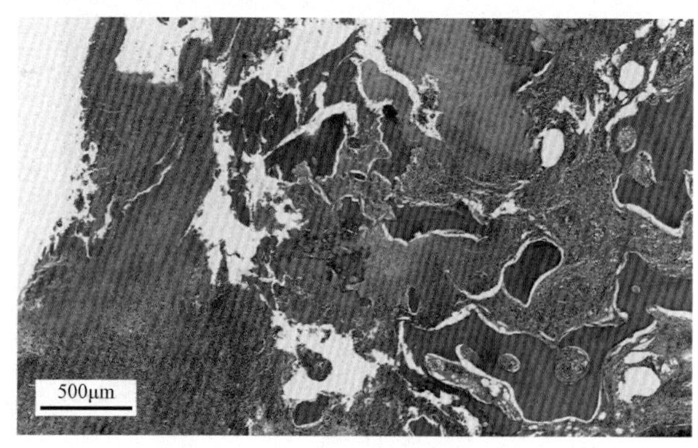

彩图 9　左膝关节结核，低倍镜可见骨小梁破坏，并见渗出、干酪样坏死及朗汉斯巨细胞（HE × 40）

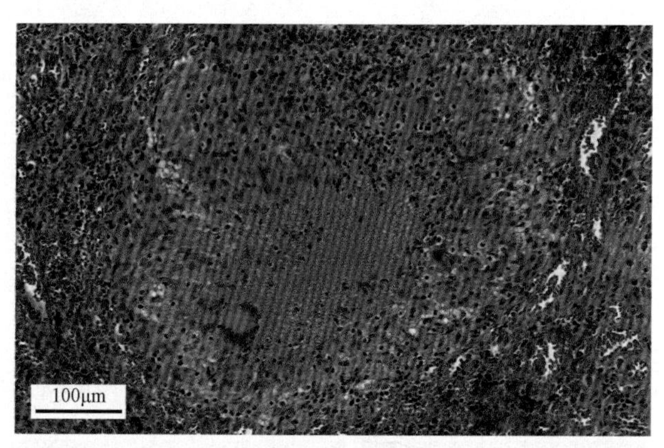

彩图 10　与图 3-2-3 为同一病例，高倍镜骨髓内可见典型的结核结节：中心干酪样坏死周围围绕上皮样细胞、淋巴细胞，并见散在的朗汉斯巨细胞（HE × 200）

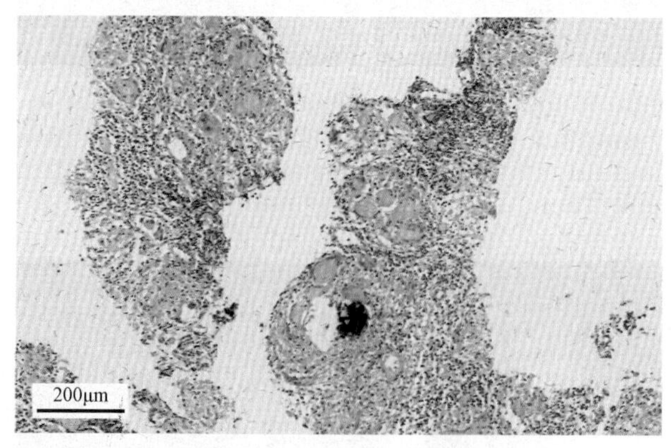

彩图 11　与图 3-1-2 为同一病例，淋巴结结核，结核结节内见钙化（HE × 100）

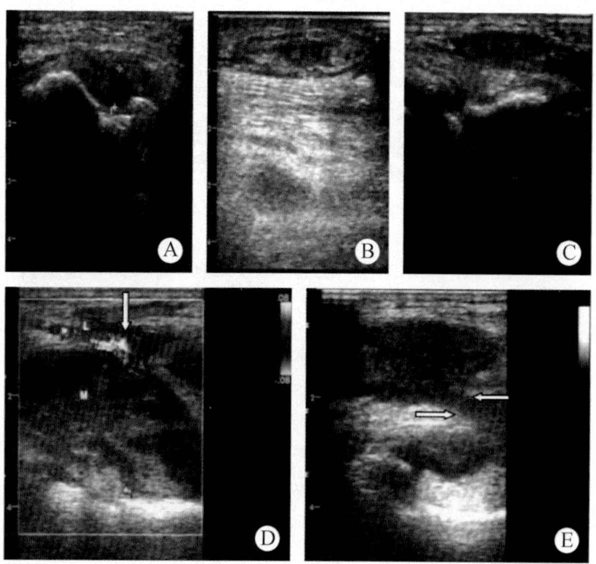

彩图 12　男性，65 岁。左侧膝关节结核伴感染

A. 左膝关节积液；B ~ D. 分别显示关节周围三个大小形态不同的脓肿；D. 脓肿浅面可见一条血管；E. 脓肿间窦道（箭头）

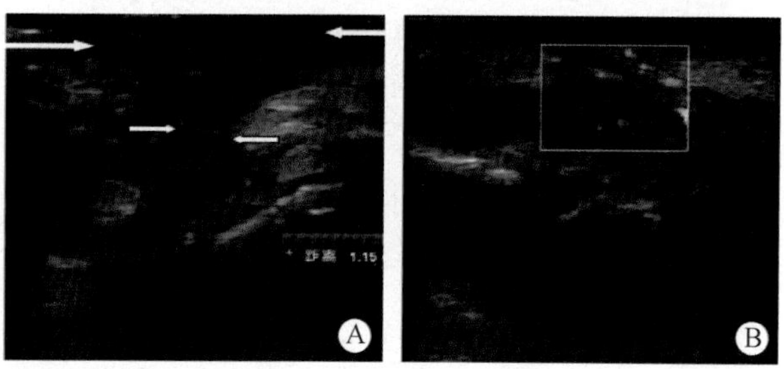

彩图 13　男性，50 岁。右侧腕关节、右侧手掌结核伴冷脓肿形成

A. 右手腕部皮下冷脓肿（长箭头），脓肿深部窦道（短箭头）；B. 脓肿周围血流较丰富

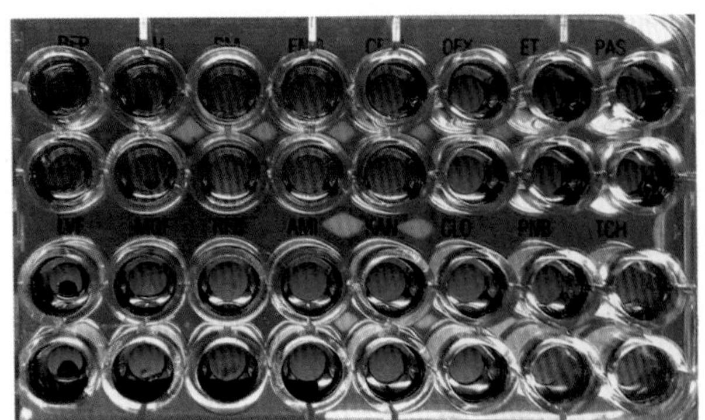

彩图 14　临床一株 MTB 的阿拉莫尔蓝法药敏结果

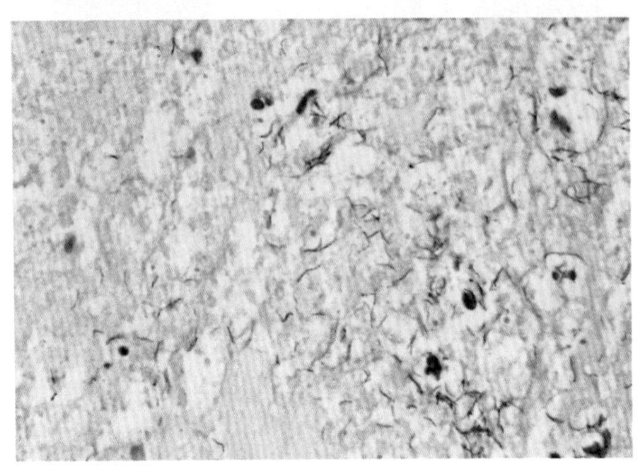

彩图 15　抗酸杆菌

油镜下呈红色，稍弯曲，略呈串珠样

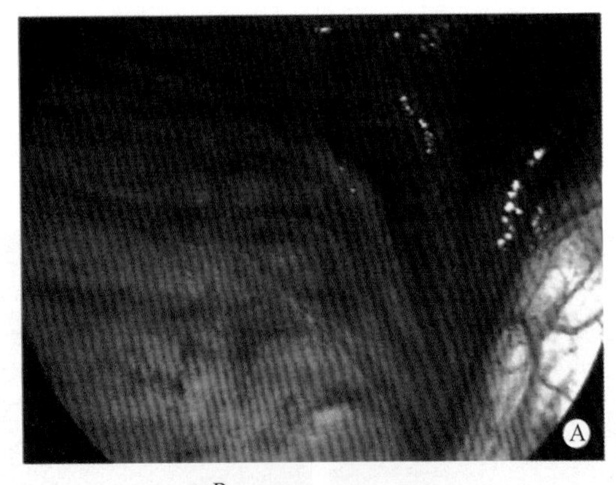

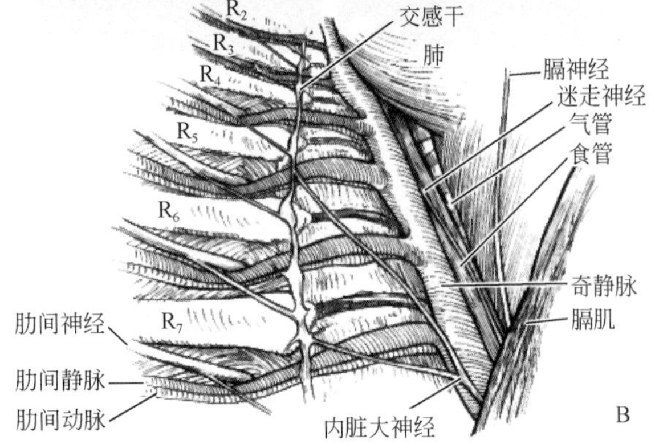

彩图 16　右侧胸腔的脊柱旁解剖结构胸腔镜下图像

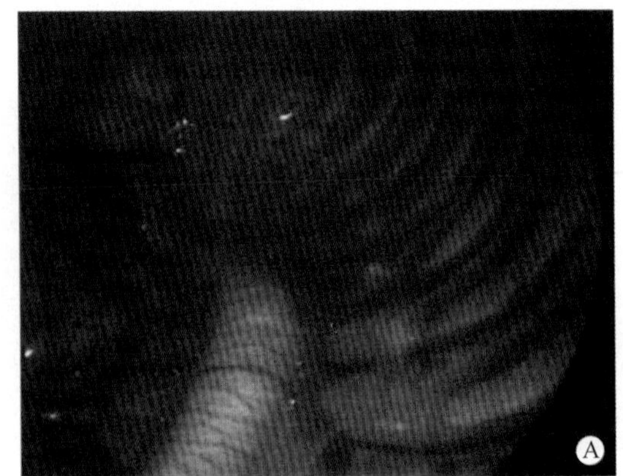

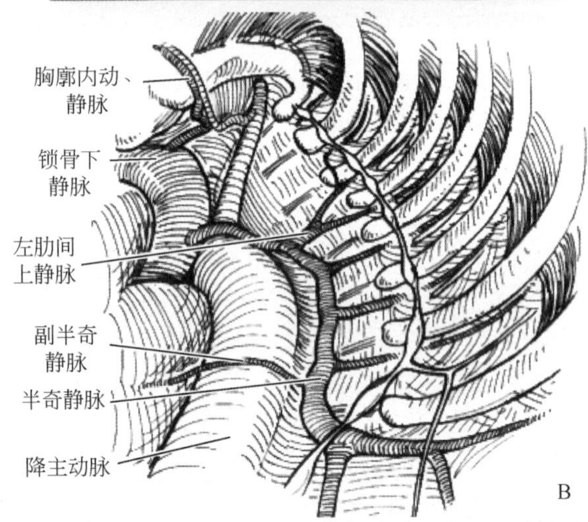

彩图 17　左侧胸腔的脊柱旁解剖结构胸腔镜下图像

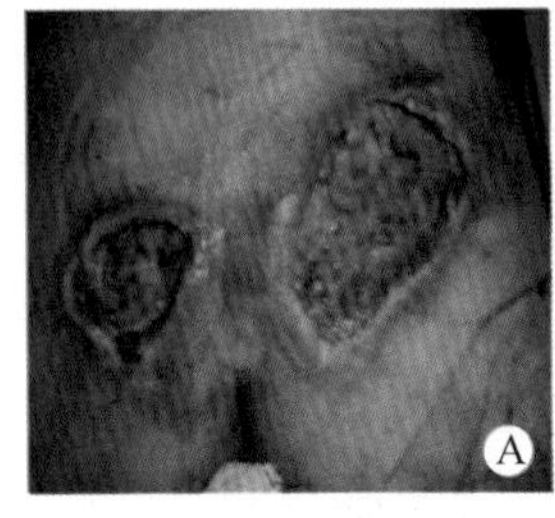

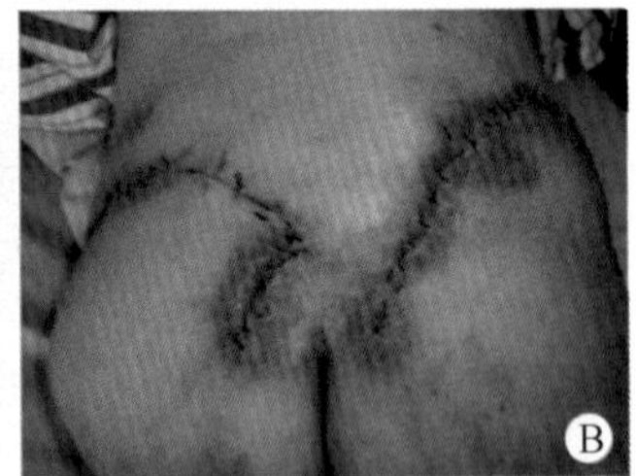

彩图 18　男性，58 岁。$T_{7、8}$结核并截瘫骶部Ⅲ度压疮形成，于 1988 年 5 月行前路病灶清除椎管减压内固定术后，择期再行肌皮瓣转移修复压疮

A. 术前；B. 术后

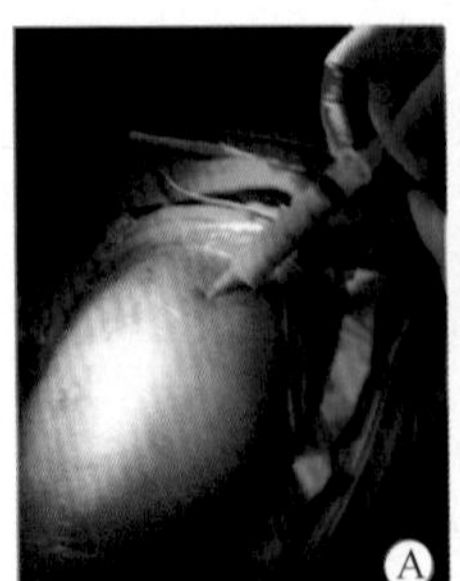

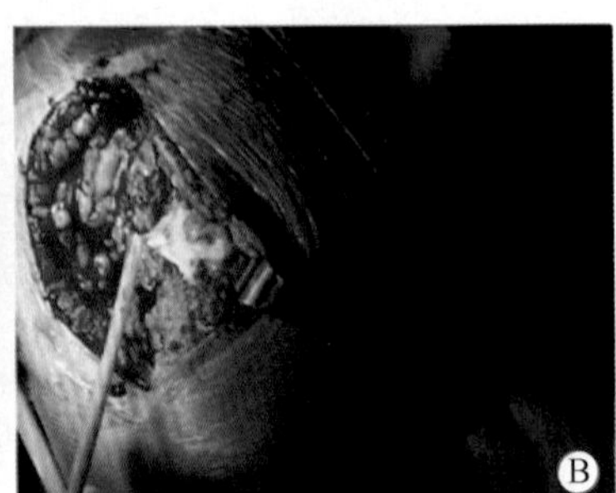

彩图 19　女性，38 岁。左髋关节结核

A. 切皮前针管抽出大转子皮下脓液；B. 切开皮肤后，可见脓液自臀大肌与臀中肌间隙溢出

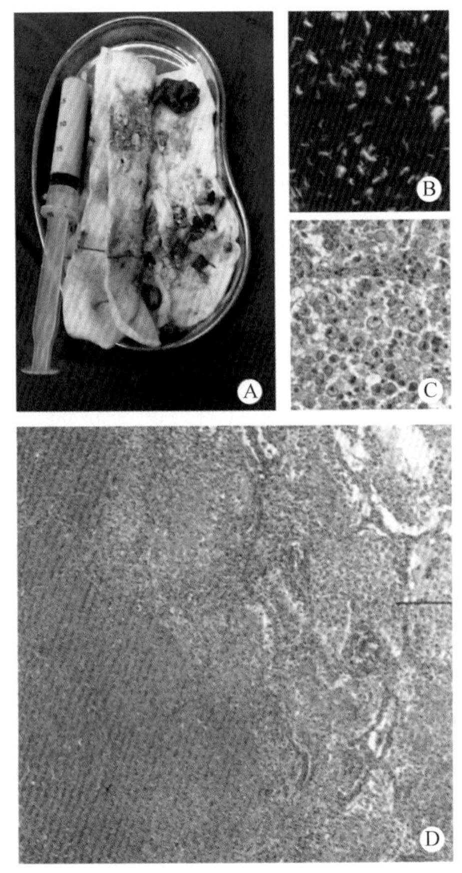

彩图 20　新鲜的肺结核干酪样坏死伴大细胞渗出

A. 术中所取标本；B. 金胺 O 染色显示结核杆菌；C. 大细胞渗出；D. 术中标本病理切片

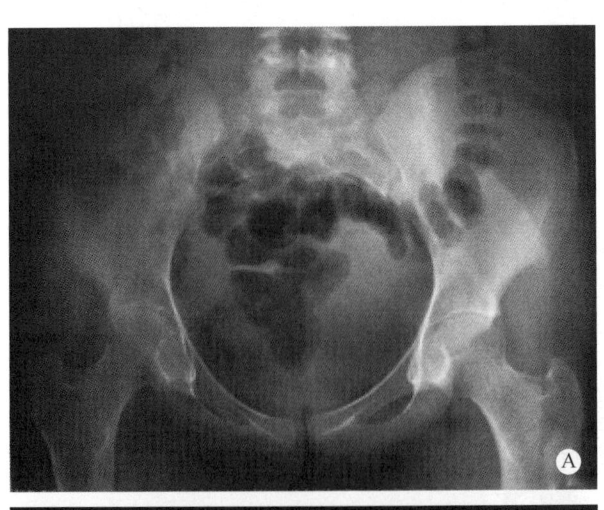

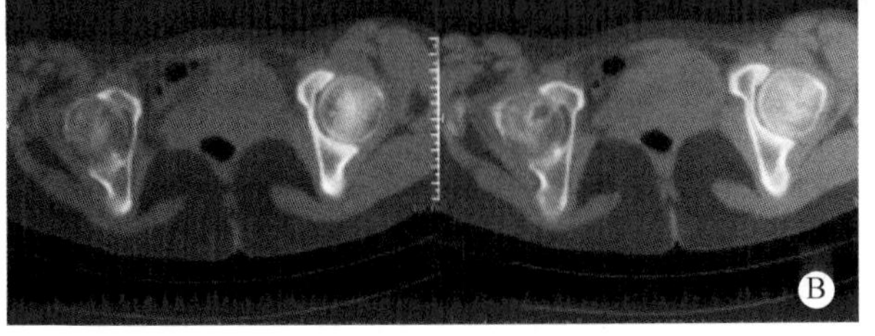

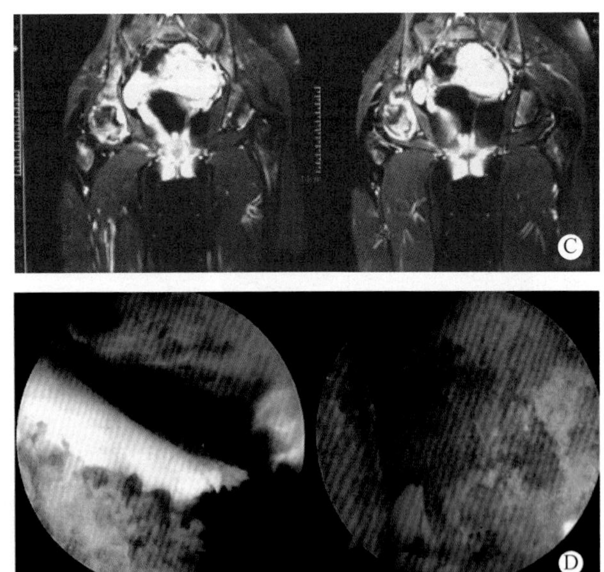

彩图 21　右侧全髋关节结核

A. 右髋 X 线片显示骨质疏松，关节间隙变窄，边缘骨破坏；B. 右髋 CT 影像显示骨质破坏；C. 右髋 MRI 影像显示骨髓信号改变，关节内积液，周围软组织水肿；D. 右髋镜下见大量软骨剥脱，软骨下骨外露

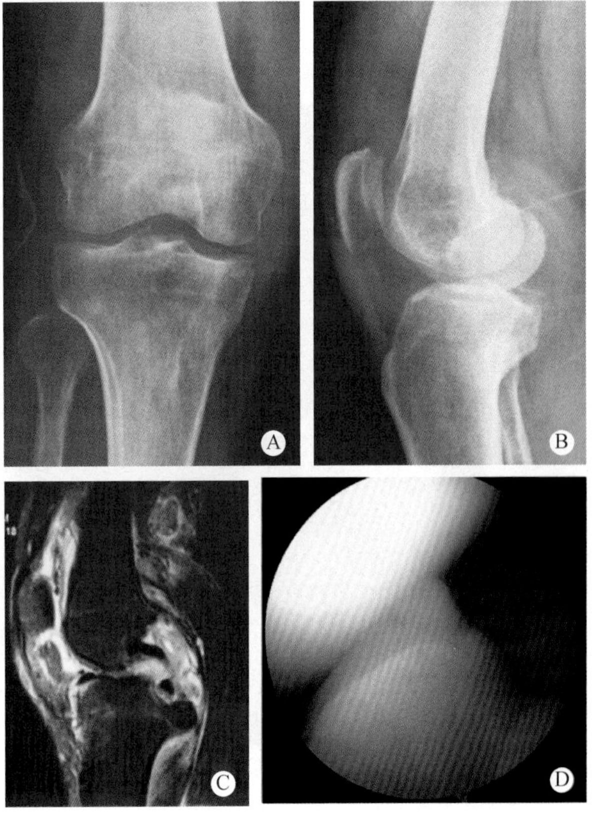

彩图 22　男性，29 岁。右膝关节滑膜结核

A、B. 术前 X 线片显示膝关节周围软组织肿胀，关节积液，轻度骨质疏松，未见骨破坏；C. 术前 MRI 影像显示膝关节积液，胫骨及股骨轻微骨髓水肿，未见明显骨质破坏；D. 关节镜术中见关节软骨软化，滑膜增生、肿胀，纤维蛋白渗出

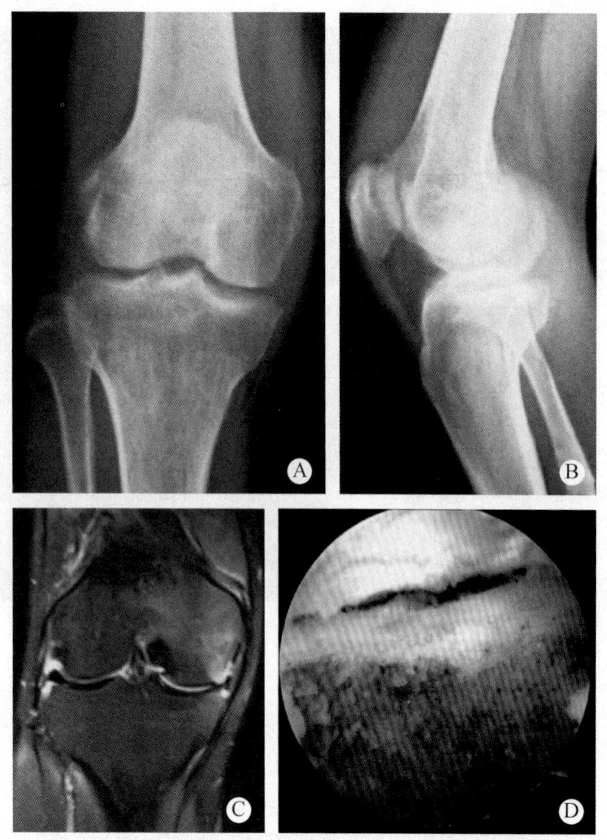

彩图 23 男性，37 岁。右膝关节早期全关节结核

A、B. 术前 X 线片显示膝关节周围软组织肿胀，关节间隙变窄，骨质疏松，胫骨及股骨边缘骨破坏；C. 术前 MRI 影像显示膝关节积液，胫骨及股骨边缘骨髓水肿，关节软骨及骨质破坏；D. 关节镜下见胫骨边缘关节软骨破坏，软骨下骨破坏，骨质疏松

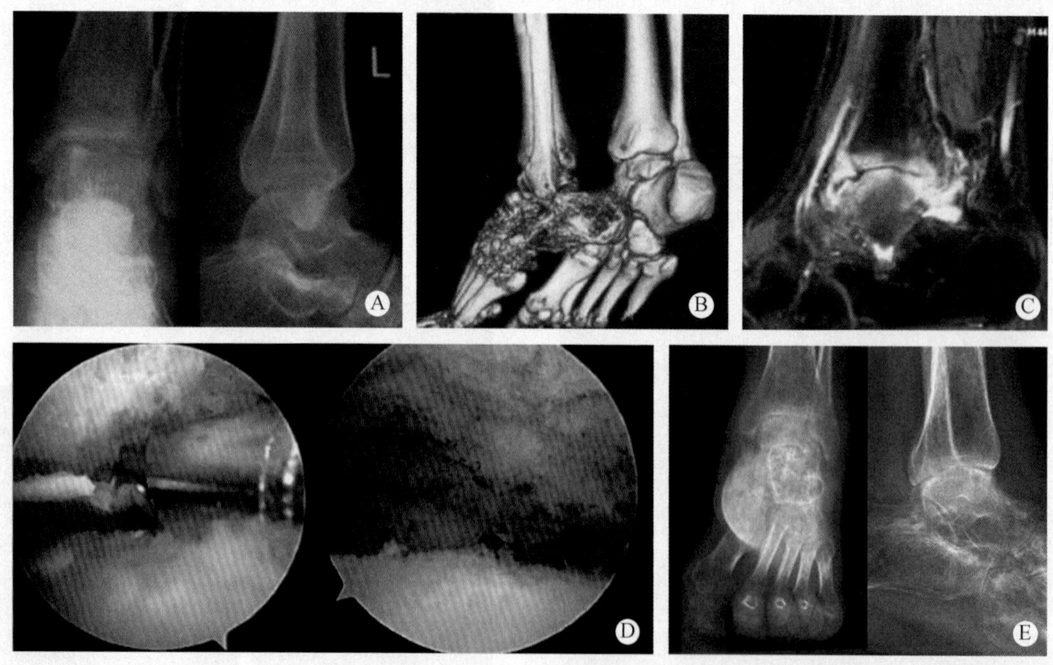

彩图 24 男性，41 岁。左踝关节晚期全关节结核

A. 术前 X 线片显示踝关节周围软组织肿胀，关节间隙变窄，骨质疏松；B. 术前 CT 影像显示踝关节间隙变窄，骨质疏松；C. 术前 MRI 影像显示踝关节周围软组织肿胀，关节积液，关节间隙变窄，胫骨及距骨明显骨髓水肿，关节软骨大面积破坏；D. 关节镜术中见关节内大量纤维蛋白沉着，少许干酪样坏死组织，关节软骨大面积坏死、剥脱，软骨下骨明显破坏，骨质疏松，关节清理滑膜、坏死组织及损坏的关节软骨后可见胫骨松质骨面新鲜渗血；E. 术后 3 个月 X 线片显示踝关节周围无明显软组织肿胀，胫距关节部分骨性融合，患者踝关节疼痛、肿胀消失，恢复行走功能，疗效满意

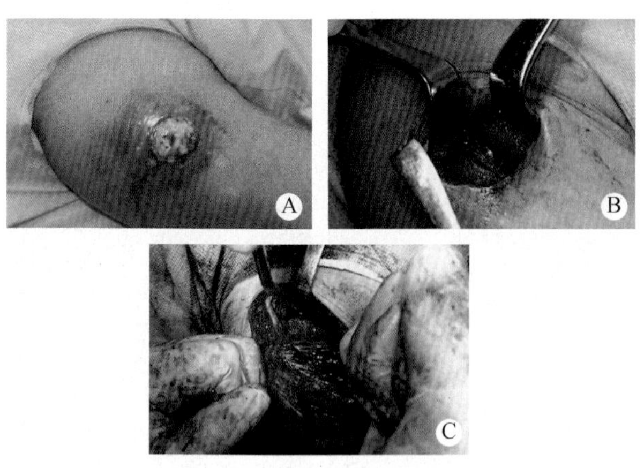

彩图 25　肩关节内侧入路实体图

A. 右肩关节结核，脓肿并窦道形成，拟行病灶清除术；B. 沿肩关节前内侧进入，彻底清除病灶；C. 术中彻底清除病灶

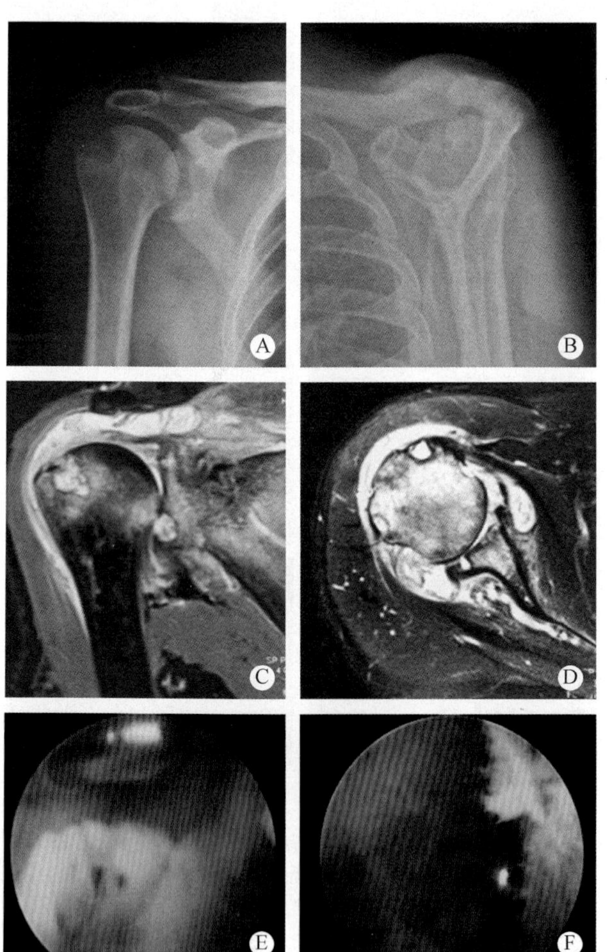

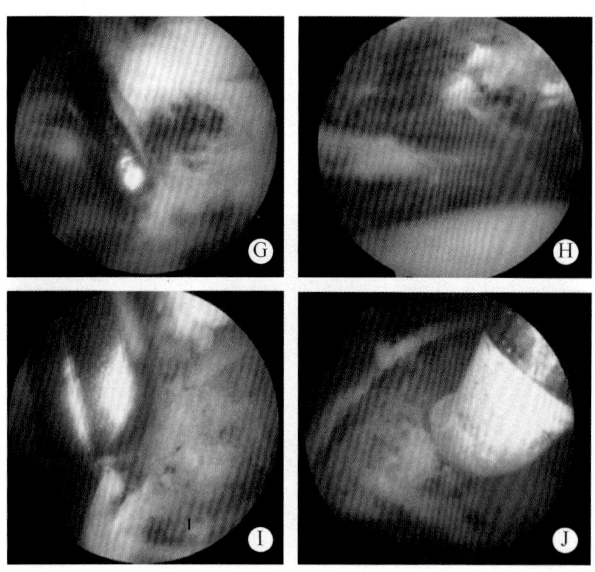

彩图 26　右肩肱骨头大结节结核

A、B. X 线正侧位片显示骨质破坏，肱骨头内成多囊性破坏，边缘模糊。C、D. MRI 影像显示右肩关节肱骨头广泛骨质炎性浸润，大结节骨质破坏，关节盂软骨与边缘骨质破坏，肩峰下及关节腔内积液。E、F. 镜下见滑膜炎性增生与干酪样物；盂肱关节间隙增大，关节盂软骨脱落，软骨下骨外露，肱骨头软骨侵蚀毛糙。G、H. 肩关节腔前方滑膜炎性增生，术中予以刨削清理；滑膜清理完毕后可见正常软组织或肌腱组织。I、J. 肱骨头区域软骨及软骨下骨破坏，术中清除剥脱的软骨及软骨下骨的侵蚀和坏死区域；清理干净后可见软骨下骨新鲜渗血，采用射频进行止血，同时行软骨成形术

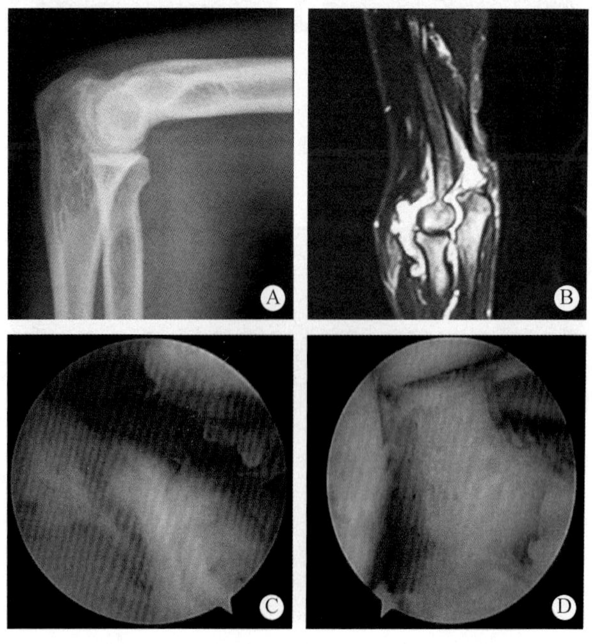

彩图 27　男性，61 岁。左肘全关节结核

A. 术前 X 线片显示肘关节周围软组织肿胀，关节间隙变窄，骨质疏松；B.MRI 显示膝关节周围软组织肿胀，关节积液，关节间隙变窄，肱骨髁、尺骨小头、桡骨头明显骨髓水肿，关节软骨大面积破坏；C. 关节镜术中见关节内大量纤维蛋白深处，少许干酪样坏死组织，关节软骨大面积坏死、剥脱，软骨下骨明显破坏，骨质疏松；D. 关节镜下清理病变滑膜、坏死组织及损坏的关节软骨，关节面骨松质骨面新鲜渗血

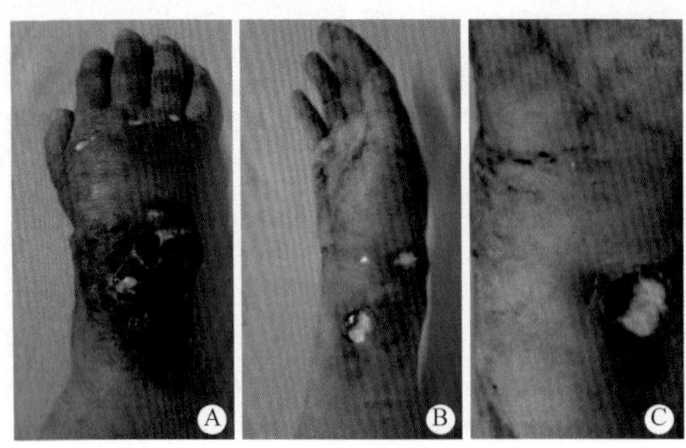

彩图 28　右腕关节结核多发窦道

A. 背面；B. 侧面；C. 掌面

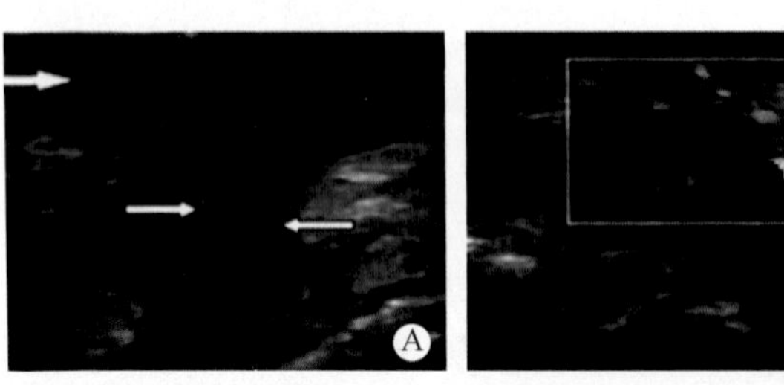

彩图 29　右腕关节结核

A. 皮下冷脓肿，箭头所指分别为脓肿及深部窦道；B. 脓肿周围的丰富血流信号

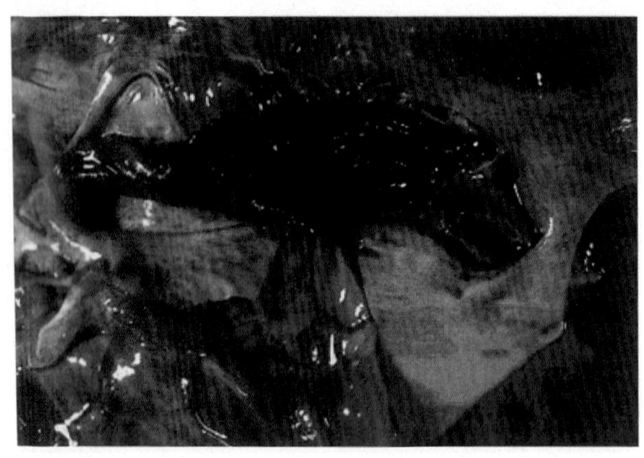

彩图 30　栓塞肺动脉的左右主干的马鞍形栓子的病理标本的大体图像

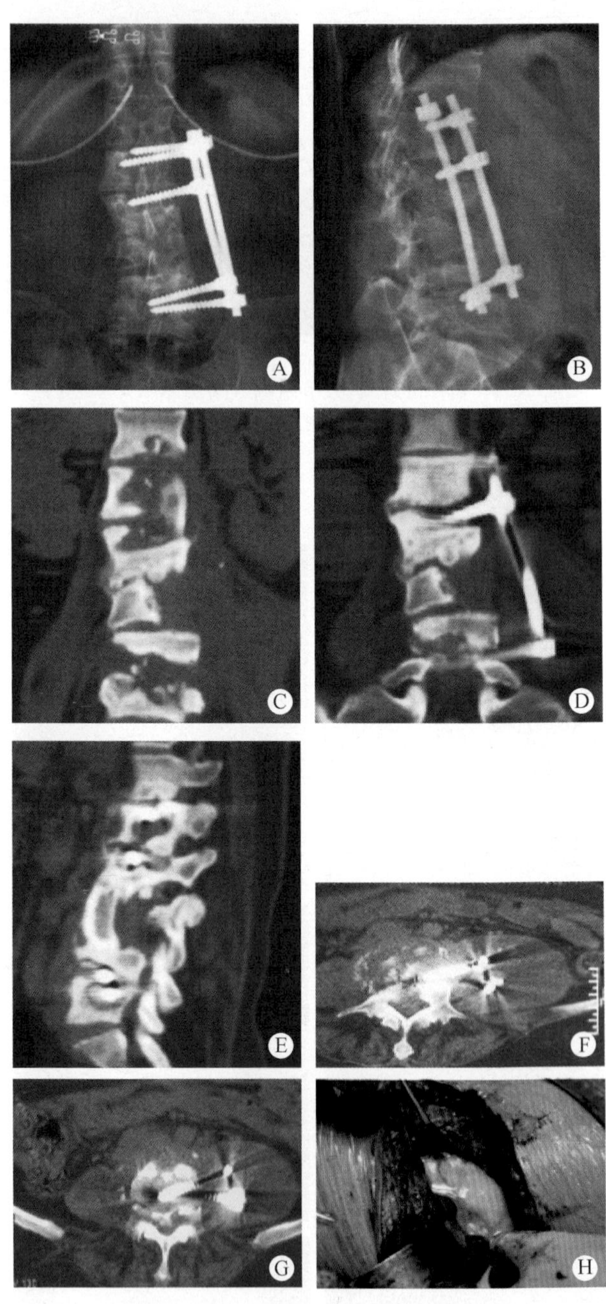

彩图 31　女性，45 岁。T12 ~ L5 椎体结核复发伴椎旁冷脓肿形成；L1 ~ L4 双钉棒术后松动

A、B. 术前 X 线片显示双钉棒松动；C ~ G. 术前 CT 显示脓肿；H. 术中所见腰大肌脓肿